# 中國針灸全書

高[illegible]

中华人民共和国卫生部原部长高强先生为本书题签

国家出版基金项目
NATIONAL PUBLICATION FOUNDATION

“十二五”国家重点图书

# 中国针灸全书

ZHONGGUO ZHENJIU QUANSHU

主编　王民集　朱　江　杨永清

河南科学技术出版社
·郑州·

## 内 容 提 要

本书共分三篇：上篇为针灸学基础，凡 8 章 70 节，概述了针灸学的渊源、发展及基础理论，并介绍了 28 种针灸医籍；依据中华人民共和国国家标准《腧穴名称与定位》，详述了 362 个经穴和 46 个经外奇穴的出处、别名、类属、定位、取法、主治、穴解、刺灸法、配伍应用、文献摘要和现代研究等；汇总了古今常用针法、灸法、拔罐疗法、微针系统疗法和腧穴特种疗法。中篇为针灸学临床，凡 6 章 28 节，介绍了针灸治疗原则、经络证治及配穴处方；阐述了针灸治疗效果较好的近 150 种常见病的病因病机、临床表现、诊断要点、辨证施治、其他疗法等，尤其简要列出了每种疾病的诊断要点，详细介绍了针灸治疗的具体方法，总结了临床针灸治疗的经验，并附以典型名家医案供临床参考；介绍了针刺麻醉及其临床应用。下篇为针灸学荟萃，凡 3 章 12 节，集历代文献之精华，聚针灸歌、赋于一体，综述针灸现代研究进展。本书由众多专家通力协作而成，内容宏富系统，语言简洁准确，尊古而不泥古、据典而不囿于典，图文并茂，是针灸工作者与针灸学研究、教学人员学习和研究针灸学的必备工具书。

**图书在版编目（CIP）数据**

中国针灸全书/王民集，朱江，杨永清主编 .—郑州：河南科学技术出版社，2012.6（2020.3 重印）

ISBN 978-7-5349-5225-8

Ⅰ.①中…　Ⅱ.①王…②朱…③杨…　Ⅲ.①针灸学　Ⅳ.①R245

中国版本图书馆 CIP 数据核字（2012）第 100982 号

---

出版发行：河南科学技术出版社
　　地址：郑州市郑东新区祥盛街 27 号　　邮编：450016
　　电话：（0371）65737028　65788628
　　网址：www.hnstp.cn

策划编辑：吴　沛
责任编辑：王月慧　李喜婷　胡　静　任燕利　吴　沛
责任校对：王晓红　崔春娟
封面设计：张　伟
版式设计：栾亚平
责任印制：朱　飞
印　　刷：河南瑞之光印刷股份有限公司
经　　销：全国新华书店
开　　本：889 mm×1 194 mm　1/16　　印张：66　　彩页：16 面　　字数：2009 千字
版　　次：2012 年 6 月第 1 版　　2020 年 3 月第 8 次印刷
定　　价：498.00 元

---

## 主编简介

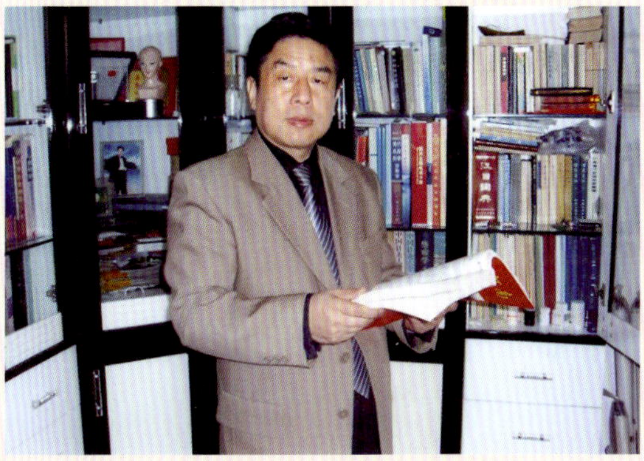

王民集，教授、主任医师、硕士研究生导师。现任河南中医学院针灸学基础研究所所长，兼任中国医疗保健国际交流促进会中老年保健专业委员会全国名医理事会常务理事、专家委员、针灸专业副理事长，全国名中医专家委员会首席专家，中国特效医术专业委员会中医针灸专业主任委员，中国疑难病研究协会专家技术委员、第二届客座教授，中华医学研究会理事会理事、资深首席专家、中医针灸学科主任委员，中国针灸学会耳穴诊治专业委员会常务理事，河南省针灸学会常务理事，《中国医药导报》杂志社特约专家，《中华现代中医学杂志》专家编辑委员会常务编委，《医阅刊》副主编等。

从事中医针灸医疗、科研、教学 40 余年，擅长针药并用治疗各科疑难杂症，尤其对中风偏瘫、面瘫、脑瘫、哮喘、风湿及类风湿性疾病、乳腺病、胆石症等病症有丰富的经验和独特见解。主持省、部级课题 10 项，获奖 8 项，主编医学专著 6 部，发表论文 60 余篇。临床带教外国留学生 100 余人，培养硕士 16 名。

朱江，教授、博士研究生导师，享受国务院政府特殊津贴。1983年毕业于上海中医药大学，获医学硕士学位，毕业后在北京中医药大学工作至今。曾任北京中医药大学针灸学院院长，现任国家中医药管理局针灸特色疗法评价重点研究室主任，兼任中国针灸学会常务理事、中华中医药学会理事、中国针灸学会腧穴分会主任委员、北京市针灸学会副会长、《中国针灸》和《针刺研究》杂志编委。

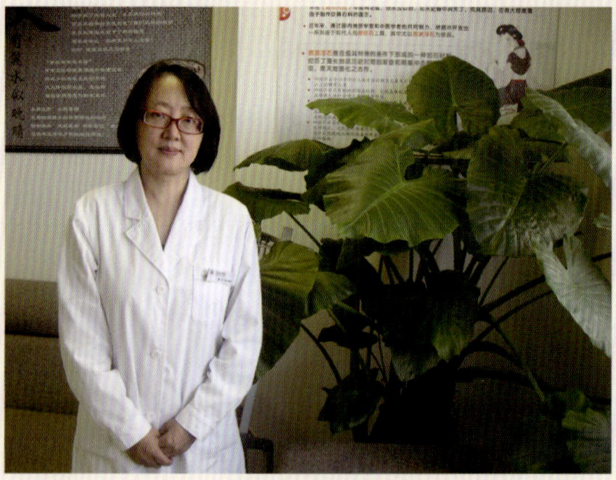

先后主持国家973计划课题、国家自然科学基金面上项目、教育部博士点基金课题等国家级和部局级课题6项。曾获得北京市和中华中医药学会科技进步三等奖各1项（主持）。以第一作者和通讯作者发表学术论文50余篇，其中SCI收录1篇，主编学术著作5部。培养中外博士、硕士29名。

杨永清，医学博士、研究员、博士研究生导师。现任上海中医药大学学科建设办公室主任、上海市针灸经络研究所针灸效应物质研究实验室主任、国家中医药管理局分子生物学（针灸）三级实验室主任、中国针灸学会实验针灸分会主任委员、上海市针灸学会实验针灸专业委员会主任委员。

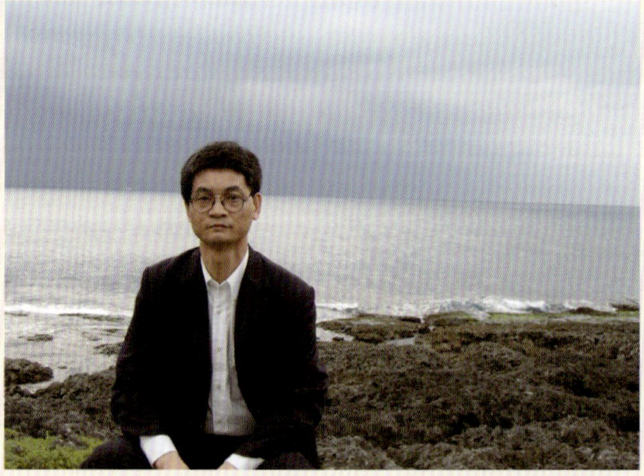

主要从事针灸治疗哮喘的临床与基础研究和针灸效应物质基础研究工作。研究成果获1994年度、2007年度上海市针灸学会科技进步奖和2008年度中国针灸学会科技进步奖。主编、参编学术著作10部，发表学术论文80余篇。培养博士后2名、博士14名、硕士18名。

# 《中国针灸全书》编写人员名单

| | | | | | | |
|---|---|---|---|---|---|---|
| **主　审** | 李维衡 | | | | | |
| **主　编** | 王民集 | 朱　江 | 杨永清 | | | |
| **副主编** | 路　玫 | 赵喜新 | 邵素菊 | 刘存志 | 白兴华 | 曹大明 |
| **编　委** | (以姓氏笔画为序) | | | | | |
| | 丁喜艳 | 马巧琳 | 马良宵 | 马晓蕾 | 马增斌 | 王　飞 |
| | 王　君 | 王从宽 | 王民集 | 王述菊 | 王培育 | 石广霞 |
| | 叶险峰 | 冉鹏飞 | 白兴华 | 冯　罡 | 吉云鹏 | 权春芬 |
| | 朱　江 | 任　珊 | 任　重 | 华金双 | 刘存志 | 孙　岩 |
| | 孙满长 | 严晓慧 | 李明玉 | 李海燕 | 李鸿章 | 李赛赛 |
| | 杨　帆 | 杨　霞 | 杨东梅 | 杨永清 | 佘延芬 | 宋佳杉 |
| | 张　勇 | 张　磊 | 张帅州 | 张淑君 | 陈淑玲 | 邵素菊 |
| | 金玉晶 | 郑明常 | 郑媛媛 | 单纯筱 | 赵欣纪 | 赵喜新 |
| | 胡　斌 | 秦立新 | 秦庆广 | 徐玉东 | 高　杨 | 郭现辉 |
| | 曹大明 | 崔书克 | 蒋永亮 | 程　凯 | 路　玫 | 裴　莹 |
| | 翟鹏飞 | 魏　颖 | | | | |

# 序

针灸医学是中医药学的重要组成部分，历史悠久，源远流长。早在新石器时代，人们已开始应用砭石和灸法治疗疾病，逐渐积累了实践经验。距今两千余年的春秋战国时期，《黄帝内经》的成书说明我国针灸技术已经得到广泛的应用。因其疗效可靠，学用方便，经济安全，深受广大劳动人民的欢迎。历代医家研究针灸医学的专著相继问世，从经络理论到辨证取穴、针刺手法和针灸临床治疗等方面都进行了系统的论述，形成了较为完整的针灸医学体系。新中国成立以后，在国家中医政策的指引下，我国医学界对针灸进行了多方面研究。随着社会的进步和科学技术的发展，针灸基础理论和临床应用的研究发展迅速，尤其是针刺麻醉的临床应用，使针灸理论的研究工作出现了前所未有的新局面。国内外针灸学者和针灸临床医务工作者也与日俱增。目前世界上已有 100 多个国家和地区在广泛使用针灸治疗疾病，针灸的适应证越来越广，疗效不断提高，针灸学术交流日趋活跃，古老的中国针灸已经成为世界医学的一部分。

《中国针灸全书》正是在这种条件下应运而生的，它适应国内外针灸学者的研究需求，是一部很有价值的、临床医务人员必备的参考书。本书收集了古今多种针法、灸法及临床针灸治疗疾病的经验，加以系统化整理，其内容十分丰富，既有详细的理论阐述，又有实际的经验介绍，系统、全面、实用是本书的特点。本书的出版，有利于促进国际间的针灸学术交流，提高针灸治疗水平，对针灸医学的发展将起到重要的促进作用，必将受到广大学者、针灸临床医务人员的欢迎。

中国针灸学会会长

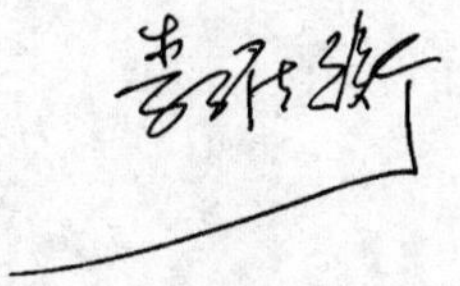

2011 年 10 月

# 前　言

针灸学是以中医理论为指导、运用针刺和艾灸防治疾病的一门临床学科，它是祖国医学的重要组成部分。其内容包括经络、腧穴、刺灸方法及临床应用等部分。针灸具有适应证广、疗效显著、操作简便、经济安全等优点，数千年来深受广大劳动人民的欢迎，对中华民族的繁衍昌盛作出了巨大贡献。特别是新中国成立以后，国家实施正确的中医政策，使祖国医学得到了较快发展，也带来了针灸事业的复兴与繁荣。同时，我国医学界对针灸进行了文献研究、临床研究与多方面、多途径的科学实验，并取得了许多重大成就。针灸的临床疗效和作用机制得到了大量的科研资料证明，针灸的优点及其科学性正日益为越来越多的人们所了解、所认识。数千年来，针灸医学不仅对我国人民的医疗保健事业发挥了重要作用，而且为解除世界各国人民的痛苦作出了一定贡献。当前，针灸医学已成为世界医学的一部分。

随着针灸事业的蓬勃发展，针灸治疗的病种不断扩大。临床实践表明，针灸对内、外、妇、儿、五官、骨伤、皮肤等科300多种病症均有一定的治疗效果，对其中100多种病症有很好或较好的疗效。不少学者对针刺手法及其他针法也开展了研究，以针灸学为核心分化出了各种学科，包括经络学、腧穴学、刺法灸法学、针灸治疗学、实验针灸学、针灸配方学、针刺麻醉学、针灸原理等；除重新整理古代医籍出版外，涉及针灸学的大量书刊，包括关于其他针法如耳针、头针、眼针、面针、腕踝针、口针、舌针、腹针、浮针及腧穴特种疗法等书籍，也陆续出版问世。在近20年里，针灸学术成就及发展速度超过历史上任何时期。面对针灸发展的新局面，为满足广大针灸学者的需求，我们组织北京、上海、河南等众多专家通力协作，广泛搜集整理大量文献资料，汇集古今针灸精华，结合长期临床经验与体会，以体现系统性、科学性、先进性、权威性为宗旨，编写了这部全面而实用的大型工具书——《中国针灸全书》。

全书共分上篇针灸学基础、中篇针灸学临床、下篇针灸学荟萃三篇，以中医理论为主线贯穿始终，内容涵盖了针灸学的基础理论、常用疗法、临床应用及经典医籍文献和现代研究进展。为更好地适用于临床，书中简要列出了每种疾病的诊断要点，详细介绍了针灸治疗的具体方法，并吸收了一些新的治疗方法和现代医学的有关内容，精选了大量典型名家医案，书后还附有腧穴索引、彩色经络图和耳穴图以便读者查阅参考。本书力求尊古而不泥古，据典而不囿于典，内容宏富系统，语言简洁准确，图文并茂，便于学习、理解和指导临床，愿本书成为针灸工作者与针灸学研究、教学人员学习和研究针灸学的有益工具书。

本书的编撰实行主编、副主编负责制。主编负责本书的整体设计与统稿，并与各位副主编分章负责编写。上篇第一、二章由朱江教授负责审校，第三章由路玫教授负责审校，第四章至第八章由王民集、赵喜新教授负责审校；中篇由王民集、邵素菊教授和杨永清研究员负责审校；下篇由王民集教授负责审校。张帅州、王飞同志帮助主编处理日常事务。

在本书的编写过程中，我们参考了大量已经出版的针灸著作和论文，谨向作者表示衷心的感谢！对欣然为本书题签的卫生部原部长高强先生表示衷心的感谢！对邵经明教授及河南中医学院领导给予我们的大力支持与帮助，致以诚挚的谢意！

由于编者水平有限，书中难免会有不当或不妥之处，诚望同道批评指正，以便日后修订完善。

王民集

2011年6月

# 凡　例

一、上篇所引汉墓帛书《脉书》原文中残破不可辨识或无法补出的文字，用“×”表示。

二、腧穴分经穴（362）和经外奇穴（46）两大类，名称与定位以中华人民共和国国家标准《腧穴名称与定位》（GB/T 12346-2006）为依据。

三、每个腧穴从出处、别名、类属、定位、取法、主治、穴解、刺灸法、配伍应用、文献摘要、现代研究、按语等方面加以阐述，每个穴名之后加注汉语拼音、国际穴名代码，如足三里 Zúsānlǐ（ST36）。

四、腧穴图中以•号标示的为常用腧穴，以○标示的为一般腧穴，以△标示的为他经腧穴。

五、耳穴名称、定位、曾用名或并用名以中华人民共和国国家标准《耳穴名称与定位》（GB/T 13734-2008）为依据。

六、中篇对急症及内、外、妇、儿、眼、耳、鼻、喉、传染病等科使用针灸治疗的100多个常见病症按照概述、病因病机、临床表现、诊断要点、辨证施治（辨证分型、针灸治疗）、其他疗法、文献摘要、名家医案和按语的顺序编写，便于临床参考。针灸治疗急症具有起效迅速、疗效确切的特点，故将常见急症放在最前面。

七、在处方中，凡穴名后面均加注国际穴名代码，如肺俞（BL20）、足三里（ST36）、三阴交（SP6）、大椎（GV14）、定喘（EX-B1）、交感（$AH_{6a}$）、肾上腺（$TG_{2p}$）、对屏尖（$AT_{1,2,4i}$）、肺（$CO_{14}$）等。

八、书后附有腧穴索引，按汉语拼音音序排序。

九、本书中所引用文献或参考资料，全部选用公开发行书刊的资料。

# 目　录

## 上篇　针灸学基础

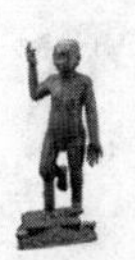

## 中篇　针灸学临床

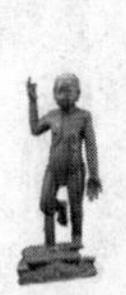

## 下篇 针灸学荟萃

# 上篇 针灸学基础

# 第一章　针灸发展史

## 第一节　针灸的萌芽（远古时期—春秋时期）

针灸是针法与灸法的总称，虽然二者都施加刺激于人体的腧穴，人们也习惯“针”、“灸”并称，但实际上二者之间有着本质的区别。它们的起源方式不同，但在时间上大致都可以追溯到石器时代，并且灸疗法的出现要早于针刺疗法。

“灸”是烧灼的意思，《说文解字》说：“灸，灼也。”灸法利用艾叶等物质在燃烧时所散发出来的热量刺激人体腧穴治疗疾病，本质上属于温热刺激，而喜暖畏寒是所有动物的本能，植物也有趋向光热的特性。灸法的产生与火的发现及使用有关。人类最初主要利用火驱寒取暖、烧烤食物及恐吓动物。1927年在北京房山县周口店发现的“北京人”遗址积存有很厚的灰烬，表明几十万年以前的原始人就已经大量使用火。据《素问·异法方宜论》记载：“北方者，天地所闭藏之域也，其地高陵居，风寒冰冽，其民乐野处而乳食，脏寒生满病，其治宜灸焫。故灸焫者，亦从北方来。”这段文字说明灸法的发明与寒冷环境和生活习惯密切相关。北方天气寒冷，加上野居乳食的生活习惯，容易患腹部疼痛、胀满等症。可以想象，人们在生火取暖和烘烤食物的过程中，可能因不慎被火灼伤，结果使原有的疾病减轻或消除，或因烘烤腹部而缓解了腹痛、胀满等症状。这个过程一开始可能是偶然的，随着经验的不断积累，人们就会有意识地用火烧灼或者烘烤，达到祛除病痛的目的，原始的灸疗方法也就出现了。首先当在北方，之后逐渐传播到其他区域。

针法古称“刺法”，是“针刺疗法”的简称，即采用金属制作的细针刺入人体的某些部位来达到治病目的。扎针会对人体造成一定的创伤，而逃避伤害性刺激是所有动物的本能。因此，与运用灸法治病源自人类的本能不同，针刺疗法的产生最初可能源自偶然的创伤。在远古时期，环境十分恶劣，荆棘密布，乱石嶙峋，人们在生产生活中被荆棘、石头等刺伤的情况十分普遍，有时在受伤以后可能会出现原来的疼痛减轻甚至消失的现象。随着经验的不断积累，人们开始有意识地用一些尖锐器物叩击身体的某些部位或人为地刺破身体使之出血，以减轻病痛。在距今8 000~4 000年的新石器时代，人们已掌握了一些打磨技术，能够制作出比较精致的、适合于刺入身体以治疗疾病的石器，这种石器就是最古老的医疗工具——砭石。在古代文献中有一些关于砭石的记载，如《左传》、《山海经》、《淮南子》、《战国策》等。《左传·襄公二十三年》记载有“美疢不如恶石”，东汉服虔注：“石，砭石也。”《山海经·东山经》记载：“高氏之山，其上多玉，其下多箴石。”“箴”即“鍼”字。晋代郭璞注：“可以为砥针，治痈肿者。”清代郝懿行在《山海经笺疏》中说“砥当为砭字之误”，说明箴石就是砭石。这些都是古人以砭石治病的佐证。近年来，考古发掘出土了一些石质工具，史学家们根据形状判断它们应该就是早期的砭石遗物。如在内蒙古多伦旗头道洼新石器时代遗址中出土了一根磨制石针，长4.5 cm，一端扁平，有半圆形刃，另一端呈锥体形，中间的手持处为四棱形，略扁（图1-1）；在山东省日照县新石器时代晚期的一个墓葬里出土了两枚锥形砭石，长度分别为8.3 cm和9.1 cm。

除砭石外，许多学者相信古人在使用金属针具治病之前，还可能使用过骨针、竹针、陶针，甚至天然的草木刺。一般认为，进入青铜器时代（前3500—前1000）以后，随着金属冶炼技术和工具制

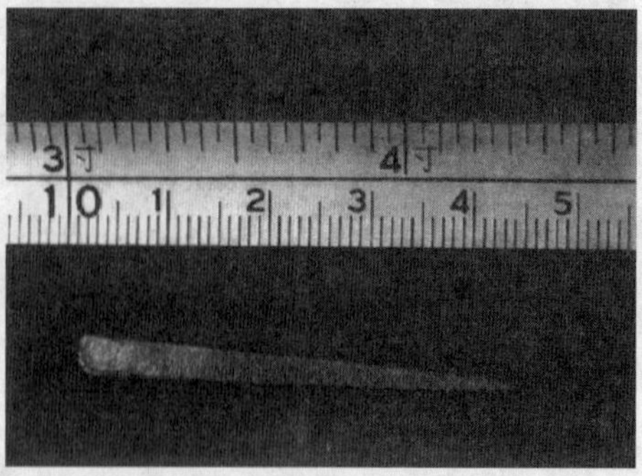

图 1-1 内蒙古多伦旗新石器时代遗址出土的砭石

作工艺的提高，金属针具就逐渐取代了砭石。但是，这个过程并不是一个简单的过渡，迄今为止，还缺少证明中国在进入青铜器和铁器时代后很快就采用金属针具治病的可靠文献资料。晋代皇甫谧在《帝王世纪》中说伏羲氏“尝味百草而制九针”，在《针灸甲乙经》中又说“黄帝咨访岐伯、伯高……而针道生焉”。伏羲和黄帝是传说中“三皇五帝”中的人物，生活于前 3500—前 2500 年，属于青铜器时代的早期。可以肯定的是，皇甫氏的这个观点基本是根据《黄帝内经》推断出的。众所周知，《黄帝内经》是古代医者托黄帝之名所作，与黄帝本人并没有任何关系。殷商时期，盛行占卜，其中一些甲骨卜辞与疾病有关，主要是诊断和预测吉凶的，基本没有主动救治措施。《周礼·天官冢宰》详细记载了西周（前 1046—前 771）的医疗情况，将医生分为四类，其中的“疡医”相当于今天的外科和伤科医生，“掌肿疡、溃疡、金疡、折疡之祝、药、劀、杀之齐”，“劀”与“刮”同，就是用石制或金属刀具刮去脓血。春秋时期（前 770—前 477）使用针刺疗法而被经常引用的史料仅有一条，根据《左传·成公十年》记载，在鲁成公十年（前 581），晋景公得了重病，求医于秦，秦伯派医缓前去治病，医缓诊治后说：“疾不可为也。在肓之上，膏之下，攻之不可，达之不及，药不治焉，不可为也。”一般认为，“攻”指灸法，“达”指针刺，这只是一种猜测而已。如果从字面上看，“攻”是一种比较猛烈的治疗手段，主要指用毒药（《说文解字》：“毒，害人之草。”）治疗外科疮疡之法，《周礼·天官·疡医》说：“凡疗疡以五毒攻之。”“达”者通也，指用艾灸或热熨疏通经脉之法治疗。《灵枢·刺节真邪》说：“治厥者，必先熨调和其经，掌与腋、肘与脚、项与脊以调之，火气已通，血脉乃行。”因为晋景公的病变部位深而且病情重，所以不能使用治疗外科病症的毒药攻伐，而使用疏通经脉的艾灸或热熨之法已经来不及，采用一般的草药（《说文解字》：“药，治病草。”）也不能到达病所。

20 世纪 70~80 年代，从湖南长沙马王堆和湖北江陵张家山汉墓出土了两批医书，它们的成书年代大致在战国、秦及西汉初期，并且可以肯定，其中许多书目就是《黄帝内经》作者所提及并参考引用的上古医书。在这些与《黄帝内经》成书年代如此接近的先秦医学典籍中，虽然治疗方法十分多样，如灸法、砭法、放血法、角法（拔罐法）、药物（内服或外用）、导引、按摩、外科手术、祝由等，却没有针刺疗法。

总之，尽管早在新石器时代甚至更早，就可能已经孕育了灸疗法与针刺疗法，但传世文献及已有的考古发现表明，直至春秋时期，这两种治疗手段都还没有形成较系统的体系，只是一些零散的经验，因此将此阶段称为针灸的萌芽时期。

## 第二节 针灸的发展与成熟（战国时期—魏晋时期）

自战国开始，有关针灸的文献明显增多，灸法和针法都得到迅速发展并且很快成熟，这奠定了针灸疗法的基础，在此后两千多年的时间里未曾有过根本性的变革。

灸法成熟的标志有三个。第一个标志是选择艾叶为主要材料。施灸所用的原料，最初是可以燃烧的树枝、干草等，经过一个漫长的过程，才发展到以艾叶作为主要灸疗材料。马王堆古医书《五十二病方》保留了许多比较原始的灸疗方法，所使用的材料繁多，除艾叶外，几乎任何能够燃烧的物质均可被用作灸的材料，如木炭、干柴、干稻草、粗麻、旧蒲席、鸡毛等。将艾叶作为专门的施灸材料，大概是在春秋战国时期。《孟子·离娄》说：“今人欲王者，犹七年之病，求三年之艾也。”这段文字表明当时运用灸法治病比较普遍，并且明确是用“艾”施灸。《素问·汤液醪醴论》所云“毒药攻其中，镵石针艾治其外”，则是以“艾”代称灸法，现在所说的“灸法”实际上是“艾灸疗法”的简称。在众多材料中，古人为什么选择艾叶作为施灸材料呢？一般认为艾叶具有易于燃烧、气味芳香、资源丰富、易于加工储藏等特点，并且艾叶燃烧后产生的火力均匀、持久，能够渗透皮肤直达病灶。这些固然都是选择艾叶作为灸疗法的因素，但除此之外，还有更重要的原因。首先，艾是古代用于取火和保存火种的重要原料。对于现代人而言如何取火不再是个问题，但对古人来说却是十分重要的事情。艾古称“冰台”，相传淮南王刘安底下方士所撰的《淮南万毕术》记载：“削冰令圆，举以向日，以艾承其影，则火生。”这是把冰加工成凸透镜，聚焦太阳光，点燃艾草。由于冰的透光度差，又容易融化，所以古代主要以阳燧（一种由青铜制作的凹面镜）取火。据推测，先民们钻木取火或敲击燧石取火，可能也是用艾作为引火材料。并且殷商时期古人在占卜时，先要在动物骨面上钻磨，然后用艾烧灼，其目的之一可能也是取火。由于取火不容易，所以保存火种就成为一个重要问题，方法之一是将艾编成细绳，点燃一端，令其慢慢燃烧。其次，古人认为艾具有驱邪、避祸的作用。对这种作用的认识也是和用艾保存火种分不开的，古人发现在燃烧艾时，散发出的气味可以驱赶蚊虫、恐吓猛兽，所以认为艾具有祓除不祥的作用。中国民间有五月初五采艾的习俗，人们将艾悬挂在门框上方，认为这样就可以祓除毒气，保佑全家安康。因此，艾与火的渊源关系、艾的祓灾避邪作用，以及巫师用艾烧灼龟甲、兽骨占卜疾病吉凶，这些才是古人选择艾作为灸法主要原料的真正原因。

灸法成熟的第二个标志是“灸其脉”施治原则的确立。在早期的灸疗法实践中，施灸的方法和部位多为烧灼病变局部或大面积地烘烤。如根据《五十二病方》中记载，用破蒲席的蒲子做成绳，点燃一端以烧灼皮肤上的疣。还有一种治疗癃闭的方法，是把干燥的饲草或干柴点燃，让患者背对着火烘烤，同时还有两个人按摩患者的腰骶部，小便就会通畅。“灸其脉”是马王堆汉墓出土的《足臂十一脉灸经》提出的施治原则。《足臂十一脉灸经》是现存最早的经脉学专书，同时也是最早的灸疗学著作。在每条经脉的循行与病候之后都提出了“诸病此物者，皆灸××脉”的施治原则。《五十二病方》在治疗“肠癞”（男子阴囊睾丸肿胀）时，也提出要“灸太阴、阳明”。在马王堆汉墓出土的另外一部经脉学专著《阴阳十一脉灸经》中，虽然没有提出具体的施治原则，但根据其中《足少阴经脉病候》后面所附的灸疗时应该配合饮食起居等事项，可以推断所采用的治疗手段也是“灸其脉”。在实际应用中，根据病症所在部位选择相关联的经脉进行施灸，自然比大面积的烘烤更有针对性，因此能够提高治疗效果。

灸法成熟的第三个标志是“寒者热之”、“陷下则灸之”等治疗原则的确立。早期的灸法可能应用范围很广，如在《五十二病方》中就有23种病证列有灸疗方法；在《足臂十一脉灸经》和《阴阳十一脉灸经》两部灸疗专著中，每条经脉的病候都不分寒热虚实，一律“灸其脉”。灸法属于温热刺激，用于治疗寒性疾病是很容易理解的。至战国时期，古人就已经注意到这个问题。《脉法》也出现在马王堆汉墓出土的古医书中，其中提到：“气也者，利下而害上，从暖而去清焉。”也就是说“气”对人体下部（以足为主）有利，而对人体上部（以头为主）有害，“气”还有趋向温暖和驱散寒冷的作用。这里的“气”应当特指阳气，阳气的这种特性与人体阳气分布状态有关。在日常生活中人们都有这样的体验，当寒冷的冬天人在户外停留较长时间时，首先感到手足寒冷，而头面部虽无遮盖却很耐寒。这是因为上为阳，头在上，为诸阳之会，故阳气偏盛；下为阴，足在人体最下部，故阳气偏虚。这种现象在病理情况下会更加明显。当人体阳气虚时，最常见的症状就是足（手）不温，而头部怕冷则不常见。《脉法》根据“取有余而益不足”的原则，提出了“圣人寒头而暖足”的保健和治疗措施。也就是说，头部阳气有余，所以要采用“寒”的方法以驱散多余的阳气；足部阳气不足，所以要采用“暖”的方法以温补阳气。因此，可以肯定的是，尽管在两部经脉学专著中只言“灸其脉”，但并不意味着要灸某一经脉的全程，而是依据“寒头而暖足”的原则集中在四肢末端施灸，这是一种解决灸法适宜寒证但不适宜热证的变通之法。《黄帝内经》在“寒者热之”原则的指导下，主张以灸法治疗寒证，以针刺治疗热证，如“热病五十九刺”提出的“陷下则灸之”原则，认为灸法可以补气血的不足，治疗虚证。

伴随着灸法的发展和成熟，针刺疗法也得到飞速发展，有关针刺医疗活动的文献开始涌现。现存文献中关于针刺疗法的最确切记载见于《史记》。《史记》首次为扁鹊和仓公两位医家立传。扁鹊姓秦，名越人，是我国历史上第一位有姓名履历可考的医学家，生活在前 407—前 310 年。秦越人似神授般的学医经过、高超的技艺和四处奔走为民众解除疾苦的生活，使赵国人联想到他如同翩翩飞舞、到处传递佳音吉信的喜鹊，故尊称他为“扁（biǎn）鹊”。据《史记》记载，扁鹊曾指导他的学生“厉针砥石，以外取三阳五会”，治愈了虢太子的尸厥症，因此，历史上也有“扁鹊创制九针”的说法。近年在山东省微山县两城山出土的东汉画像石中，有 4 块上半身为人、下半身为鸟的神物浮雕。神物一只手和来人中为首的那个相握，另一只手则做扬举状，或徒手无所握，或握一短棒状物。经专家考证确认这些浮雕是带有浓厚神话色彩的针灸行医图，医生正在一边切脉一边针刺，而且半人半鸟的医神可能就是扁鹊（图 1-2）。

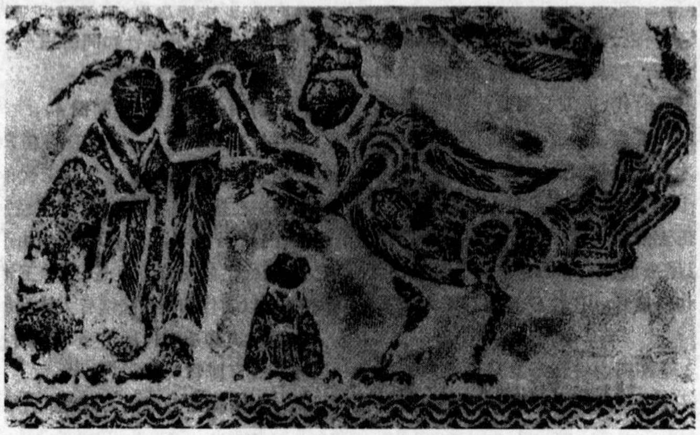

图 1-2　砭刺题材的汉画像

由于扁鹊的生活年代比较久远，历史上关于他的记载和传说都蒙上了一层浓厚的神话色彩，使人们很难将史实与神话传说清楚地区分开来。仓公（约前 205—？）姓淳于，名意，《史记》记载了仓公的 25 例“诊籍”，是我国现存最早见于文献记载的医案。通过这些医案，可以比较清楚地了解西汉初年医疗的实际情况。通过分析仓公的 25 个病例可以看出：①仓公采用药物治疗 10 例，灸法与针刺治疗各 2 例，表明仓公治疗上以药物为主，但据传他曾著有《仓公灸法》一书，说明他可能也十分擅长灸法。②仓公采用灸阳明脉治疗龋齿的案例完全是遵循《足臂十一脉灸经》与《阴阳十一脉灸经》的理论，因此可以认为公乘阳庆传授给他的“脉书”很可能就是《足臂十一脉灸经》或（及）《阴阳十一脉灸经》。③仓公采用针刺治疗仅 2 例，没有提到具体腧穴及针刺操作方法，还两次谈到“众医”误刺的情况，这一事实至少说明针刺疗法在西汉初还没有形成完整的体系，也没有得到普及推广。

继仓公之后，诞生了针灸历史上最重要的典籍——《黄帝内经》。它是由一些医家汇集战国至汉以前各个时期的医学著作，结合当时的医学成就编撰而成的，而以成书于西汉晚期的可能性更大。在这部我国现存最早且完整的中医经典著作中，使用药物方剂者甚少，只有 13 方，而且药味也不多，很大篇幅都是有关针刺疗法的内容，特别是《灵枢》又有《针经》之名。正如明代的医学家汪机在《针灸问对》中所说：“《黄帝内经》治病，汤液醪醴为甚少，所载服饵之法才一二，而灸者四五，其他则明针法，无虑十八九。”《黄帝内经》是针刺疗法成熟的标志性作品，创立了系统的经络、腧穴、刺法等体系，以及针刺操作注意事项和禁忌证等，其中许多内容被后世医家奉为圭臬，至今仍有很强的理论指导意义和临床实际应用价值。根据《灵枢》记载，当时使用的针具有 9 种，名为“九针”。它们的形状不同，功用也各异，可以分为三类：一类是棒状的圆针、鍉针，属非创伤性针具，用于按摩或按压腧穴；一类是刀状的镵针、锋针和铍针，用于泻热、放血或切痈排脓；另一类是针状的圆利针、毫针、长针和大针，用于治疗痹证、水肿等。在这9种针具之中，毫针最具有代表性，也是现代针刺疗法的主要工具。毫针取法于“毫毛”，细如蚊喙，所以又有“微针”之名。根据《素问·异法方宜论》记载，“微针”（即毫针）就源自南方，主治“挛痹”，因为那里地势低，夏天炎热，湿热气盛，冬日寒冷，寒湿气重，痹证十分常见。1968年，考古学家在河北满城西汉中山靖王刘胜（前165—前113）墓中发掘出土了9枚针具，其中4枚为金针、5枚为银针。对比这9枚针具的形状与《灵枢》中对“九针”形状的描述，可以基本肯定它们就是《黄帝内经》所记载“九针”的实物遗存，证明古代医针确实存在。

针刺疗法产生短短数百年时间，就有了如此大的发展，原因很多，其中之一可能与针刺疗法的即刻疗效有关。《史记》记载的仓公用针刺治疗的2个病例，都是1次治愈，并且均“旋已”，可谓立竿见影。《黄帝内经》在提及针刺效果时也常常说“立已”，是看得见的，犹如风吹云散，天气由阴暗顿时变为晴朗（《灵枢·九针十二原》）。与针刺疗法相比，采用灸法治病时，需要一定壮数，燃烧一段时间，效果才能显现出来；药物治疗则更须费时煎煮，服药后还需一定时间待体内吸收后才能发挥药力。虽然仓公用灸法治疗的2个病例也很有效，但均配合药物治疗，经3~5 d才痊愈；采用药物治疗的10个病例，疗程最长者达20 d之久。临床上，每位针灸医生都可能有一针、一穴、一次即治愈的实例。虽然在仓公所处的西汉初期，针刺疗法尚处于发展阶段，而由于它的特殊疗效，仅约100年之后，针刺疗法就发展成为当时医学的主流，灸法和药物治疗则退居次要地位。

东汉时期，腧穴数目显著增加，这也与针刺疗法的推广普及密不可分。在仓公时代，虽然他自己只有2个针刺病例，但从两次谈到“众医”误刺的情况看，可以推断彼时用针刺治病已经不是仓公的独家绝技，针刺疗法在一定程度上已然成为一种大众化的治疗手段，只是还不够成熟而已。针刺治病的主要特点是需要明确一个个具体的刺入部位，而不是笼统的脉、处、所，因此“论俞所居”和“定砭灸处”（《史记·扁鹊仓公列传》）也就成为必须传授的内容，只是没有记载具体的腧穴名称与部位罢了。《黄帝内经》作者认为，人体有365个腧穴以对应一年365日，但实际只记载了160多个腧穴。《黄帝明堂经》约成书于西汉末至东汉延平年间（138—106），是对包括《黄帝内经》在内的秦汉时期医书中有关腧穴文献的一次全面总结，堪称我国第一部腧穴学专著。该医书共记载腧穴349个，并且首次对腧穴的名称、部位、主治病证及刺灸法等方面进行了系统的总结。在隋唐时期，政府曾先后两次下令修订《黄帝明堂经》，将其作为针灸医生必修书，并且这本书很快流传到日本等国，对国内外针灸医学的发展产生了极其深远的影响。可惜该书久已亡佚，主要内容由皇甫谧的《针灸甲乙经》保存下来。

魏晋时代的皇甫谧（215—282），将《素问》、《灵枢》和《明堂孔穴针灸治要》（《黄帝明堂经》的早期版本之一）三书中的针灸内容汇而为一，去其重复，择其精要，在魏甘露年间（256—259）编撰成《针灸甲乙经》。全书分为12卷128篇，共收录349个腧穴，按脏腑、气血、经络、腧穴、脉诊、刺灸法和临床各科病证针灸治疗为次序加以编纂，成为一部最早的体系比较完整的针灸专书。《针灸甲乙经》是继《黄帝内经》之后对针灸理论的又一次总结，使针灸理论体系更加系统化，对针灸的发展具有深远的意义，在针灸发展史上起到了承前启后的作用。唐宋两代，都把《针灸甲乙经》列为太医署（局）学习和考核针灸医生的主要医书，对国外的影响也较大。

东汉至魏晋时期，还涌现出许多针灸名家。医圣张仲景创立六经辨证，虽然以药物治疗为主，同时也擅长针灸，并且针药并用。如针刺期门治疗“热入血室”；治疗太阳中风时，先针刺风池、风府，再辅以桂枝汤。涪翁是东汉初年针灸学家。据《后汉书·郭玉传》载，涪翁经常垂钓于涪水（即涪江，在今四川省境内），因此号涪翁，他“乞食人间，见有疾者，时下针石，辄应时而效”。他把针术传给程高，程高再传于郭玉。据说涪翁曾著《针经》一书，可惜只字片言无存。依据《后汉书·郭玉传》载：郭玉为广汉雒（今四川广汉北）人，年轻时得程高亲授，精通针灸之术。东汉和帝时（89—105）为太医丞，因医术高明，深受和帝信任。郭玉为人仁爱拘谨，对医治贫贱下层的人，必尽心尽力，医疗效果颇佳，而医治达官贵人，则“时或不愈”。和帝令贵人微服潜行向其求医，结果，一针病愈。和帝便问其故，郭玉提出了“神存于心手之际”，即针灸治病要凝神静志，心手合一。他强调，给达官贵人治病时，因患者处于尊高临下的态势，而医者往往心怀恐惧，这样扎针时就不能得心应手了。这与《黄帝内经》所强调的“凡刺之针，必先治神”是一个道理。这个时期最有名的针灸医家当属华佗（？—208）。他是沛国谯（今安徽亳州）人。华佗精于方药，更擅长针灸。《三国志·魏书》介绍他的针灸技术时说：“若当灸，不过一两处，每处不过七八壮，病亦应除。若当针，亦不过一两处，下针言‘当引某许，若至，语人’。病者言‘已到’，应便拔针，病亦行瘥。”这说明华佗针灸操作的特点是取穴精，灸壮少，针刺时重视得气，特别是气至病所。据传华佗编著有《华佗针灸经》，又名《枕中灸刺经》，但在他临死的时候就焚毁了，没有流传下来。晋代名医葛洪是炼丹名家，擅长以灸法治疗急症，在所撰《肘后备急方》辑录的109条针灸医方中，99条为灸方，言在取穴时“但言分寸，不名孔穴，凡人览之可了其所用，或不出乎垣篱之内，顾眄可具”，充分发挥了灸法简、便、廉的特点，的确是救急应变的好方法。

可见，从战国到魏晋时期，众多名医名著的出现推动了针灸学的发展，其理论体系已经成熟，因此将此阶段称为针灸的发展与成熟时期。

## 第三节　针灸的繁荣（隋唐时期—明代）

隋代的建立结束了自东晋以来246年的南北分裂局面，此后经历了唐、宋、元、明等朝代，经济发展，社会稳定，针灸医学的发展也呈现出繁荣景象。

虽然隋代的历史十分短暂，只有37年，但针灸医学也取得了较快发展，以巢元方和杨上善的著作为代表。巢氏所著《诸病源候论》专论疾病原因，但也记载有许多针灸内容，对其中110多种病症都列有具体的针灸治疗方法。关于杨上善的生活年代，正史没有记载，有说是隋人，也有说是唐人，但早于王冰是肯定的。杨上善是一位著名的针灸医家，尤其精于针灸医理，从他所撰注的《黄帝内经太素》可窥一斑。例如，他深得《黄帝内经》之旨，强调在针刺治病时要“治神”，他说：“欲为针者，必先治神。”在《黄帝内经》中，奇经八脉，特别是任、督、冲脉的循行和病候比较混乱，他都一一予以厘定。在日本还保存有杨上善所撰注的《黄帝内经明堂》，是古《黄帝明堂经》的传本之一。该书是杨上善奉敕撰注的，是一部官修医书，由此可见当时政府对针灸医学的重视。从仅存的序文和卷一《手太阴肺经》可以看出，杨氏将胸部的云门、中府归入手太阴肺经，与《针灸甲乙经》的胸腹部腧穴依线划分的方法不同，使经脉与腧穴形成一个整体。尤其可贵的是，他对所有经穴的名称都予以注释。虽解释穴名的历史由来已久，并非始于杨上善，但能如此全面系统地训释的，杨氏为第一人。

唐代是中国历史上空前繁荣与强盛的时期，长达280多年，政治稳定，经济空前繁荣，文化、技术都有长足发展，为医学发展创造了有利条件。在此期间，针灸医学的发展主要表现为以下几个方面。①政府重视。在唐代政府机构的编制中，有针师、针博士等官职，说明针灸医生不仅为政府所承认，并被列入百官之中，享受俸禄，这在针灸历史上还是第一次。在当时最高的医学教育机构“太医署”中，针灸被列为专科，设置有医、针、按摩、咒禁四门，由“太医令掌医疗之法”，医术、针灸、按摩等学科“皆有博士以教之”。唐代政府对针灸的重视还表现在皇帝本人的身体力行上。据《旧唐书》记载，唐高宗曾患头重目眩，召侍医秦鸣鹤等针而立效。②重视对古典医籍的注释、整理及发挥。杨玄操，曾重注《难经》（原称《黄帝八十一难经》），撰有《黄帝八十一难经注》（已佚）。他认为“用针微妙，法无穷，若不深达变通，难以救疾者矣”，所以在注释时详释经脉、腧穴、针刺补泻等与针灸有关的问题。王冰的《重广补注黄帝内经素问》，对《素问》进行全面详尽的注解，其中对经脉、腧穴的注释引用古医籍达38种之多，经常引用《中诰孔穴图经》、《经脉流注图经》为注文，与《针灸甲乙经》有所不同，对研究腧穴的源流有一定意义。在注释的同时，王冰还有许多个人见解，如他十分重视腧穴的准确定位，在叙述腧穴位置和刺入深度时不离“同身寸”，并且校正了唐代以前一些腧穴位置的错误，为提高针灸疗效起到了促进作用；对《黄帝内经》所强调的“治神”、“候气”等刺法的关键都有阐释和发挥，并对《黄帝内经》中一些病症的治疗提出了具体的腧穴，丰富了针灸疗法的内容。③重视腧穴定位，厘定并绘制彩色明堂图。据《新唐书》记载，唐太宗尝览明堂针灸图，见人五脏皆近背，针灸失所，则其害致死，故敕太医署对医生、针生要求严格。针生习《针灸甲乙经》，更要习《脉经》，“其考试登用，如国子之法”，以期达到应病用之，不差丝毫。因此，唐代许多针灸书籍都配有明堂图，如收录于宋代《太平圣惠方》第一百卷中的《明堂灸经》，列有四十五人形，分正、背、侧、俯人图，图文并重，“书病源以知主疗，图人形贵免参差”。敦煌卷子本《新集备急灸经》原来也有明堂图，可惜仅存人体正面上半身一图，用线条标注穴名、部位、主治及灸法，令人一目了然，特别适合应急和普通百姓使用。在贞观时期，针灸名家甄权奉敕修明堂，校订经络腧穴图经，撰写《明堂人形图》一卷。虽然该图已经亡佚，但幸而被孙思邈在其著作中保留下来。孙思邈的《明堂三人图》共绘有仰人、伏人、侧人三人明堂图，十二经用五色，奇经八脉用绿色，是已知最早的彩色明堂图，使医者能够“依图知穴，按经识分”。唐代另一位医学大家王焘也十分重视明堂图，他认为“有经而无图则不能明脉俞之会合，有图而无经则不能论百疾之要”，因此将十二经脉各绘制一张图，并将禁灸与宜灸之穴用朱、墨标点，以示区别，即“其穴墨点者，禁之不宜灸；朱点者，灸病为良”。④重视针灸的临床应用。唐代有许多综合性中医著作问世，其中包含了丰富的针灸内容。如孙思邈所著的《备急千金要方》和《千金翼方》，汇集了唐代以前治疗内、外、五官、妇、儿各科病证方剂 5 000 余首，并有针灸治疗 1 000 条，体现了他所倡导的针药兼用、针灸并重的思想，也表明针灸已经成为治疗临床各科病症的重要手段。尤其可贵的是，孙思邈还第一次提出了著名的预防感染疫疠之气的保健灸法，文曰：“凡入吴蜀地游宦，体上常须三两处灸之，勿令疮暂瘥，则瘴疟、温疟、毒气不能着人也，故吴、蜀多行灸法。”后世有所谓“若要身体安，三里常不干”的说法，就是在这个基础上发展起来的。唐代尤其盛行灸法，可能与当时社会富庶、人们喜欢温暖舒适的灸法有关。王焘是重灸派的代表，他依据《黄帝内经》所谓“针能杀生人，不能起死人”的观点，在其所编撰的《外台秘要》中“不录针经，唯取灸法”，书中包括灸法百余首，特别对伤寒、天行时疫、温病等都有灸的内容，第三十九卷为《明堂灸法七门》，全面记载与灸法有关的内容，可谓是灸法的专著，这对后世专论灸法有一定影响。

宋代承袭唐代制度，政府对针灸医学更加重视，针灸医学因此有了更大的发展，主要有三大显著特点。①规范针灸教学和考试考核标准。在太医局中置太医学，是医学教育的最高机构，其中设有针科与灸科，招收学生每次有一二百人，学习内容包括《素问》、《难经》、《黄帝三部针灸经》（由林亿编撰）等书。除了书本学习，宋代还开创了立体针灸教学的先河。天圣年间，由尚药奉御王惟一主持铸造了两具针灸铜人，其体形与正常人身材等大，体内脏腑俱全，体表标注腧穴位置，在旁边以错金书写腧穴的名称。宋代以前的明堂图都是平面的，而王惟一所铸针灸铜人则是立体的，更加形象逼真，对提高针灸教学水平十分有益。此后的明、清两代，政府和民间都铸造了很多针灸铜人，现存于世者多为此期所造。学员结业时还要通过针灸考试。据记载，太医学在太医局程文中规定有针灸考试题目，内容包括如何辨证、选穴、腧穴定位、针刺补泻及艾灸壮数等，回答这些问题都要以王惟一奉敕编撰的《铜人腧穴针灸图经》为准。除了理论考试，还要考查学员的动手操作能力，主要也是在铜人上面进行。“其法：外涂黄蜡，中实以汞，俾医工以分析寸，按穴试针。中穴则针入而汞出，稍差则针不可入矣。”②广罗遗篇，校刊颁行。宋代政府为求医书先后采取开购赏之科、劝导献纳、誊录后复还本人等多种方法，致使四方藏书渐渐复出，最重要的针灸典籍《灵枢》就是南宋史崧在 1155 年献出的“家藏旧本”。宋代还设立了校正医书局，召集一批著名医家和学者，对所收集到的医学文献进行校正整理，肇颁四方，对针灸医学的普及推广起到了促进作用。唐代以前的针灸医学，多为家传或师承，门派不同，各种医书所记载的腧穴位置、针刺分寸、艾灸壮数及孔穴名称等，都有所不同，王惟一的《铜人腧穴针灸图经》对此都一一作了厘定。不仅如此，王氏在总结《黄帝明堂类成》和《外台秘要》腧穴归经的基础上，统一了十二经脉及任督二脉的归经，还较《针灸甲乙经》增加了青灵、厥阴俞、膏肓俞3个双穴和灵台、阳关2个单穴，使腧穴数目增加到354个。王氏担心《铜人腧穴针灸图经》日久被湮没或传之有讹谬之处，又将其内容刻于石上，放置在大相国寺的仁济殿内，供人们观览和临拓，可谓用心良苦。《圣济总录》是宋徽宗政和年间由政府组织，曹宗孝等八位医官广泛收集历代方书及民间方药，历时7年纂辑成书的，凡二百卷。此书搜罗甚丰，在收集宋代以前针灸内容的同时，也总结并且突出了宋代时针灸发展的成就，既有理论又有实践，堪称宋代的针灸全书。③针灸专著涌现。宋代时，雕版印刷已经发展到全盛时期，在北宋庆历年间（1041—1048），毕昇发明了活字印刷术，并且开始有专门卖书的“书坊”，极大地促进了书籍的出版和流通。在此期间，有许多针灸专著问世，除王惟一的《铜人腧穴针灸图经》外，比较著名的还有《铜人针灸经》（作者不详）、《西方子明堂灸经》（作者不详）、庄绰的《灸膏肓腧穴法》、窦材的《扁鹊心书》和王执中的《针灸资生经》。

金元时期，社会动荡不宁，人民生活贫苦，疾病横生，反而成为医学发展的潜在动力，特别是以简便、价廉著称的针灸疗法，不仅承袭了唐宋余韵，还有所创新和发展。金元四大家刘河间、张从正、李杲和朱震亨都擅长针灸疗法。刘河间对《黄帝内经》五运六气学说颇有研究，提倡火热论，善用“凉剂以降心火，益肾水为主”，针灸治疗也遵此旨，擅长使用刺络放血疗法以清热泻火，为“寒凉派”的创始人，其学术思想对张从正、罗知悌、朱丹溪等医家都有影响。张从正针对当时滥用补药之风，倡导攻邪，临证善于攻下，被后世称为“攻下派”。他认为针灸特别是放血疗法是祛除邪气的重要手段。他对放血疗法情有独钟，源于他的切身感受。他曾患目疾，肿痛、视物不清，眼科医生姜仲安介绍其使用放血法在上星、百会等穴点刺，并用草茎刺鼻孔内出血，第二日就痊愈大半，三日平复。张从正的放血方法可以归结为“三多”。①使用铍针多：铍针是《黄帝内经》九针之一，末端如剑锋而针体较宽，适合放血。②放血部位多：在病变部位或腧穴处，有百针以上。③出血量多：有盏、升、斗等量血用具，亦有“出血如泉”、“大出血”、“其血出尽”等描述，一般不用止血法，而是让血尽量外流，尤其是黑紫色的血，一定要让它流尽或血色变为正常为止。脾胃学说的创始人李杲在针灸治疗方面也处处体现出补土的思想，故而后世称其为“补土派”，他除了经常选取足三里、气海等具有补益作用的腧穴外，还十分重视腹募穴的应用。他说：“若元气愈不足，治在腹上诸腑之募穴。若传在五脏，为九窍不通，随各窍之病治其各脏于募穴之腹……凡治腹之募，皆为元气不足，从阴引阳勿误也。”（《脾胃论》）。朱震亨是“滋阴派”的创始人，在针灸方面也有发挥。他依据“阳常有余，阴常不足”的理论，善用灸法，认为灸法具有助阳宣达、引热下行、散火祛痰的功效。在针刺方面，朱氏提出了“针法浑是泻而无补”的论点，继承了张从正“出血者，乃所以养血”的观点，因而精于刺络放血疗法。

在金元时期，一项重要的针灸研究进展是创立了子午流注针法，或称按时取穴法，是根据人体气血流注于经脉过程中，随时间的进展而有周期性盛衰变化规律，表现在十二经脉的原穴、五输穴及八脉交会穴上，有周期性开阖规律，从而选取气血盛而开的腧穴进行组方针刺。尽管早在《黄帝内经》时代就有依时间进行刺灸治疗的记载，但是，金代何若愚撰写的《流注指微针赋》（收集于《子午流注针经》）是第一部按时取穴法之专著，也是标志子午流注针法成熟的代表作。金元时期窦汉卿的《针经指南》对流注八法的主治证候有更深入的发展，对奇经八脉交会穴及八卦九宫相结合的灵龟八法、飞腾八法作了具体阐述，形成完整的按时间取穴的学术流派，对针灸的发展作出重大贡献。

金元时期，还出现了一种歌赋体形式的针灸文献，以何若愚的《流注指微针赋》为开端，继之以窦汉卿的《通玄指要赋》和《针经标幽赋》、王国瑞的《玉龙歌》和《针灸歌》等。明清时期的医家们发扬了这种传统，编写了大量歌赋体的针灸文献，以徐凤的《针灸大全》、高武的《针灸聚英》（又名《针灸聚英发挥》）、杨继洲的《针灸大成》、李梴的《医学入门》、吴谦的《医宗金鉴》等为代表。这些针灸歌赋将繁杂深奥的经络、腧穴、刺灸法等针灸理论和实践内容，以简约和富有韵律的语言形式表达出来，读起来朗朗上口，十分有利于传习和诵记，是当时人们学习针灸的必读之书。这些针灸歌赋也有较高的学术价值，是研究针灸医学的重要文献。

明代是针灸医学发展最兴盛的阶段。明代政府也十分重视针灸医学，除在太医院医业和教学均设置针灸科外，还很注重明堂经脉之学的流传，如重修《铜人腧穴针灸图经》序、重摹针灸图石刻、重铸仿宋针灸铜人等。明代是一个名医辈出的时代，据《古今图书集成·医部全录》记载，明代医家几近千人，其中许多都是针灸名家或兼擅针灸之术，他们继承了金元时期各个流派的不同特点而又推陈出新。在此期间，有大量针灸专著问世，以《针灸大成》影响最大，它是杨继洲以家传《卫生针灸玄机秘要》为基础，汇集历代诸家学说和实践经验总结而成，是继《黄帝内经》、《针灸甲乙经》之后对针灸医学的又一次全面总结。该书现有40余种版本，并译成英、法、德、日等多种文字，在国际上产生了深远影响，是后世学习、研究针灸的重要参考文献。除此之外，还有陈会的《神应经》、徐凤的《针灸大全》、高武的《针灸聚英》、汪机的《针灸问对》、李时珍的《奇经八脉考》、徐春甫的《经穴发明》等，蔚为大观，诸家各有所长，形成不同流派，相互争鸣，促进了针灸的发展。明代针灸医学的另外一个特点是对针刺手法的总结和发展。在徐凤所编著的《针灸大全》中有一篇《金针赋》，是专门论述针法的文献。徐氏将当时流传的与针法有关的书籍删繁就简，归纳总结了针刺基本手法和复式补泻手法，包括窦汉卿在《针经指南》中提出的“下针十四法”、“治病八法”及“飞经走气四法”。另外，南丰李氏补泻法、四明高氏补泻法、三衢杨氏补泻法、陈会的补泻法等都系统而完整地总结了各种针刺手法。以上这些关于针刺手法的文献对后世影响很大，近人所称的综合补泻手法也大都来源于此。

## 第四节　针灸的衰退（清代—民国时期）

清代至民国时期，尽管也出现过相对稳定的经济发展阶段，但由于政府施行封闭政策，后期又受到西方的入侵，社会变革剧烈，中医学受到很大影响，尤其是针灸医学，开始由兴盛逐渐走向衰退。

清代初、中期，政府对针灸医学的发展还是比较重视的。乾隆七年（1742），在吴谦等编撰的官修医学教科书《医宗金鉴》中有《刺灸心法要诀》一册，不仅继承了历代前贤针灸要旨，还有所阐发，通篇歌图并茂，自乾隆十四年（1749）以后被定为清太医院医学生必修内容。但到1822年，道光皇帝以“针刺火灸，究非奉君之所宜”为由，下令“太医院针灸一科，着永远停止”，使得针灸的发展完全失去了政府的支持。鸦片战争以后，社会动荡加剧，针灸受到了更加严重的摧残，针灸从业者日益减少，针灸疗法濒于失传。吴亦鼎在《神灸经纶》序中说：“惜近世医流，学焉者寡，治针者百无一二，治灸者十无二三，唯汤液之治，比比皆然……盖以汤液之治，易于藏拙，其用柔而取效可缓。即彼读汤头、记本草者，遂可以医名。若夫针灸之治，苟不明经络腧穴，无从下手。且其用刚而得失易见。人之不乐为此而乐为彼者，由此故也。”尽管这番话是针对针灸与汤液的不同特点而言的，不能全面、真实地反映这个时期针灸医学的状况，但其所述至少反映了当时针灸的衰微和萧条状态。

尽管如此，由于针灸具有广泛的群众基础，因此在清代后期仍有一些针灸著作问世，主要是继承和整理文献，总结临床经验。如吴亦鼎的《神灸经纶》专门论述灸法，广泛征集古代文献有关内容，又载录临床经验。还有廖润鸿的《针灸集成》、汪昂的《经络歌诀》、李学川的《针灸逢源》、李守先的《针灸易学》及《凌门传授铜人指穴》（佚名）等。在此期间，灸法的发展比较突出，如叶广祚的《采艾编》、叶茶山补辑校正及重刊的《采艾编翼》等，论述了对各种病症应用灸法的取穴处方及原则，推动了灸法的发展。此外，韩贻丰的《太乙神针心法》、孔广培的《太乙神针集解》和周雍和的《太乙神针附方》记载了用艾叶混合各种药物制成的“神针”或“雷火针”，其性猛烈，对人体作用强，疗效优于单纯艾灸。当时流行于民间的治痈疽方法，也颇具特色，如张镜的《刺疔捷法》用点刺腧穴或局部的简易方法，治疗各种痈疮疔毒等外科感染性疾患。随着西方医学的传入，当时的部分医家受到西方医学思想的影响，产生了中西汇通派。刘钟衡于1899年编著的《中西汇参铜人图说》

在中国针灸史上开创了中西参照的先例。

民国时期，在社会上出现了否定传统文化的思潮，现代医学在城市中逐渐普及的情况下，出现了一股排斥甚至废止中医的愚蒙逆流，且愈演愈烈。以曾留学日本学习西医的余云岫（1879—1954）为代表的废止中医派，主张“坚决消灭中医”，南京国民政府于1929年召开第一次中央卫生委员会会议通过了由余云岫起草的《废止旧医以扫除医事卫生障碍案》，这就是历史上臭名昭著的“废止中医案”。此案一出，医界鼎沸，全国震动，立即爆发了中医历史上空前的抗议风潮。面对全国中医界和各界人士的强烈反对，国民政府不得不取消废止中医的提案。虽然这次提案最终被取消，但对中医的打击无疑是巨大的。

在这场事关中医存废的斗争中，以近代著名针灸学家承淡安（1899—1957）等为代表的一大批有识之士奋起反击，创办了近代中医教育史上最早的针灸函授机构“中国针灸学研究社”（1929）、最早的针灸学专业刊物《针灸杂志》（1933）及中国近代针灸专业学校“中国针灸讲习所”（1934）等，培养针灸人才，为保护和发扬针灸作出了一定的贡献。

由于针灸疗法经济、方便、有效，深受广大群众的喜爱，尽管南京国民政府力图扼杀，但由于有志之士的反击和保护，针灸疗法仍得以在民间继续广泛应用与流传。

## 第五节　针灸的复兴（中华人民共和国成立至今）

中华人民共和国成立之后，中央人民政府十分重视继承和发扬祖国医学遗产，制定了正确的中医政策，并采取了一系列措施发展中医事业，使针灸医学得到了前所未有的普及和提高，并逐渐使针灸走向世界。

事实上，早在延安时期，由于缺少现代医疗设备和药品，针灸疗法的简、便、效、廉等特点便显现出来，边区人民政府就明确提倡学习现代医学和应用针灸治病。据朱琏在《新针灸学》中介绍，1944年10月，在延安召开的陕甘宁边区文教工作者会议上，毛泽东号召学现代医学的医生要团结以中国古代医学为基础的医生，向他们学习并帮助他们提高，防治边区人、畜疾病。此后，边区政府就召开了中西医生座谈会。会上，有位60多岁的任作田老先生，自愿把他30多年积累的针灸行医经验提供出来。1945年4月，延安和平医院院长鲁之俊等在门诊尝试采用针灸治病，开创了针灸进入现代综合性医院的先河。鲁之俊院长还编写了《针灸讲义》，讲授和传播针灸学知识，并且第一次对17 514例针灸治疗资料进行了统计分析。1948年冬天，华北人民政府卫生部所属华北卫生学校，在河北省平山县举办针灸学习班，由朱琏任教，并组织编写了《新针灸学》一书，此书在1951年正式出版，为新中国成立以来出版的第一部针灸学著作。

20世纪50年代至“文化大革命”之前，是针灸医学快速发展的大好时期。1951年卫生部所属的针灸疗法实验所成立，1955年中国中医研究院成立，下设针灸研究所，其前身即为针灸疗法实验所。此后，全国各地相继成立了针灸的教学、科研及医疗机构。针灸被列入中医院校学生的必修课，绝大多数中医院校开设了针灸专业，培养了大量针灸专业人才。1957年江苏省中医学校针灸学科教研组编写的《针灸学讲义》，是1961年统编教材《针灸学讲义》的前身，以后各版《针灸学》教材均是在此基础上修订的。在科研方面，1956年经络研究被列为第一次全国自然科学发展规划的项目，1958年张协和等应用经络测定仪测定经穴皮肤电阻，此后全国各地广泛开展了“经络测定”的工作。1958年，广大医务工作者响应毛泽东关于“中国医药学是个伟大的宝库，应当努力发掘，加以提高”的指示，掀起了西学中、中西医结合的群众运动。在此形势下，针灸在全国范围内得到空前广泛的普及和发展，针刺麻醉就是一例。1958年上海第一人民医院耳鼻喉科采用针刺麻醉成功施行了扁桃体摘除术，为我国第一例针刺麻醉手术。许多地方的医务工作者也在针刺止痛的基础上，先后进行了用针刺腧穴代替药物麻醉的尝试，1959年春在西安召开了全国针刺麻醉工作现场会议。

"文化大革命"期间，尽管许许多多的传统文化都饱受摧残，几乎遭受了灭顶之灾，但中医特别是针灸不但幸免，而且得到更加广泛的普及。在此期间，广大农村施行的赤脚医生制度就是一个很好的例子。"赤脚医生"是"文化大革命"初期出现的新名词，其本意是指中国农村中不脱产的基层卫生人员。他们经过一定时期的培训，具有一定的医疗卫生知识和技能，一面参加集体生产劳动，一面为"社员"治病。除了采用一般的医学处理和治疗外，赤脚医生积极发挥针灸和中医药简、便、廉的特点，大量采用中草药和针灸疗法，为农村群众提供医疗保健服务。他们对改变当时中国农村缺医少药的状况和农村落后的卫生面貌，对开展预防工作和促进农业生产等起了一定的作用。除了赤脚医生外，许多大医院的西医医生也被要求学习和掌握一定的中医及针灸知识，许多临床科室的西医医生都能用针灸处理一些病证，如外科医生用针灸治疗内脏绞痛，内科医生用针灸治疗呕吐、哮喘发作等。尽管这些应用是在一定的政治背景下进行的，都比较简单，缺少理论创新和突破，但对针灸的普及并尽可能发挥其实际价值，还是起到了很大的作用。

"文化大革命"期间，针灸的另外一个重大进展就是在国际上的影响得到了扩大，针刺麻醉成果的对外公布是促成这一进展的重要原因。1971 年 7 月 19 日，《人民日报》以头版头条公布了针刺麻醉研究成果，该文详细报道了针刺麻醉的特点和意义，同时还用大量篇幅报道了针刺麻醉在全国各地开展的情况。继《人民日报》之后，《红旗》杂志于 1971 年 9 月开设专栏，展开对针刺麻醉原理的讨论。该项研究成果也随着中美建交而传播到世界各地，引起世界各地医务工作者的关注，许多科研人员也开始对针刺镇痛及针刺麻醉原理进行研究。早在 1973 年，国外研究人员就发现脑内有阿片受体。1975 年许多学者又从脑组织如垂体中分离出亮啡肽、甲啡肽、β-内啡肽等多种具有阿片样生物性肽类。最先把针灸止痛同这类阿片肽联系起来的是加拿大学者 B. Pomeranz 和美国学者 D. T. Mayer，他们通过研究，证明内源性吗啡样物质参与针刺镇痛，说明针刺可使动物和人体释放阿片肽，从而产生镇痛效应。毫无疑问，有关针刺镇痛及麻醉作用机制科学性的证明对促进世界各国特别是西方国家接受针灸疗法起到了十分积极的推动作用。许多国家的医生和研究人员纷纷来华学习和观摩针灸。在此背景下，1975 年北京、广州、厦门等地都建立了中医药国际培训中心，为国外的医生进行针灸、中医药等的长期或短期培训，开创了由政府主导使针灸和中医药走向世界的新局面。

1978 年改革开放以来，像其他行业一样，针灸的发展也迎来了黄金时期。1979 年 5 月成立了"全国中医学会针灸分会"，该学会于 1985 年晋升为一级学会，正式更名为"中国针灸学会"。学会负责组织学术交流，组织专家对国家重点项目和课题进行论证、研究，开展科学考察活动，推广科技成果，普及针灸科学知识，培养针灸人才，编辑出版学术刊物。学会刊物《中国针灸》杂志创刊于 1981 年，现已发行至全国及世界 120 个国家和地区。1988 年，《中国针灸》在原有中文版的基础上又增设了英文版，发行海外。在临床应用方面，除了常见疾病，针灸在治疗一些疑难杂症方面也取得了可喜成果。如头皮针治疗中风及其后遗症，舌针治疗大脑性瘫痪、帕金森病，小剂量药物腧穴注射治疗萎缩性胃炎，火针治疗慢性骨髓炎，腧穴电磁场疗法治疗过敏，瘢痕灸法治疗难治性结核病，针刀疗法治疗强直性脊柱炎、骨质增生等。运用循证医学的方法评价针灸疗效，使各种疗法的临床观察结果具有横向可比性，从而优选出与各种不同病症相对应的各种最佳疗法，进一步提高针灸疗效。针灸的研究工作也不仅是对文献的整理，还对经络实质、腧穴特异性、针刺治病的机制、不同刺法和灸法的作用等，结合现代生理学、解剖学、组织学、生物化学、免疫学、分子生物学，以及声、光、电、磁等边缘学科中的新技术进行了实验研究。

随着针灸在世界上的传播不断扩大，各国在腧穴定位的原则、方法和表达方式上的不统一现状也日益明显，这不仅影响了针灸的进一步推广与交流，也对针灸的疗效造成了相应的影响。在此背景下，1982 年中国率先公布了"针灸穴名国际化方案"。1990 年，中华人民共和国国家技术监督局发布了由国家中医药管理局提出的中华人民共和国国家标准《经穴部位》，并于 1991 年 1 月 1 日起实施。该标准颁布以后，不仅对于中国的针灸教育与科研产生了广泛影响，在世界范围内也产生了重要影响，世界上开展针灸教育的国家（特别是西方国家）所使用的针灸教材，在经穴定位上大多采用了这一标准。

世界卫生组织（WHO）在针灸的研究与推广方面，发挥了积极的推动与引导作用。早在1975年，WHO就委托中国卫生部在中国中医研究院针灸研究所开办面向世界的针灸医师培训。1979年，WHO向全世界宣传针灸的安全性和针灸治疗的适应证，公布了针灸治疗的首批43种病证，1996年又增加到64种病证。1994年，WHO又制定了《针灸临床研究规范》，以启迪针灸临床研究思路，规范针灸临床研究方法，提高针灸临床科研质量。WHO还制定了针灸穴名和定位的国际标准。1982—1987年，WHO西太平洋地区在马尼拉等地共召开过4次有关针灸穴名标准化工作会议，制定了标准十四经穴名、十四经穴名简释、标准经外穴名、标准头针穴名、标准耳穴名、标准奇经八脉名等。1989年10月，在日内瓦WHO总部召开的“针刺术语标准化国际会议”上讨论并通过了WHO西太平洋地区推荐的国际针灸穴名方案。自2003年开始，WHO又着手制定经穴部位的国际标准，由中、日、韩三个国家的专家针对一些名称相同但位置不同的腧穴，以科学实验数据和历史文献记载为论据，协商讨论，在2006年WHO主办的“经穴部位国际标准化正式会议”上，中、日、韩等9个国家就针灸中使用的腧穴位置制定了世界统一的标准——《针灸腧穴定位国际标准》。针灸国际标准的制定，将进一步推动针灸在世界的传播。此外，在WHO的协调和努力下，世界性的针灸学术联合组织——世界针灸学会联合会于1987年成立，以期团结各国针灸团体，共同促进针灸事业的发展。

为适应针灸发展的需要，有利于针灸的国际推广，由国家中医药管理局提出，中国中医科学院针灸研究所起草对《经穴部位》进行修订，统一了国家标准与国际标准在腧穴命名上的分歧，修改了腧穴定位的标准体位与方位，调整了骨度折量分寸，新增了腧穴定位的基准穴点，规范了经穴定位的描述，删去了经外奇穴中的“膝眼”条，更正了部分腧穴的定位错误及经穴定位插图的错误，统一了三焦经、督脉、任脉三条经穴名的命名，更名为《腧穴名称与定位》于2006年颁布实施。新标准正本清源、去伪存真，使针灸取穴更加规范、科学、严谨。

2010年11月16日，联合国教科文组织保护非物质文化遗产政府间委员会第五次会议审议并通过将中国的申报项目“中医针灸”列入“人类非物质文化遗产代表作名录”。这一项目的申报成功提高了国际社会对中华民族优秀传统文化的关注和认识，增进了中国传统文化与世界其他文化间的对话和交流。

## 第六节　针灸的国际传播

针灸发源于中国，几千年来不仅为中国人民解除疾苦，同时也为世界人民的保健事业作出了贡献，成为世界医学的重要组成部分。早在1 600多年前，针灸就伴随着中外文化的交流开始走向世界，直至今日，这种全球化进程仍在延续。

### 一、针灸在朝鲜、日本的传播

朝鲜位于亚洲东北部，是与中国山水相连、唇齿相依的亲密邻邦。自古以来，中朝两国人民经济文化的交流就极为频繁，彼此学习，互相促进。据有关史料记载，早在公元前2世纪，汉武帝刘彻在朝鲜置乐浪、玄菟、真番、临屯四郡时，中国医学就已经传入该国了。541年，中国曾派出中医赴朝鲜治病讲学。到了唐代，两国的交往更加密切。在社会制度上，朝鲜极力效仿唐代政府，在医事制度上也不例外。693年，朝鲜设医博士2人，以《针灸甲乙经》、《黄帝明堂经》、《素问》、《难经》等为教材，教授专为宫廷服务的医生。这说明当时针灸在朝鲜已经初具规模。

宋元时期，中国医学在朝鲜已经进入成熟阶段。朝鲜政府在医典寺设有医针史1人，说明在医事行政管理机构中，已经设置了专职管理针灸的官职。1136年，朝鲜政府规定，《灵枢》、《灸经》、

《难经》等有关针灸的书籍是宫廷医生学习考试必读教材。当时著名医家李商老曾用针刺治愈毅宗的足疾，这是朝鲜用针灸治病的历史记录。除医学书籍继续传入朝鲜（如《太平圣惠方》等书）外，宋代政府还不断派遣医官去朝鲜传授医学。如1078年，应朝鲜王徽的请求，政府派翰林医官邢慥等去朝鲜传授医学。随后又于1103年及1118年，分别遣医官牟介、杨宗立、杜舜、成湘、兰茁等至朝鲜分科传授医学。明清时期，针灸医学在朝鲜日益受到重视。宋元时期的针灸医学新著亦陆续传入朝鲜，如王惟一的《铜人腧穴针灸图经》、王执中的《针灸资生经》、滑寿的《十四经发挥》等。

朝鲜许多有名望的医学家在参阅中国针灸著作的同时，也结合当地文化、医学等特点，编写了具有朝鲜民族特色的医学书籍。这些医学著作都被大量刊印，有的还是由政府下令铸字颁印的。由此可见，针灸医学在朝鲜不仅广为传播，而且还有相当程度的独立发展。如《乡药集成》记载与针灸有关的内容达1 400多条，多以《太平圣惠方》、《针灸资生经》和《玉龙歌》等为依据，同时又参考了朝鲜自己的大量医书和资料，是以中国医书为经，以朝鲜医书为纬的一部集大成的方书。1610年，许浚受命编撰成《东医宝鉴》，全书共25卷，其中有《针灸篇》一卷，系参考《针灸资生经》、《铜人腧穴针灸图经》、《灵枢》等编撰而成。在朝鲜，推动针灸医学发展贡献最大者当首推许任。许氏历仕宣祖、光海君、仁祖三朝，为针灸专科医生，晚年著有《针灸经验方》（1644），祖述《神应经》等古代典籍，并将朝鲜在针灸医学上所取得的独到经验总结升华而撰入书中，成为朝鲜第一部针灸专著。

针灸传入日本的时间也很早，确切时间还不十分清楚，较为公认的是5世纪由朝鲜传入，因当时的朝鲜使者为天皇治病收效，使日本学者认识到中国医学的价值。据史料记载，552年梁元帝赠给日本一套《灵枢》，562年吴人知聪携带《明堂图》及其他医书共160余卷到日本，开始了中日医学的直接交流。至隋唐之际，中国由统一走向兴盛，成为亚洲政治、经济、文化、医药等方面的中心，中日两国交往日益频繁。日本在文武天皇大宝元年（701）制定并颁发了《大宝律令》，在医事制度上皆仿唐制，编制包括针博士1人、针师5人、针生20人。其中针博士专职掌管针生的教学工作，针师掌管针刺补泻及各种疮疡的实际临证治疗工作，针生在针博士、针师指导下从事针灸专科学习，所用教材也以《黄帝内经》、《针灸甲乙经》、《脉经》等为主。754年，唐代高僧鉴真应邀东渡日本成功，携带了大批医书，对日本医学的发展起到了推动和促进的作用。

从奈良朝至平安朝时期，针灸在日本有较大发展，成为有名的医疗专科，在针具、腧穴、针刺方法等方面都仿中国针灸，并且还有一定独创性。著名医家丹波康赖（911—955）曾出任针博士，在其所撰述30卷本《医心方》中，第二卷全部论述针灸学，全面介绍了《黄帝内经》所记载9种针具的大小、形状和用途，以及各种腧穴的定位、主治等。这些内容主要取自《素问》、《黄帝内经太素》、《备急千金要方》、《黄帝明堂经》等中国医学书籍。书中还具体描述了燔针（火针）的烧制方法，即将针具置于炭火和蜡、乌麻子油等火中，把针锋烧热至紫色为佳。在安士和桃山时代，针灸医家御园意斋创立了"打针法"，即用一种特制的圆形小锤将针锋慢慢打进患者的皮肤和腠理，解决了初学者指力弱、进针时疼痛的难题。这种针法后来又发展为"管针法"，即将毫针放置在细管内，进针时用小锤或手指叩击针柄端。这种针具至今在日本、韩国及欧美等国家仍被广泛使用。

重视运用灸法防病保健，也是日本针灸的特色之一。尽管在《备急千金要方》、《扁鹊心书》、《针灸资生经》、《针灸大成》等书中均提及预防保健之灸疗法，但在我国古代始终未得到应有的重视。而在古代日本，应用灸疗法预防保健、延年益寿是一件十分重要的事情，人们普遍施行养生灸，主张无论男女，在一生的不同阶段，分别灸风门、三阴交、足三里、曲池等腧穴，以预防感冒、增强生殖能力、促进脾胃功能、增加寿命及明目固齿等。这一习俗一直延续到明治维新之前。

在江户时代初中期，针灸医学在日本的发展已达到相当可观的程度，出版了大批针灸书籍。日本也非常重视中国针灸理论及教材，将我国宋、明时代的针灸著作如《铜人腧穴针灸图经》、《神应经》、《针灸聚英》、《十四经发挥》等作为针灸教材。但在江户时代后期，特别是明治维新以后，由于接受了西方医学解剖学的观点，日本学者认为在解剖刀下找不到经络，开始舍弃经络学说，孤立地

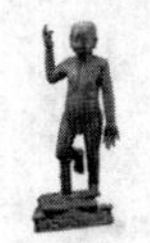

采用几十个或上百个腧穴，使针灸医学在日本受到严重冲击，后来经过曲折道路，在20世纪初针灸才又复兴起来。1965年，日本召开了第一次国际针灸学术大会，对推动世界针灸发展起到一定作用。

## 二、针灸在欧洲中部和西部的传播

历史上，中国与欧洲的交流也很早。自公元前2世纪，东起我国渭河流域，西至地中海东岸所形成的“丝绸之路”，为东西方经济和文化交流起了重要的作用，特别是我国西汉、唐、宋、元几代，曾鼎盛一时。但值得注意的是，针刺疗法并没有从这条交通大动脉传播到西方去。直至17世纪中后期，中国的针灸术才被介绍到西方。较早介绍中医灸术的是荷兰人H. Busschof，他原是荷兰东印度公司的职员，在印度尼西亚时患痛风14年，后用艾灸法治愈。因此，他用荷兰文介绍灸术，其文后被译成英文，名为《痛风论文集》，1676年在伦敦出版。尽管该书内容还不够完善且缺乏中医理论的阐述，但却影响到许多欧洲国家，使他们知道在东方有一种古老而独特的治病方法——针灸。同年，德国人R. W. Geilfusies用德文撰写的《灸术》在德国马尔堡出版。荷兰人William Ten Rhyne是一名医生，17世纪中期在日本的长崎从事医疗工作，目睹了针灸的疗效。1683年，他用拉丁文在伦敦出版了《论关节炎》一书，其中有一节是用针刺疗法治疗关节炎，这可能是欧洲引用针刺疗法治疗疾病的最早记载。他也是英文“acupuncture（needle + puncture）”一词的发明人。1821年英国医生John Churchill发表针刺治疗风湿性关节炎的报道；1823年，英国著名医学杂志《柳叶刀》（*The Lancet*）第一次谈及有关针灸的话题。

在欧洲各国中，法国是研究中医和针灸最早、最多的国家，并成为欧洲针灸研究的中心。早在1671年，法国就出版了记载中医学的书籍《中医秘典》。1735年，传教士Duherder在巴黎刊印《中华帝国志》（其中设专卷介绍中医）。1825年，法国出版了P. Pelletan的《论针刺术》和A. Locroix的《巴黎市立大医院针刺治疗病历集》等针灸著述。1808—1821年的10余年中，出版专门论灸术的书籍8种，把灸术应用到内、外、皮肤、眼等科，并认为确有一定疗效。同时，法国的一些大医院，如圣路易医院、巴黎市立大医院等，也都将针刺术作为一种治疗方法应用于临床。1863年，法国驻中国领事P. Dabry著《中国医学大全》，其中节译了明代医家杨继洲的《针灸大成》，首次将这部针灸名著介绍到欧洲。

必须指出，尽管针灸疗法于17世纪就被介绍到了欧洲，但多是从民俗学的兴趣出发，作为一种见闻介绍的。虽然也有一些专门介绍针灸的书，但主要用拉丁语，发行面窄，影响很小。因而在早期的100多年里，针灸在欧洲还没产生太大的影响。19世纪中叶后，由于理论认识问题和实践上的一些错误操作，针灸遭到批判，随即出现衰退。直到20世纪30年代，针灸开始在欧洲复苏。曾任法国驻华外交官的Soulie De Morant在中国学习针灸后，于1934年出版了《真正的中国针刺术》一书，对法国和欧洲医学界有相当大的影响；他还著有《中国针刺术与近代反射疗法》（1929）、《中国的针灸》（1930）等书，对针灸在法国乃至欧洲的传播起了重要作用。1943年，巴黎成立了欧洲第一个针灸协会，对推动针灸医学的国际交流和普及作出了重要贡献。几年后，德国医生Gerhart Bachmann开始传授他从法国学来的针灸知识，并于1951年和Heribert Schmidt创办了德国针灸学会，后改名为德国针灸医师学会，第二年发行了《德国针灸杂志》。

## 三、针灸在美国的传播

美国早期的针灸术主要是经由欧洲传入的。1825年，美国著名化学家和医生F. Bache翻译了法文针灸书《针刺术研究报告》。1826年，F. Bache在《北美内科与外科杂志》发表了他本人用针灸治疗病例的报告。自1848年开始的淘金热、铁路热及采矿热之后，大批华人涌入美国。不久之后，在旧金山及纽约等地随着华埠的出现，便开始有一些老中医及针灸医师悬壶济世，治病救人，真正的中医药和针灸术亦随之在美国出现。1942年，E. A. Brav与H. Sigmond曾在《美国军医杂志》上报道针灸的疗效，特别强调针刺止痛效果，表明当时在军队中可能已经采用针灸疗法。但是，在20世纪60

年代末以前，针灸在美国的影响十分有限，主要是在华侨及其他亚裔人群中流传。在美国掀起“中医针灸热”要归功于著名记者 James Reston。1971 年 7 月，James Reston 在中国采访期间突患急性阑尾炎，他亲身体验了针刺缓解术后疼痛和腹胀等症状的神奇效果后在《纽约时报》头版发表了题目为“现在让我告诉你们我在北京的阑尾切除术”的文章，这是美国大众传媒第一次向美国公众介绍中国针灸疗法。1972 年，美国时任总统尼克松访华，特地观看了针刺麻醉，并带回针灸术的信息。霎时间，中国针灸、针刺麻醉的奇迹在美国家喻户晓，到针灸诊所就诊的患者络绎不绝，对针灸医师之需求亦随之大增，不久针灸学校应运而生，岐黄医术随之渐盛于美国。

由于受到“中医针灸热”的影响，美国国立卫生研究院（NIH）于 1972 年 7 月成立了“针刺疗法特别委员会”，由麻醉学者、神经病学者及生理学者等组成。其主要任务是研究中国有关文献，组织调查研究有关针灸情况，以及举行针灸学术研讨会等。该委员会于 1973 年 3 月在马里兰州比塞大（Bethesda）召开了第一次学术会议，会上对 40 余项有关针灸方面的初步研究成果进行了交流。该会主席 J. Bonica 教授（华盛顿大学医学院麻醉科主任）在总结发言中指出：“现有数据证明针刺疗法是有效的，这对医学是重要的。针刺作为某些外科手术中的一种麻醉方法和一些急性与慢性疼痛的治疗手段是有希望的。但要在美国广泛开展临床针刺治疗之前，必须进行妥善精密的设计和严加管理的科学研究。”同一时期美国出版了两种专业性的中医针灸杂志，分别为《美国中医杂志》（*The American Journal of Chinese Medicine*）和《美国针灸杂志》（*American Journal of Acupuncture*）。这一时期，有些学者还相继在美国各地成立了有关中医针灸的学术性团体，如美国中国医学会、美国全国针灸研究学会等，都对推动中医药和针灸事业在美国的发展起了积极的推动作用。

## 四、针灸在苏联和东欧国家的传播

针灸在苏联的临床应用始于 20 世纪 50 年代中后期。1956 年，中苏两国签订科技协定之后不久，苏联政府派出 3 位医师前来中国中医研究院针灸研究所学习，针灸研究所选派学术造诣很深的针灸专家为他们专门举办针灸学习班，传授系统的针灸学知识。学成回国后，他们在苏联保健部的支持下开展针灸临床和科研工作。在此后数年内，苏联又派遣一些医师到中国各地学习针灸，这批医师回国后都成为苏联开展针灸医疗、教学、科研的骨干，推动了针灸学在苏联的传播，除实施正规的针灸教育以外，还开设有函授针灸课程，并翻译了朱琏的《新针灸学》作为教材与参考书，以方便在职医疗人员的研习进修。

苏联把针灸称为“反射疗法”，把针灸理论和巴甫洛夫中枢神经学说结合起来，即刺激腧穴而引起神经反射作用，从而达到治疗目的。1970 年，在莫斯科成立了中央反射疗法科学研究所，对针灸理论进行研究。苏联临床针灸医生大约有 1 万人，他们都是医学院校毕业后，经过进修针灸而应用针灸治病的。

苏联尚设有针灸专门刊物，针灸学术交流也散见于医学综合性刊物和各专科杂志。

受此影响，许多东欧国家如波兰、罗马尼亚、保加利亚、匈牙利等，也相继来华学习针灸，有数量相当可观的针灸工作者，科研、临床都有较好的开展。

通过对针灸在国际上传播历史的回顾，可以大致勾勒出一条针灸向外传播的路线图。大约从 6 世纪开始，针灸开始向朝鲜、日本等周边国家传播，17 世纪开始传入欧洲，19 世纪再由欧洲传入美国。20 世纪 70 年代以后，随着交通改善及通信的革命性变革，在中国政府及 WHO 的共同努力下，针灸的国际化进程迅猛加速。迄今为止，针灸已传播到 140 多个国家和地区，遍及世界五大洲，在世界范围已形成学习中医和针灸的热潮。各种针灸学术团体及针灸医疗、教育、科研机构遍及世界各地。国际针灸教育也出现了由低层次向高层次发展的趋势。许多发达国家对针灸医疗给予了法律上的承认，并逐渐依法完善管理，这为针灸医学的发展提供了良好的机遇。随着我国加入世界贸易组织（WTO），世界上将有更多的国家接受中医和针灸医学，世界范围内的“针灸热”方兴未艾，针灸事业的发展前景辉煌。

## 第七节　主要针灸医籍介绍

### 一、汉墓帛书《脉书》

《脉书》（图 1-3）又称《脉灸经》、《帛书经脉》，包括《足臂十一脉灸经》、《阴阳十一脉灸经》，1973 年出土于湖南长沙马王堆 3 号汉墓，约成书于战国时期，作者不详。《脉书》是现存最早的经脉学专著，其主要特点包括以下几个方面。

（1）经脉名称：《足臂十一脉灸经》是以经脉的起止命名。名称中先手（臂）足后阴阳；叙述顺序先足脉后手（臂）脉，先阴脉后阳脉，即有足三阴脉、三阳脉，臂二阳脉、三阴脉，共十一脉。十一脉中有“臂少阴脉”之名而无“臂厥阴脉”之名，但从循行看，“臂少阴脉”乃后世《黄帝内经》“臂厥阴脉”的循行线。《阴阳十一脉灸经》也是先阴脉后阳脉，即有足三阴、足三阳脉，臂二阴脉与前同，但臂三阳脉的名称为肩脉（臂太阳脉）、耳脉（臂少阳脉）、齿脉（臂阳明脉），也是十一脉。

（2）循行方向：关于经脉循行方向，《足臂十一脉灸经》和《阴阳十一脉灸经》不尽相同。前者的十一脉都是从四肢末端向躯体或头面部走行，是向心性的。后者的十一脉中，有九条从四肢末端走向躯体，是向心性的；有两条是从头走向手或从腹走向足，即肩脉（手太阳小肠）从头走向手，足太阴脉从腹走向踝，是离心性的。

（3）主病：《脉书》有十一脉的病候，但《足臂十一脉灸经》的病候较简单，《阴阳十一脉灸经》较之有增加，已有“是动病”及“所产病”的记载，且与《灵枢·经脉》已有相似体例，甚至有些文字是完全相同的，说明其成书时间更接近于《灵枢·经脉》。

（4）治疗：《脉书》的治疗方法只有灸法，每条经下都有“诸病此物者，皆灸××脉”或“皆灸××脉”字样，在病候叙述上也未分虚实。

图 1-3　汉墓帛书《脉书》

## 二、《黄帝内经》

《黄帝内经》（图 1-4）简称《内经》，包括《灵枢》、《素问》两部书。对于《黄帝内经》的成书年代，历代医家的意见不一，总体认为是春秋战国至秦汉时期的作品，可以确定《黄帝内经》不是一人一时之作。现在《素问》通行本为唐代王冰所撰注，《灵枢》为宋代史崧据家藏旧本增修而得。《黄帝内经》的成书是中医理论发展的一个里程碑，它奠定了中医理论的基础，形成了中医的理论体系，完整而系统地论述了阴阳五行、人与自然的关系、脏象学说、诊法治则及各种病证等内容。后世的各种学术流派及临床学科都是在《黄帝内经》基础上发展起来的，针灸学也是如此。《黄帝内经》中针灸理论体系完备，包括经络学说、腧穴、刺法、灸法、针灸宜忌等，尤其在治疗方面，其所载病证都以针灸治疗为主，对取穴原则、配穴方法、深浅刺法、得气、候气及各种补泻方法都有较详细的论述，《灵枢》在这方面的贡献更为突出。《灵枢·九针十二原》说："余欲勿使被毒药，无用砭石，欲以微针通其经脉，调其血气，营其逆顺出入之会。令可传于后世，必明为之法；令终而不灭，久而不绝，易用难忘，为之经纪，异其章，别其表里，为之终始；令各有形，先立针经。"以上说明了编写《灵枢》的目的。因此，后人有谓《灵枢》为针灸的早期专著。

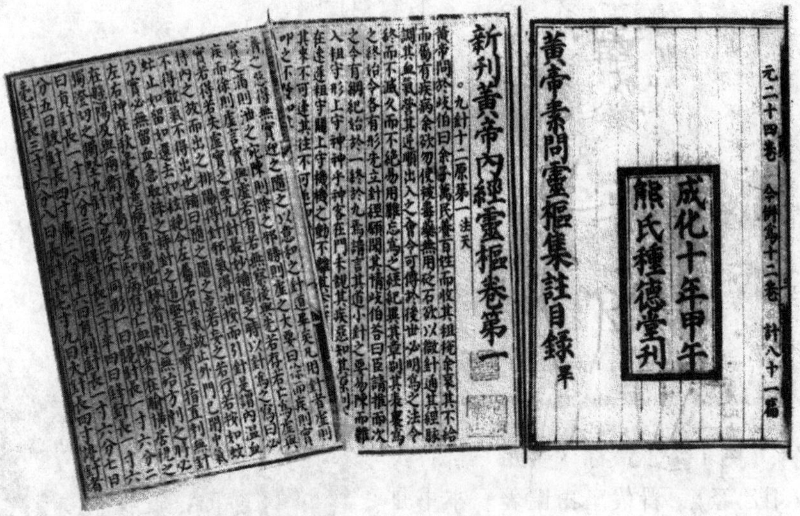


图 1-4　《黄帝内经》

## 三、《黄帝虾蟆经》

《黄帝虾蟆经》（图 1-5）又称《黄帝针灸虾蟆经》、《黄帝虾蟆图》、《虾蟆图》等，约成书于汉代。本书是现存较早的针灸文献之一，是一部论述四时刺灸禁忌的专著，被视为古代医学时空观及时间生物医学认识的重要著作。其主要学术特点包括以下几个方面。

（1）治疗以灸法为主：记载"八木"、"阳燧"等灸法资料，提出了灸材宜忌，介绍了几种木火灸法选用不当引起的不良后果等；还认为"太上阳燧之火以为灸，上次以碚石之火常用，又槐木之火灸，为疮易差，无者膏油之火，亦佳"。

（2）记载针灸避忌：书中假借"月中有虾兔"之说，形象地描绘了"人气"（气血）在一月中（30 d）随月盈亏在人体不同经络的分布及针灸禁忌图解，逐日推算针灸禁忌，提出腧穴禁刺、四时禁刺。全书有七成内容为插图，其中有一幅全身谨避针灸的人体图，是按六十甲子交替排列的，共有 60 个禁刺部位。

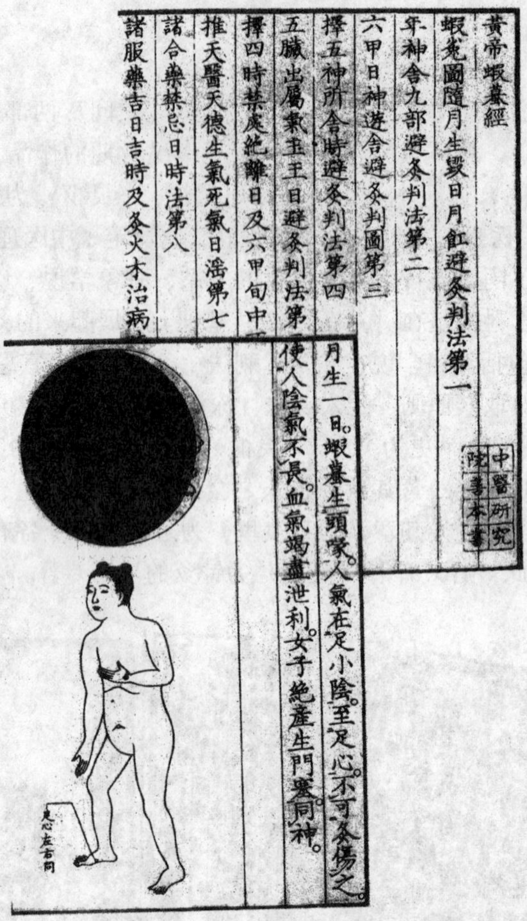
黃帝蝦蟇經
蝦蟇圖隨月生毀日月蝕避灸判法第一
年神舍九部避灸判法第二
六甲日神遊舍避灸判圖第三
擇五神所舍時避灸判法第四
五臟出屬或王日避灸判法第五
擇四時禁處絕離日及六甲旬中
推天醫天德生氣死氣日滛第七
諸合藥禁忌日時法第八
諸服藥吉日吉時及灸火木治病
中醫研究院藏書
月生一日。蝦蟇生頭喙。人氣在足小陰。至足心。不可灸傷之。使人陰氣不長。血氣竭盡泄利。女子絕產生門塞同神。
足心左右同

图 1-5 《黄帝虾蟆经》

## 四、《针灸甲乙经》

《针灸甲乙经》（图 1-6）又称《黄帝三部针灸甲乙经》，简称《甲乙经》，晋代皇甫谧著。本书是皇甫谧将自己的实践体会与《灵枢》、《素问》和《明堂孔穴针灸治要》等书结合编撰而成，是我国现存最早的一部理论联系实际、有重大价值的针灸学专著，一向被列为学医者必读的古典医书之一。《针灸甲乙经》保存了《明堂孔穴针灸治要》的主要内容，丰富了腧穴内容，使针灸理论体系更加完备。书中系统地论述了腧穴的名称、别名、部位、取法、何经所会、何经脉气所发，记录腧穴别名 70 多个，会穴有 80 多个，对每个腧穴主治都详尽地加以阐述。收录腧穴共计 649 个。其中，单穴 49 个，双穴 300，穴名 349 个；厘定了腧穴的部位，对腧穴的排列是以头面、胸腹、背部分线排列，四肢则以三阴三阳经排列，列出腧穴主治功用 800 多条，集腧穴主治的大成，成为后世取穴的重要依据。在取穴方面，重视以形态结构厘定腧穴位置。如《针灸甲乙经》卷二的最后部分论述了古代解剖知识，以

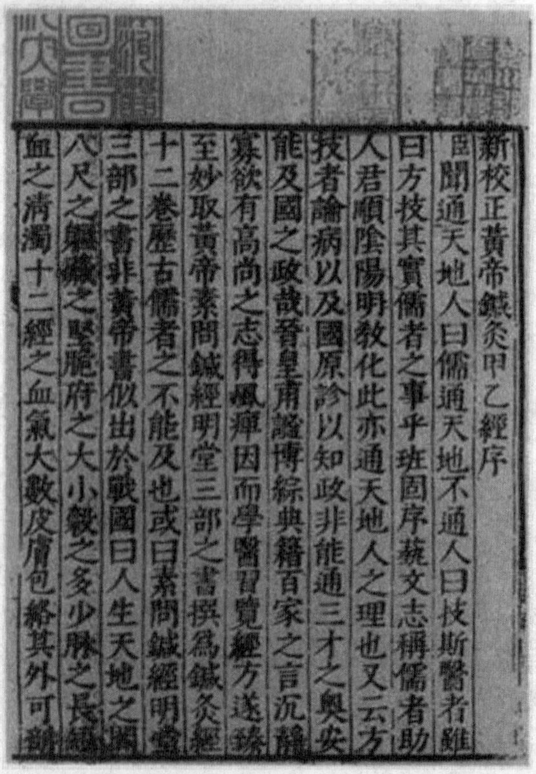
新校正黃帝鍼灸甲乙經序
臣聞通天地人曰儒通天地不通人曰技斯醫者雖
曰方技其實儒者之事乎班固序藝文志稱儒者助
人君順陰陽明教化此亦通天地人之理也又云方
技者論病以及國原診以知政非能通三才之奥安
能及國之政哉晉皇甫謐博綜典籍百家之言沉靜
寡欲有高尚之志得風痺因而學醫習覽經方遂臻
至妙取黃帝素問鍼經明堂三部之書撰爲鍼灸經
十二卷歷古儒者之不能及也或曰素問鍼經明堂
三部之書非黃帝書似出於戰國曰人生天地之間
八尺之軀藏之堅脆府之大小穀之多少脉之長短
血之清濁十二經之血氣大數皮膚包絡其外可剖

图 1-6 《针灸甲乙经》

骨节大小、长短、广狭、骨度、脉度、肠度及肠胃容积大小，回环行曲等形态及尺度作为厘定腧穴的依据。《针灸甲乙经》还十分重视理论和实践密切结合，是集晋以前针灸治疗之大成，所治疗病症包括内科病43篇（其中外感病6篇，内伤杂病32篇，五官病5篇），外科病3篇，妇科病1篇，儿科病1篇，并按病因、症状和病机，分类编辑，共计1 000多条。因此，《针灸甲乙经》是既有理论的系统论述，又有丰富临床经验的针灸早期专著。现被国际针灸经络腧穴委员会列为必读之参考书。

## 五、《肘后备急方》

《肘后备急方》（图1-7）原名《肘后救卒方》，简称《肘后方》，东晋葛洪著。该书是一部中医治疗学专著，书中突出了灸法的验、便、廉的特点，特别是在治疗急症中卓越的疗效。书中共收录灸法105条，远多于针刺，并在记录时“灸但言分寸，不名孔穴，凡人览之，可了其所用”。首次记载隔物灸，如隔蒜灸、隔盐灸、隔瓦甑灸、隔面团椒灸等间接灸法。葛氏在著作中说“余尝小腹下患大肿，灸即瘥，每用之，则可大效也”，可见《肘后备急方》不少来源于作者的直接经验。在抢救突然昏迷患者的措施方面，记述了用指甲切压患者唇上的水沟穴，或者灸唇下的承浆穴，至今仍广为流传。

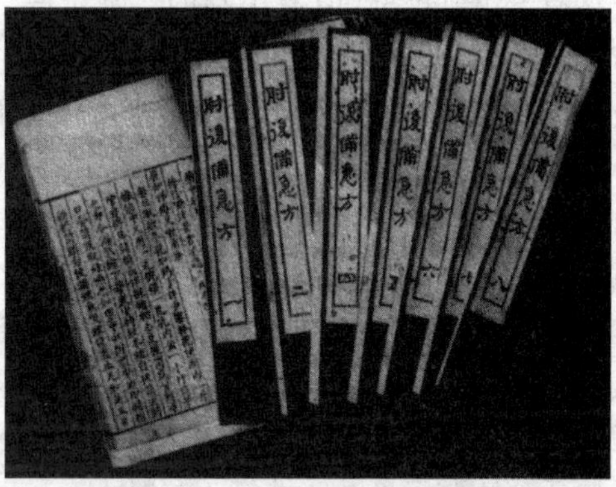

图1-7　《肘后备急方》

## 六、《备急千金要方》

《备急千金要方》（图1-8）简称《千金方》，唐代孙思邈著，成书于652年。该书为综合性临床医著，集唐代以前诊治经验之大成，被誉为我国最早的一部临床医学百科全书。所列方剂至今多有实效，保存了唐以前珍贵医学文献资料。1955年人民卫生出版社据日本江户医学本影印出版。《备急千金要方》对针灸的贡献突出表现在以下几个方面。

（1）绘制第一套彩色明堂图。孙氏在总结前人“明堂图”的基础上，结合自己的见解，依照甄权等人修订之《明堂人形图》，绘制了有史记载以来第一套彩色经络腧穴图谱——《明堂三人图》。该套图共3幅，载穴650个，分别为仰人图、背人图和侧人图，并按经脉分类不同而着以不同颜色，“十二经脉，五色作之，奇经八脉，以绿色为之”，开创了针灸学史上绘制彩色经络腧穴图谱之先河。

（2）首次提出“阿是穴”，又称“天应穴”，记载了多个经外奇穴。这些记录仍为针灸临床家所应用。

（3）提出“同身寸”，对针灸取穴的准确性意义深远，直到今天仍在针灸教学和临床中广为应用。

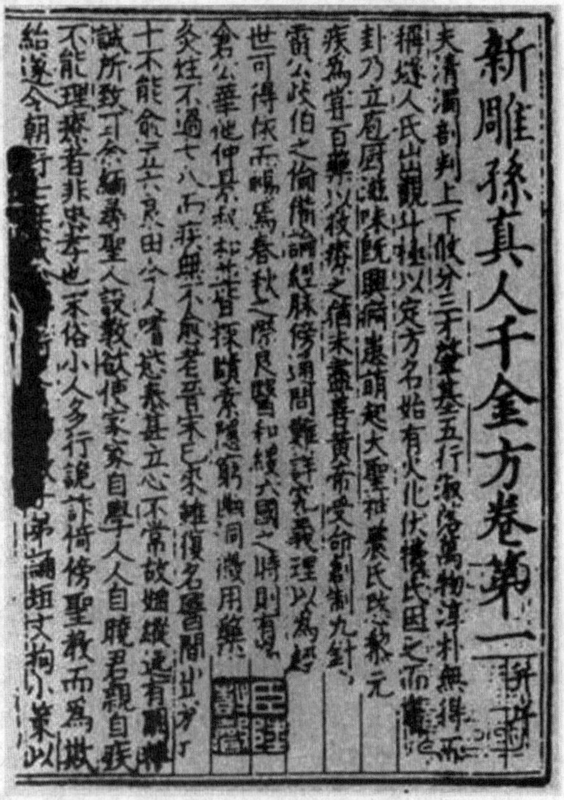


图1-8　《备急千金要方》

## 七、《黄帝内经明堂类成》

《黄帝内经明堂类成》（图 1-9）简称《黄帝内经明堂》，隋唐时期由杨上善注释改编《黄帝明堂经》而成。全书共 13 卷，前 12 卷论十二经脉腧穴，末卷论奇经八脉。本书曾被唐太医署规定为学习针灸的主要课本。唐代以后失传。现藏日本仁和寺中杨上善的《黄帝内经明堂》卷子共有两轴，都仅存卷一及肺经部分（有部分缺文），具有很高的文献价值。从该书残存的卷一内容可以看出，《黄帝内经明堂》中对经脉、腧穴的排列已经按照经脉气血流注的顺序排列，而不再按头、面、躯干、四肢等进行分部排列。如手太阴肺经腧穴的排列按中府、天府、侠白、尺泽、孔窍（最）、列缺、经渠、太渊、鱼际、少商的顺序，与《黄帝内经》中“手之三阴，从脏走手”的经脉循行方向完全一致，使腧穴理论与经脉理论更有机地结合起来，这与《针灸甲乙经》中腧穴分部排列的顺序不同。杨氏在该书中还对腧穴的五行五输属性、部位、误刺、留针时间、施灸壮数、误灸等作了记载，甚至还对穴名及穴性作了解释。

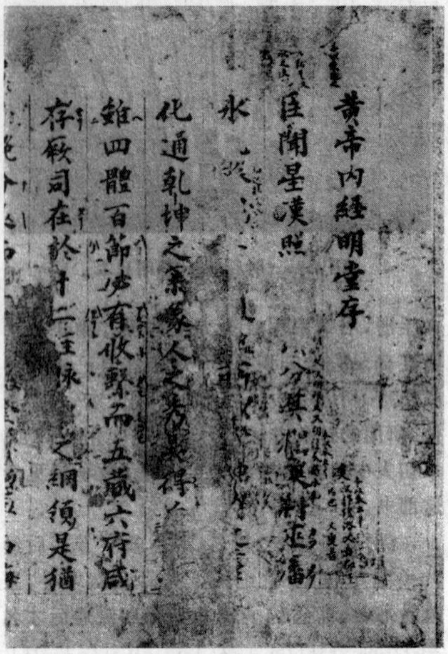
黄帝内經明堂序
臣聞星漢照
水
化通乾坤之業
雖四體百節必有收繫而五藏六府咸
存厥司在於十二經脈之綱領是猶

图 1-9　《黄帝内经明堂类成》

## 八、《外台秘要》

《外台秘要》（图 1-10）又名《外台秘要方》，唐代王焘著，成书于 752 年。全书共 40 卷，收载医方 6 000 余个，可谓医学巨著。《外台秘要》对针灸的主要贡献有以下三个方面。

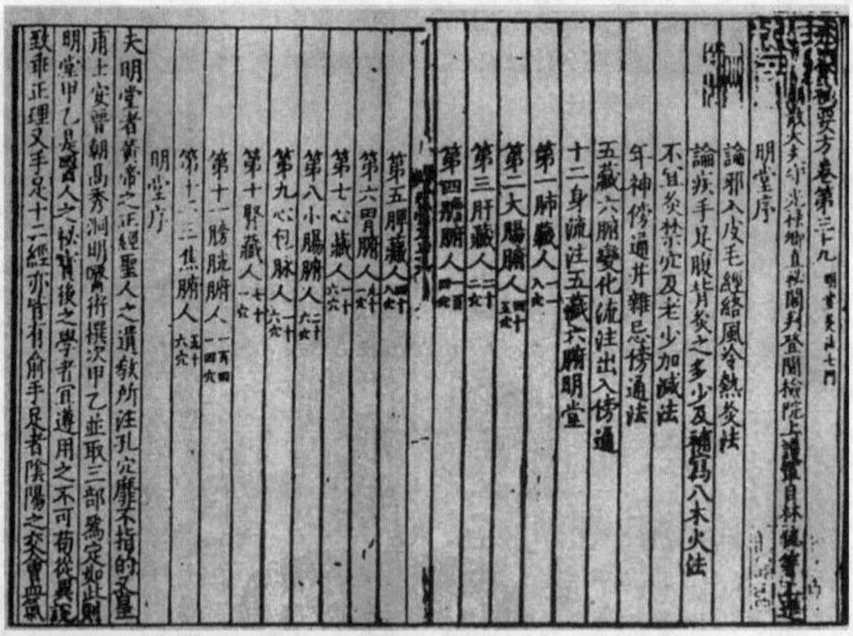
外臺秘要方卷第三十九　明堂灸法七門
明堂序
論邪入皮毛經絡風冷熱灸法
論疾手足腹背灸之多少及補瀉八木火法
不宜灸禁穴及老少加減法
年神傍通并雜忌傍通法
五藏六腑變化流注出入傍通
十二身流注五藏六腑明堂
第一肺藏人
第二大腸腑人
第三肝藏人
第四膽腑人
第五脾藏人
第六胃腑人
第七心藏人
第八小腸腑人
第九心包脉人
第十腎藏人
第十一膀胱腑人
第十二三焦腑人
明堂序
夫明堂者黃帝之正經聖人之遺教所注孔穴靡不指的又皇
甫士安晉朝高秀洞明醫術撰次甲乙並取三部爲定如此則
明堂甲乙是醫人之秘寶後之學者宜遵用之不可苟從異說
致乖正理又手足十二經亦皆有俞手足者陰陽之交會血氣

图 1-10　《外台秘要》

（1）保存了大量散佚的针灸文献：王焘博览古代医籍，对针灸有益之处加以搜集转录，并注明出处，引录的针灸文献有《姚氏集验方》、《备急单要方》、《孟氏必效方》等许多已散佚著作。此外，还记载了扁鹊、崔知悌、苏恭、苏孝澄、甄权、张文仲、范汪、释僧深等人的针灸经验。

（2）重视灸法：王焘以《黄帝内经》所谓“针能杀生人，不能起死人”为由，主张以灸法治病，不用针刺治疗，他在转录《备急千金要方》等文献时，把针法删去，只留灸法，是中唐时期重灸法的代表人物。由于重视，因而对灸法的阐述有一定的发挥，对灸法适应证的论述较广，隔物灸的种类也较多，如应用隔杏仁药饼灸法等。

（3）将腧穴按经脉归类并增加新内容：如在《针灸甲乙经》、《备急千金要方》的基础上，对腧穴主治又补充了唐初针灸名医甄权等人的理论和经验。对腧穴的论述是以十二经脉的循行路线分经进行的，与《针灸甲乙经》、《备急千金要方》不同。在腧穴数目上，比《针灸甲乙经》增加8个双穴，即胆经多“后腋、转谷、饮郄、应突、胁堂、旁庭、始素”7穴，膀胱经多“膏肓俞”1穴。除“旁庭”、“膏肓俞”曾见于《备急千金要方》、《千金翼方》外，其余6穴尚待查考出处，可能是经外奇穴而列入经穴之内。

该书是研究唐以前医学的重要典籍。后经北宋校正医书局校正，刊于熙宁二年（1069）。明崇祯十三年（1640）程衍道校勘，世称善本。1955年人民卫生出版社将其影印出版。

## 九、《铜人腧穴针灸图经》

《铜人腧穴针灸图经》（图1-11）又名《新铸铜人腧穴针灸图经》，简称《铜人》，为北宋王惟一所著，成书于1026年。本书卷一、卷二按十二经和督脉、任脉的经络循行排列，卷三讨论腧穴主治，则分为偃、伏、侧、正四面，在头、面、肩、颈、项、胸、腹及侧肋为分部排列，而在四肢则依十二经次序排列，并附经脉三人图各一幅，十二经穴图共十二幅，这十五幅经脉腧穴针灸图是较早的珍贵针灸图谱。王氏在经脉腧穴考据方面，也有较大贡献。经过订正后收载腧穴657穴，其中穴名则有354个，与《针灸甲乙经》相比，增加了“厥阴俞、膏肓俞、青灵”（双穴）6穴及“灵台、阳关”（单穴）2穴，共8穴。在腧穴主治功能上，补充了不少内容，与《外台秘要》、《太平圣惠方》相比都有所增补。同时还补充了历代著名针灸医家的治疗经验。王惟一首创铜铸腧穴人体模型，即所谓“铜人”，为针灸实用教具的制作作出很大贡献。铜人的制作对腧穴的规范化、取穴的准确性及针灸教学的发展都起到很大作用。不仅如此，王惟一还将《铜人腧穴针灸图经》刻于石上，使之流传，以避免传抄之误。该书现存有明正统八年（1443）重刻此书后的复刻本数种。

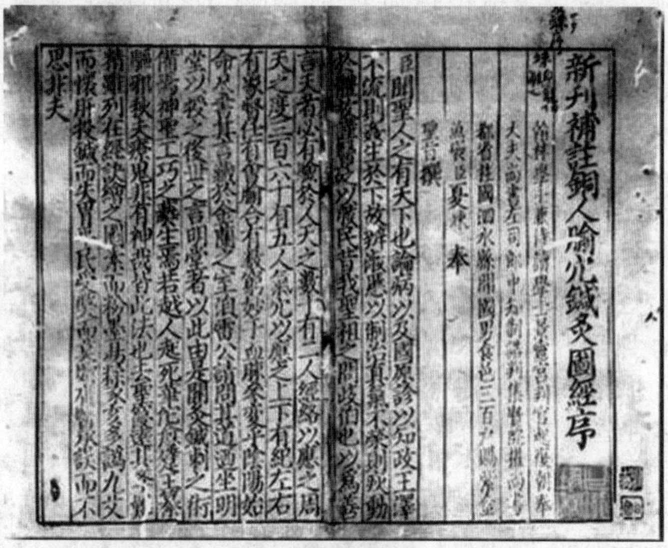
新刊補註銅人腧穴鍼灸圖經序

图1-11　《铜人腧穴针灸图经》

## 十、《针灸资生经》

《针灸资生经》（图1-12），宋代王执中著，成于1220年。王氏十分重视脾胃，认为针灸能祛病资生，资生须依赖胃气，故命书名为《针灸资生经》。该书现存有元、明刊本及日本刊本。本书对针灸论证，精义奥旨，紧密结合临床，是有一定成就的著作，主要贡献有以下几个方面。

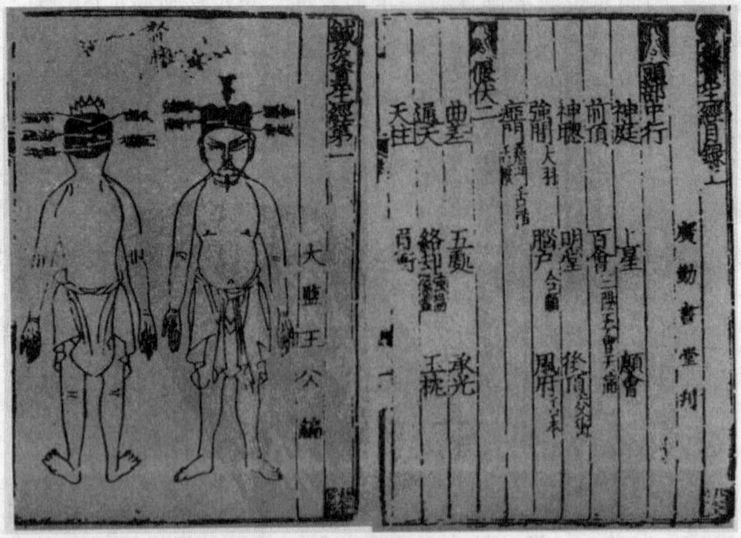

图 1-12 《针灸资生经》

（1）在腧穴方面，不但对宋代以前的腧穴认真考订，如勘误了魄户、大椎、犊鼻等穴的部位，而且十分重视临床有效腧穴的应用。本书还记载了“眉冲、明堂、当阳、穷骨、百劳”等 21 个别穴，其中有些腧穴是《铜人腧穴针灸图经》所未载的，本书可能参阅《大平圣惠方》及《明堂下经》增补，如“督俞、气海俞、关元俞、风市”等穴。

（2）对灸法的资料加以丰富和充实，如灸痨法、灸痔法、四花穴灸、灸肠风、膏肓灸、秦承祖灸鬼魅法、孙真人脚气八穴灸、《苏沈良方》咳逆灸、痈疽隔蒜灸、附子饼灸、小儿雀目灸、神阙防老灸、黄帝疗鬼邪唇里穴灸等，对历代灸法加以总结，可谓集宋代以前灸法之大成。

（3）在取穴方法上有一定发挥，如同身寸取穴法，在《备急千金要方》“中指上第一节为一寸”、“取大拇指第一节横纹为一寸”的基础上进一步提出以中指屈指两横纹间为同身寸取穴法，这种取穴法一直沿用至今。

（4）病证论治取穴多为总结前人经验并与个人体会相结合，每条病证多附有亲身经验。对于所论述的多种病证均提出主治腧穴，广泛地引用经典医籍和方书。

## 十一、《膏肓腧穴灸法》

《膏肓腧穴灸法》又名《灸膏肓腧穴法》，宋代庄绰著，1128 年刊行。该书专门介绍了膏肓穴的主治、部位及宋时不同流派的取穴法，并附有插图。书中列举了灸膏肓穴的多种适应证、操作法、患者反应及显著的疗效，并给出了作用机制的解释。另外，本书的灸讫补养法第十一篇，引孙思邈告诫灸治后的调养及不适处理和预后，十分全面，至今仍有指导意义。该书与《黄帝明堂灸经》、《子午流注针经》和《针经指南》一起被窦桂芳及其父窦汉卿刊入《针灸四书》（图 1-13）。

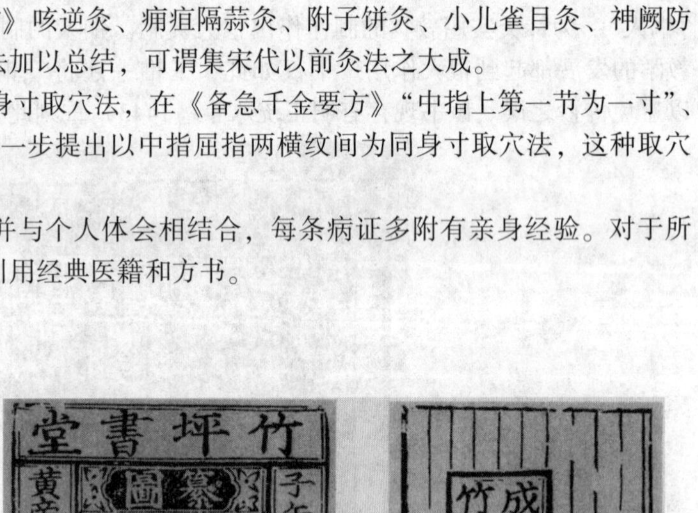


图 1-13 《针灸四书》

## 十二、《备急灸法》

《备急灸法》（图 1-14）也称《备急灸方》，南宋初闻人耆年著，刊于 1226 年。本书是以灸法为主治疗急性病和卒暴病证的专著，故以《备急灸法》得名。书中收集了古代名医治疗各种急症的灸疗法，并通过临床实践，将行之有效的方法汇集成册，给后人留下灸法治疗急症的宝贵经验。本书介绍了 22 种急性疾病的灸法，其中有些方法目前仍有卓效，如“妇人难生，灸右脚小指尖三炷”，即针刺或艾灸至阴穴治疗难产。本书主张对各种急症宜早治、急治而取得疗效，并且认为灸法不仅有温中散寒、回阳固脱的作用，而且也有清热泻火、解毒散瘀、通经活络、消肿等功效，可以治疗实热证，因此提供了大量治疗感染性疾病的灸治方法。该书原蜀刻本已佚，现存淳祐五年（1245）孙炬卿复刻本。

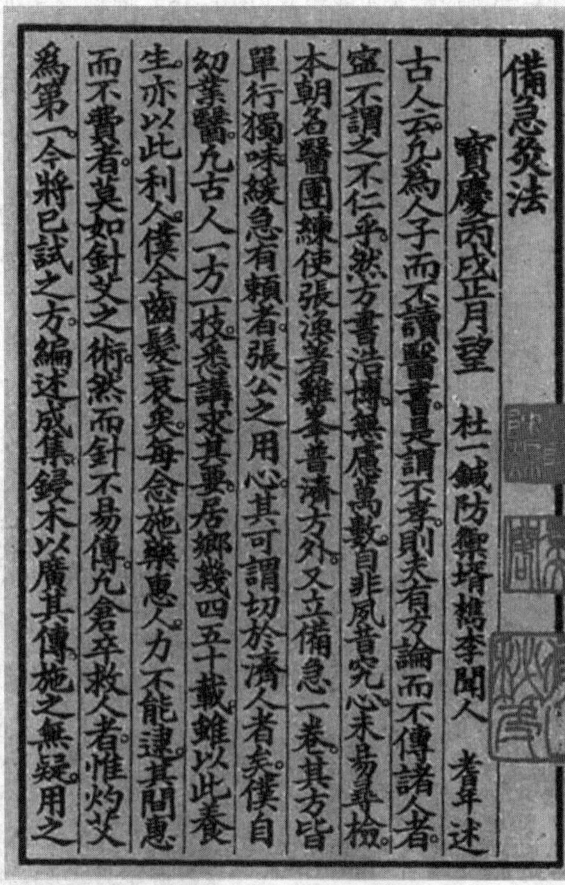
備急灸法
寶慶丙戌正月望　杜一鍼防禦壻槜李聞人　耆年述
古人云凡爲人子而不讀醫書是謂不孝則夫有方論而不傳諸人者寜不謂之不仁乎然方書浩博無慮萬數自非夙昔究心未易尋檢本朝名醫團練使張渙著雞峯普濟方外又立備急一卷其方皆單行獨味緩急有賴者張公之用心其可謂切於濟人者矣僕自幼業醫凡古人一方一技悉講求其要居鄉幾四五十載雖以此養生亦以此利人僕今齒髮衰矣每念施藥惠人力不能逮其間惠而不費者莫如針艾之術然而針不易傳凡倉卒救人者惟灼艾爲第一今將已試之方編述成集鋟木以廣其傳施之無疑用之

图 1-14　《备急灸法》

## 十三、《子午流注针经》

《子午流注针经》（图 1-13），金代何若愚撰于 1153 年，后经阎明广注。该书主要部分是对何若愚《流注指微针赋》的注释，其余部分则是阎氏采摭诸家观点予以编次。该书是现存最早的子午流注针灸专著，系统论述了子午流注的理论和临床应用。该书还重视补泻的运用，对于呼吸补泻，除了遵循《黄帝内经》中呼吸补泻的规则外，还提出要调整好呼吸节律。因呼吸能使阴阳之气流行经历五脏六腑，在针刺时应做到呼吸平稳有节，以防阴阳交错、气滞不行。对于子母补泻法，阎氏则主张若本经有病可用“实则泻其子，虚则补其母”的方法，若他经有邪犯及本经，则宜先补其不足，后泻其有余。阎氏还提出了“阴中有阳，阳中有阴，刚柔相配，相生注穴”的开穴方法，丰富了子午流注开穴方法的内容。

## 十四、《针经指南》

《针经指南》（图 1-13），金元时期窦汉卿著，初刊于 1295 年。该书内容包括《针经标幽赋》、《流注指要赋》（又名《通玄指要赋》），以及流注八穴和补泻手法等。《针经标幽赋》是窦氏的代表作，言简意赅，通俗易懂。在针刺治疗方面，既重视空间上经络系统的辨证论治，又结合时间上经气流注、经脉循行顺序，以子午流注及灵龟八法开穴取穴，突出了十二经膝肘以下的五输穴及八脉交会穴在治疗中的地位。因此，窦氏的主要贡献是倡导按时取穴法，即所谓六十六穴按时取法、八法流注等。在针刺手法中又总结出下针十四法，即动、摇、进、退、搓、盘、弹、捻、循、扪、摄、按、爪、切等，实为对《黄帝内经》辅助针法的发挥，大大充实了针法内容。《通玄指要赋》在临床治疗方面作了许多补充，总结了 50 余种疾病的针灸治疗取穴经验，共取腧穴 40 多个，肘膝以下的五输穴占大多数。

## 十五、《扁鹊神应针灸玉龙经》

《扁鹊神应针灸玉龙经》（图 1-15）简称《玉龙经》，托名扁鹊所传，元代王国瑞著，刊于 1329 年。该书是一本理论与临床、普及与提高相结合的针灸专著，有较高的学术价值。王氏在继承窦氏针法的基础上，发展了子午流注针法；在深刻认识奇经八脉气血盛衰与时间的内在关系的基础上，另创一种逐日按时取穴的针法，这种针法是以八脉交会八穴为基础，与九宫八卦的数字相配合，再根据日、时干支的数字变化而进行推演的“飞腾八法”。王氏的“飞腾八法”与灵龟八法有诸多相近之处，是明代徐凤《针灸大全》中灵龟八法的先驱。在针法方面，提出施行补泻时，分异穴补泻和同穴补泻两种方法，在同穴补泻中又有泻多补少和补多泻少之分，这种补泻先后和补泻多少的操作方法成为后世“阳中隐阴”、“阴中隐阳”之先河。

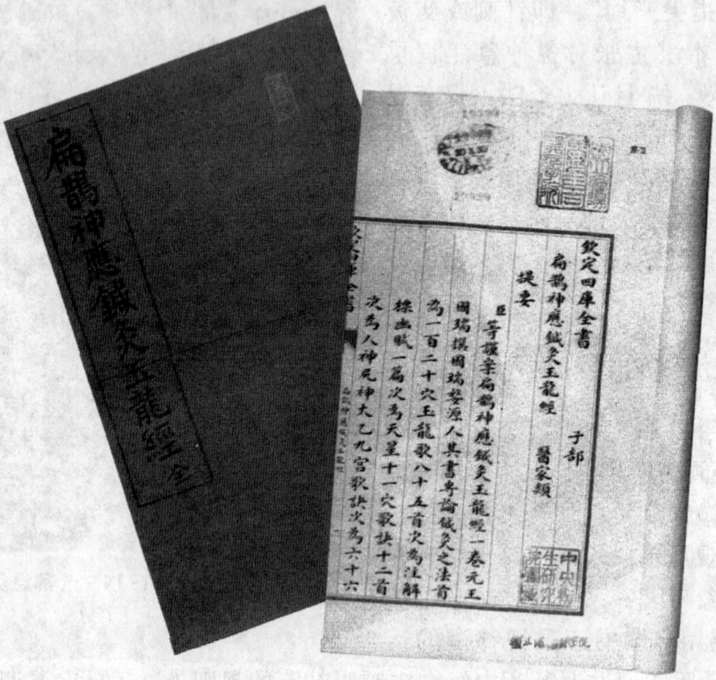


图 1-15 《扁鹊神应针灸玉龙经》

## 十六、《十四经发挥》

《十四经发挥》（图 1-16），元代滑寿著，刊于 1341 年。该书发展了忽公泰的《金兰循经取穴图解》等著作的思想，除了论述手足三阴三阳经的循行、络属之外，鉴于“奇经八脉”中的任、督二脉循行于腹、背，都有重要腧穴，一前一后相互连贯，与其他奇经不同，与十二正经同等重要，故应与十二经相提并论，合称“十四经”。正如滑寿所说：“人身六脉，虽皆有系属，唯督任二经，则包乎腹背而有专穴，诸经满而溢者，此则受之，宜与十二经并论。”滑氏还在《黄帝内经》理论上，通考腧穴 657 个，引经据典，有理有据，为后世腧穴学的考据奠定了理论基础。该书在腧穴厘定上亦有一定贡献。

## 十七、《神应经》

《神应经》，明代陈会撰，刘瑾补辑，成书于 1425 年。全书共 1 卷，主要内容包括以下几个方面。

（1）八穴灸法：即从头、手、腹背、足各部分别取两穴实施灸法，治疗局部、近部的疮疡，他特别提出，治疗疮痈时，“痛则灸到不痛，不痛则灸到痛。或五百壮，或七八百壮，大炷多灸尤妙。痈疽始发而灸，则不溃而自愈；已溃而灸，则生肌止痛，亦无再发”。

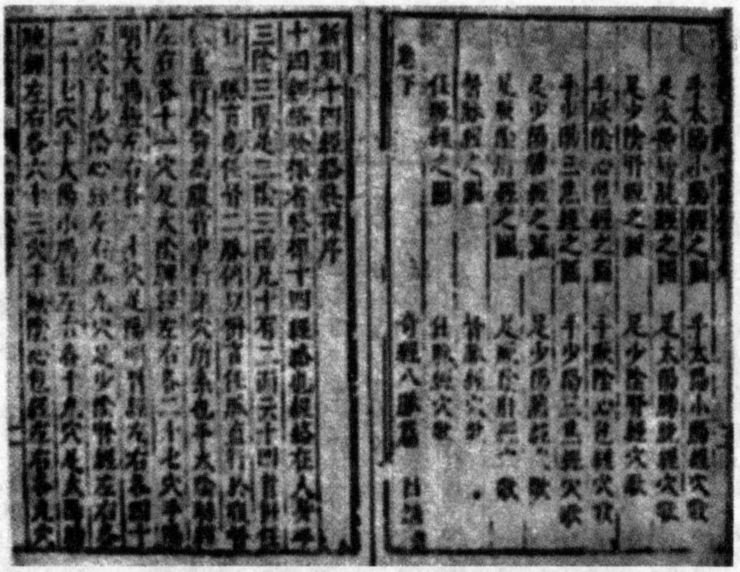

图 1-16　《十四经发挥》

（2）百穴法歌：介绍各经腧穴定位与取法。

（3）补泻歌诀：朗朗上口，通俗易记。

（4）经络腧穴：内容简明扼要，并配图示意。

## 十八、《针灸大全》

《针灸大全》（图 1-17）又名《针灸捷法大全》，明代徐凤著，成书于 1439 年。本书皆以歌赋体裁编写，集针灸学歌赋之大成，如有十二经脉歌、十五脉络歌、禁灸穴歌、禁针穴歌、十二经纳天干歌、十二经纳地支歌、十二经之原歌、子午流注逐日按时定穴诀等。本书的突出特点是关于针法的记载比较多，如《金针赋》中有针灸治病八法，即烧山火、透天凉、阳中隐阴、阴中隐阳、子午捣臼、进气之诀、留气之诀、抽添之诀等；又有飞经走气加强针感的四法，即青龙摆尾、白虎摇头、苍龟探穴、赤凤迎源等，并且还记载 14 种辅助手法及手指补泻的方法。本书对按时取穴法记载也较为详尽，说明此法始于何若愚所撰《流注指微针赋》，窦汉卿随其后又有发挥，至明代在临床应用已较为广泛及日益成熟，已形成独特的取穴方法。该书 1958 年由人民卫生出版社出版了排印本。

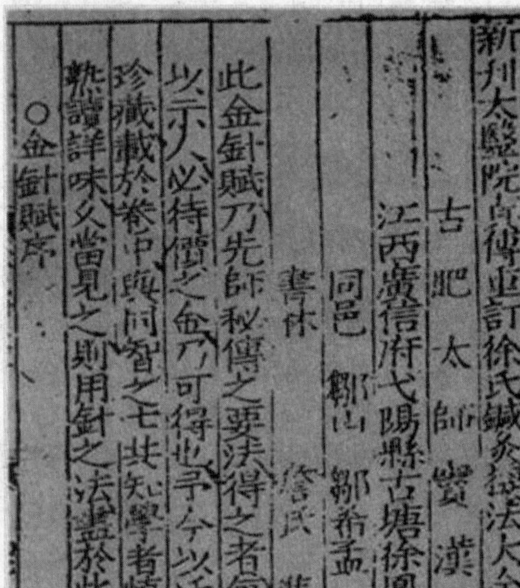

新刊太醫院[illegible]傳重訂徐氏鍼灸捷法大全卷之三
古肥 太師 竇漢卿 編撰
江西廣信府弋陽縣古塘徐鳳 廷瑞 編次
同邑 鄒山 鄒希孟 校正
書林 詹氏 進賢堂 刊行
此金針賦乃先師秘傳之要法得之者每每私藏而不
以示人必待價之金乃可得也予今以活人為心更不
珍藏載於卷中與同志之士共知學者慎勿輕視若能
熟讀詳味久當見之則用針之法盡於此矣後學
○金針賦序

图 1-17　《针灸大全》

## 十九、《针灸问对》

《针灸问对》（图 1-18），明代汪机著，成书于 1530 年。汪氏取《黄帝内经》、《难经》、《针灸甲乙经》及诸家针灸之书，条析其说，设为问答，以阐发其义。全书分上、中、下三卷，从内容可以看出，本书推崇《内经》、《难经》，在 84 对问答中，完全引录《黄帝内经》、《难经》及其注者的就有 46 问。正是由于推崇经典，因而对后世医家所提出的一些问题有不同看法。如对《子午流注针经》，他认为“素难不载，不唯悖其经旨，而所说亦自相

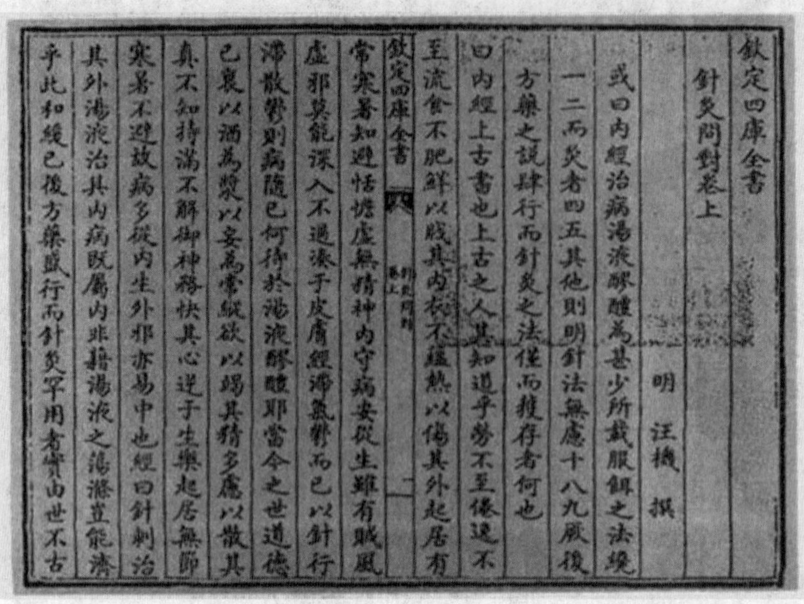
欽定四庫全書
針灸問對卷上
明 汪機 撰
或曰内經治病湯液醪醴爲甚少所載服餌之法纔一二而灸者四五其他則明針法無慮十八九厥後方藥之說肆行而針灸之法僅而獲存者何也
曰内經上古書也上古之人其知道乎勞不至倦逆不至流食不肥鮮以戕其内衣不蘊熱以傷其外起居有
欽定四庫全書 針灸問對 卷上
常寒暑知避恬憺虛無精神内守病安從生雖有賊風虛邪莫能深入不過湊于皮膚經滯氣鬱而已以針行滯散鬱則病隨已何待於湯液醪醴耶當今之世道德已衰以酒爲漿以妄爲常縱欲以竭其精多慮以散其真不知持滿不解御神務快其心逆于生樂起居無節寒暑不避故病多從内生外邪亦易中也經曰針刺治其外湯液治其内病既屬内非藉湯液之蕩滌豈能濟乎此知緩已後方藥盛行而針灸罕用者實由世不古

图 1-18 《针灸问对》

矛盾多矣”。对《金针赋》的手法，也持不同态度，如对“男子左泻右补，女子左补右泻”的针法，他认为“知补泻转针，左右皆可，但当识其内则补，伸则泻耳；后人好奇，广立诸法，徒劳无益”。对《金针赋》十四针法，他认为“考其针法，合理者少，悖理者多，错杂紊乱，繁见重复”。总之，汪机的学术特点，是以古典针灸医籍为本源，治学严谨，力求实效。原书收入作者自著的《汪氏医学丛书》，近代有单独刊行的石刻本和排印本。

## 二十、《针灸聚英》

《针灸聚英》（图 1-19）又名《针灸聚英发挥》，明代高武著，刊于 1529 年。本书的主要特点是绘制了各经腧穴图谱，具体而形象地表现了周身腧穴所在部位，在卷一即绘制“仰人尺寸图”和“伏人尺寸图”，注明周身各部之骨度长短尺寸，以同身寸为法，便于取穴定位，对于掌握腧穴部位和取穴方法有十分重要的意义。每条经脉亦各绘制一图，标明该经循行路线及腧穴部位。同时又绘制该经脉所络属的脏腑形态、所在部位功能特点。因此，本书图文并茂，为以前针灸文献少见。在临床治疗方面，广参博引诸家有关针灸资料，记载了内、外、妇、儿、五官等科 113 种病证，引证了历代医家有关中医理论，取其精华，荟萃书中，附以名家医案，作为临床参考。现存有明刻本及日本复刻本。

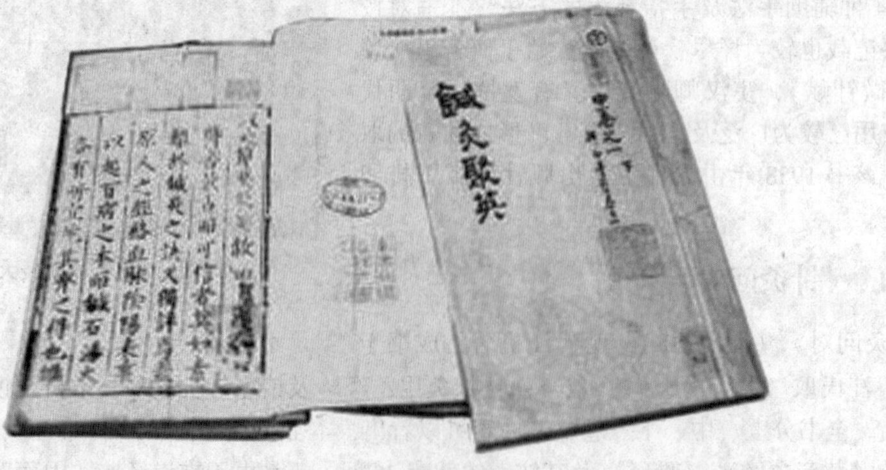


图 1-19 《针灸聚英》

## 二十一、《针方六集》

《针方六集》(图 1-20)，明代吴昆撰，刊于 1618 年。该书在总结前贤针灸理论的同时，汇聚了吴昆自己的临证经验和见解，是针灸学发展史上的又一重要专著。该书内容详尽，资料丰富，是明代以来研习针灸者的重要参考书之一。该书在针灸与中药的比较和运用方面创造了不少新的方法，强调“药之多不如针之寡”、“针不难泻实而难补虚”，表明针灸与药物各有优点和不足，临床上应该取其所长，或独自应用，或相互配合。

## 二十二、《奇经八脉考》

《奇经八脉考》(图 1-21)，明代李时珍著，成书于 1578 年。全书共 1 卷。李氏对奇经八脉的循行、主病和所属腧穴，考证了古代有关文献，并结合气功方面的资料进行探讨，认为奇经八脉和十二正经、十五络脉一样，都可运行气血，营养脏腑，有同等重要的作用。因而，对每条奇经均从生理、病理、治则等方面，进行详细考证，系统整理，资料也较全面，总结了历代医家的有关见解和经验，初步规范了奇经八脉的证治，更切合临床实际，是研究奇经八脉之重要参考文献。

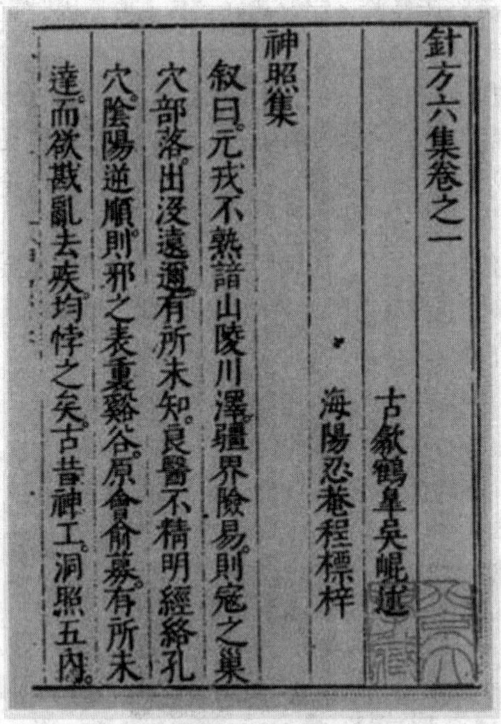

針方六集卷之一　古歙鶴皐吳崑述
神照集　海陽忍菴程標梓
敘曰元戎不熟諳山陵川澤疆界險易則寇之巢穴部落出沒遠邇有所未知良醫不精明經絡孔穴陰陽逆順則邪之表裏谿谷原會俞募有所未達而欲戡亂去疾均悖之矣古昔神工洞照五內

图 1-20　《针方六集》

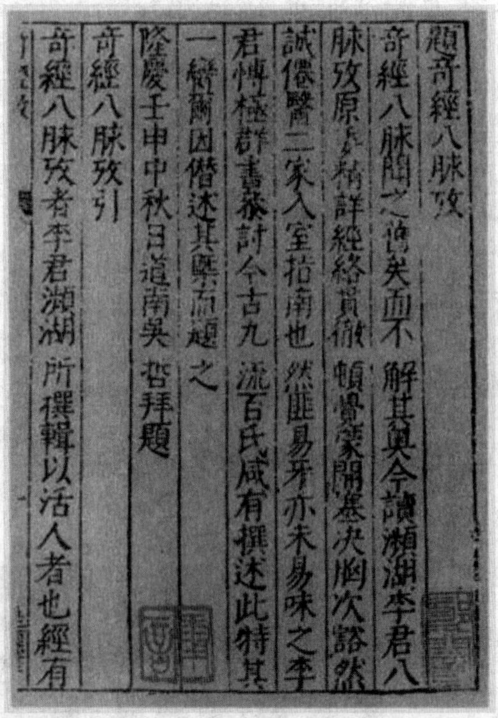

題奇經八脉攷
奇經八脉聞之舊矣而不解其奧今讀瀕湖李君八脉攷原委精詳經絡貫徹頓覺蒙開塞決胸次豁然誠儒醫二家入室指南也然匪易牙亦未易味之李君博極群書蒐討今古九流百氏咸有撰述此特其一斑爾因僭述其槩而題之
隆慶壬申中秋日道南吳哲拜題
奇經八脉攷引
奇經八脉攷者李君瀕湖所撰輯以活人者也經有

图 1-21　《奇经八脉考》

## 二十三、《针灸大成》

《针灸大成》(图 1-22)，明代杨继洲著，刊于 1601 年。本书的主要内容来源于杨氏家传，其祖父为明朝太医，曾保存有许多针灸医书及诸医家的抄本，杨氏经过整理，参阅诸医家著作，汇同考异，分类编纂为杨氏《卫生针灸玄机秘要》，并进一步汇集有关《黄帝内经》、《难经》等经典著作，以及后世医家刘瑾、徐凤、高武等的著作，结合自己临床经验编著了《针灸大成》，集明代以前之针灸成就，是一部综合性针灸专著，其主要贡献及学术思想包括以下几个方面。

(1) 重视经典著作，治学严谨：如卷一为针道源流，收集《黄帝内经》、《难经》有关针灸治疗的理论 30 余篇，以及后世医家数十种针灸著作的有关内容，博采众家之长，融会贯通，探讨学术发展源流，起到承前启后的作用。

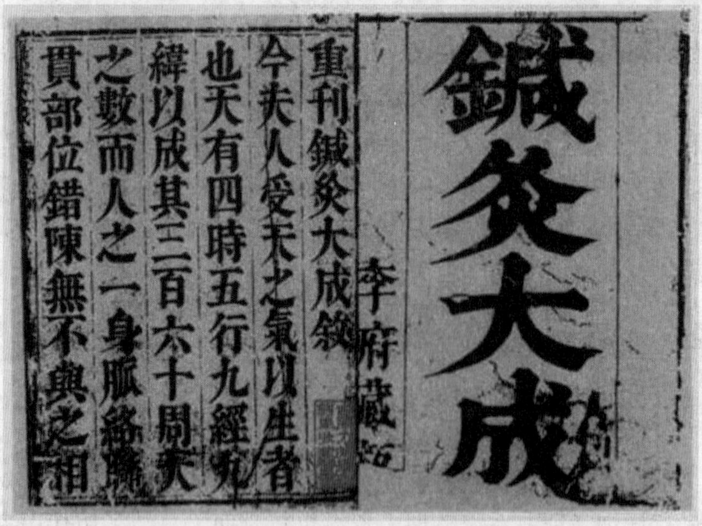
鍼灸大成
李府藏

重刊鍼灸大成敘
今夫人受天之氣以生者
也天有四時五行九經
緯以成其三百六十周天
之數而人之一身脈絡
貫部位錯陳無不與之相

图 1-22 《针灸大成》

（2）重视经络理论，辨证施治：杨氏积累多年针灸临床经验，疗效甚好，其主要原因是重视经络理论，辨证施治，提出“宁失其穴，勿失其经”的针灸辨证取穴总原则。

（3）重视针刺手法：不但收集了历代针刺手法，进行了发挥，还总结了他自己的针刺手法经验，称“三衢杨氏补泻十二字分次第手法及歌”，主要内容为十二字分次第手法及歌、二十四种复式手法、下手八法。并且在“经络迎随，设为问答”中，总结出 36 个问题，以问答形式，对针刺手法进行了阐述，这是杨氏手法的精髓。

（4）记载了大量的临床经验：书中不但引用了历代针灸文献，还编写了针灸的经验和体会，如诸家得失策、头不可多灸策、穴有奇正策、针有深浅策等，并在所附针灸医案中，如实地介绍了成功的经验与无效的案例，具有取穴精、收效快、辨证准等特点，对后世临床治疗有很大启示。

1973 年人民卫生出版社出版了该书铅印本。

## 二十四、《医宗金鉴·刺灸心法要诀》

《医宗金鉴·刺灸心法要诀》（图 1-23）为《医宗金鉴》之分册，清代吴谦等编著，成书于 1742

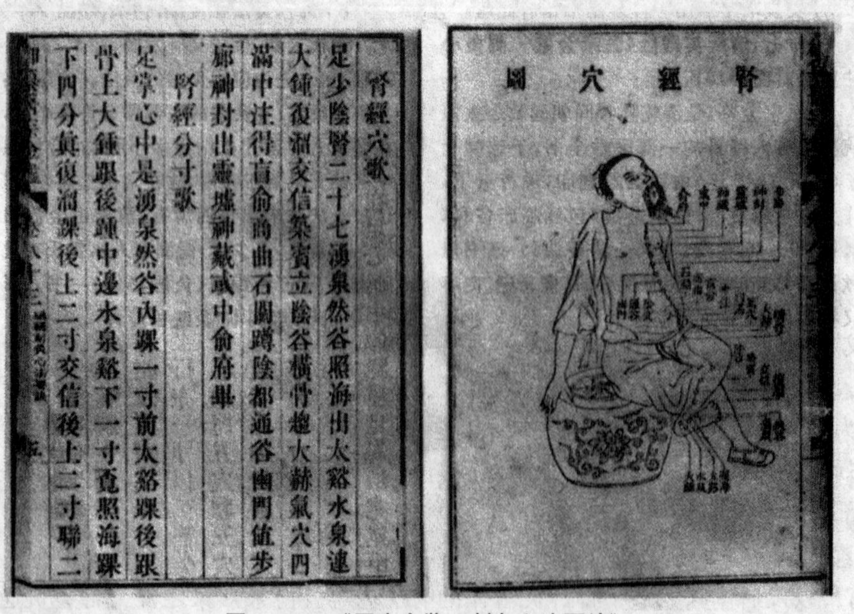
腎經穴歌
足少陰腎二十七湧泉然谷照海出太谿水泉連
大鍾復溜交信築賓立陰谷橫骨趨大赫氣穴四
滿中注肓俞商曲石關蹲陰都通谷幽門値步
廊神封出靈墟神藏彧中俞府畢
腎經分寸歌
足掌心中是湧泉然谷內踝一寸前太谿踝後跟
骨上大鍾跟後踵中邊水泉谿下一寸覔照海踝
下四分眞復溜踝後上二寸交信後上二寸聯二

腎經穴圖

图 1-23 《医宗金鉴·刺灸心法要诀》

年。《医宗金鉴》是乾隆年间由政府组织编写的大型医学丛书，全书采辑自《黄帝内经》至清代诸家医书，“分门聚类，删其驳杂，采其精粹，发其余蕴，补其未备”，共计90卷。《刺灸心法要诀》包括其中卷七十九至卷八十六，共8卷，为针灸专著。其主要内容有九针，五输穴，原穴，络穴，八脉交会穴，十二经的所属、表里、流注、起止、骨度，十二经脉的循行、腧穴、主治、分寸，奇经八脉的循行、腧穴、主治、分寸，根据部位所分的主病针灸要穴，灸治临床常见病的穴歌、禁忌等。

《医宗金鉴》内容系统扼要，图文并茂，附有歌诀，便于记诵，曾作为清代医学教科书使用。现有多种刊本，乾隆七年武英殿刊本、光绪二年（1876）江西书局刊本、1954年锦章书局铅印本。

## 二十五、《太乙神针》

《太乙神针》（图1-24）又名《太乙神针附方》，清代范毓裿撰，周雍和编。太乙是尊贵的意思。太乙神针是将药物与艾叶混合做成艾卷，操作时按在腧穴上（隔几层纸或布），很像针刺，故名。太乙神针法历史悠久，早在唐代陈藏器所撰的《本草拾遗》中就有记载，到了清代，本法在民间广为流传，用来治疗临床各科常见病及疑难杂症。韩贻丰所撰的《太乙神针心法》（1717）是最早的太乙神针专著，内容得之无名道人。后由范毓裿编撰成《太乙神针》，将《太乙神针心法》增订针法、穴道、证治，内容包括太乙神针方、自为用针法、入神禁忌、正面及背面穴图及说明等。该书流传刊本甚多，其中有不少为改编本，增订腧穴及歌赋而改易书名如《太乙神针古方》、《经验太乙神针方》、《仙传太乙》、《太乙神针灸法》、《太乙神针集解》等，内容大致相同。

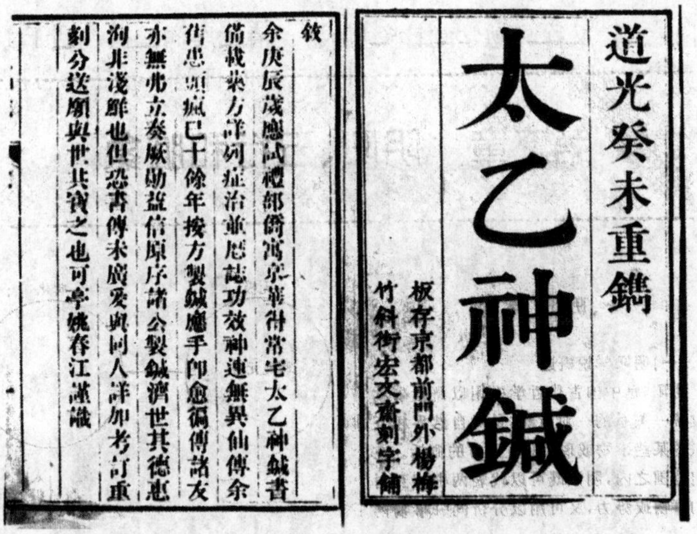
道光癸未重鐫
太乙神鍼
板存京都前門外楊梅竹斜街宏文齋刻字舖

敘
余庚辰歲應試禮部僑寓京華得常宅太乙神鍼書
備載藥方詳列症治兼悉功效神速無異仙傳余
昔患頭瘋已十餘年按方製鍼應手即愈徧傳諸友
亦無弗立奏厥勛益信原序諸公製鍼濟世其德惠
洵非淺鮮也但恐書傳未廣爰與同人詳加考訂重
刻分送願與世共寶之也可亭姚春江謹識

图1-24　《太乙神针》

## 二十六、《针灸逢源》

《针灸逢源》（图1-25），清代李学川著，1822年刊行。全书共6卷，卷一、卷二为《灵枢》、《素问》等经文共112篇，并附有作者注解；卷三则荟萃针灸专著和诸家医论之精华，主论针灸法；卷四专事经穴考证，如同身寸、十二经脉和奇经八脉穴图、穴考、经外奇穴考等；卷五论述了中风等40余种病症的针灸疗法；卷六则剖析各科病证因由，以期临证不背经典。李氏针对当时人们“独事方药，视针灸为小技而忽诸”的现实，故集《灵枢》、《素问》及历代各家有关针灸论述，“特揭经脉、刺法诸篇，以补医林传诵所缺”。他提倡针灸汤药并举，对于当时受压制的针灸学术发展起到了积极的作用。

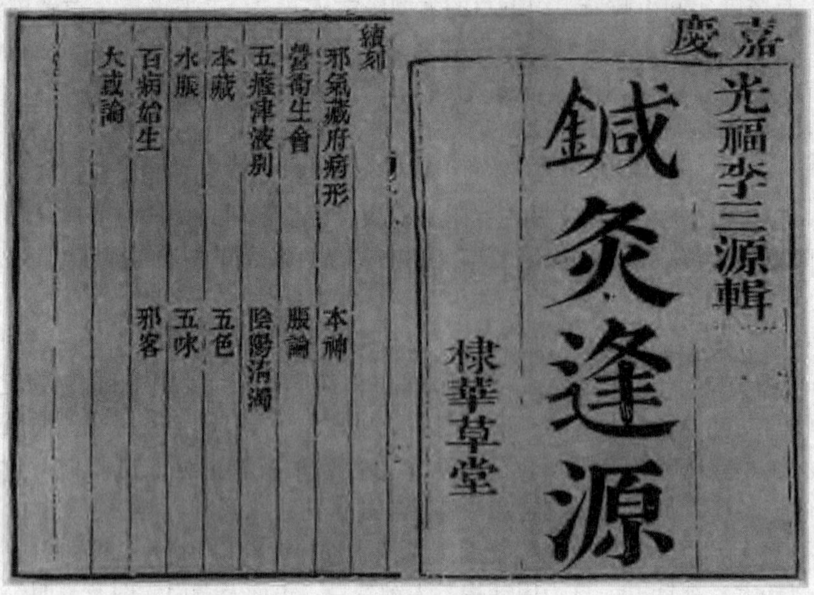
嘉慶
光福李三源輯
鍼灸逢源
棣華草堂

續刻
邪氣藏府病形　本神
營衛生會　脈論
五癃津液別　陰陽清濁
本藏　五色
水脹　五味
百病始生　邪客
大惑論

图 1-25　《针灸逢源》

## 二十七、《针灸集成》

《针灸集成》（图 1-26）又称《勉学堂针灸集成》，清代廖润鸿撰，刊于 1874 年。全书共 4 卷，卷一论针灸法、禁针灸穴、别穴、要穴、奇穴、针灸禁忌时日等；卷二论骨度法及诸病针灸法；卷

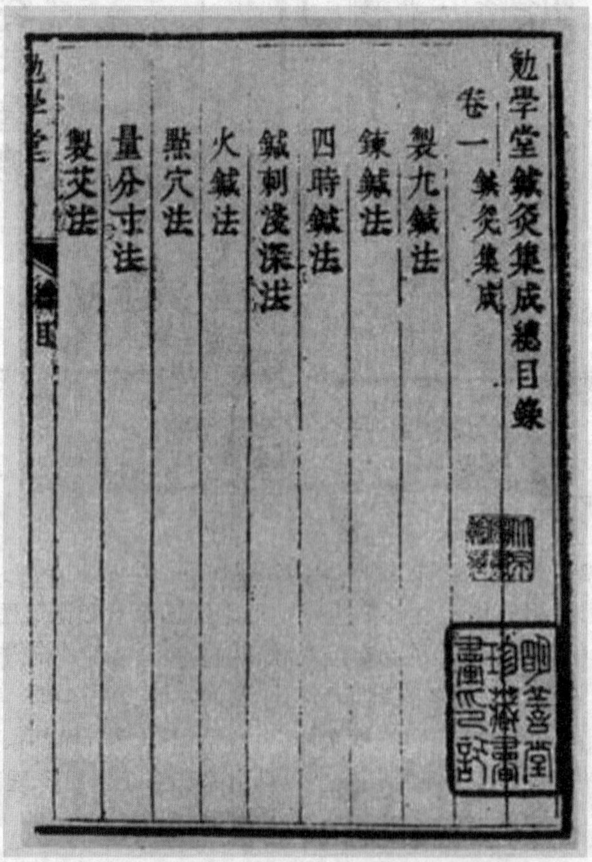
勉學堂鍼灸集成總目錄
卷一　鍼灸集成
製九鍼法
鍊鍼法
四時鍼法
鍼刺淺深法
火鍼法
點穴法
量分寸法
製艾法

图 1-26　《针灸集成》

三、卷四为十四经经穴及经外奇穴。本书引用了大量针灸文献，但多系转录张介宾《类经图翼》一书。本书在《铜人腧穴针灸图经》的基础上，对腧穴作了审慎的考证。1949年之后有影印本。

## 二十八、《灸法秘传》

《灸法秘传》(图1-27)，清代金冶田传，雷少逸编，刊于1883年，为灸疗专著。全书共1卷，内容有凡例、正面（穴）图、背面（穴）图、指节图、灸盏图、灸药神方、灸法禁忌及太乙神针方、雷火针法介绍。全书主体部分为“应灸七十症”。书末太乙神针方、雷火针法为刘国光附入。本书中将特制的药艾放入银质的“灸盏”中进行灸疗的方法，具有一定的特点，对灸疗操作程序及宜忌论述甚详。

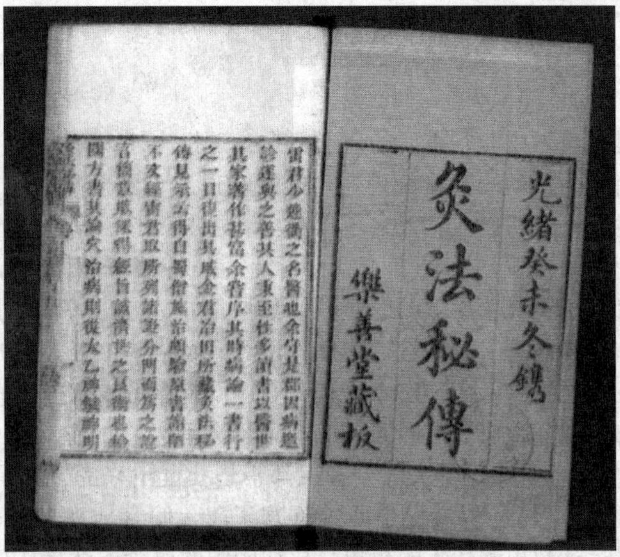


图1-27　《灸法秘传》

# 第二章 经 络

## 第一节 经络、经络系统及经络学说

### 一、经络的发现

经络是中医学特别是针灸学中非常重要的一个概念，是指沟通人体内外、上下、前后、左右的一个网络，纵横交错，维持生命活动的气血就是通过经络输送散布到全身的。《灵枢·经别》说："夫十二经脉者，人之所以生，病之所以成；人之所以治，病之所以起。学之所始，工之所止也；粗之所易，上之所难也。"就是说人体因经脉而生，疾病因经脉而成；健康因经脉而治，疾患因经脉而起；初学者始于经脉，业医者止于经脉；一般的医生认为经脉简单容易，高明的医生认为经脉复杂深奥。由此可见，要想认识人体生理病理，正确诊疗疾病，学习好经络是十分必要的。

古代中国人是怎样发现经络的？由于迄今为止人们还没有在古人所描述的经络循行线路上发现任何与之相对应的管道系统或特殊结构，所以有人怀疑经络是否真的存在，也有人称之为"千古之谜"，神秘而又玄妙。事实上，古人的绝大部分知识都不是杜撰出来的，都是有真凭实据的。他们的一个重要研究方法就是观察，《易经》就提出要"仰观天象，俯察地理，中通人情"。他们对自然观察之耐心、细致和专一，远远超出现代人的想象。比如阴阳的概念，就是从日月、水火、寒暑等现象抽象概括出来的，而标本的概念则是通过观察树木的根与枝叶的不同作用总结出来的。古人通过观察自然及人体自身，从中总结概括出规律性的认识。经络的发现也是通过对人体生命现象长期观察认识的结果。

血管是人体表面最直观、最显而易见的组织结构，纵横交错，遍布周身。经络是经脉和络脉的简称，而脉的本意就是指血管。脉的古字写作脈、衇、脈等，为同音同义异体字，《说文解字》说："衇，血理分斜行体者。""经脉"与"络脉"概念的出现比"脉"晚，它们是对"脉"的进一步分类。"经"的本意指织物的"纵丝"，与"纬"相对，编织时经线静止不动，只有纬线运动，所以引申为常行的义理、准则、法制。络是指用丝线缠绕、捆缚，"络，缠也"（《广雅》），引申为联、连、联络等。《灵枢·脉度》说"经脉为里，支而横者为络，络之别者为孙"，就是将"脉"按大小、深浅和走向的差异分为经脉、络脉及孙脉（孙络）。在《黄帝内经》中，经络又有"血脉"、"血络"、"动脉"等称谓。经络的功能之一是运行气血，"经脉者，受血而营之"（《灵枢·经水》）。在治疗时，刺破血管放血也是针灸治疗的一部分，如"取血脉以散恶血，取耳间青脉以去其掣"（《灵枢·五邪》），"刺足阳明曲周动脉见血"（《灵枢·杂病》）等。

因此，无论从词源学还是从医学角度都可以得出这样的结论，在古人的眼里，经络就是血管，经脉是深而不可见的大血管，如《灵枢·经脉》说"经脉者常不可见也"，络脉是皮下看得见的小血管，如《灵枢·经脉》说"脉之见者皆络脉也"，而孙脉就是更加细小血管的分支。古人甚至"解剖而视之"（《灵枢·经水》），并度量过"脉"的长短和其中所运行气血的多少（《灵枢·脉度》）。然而，令人疑惑不解的是，当人们沿着古人所描述的经络路线解剖时，却没有发现与经脉循行（尤其是十二正经）相对应的血管分布，也没有发现任何与经典经络循行路线相符合的其他管道系统，如神经、淋巴管等，或其他特殊的结构。

除了肉眼可见的血管，是否还有其他可以观察或感知的内容呢？在采用针灸治疗疾病时，并不是简单地将针刺入体内或用艾灸烘烤皮肤，更重要的是要看患者对这些刺激的反应如何，即是否会出现局部的酸、麻、胀、痛，或者沿着一定的路径传导。这种感觉现在被称为“针感”或“灸感”，《黄帝内经》则称之为“得气”、“气行”、“气至”。如果有感觉传导到病变部位，则被称为“气至病所”。在针灸治疗过程中，这种反应出现得越快，效果就越迅速；反应越强烈，疗效也就越好。因此，针灸的目的就是要使患者“得气”，正如《灵枢·九针十二原》所说：“刺之而气不至，无问其数；刺之而气至，乃去之，勿复针。”古代名医华佗采用针灸治病时就是遵循这样的原则，他“若当针，亦不过一两处，下针言‘当引某许，若至，语人’。病者言‘已到’，应便拔针，病亦行瘥”（《三国志·魏书》）。

由于患者对针灸等刺激的反应与疗效之间的关系如此密切，因此就不难想象古人会十分重视并认真仔细观察在治疗过程中患者所出现的各种反应。但是，在古代文献中，却几乎没有关于这种反应本身特点的具体描述。1950年，日本学者长滨善夫和丸山昌郎在给一位视神经萎缩的患者（男，51岁，7岁时曾被雷电击伤）进行针刺治疗时，偶然发现该患者出现非常明显的感觉传导现象，并且感觉传导的路线不同于神经和血管的分布，而与古代医书上所记载的经络循行路线相吻合，因此详细观察并记录了针刺十二经脉和奇经八脉所引起的感觉传导情况。他们将观察到的感觉传导路径与中国古代医书所记载的经络循行对照比较，结果：①与经络循行一致的有3条经，即大肠经、肾经、任脉。②与经络循行基本一致的有16条经，即肺经、胃经、脾经、小肠经、膀胱经、心包经、三焦经、胆经、肝经、督脉、阳跷脉、阴跷脉、阳维脉、阴维脉、冲脉、带脉。③与经络循行相似的有1条，即心经。

由于绝大部分的感觉传导路径都与经典的经络循行路线相一致，因此人们将其命名为“循经感觉传导现象”，简称为“循经感传”。日本学者的论文发表以后，产生了一定的反响，国内外先后发表了一些有关循经感传的报道，但没有引起足够的重视。直到1972年，中国人民解放军第309医院等单位进行协作，在8名循经感传显著者身上全面、细致地观测了十二经脉和奇经八脉，结果报道后，引起国内普遍的关注。研究表明，循经感传现象具有普遍性。28个地区和单位对63 228人的普查结果显示，感觉传导出现率为5.6%~45.2%，其中2/3以上为12%~14%，分布比较集中。循经感传现象在人群中的出现率与地区、民族、性别等因素无关。但是，循经感传的出现及其强度存在个体差异，并且与温度及受刺激者的健康状况有关。

有关感觉传导的个体差异情况，《灵枢·行针》作了详细的描述，如“黄帝问于岐伯曰：余闻九针于夫子，而行之于百姓，百姓之血气各不同形，或神动而气先针行，或气与针相逢，或针已出气独行，或数刺乃知”，并且认为人体气血多少是产生这种现象的原因。也就是说，不同个体在同一个部位接受相同的刺激时，出现感觉传导的情况可能完全不同。有的人可能很快就会出现感觉传导，并且许多甚至全部经脉都会出现循经传导。如果在刺激井穴或原穴时，有6条以上经脉的感觉传导能通达经脉全程，其余经脉的感觉传导能超过肩或髋关节，但不能抵达经脉终点的现象，就被称为“显著性循经感传现象”，出现这种现象的人被称为“经络敏感人”。相反，有的人无论采用什么样的刺激，刺激时间多久，都不会出现循经感传。循经感传的这种差异性，特别是显著的感觉传导，有明显的遗传倾向。也就是说，在一个家族中，可能会有多个人出现显著的循经感传现象。

温度也是影响感觉传导的一个重要因素。研究发现，循经加温可以提高感觉传导的程度，而循经降温则可使感觉传导减弱、感觉传导速度减慢，甚至阻断感觉传导。一般室温在15 ℃以下很难激发感觉传导，在15~26 ℃时较易激发感觉传导，而在26 ℃以上则极易激发感觉传导。古人认为，“得气”、“气行”是气血运行的表现，气血得温则易行，遇寒则凝涩。《素问·调经论》说：“血气者，喜温而恶寒，寒则泣而不能流，温则消而去之。”如冬天寒冷，地冻水冰，人体气血运行也涩滞不畅，表现为手足不温的“四厥”，当此之时，单纯采用针刺疏通气血效果就不好，犹如“善行水者，不能往冰；善穿地者，不能凿冻”（《灵枢·刺节真邪》），必须先热熨掌、肘、腋、项、脊、脚等处，再行针刺。在治疗寒痹时，《灵枢·寿夭刚柔》也建议采用先热熨再针刺的方法，即“每刺必熨”，或者干脆使用火针。《素问·八正神明论》还据此提出“天寒无刺，天温无疑”的季节性针刺使用原则。此外，据《针灸聚英》记载，在针刺治疗前，还可以将针柄放入口腔，或将针贴近身体，或放入热水中以“暖针”，目的是加热针体，使“气得温而易行”，从而增强治疗效果。

感觉传导出现率及强度还与受刺激者的机体状态有很大关系。通常，患者比健康人高，如神经症、甲状腺功能亢进、高血压等患者和过敏体质者的显性感觉传导率明显高于健康人。并且与病变相关的经脉容易激发感觉传导，而非相关的经脉则不容易激发感觉传导，如手阳明大肠经脉与牙齿的联系密切，在牙痛患者身上针刺该经脉的合谷、温溜等腧穴，很容易激发感觉传导。但如果这些患者牙痛已经治愈，再针刺这些腧穴时就不容易激发感觉传导。

除了循经感传现象外，人体受到刺激或体内发生病理改变时，还会沿着经络路径呈现可见或可感知的变化，如皮肤病和皮肤显痕，以及疼痛和感觉异常。这些现象统称为“经络现象”，它们的基本特征是循经性。如循经性疼痛及感觉异常，二者均系在病理状态下机体自发出现的一种经络现象，也称为循经性感觉病。感觉异常包括麻、酸、痒、灼热、有冷气或吹风样感觉。在《黄帝内经》中对此现象也有一些描述，如手阳明大肠经的“脉所过者热肿”，足阳明胃经的“循膺、乳、气街、股、伏兔、骭外廉、足跗上皆痛”等。

上述事实足以说明，虽然古人的经络知识最初是通过对人体血管的直观观察提出来的，但实际上更多是对经络现象特别是人体受到针灸等刺激时产生的感觉传导现象的记录，并没有过多地追究产生这种感觉的形态结构到底是什么。有关经络循行的描述，为中国传统医学所特有，不见于任何其他民族的医学体系，也无法完全用已知的现代医学理论解释，它是古代中国人对世界医学的重大贡献。

## 二、经络的功能

《灵枢·经脉》指出：“经脉者，所以能决死生，处百病，调虚实，不可不通。”这概括说明了经络系统在人体生理功能、病理变化及防治疾病方面的重要性。

### （一）沟通上下、内外，网络全身

人体的五脏六腑、五官九窍、四肢百骸、皮肉筋骨等器官和组织，虽然生理功能不同，各司其职，但又彼此联系、协调配合，这主要是通过经络系统的联络沟通实现的。在经络系统中，十二经脉是主干，十二经别、十五络脉是大的分支，十二皮部和十二经筋分别是十二经脉在皮肤和筋肉的反应区域，奇经八脉则纵横交错。它们彼此既相对独立，又有交叉、会合，共同组成一个立体的、看不见的网络，沟通人体上下、内外，联络左右、前后，使人体成为一个有机的整体。在具体循行联络上，经络系统各组成部分作用不同，具有以下一些特点：十二经脉以人体体表和脏腑，以及脏腑之间的联系为重点；十二经别加强了阴经与阳经之间，以及经脉与脏腑、头面的联系；十五络脉加强了十二经脉表里两经及腹、背、胸胁部的联系；奇经八脉则具有沟通联络十二经脉，以及联络子宫、脑、髓等奇恒之腑的作用。

### （二）运行气血，协调阴阳

《难经·二十三难》：“经脉者，行血气，通阴阳，而荣于身者也。”这概括说明了经络的两大生理作用，即运行气血和协调阴阳。经络是人体气血运行的通道。经络所运行之血来源于中焦，为水谷之气所化生，“中焦受气取汁，变化而赤，是谓血”（《灵枢·决气》）。经络所运行之气简称经气，《素问·离合真邪论》说：“真气者，经气也。”其明确指出经气是真气。《灵枢·刺节真邪》对真气的组成作了说明：“真气者，所受于天，与谷气并而充身者也。”这里的“天”指先天之元气，“谷气”则指后天饮食水谷所化生的精微之气，两气合并而能充养身体则是真气，也就是经气。先天元气是人生命活动之本源，故称为“生气之原”；肾为先天之本，先天元气来源于肾，所以又称为“肾间动气”。《难经·八难》说：“诸十二经脉者，皆系于生气之原。所谓生气之原者，谓十二经之根本也，谓肾间动气也，此五脏六腑之本，十二经脉之根，呼吸之门，三焦之原，一名守邪之神。”先天元气源自父母，降生于世之后，又全赖后天饮食水谷之精微所滋养，李东垣《脾胃论·脾胃虚则九窍不通论》云：“真气又名元气，乃先身生之精气也，非胃气不能滋也。”源自下焦肾脏的元气和中焦脾胃的水谷之气，与上焦肺所吸入的自然之气会合，形成“宗气”，再通过心与肺推动宣发，经由经络管道系统，“内溉脏腑，外濡腠理”（《灵枢·脉度》），濡养全身脏腑组织器官。

人体的上下、内外、前后、左右、表里、脏腑的阴阳属性不同，上、外、前、左、表、腑为阳，下、内、后、右、里、脏为阴，通过经络的沟通联系，可以使人体的上下、内外、前后、左右、表里、脏腑之间的阴阳协调，处于相对平衡的状态，这是人体生理维持正常的基本特征。

**（三）抗御病邪，反映病证**

经络在生理上是运行气血的通道，在病理上则有抗御病邪和反映病证的作用，前者是指当病邪（主要指外因）侵犯人体时，运行在经络内的气血有抗御病邪的作用；后者是指当人体内脏腑发生病理变化时，会通过相关的经络反映到体表。

中医学将人体疾病的原因概括为内伤七情、外感六淫，以及饥饱劳碌、金刃虫蛇、跌仆碰撞等不内外因。经络系统所抗御之病邪一般是指六淫邪气而言。六淫是六种气候异常变化类型，六淫侵袭人体首先是从经络系统开始，然后逐渐内传于脏腑。《素问·缪刺论》说：“夫邪之客于形也，必先舍于皮毛；留而不去，入舍于孙络；留而不去，入舍于络脉；留而不去，入舍于经脉；内连五脏，散于肠胃，阴阳俱感，五脏乃伤。此邪之从皮毛而入，极于五脏之次也。如此，则治其经焉。”这段文字生动形象地描述了外邪由表传里侵犯人体的过程，如果经络之气强盛，抗邪于外，起到了卫外的作用，则使邪气去而不留，不能内传于脏腑。相反，若经络之气弱，未能抵抗住外邪之侵袭，邪气不去而留在经络各层次，则内传于脏腑。六淫邪气亦分阴阳，风为阳邪，易伤头面，湿为阴邪，易伤足膝下之经脉，正如《素问·太阴阳明论》所说：“阳受风气，阴受湿气。故阴气从足上行至头，而下行循臂至指端；阳气从手上行至头，而下行至足。故曰阳病者上行极而下，阴病者下行极而上。故伤于风者，上先受之；伤于湿者，下先受之。”

除了从经络到脏腑的表里侵入途径外，六淫邪气还可能在经脉之间传递，《素问·热论》云：“伤寒一日，巨阳受之，故头项痛腰脊强。二日阳明受之，阳明主肉，其脉侠（挟）鼻络于目，故身热目疼而鼻干，不得卧也。三日少阳受之，少阳主胆，其脉循胁络于耳，故胸胁痛而耳聋。三阳经络皆受其病，而未入于脏者，故可汗而已。四日太阴受之，太阴脉布胃中络于嗌，故腹满而嗌干。五日少阴受之，少阴脉贯肾络于肺，系舌本，故口燥舌干而喝。六日厥阴受之，厥阴脉循阴器而络于肝，故烦满而囊缩。”张仲景的《伤寒论》将这种传递方式称为“传变”，并且认为邪气在六经之间的传变并不是机械的，必须辨证分析，如《伤寒论》所说，“伤寒二三日，阳明、少阳证不见者，为不传也”（第5条）；“伤寒三日，三阳为尽，三阴当受邪，其人反能食而不呕者，此为三阴不受邪也”（第270条）。温病学派运用卫、气、营、血概念分析热性病发展过程的浅深变化，也是以经络运行营卫气血的生理功能为基础的。

经络沟通人体内外，当内部的脏腑有病时就可能通过经络反映到特定的体表部位，如《素问·脏气法时论》中所说的肝病时“两胁下痛引少腹”，心病时“膺背肩胛间痛，两臂内痛”等，就是内脏疾病在体表的反映。十二经脉、奇经八脉、十五络脉、十二经筋等各有所属病证，其中许多位于人体表面，称为“外经病”，如手太阴肺经的“臑臂内前廉痛、厥”，手阳明大肠经的“肩前臑痛，大指次指痛不用”，足少阴肾经的“脊、股内后廉痛、痿、厥”等，这些体表症状可能是经络局部的症状，但也可能是内脏疾病在体表的反映。除了疼痛、厥冷、麻木、不用（运动不灵活）等症状外，内脏病变时还可以在体表相关部位表现为压痛、结节、凹陷、血管充血等，这些症状和体征为审外知内、诊断内脏疾病提供了十分重要的线索。

**（四）传导感应，调整虚实**

人体经络通道在治疗上起重要作用。在经络上施以针灸、按摩等刺激，经络系统会作出相应的反应，这就是经络的感应及其传导，并通过这些感应和传导而起到调整虚实的治疗作用。针灸过程中的“得气”和气功入静状态下的“行气”都是经络传导感应的具体体现。针灸的“得气”是通过施加外部刺激，激发体内经气，并使其沿一定方向传导，到达病变部位（气至病所），达到治疗目的。而气功导引的“行气”，则是通过“神”（意念）调动经气的运行，即“神行则气行”、“意到气到”、“以意领气”。两者不但不矛盾，还相互促进。《素问·宝命全形论》说“凡刺之真，必先治神”，也就是说在针刺治疗过程中，同样需要注意“神”的作用，两者相互配合，可以增强“得气”的感觉，提高治病效果。

在施以针灸、按摩、导引等治疗时，这种沿经脉出现的“气行”现象，即往来逆顺、上下出入之变化，能够“泻其有余，补其不足”（《灵枢·刺节真邪》），使机体恢复到正常的平衡状态。需要指出的是，这种调整虚实的作用是双向和良性的，即当机体处于不同状态时，采用相同刺激，刺激同一腧穴能够表现出两种相反的治疗作用，并且总是使失衡的状态趋向于正常的状态，而对健康的机体则几乎没有影响。例如，针刺内关可使心动过缓者心率加快，心动过速者心率减缓；针刺天枢可使便秘者通便，使腹泻者止泻；针刺大椎既可退热治疗高热，又可温经散寒，治疗因寒盛或阳虚所致的寒证。事实上，针灸的双向良性调整作用是以机体内在自我双向调节机制为基础的，针刺的作用只是诱发及加强这种自我调节作用，真正起作用的是患者本身的自我调节机制，即“经气”。

## 三、经络系统的组成

经络系统以十二经脉为主干，“内属于腑脏，外络于肢节”，将人体内外连贯，上下相通，成为一个有机的整体（表 2-1）。十二经别是十二正经别行深入体腔的支脉，主要分布在胸腹腔和头面，加强经脉与脏腑、经脉与头面，以及表里经之间的联系。十五络脉是十二经脉和任、督二脉在四肢部及躯干前、后、侧三部的重要支脉，起沟通表里经和渗灌气血的作用。奇经八脉是具有特殊作用的经脉，起统率、联络和调节经脉气血的作用。此外，人体的筋肉、皮肤也可以根据十二经脉循行分别划分为十二经筋和十二皮部。

**表 2-1　经络系统**

- 经络系统
  - 经脉
    - 十二经脉
      - 手三阴经
        - 手太阴肺经
        - 手厥阴心包经
        - 手少阴心经
      - 手三阳经
        - 手阳明大肠经
        - 手少阳三焦经
        - 手太阳小肠经
      - 足三阳经
        - 足阳明胃经
        - 足少阳胆经
        - 足太阳膀胱经
      - 足三阴经
        - 足太阴脾经
        - 足厥阴肝经
        - 足少阴肾经
    - 奇经八脉
      - 督脉
      - 任脉
      - 冲脉
      - 带脉
      - 阴维脉
      - 阳维脉
      - 阴跷脉
      - 阳跷脉
    - 十二经别
    - 十二经筋
    - 十二皮部
  - 络脉
    - 十五络脉
      - 十四经脉之络
      - 脾之大络
    - 孙络
    - 浮络

## 四、经络学说的形成和发展

经络学说的形成和发展经历了一个从脉、经脉、络脉等概念的提出到系统经络理论形成的漫长过程，并且一直不断地发展和完善。现存经络文献最早的是《足臂十一脉灸经》和《阴阳十一脉灸经》两部经脉学专著，这两部著作约成书于战国时期，在经络学说的形成及发展史上占有极其重要的地位。书中是以“脉”统称，在《阴阳十一脉灸经》中还保留了“耳脉”、“肩脉”、“齿脉”等反映经脉循行和病候特点的名称。同时记载了十一脉（缺手厥阴心包经）的循行和病候。

《黄帝内经》是经络学说从出现走向成熟的标志性文献。它比较详细地论述了经络系统的组成，包括经脉、络脉、奇经、经别、经筋、皮部的循行分布和相关病候，以及经络的标本、根结、四海、气街等理论，并且阐明了经络系统的生理功能及各组成部分的病理变化，还将经络与阴阳五行、天人相应、脏象学说、病因病机联系起来，对指导中医各科临床辨证论治意义十分深远。

大约编撰于西汉后期至东汉之间的《难经》，是对《黄帝内经》等早期医学文献中的一些问题的解答。首次提出“奇经八脉”这一名称，并集中阐述了奇经八脉的循行分布及病候，以及奇经八脉与十二经脉的关系，对后世温病学派创立卫、气、营、血辨证方法具有一定的启发意义。

东汉张仲景（约150—约219）所著的《伤寒论》在经络理论的基础上创立的六经辨证，是对经络学说的进一步发展。现存最早的针灸学专著《针灸甲乙经》在经络学说的发展历史上具有很高的学术地位，是继《黄帝内经》之后的一部腧穴专著，总共记载了349个腧穴，其中的84个腧穴有交会关系，也就是后世所说的交会穴。这些交会穴为准确绘制经络循行提供了帮助，特别是体现了经络在头面、躯干部位的交叉、重叠关系。

隋唐时期经络学说的发展主要体现在对经络循行路线的绘制上，也就是对明堂图的绘制。在《隋书·经籍志》中记载有《明堂流注》、《明堂孔穴》、《明堂孔穴图》等各种书名，可知当时有很多传本。杨上善除撰注《黄帝内经太素》之外，还将《黄帝内经》与《明堂孔穴》的内容汇总编辑成《黄帝内经明堂类成》十三卷，十二经脉各为一卷，奇经八脉为一卷，现仅存序文及卷一《手太阴肺经》部分。孙思邈的《备急千金要方》原附有《明堂三人图》，现仅存文字而无图。据孙思邈记述，“旧明堂图年代久远，传写错误，不足指南，今一依甄权等新撰为定云耳。……其十二经脉，五色作之；奇经八脉，以绿色为之”，说明原图是以五种颜色标示经络线，大概是按照脏腑所属而分五色描绘，十分鲜明。王焘所著《外台秘要》将其改绘成“十二人图”（督脉合足太阳经、任脉合足少阴经），可惜在后世刻本中这些图均未流传下来。

宋代医家对经络腧穴进行了系统的整理和研究，经络腧穴学已发展到定型化阶段，并有了系统教学法。如宋代早期由政府组织编写的《太平圣惠方》，其第九十九卷称《针经》，第一百卷称《明堂》（《明堂灸经》），后人又将两卷分别称为《明堂上经》和《明堂下经》，其中列有“十二人形”的经穴图。北宋医家王惟一奉诏考订经脉与腧穴，汇集整理了唐代以前各医家之著述，并参照当时针灸临床实践而编著成《铜人腧穴针灸图经》，共载有354个经穴，次年铸成铜人经穴模型两座，并以图经刻石，对统一经穴定位发挥了十分重要的作用。

金代医家将古代“候气而刺”、“顺时而刺”的思想发展为具体的子午流注针法。金代何若愚将子午流注针法总结成《流注指微针赋》一书，阎明广对该书进行了较为详尽的注释而名为《子午流注针经》，描述了人体气血在经脉内外流注过程中，随时间之推移有着周期性盛衰的规律，这是子午流注针法的初期著作。明代徐凤《针灸大全》又将其改编成《子午流注逐日按时定穴歌》十首。子午流注针法是对经气流注规律理论与实践相结合的有益探索，开辟了经络学说指导针灸临床治疗的一个新途径。

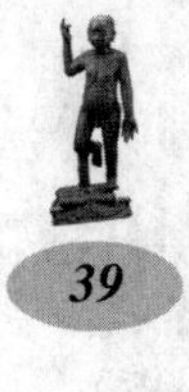

“十四经”的名称是由元代滑伯仁首次提出的，他还详细地阐述了十二经脉与任、督二脉的流注路线、人体气血运行规律、经脉病证及腧穴的定位与主治等相关知识。到了明代，随着针灸医家大量涌现，也出现了越来越多针灸学专著，特别是李时珍所著的《奇经八脉考》，总结了前人有关奇经八

脉之循行分布、所辖腧穴、所发病证等内容，较全面、系统地完成了奇经理论与实践之考证，为经络学说的发展作出了重要贡献。另外，马莳对《黄帝内经》中有关经络学说原文的注释，同样为经络学说发展作出了贡献。更值得一提的是著名针灸医家杨继洲所著的《针灸大成》，集明代以前针灸学术之大成，堪为经络学说理论与实践相结合的一部巨著。

经络学说在清代发展比较缓慢，关于经络学的专著较少，不过出现了一些注释《黄帝内经》的著作，如张志聪所撰《黄帝内经素问灵枢经集注》，对《黄帝内经》中有关经络学说内容进行了大量注解，使不少疑难问题得到解决。同时，清代在药物归经的理论和运用方面有所发展，如严西亭等人的《得配本草》（1761）、赵观澜的《医学指归》（1848）、姚澜的《本草分经》（1888）等，都将经络学说与药物效用结合起来，认为“何经之病，宜用何经之药”，对认识、掌握药物的性能起到了提纲挈领的作用。温病学派的叶天士等人也十分注重分经辨证用药，于十二经脉之外更重视奇经，为经络理论在方药方面的运用作出了贡献。

新中国成立以后，由于中国针灸医学的发展，促进了国际对经络学说的认定和发展，各国对经络的实质进行了大量的研究，相继形成了许多假说，但至今尚未取得突破性进展。值得肯定的是，在黄龙祥教授的推动和主持下，国内外针灸学者对腧穴的定位进行了订正，并制定了国际化标准方案，推动了经络学说的发展。

## 五、经络学说的临床应用

《灵枢·经脉》说“凡刺之理，经脉为始”，就是说一切针刺的道理都是以经脉为基础的。经络学说对中医临床的指导作用主要体现在五个方面，即经络诊断、分经辨证、循经取穴、药物归经、气功与按摩。

### （一）经络诊断

经络是人体的网络，它们沟通联络人体内外、上下、前后、左右，使其成为一个有机的整体。在病理状态下，经络也就成为传导病变的信息通道。当机体的脏腑组织发生病变时，常常在其所联系的经脉上（尤其肘膝关节以下部位）出现多种阳性反应。通过对经脉所过部位详细诊查，获得这些阳性反应的信息，就能够判断机体内部发生的病理变化。经络诊断的方法主要有问诊、望诊、触诊、知热感度测定。

1. 问诊　详细询问，了解患者主要症状的部位，以便明确病变所归属的经脉。例如，如果患者主诉头痛，则必须问清楚头痛的具体部位是在前额、颞侧、枕部还是头顶，这些部位分别归属于足阳明、少阳、太阳及厥阴等经脉。再比如肩周炎，需要明确何种运动情况会使疼痛加重，如果上肢外展时疼痛明显，则主要为手太阴肺经的病变；如果上肢内收时疼痛明显，则主要为手太阳小肠经的病变；如果上举时疼痛加重，则主要为手阳明、少阳经脉的病变。此外，当脏腑组织发生病变时，也可能在相关联的经脉上出现疼痛、厥冷、发热等症状，它们甚至就是患者主诉的病症。这些症状只是某种病变的整体性反应，并不是一个局部的病变，如痛经、月经不调患者，就可能在下肢内侧出现疼痛；咳喘的患者也可能主诉前臂内侧疼痛。

2. 望诊　当脏腑组织发生病变时，可能在相关联的经脉线上出现一些看得见的病理变化，如变色、隆起、凹陷、丘疹、出血、血管充盈、皮肤粗糙脱屑等。这些病理反应可能呈现为线条状，但更多情况下为点状、片状，其部位可能是腧穴，也可能不是腧穴。有些阳性反应，如变色、隆起、凹陷，可能只有在按压之后才会出现或者更加明显。如咳嗽的患者，在前臂手太阴肺经上按摩数次就可能导致皮下出血，皮肤变得青紫，或者出现凹陷或隆起，但当患者痊愈后再按压这些部位就不会出现上述改变。

3. 触诊　通常用拇指的指腹触摸感觉皮肤的温度和湿度的变化，鉴别隆起的软硬度，以及发现皮下结节和压痛。

皮下结节是纤维组织增生的结果，可呈现为条索状或颗粒状，质地坚硬，隐于皮下，常见于慢性病证。如肠易激综合征的患者，可能在下肢内侧足太阴脾经所过处出现许多皮下硬结。在望诊时如果发现高出皮肤的隆起，要触摸鉴别它的软硬程度。如果质地柔软，多为急性、疼痛性病证；如果质地坚硬，则多为慢性病证。

压痛是指当采用相同的力按压时，有些部位所感受到的疼痛程度会比其他部位明显，其本质为出现压痛的部位痛阈下降。压痛的程度可分为三级。

（1）轻度压痛：压痛较轻，除非医生询问，患者不会主动诉说疼痛，并且不伴有其他疼痛反应。

（2）中度压痛：患者会主动诉说疼痛，并且伴有疼痛反应，如皱眉、眨眼、面部肌肉紧张等。

（3）重度压痛：患者常主诉针刺样疼痛，并且伴有疼痛反应，如皱眉、眨眼、面部肌肉紧张，甚至呼喊、躲闪等。

在经络诊断中，压痛是最常见、最有意义的阳性反应。在病变部位或附近出现压痛十分常见，如网球肘在肘部出现压痛，肩周炎在肩部一些腧穴上出现压痛。但更有意义的是，压痛还经常出现在与病变相关联的经脉上，特别是十二经脉在四肢肘膝关节以下的部分。压痛可以是点状的，也可以沿着经脉呈线条状分布。压痛点的位置可与理论上所确定的腧穴位置相符，也可能在腧穴附近甚至远离腧穴。如患胆囊疾病时，压痛点常出现在足少阳胆经的合穴阳陵泉下 0.8~1 寸；患阑尾炎时，压痛点的位置常在足三里与上巨虚之间。再比如，牙痛常在手阳明大肠经循行线上有压痛点及条索状结节，胸痹常在手厥阴心包经上有压痛点及条状结节。因此，在探查压痛时，必须沿着经络的循行线上下触摸按压，即《黄帝内经》所谓的“切、循、扪、按”（《灵枢·经水》），而不仅仅是按压腧穴处。明代杨继洲总结说“宁失其穴，勿失其经”，就是突出了经络的重要性。

在探查压痛时，用力要均匀，避免出现假阳性或假阴性。当发现压痛后，要对比它的周围及左右两侧相同的部位。压痛通常出现在与病变部位相同的一侧，如右侧颞部疼痛，则右侧足少阳胆经的压痛会比较明显，胃病时压痛主要在左侧的足阳明胃经上。医者在探查过程中，还应该注意痛阈的个体差异。有些人痛阈较高，很难发现压痛；有些人则痛阈较低，会出现很多压痛部位，甚至辨别不清压痛的程度；而大多数人则能够比较准确地描述压痛程度及具体位置。

4. 知热感度测定　当脏腑组织发生病变时，在相关联的经脉特别是四肢末端的井穴部位会出现感觉迟钝，对温度的敏感性下降。这种现象是日本针灸医生赤羽幸兵卫在 20 世纪 50 年代发现的，并被命名为“赤羽现象”。他自己患重度扁桃体炎卧床休息期间，偶然发现左脚趾尖被热水烫伤并产生一个大水疱，但却没有感觉到疼痛。他认为这种现象可能是由于联系扁桃体与足尖之间的足阳明经脉的某种变化所致，随后又在左侧大腿的中间部位发现一个很大的过敏区，当用细针在过敏部位刺入 2 cm 深 10 s 后，发现左脚趾尖突然恢复了感觉，扁桃体炎也很快就痊愈了。

知热感度测定就是通过测定十二经脉特别是四肢末端的井穴对温热刺激的敏感程度以诊查疾病的方法。具体方法是采用燃烧的线香或发热的小电球，以一定的速度及间隔叩打十二井穴，记录每个井穴有热感时所叩击的次数，称为“赤羽指数”（Akabane index）。对比左右两侧同一条经脉井穴的数值，如果左右两侧的数值基本相同，表明经脉的功能正常；如果两侧的差值显著，则表明该经脉处于失衡状态。

临床上，各种阳性反应可能单独出现，也可能并存，如在隆起、凹陷等形态改变的部位伴有明显压痛。因此，上述诊断方法经常配合使用，正如《灵枢·经水》所说：“审、切、循、扪、按，视其寒温盛衰而调之。”必须强调的是，当经脉及其所联系的脏腑组织发生病变时，阳性反应主要出现在四肢特别是肘膝关节以下的经脉部分，即经脉“本”的经脉部分。因此，在经络诊查过程中，尤其应当注意观察这些部位的异常反应，如压痛、变形、血管充盈等。

还必须指出，经络诊查的意义不仅在于可以明确辨证，而且在于所诊查到的阳性反应部位就是施加针、灸等刺激的位置。比如经络诊查中最常见的压痛点，同时也是治疗点，也就是《黄帝内经》所谓的“以痛为腧”。压痛点犹如弓弩或枪支的扳机，轻微的刺激就可最大限度地激发人体内在的潜能。《灵枢·九针十二原》说：“知机之道者，不可挂以发；不知机道，叩之不发。”也就是说，如果懂得弓弩的道理，就不要随便地将弓箭上弦，以防止发射走火；如果不知晓弓弩的道理，即使叩击弓弩的任何其他部位都不会使弓箭发射出去。

### （二）分经辨证

辨证是治疗的基础，辨证的主要目的就是要辨别疾病发展过程中某一阶段所处的部位及其性质。证的性质指寒热、虚实、阴阳、气血、津液、风、寒、暑、湿、燥、火、痰、瘀等，这些性质可以通过八纲、气血津液、病因等辨证方法加以辨别。证的部位指病症所归属的脏腑或经络，主要通过脏腑辨证和经络辨证加以辨别。

在辨证时，必须区别开证的部位与疾病或病症的部位。如头痛，疾病的部位与病症部位都在头，而根据经络辨证，则依据头痛的部位不同可以分为阳明、少阳、太阳、厥阴等类型；根据脏腑辨证，则受累的脏腑可能包括肝、肾、脾、胃、胆等。由于经络沟通人体内外、上下、前后、左右，每条经脉都有自己的分布区域及所属脏腑组织，因此，可以根据经络循行联系分析病症归属何经何络，即“分经辨证”，也称为经络辨证。

将病症按经脉归属和分类，最早见于《足臂十一脉灸经》和《阴阳十一脉灸经》这两部经络学专著中。前者在每条经脉循行联系后列有一系列症状，后者则将病症分为两组。这些文献表明，古人从开始认识经络之时就将经脉的循行分布与病症联系在一起，用经脉对病症进行归类。《灵枢·经脉》的内容和体例与《阴阳十一脉灸经》基本相同，都将经脉病症分为“是动则病”和“是主×所生病”，关于二者之间的区别，历代注家颇多，见解各异，至今仍未统一。例如，《难经》认为：“经言是动者，气也；所生病者，血也。邪在气，气为是动；邪在血，血为所生病。”清代徐灵胎《难经经释》说：“是动诸病，乃本经之病。所生之病，则以类推而旁及他经者。”清代张隐庵《黄帝内经灵枢集注》则从病因入手，他说：“夫是动者，病因于外；所生者，病因于内。”这些观点都不能很好地解释所有的经脉病候。

事实上，无论从文字本身的含义还是从临床实际运用上看，都以从疾病发生和经脉（穴）主治角度理解最为贴切。动者，变动也。张景岳《类经图翼》说：“动言变也，变则变常而为病也。”如《素问·阴阳应象大论》曰“在变动为握”、“在变动为哕”之类，即此之谓。“是动则病”就是指如果这条经脉（及其所属脏腑）发生异常变化时可能出现的病症与经脉的循行联系有关，可以是在经脉外行线上，称为“外经病”；也可以在经脉所联系的内在脏腑、器官及组织等，称为“内脏病”。“是主×所生病”是指本经脉及其腧穴能够治疗的病症，所涉及的病症同样包括外经病与内脏病。上述两组经脉病症既有重合的部分，也有很大差别。虽然二者的角度不同，一个是从发病角度，一个是从治疗角度，但却可以相互补充，它们都是该条经脉腧穴的主治范围，即《针灸大成》所概括的“经脉所过，主治所及”。

经络辨证在针灸临床上有重要的指导意义。证的部位是治疗的靶子，只有辨明病症归属于何经何络，治疗才能有的放矢。经络犹如网络，内属脏腑，外络肢节，无处不在，每一条经脉都有自己的特定分布和联系，因此，运用经络学说对疾病定位，可以明确任何部位的症状之经络归属，特别是对那些发生在四肢、躯干表面及头面部位的病症，可以弥补脏象理论的不足。《灵枢·卫气》说：“能别阴阳十二经者，知病之所生。”明代王肯堂在《证治准绳·疡科》卷一中更明确指出：“人身之有经络，犹地理之有界分。治病不知经络，犹捕贼不知界分，其能无诛伐无过之咎乎？”以痹证为例，根据脏象理论，脾主四肢肌肉，再进一步分也只有上下肢的不同。根据经络学说则不同，上肢的痹证又可因其具体疼痛部位不同而归属不同的经脉，如肩周炎可分为手太阴肺经型、手阳明大肠经型、手少阳三焦经型和手太阳小肠经型等。

经络辨证对指导药物治疗也具有一定意义。张仲景《伤寒论》所创立的六经辨证，主要就是以足六经为基础，辨别外感热病及内伤杂病。从某种意义上说，六经辨证就是经络辨证的一个缩影。

### （三）循经取穴

循经取穴就是指在辨证分经的基础上，选取与病症相关联经脉上远离病症部位的腧穴。腧穴又被称为“气穴”（《素问》）、“孔穴”（《针灸甲乙经》）、“穴道”（《太平圣惠方》），是气血汇聚于体表的特殊部位。气血运行需要依赖经络这个管道系统，《灵枢·卫气失常》说“血气之输，输于诸经，气血留居”，而“穴”就是气血留居之处。腧穴都位于比较低凹处，如肌肉与肌肉之间、骨骼与骨骼之间、肌肉与骨骼之间及骨骼的凹陷或孔隙处。人体有病时，气血就容易瘀积阻滞在这些部位，针灸这些腧穴就可以疏通经络，使气血运行通畅，疾病就可消除。

犹如中药配伍一样，在采用针灸治疗时，也同时选取多个腧穴组成一个处方。根据所选腧穴与病症部位的关系，可以将它们分成局部与远端两大类。局部腧穴是指位于病变部位处或附近的腧穴，如头痛时取头部的百会、风池。远端腧穴是指远离病变部位的腧穴，如偏头痛时取下肢的阳陵泉、足临泣。选取远端腧穴所依据的主要原则就是循经取穴，这是因为腧穴的治疗作用与它所属经脉的分布联系密切相关，经脉所经过的路径，也就是该经脉腧穴所主治病症的范围，即《针灸大成》归纳总结的“经脉所过，主治所及”。比如手足少阳、手太阳经脉都“入耳中”，所以这些经脉的许多腧穴都可以治疗耳聋、耳鸣、中耳炎等耳病；肾虽然开窍于耳，但是足少阴肾经却与耳没有任何联系，因此足少阴肾经的腧穴一般没有治疗耳病的作用（表2-2）。临床上，无论耳病是虚证还是实证，都可以选取手足少阳、手太阳经脉上的腧穴，即使辨证为肾虚的耳病，在选取足少阴肾经腧穴的同时，也必须配合上述三条经脉上的腧穴。再以面部疾病为例，依据脏象学说，心之华在面，但是手少阴心经却没有分布到面部，而与面部有联系的经脉主要为手足阳明、足少阳、足厥阴经脉，因此，对于面瘫、面肌痉挛、面痛等病证，一般不选取手少阴心经的腧穴，而是根据经络理论选取与面部相联系经脉上的腧穴。

表2-2　《黄帝明堂经》中足少阴经、手太阳经与手足少阳经治疗耳病的腧穴对比

| 经脉 | 肘膝以下腧穴总数 | 肘膝以下治疗耳病腧穴数 | 治疗耳病腧穴所占比例 |
|---|---|---|---|
| 手少阳经 | 10 | 5 | 50% |
| 手太阳经 | 8 | 5 | 62.5% |
| 足少阳经 | 11 | 2 | 18.2% |
| 足少阴经 | 10 | 0 | 0 |

虽然理论上讲，经脉分布联系到哪里，该经脉的腧穴就能主治发生在这些部位的病症，但是，手足阴阳经脉的主治还是有些差别的，在循经取穴时必须予以重视。阴主内，手足六阴经都以治疗内脏病为主，《灵枢·经脉》谓手足六阴经分别主治肺、心、脉（心包经）、脾、肾、肝等产生的病证。如手太阴肺经主治肺胀满、咳、喘、上气等肺脏病证，足少阴肾经主治肾气虚、阳虚、阴虚等。阳主外，手足六阳经主要治疗发生在经脉外行线上的病证，所以《灵枢·经脉》称手足六阳经分别主治津、液、气、血、筋、骨所产生的病证，也就是说以所属腑的功能或经脉循行特点代表六阳经的主治特点。但是，手三阳经与足三阳经的主治又有所不同，手三阳经所主治的病证绝大部分都是外经病，基本上不治疗大肠、小肠、三焦的病证；而足三阳经的主治范围则十分广泛，既治疗经脉外行线上的病证，又治疗胃、膀胱、胆的病证。不仅如此，古人认为手三阳经所属内腑在足三阳经上各有对应腧穴，称为下合穴，它们分别主治大肠、小肠、三焦的病证。

在循经取穴时，要特别重视选取四肢肘膝关节以下的腧穴。这部分为经脉的根、本，有许多重要的腧穴。它们的作用强大，对头面、躯干甚至全身都有调整作用。相反，经脉在头面躯干的部分为结、为标，虽然有很多腧穴，但大部分都以治疗局部病证为主。《灵枢·终始》说“病在上者下取之，病在下者高取之；病在头者取之足，病在足者取之腘”，就是突出了选取下肢腧穴治疗头面及下肢局部病症的重要性。临床上，对于许多头面、躯干部位的病证，可以单独循经选取四肢部的腧穴，而不必针灸病变局部的腧穴，就会收到很好的效果；相反，如果选取了很多局部腧穴，而不重视循经选取四肢部的腧穴，效果就不会理想。

腧穴繁多，且每个腧穴又有许多主治病证，学习者常常感到无所适从。但只要掌握了经络这个纲领，依据循经取穴的原则，就可以执简御繁，收到事半功倍的效果。杨继洲在《针灸大成·策》中有精彩发挥，他说："三百六十五络，所以言其繁也，非其要也；十二经穴，所以言其法也，而非会也。总而会之，则人身之气有阴阳，而阴阳之运有经络，循其经而按之，则气有连属，而穴无不正，疾无不除。譬之庖丁解牛，会则其凑，通则其虚，无假斤斫之劳，而顷刻无全牛焉。何也？彼固得其要也。故不得其要，虽取穴之多，亦无以济人；苟得其要，则虽会通之简，亦足以成功。"

循经取穴是针灸取穴的首要原则，生动体现了针灸整体治疗的特色，也是针灸治病的精华所在，正如《灵枢·根结》所说："九针之玄，要在终始，故能知终始，一言而毕；不知终始，针道咸绝。""终始"是指经脉的起始与终结，乃根与结的同义词。采用针灸治病时，最忌讳头痛医头、脚痛医脚的局部对症治疗。临床上，这样的错误却屡见不鲜，古今皆然。阎明广在编注的《子午流注针经》自序中提到："是以针刺之理，尤为难解。博而寡要，劳而少功；穷而通之，积有万端之广。近世指病直刺，不务法者多矣。"

**（四）药物归经**

药物归经是指运用经络理论解释、分析、归纳和总结药物的性能与主治。这种理论在宋代才出现，寇宗奭在《本草衍义》中解释泽泻有通利小便作用时，认为张仲景之所以用在八味肾气丸中是因其"引接桂、附等归就肾经"。金元时代，在各家学派蜂起、医学发展非常迅速的情况下，药物归经之说也随之发展成为系统的中药学理论。张洁古于1168年编著了《珍珠囊》一书，堪称药物归经理论的最早专著，旨在"辨药性之气味、阴阳、厚薄、升降、浮沉、补泻、六气、十二经及随证用药之法"。伟大的药物学家李时珍非常赞赏这种观点，认为张氏"大扬医理"，在《本草纲目》之序例中就转载了该书的主要内容，即《脏腑虚实标本用药式》。从学于张洁古的补土学派创始人李东垣，在其所著的《药类法象》一书中，讨论药性之升降浮沉时，提出了各经脉尚有引经药、报使药、向导药等。王好古编撰的《汤液本草》（1306）发挥了这些内容，使药物归经理论又向前发展了一步。明清时期，有大量的药物归经理论专著问世，如严西亭等人的《得配本草》、赵观澜的《医学指归》、姚澜的《本草分经》，都将经络学说与药物治疗结合起来，从而不断补充和发展了药物归经理论。清代徐灵胎在《医学源流》中，用药物归经理论对《伤寒论》的六经辨证用药作了更加详尽的解释："如柴胡治寒热往来，能愈少阳之病；桂枝治畏寒、发热，能愈太阳之病；葛根治肢体大热，能愈阳明之病。盖其止寒热，已畏寒，除大热，此乃柴胡、桂枝、葛根专长之事。用其能治何经之病，后人即指为何经之药。"

**（五）气功与按摩**

气功家所练的"气"就是经络之气。他们通过长期练功，逐渐练到能够用自己的意念有意识地将经气导出，并能按其意念使经气沿着自身的任、督二脉运行，这就是所谓打通了"小周天"。若能使经气按自己的意念运行于十四经脉，则为打通了"大周天"。这种程度的功法，可随意念将经气导至"病所"，起到防病治病的作用，又可达到保健长寿的目的。不但如此，气功家还可以自身所练的经气用来导引病家之经气，使病家之经气按治疗之需要达到"病所"，也可达到治疗疾病的目的。此外，老年人练气功也可收到治病、保健、延年的效果。

循经按摩也是一种十分有效的治疗方法，特别适合慢性病患者，例如，慢性咳嗽、哮喘、高血压、月经不调等患者，可以在医生的指导下自我按摩相关联的经脉和腧穴，每次以局部皮肤颜色变红、有温热感为止，时间、频次不限，只要持之以恒，一定会取得效果。这种自我按摩能够促进经络气血的运行，增强人体的正气，不仅能够治愈疾病，还具有强身健体、预防疾病的作用。

# 第二节 十二经脉

十二经脉系十二脏腑所属的经脉，又称“十二经”或“十二正经”，是经络系统的最主要内容，它们联络内外，沟通上下，遍布周身。

## 一、十二经脉的命名

十二经脉的名称包含手足、阴阳、脏腑三个要素。在《足臂十一脉灸经》与《阴阳十一脉灸经》中，十一脉的名称都只有手足、阴阳两个要素，这种命名真实地反映了两部脉书所载经脉循行的特点。经脉与手足的关系十分密切，除了《阴阳十一脉灸经》中的“肩脉”与“足太阴脉”外，其他经脉都起于四肢特别是手足的一定部位，如手指、手掌、足趾、足踝等部位，走向躯干、头面；并且书中对经脉在四肢部的循行描述十分详细，而其他部位则相对简略，如五条阴经当中，足厥阴经不进入胸腹腔，手足太阴、少阴经脉虽然进入胸腹腔，但也都十分简略。这些内容可能真实反映了古人所观察体验到的循经感觉传导情况。一般地，针灸四肢部的腧穴“得气”都比较明显，患者也能够比较清楚地判断感觉传导的路径，而在胸腹腔内的感觉传导路径却比较模糊，通常只有通过刺激的效应才能够辨别。如针刺足三里治疗胃痛，患者一般是在下肢部感受到循经向上传导，而在胸腹腔内则不明显，但可能感觉到胃痛减轻甚至消失了。此外，在《阴阳十一脉灸经》中还保留了“齿脉”（手阳明经）、“耳脉”（手少阳经）、“肩脉”（手太阳经）等名称，它们生动体现了这些经脉与相关器官及组织在循行与主治作用方面的关系，值得重视。

阴阳是对事物性质的抽象概括，两者既相互对立又相互依存。根据阴阳的盛衰（多少），一阴一阳又可以衍化为三阴三阳，太阴的阴气最盛，其次为少阴，再次为厥阴；阳明的阳气最盛，其次为太阳，再次为少阳。三阴三阳之间也存在对应关系，即太阴—阳明、少阴—太阳、厥阴—少阳。人体上肢手掌心侧为阴，分布有手三阴经（《足臂十一脉灸经》与《阴阳十一脉灸经》中缺手厥阴经），手背侧为阳，分布有手三阳经；下肢内侧为阴，分布有足三阴经，前、外、后侧为阳，分布有足三阳经。无论《足臂十一脉灸经》还是《阴阳十一脉灸经》，对经脉阴阳属性的划分主要是以人体手足（上下肢）的阴阳属性为依据的，也就是说经脉的阴阳是指四肢的阴阳，而不是躯干、头面的阴阳。这是由于在四肢部位阴阳属性与经脉属性的对应关系十分明确，而在躯干、头面部位则不明确，甚至相互矛盾，如腹为阴，阳气最盛的足阳明经却行于腹部；头面为阳，而手少阴心经连目系，足厥阴肝经与督脉会于巅。

《灵枢·经脉》对十二经脉的命名增加了脏腑的要素，如肺手太阴之脉、大肠手阳明之脉等。这种命名也反映了《灵枢·经脉》与两部早期脉学专著的最大区别。在《足臂十一脉灸经》和《阴阳十一脉灸经》中，经脉的循行以四肢部为主，一般不进入胸腹腔，涉及脏腑很少，只有心、肝、胃、肾等，并且这些联系与《黄帝内经》的记载不完全相符，如《足臂十一脉灸经》载臂太阴脉“之心”，《灵枢·经脉》的肺手太阴之脉与心却没有联系。《灵枢·经脉》对经脉在胸腹腔内的描述十分详细，并且明确了十二经脉与十二脏腑的络属及表里对应关系，即阴经属脏络腑，阳经属腑络脏。十二经脉与十二脏腑的属络关系丰富了经络学说的内容，完善了经络沟通人体上下、内外的系统，为审外知内、内病外治提供了依据。

## 二、十二经脉在体表的分布规律

十二经脉在体表的部分是指经脉循行分布于四肢、躯干表面及头面的部分，称为外行线。《灵枢·海论》说十二经脉“外络于肢节”，指的就是经脉的外行部分。“肢”指四肢，“节”一般指骨节，但在这里应该指腧穴，《灵枢·九针十二原》“节之交，三百六十五会……所言节者，神气所游行出入也，非皮肉筋骨也”，确定了“节”的含义。《黄帝内经》认为人体有365个腧穴以对应一年365日，所以又有“三百六十五节”（《素问·调经论》）或“三百六十节”（《灵枢·邪客》）的称谓。古人为什么用“节”指称腧穴呢？《黄帝内经》中出现了许多与腧穴有关的术语，包括腧、输、俞、穴、气穴、气府、骨空、会、溪、谷等，这些概念基本上都有凹陷的意思，会、溪、谷还与水有关。“节”也不例外。在《易经》六十四卦中有一个“节卦”，兑在下，坎在上，兑为泽，坎为水，水聚而成泽。古人将人体气血比拟为自然界中的水流，水往低处流，汇聚而成溪、谷、节。人体气血亦往低处流，汇聚在骨间、筋间、骨孔（骨空）等低凹处，正如《灵枢·小针解》所说：“节之交三百六十五会者，络脉之渗灌诸节者也。”十二经脉“外络于肢节”就是指经脉联络肢体表面，特别是腧穴所在的部位，因此可以称之为“有穴通路”，它们是经脉的主要路线，一般经穴图和模型所标示的主要就是这些内容。

十二经脉遍布周身，它们的外行线分布有一些显著特点。下面以人体正立姿势、两臂自然下垂、拇指向前、两手掌心相对的体位为准，简要介绍十二经脉在体表的分布规律（图2-1）。

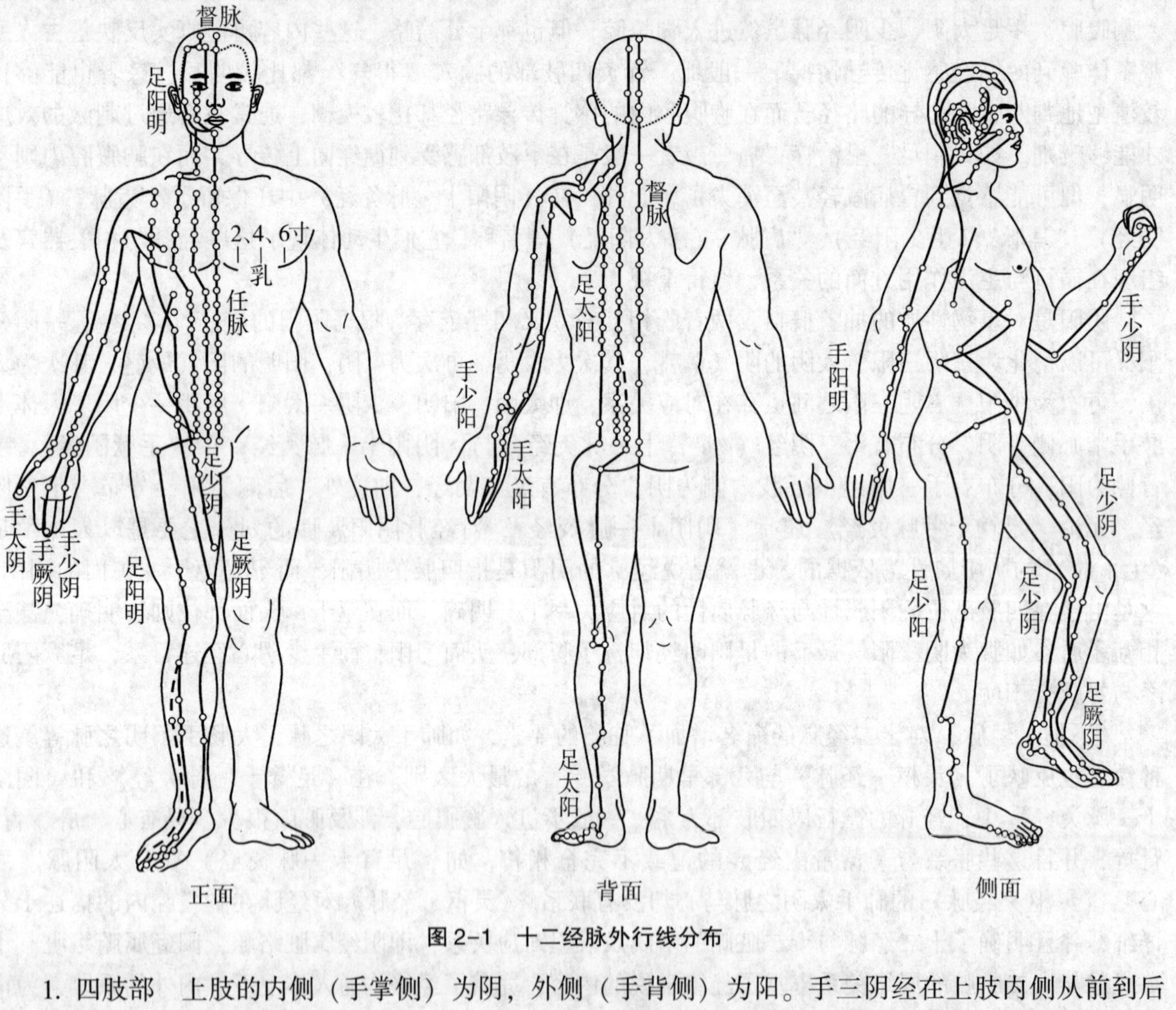


图2-1 十二经脉外行线分布

1. 四肢部 上肢的内侧（手掌侧）为阴，外侧（手背侧）为阳。手三阴经在上肢内侧从前到后的分布为：手太阴→手厥阴→手少阴。手三阳经在上肢外侧从前到后的分布为：手阳明→手少阳→手太阳。

足三阴、三阳经在下肢的分布也基本一致，但足三阴经的排列略有不同。足厥阴、太阴经在内踝上8寸的位置前后交叉，所以在内踝上8寸以下足三阴经从前到后的排列为：足厥阴→足太阴→足少阴；而在内踝上8寸以上的排列则为：足太阴→足厥阴→足少阴。

应当指出，虽然手足三阴与三阳经在四肢内外相对应，但这种对应并不是对称，手足三阴经分布的范围要比手足三阳经小很多。例如，在前臂内侧，手三阴经的部分路径都位于两骨之间，手太阴肺经在“臂内阴两骨之间，上骨下廉，筋（桡侧腕屈肌肌腱）之上”（《阴阳十一脉灸经》），手少阴心经在“臂两骨之间，下骨上廉，筋（掌长肌肌腱）之下”（《阴阳十一脉灸经》），而手厥阴心包经则“行两筋之间”。

2. 头面躯干部　手三阴经分布到胸，足三阴经分布到腹及胸；手足三阳经均到达头面，故有“头为诸阳之会”之说。手三阳经在躯干没有外行线。足三阳经从头到足，它们的分布范围最广，大致情况是足阳明胃经行于身前，足少阳胆经行于身侧，足太阳膀胱经行于身后。

## 三、十二经脉与脏腑的联系

十二经脉进入胸腹腔内的部分称为“内行线”，由于没有腧穴分布，所以又称为“无穴通路”。这部分的主要作用是联属相关的脏腑及组织。

《灵枢·海论》说十二经脉“内属于腑脏”。一般认为“属”为隶属、归属，也就是说经脉隶属于脏腑。如果是这样的话，则意味着脏腑为主，经脉为次；脏腑为根，经脉为枝叶。然而事实并非如此。经络与脏腑之间并没有主次之分，二者之间只是存在相互联络而已。在古汉语中，“属”一般读“zhǔ”，含义为“接连”、“系”。也就是说，十二经脉在胸腹腔内与脏腑相连。这一点在张景岳的《类经图翼》中讲得十分清楚，他在注解《灵枢·经脉》时说：“属者，所布之谓。”

《黄帝内经》确立了十二经脉与十二脏腑的对应关系。脏为阴，腑为阳，阴经属脏络腑，阳经属腑络脏，所以说“阴脉营其脏，阳脉营其腑”。手三阴经分别属肺、心、心包，络大肠、小肠、三焦；足三阴经分别属脾、肾、肝，络胃、膀胱、胆（表2-3）。这里的“属”与“络”在含义上是十分相近的，都有连接、联系的意思，诚如张景岳所言，“凡在本经者皆曰属，以此通彼者皆曰络”。每条经脉均与相表里的脏腑络属，部分经脉还与其他脏器相连，如足少阴肾经还与肺、心、肝等相连。这些联系对解释足少阴肾经的生理、病理及其腧穴的应用很有价值。经脉与脏腑的联系还通过十二经别得到补充，如足三阳经的经别均与心相连。

由于经脉与脏腑之间的联属关系，《黄帝内经》在经脉的命名上加入了脏腑的要素，现在人们一般习惯以经脉所连属的脏腑名之，如简称肺经、大肠经。这种称谓突出了脏腑的地位，却容易使人忽视经脉自身的特点。经络学说与脏腑学说是两个不同的理论，二者既有相同之处，又有各自的特点，可互相补充。比如，肝开窍于目，足厥阴肝经“系目系”，也就是说无论从脏腑角度还是从经络角度，肝与目都有联系。再以肾为例，从脏腑角度讲，肾开窍于耳，肾主骨，齿为骨之余。但是就经脉循行而言，足少阴肾经与耳、牙齿都没有直接联系。与“耳”联系最密切的是手少阳三焦经（《阴阳十一脉灸经》称之为“耳脉”）；与“齿”联系最密切的是手足阳明经，手阳明大肠经“入下齿中”，其络脉“偏（遍）齿”（《阴阳十一脉灸经》称之为“齿脉”），足阳明胃经“入上齿中”。经脉的这种循行分布特点是与经穴的主治作用密切相关的，详见后述相关内容。

表2-3　十二经脉属络脏腑

| 阴经 | 属脏 | 络腑 | 阳经 | 属腑 | 络脏 |
|---|---|---|---|---|---|
| 手太阴 | 肺 | 大肠 | 手阳明 | 大肠 | 肺 |
| 手少阴 | 心 | 小肠 | 手太阳 | 小肠 | 心 |
| 手厥阴 | 心包 | 三焦 | 手少阳 | 三焦 | 心包 |
| 足太阴 | 脾 | 胃 | 足阳明 | 胃 | 脾 |
| 足少阴 | 肾 | 膀胱 | 足太阳 | 膀胱 | 肾 |
| 足厥阴 | 肝 | 胆 | 足少阳 | 胆 | 肝 |

## 四、十二经脉的气血流注

“流”指流动，“注”指灌注。“流注”是用于形容气血在十二经脉中的运行情况，气血在一条经脉内运行为“流”，从一条经脉注入另一条经脉为“注”。在马王堆古脉书中，十一经脉总的循行方向是向心性的，即从四肢末端出发，走向躯干、头面，只有《阴阳十一脉灸经》中的“肩脉”与足太阴脉例外，它们分别从耳后、胃出发，走向四肢。并且十一条经脉都各自独立，彼此间没有衔接与联络。《黄帝内经》则认为十二经脉的走向不同，有的上行，有的下行，并且彼此相互衔接，即所谓“脉行之逆顺”，总的规律为“手之三阴从脏走手，手之三阳从手走头；足之三阳从头走足，足之三阴从足走腹”（《灵枢·逆顺肥瘦》）。其相互衔接规律如下。

（1）相表里的经脉在四肢末端衔接，如手太阴肺经与手阳明大肠经衔接于示指桡侧端。

（2）手足同名阳经在头面部衔接，如手足阳明经衔接于鼻旁。

（3）手足阴经在胸中衔接，如足太阴脾经与手少阴心经衔接于心中。

通过上述不同走向及相互衔接，十二经脉组成了一个闭合的系统（表2-4）。气血就在这个圆环内运行，周流不息。正如《灵枢·脉度》所说：“气之不得无行也，如水之流，如日月之行不休。故阴脉营其脏，阳脉营其腑，如环之无端，莫知其纪，终而复始。”古人还认为这种气血循环运行现象受自然节律的影响，比如在一日十二时辰之内，气血在每条经脉内的运行各对应一个时辰，“与天地同纪”（《灵枢·营卫生会》）。这是子午流注针法的基础。后世还将奇经八脉中的任脉、督脉也纳入到这个环状系统内，形成十四经脉的循环（表2-5）。

表2-4 十二经脉的衔接

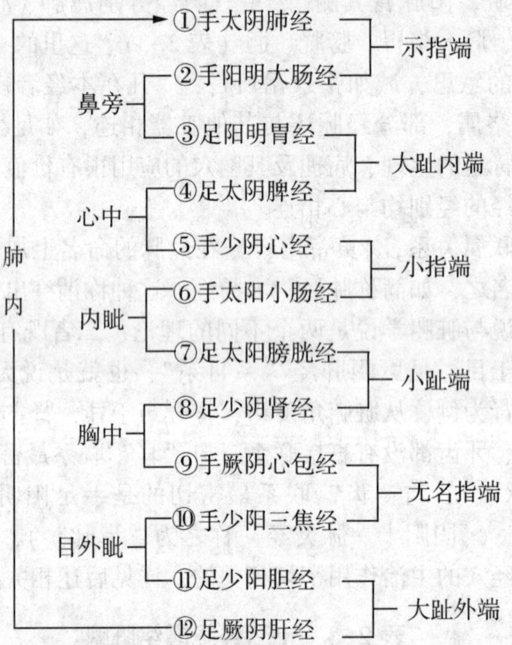


这种气血在十二或十四经脉中循环运行理论的真正意义在于，一方面表明人体的气血是循环流动的，“流水不腐，户枢不蠹”，人体健康也是以气血循环流动为基础的；另一方面表明在不同时间、不同季节，气血在人体经脉中的运行情况可能会有所不同，各个经脉之间也可能会存在一定差异，这种观点与现代医学所说的生物节律十分相似。

表 2-5　十四经脉气血流注

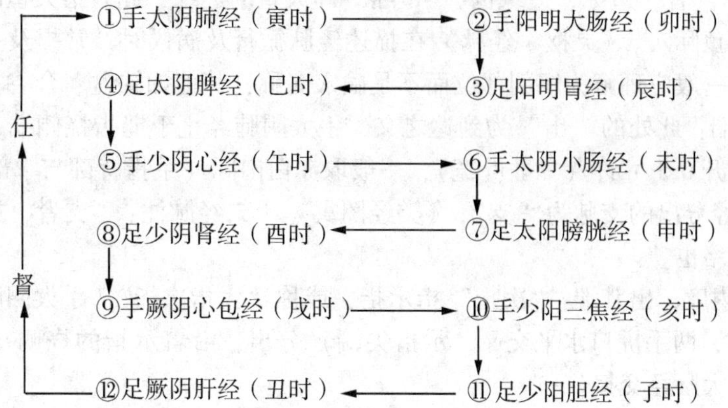


## 五、手太阴肺经

### （一）经脉循行

《灵枢·经脉》：肺手太阴之脉，起于中焦[1]，下络大肠，还[2] 循胃口[3]，上膈属肺[4]。从肺系[5] 横出[6] 腋下，下循臑内[7]，行少阴、心主[8] 之前，下肘中[9]，循臂内上骨下廉[10]，入寸口[11]，上鱼[12]，循鱼际[13]，出大指之端[14]。其支[15] 者，从腕后，直出次指内廉，出其端[16]。

【注释】

[1] 起于中焦：中焦为三焦之一，位于膈与脐之间。脾胃位居中焦，主受纳腐熟水谷，化生气血，《灵枢·决气》说："中焦受气取汁，变化而赤，是谓血。"十二经脉运行气血，而气血化生主要源自中焦，《铜人腧穴针灸图经》补注："中焦者，在胃中脘，主腐熟水谷，水谷精微，上注于肺，肺行荣卫，故十二经脉自此为始。"

[2] 还：复也，巡也。此处指经脉去而复返之义。

[3] 胃口：胃有上、下两口，上口为贲门，下口为幽门，一般认为此处指贲门，《十四经发挥》注："胃口，胃之上下口也。胃上口在脐上五寸上脘穴，下口在脐上一寸下脘穴之分也。"

[4] 属（zhǔ）肺："属"者，系、栓也。"属"与"络"的含义十分相近，都有连接、联络之义，但有主次之分，所"属"者为主，所"络"者为次。脏为阴，腑为阳，阴经与脏的联系为主，阳经则与腑的联系为主，即"阴脉营其脏，阳脉营其腑"（《灵枢·脉度》）。

[5] 肺系："系"者，联系、连接也。"肺系"指与肺相连的组织，主要为气管，兼及上端的喉咙。其他还有心系、目系等。

[6] 出：指经脉从体腔内出来行于体表。

[7] 臑（nào）内："臑"的本意指牲畜的前肢，这里指人的上臂（肩、肘之间）。"内"指内侧，即掌侧、屈侧。"臑内"指上臂的屈侧（掌侧）。在上臂内侧，手太阴肺经行于手厥阴、少阴经脉之前，当肱二头肌的桡侧沟内。

[8] 心主：为心包络之代称，此处指手厥阴心包经。

[9] 下肘中：肘窝是手三阴经脉五输穴之合穴所在，是经络气血会合的部位，如江河之水汇合入海。此处没有肌肉覆盖，血管表浅且粗大，是放血或静脉采血的主要部位。

[10] 臂内上骨下廉："臂"指前臂（肘、腕之间），"上骨"指桡骨，"廉"指侧边、边缘，"下廉"指尺侧缘。《阴阳十一脉灸经》谓"上骨下廉，筋之上"，明确指出手太阴肺经循行于桡骨尺侧缘与桡侧腕屈肌之间。手太阴肺经的郄穴孔最就位于腕横纹上 7 寸，桡骨尺侧缘。

[11] 寸口：腕后桡动脉搏动处，诊脉之所。手太阴肺经的太渊穴就位于桡动脉搏动处，针刺时要注意深度，不能刺破血管，可以在桡动脉的桡侧与桡骨茎突之间的凹陷处进针。

[12] 鱼：又称"手鱼"，指手掌两侧的肌群，因其形状似鱼而得名。拇指侧的为"大鱼"，小指

侧的为“小鱼”。此处指大鱼，由拇短展肌和拇短屈肌组成。

[13] 鱼际：“际”者，边际、边缘也。“鱼际”即大鱼的边缘，此处指大鱼的桡侧缘，当手掌与手背皮肤接合处，有鱼际穴。《灵枢·经脉》在描述经脉循行及病候时，常提及一些既是解剖部位又是腧穴名称的术语，一般应理解为解剖部位而不是腧穴名称，其他如缺盆、合谷、然谷等。

[14] 出大指之端：此处的“出”为到达之义，手太阴肺经止于拇指桡侧端，它的最后一个腧穴少商位于指甲根角旁开0.1寸许（如韭叶宽），一般取赤白肉际（手指背部与掌部皮肤交界处）。

[15] 支：从正经分出的支脉为“支”，《类经图翼》十二经脉注：“支者，如木之有枝，此以正经之外而复有旁通之络也。”

[16] 直出次指内廉，出其端：“次指”指示指，或称“大指次指”。手太阴肺经的分支从腕后列缺穴（桡骨茎突上方，两手虎口水平交叉，示指尖端）分出，沿着示指的桡侧（赤白肉际）到达示指桡侧端，与手阳明大肠经交接。

【循行路线】 起于中焦，下络大肠，返回向上行经胃上口（贲门），穿膈肌，属肺脏，从肺系（气管及其上端的喉咙）横向循行至腋下出胸腔（中府、云门），向下沿着上肢内侧前缘，行于肱二头肌桡侧沟中（天府、侠白），过肘窝（尺泽），向下行于前臂内侧桡骨尺侧缘（孔最），过寸口（经渠、太渊），向下沿着大鱼际的桡侧缘（鱼际），止于拇指的桡侧端（少商）。手腕部的支脉，从手腕后（列缺）分出，止于示指桡侧端，交手阳明大肠经。（图2-2）

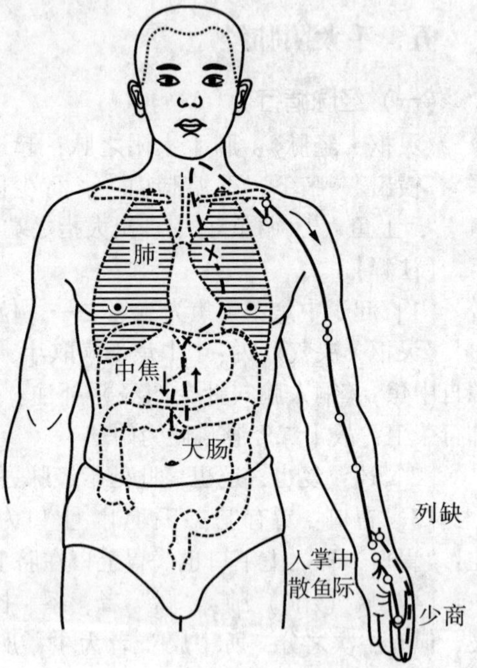

**图2-2 手太阴经脉、络脉循行**

【循行总结】

(1) 从胸走手。

(2) 属肺，络大肠，循胃上口（贲门），连肺系（气管及喉咙）。

(3) 行于肩前、上肢内侧前缘（肱二头肌桡侧沟、桡骨尺侧缘）、大鱼际的桡侧缘。

(4) 在示指桡侧端与手阳明大肠经交接。

**（二）经脉病候**

《灵枢·经脉》：是动则病[1]，肺胀满，膨膨而喘咳[2]，缺盆中痛[3]，甚则交两手而瞀[4]，此为臂厥[5]。是主肺所生病者[6]，咳，上气，喘喝[7]，烦心[8]，胸满，臑臂内前廉痛厥[9]，掌中热[10]。气盛有余，则肩背痛，风寒汗出中风，小便数而欠[11]；气虚则肩背痛、寒，少气不足以息[12]，溺色变[13]。

【注释】

[1] 是动则病：“是”为这，指示代词，此处指手太阴肺经；“动”为变动、变化，这里指发生异常的变化。“是动则病”就是指如果手太阴肺经发生异常变化可能导致的病证。

[2] 膨（péng）膨而喘咳：“膨”，“胀貌”（《广韵·平·庚》），形容胸部胀满不适，有胀甚之义。肺主气，司呼吸。若经气变动，则肺气不得宣通，故生胀满之症。又《阴阳十一脉灸经》丙本写作“彭彭”，“彭，鼓声也”（《说文解字》）。结合喘、咳的症状，可以理解为咳喘剧烈，声响如鼓。

[3] 缺盆中痛：“缺盆”指由锁骨上缘与胸锁乳突肌、斜方肌等形成的凹陷处，形似缺损的盆而得名。“缺盆中痛”一般不是独立的疾病，而是咳喘剧烈时的伴随症状。“缺盆”又指腧穴，属于足阳明胃经，位于锁骨上窝中央。

[4] 甚则交两手而瞀（mào）：“瞀”指心胸闷乱，视物不清。如果患者咳喘剧烈，就会两手交

叉胸前，心绪烦乱，视物不清。

[5] 此为臂厥："此"为指示代词，指上述症状。在《黄帝内经》等古代文献中，"厥"的含义有二，一指症状，为寒冷、手足不温、四肢厥冷；二指病机，为气血运行逆乱。"厥"在此处指病机，即上述症状都是由于手太阴肺经在臂部的气血逆乱导致的。经脉的根、本在四肢，将疾病发生的病机归结为经脉在四肢的部分气机逆乱，就是强调经脉的根、本对疾病发生及治疗的重要性。其他经脉也是如此，如足阳明胃经的"骭厥"、足太阳膀胱经的"踝厥"等。

[6] 是主肺所生病者："是"指手太阴肺经及其所属腧穴，"主"为"主治"。手足六阴经均主治经脉所连属内脏的疾病，故皆称为"是主×脏所生病"（手厥阴经为"是主脉所生病"）。

[7] 喘喝："喝"指大声鸣叫。或称"喝喝而喘"，指气喘息粗，喉中痰鸣有声，见于哮喘发作。

[8] 烦心：心、肺同居上焦，若肺失宣降，气机逆乱，则扰动心神，导致心烦。

[9] 臑臂内前廉痛厥：指上肢内侧前缘疼痛、厥冷。此为手太阴肺经的外经病，可能是独立的病症，也可能是肺脏发生病变时在经脉外行线上的反应。

[10] 掌中热：四肢为阳气之末，人体阴阳虚实的变化在四肢特别是手足的表现最明显，如果阳气虚则手足不温，阳气实则掌心热，阴虚则手足心热。

[11] 小便数而欠："欠"指欠缺、量少。肺为水之上源，若邪气犯肺，肺气壅实，影响水液的输布，则见小便频数而量少，属实证，甚者可见癃闭。

[12] 少气不足以息：呼多吸少，呼吸表浅。病因肺气虚，或肺肾气虚，肾不纳气。

[13] 溺色变："溺"即小便的简称，与"尿"、"溲"同义。肺气虚可能会出现小便颜色的改变，当为小便清长。

【临床应用】

(1) 肺病：咳嗽、哮喘、气短、咯血、胸闷、胸痛等，相当于肺炎、急慢性支气管炎、过敏性哮喘、支气管扩张症、肺结核等疾病。常用腧穴为中府、孔最、太渊、鱼际。

(2) 外感病：外感风寒、风热等表证。常用腧穴为孔最、列缺、鱼际、少商。

(3) 咽喉病：咽喉肿痛、声音嘶哑，相当于急慢性咽炎、喉炎、扁桃体炎等疾病。常用腧穴为孔最、列缺、鱼际、少商。

(4) 外经病：缺盆中痛、肩前疼痛，上肢内侧前缘疼痛、厥冷，上肢不遂，手腕肿痛，掌中热等，相当于肩周炎、中风后遗症、上肢或手腕扭伤等。常用腧穴为中府、尺泽、孔最、列缺、鱼际。

(5) 小便异常：小便频数而量少、癃闭，或遗尿、尿失禁等。常用腧穴为列缺。

(6) 鼻病：鼻塞、鼻衄（鼻出血）、鼻渊等。常用腧穴为尺泽、孔最、少商。

(7) 急性吐泻：中医称之为"霍乱"，"（气）乱于肠胃则为霍乱"（《灵枢·五乱》），相当于急性胃肠炎。常用腧穴为尺泽，用三棱针点刺放血。

## 附　汉墓帛书《脉书》选录

### (一) 经脉循行

《足臂十一脉灸经》：臂太阴脉，循筋上廉[1]，以走[2]臑内，出腋内廉，之心[3]。

《阴阳十一脉灸经》：臂钜[4]阴之脉，起[5]于手掌中，出臂内阴两骨之间，上骨下廉，筋之上，出臂内阴，入心中。

【注释】

[1] 循筋上廉："廉"原作"兼"，通假；结合《阴阳十一脉灸经》及《灵枢·经脉》记载，此处"筋"应当指桡侧腕屈肌。在前臂内侧，手太阴肺经的一部分循行于桡骨尺侧缘与桡侧腕屈肌之间，孔最穴就位于此处。

[2] 走：原作"奏"，"奏"与"走"上古音均精母，侯部韵，同音通假。如《国语·晋语九》："吾何走乎？"宋代宋庠《国语补音》注："走，通奏。"



[3] 之心：到达心脏之义。根据两部脉书的记载，手太阴经脉都与心相连，与《灵枢·经脉》

中记载的手太阴肺经的循行不同。

[4] 钜：与“巨”均上古音群母，鱼部韵，同音通假，都与“大”字同义。《礼记·三年问》：“创钜者其日久。”《经典释文》卷十四注：“钜，大也。”

[5] 起：在《阴阳十一脉灸经》的甲、乙、丙三个版本中，“起”均作“在”，二者在上古均为之部韵，“起”为溪母，“在”为从母，故“起”假借为“在”。

### （二）经脉病候

《足臂十一脉灸经》：其病，心痛，心烦而噫[1]。诸病此物[2]者，皆灸[3]臂太阴脉。

《阴阳十一脉灸经》：是动则病，心滂滂[4]如[5]痛，缺盆痛，甚则交两手而战[6]，此为臂厥，是臂钜阴之脉主治。其所产病[7]，胸痛，肩痛，心痛，四末[8]痛，瘕，为五病。

【注释】

[1] 噫：原作“意”，通假，即嗳气，俗称“饱嗝”。“噫，饱食息也”（《说文解字·口部》）。嗳气是由于胃内的浊气不降反而上升所致，但《灵枢·九针十二原》谓“心主噫”，《素问·至真要大论》云“善噫”，王冰亦注称“心气为噫”。

[2] 物：义为类。《左传·昭公九年》：“事有其物。”杜预注：“物，类也。”“诸病此物”指上述的各类病证。

[3] 灸：原作“久”，二者同音通假。

[4] 滂滂：为大水涌流貌。《一切经音义》卷十二引《三苍》：“滂，注也，水多流貌也。”心藏神，以静为贵，当如止水，若心神悸动不宁，则如水之涌动。

[5] 如：古文用法，义同“而”。《左传·隐公七年》：“及郑伯盟歃如忘服。”杜预注：“如，而也。”

[6] 战：义为恐惧，“战，栗、惧也”（《尔雅·释诂》）。上古“战”又与“颤”音义相同，用于形容因痛苦、恐惧或寒冷而引起的全身发抖，如战栗、寒战。

[7] 是臂钜阴之脉主治。其所产病：一般注释文本将这两句分开，并且将第一句话归入“是动则病”的部分，但是，结合《灵枢·经脉》的经脉病候，若将两者结合起来，即“是臂钜阴脉主治其所产病”，则与“是主肺所生病者”的句式及含义一致。以下各条经脉与此相同。“产”，《说文解字·生部》曰“产，生也”。在马王堆帛书中义为生产、生育、生死、生熟的“生”字，一般均以“产”字代替。

[8] 四末：指四肢而言，而不是四肢的末端。《左传·昭公元年》：“风淫末疾。”杜预注：“末，四肢也。”

## 六、手阳明大肠经

### （一）经脉循行

《灵枢·经脉》：大肠手阳明之脉，起于大指次指之端[1]，循指上廉，出合谷两骨之间[2]，上入两筋之中[3]，循臂上廉[4]，入肘外廉，上臑外前廉，上肩，出髃骨之前廉[5]，上出于柱骨之会上[6]，下入缺盆，络肺，下膈，属大肠。其支者，从缺盆上颈，贯颊，入下齿中；还出挟口[7]，交人中[8]——左之右、右之左[9]，上挟鼻孔。

【注释】

[1] 大指次指之端：“大指次指”，或称次指，指示指。手阳明大肠经起始于示指的桡侧端。

[2] 出合谷两骨之间：“合”指汇合，“谷”指山谷。拇、示指分开时，第1、2掌骨如山，两骨之间的凹陷处若谷。水往低处流，经络中运行的气血亦汇聚到低凹处。合谷腧穴于第1、2掌骨之间，约平第2掌骨中点。

[3] 上入两筋之中：“两筋”指拇长伸肌肌腱与拇短伸肌肌腱，当拇指背伸时，拇长、拇短伸肌肌腱之间呈凹陷状。

［4］循臂上廉："臂"指前臂，"上廉"指前臂的桡侧缘。在前臂，手三阴与三阳经脉的循行分布在内外侧并不是完全对称的。手三阴经均位于两骨（桡骨、尺骨）之间，而手三阳经的分布范围则大很多。

［5］出髃骨之前廉："髃"又写作"腢"、"顒"，"髃骨"指肩胛骨的肩峰部。上臂外展或向前平伸时，肩部出现两个凹陷，中间即为肩胛骨的肩峰部。手阳明大肠经的肩髃穴位于肩峰前凹陷处，手少阳三焦经的肩髎穴位于肩峰后凹陷处。

［6］柱骨之会上："柱骨"指颈椎，又称"天柱骨"。头对应天，颈椎支撑头部，如擎天之柱；"会"的本意指水汇聚，手足六阳经脉均交会于第7颈椎棘突下的凹陷处（大椎穴），如溪流汇入大海。

［7］挟口："挟"与"夹"上古音均叶部韵，常常将"夹"作"挟"。《释名·释姿容》："挟，夹也，在旁也。""口"指口角。

［8］人中：即人中沟，指人上唇正中凹陷的部分。鼻通天气，口食地气，人居天地之间，故名。

［9］左之右、右之左：手阳明大肠经在人中沟之中的水沟穴左右相互交叉，走向对侧的鼻翼旁。

【循行路线】 起于示指桡侧端（商阳），沿着示指桡侧缘（二间、三间），行于手背第1、2掌骨之间（合谷），进入手腕桡侧两筋（拇长、短伸肌肌腱）之间（阳溪），沿着前臂桡侧缘（偏历、温溜、下廉、上廉、手三里），进入肘外侧（曲池、肘髎），沿上臂外侧前缘（手五里、臂臑），过肩峰前（肩髃），上肩上（巨骨），交项后（会大椎），向前入缺盆（锁骨上窝），络肺，穿过膈肌，属大肠。颈部的分支，从缺盆上行颈旁（天鼎、扶突），穿过下颌骨，入下齿，出来挟口角（会地仓），交会人中部（会水沟），左边的经脉向右，右边的经脉向左（口禾髎），上抵鼻翼旁之鼻唇沟中（迎香），交足阳明胃经。（图2-3）

【循行总结】

（1）以外行线为主，行于上肢外侧上缘，交项后大椎穴。

（2）在面部循行复杂，集中在口、鼻部位；在人中沟左右交叉。

（3）与牙齿的联系密切，其经脉"入下齿中"，络脉"偏（遍）齿"，《阴阳十一脉灸经》称之为"齿脉"。

（4）属大肠，络肺。

（5）与足阳明胃经交接于鼻翼旁。

**（二）经脉病候**

《灵枢·经脉》：是动则病，齿痛[1]，颈肿[2]。是主津所生病者[3]，目黄，口干，鼽[4]，衄[5]，喉痹[6]，肩前臑痛，大指次指痛不用。气有余则当脉所过者热肿[7]，虚则寒栗不复[8]。

【注释】

［1］齿痛：在十二经脉中，手阳明大肠经与牙齿的联系最密切，而《足臂十一脉灸经》、《阴阳十一脉灸经》及《灵枢·经脉》这三部经脉学专著均将齿痛列为第一病症，这充分说明了经脉循行与经穴主治病证之间的密切关系。

［2］颈肿：手阳明大肠经行于颈前，喉结旁开约3寸处，主治病症包括甲状腺肿大、颈淋巴结肿大等。

［3］是主津所生病者：体液之稀薄者为"津"，大肠为"传导之官"，接受经过小肠泌别清浊后所剩下的食物残渣，再吸收其中多余的水液，形成粪便。手阳明大肠经脉的病候中没有大肠疾病，故不能用"是主大肠所生病"概括其经穴主治特点。因其主治"目黄，口干"等热盛伤津的病证，故谓之"主津所生病"。

［4］鼽（qiú）：指鼻塞不通气，"鼽，病鼻塞，鼻窒也"（《说文解字》）。

［5］衄（nǜ）：指出血，一般特指鼻出血，"衄，鼻出血也"（《说文解字》）。

［6］喉痹：咽喉肿痛，痹阻不通。《医学纲目》卷四十一云："凡经云喉痹者，谓喉中呼吸不通，

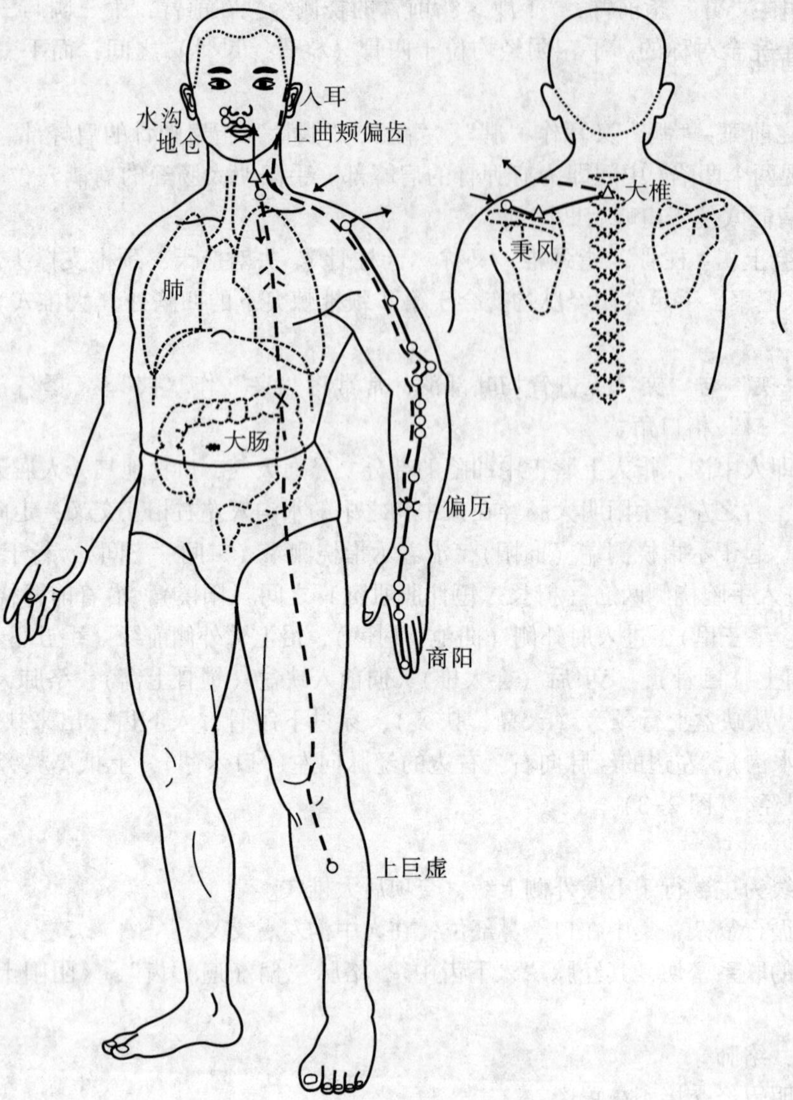


图 2-3 手阳明经脉、络脉循行

言语不出，而天气闭塞也……盖病喉痹者，必兼咽嗌痛。”

[7] 热肿：邪正相争，经脉气血阻滞化热而肿。

[8] 寒栗不复：“寒栗”即发寒战；“不复”，难于很快恢复之义。

【临床应用】

(1) 齿病：齿痛、龋齿、齿寒（牙齿过敏）、牙龈红肿等。常用腧穴为商阳、三间、合谷、偏历、温溜。

(2) 面、口病：面瘫、面痛、面肌痉挛、口腔溃疡、口唇疱疹等。常用腧穴为商阳、合谷、温溜、迎香。

(3) 鼻、咽喉病：鼻渊、鼻衄、鼻室、咽喉肿痛、声音嘶哑或暴喑等。常用腧穴为商阳、合谷、温溜、迎香。

(4) 上肢、肩、颈、头项部病：上肢痿痹、网球肘、肩周炎、颈肿、落枕等。常用腧穴为合谷、温溜、手三里、曲池、肩髃。

(5) 外感病：外感风寒、风热等表证。常用腧穴为商阳、合谷、曲池、迎香。

## 附　汉墓帛书《脉书》选录

### （一）经脉循行

《足臂十一脉灸经》：臂阳明脉，出中指间[1]，循骨上廉，出臑外廉[2]，上走枕，之口。

《阴阳十一脉灸经》：齿脉，起于次指与大指，上出臂上廉，入肘中，乘[3] 臑，穿颊，入齿中，挟鼻。

【注释】

[1] 出中指间：与《灵枢·经脉》所说起于示指不同。

[2] 外廉：二字原缺，据《灵枢·经脉》手阳明大肠经“上臑外前廉”文补。

[3] 乘：义为登、升，与“登”字义同，可互通。上行而过之义。

### （二）经脉病候

《足臂十一脉灸经》：其病，病齿痛。××，××。诸病此物者，皆灸臂阳明脉。

《阴阳十一脉灸经》：是动则病，齿痛，䪼[1] 肿，是齿脉主治。其所产病，齿痛，䪼肿，目黄，口干，臑痛，为五病。

【注释】

[1] 䪼（zhuō）：指眼眶下颧骨部。《黄帝内经太素》卷八杨上善注：“䪼谓面颧秀高骨也。”《阴阳十一脉灸经》甲、乙、丙本均作“朏”，两者形近而讹。

## 七、足阳明胃经

### （一）经脉循行

《灵枢·经脉》：胃足阳明之脉，起于鼻[1]，交頞中[2]，旁约太阳之脉[3]，下循鼻外，入上齿中，还出挟口，环唇，下交承浆[4]，却循颐[5] 后下廉，出大迎[6]，循颊车[7]，上耳前，过客主人[8]，循发际，至额颅[9]。其支者，从大迎前，下人迎[10]，循喉咙，入缺盆，下膈，属胃，络脾。其直者，从缺盆下乳内廉[11]，下挟脐，入气街[12] 中。其支者，起于胃下口[13]，下循腹里，下至气街中而合。以下髀关[14]，抵伏兔[15]，下膝髌中，下循胫外廉，下足跗[16]，入中趾内间[17]。其支者，下膝三寸而别，下入中趾外间[18]。其支者，别跗上，入大趾间，出其端[19]。

【注释】

[1] 起于鼻：足阳明胃经起于鼻翼旁之鼻唇沟中。

[2] 頞（è）中：“頞”指鼻梁。《说文解字》：“頞，鼻茎也。”段玉裁注：“鼻谓之准，鼻直茎谓之頞。”“頞中”指鼻梁的凹陷处，即鼻根部，又称鼻山根。《铜人腧穴针灸图经》注：“两目之间，鼻坳处谓之頞中。”

[3] 旁约太阳之脉：“约”或作“纳”，足太阳膀胱经起于目内眦，足阳明胃经与之相交会。

[4] 下交承浆：“承浆”指颏唇沟，又为腧穴名，位于颏唇沟中央最凹陷处，左右两侧的足阳明胃经在此处相交会，然后又返回各自的方向，与手阳明大肠经在人中沟左右交叉不同。

[5] 颐（yí）：指下颌骨。《释名》：“颐，或曰辅车，或曰牙车，或曰颊车。”

[6] 大迎：在下颌角与下颏之间，咬肌前下方，有面动脉，古称大迎脉。《灵枢·寒热病》说：“臂阳明有入頄遍齿者，名曰大迎。”此处的腧穴也叫“大迎”。

[7] 颊车：含义有二，广义指整个下颌骨，狭义指下颌角部，此处指后者。颊车穴位于下颌角前上方1横指（中指），咬肌与下颌角结合部前上方的凹陷处。

[8] 客主人：即上关穴，属足少阳胆经，当耳前下关穴直上，颧弓上缘。

[9] 额颅：《十四经发挥》注曰“发际前为额颅”。即前额骨部，在发下眉上处。

[10] 人迎：人迎脉指位于喉结两旁的颈总动脉。此处有人迎穴，位于喉结旁开1.5寸，颈总动脉搏动处。

［11］下乳内廉：《阴阳十一脉灸经》本谓“下穿乳”，足阳明胃经穿过乳头正中，在胸部的腧穴均位于乳中线上。

［12］气街：“街”指通衢大道。“气街”指经气通行的大的路径，人体共有四气街，即头、胸、腹、胫。此处指腹股沟处，为足阳明、少阳及足三阴经共同通行的路径。

［13］胃下口：指胃的下口，即幽门。

［14］髀（bì）关：“髀”指股部、大腿。髀关穴在髂前上棘与髌底外侧端连线上，缝匠肌外侧，约平会阴，屈股时呈凹陷处。

［15］伏兔：当下肢伸直时，股四头肌隆起如俯伏之兔状，故名。伏兔穴位于髂前上棘与髌骨基底外端连线上 6 寸，当股四头肌隆起处。

［16］足跗：即足背。

［17］中趾内间：“趾”原作“指”。指中趾与第 2 趾之间，足阳明胃经止于第 2 趾的外侧端。

［18］中趾外间：指中趾外侧端。《素问·缪刺论》记载“刺足中趾爪甲上一痏”，治齿唇寒痛及尸厥，但在后世医书中中趾上没有具体的腧穴。

［19］入大趾间，出其端：指大趾的内侧端，交于足太阴脾经。

【循行路线】 起于鼻翼旁（会迎香），交会鼻根中，旁边会足太阳膀胱经（会睛明），向下循鼻外侧（承泣、四白），进入上颌（巨髎），出来绕口角（地仓），环口唇，向下交会于颏唇沟（会承浆），返回沿下颌骨下缘，经过大迎脉（大迎）和下颌角（颊车），向上行于耳前（下关），经过颧弓上缘（会上关），沿鬓角发际至额角（头维）。面颊的分支，从大迎脉之前向下，经过颈总动脉（人迎），沿喉咙两旁（水突、气舍），进入缺盆，穿过膈肌，属胃，络脾。外行线的主干，从缺盆向下（气户、库房、屋翳、膺窗），经过乳房正中（乳中、乳根），向下挟脐旁（不容、承满、梁门、关门、太乙、滑肉门、天枢、外陵、大巨、水道、归来），进入腹股沟（气冲）。内行线的支脉，起于胃下口，向下行于腹里，至腹股沟部与外行主干会合，向下行于大腿的前面（髀关、伏兔、阴市、梁丘），穿过膝髌（犊鼻），向下沿胫骨外侧（足三里、上巨虚、条口、下巨虚、丰隆），下抵足背（解溪、冲阳），进入中趾内侧趾缝（陷谷、内庭），止于第 2 趾外侧端（厉兑）。小腿部的支脉，从膝下 3 寸分出（足三里），向下进入中趾外侧趾缝。脚上的支脉，从足背上分出（冲阳），进入大趾外侧趾缝，止于大趾内侧端，交足太阴脾经。（图 2-4）

【循行总结】

（1）从头至足。

（2）外行线长，行于人体前面。

（3）经脉在面部的循行复杂，略呈“N”形，与鼻、面、口角、唇、上齿等相连。

（4）与消化系统联系密切，属胃，络脾，经过腹里（大肠、小肠）。

（5）与足太阴脾经交于足大趾内侧端。

## （二）经脉病候

《灵枢·经脉》：是动则病，洒洒振寒[1]，善伸，数欠[2]，颜黑[3]，病至则恶人与火，闻木声则惕然而惊[4]，心欲动[5]，独闭户塞牖而处[6]；甚则欲上高而歌，弃衣而走[7]；贲响[8]，腹胀，是为骭厥[9]。是主血所生病者[10]，狂，疟[11]，温淫，汗出[12]，鼽，衄，口㖞，唇胗[13]，颈肿，喉痹，大腹[14]，水肿，膝髌肿痛；循膺、乳、气街、股、伏兔、骭外廉、足跗上皆痛，中指不用[15]。气盛，则身以前皆热[16]，其有余于胃，则消谷善饥，溺色黄；气不足，则身以前皆寒栗[17]，胃中寒则胀满。

【注释】

［1］洒（xiǎn）洒振寒：“洒洒，恶寒貌，音洗，谓如水撒洗寒也”（《黄帝内经太素》）。邪气侵袭足阳明胃经，正邪交争，表现为恶寒。但由于阳明经多气多血，邪气容易入里化热，始虽恶寒，很快就会出现发热。《伤寒论》第 183 条云：“病有得之一日，不发热而恶寒者，何也？答曰：虽得

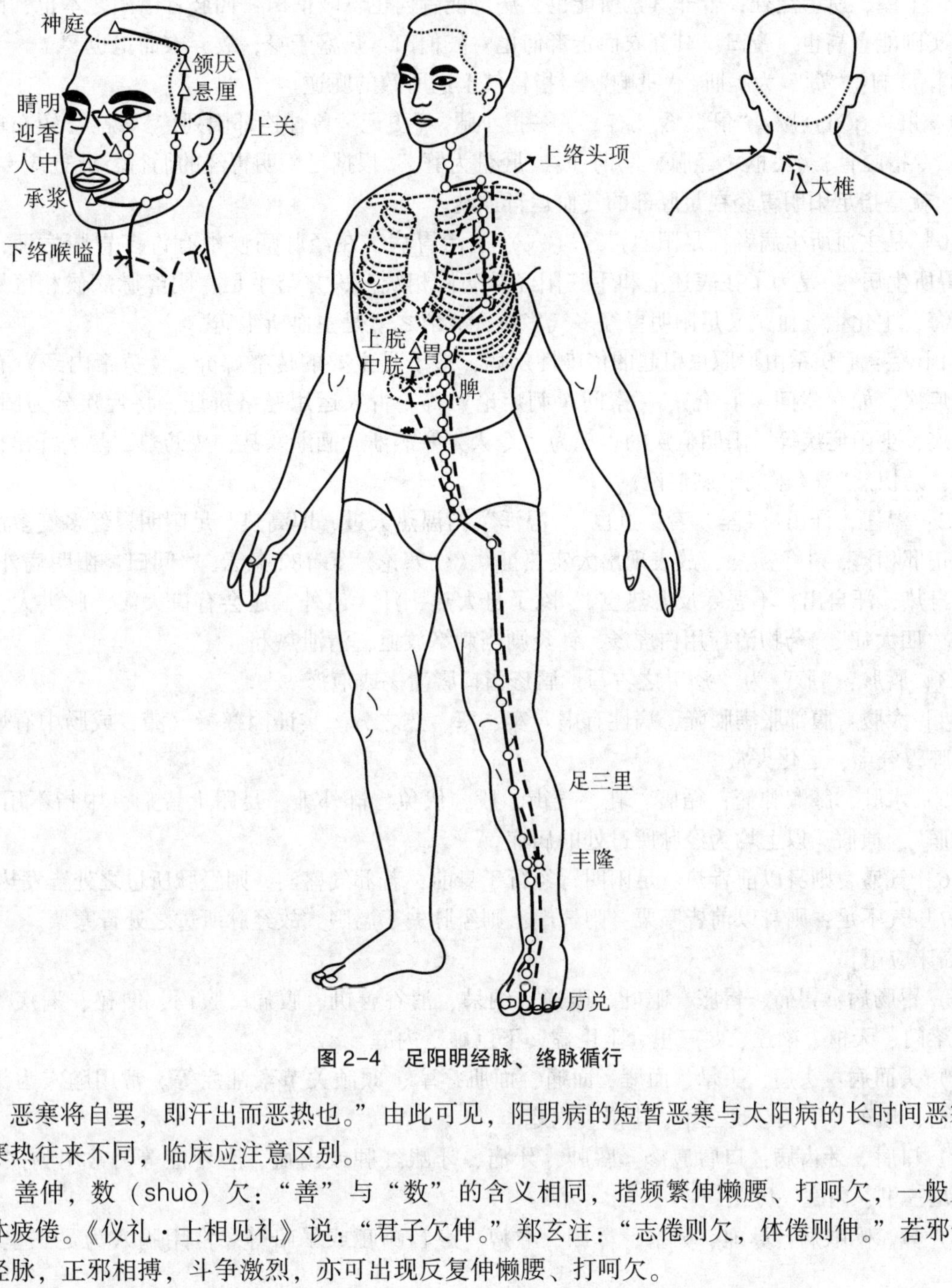


图 2-4　足阳明经脉、络脉循行

之一日，恶寒将自罢，即汗出而恶热也。”由此可见，阳明病的短暂恶寒与太阳病的长时间恶寒及少阳病的寒热往来不同，临床应注意区别。

［2］善伸，数（shuò）欠：“善”与“数”的含义相同，指频繁伸懒腰、打呵欠，一般见于精神或身体疲倦。《仪礼·士相见礼》说：“君子欠伸。”郑玄注：“志倦则欠，体倦则伸。”若邪气侵袭足阳明经脉，正邪相搏，斗争激烈，亦可出现反复伸懒腰、打呵欠。

［3］颜黑：“颜”，本意指额中央与鼻根部，“颜，眉目之间也”（《说文解字》），将其引申为整个面部。颜黑指面色黑，病因为胃火炽盛，熏蒸于面，属实证，面色黑而有光泽，与足少阴肾经的“面如漆柴”（面色黑而没有光泽）相对。

［4］病至则恶人与火，闻木声则惕然而惊：“木声”本意为敲击木器的声音，此处当泛指一切声音。疾病发作时，患者就会怕人、火和声音，是狂躁、抑郁症等神志病的典型表现。

［5］心欲动：足阳明胃经之经别“上通于心”，若胃火扰心，则心中悸动不宁。

［6］独闭户塞牖而处：“户”为门，“牖”为窗。患者关闭门窗，独处室内，是怕人、火和声音的具体表现。

［7］甚则欲上高而歌，弃衣而走：重阳则狂，阳气盛实则表现为上高而歌、弃衣而走（奔跑）等亢进的行为举止。《素问·阳明脉解》云：“帝曰：善。病甚则弃衣而走，登高而歌，或至不食数

日，逾垣上屋，所上之处，皆非其素所能也，病反能者何也？岐伯曰：四肢者诸阳之本也，阳盛则四肢实，实则能登高也。帝曰：其弃衣而走者何也？岐伯曰：热盛于身，故弃衣而走也。”

［8］贲响：“贲”为膈肌。“贲响”当指胃气上逆所致的呃逆。

［9］骭（gàn）厥：“骭”含义有二，一指小腿。《史记·鲁仲连邹阳列传》说：“短布单衣适至骭。”二专指胫骨，《灵枢·经脉》马莳注：“胫骨为骭。”根据足阳明胃经的循行，此处应专指胫骨。“骭厥”就是指足阳明胃经在足胫部的气血运行逆乱。

［10］是主血所生病者：足阳明胃经（穴）主治胃病，在经脉病候中有许多胃腑病证，但不云“是主胃所生病”，是为了在表述上和手三阳经脉病候相统一，并与手足六阴经脉病候相区别。胃为水谷之海，主化生气血，又足阳明胃经多气多血，故谓之“是主血所生病”。

［11］疟：疟疾系由疟原虫引起的传染性疾病，蚊子是主要的传播媒介。《黄帝内经》有许多篇章专论疟疾，如《素问·疟论》、《素问·刺疟论》等。古人运用经络辨证，将疟疾分为阳明疟疾、太阳疟疾、少阳疟疾等，阳明疟疾的表现为“令人先寒洒淅，洒淅寒甚，久乃热，热去汗出，喜见日光火气，乃快然”（《素问·刺疟论》）。

［12］温淫，汗出：“淫”者，过也。“温淫”指温热太过，即高热。足阳明胃经多气多血，邪气侵袭，正邪相搏，斗争激烈，故表现出大实热证。《伤寒论》第182条云：“问曰：阳明病外证云何？答曰：身热，汗自出，不恶寒反恶热也。”除了身大热、汗大出外，还会有口大渴、脉洪大，即阳明经病的“四大症”，药物治疗用白虎汤，针灸则当刺络放血，清泄热邪。

［13］唇胗：“胗”为“疹”之古写。唇疹指口唇溃疡或疱疹。

［14］大腹：腹部胀满膨隆，病性有虚、实、寒、热之分。实证因寒凝气滞，或肠中有燥屎；虚证则因脾胃气虚，运化失常。

［15］水肿，膝髌肿痛；循膺、乳、气街、股、伏兔、骭外廉、足跗上皆痛，中指不用：“髌”原作“膑”，通假。以上均为经脉所过处的病症。

［16］气盛，则身以前皆热：足阳明胃经行于身前，若邪气盛实，则经脉所过之处皆发热。

［17］气不足，则身以前皆寒栗：阳气虚，则经脉失于温煦，故经脉所过之处皆寒栗。

【临床应用】

（1）胃肠病：胃痛、胃胀、呕吐、呃逆、纳呆、消谷善饥、腹痛、腹泻、便秘、痢疾等。常用腧穴为梁门、天枢、梁丘、足三里、上巨虚、下巨虚、内庭。

（2）头面病：头痛、头晕、面瘫、面痛、面肌痉挛、颞颌关节紊乱症等。常用腧穴为头维、四白、地仓、颊车、下关、足三里、丰隆、内庭。

（3）口唇、牙齿病：口唇疱疹、唇肿、牙痛、牙龈红肿或出血、磨牙症等。常用腧穴为颊车、下关、足三里、内庭、厉兑。

（4）鼻、咽喉病：鼻衄、鼻塞、鼻渊、喉痹、声音嘶哑或暴喑等。常用腧穴为足三里、内庭、厉兑。

（5）乳腺病：乳痈、乳痞、乳汁不足等。常用腧穴为乳根、梁丘、足三里、内庭。

（6）神志病：狂、癫、失眠等。常用腧穴为足三里、丰隆、内庭、厉兑，以及足阳明胃经位于上腹部的腧穴。

（7）下肢病：下肢痿痹、膝髌肿痛或僵硬不适、足背肿痛等。常用腧穴为梁丘、犊鼻、足三里、上巨虚、下巨虚、条口、丰隆、陷谷、内庭。

## 附　汉墓帛书《脉书》选录

### （一）经脉循行

《足臂十一脉灸经》：足阳明脉，循胻[1]中，上贯膝中，出股，挟少腹[2]，上出乳内廉，出嗌[3]，挟口，以上之鼻。

《阴阳十一脉灸经》：足阳明之脉，系于骭骨之外廉，循骭而上，穿髌，出鱼股[4]之外廉，上穿乳，穿颊，出目外廉，环颜×。

【注释】

[1] 胻（héng）：指胫骨，“胫，胻也”（《说文解字·肉部》），又名骭骨。

[2] 少腹：指腹部在脐以下的部分。《释名·释形体》：“自脐以下曰水腹，水汋所聚也。又曰少腹；少，小也。比于脐以上为小也。”

[3] 嗌（yì）：指咽喉。《广雅·释亲》：“喉，嗌，咽也。”原作“膉”，二者同音通假。

[4] 鱼股：指股部股四头肌隆起似鱼腹，故名鱼股，又名鱼腹股。

**（二）经脉病候**

《足臂十一脉灸经》：其病，病足中趾[1]废[2]，胻痛，膝中肿，腹肿，乳内廉痛，×外肿，頯[3]痛，鼽衄，数㿗，热汗出，脞[4]搔，颜寒。诸病此物者，皆灸阳明脉。

《阴阳十一脉灸经》：是动则病，洒洒振寒，善[5]伸，数欠，颜黑，病肿，病至则恶人与火，闻木音则惕然惊，心惕然，欲独闭户牖而处，病甚则欲乘高而歌，弃衣而走，此为骭厥，是阳明脉主治。其所产病，颜痛，鼻鼽，领颈痛，乳痛，心与胠[6]痛，腹外肿，肠痛，膝跳[7]，跗上痹，为十病。

【注释】

[1] 趾：原作“指”。

[2] 废：指运动不灵活，与《灵枢·经脉》中的“不用”含义相同。在古医书中凡属于运动性障碍的症状称为不用，感觉性障碍的症状称为不仁。

[3] 頯（qiú，又读 kuí）：指颧骨。

[4] 脞（bì）：原作“脞”，字讹，指大腿上方的内侧部，近会阴。

[5] 善：原作“喜”，两者为同义字，均指经常、多次、易于。《伤寒论》少阳证：“心烦喜呕。”

[6] 胠（qū）：指腋下胁上的部位。

[7] 膝跳：“跳”字义为僵厥。《说文解字·足部》：“跳，蹶也。”又：“蹶，僵也。”“膝跳”指膝关节僵硬，屈伸不灵活。

## 八、足太阴脾经

**（一）经脉循行**

《灵枢·经脉》：脾足太阴之脉，起于大趾之端[1]，循指内侧白肉际[2]，过核骨[3]后，上内踝前廉，上腨[4]内，循胫骨后，交出厥阴之前[5]，上循膝股内前廉，入腹，属脾，络胃，上膈，挟咽[6]，连舌本，散舌下[7]。其支者，复从胃别，上膈，注心中[8]。脾之大络，名曰大包[9]，出渊腋下三寸，布胸胁。

【注释】

[1] 起于大趾之端：指大趾的内侧端。

[2] 白肉际：指四肢掌（跖）面与背面交接处，因掌（跖）面的皮肤较厚而色浅，背面的皮肤较薄而色深，故又称赤白肉际。

[3] 核骨：指第1跖骨的头部凸起，形如半个果核，故名核骨。

[4] 腨（shuàn）：原作“踹”，指小腿后的腓肠肌。《说文解字·肉部》：“腨，腓肠也。”玄应《一切经音义》：“江南言腓肠，中国言腨肠。”

[5] 交出厥阴之前：足厥阴、太阴经脉在内踝上8寸处前后交叉，在此之下，足三阴经从前到后的排列顺序为：足厥阴肝经→足太阴脾经→足少阴肾经。在此之上则为：足太阴脾经→足厥阴肝经→足少阴肾经。

［6］咽：《类经图翼》注曰“咽以咽物，居喉之后”。此处兼指食管。

［7］连舌本，散舌下：“舌本”指舌根。根据脏象理论，心开窍于舌，但从经络角度看，足太阴、少阴经脉与舌的联系更密切，二者均连舌本。

［8］注心中：交于手少阴心经。

［9］大包：腧穴名，位于腋中线上第6肋间隙。

【循行路线】 起于大趾内侧端（隐白），循大趾内侧赤白肉际（大都），过第1跖骨头（太白），沿足内侧行至内踝前（公孙、商丘），向上行于小腿内侧胫骨后缘（三阴交、漏谷），在内踝上8寸处与足厥阴肝经交叉，行至其前面（地机），上行膝关节内侧前面（阴陵泉），循大腿内侧前面（血海、箕门），进入腹部（冲门、府舍、腹结、大横），属脾，络胃（腹哀），穿过膈肌（食窦、天溪、胸乡、周荣、大包），沿食管旁，连舌根，布散舌下。它的支脉，从胃发出，穿过膈肌，注入心中，交接于手少阴心经。（图2-5）

【循行总结】

（1）从足走胸，在内踝上8寸之下行于足厥阴、少阴之间；在内踝上8寸之上则与足厥阴经前后交叉，行于下肢内侧前缘。

（2）属脾，络胃，注心中，连舌本，散舌下。

（3）与手少阴心经交接于心中。

**（二）经脉病候**

《灵枢·经脉》：是动则病，舌本强[1]，食则呕[2]，胃脘痛，腹胀善噫[3]，得后与气，则快然如衰[4]，身体皆重[5]。是主脾所生病者，舌本痛，体不能动摇[6]，食不下，烦心[7]，心下急痛[8]，溏[9]瘕[10]泄[11]，水闭[12]，黄疸[13]，不能卧[14]，强立股膝内肿、厥[15]，足大趾不用。脾之大络……实则身尽痛，虚则百节皆纵[16]。

【注释】

［1］舌本强（jiāng）：“强”指舌根僵硬。足太阴脾经脉“连舌本，散舌下”，经筋“贯舌本”。若其经脉变动，舌本失养，则出现舌根部僵硬，运动不灵活。

［2］食则呕：胃主受纳，脾主运化。若脾虚失运，则胃受纳亦失司，故每食则呕，与一般胃气上逆所致的不食亦呕不同。

［3］善噫：因脾失健运，气机不利，浊气不降而上逆，故频繁嗳气，患者同时可能伴有腹胀。

［4］得后与气，则快然如衰：“后”指大便，“气”指矢气。此症病机与“善噫”相同，排便与矢气后则气机通畅，浊气下降，腹胀减轻，故感到轻松。但是，这种轻松舒适只是暂时的，若脾失健运的情况得不到改善，稍后浊气又会重新积聚，再次出现腹胀。

［5］身体皆重：脾主四肢肌肉，若脾虚则气血生化不足，肌肉失养；又脾虚则水湿内停，故患者感到身体沉重。

［6］舌本痛，体不能动摇：舌根部疼痛，舌体运动不灵活。根据《灵枢·经脉》记载，足太阴、少阴经脉与“舌本”（舌根）相连，而唯有足太阴脾经提及“舌本强”、“舌本痛，体不能动摇”两个病候，并且分别列为是动与是主所生病的第一症，由此可见足太阴脾经与舌的关系十分密切。

［7］烦心：足太阴脾经入心中，若脾虚气血生化不足，则心神失养，心脾两虚，表现为心烦。

［8］心下急痛：“心下”指胃脘部，若见心下疼痛急迫，类似胃痉挛、急性胰腺炎的症状。

［9］溏：指大便溏薄不成形，或有不消化的食物，形如鸭便，故又名“鸭溏”，是脾气虚的典型表现。

［10］瘕：指腹部忽聚忽散的痞块。

［11］泄：指腹泻。溏与泄的区别在于，前者只是大便稀薄、不成形，但每日大便次数基本正常；后者则为大便次数增加，每日2次以上，同时伴有腹痛、肠鸣、腹中痞块（瘕）等。

［12］水闭：脾主运化水湿，若脾失健运则水湿内停，或聚于腠理而为水肿；或结聚膀胱而为小

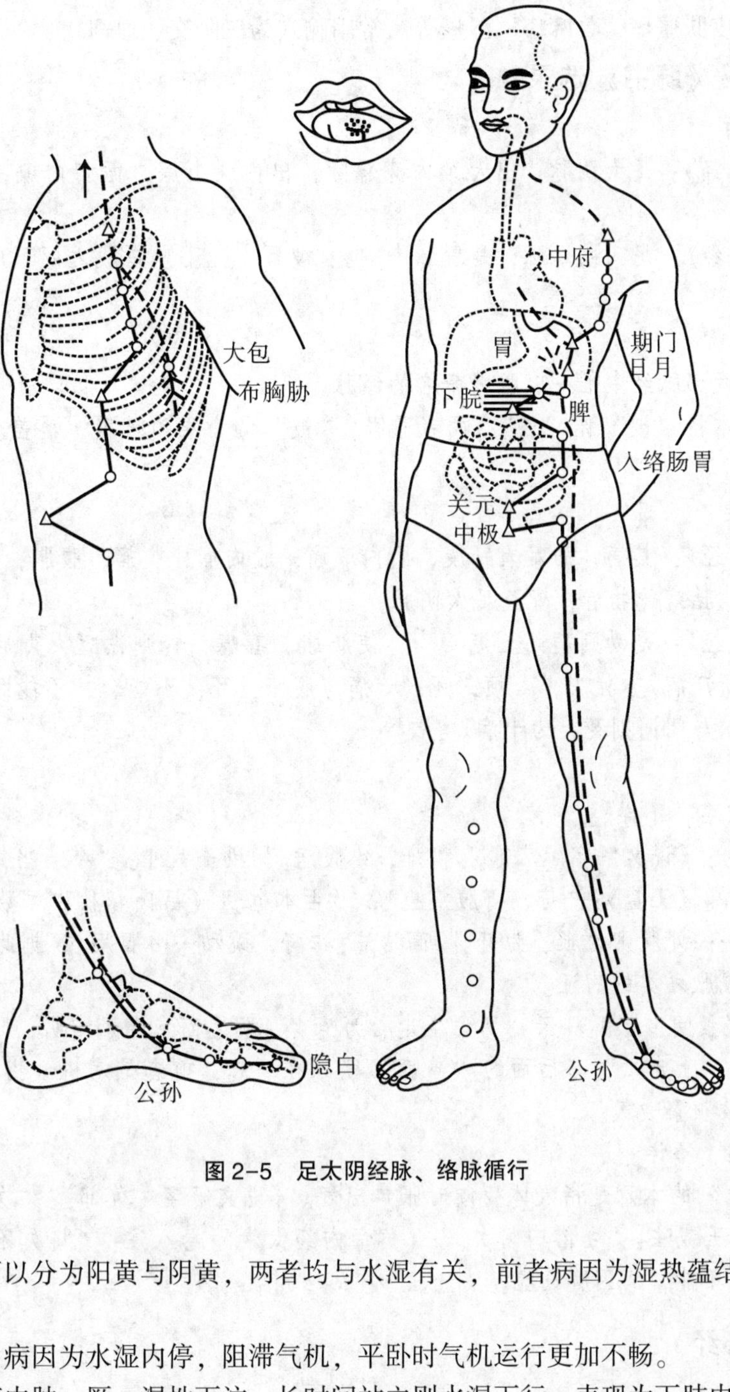


图 2–5　足太阴经脉、络脉循行

便不利。

[13] 黄疸：可以分为阳黄与阴黄，两者均与水湿有关，前者病因为湿热蕴结，后者病因为脾失健运，水湿内停。

[14] 不能卧：病因为水湿内停，阻滞气机，平卧时气机运行更加不畅。

[15] 强立股膝内肿、厥：湿性下注，长时间站立则水湿下行，表现为下肢内侧肿胀、厥冷。

[16] 虚则百节皆纵：脾主四肢肌肉，若脾虚则四肢肌肉失养，故表现为周身关节弛纵不收。

【临床应用】

(1) 脾胃病：纳呆、呕吐、胃脘痛、腹胀、便溏、泄泻、水肿、痰饮、黄疸等。常用腧穴为隐白、太白、公孙、三阴交、阴陵泉、大横。

(2) 舌病：舌根痛、舌体强硬或弛缓不收。常用腧穴为太白、公孙、三阴交。

(3) 妇科病：痛经、月经不调、崩漏、赤白带下、妊娠呕吐、难产、胞衣不下、恶露不尽、不孕等。常用腧穴为隐白、公孙、三阴交、地机、阴陵泉、血海。

(4) 泌尿生殖系统病：遗尿、尿频、尿潴留、淋证、肾绞痛、遗精、阳痿、不育等。常用腧穴为三阴交、阴陵泉、血海。

(5) 皮肤病：皮肤瘙痒、荨麻疹、湿疹等。常用腧穴为三阴交、血海。

### 附　汉墓帛书《脉书》选录

#### (一) 经脉循行

《足臂十一脉灸经》：足太阴脉，出大趾内廉骨际，出内踝上廉，循胻内廉，上膝内廉，出股内廉。

《阴阳十一脉灸经》：足太阴之脉，是胃脉[1]也。被胃[2]，下出鱼股之阴下廉，腨上廉，出内踝之上廉。

【注释】

[1] 胃脉：是两部脉经中唯一以脏腑命名的经脉。

[2] 被胃：甲本将“被”作“彼”，两者通假。“被”的意思为被覆、覆盖。“被胃”指经脉覆盖胃。

#### (二) 经脉病候

《足臂十一脉灸经》：其病，病足大趾废，胻内廉痛，股内痛，腹痛，腹胀，復×[1]，不嗜食，善噫，心烦，善疛[2]。诸病此物者，皆灸足太阴脉。

《阴阳十一脉灸经》：是动则病，上走心[3]，使腹胀，善噫，食则欲呕，得后与气则快然衰，是太阴之脉主治。其所产病，×独[4]，心烦，死；心痛与腹胀，死；不能食，不能卧，强欠[5]，三者同则死，溏泄，死；水与闭同则死，为十病。

【注释】

[1] 復×：症状名，不详。

[2] 疛（zhǒu）：《说文解字·疒部》：“疛，小腹病。”段玉裁注：“小，当做心，字之误也。隶书心做小，因讹小耳。《玉篇》：‘疛，心腹疾也’，乃古本也。”《吕氏春秋·尽数》：“形不动则精不流，精不流则气郁……处腹则为胀、为疛。”高诱注：“疛，跳动……腹疾。”据此可以认为“疛”为心动过速、心悸、腹胀之类的病证。

[3] 上走心：《素问·脉解》云“所谓上走心为噫者，阴盛而上走于阳明，阳明络属心，故曰上走心为噫也”，是将“上走心”与后面的“善噫”联系在一起，前者是病机，指阳明胃之浊气不降，反而上逆，所以导致频繁嗳气。

[4] ×独：病名，不详。

[5] 强欠：“欠”的本意是指人体疲倦时张口出气。《说文解字·欠部》：“欠，张口气悟也，气从人上出之形。”段玉裁注：“今俗曰呵欠。”《黄帝内经太素》卷八注：“将欠不得欠，名曰强欠。”“强欠”是指欲欠而不能，病因脾气虚。

## 九、手少阴心经

#### (一) 经脉循行

《灵枢·经脉》：心手少阴之脉，起于心中，出属心系[1]，下膈，络小肠。其支者，从心系，上挟咽[2]，系目系[3]。其直者，复从心系，却上肺，下出腋下，下循臑内后廉，行太阴、心主之后，下肘内，循臂内后廉，抵掌后锐骨[4]之端，入掌内后廉，循小指之内，出其端[5]。

【注释】

[1] 心系：指与心相连的各种组织。

[2] 咽：指食管及其上端的咽部。

[3] 目系：指眼后与脑相连的组织。

[4] 掌后锐骨：“锐骨”和“高骨”之义同，骨高耸之谓，也作兑骨。“掌后锐骨”指腕骨之豌

豆骨部。

[5] 循小指之内，出其端：手少阴心经沿着小指的桡侧至小指端，交手太阳小肠经。

【循行概况】 起于心中，属心系，向下穿过膈肌，络小肠。胸中的支脉，从心系，沿着食管、咽，向上连目系。直行的部分，从心系，上行至肺，从腋窝部出胸腔（极泉），沿着上臂内侧后缘（青灵），行于肘窝尺侧缘（少海），向下沿着前臂内侧，行于尺侧腕屈肌肌腱桡侧沟（灵道、通里、阴郄），抵达豌豆骨（神门），行于手掌第4、5掌骨之间（少府），止于手小指桡侧端（少冲），交手太阳小肠经。（图2-6）

【循行总结】

（1）从胸走手。

（2）属心，络小肠，连肺系，挟咽（食管、咽），系目系。

（3）行于上肢内侧后缘（肱二头肌尺侧沟、尺侧腕屈肌肌腱桡侧沟）。

（4）与手太阳小肠经交接于手小指桡侧端。

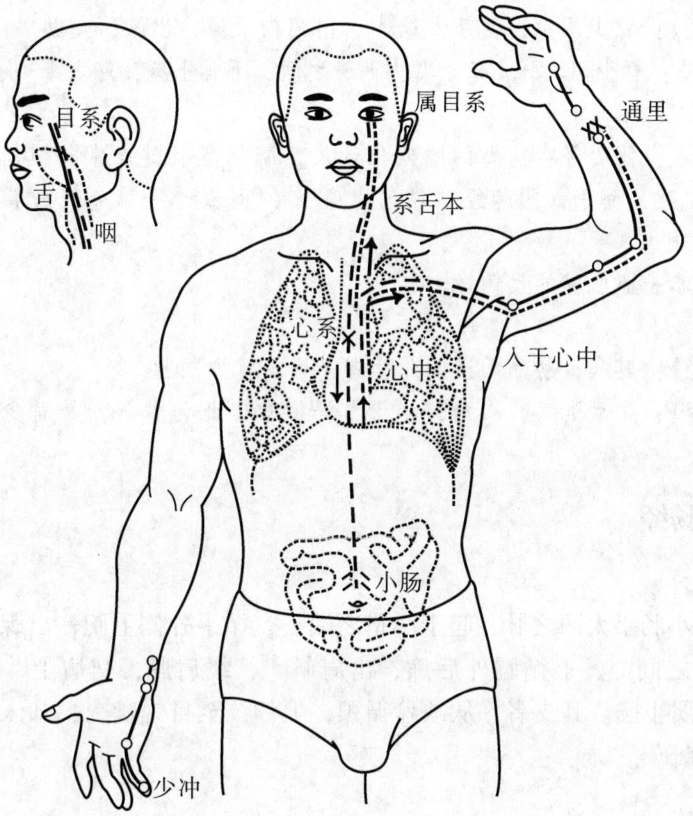


图2-6　手少阴经脉、络脉循行

## （二）经脉病候

《灵枢·经脉》：是动则病，嗌干[1]，心痛，渴而欲饮[2]，是为臂厥[3]。是主心所生病者，目黄[4]，胁痛，臑臂内后廉痛、厥[5]，掌中热[6]。

【注释】

[1] 嗌干：即咽干。病因为心火亢盛或心肾不交，前者属实，后者为本虚标实。

[2] 渴而欲饮：心属火，因心火盛所致者，渴而欲饮冷；因心肾不交者，虽亦欲饮冷，但量不多。

[3] 是为臂厥：上述病症都是由于手少阴心经在臂部的气血逆乱所致。

[4] 目黄：手少阴心经系目系，心火盛则耗伤津液而见目黄、目赤。

[5] 臑臂内后廉痛、厥：经脉在上肢所过处疼痛、厥冷。这些症状可能是独立的，也可能是心脏疾病的外在表现，如心绞痛发作时，会出现沿着上肢内侧后缘的放射痛，临床上应该注意区别。

[6] 掌中热：可见于心火亢盛或心肾不交，后者除手心热外，还可能伴有足心热、心烦、盗汗、顽固性失眠等症。

【临床应用】

(1) 心病：心痛、心悸等。常用腧穴为少海、通里、阴郄、神门、少冲。

(2) 神志病：失眠、癫狂、笑不休等。常用腧穴为阴郄、通里、神门、少冲。

(3) 上肢病：上肢内侧前缘疼痛、厥冷、麻木等。常用腧穴为少海、通里、神门。

(4) 舌病：暴喑、舌强不语。常用腧穴为通里、神门。

(5) 汗出异常：盗汗。常用腧穴为阴郄。

### 附　汉墓帛书《脉书》选录

#### (一) 经脉循行

《足臂十一脉灸经》：臂少阴脉，循筋下廉[1]，出臑内下廉，出腋，走胁。

《阴阳十一脉灸经》：臂少阴之脉，起于臂内两骨之间，下骨上廉，筋之下[2]，出臑内阴，入心中。

【注释】

[1] 循筋下廉：手少阴心经在前臂的腧穴位于尺侧腕屈肌肌腱与掌长肌肌腱之间，所以此处的“筋”应该指掌长肌肌腱，而手太阴肺经“循筋上廉”（《足臂十一脉灸经》）则是指桡侧腕屈肌肌腱。

[2] 筋之下：指掌长肌肌腱的尺侧缘。

#### (二) 经脉病候

《足臂十一脉灸经》：其病，胁痛。诸病此物者，皆灸臂少阴脉。

《阴阳十一脉灸经》：是动则病，心痛，嗌干，渴欲饮，此为臂厥，是臂少阴之脉主治。其所产病，胁痛，为一病。

## 十、手太阳小肠经

#### (一) 经脉循行

《灵枢·经脉》：小肠手太阳之脉，起于小指之端[1]，循手外侧上腕，出踝中[2]，直上循臂骨下廉[3]，出肘内侧两骨之间[4]，上循臑外后廉，出肩解[5]，绕肩胛，交肩上[6]，入缺盆，络心，循咽[7]，下膈，抵胃，属小肠。其支者，从缺盆循颈，上颊，至目锐眦[8]，却入耳中。其支者，别颊上䪼，抵鼻，至目内眦[9]。

【注释】

[1] 起于小指之端：指小指的尺侧端。

[2] 出踝中：“踝”指手腕后方小指侧如足踝部的高骨，即桡骨的尺切迹与尺骨头组合的部分。当掌心向下时，手太阳小肠经经过尺骨茎突的最高点；当屈肘掌心向胸时，桡骨的尺切迹与尺骨头分开，经脉则行于尺骨茎突的桡侧骨缝中。手太阳小肠经的郄穴养老就位于此两骨之间的凹陷处。

[3] 臂骨下廉：“臂骨”指尺骨。手太阳小肠经行于尺骨下缘，与手阳明大肠经行于桡骨上缘（臂骨上廉）相对应。

[4] 两骨之间：指尺骨鹰嘴和肱骨内上髁之间，当尺神经沟处。

[5] 肩解：“解”字本意为剖开，特别是从关节缝隙处。“肩解”指肱骨上端与肩胛骨之间的缝隙。

[6] 交肩上：《类经图翼》注“肩上，秉风、曲垣等穴也。左右交于两肩之上，会于督脉之大椎”。

[7] 咽：狭义上指食管的上端，广义上指整个食管。清代郑梅涧《重楼玉钥》说：“咽者嚥（yàn）也，主通利水谷，为胃之系，乃胃气之通道也。”此处指食管。

[8] 目锐眦：又称“目外眦”，指外眼角，与目内眦相对。

[9] 目内眦：指内眼角，手足太阳经脉在此处交接。

【循行路线】 起于小指尺侧端（少泽），沿手背尺侧上行（前谷、后溪），经手腕尺侧（腕骨、阳谷），过桡骨的尺切迹与尺骨头之间（养老），循尺骨尺侧缘（支正），出肘内侧尺骨鹰嘴和肱骨内上髁之间（小海），循上臂外侧后缘，经肩关节（肩贞、臑俞），绕肩胛骨（天宗、秉风、曲垣），交肩上（肩外俞，肩中俞，交督脉之大椎穴），向前入缺盆，络心，循食管，过膈肌，到胃，属小肠。颈部的支脉，从缺盆沿颈旁上行，上面颊（颧髎），到目外眦，再向后入耳中（听宫）。另一条支脉，从面颊部分出，抵达鼻根旁，止于目内眦，交足太阳膀胱经。(图 2-7)

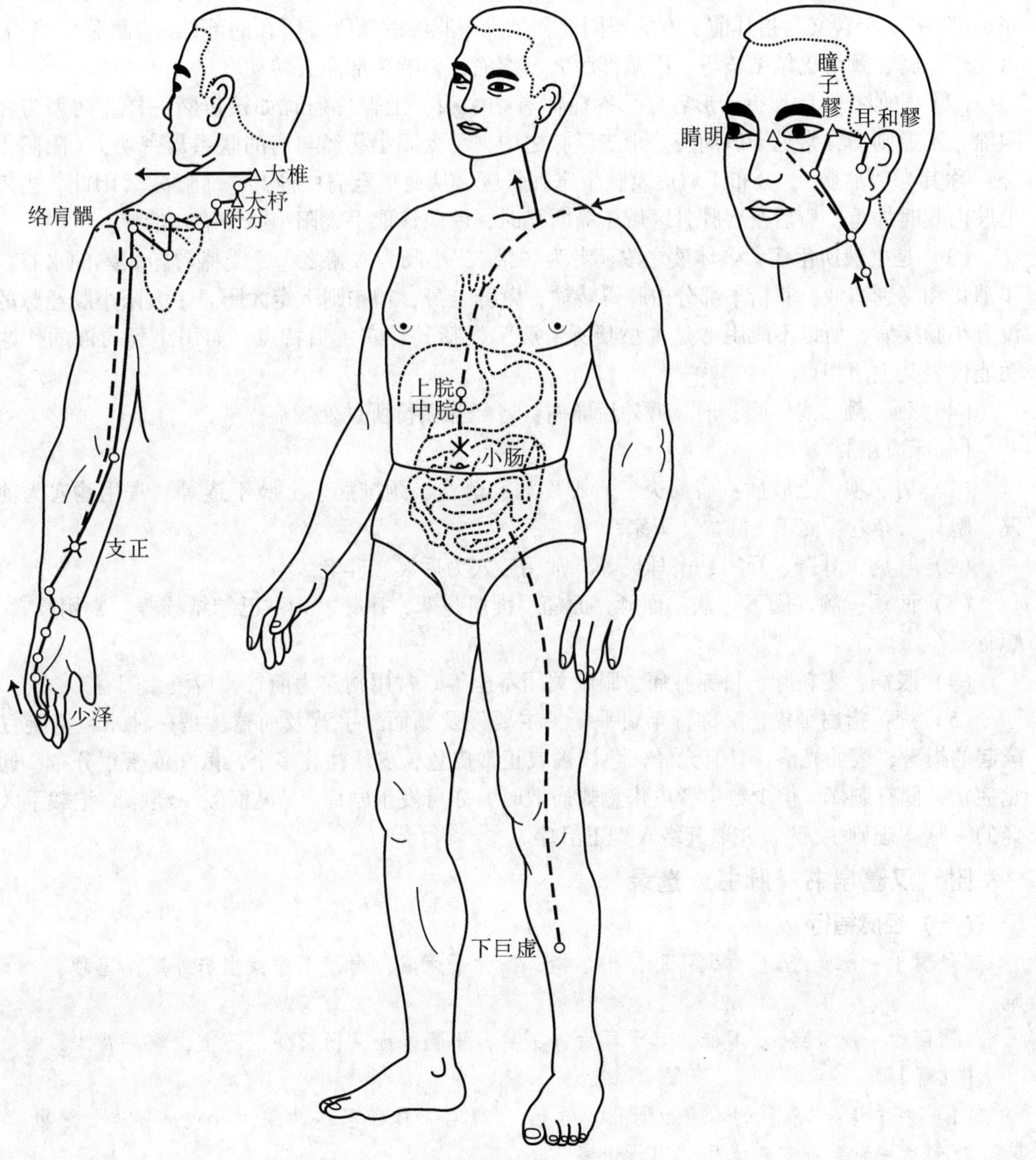


图 2-7　手太阳经脉、络脉循行

【循行总结】

(1) 从手走头，行于上肢外侧下缘。

(2) 与肩部联系密切，在肩部的分布略呈“M”形，《阴阳十一脉灸经》称之为“肩脉”。

(3) 在面部分布比较复杂，呈“Y”形，分布于面颊、目外眦、目内眦、鼻旁，从耳前入耳中。

(4) 属小肠，络心，循咽（食管），抵胃。

(5) 与足太阳膀胱经交接于目内眦上方。

**(二) 经脉病候**

《灵枢·经脉》：是动则病，嗌痛，颔肿，不可以顾[1]，肩似拔，臑似折[2]。是主液所生病者[3]，耳聋，目黄，颊肿，颈、颔、肩、臑、肘、臂外后廉痛[4]。

【注释】

[1] 颔（hàn）肿，不可以顾：“颔”含义有二，一指下颌骨，《释名》：“颔，含也，口含物之车也。”另一个含义是指耳前上方的颞侧部，足少阳胆经的颔厌穴所在的部位。“颔肿”当指颔下肿，可见于痄腮、颈淋巴结结核等，因颈部肿大、疼痛，影响头部左右转动。

[2] 肩似拔，臑似折：形容肩部疼痛似有物牵引，上臂疼痛犹如被折断一样。病因为经脉气血阻滞，不通则痛，常见于肩周炎。十二经脉之中，手太阳小肠经与肩的联系最密切，《阴阳十一脉灸经》称其为“肩脉”，分布于肩后及整个肩胛骨区，从肩贞至肩中俞共 7 个腧穴。因此，当肩周炎以上肢内收时加重、肩后及肩胛骨区域压痛明显时，就应该取手太阳小肠经腧穴治疗。

[3] 是主液所生病者：体液之浓稠者为“液”，小肠为六腑之一，受盛胃腑腐熟的水谷，经进一步消化和泌别清浊，其精华部分由脾胃转输，营养全身，糟粕则下走大肠。手太阳小肠经脉的病候中没有小肠疾病，所以不能用“是主小肠所生病”概括其经穴主治特点，而用小肠与液的代谢有关的功能代表其主治特点。

[4] 颈、颔、肩、臑、肘、臂外后廉痛：皆经脉循行所过处病症。

【临床应用】

(1) 肩、项、上肢病：肩周炎、肩胛疼痛、落枕、颈椎病、上肢不遂等。常用腧穴为前谷、后溪、腕骨、养老、支正、臑俞、天宗。

(2) 耳病：耳聋、耳鸣、中耳炎等。常用腧穴为后溪、养老。

(3) 面颊、颔（腮下）病：面瘫、面痛、面肌痉挛，痄腮、颈淋巴结结核等。常用腧穴为后溪、腕骨。

(4) 眼病：麦粒肿、目赤肿痛、眼睑关闭不全等。常用腧穴为前谷、后溪、阳谷。

(5) 疣：指扁平疣，又称青年扁平疣，主要侵及颜面、手背及前臂，是一种米粒至豌豆大扁平隆起的损害，表面光滑，具有光泽，色浅褐或正常皮色，皮疹往往多个，散在或密集分布，通常无自觉症状，偶有刺痒，但少数患者皮疹急骤播散时，亦可发生剧痒。《灵枢经·经脉》记载手太阳小肠经的络脉“虚则生疣”，并取其络穴支正治疗。

## 附　汉墓帛书《脉书》选录

**(一) 经脉循行**

《足臂十一脉灸经》：臂太阳脉，出小指，循骨下兼廉，出臑下廉，出肩外廉，出项，×××，目外眦。

《阴阳十一脉灸经》：肩脉，起于耳后，下肩，出臑外廉，出臂外，腕上，乘手背[1]。

【注释】

[1] 乘手背：“乘”的本意为上升、向上。《释名·释姿容》：“乘，升也，登亦如之也。”“乘手背”指到达手背。此句乙本作“出指上廉”。

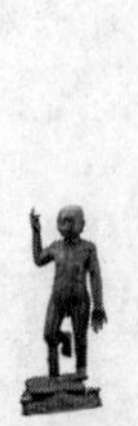

**(二) 经脉病候**

《足臂十一脉灸经》：其病，臂外廉痛。诸病此物者，皆灸臂太阳脉。

《阴阳十一脉灸经》：是动则病，嗌痛，頜肿痛，不可以顾，肩似脱[1]，臑似折，是肩脉主治。其所产病，頜痛，喉痹，臂痛[2]，肘外痛，为四病。

【注释】

[1] 肩似脱："脱"在《灵枢·经脉》、《黄帝内经太素》卷八、《针灸甲乙经》卷二第一均作"拔"，二者上古音均月部韵，故"拔"假为"脱"。"脱"字本意指肉离骨，引申为脱离、去掉。拔字义为牵拉、拉出。二字比较，当以拔字更贴切，指肩关节好像被牵拉一样。

[2] 臂痛：《阴阳十一脉灸经》甲本缺，丙本作"肩痛"，当是。因为《阴阳十一脉灸经》所叙述的症状顺序是从上到下，从头到手。

## 十一、足太阳膀胱经

### （一）经脉循行

《灵枢·经脉》：膀胱足太阳之脉，起于目内眦，上额，交巅[1]。其支者，从巅至耳上角[2]。其直者，从巅入络脑，还出别下项[3]，循肩髆内[4]，挟脊[5]抵腰中，入循膂[6]，络肾，属膀胱。其支者，从腰中，下挟脊，贯臀，入腘中[7]。其支者，从髆内左右别下贯胛[8]，挟脊内，过髀枢[9]，循髀外后廉下合腘中[10]。以下贯腨内，出外踝之后[11]，循京骨[12]至小趾外侧[13]。

【注释】

[1] 交巅："巅"同"颠"，指人体头顶的最高点，为督脉的百会穴处。"交"，为交会之义。两侧经脉交会于颠顶部，《十四经发挥》注："自通天斜行，左右相交巅上之百会也。"

[2] 耳上角：耳郭的上部。

[3] 还出别下项：足太阳膀胱经从头顶入络脑，再从枕骨部出来，至项部分成两条线，分别沿脊柱两侧下行。

[4] 循肩髆（bó）内："髆"为肩胛骨，"肩髆"即指肩胛部。足太阳膀胱经脉在后背部有两条线，分别距离后正中线（督脉）1.5寸和3寸。当两手交叉抱肩时，两肩胛骨脊柱缘之间最近的距离为6寸；若两臂自然下垂，则它们之间的最近距离小于6寸。因此，在定位第1侧线上的腧穴时，应该要求患者两手交叉抱肩，此时肩胛骨内侧缘与后正中线最近的距离为3寸，取其中点即为第1侧线。

[5] 挟脊："脊"指脊柱，《灵枢·经脉》马莳注："椎骨为脊。""挟脊"指在脊背正中的两侧。

[6] 膂（lǚ）：含义有四。①脊柱骨两旁的肌肉。②脊柱骨。③伏膂，为经脉名称，与太冲、伏冲为一脉。④膂筋，指附着于脊柱的筋膜。此处指脊柱骨两旁的肌肉。

[7] 腘中：指腘窝正中，当委中穴处。委中又名腘中、郄中，是治疗腰背痛及下肢痿痹的要穴。腘窝部位血管表浅且粗大，很容易放血。《黄帝内经》中就记载在腘窝部放血治疗多种病症，故又有"血郄"之称。

[8] 从髆内左右别下贯胛：足太阳膀胱经脉在后背部的第2侧线距离后正中线3寸，两臂自然下垂时，部分路径循行在肩胛骨的下面，故曰"贯胛"。膏肓穴位于第4胸椎棘突下旁开3寸，当肺之魄户与心之神堂之间。当两臂自然下垂时，该穴就位于肩胛骨的下面。因此取膏肓穴时，必须要求患者两手交叉抱肩，身体前倾，伏于桌子或枕头上，以便移开肩胛骨，暴露腧穴。

[9] 髀枢："髀"指大腿，又特指股骨；"枢"为枢纽。"髀枢"指髋关节。

[10] 下合腘中：足太阳膀胱经在项部分为两支，至腘窝处又会合在一起。委中穴就位于腘窝中央。"委"者委屈，委中位于腘窝正中，当"委而取之"，故名"委中"。

[11] 出外踝之后：足太阳膀胱经行于外踝与跟腱之间。外踝高大如昆仑山，昆仑穴就位于外踝后的凹陷处。

[12] 京骨："京"者，大也。人工筑起的高丘为京，"绝高谓之京"（《尔雅·释丘》）。"京骨"指足外侧小趾本节后突出的半圆骨，即第5跖骨粗隆。京骨穴就位于第5跖骨粗隆下缘。

[13] 至小趾外侧：足太阳经终止于小趾外侧，交接于足少阴肾经。

【循行路线】 起于目内眦（睛明），上额（攒竹、眉冲、曲差），行前头（五处、承光、通天），交于头顶百会穴。头部的支脉，从头顶分出，抵达耳上角。直行的主干，从头顶入络脑，复出下行（络却、玉枕），至项部（天柱）分为两支。第一支沿脊柱旁下行（大杼、风门、肺俞、厥阴俞、心俞、督俞、膈俞、肝俞、胆俞），抵达腰部（脾俞、胃俞、三焦俞、肾俞），进入脊旁筋肉，入腹腔，络肾，属膀胱。腰中的支脉，沿脊柱旁下行（气海俞、大肠俞、关元俞、小肠俞、膀胱俞、中膂俞、白环俞、上髎、次髎、中髎、下髎），贯穿臀部（会阳、承扶），沿大腿后侧下行（殷门），进入腘窝中央（委中）。第二支从项部分出后，沿肩胛骨内侧下行（附分、魄户），贯穿肩胛骨（膏肓），沿脊柱旁下行（神堂、譩譆、膈关、魂门、阳纲、意舍、胃仓、肓门、志室、胞肓、秩边），经过髋关节（会环跳），沿大腿后外侧下行（浮郄、委阳），与第一支会合于腘窝中央。由此向下通过腓肠肌部（合阳、承筋、承山），沿小腿后外侧下行（飞扬、跗阳），出外踝后方（昆仑），沿足背外侧（仆参、申脉、金门、京骨、束骨、足通谷），止于足小趾外侧端（至阴），交接于足少阴肾经。(图 2-8)

【循行总结】

(1) 分布广泛，从头至足，行于躯干及下肢的后面。

(2) 与背部联系密切，共有两条主线，分别距离后正中线 1.5 寸和 3 寸。

(3) 属膀胱，络肾，入络脑。

(4) 与足少阴肾经交接于足小趾外侧端。

## (二) 经脉病候

《灵枢·经脉》：是动则病，冲头痛[1]，目似脱[2]，项如拔[3]，脊痛，腰似折[4]，髀不可以曲[5]，腘如结[6]，腨如裂[7]，是为踝厥[8]。是主筋所生病者[9]，痔，疟，狂，癫疾[10]，头囟项痛，目黄，泪出，鼽衄，项、背、腰、尻、腘、腨、脚皆痛，小趾不用[11]。

【注释】

[1] 冲头痛："冲"的读音有二，含义不同。读平声义为直上，如干劲冲天，此处可以理解为头痛的病机，因足太阳膀胱经从头走足，若邪气侵袭，经气逆乱，上冲则为头痛。读去声义为猛烈，如冲劲儿，形容头痛剧烈，来势凶猛。

[2] 目似脱：形容眼球要脱出来的感觉，一般为头痛的伴随症状，因头痛剧烈，牵引眼球。

[3] 项如拔："拔"义为牵引、拔除。形容项部疼痛，僵硬不舒，好像被牵拔的感觉。足太阳膀胱经"还处别下项"，邪客足太阳经脉，经气阻滞不通则为项痛。头痛连项是太阳伤寒表实证的主症之一，《伤寒论》第 1 条说："太阳之为病，脉浮，头项强（jiāng，义为僵硬不舒）痛而恶寒。"

[4] 腰似折：形容腰部因疼痛剧烈像被折断了一样，可见于肾绞痛、急性腰扭伤。

[5] 髀不可以曲：大腿因疼痛不能弯曲，与坐骨神经痛时的直腿抬高试验阳性十分相似。

[6] 腘如结："结"本意指用线绳等物打结或编织，也指结成之物，引申为凝结、凝固，如结冰。此处形容膝窝部因疼痛等导致屈伸不利，如凝结状，可见于老年性骨关节炎、膝关节扭伤等。

[7] 腨如裂：形容小腿后部因剧烈疼痛或痉挛而像要破裂一样，见于腓肠肌痉挛。

[8] 是为踝厥：上述诸症都是由于足太阳膀胱经在踝部的气机逆乱所导致。

[9] 是主筋所生病者：足太阳膀胱经脉的病候中没有膀胱病证，所以不能用"是主膀胱所生病"概括足太阳膀胱经（穴）的主治特点。由于在足太阳经的循行路径上有许多大的肌肉，如斜方肌、背阔肌、臀大肌、股二头肌、腓肠肌等，同时，足太阳之经筋分布范围广泛，不仅仅局限于经脉沿线，扩大了经脉的分布范围。因此，《灵枢·经脉》用"主筋所生病"概括本经（穴）的主治特点。

[10] 癫疾：指癫和痫两种。癫属阴，与狂相对，表现为精神抑郁、缄默不语，或自言自语、语无伦次。痫，又称癫痫，为大脑异常放电所致，表现为猝然昏倒、不省人事、牙关紧闭、口吐白沫、角弓反张，或有吼叫声，休息后平复如常人。

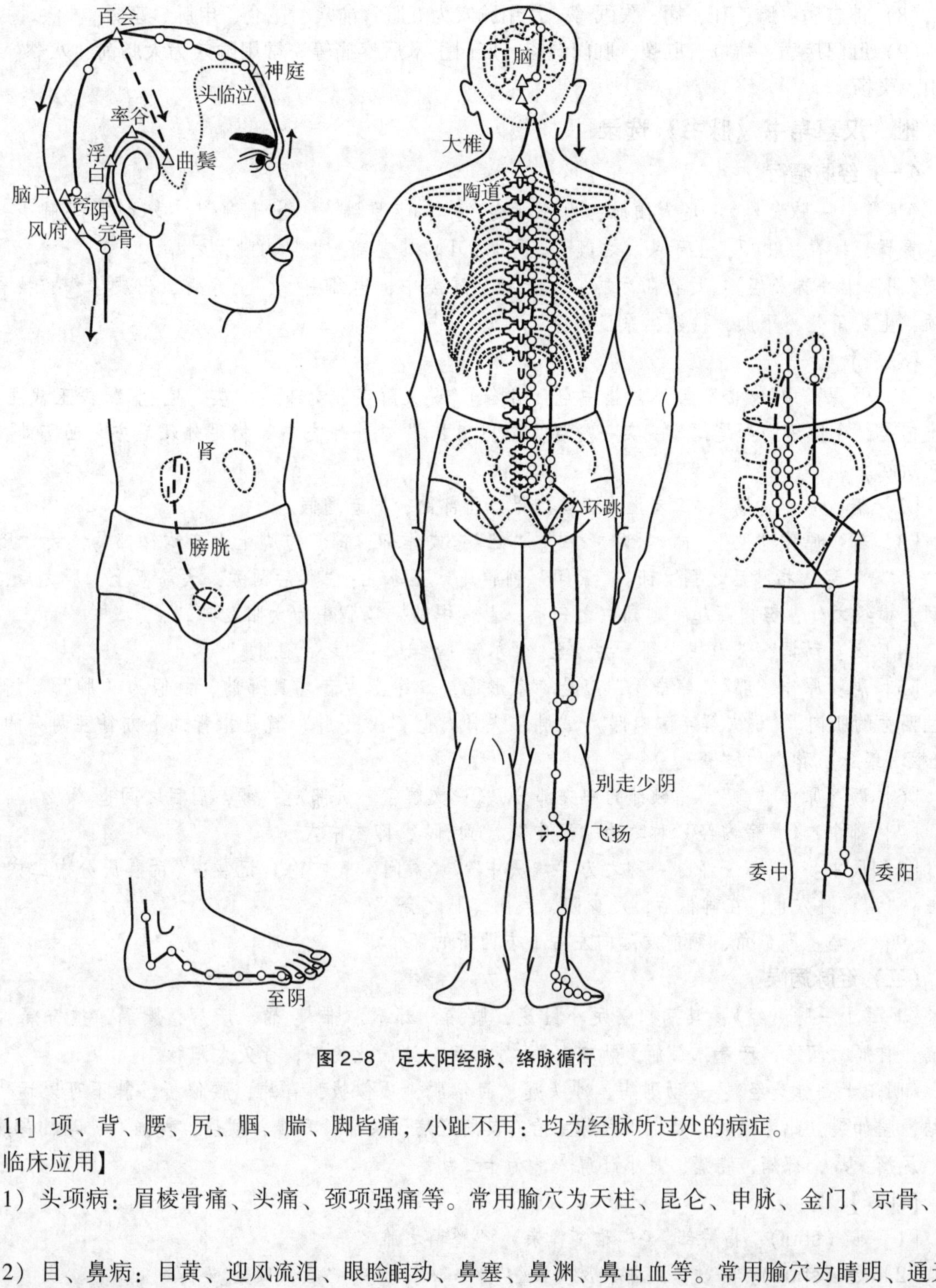


图 2-8　足太阳经脉、络脉循行

[11] 项、背、腰、尻、腘、腨、脚皆痛，小趾不用：均为经脉所过处的病症。

【临床应用】

(1) 头项病：眉棱骨痛、头痛、颈项强痛等。常用腧穴为天柱、昆仑、申脉、金门、京骨、至阴。

(2) 目、鼻病：目黄、迎风流泪、眼睑瞤动、鼻塞、鼻渊、鼻出血等。常用腧穴为睛明、通天、肺俞、肝俞、昆仑。

(3) 腰背、下肢病：腰骶痛、膝髌肿痛或屈伸不利、腓肠肌痉挛、足背肿痛、下肢痿痹等。常用腧穴为天柱、委中、次髎、秩边、承山、昆仑、申脉、金门、京骨。

(4) 外感病：外感风寒、风热等表证。常用腧穴为通天、风门、肺俞、委中、至阴。

(5) 膀胱、肾病：癃闭、遗尿、肾绞痛等。常用腧穴为肾俞、膀胱俞、委阳、委中、至阴。

(6) 妇产科病：难产、胎位不正等。常用腧穴为至阴、昆仑。

(7) 五脏六腑病：常用腧穴为十二背俞穴。

(8) 神志病：癫、狂、痫、失眠等。常用腧穴为五脏背俞穴、昆仑、申脉、京骨。

(9) 肛门疾病：痔疮、肛裂、肛门湿疹、肛门手术后疼痛等。常用腧穴为大肠俞、八髎、秩边、承山、飞扬。

## 附 汉墓帛书《脉书》选录

### (一) 经脉循行

《足臂十一脉灸经》：足太阳脉，出外踝娄中[1]，上贯腨[2]，出于郄[3]。支之[4]下胂[5]。其直者，贯臀，挟脊，出项，上于头。之颜[6]下，之耳。其直者，贯目内眦，之鼻。

《阴阳十一脉灸经》：足钜阳之脉，系于踵外踝娄中，出郄中[7]，上穿臀，出厌中[8]，挟脊，出于项，上头角[9]，下颜，挟頞，系目内廉。

【注释】

[1] 外踝娄中："娄"字本意指中空、凹陷，《说文解字·女部》："娄，空也。"段玉裁注："凡中空曰娄，今俗语尚如是，凡一实一虚层见叠出曰娄。""外踝娄中"指足外踝后方之凹陷处，当昆仑穴所在。

[2] 腨：原作"膞"，二者上古音均禅母，元部韵，同音通假。

[3] 郄：原作"胳"，即"腳"之省。"郄"，或作卻、郤，与脚上古音均铎部韵，故"腳"假为"郄"。"郄"指膝后之腘窝部，《素问·刺腰痛》王冰注："膝后两旁，大筋双上，股之后，两筋之间，横纹之处，努肉高起，则郄中之分也。古《中诰》以腘中为太阳之郄。"

[4] 之：动词，义为往、到、去、至。《尔雅·释诂》："之，往也。"

[5] 胂：原作"脾"，字书无，应是胸字形讹，二字上古音均真部韵，故假为"胂"。"胂"指脊柱两旁的肌肉。《说文解字·肉部》："胂，夹脊肉也。""下胂"就是指背部下方脊柱两旁的肌肉，《灵枢·经脉》称之为"膂"。

[6] 颜：原作"颜"，指额部的中央部分，《说文解字·页部》："颜，眉目之间也。"

[7] 郄中：《黄帝内经》称之为"腘中"、"血郄"，即委中穴。

[8] 厌中：《灵枢·经脉》称之为"髀厌中"。《素问·气穴论》记载："两髀厌分中二穴。"王冰注："谓环跳穴也，在髀枢后，足少阳、太阳二脉之会。"

[9] 头角：即额角，额前发际向左右下方曲折的部位。

### (二) 经脉病候

《足臂十一脉灸经》：其病，病足小趾废，腨痛，郄挛，脽[1]痛，产痔，腰痛，挟脊痛，×痛，项痛，首痛，颜寒，产聋，目痛，鼽衄，数[2]癫疾。诸病此物者，皆灸太阳脉。

《阴阳十一脉灸经》：是动则病，冲头痛，目似脱，项似拔，脊痛，腰似折，髀不可以运[3]，腘如结，腨如裂，此为踝厥，是钜阳之脉主治。其所产病，头痛，耳聋，项痛，枕强[4]，疟，背痛，腰痛，尻痛，痔，郄痛，腨痛，足小趾痹[5]，为十二病。

【注释】

[1] 脽 (shuí)：指臀部。《广雅·释亲》："臀谓之脽。"

[2] 数 (shuò)：多次、经常、反复，《广韵·入·觉》："数，频数。"

[3] 运：义为活动、运转。在传世的《黄帝内经》诸本中，"运"还写作"迴"（《黄帝内经太素》卷八）、"回"（《素问·至真要大论》）、"曲"（《灵枢·经脉》）。



[4] 枕强：指后头项部肌肉痉挛而引起的强直、僵硬不适，与《伤寒论》的"颈项强急"、"项背强直"症状相同。



[5] 足小趾痹："痹"字本意指麻木不仁，《一切经音义》卷十八引《仓颉》："痹，手足不仁也。""足小趾痹"指小趾麻木不仁，属于感觉障碍，不同于风、寒、湿所致的痹证。

## 十二、足少阴肾经

### （一）经脉循行

《灵枢·经脉》：肾足少阴之脉，起于小趾之下[1]，邪走足心[2]，出于然谷[3]之下，循内踝之后，别入跟中[4]，以上腨内，出腘内廉，上股内后廉，贯脊属肾，络膀胱。其直者，从肾上贯肝[5]、膈，入肺中[6]，循喉咙，挟舌本。其支者，从肺出，络心，注胸中[7]。

【注释】

［1］起于小趾之下：足太阳膀胱经止于足小趾外侧端，足少阴肾经即起于此处。

［2］邪走足心："邪"与"斜"通，指斜向内侧经过足心。足少阴经的井穴涌泉与一般经脉的井穴的位置不同，位于足底最凹陷处，当第 2、3 趾蹼缘与足跟连线的前 1/3 与中 1/3 交界处，对应于手掌心的劳宫穴。

［3］然谷：《素问·阴阳离合论》王冰注引《灵枢》文"谷"字作"骨"字，然骨指舟骨粗隆，《黄帝内经太素》卷八首篇注："然骨，在内踝下近前起骨是也。"然谷穴在足舟骨粗隆下方的凹陷处，状若山谷。与《脉经》、《黄帝内经太素》、《备急千金要方》及《铜人腧穴针灸图经》相合。《铜人腧穴针灸图经》卷一注："然骨，然谷所居。"

［4］循内踝之后，别入跟中：足少阴肾经在内踝后共有三个腧穴，即太溪、大钟、水泉。

［5］从肾上贯肝：《足臂十一脉灸经》记载足少阴脉"出肝"。

［6］入肺中：肺主呼气，肾主纳气，两者配合共同完成呼吸全过程。

［7］注胸中：交接于手厥阴心包经。

【循行路线】 起于小趾之下，斜走足心（涌泉），出于足舟骨粗隆之下（然谷、照海），循内踝之后（太溪），分支进入足跟中（大钟），向上行于小腿内侧后面（复溜、交信、筑宾），出腘窝内侧（阴谷），贯穿脊柱进入腹腔，属肾，络膀胱（横骨、大赫、气穴、四满、中注、肓俞）。直行的主干，从肾上行（商曲、石关、阴都、腹通谷、幽门），穿过肝、膈肌，进入肺中（步廊、神封、灵墟、神藏、彧中、俞府），循喉咙，挟舌本。胸中的支脉，从肺中出来，络心，流注于胸中，交接于手厥阴心包经。（图 2-9）

【循行总结】

（1）从足走胸，行于下肢内侧的后缘。

（2）与五脏联系密切，属肾，络膀胱，贯肝，入肺，络心。

（3）经脉循喉咙，挟舌本；络脉外贯腰脊；经筋结于阴器。

（4）在胸中交接于手厥阴心包经。

### （二）经脉病候

《灵枢·经脉》：是动则病，饥不欲食[1]，面如漆柴[2]，咳唾则有血，喝喝而喘[3]，坐而欲起，目䀮䀮[4]如无所见，心如悬若饥状[5]，气不足则善恐，心惕惕如人将捕之[6]，是为骨厥[7]。是主肾所生病者，口热，舌干[8]，咽肿[9]，上气[10]，嗌干及痛[11]，烦心，心痛，黄疸[12]，肠澼[13]，脊、股内后廉痛[14]，痿[15]、厥[16]，嗜卧[17]，足下热而痛[18]。……灸则强食生肉[19]，缓带[20]，披发[21]，大杖[22]，重履而步[23]。

【注释】

［1］饥不欲食：肾阳为一身阳气之根，有温煦、推动其他脏器功能的作用。张景岳说："天之大宝，在此一轮红日；人之大宝，在此一息真阳。""肾为胃之官"，若肾阳虚，不能温煦脾胃，则虽然脾胃功能正常，患者有饥饿感，但见了食物却又不想吃。

［2］面如漆柴："漆"，黑色也；枯木为"柴"。肾色黑，主藏精，如肾精不足，精气不能上荣于面，则面部色黑如漆，又如枯柴一样没有光泽。面部望诊，除了望神外，主要为颜色和光泽两个方面。无论黑、白、黄、赤，总以有光泽为佳，正如《素问·脉要精微论》所说："夫精明五色者，气

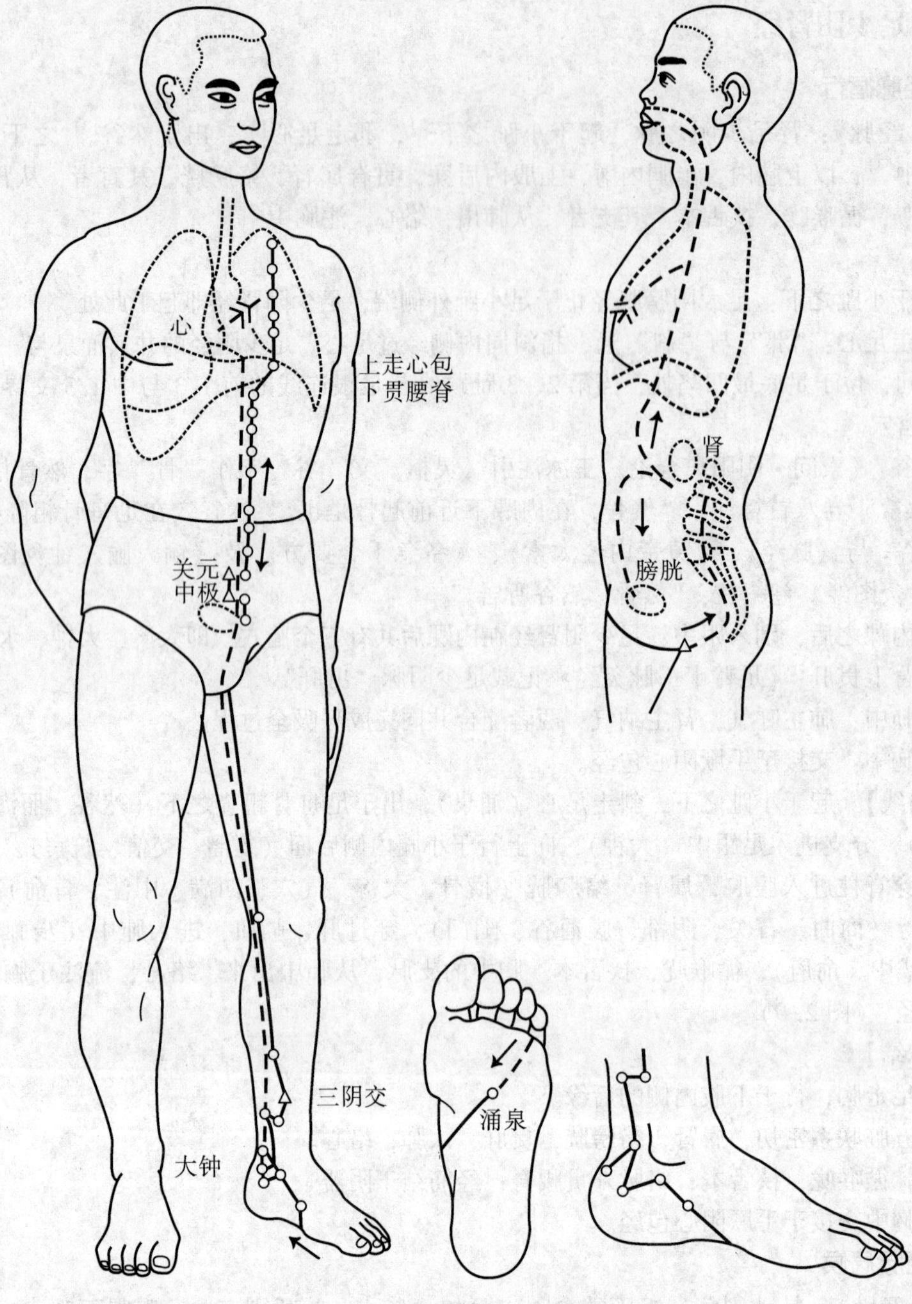


图 2-9　足少阴经脉、络脉循行

之华也。赤欲如白裹朱，不欲如赭；白欲如鹅羽，不欲如盐；青欲如苍碧之泽，不欲如蓝；黄欲如罗裹雄黄，不欲如黄土；黑欲如重漆色，不欲如地苍。"

［3］喝喝而喘："喝喝"为气喘声。喉中痰鸣有声，见于支气管哮喘。

［4］肮（huāng）：义为视物不清，《玉篇·目部》："肮，目不明。"

［5］心如悬若饥状：心慌、心悸，如同人在饥饿时的感受。

［6］气不足则善恐，心惕惕如人将捕之："惕惕"义为恐惧，肾在志为恐，若肾气不足，则其人善恐易惊，如被人追捕之状。

［7］是为骨厥：肾主骨，上述诸症均为足少阴肾经经气逆乱所致，故名之。

［8］口热，舌干：足少阴经"挟舌本"，若肾阴不足，虚火上炎，则见口热、舌干。

［9］咽肿：足少阴肾经"循喉咙"，肾阴不足，虚火上炎，则见咽部肿痛不适。

［10］上气：含义有二，其一指气短、少气不足以息，肾主纳气，若肾虚不能纳气，则见呼多吸少；其二指奔豚病，为癔症的一种，为邪气侵及肾经导致其气机逆乱所致，《难经・五十六难》说："肾之积名曰奔豚，发于少腹，上至心下，若豚状，或上或下无时，久不已，令人喘逆，骨痿少气。"

［11］嗌干及痛：可见于两种情况，一种为肾阴不足，虚火上炎；另一种为肾阳虚，不能蒸化津液，其特点为咽干而喜少量热饮。

［12］黄疸：病因为肾阳虚，水湿内停，属阴黄。

［13］肠澼（pì）：古代病名，指以肠间水声为特点的一类病症，可能伴有腹痛、腹泻等症。

［14］脊、股内后廉痛：为足少阴肾经唯一的外经病症。

［15］痿：含义有二，其一为痿证，指肌肉痿软无力，肾主骨生髓，若肾虚不能营养骨髓，则见痿症。《素问・痿论》说："有所远行劳倦，逢大热而渴，渴则阳气内伐，热伐则热合于肾。肾者水道也，今水不胜火，则骨枯而髓虚，故足不任身，发为骨痿。"其二为阴痿，亦称阳痿，指阴器痿软，勃起不坚，不任房室。肾开窍于前后二阴，其经筋"聚于阴器"，若房事不节伤肾，宗筋失润，则阴器痿软不用。

［16］厥：此处指症状，主要表现为四肢手足不温，又称"手足清"或"四逆"。肾阳为一身阳气之本，四肢为阳气之末，若肾阳虚则四末失于温煦而发凉，重则全身怕冷畏寒。

［17］嗜卧：阳主动，阴主静。肾阳虚则动力不足，表现为倦怠乏力、嗜睡等症，《伤寒论》第281条说："少阴之为病，脉微细，但欲寐也。"若肾阴不足，阳气相对亢盛，则夜晚入睡困难，表现为"不得卧"，与肾阳虚的"嗜卧"正好相反。

［18］足下热而痛：肾阴不足，虚火旺盛，则为手足心热，与肾阳虚的手足不温相反。肾主骨生髓，肾虚不荣则痛，可见于老年人之足跟痛症。

［19］灸则强食生肉："生肉"，《黄帝内经太素》卷八作"生食"，杨上善注："故疗肾所生之病亦有五法，自火化以降，并食熟肉，生肉令人热中，人多不欲食之，肾有虚风冷病，故强令人生食豕（shǐ，猪也）肉，温肾补虚，脚腰轻健，人有患脚风气，食生猪肉得愈者众。故灸肾病，需食助之，一也。"

［20］缓带：使衣着轻便，腰束弛缓的意思。带所以束腰，腰为肾之府，缓带则使腰部舒适，气机通畅。《黄帝内经太素》杨上善注："带若急则肾气不适，故须缓带，令腰肾通畅，火气宣行，二也。"

［21］披发：甲本"披"作"皮"，乙、丙本作"被"。"披"与"皮"、"被"上古音均歌部韵，叠韵通假。"披发"指散开头发，利于气机通畅。《黄帝内经太素》杨上善注："足太阳脉，从顶下腰至脚。今灸肾病，须开顶被发，阳气上通，火气宣流，三也。"

［22］大杖："杖"指手杖。《黄帝内经太素》杨上善注："足太阳脉，循于肩髆，下络于肾，今疗肾病，可策大杖而行，牵引肩髆，火气通流，四也。"

［23］重履而步：《黄帝内经太素》杨上善注"燃磁石疗肾气，重履引腰脚，故为履重者，可用磁石分著履中，上弛其带令重，履之而行，以为轻者，可渐加之令重，用助火气，若得病愈，宜渐去之，此为古之疗肾要法，五也"。近年来，有人穿铁鞋（重履）治愈了下肢静脉曲张。自"灸则强食生肉"以下文字首载于《阴阳十一脉灸经》。在《足臂十一脉灸经》中，每条经脉都提出了"灸其脉"的具体治疗手段，但在《阴阳十一脉灸经》中，其他10条经脉都没有指明具体的治疗方法，只有在治疗足少阴经脉病候时提出了采用灸疗的方法，并且指明在灸疗的同时要配合一定的饮食起居调理方法，即强食生肉、缓带、被发、大杖、重履而步，生动地反映了早期灸疗的具体操作过程。

【临床应用】

（1）肾阴虚：表现为五心烦热、潮热、盗汗、颧赤、舌红、少苔、脉细数等。常用腧穴为涌泉、太溪、照海、复溜。

（2）肾阳虚：手足不温、畏寒、自汗、倦怠、嗜卧、面色苍白、阳痿、小便频数或失禁、癃闭、水肿、脉沉细等。常用腧穴为涌泉、太溪、大钟、阴谷。

(3) 心病：心烦、心悸、失眠、心痛等。常用腧穴为涌泉、太溪、照海、复溜、筑宾。

(4) 肺病：慢性咳嗽、哮喘、咯血、气短等。常用腧穴为涌泉、太溪、大钟。

(5) 肝病：眩晕、烦躁易怒、视物昏花、颠顶痛、黄疸等。常用腧穴为涌泉、太溪、照海、复溜、阴谷。

(6) 脾病：饥不欲食、腹胀、腹痛、腹泻、小儿流涎等。常用腧穴为涌泉、太溪、复溜、阴谷。

(7) 咽喉、舌病：咽干、咽喉肿痛、暴喑，舌根痛或溃疡、舌强不语等。常用腧穴为涌泉、太溪、大钟、照海。

(8) 妇科病：痛经、月经不调、崩漏、不孕等。常用腧穴为涌泉、太溪、水泉、阴谷。

(9) 外经病：腰痛，下肢内侧后缘疼痛、厥冷等。常用腧穴为涌泉、太溪、复溜、阴谷。

## 附　汉墓帛书《脉书》选录

### (一) 经脉循行

《足臂十一脉灸经》：足少阴脉，出内踝娄中[1]，上贯腨，入郄，出股，入腹，循脊内上廉，出肝，入胠，系舌本。

《阴阳十一脉灸经》：足少阴之脉，系于内踝外廉，穿腨，出郄中央，上穿脊之内廉，系于肾[2]，挟舌本。

【注释】

[1] 内踝娄中：指内踝后凹陷处，当太溪穴处，与足太阳脉的“外踝娄中”（昆仑穴）相对。

[2] 系于肾：马王堆两部脉书中本经系于本脏者，仅有此脉。

### (二) 经脉病候

《足臂十一脉灸经》：其病，病足热，腨内痛，股内痛，腹街[1]、脊内廉痛，肝痛，心痛，烦心，咽××××，舌坼[2]，×瘅，上气，××，数喝[3]，默默嗜卧，以欬[4]。诸病此物者，皆灸足少阴脉。

《阴阳十一脉灸经》：是动则病，悒悒如乱[5]，坐而起则目䀮如无见，心如悬，病饥，气不足，善怒[6]，心惕惕恐人将捕之，不欲食，面黯如炧色[7]，欬则有血，此为骨厥，是少阴之脉主治。其所产病，口热，舌坼，嗌干，上气，噎[8]，嗌中痛，疸[9]，嗜卧，欬，瘖[10]，为十病。少阴之脉，灸则强食产肉[11]，缓带，被发，大杖，重履而步，灸几熄[12] 则病已矣。

【注释】

[1] 腹街：古医书中指人体解剖部位，指腹股沟部。

[2] 舌坼（chè）：“坼”义为燥裂。“舌坼”指舌面因干燥而开裂。

[3] 喝：本意指大声鸣叫，传世《黄帝内经》诸本有“喘喝”（《素问·生气通天论》）、“喝喝而喘”（《灵枢·经脉》），指喘息声粗，或伴有喉中痰名，多见于哮喘及喘息型支气管炎。

[4] 以欬：“以”字义同“而”，“欬”即今之咳字。

[5] 悒悒如乱：“悒悒”，古又作“邑邑”，有忧虑、忧郁的意思。“如”字义为“而”。“悒悒如乱”指心中忧郁、烦乱。

[6] 气不足，善怒：足少阴脉“出肝”（《足臂十一脉灸经》），肝主怒，肝肾同源，若肾气不足，则水不涵木，肝气亢盛，故善怒。《素问·脉解》云：“所谓少气善怒者，阳气不治。阳气不治，则阳气不得出。肝气当治而未得，故善怒。善怒者名曰煎厥。”《灵枢·经脉》则作“气不足则善恐”，可见《素问·脉解》所解释的经脉内容不是来自《灵枢·经脉》，而是更早的版本。

[7] 面黯如炧（xiè）色：“黯”义为黑色。《说文解字·黑部》：“黯，深黑也。”《广雅·释器》：“黯，黑也。”“炧”义为蜡烛燃成的灰烬。《说文解字·火部》：“炧，烛烬也。”“面黯如炧色”形容面色如蜡烛燃烧成的灰烬一样，颜色黑而没有光泽。甲本“如炧”作“若黝，后者是指木炭燃成的灰烬。《灵枢·经脉》作“面如漆柴”，《素问·脉解》作“面黑如地色”（《黄帝内经太素》卷八足少阴脉病

候同)，《针灸甲乙经》卷二则作“面黑如炭色”。无论是燃烧完的灰烬，还是枯柴、土地、木炭，都是色黑无泽。

[8] 噎：原作“饐”，二字上古音均影母，质部韵，同音通假。“噎”即噎膈，《说文解字·口部》：“噎，饭窒也。”亦指气息被遏阻，呼吸不畅，《诗经·国风·黍离》：“中心如噎。”毛传：“噎，忧不能息也。”

[9] 疸：甲本、丙本均作“瘅”，乙本作“单”。上古音“疸”与“瘅”均端母，元部韵，同音通假。《灵枢·经脉》作“黄疸”，《黄帝内经太素》卷八作“黄瘅”。秦汉以前古籍中“疸”与“瘅”本为二字，前者字义为“黄病”，《说文解字·疒部》：“疸，黄病也。”后者字义为“劳病”，《说文解字·疒部》：“瘅，劳病也。”但由于二字同音，故多相互通假。

[10] 瘖：原作“音”，二字上古音均影母，侵部韵，同音通假。“瘖”，或写作“喑”，字义为不能说话，《说文解字·疒部》：“喑，不能言也。”《素问·奇病论》记载妇女怀孕九月可见不能言语：“黄帝问曰：人有重身，九月而瘖，此为何也？岐伯对曰：胞络者系于肾，少阴之脉，贯肾系舌本，故不能言。”

[11] 产肉：甲、乙、丙各本均作“生肉”，“产”与“生”通假。产肉、生肉都是指未经烹煮熟的肉食。

[12] 几熄：“几”字为多次或若干之意，《玉篇·几部》：“几，多也。”“熄”原作“息”，二字上古音均心母，职部韵，同音通假。“熄”字义为火灭。“几熄”是指火灭多次或若干次。古代灸法以艾炷灸为主，每施灸一个艾炷为一壮（《素问·骨空论》），“几熄”也就相当于后世的几壮。《灵枢·背腧》中“毋吹其火，须其自灭也”和“疾吹其火，须其火灭也”的提法一致。

## 十三、手厥阴心包经

### （一）经脉循行

《灵枢·经脉》：心主手厥阴心包络之脉，起于胸中[1]，出属心包[2]，下膈，历络三焦[3]。其支者，循胸出胁，下腋三寸[4]，上抵腋下，循臑内，行太阴、少阴之间，入肘中[5]，下臂，行两筋之间[6]，入掌中[7]，循中指，出其端[8]。其支者，别掌中，循小指次指出其端[9]。

【注释】

[1] 起于胸中：足少阴肾经“注胸中”，与手厥阴心包经在胸中相衔接。

[2] 出属心包：“心包”即心外之包膜。历代医家对心包和三焦的形态与功能争议颇多，已故针灸名家杨甲山教授认为，心包与三焦的功能应同心和肾的功能相联系。心主血脉，为五脏六腑之大主；肾为元气之根，是生命的原动力。心有心包固护其外，为其臣使，代其受邪；肾有三焦通行元气，为其臣使，代其行事。故心包与三焦的功能也十分重要，在子午流注针法中有“心包为阴血之母，三焦为阳气之父”（《普济方》）之说。

[3] 历络三焦：手厥阴心包经自胸至腹联络上、中、下三焦，故称其为“历络三焦”。

[4] 循胸出胁，下腋三寸：手厥阴心包经自此处出胸腔，它的第一个腧穴天池，位于腋下3寸，第4肋间隙，乳头外1寸。

[5] 入肘中：此处有曲泽穴，位于肘横纹中，肱二头肌肌腱的尺侧凹陷处。

[6] 行两筋之间：两筋指桡侧腕屈肌肌腱和掌长肌肌腱。手三阴经均位于前臂内侧两骨之间，手太阴肺经在“臂内阴两骨之间，上骨下廉，筋（桡侧腕屈肌肌腱）之上”（《阴阳十一脉灸经》），手少阴心经在“臂两骨之间，下骨上廉，筋（掌长肌肌腱）之下”（《阴阳十一脉灸经》），而手厥阴心包经则“行两筋之间”。

[7] 入掌中：行于第2、3掌骨之间，有劳宫穴，当第2、3掌骨之间偏于第3掌骨，握拳屈指时中指尖处。

[8] 循中指，出其端：手厥阴心包经的井穴中冲位于手中指末节尖端中央，距指甲缘0.1寸。

［9］循小指次指出其端："小指次指"即环指，手厥阴心包经止于环指的尺侧端，与手少阳三焦经衔接。

【循行路线】 起于胸中，属心包，络上焦，向下穿过膈肌，络中、下焦。胸中的分支，从胁部出胸腔，当腋下3寸（天池）向上至腋窝的上方，沿上臂内侧中间（天泉），入肘窝（曲泽），向下行于前臂内侧桡侧腕屈肌肌腱和掌长肌肌腱之间（郄门、间使、内关、大陵），行掌心第2、3掌骨之间（劳宫），止于中指尖端（中冲）。手掌的分支，从掌中分出，沿环指的尺侧缘至手指端，交手少阳三焦经。（图2-10）

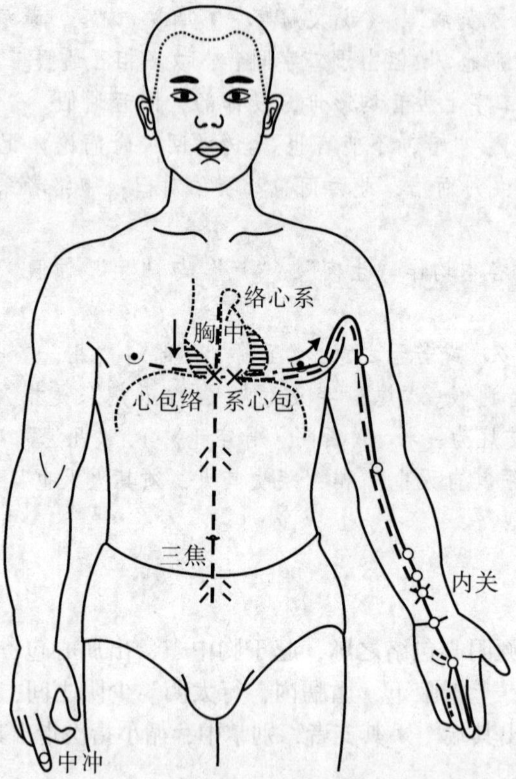


图2-10 手厥阴经脉、络脉循行

【循行总结】

（1）从胸走手。

（2）行于上肢内侧中间（肱二头肌长、短头之间，桡侧腕屈肌肌腱和掌长肌肌腱之间）。

（3）属心包，络三焦。

（4）在手环指的尺侧端交接于手少阳三焦经。

**（二）经脉病候**

《灵枢·经脉》：是动则病，手心热[1]，臂、肘挛急[2]，腋肿[3]；甚则胸胁支满[4]，心中憺憺大动[5]，面赤[6]，目黄[7]，喜笑不休[8]。是主脉所生病者[9]，烦心，心痛[10]，掌中热。

【注释】

［1］手心热：病因心火亢盛或心肾不交，前者属实或者为本虚标实。

［2］臂、肘挛急：经脉所过处病症，可见于半身不遂。

［3］腋肿：腋窝部肿胀疼痛，可见于因乳腺等肿瘤所致的腋下淋巴结肿大。

［4］胸胁支满：又称"胸胁苦满"，手厥阴经脉"循胸出胁"，若经气阻滞不通则为胸胁胀满、支撑不适。

［5］心中憺憺大动：形容心中悸动不宁，病因邪热扰心，可见于神志病或心动过速。

［6］面赤：心之华在面，心火亢盛则见面色红赤。

［7］目黄：手少阴心经“系目系”，心经火热亢盛伤津，则可见目黄。

［8］喜笑不休：心在志为喜，若心气盛实，扰乱心神，则笑不休。《灵枢·本神》谓：“心气虚则悲，实则笑不休。”

［9］是主脉所生病者：心主血脉，心包代心受邪，故用“主脉所生病”概括心包经的主治特点。

［10］心痛：手厥阴心包经脉络痹阻不通，不通则痛，见于心绞痛、心脏神经症。

【临床应用】

（1）心脏病：心痛、胸闷、心动过速或过缓、心律不齐等。常用腧穴为曲泽、郄门、内关、大陵、中冲。

（2）神志病：心烦、心悸、失眠、癫狂、癔症、喜笑不休、小儿夜啼等。常用腧穴为郄门、内关、大陵、劳宫、中冲。

（3）胸部病：胸胁胀满、疼痛，乳房胀痛，咳嗽，哮喘等。常用腧穴为郄门、内关、大陵。

（4）中焦病：呕吐、呃逆、胃脘胀痛等。常用腧穴为曲泽、内关、大陵。

（5）外经病：上肢痿痹、腋肿、胸胁扭伤等。常用腧穴为曲泽、间使、内关、劳宫。

## 十四、手少阳三焦经

### （一）经脉循行

《灵枢·经脉》：三焦手少阳之脉，起于小指次指之端[1]，上出两指之间[2]，循手表腕[3]，出臂外两骨之间[4]，上贯肘，循臑外上肩，而交出足少阳之后，入缺盆，布膻中[5]，散络心包，下膈，遍属三焦[6]。其支者，从膻中，上出缺盆，上项，系耳后，直上出耳上角，以屈下颊至䪼。其支者，从耳后入耳中，出走耳前，过客主人，前交颊，至目锐眦。

【注释】

［1］小指次指之端：指环指的尺侧端。

［2］两指之间：指第4、5指间。

［3］循手表腕：外侧为表，手少阳三焦经行于手背的尺侧，经第4、5掌骨之间至手腕部。

［4］出臂外两骨之间：即前臂外侧尺、桡骨之间。

［5］膻（dàn）中：“膻”义为袒露。“膻中”指胸中，位于胸内心脏之外、两肺之间的部位。《灵枢·胀论》说：“膻中者，心主之宫城也。”膻中亦为腧穴名，属任脉，在两乳头连线中点，平第4肋间隙。

［6］遍属三焦：三焦为六腑之一，历代医家对其实质争论颇多，主要包括以下两种观点。①有名有形。张景岳《类经·脏象论》：“脏腑之外，躯体之内，包罗诸脏，一腔之大腑也。”②有名无形。《难经·二十五难》说：“心主与三焦相表里，俱有名而无形。”具体而言，三焦的功能可以概括如下。①主通行原气，原气是人体生命的原动力，它发源于肾，却有赖于三焦的敷布，通过三焦对各个脏腑起到温煦和调整的作用。《难经·六十六难》说：“三焦者，原气之别使也，主通行三气，经历于五脏六腑。”②主通调水道。《素问·灵兰秘典论》说：“三焦者，决渎之官，水道出焉。”阳气有蒸腾化气的作用，因此，三焦主通调水道的功能与其主通行原气的功能密切相关。③对脏腑功能总的概括。《灵枢·营卫生会》说：“上焦如雾，中焦如沤，下焦如渎。”

【循行路线】　起于环指的尺侧端（关冲），上行第4、5指之间（液门），沿手背第4、5掌骨之间（中渚）上行至手腕（阳池），行前臂外侧尺、桡骨之间（外关、支沟、会宗、三阳络、四渎），向上经过肘尖（天井），沿上臂外侧中间（清泠渊、消泺、臑会），上肩（肩髎），交出足少阳胆经之后（交肩井、大椎），进入缺盆，布膻中，散络心包，下膈，属三焦。胸中的支脉，从膻中上行出缺盆，上项（天牖），沿耳后上行（翳风、瘈脉、颅息），至耳郭上方（角孙），屈向前下方，行至颧骨。耳后的支脉，从耳后入耳中，出走耳前（耳门、耳和髎），经上关，向前交于面颊，止于目外眦

（丝竹空），交足少阳胆经。（图 2-11）

【循行总结】

（1）从手走头，行于上肢外侧中间。

（2）与耳联系密切，在耳前、耳后、耳上角均有分布，并且入耳中，《阴阳十一脉灸经》称其为“耳脉”。

（3）属三焦，络心包。

（4）与足少阳胆经交于目外眦。

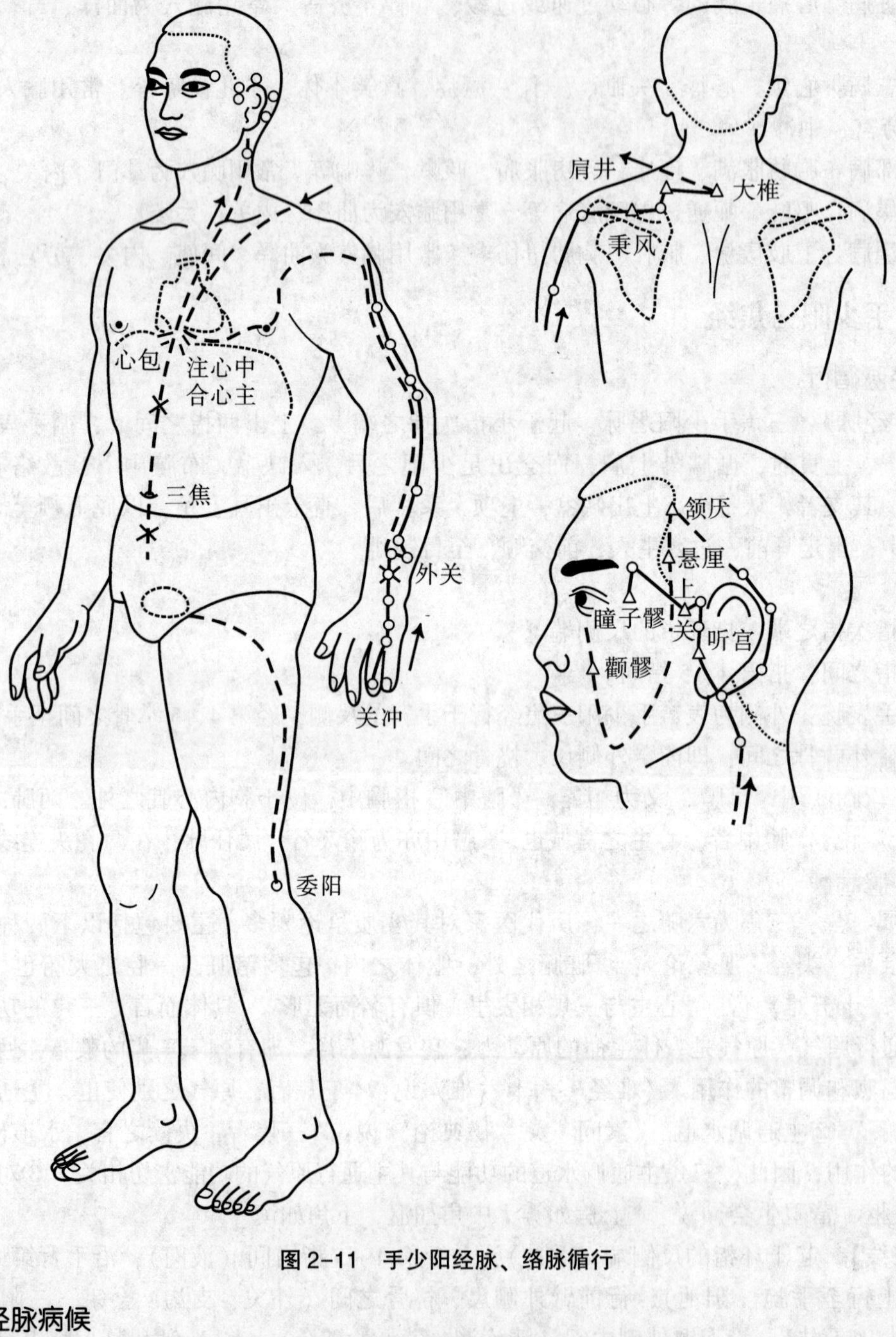


图 2-11　手少阳经脉、络脉循行

### （二）经脉病候

《灵枢·经脉》：是动则病，耳聋[1]，浑浑焞焞[2]，嗌肿，喉痹。是主气所生病者[3]，汗出，目锐眦痛，颊肿，耳后、肩、臑、肘、臂外皆痛，小指次指不用[4]。

【注释】

[1] 耳聋：在十二经脉中，手少阳三焦经与耳的联系最密切，经脉病候和腧穴主治也体现了这种循行联系特点。《足臂十一脉灸经》、《阴阳十一脉灸经》和《灵枢·经脉》均将“耳聋”列为第一症。《灵枢·厥病》指出“耳聋，取手小指次指爪甲上与肉交者”，就是针刺手少阳三焦经的井穴“关冲”治疗耳聋。在《针灸甲乙经》所记载的手少阳三焦经肘关节以下的10个腧穴中，有6个腧穴主治耳病。

[2] 浑浑焞（tūn）焞：“浑”字义为混浊、混乱。“焞”义为盛貌，《诗经·采芑》：“戎车啴啴（tān，形容众盛貌），啴啴焞焞，如霆如雷。”二者结合，形容耳中轰鸣如雷，乃实证耳鸣的典型表现，与虚证之耳鸣如蝉相对照。

[3] 是主气所生病者：三焦主通行原气，手少阳三焦经脉的病候中没有三焦腑病，不能用“是主三焦所生病”概括其所属经穴的主治特点，故代之以三焦的功能。

[4] 目锐眦痛，颊肿，耳后、肩、臑、肘、臂外皆痛，小指次指不用：均为经脉所过部位的病症。

【临床应用】

（1）耳病：耳聋、耳鸣、中耳炎等。常用腧穴为液门、中渚、阳池、外关、翳风、耳门。

（2）头、目病：头痛、目赤肿痛，相当于现代医学的偏头痛、急性结膜炎等。常用腧穴为关冲、液门、中渚、角孙。

（3）咽喉、面颊病：喉痹、面瘫、面痛、面肌痉挛、牙痛、痄腮，相当于现代医学的急慢性咽喉炎、扁桃体炎、周围性面神经炎、三叉神经痛、腮腺炎等。常用腧穴为关冲、液门、中渚、外关、翳风。

（4）外经病：落枕、肩周炎、上肢痿痹等。常用腧穴为液门、中渚、阳池、外关、支沟、肩髎。

（5）外感病：外感风寒、风热等表证。常用腧穴为关冲、液门、中渚、外关。

（6）汗出异常：包括自汗、盗汗及无汗症。常用腧穴为阳池、外关。

（7）三焦病：胸胁痛、便秘、小儿遗尿等。常用腧穴为外关、支沟。

### 附　汉墓帛书《脉书》选录

#### （一）经脉循行

《足臂十一脉灸经》：臂少阳脉，出中指，循臂上骨下廉，走耳。

《阴阳十一脉灸经》：耳脉，起于手背，出臂外两骨之间，上骨下廉，出肘中，入耳中。

#### （二）经脉病候

《足臂十一脉灸经》：其病，产聋，颊痛。诸病此物者，皆灸臂少阳之脉。

《阴阳十一脉灸经》：是动则病，耳聋浑浑焞焞，嗌肿，是耳脉主治。其所产病，目外眦痛，颊痛，耳聋，为三病。

## 十五、足少阳胆经

### （一）经脉循行

《灵枢·经脉》：胆足少阳之脉，起于目锐眦，上抵头角[1]，下耳后，循颈，行手少阳之前，至肩上，却交出手少阳之后，入缺盆。其支者，从耳后入耳中，出走耳前，至目锐眦后。其支者，别锐眦，下大迎，合于手少阳，抵于䪼，下加颊车[2]，下颈，合缺盆[3]。以下胸中，贯膈，络肝，属胆，循胁里[4]，出气街，绕毛际[5]，横入髀厌[6]中。其直者，从缺盆下腋，循胸，过季胁[7]，下合髀厌中[8]。以下循髀阳，出膝外廉，下外辅骨之前，直下抵绝骨[9]之端，下出外踝之前，循足跗上，入小趾次趾之间[10]。其支者，别跗上，入大趾之间，循大趾歧骨[11]内，出其端；还贯爪甲，出三毛[12]。

【注释】

[1] 上抵头角：角指额角，足少阳胆经在额角处与足阳明胃经的头维穴相交会。

[2] 其支者，别锐眦，下大迎，合于手少阳，抵于䪼，下加颊车：足少阳胆经在面部的分布略呈“N”形，这部分经脉没有腧穴，在一般的经络图或模型中没有标示出来，容易被忽略。

[3] 下颈，合缺盆：足少阳胆经在头部的两个部分在缺盆部会合。

[4] 胁里：指胁肋的内侧面。

[5] 毛际：指前阴部毛发的边际。

[6] 髀厌：“厌”者，凹陷也。“髀厌”指大腿上端后外侧的凹陷，当股骨大转子最凸点与骶管裂孔之间。环跳穴就位于二者之间连线的后1/3与中1/3交界处。

[7] 季胁：古人以孟、仲、叔、季作为兄弟姊妹排行次序，孟最大，季第四或指最小。“季胁”为胁的末端，相当于第11、12肋端处。此处有京门穴，当第12肋骨游离端的下方，为肾之募穴。

[8] 下合髀厌中：足少阳胆经在躯干部的内、外两支会合于髀厌处。足阳明胃经的两支会合于气街，足太阳膀胱经的两支会合于腘窝中。

[9] 绝骨：指腓骨的下端与腓骨长短肌交互呈现出的凹陷处。此处有穴名绝骨，又名悬钟。悬，指悬挂。钟者，汇聚也（《玉篇》），在人体指气血汇聚的凹陷处。穴在外踝上3寸凹陷处，未及于足，如悬挂之状，故名悬钟。

[10] 小趾次趾之间：指足背第4、5趾之间。

[11] 大趾歧骨：指第1跖趾关节，因其形状如半个果核，故又名“核骨”。

[12] 还贯爪甲，出三毛：“三”者，多也。“三毛”又叫丛毛，指足趾背部的汗毛。由于足少阳经在足背的分支沿第1跖趾关节的内侧走行，复又行至足大趾的外侧端与足厥阴肝经交接，故曰“还贯爪甲”。

【循行路线】 起于目外眦（瞳子髎），上行到额角（听会、上关、颔厌、悬颅、悬厘、曲鬓），下行耳后（率谷、天冲、浮白、头窍阴、完骨、本神、阳白、头临泣、目窗、正营、承灵、脑空、风池），沿颈旁，向下行于手少阳三焦经之前，至肩上，与手少阳三焦经相交并行于其后（肩井，会大椎），返回向前进入缺盆。耳后的支脉，从耳后进入耳中，出耳前，至目外眦。目外眦的支脉，从目外眦向下至大迎，与手少阳三焦经脉会于䪼骨，向下过下颌角，沿颈的外侧下行，与主干会合于缺盆。内行部分由此进入胸中，穿过膈肌，络肝，属胆，沿胁肋的内侧，出于腹股沟（气街），绕阴毛边际，向后横行进入髀厌。外行的主干，从缺盆走向腋下部（渊腋、辄筋），循胸前（日月），过季胁（京门），下行腹外侧（带脉、五枢、维道），与内行线会于髀厌（环跳），沿大腿外侧下行（风市、中渎），出膝外侧（膝阳关），向下行于腓骨之前（阳陵泉、阳交、外丘、光明、阳辅），下抵腓骨下段（悬钟），出外踝之前（丘墟），沿足背外侧第4、5跖骨之间（足临泣、地五会），进入第4、5趾之间（侠溪），止于第4趾外侧端（足窍阴）。足背上的支脉，从足背分出，进入第1、2趾之间，沿第1跖趾关节内侧出其端，复向外行穿过爪甲，出于足大趾背的毫毛部，交接于足厥阴肝经。（图2-12）

【循行总结】

(1) 分布广泛，从头走足，行于人体的两侧。

(2) 在侧头部的循行复杂，结合腧穴的分布，可以简化为“M”形。

(3) 在面部循行呈“N”形。

(4) 与耳联系密切，在耳后、耳中、耳前均有分布。

(5) 属胆，络肝。

(6) 与足厥阴肝经交接于足大趾外侧端。

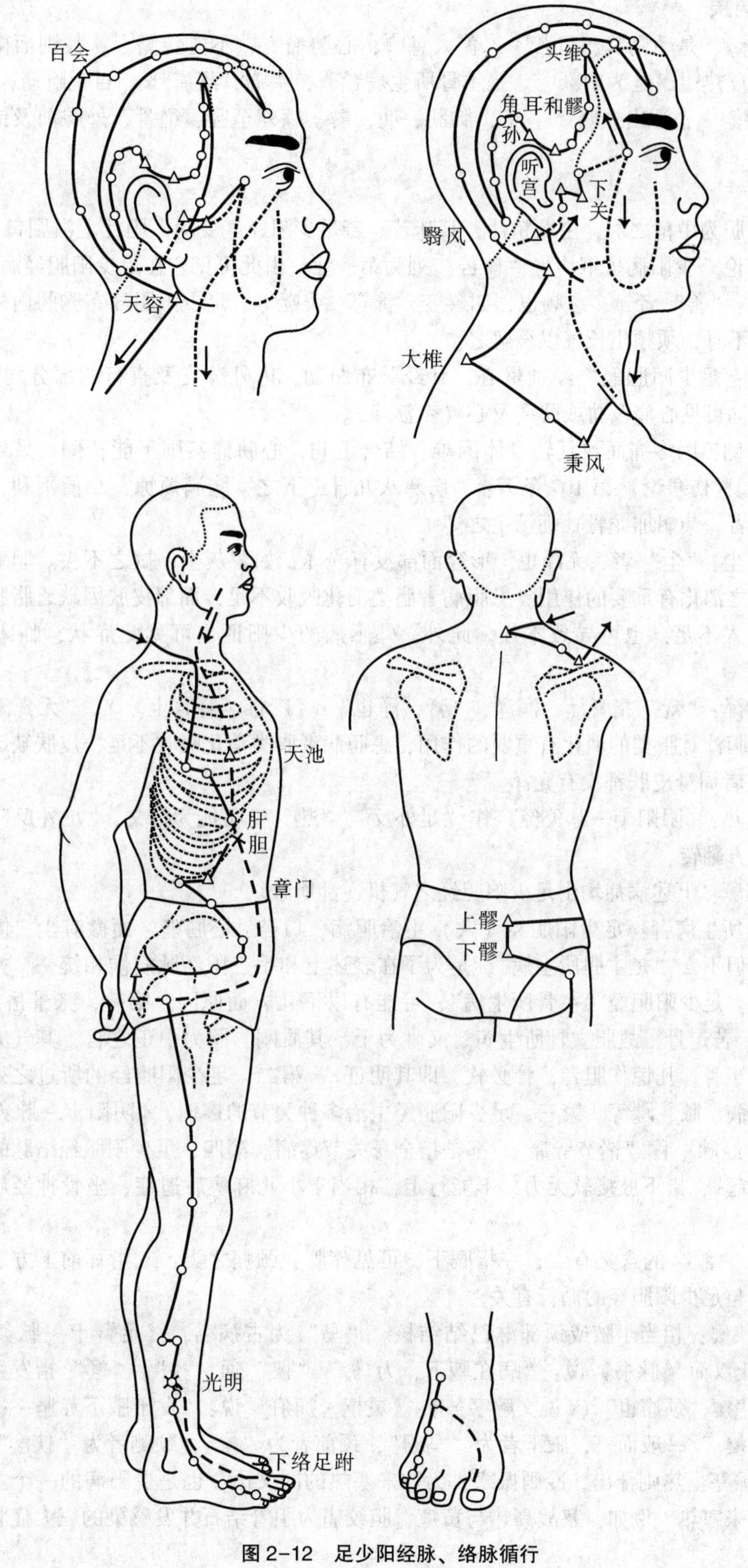


图 2-12　足少阳经脉、络脉循行

### （二）经脉病候

《灵枢·经脉》：是动则病，口苦[1]，善太息[2]，心胁痛[3]，不能转侧[4]，甚则面微有尘[5]，体无膏泽[6]，足外反热[7]，是为阳厥[8]。是主骨所生病者[9]，头痛，颔痛[10]，目锐眦痛，缺盆中肿痛，腋下肿，马刀侠瘿[11]，汗出振寒[12]，疟，胸胁、肋、髀、膝外至胫、绝骨、外踝前及诸节皆痛，小趾次趾不用[13]。

【注释】

［1］口苦：胆为中精之府，主藏精汁，其味苦。若足少阳经气变动，胆汁上溢则口苦。《灵枢·经脉》与《伤寒论》少阳病提纲均将“口苦”列为第一症，由此可见它在足少阳胆经病候中的位置。

［2］善太息：“善”者，多、频也，如善变、善忘、善呕等。足少阳胆经布胸胁内外，若经气郁滞不畅，则胸闷不舒，须频出长气以缓解之。

［3］心胁痛：足少阳胆经之经别贯心，其经脉布胁肋，内外分支及直行的部分均与胁肋有关，心绞痛或胆绞痛均可见心痛及胁或胁痛及心（牵涉痛）。

［4］不能转侧：因疼痛而致翻转身体困难。结合上句，心胁痛甚则不能转侧。另外，在外感病中也可见到此症。《伤寒论》第107条云：“伤寒八九日，下之，胸满烦惊，小便不利，谵语，一身尽重，不可转侧者，柴胡加龙骨牡蛎汤主之。”

［5］面微有尘：“尘”者，无泽也。形容面部没有光泽，如蒙灰尘，拭之不去。胆藏精汁，助消化，尤其对脂类之消化有重要的作用。患胆病者脂类消化吸收不足，面部皮肤因缺乏脂肪滋润而失去光泽。若脂类摄入不足，也可导致本症。此外，外感病的少阳证也可见此症状，临床上需要仔细鉴别。

［6］体无膏泽：“膏”指膏泽、润泽，“膏，泽也”（《广雅·释言上》）。“无膏泽”指皮肤粗糙，没有光泽。胆汁对脂类的消化有重要的作用，患胆病者脂类消化吸收不足，皮肤缺乏滋润，轻者“面微有尘”，重者周身皮肤都没有光泽。

［7］足外反热：《阴阳十一脉灸经》作“足外反”，“热”字可能为衍文，“足外反”指足部肌肉痉挛而致足向外方翻转。

［8］是为阳厥：上述病症均由足少阳胆经之气机逆乱所致。

［9］是主骨所生病者：足少阳胆经（穴）主治胆病，口苦、心胁痛、面微有尘、体无膏泽等病症都与胆有关，但不云“是主胆所生病”，是为了在表述上和手三阳经脉病候相统一，并与手足六阴经脉病候相区别。足少阳胆经“主骨所生病”，可能有以下几方面原因。第一，张景岳《类经图翼》注云：“胆味苦，苦走骨，故胆主骨所生病。又骨为干，其质刚，胆为中正之官，其气亦刚。胆病则失其刚，故病及于骨。凡惊伤胆者，骨必软，即其明证。”第二，足少阳胆经的所过之处多骨节，如下颌、颈、肩、髋、膝、踝等。第三，足少阳胆经主治多种关节的疼痛，《阴阳十一脉灸经》谓“节尽痛”，《灵枢·经脉》称“诸节皆痛”，都是指全身关节疼痛。第四，足少阳胆经络脉的病候称“虚则痿躄，坐不能起”，指下肢痿软无力，不能行走，相当于小儿麻痹后遗症、坐骨神经痛及其他种类的痿症。

［10］颔痛：“颔”的含义有二，一指腮下，可见痄腮、颈痈之类；二指耳前上方之颞部，见于偏头痛。二者均与足少阳胆经的循行有关。

［11］马刀侠瘿：相当于腋或颈部淋巴结结核。“马”为古病名，《足臂十一脉灸经》谓“产马”，张家山出土汉简《脉书》说：“病在腋下，为马。”“侠”通“挟”。“瘿”指发生在颈部的肿块，又名瘿瘤，“瘿，颈瘤也”（《说文解字》）。《灵枢·痈疽》说：“发于腋下赤坚……其痈坚而不溃者，为马刀挟瘿。”一般而言，腋下者为“马刀”，颈前者为“瘿”，颈侧者为“挟瘿”。

［12］汗出振寒：热则汗出，冷则振寒，为往来寒热的同义语，也是少阳病的一个主症。胆腑病变时，也可见往来寒热。例如，寒战高热与黄疸、胆绞痛为胆管结石并发感染的三大症状，但不一定同时出现。

[13] 胸胁、肋、髀、膝外至胫、绝骨、外踝前及诸节皆痛，小趾次趾不用：均为经脉所过之处的病症，可见于胸膜炎、肋间神经痛、带状疱疹、乳腺炎、坐骨神经痛、风湿性关节炎等。

【临床应用】

(1) 口苦：常用腧穴为阳陵泉。

(2) 胆病：黄疸、胆囊炎、胆结石、胆道蛔虫症、胆呕、胆心综合征等。常用腧穴为日月、阳陵泉、中渎、丘墟。

(3) 少阳病：常用腧穴为风池、阳陵泉、足临泣。

(4) 颜面病：面瘫、面痛、面肌痉挛、痤疮、黄褐斑。常用腧穴为风池、阳陵泉、光明、足临泣。

(5) 耳、目病：耳聋、耳鸣、中耳炎（聤耳），目赤肿痛、近视、青光眼、中心性视网膜炎、视神经萎缩等。常用腧穴为风池、风市、光明、足临泣。

(6) 头、项病：偏头痛、落枕等。常用腧穴为完骨、风池、阳陵泉、悬钟、足临泣、足窍阴。

(7) 颈、肩、腋、胸、胁肋病：颈肿、肩周炎、腋下肿（马刀）、乳痈、乳痞、胸胁疼痛等。常用腧穴为肩井、日月、阳陵泉、丘墟、足临泣。

(8) 下肢病：坐骨神经痛、下肢痿痹等。常用腧穴为环跳、阳陵泉、悬钟、丘墟、足临泣。

(9) 疟疾：常用腧穴为风池、阳陵泉。

## 附　汉墓帛书《脉书》选录

### (一) 经脉循行

《足臂十一脉灸经》：足少阳脉，出[1] 于踝前，支于骨间[2]，上贯膝外廉，出于股外廉，出胁。支之肩髆。其直者，贯腋，出于项、耳，出枕[3]，出目外眦。

《阴阳十一脉灸经》：足少阳之脉，系于外踝之前廉，上出鱼股之外，出胁上，出目前。

【注释】

[1] 出：在此处有产生、生成的意思，与《灵枢·经脉》的“起”含义相同。

[2] 骨间：指小腿外侧的胫骨与腓骨之间。

[3] 枕：原作“腤”，该字不见于《说文解字》，在《玉篇·肉部》中“腤”为“腩”之异写，云：“腩，煮肉也。”其义与此文不符。应是“甚”字之讹，“枕”与“甚”上古音均侵部韵，枕为章母，甚为禅母，均舌音纽，故腤假为枕。

### (二) 经脉病候

《足臂十一脉灸经》：其病，病足小趾次趾废，胻外廉痛，胻寒，膝外廉痛，股外廉痛，髀[1] 外廉痛，胁痛，头颈痛，产马[2]，缺盆痛，瘘[3]，聋，枕痛，耳前痛，目外眦痛，胁外肿。诸病此物者，皆灸少阳脉。

《阴阳十一脉灸经》：是动则病，心与胁痛，不可以反侧[4]，甚则无膏，足外反，此为阳厥，是少阳脉主治。其所产病，×××，头颈痛，胁痛，疟，汗出，节尽痛，髀外廉痛，×痛，鱼股痛，膝外廉痛，振寒，足中趾痹[5]，为十二病。

【注释】

[1] 髀：原作“脾”，二字上古音均支部韵，髀为帮母，脾为并母，故脾假为髀。

[2] 马：为古代病名，应为“马刀侠瘿”之省。

[3] 瘘：原作“瘢”，音形相近而讹。“瘘”字古义主要有二：①慢性疮疡，《急就篇》颜师古注：“瘘，久疮也。”②颈肿，《说文解字》：“瘘，颈肿也。”结合上述“产马”病症，“瘘”当指发生在颈、项、腋、胁部位的慢性疮疡，破溃后久不收口。

[4] 不可以反侧：《灵枢·经脉》作“不能转侧”。“侧”字义为倾斜、旁侧，“反侧”指身体翻转，《诗经·小雅·何人斯》云：“作此好歌，以极反侧。”毛传：“反侧，反覆不正直也。”孔疏：

“反侧，翻复之义。”《诗经·周南·关雎》：“悠哉悠哉，辗转反侧。”孔疏：“反侧犹反复，辗转犹婉转。”

［5］痹：指麻痹不仁。

## 十六、足厥阴肝经

### （一）经脉循行

《灵枢·经脉》：肝足厥阴[1]之脉，起于大趾丛毛之际[2]，上循足跗上廉[3]，去内踝一寸[4]，上踝八寸，交出太阴之后[5]，上腘内廉，循股阴[6]，入毛中，环阴器，抵小腹，挟胃，属肝，络胆，上贯膈，布胁肋[7]，循喉咙之后，上入颃颡[8]，连目系，上出额，与督脉会于巅[9]。其支者，从目系下颊里[10]，环唇内。其支者，复从肝别，贯膈，上注肺[11]。

【注释】

［1］厥阴：“厥”义为尽、终止。《素问·阴阳离合论》谓“厥阴根起于大敦”，王冰注：“厥，尽也，阴气至此而尽，故名曰阴之绝阴。”

［2］起于大趾丛毛之际：丛毛又叫三毛，指足趾第1节背部汗毛丛生的部位。足厥阴肝经起于足大趾外侧，趾甲角旁开0.1寸（如韭叶宽）。

［3］上循足跗上廉：足厥阴肝经行于第1、2跖骨之间，太冲穴就位于第1、2跖骨结合部前方的凹陷处。

［4］去内踝一寸：足厥阴肝经行于内踝前，中封腧穴于商丘与解溪连线之间，胫骨前肌肌腱的内侧凹陷处。

［5］上踝八寸，交出太阴之后：足厥阴肝经在内踝上8寸之下行于太阴之前，此后则行于足太阴、少阴之间。

［6］股阴：又称阴股，即股的内侧，与髀阳相对。

［7］上贯膈，布胁肋：肝居胁下，是从脏器位置言，足厥阴肝经亦分布在胁肋处。

［8］颃颡（hángsǎng）：“颃”指喉咙，“颡”指额部。“颃颡”指咽与鼻相通的部位，即鼻咽部。

［9］与督脉会于巅：足厥阴肝经上达于颠，并交于督脉的百会穴。

［10］从目系下颊里，环唇内：颊里指口腔的内侧，足厥阴肝经分布于口腔及唇的内侧。

［11］上注肺：足厥阴肝经与手太阴肺经在肺中连接，十二经脉完成气血流注一周的循环。

【循行路线】 起于大趾外侧端（大敦），沿足背第1、2跖骨之间上行（行间、太冲），经内踝前1寸（中封）处，沿胫骨内侧面中央上行（蠡沟、中都），在内踝上8寸处交出足太阴脾经的后面，行于腘窝内侧（膝关、曲泉），沿大腿内侧中间上行（阴包），进入阴毛中（足五里），环绕阴器（阴廉），上抵小腹（急脉），进入腹腔，挟胃旁，属肝，络胆（章门、期门），穿膈肌，布胁肋，沿喉咙的后面，向上进入鼻咽部，连目系，上行出于额部，与督脉会于头顶的百会穴。面部的支脉，从目系发出，下行面颊内侧，环绕口唇内侧。腹部的支脉，从肝发出，穿过膈肌，上注于肺，接手太阴肺经。（图2-13）

【循行总结】

（1）从足走头。

（2）足厥阴肝经行于足背之上（属阳），在内踝上8寸之前行于足太阴脾经之前，与督脉会于颠顶，体现了阴尽阳生的特点。

（3）与前阴联系密切，除经脉“环阴器”外，其络脉“循经上睾，结于茎”，经别“上至毛际”，经筋“结于阴器”。

（4）属肝络胆，挟胃，注肺；系目系，循颊里，环唇内。

（5）与手太阴肺经交接于肺中。

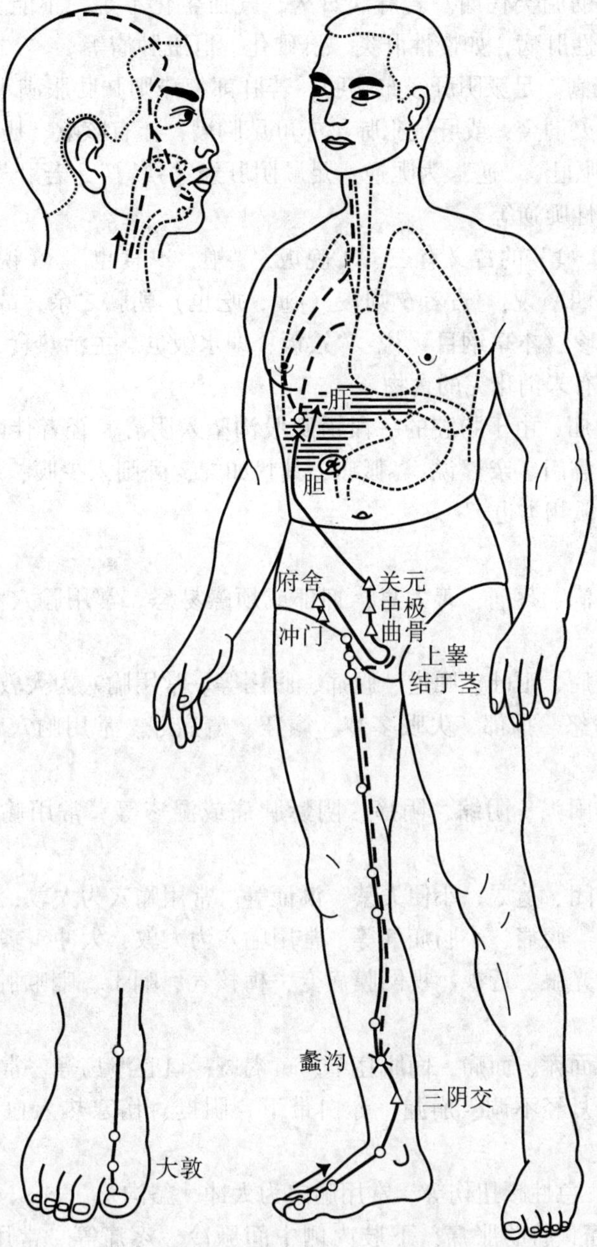


图 2-13　足厥阴经脉、络脉循行

**（二）经脉病候**

《灵枢·经脉》：是动则病，腰痛不可以俯仰，丈夫[1] 㿉疝[2]，妇人少腹肿[3]，甚则嗌干[4]，面尘脱色[5]。是主肝所生病者，胸满[6]，呕逆[7]，飧泄[8]，狐疝[9]，遗溺，闭癃。

【注释】

[1] 丈夫：泛指成年男子，《春秋谷梁传·文公十二年》："男子二十而冠，冠而列丈夫。"

[2] 㿉（tuí）疝：古人认为疝病有七种，即冲、狐、㿉、厥、瘕、㿗、癃。"㿉"，义为坠落、降下。"㿉疝"指阴囊肿胀、疼痛。

[3] 妇人少腹肿：少腹部胀痛，如痛经，多属肝郁气滞或寒凝肝脉。

[4] 甚则嗌干：足厥阴经"循喉咙之后，上入颃颡"，若肝火亢盛，循经上炎则为咽干，常伴有口苦。

[5] 面尘脱色：病机与足少阳胆经的"面有微尘"相似，但病情更严重。肝主疏泻，助脾胃生

化气血；肝又分泌胆汁，助脂类代谢。若肝病日久，气血生化不足，不能上达头面，则面部如蒙尘垢，无色无泽。多见于慢性肝病，如慢性肝炎、肝硬化、肝脏肿瘤等。

[6] 胸满：即胸胁苦满。足厥阴肝经布胁肋，若肝郁气滞则胸胁胀满不舒，可见善太息。此外，因足厥阴肝经注肺，若木火刑金，或肝气犯肺，亦可见胸满，伴有咳嗽、痰中带血。

[7] 呕逆："呕"指呕吐，"逆"为呃逆。足厥阴肝经"挟胃"，若肝气犯胃，则见呕吐、呃逆，相当于神经性呕吐、神经性呃逆等。

[8] 飧（sūn）泄："飧"的古义有三。①晚饭，"飧，夕食也"（《说文解字》）。②熟食、剩饭，戴侗《六书故·工事四》说："古者夕则馂（jùn，吃也）朝膳之余，故熟食曰飧。"③简单的饮食，也专指水泡饭，李时珍《本草纲目》说："飧饭，即水饭也。主治热食，解渴除烦。""飧泄"即大便溏薄、泄泻，大便中有未消化完的食物。

[9] 狐疝：即腹股沟疝。由于肠腔的一段沿腹股沟坠入阴囊，轻者伴随体位而变化，可自行还纳，重则嵌顿。张从正《儒门事亲》说："狐疝，其状如丸，卧则入少腹，行立则出少腹入囊中……此疝出入上下往来，正与狐相类也。"

【临床应用】

(1) 肝胆病：胸胁胀满、疼痛，善太息，抑郁或烦躁易怒。常用腧穴为行间、太冲、蠡沟、章门、期门。

(2) 脾胃病：胃脘胀痛、呕吐、呃逆、腹痛、腹泻等。常用腧穴为大敦、太冲、章门、期门。

(3) 神志病：烦躁易怒、抑郁、失眠多梦、癫狂、癔症等。常用腧穴为大敦、行间、太冲、曲泉、期门。

(4) 前阴病：阳痿、阳强、阴缩、阴痒、阴囊肿痛或湿疹等。常用腧穴为大敦、太冲、蠡沟、曲泉。

(5) 肾、膀胱病：癃闭、遗尿、小便失禁、淋证等。常用腧穴为大敦、太冲、蠡沟、曲泉。

(6) 疝病：阴囊肿痛、腹痛、小肠疝气等。常用腧穴为大敦、太冲、蠡沟。

(7) 目、咽喉病：青光眼、近视、视网膜病变，梅核气、咽干、咽喉肿痛等。常用腧穴为行间、太冲、蠡沟。

(8) 面颊、口腔病：面瘫、面痛、面肌痉挛、黄褐斑；口腔溃疡等。常用腧穴为行间、太冲。

(9) 妇科病：痛经、月经不调、崩漏、赤白带下、阴挺、伤寒热入血室等。常用腧穴为大敦、行间、太冲、蠡沟、曲泉。

(10) 腰痛：肾绞痛、急性腰扭伤等。常用腧穴为太冲、蠡沟。

(11) 外经病：颠顶痛，胁肋胀痛，下肢内侧中间厥冷、疼痛等。常用腧穴为行间、太冲、曲泉。

## 附 汉墓帛书《脉书》选录

### (一) 经脉循行

《足臂十一脉灸经》：足厥阴脉，循大趾间[1]，以上出胻内廉，上踝八寸，交泰阴脉，循股内，上入脞间。

《阴阳十一脉灸经》：足厥阴脉，系于足大趾丛毛之上，乘足跗上廉，去内踝一寸，上踝五寸，而交出泰阴之后，上出鱼股内廉，穿少腹，大眦[2] 旁。

【注释】

[1] 大趾间："间"字义为中间、内侧、里面。"大趾间"即足大趾外侧与足次趾内侧之间。

[2] 大眦：指内眼角，《医宗金鉴》卷八十："目内眦，又名大眦也。"

### (二) 经脉病候

《足臂十一脉灸经》：其病，病脞搔，多溺，嗜饮，足跗肿，疾痹。诸病此物者，皆灸厥阴脉。

《阴阳十一脉灸经》：是动则病，丈夫则癞疝，妇人则少腹肿，腰痛不可以仰，甚则嗌干，面骊[1]，是厥阴脉之主治。其所产病，热中[2]，癃，偏疝，××，为五病。五病有而心烦，死，勿治也。有阳脉与之俱病，可治也。

【注释】

［1］骊：义为马的深黑色，《说文解字·马部》："骊，马深黑色。"在甲本、乙本中均作"疵"，其含义为毛病，如瑕疵，《说文解字·疒部》："疵，病也。"在《灵枢·经脉》中则作"面尘脱色"，《黄帝内经太素》卷八作"面尘"。比较三者，以"尘"字形容肝脏患者的面部色泽最贴切。

［2］热中：即中热、里热。《素问·异法方宜论》曰："鱼者，使人热中。"《灵枢·五邪》也说"阳气有余，阴气不足，则热中善饥"，指明了热中的病机。

## 第三节　奇经八脉

奇经八脉是指督脉、任脉、冲脉、带脉、阴维脉、阳维脉、阴跷脉、阳跷脉。它们不直接连属十二脏腑，也没有阴阳表里关系，但与奇恒之腑中的女子胞、脑、髓等联系密切。任脉、督脉、冲脉皆起于胞中（女子为子宫、男子为精宫），同出于会阴，称为"一源三歧"。任督二脉与十二经脉合称"十四经脉"，它们分别具有一定的循行路径、病候和所属腧穴，构成经络系统的主要部分。

奇经之"奇"有两个读音，含义不同。一读 qí，是不同的意思，指奇经八脉是不同于十二经脉以外的另一类经脉。另一读 jī，是单数的意思，与偶数相对，指奇经没有表里经的配偶。二者是从不同角度进行解释的，可以并存，如滑伯仁《难经本义》所载虞庶《难经注》即是后一种说法："奇者，奇零之奇，不偶之义。谓此八脉系正经，无表里配合，别道奇行，故曰奇经也。"

### 一、奇经八脉的分布概况

督脉循行于身后正中线，任脉循行于身前正中线，各有本脉所辖之腧穴。此二脉所行为人体躯干头面之主干正中，故与十二经脉合称作"十四经"。其余冲、带、阴阳跷、阴阳维等六脉均无本脉所辖之腧穴，其穴皆在十二经脉所辖穴中。冲脉循行于腹部第一侧线，交会于足少阴经；带脉横行于腰部，围身一周，交会于足少阳经；阳跷脉行于下肢外侧，上至肩及头部，交会于足太阳经及足少阳经等；阴跷脉行于下肢内侧，上至头面、眼部，交会足少阴经；阳维脉行于下肢外侧，上至肩、项、头部，交会足太阳经及督脉等；阴维脉行于下肢内侧，沿腹第 3 侧线上行至颈部，交会于足少阴经及任脉等。

### 二、奇经八脉的综合作用

一般来说，每条奇经在循行过程中多与数条正经或其他奇经交会，将性质相同的经脉联系在一起，起统率和主导的作用。例如，督脉与手足三阳经交会于大椎穴，为阳脉之海，总督诸阳；任脉与手足三阴经相交，为阴脉之海，总督诸阴；阳维脉维系诸阳经；阴维脉维系诸阴经，带脉围绕腰腹部一周，统束全身直行的经脉。奇经八脉纵横交错地循行于十二经脉之间，起到调节和蓄溢正经气血的作用。当十二经脉和脏腑气血旺盛时，奇经则加以储蓄；当十二经脉生理功能需要时，奇经又能渗灌和供应。《难经·二十八难》衍发《黄帝内经》之义说："比于圣人图设沟渠，沟渠满溢，流于深湖，故圣人不能拘通也。而人脉隆盛，入于八脉，而不环周，故十二经亦不能拘之。"这种取类比象的比喻是十分形象的。将人体十二经脉比作自然界之河流、沟渠，将奇经八脉比作湖泊，将气血运行比作水流。十二经脉气血盛时则溢入于奇经而蓄之，十二经脉气血衰时奇经之气血可流入于十二经脉而补之。因此，奇经八脉与十二经脉是相互沟通的，循行线路也是相互交会的。

## 三、督脉

### (一) 循行分布

《灵枢·营气》：足厥阴……上循喉咙，入颃颡之窍，究于畜门[1]。其支别者，上额，循巅，下项中，循脊，入骶，是督脉也。

《灵枢·本输》：颈中央之脉，督脉也，名曰风府。

《素问·骨空论》：督脉者，起于少腹以下骨中央[2]，女子入系廷孔[3]，其孔，溺孔[4]之端也。其络循阴器，合篡间，绕篡后[5]，别绕臀，至少阴与巨阳中络者合[6]。少阴上股内后廉，贯脊属肾[7]。与太阳起于目内眦，上额，交巅上，入络脑，还出别下项，循肩髆内，侠[8]脊，抵腰中，入循膂，络肾[9]。其男子循茎[10]下至篡，与女子等[11]。其少腹直上者，贯脐中央，上贯心，入喉，上颐，环唇，上系两目之下中央[12]。

《难经·二十八难》：督脉者，起于下极之俞[13]，并于脊里[14]，上至风府[15]，入属于脑。

《针灸甲乙经》：督脉者，起于下极之俞，并于脊里，上至风府，入属于脑，上巅，循额，至鼻柱。

【注释】

[1] 畜门：又作“蓄门”，指鼻后孔。《类经图翼》注：“喉屋上通鼻之窍门也。”

[2] 起于少腹以下骨中央：《类经图翼》卷九注：“少腹，小腹也，胞宫之所属也。骨中央，横骨下近外之中央也”。

[3] 廷孔：指阴户。

[4] 溺孔：指尿道口。

[5] 合篡间，绕篡后：“篡”原作“纂”，据《针灸甲乙经》、《黄帝内经太素》改。“篡”指肛门，“篡间”指肛门前的会阴部。《类经图翼》卷九注：“督脉别络，自溺孔之端循行阴器分行向后，复合于篡间，乃又自篡间，分而为二，绕行于篡之后。篡，交篡之义，谓两便争行之所，即前后二阴之间也。”

[6] 至少阴与巨阳中络者合：“少阴”指足少阴经脉，“巨阳中络”指足太阳经脉在腰骶部的一个分支，即“从腰中，下挟脊，贯臀”。督脉的长强腧穴于肛门与尾骨之间“篡后”，据《针灸甲乙经》记载，长强是“督脉别络，少阴所结”，李时珍《奇经八脉考》则认为是“督脉、足少阴、太阳之会”，因此，可以认为长强穴或其附近是督脉与足少阴、太阳所合之处。

[7] 少阴上股内后廉，贯脊属肾：此段属于足少阴肾经的循行。

[8] 侠：与“挟”通。

[9] 与太阳起于目内眦……入循膂，络肾：此分支与足太阳经相重合，同起于目内眦而络于肾。

[10] 茎：指阴茎。

[11] 与女子等：指男子督脉“循茎下至篡”以后的部分与女子的循行相同。

[12] 其少腹直上者……上系两目之下中央：这部分循行属于任脉的主线。《黄帝内经》在叙述任督二脉的循行时，往往不分彼此，这可能是因为任、督本为一脉，起于胞中，向下出会阴而分为前后两支，分别从腹胸和脊背上行，复合于口唇（龈交穴），也就是“小周天”，正如张景岳在《类经图翼》卷九所注：“按此自少腹直上者，皆任脉之道，而本节列为督脉。五音五味篇曰：任脉冲脉皆起于胞中，上循脊里为经络之海。然则前亦督也，后亦任也。故启玄子引古经云：任脉循背谓之督脉，自少腹直上者谓之任脉，亦谓之督脉。由此言之，则是以背腹分阴阳而言任督。若三脉者，则名虽异而体则一耳。故曰任脉、冲脉、督脉，一源而三歧也。”

[13] 下极之俞：“下极”指躯干最下部。“下极之俞”，即前后阴之间的会阴穴。《奇经八脉考》认为冲、任、督三脉均起于会阴部，“任脉起于会阴，循腹而行于身之前，冲脉起于会阴，挟脐而行，直冲于上；督脉起于会阴，循背而行于身后。”

[14] 脊里：脊柱之里。

[15] 风府："府，聚也"（《玉篇》）。"风府"指风邪聚结之处，位于人体头项之间，易为风邪所袭。《素问·太阴阳明论》说："伤于风者，上先受之。"风府腧穴于项后正中入发际上1寸，主治一切风疾。

【循行路线】　一般将督脉的循行简单地理解为后背正中线。事实上，根据《黄帝内经》的记载，督脉的循行很复杂，并且在《黄帝内经》不同篇章记载的督脉循行也不尽相同。如《素问·骨空论》记载督脉有3个分支，分别与足少阴、太阳及任脉并行。综合上述经文内容，结合督脉腧穴，可以将督脉的循行具体归纳为：起于少腹，向下经过骨盆中央，下出会阴，经尾骨尖端（长强），沿脊柱正中上行（腰俞、腰阳关、命门、悬枢、脊中、中枢、筋缩、至阳、灵台、神道、身柱、陶道、大椎），至项部（哑门、风府），入属于脑，循脑后（脑户、强间、后顶），至头顶（百会），行脑前（前顶、囟会、上星、神庭），沿前额下行，至鼻柱（素髎），行于人中沟中（水沟），止于上唇系带（兑端、龈交）。（图2-14）

【循行总结】

(1) 起于少腹（女性为胞宫，男性为精宫），与任脉、冲脉"一源而三歧"。

(2) 行于后背正中，与所有阳经相交会。

(3) 与胞中、脊里（脊髓）、脑等奇恒之腑联系密切。

(4) 在龈交与任脉交接。

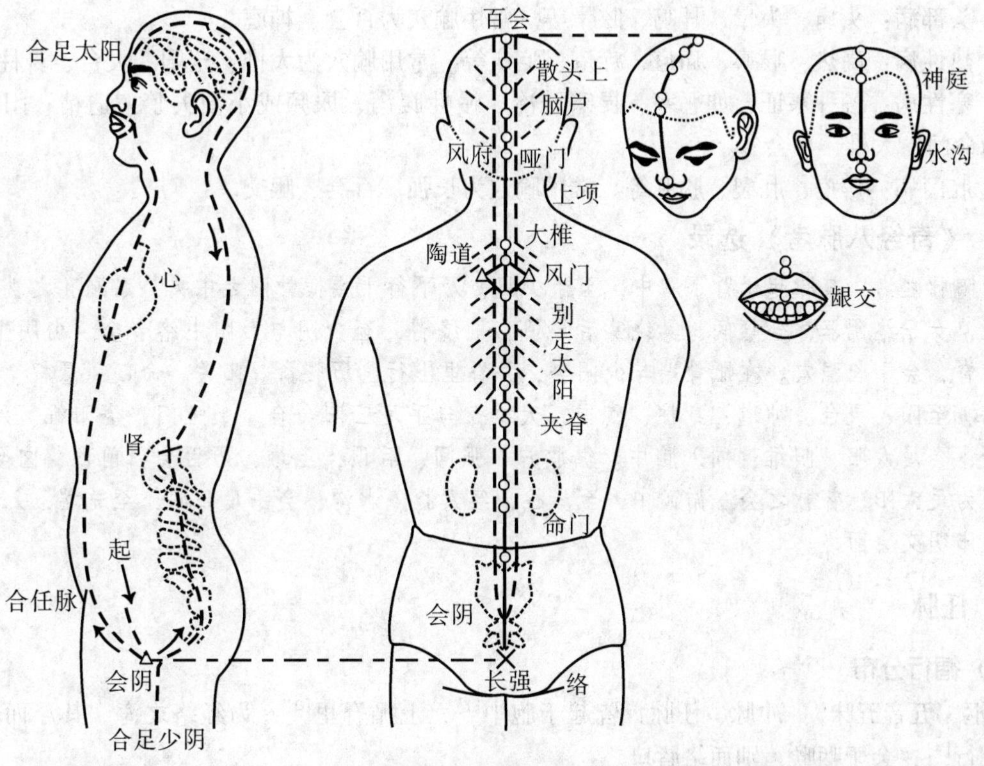


图2-14　督脉循行

## （二）督脉功能

1. 阳脉之海，总督诸阳　督是督察、统率的意思，张洁古云："督者都（dū）也，为阳脉之都纲。"督脉行身之背，背为阳；上至颠，头为诸阳之会；手足三阳经均和督脉交会于大椎穴，带脉出于第2腰椎，阳维脉交会于风府、哑门。由此可见，督脉与各阳经均有联系，为"阳脉之海"，对全身的阳经气血的运行具有督促和统率的作用。

2. 并足太阳经，温煦脏腑　根据《素问·骨空论》记载，督脉的一个分支和足太阳经在背部的

第一条侧线相并行，在这条侧线上分布有五脏六腑的背俞穴，也就是脏腑之气输注于背部的特殊部位。因此，五脏六腑的功能活动也和督脉相关，都受督脉的阳气支配，才能发挥正常的生理功能活动。

3. 行脊里，入络脑，调畅气机　“脊里”指脊柱腔中的脊髓，与作为“元神之府”的脑共同组成神志活动的主要物质基础。经络之气的运行与“神”有密切关系，如气功的行气就是运用意念（神）调动气的运行，以意领气，意到气到，使气到达病变部位，祛除疾病。

### （三）督脉病候

《素问·骨空论》：督脉为病，脊强反折[1]。

《难经·二十九难》：督之为病，脊强而厥[2]。

《脉经·平奇经八脉病》：腰背强痛，不得俯仰，大人癫病，小儿风痫。

【注释】

[1] 脊强反折：脊背强直，甚至角弓反张。

[2] 厥：指猝然昏倒、不省人事的病症。

【临床应用】

(1) 脊柱病：颈椎病、急性腰扭伤、强直性脊柱炎等。常用腧穴为水沟、大椎、命门、腰阳关。

(2) 神志病：癫、狂、痫、癔症、失眠、健忘、中风昏迷、小儿惊风、中暑等。常用腧穴为长强、百会、素髎、水沟。

(3) 头部病：头痛、头晕、耳鸣、眩晕等。常用腧穴为百会、神庭。

(4) 热性病：高热、喉痹、痈疽、疔疮、疟疾等。常用腧穴为大椎、至阳、灵台、身柱。

(5) 寒性病：各种寒证，如恶寒、畏寒肢冷、慢性腹泻、尿频或小便失禁、遗精、阳痿等。常用腧穴为命门、大椎、百会。

(6) 肛门病：痔疮、肛裂、脱肛等。常用腧穴为长强、百会、龈交。

### 附　《奇经八脉考》选录

督乃阳脉之海，其脉起于肾下胞中，至于少腹，乃下行于腰横骨围之中央，系溺孔之端。男子循茎下至篡，女子络阴器，合篡间，具绕篡后屏翳，别绕臀，至少阴与太阳中络者合。少阴上股内廉，由会阳贯脊，会于长强穴。在骶骨端与少阴会，并脊里上行，历腰俞、阳关、命门、悬枢、脊中、中枢、筋缩、至阳、灵台、神道、身柱、陶道、大椎，与手足三阳会合。上哑门，会阳维，入系舌本。上至风府，会足太阳、阳维，同入脑中。循脑户、强间、后顶，上巅，历百会、前顶、囟会、上星，至神庭，为足太阳、督脉之会。循额中，至鼻柱，经素髎、水沟，会手足阳明，至兑端，入龈交，与任脉、足阳明交会而终。

## 四、任脉

### （一）循行分布

《灵枢·五音五味》：冲脉、任脉，皆起于胞中[1]，上循脊里[2]，为经络之海。其浮而外[3]者，循腹右上行[4]，会于咽喉，别而络唇口。

《素问·骨空论》：任脉者，起于中极之下[5]，以上毛际，循腹里，上关元[6]，至咽喉，上颐，循面，入目[7]。

《难经·二十八难》：任脉者，起于中极之下，以上毛际，循腹里，上关元，至喉咽。

【注释】

[1] 胞中：指子宫，女性的冲、任、督三脉皆起于胞中，一源而三歧。

[2] 脊里：原作“背里”，据《针灸甲乙经》、《黄帝内经太素》等改，解释见督脉“循行分布”注释［14］。

［3］其浮而外：指行于体表的外行线。

［4］循腹右上行：《素问》之《腹中论》、《奇病论》、《骨空论》王冰注引《灵枢》时均作“循腹各行”。顾氏《校记》云：“右乃各字之误。”廖平曰：“右字误，不分左右。”《黄帝内经太素》卷十任脉、《针灸甲乙经》卷二第二并无“右”字。

［5］中极之下：“中极”为腧穴名，位于前正中线上，脐下4寸或耻骨联合上1寸。“下”指内，在女性为子宫，《黄帝内经太素》杨上善注：“中极之下，即是胞中。”

［6］关元：任脉之穴名，当脐下3寸，中极穴上1寸。元者，原也、端也、至大也、至始也。关元穴又名“丹田”。丹有外丹、内丹之分。外丹本意指丹砂、朱砂，汉代以后的道教方士以丹砂、丹汞炼制成的药物称为“丹”，引申为凡是由中药精炼而出的成品都叫做“丹”。内丹则指气功锻炼时体内自身所产生的精微物质，具有祛病延年的功效。丹田就是气功锻炼意守的部位，也就是产生内丹的地方，所以叫做“丹田”。“丹田”又有上、中、下之分，上丹田指两眉之间，中丹田指心窝部位（膻中）。下丹田指脐下3寸的关元处，但也有记载称石门、气海、阴交穴为丹田的。这可能是因为气功意守的部位并不是一个“点”，而是一个较大的部位，只要将意念集中在脐与耻骨联合上缘之间即可。一般所说的丹田就是专指下丹田。

［7］入目：气功锻炼讲究三调，即调神、调吸、调形。调神的目的是入静，也是最难的。要想达到调神的目的，必须抑制人对外部世界的欲望，而眼睛是人体接受外部信息最多的感觉器官。因此，气功锻炼时，十分强调眼睛的状态，既不能睁开眼睛，也不能紧紧闭合，而是似闭非闭，反观内视，才能使人入静，也就是老子所说的“不见所欲，令心不乱”。

【循行路线】 起于小腹内（女性为子宫，男性为精宫），下出会阴，向上行于阴毛部（曲骨），沿腹内上行（中极、关元、石门、气海、阴交），过脐（神阙），沿腹中线上行（水分、下脘、建里、中脘、上脘、巨阙、鸠尾），行胸骨正中（中庭、膻中、玉堂、紫宫、华盖、璇玑、天突），经喉结（廉泉），至咽喉，经颏唇沟（承浆），循面入目。（图2-15）

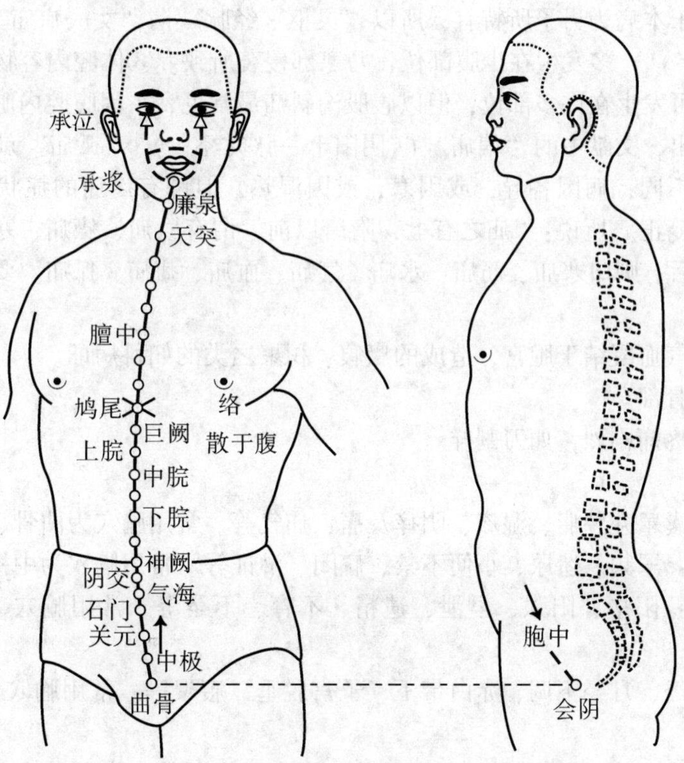


图2-15　任脉循行

【循行总结】

(1) 起于少腹（女性为胞宫，男性为精宫），与督脉、冲脉“一源而三歧”。

(2) 行于躯干前面正中，与所有阴经相交会。

(3) 上至咽喉，循面入目。

**(二) 任脉功能**

1. 阴脉之海，总任诸阴　任有担任、总任之义。任脉行于身前正中线上，身前属阴，足三阴经均交会于任脉的中极、关元穴，阴维脉和任脉交会于天突、廉泉穴，冲脉（属阴）与任脉交会于阴交，足三阴经又上交接于手三阴经，故任脉与所有阴经均有联系。说明任脉具有总任全身阴经之经气的作用。

2. 任主胞胎　任者，妊也，有“妊养”之义。任脉起于胞中，胞中在女子为子宫，有孕育胎儿的作用。而任脉为阴脉之海，与女性月经及孕育胎儿密切相关，正如《素问·上古天真论》所说：“女子七岁，肾气盛，齿更发长。二七天癸至，任脉通，太冲脉盛，月事以时下，故有子……七七任脉虚，太冲脉衰少，天癸竭，地道不通，故形坏而无子也。”

**(三) 任脉病候**

《素问·骨空论》：任脉为病，男子内结[1]、七疝[2]，女子带下、瘕聚[3]。

《素问·骨空论》：其女子不孕，癃，痔，遗溺，嗌干。

《难经·二十九难》：任之为病，其内苦结，男子为七疝，女子为瘕聚。

《脉经·平奇经八脉病》：动苦少腹绕脐下，下引横骨[4]、阴中切痛[5]。

【注释】

[1] 内结：指经气在腹内凝结、瘀滞，是疝病、瘕聚的基本病机。

[2] 七疝：《黄帝内经》中有冲、狐、厥、瘕、㿗、癞、癃等七疝。根据病症表现可以将这些疝病划分为以下三类。①阴囊肿胀疼痛，即《灵枢·经脉》所说的“㿗疝”，相当于睾丸炎、附睾炎、睾丸鞘膜积液等，由于本病为男子所特有，所以《灵枢·经脉》谓“丈夫㿗疝”。②剧烈腹痛，“疝，腹痛也。”（《说文解字》）多发生在少腹部位，乃寒邪侵袭所致。③体腔内容物突出的病症，与现代医学的疝气病相同，可发生在许多部位，但以腹股沟斜疝最常见，系因腹腔内脏器经腹股沟内环沿腹股沟管下降至外环脱出，文献中的“偏疝”（《阴阳十一脉灸经》）、“狐疝”就属于此类。虽然各种疝的发生部位及表现不同，病因各异，或因寒，或因湿热，但都有疼痛的症状，气滞不通，不通则痛，正如《难经汇注笺正》所说：“疝之有七，隋唐以前，谓有厥疝、癥疝、寒疝、气疝、盘疝、胕疝、狼疝之名。元以后，则曰寒疝、筋疝、水疝、气疝、血疝、㿗疝、狐疝。要之疝以气言，皆气滞不行为病。”

[3] 瘕聚：指因气血凝结于胞宫，造成的癥瘕、积聚之类的妇科病证。

[4] 横骨：指耻骨部。

[5] 切痛：形容疼痛剧烈，如刀割样。

【临床运用】

(1) 前阴病：阴囊睾丸肿痛、湿疹、阴痒及痛、疝气等。常用腧穴为曲骨、中极、关元。

(2) 泌尿系统病：尿频、遗尿、小便不禁、癃闭、淋证等。常用腧穴为中极、关元、石门。

(3) 生殖系统病：阳痿、阳强、早泄、遗精、不育、不孕等。常用腧穴为曲骨、中极、关元、气海。

(4) 妇科病：痛经、月经不调、赤白带下、子宫脱垂、瘕聚等。常用腧穴为曲骨、中极、关元、气海、神阙。

(5) 脘腹病：胃脘胀痛、纳呆、呕吐、呃逆、腹痛、腹泻等。常用腧穴为中脘、下脘、建里、神阙。

(6) 胸、咽喉病：胸闷、咳嗽、哮喘、气短、心痛、心悸、咽喉肿痛、梅核气等。常用腧穴为膻中、玉堂、天突。

(7) 神志病：癫、狂、痫、失眠、抑郁等。常用腧穴为中脘、巨阙、鸠尾、膻中。

**附　《奇经八脉考》选录**

任为阴脉之海，其脉起于中极之下，少腹之内，会阴之分，上行而外出，循曲骨，上毛际，至中极，同足厥阴、太阴、少阴并行腹里，循关元，三阴任脉之会，历石门，会足少阳、冲脉于阴交，循神阙、水分，会足太阴于下脘，历建里，会手太阳、少阳、足阳明于中脘，上上脘、巨阙、鸠尾、中庭、膻中、玉堂、紫宫、华盖、璇玑，上喉咙，会阴维于天突、廉泉，上颐，循承浆，与手足阳明、督脉会。环唇，上至下龈交，复而分行，循面，系两目下之中央，至承泣而终。

## 五、冲脉

### (一) 循行分布

《灵枢·五音五味》：冲脉、任脉，皆起于胞中，上循脊里，为经络之海。

《灵枢·逆顺肥瘦》：冲脉者，五脏六腑之海也，五脏六腑皆禀焉。其上者，出于颃颡，渗诸阳，灌诸精[1]。其下者，注少阴之大络[2]，出于气街[3]，循阴股内廉，入腘中，伏行骭骨内，下至内踝之后属而别。其下者，并于少阴之经，渗三阴[4]。其前者，伏行出跗属[5]，下循跗入大指间，渗诸络而温肌肉。

《灵枢·动输》：冲脉者，十二经之海也，与少阴之大络起于肾下，出于气街，循阴股内廉，邪入腘中，循胫骨内廉，并少阴之经，下入内踝之后，入足下。其别者，邪入踝，出属跗上，入大趾之间，注诸络，以温足胫，此脉之常动者也。

《素问·骨空论》：冲脉者，起于气街[6]，并少阴之经[7]，挟脐上行，至胸中而散也。

《难经·二十七难》：冲脉者，起于气冲，并足阳明之经[8]，挟脐上行，至胸中而散也。

【注释】

[1] 渗诸阳，灌诸精：《黄帝内经太素》杨上善注“冲脉，气渗诸阳，血灌诸精。精者，目中五脏之精”。

[2] 少阴之大络：指足少阴肾经的分支。

[3] 气街：“街”指宽阔的道路，“街，四通道也”（《说文解字》）。“气街”就是指许多条经脉共同通行的路径，有广义和狭义之分。《灵枢·卫气》说：“头气有街，胸气有街，腹气有街，胫气有街”，意指头、胸、腹、胫各部都有经气共同通行的路径，合称“四气街”。狭义的气街则是指腹股沟部，是“胫气街”所经过的部位，下肢的许多经脉都经由此处进出腹腔。这里指腹股沟部，足阳明胃经的气冲穴就位于腹股沟稍上方，所以《难经·二十八难》也说冲脉“起于气冲”。

[4] 渗三阴：冲脉之气于下肢部渗灌足之三阴经。

[5] 跗属：指足跗骨与胫骨连接部。《黄帝内经太素》杨上善注：“胫骨与跗骨相连之处曰属也。至此分为二道：一道后而下者，并少阴经循于小络，渗入三阴之中；其前而下者，至跗属，循跗下入大指间，渗入诸阳络，温于足胫肌肉。”

[6] 起于气街：一般认为冲脉“起于胞中”（《灵枢·五音五味》），或称“起于关元”（《素问·举痛论》）、“起于肾下”（《灵枢·动输》），出于气街，与任督二脉同源殊途。

[7] 并少阴之经：足少阴肾经行于腹部脐旁5分处，冲脉与其合并而行，故冲脉的交会穴都是足少阴经肾的经穴。

[8] 并足阳明之经：当以《素问·骨空论》“并少阴之经”为妥。

【循行路线】　冲脉的主干：起于胞中（女子为子宫，男子为精宫），下出气街（会足阳明经之气冲），向上与足少阴肾经并行（会足少阴经之横骨、大赫、气穴、四满、中注、肓俞、商曲、石关、阴都、通谷、幽门，会任脉之阴交），至胸中而散。冲脉的分支较多，包括：①从胸中上行，会咽喉，络口唇，其气血渗诸阳，灌诸精。②从气街向下与足少阴肾经并行，循阴股内廉，入腘中，行胫内廉，至

内踝后，渗三阴。③从内踝后分出，行足背，入大趾间。④从胞中向后，循脊里上行。（图 2-16）

【循行特点】

（1）起于胞中，与任督二脉“一源而三歧”。

（2）上灌三阳，下渗三阴，为十二经脉之海。

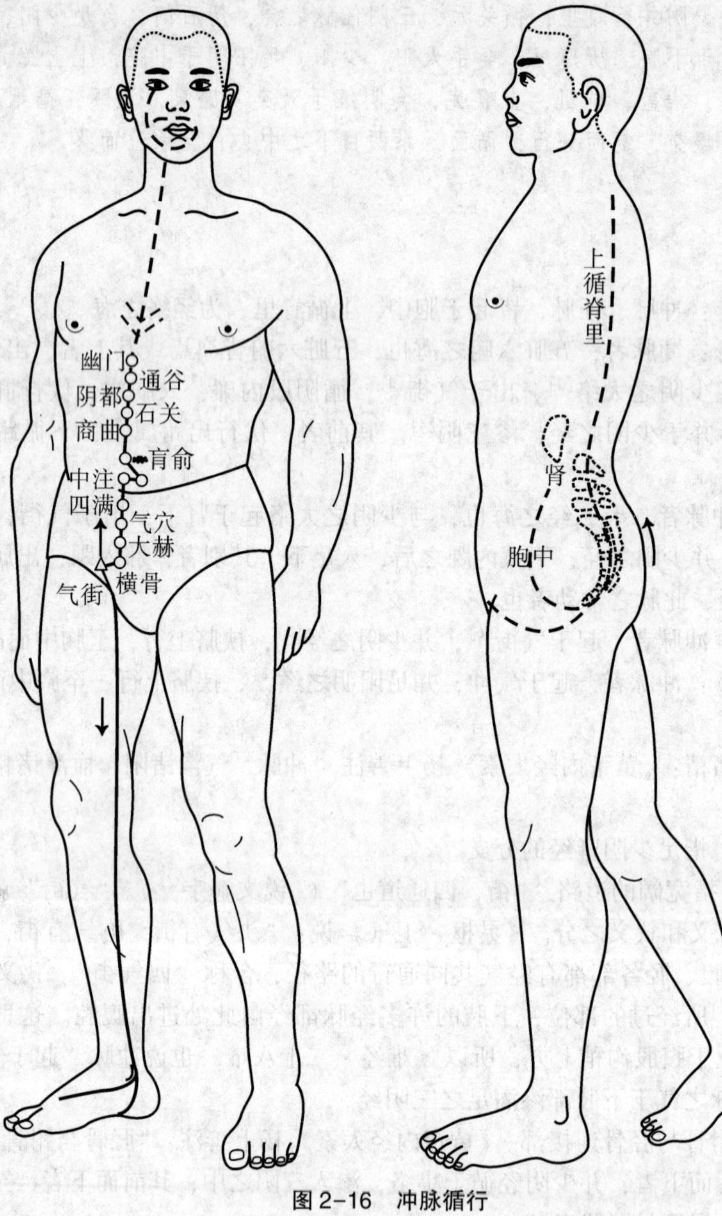


图 2-16 冲脉循行

## （二）冲脉功能

1. 十二经脉之海，总领诸经 “冲”有要冲、要道的意思，“冲，要也”（《集韵》）。冲脉上达于头，下抵于足，贯穿全身，为诸经脉气血的要冲。由于冲脉与任脉相并行，又与督脉相通，其脉气在头部灌注诸阳经，在下肢渗入三阴，能调节十二经脉气血，故有“十二经脉之海”、“五脏六腑之海”和“血海”之称。

2. 冲为血海，主持月事 冲脉起于胞中，有“血海”之称，与女性的月经及孕育胎儿密切相关。《素问·上古天真论》说：“任脉通，太冲脉盛，月事以时下，故有子……太冲脉衰少，天癸竭，地道不通。”这里所说的“太冲脉”就是指的冲脉。

**（三）冲脉病候**

《素问·骨空论》：冲脉为病，逆气[1] 里急[2] ……从少腹上冲心而痛，不得前后[3]，为冲疝[4]。

《难经·二十九难》：冲之为病，逆气而里急。

《脉经·平奇经八脉病》：动苦少腹痛，上抢心，有瘕，疝[5]，绝孕，遗矢溺，胁支满烦也。

【注释】

[1] 逆气：气应下行而反上行者为逆气。

[2] 里急：腹内拘急。

[3] 不得前后：指大小便不利。

[4] 冲疝：古代病名，张仲景《金匮要略》称之为“奔豚病”。

[5] 有瘕，疝：腹皮隆起，推之可移，腹痛掣引腰背之症谓之。

【临床运用】

(1) 奔豚病：常用腧穴为关元，用灸法。

(2) 妇科病：妊娠呕吐，常用腧穴为公孙。

### 附　《奇经八脉考》选录

冲为经脉之海，又曰血海，其脉与任脉，皆起于少腹之内胞中。其浮而外者，起于气冲，并足阳明、少阴二经之间，循腹上行至横骨，挟脐左右各五分，上行历大赫、气穴、四满、中注、肓俞、商曲、石关、阴都、通谷、幽门，至胸中而散。

## 六、带脉

**（一）带脉循行**

《灵枢·经别》：足少阴之正[1]，至腘中，别走太阳而合，上至肾，当十四椎[2]，出属带脉[3]。

《难经·二十八难》：带脉者，起于季胁[4]，回身一周。

【注释】

[1] 足少阴之正：指足少阴经别。

[2] 十四椎：指第2腰椎。

[3] 带脉：“带，束也”（《广雅》）。带脉环绕腰腹一周，如束带状，故名。

[4] 季胁：指胁肋下部，当第11、12肋端。

【循行路线】 起于胁肋下部，环绕腰腹部一周（会足少阳经之带脉、五枢、维道）。（图2-17）

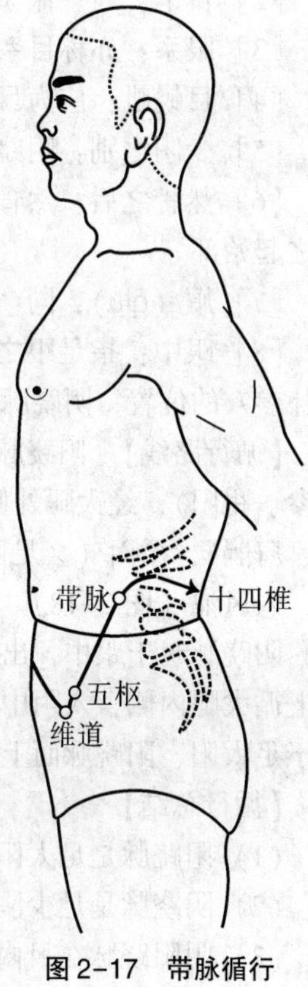

图2-17　带脉循行

**（二）带脉功能**

带脉的功能可以概括为“约束诸经”。带脉是唯一横行的经脉，环绕腰腹一周，前平脐，后平第2腰椎，如束带状，具有约束纵行经脉的作用。

**（三）带脉病候**

《难经·二十九难》：带之为病，腹满，腰溶溶若坐水中[1]。

《脉经·手检图》：少腹痛引命门[2]，女子月水不来，绝继经复止也[3]，阴辟寒[4]，令人无子，男子苦少腹拘急，或失精[5] 也。

【注释】

[1] 腰溶溶若坐水中：“溶溶”指水流动貌。“腰溶溶若坐水中”就是形容腰部不适，如同坐在流动的河水之中，有寒凉感，同时可能伴随疼痛、腹胀。

[2] 命门：指第2腰椎的部位，带脉起于第2腰椎，命门穴位于第2腰椎棘突下。

[3] 绝继经复止也：继月事之后经水复来而不止的症状。

[4] 阴辟寒："辟"为偏僻之义。阴辟寒系指前后二阴寒凉，连接上文是指女子阴部寒凉。

[5] 失精：男子之遗精症。

【临床应用】

(1) 腹胀、腰部寒凉不适：常用腧穴为命门、带脉，用灸法。

(2) 妇科病：月经不调、痛经、赤白带下等症。常用腧穴为带脉。

### 附 《奇经八脉考》选录

带脉者，起于季胁足厥阴之章门穴，同足少阳循带脉穴，围身一周，如束带然。又与足少阳经会于五枢、维道（章门穴下5寸3分）。

## 七、阳跷脉与阴跷脉

### (一) 循行分布

《灵枢·寒热病》：足太阳有通项入于脑者[1]，正属目本[2]，名曰眼系[3]。……在项中两筋间，入脑乃别阴跷、阳跷，阴阳相交……交于目锐眦[4]。

《灵枢·脉度》：(阴) 跷脉者，少阴之别[5]，起于然骨之后[6]，上内踝之上，直上循阴股，入阴，上循胸里，入缺盆，上出人迎之前，入頄[7]，属目内眦，合于太阳、阳跷而上行。

《难经·二十八难》：阳跷脉者，起于跟中[8]，循外踝上行，入风池。阴跷脉者，亦起于跟中，循内踝上行，至咽喉，交贯冲脉。

【注释】

[1] 足太阳有通项入于脑者：足太阳膀胱经在头部直行的部分"从巅入络脑，还出别下项"。

[2] 目本：与"眼系"含义相同。

[3] 眼系：亦称目系，指眼球后连于脑的脉络。

[4] 目锐眦：应为目内眦，足太阳经脉的起始部位。

[5] 少阴之别：阴跷脉自足少阴经分出，故为足少阴之别。

[6] 然骨之后：然骨指足内侧之高骨，即舟骨粗隆，下方为然谷穴，骨后面是照海穴，为阴跷脉之起始部。

[7] 頄（qiú）：同"頯"，即颧骨。

[8] 跟中：指足跟之中。阴阳跷脉皆起于"跟中"，具体而言，阳跷脉起于足跟外侧之中，相当于仆参穴的位置；阴跷脉起于足跟内侧之中，相当于照海穴的位置。

【循行路线】 阳跷脉起于跟中，出外踝下（会足太阳经之申脉），循外踝后上行（会足太阳经之仆参、跗阳），经大腿外侧（会足少阳经之居髎），沿肩后上行（会手太阳经之臑俞，手阳明经之巨骨、肩髃），循面（会足阳明经之地仓、巨髎、承泣），交目内眦（会足太阳经之睛明），入脑，下耳后，入风池（图2-18）。

阴跷脉起于跟中，出内踝尖下（会足少阴经之照海），循内踝之后上行（会足少阴经之交信），直上循大腿内侧，入阴中，上循胸里，至咽喉，交贯冲脉，循面，属目内眦（会足太阳经之睛明），合于足太阳、阳跷脉而上行（图2-19）。

【循行总结】

(1) 阳跷脉是足太阳膀胱经的分支。

(2) 阴跷脉是足少阴肾经的分支。

(3) 阴阳跷脉在目内眦与足太阳膀胱经会合。

(4) 阴阳跷脉皆"入脑"（《灵枢·寒热病》）。

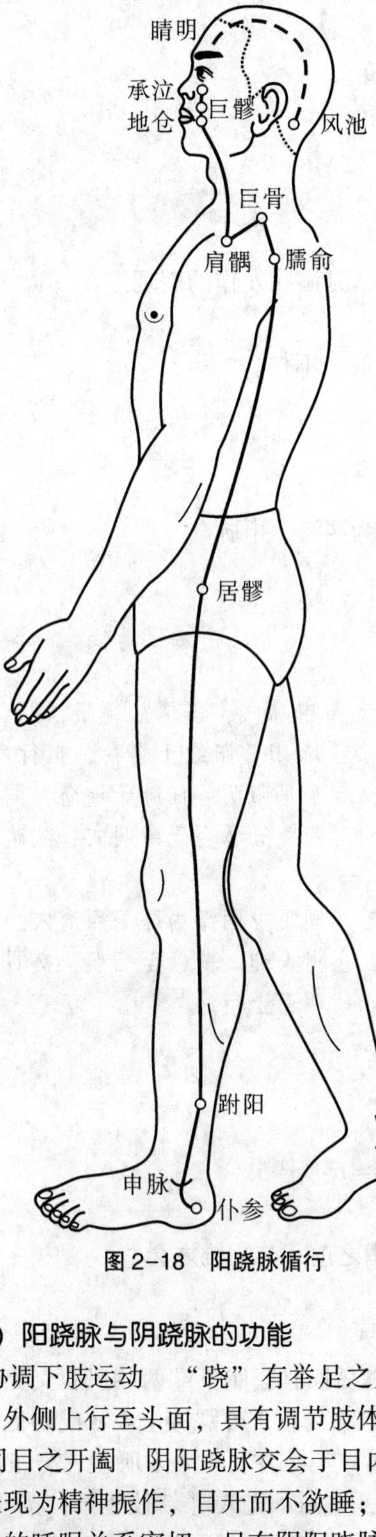


图 2-18 阳跷脉循行

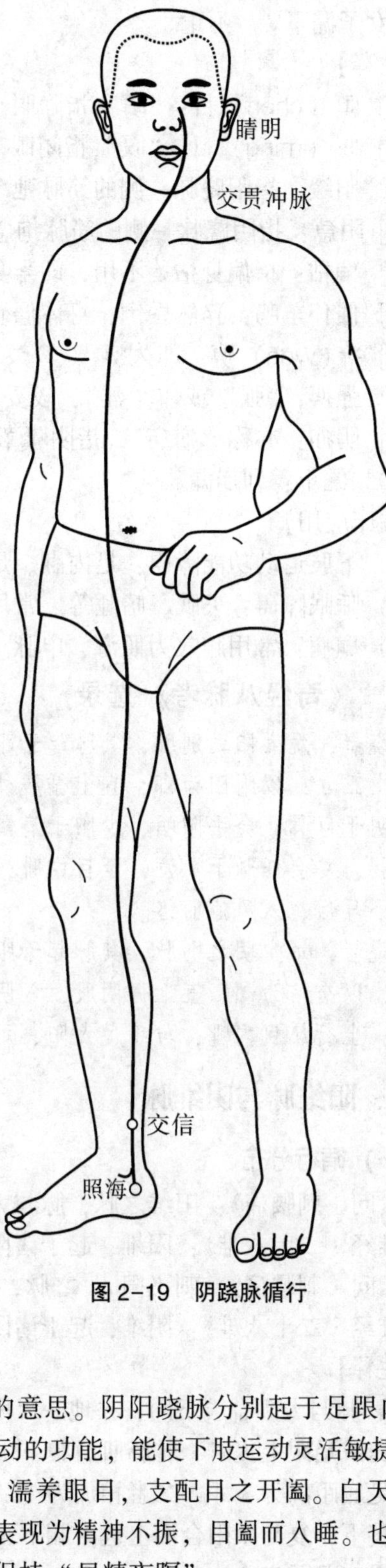


图 2-19 阴跷脉循行

**（二）阳跷脉与阴跷脉的功能**

1. 协调下肢运动 “跷”有举足之义，又有活动敏捷的意思。阴阳跷脉分别起于足跟内外侧，从下肢内外侧上行至头面，具有调节肢体（特别是下肢）运动的功能，能使下肢运动灵活敏捷。

2. 司目之开阖 阴阳跷脉交会于目内眦，阴阳气相并，濡养眼目，支配目之开阖。白天阳跷气盛，则表现为精神振作，目开而不欲睡；夜晚阴跷气盛，则表现为精神不振，目阖而入睡。也就是说跷脉与人的睡眠关系密切，只有阴阳跷脉的功能正常，才能保持“昼精夜瞑”。

**（三）阳跷脉与阴跷脉病候**

《灵枢·寒热病》：阳气盛则瞋目[1]，阴气盛则瞑目[2]。

《难经·二十九难》：阴跷为病，阳缓[3]而阴急[4]，阳跷为病，阴缓而阳急。

《脉经》：（阳跷脉）动苦腰痛，癫痫，恶风，偏枯[5]，僵仆羊鸣[6]，瘰痹[7]，皮肤身体强痹[8]。……（阴跷脉）动苦癫痫，寒热、皮肤淫痹……苦少腹痛，里急，腰及髋髎下相连阴中痛，男子阴疝[9]，女子漏下[10] 不止。

【注释】

［1］瞋（chēn）目："瞋"指睁眼。"瞋目"即睁眼不寐。

［2］瞑（míng）目："瞑"指闭眼。"瞑目"即闭眼而寐。

［3］阳缓：指阳跷脉一侧的筋脉弛缓。

［4］阴急：指阴跷脉一侧的筋脉拘急。

［5］偏枯：指偏身枯萎不用，即半身不遂。

［6］僵仆羊鸣：猝然昏倒，身体僵硬，喉中有声如羊鸣，是癫痫发作的表现。

［7］痛（wán）痹：即久痹。

［8］强痹："强"或作"淫"，较妥。"淫痹"指身体麻痹、不仁。

［9］阴疝：亦称"㿉疝"，指阴囊睾丸肿大的病症。

［10］漏下：即崩漏。

【临床应用】

（1）下肢运动功能障碍：足内翻、足外翻等。常用腧穴为照海、申脉。

（2）睡眠障碍：失眠、嗜睡等。常用腧穴为照海、申脉。

（3）癫痫：常用腧穴为照海、申脉。

### 附　《奇经八脉考》选录

阳跷者，足太阳之别脉，其脉起于跟中，出于外踝下足太阳申脉穴，当踝后绕跟，以仆参为本，上外踝上三寸，以跗阳为郄，直上循股外廉，循胁后髀，上会手太阳、阳维于臑俞，上行肩髆外廉，会手阳明于巨骨，会手阳明、少阳于肩髃，上人迎，挟口吻，会手足阳明、任脉于地仓，同足阳明上而行巨髎，复会任脉于承泣，至目内眦，与手足太阳、足阳明、阴跷五脉会于睛明穴，从睛明上行入发际，下耳后，入风池而终。

阴跷者，足少阴之别脉，其脉起于跟中足少阴然谷穴之后，同足少阴循内踝下照海穴，上内踝之上二寸，以交信为郄，直上循阴股，入阴，上循胸，入缺盆，上出人迎之前，至咽喉，交贯冲脉，入頄内廉，上行属目内眦，与手足太阳、足阳明、阳跷五脉会于睛明而上行。

## 八、阳维脉与阴维脉

### （一）循行分布

《素问·刺腰痛》：阳维之脉，脉与太阳合腨下间，去地一尺所[1]。

《难经·二十八难》：阳维，起于诸阳会[2] 也。

《素问·刺腰痛》：刺飞阳[3] 之脉，在内踝上五寸，少阴之前，与阴维之会。

《难经·二十八难》：阴维，起于诸阴交[4] 也。

【注释】

［1］脉与太阳合腨下间，去地一尺所："腨下间"指小腿后面腓肠肌下端两侧肌腹交界下端，当伸直小腿或足跟上提时，腓肠肌肌腹下出现尖角凹陷处。该穴大约位于外踝尖上 8 寸或略低，而外踝尖距离足底距离为 3 寸，二者相加为 11 寸。《素问·刺腰痛》王冰注："太阳所主，与正经并行而上，至腨下，复与太阳合而上也。腨下去地正同身寸之一尺，是则承光穴（新校正云：按穴之所在，乃承山穴，非承光也，山字误为光），在锐腨肠下肉分间陷者中，刺可入同身之七分，若灸者可灸五壮。以其取腨肠下肉分间，故云合腨下间。"

［2］诸阳会：阳维脉循行于肩背，头项的诸阳分部位，其所交会的是诸阳经，包括手足六阳经及督脉，故称"诸阳会"。

［3］飞阳：张志聪说："足太阳之别，名曰飞扬，去踝七寸，别走少阴。阴维之脉，起于足少阴筑宾穴，为阴维之郄，故名飞阳者，谓阴维之原，从太阳之脉，走少阴而起者也"。

［4］诸阴交：阴维脉循于胸腹部，其所交会的经脉都为诸阴经，其中有任脉、足少阴、足太阴、足厥阴，别外手之三阴亦与足之同名经相接。故阴维脉与手足六阴经及任脉相连，所以称谓“诸阴交”。

【循行路线】　阳维脉起于外踝下（会足太阳之金门），与足少阳胆经并行（会足少阳之阳交，阳维脉的郄穴），沿躯干部后外侧上行，至肩（会手太阳之臑俞、手少阳之天髎、足少阳之肩井），经颈部、耳后，前行至额（会足少阳之本神、阳白），向后循头的侧面（会足少阳之头临泣、目窗、正营、承灵、脑空、风池），至项部（会督脉之风府、哑门）。（图 2-20）

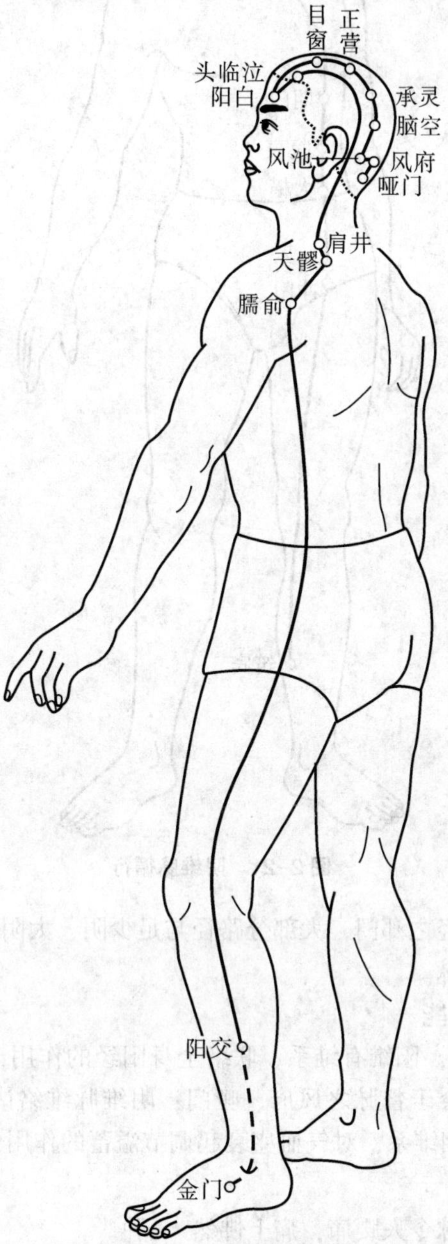


**图 2-20　阳维脉循行**

阴维脉起于足少阴之筑宾（阴维脉之郄穴），沿下肢内侧上行，至腹部，与足太阴脾经并行（会足太阴经之冲门、府舍、大横、腹哀），至胁部，与足厥阴肝经相合（会足厥阴之期门），上行至喉咙（会任脉之天突、廉泉）。（图 2-21）

【循行总结】

（1）阳维脉起于足太阳膀胱经之金门，大部分路径与足少阳胆经相合。

（2）阳维脉在项部会于督脉。

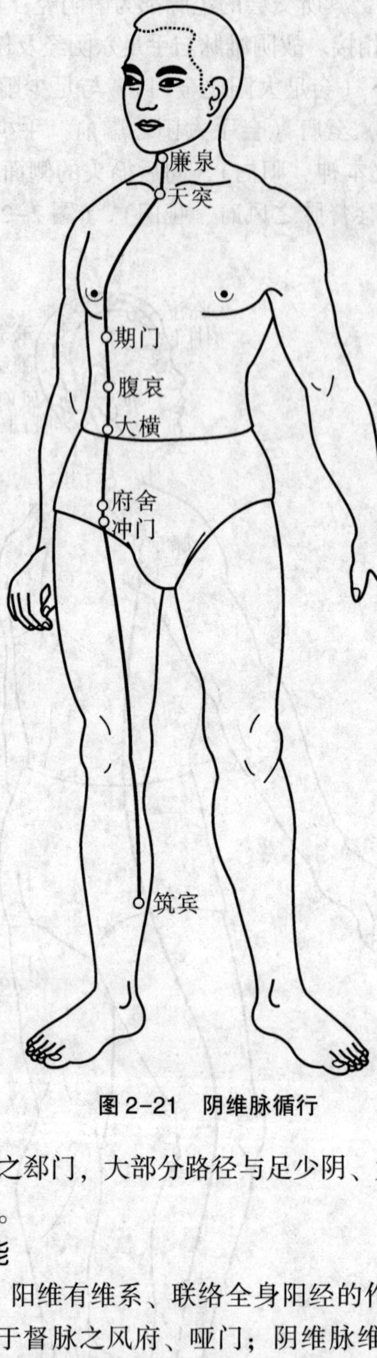


图 2-21　阴维脉循行

（3）阴维脉起于足少阴肾经之郄门，大部分路径与足少阴、太阴经脉相合。

（4）阴维脉在颈部会于任脉。

**（二）阳维脉与阴维脉的功能**

“维”有维系、联络的含义。阳维有维系、联络全身阳经的作用，阴维有维系、联络全身阴经的作用。阳维脉维络诸阳经，交会于督脉之风府、哑门；阴维脉维络诸阴经，交会于任脉的天突、廉泉。正常情况下，阴阳维脉互相维系，对气血盛衰起调节溢蓄的作用，而不参与环流。

**（三）阳维脉与阴维脉病候**

《素问·刺腰痛》：阳维之脉令人腰痛，痛上佛然[1]肿。

《素问·刺腰痛》：飞阳之脉令人腰痛，痛上拂拂然[2]，甚则悲以恐。

《难经·二十九难》：阳维维于阳，阴维维于阴，阴阳不能自相维，则怅然失志[3]，溶溶[4]不能自收持。阳维为病苦寒热[5]，阴维为病苦心痛[6]。

【注释】

［1］佛（fú）然：即突然的意思。

［2］拂拂然：“拂”，拭也、摩也、拔也，此处言痛甚以手拭之，按摩之。

［3］怅然失志：形容失意而不痛快的样子。

[4] 溶溶：疲倦乏力。

[5] 寒热：张洁古曰“卫为阳，主表，阳维受邪为病在表，故苦寒热”。恶寒发热之证，为表证。

[6] 苦心痛：营为阴，主里，阴维受邪为病在里，故苦心痛。

【临床应用】

(1) 寒热病：常用腧穴为金门。

(2) 心痛：常用腧穴为筑宾。

**附　《奇经八脉考》选录**

阳维起于诸阳之会，其脉发于足太阳金门穴，在足外踝下一寸五分。上外踝七寸，会足少阳于阳交，为阳维之郄。循膝外廉，上髀厌，抵少腹侧，会足少阳于巨髎。循胁肋，斜上肘上，会手阳明、手足太阳于臂臑。过肩前，与手少阳会于臑会、天髎。却会手足少阳、足阳明于肩井。入肩后，会手太阳、阳跷于臑腧。上循耳后，会手足少阳于风池。上脑空、承灵、正营、目窗、临泣，下额与手足少阳、阳明五脉会于阳白。循头，入耳，上至本神而止。

阴维起于诸阴之交，其脉发于足少阴筑宾穴，为阴维之郄，在内踝上五寸腨肉分中。上循股内廉，上行入小腹，会足太阴、厥阴、少阴、阳明于府舍，上会足太阴于大横、腹哀，循胁肋，会足厥阴于期门，上胸膈，挟咽，与任脉会于天突、廉泉，上至顶前而终。

# 第四节　十五络脉

## 一、十五络脉的分布特点

《灵枢·经脉》云：“经脉十二者，伏行分肉之间，深而不见……诸脉之浮而常见者，皆络脉也。”《灵枢·脉度》云：“经脉为里，支而横者为络，络之别者为孙。”就是说凡大而深的直行主干为经脉，凡小而浅的横行支脉为络脉。络脉网络于各经脉之间而布满全身，有无以数计的大小分支。十五络脉是十四经脉的特殊分支，除足太阴脾经有两条络脉外，其他十三经只有一条络脉，共有十五络脉。十二经脉在四肢部（绝大部分在肘膝以下）各分出一支，与相表里的经脉连接。如手太阴经的络脉与手阳明大肠经连接，而手阳明大肠经络脉则与手太阴肺经连接。除了十二经脉在四肢部的十二络脉外，在躯干部，任脉在身前分出一支，督脉在身后分出一支，足太阴脾经有一大络从身侧分出。足太阴脾经在下肢部本有络脉，之所以又分出一支大络，历代医家也有解释。如元代滑伯仁《难经本义》载陈氏之注释：“脾之大络，又总统阴阳诸络，由脾之能溉养五脏也。”清代张志聪解释说：“夫脾之有大络者，脾主为胃行其津液，灌溉于五脏四旁，从大络而布于周身，是以病则一身尽痛，百节皆纵，而血络之若罗纹，以络于周身。足太阴之大络者，止并经而行，散血气于本经之部分，是以足太阴脾脏之有二络也。”

## 二、十五络脉的作用和临床意义

十二经脉在四肢部的络脉具有加强表里经联系的作用，躯干部的三条络脉起渗灌气血的作用。十五络脉的循行比较浅，所分出的部位各有一个腧穴，称为络穴，具有主治表里两经病证的作用。如手太阴肺经的络脉从列缺穴分出，列缺就是手太阴肺经的络穴，能够主治手太阴、阳明两条经脉的病证，尤其擅长治疗口眼㖞斜、牙痛、头项强痛等。偏历为手阳明大肠经络穴，后世许多文献都记载偏历有利水的作用，如《古今医统大全》、《针灸聚英》等都记载偏历“利小便”，《扁鹊神应针灸玉龙经》、《针灸六集》等也说偏历治疗“小便不利”，《循经考穴编》则认为偏历“专主小便不利，肠鸣浮肿，水鼓”。偏历的利小便作用，主要是通过提高肺的通调水道的功能实现的，即宣肺而利水。

## 三、手太阴络脉

《灵枢·经脉》：手太阴之别[1]，名曰列缺[2]。起于腕上分间[3]，并[4] 太阴之经直入掌中，散[5] 入于鱼际[6] （图 2-2）。其病实则手锐掌热，虚则欠㰦[7]，小便遗数[8]，取之去腕一寸半，别走阳明[9] 也。

【注释】

[1] 别："别"的小篆形体是一个表示用刀剔骨头的会意字，含义为分解、分离、分开。络脉从经脉分离，走向相表里的经脉。

[2] 列缺：腧穴名，手太阴肺经之络穴，位于腕掌横纹上 1.5 寸，桡骨茎突上方，当肱桡肌肌腱与拇长展肌肌腱之间，有如裂隙处，故名列缺。

[3] 分间：分肉之间，指肱桡肌肌腱与拇长展肌肌腱之间。

[4] 并：指与经脉并列而行。

[5] 散：络脉又进一步分为细小的络脉，分散至鱼际处。

[6] 鱼际：指手鱼部之边缘，而不是鱼际穴。

[7] 欠㰦（qù）："欠"指呵欠；"㰦"同"呿"，张口的样子。"欠㰦"是指张口欲欠而不能的样子，为肺气不足所致。

[8] 小便遗数："遗"指遗尿，"数"指小便频数。

[9] 阳明：指手阳明大肠经，与手太阴肺经相表里。《类经图翼》卷七第五注："……此太阴之络，别走阳明，而阳明之络曰偏历，亦入太阴，以其相为表里，故互为注络以相通也。他经皆然。"

## 四、手阳明络脉

《灵经·经脉》：手阳明之别，名曰偏历[1]，去腕三寸，别走太阴；其别者[2]，上循臂，乘肩髃，上曲颊[3]，偏齿[4]；其别者，入耳合于宗脉[5]（图 2-3）。其病实则龋、聋；虚则齿寒，痹隔[6]。取之所别也。

【注释】

[1] 偏历：腧穴名，手阳明大肠经之络穴。

[2] 其别者：络脉所分出的一支上行沿本经路线行于浅部。

[3] 曲颊：指下颌骨之屈曲处，即下颌角。

[4] 偏齿："偏"，正统本《针灸甲乙经》作"遍"。"偏齿"指手阳明大肠经的络脉遍络于上下牙齿。

[5] 宗脉：指分布在耳、眼等器官由很多经脉汇聚而成的主脉或大脉。《灵枢·口问》说："耳者，宗脉之所聚也。"耳之宗脉主要由手足少阳、手太阳及手阳明等经脉组成。

[6] 痹隔："痹"为痹阻不通，"隔"与"膈"通。"痹隔"形容膈间闭塞不通，可能表现为呃逆、胸闷、咳嗽等症。

## 五、足阳明络脉

《灵枢·经脉》：足阳明之别，名曰丰隆[1]，去踝八寸，别走太阴；其别者，循胫骨外廉，上络头项[2]，合诸经之气[3]，下络喉嗌（图 2-4）。其病气逆则喉痹、卒瘖[4]，实则狂巅，虚则足不收胫枯[5]。取之所别也。

【注释】

[1] 丰隆：腧穴名，足阳明胃经之络穴。该穴在伸趾长肌外侧和腓骨短肌之间，该处肌肉丰满而隆起，故名丰隆。

[2] 项：颈后为项。

［3］合诸经之气：会于督脉的大椎穴，该穴为手足三阳经脉与督脉的交会穴。

［4］卒瘖："卒"通"猝"，突然之义；"瘖"通"喑"或"音"。"卒瘖"指突然失音，不能说话，见于急性喉炎。

［5］足不收胫枯：下肢弛缓、软弱无力，胫部筋肉萎缩，是痿证的表现。

## 六、足太阴络脉

《灵枢·经脉》：足太阴之别，名曰公孙[1]，去本节之后一寸，别走阳明；其别者，入络肠胃（图2-5）。其病厥气上逆则霍乱[2]，实则肠中切痛[3]，虚则鼓胀[4]。取之所别也。

【注释】

［1］公孙：腧穴名，足太阴脾经之络穴。公孙，黄帝轩辕氏之姓也（《路史》）。黄帝为五帝之一，位居中央，以土母之德王天下。本穴别于太阴脾土，络于阳明燥金，土以生金，象征母德，故名公孙。

［2］霍乱：古病名，指急性呕吐、腹泻病症，"（气）乱于肠胃则为霍乱"（《灵枢·五乱》），属于急性肠胃炎，与现代医学的霍乱病不同。

［3］肠中切痛：腹中疼痛剧烈，如刀割样，可见于急性肠胃炎、胰腺炎等。

［4］虚则鼓胀：若脾虚，中焦气机不畅，则为气胀，腹胀如鼓；若水湿内停，则为水胀，按之凹陷。

## 七、手少阴络脉

《灵枢·经脉》：手少阴之别，名曰通里[1]，去腕一寸，别而上行，循经入于心中，系舌本[2]，属目系（图2-6）。其实则支膈[3]，虚则不能言[4]。取之腕后一寸，别走太阳也。

【注释】

［1］通里：腧穴名，手少阴心经络穴。

［2］系舌本：心开窍于舌，但手少阴之经脉与舌没有联系，其络脉扩大了经脉的分布范围。

［3］支膈："支"指支撑不适，"支膈"指胸膈间有支撑不舒的感觉。

［4］虚则不能言：手少阴之络脉系舌本，若经脉气血不足，舌本失于濡养，则不能言语。

## 八、手太阳络脉

《灵枢·经脉》：手太阳之别，名曰支正[1]，上腕五寸，内注少阴；其别者，上走肘，络肩髃（图2-7）。实则节弛肘废[2]，虚则生肬[3]，小者如指痂疥[4]。取之所别也。

【注释】

［1］支正：腧穴名，手太阳小肠经之络穴。

［2］节弛肘废：肘关节弛缓、痿废不能活动。

［3］肬：同"疣"，指发生于皮肤浅表的赘生物，是一种病毒性皮肤病，一般分为寻常疣、扁平疣、传染性软疣、尖锐湿疣等。此处指扁平疣。

［4］小者如指痂疥：《灵枢识》简按"此谓肬之多生，如佛间痂疥也"，形容疣的大小、形态。

## 九、足太阳络脉

《灵枢·经脉》：足太阳之别，名曰飞阳[1]，去踝七寸，别走少阴（图2-8）。实则鼽窒[2]，头背痛；虚则鼽、衄。取之所别也。

【注释】

［1］飞阳：腧穴名，足太阳膀胱经之络穴。

［2］鼽窒：鼻塞不通。

## 十、足少阴络脉

《灵枢·经脉》：足少阴之别，名曰大钟[1]，当踝后绕跟，别走太阳。其别者，并经上走于心包下，外贯腰脊（图 2-9）。其病气逆则烦闷。实则闭癃[2]，虚则腰痛。取之所别也。

【注释】

[1] 大钟：腧穴名，足少阴肾经之络穴。《国语·周语下》谓："泽，水之钟也。""钟"有汇聚、专注之义，如钟情、钟爱。此穴位于足内踝后下方，当跟腱附着部的前方凹陷处，为足少阴经大络别注之所，足少阴经脉气汇聚于此，故名大钟。

[2] 闭癃：指小便难，若小便点滴不出为"闭"，点滴而出则为"癃"。

## 十一、手厥阴络脉

《灵枢·经脉》：手心主之别，名曰内关[1]，去腕二寸，出于两筋之间[2]，循经以上系于心包，络心系（图 2-10）。实则心痛，虚则为烦心。取之两筋间也。

【注释】

[1] 内关：腧穴名，手厥阴心包经之络穴。"关"指关口、隘门。此腧穴是全身重要腧穴之一，位于前臂内侧，故称之为内关。

[2] 两筋之间：指前臂内侧的掌长肌肌腱与桡侧腕屈肌肌腱。

## 十二、手少阳络脉

《灵枢·经脉》：手少阳之别，名曰外关[1]，去腕二寸，外绕臂[2]，注胸中，合心主（图 2-11）。实则肘挛[3]，虚则不收[4]。取之所别也。

【注释】

[1] 外关：腧穴名，手少阳三焦经之络穴。该穴位于前臂外侧，与内关相对，故名外关。

[2] 外绕臂：在前臂外侧绕行，过肘。

[3] 肘挛：肘关节部位拘挛而不能伸。

[4] 不收：肘关节部弛缓而不能屈。

## 十三、足少阳络脉

《灵枢·经脉》：足少阳之别，名曰光明[1]，去踝五寸，别走厥阴，下络足跗（图 2-12）。实则厥[2]，虚则痿躄[3]，坐不能起。取之所别也。

【注释】

[1] 光明：腧穴名，足少阳胆经之络穴。

[2] 实则厥："厥"指厥症，以手足不温为特点。邪客少阳，阳气郁遏，不能外达以温四末，又叫热厥、阳厥，与阳虚的手足不温不同。

[3] 虚则痿躄（bì）："躄"指跛行。足少阳经脉气血不足，不能濡养筋骨，则下肢痿软无力，行走不利。

## 十四、足厥阴络脉

《灵枢·经脉》：足厥阴之别，名曰蠡沟[1]，去内踝五寸，别走少阳。其别者，循胫上睾，结于茎[2]（图 2-13）。其病：气逆则睾肿卒疝。实则挺长[3]，虚则暴痒[4]。取之所别也。

【注释】

[1] 蠡沟：腧穴名，足厥阴肝经之络穴。"虫啮木曰蠡"（《说文解字》），本穴位于内踝上 5 寸，胫骨与比目鱼之间，以手摸之，如有狭小之沟，故曰蠡沟。

［2］茎：指阴茎。

［3］挺长：指阴茎坚挺不收之症，又名“阳强”。肝属木，内寄相火，若水不涵木，则相火妄动；抑或因湿热下注，都可见阴茎坚挺不收。

［4］暴痒：前阴部突然或剧烈的瘙痒。

### 十五、任脉之络脉

《灵枢·经脉》：任脉之别，名曰尾翳[1]，下鸠尾[2]，散于腹。实则腹皮痛，虚则痒搔，取之所别也。

【注释】

［1］尾翳：关于尾翳部位及含义，有几种不同说法。①《针灸甲乙经》卷三第十九：“鸠尾一名尾翳，任脉之别。”《外台秘要》卷三十九第十亦如此说法，《黄帝内经太素》卷九、卷十五络脉也同上说法。②《类经图翼》卷七第六注：“尾翳误也，任脉之络名屏翳，即会阴穴，在大便前小便后，两阴之间任督冲三脉所起之处。”③张志聪主张：“所谓尾翳者，即鸠尾之上，盖任脉之别络。”从本络原意及本经“任脉起于中极之下，以上毛际，循腹里”条文看，《类经图翼》所说似难相符，故不可从；而《针灸甲乙经》、《外台秘要》、《黄帝内经太素》所说“鸠尾即尾翳”，更难与“下鸠尾，散于腹”文合。故张氏所注本络在鸠尾之上的说法，似与原文相符。

［2］鸠尾：指胸骨剑突，因其骨垂形如鸠鸟之尾。鸠尾又为任脉腧穴的名称，位于脐上7寸，当剑突下端或剑突上。

### 十六、督脉之络脉

《灵枢·经脉》：督脉之别，名曰长强[1]，挟膂上项，散头上，下当肩胛左右，别走太阳，入贯膂。实则脊强，虚则头重，高摇之，挟脊之有过者[2]，取之所别也。

【注释】

［1］长强：腧穴名，督脉之络穴。骶尾骨之端。

［2］高摇之，挟脊之有过者：《针灸甲乙经》卷二第一下校语云：“《九墟》无‘高摇之’以下九字。”按：这些文字在形式上与以上各络脉不同，其内容可能分别为“头重”和“入贯膂”的旁注，因传刻误混，各注随文衍义，均难理解。

### 十七、脾之大络

《灵枢·经脉》：脾之大络，名曰大包[1]，出渊腋[2]下三寸，布胸胁。实则身尽痛，虚则百节尽皆纵[3]，此脉若罗络之血者[4]，皆取之脾之大络脉也。

【注释】

［1］大包：腧穴名，位于第6肋间隙，腋中线上。

［2］渊腋：腧穴名，位于第4肋间隙，腋中线上，属足少阳胆经。

［3］百节尽皆纵：指多个关节软弱、无力。

［4］罗络之血者：《类经图翼》注“罗络之血者，此言大络，包罗诸络之血”。

## 第五节　十二经别

### 一、十二经别的分布特点

经别又称作“别行之正经”，故《灵枢·经别》在论述各经经别时称为“×××之正”。由于经别均由十二经脉分出，故其名称也依十二经脉而定，即有手三阴三阳经别及足三阴三阳经别。张志聪《灵枢经集注》曰“正者，谓经脉之外，别有正经，非支路也”，就是说经别是行于深层又上下直行的经脉，与行于浅层同为十二经脉分出之支络的络脉不同。

十二经别的循行分布很有规律，可以概括为离、入、出、合。“离”指从十二经脉分出，所分出的部位没有具体腧穴，一般在肘膝关节以上；“入”指进入胸腹腔，与所属经脉相关的表里脏腑相连，足三阳经的经别还与心相连；“出”指从胸腔上端出来；“合”指上达头面，阳经的经别与本经会合，阴经的经别则与本经相表里的阳经会合，共组成六对，简称“六合”。例如，足阳明胃经的经别在大腿前面从足阳明胃经分出，从腹腔下部进入腹腔，属胃，布散到脾脏，向上通于心，出胸腔，在面部与足阳明胃经会合。(表 2-6)

表 2-6　十二经别循行分布规律

| 十二经别 | 离 | 胸腹部 | 出 | 合 |
|---|---|---|---|---|
| 足太阳<br>足少阴 | 从腘部分出 | 入走肾与膀胱 | 出于项 | 足太阳膀胱经 |
| 足少阳<br>足厥阴 | 从下肢分出 | 入走肝胆 | 系于目 | 足少阳胆经 |
| 足阳明<br>足太阴 | 从髀部分出 | 入走脾胃 | 出于颏 | 足阳明胃经 |
| 手太阳<br>手少阴 | 从腋部分出 | 入走心与小肠 | 出目内眦 | 手太阳小肠经 |
| 手少阳<br>手厥阴 | 从所属正经分出 | 入走三焦 | 出耳后 | 手少阳三焦经 |
| 手阳明<br>手太阴 | 从所属正经分出 | 入走肺与大肠 | 出缺盆 | 手阳明大肠经 |

## 二、十二经别的作用与临床意义

十二经别是十二经脉的重要分支，它们的作用可以概括为以下几方面。

1. 加强表里经之间的联系　十二经脉的表里经脉在四肢末端衔接，它们之间又通过络脉相互联络，而阴经的经别合于与其相表里的阳经，进一步加强了表里经脉的联系。

2. 加强经脉与脏腑之间的联系　十二经脉“内属腑脏”，十二经别与脏腑之间也有相同的属络关系，因此加强了经脉与脏腑的联系。

3. 加强阴经与头面之间联系　手足三阳经均到达头面部，但除足厥阴肝经到达颠顶外，其他阴经与头面的直接联系不密切。手足三阴经通过它们的经别在头面部与相应的阳经相合，使“十二经脉，三百六十五络，其血气皆上于面而走空窍”(《灵枢·邪气脏腑病形》)得以实现。

4. 补充正经的循行与联系　如足三阳经的经别还与心相连，足太阳膀胱经的经别“入于肛”。

十二经别与十五络脉都是经脉大的分支，但它们在循行分布、作用及临床应用等方面却有明显区别（表 2-7）。

表 2-7　十五络脉与十二经别的对照

| 对照项目 | 络脉 | 经别 |
|---|---|---|
| 分出部位 | 十二经脉的络脉一般在四肢部肘膝以下，任、督、脾之大络分别从躯干的前、后、侧面分出。在分出部位有腧穴，称为络穴 | 十二经脉的经别一般在四肢部肘膝以上分出，在分出部位没有腧穴 |
| 循行深浅 | 浅 | 深 |
| 连接方式 | 与所属经脉相表里的经脉连接 | 阳经的经别合于本经，阴经的经别合于相表里的阳经 |
| 作用 | 加强表里经的联系 | 加强表里经、经脉与脏腑、阴经与头面等的联系，扩大了经脉的分布范围 |
| 应用 | 主治表里两经的病证 | 自身没有腧穴和所主病证，其应用主要体现在十二经脉所属的腧穴上 |

## 三、手太阴经别

《灵枢·经别》：手太阴之正[1]，别入[2]渊腋[3]少阴之前，入走肺，散之大肠，上入缺盆，循喉咙，复合[4]阳明（图 2-22）。

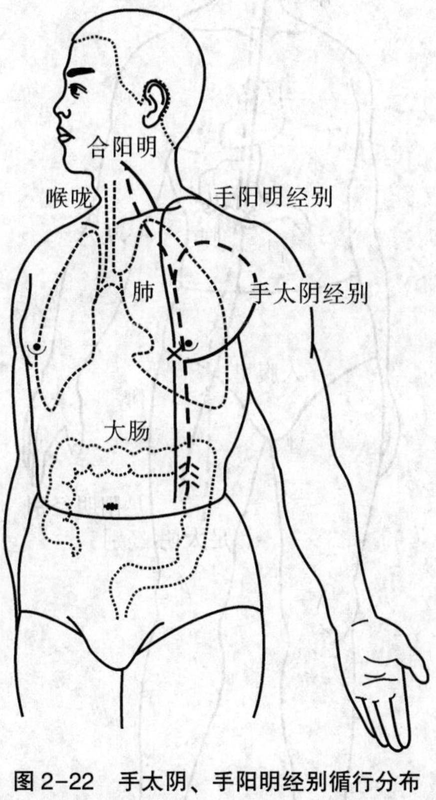


图 2-22　手太阴、手阳明经别循行分布

【注释】

[1] 正：十二经别又称别行之正经，故名曰“正”。

[2] 别入：“别”，离也；“入”，由外入内也。“别入”指离开正经进入胸腑腔。

[3] 渊腋：此处指腋窝部。

[4] 复合：手阳明大肠经之经别“合”于本经，手太阴肺经之经别又与之相合，故曰“复合”。

## 四、手阳明经别

《灵枢·经别》：手阳明之正，从手循膺乳[1]，别于肩髃[2]，入柱骨[3]，下走大肠，属于肺，上循喉咙，出缺盆，合于阳明[4] 也（图 2-22）。

【注释】

[1] 膺乳：胸部名胸膺；“乳”即乳房。

[2] 肩髃：此处所指为肩峰端，而不是指具体腧穴名。

[3] 柱骨：又名天柱骨，指颈骨。

[4] 合于阳明：手阳明经别在头面部与本经相合。

## 五、足阳明经别

《灵枢·经别》：足阳明之正，上至髀，入于腹里，属胃，散之脾，上通于心，上循咽，出于口，上頞頔[1]，还系目系[2]，合于阳明也（图 2-23）。

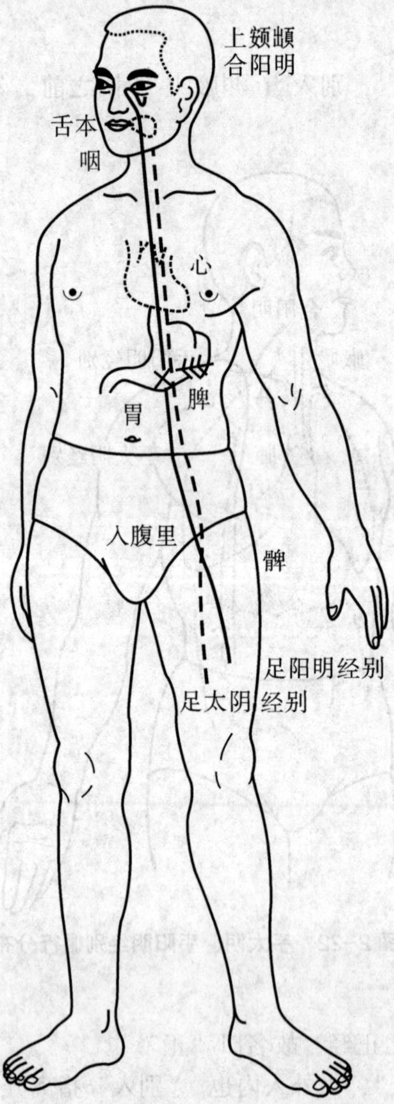


图 2-23　足阳明、足太阴经别循行分布

【注释】

［1］颏頔："颏"指鼻根，"頔"指眼眶下部。

［2］目系：又名目本，眼球后与脑相连的组织。

## 六、足太阴经别

《灵枢·经别》：足太阴之正，上至髀，合于阳明，与别俱行[1]，上结于咽，贯舌中[2]（图2-23）。

【注释】

［1］与别俱行：足太阴脾经之经别在大腿部（髀）合于足阳明经，然后与足阳明经之经别向上同行，与一般阴经经别在头面部与相表里的经脉相合不同。

［2］舌中：《黄帝内经太素》卷九经脉正别作"舌本"，指舌根部，与足太阴经脉的循行联系一致。

## 七、手少阴经别

《灵枢·经别》：手少阴之正，别入于渊腋两筋之间[1]，属于心，上走喉咙，出于面，合目内眦[2]（图2-24）。

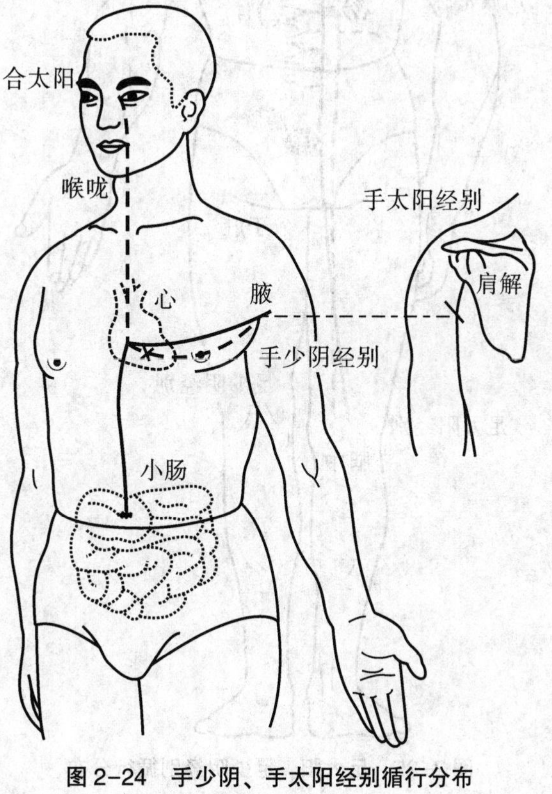


图2-24　手少阴、手太阳经别循行分布

【注释】

［1］渊腋两筋之间：渊腋指腋窝部，两筋指腋窝前后之大筋。

［2］合目内眦：手少阴经别与手太阳经在内眼角处相合。

## 八、手太阳经别

《灵枢·经别》：手太阳之正，指地[1]，别于肩解，入腋，走心，系小肠也（图2-24）。

【注释】

[1] 指地：指经别自上向下行走，杨上善说："手之六经，唯此一经下行，余并上行向头。"

## 九、足太阳经别

《灵枢·经别》：足太阳之正，别入于腘中，其一道[1] 下尻五寸，别入于肛，属于膀胱，散之肾，循膂，当心入散；直者，从膂上出于项，复属于太阳（图2-25）。

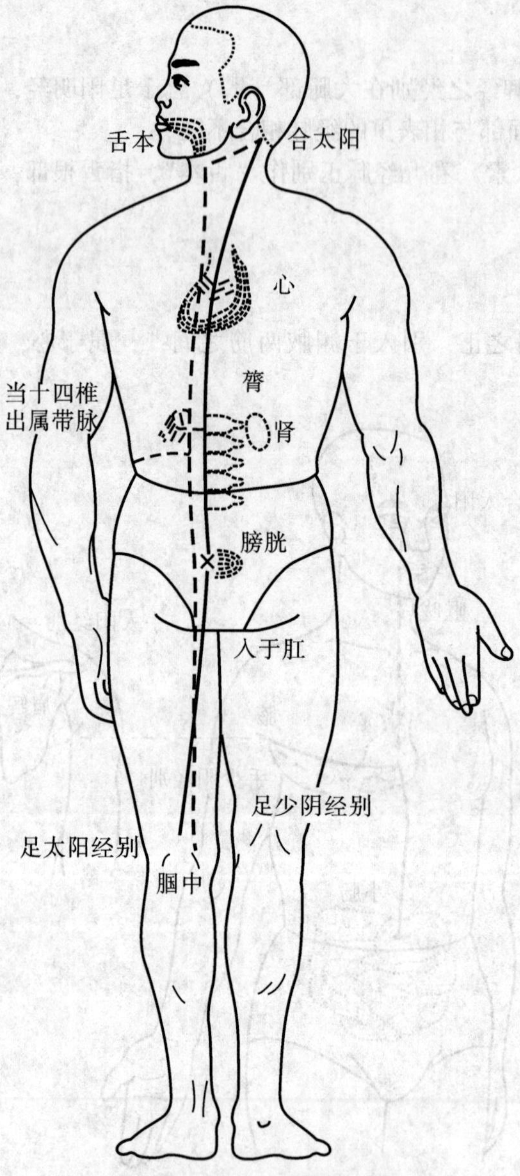


图2-25 足太阳、足少阴经别循行分布

【注释】

[1] 一道：即一条或一支。

## 十、足少阴经别

《灵枢·经别》：足少阴之正，至腘中，别走太阳而合，上至肾，当十四椎出属带脉；直者，系舌本，复出于项，合于太阳（图2-25）。

## 十一、手厥阴经别

《灵枢·经别》：手心主之正，别下渊腋三寸，入胸中，别属三焦，出循喉咙，出耳后，合少阳完骨[1] 之下（图2-26）。

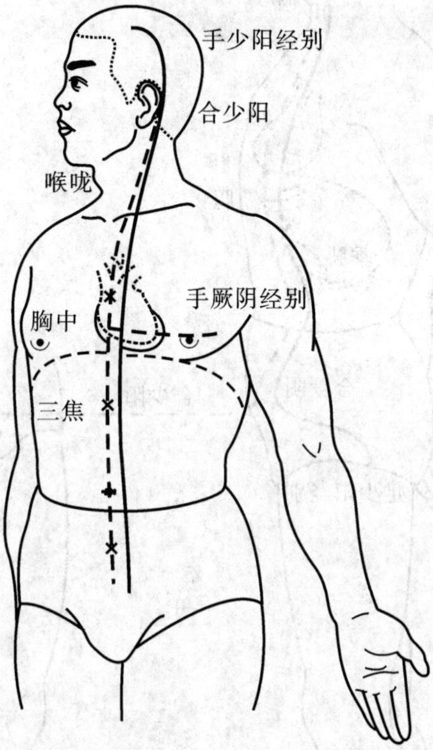


图2-26 手厥阴、手少阳经别循行分布

【注释】

[1] 完骨：耳后乳突部。

## 十二、手少阳经别

《灵枢·经别》：手少阳之正，指天[1]，别于巅，入缺盆，下走三焦，散于胸中也（图2-26）。

【注释】

[1] 指天：头在上，对应天，此经别自颠顶向下行走，故曰“指天”。手足三阳经别中，只有手少阳经别从头部分出。

## 十三、足少阳经别

《灵枢·经别》：足少阳之正，绕髀，入毛际，合于厥阴。别者，入季胁之间，循胸里，属胆，散之上肝，贯心，以上挟咽[1]，出颐颔[2] 中，散于面，系目系，合少阳于外眦也（图2-27）。

【注释】

[1] 挟咽：行于咽之两侧。

[2] 颐颔：在古文言当中，“颐”与“颔”均指下颌骨。《释名·释形体》：“颐，或曰颔车。”就区别而言，“颔”特指下颌骨的前部，即下颏；“颐”则指下颏以后的部分。

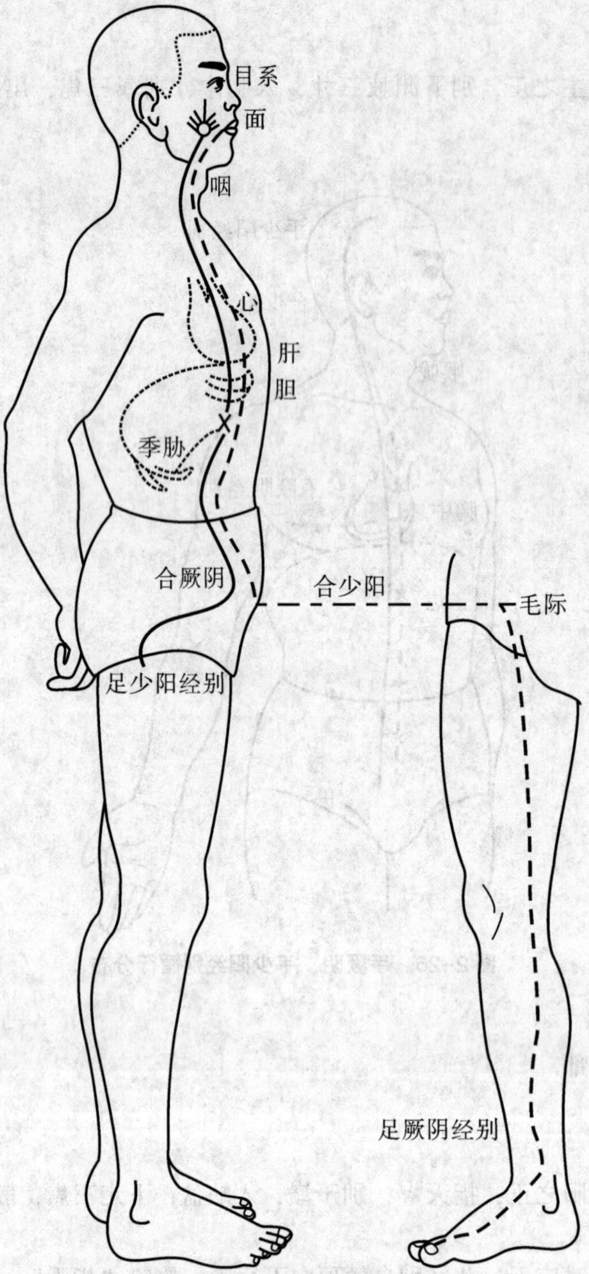


图 2-27　足少阳、足厥阴经别循行分布

## 十四、足厥阴经别

《灵枢·经别》：足厥阴之正，别跗上，上至毛际，合于少阳，与别俱行[1]（图 2-27）。

【注释】

［1］与别俱行：指与足少阳经别相并而行，自毛际上行至头部。

# 第六节　十二经筋

## 一、十二经筋的分布特点

“筋”指能产生力量的肌肉，“筋，肉之力也”（《说文解字》）。经筋不同于运行气血的经脉，而是指能够产生力量维持运动屈伸之肌肉。古人将全身筋肉按部位也分为手足三阴三阳，即十二经筋，它们与相应经脉的分布范围基本一致。十二经筋均起始于四肢末端，上行于头面胸腹部（表 2-8）。其特点是：遇骨节部位则结于或聚于此；遇胸腹壁或入胸腹腔之经筋则散于或布于该部而成片，但与脏腑并无属络关系；手足三阳经筋都到头目，手三阴经筋都到胸膈，足三阴经筋都到前阴。

表 2-8　十二经筋分布部位

| 十二经筋 | 四肢 | 躯干 | 头部 |
|---|---|---|---|
| 足太阳经筋 | 小趾上，外踝，踵，膝，跟，腨，腘 | 臀，脊，肩髃，腋后，缺盆 | 项，舌本，枕骨，头，鼻，目上，鼻旁，完骨 |
| 足少阳经筋 | 小趾次趾上，外踝，膝外侧，外辅骨，髀，伏兔 | 尻，季胁，腋前，膺乳，缺盆 | 耳后，额角，颠上，颔，鼻旁，目外眦 |
| 足阳明经筋 | 中三趾，跗上，膝外侧，胫，膝外辅骨，伏兔，髀 | 髀枢，胁，脊，阴器，腹，缺盆 | 颈，口，鼻旁，鼻上，目下，耳前 |
| 足太阴经筋 | 大趾内侧，内踝，膝内辅骨，阴股，髀 | 阴器，腹，脐，腹里，胁，胸中，脊 | |
| 足少阴经筋 | 小趾下，内踝下，内辅下，阴股 | 阴器，脊内 | 项，枕骨 |
| 足厥阴经筋 | 大趾，内踝前，胫，内辅下，阴股 | 阴器 | |
| 手太阳经筋 | 小指上，腕，肘内锐骨后，腋下 | 肩胛 | 颈，耳后完骨，耳中，耳上，颔，目外眦，耳前，额，角 |
| 手少阳经筋 | 小指次指，腕，肘 | 肩 | 颈，曲颊，舌本，耳前，目外眦，角 |
| 手阳明经筋 | 次指，腕，肘外，肩髃 | 肩髃，脊 | 颈，颊，鼻旁，角，颞 |
| 手太阴经筋 | 大指上，鱼后，寸口外侧，肘中，腋下 | 缺盆，肩前髃，胸里，膈，季肋 | |
| 手少阴经筋 | 小指内侧，锐骨，肘内侧，腋下 | 乳里，胸中，膈，脐 | |
| 手厥阴经筋 | 中指，肘内侧，臂阴，腋下 | 前后挟胁，胸中，膈 | |

## 二、十二经筋的作用与临床意义

经筋具有固定骨骼、维系脏器及协调机体运动的作用。此外，有些经筋还扩大了经脉的分布联系，如手阳明大肠经在面部集中分布在牙齿、口、鼻，而手阳明大肠经筋上达额角，结络于头部，再向下至对侧的颞部，左右交叉。经筋病证主要表现为所过之处的支、转筋与疼痛，可以通过选取经筋所对应经脉的腧穴予以治疗。

## 三、手太阴经筋

《灵枢·经筋》：手太阴之筋，起于大指之上[1]，循指上行，结[2]于鱼后[3]；行寸口外侧，上循臂，结肘中；上臑内廉，入腋下，出缺盆，结肩前髃；上结缺盆，下结胸里，散贯贲[4]，合贲下，抵季胁（图 2-28）。其病：当所过[5]者支[6]、转筋[7]、痛，甚成息贲[8]者，胁急[9]、吐血。治在燔针[10]劫刺[11]，以知为数[12]，以痛为输[13]，名曰仲冬痹[14]也。

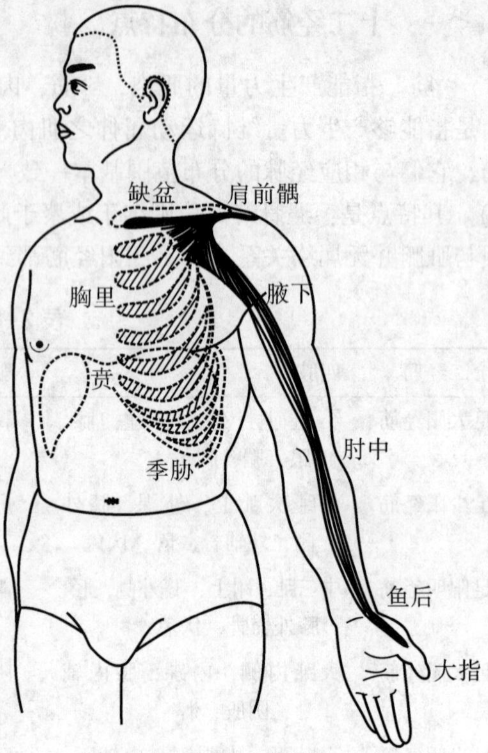

图 2-28　手太阴经筋分布

【注释】

[1] 大指之上：指拇指之远端部。

[2] 结：联也、缔也。经筋之"结"是聚结之义，《黄帝内经太素》卷十三注："结，曲也，筋行回曲之处谓之结。"

[3] 鱼后：即第 1 掌骨的近心端。

[4] 散贯贲："贲"指胸膈，《黄帝内经太素》卷十三注："贲，谓膈也，筋虽不入脏腑，仍散于膈也。"

[5] 当所过：指经筋循行所经过之处。

[6] 支：本意指去掉枝叶的竹子，"支，去枝之竹也"（《说文解字》）。"支"是绝大多数经筋病的共有症状，也是经筋病的主要症状之一，主要表现为僵硬、运动不灵活，可以发生在经筋所到之处，如本条经脉的"当所过者支"，而更多发生在经筋的起始部位，即手指、足趾部位。

[7] 转筋：或称"筋急"，指筋肉拘急、挛缩。支、转筋与疼痛共同组成经筋病的三大症状。

[8] 息贲：古代病症名，五积之一，病因肺气积于胁下，喘息上贲，因而得名。主要表现为恶寒发热、右胁痛、背痛、呕逆等。《黄帝内经太素》卷十三注："息，谓喘息，肺之积，名息贲。在右胁下，大如杯，久不愈，令人洒淅振寒热，喘咳，发肺痈也。"

[9] 胁急：季胁部筋急拘挛之义。

[10] 燔针：火灼为"燔"，"燔针"即用火烧针，将针烧红后刺入相应的部位。

[11] 劫刺：针刺即出叫劫刺，是速刺疾出的针刺方法，为火针的主要操作手法。

[12] 以知为数："知"，治病获效获病愈的意思；"数"，指针刺次数的限度。即在采用火针治疗时，要速刺疾出，针刺的次数要以患者感受到效果或痊愈为止。

[13] 以痛为输：以疼痛部位为腧穴。即阿是穴，也名天应穴。"输"通"腧"。

[14] 仲冬痹：古人以手足十二经脉分主一年的十二个月，一年分四时（季），每一时的三个月又以孟、仲、季的顺序分别命名。每条经筋所发生的痹证，也就按照所对应月份的名称予以命名。如手三阴经对应冬三月，手太阴经筋所发痹证为仲冬痹（冬季之中期），手厥阴和少阴经筋所发痹证则分别为孟冬痹（冬季之初期）和季冬痹（冬季之末期）。

## 四、手阳明经筋

《灵枢·经筋》：手阳明之筋，起于大指次指之端，结于腕，上循臂，上结于肘外，上臑，结于肩髃；其支者，绕肩胛，挟脊；其直者，从肩髃上颈。其支者，上颊，结于頄。直者，上出手太阳之前，上左角，络头，下右颔[1]（图 2-29）。其病：当所过者支、痛及转筋，肩不举，颈不可左右视[2]。治在燔针劫刺，以知为数，以痛为输，名曰孟夏痹也。

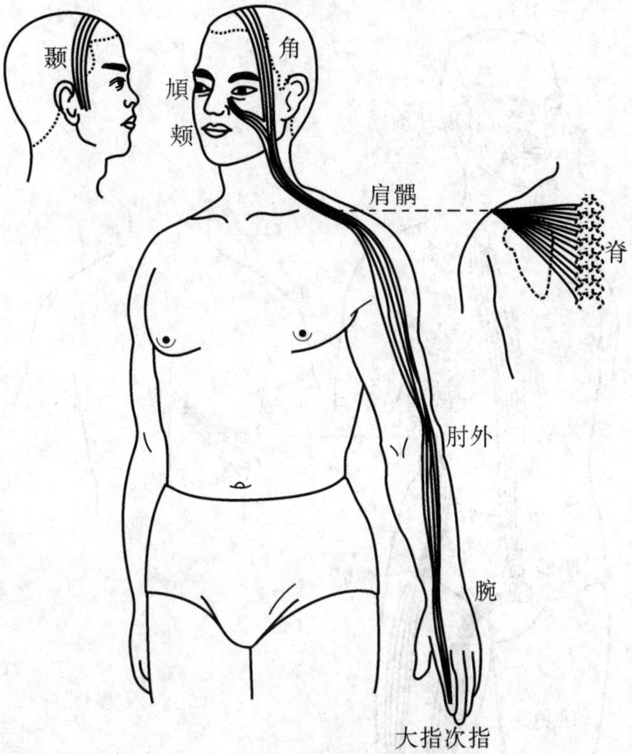


图 2-29　手阳明经筋分布

【注释】

[1] 上左角，络头，下右颔：“角”为额角，“颔”在这里指头之颞部。手阳明大肠经止于鼻翼旁，但其经筋上达额角，并且左右交叉，行至对侧的颞部，正如《类经图翼》卷七第四注：“此直者，自颈，出手太阳天窗、天容之前，行耳前上额左角络头，以下右颔。此举左而言，则右在其中，亦如经脉之左之右、右之左也。故右行者，亦上额右角，交络于头，下左颔，以合于太阳、少阳之筋。”

[2] 颈不可左右视：《黄帝内经太素》卷十三注“其筋左右交络，故不得左右顾视”。

## 五、足阳明经筋

《灵枢·经筋》：足阳明之筋，起于中三趾[1]，结于跗上，邪[2]外上加于辅骨[3]，上结于膝外廉，直上结于髀枢[4]，上循胁，属脊；其直者，上循骭，结于膝。其支者，结于外辅骨，合少阳；其直者，上循伏兔，上结于髀，聚于阴器，上腹而布，至缺盆而结，上颈，上挟口，合于頄，下结于鼻，上合于太阳，太阳为目上网[5]，阳明为目下网[6]；其支者，从颊结于耳前（图 2-30）。其病：足中趾支，胫转筋，脚跳坚[7]，伏兔转筋，髀前肿，㿉疝，腹筋急，引缺盆及颊，卒口僻[8]，急者目不合，热则筋纵，目不开。颊筋有寒，则急引颊移口；有热则筋弛纵，缓不胜收，故僻。……治在燔针劫刺，以知为数，以痛为输，名曰季春痹也。

【注释】

[1] 中三趾：指足次趾、中趾及四趾而言，而以次趾为主，连及中趾。马莳注：“历兑起于次趾，而其筋则自次趾以连三趾。”《黄帝内经太素》卷十三注：“刺疟者，刺足阳明十指（趾）间，是知足阳明脉入于中指（趾）内外间，脉气三指（趾）俱有，故筋起中指（趾）并中指（趾）左右二指（趾），故曰中三指（趾）也。”

[2] 邪：同“斜”。

[3] 辅骨：小腿的腓骨、胫骨均可称为辅骨，腓骨在外侧，故又称外辅骨；胫骨在内侧，故又

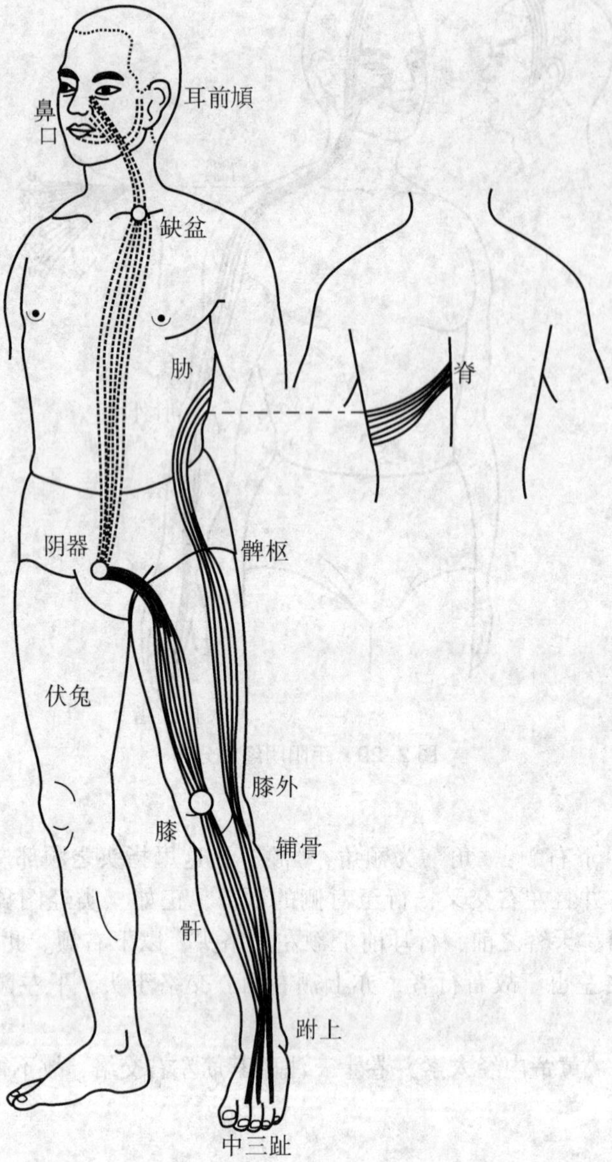


图 2-30　足阳明经筋分布

称内辅骨。此处虽然没有具体指明，但结合下文足阳明经筋的一个分支结于“外辅骨”，应当指内侧的胫骨。

[4] 髀枢：大腿骨为髀骨，髀枢指髋关节。

[5]、[6] 网：《针灸甲乙经》卷二第六及《黄帝内经太素》卷十三并作“纲”。“目上网”指上眼睑，“目下网”指下眼睑。《类经图翼》卷七第四注：“网，网维也，所以约束目睫，司开阖者也。”又注：“太阳细筋，散于目上，故为目上网；阳明细筋，散于目下，故为目下网。”

[7] 脚跳坚：《说文解字》：“跳，蹶也。”而“蹶”的含义为“僵也”。“跳”又有跛脚之义。“脚跳坚”当指足部僵硬不适，行动不便，《荀子·非相》有“禹跳汤偏”的记载。《阴阳十一脉灸经》本有“膝跳”一症，指膝关节僵硬，运动不灵活。

[8] 卒口僻：“卒”即突然的意思。“口僻”指口角㖞斜。“卒口僻”就是指突然发生口角㖞斜。

## 六、足太阴经筋

《灵枢·经筋》：足太阴之筋，起于大趾之端内侧，上结于内踝；其直者，络于膝内辅骨，上循阴股[1]，结于髀，聚于阴器，上腹，结于脐，循腹里，结于肋，散于胸中；其内者，著于脊（图2-31）。其病：足大指支，内踝痛，转筋痛，膝内辅骨痛，阴股引髀而痛，阴器纽痛，上[2]引脐与[3]两胁痛，引膺中与[4]脊内痛。治在燔针劫刺，以知为数，以痛为输，命曰仲秋痹也。

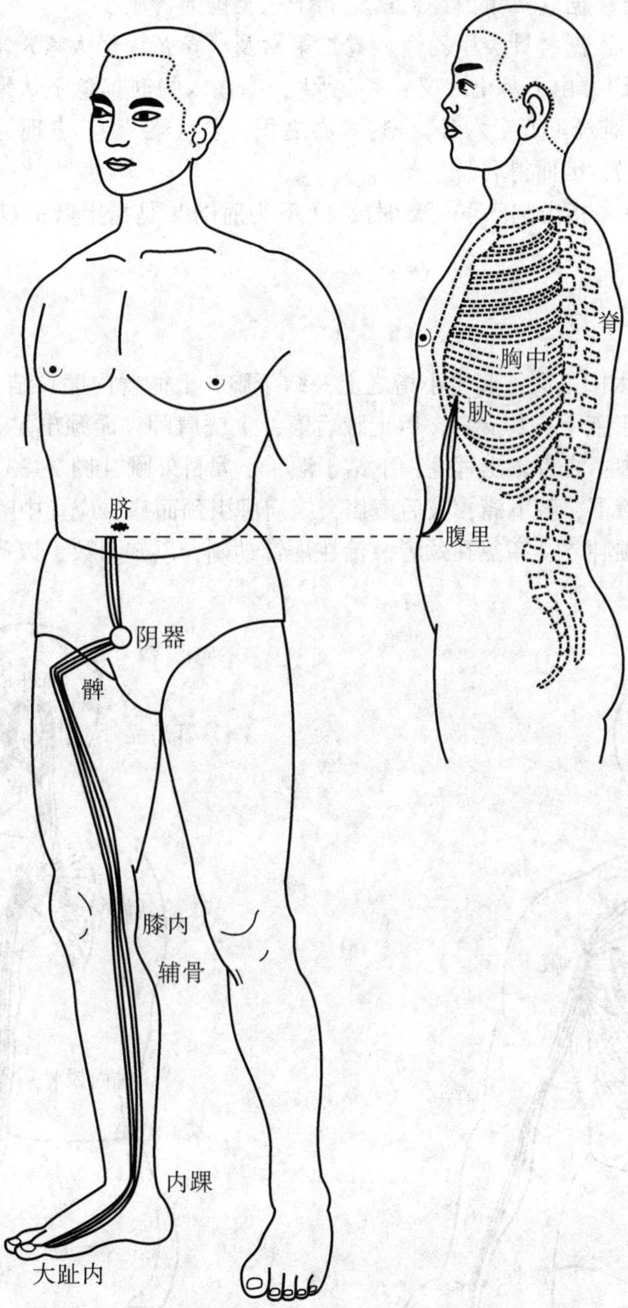

图2-31　足太阴经筋分布

【注释】

[1] 阴股：股的内侧。

[2] 上：原作“下”，据《针灸甲乙经》卷二第六及《黄帝内经太素》卷十三改。

[3]、[4] 与：原无，据《黄帝内经太素》卷十三补。

## 七、手少阴经筋

《灵枢·经筋》：手少阴之筋，起于小指之内侧，结于锐骨，上结于肘后廉，上入腋，交太阴，伏[1] 乳里，结于胸中，循贲[2]，下系于脐（图2-32）。其病：内急，心承伏梁[3]，下为肘网[4]。其病当所过者支、转筋，筋痛。治在燔针劫刺，以知为数，以痛为输，名曰季冬痹也。

【注释】

［1］伏：原作“挟”，据《黄帝内经太素》卷十三及杨上善注改。

［2］贲：原作“臂”，据《针灸甲乙经》卷二第六及《黄帝内经太素》卷十三改。

［3］心承伏梁：“承”，由下承上之义；“心承”，指在内的筋拘急坚伏承于心下。“伏梁”是古病名之一，为心之积，《难经·五十六难》曰：“心之积，名伏梁。”其表现为在脐上、心上之间有积块，伏而不动，有如横梁，因而得名。

［4］下为肘网：“下”指由胸部下至臂肘部。“下为肘网”是指上肢的筋有病，肘部感到如罗网一样的牵急不舒。

## 八、手太阳经筋

《灵枢·经筋》：手太阳之筋，起于小指之上，结于腕，上循臂内廉，结于肘内锐骨[1] 之后，弹之应小指之上[2]，入结于腋下；其支者，后走腋后廉，上绕肩胛，循颈出足[3] 太阳之筋前，结于耳后完骨；其支者，入耳中；直者，出耳上，下结于颔，上属目外眦（图2-33）。其病：小指支，肘内锐骨后廉痛，循臂阴入腋下，腋下痛，腋后廉痛，绕肩胛引颈而痛，应耳中鸣痛，引颔目瞑，良久乃得视，颈筋急则为筋瘘颈肿[4]，寒热在颈者。治在燔针劫刺，以知为数，以痛为输，其为肿者，复而锐之……名曰仲夏痹也。

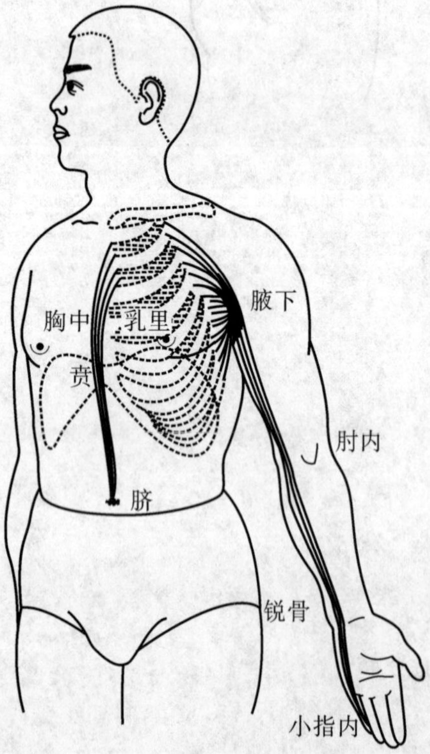


图2-32　手少阴经筋分布

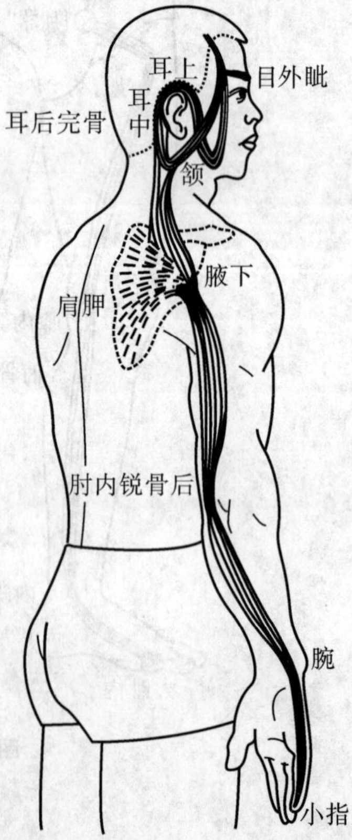


图2-33　手太阳经筋分布

【注释】

[1] 肘内锐骨：肘内锐骨当指肱骨内侧髁。

[2] 弹之应小指之上：《类经图翼》卷七第四注："于肘尖下两骨罅中，以指捺其筋，则酸麻应于小指之上，是其验也。"

[3] 足：原作"走"，据《针灸甲乙经》卷二第六、《黄帝内经太素》卷十三及《备急千金要方》卷十三第一改。

[4] 筋瘘颈肿：指瘰疬一类的病症。《类经图翼》卷十七第六十九注："筋瘘颈肿，即鼠瘰之属。"

## 九、足太阳经筋

《灵枢·经筋》：足太阳之筋，起于足小趾，上结于踝，邪上结于膝，其下循足外踝，结于踵[1]，上循跟，结于腘；其别者，结于腨外，上腘中内廉，与腘中并上结于臀，上挟脊上项；其支者，别入结于舌本；其直者，结于枕骨，上头下颜[2]，结于鼻；其支者，为目上网，下结于頄；其支者，从腋后外廉，结于肩髃；其支者，入腋下，上出缺盆，上结于完骨；其支者，出缺盆，邪上出[3] 于頄（图2-34）。其病：小指支，跟肿痛，腘挛，脊反折，项筋急，肩不举，腋支，缺盆中纽痛，不可左

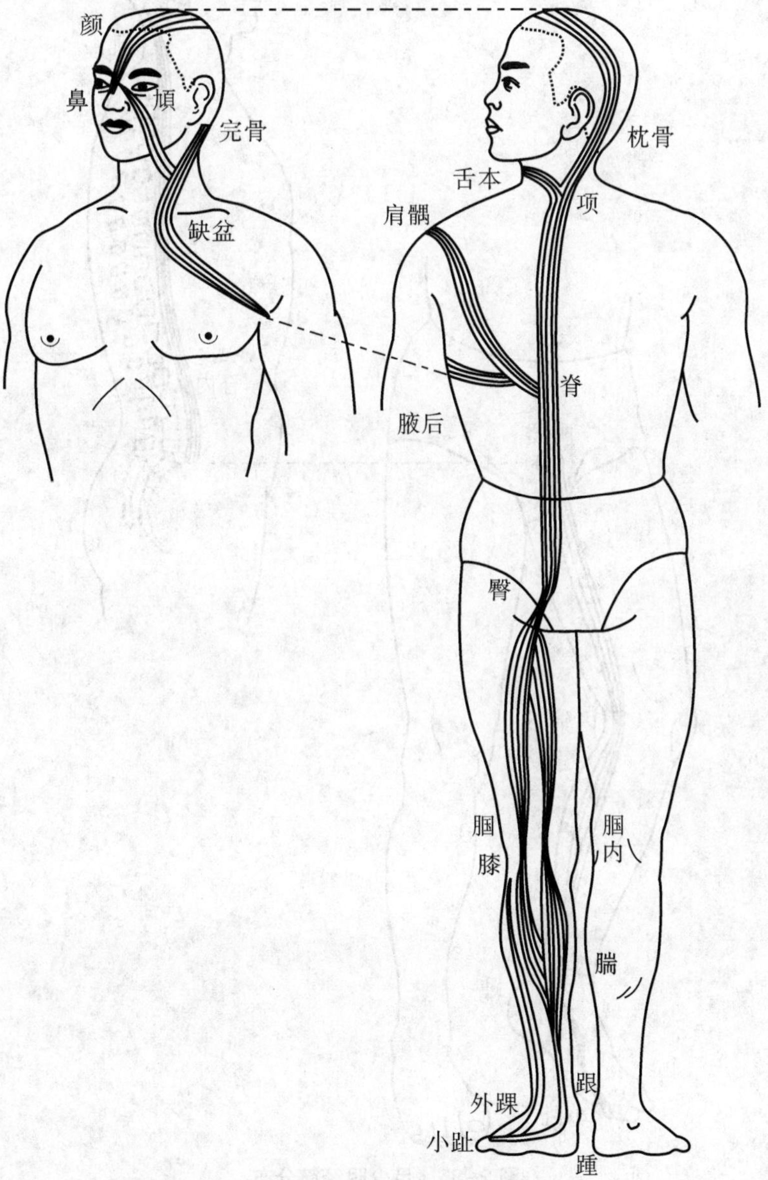

图2-34　足太阳经筋分布

右摇。治在燔针劫刺，以知为数，以痛为输，名曰仲春痹也。

【注释】

[1] 踵：足后跟着地的部分。

[2] 颜：此处指额中央与鼻根部，为“颜”的本意，“颜，眉目之间也”（《说文解字》）。

[3] 出：《针灸甲乙经》卷二第六作“入”。

## 十、足少阴经筋

《灵枢·经筋》：足少阴之筋，起于小趾之下，入足心，并足太阴之筋，邪走内踝之下，结于踵，与足太阳之筋合，而上结于内辅骨之下，并太阴之筋而上循阴股，结于阴器，循脊内挟膂，上至项，结于枕骨，与足太阳之筋合（图2-35）。其病：足下转筋，及所过而结者皆痛及转筋。病在此者主痫、瘛及

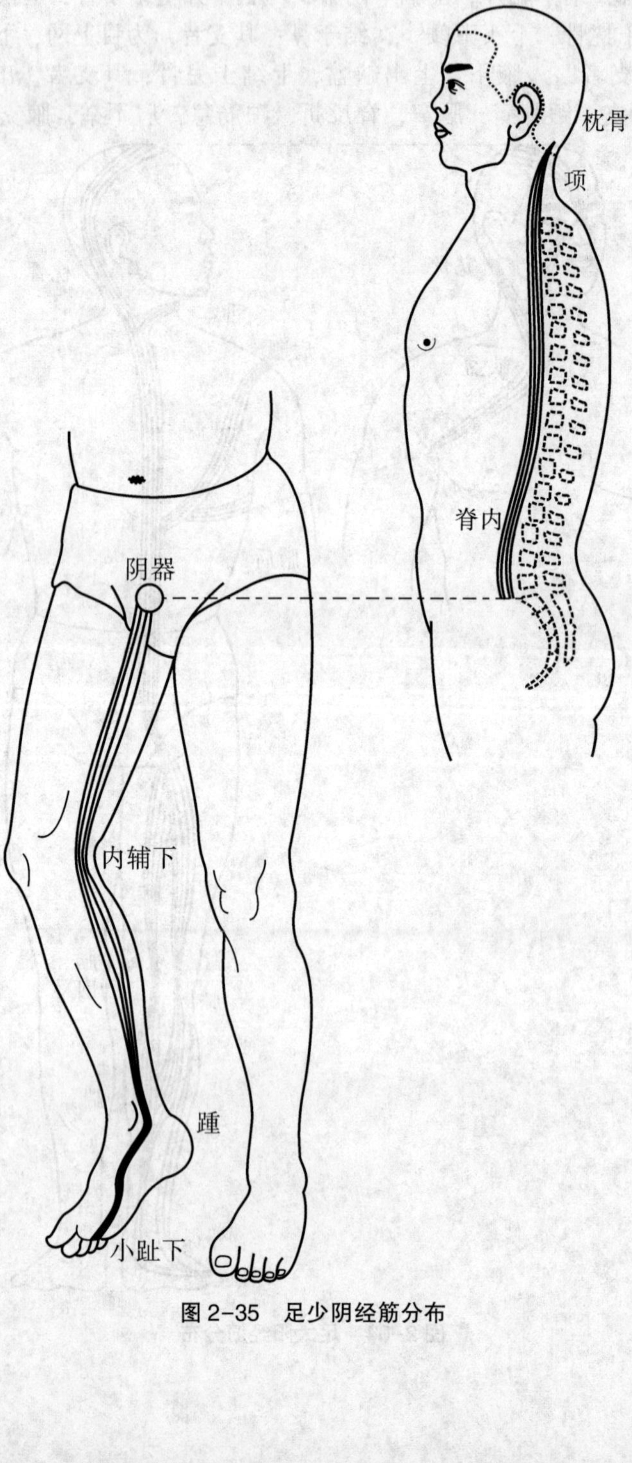


图2-35　足少阴经筋分布

痓[1]，在外者不能俯，在内者不能仰。故阳病者腰反折不能俯，阴病者不能仰[2]。治在燔针劫刺，以知为数，以痛为输，在内者熨引饮药。此筋折纽[3]，纽发数甚者，死不治，名曰孟秋痹也。

【注释】

［1］痫、瘛（chì）及痓："痫"指癫痫。"瘛"指手足抽搐。"痓"指痉挛。这三个症状都表现为痉挛、抽搐的特点，但又有所区别。《类经图翼》卷十七第六十九注："痫，癫痫也。瘛，牵急也。痓，坚强反张尤甚于瘛者也。"

［2］在外者不能俯……阴病者不能仰：《黄帝内经太素》卷十三注"背为外为阳也，腹为内为阴也。故病在背筋，筋急故不得低头也；病在腹筋，筋急不得仰身也"。

［3］筋折纽："纽"，本意指可以解开的结，"纽，系也。一曰结而可解"（《说文解字》）。"筋折纽"指经筋反折、扭转，表现为肌肉痉挛，常常伴有剧烈的疼痛。

## 十一、手厥阴经筋

《灵枢·经筋》：手心主之筋，起于中指，与太阴之筋并行，结于肘内廉，上臂阴，结腋下，下散前后挟胁；其支者，入腋，散胸中，结于贲[1]（图2-36）。其病，当所过者支、转筋，前及胸痛、息贲。治在燔针劫刺，以知为数，以痛为输，名曰孟冬痹也。

【注释】

［1］贲：原作"臂"，据《针灸甲乙经》卷二第六及《黄帝内经太素》卷十三改。

## 十二、手少阳经筋

《灵枢·经筋》：手少阳之筋，起于小指次指之端，结于腕，上循臂，结于肘，上绕臑外廉，上肩走颈，合手太阳；其支者，当曲颊入系舌本；其支者，上曲牙[1]，循耳前，属目外眦，上乘颔，结于角（图2-37）。其病：当所过者支、转筋，舌卷。治在燔针劫刺，以知为数，以痛为输，名曰季夏痹也。

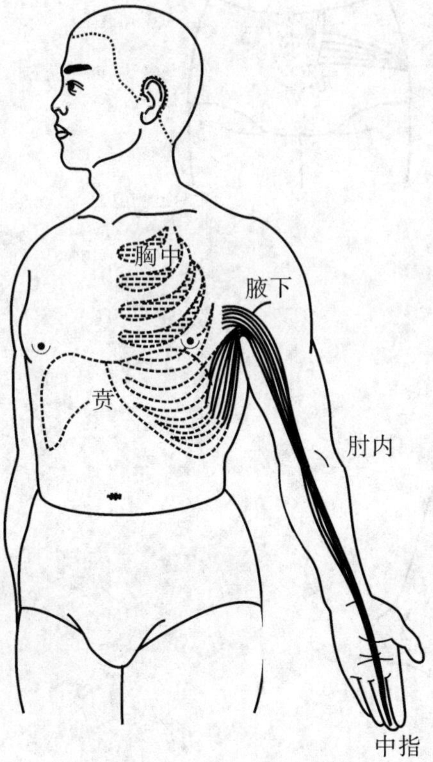

图2-36　手厥阴经筋分布

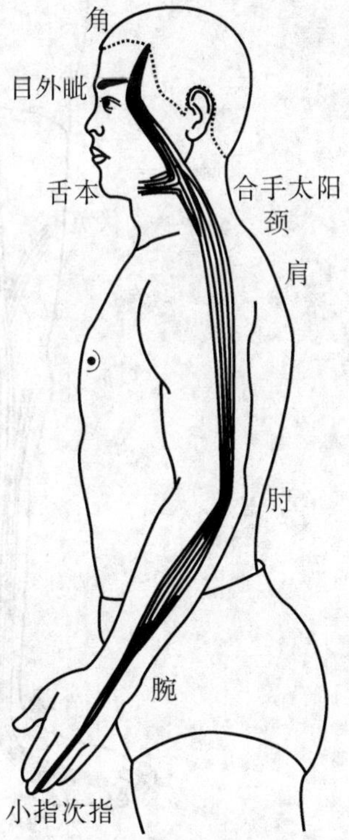

图2-37　手少阳经筋分布

【注释】

[1] 曲牙：牙之下骨，在颊车穴处，其形曲而向前，故名。

## 十三、足少阳经筋

《灵枢·经筋》：足少阳之筋，起于小趾次趾，上结外踝，上循胫外廉，结于膝外廉；其支者，别起外辅骨，上走髀，前者结于伏兔之上，后者结于尻；其直者，上乘䏚[1]、季胁，上走腋前廉，系于膺乳，结于缺盆；直者，上出腋，贯缺盆，出太阳之前，循耳后，上额角，交巅上，下走颔，上结于頄；支者，结于目眦，为外维[2]（图2-38）。其病：小指次指支、转筋，引膝外转筋，膝不可屈伸，腘筋急，前引髀，后引尻，即上乘䏚季胁痛，上引缺盆膺乳，颈维筋急[3]，从左之右，右目不开[4]，上过右角，并跷脉[5] 而行，左络于右，故伤左角，右足不用，命曰维筋相交[6]。治在燔针劫

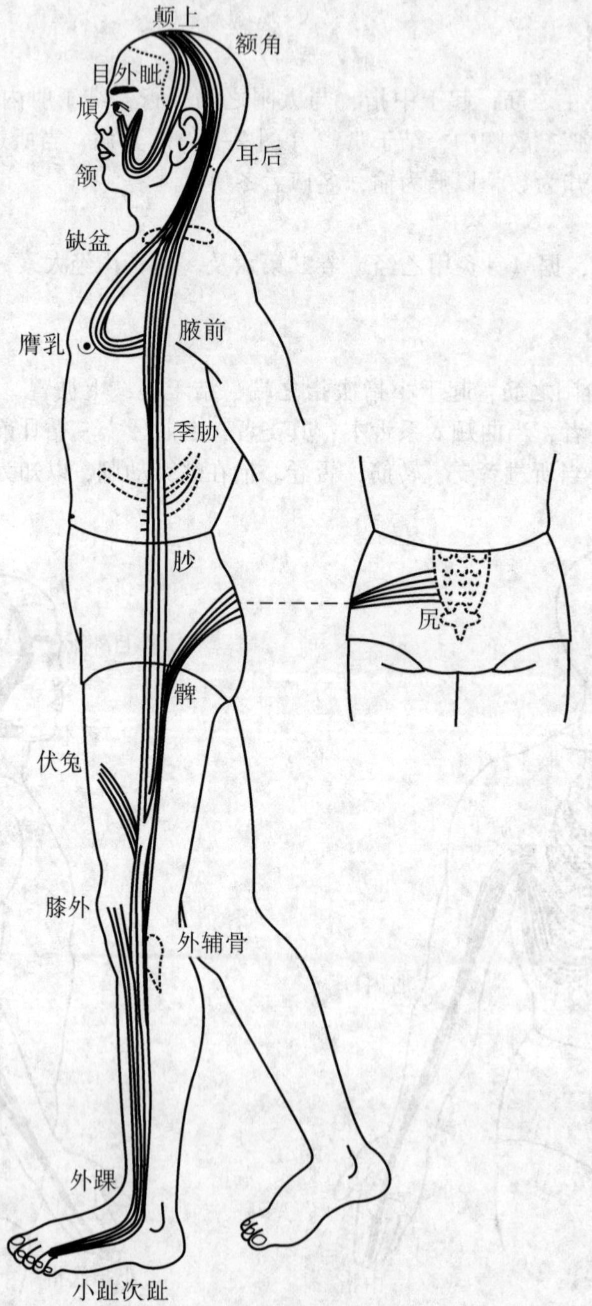


图2-38　足少阳经筋分布

刺，以知为数，以痛为输，名曰孟春痹也。

【注释】

［1］胁（miǎo）：指侧腹部髂骨与季胁之间的空软处。

［2］外维：指维系目外眦之筋，此筋收缩，即可左右盼视。《黄帝内经太素》卷十三注："外维，太阳为目上纲，阳明为目下纲，少阳为目外维。"《类经图翼》卷七第四注："此支者，从颧上斜趋结于目外眦，而为目之外维，凡人能左右盼视者，正以此筋为之伸缩也。"

［3］颈维筋急：指维系颈部的经筋拘急，如因睡眠姿势不当、颈部感受风寒所致的落枕。

［4］从左之右，右目不开：足少阳经筋在头部左右交叉，故左侧经筋病则右目不开。《黄帝内经太素》卷十三经筋注："此筋本起于足，至项上而交，至左右目，故左箱有病，引右箱目不得开，右箱有病，引左箱目不得开也。"

［5］跷脉：此处指阳跷脉。

［6］上过右角……命曰维筋相交：足少阳经的经筋在头部左右交叉，即"左络于右"，因此叫做维筋相交。病理上表现为当左侧额角受伤时，右侧脚足不用。《黄帝内经太素》卷十三经筋注："跷脉至于目眦，故此筋交颠，左右下于目眦，与之并行也。筋既交于左右，故伤左额角，右足不用，伤右额角，左右不用，以此维筋相交故也。"上述临床表现与现代医学的神经左右交叉支配是完全相符的，足少阳经筋所结的部位正是运动区（或称顶颞前斜线），是大脑皮层中央前回在头皮上的投影。

## 十四、足厥阴经筋

《灵枢·经筋》：足厥阴之筋，起于大趾之上，上结于内踝之前，上循胫，上结内辅骨之下，上循阴股，结于阴器，络诸筋（图2-39）。其病：足大趾支，内踝之前痛，内辅痛，阴股痛、转筋，阴器不用[1]，伤于内则不起，伤于寒则阴缩入[2]，伤于热则纵挺不收[3]。治在行水清阴气。其病转筋者，治在燔针劫刺，以知为数，以痛为输，命曰季秋痹也。

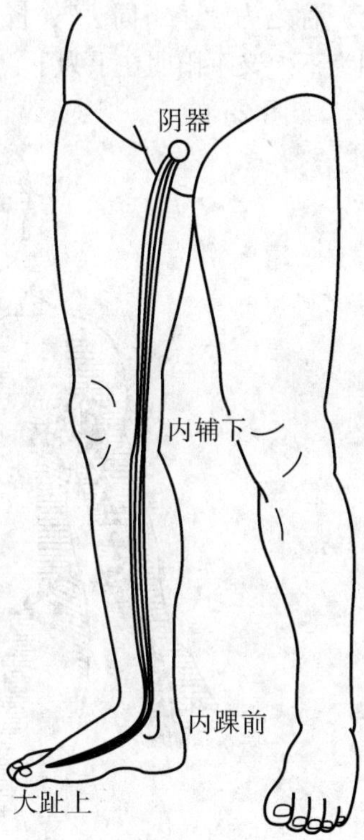

图2-39　足厥阴经筋分布

【注释】

［1］阴器不用：又名"阴痿"、"筋痿"，明代《慎斋遗书》称之为"阳痿"，此后该病名逐渐被后世医家所沿用。阳痿仅是一个症状概念，不能理解为病机。阳痿可以因肾阳亏损导致，但亦可能因所欲不得，肝气郁结。前者多见于年老体弱之人，后者则以青壮年多见。诚如王节斋《节斋全书》所说："少年阳痿，有因于失志者，但宜疏肝，不宜补阳……苟志意不遂，则阳气不舒。阳气者，真火也。譬诸极盛之火，置于密器之中，闷闭其气，使不得发越，则火立死而寒矣。此非真火衰也，乃闭郁之故。宜其抑郁，通其意志，则阳气自舒，其痿自起矣。"

［2］伤于寒则阴缩入："阴缩入"又称"阴缩症"，表现为患者自觉阴器缩入少腹，伴有剧烈疼痛。本病性质属寒，因寒主收引，客于厥阴，则宗筋拘急。《针灸甲乙经》记载大敦穴主治"阴上入腹中"，太冲主治"阴骞，两丸缩"，都是阴缩症的典型表现，治疗时可采用灸法，温经散寒，理气止痛。

［3］伤于热则纵挺不收："纵挺不收"是指阴茎坚挺不收。此病与阳痿相反，故称为阳强。肝属木，内寄相火。若肾阴不足，水不涵木，相火妄动，则可见阳强不倒。此证以肾阴亏虚为本，肝火亢盛为标，可以取太冲、太溪、三阴交等穴，滋阴降火，肝肾同治。

# 第七节　六经皮部

## 一、六经皮部的概念及其分布

皮部是指人体体表的皮肤，将人体表面的皮肤按十二经脉的分布划分为十二个区域，就形成了十二皮部。也就是说，十二皮部的区域与十二经脉是相对应的，正如《素问·皮部论》所说："欲知皮部以经脉为纪者，诸经皆然。"经脉呈线状分布，络脉呈网状分布，皮部则是以面来划分的。皮部是经脉在体表的反映区域，由经脉的细小分支支配。《素问·皮部论》说"凡十二经络脉者，皮之部也"，就是说十二皮部分布着络脉，并且在各经皮部之后都有"视其部中有浮络者"，表明这些络脉循行表浅，是能够看见的。

从阴阳角度看，十二经脉分为手三阴三阳与足三阴三阳。由于手足阴阳上下同名的经脉在阴阳属性上相同，特别是手足同名阳经，它们在头面部位的分布范围相互重叠，如手足阳明经脉主要分布在头的前面，集中在口、牙齿、鼻、额；手足少阳经脉主要分布在头的侧面，集中在耳、颞；手足太阳经脉主要分布在后头、项部。所以，古人将手足三阴三阳十二经之皮部合而为六经皮部，《素问·皮部论》称之为"上下同法"，杨上善在《黄帝内经太素》中注释说："阳明之脉有手有足，手则为上，足则为下。又手阳明在手为下，在头为上；足阳明在头为上，在足为下。诊色、行针皆同法也，余皆仿此。"（图 2-40）

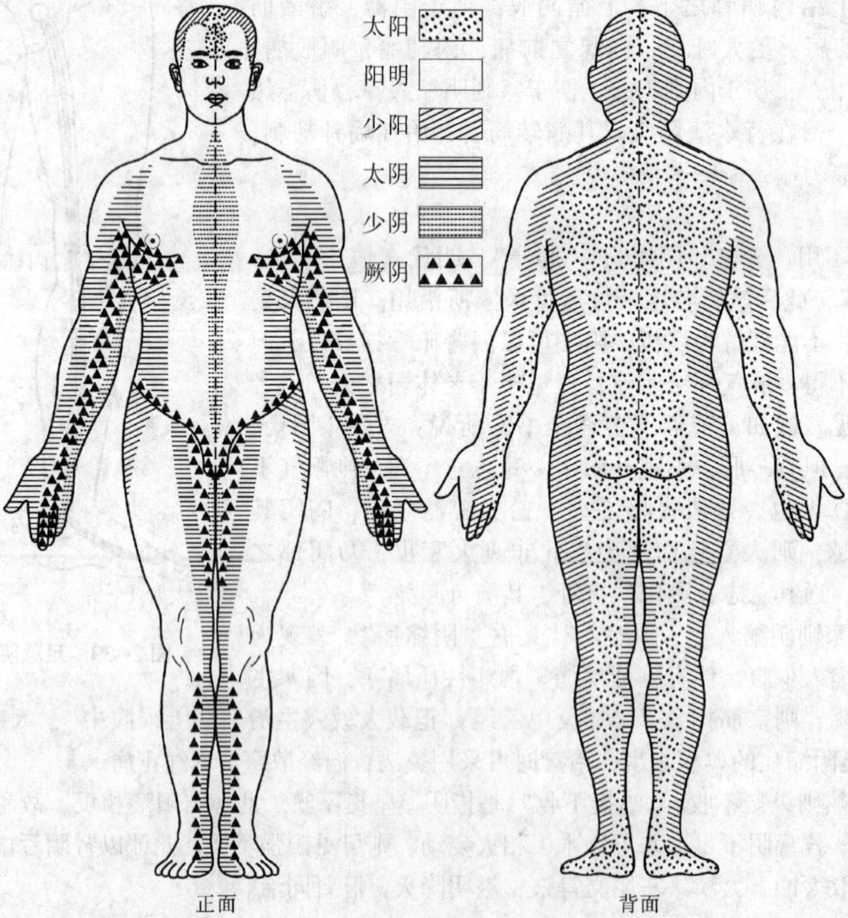


图 2-40　六经皮部分布

## 二、六经皮部在诊治方面的应用

皮部位于人体的最外围，正常情况下有抗御病邪的作用。在病理上，经络及其所属脏腑组织的病证可反映到相关皮部。因此，通过审察皮部和络脉的颜色、形态等变化，就可以诊断体内病证。《素问·皮部论》："其色多青则痛，多黑则痹，黄赤则热，多白则寒。"除皮肤颜色改变外，还可观察到皮肤上的丘疹（主要在背部），触摸皮下结节，探测皮肤的感觉差异和皮肤导电量变化等。

在治疗上，通过刺激皮部则可调整经络及其所属脏腑组织的失衡状态，达到治愈疾病的目的。皮部治疗的方法包括针刺与非针刺两大类，前者如浅刺法、皮肤针的叩刺法、皮内针、刺络放血等，后者包括温灸法、热熨法、腧穴药物贴敷法、拔罐法、刮痧法、腧穴离子导入及电刺激法等。

## 三、六经皮部与关、阖、枢

在《素问·皮部论》中对六经皮部皆设有专名，即太阳皮部名关枢，少阳皮部名枢持，阳明皮部名害（hé）蜚，太阴皮部名关蛰，少阴皮部名枢儒，厥阴皮部名害肩（表2-9）。关、阖、枢的本意是指构成门的三个部件。"关"指门栓，"关，以木横持门户也"（《说文解字》）；"阖"指门板，"阖，门扇也"（《说文解字》）；"枢"指门轴，"枢，户枢也"（《说文解字》）。关、阖、枢因其部位不同，功能也各异。关在后，主关闭和开启；阖在前，是门的主体，主防卫；枢在侧（中），主转动。三者互相配合，缺一不可。三阳有如外门，三阴有如内门，各有关、阖、枢的区分。三阳以太阳为关，阳明为阖，少阳为枢；三阴以太阴为关，厥阴为阖，少阴为枢。也就是说，阴阳的起始都为"关"，阳之盛或阴之衰都为"阖"，阴阳的转换都为"枢"。古代医家用关、阖、枢比喻人体三阴三阳气机变化，解释六经皮部的功能。《素问·阴阳离合论》王冰注："开（应作关）、阖、枢者，言三阳之气多少不等，功用殊也。夫开（关）者所以司动静之基，阖者所以司禁固之权，枢者所以主动静之微。由斯殊气之用，故此三变之也。"

表2-9　六经皮部名称

| 六经名 | 太阳 | 阳明 | 少阳 | 少阴 | 太阴 | 厥阴 |
|---|---|---|---|---|---|---|
| 皮部名 | 关枢 | 害蜚 | 枢持 | 枢儒 | 关蛰 | 害肩 |

六经皮部关、枢的理论对理解张仲景《伤寒论》所创立的六经辨证有重要的意义。《伤寒论》六经辨证是按照太阳→阳明→少阳→太阴→少阴→厥阴的顺序讨论的。这种顺序是根据三阴三阳之关、枢、阖的特性排列的，能够充分反映热病从始盛到终衰的发展过程及寒热变化的特点。太阳为三阳之关，主一身之表，统营卫而应皮毛，为诸经藩篱，寒多热少或但寒不热；阳明为三阳之阖，属里，阳明多气多血，阳明阶段病邪入里化热，邪热最盛，表现为身大热；少阳为三阳之枢，少阳外邻太阳，内接阳明，位居半表半里，邪气侵袭少阳，正邪交争，表现为往来寒热。太阴为三阴之关，是病邪从阳入阴的门户，寒邪直中，太阴先伤，病从口入亦可直侵太阴，耗伤阳气，病证多属虚寒；少阴为三阴之枢，与少阳相对，故柯韵伯又称其为"阴枢"，可见阴虚内热证（肾阴虚）与阳虚内寒证（肾阳虚）；厥阴为三阴之阖，两阴交尽，即太阴少阴病发展到尽头则为厥阴，是六经病证传变的最后阶段，可见寒热错杂或真热假寒。

# 第八节　根结、标本、气街、四海

根结、标本、四海、气街等理论，是对人体不同部位经络功能的总结和概括，旨在说明四肢和头、胸、腹之间经络的区别与联系，并以此来指导针灸等疗法的辨证和选穴。

## 一、根结

### (一) 根结的概念

“根”本意指树木之根，“根，木株（树根之古称）也”（《说文解字》），引申为开始、本原。“结”本意指用绳、线、皮条等缩成的疙瘩，引申为结聚、归结、终止。古人将根结的概念用于十二经脉的脉气起始和归结的部位，马玄台注云：“脉气所起为根，所归为结。”

《灵枢·根结》记载了足六经的根与结（表2-10）。从内容上来看，经脉的“根”都位于四肢末端的井穴，经脉的“结”则不如“根”那样具体明确，大体在头面、胸、腹的一定部位，至于具体部位，《灵枢》的经文里面就作了注解（这些注解可能出自《黄帝内经》作者本人或后世医家），但有些部位仍有歧义。足太阳经脉“结于命门，命门者目也”。命门一词一般指肾特别是右肾的功能，是人体先天之气蕴藏之所，“男子以藏精，女子以系胞”（《难经·三十六难》），与“目”有什么关系呢？《黄帝内经太素》卷十杨上善注说“肾为命门，上通太阳于目，故目为命门”，从肾与膀胱的表里关系角度作了解释。从经脉循行上看，手足太阳经脉交接于目内眦，具体腧穴就是睛明。足阳明经脉“结于颡大，颡大者钳耳也”。“钳耳”的字义较难理解，《针灸甲乙经》卷二第五将“颡大”作“颃颡”，后者指鼻咽部。但根据《灵枢识》记载：“楼氏云，颡大，谓额角入发际，头维二穴也，以其钳束于耳上，故名钳耳也。”足阳明经脉“至额颅”，因此，以其在额角部的头维穴作为经脉的归结之处是比较合理的。足少阳经脉“结于窗笼，窗笼者耳中也”，足少阳胆经“从耳后入耳中”，与耳的联系密切。足太阴经脉结于“太仓”，太仓指胃部，“胃者，太仓也”（《灵枢·胀论》），又是中脘穴的别名。足太阴经脉络胃，《阴阳十一脉灸经》称之为“胃脉”，起于胃部（“被胃”）。足少阴经脉结于“廉泉”，廉泉指舌下络脉，“舌下两脉者，廉泉也”（《素问·刺疟论》）。足厥阴经脉“结于玉英，络膻中”。膻中为心之外围，“膻中者，心主之宫城也”（《灵枢·胀论》）。玉英是玉堂穴的别名，古人以玉比君子之德，玉堂为“清净之座”（《采艾编》），古代宫殿名，乃君王居住之所。玉堂属任脉，平第3肋间隙，在内对应心脏。

**表2-10 六经根结**

| 经名 | 根 | 结 |
|---|---|---|
| 足太阳 | 至阴 | 命门（目） |
| 足阳明 | 厉兑 | 颃颡（鼻咽） |
| 足少阳 | 窍阴 | 窗笼（耳） |
| 足太阴 | 隐白 | 太仓（胃） |
| 足少阴 | 涌泉 | 廉泉（舌下） |
| 足厥阴 | 大敦 | 玉英，络膻中（胸） |

《灵枢·根结》只列举了足六经的根与结，依此类推，手六经的根与结穴也应当与足六经相似，所以窦汉卿在《针经标幽赋》中便有了“四根三结”的概括提法。这是在足六经根结的基础上进一步指出十二经脉都是以四肢部的井穴为“根”，合称“四根”；以头、胸、腹三部为结，合称“三结”。具体而言，手足三阳经都结于头，手三阴经都结于胸，足三阴经都结于腹与胸。以此归纳十二经脉腧穴特别是肘膝以下的腧穴主治特点具有十分重要的意义。

除足六经的根结外，《灵枢·根结》中同时记载了手足六阳经的根、溜、注、入，这种理论与根结理论有相同之处，与五输穴的关系更为密切。“根”，是经脉之气的根源处，也都是四肢末端的井穴；“溜”，本意指水流，与“流”互通，是经脉之气所流经之处，多为各经脉的原穴；“注”，是经脉之气所灌注之处，多为五输穴的经穴或合穴；“入”，是经脉之气所进入之处，共有两处，下部的“入”是各经之络穴，上部的“入”则为颈项部腧穴（表2-11）。

表 2-11　六阳经根、溜、注、入腧穴

| 经脉 | 根 | 溜 | 注 | 入 | |
|---|---|---|---|---|---|
| | | | | 上 | 下 |
| 足太阳 | 至阴 | 京骨 | 昆仑 | 天柱 | 飞扬 |
| 足少阳 | 足窍阴 | 丘墟 | 阳辅 | 天容 | 光明 |
| 足阳明 | 厉兑 | 冲阳 | 足三里 | 人迎 | 丰隆 |
| 手太阳 | 少泽 | 阳谷 | 小海 | 天窗 | 支正 |
| 手少阳 | 关冲 | 阳池 | 支沟 | 天牖 | 外关 |
| 手阳明 | 商阳 | 合谷 | 阳溪 | 扶突 | 偏历 |

无论是根结理论还是根溜注入理论，都是指脉气起源于四肢末端，汇聚、归结到头、胸、腹，这种经脉之气的运行方向与气血在十二经脉中依次运行、周流不息的“流注”理论看似矛盾，实际上却是相通的。首先，二者都强调人体气血在经脉中是运行流动的。流水不腐，户枢不蠹，人体气血也需要流动不息，身体才能健康。其次，二者都强调气血的流动是循环的。根据“根结”理论，虽然经脉中气血起始于四肢末端，终止于头面、躯干，看似单向的流动，似乎没有形成一个闭合的循环系统，实则不然。犹如江河的源头在高山之上，但源头之水却是经由海洋、地面的水分蒸发升腾到天空再凝结为雨、雪降落而成的。经脉中流动的气血都来源于肾的先天之气、脾胃所化生的水谷之气及肺所吸入的清气，经过上焦心肺的宣发，敷布到全身，再通过经络从四肢末端向躯干、头面汇聚，这是一个更大的循环。应当指出，根结理论与气血流注的区别在于，它不但表明气血在经络中是循环流动的，而且在人体的不同部位，经脉中的气血会有多少、深浅之别，就像河水在不同的河段会有多寡、深浅的差别一样，这种认识对于理解为什么不同部位的腧穴具有不同特性十分有益。

### （二）根结理论的应用

经脉的根结理论对指导诊断和选穴具有十分重要的意义。《灵枢·本输》说：“凡刺之道，必通十二经脉之所终始”。“终始”就是“根”与“结”的同义词，“始”为根，“终”为结。根结理论表明，经脉之气都发源于四肢末端的井穴，沿着四肢向上运行，最后汇聚、归结到腹、胸及头部。换句话说，每一条经脉都像是一棵树，四肢末端的井穴是它的“根”，头、胸、腹则是它的“结”。根对树木的重要性不言自明，树木的根系发达，营养充足，则生长旺盛，根深则叶茂，而要想彻底铲除某个植物，也必须从根开始，斩草要除根，“根死则叶枯”（《灵枢·邪气脏腑病形》）。经脉的“根”也具有同等的作用。在诊断方面，通过对经脉根部气血运行状态的观察就能够判断头、胸、腹部的健康情况，1950 年发明的经络电阻测定及知热感度测定主要是以井穴为标准的。在治疗上，犹如培育植物的根系能促进植物的生长一样，刺激经脉的根穴也就不仅能治疗局部的病证，更能治疗头、胸、腹等部位的病证。《黄帝内经》十分重视各经脉井穴，使用的频率很高，并且都是主治头、胸、腹部位的病证，很多时候不提及腧穴的名称，而是代之以井穴的解剖部位。《素问·缪刺论》就是典型的例子，讨论了针刺足三阴三阳、手阳明少阳等多条经脉之井穴治疗疾病的情况，效果十分显著，常常“立已”，如“邪客于足少阴之络，令人嗌痛不可内食，无故善怒，气上走贲上，刺足下中央之脉各三痏，凡六刺，立已。”后世医家也有许多应用根穴治疗头、胸、腹病的记载，如《肘后歌》的“头面之疾针至阴”、“顶心头痛眼不开，涌泉下针定安康”，《针灸资生经》少商主治“咽中肿塞，谷粒不下”，《针灸大成》隐白穴主治“妇人月事过时不止”，《千金翼方》少泽主治“妇人无乳”等，验之临床，确实具有很好的疗效，值得重视。

## 二、标本

### （一）标本的概念及其内容

“本”字的本意指植物的根系，“木下曰本”（《说文解字》）；“标”字的本意指植物的枝梢，《说文解字》载：“标，木杪末也。”段玉裁注：“杪（音藐）末，谓末之细者也。”虽然同为树木的一部分，根与叶的作用却是不同的，根深则叶茂，根死则叶枯，也就是说根的作用是主要的，枝叶的作用是次要的。经络也是如此，每条经脉的不同部位所起的作用并不相同，同样可以分为本与标。《灵枢·卫气》详细记载了十二经脉的本与标的部位（表2-12）。分析这些内容可以得出以下结论。①十二经脉的“本”绝大部分都位于四肢肘膝关节以下，特别是腕踝关节附近，只有手阳明经脉例外，除了肘部的曲池穴外，还“上至别阳”，《针灸甲乙经》记载“别阳”为臂臑穴的别名，位于曲池上七寸。②手足六阳经的“标”大体位于头面处，只有手足阳明经例外，它们分别位于颈部的人迎和扶突穴附近。③手足六阴经的“标”分别位于胸、背俞及舌根。

经脉的根结与标本理论是一致的，经脉的根与本都位于四肢，有些经脉的“本”就是它们的“根”，“结”与“标”都位于头、胸、腹、背。二者都是用于说明四肢与头面、躯干部位经脉的主次关系，特别是突出了四肢部经脉的重要性。它们的区别在于，“本”的部位不像“根”那样专指四肢末端的井穴，而是位置有高有低，大体位于肘膝关节以下；“标”的部位则以脏腑背俞穴为重点。在实际应用中，可以将经脉的“本”与“标”的概念推而广之，即以四肢部位的经脉特别是肘膝关节以下的部分为“本”，以头面、胸、腹、背部位的经脉为“标”。

表2-12　十二经标本部位及对应腧穴

| 十二经脉 | 本 | | 标 | |
|---|---|---|---|---|
| | 部位 | 相应腧穴 | 部位 | 相应腧穴 |
| 足太阳 | 足跟以上5寸中 | 跗阳 | 命门（目） | 睛明 |
| 足少阳 | 足窍阴之间 | 足窍阴 | 窗笼（耳）之前 | 听会 |
| 足阳明 | 厉兑 | 厉兑 | 人迎、颊、颃颡 | 人迎、地仓 |
| 手太阳 | 手外踝之后 | 养老 | 命门（目）上1寸 | 攒竹 |
| 手少阳 | 小指次指之间上2寸 | 中渚 | 耳后上角，下外眦 | 丝竹空 |
| 手阳明 | 肘骨中上至别阳 | 曲池、臂臑 | 颜下合钳上[1] | 扶突 |
| 手太阴 | 寸口之中 | 太渊 | 腋内动脉处 | 中府 |
| 手少阴 | 锐骨之端 | 神门 | 背俞 | 心俞 |
| 手厥阴 | 掌后两筋之间2寸中 | 内关 | 腋下3寸 | 天池 |
| 足少阴 | 内踝上2寸 | 交信 | 背俞、舌下两脉 | 肾俞、廉泉 |
| 足厥阴 | 行间上5寸所 | 中封 | 背俞 | 肝俞 |
| 足太阴 | 中封前上4寸中 | 三阴交 | 背俞、舌本 | 脾俞、廉泉 |

[1]《黄帝内经太素》卷十经脉将“颜”作“颊”，“合”下有“于”字，注云：“颊下一寸，人迎后，扶突上，名为钳。钳，颈铁也，当此铁处，名为钳上。”

### （二）标本理论的应用

十二经脉的标本理论对指导诊断和辨证选穴具有十分重要的意义。《灵枢·卫气》说“能知六经标本者，可以无惑于天下”；《针经标幽赋》说“更穷四根三结，依标本而刺无不痊”，都是说明了经脉标本理论在诊治疾病上的重要性。

在诊断方面，当经脉及其所属脏腑组织发生病变时，常常在经脉的根、本部位出现异常反应，如压痛、变形、血管充盈等。因此，通过望诊、切诊、电阻及知热感度测定等手段检查经脉的根、本部位（尤其腧穴处）的变化，对诊断头面、躯干及内脏病症证重要意义。此外，胸腹背部的腧穴，以俞募腧穴为代表，对诊治相应脏器疾病也有特殊意义。例如，当胸腹腔脏器发生病变时，经常会在相应的背部腧穴上出现压痛、结节等阳性反应点。通过对这些反应点的探查，既有助于诊断疾病，更是精确定位背部腧穴的最佳方法，正如《灵枢·背腧》所说："欲得而验之，按其处，应在中而痛解，乃其腧也。"

在辨证选穴方面，辨证的主要目的是辨别疾病的"本"与"标"，所谓"证"就是指疾病的"本"，表现出来的症状则是疾病的"标"。治疗的基本原则就是治本与治标，而取本穴还是标穴则是这两种不同治疗原则的具体体现。

1. 取本部腧穴　十二经脉之本位于四肢，本部的腧穴尤其肘膝以下的五输穴、原穴、络穴、郄穴、八脉交会穴等特定穴，它们的作用强大，不但有治疗局部病证的作用，对头面、躯干甚至全身都有调整作用。《灵枢·终始》说："病在上者下取之，病在下者高取之；病在头者取之足，病在足者取之腘。"上病下取、下病高取是总的原则，而头病取足、足病取腘则是上述取穴原则的具体实例。在这里，"上"与"高"并不是对等的，也就是说，对于头部疾病，可以向下取足部的腧穴，但对于足病而言，"高取"意味着取腘部的腧穴，并不是要向上高取到头。在取本部腧穴治疗标部疾病方面，《黄帝内经》有很多实际例子，如《灵枢·九针十二原》的"疾高而内者，取之阴之陵泉；疾高而外者，取之阳之陵泉"，《灵枢·邪气脏腑病形》取下合穴治疗六腑病证等。后世医家也总结了许多经典实例，如《针经标幽赋》"脾冷胃疼，泻公孙立愈"，《百症赋》"太冲泻唇㖞以速愈"，《四总穴歌》"肚腹三里留，腰背委中求，头项寻列缺，面口合谷收"等。

2. 取标部腧穴　十二经脉之标位于头、胸、腹、背，这些部位的腧穴以治疗局部或节段性病证为主。在头面部的腧穴，能治疗头面、五官及脑的疾病。如《通玄指要赋》说"风伤项急，始求于风府；头晕目眩，要觅于风池"，《百症赋》说"面肿虚浮，须仗水沟前顶；耳聋气闭，全凭听会翳风"。在胸、腹、背部的腧穴，除了治疗局部病证，还能主治相应水平节段的病证。如十二个背俞穴位于足太阳膀胱经的第1侧线上，它们的位置与相应内脏的位置大致相水平，是脏腑之气输注于背部的特殊部位。这些腧穴不但主治相应脏腑的病证，还主治与脏腑相关联的组织器官的病证。如肝开窍于目，所以肝俞既主治胁肋胀痛、黄疸等肝脏病证，也主治目赤肿痛、目视不明、夜盲等眼病。当然，经脉的本与标上下相通，部分标部的腧穴也可以治疗本部的疾病。如《备急千金要方》取神庭治疗四肢瘫痪，《外台秘要》取浮白治疗腿足痿软，《肘后歌》取风府医治腿脚疾患，《针经标幽赋》取魂门治疗四肢筋骨拘挛疼痛等，这些都是取标部腧穴治疗四肢疾病的具体应用。

3. 本部与标部腧穴配合　本在四肢，标在头、胸、腹、背，本部与标部腧穴配合是临床上最常用的配穴方法，也是标本兼治原则的具体体现。如《百症赋》"廉泉中冲，舌下肿疼堪取；天府合谷，鼻中衄血宜追"，"建里内关，扫尽胸中之苦闷；听宫脾俞，祛残心下之悲凄"，"刺长强于承山，善主肠风新下血；针三阴于气海，专司白浊久遗精"，"观其雀目肝气，睛明行间而细推；审他项强伤寒，温溜期门而主之"等，均为一上一下、一远一近的标部与本部腧穴相互配合的具体应用。临床上常用的原穴或下合穴配合俞募穴治疗脏腑病，也是这方面的典型例子。

应当指出，在上述三种取穴原则中，循经选取本部腧穴是首要的原则，生动体现了针灸整体治疗的特色，也是针灸治病的精华所在，正如《灵枢·根结》所说："九针之玄，要在终始，故能知终始，一言而毕；不知终始，针道咸绝。"临床上，对于许多头面、躯干部位的病证，可以单独选取四肢部的腧穴，而不必针灸病变局部的腧穴，就会收到很好的效果；相反，如果选取了很多局部腧穴，而不重视选取四肢本部的腧穴，效果就不会理想。采用针灸治病时，最忌讳头痛医头、脚痛医脚的局部对症治疗。临床上，这样的错误却屡见不鲜，古今皆然。阎明广在编注《子午流注针经》的自序中提到："是以针刺之理，尤为难解。博而寡要，劳而少功；穷而通之，积有万端之广。近世指病直刺，不务法者多矣。"

## 三、气街

### （一）气街的含义

“街”字的本意指城市的大道，“街，四通道也”（《说文解字》），与小巷相对。气街指经脉之气通行的共同路径。十二经脉在四肢部的路径虽然偶有交叉，但都相对独立，而它们在头、胸、腹、背等处则多相互交叉或并行，这些部位是经气集中和布散的部位，因此也就是气街所在之处。

《灵枢·卫气》曰：“胸气有街，腹气有街，头气有街，胫气有街。故气在头者，止之于脑。气在胸者，止之膺与背腧。气在腹者，止之背腧，与冲脉于脐之左右之动脉者。气在胫者，止之于气街，与承山、踝上以下。”因共有胸、腹、头、胫四处气街，故统称四气街。这四个部位之所以名为气街是有一定原因的。“头为诸阳之会”，十二经脉皆上注于头，故头气有街。《灵枢·邪气脏腑病形》曰：“十二经脉，三百六十五络，其血气皆上于面而走穴窍。”脑居头内，“诸髓者皆属于脑”，是人体的精髓之气汇聚之所在，故头气之街在脑。胸部及腹部之气街所在恰好为五脏六腑之俞募穴，说明经气在胸腹之内可依背俞和腹募之间相通，而成为气街，故胸气之街在胸膺与背俞者，腹气之街在冲脉挟脐左右的动脉与背俞相通者。胫气街指两下肢之经气，自足踝部向上，经承山，汇集到少腹下部腹股沟处（气冲穴）处。

气街所在的部位与标本、根结中的“标”与“结”的范围相一致（表2-13）。只有胫气街例外，这是因为足三阳经循行路径最长，脉气旺盛，特别是足阳明经所在的气冲穴是足阳明、足少阳、足太阴、足厥阴等经脉经过之处，一般所言狭义的“气街”就是指的这个部位。

表2-13　四气街及其与结、标部位对照

| 部位 | 气街 | 结 | 标 |
|---|---|---|---|
| 头 | 脑 | 目(命门)，耳（窗笼），鼻咽（颃颡） | 目(命门）上，耳（窗笼）前，耳后上角、目外眦、颊、颃颡 |
| 胸 | 膺、背俞（心、肺） | 胸喉（玉英、膻中），舌（廉泉） | 背俞（心俞），腋内动脉（肺），腋下三寸（心） |
| 腹 | 冲脉、背俞（肝、脾、肾） | 胃（太仓） | 背俞（肝、脾、肾俞），舌本（脾），舌下两脉（肾） |
| 胫 | 气街（气冲），承山、踝上下[1] | | |

[1] 踝上下：指足外踝上下，包括昆仑、仆参、申脉等穴。

### （二）气街理论的应用

气街所在部位就是经脉之标与结所在的部位（胫气街除外），这些部位的腧穴以治疗局部病证为主。如《灵枢·卫气》列举了四气街的主治病证，包括“头痛眩仆，腹痛中满、暴胀，及有新积”，就是头和腹部的病证。但是，必须指出，胸腹背腰部的腧穴，以背俞穴和腹募穴为代表，它们在功能上有相似之处，既能治疗局部病证，又能治疗相关内脏病证，还可治疗与脏腑相关组织及器官的病证。手三阴经通于胸，相应内脏为肺、心、心包，其气输注汇聚于胸前及背俞；足三阴经通于腹，相应内脏为肝、脾、肾，其气输注汇聚于腹部及背俞。因此，胸腹内脏病变就可选取胸腹部有关腧穴和背俞穴治疗。例如，咳嗽、气喘等肺部病证，可取肺之募穴中府和背俞穴肺俞；心痛、心悸等心脏病证，可以取心包之募穴膻中配心之背俞穴心俞。

## 四、四海

### （一）四海的含义

海是百川归聚之所，凡庞大的汇合所在均可喻之为“海”。在经络理论中，十二经脉运行气血，犹如大地上的河流，所以被称为“十二经水”。在经脉中运行的气血就像百川最终归于大海，由此形成了人体“海”的概念。

人体四海包括水谷之海、髓海、气海、血海，对应东西南北的四海。《灵枢·海论》以胃、冲脉、膻中、脑四个部位，分别称为水谷之海、血海、气海、髓海，并且指出了四海各自所输注的腧穴。胃为水谷之海，所输注的部位上在少腹气冲穴处，下在足阳明经足三里穴处。冲脉为血海，又称十二经之海，所输注的部位上在膀胱经之大杼穴处，下出于胃经的上巨虚和下巨虚。膻中为气海，所输注的腧穴上在项部哑门与大椎穴之间，前在人迎穴处。脑为髓海，所输注的部位上在头之颠顶百会穴处，下在项后风府穴处。(表2-14)

表2-14　四海部位及其所输注的腧穴

| 四海 | 部位 | 所输注腧穴 |
|---|---|---|
| 脑为髓海 | 头部 | 百会，风府 |
| 膻中为气海 | 胸部 | 大椎，人迎 |
| 胃为水谷之海 | 上腹部 | 气冲，足三里 |
| 冲脉为血海 | 下腹部 | 大杼，上、下巨虚 |

四海与气街及“结”、“标”有一致性。经络由经脉、络脉及无数的孙络、浮络组成。经络中运行的气血汇聚在一起就形成了四海，而它们在头、胸、腹、胫的共同通道就是气街。脑为髓海，部位在头，与头气街相通；膻中为气海，部位在胸部，与胸气街相通；胃为水谷之海，在上腹部，与腹气街相通；冲脉为血海，位于下腹部，与腹气街和胫气街相通。因此，可以将四海、气街及根结标本理论中的“结”与“标”相互配合，用以说明头、胸、上下腹及胫的分段关系，特别是胸、上下腹的划分又与三焦相对应，对理解这些部位腧穴的节段性主治具有指导作用。

**（二）四海理论的应用**

四海理论与气街理论相一致，都是用于说明经脉之“结”与“标”的。四海是全身气、血、精、神的生成和汇集之所，是十二经脉之归结所在，也是对头、胸和上下腹功能的高度概括。脑为髓海，位居头部，是“元神之府”，是神气的本源，人体精神的主宰。督脉和足太阳经与脑直接相连，而督脉又与手足三阳经相连，因此，可以认为髓海为人体阳气的依归。膻中为气海，位居上焦胸中，为宗气汇聚之处，是对心肺功能的概括，与手三阴经联系密切。胃为水谷之海，位居中焦，主受纳水谷，是化生营卫、气血的本源，为五脏六腑所禀受，故又称为“五脏六腑之海”（《灵枢·五味》）。足阳明经脉属胃，其气血最盛。冲脉为血海，又为十二经脉之海，其部位主要在下焦，与足三阴经和任脉关系密切。冲脉起于肾下、胞中，为“脐下肾间动气”所在，肾主藏精，故冲脉又与肾精有关。四海之间又相互配合，水谷之海是化生气血的本源，其上部为气海，主一身之气；下部为血海，主一身之血；血气之精华则上聚于脑髓，是为“精明之府”和“元神之府”。

《灵枢·海论》详述了各海之有余不足之症，如“气海有余者，气满胸中，悗息面赤；气海不足，则气少不足以言。血海有余，则常想其身大，怫然不知其所病；血海不足，亦常想其身小，狭然不知其所病。水谷之海有余，则腹满；水谷之海不足，则饥不受谷食。髓海有余，则轻劲多力，自过其度；髓海不足，则脑转耳鸣，胫痠眩冒，目无所见，懈怠安卧”。治疗上应当以“审守其输而调其虚实”为总原则。当然这仅是个提纲，对经脉之各种病证在临床治疗取穴配方中还应灵活运用。

# 第三章　腧　穴

## 第一节　概　述

腧穴，“腧”通“输”，有转输之义；“穴”即空隙、结聚之处。腧穴是人体脏腑经络气血输注、结聚于体表的部位，也是针灸的施术部位。腧穴的别名很多，常见的有“砭灸处”、“节”、“会”、“骨空”、“气穴”、“气府”、“穴位”、“孔穴”、“穴道”等。

腧穴与脏腑、经络密切相关。腧穴分别归属于经络，经络又隶属于一定的脏腑，三者相互联系、不可分割。病理情况下，经络与腧穴在诊治疾病时相互为用，人体内部疾病要靠经络传导、联系，并由腧穴具体表现；而外邪入侵人体，是以腧穴为门户，以经络为通道。同时，刺激腧穴可通过经络感传而作用于相应的脏腑和组织，从而达到防治疾病的目的，因此，临床上选穴是否正确、取穴是否准确、配穴是否恰当直接关系到针灸的治疗效果。

### 一、腧穴的分类和命名

#### （一）腧穴的分类

依据分布特点、主治规律及疾病在体表的反应等，可将腧穴分为经穴、奇穴、阿是穴三大类。

1. 经穴　凡归属于十二经脉和任、督二脉的腧穴，称为十四经穴，简称经穴。所有经穴都有具体的名称和固定的部位，都分布在十四经循行路线上。《素问·气府论》将腧穴定义为“脉气所发者”，如“足太阳脉气所发者七十八穴”，说明当时人们已经认识到腧穴所在部位和经络循行分布的关系，也为后世对腧穴的分经归类奠定了基础。经穴的主治与所属经脉的循行分布关系密切，既能治疗经脉外行线上的病证，也能治疗经脉所连属的内在脏腑的病证，临床应用十分广泛。

随着医疗实践的积累，经穴的数目经历了一个由少到多的过程。《灵枢·本输》详细记载了十一经脉（缺手少阴心经）五输穴的名称和具体部位，《灵枢·经脉》记载了十五络穴的名称和部位，这些腧穴绝大多数都位于四肢肘膝以下，是经穴的重要内容。《素问·气穴论》则详细记载了头项和躯干部的经穴数目和名称。虽然《黄帝内经》中多次提到“三百六十五穴”以对应365天，但实际上记载有具体腧穴名称者仅为160个左右。《针灸甲乙经》保存了东汉时期的腧穴专书《明堂孔穴针灸治要》的内容，经穴数目增加到349个。宋代《铜人腧穴针灸图经》将经穴增加到354个，明代《针灸大成》则达到359个。清代《针灸逢源》一书共记载有361个腧穴，即现在的十四经穴数目。经穴有单穴和双穴之分，任、督二脉位于前后正中线上，为一名一穴；十二经脉左右对称分布，为一名双穴。历代有代表性的针灸医籍所载经穴数目见表3-1。

2. 奇穴　凡有具体名称和固定位置但尚未归入十四经的经验有效腧穴，统称为经外奇穴，简称奇穴。“奇”有奇异和奇特的意思。奇异是指奇穴的分布较为分散，大多数不在十四经脉循行线上。奇特是指一些奇穴对某些病证有奇特的疗效，如百劳穴治疗瘰疬、四缝穴治疗小儿疳积等。

奇穴是在阿是穴的基础上发展起来的。历代文献对奇穴的记载很多，如《备急千金要方》载有187个奇穴，均散见于各类病证的治疗篇中，这些腧穴的取法不同于经穴，所以今人把它们归属于奇穴。“奇穴”的名称首见于明代的《奇效良方》，该书列有《奇穴》专篇，收集了26个腧穴。《针灸

**表 3-1　历代十四经穴数目**

| 成书年代 | 作者 | 书名 | 经穴数目 | | 合计 |
|---|---|---|---|---|---|
| | | | 正中单穴 | 两侧双穴 | |
| 战国（前 475—前 221） | 佚名 | 《黄帝内经》 | 约 25 | 约 135 | 约 160 |
| 魏晋（256—260） | 皇甫谧 | 《针灸甲乙经》 | 49 | 300 | 349 |
| 宋（1026） | 王惟一 | 《铜人腧穴针灸图经》 | 51 | 303 | 354 |
| 明（1601） | 杨继洲 | 《针灸大成》 | 51 | 308 | 359 |
| 清（1817） | 李学川 | 《针灸逢源》 | 52 | 309 | 361 |

大成》列有《经外奇穴》一卷，载有 35 个腧穴。《类经图翼》也列有《奇俞类集》一篇，载有 84 个腧穴。《针灸集成》汇集了 144 个奇穴。《经外奇穴图谱》及其续集记载奇穴已达 1 595 个。奇穴一般不在十四经脉循行线上，但也有例外，如印堂、崇骨、腰奇等穴均位于督脉上。有些腧穴虽名为奇穴，但其实就是经穴，例如，胞门、子户实际就是水道穴；四花穴就是胆俞、膈俞左右四穴。有些奇穴是由多个点组合而成的，如十宣、八风、八邪、夹脊等。

3. 阿是穴　又称不定穴、天应穴、压痛点等。凡既无具体名称，又无固定位置，而是以压痛或其他反应点作为刺激部位的，统称为“阿是穴”。阿是穴多在病变附近，也可在远离病变处，多随疾病发生而出现，随疾病痊愈而消失。

“阿是”之名见于唐代《备急千金要方》“有阿是之法，言人有病痛，即令捏（掐）其上，若里（果）当其处，不问孔穴，即得便快成（或）痛处，即云阿是，灸刺皆验，故曰阿是穴也”。因为没有具体的名称，位置也不固定，故《扁鹊神应针灸玉龙经》称之为“不定穴”，《医学纲目》称之为“天应穴”。溯本求源，这种取穴方法出自《黄帝内经》所说的“以痛为腧”。《灵枢·经筋》提出十二经筋病的治疗原则为“治在燔针劫刺，以知为数，以痛为腧”，《素问·缪刺论》也说“疾按之，应手如（古通‘而’）痛刺之”，《针灸大成》则说“不定穴即痛处”。可见，压痛是确定阿是穴的主要依据。此外，还可能会有其他一些反应，如《灵枢·五邪》说“以手疾按之快然，乃刺之”，是指按压后症状减轻；《素问·骨空论》说“切之，坚痛如筋者灸之”，则是指皮下有硬结并伴有压痛。

应当注意，并不是只有在阿是穴处才有压痛，当经络或其所属脏腑发生病变时，相关的经穴或奇穴也会出现压痛，这些部位出现压痛对诊断病证和准确取穴有重要意义。例如，《灵枢·背腧》说：“肾腧在十四焦（椎）之旁，皆挟脊相去三寸所，则欲得而验之，按其处，应在中而痛解，乃其腧也。”又如，奇穴中的阑尾穴、胆囊穴等都是以所在部位的压痛或特殊反应作为取穴依据的。除位于病灶局部外，很多阿是穴都分布在经络循行线上或经穴的附近，例如，牙痛时，常在手阳明大肠经循行线上有压痛点及条索状结节；腰腿痛时，多在肾俞周围出现压痛点。取穴时也要遵循“以痛为腧”的原则，如果压痛点与经穴位置相符合，则针刺经穴；如果不相符合，则针刺压痛处。

### （二）腧穴的命名

十四经穴和奇穴都有具体的名称，腧穴名称是针灸学名词术语的重要组成部分。每一个腧穴的命名都有其深刻的含义，《千金翼方》指出：“凡诸孔穴，名不徒设，皆有深意。”因此，了解腧穴的命名意义，有助于我们熟悉腧穴的部位、功能和主治。腧穴名称的释义涉及的知识面比较广泛，如天文、地理、哲学、音律及中医基础理论等。《黄帝内经》等古代文献就对一些腧穴名称含义作出了解释，如《素问·骨空论》说：“譩譆在背下，侠（挟）脊旁三寸所，厌之，令病者呼譩譆，譩譆应手。”《黄帝内经太素》对十五络穴的穴名作了较完整的释义，如“里，居处也，此穴乃是手少阴脉气别通为络居处，故曰通里也”。清代程扶生的《医经理解》对周身腧穴的命名作了概括性论述：“经曰肉之大会为谷，小会为溪，谓经气会于孔穴，如水流之行而会于溪谷也；海言其所归也；渊泉言其深也；狭者为沟渎，浅者为池渚也；市府言其所聚也，室舍言其所居也；门户言其所出入也；尊者为阙堂；要会者为关梁也；丘陵言其骨肉之高起者也；髎言其骨之空阔者也；俞言其气之传输也；天以言乎其上，地以言乎其下也。”

现将十四经腧穴的命名分类说明如下。

1. 依据腧穴所在的体表部位命名　上为天，下为地，外为阳，内为阴，前胸模拟宫殿宅舍，后背配属六脏六腑，四肢譬犹地貌形象。

上为天：凡有“天”字的穴多位于身之上部（最低的是天枢，喻天地间之枢纽），如天突、天容、天窗、天牖、天鼎、天溪、天宗、通天、天池、天泉、天冲等。

下为地：凡有“地”字的穴多位于身之下部，如地机、地五会（地仓例外，此言地之物的仓库）。

外为阳：凡带有“阳”字的穴多位于身之外侧和背腰部，如阳陵泉、阳交、阳溪、阳谷、跗阳、阳池、腰阳关、至阳等。

内为阴：凡带有“阴”字的穴多居身之内侧，如阴市、阴陵泉、阴包、阴交、阴谷、阴郄等。

前胸模拟宫殿宅舍：如巨阙、幽门、梁门、关门、期门、章门、京门，还有玉堂、中庭、步廊、紫宫、俞府、中府、气舍、库房，以及气户、膺窗、天窗、天突、扶突、水突等。

后背配属六脏六腑：背部腧穴皆为足太阳膀胱经穴和督脉穴，其中六脏六腑各配有自己的背俞穴，例如，六脏背俞穴有心俞、肺俞、脾俞、肝俞、肾俞和厥阴俞，六腑背俞穴有胃俞、胆俞、大肠俞、膀胱俞和三焦俞。而其他穴的命名也多与脏腑功能有关，例如，筋缩、魂门与肝有关，命门、志室与肾有关，魄户、神堂、神道、阳纲、胃仓、意舍等腧穴的命名也皆与相应的脏腑功能有关。

四肢譬犹地貌形象，四肢部的腧穴多是利用自然界地理的形象而命名为山、陵、丘、墟、谷、溪、沟、渎、海、池、泽、泉等，如承山、大陵、阴陵泉、阳陵泉、外丘、丘墟、曲池、合谷、小海、后溪、太溪、水泉、支沟、四渎等。

2. 以腧穴所在的解剖部位命名　如会阴、腕骨、曲骨、巨骨、乳中、乳根、耳门、京骨、束骨、兑端等。

3. 依据腧穴的治疗作用命名　如迎香、水道、水分、睛明、光明、听宫、听会等。

4. 依据腧穴和脏腑、经络、气血的关系命名　如三阴交、三阳络、至阳、至阴、气户、气穴、气冲、气海、血海。以脏腑命名的主要是背俞穴，如前所述。

5. 假借天象命名　如上星、华盖、太乙、太白、天枢、太阳、紫宫、璇玑、日月等。

6. 参照动植物命名　如鱼际、鸠尾、鱼腰、犊鼻、伏兔、攒竹、口禾髎等。

7. 以日常生活用具命名　如大杼、地机、颊车、缺盆、天鼎、悬钟等。

## 二、腧穴的作用与主治规律

### （一）腧穴的作用

腧穴的作用主要体现在诊断和治疗两个方面。

1. 诊断作用　腧穴是脏腑经络之气输注于体表的特殊部位，当人体内脏腑组织和经络功能失调时，就会在相应的腧穴上有所反应，通过对这些反应的观察和探测可以协助诊断疾病。反应的部位通常出现在原穴、背俞穴、募穴、郄穴、下合穴等特定腧穴处。《灵枢·九针十二原》说“五脏有疾也，应出十二原，十二原各有所出，明知其原，睹其应，而知五脏之害也”，就是强调了当人体脏腑发生病变时，在十二经的原穴上会出现一些病理反应。压痛是最常见的病理反应，按压腧穴寻找压痛点是腧穴诊断的重要内容。例如，胃肠疾病患者常在足三里、上巨虚、中脘、天枢等穴处出现明显压痛；痛经等妇科疾病患者常在三阴交、地机、血海等穴处出现明显压痛；阑尾炎患者常在足三里下1~2寸处出现压痛。除压痛外，还有许多其他反应，如隆起、凹陷、脱屑、皮下结节、丘疹、瘀斑，以及皮肤的色泽和温度改变等。通过审（望）、切、循、扪等方法发现这些病理改变，就可以判断何经何脏腑发生了病变，正如《灵枢·官能》所说"察其所痛，左右上下，知其寒温，何经所在"。尤其重要的是，通过诊察所发现的这些反应点也就是所要施加针、灸等刺激的部位。《灵枢·刺节真邪》说："用针者，必先察其经络之虚实，切而循之，按而弹之，视其应动者，乃后取之而下之。"

现代研究表明，当组织器官发生病变时，在相应的腧穴或经络上会出现电阻降低、导电量增加、对温度敏感程度降低或升高等特性。因此，近年来人们常采用经络腧穴测定仪探测体表经络和腧穴（特别是原穴、募穴等特定穴和耳穴）的电阻变化，以及对十二井穴进行知热感度测定等，以判断人体经络和脏腑气血的失调状况。这些诊断方法较传统诊断方法更加客观，临床上可以将两种诊查手段结合使用，为诊断疾病提供重要参考。

此外，随着病情的改善，相关腧穴处的病理变化（如压痛）会减轻甚至消失，因此，通过对腧穴的诊察也可以判断疾病的恢复情况。

2. 治疗作用　腧穴是脏腑经络之气输注于体表的特殊部位，也是邪气侵入人体的门户，同时又是施加针、灸等刺激的场所，正如《素问·五脏生成》所说："人有大谷十二分，小溪三百五十四名，少十二俞，此皆卫气之所留止，邪气之所客也，针石缘而去之。"通过刺激腧穴，可以疏通经络，调和气血，使阴阳恢复平衡，脏腑趋于协调，扶正祛邪，达到预防和治疗疾病的目的。腧穴的治疗作用可概括为以下三个方面。

（1）近治作用：这是所有腧穴共有的主治特点，即所有腧穴都能治疗它们所在部位及邻近组织和器官的病证。例如，眼睛周围的睛明、承泣、四白、鱼腰、太阳等腧穴都能治疗眼病；耳郭周围的耳门、听宫、听会、翳风等腧穴都能治疗耳病；胃脘部的中脘、梁门、不容、建里等腧穴都能治疗胃病；膝关节周围的梁丘、鹤顶、犊鼻、阳陵泉、阴陵泉等腧穴都能治疗膝关节的病证。

（2）远治作用：许多腧穴，特别是十二经脉在四肢肘膝关节以下的腧穴，不仅能治疗局部病证，而且能治疗远离腧穴所在部位的病证。腧穴的远治作用与经络的循行分布密切相关，每条经脉上所分布的腧穴都能治疗发生在该经脉循行线上的病证，杨继洲在《针灸大成》中将其概括为"经脉所过，主治所及"。腧穴的远治作用在临床上应用甚广，如《四总穴歌》："肚腹三里留，腰背委中求，头项寻列缺，面口合谷收。"

（3）特殊作用：包括腧穴主治的相对特异性和双向良性调整作用两个方面。如同药物一样，有些腧穴对某种病症具有特殊的治疗作用，可作为对症治疗的首选腧穴，如合谷止痛、内关止呕、大椎退热、至阴矫正胎位。但与腧穴不同的是，药物的作用大多是单向的，例如，苦寒药物只能用于治疗实热证，而不能用于治疗寒证。但采用相同的手段刺激同一个腧穴，却会因机体的状态不同而产生完全相反的作用，使失衡的状态趋向于正常，例如，高热患者针刺大椎可退热，恶寒患者针刺大椎可发汗散寒，而针刺健康人的大椎则对体温无明显影响。腧穴的这种特性被称为双向良性调整作用。腧穴主治的相对特异性与腧穴所在部位及所属经脉有关，而腧穴的双向良性调整作用是机体在长期自然进化过程中所形成的自我调整功能的反映，刺激腧穴可以增强机体的这种自我调节能力，使机体恢复平衡状态。

### （二）腧穴的主治规律

腧穴的主治作用主要与腧穴所在的部位及所属的经脉有关。其主治规律可以概括为分经主治、分部主治两个方面。四肢部经穴以分经主治为主，头身部经穴以分部主治为主。

1. 分经主治规律　分经主治是指十四经脉所属的经穴均可治疗该经循行部位及其相应脏腑的病证。"标本"、"根结"理论已阐明四肢是经脉的"根"、"本"部，对于头身的"结"、"标"部具有远治作用，十二经脉尤其是分布在四肢肘膝以下经穴的这一主治规律更加突出，如手少阴心经的少海、灵道、阴郄、神门、少府、少冲均可治疗心痛、心悸、失眠等心神疾患。

每一经腧穴的主治既有其各自的分经主治规律，同时又在某些主治病证方面具有共性，有二经主治相同，也有三经主治相同。任、督二脉分别行于头身前后正中，与手足阴、阳经脉相交会，是各经的总纲。以下归纳的十四经穴的分经主治规律表（表3-2），可与十四经穴分部主治示意图（图3-1）互参，以便于更好理解。表中只列出了该经的远治病证而未言四肢部病证，因为腧穴的近治作用是一切腧穴主治作用所共有的特点。

表3-2　十四经穴主治规律

手三阴经

| 经脉名称 | 本经主治特点 | 二经相同主治 | 三经相同主治 |
|---|---|---|---|
| 手太阴肺经 | 肺、咽喉病 | | |
| 手厥阴心包经 | 心、胃病 | 神志病 | 胸部病 |
| 手少阴心经 | 心病 | | |

手三阳经

| 经脉名称 | 本经主治特点 | 二经相同主治 | 三经相同主治 |
|---|---|---|---|
| 手阳明大肠经 | 前头、口、齿、鼻病 | | |
| 手少阳三焦经 | 侧头、胁肋病 | 耳病 | 眼病、咽喉病、热病 |
| 手太阳小肠经 | 后头、肩胛、神志病 | | |

足三阳经

| 经脉名称 | 本经主治特点 | 二经相同主治 | 三经相同主治 |
|---|---|---|---|
| 足阳明胃经 | 前头、口、齿、咽喉、胃、肠病 | | |
| 足少阳胆经 | 侧头、耳、面、项、胁肋、胆病 | 眼病 | 神志病、热病 |
| 足太阳膀胱经 | 后头、项、背腰、肛肠病 | | |

足三阴经

| 经脉名称 | 本经主治特点 | 二经相同主治 | 三经相同主治 |
|---|---|---|---|
| 足太阴脾经 | 脾、胃病 | | |
| 足厥阴肝经 | 肝、目、头项病 | 前阴病 | 妇科病、小腹部病 |
| 足少阴肾经 | 肾、肺、心、咽喉病 | | |

续表

任督二脉

| 经脉名称 | 本经主治特点 | 二经相同主治 |
|---|---|---|
| 任脉 | 中风脱证、虚寒、下焦病 | 神志病、脏腑病 |
| 督脉 | 中风昏迷、热病、头部病 | |

2. 分部主治规律　分部主治是指处于身体某一部位的腧穴均可治疗该部位及某些病证，即腧穴的分部主治作用与腧穴所在的位置密切相关。例如，头面部腧穴主要以治疗头面五官和颈项部病证为主；躯干部的腧穴以主治邻近脏器病证为主。古人将第1胸椎至第4骶椎合称为“二十一椎”，分为上七椎（第1胸椎至第7胸椎）、中七椎（第8胸椎至第2腰椎）、下七椎（第3腰椎至第4骶椎），分别与前面的胸、上腹、下腹相对应。这些部位的腧穴，特别是各脏腑的背俞穴和募穴，除了治疗局部病证外，还可以治疗相应的脏腑组织疾病，即“脏腑腹背，气相通应”。经穴分部主治规律见图3-1。

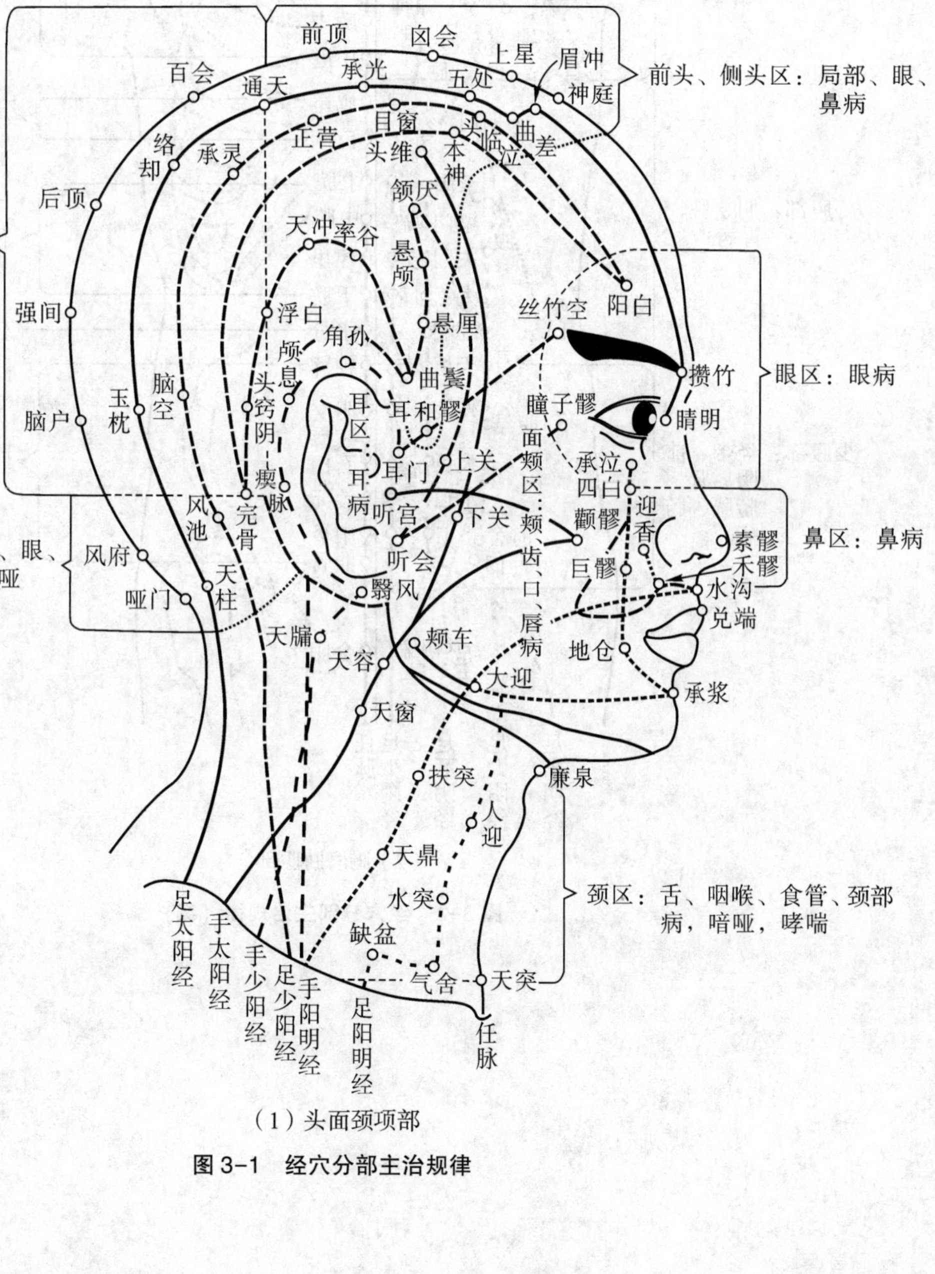


（1）头面颈项部

图3-1　经穴分部主治规律

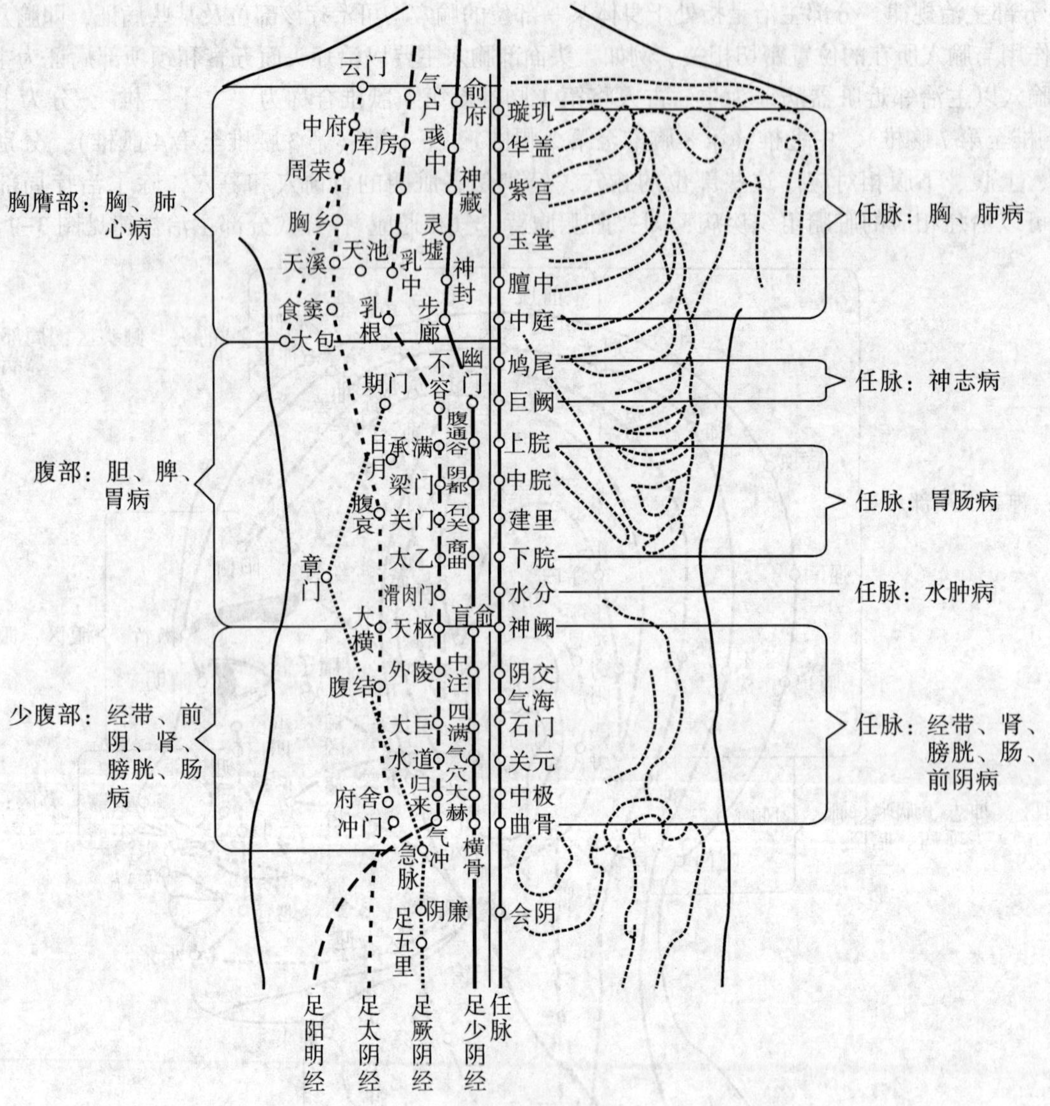


（2）胸膺胁腹部

图3-1　经穴分部主治规律（续）

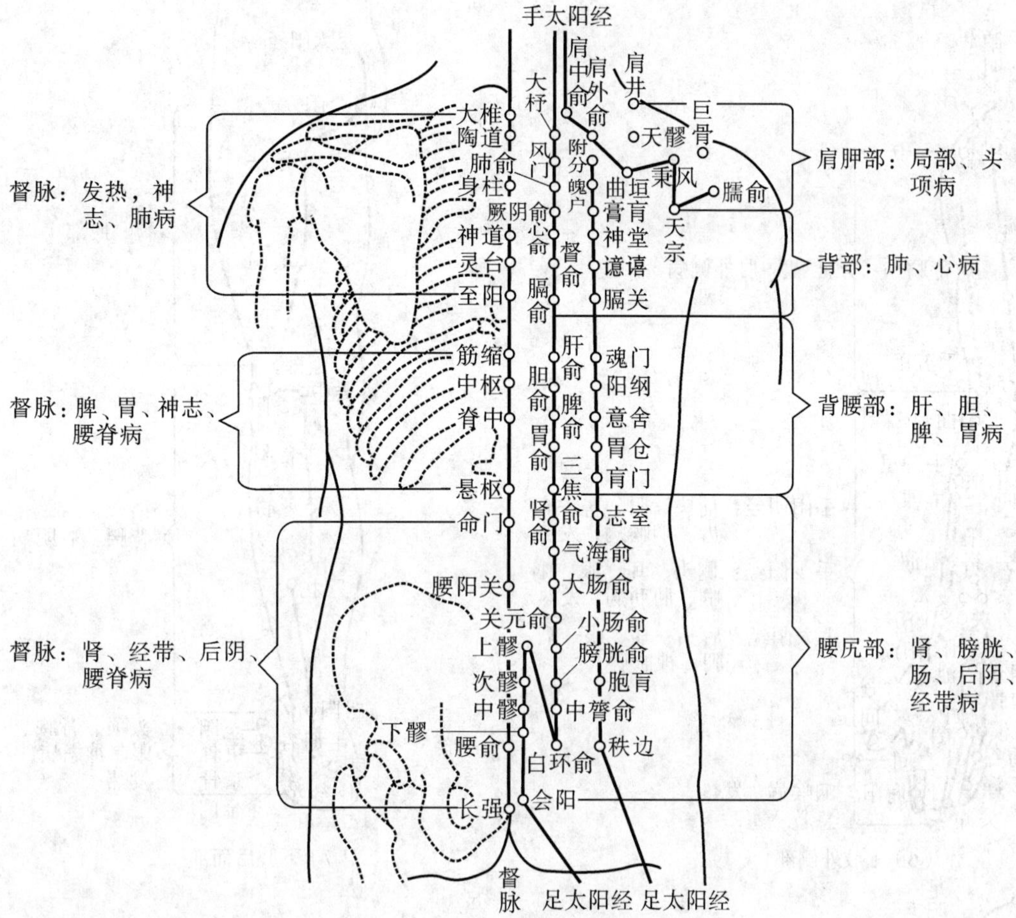

（3）肩背腰尻部

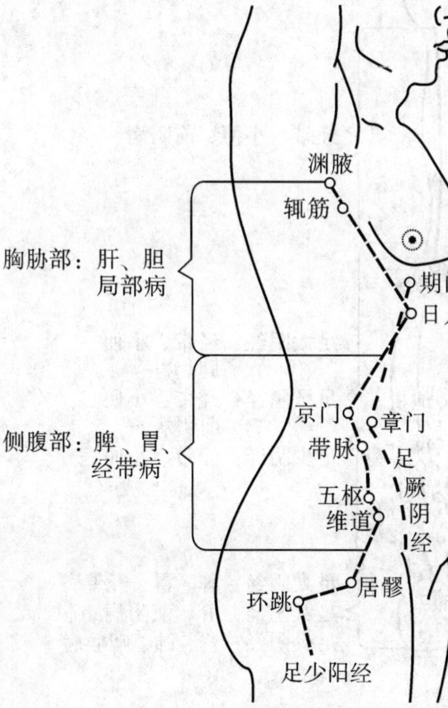

（4）腋胁侧腹部

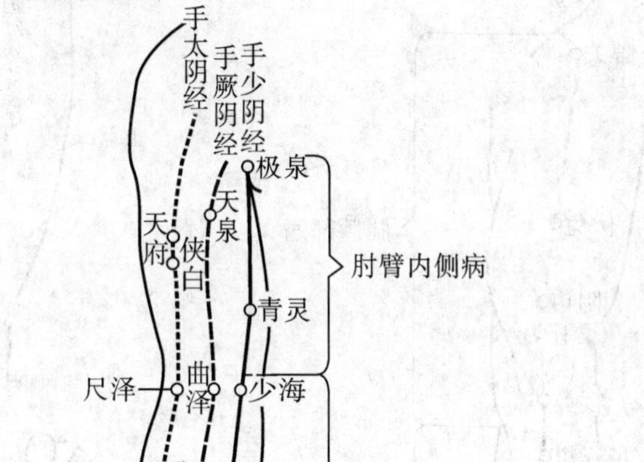

（5）上肢内侧部

图 3-1　经穴分部主治规律（续）

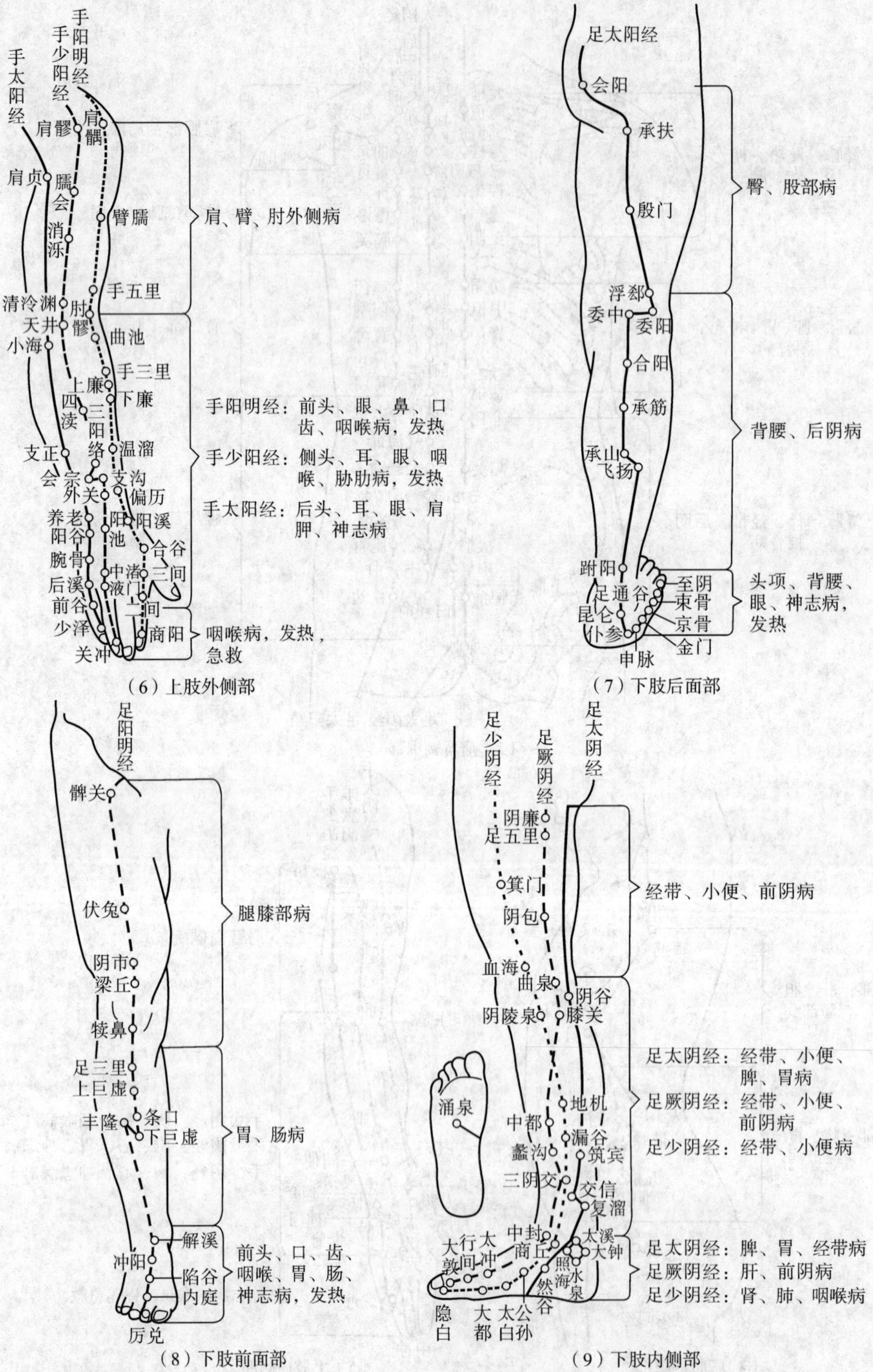


图 3-1 经穴分部主治规律（续）

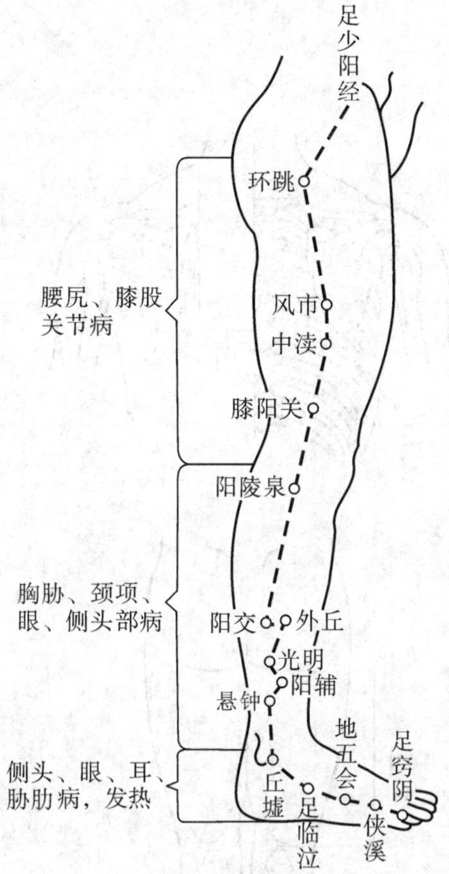


（10）下肢外侧部

图 3-1　经穴分部主治规律（续）

如上所述，所谓分经是从纵的、整体的角度总结腧穴的远治作用，分部则是从横的、局部的角度归纳腧穴的近治作用。实际上，二者只是相对而言的，四肢部腧穴在分经主治远端病证的同时，也治疗局部的病证；头面躯干部的腧穴在分部主治局部和相应节段病证的同时，有些腧穴也有治疗四肢或全身性病证的作用。经穴的分经和分部主治规律，主要是以经络学说中的根结、标本、四海、气街为理论依据的。

## 三、腧穴定位方法

腧穴定位方法是确定腧穴位置的基本方法。腧穴分布于人体各部，如果没有一定的方法来度量、测定，就很难确定腧穴的位置。临床上取穴是否准确，直接关系着疾病的治疗效果。因此，只有掌握腧穴的定位方法，才能准确取穴，提高疗效。腧穴定位的方法一般分为骨度分寸法、体表标志法、手指比量法和简便定位法。

### （一）骨度分寸法

骨度分寸法，古称骨度法，首见于《灵枢·骨度》。本法是以骨节为主要标志测量周身各部的大小、长短，并依其尺寸按比例折算作为定穴的标准。这种分部折寸的尺度一般应以患者本人的身材为依据，不论男女、老少、高矮、胖瘦均可以此为标准来测定腧穴。临床应用时常把取穴部位骨节两端的长度（尺寸）折成一定等份，每1等份为1寸，故有人又将其称为“指测等份定位法”。全身各部骨度折量寸见表3-3和图3-2。

表 3-3　骨度折量寸

| 部位 | 起止点 | 折量寸 | 度量法 | 说明 |
|---|---|---|---|---|
| 头面部 | 前发际正中→后发际正中 | 12 | 直寸 | 用于确定头部腧穴的纵向距离 |
| | 眉间(印堂)→前发际正中 | 3 | 直寸 | 用于确定前或后发际及其头部腧穴的纵向距离 |
| | 两额角发际(头维)之间 | 9 | 横寸 | 用于确定头前部腧穴的横向距离 |
| | 耳后两乳突(完骨)之间 | 9 | 横寸 | 用于确定头后部腧穴的横向距离 |
| 胸腹胁部 | 胸骨上窝(天突)→剑胸联合中点(歧骨) | 9 | 直寸 | 用于确定胸部任脉穴的纵向距离 |
| | 剑胸联合中点(歧骨)→脐中 | 8 | 直寸 | 用于确定上腹部腧穴的纵向距离 |
| | 脐中→耻骨联合上缘(曲骨) | 5 | 直寸 | 用于确定下腹部腧穴的纵向距离 |
| | 两肩胛骨喙突内侧缘之间 | 12 | 横寸 | 用于确定胸部腧穴的横向距离 |
| | 两乳头之间 | 8 | 横寸 | 用于确定胸腹部腧穴的横向距离 |
| 背腰部 | 肩胛骨内缘→后正中线 | 3 | 横寸 | 用于确定背腰部腧穴的横向距离 |
| 上肢部 | 腋前、后纹头→肘横纹(平尺骨鹰嘴) | 9 | 直寸 | 用于确定上臂部腧穴的纵向距离 |
| | 肘横纹(平尺骨鹰嘴)→腕掌(背)侧远端横纹 | 12 | 直寸 | 用与确定前臂部腧穴的纵向距离 |
| 下肢部 | 耻骨联合上缘→髌底 | 18 | 直寸 | 用于确定大腿部腧穴的纵向距离 |
| | 髌底→髌尖 | 2 | 直寸 | |
| | 髌尖(膝中)→内踝尖<br>(股骨内侧髁下方阴陵泉→内踝尖为13寸) | 15 | 直寸 | 用于确定小腿内侧部腧穴的纵间距离 |
| | 股骨大转子→腘横纹(平髌尖) | 19 | 直寸 | 用于确定大腿前外侧部腧穴的纵向距离 |
| | 臀沟→腘横纹(平髌尖) | 14 | 直寸 | 用于确定大腿后部腧穴的纵向距离 |
| | 腘横纹(平髌尖)→外踝尖 | 16 | 直寸 | 用于确定小腿外侧部腧穴的纵向距离 |
| | 内踝尖→足底 | 3 | 直寸 | 用于确定足内侧部腧穴的纵向距离 |

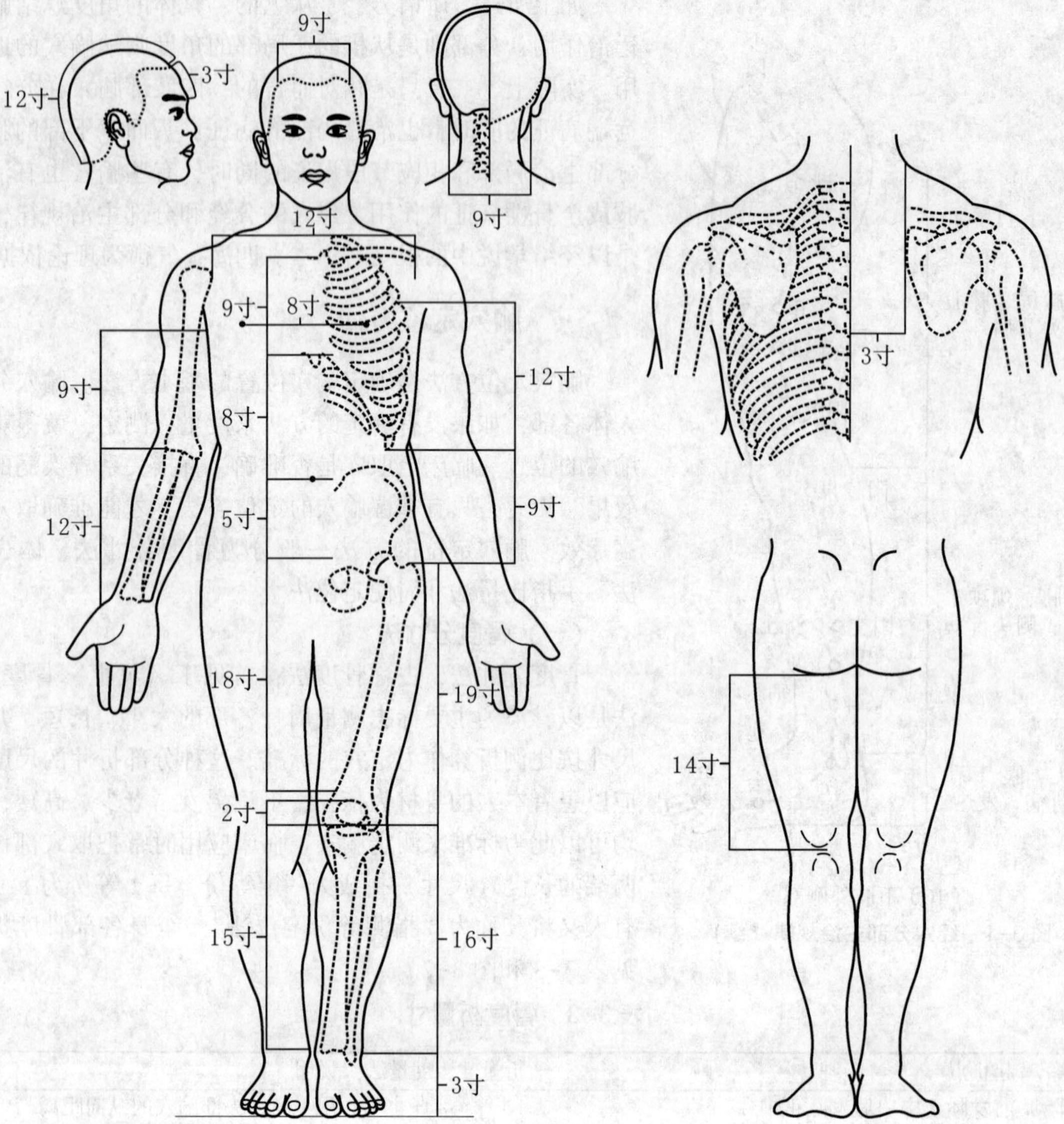


图 3-2 常用骨度分寸

## （二）体表标志法

体表标志主要是指分布于全身体表自然的骨性标志和肌性标志。依据人体体表标志而定取腧穴位置的方法，称为体表标志法。人体的体表标志分为以下两类。

1. 固定标志　指不受人体活动影响而固定不移的标志，如五官、毛发、爪甲、乳头、肚脐及骨节凸起和凹陷、肌肉隆起等。比较明显的标志，如鼻尖取素髎、两眉中取印堂、两乳头中间取膻中、脐旁 2 寸取天枢、腓骨小头前下取阳陵泉等。此外，可依据肩胛冈平第 3 胸椎棘突、肩胛骨下角平第 7 胸椎棘突、髂嵴平第 4 腰椎棘突为标志，来定位背腰部的腧穴。

2. 活动标志　指需要采取相应的动作或姿势才能出现的标志，如皮肤的皱纹、肌肉的凹陷、肌腱的显露及某些关节间隙等。比较典型的标志，例如，耳门、听宫、听会三穴要张口取；下关穴应闭口取；取阳溪穴应将拇指跷起，当拇长、短伸肌肌腱之间的凹陷中取之；取养老穴应正坐屈肘，掌心向胸，当尺骨小头桡侧骨缝中取之；取后溪穴，握拳，掌后横纹取之等。

## （三）手指比量法

手指比量法是以患者的手指为标准度量取穴的方法，又称手指同身寸取穴法或指寸法。这是一种在分部折寸的基础上使用的简便取穴法。常用的手指比量法有以下三种。

1. 拇指同身寸　《备急千金要方》："中指上第一节为一寸，亦有长短不定者，即取手大拇指第一节横度为一寸。"即以患者拇指指间关节的宽度作为 1 寸（图 3-3）。此法适用于四肢部的直寸取穴。

2. 中指同身寸　早期见于《备急千金要方》和《外台秘要》，是以中指中节的长度作为 1 寸(图 3-4)。宋代《太平圣惠方》开始提出"手中指第二节内度两横纹相去一寸"。《针灸大全》又作了更具体的描述："大指与中指相屈如环，取中指中节横纹上下相去长短为一寸。"这种同身寸法与骨度分寸法相比偏长，只可用于小腿部和下腹部的直量，不适合普遍使用。

3. 横指同身寸　又称一夫法。此法出自《肘后备急方》："以病人手横掩，下并四指，名曰一夫。""夫"在这里是度量单位，见《礼记·投壶》郑玄注："铺四指曰扶（夫）。"四指相并为 3 寸，出自《备急千金要方》："凡量一夫之法，覆手并舒四指，对度四指上中节上横过为一夫。"书中提出取足三里用一夫法，又说足三里为膝下 3 寸，这就间接说明了一夫为 3 寸，即将示指、中指、环指和小指并拢时，以中指近端指间关节横纹水平的四指宽度作为 3 寸（图 3-5）。此法主要用于量下肢、下腹部和背部的横寸。

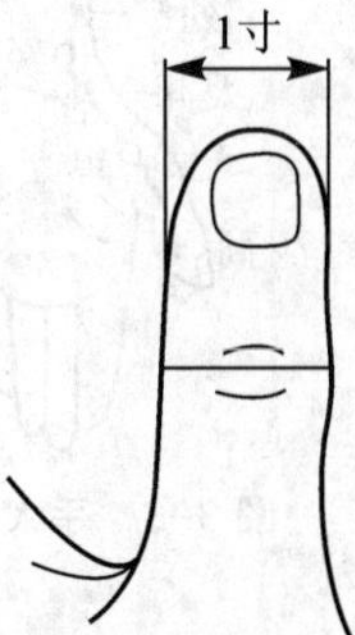

图 3-3　拇指同身寸法

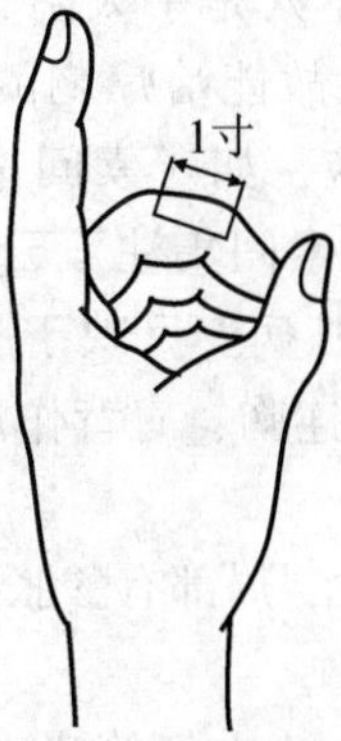

图 3-4　中指同身寸法

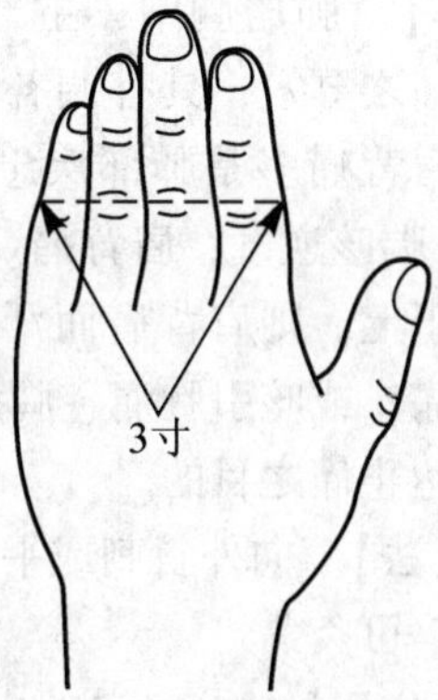

图 3-5　横指同身寸法

使用手指比量法时，医者必须参照患者手指大小，在骨度分寸的基础上来运用，既不能连续采用本法选取某一个腧穴，也不能应用本法量取全身各部腧穴，否则会造成长短失度而影响取穴的准确性，这些在定取腧穴时一定要注意。

**（四）简便定位法**

简便定位法是临床上常用的一种简便易行的取穴方法。例如，两虎口交叉，示指端处是列缺穴(以患者左右手两虎口交叉，一手示指压在另一手腕后高骨的正中上方，当示指尖处有一凹陷就是本穴)。又如，垂手中指指端取风市穴（患者两手臂自然下垂，于股外侧中指尖达到处是本穴）；垂肩屈肘肘尖取章门；两耳角直上连线中点取百会等。这些方法都是在长期的临床实践中总结出来的，但都要以骨度分寸法和体表标志法为基础。

## 第二节　十四经穴

### 一、手太阴肺经

本经腧穴主要分布在胸部外上方、上肢掌面桡侧和手掌及拇指的桡侧。起穴为中府，止穴为少商，左右各 11 穴（图 3-6）。临床多用于治疗肺病、胃肠病及经脉循行部位的病证。

**中府**　Zhōngfǔ（LU1）

**【出处】**《脉经》：寸口脉细、发热、呕吐，宜服黄芩龙胆汤。吐不止，宜服橘皮桔梗汤，灸中府。

【别名】 膺中外俞（《灵枢·五邪》），膺俞（《素问·水热穴论》），膺中俞（《针灸甲乙经》），府中俞（《针灸大成》），肺募（《备急千金要方》）。

【类属】 肺之募穴；手、足太阴之会。

【定位】 在胸部，横平第1肋间隙，锁骨下窝外侧，前正中线旁开6寸（图3-7）。

【取法】 正坐位，以手叉腰，先取锁骨外端（肩峰端）下方凹陷处的云门，当云门直下约1寸，与第1肋间隙平齐处是穴；或仰卧位，于乳头（指男子）向外2寸处，直上摸3根肋骨，于第1肋间隙外取穴。

【主治】 ①肺胸病：咳嗽，气喘，少气不得息，胸闷，鼻流浊涕，喉痹，胸痛，咳吐脓血。②胃肠病：呕吐，不下食。③其他病：肩背痛，瘿瘤，胸中烦热，汗出，奔豚上下腹中与腰相引痛。

【穴解】 肺居胸中，主气，司呼吸。本穴是手太阴肺经穴，位于胸部，又是肺之募穴，具有调补肺气的功能，故能治疗胸闷、胸痛、咳喘。本穴所治肩背痛多是肺部疾患在体表的反应，如《素问·脏气法时论》：“肺病者，喘咳逆气，肩背痛。”《黄帝内经素问集注》云：“肺腧气在肩背，气逆于上，则肩背痛而汗出。”说明肺脏病变反映于胸廓体表，可表现为肩背痛，或咳引胸痛、胸痛连背、背痛连胸、肩背作痛等，取中府宣肺利气可达止痛之目的。

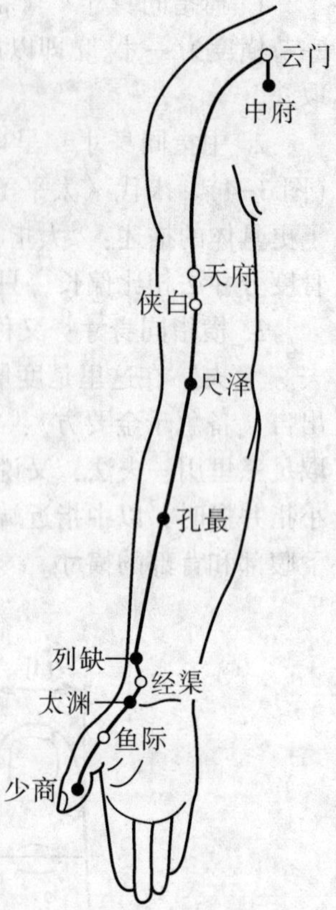


图3-6 手太阴肺经腧穴

【刺灸法】 向外斜刺或平刺0.5~0.8寸，局部有酸胀感，可向前胸及上肢放散；可灸。

【配伍应用】 ①配定喘、内关、膻中，治支气管哮喘。②配间使、合谷，治面肿。③配肺俞、大椎，治外感咳嗽。④配云门、天府、华盖、肺俞，治哮喘。⑤配风门、合谷，治寒热、喉痹。

【文献摘要】

《素问·水热穴论》：大杼、膺俞、缺盆、背俞，此八者，以泻胸中之热也。

《针灸甲乙经》：肺系急，胸中痛，恶寒，胸满悒悒然，善呕胆，胸中热，喘，逆气，气相追逐，多浊唾，不得息，肩背风，汗出，面、腹肿，膈中食饐，不下食，喉痹，肩息肺胀，皮肤骨痛，寒热，烦满，中府主之。

《备急千金要方》：奔豚上下腹中与腰相引痛，灸中府百壮。上气咳逆，短气，气满食不下，灸肺募五十壮。

《针灸大成》：主腹胀，四肢肿，食不下，喘气胸满，肩背痛，呕哕，咳逆上气，肺系急，肺寒热，胸悚悚，胆热呕逆，咳唾浊涕，风汗出，皮痛面肿，少气不得卧，伤寒胸中热，飞尸遁疰，瘿瘤。

【现代研究】

（1）治疗支气管哮喘：实验观察表明，针刺中府有缓解支气管平滑肌痉挛的作用，可使肺通气量得到改善、哮喘缓解。

（2）改善肝的血液循环：用放射性核素血管内注射法，发现针刺中府可使肝血流量明显增加。

（3）中府阻滞疗法抑制甲状腺功能：动物实验表明，通过对家兔“中府”的局部刺激及局部麻醉阻滞，可见到家兔甲状腺滤泡上皮变为扁平状，呈现甲状腺功能低下的形态学改变。通过对实验疗程的改变及疗效观察，可见到甲状腺组织无过度抑制现象且较长时间后无明显恢复。

【按语】 本穴多用于治疗肺虚之证。

【注意事项】 本穴位于胸部，不宜直刺，以免误入胸腔，伤及脏器。深刺进入腋窝内，应注意向外避开臂丛神经及腋动、静脉。

**云门**　Yúnmén（LU2）

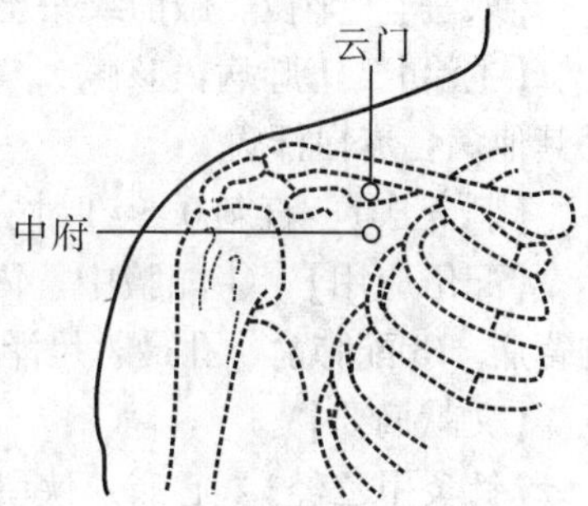

图 3-7

【出处】《素问·水热穴论》：云门、髃骨、委中、髓空，此八者以泻四肢之热也。

【定位】　在胸部，锁骨下窝凹陷中，肩胛骨喙突内缘，距前正中线旁开 6 寸（图 3-7）。

【取法】　正坐位，用手叉腰，当锁骨外端下缘出现的三角形凹窝的中点处取穴。

【主治】　①肺胸病：咳嗽，气喘，胸闷，暴心腹痛，胸中烦热。②经脉病：肩痛不可举，引缺盆中痛，胁痛引背，四肢逆冷。③其他病：伤寒四肢热不已，脉代不至，瘿气。

【刺灸法】　向外斜刺 0.5~0.8 寸，局部有酸胀感，可向前胸及腋下放散；可灸。

【配伍应用】　①配肺俞、肓俞、尺泽，治肺痨。②配尺泽、列缺，治哮喘。③配中府、隐白、肺俞、大陵，治胸中痛。

【文献摘要】

《针灸甲乙经》：暴心腹痛，疝积时发，上冲心，云门主之。咳喘不得息，坐不得卧，呼吸气索，咽不得，胸中热，云门主之。肩痛不可举，引缺盆痛，云门主之。脉代不至寸口，四逆，脉鼓不通，云门主之。

《备急千金要方》：瘿，上气，胸满，短气咳逆，灸云门五十壮。

《针灸大成》：主伤寒，四肢热不已，咳逆，喘不得息，胸胁短气，气上冲心，胸中烦满，胁彻背痛，喉痹，肩痛，臂不举，瘿气。

【注意事项】　针刺时不可向内侧深刺，以免刺破肺脏，造成气胸。

**天府**　Tiānfǔ（LU3）

【出处】《素问·气穴论》：天府二穴。《灵枢·本输》：腋内动脉，手太阴也，名曰天府。

【定位】　在臂前区，腋前纹头下 3 寸，肱二头肌桡侧缘处（图 3-8）。

【取法】　坐位，微屈肘，于肱二头肌外侧沟平腋前纹头处至尺泽连线的上 1/3 与下 2/3 的交界处取穴；或臂向前平举，俯头鼻尖接触上臂内侧处是穴。

【主治】　①肺病：咳嗽，鼻衄，气喘，咯血。②经脉病：肩及上肢内侧疼痛，麻木不仁。③神志病：神志恍惚，善忘，悲苦。④头面五官病：目眩，不能远视。⑤其他病：身肿身胀，身重嗜睡。

【刺灸法】　直刺 0.3~0.5 寸，局部有酸胀感，可向肩部或肘部放散；可灸。

【配伍应用】　①配臑会、合谷、气舍，治瘿气、咽肿。②配合谷、迎香，治鼻衄。③配中府、云门、华盖、肺俞，治哮喘。

【文献摘要】

《灵枢·寒热病》：暴瘅内逆，肝肺相搏，血溢鼻口，取天府。

《针灸甲乙经》：咳上气，喘不得息，暴瘅内逆，肝肺相搏，鼻口出血，身胀，逆息不得卧，天府主之。风汗出，身肿，喘喝，多睡，恍惚，善忘，嗜卧不觉，天府主之。

《备急千金要方》：悲泣鬼语，灸天府五十壮。

《针灸大成》：主暴瘅，口鼻衄血，中风邪，泣出，喜忘，飞尸恶疰，鬼语，喘息，寒热疟，目眩，远视䀮䀮，瘿气。

**侠白**　Xiábái（LU4）

【出处】《针灸甲乙经》：侠白，在天府下去肘五寸动脉中，手太阴之别。

【定位】 在臂前区，腋前纹头下4寸，肱二头肌桡侧缘处（图3-8）。

【取法】 坐位，腋前纹头至肘横纹连线中点向下0.5寸，当肱二头肌肌腱的外侧缘处取穴。

【主治】 ①肺病：咳嗽，气喘，气少，气短。②经脉病：上臂内侧痛。③胃病：胃痛，干呕。④其他病：赤白汗斑。

【刺灸法】 直刺0.5~1寸，局部有酸胀感，似触电样感传至胸前，或向前臂部放散；可灸。

【配伍应用】 ①配膻中、内关、足三里、三阴交，治心悸、怔忡。②配心俞、膈俞、内关，治胸背痛。③配肺俞、孔最、尺泽、丰隆，治咳喘。

【文献摘要】

《针灸甲乙经》：心痛，侠白主之。咳，干呕，烦满，侠白主之。

《寿世保元》：治赤白汗斑神法，故以针刺之出血亦已。宜灸侠白穴。

《针灸大成》：主心痛，短气，干呕逆，烦满。

**尺泽** Chǐzé（LU5）

【出处】《灵枢·本输》：肺出于少商……入于尺泽，尺泽肘中之动脉也，为合。手太阴经也。

【别名】 鬼爱（《备急千金要方》），鬼堂（《千金翼方》）。

【类属】 五输穴之合穴。

【定位】 在肘横纹中，肱二头肌肌腱桡侧凹陷处（图3-8）。

【取法】 在肘区，肘横纹上，当肱二头肌肌腱桡侧缘凹陷中取穴。

【主治】 ①肺胸病：咳嗽，气喘，咯血，潮热，胸部胀满。②胃肠病：急性腹痛，吐泻。③五官病：咽喉肿痛，喑哑。④神志病：悲愁不乐，小儿惊风，抽搐，癫痫。⑤肾病：遗尿，尿失禁。⑥经脉病：肘臂挛痛，肩内侧痛，四肢暴肿，手不能伸。⑦其他病：身痛，腰脊强痛，膝髌肿痛，乳痈，丹毒，发热，癥瘕积聚，疝气。

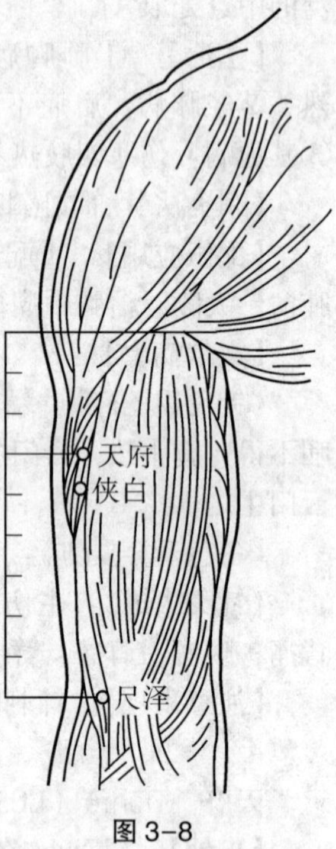

图3-8

【穴解】 肺主气，司呼吸。本穴为肺经之合穴，“合主逆气而泄”，又穴性属水，为本经子穴，根据“实则泻其子”的原则，凡肺经有热所致肺气上逆之咳喘、胸部胀满，热伤肺络所致的咯血、潮热及肺热上壅所致的咽喉肿痛等，均可泻尺泽以治之。手太阴经起于中焦，下络大肠，还循胃口，肺热移于胃肠，胃气上逆则呕吐，阻于胃肠则泄泻，取本穴可清肺胃、调气机、止吐泻。另外，本穴位于肘部，可治肘臂挛痛，属腧穴的局部治疗作用。

【刺灸法】 直刺0.8~1.2寸，局部有酸胀感，或有触电样感向前臂或手部放散；也可用三棱针或粗毫针点刺出血；可灸。

【配伍应用】 ①配肩髃、曲池、合谷，治肘臂挛痛。②配少商、商阳，治咽喉肿痛。③配委中、水沟，治闪挫腰痛。④配肺俞、风门，治咳喘。⑤配委中刺络放血，治急性吐泻。

【文献摘要】

《针灸甲乙经》：振寒瘛疭，手不伸，咳嗽唾浊，气膈善呕，鼓颔不得汗，烦满，因为疭衄，尺泽主之，左窒刺右，右窒刺左。心膨膨痛，少气不足以息，尺泽主之。咳逆上气，舌干，胁痛，心烦，肩寒，少气不足以息，腹胀，喘，尺泽主之。肘痛，尺泽主之。

《铜人腧穴针灸图经》：治风痹，肘挛，手臂不得举，喉痹，上气，舌干，咳嗽唾浊，四肢暴肿，臂寒，短气。

《针灸大成》：主肩臂痛，汗出中风，小便数，善嚏，悲哭，寒热，风痹，臑肘挛，手臂不举，喉痹，上气呕吐，口干，咳嗽唾浊，痎疟，四肢暴肿，心疼臂寒，短气，肺膨胀，心烦闷少气，劳热，喘满，腰脊强痛，小儿慢惊风。

《肘后歌》：鹤膝肿劳难移步，尺泽能舒筋骨痛。

【现代研究】

（1）降压作用：临床观察针刺尺泽有降压作用，对高血压患者有一定疗效。

（2）对结肠蠕动的调整作用：针刺尺泽可使不蠕动或蠕动很弱的降结肠下部或直肠的蠕动增强。

（3）对中长跑运动员肺活量的影响：实验组运动员左、右臂尺泽进行 5 个疗程的温和灸法，测定实验前后两组运动员的肺活量和 1 000 m 跑成绩。结果显示，5 个疗程后实验组运动员的平均肺活量较实验前显著提高（$P<0.01$），而对照组平均肺活量实验前后差异不明显。

【按语】　本穴以治肺脏实证、热证为主。

【注意事项】　不宜针刺过深，以免刺伤穴下血管引起内出血；不宜瘢痕灸，以免因瘢痕而影响肘关节的活动。

### 孔最　Kǒngzuì（LU6）

【出处】《针灸甲乙经》：孔最，手太阴之郄，去腕七寸。

【类属】　手太阴之郄穴。

【定位】　在前臂前区，腕掌侧远端横纹上 7 寸，尺泽与太渊连线上（图 3-9）。

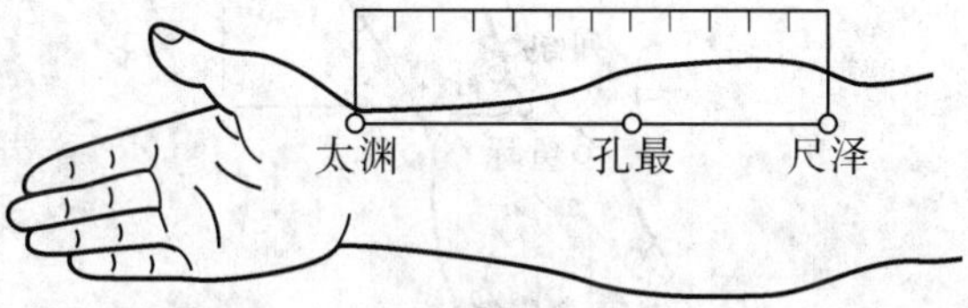

图 3-9

【取法】　伸臂仰掌，于尺泽与太渊连线的中点向上 1 寸，当桡骨内缘处取穴。

【主治】　①肺病：咳嗽，气喘，咯血。②五官病：鼻衄，咽喉肿痛，失音。③经脉病：肘臂挛痛。④其他病：热病无汗，痔疮下血。

【穴解】　肺主表，主气，司呼吸，开窍于鼻，与大肠相表里，咽喉为肺系。本穴是手太阴肺经的郄穴，功善止血、止痛，故有宣通肺气，开泄腠理，理气止血之功，可治疗外邪袭肺，肺脉壅遏所致以上诸证及出血症。

【刺灸法】　直刺 0.5~1 寸，局部有酸胀、沉重感，有针感向前臂放散；可灸。

【配伍应用】　①配肺俞、后溪、鱼际，治咯血。②配大椎、肺俞、风门，治哮喘。③配曲池、少商，治喉痹。④配承山、鱼际、长强、二白，治痔疮下血。

【文献摘要】

《针灸甲乙经》：热病汗不出，上髎及孔最主之。厥头痛，孔最主之。

《铜人腧穴针灸图经》：治热病汗不出，此穴可灸三壮即汗出；咳逆，臂厥痛，针三分，灸五壮。

《针灸大成》：主热病汗不出，咳逆，肘臂厥痛屈伸难，手不及头，指不握，吐血，失音，咽肿，头痛。

【现代研究】

（1）止血作用：对家兔行腹部手术，应用立体显微镜直接观察家兔腹腔动脉口径变化，电针家兔“孔最”，结果电针后血管口径明显缩小，色泽变浅。但若停针过早，常使血管口径复原。因此，用孔最止血时，刺激时间宜长些，以防再出血。

（2）对肺血流图的影响：针刺孔最能及时改善健康吸烟人肺部血流状况，使肺组织得到足够的血、氧供应，起到良性调节效应。

【按语】　本穴为咯血、衄血、哮喘、咽喉肿痛等的常用穴。

【注意事项】　因本穴下有桡动、静脉，故针刺时应避开桡动、静脉，防止刺破血管，引起出血。

### 列缺　Lièquē（LU7）

【出处】《灵枢·经脉》：手太阴之别，名曰列缺，起于腕上分间，并太阴之经，直入掌中，散入于鱼际。

【别名】 童玄（《古今医统》）。

【类属】 手太阴之络穴；八脉交会穴，通任脉。

【定位】 在前臂，腕掌侧远端横纹上1.5寸，拇短伸肌肌腱与拇长展肌肌腱之间，拇长展肌肌腱沟的凹陷中（图3-10）。

【取法】 以患者左右两手虎口交叉，一手示指压在另一手的桡骨茎突上，示指尖到达之处是穴；或立掌，把拇指向外上方跷起，先取两筋之间的阳溪，在阳溪上1.5寸的桡骨茎突中部有一凹陷即是本穴（图3-11）。

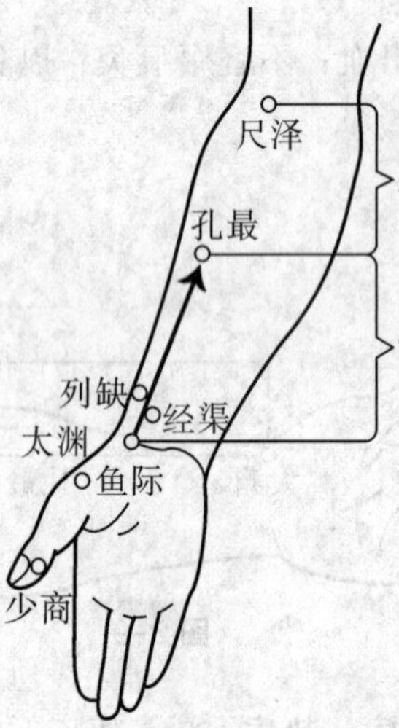


图3-10

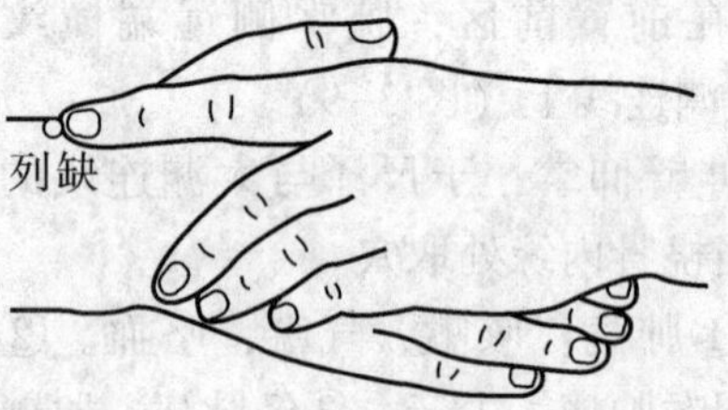


图3-11

【主治】 ①头面五官病：偏正头痛，头项强痛，咽喉肿，口眼㖞斜，齿痛。②肺病：咳嗽，气喘，咯血。外感，发热恶寒。③肾病：尿血，小便难，小便热。④经脉病：手腕无力，手指麻木，半身不遂。⑤其他病：疟疾，风疹，腰痛，四肢暴肿，乳痈，阴茎痛。

【穴解】 肺主气，司呼吸，主肃降，故本穴能治疗肺失清肃、肺气上逆或肺络损伤而致的咳嗽、气喘、咯血等。本穴为手太阴经之络穴，别走手阳明经，手阳明经从手走颈项达头面，入下齿中，故可宣肺解表、祛风通络，治疗外邪所致的头面五官病及颈项病。本穴为八脉交会穴，通于任脉，任脉起于胞宫，出于会阴，与肾相联系，肺属金，又为肾水之母，故又可用于治疗前阴病。手太阴之络起于腕上，直入掌中，散入鱼际，故本穴也可治手腕无力、桡骨茎突狭窄性腱鞘炎等手腕部疾患。

【刺灸法】 向上斜刺0.3~0.5寸，局部有酸胀、沉重感，或向肘、肩部放散；可灸。

【配伍应用】 ①配合谷、后溪，治头项痛。②配太渊、尺泽、足三里，治肺痨。③配经渠、太渊，治掌中热。④配后溪、少泽、前谷，治疟疾。

【文献摘要】

《灵枢·经脉》：手太阴之别，名曰列缺……其病实则手锐掌热；虚则欠㰦，小便遗数。取之去腕一寸半，别走阳明也。

《针灸甲乙经》：热病先手臂瘛，身热，瘛疭，唇口聚，鼻张，目下汗出如转珠，两乳下三寸坚，胁下满，悸，列缺主之。疟，热盛，列缺主之。寒热，胸背急，喉痹，咳上气喘，掌中热，数欠伸，汗出，善忘，四（肢）逆厥，善笑，溺白，列缺主之。寒热，咳，呕沫，掌中热，虚则肩臂寒栗，少气不足以息，寒厥，交两手而瞀，口沫出；实则肩背热痛，汗出，四肢暴肿，身湿摇，时寒热，饥则烦，饱则善，面色变，口噤不开，恶风泣出，列缺主之。小儿惊痫，如有见者，列缺主之，并取阳明络。

《备急千金要方》：男子阴中疼痛，溺血，精出，灸列缺五十壮。

《针灸大成》：主偏风，口面㖞斜，手腕无力，半身不遂，掌中热，口噤不开，寒热疟，呕沫，咳嗽，善笑，纵唇口，健忘，溺血，精出阴茎痛，小便热，痫惊，妄见，面目四肢臃肿，肩痹，胸背寒栗，少气不足以息，尸厥，寒热，交两手而瞀。实则胸背热，汗出，四肢暴肿；虚则胸背寒栗，少气不足以息。

《肘后歌》：或患伤寒热未收，牙关风壅药难投，项强反张目直视，金针用意列缺求。

《通玄指要赋》：咳嗽寒痰，列缺堪治。

《四总穴歌》：头项寻列缺。

《灵光赋》：偏正头痛泻列缺。

【现代研究】

（1）平喘：针刺列缺可使肺通气量得到改善、呼吸道的阻力下降、支气管平滑肌痉挛得到缓解，使支气管哮喘平复。其平喘作用可能与针刺对自主神经功能及血中乙酰胆碱（ACh）、组胺和肾上腺素水平的调整有关，从而有利于支气管痉挛的解除和支气管黏膜血管收缩，使水肿减轻、通气功能改善。

（2）增强肾功能：针刺列缺配肾俞或照海可增强肾功能，使酚红排出量较前增多、尿蛋白减少、高血压下降，这种效应可持续2~3 h，再针刺时仍有效。也有实验表明，针刺列缺可引起膀胱收缩反应，使排尿量增加。

（3）调节血管舒缩功能：通过血管容积描记方法观察发现，针刺列缺可引起小腿血管容积变化，出现血管收缩现象。

（4）对脑动脉血流速度的影响：采用经颅多普勒（TCD）超声技术观察针刺列缺、尺泽前后脑动脉血流速度的变化，结果表明，列缺组无论是高流速还是低流速，针刺后血流峰速度均有显著变化，优于尺泽组。针刺列缺可有效增宽椎动脉的血管内径，提高收缩期血流峰值、每分钟血流量，从而改善椎动脉的供血强度。

【按语】　本穴联络于相表里的手阳明大肠经，其经脉循行从手走头，经颈项部，故取之可主治头项强痛，正如《四总穴歌》“头项寻列缺”。

【注意事项】　针刺手法不能过强，以免伤及骨膜，造成剧痛及腕部无力。不宜瘢痕灸，以免影响腕关节的活动。

**经渠　Jīngqú（LU8）**

【出处】《灵枢·本输》：肺出于少商……行于经渠，经渠寸口中也，动而不居，为经。

【类属】五输穴之经穴。

【定位】　在前臂前区，腕掌侧远端横纹上1寸，桡骨茎突与桡动脉之间（图3-10）。

【取法】　手侧伸，拇指与掌心向上，于距腕横纹1寸的桡动脉搏动处，亦即医者切脉时中指所着之处取穴。

【主治】　①肺胸病：咳嗽，咯血，气喘，胸背痛。外感，身热。②胃病：胃脘痛，呕吐。③五官病：咽喉肿痛。④经脉病：手腕痛，肩内侧、前臂内侧痛。⑤其他病：疟疾，食管痉挛，膈肌痉挛。

【刺灸法】　直刺0.3~0.5寸，局部有酸胀感；可灸。

【配伍应用】　①配合谷、少商，治咽喉肿痛。②配行间、复溜，治咯血。③配曲池、外关、大椎，治外感咳嗽。

【文献摘要】

《针灸甲乙经》：胸中膨膨然，甚则交两手而瞀，暴痺喘逆，刺经渠及天府。此谓之大俞。

《铜人腧穴针灸图经》：疟，寒热，胸背拘急，胸中膨膨痛，喉痹，掌中热，咳嗽上气，数欠，热病汗不出，暴痺喘逆，心痛呕吐，针入二分。

《针灸大成》：主疟，寒热，胸背拘急，胸满膨，喉痹，掌中热，咳逆上气，伤寒，热病汗不出，暴痹（痺）喘促，心痛呕吐。

**太渊** Tàiyuān（LU9）

【出处】《灵枢·九针十二原》：五脏有疾也，应出十二原……阳中之少阴，肺也，其原出于太渊，太渊二。

【别名】 鬼心、太泉（《备急千金要方》）。

【类属】 五输穴之输穴；手太阴之原穴；八会穴之脉会。

【定位】 在腕前区，桡骨茎突与舟状骨之间，拇长展肌肌腱尺侧凹陷中（图3-10）。

【取法】 仰掌，在腕掌侧远端横纹桡侧，桡动脉搏动处取穴。

【主治】 ①肺胸病：外感，咳嗽，气喘，心痛，胸背痛。②胃肠病：腹胀，噫气，呕吐，呕血。③妇科病：经闭，痛经。④五官病：咽喉肿痛，目生翳膜，咽干，聋哑。⑤经脉病：手腕无力、疼痛，半身不遂，肋间痛。⑥其他病：无脉症。

【穴解】 本穴为手太阴肺经之原穴，为肺脏原气经过和留止之处，又为五输穴之输穴，配五行属土，为肺金之母，故擅治肺气虚诸证。本穴为脉之会穴，故可治血脉闭阻之无脉症。手太阴经筋"下结胸里……抵季肋"，故治疗肋间痛。"还循胃口……从肺系横出腋下"，故能治胃肠病、咽喉病。

【刺灸法】 直刺0.2~0.3寸，局部有酸胀感；可灸。

【配伍应用】 ①配内关、四缝，治百日咳。②配神门、内关，治失眠。③配鱼际、肺俞、列缺，治咳嗽、气喘。④配丰隆、天突，治风痰咳嗽。⑤配内关、人迎，治无脉症。

【文献摘要】

《针灸甲乙经》：病温身热五日以上，汗不出，刺太渊，留针一时取之。若未满五日，禁不可刺也。咳逆，烦闷不得卧，胸中满，喘不得息，背痛，太渊主之。臂厥，肩膺胸满痛，目中白翳眼青，转筋，掌中热，乍寒乍热，缺盆中相引痛，数咳，喘不得息，臂内廉痛，上膈，饮已烦满，太渊主之。狂言，太渊主之。唾血，振寒，嗌干，太渊主之。口僻，刺太渊，引而下之。

《针灸大成》：主胸痹逆气，善哕，呕饮食，咳嗽，烦闷不得眠，肺胀膨，臂内廉痛，目生白翳，眼痛赤，乍寒乍热，缺盆中引痛，掌中热，数欠，肩背痛寒，喘不得息，噫气上逆，心痛，脉涩，咯血呕血，振寒，咽干，狂言，口僻，溺色变，卒遗矢无度。

【现代研究】

（1）对肺功能有明显调整作用：用肺功能测定仪检测针刺太渊后肺通气功能障碍者的肺功能，结果阻塞性通气功能障碍者的一秒用力呼气容积占用肺活量的比值及最大用力呼气中段流量数值均升高，与对照组相比有显著性差异。说明太渊有改善肺通气量的作用，可使肺呼吸功能加强。

（2）对血液运行失常及出血等疾患有较好的疗效：临床观察表明，针刺太渊对咯血及脑出血均有显著效应。

（3）对血压有较好的调整作用：临床观察表明，针刺太渊对3期高血压有降压作用。

【注意事项】 因本穴下有桡动脉，故针刺时应避开桡动脉，使用灸法时，不宜瘢痕灸。

**鱼际** Yújì（LU10）

【出处】《灵枢·本输》：肺出于少商……溜于鱼际，鱼际者，手鱼也，为荥。

【类属】 五输穴之荥穴。

【定位】 在手外侧，第1掌骨桡侧中点赤白肉际处（图3-10）。

【取法】 在手外侧，第1掌骨桡侧中点赤白肉际处取穴。

【主治】 ①肺胸病：咳嗽，气喘，咯血，胸背痛，外感，身热。②胃肠病：腹痛，呕吐。③神志病：善悲易恐，精神失常。④头面五官病：头痛，咽干，咽喉肿痛，失音。⑤经脉病：指麻，肘挛，肩痛。⑥其他病：乳痈，心律失常。

【穴解】 本穴为手太阴肺经之荥穴，"荥主身热"，所以本穴具有清肺热的特点。故凡外感风热、燥热伤肺，或阴虚内热、热伤肺络等所导致的病证，均可取鱼际治之。

【刺灸法】 直刺0.3~0.5寸，局部胀痛；或用三棱针点刺出血或挑刺；可灸。

【配伍应用】 ①配列缺、少泽、缺盆，治咳嗽。②配巨骨、尺泽，治咯血。③配乳根、少泽、太冲，治乳痈。

【文献摘要】

《灵枢·热病》：热病而汗且出，及脉顺可汗者，取之鱼际、太渊、大都、太白。泻之则热去，补之则汗出。

《灵枢·厥病》：厥心痛，卧若徒居，心痛间，动作痛益甚，色不变，肺心痛也，取之鱼际、太渊。

《针灸甲乙经》：寒厥及热烦心，少气不足以息，阴湿痒，腹痛不可以食饮，肘挛支满，喉中焦干渴，鱼际主之。痉，上气，鱼际主之。唾血，时寒时热，泻鱼际，补尺泽。短气心痹，悲怒逆气，怒，狂易，鱼际主之。胃逆，霍乱，鱼际主之。

《备急千金要方》：产后宜勤挤乳，不宜令汁蓄积，蓄积不去，便结不复出，恶汁于内，引热温壮结坚，牵掣痛，大渴引饮，乳急痛，手不得近，成妒乳，非痈也。急灸两手鱼际各二十七壮。断痈状也。

《针灸大成》：主酒病，恶风寒，虚热，舌上黄，身热头痛，咳嗽哕，伤寒汗不出，痹走胸背痛不得息，目眩，心烦少气，腹痛不下食，肘挛支满，喉中干燥，寒栗鼓颔，咳引尻痛，溺血呕血，心痹悲恐，乳痈。

【现代研究】

(1) 平喘：针刺鱼际可缓解支气管平滑肌痉挛，有很好的平喘作用。有人应用放射免疫分析法，检测哮喘患者和正常人血浆环磷酸腺苷（cAMP）、环磷酸鸟苷（cGMP）的浓度，发现哮喘发作患者血浆cAMP较正常对照组明显降低，表明哮喘的发作与血浆和肺组织中cAMP降低有关。针刺2周后，血浆cAMP含量及cAMP/cGMP的比值均较针前显著升高，两者有显著相关性，患者的临床症状明显改善，哮鸣音消减，肺最大通气量增加。

(2) 动物实验表明，针刺“鱼际”可改善肺呼吸功能，使呼吸平稳。

(3) 针刺郄门、鱼际、太溪，可改善因开胸而引起的纵隔摆动，其效果远比肺门周围神经封闭的古老方法优越。

(4) 割治鱼际对营养不良患儿发锌含量的影响：实验表明，割治鱼际后，即使在未补充相应药物（锌）的情况下，也能提高患儿体内锌（发锌）含量。说明割治鱼际可使机体通过自身调节改变对锌的吸收、利用和排泄，保持体内锌含量的稳定和提高。

【按语】 本穴多用于治疗肺经、肺脏之实热证。

【注意事项】 不宜瘢痕灸。

**少商　Shàoshāng（LU11）**

【出处】《灵枢·本输》：肺出于少商，少商者，手大指端内侧也，为井木。

【别名】 鬼信（《备急千金要方》）。

【类属】 五输穴之井穴。

【定位】 在手指，拇指末节桡侧，指甲根角侧外上方0.1寸（图3-10）。

【取法】 伏掌，在拇指桡侧指甲根角侧上方（沿角平分线方向）0.1寸处，相当于沿爪角桡侧画一直线与爪角基底缘水平线交点处取穴。

【主治】 ①肺病：咳嗽，气喘，发热。②五官病：咽喉肿痛，失音，鼻衄，牙关紧闭。③神志病：昏迷，癫狂，小儿惊风。④经脉病：指肿麻木。⑤其他病：中暑，热病，中风。

【穴解】 本穴为手太阴肺经之井穴，故外感风热所引起的咳嗽、咽喉肿痛、失音、鼻衄、热病等可取少商点刺出血，散风清热以治之。阴经井穴配五行属木，应肝主风，又肺属金，可抑肝木，故肝风内动之中风昏迷、癫狂等，可用少商平肝熄风以治之。本穴为十三鬼穴之一，自古以来都是开窍安神定惊的主穴。

【刺灸法】 浅刺 0.1～0.2 寸，局部有刺痛感，或用三棱针点刺出血；可灸。

【配伍应用】 ①配天突、合谷，治咽喉肿痛。②配太冲、经渠，治喉中鸣。③配水沟、涌泉，治小儿惊风。④配合谷、颊车，治急性扁桃体炎。

【文献摘要】

《针灸甲乙经》：热病象疟，振栗鼓颔，腹胀睥睨，喉中鸣，少商主之。疟，寒厥及热厥，烦心善哕，心满而汗出，刺少商出血立已。寒濯濯，心烦，手臂不仁，唾沫，唇干引饮，手腕挛，指肢痛，肺胀上气，耳中生风，咳喘逆，痹，臂痛，呕吐，饮食不下膨膨然，少商主之。

《针灸大成》：主颔肿喉闭，烦心善哕，心下满，汗出而寒，咳逆，痎疟振寒，腹满，唾沫，唇干引饮，食不下，膨膨，手挛指痛，掌热，寒栗鼓颔，喉中鸣，小儿乳蛾。

《外科证治全生》：喉中似有物如龙眼大，吞不入，吐不出，名梅核气。男妇皆有此证，针少商穴妙。

《乾坤生意》：凡初中风，暴卒昏沉，痰涎壅盛，不省人事，牙关紧闭，药水不下，急以三棱针刺此穴及少冲、中冲、关冲、少泽、商阳，使血气流行，乃起死回生、急救之妙穴。

【现代研究】

(1) 改善微循环：用氦氖激光治疗仪照射少商、商阳等井穴，观察对不同疾病造成的微循环障碍的治疗作用，结果发现，经激光照射后，镜下管襻形态及管襻内流态基本恢复正常。

(2) 有实验报道，针刺少商等穴有助于一氧化碳中毒而致昏迷的患者苏醒，使血中一氧化碳性血红蛋白解离。实验证明，针刺组与对照组分别测得针刺前后不同时期血中一氧化碳含量，结果有显著差异，针刺组为 53.8%，15 min 后降至 25.5%，对照组仅由 45% 降至 30%。动物苏醒时间：针刺组为 4.4 min，对照组为 11 min。

【注意事项】 不能强刺激，以免局部疼痛。

## 二、手阳明大肠经

本经腧穴主要分布在示指桡侧和上肢背面的桡侧及颈、面部。起穴为商阳，止穴为迎香，左右各 20 穴（图 3-12）。临床多用于治疗口面部疾病、肺病、咽喉病、皮肤病、胃肠病、热病及经脉循行部位的其他病证。

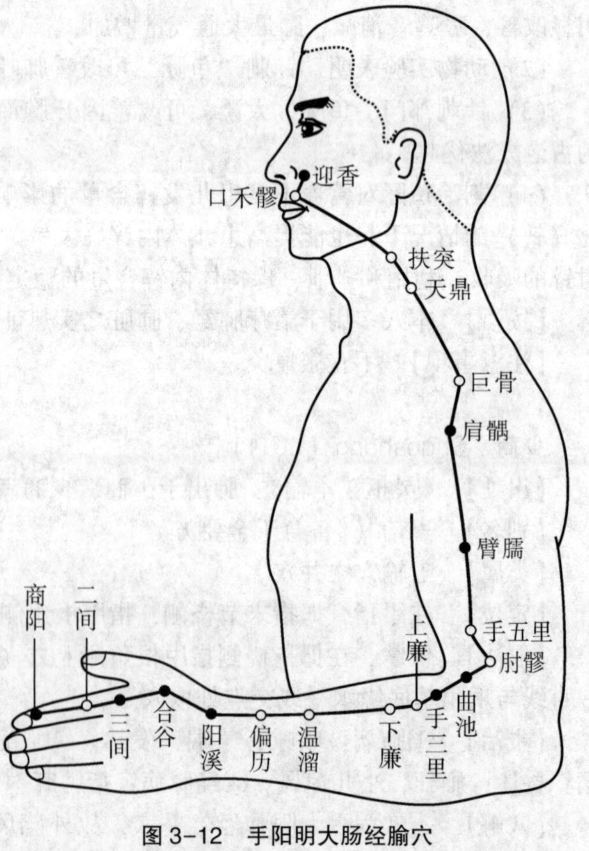

图 3-12 手阳明大肠经腧穴

### 商阳 Shāngyáng (LI1)

【出处】 《灵枢·本输》：大肠上合手阳明，出于商阳，商阳，大指次指之端也，为井金。

【别名】 绝阳（《针灸甲乙经》），而明（《医心方》）。

【类属】 五输穴之井穴。

【定位】 在手指，示指末节桡侧，指甲根角侧外上 0.1 寸（图 3-13）。

【取法】 伏掌，当示指桡侧指甲根角侧上方（沿角平分线方向）0.1 寸处，相当于沿爪角桡侧画一直线与爪角基底缘水平线交点处取穴。

【主治】①头面五官病：咽喉肿痛，颐颔肿，齿痛，耳聋，耳鸣，青盲。②肺胸病：咳嗽，哮喘，胸中烦闷。③胃肠病：急性腹泻。④神志病：昏迷。⑤经脉病：手指麻木，肩痛引缺盆。⑥其他病：高热，中风，中暑。

【穴解】手阳明大肠经“从缺盆上颈，贯颊，入下齿中”，手阳明经别“上循喉咙”，手阳明络脉“入耳合于宗脉”，“经脉所过，主治所及”，又阳明为多气多血之经，其为病多燥火，故本穴可用于治疗燥热或火邪上炎引起的头面五官病。手阳明大肠经与手太阴肺经相表里，商阳又为五输穴中的井穴，配五行属金，有宣肺解表、泄热开窍的功效，故可用于热病、昏迷等的治疗。

【刺灸法】直刺 0.1 寸，局部有刺痛感；或用三棱针、粗毫针点刺挤压出血；可灸。

【配伍应用】①配水沟、百会、内关，治中风昏迷。②配少商、合谷，治咽喉肿痛。③配合谷、足三里，治肠伤寒。④配公孙、足三里，治腹泻。

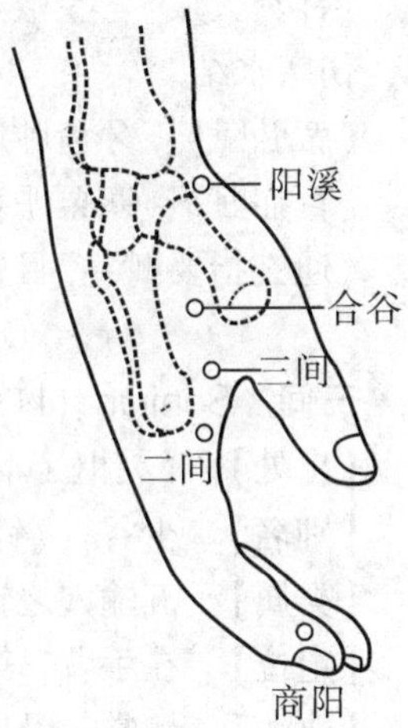

图 3-13

【文献摘要】

《素问·缪刺论》：邪客于手阳明之络，令人气满，胸中喘息，而支胠，胸中热。刺手大指次指爪甲上，去端如韭叶，各一痏，左取右，右取左，如食顷已。邪客于手阳明之络，令人耳聋，时不闻音。刺手大指次指爪甲上，去端如韭叶，各一痏，立闻。

《针灸甲乙经》：热疟口干，商阳主之。臂瘛引口中，寒，䪼肿肩肿，引缺盆，商阳主之。青盲，商阳主之。耳中生风，耳鸣，耳聋，时不闻，商阳主之。口干下齿痛，商阳主之。

《针灸大成》：主胸中气满，喘咳支肿，热病汗不出，耳鸣聋，寒热痎疟，口干，颐颔肿，齿痛，恶寒，肩背急相引缺盆中痛，目青盲。灸三壮，左取右，右取左，如食顷立已。

【现代研究】

（1）对胃的影响：针刺商阳，通过 X 线观察，可见胃蠕动增强。

（2）对脑血流图的影响：对脑缺血家兔的“十二井穴”放血，观察脑血流图的变化，发现点刺家兔的“十二井穴”均可使脑血流图波幅升高，影响脑血循环。这一效应是放血、疼痛刺激和腧穴特异性等综合作用的结果。这个结果或许说明了井穴急救的机制之一。

（3）对血压的影响：针刺商阳可使血压高者降低、低者升高。

【注意事项】孕妇禁针。

### 二间　Èrjiān（LI2）

【出处】《灵枢·本输》：大肠上合手阳明，出于商阳……溜于本节之前二间，为荥。

【别名】间谷（《针灸甲乙经》）。

【类属】五输穴之荥穴。

【定位】在手指，第 2 掌指关节桡侧缘远端赤白肉际处（图 3-13）。

【取法】侧掌，微握拳，当第 2 掌指关节前方桡侧赤白肉际处取穴。

【主治】①头面五官病：头痛，咽喉肿痛，齿痛，目昏，目痛，鼻衄，口眼㖞斜。②肠病：大便脓血。③经脉病：指麻肿痛，肩臂疼痛。④其他病：腰痛，多卧嗜睡，身热，口干。

【刺灸法】直刺 0.2~0.3 寸，局部有胀痛感；不宜灸。

【配伍应用】①配合谷、少商，治喉痹。②配商阳、委中、昆仑，治肩背相引。③配迎香、风府、少商，治鼻衄。

【文献摘要】

《针灸甲乙经》：多卧善唾，肩髃痛寒，鼻鼽赤多血，浸淫起面，身热，喉痹如梗，目眦伤，忽振寒，肩痛，二间主之。

《针灸大成》：主喉痹颔肿，肩背痛，振寒，鼻鼽衄血，多惊，齿痛，目黄，口干口㖞，急食不通，伤寒水结。

《席弘赋》：牙齿肿痛并咽痹，二间阳溪疾怎逃。

《百症赋》：寒栗恶寒，二间疏通阴郄暗。

《通玄指要赋》：目昏不见，二间宜取。

**三间 Sānjiān（LI3）**

【出处】《灵枢·本输》：大肠上合手阳明，出于商阳……注于本节之后三间，为输。

【别名】 少谷（《针灸甲乙经》）。

【类属】 五输穴之输穴。

【定位】 在手背，第2掌指关节桡侧缘近端凹陷中（图3-13）。

【取法】 侧掌，微握拳，当第2掌指关节后方桡侧凹陷处取穴。

【主治】 ①头面五官病：目痛，齿痛，咽喉肿痛，鼻衄，口干。②胃肠病：腹满，肠鸣，泄泻，便秘。③肺胸病：喘咳胸满。④经脉病：手背肿痛，肩臂疼痛。⑤其他病：身热，嗜睡。

【刺灸法】 直刺0.3~0.5寸，局部有麻胀感，或向手背放散；可灸。

【配伍应用】 ①配阳溪、后溪，治手背红肿疼痛。②配少商、商阳，治咽干。③配合谷、天枢，治大便不通。

【文献摘要】

《针灸甲乙经》：寒热，唇口干，喘息，目急痛，善惊，三间主之。多卧，善唾，胸满肠鸣，三间主之。齿龋痛，恶清，三间主之。喉痹，咽如梗，三间主之。

《针灸大成》：主喉痹，咽中如梗，下齿龋痛，嗜卧，胸腹满，肠鸣洞泄，寒热疟，唇焦口干，气喘，目眦急痛，吐舌，戾颈，善惊，多唾，急食不通，伤寒气热，身寒结水。

《席弘赋》：更有三间肾俞妙，善除肩背浮风劳。

**合谷 Hégǔ（LI4）**

【出处】《灵枢·本输》：大肠上合手阳明，出于商阳……过于合谷，合谷，在大指岐骨之间，为原。

【别名】 虎口（《针灸甲乙经》）。

【类属】 手阳明之原穴。

【定位】 在手背，第2掌骨桡侧的中点处（图3-13）。

【取法】 在第1、2掌骨之间，约平第2掌骨中点的桡侧缘凹陷处取穴；或以一手的拇指指骨关节横纹，放在另一手拇、示指之间的指蹼缘上当拇指尖下取穴；或拇、示二指并拢，在肌肉最高处取穴；或拇、示二指张开，在第1、2掌骨结合部与指蹼缘连线中点处取穴。

【主治】 ①头面五官病：头痛，齿痛，目赤肿痛，鼻衄，鼻渊，耳聋，咽喉肿痛，失音，痄腮。②外感病：咳嗽，发热恶寒，无汗，多汗。③胃肠病：胃痛，呕吐，腹痛，泄泻，痢疾，疟疾，便秘。④神志病：小儿惊风，昏厥，癫狂，痫证，抽搐。⑤妇产科病：滞产，胞衣不下，产后恶露不尽，乳汁少，乳痈，痛经，经闭。⑥经脉病：肩凝症，上肢疼痛，不遂，痹证，痿证，指端麻木。⑦其他病：破伤风，疟疾，水肿，消渴，癃闭，瘾疹，疥疮，丹毒，中风。

【穴解】 手阳明大肠经贯颊，经过面部和唇、鼻与足阳明经相联系，足阳明经别系目系，手阳明络脉入耳中，又手阳明经筋结于颊、頄（鼻旁颧部）、颔部（颞颔关节）。根据“经脉所过，主治所及”的原理，合谷可用于治疗头面五官诸多病证。妇女以血为本，妇科疾病多由气滞血瘀所致，合谷为手太阴经原气所发，所以善于调和气血、通经止痛，用于妇科病的治疗。手阳明经属大肠，《灵枢·九针十二原》说“凡此十二原者，主治五脏六腑之有疾者也”，故合谷可治疗大肠腑病。阳明经多气多血，合谷善于调和气血、通经止痛，故可用于半身不遂或上肢痛症等。手阳明大肠经与手太阴肺经相表里，肺主表，主外感邪气在表诸疾，取之解表通络以祛邪，是治疗外感表证的主穴。

【刺灸法】 直刺0.5~1寸，局部有酸胀感，可扩散至肘、肩、面部；或深刺透劳宫、后溪1.5~2寸，时或出现手掌酸麻并向指端放散；可灸。

【配伍应用】 ①配复溜、太溪，治汗证。②配太冲、昆仑，治难产。③配太阳、迎香、地仓、颊车、翳风，治面瘫。④配肩髃、曲池、手三里、外关、环跳、风市、委中、阳陵泉、足三里，治中风半身不遂。⑤配丰隆、解溪、风池，治头风眩晕。⑥配水沟、太冲、十宣，治中风昏迷。

【文献摘要】

《针灸甲乙经》：痱痿，臂腕不用，唇吻不收，合谷主之。聋，耳中不通，合谷主之。齿龋痛，合谷主之。”

《针灸大成》：主伤寒大渴，脉浮在表，发热恶寒，头痛脊强，无汗，寒热疟，鼻衄不止，热病汗不出，目视不明，生白翳，头痛；下齿龋，耳聋，喉痹，面肿，唇吻不收，喑不能言，口噤不开，偏风，风疹痂疥，偏正头痛，腰脊内引痛，小儿单乳蛾。少汗，先补合谷，次泻复溜；多汗，先泻合谷，次补复溜。

《拦江赋》：无汗更将合谷补，复溜穴泻好施针，倘若汗多流不绝，合谷收补效如神。

《长桑君天星秘诀歌》：寒疟面肿及肠鸣，先取合谷后内庭。

《四总穴歌》：面口合谷收。

《百症赋》：天府、合谷，鼻中衄血宜追。

【现代研究】

（1）镇痛：电针双侧“合谷”5 min后，可使延髓的中缝大核神经元放电增加，并能减少电刺激鼠尾所引起的疼痛反应，明显而持久地减少电刺激牙髓所引起的疼痛反应。电针合谷可提高胃镜检查成功率，其优点是镇痛效果显著，肌肉松弛良好，无明显不良反应。另外，电针合谷还能减轻扁桃体摘除术后的自发性疼痛及吞咽疼痛，使伤口白膜开始生长的时间提前。

（2）调理胃肠道的功能：针刺合谷、足三里能使胃切除术后肠胀气的患者肛门排气时间明显提前。

（3）预防产后出血与催产：在胎头着冠后于产妇双侧合谷分别注射缩宫素0.2 u，其产后出血的发生率明显减少，而且在胎儿娩出时间、胎盘剥离时间、新生儿Apgar（阿氏）评分的比较方面也较常规肌内注射者优。合谷还能增强宫缩，延长宫缩时间，缩短产程。

（4）改善脑缺血：电针合谷可以明显减轻脑缺血后细胞性水肿及线粒体肿胀程度，从形态学上证实了合谷有明显改善脑缺血的作用。电针合谷可以使脑皮质灌流量在脑缺血后降低的基础上部分恢复，其作用发生快，但持续时间较短（约6 min）。此过程可能与神经调节机制有关。

（5）治疗慢性喉炎：电刺激合谷、人迎可用于治疗慢性单纯性喉炎及早期声带小结，具有操作简单、无创伤、无痛苦及疗效较显著等特点。

（6）双向调节血压：实验表明，当家兔大失血后，血压下降，针刺双侧“合谷”后血压明显上升，死亡率大大降低。当家兔呈高血压状态时，针刺双侧“合谷”，血压即出现下降，且下降的幅度较大，停针后血压有逐渐回升的趋势。

【按语】 本穴治疗范围广泛，疗效明显，是六阳经的代表性原穴，临床多治疗阳经病证，尤以头面五官病、胃肠病、妇科病、肩臂疾病为主。正如《四总穴歌》所说“面口合谷收”。

【注意事项】 针刺时针尖不宜偏向腕侧，以免刺破手背静脉网和掌深动脉而引起出血。本穴提插幅度不宜过大，以免伤及血管引起血肿。孕妇禁针，更不能和三阴交相配使用，以防堕胎。

**阳溪**　Yángxī（LI5）

【出处】《灵枢·本输》：大肠上合手阳明，出于商阳……行于阳溪，阳溪，在两筋间陷者中也，为经。

【别名】 中魁（《针灸甲乙经》）。

【类属】 五输穴之经穴。

【定位】 在腕区，腕背侧远端横纹桡侧，桡骨茎突远端，解剖学“鼻烟窝”凹陷中（图 3-14）。

【取法】 拇指上跷，手腕桡侧，当两筋（拇长伸肌肌腱与拇短伸肌肌腱）之间凹陷中取穴。

【主治】 ①头面五官病：头痛，目赤肿痛，目翳，耳聋，耳鸣，舌本强，吐舌，齿痛。②胃肠病：泄泻，消化不良。③神志病：癫狂，痫证。④经脉病：肩臂疼痛，半身不遂，腕痛连肘，手腕疼痛无力，五指拘挛，掌中热。⑤其他病：身热，疟疾。

【穴解】 手阳明经脉、经别、络脉、经筋均与头、目、耳、齿有联系，故本穴可治疗头面五官病。癫、狂、痫证多由心、肝痰火蒙蔽清窍所致，由于阳溪为五输穴中的经穴，配五行属火，火乃肝之子、土之母，故泻之可清心肝之火，补之可健脾祛痰，用于癫、狂、痫证的治疗。

【刺灸法】 直刺 0.5~0.8 寸，局部有酸胀感；可灸。

【配伍应用】 ①配解溪、神门，治惊悸、怔忡。②配大陵、太冲，治目赤肿痛。③配三间、间使、膈俞，治呃逆。④配偏历、列缺，治头项痛。

【文献摘要】

《针灸甲乙经》：热病烦心，瞶目，目痛泣出，厥逆头痛，胸满不得息，阳溪主之。疟，寒甚，阳溪主之。痂疥，阳溪主之。

《针灸大成》：主狂言喜笑见鬼，热病烦心，目风赤烂有翳，厥逆头痛，胸满不得息，寒热疟疾，寒嗽呕沫，喉痹，耳鸣，耳聋，惊掣肘臂不举，痂疥。

《针灸资生经》：牙痛，屈手大指本节后陷中（阳溪穴），灸三壮，初灸觉病牙痒，再灸觉牙有声，三壮痛止，永不复作，左痛灸右，右痛灸左。

《席弘赋》：牙痛腰痛并咽痹，二间阳溪疾怎逃。

【现代研究】 X 线钡餐下观察，针刺阳溪可见胃蠕动减慢。

【注意事项】 针刺不能过深，以免损伤筋膜，造成腕部活动受限。本穴禁瘢痕灸。

**偏历** Piānlì（LI6）

【出处】《灵枢·经脉》：手阳明之别，名曰偏历。去腕三寸，别入太阴。

【类属】 手阳明之络穴。

【定位】 在前臂，腕背侧远端横纹上 3 寸，阳溪与曲池连线上（图 3-14）。

【取法】 侧腕屈肘位，当阳溪与曲池连线的下 1/4 与上 3/4 的交点处取穴。

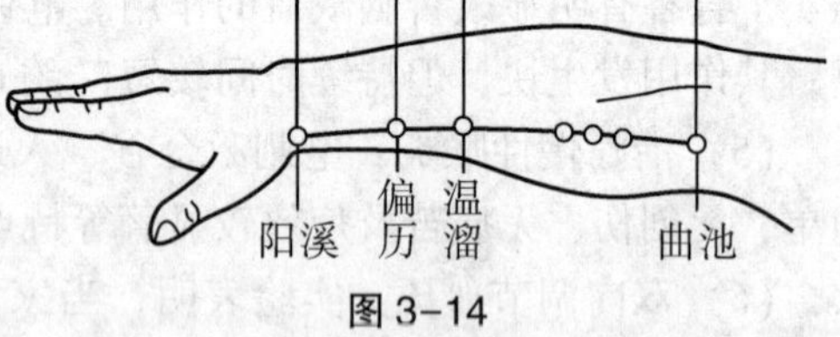

图 3-14

【主治】 ①头面五官病：耳聋，耳鸣，目赤，鼻衄，喉痛。②肾病：小便不利，水肿。③经脉病：肩膊肘腕痛。④其他病：疟疾。

【刺灸法】 直刺 0.3~0.5 寸，或针尖向肘部方向斜刺 0.5~0.8 寸，局部有酸胀感；可灸。

【配伍应用】 ①配合谷、二间、昆仑、足通谷，治鼻衄。②配阳溪、商阳、络却、腕骨、前谷，治耳鸣。③配关元、中极、三阴交，治水肿。④配合谷、曲池、支沟，治肩臂疼痛。

【文献摘要】

《灵枢·经脉》：手阳明之别，名曰偏历……实则龋聋；虚则齿寒痹膈。取之所别也。

《针灸甲乙经》：风疟，汗不出，偏历主之。癫疾多言，耳鸣，口僻，颊肿，实则聋，龋，喉痹不能言，齿痛，鼻鼽衄；虚则痹，膈俞、偏历主之。瞶目，目𥇦𥇦，偏历主之。

《针灸大成》：主肩膊肘腕酸疼，眯目𥇦𥇦，齿痛，鼻衄，寒热疟，癫疾多言，咽喉干，喉痹，耳鸣，风汗不出，利小便。实则龋聋，泻之；虚则齿寒痹膈，补之。

《针经标幽赋》：刺偏历利小便，医大人水蛊。

### 温溜　Wēnliū（LI7）

【出处】《针灸甲乙经》：温溜，一名逆注，一名蛇头，手阳明郄穴，在腕后少士五寸，大士六寸。

【别名】逆注、蛇头（《针灸甲乙经》）。

【类属】手阳明之郄穴。

【定位】在前臂，腕背侧远端横纹上5寸，阳溪与曲池连线上（图3-14）。

【取法】侧腕屈肘位，当阳溪与曲池连线的中点向下1寸处取穴。

【主治】①头面五官病：头风，头痛，眩晕，面肿，唇干，流涎，齿痛，咽喉肿痛，目赤肿痛。②胃肠病：腹胀，腹痛，肠鸣。③肺病：劳瘵，气喘。④神志病：狂言，狂走，癫疾。⑤经脉病：肩背酸痛，颈项强痛。⑥其他病：乳痈，疔疮。

【刺灸法】直刺0.5~1寸，局部有酸胀感，向手部放散；可灸。

【配伍应用】①配合谷、少商，治咽喉肿痛。②配内庭、合谷，治牙痛。③配足三里、上巨虚，治腹痛。

【文献摘要】

《针灸甲乙经》：伤寒，寒热头痛，哕衄，肩不举，温溜主之。痉，面赤肿，温溜主之。肠鸣而痛，温溜主之。口齿痛，温溜主之。癫疾，吐舌，鼓颔，狂言见鬼，温溜主之。狂仆，温溜主之。喉痹不能言，温溜与曲池主之。

《针灸大成》：主肠鸣腹痛，伤寒哕逆噫，膈中气闭。寒热头痛，喜笑狂言见鬼，吐涎沫，风逆四肢肿，吐舌，口舌痛，喉痹。

《百症赋》：审他项强伤寒，温溜期门而主之。

### 下廉　Xiàlián（LI8）

【出处】《针灸甲乙经》：下廉在辅骨下，去上廉一寸，恐（疑误）辅齐兑肉其分外邪。

【别名】手下廉（《圣济总录》）。

【定位】在前臂，肘横纹下4寸，阳溪与曲池连线上（图3-15）。

【取法】侧腕屈肘位，当阳溪与曲池连线的上1/3与下2/3的交点处，上廉下1寸处取穴。

【主治】①头面五官病：头风，头痛，眩晕，目痛，唇干，流涎。②胃肠病：腹胀，腹痛，腹中气块，腹痛如刀刺不可忍，腹胁满痛，消化不良，泄泻。③经脉病：肘臂痛，半身不遂，落枕。④神志病：狂言，狂走。⑤其他病：乳痈。

【刺灸法】直刺1~1.5寸，局部有酸胀感，可向手臂及手指放散；可灸。

【配伍应用】①配曲池、外关，治手臂酸痛。②配中脘、足三里，治胃痛。③配少泽、膻中、鱼际、少商，治乳腺炎。

【文献摘要】

《针灸甲乙经》：溺黄，下廉主之。眼痛，下廉主之。

《针灸大成》：主飧泄，痨（劳）瘵，小腹满，小便黄，便血，狂言，偏风热风，冷痹不遂，风湿痹，小肠气不足，面无颜色，痃癖，腹痛若刀刺不可忍，腹胁痛满，狂走，侠（挟）脐痛，食不化，喘息不能行，唇干涎出，乳痈。

### 上廉　Shànglián（LI9）

【出处】《针灸甲乙经》：上廉，在三里下一寸……

【别名】手上廉（《圣济总录》）。

【定位】 在前臂，肘横纹下 3 寸，阳溪与曲池连线上（图 3-15）。

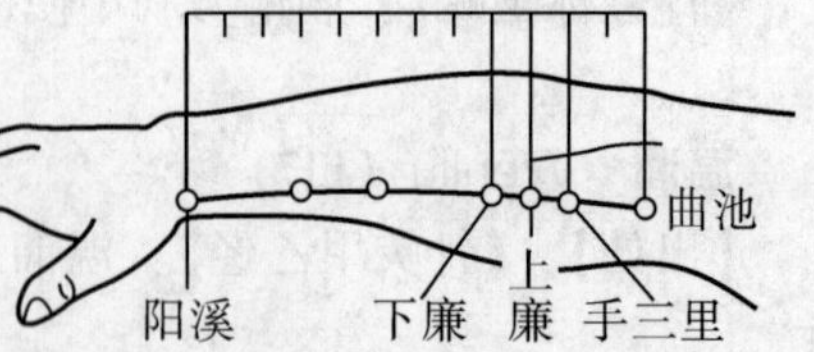

图 3-15

【取法】 侧腕屈肘位，当阳溪与曲池连线的上 1/4 与下 3/4 的交点处取穴。

【主治】 ①经脉病：手臂麻木，肩膊酸痛，半身不遂。②肠病：腹痛，肠鸣。

【刺灸法】 直刺 0.5~1 寸，局部有酸胀感，向下放散至手；可灸。

【配伍应用】 ①配气冲、足三里、下巨虚，治胃中热。②配足三里、上巨虚，治便秘。③配天井、曲池、外关、支沟、合谷，治手臂麻木。

【文献摘要】

《针灸甲乙经》：小便黄，肠鸣相逐，上廉主之。

《针灸大成》：主小便难黄赤，肠鸣，胸痛，偏风半身不遂，骨髓冷，手足不仁，喘息，大肠气滞，脑风头痛。

### 手三里 Shǒusānlǐ（LI10）

【出处】《针灸甲乙经》：手三里，在曲池下二寸，按之肉起兑肉之端。

【别名】 三里（《备急千金要方》）。

【定位】 在前臂，肘横纹下 2 寸，阳溪与曲池连线上（图 3-15）。

【取法】 侧腕屈肘位，当阳溪与曲池连线的上 1/6 与下 5/6 的交点处取穴。

【主治】 ①肠病：腹痛，腹泻。②经脉病：肩臂麻痛，上肢不遂，肘挛不伸。③头面五官病：齿痛，颊肿。

【穴解】 手三里为手阳明大肠经穴，近于肘部合穴位置，“合治内腑”，主要用于大肠腑病和经脉病的治疗，如腹痛、腹泻、痹证、麻木、偏瘫等；手阳明经筋绕肩胛，夹脊，所以也可用于肩背痛的治疗。

【刺灸法】 直刺 0.8~1.2 寸，局部有酸胀沉重感，可向手背部扩散；可灸。

【配伍应用】 ①配温溜、曲池、中渚、丰隆，治喉痹不能言。②配臂臑、曲池、外关、合谷，治上肢不遂。③配中脘、足三里，治腹泻。

【文献摘要】

《针灸甲乙经》：肠腹时寒，腰痛不得卧，手三里主之。

《针灸大成》：主霍乱遗矢，失音，齿痛，颊颔肿，瘰疬，手臂不仁，肘挛不伸，中风口僻，手足不遂。

《席弘赋》：手足上下针三里，食癖气块凭此取。

《杂病穴法歌》：头风目眩项捩强，申脉、金门、手三里。

【现代研究】

（1）治疗肩周炎：多数肩周炎患者的患侧手三里处有明显的压痛，故在此针刺、艾灸、腧穴注射、腧穴点按等均有治疗作用。

（2）对消化系统的影响：在 X 线钡餐下观察，针刺手三里可使胃蠕动增强。

（3）镇痛作用：针刺手三里可使皮肤痛阈升高。通过动物实验和临床研究发现，尾核在针刺镇痛中有一定的作用。电针家兔的“手三里”、“合谷”、“足三里”、“臂臑”，能在尾核中记录出诱发电位，反应中心在尾状头部背侧，刺激尾核和电针腧穴，均可使痛阈增高，且在镇痛中有协同作用。

【注意事项】 本穴近于关节附近，禁用直接灸。

**曲池**　Qūchí（LI11）

【出处】《灵枢·本输》：大肠上合手阳明，出于商阳……入于曲池，在肘外辅骨陷者中，屈臂而得之，为合。

【别名】鬼臣（《备急千金要方》），阳泽（《千金翼方》）。

【类属】五输穴之合穴。

【定位】在肘区，尺泽与肱骨外上髁连线的中点处（图3-16）。

【取法】屈肘成直角，当尺泽与肱骨外上髁连线的中点处取穴。

【主治】①头面五官病：头痛，眩晕，咽喉肿痛，齿痛，目不明，目赤痛，耳鸣，耳聋。②大肠病：腹痛，泄泻，痢疾，便秘，肠痈。③皮肤病：瘾疹，荨麻疹，丹毒，疔疮，疥疮，皮肤干燥。④神志病：癫狂，瘛疭，善惊。⑤经脉病：上肢不遂，手臂肿痛，肩背疼痛，瘰疬。⑥其他病：发热，月经不调，感冒，消渴，水肿，疟疾，颈肿。

【穴解】阳明经多气多血，阳气隆盛，本穴为手阳明经合穴，行气活血、通调经络的作用较强，又本穴配五行属土，土乃火之子，泻之具有清热作用，所以本穴既可清本经之热，治疗头面五官病，清大肠腑热，治泄泻、痢疾、肠痈等，又可清全身之热而用于热病。阳明经多气多血，又与手太阴肺经相表里，故可调和气血、疏风解表，治疗风邪蕴于肌肤所引起的瘾疹等皮肤病。癫狂多由于心肝火盛，挟痰上攻所致，阳明经属燥金，金克木，本穴配五行属土，乃火之子，故调之可化痰浊之邪，泻之可去心肝之火，故有清心、抑肝、化痰的作用，可用于癫狂的治疗。本穴还有疏通经络、调和气血的作用，以治疗手臂肿痛、半身不遂等。

【刺灸法】直刺0.5~1寸，深刺可透少海，局部有酸胀感，或向上放散至肩部，或向下放散至手指。治肘部疼痛时，可用“合谷刺”、“齐刺”、三棱针点刺放血；可灸。

【配伍应用】①配支沟、足三里、三阴交，治月经不调。②配肩髃、合谷、手三里、中渚、阳谷，治上肢不遂。③配神门、鱼际，治呕血。④配少泽、合谷、太冲，治瘛疭、癫疾。⑤配血海、足三里，治皮肤病。⑥配人迎、内关、风池，治高血压。

【文献摘要】

《针灸甲乙经》：伤寒余热不尽，曲池主之。胸中满，耳前痛，齿痛，目赤痛，颈肿，寒热，渴饮辄汗出，不饮则皮干热，曲池主之。肩、肘中痛，难屈伸，手不可举，腕重急，曲池主之。目不明，腕急，身热，惊狂，躄痿痹，瘛疭，曲池主之。癫疾吐舌，曲池主之。

《针灸大成》：主绕踝风，手臂红肿，肘中痛，偏风半身不遂，恶风邪气，泣出喜忘，风瘾疹，喉痹不能言，胸中烦满，臂膊疼痛，筋缓捉物不得，挽弓不开，屈伸难，风痹，肘细无力，伤寒余热不尽，皮肤干燥，瘛疭癫疾，举体痛痒如虫啮，皮脱作疮，皮肤痂疥，妇人经脉不通。

《针经标幽赋》：肩井、曲池，甄权刺臂痛而复射。

【现代研究】

（1）降血压作用：针刺曲池后原发性高血压患者的收缩压及舒张压均有不同程度的降低，脑血流有不同程度的改善。其降压机制与脑内阿片受体部分介导及降心率效应有关。

（2）降血糖作用：以曲池、三阴交、阳陵泉三穴为主穴，结合分型配穴治疗糖尿病，2个月为一疗程。

（3）抗过敏作用：用胎盘组织液腧穴注射，或针刺曲池、血海、足三里等穴，可治疗荨麻疹。

（4）对血液循环系统有明显影响：针刺曲池可增强冠心病患者的心肌收缩力，使其心率减慢，对房性期前收缩、心房颤动有一定的治疗作用。

（5）对血氧饱和度有调整作用：动物实验表明，针刺组血氧饱和度比对照组（不针）提高6.31%。在开胸术中可以看到，手术中虽有开放性气胸存在，且肺脏萎缩，但动脉血氧分压仍升高，没有缺氧。

（6）针刺曲池、阳陵泉，观察急性中风患者的脑血流图，可见患者脑血流量增加，脑血管阻力降低，起针后脑血流量增加仍可维持35 min，脑血管阻力降低却不显著。这说明电针曲池、足三里能减小脑梗死面积，并对梗死边缘区神经细胞提供一定的保护作用。

（7）对血液的影响：观察脾切除术后血小板增多症患者，经针刺足三里、曲池等穴后，全部患者的血小板数目随针刺治疗而渐趋下降，直至恢复正常。针刺曲池对炎症灶白细胞的游出有一定抑制作用。

（8）对胃肠蠕动的影响：针刺曲池等穴，可见空肠、回肠的蠕动有即时性的改变，蠕动弱者增强，蠕动强者减弱。另外对阑尾炎患者针刺足三里、曲池，无论在X线下观察或直接手术观察，均可见阑尾蠕动明显加强，紧张度增加，或阑尾弧度变动、移位，呈卷曲摆动，或见分节气泡移动加快，内容物排出，有的阑尾血管收缩，原来充血者变为缺血状态。

（9）对神经体液调节功能的影响：针刺曲池可使多数正常人空腹血糖升高，说明肾上腺髓质分泌功能增强。对血糖的影响因手法不同而效果各异，如用烧山火手法可使血糖上升、用透天凉手法可使血糖下降。

（10）对体温的影响：电针家兔的“大椎”、“曲池”可使大部分发热家兔的体温降低，同时观察脑脊液中钙离子含量，发现电针后脑脊液中钙离子含量明显升高，血清钙离子也相应升高，这说明电针后脑脊液中钙离子含量升高是针刺降温的重要机制之一。

【按语】 本穴调和气血、通经活络的作用较强，故取本穴以治疗经脉病、皮肤病效果最好。另有，每日如按压曲池1~2 min，使酸胀感向下扩散，有预防高血压的作用。

【注意事项】 本穴禁用于脑血栓形成、伴有血压不稳定的患者。针刺时不可强刺激，以防脑出血。禁用直接灸。

### 肘髎 Zhǒuliáo（LI12）

【出处】《针灸甲乙经》：肘髎，在肘大骨外廉陷者中。

【别名】 肘尖（《外科枢要》）。

【定位】 在肘区，肱骨外上髁上缘，髁上嵴的前缘（图3-16）。

【取法】 屈肘，曲池直上1寸，当肱三头肌肌腱的外缘处取穴。

【主治】 经脉病：肘臂酸痛，麻木，挛急。

【刺灸法】 直刺0.5~0.8寸，局部有酸胀感，可向前臂放散；可灸。

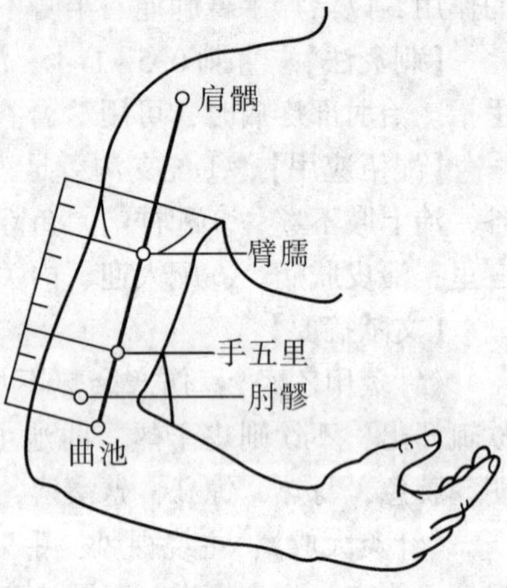

图3-16

【配伍应用】 ①配肩髃、腕骨，治臂膊红肿、肢节疼痛。②配曲池、手三里，治上肢不遂。③配养老、肩髃、合谷，治肩凝症。

【文献摘要】

《针灸甲乙经》：肩、肘节酸重，臂痛不可屈伸，肘髎主之。

《针灸大成》：主风劳嗜卧，肘节风痹，臂痛不举，屈伸挛急，麻木不仁。

### 手五里 Shǒuwǔlǐ（LI13）

【出处】《灵枢·本输》：阴尺动脉，在五里。《针灸甲乙经》：五里，在肘上三寸，行向里大脉中央。

【别名】 臂五里（《圣济总录》）。

【定位】 在臂部，肘横纹上3寸，曲池与肩髃连线上（图3-16）。

【取法】 屈肘，当曲池与肩髃连线上，腋前纹头水平下1/3处，肱三头肌肌腱的外缘取穴。

【主治】 ①经脉病：肘臂挛急，疼痛不举。②其他病：疟疾，惊恐，嗜卧，风湿肿胀，瘰疬。

【刺灸法】　避开动脉，直刺0.5~1寸，局部有酸胀感，向肘部或肩部放散；可灸。

【配伍应用】　①配太溪、大钟、照海、二间，治嗜卧。②配少海、曲池，治肘关节痛。③配曲池、通里、中渚，治手臂红肿疼痛。

【文献摘要】

《针灸甲乙经》：痃疟，心下胀满痛，上气，灸手五里，左取右，右取左。寒热颈疬适，欬，咳呼吸难，灸五里，左取右，右取左。嗜卧，四肢不欲动摇，身体黄，灸手五里，左取右，右取左。瞶目䀮䀮，少气，灸手五里，左取右，右取左。

《针灸大成》：主风劳，惊恐，吐血，咳嗽，肘臂痛，嗜卧，四肢不得动，心下胀满，上气，身黄，时有微热，瘰疬，目视䀮䀮，痃疟。

《百症赋》：（手）五里、臂臑，生疬疮而能治。

**臂臑　Bìnào（LI14）**

【出处】《针灸甲乙经》：臂臑，在肘上七分（寸），䐃肉端。

【别名】　头冲（《备急千金要方》），颈冲（《千金翼方》）。

【定位】　在臂部，曲池上7寸，三角肌前缘处（图3-16）。

【取法】　自然垂臂，在曲池与肩髃连线上，横平臑会，在臂外侧三角肌止点处取穴。

【主治】　①经脉病：颈项拘急，颈背肩臂痛，瘰疬。②目疾：目赤肿痛，迎风流泪。

【刺灸法】　直刺0.5~1寸，或向上斜刺1~1.5寸，透入三角肌中，局部有酸胀感，可向肩部传导；可灸。

【配伍应用】　①配臑俞、肩髃、肩贞，治肩臂不可举。②配合谷、光明、二间，治目疾。③配曲池、天宗、肩髃，治上肢不遂。

【文献摘要】

《针灸甲乙经》：寒热项疬，适肩臂痛不可举，臂臑主之。

《针灸大成》：主寒热，臂痛不得举，瘰疬，颈项拘急。

**肩髃　Jiānyú（LI15）**

【出处】《灵枢·经脉》：手阳明之别，名曰偏历。去腕三寸，别入太阴；其别者，上循臂，乘肩髃……

【别名】　髃骨（《素问·水热穴论》），中肩井（《备急千金要方》），扁骨（《外台秘要》），尚骨（《循经考穴编》）。

【类属】　手阳明、阳跷脉之会。

【定位】　在三角肌区，肩峰外侧缘前端与肱骨大结节两骨间凹陷中（图3-16）。

【取法】　上臂外展平举，肩关节部即可呈现出两个凹窝，前面一个凹窝中即为本穴；或垂肩，当锁骨肩峰端前缘直下约2寸，当骨缝间取穴。

【主治】　①经脉病：上肢不遂，肩痛不举。②其他病：风热，瘾疹，瘰疬。

【穴解】　本穴是手阳明经与阳跷脉之会，阳跷脉主司运动，阳明经筋结于肩部，本穴又位于肩部，故是治疗肩臂疼痛、手臂挛急不举、半身不遂的主穴。

【刺灸法】　抬臂，向极泉方向进针，深1.5~2寸；或向三角肌等方向分别透针，进针2~3寸，有酸胀感扩散至肩关节周围，或有麻电感向臂部放散；可灸。

【配伍应用】　①配曲池、外关、合谷、列缺，治半身不遂。②配条口透承山，治肩凝症。③配风门、中渚、大杼，治肩背红肿疼痛。④配曲池、天池、天井、三间，治瘰疬。⑤配悬钟、肩髎、肩贞，治肩周炎。

【文献摘要】

《针灸甲乙经》：肩中热，指、臂痛，肩髃主之。

《针灸大成》：主中风手足不遂，偏风，风痪，风痿，风病，半身不遂，热风，肩中热，头不可回顾，肩臂疼痛，臂无力，手不可向头，挛急，风热，瘾疹，颜色枯焦，劳气泄精，伤寒热不已，四肢热，诸瘿气。

《百症赋》：肩髃、阳溪，消瘾风之热极。

【现代研究】

（1）改善肢体血液循环：按揉肩髃能改善动脉弹性，增加肢体的血液循环，使血管的流通量增加、周围阻力减小。

（2）治疗肩周炎：电针刺激肩周炎模型家兔的“肩髃”，能降低血清中前列腺素 $E_2$（$PGE_2$）的含量，且效果较布洛芬好。病理观察结果显示，电针肩髃可抑制炎症反应过强，抑制组织变性，促进肩周组织趋向好转。

【按语】 本穴是治疗上肢不遂和肩关节疾病的首选穴。

【注意事项】 行针时禁忌活动肩部，否则易发生弯针，甚至折针的现象，故有“已针不可摇，恐伤针”之说。

**巨骨** Jùgǔ（LI16）

【出处】《素问·气府论》：巨骨穴各一。

【类属】 手阳明、阳跷脉之会。

【定位】 在肩胛区，锁骨肩峰端与肩胛冈之间凹陷处（图 3-17）。

【取法】 正坐垂肩，当锁骨肩峰端与肩胛冈之间的凹陷中取穴。

【主治】 ①经脉病：肩臂挛痛，半身不遂。②神志病：惊痫。③其他病：瘰疬，瘿气，瘾疹，吐血。

【刺灸法】 直刺或微斜向外下方刺 0.5~1 寸，肩关节周围有酸胀感；可灸。

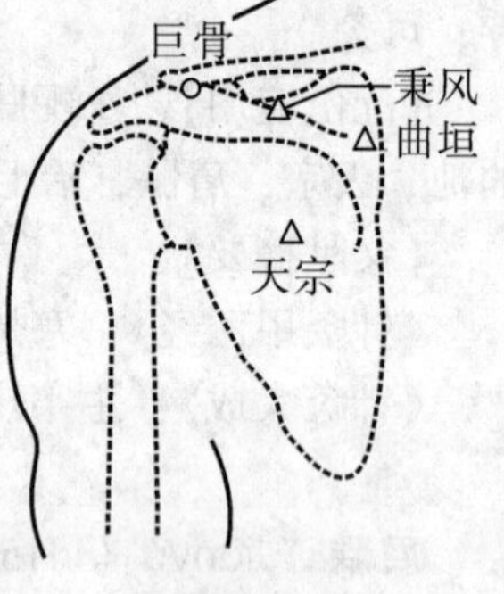

图 3-17

【配伍应用】 ①配前谷、合谷，治臂不举。②配风池、悬钟，治头项强痛。③配臂臑、肩井，治肩背疼痛。

【文献摘要】

《针灸甲乙经》：肩背髀不举，血瘀肩中，不能动摇，巨骨主之。

《针灸大成》：主惊痫，破心吐血，臂膊痛，胸中有瘀血，肩臂不得屈伸。

【注意事项】 不可深刺，以免造成气胸。

**天鼎** Tiāndǐng（LI17）

【出处】《针灸甲乙经》：天鼎，在颈缺盆上，直扶突，气舍后一寸五分。

【别名】 天顶（《针灸资生经》）。

【定位】 在颈部，横平环状软骨，胸锁乳突肌后缘（图 3-18）。

【取法】 正坐位，头微侧仰，喉结旁开 3 寸，约胸锁乳突肌的胸骨头与锁骨头之间的扶突直下 1 寸，横平水突，当胸锁乳突肌后缘处取穴。

【主治】 局部病：咽喉肿痛，暴喑，喉中痰鸣，瘿气，瘰疬。

【刺灸法】 直刺 0.5~0.8 寸，局部有酸胀感并向咽喉放散；可灸。

【配伍应用】 ①配曲池、膈俞，治喉痹。②配合谷、廉泉、太溪、天突，治咽喉肿痛。③配合谷、承浆、天容，治喑哑。

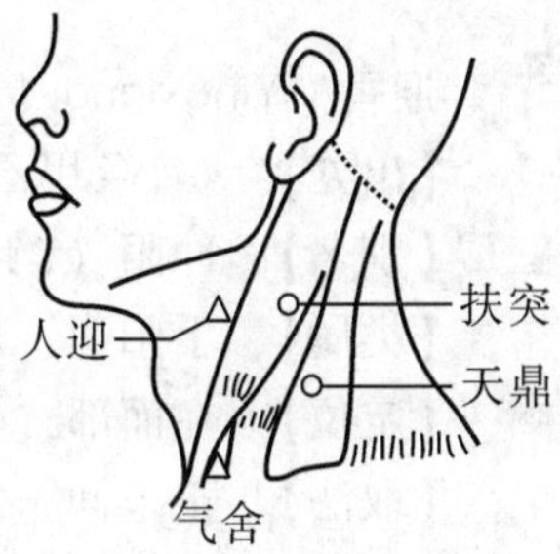

图 3-18

【文献摘要】

《针灸甲乙经》：暴喑气梗，喉痹咽痛，不得息，食饮不下，天鼎主之。

《针灸大成》：主暴喑气梗，喉痹嗌肿，不得息，饮食不下，喉中鸣。

《百症赋》：天鼎间使，失音嗫嚅而休迟。

**扶突　Fútū（LI18）**

【出处】《灵枢·本输》：二次脉，手阳明也，名曰扶突。

【别名】水穴（《外台秘要》）。

【定位】在胸锁乳突肌区，横平喉结，胸锁乳突肌前、后缘中间（图 3-18）。

【取法】正坐位，头微侧仰，先取甲状软骨与舌骨之间的廉泉，再从廉泉向外 3 寸，当胸锁乳突肌的胸骨头与锁骨头之间取穴。

【主治】①局部病：咽喉肿痛，瘿气，暴喑，舌根出血，瘰疬。②肺病：咳嗽，气喘，喉中痰鸣。

【刺灸法】直刺 0.5~0.8 寸，局部有酸胀感，可向咽喉部放散，出现发紧发胀之感；可灸。

【配伍应用】①配合谷、颊车、外关，治痄腮。②配天突、天溪，治咽喉病。③配天突、合谷，治咳喘。

【文献摘要】

《灵枢·寒热病》：暴喑气梗，取扶突与舌本出血。

《针灸甲乙经》：咳逆上气，咽喉鸣喝，喘息，扶突主之。

《针灸大成》：主咳嗽多唾，上气，咽引喘息，喉中如水鸡声，暴喑气梗。

【现代研究】

（1）增强大脑皮质的兴奋过程：以表面电极刺激尺神经诱发小鱼际肌电，观察针刺对脑血栓形成恢复期患者肌电幅度的影响。结果表明，针刺患者扶突、天柱，可使肌电幅度升高（$P\leqslant 0.05$），从针后 5 min 开始，持续 45 min。针刺双侧扶突可引起健康人脑电图的 α 波抑制、β 波增强，说明大脑皮质的兴奋过程增强。

（2）对甲状腺的影响：实验表明，针刺扶突可使正常人甲状腺对碘的摄取量提高。

（3）针刺扶突对甲状腺手术有良好的针刺麻醉效果，而且相当稳定。针刺扶突也可使胸内手术（肺、食管、纵隔）得到良好的针刺麻醉效果，对胸交感神经有一定作用（可能是外周阻滞作用），使胸腔区域内获得良好的镇痛作用，表明扶突的针刺麻醉效应具有相对特异性。

【注意事项】不可针刺过深，以免引起迷走神经反应。

**口禾髎　Kǒuhéliáo（LI19）**

【出处】《针灸甲乙经》：禾髎，在直鼻孔下，侠（挟）水沟旁五分。

【别名】和窌（《备急千金要方》），长频（《铜人腧穴针灸图经》），长颊（《针灸聚英》）。

【定位】在面部，横平人中沟上 1/3 与下 2/3 交点，鼻孔外缘直下（图 3-19）。

【取法】正坐仰靠或仰卧位，人中沟中线上、中 1/3 交点，再向鼻孔外缘直下取穴。

【主治】①五官病：鼻塞，鼻衄，口㖞，口噤。②神志病：尸厥。

【刺灸法】直刺或斜刺 0.3~0.5 寸，局部有胀痛感。本穴位于面部危险三角区，禁灸。

【配伍应用】①配地仓、颊车、上关、牵正、地仓、四白、阳白，治面神经麻痹。②配合谷、印堂、上星，治鼻塞、鼻衄。

【文献摘要】

《针灸甲乙经》：鼻窒，口僻，清涕出，不可止，鼽衄有痈，禾髎主之。

《针灸大成》：主尸厥及口不可开，鼻疮息肉，鼻塞不闻香臭，鼽衄不止。

迎香 Yíngxiāng (LI20)

【出处】《针灸甲乙经》：迎香，一名冲阳，在禾髎上鼻孔旁。

【别名】冲阳（《针灸甲乙经》）。

【类属】手阳明、足阳明之会。

【定位】在面部，鼻翼外缘中点旁，鼻唇沟中（图3-19）。

【取法】正坐仰靠位，于鼻唇沟与鼻翼外缘中点平齐处取穴。

【主治】①头面五官病：鼻塞，鼻衄，鼻息肉，口㖞，面痒，面肿，头痛。②其他病：胆道蛔虫病。

【穴解】肺开窍于鼻，职司嗅觉，本穴又位于鼻旁，刺之能宣利鼻窍，恢复嗅觉，迎香而入，治疗鼻病，故名迎香。本穴位于面部，又为手、足阳明经之交会穴（二经均分布于面部），所以是治疗面部疾病的主穴，诸如风袭经脉、经筋弛缓之口眼㖞斜，风袭肌肤的面痒症，风水相搏、流溢于肌肤的面肿，均可取本穴以散风通络、宣肺利水。本穴治疗胆道蛔虫病为经验之法。

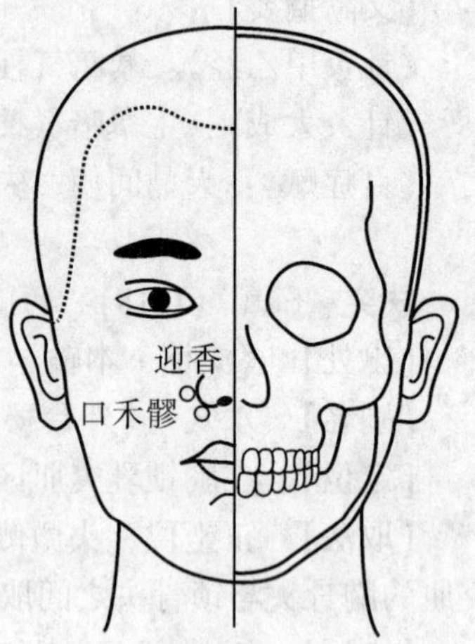

图3-19

【刺灸法】沿鼻唇沟向内上平刺0.5～1寸，透鼻通穴。治胆道蛔虫病时应向外上平刺1～1.5寸，透四白穴。局部有酸胀感，可扩散至鼻部，有时有眼泪流出。

【配伍应用】①配水沟、合谷，治鼻塞不闻香臭。②配水沟、胆囊、足三里、中脘透四白，治胆道蛔虫病。③配头临泣、太冲、合谷，治目赤肿痛。④配合谷、上星、印堂，治鼻塞、鼻衄。

【文献摘要】

《针灸甲乙经》：鼻鼽不利，窒洞气塞，㖞僻，多涕，鼽衄有痈，迎香主之。

《针灸大成》：主鼻塞不闻香臭，偏风，口㖞，面痒浮肿，风动面痒，状如虫行，唇肿痛，喘息不利，鼻㖞，多涕，鼽衄骨疮，鼻有息肉。

《百症赋》：面上虫行有验，迎香可取。

【现代研究】

（1）治疗慢性支气管炎：临床疗效统计表明，针刺迎香对慢性支气管炎临床有效率可达70%～90%，与中药组比较，无论近期疗效或远期疗效均较中药组优越。

（2）治疗鼻炎：针刺迎香能够恢复鼻腔黏膜纤毛清除功能，对慢性鼻炎等黏膜疾患具有治疗作用。

【按语】本穴主要是发挥局部的治疗作用，是治疗鼻病的要穴。

【注意事项】禁直接灸。

## 三、足阳明胃经

本经腧穴主要分布在头面部、颈部、胸部第2侧线（前正中线旁开4寸）、腹部第2侧线（前正中线旁开2寸）、下肢的前外侧面、足背、第2趾外侧。起穴为承泣，止穴为厉兑，左右各45穴（图3-20）。临床多用于治疗胃肠病、神志病、血病、咳喘、头面病、皮肤病、热病及经脉循行部位的病证。

承泣 Chéngqì (ST1)

【出处】《针灸甲乙经》：承泣，在目下七分，直目瞳子。

【别名】鼷穴、面窌（《针灸甲乙经》），目下（《素问·气府论》），谿穴（《外台秘要》）。

【类属】阳跷脉、任脉、足阳明之会。

【定位】在面部，眼球与眶下缘之间，瞳孔直下（图3-21）。

【取法】患者闭目，正坐或仰靠、仰卧位，医者押手轻轻向上固定眼球，于眶下缘和眼球之间

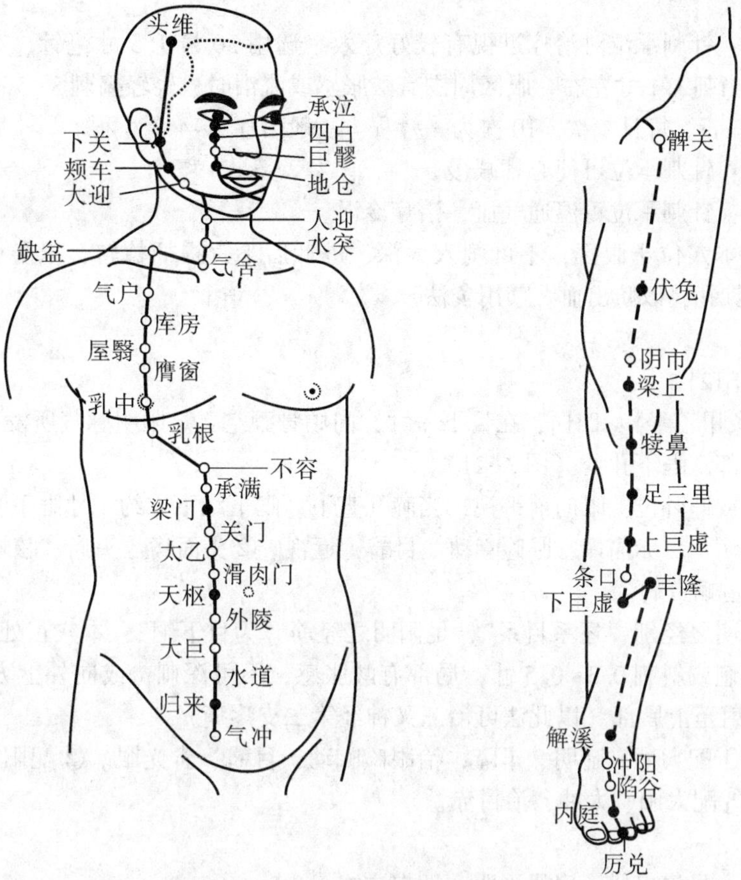


图3-20　足阳明胃经腧穴

取穴。

【主治】 头面五官病：眼睑瞤动，目赤肿痛，迎风流泪，雀目，近视，口、面肌痉挛。

【穴解】 任脉为阴脉之海，“上颐循面入目”，阳跷脉“交目内眦”，足阳明之经别“还系目系”，足阳明之经筋“为目下纲”，本穴于目下，为上述三经之交会穴，故善治目疾，亦可治口面病证。

【刺灸法】 以左手拇指向上轻推眼球固定，右手持针紧靠眶下缘缓慢直刺或平刺0.5~0.8寸，不宜提插捻转，透向目内眦，局部有酸胀感，可致流泪。

【配伍应用】 ①配风池、睛明，治目赤肿痛。②配合谷、攒竹，治口眼㖞斜。③配太冲、攒竹、鱼腰，治迎风流泪。

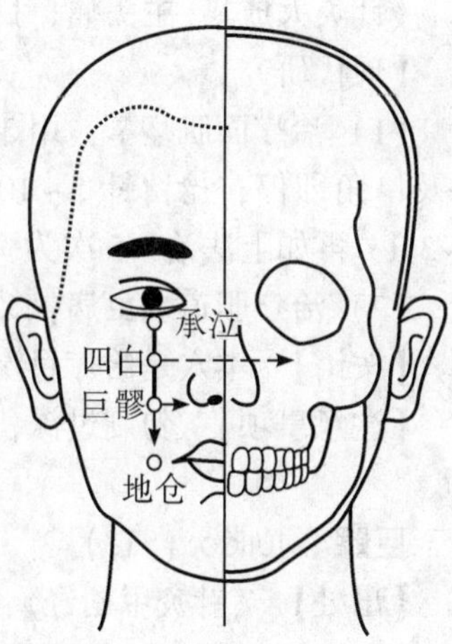


图3-21

【文献摘要】

《针灸甲乙经》：目不明，泪出，目眩瞀，瞳子痒，远视䀮䀮，昏夜无见，目瞤动与项口参相引，㖞僻口不能言，刺承泣。

《外台秘要》：禁不宜灸，无问多少，三日以后，眼下大如拳，息肉长桃许大，至三十日即定，百日都不见物，或如升大。

《铜人腧穴针灸图经》：禁不宜针，针之令人目乌色，可灸三壮，炷如大麦，忌如常法。

《针灸大成》：主目冷泪出，上观，瞳子痒，远视䀮䀮，昏夜无见，目瞤动与项口参相引，口眼㖞斜，口不能言，面叶叶牵动，眼赤痛，耳鸣耳聋。

《备急千金要方》：目瞤动，与项口参相引。

【现代研究】

（1）治疗近视：针刺承泣对治疗近视有较好疗效。选用30号1.5寸毫针，在承泣进针，以30°向睛明方向斜刺，当刺入1寸左右，眼区周围有酸胀感或流泪时，轻轻捣刺3~5次，留针10 min，出针后按压局部1~2 min。每日1次，10次为一疗程。一般治疗2~4个疗程。

（2）调整心率：针刺承泣可使心率减慢。

（3）治疗冷泪：针刺承泣可温通气血，治疗冷泪。

【注意事项】 本穴位于眼区，不可刺入太深，进针后不宜提插捻转，以防刺破血管引起血肿，出针时要迅速按压针孔，以防出血。禁用灸法。

**四白　Sìbái（ST2）**

【出处】《针灸甲乙经》：四白，在目下一寸，向頄骨颧空，足阳明脉气所发。

【定位】 在面部，眶下孔处（图3-21）。

【取法】 正坐或仰卧位，眼向前平视，当瞳孔直下，眶下缘下方约1寸眶下孔中取穴。

【主治】 ①眼病：目赤痛痒，眼睑瞤动，目翳，近视。②头面病：头痛，眩晕，面痛，口㖞，面风。③其他病：胆道蛔虫病。

【穴解】 足阳明之经别“还系目系”，足阳明之经筋“为目下纲”，本穴正处目下，故主治眼病。

【刺灸法】 直刺或斜刺0.3~0.5寸，局部有酸胀感，不可深刺；或向外上方斜刺0.5寸，入眶下孔可有触电感放射至上唇部（以此法可治三叉神经第二支疼痛）。

【配伍应用】 ①配太冲、睛明、丰隆，治眼睑瞤动、目翳、青光眼。②配阳白、瞳子髎、攒竹，治眼睑闭合不全。③配太阳、太冲，治目赤。

【文献摘要】

《针灸甲乙经》：目痛口僻，戾目不明，四白主之。

《铜人腧穴针灸图经》：可灸七壮，针入三分，凡用针稳当方得下针，若针深即令人目乌色。

《针灸大成》：主头痛，目眩，目赤痛，僻泪不明，目痒目肤翳，口㖞僻不能言。

【现代研究】

（1）治疗面肌痉挛：用30号1寸毫针直刺四白，边捻边进，深0.2~0.3寸，有麻电感放射至上唇及口角即停，捻留针5~10 min。出针后用特制揿针从原针孔刺入，用胶布固定5~6 d出针。隔2~3 d，再如上法治，5次为一疗程。

（2）治疗胆道蛔虫病：针刺四白透迎香，强刺激，留针30 min，行针1次，疗效明显。

【按语】 本穴是治疗目疾与三叉神经痛的主穴，亦为眼保健的常用腧穴。

【注意事项】 勿刺过深，因过深可刺入眼眶内损伤眼球。不宜用灸法。

**巨髎　Jùliáo（ST3）**

【出处】《针灸甲乙经》：巨髎，在挟鼻孔旁八分，直瞳子。

【类属】 手阳明、足阳明、阳跷脉之会。

【定位】 在面部，横平鼻翼下缘，瞳孔直下（图3-21）。

【取法】 正坐或仰卧位，眼向前平视，当瞳孔直下与鼻翼下缘相平齐处取穴。

【主治】 头面五官病：眼睑瞤动，鼻衄，面痛，口㖞。

【穴解】 阳跷脉“司目之开阖”，巨髎位于目下、鼻旁之面部，为足阳明、阳跷脉交会穴，故可治疗目、鼻、面部病证。

【刺灸法】 斜刺或平刺0.3~0.5寸，向颊车方向透刺可治疗面瘫；向同侧四白穴方向透刺可治疗面瘫、目翳、近视等，局部有酸胀感。

【配伍应用】 ①配地仓、颊车、合谷，治口㖞。②配合谷、下关、内庭，治疗牙痛、三叉神经痛。

【文献摘要】

《针灸甲乙经》：面目恶风寒，頔肿臃痛，招摇视瞻，瘛疭，口僻，巨髎主之。

《针灸大成》：主瘛疭，唇颊肿痛，口㖞僻，目障无见，远视䀮䀮，淫肤白膜，翳覆瞳子，面风，鼻頔肿臃痛，招摇视瞻，脚气膝肿。

《类经图翼》：瘛疭，唇颊肿痛，口㖞，目障，青盲无见，远视䀮䀮，面风鼻頔肿，脚气，膝胫肿痛。

《针灸资生经》：颊肿痛，巨髎、天窗。

【现代研究】 针刺麻醉效应：针刺巨髎对甲状腺手术有良好的针刺麻醉效应。以巨髎透眶下神经孔进行甲状腺针刺麻醉手术，其成功率为99%，优良率为92.5%，与应用合谷、扶突组，或合谷、内关组进行对照，效果明显提高。

【注意事项】 不宜灸。

**地仓** Dìcāng（ST4）

【出处】《针灸甲乙经》：地仓，一名会维，挟口旁四分，如近下是。

【别名】 会维（《针灸甲乙经》），胃维（《外台秘要》）。

【类属】 手阳明、足阳明、阳跷脉之会。

【定位】 在面部，口角旁开0.4寸（图3-21）。

【取法】 正坐或仰卧位，眼向前平视，当瞳孔垂线与口角平线之交点处取穴。

【主治】 头面五官病：眼睑瞤动，口㖞，流涎，面痛，齿痛，唇颊肿。

【穴解】 手、足阳明经脉循行分布于面部，夹口，阳跷脉也夹口，本穴又位于口旁，为手阳明、足阳明、阳跷脉之交会穴，故为治疗面、口疾病之主穴。

【刺灸法】 平刺或斜刺0.5~0.8寸。治疗面瘫可透刺颊车，治疗三叉神经痛可透刺迎香，局部有酸胀感，可扩散至半侧面部，有时出现口角牵掣感。

【配伍应用】 ①配颊车、合谷，治口㖞。②配颊车、内庭，治三叉神经痛。③配合谷，治流涎。

【文献摘要】

《针灸甲乙经》：足缓不收，痿不能行，不能言语，手足痿躄不能行，地仓主之。

《外台秘要》：主口缓不收，不能言语，手足痿躄不能行。

《针灸大成》：主偏风口㖞，目不得闭，脚肿，失音不语，饮水不收，水浆漏落，眼瞤动不止，瞳子痒，远视䀮䀮，昏夜无见。病左治右，病右治左，宜频针灸，以取尽风气。口眼㖞斜者，以正为度。

【现代研究】

（1）治疗周围性面瘫：针地仓透下关、四白透颊车，配双侧合谷和阳白透鱼腰，针刺得气，行提插捻转手法，新病行泻法，久病行补法，留针30 min，每日1次，7次为一疗程，疗效较好。

（2）治疗小儿单纯性流涎：针地仓透颊车，配合水沟、承浆等穴，留针30~40 min，每日1次，10次为一疗程，效果较好，总有效率可达93.8%。

【注意事项】 慎灸，禁直接灸。

**大迎** Dàyíng（ST5）

【出处】《灵枢·寒热病》：臂阳明，有入頄遍齿者，名曰大迎。下齿龋，取之臂。

【定位】 在面部，下颌角前方，咬肌附着部的前缘凹陷中，面动脉搏动处（图3-22）。

【取法】 正坐或仰卧位，闭口鼓腮，在下颌角前下1.3寸，下颌骨边缘即出现一沟形凹陷，当按之有动脉搏动处取穴。

【主治】 ①头面五官病：面肿，颊肿，唇吻瞤动，齿痛，口㖞，口噤，牙关脱臼。②其他病：瘰疠，颈痛。

【刺灸法】 避开动脉，斜刺或平刺 0.3~0.5 寸，局部有酸胀感；可灸。

【配伍应用】 ①配地仓、颊车，治口祸、齿痛、面肿。②配下关、合谷，治牙关紧闭。

【文献摘要】

《针灸甲乙经》：痉，口噤，大迎主之。寒热，颈瘰疬，大迎主之。癫疾互引口祸，喘悸者，大迎主之。厥，口僻，失欠，下牙痛，颊肿，恶寒，口不收，舌不能言，不得嚼，大迎主之。

《针灸大成》：主风痉，口噤不开，唇吻瞤动，颊肿牙痛，寒热颈痛瘰疬，口祸，齿龋痛，数欠气，恶寒，舌强不能言，风壅面浮肿，目痛不得闭。

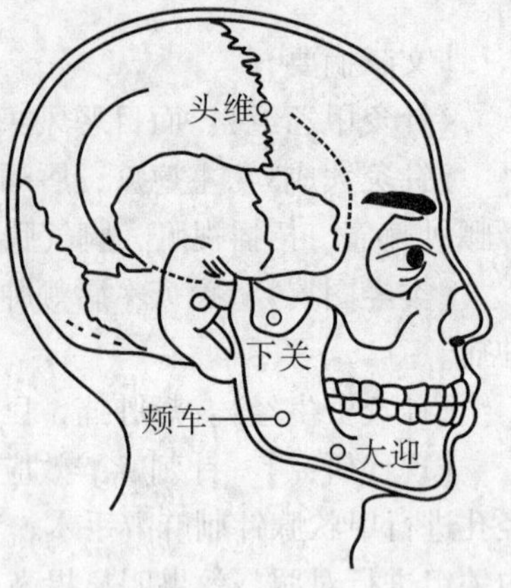

图 3-22

《外台秘要》：主寒热，颈瘰疬，癫疾，口祸，喘痉悸，口噤厥，口僻失欠，下牙痛，颊肿恶寒，口不收，舌不能言，不得嚼。

**颊车** Jiáchē（ST6）

【出处】《灵枢·经脉》：胃足阳明之脉……出大迎，循颊车，上耳前。

【别名】 曲牙（《素问·气穴论》），机关、鬼床（《千金翼方》）。

【定位】 在面部，下颌角前上方 1 横指（中指）（图 3-22）。

【取法】 沿下颌角角平分线上 1 横指，当闭口咬紧牙时咬肌隆起、放松时按之有凹陷处取穴。

【主治】 ①头面五官病：颊肿，齿痛，口祸，面肌痉挛，牙关紧闭，口噤不语。②其他：痄腮，口疮流涎。

【穴解】 足阳明胃经循面颊，入上齿，挟口，过上下关，足阳明经筋又布于面部。本穴为足阳明经穴，位于面部口旁，故不仅可以治疗牙痛、颊肿、牙关不利，而且还是治疗面瘫的主穴。

【刺灸法】 直刺 0.3~0.5 寸，或平刺 0.5~1 寸。可向地仓方向透刺以治疗面瘫；或采用针刺方向直指病所，治疗上、下牙痛，局部有酸胀感，并向周围扩散。可灸。

【配伍应用】 ①配地仓、合谷，治口祸、齿痛、颊肿。②配下关、合谷，治颞颌关节炎。③透刺地仓，治面瘫。

【文献摘要】

《针灸甲乙经》：颊肿，口急，颊车痛，不可以嚼，颊车主之。

《铜人腧穴针灸图经》：治牙关不开，口噤不语，失音，牙车疼痛，颔颊肿，颈强不得回顾。

《针灸大成》：主中风牙关不开，口噤不语，失音，牙车疼痛，颔颊肿，牙不可嚼物，颈强不得回顾，口眼祸。

《类经图翼》：颊车、地仓、水沟、承浆、听会、合谷，主口眼祸斜。

【现代研究】

（1）镇痛作用：电针颊车对三叉神经痛有明显的镇痛效应，实验表明，针刺对三叉神经脊束核痛敏细胞的诱发放电有明显抑制作用。

（2）治疗颞颌关节紊乱症：临床报道，以颊车、下关、合谷、内庭为主穴，配承浆、听会、翳风、太阳，采用透刺法有较好效果。

（3）对甲状腺功能影响：针刺颊车，组织学检查可见甲状腺功能低下，提示对甲状腺功能亢进患者有治疗效应。

（4）治疗齿痛：在颊车穴注射鱼腥草注射液，用注射针头向内前方刺入 0.5~1 寸，得气后提插 3~5 次，将鱼腥草注射液 2 mL 缓慢注入，总有效率为 100%。本法有抗菌、止痛、消肿作用。

【按语】 本穴具有祛风活络开关之功，对风中经络之口喎及齿痛、颊肿、口噤不开有较好疗效。治疗上、下牙痛时针尖应刺向上齿或下齿；治疗咬肌痉挛时针尖宜向上刺。

**下关** Xiàguān（ST7）

【出处】《灵枢·本输》：刺上关者，呿不能欠；刺下关者，欠不能呿。

【类属】 足阳明、足少阳之会。

【定位】 在面部，颧弓下缘中央与下颌切迹之间凹陷中（图 3-22）。

【取法】 正坐或侧伏位，闭口，于耳屏前约 1 横指处，当颧骨弓下的凹陷处取穴。此处合口有孔，张口即闭。

【主治】 头面五官病：耳聋，耳鸣，聤耳流脓，耳痛，齿痛，面痛，面瘫，口噤，牙关开合不利。

【穴解】 足阳明经入上齿中，下关位于上齿部，故是治疗上牙痛的主穴；足阳明经脉、经筋布于面部，故可治面瘫、口喎、面痛；足阳明经上行耳前，足少阳经入于耳中，出耳前，下关穴邻近耳部，又是足阳明、足少阳之会穴，故可治耳病。下关穴位于下颌关节处，乃下颌骨运动之机关，故亦可治口噤、牙关不利之症。

【刺灸法】 略向下直刺 0.5~1 寸，周围有酸胀或触电感放射至下颌；向后斜刺 1~1.5 寸，有酸胀感扩散至耳区；沿下颌骨外向上、下齿平刺 1~1.5 寸，有酸胀感扩散至上、下齿；可灸。

【配伍应用】 ①配听宫、翳风、合谷，治颞颌关节炎。②配颊车、合谷，治牙关紧闭。③配合谷、下关，治上牙痛和三叉神经痛。④配耳门、听宫、听会，治耳聋。

【文献摘要】

《针灸甲乙经》：失欠，下齿龋，下牙痛，䪼肿，下关主之。

《备急千金要方》：下关、大迎、翳风主口失欠，下牙齿痛。

《铜人腧穴针灸图经》：疗聤耳有脓汁出，偏风，口目喎，牙车脱臼。

《类经图翼》：主治偏风，口眼喎斜，耳鸣耳聋，痛痒出脓，失欠，牙关脱臼。

【现代研究】

（1）治疗三叉神经痛：用 30 号 2.5 寸毫针针刺下关，进针后针尖以 80°向后下方，朝对侧乳突方向深刺 2 寸左右，用紧提慢按手法，不捻转，使针感向下颌方向或四周扩散，留针 30~60 min，每 10~15 min 用提插手法行针一次，出针前再用提插手法行针 30 s，每日 1 次，10 次为一疗程，每疗程间隔 1 周。

（2）治疗颞颌关节炎：据报道，下关配合谷，针后加灸，每次灸 30 min，每日 1 次，有较好疗效。

（3）治疗牙痛：患者侧卧位，对下关常规消毒，用 1.5~2 寸毫针快速刺入表皮，得气后留针 20~30 min，留针期间可提插捻转。

【按语】 本穴功同颊车，但治疗耳疾及颞颌关节疾病优于颊车穴。

【注意事项】 不能深刺，以免刺伤脑膜中动脉，引起出血。

**头维** Tóuwéi（ST8）

【出处】《针灸甲乙经》：头维，在额角发际挟本神两旁各一寸五分。

【别名】 颡大（《灵枢·根结》马莳注）。

【类属】 足阳明、足少阳、阳维脉之会。

【定位】 在头部，额角发际直上 0.5 寸，头正中线旁开 4.5 寸（图 3-22）。

【取法】 正坐或仰卧位，在额角发际直上 0.5 寸处取穴。

【主治】 ①头病：头痛，眩晕。②眼病：目痛，迎风流泪，眼睑瞤动，眼喎斜。

【穴解】 足阳明经别系目系，足少阳经起于目外眦，本穴邻近眼部，又为足阳明、少阳之交会穴，故可用于眼病的治疗。足阳明之脉循发际、至额颅，足少阳经上抵头角、下耳后，阳维脉循额角、维络诸阳经而通于督脉，本穴位于额角，为上述三经之交会穴，故可治头痛、眩晕。

【刺灸法】 向下或向后平刺0.5~0.8寸，局部有胀痛感，可向周围扩散。

【配伍应用】 ①配风池、率谷、合谷，治偏头痛、眼痛。②配天柱、攒竹，治头昏目眩。③配阳白、丝竹空、合谷，治面瘫。

【文献摘要】

《针灸甲乙经》：寒热，头痛如破，目痛如脱，喘逆，烦满，呕吐，流汗难言，头维主之。

《备急千金要方》：头维、大陵主头痛如破目痛如脱。

《玉龙歌》：眉间疼痛苦难当，攒竹沿皮刺不妨，若是眼昏皆可治，更针头维即安康。

《医宗金鉴》：头维、攒竹二穴主治头风疼痛如破，目痛如脱，泪出不明。

【现代研究】

（1）治疗脱发：据报道，取头维配百会、风池、通天、阿是穴，腧穴注射三磷腺苷，每日1次，10次为一疗程，可治疗脱发。

（2）治疗眩晕：据报道，针刺头维，配印堂、太阳点刺放血，治疗眩晕有良好疗效，随眩晕消失患者的收缩压也有所下降。

（3）治疗带状疱疹后遗症：疱疹愈后，遗留左侧前额及头顶前部针刺样疼痛，可取头维、神庭为主穴，头临泣、百会、合谷为配穴，针刺后留针30 min，间歇性行针2次，每日1次，10次为一疗程。

（4）对消化系统的影响：针刺头维能改善胃肠消化功能，对胃及十二指肠溃疡患者，针刺头维对胃电的抑制效应为36.7%。

（5）对白细胞的影响：针刺头维可使白细胞明显上升，中性粒细胞比例也相应上升，对脾功能亢进而白细胞减少的患者有同样效果。

【按语】 本穴不仅是治疗偏正头痛的主穴，而且对颜面神经麻痹所致的额纹消失、上眼睑无力疗效明显。

### 人迎 Rényíng（ST9）

【出处】《素问·气府论》：足阳明脉气所发者，六十八穴……人迎各一。

【别名】 天五会（《针灸甲乙经》），五会（《铜人针灸经》）。

【类属】 足阳明、足少阳、阳维脉之会。

【定位】 在颈部，横平喉结，胸锁乳突肌前缘，颈总动脉搏动处（图3-23）。

【取法】 正坐仰靠位，当喉结旁开1.5寸胸锁乳突肌前缘，动脉后取穴。

【主治】 ①头面五官病：头痛，眩晕，咽喉肿痛。②颈部病：瘰疬，瘿气。③其他病：胸闷气喘。

【刺灸法】 避开动脉直刺0.2~0.4寸，局部有酸胀感，可向肩部放散。

【配伍应用】 ①配曲池、太冲，治高血压。②配天突、膻中，治喘逆。③配内关、太渊，治心悸。

【文献摘要】

《灵枢·寒热病》：阳迎头痛，胸满不得息，取之人迎。

《针灸甲乙经》：阳逆霍乱，刺人迎。胸满呼吸喝，穷诎窘不得息，刺入人迎，入四分，不幸杀人。

《备急千金要方》：凡霍乱，头痛，胸满呼吸喘鸣，穷窘不得息，人迎主之。

《铜人腧穴针灸图经》：治吐逆霍乱，胸满喘呼不得息，项气闷肿，食不下。

【现代研究】

（1）降压作用：针刺人迎对血压的影响十分显著，无论对甲状腺功能亢进引起的高血压或实验性高血压（如夹闭麻醉家兔一侧颈动脉，使血压反向性增高）都有明显降压效果，尤其对收缩压最明显。

（2）治疗急慢性咽喉炎：于人迎穴注射清开灵注射液或维生素 $B_{12}$ 注射液等药物，隔日1次，5~10次为一疗程，总有效率为90%以上。

（3）治疗中风恢复期吞咽困难：选取双侧人迎，配合双侧颊车、廉泉，人迎直刺1寸，平补平泻，留针20 min，每日1次，共治疗30 d，总有效率达90.47%。

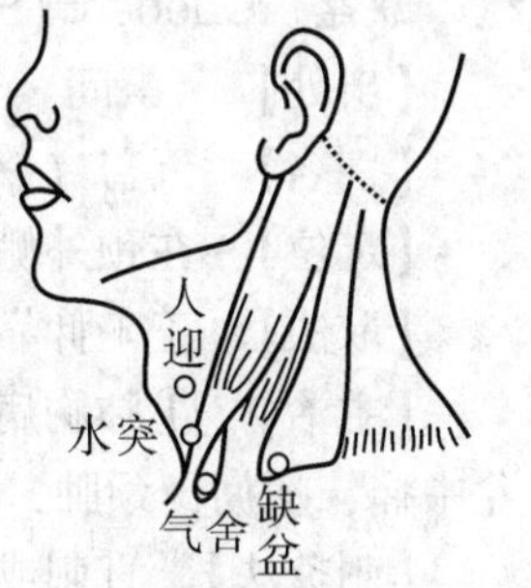

图3-23

【注意事项】 针刺不可过深，禁不可灸。

**水突** Shuǐtū（ST10）

【出处】《针灸甲乙经》：水突，一名水门，在颈大筋前，直人迎下，气舍上。

【别名】 水门（《针灸甲乙经》）。

【定位】 在颈部，横平环状软骨，胸锁乳突肌前缘（图3-23）。

【取法】 正坐仰靠位，人迎直下，胸锁乳突肌前缘，在人迎与气舍两穴连线之中点处取穴。

【主治】 ①颈部病：瘿瘤，瘰疬。②咽喉病：咽喉肿痛。③肺病：咳嗽，气喘。

【穴解】 足阳明经脉循喉咙，络脉“合诸经之气，下络喉嗌”，本穴位于颈前喉结旁，故常用于治疗瘿瘤、瘰疬、咳喘等。

【刺灸法】 直刺0.3~0.5寸，局部有酸胀感，治瘿瘤向内下斜刺1~1.5寸，局部有酸胀沉重感；可灸。

【配伍应用】 ①配气舍、天突，治咽喉肿痛、气喘。②配风门、百会、气户，治咳嗽。

【文献摘要】

《针灸甲乙经》：咳逆上气，咽喉痈肿，呼吸短气，喘息不通，水突主之。

《备急千金要方》：主喉咽肿。

《针灸大成》：主咳逆上气，咽喉壅肿，呼吸短气，喘息不得卧。

【注意事项】 不宜深刺，以免伤及颈总动脉和颈外动脉分支。

**气舍** Qìshè（ST11）

【出处】《针灸甲乙经》：气舍，在颈直人迎下，挟天突陷者中。

【定位】 在胸锁乳突肌区，锁骨上小窝，锁骨胸骨端上缘，胸锁乳突肌胸骨头与锁骨头中间的凹陷中（图3-23）。

【取法】 正坐仰靠位，在人迎直下锁骨内侧端上缘，距天突约1.5寸处取穴；或在人迎直下，锁骨的上缘外取穴。

【主治】 ①颈部病：瘿瘤，瘰疬，颈项强直。②咽喉病：咽喉肿痛。③肺病：咳嗽，气喘。④胃病：呃逆，食难下咽。

【刺灸法】 直刺0.3~0.5寸，局部有酸胀感；可灸。

【配伍应用】 ①配扶突、人迎，治瘿瘤。②配中府、膻中，治咳喘。③配魄户，治咳逆上气。

【文献摘要】

《针灸甲乙经》：肩肿不得顾，气舍主之。瘤瘿，气舍主之。

《外台秘要》：主咳逆上气，瘤瘿气，咽肿，肩肿不得顾，喉痹。

缺盆　Quēpén（ST12）

【出处】《素问·气府论》：缺盆各一。

【别名】 天盖（《针灸甲乙经》）。

【定位】 在颈外侧区，锁骨上大窝，锁骨上缘凹陷中，前正中线旁开4寸（图3-24）。

【取法】 正坐仰靠位，当锁骨上窝之中点，胸锁乳突肌锁骨头的外侧凹陷中取穴。

【主治】 ①肺胸病：咳嗽，气喘，胸中热，胸满。②经脉病：上肢麻痹或挛急。③其他病：缺盆中痛，瘰疬，颈肿，咽喉肿痛。

【刺灸法】 直刺或斜刺0.3~0.5寸，局部有胀痛感，可向上臂放散；可灸。

【配伍应用】 ①配膻中、巨阙，治咳嗽。②配天突、中府，治缺盆中痛。③配水突、气舍，治咽肿。

【文献摘要】

《灵枢·五邪》：邪在肺，则病皮肤痛，寒热，上气喘，汗出，欬动肩背。取之膺中外腧，背三节五脏之旁，以手疾按之，快然，乃刺之。取之缺盆中以越之。

《针灸甲乙经》：肩痛引项，寒热，缺盆主之。寒热沥适，胸中满，有大气，缺盆中满痛者死，外溃不死，肩引项不举，缺盆中痛，汗不出，喉痹，咳嗽血，缺盆主之。腰痛不可俯仰，先取缺盆，后取尾骶，刺入三分，留七呼，灸三壮，刺太深，令人逆息。

《针灸大成》：主息奔，胸满喘急，水肿，瘰疬，喉痹，汗出，寒热，缺盆中肿，外溃则生。胸中热满，伤寒胸热不已。

《素问·水热穴论》：大杼、膺俞、缺盆、背俞，此八者，以泻胸中热也。

【注意事项】 本穴不可深刺，以免发生气胸。孕妇禁针。

气户　Qìhù（ST13）

【出处】《针灸甲乙经》：气户，在巨骨下，俞府两旁各二寸陷者中。

【定位】 在胸部，锁骨下缘，前正中线旁开4寸（图3-24）。

【取法】 仰卧位，当乳头直上与锁骨交点下缘处取穴。

【主治】 ①肺胸病：咳嗽，气喘，胸痛，胸胁胀满。②颈部病：瘿瘤，瘰疬。③胃病：呃逆。

【刺灸法】 斜刺或平刺0.5~0.8寸，局部有酸胀感；可灸。

【配伍应用】 ①配云门、天府，治喘逆。②配人迎、扶突，治瘰疬。③配华盖，治胁肋疼痛。

【文献摘要】

《针灸甲乙经》：胸胁支满，喘满上气，呼吸肩息，不知食味，气户主之。

《备急千金要方》：气户、云门、天府、神门主喘逆上气，呼吸肩息，不知食味。

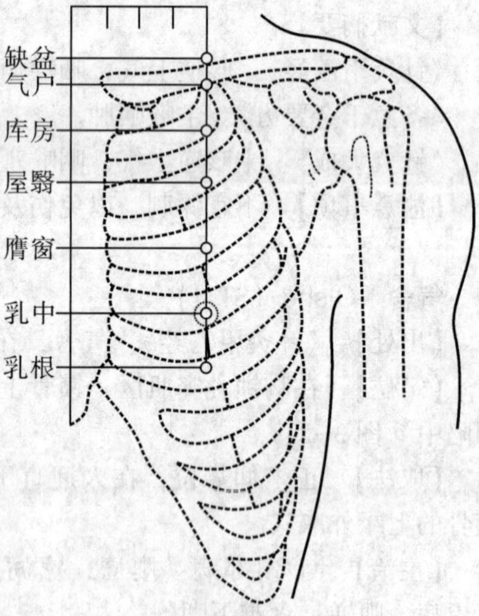

图3-24

《针灸大成》：主咳逆上气，胸背痛，咳不得息，不知味，胸胁支满，喘急。主息奔，胸满，喘急。

库房　Kùfáng（ST14）

【出处】《针灸甲乙经》：库房，在气户下一寸六分陷者中。

【定位】 在胸部，第1肋间隙，前正中线旁开4寸（图3-24）。
【取法】 仰卧位，当乳头直上，第1肋间隙处取穴。
【主治】 肺胸病：咳嗽，气喘，胸胁胀满，咳唾脓血。
【刺灸法】 斜刺或平刺0.5~0.8寸，局部有酸胀感；可灸。
【配伍应用】 ①配肺俞、尺泽、孔最，治咳嗽、咯血。②配内关、阳陵泉，治胸胁胀满。
【文献摘要】
《针灸甲乙经》：胸胁支满，咳逆上气，呼吸多喘，浊沫脓血，库房主之。
《备急千金要方》：库房、中府、周荣、尺泽主咳逆上气，呼吸多唾，浊沫脓血。

**屋翳**　Wūyì（ST15）
【出处】《针灸甲乙经》：屋翳，在库房下一寸六分陷者中。
【定位】 在胸部，第2肋间隙，前正中线旁开4寸（图3-24）。
【取法】 仰卧位，当乳头直上，第2肋间隙处取穴。先于胸骨角水平确定第2肋，其下为第2肋间隙；男性可以乳头定第4肋间隙，再向上2肋为第2肋间隙。
【主治】 ①肺胸病：咳嗽，气喘，胸胁胀满。②乳房病：乳痈，乳癖。
【刺灸法】 斜刺或平刺0.5~0.8寸，局部有酸胀感；可灸。
【配伍应用】 ①配肺俞、尺泽、膻中，治咳嗽气喘。②配膻中、乳根、肩井，治乳腺增生。
【文献摘要】
《针灸甲乙经》：身肿，皮肤不可近衣，淫泺苛获，久则不仁，屋翳主之。
《备急千金要方》：主身肿，皮痛不可近衣。
《针灸大成》：主咳逆上气，唾血多浊沫脓血，痰饮，身体肿，皮肤痛不可近衣，淫泺，瘛疭不仁。
【现代研究】
(1) 治疗乳腺增生：据报道，针刺屋翳对乳腺增生有显著治疗作用。不仅对小叶增生有疗效，而且也能促进囊性增生样改变恢复正常。
(2) 提高免疫功能：通过细胞免疫功能实验观察，针刺屋翳可增强T淋巴细胞活性，促进活性E玫瑰花结形成及正常淋巴细胞转化为淋巴母细胞，具有提高免疫功能的作用。

**膺窗**　Yīngchuāng（ST16）
【出处】《针灸甲乙经》：膺窗，在屋翳下一寸六分陷者中。
【定位】 在胸部，第3肋间隙，前正中线旁开4寸（图3-24）。
【取法】 仰卧位，当乳头直上，第3肋间隙处取穴。
【主治】 ①肺胸病：咳嗽，气喘，气短，胸胁胀满。②乳房病：乳痈，乳癖。
【刺灸法】 斜刺或平刺0.5~0.8寸，局部有酸胀感；可灸。
【配伍应用】 ①配乳根、曲池、内关，治乳腺炎。②配中府、膻中，治咳嗽、气喘。
【文献摘要】
《针灸甲乙经》：寒热，短气，卧不安，膺窗主之。
《针灸大成》：主胸满，短气，卧不安，唇肿，乳痈寒热，肠鸣注泄。

**乳中**　Rǔzhōng（ST17）
【出处】《针灸甲乙经》：乳中，禁不可刺灸。
【别名】 乳头（《圣济总录》），乳首（《普济方》）。
【定位】 在胸部，乳头中央（图3-24）。

【取法】 仰卧位，当乳头正中取穴。

【刺灸法】 不针不灸，只作为胸腹部取穴的定位标志。

【文献摘要】

《针灸甲乙经》：禁不可灸刺，灸刺之，不幸生蚀疮，疮中有脓血清汁者可治，疮中有息肉若蚀疮者死。

《备急千金要方》：乳中，禁不灸刺。

乳根 Rǔgēn（ST18）

【出处】《针灸甲乙经》：乳根，在乳下一寸六分陷者中。

【别名】 薜息（《备急千金要方》）。

【定位】 在胸部，第5肋间隙，前正中线旁开4寸（图3-24）。

【取法】 仰卧位，男性在乳头下1肋，即乳中线与第5肋间隙的相交处取穴；女性在乳房根部弧线中点处取穴。

【主治】 ①肺胸病：咳嗽，气喘，胸闷，胸痛。②乳房病：乳汁少，乳痈，乳癖。

【穴解】 本穴位于胸部足阳明经上，阳明经乃多气多血之经，本穴位于乳房根部，故可治疗乳房病。又因本穴内对应于肺脏，又可治疗胸肺病。

【刺灸法】 斜刺或平刺0.5~0.8寸，局部有酸胀感，可扩散至乳房；可灸。

【配伍应用】 ①配少泽、足三里，治产后乳汁不足。②配膻中、少泽，治乳房肿痛。③配膻中、内关，治心前区疼痛。

【文献摘要】

《针灸甲乙经》：胸乳下满痛，膺肿，乳根主之。乳痈，凄索寒热，痛不可按，乳根主之。

《针灸大成》：主胸下满闷，胸痛膈气，不下食，噎病，臂肿痛，乳痛，乳痈，凄惨寒痛，不可按仰，咳逆，霍乱转筋，四厥。

《医宗金鉴》：主治胸前肿，乳痈，小儿龟胸等证。

《席弘赋》：但向乳根二肋间，又治妇人生产难。

【现代研究】 治疗乳腺增生：根据报道，选乳根配合屋翳、天宗、肩井等穴，呈25°向外斜刺1.5寸，留针30 min，每日1次，10次为一疗程，总有效率为97.32%。

【按语】 本穴有理气活血、通经下乳之功，是治疗乳房疾患及心前区疼痛的主穴。

【注意事项】 本穴不能直刺或针刺过深，以免导致气胸。禁直接灸。

不容 Bùróng（ST19）

【出处】《针灸甲乙经》：不容，在幽门旁各一寸五分，去任脉二寸。

【定位】 在上腹部，脐中上6寸，前正中线旁开2寸（图3-25）。

【取法】 仰卧位，当胸剑联合至脐中连线的上1/4与下3/4交点处，旁开中线2寸处取穴。

【主治】 ①心病：心痛，引胸背痛。②肺病：咳嗽，气喘。

【刺灸法】 直刺0.5~0.8寸，局部有酸胀感；可灸。对于某些肋弓角较狭小的人，此穴下可能正当肋骨，可采用斜刺的方法。

【配伍应用】 ①配中脘、公孙，治胃炎、胃溃疡。②配足三里、内关、公孙、中脘，治胃痛、腹胀。

【文献摘要】

《针灸甲乙经》：呕血，肩息，胁下痛，口干，心痛与背相引不可咳，咳则肾痛，不容主之。

《金针秘传》：治腹满痃癖，不嗜食，腹虚鸣，呕吐，胸背相引痛，喘咳口干，痰癖，胁下痛，疝瘕。

**承满**　Chéngmǎn（ST20）

【出处】《针灸甲乙经》：承满，在不容下一寸，足阳明脉气所发。

【定位】　在上腹部，脐中上 5 寸，前正中线旁开 2 寸（图 3-25）。

【取法】　仰卧位，当胸剑联合至脐中连线的中点上 1 寸，旁开中线 2 寸处取穴；或在天枢上 5 寸、不容下 1 寸处取穴。

【主治】　①胃肠病：呕吐，胃痛，食欲不振，腹胀，吐血。②其他病：痰饮，身肿。

【刺灸法】　直刺 0.8~1 寸，上腹部沉重发胀；可灸。

【配伍应用】　①配中脘、内关，治胃痛、呕吐。②配足三里、脾俞，治食欲不振。

【文献摘要】

《针灸甲乙经》：肠鸣相逐，不可倾侧，承满主之。

《针灸大成》：主肠鸣腹胀，上气，喘逆，食欲不下，肩息，唾血。

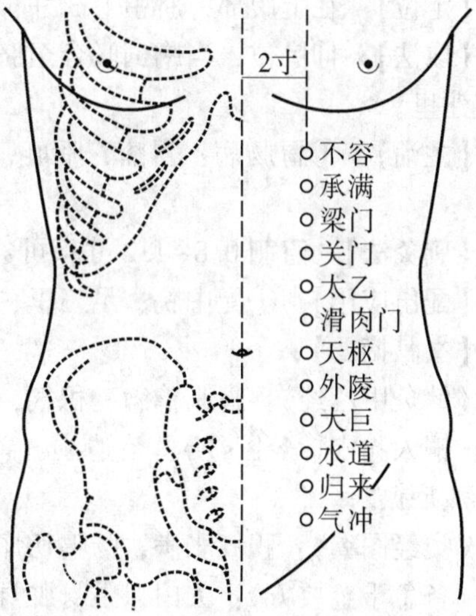


图 3-25

**梁门**　Liángmén（ST21）

【出处】《针灸甲乙经》：梁门，在承满下一寸，足阳明脉气所发。

【定位】　在上腹部，脐中上 4 寸，前正中线旁开 2 寸（图 3-25）。

【取法】　仰卧位，当胸剑联合至脐中连线的中点，旁开中线 2 寸处取穴；或天枢上 4 寸，承满下 1 寸处取穴。

【主治】　脾胃病：胃痛，呕吐，食欲不振，腹胀，泄泻。

【穴解】　本穴既属于足阳明胃经穴，又位于胃脘部，故可治疗胃痛、呕吐、食欲不振，腹胀、泄泻等。

【刺灸法】　直刺 0.8~1.2 寸，局部有酸胀感，或可伴胃部沉重感；可灸。

【配伍应用】　①配中脘、足三里、内关、公孙，治胃溃疡。②配内关、梁丘，治消化不良。③配胃俞、脾俞、肾俞、上巨虚，治便溏。

【文献摘要】

《针灸甲乙经》：腹中积气结痛，梁门主之。

《针灸大成》：治胁下积气，食饮不思，大肠滑泄，完谷不化。

《备急千金要方》：梁门，主胸下积气。

【现代研究】

（1）治疗胃溃疡：电针梁门可以保护胃黏膜，促进胃黏膜的修复，促进溃疡面的愈合，增强肌体免疫力。

（2）对胃电的影响：针刺梁门对复合性胃炎、萎缩性胃炎、胃溃疡的体表胃电均有不同程度的良性调节作用。也有报道显示，针刺梁门对胃及十二指肠溃疡患者的胃电幅值有抑制效应。

【按语】　本穴为治疗胃病的常用主穴，对食积腹胀有明显治疗作用。

【注意事项】　过饱时不能深刺，以免导致胃穿孔、腹膜炎。

**关门 Guānmén（ST22）**

【出处】《针灸甲乙经》：关门，在梁门下一寸，太乙上。

【定位】 在上腹部，脐中上 3 寸，前正中线旁开 2 寸（图 3-25）。

【取法】 仰卧位，当胸剑联合至脐中连线的中点下 1 寸，旁开中线 2 寸处取穴，横平内侧的石关、建里。

【主治】 ①胃肠病：胃痛，呕吐，食欲不振，腹胀，腹痛，肠鸣，泄泻。②其他病：水肿，遗尿。

【刺灸法】 直刺 0.8~1.2 寸；可灸。

【配伍应用】 ①配中脘、足三里、上巨虚，治腹胀。②配中脘、足三里、内关，治消化不良。

【文献摘要】

《针灸甲乙经》：腹胀善满，积气，关门主之。身肿，关门主之。

《铜人腧穴针灸图经》：治遗溺，善满，积气，肠鸣，卒痛，泄利，不欲食，腹中气游走，挟脐急，痎疟振寒。

《类经图翼》：积气胀满，肠鸣切痛，泄利，不食，走气挟脐急痛，痎疟振寒，遗溺。

《备急千金要方》：关门，主身肿身重。

**太乙 Tàiyǐ（ST23）**

【出处】《针灸甲乙经》：太乙，在关门下一寸，足阳明脉气所发。

【定位】 在上腹部，脐中上 2 寸，前正中线旁开 2 寸（图 3-25）。

【取法】 仰卧位，当胸剑联合至脐中连线的下 1/4 与上 3/4 交点处，旁开中线 2 寸处取穴，横平内侧的商曲、下脘。

【主治】 ①胃肠病：胃痛，消化不良，腹胀，肠鸣，泄泻。②神志病：心烦不宁，吐舌，癫狂。

【刺灸法】 直刺 0.8~1.2 寸，局部有酸胀沉重感；可灸。

【配伍应用】 ①配足三里、脾俞，治消化不良。②配梁门、中脘，治胃痛。

【文献摘要】

《针灸甲乙经》：狂癫疾，吐舌，太乙及滑肉门主之。

《铜人腧穴针灸图经》：治癫疾狂走，心烦，吐舌。

《备急千金要方》：飞扬、太乙、滑肉门，主癫疾狂吐舌。

**滑肉门 Huáròumén（ST24）**

【出处】《针灸甲乙经》：滑肉门，在太乙下一寸，足阳明脉气所发。

【定位】 在上腹部，脐中上 1 寸，前正中线旁开 2 寸（图 3-25）。

【取法】 仰卧位，当脐中上 1 寸，旁开前正中线 2 寸处取穴。

【主治】 ①胃肠病：胃痛，呕吐，腹胀，腹痛，泄泻，腹水。②神志病：癫狂，痫证，心烦，吐舌，重舌。

【刺灸法】 直刺 0.8~1.2 寸，局部有酸胀感，并向下放散；可灸。

【配伍应用】 ①配中脘、足三里，治胃痛。②配天枢、下巨虚，治泻痢。

【文献摘要】

《铜人腧穴针灸图经》：治癫疾，呕逆，吐舌。

《针灸大成》：主癫狂，呕逆，吐舌，舌强。

《外台秘要》：主狂癫疾，吐舌。

《类经图翼》：癫狂，呕逆，吐血，重舌舌强。

**天枢　Tiānshū（ST25）**

【出处】《素问·六微旨大论》：天枢之上，天气主之；天枢之下，地气主之；气交之分，人气从之，万物由之。

【别名】 长溪、谷门（《针灸甲乙经》），循际、长谷、大肠募（《备急千金要方》）。

【类属】 大肠腑之募穴。

【定位】 在腹部，横平脐中，前正中线旁开2寸（图3-25）。

【取法】 仰卧位，当脐中旁开2寸处取穴。

【主治】 ①肠病：腹胀，便秘，肠鸣，泄泻，痢疾，肠痈。②妇产科病：月经不调，过时不止，崩漏，痛经，经闭，赤白带下，产后腹痛。③其他病：水肿，淋浊，脐疝，黄疸，腰痛。

【穴解】 足阳明经脉属胃络脾，胃为六腑之长，正如《灵枢·本输》所说“大肠、小肠，皆属于胃”。本穴位近胃肠，乃大肠的募穴，是大肠经气汇集之处，故可调理胃肠，善治大肠腑证。女子以血为用，脾胃为气血化生之源，关系着妇女经血之亏盈；阳明经又为多气多血之经，血赖气以行，气滞则血瘀；冲脉起于胞宫，出气街，并足阳明经而循腹上行，为血海。胞宫血虚者，可补天枢以益生化之源；胞宫瘀血者，可泻天枢以行气活血化瘀。

【刺灸法】 直刺1~1.5寸，局部有酸胀感，可扩散至同侧腹部；针尖略向上斜刺，针感可沿足阳明胃经逐渐上行至不容；针尖略向下斜刺，针感可沿足阳明胃经逐渐下行至归来。可灸。

【配伍应用】 ①配足三里、内关，治消化不良、腹泻。②配上巨虚、曲池，治细菌性痢疾（简称菌痢）。③配上巨虚、阑尾，治急性阑尾炎。④配足三里、大肠俞，治肠麻痹、便秘。⑤配中脘、气海、足三里，治急慢性肠炎。⑥配中极、三阴交、太冲，治月经不调和痛经。

【文献摘要】

《针灸甲乙经》：腹胀肠鸣，气上冲胸，不能久立，腹中痛濯濯。冬日重感于寒则泄，当脐而痛，肠胃间游气切痛，食不化，不嗜食，身肿，挟脐急，天枢主之。疟，振寒，热甚狂言，天枢主之。脐疝，绕脐而痛，时上冲心，天枢主之。气疝哕呕，面肿，奔豚，天枢主之。大肠胀者，天枢主之。阴疝，气疝，天枢主之。女子胞中痛，月水不依时休止，天枢主之。

《备急千金要方》：小便不利，大便注泄，灸天枢百壮。主疟振寒，热盛狂言。

《针灸大成》：主奔豚，泄泻，胀疝，赤白痢，水痢不止，食不下，水肿腹胀肠鸣，上气冲胸，不能久立，久积冷气，绕脐切痛，时上冲心，烦满呕吐，霍乱，冬月感寒泄利，疟寒热狂言，伤寒饮水过多，腹胀气喘，妇人女子癥瘕，血结成块，漏下赤白，月事不时。

【现代研究】

（1）调整肠道功能：电针急性痢疾患者的天枢，在针后3 min内即有肠鸣音的显著变化，15~30 min后肠鸣音明显降低，停针后又恢复到针前水平。这与临床报道针刺天枢对急慢性肠炎、菌痢泄泻、便秘等疾病均有减轻症状、加快康复的治疗作用相吻合，说明针刺天枢对肠功能有一定调整作用。

（2）治疗月经过多：取双侧天枢，用30号1.5寸毫针，针尖略向外侧刺，留针40 min，行补法，于经前5 d开始至经期结束为一疗程。

（3）提高免疫功能：如在实验性动物菌痢发病后，针刺“天枢”、“内关”、“足三里”等，结果发现实验动物机体中抗体产生速度较对照组提前4 d，其凝集效价较对照组提高2倍，其抗体维持时间也较久。对正常人进行实验，针刺足三里、天枢，发现针后其补体效价较针前有所提高。在菌痢患者身上，针刺上巨虚、天枢，针后血清补体结合含量均有不同程度的增高。针刺对特异性免疫也有影响，对急性菌痢患者，针刺气海、天枢等穴，免疫球蛋白G（IgG）、免疫球蛋白A（IgA）、免疫球蛋白M（IgM）均有不同程度的升高。针刺3 d，增高极显著。IgA于针后12 d仍较针前高43%；但IgM于针后5~7 d开始下降，其出现早、消失快，参与早期杀菌作用。

（4）治疗泌尿系结石：以针刺天枢为主穴，配合肾俞、三焦俞等穴，排石率达到50%。

(5) 治疗习惯性便秘：患者取仰卧位，两腿屈膝，医者以强手法顺时针按揉患者天枢，先右后左，按揉 5 min 后，即有微微腹痛，多于次日排便。每晚 1 次，连续 7 d，即可形成良好的排便习惯。

【按语】 本穴是治疗肠道疾病的常用穴之一，也是治疗妇科病证的重要穴。

【注意事项】 孕妇不可灸。

### 外陵 Wàilíng（ST26）

【出处】《针灸甲乙经》：外陵，在天枢下、大巨上，足阳明脉气所发。

【定位】 在下腹部，脐中下 1 寸，前正中线旁开 2 寸（图 3-25）。

【取法】 仰卧位，当脐下 1 寸，中线旁开 2 寸处取穴。该穴横平内侧的中注、阴交。

【主治】 ①肠病：腹痛，腹胀。②妇科病：痛经。③其他病：疝气。

【刺灸法】 直刺 1~1.5 寸，局部有酸胀感，针感向下放散；可灸。

【配伍应用】 ①配曲池、上巨虚、阑尾，治急性阑尾炎。②配太冲、三阴交，治疝气。

【文献摘要】

《针灸甲乙经》：腹中尽痛，外陵主之。

《铜人腧穴针灸图经》：治腹中痛，心如悬，引脐腹痛。

《针灸大成》：主腹痛，心下如悬，下引脐痛。

### 大巨 Dàjù（ST27）

【出处】《针灸甲乙经》：大巨，一名腋门，在长溪下二寸，足阳明脉气所发。

【别名】 腋门（《针灸甲乙经》），液门（《医心方》），掖门（《外台秘要》）。

【定位】 在下腹部，脐中下 2 寸，前正中线旁开 2 寸（图 3-25）。

【取法】 仰卧位，脐中至耻骨联合上缘连线的上 2/5 与下 3/5 交点，中线旁开 2 寸处取穴。

【主治】 ①男性病：遗精，早泄，阳痿。②前阴病：小便不利。③其他病：小腹胀满，疝气。

【刺灸法】 直刺 1~1.5 寸，局部有酸胀感，向下放散；可灸。

【配伍应用】 ①配天枢、足三里，治肠梗阻。②配中极、膀胱俞，治膀胱炎、尿潴留。③配天枢、三阴交，治腹痛。④配关元、急脉，治遗精、早泄。

【文献摘要】

《外台秘要》：主腹满痛，善烦，㿗疝，偏枯，四肢不用，善惊。

《针灸大成》：主小腹胀满，烦渴，小便难，㿉疝，偏枯，四肢不收，惊悸不眠卧。

《类经图翼》：烦渴，惊悸不眠。

《备急千金要方》：主疝偏枯。阴交、气海、大巨主惊不得卧。

### 水道 Shuǐdào（ST28）

【出处】《针灸甲乙经》：水道，在大巨下三寸，足阳明脉气所发。

【定位】 在下腹部，脐中下 3 寸，前正中线旁开 2 寸（图 3-25）。

【取法】 仰卧位，在脐中至耻骨联合上缘连线的上 3/5 与下 2/5 交点，中线旁开 2 寸处取穴。

【主治】 ①前阴病：小便不利。②妇科病：痛经，不孕。③其他病：小腹胀满，水肿，疝气。

【刺灸法】 直刺 1~1.5 寸，局部有酸胀感，向阴部放散；可灸。

【配伍应用】 ①配中极、三阴交，治癃闭。②配水分、阴陵泉，治全身水肿。

【文献摘要】

《针灸甲乙经》：三焦约，大小便不通，水道主之。小腹胀满，痛引阴中，月水至则腰脊痛，胞中瘕，子门有寒，引髌髀，水道主之。

《备急千金要方》：三焦、膀胱、肾中热气，灸水道随年壮。少腹胀满，痛引阴中，月水至则腰脊痛，胞中瘕，子门寒，大小便不通，刺水道入二寸半，灸五壮。

**归来**　Guīlái（ST29）

【出处】《针灸甲乙经》：归来，一名溪穴，在水道下二寸。

【别名】溪穴（《针灸甲乙经》）。

【定位】在下腹部，脐中下 4 寸，前正中线旁开 2 寸（图 3-25）。

【取法】仰卧位，当脐中至耻骨联合上缘连线的上 1 寸、中线旁开 2 寸处取穴。

【主治】①妇科病：痛经，月经不调，闭经，带下。②其他病：少腹疼痛，疝气，茎中痛。

【穴解】阳明经为多气多血之经，冲脉为人身之血海，起于胞宫，出于气街，并足阳明经上行。归来属足阳明经穴，邻近胞宫，故善治妇科诸疾。因其可调气血以通经闭，提胞宫以复原位，故有归来之称。足阳明经筋聚于阴器，上腹而布，归来又位于小腹部，故可用于小腹疼痛、疝气等症的治疗。

【刺灸法】直刺 1~1.5 寸，或针尖略向耻骨联合处斜刺 1.5~2 寸，下腹有酸胀感，少数向小腹及外生殖器放散；可灸。

【配伍应用】①配太冲，治疝气偏坠。②配关元、三阴交，治月经不调、不孕症。

【文献摘要】

《针灸甲乙经》：奔豚，卵上入，痛引茎，归来主之。女子阴中寒，归来主之。

《针灸大成》：主小腹奔豚，卵上入腹，引茎中痛，七疝，妇人血脏积冷。

《胜玉歌》：小肠气痛归来治。

《备急千金要方》：妇人阴冷肿痛，灸归来三十壮。

【现代研究】

（1）治疗尿潴留：以归来、委阳为主穴，关元、气海、三阴交、足三里为配穴治疗尿潴留，疗效较好。针刺得气后，有尿意者留针 5 min，对尿潴留时间较长者，可加艾灸神阙（隔盐、葱白）。

（2）治疗慢性附件炎：取归来、足三里、关元，针刺前排空膀胱，针刺得气后，将 2~3 cm 长的艾条套在针柄上点燃，燃尽出针。每日 1 次，10 次为一疗程。治疗慢性附件炎疗效较好。

（3）促性腺功能：针刺归来、中极、血海等穴，可使继发性闭经患者出现激素撤退性出血现象。针刺家兔上述"腧穴"，通过组织学观察，发现卵巢中间质细胞增生与肥大，卵泡腔扩大，周围多层颗粒细胞增殖，其中有新鲜黄体生成现象，说明针刺"归来"有促进性腺功能的作用。

【按语】本穴位居于脐下近于女子子宫处，故为治疗妇科月经不调的常用穴。

【注意事项】孕妇禁针。

**气冲**　Qìchōng（ST30）

【出处】《灵枢·经脉》：胃足阳明之脉……下挟脐，入气街中。《针灸甲乙经》：气冲，在归来下，鼠鼷上一寸，动脉应手。

【别名】气街（《灵枢·经脉》）。

【定位】在腹股沟区，耻骨联合上缘，前正中线旁开 2 寸，动脉搏动处（图 3-25）。

【取法】仰卧位，当耻骨联合上缘中点、中线旁开 2 寸处，动脉搏动处取穴。

【主治】①妇科及男科病：月经不调，不孕，阳痿，阴茎中痛，阴肿，睾丸痛。②其他病：腹痛，疝气。

【刺灸法】直刺 0.5~1 寸，局部重胀，针刺不宜过深；或向外阴方向斜刺 1~2 寸，局部有酸胀感并向生殖器扩散；不宜灸。

【配伍应用】①配曲泉、太冲，治疝气。②配三阴交、关元，治妇科病证。

【文献摘要】

《灵枢·杂病》：腹痛，刺脐左右动脉，已刺按之，立已；不已，刺气街，已刺按之，立已。

《针灸甲乙经》：腰痛控睾，小腹及股，卒俯不得仰，刺气街。脱肛，下利气街主之。妇人无子及少腹痛，刺气冲主之。

《备急千金要方》：主腹中满热，淋闭不得尿。

**髀关　Bìguān（ST31）**

【出处】《灵枢·经脉》：胃足阳明之脉……以下髀关。

【定位】 在股前区，股直肌近端、缝匠肌与阔筋膜张肌三条肌肉之间凹陷中（图3-26）。

【取法】 仰卧位，于髂前上棘至髌骨底外缘连线与臀横纹延伸线之交点处取穴；或屈髋时，平会阴，当缝匠肌外侧凹陷处取穴。

【主治】 ①经脉病：小腹痛，下肢麻木，痿痹，腰膝冷痛。②其他病：腹痛。

【刺灸法】 直刺1~2寸，局部有酸胀感，可向下传导至膝部；可灸。

【配伍应用】 ①配环跳、伏兔、足三里，治下肢痿痹。②配风市、伏兔，治股外侧皮神经炎。

【文献摘要】

《针灸甲乙经》：膝寒痹不仁，不可屈伸，髀关主之。

《针灸大成》：主腰痛，足麻木，膝寒不仁，痿痹，股内筋络急，不屈伸，小腹引喉痛。

《备急千金要方》：主膝寒不仁，痿痹不得屈伸。

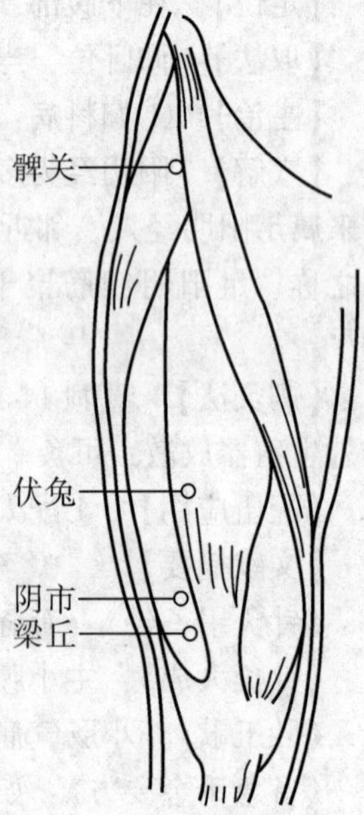

图3-26

**伏兔　Fútù（ST32）**

【出处】《灵枢·经脉》：胃足阳明之脉……以下髀关，抵伏兔。

【别名】 外丘（《东医宝鉴》），外勾（《针灸资生经》）。

【定位】 在股前区，髌底上6寸，髂前上棘与髌底外侧端的连线上（图3-27）。

【取法】 正坐屈膝或仰卧位，医者以手掌后第1腕横纹置于膝盖上缘压于大腿上，当中指尖处取穴。

【主治】 ①经脉病：下肢麻痹，腰痛膝冷，脚气。②其他病：疝气。

【穴解】 足阳明之脉“以下髀关，抵伏兔”，足阳明经筋“其直者，上循伏兔，上结于髀，聚于阴器”，本穴为足阳明经之穴，位处大腿之处，故主治以上病症。

【刺灸法】 直刺1~2寸，局部有酸胀感，可传至膝部；可灸。

【配伍应用】 ①配髀关、犊鼻，治腿膝疼痛。②配梁丘、阳陵泉、昆仑，治腿膝屈伸不利。

【文献摘要】

《备急千金要方》：狂邪鬼语，灸伏兔百壮。

《铜人腧穴针灸图经》：治风劳气逆，膝冷不得温。

《针灸甲乙经》：寒疝下至腹腠，膝腰痛如清水，大腹诸疝，按之至膝上，伏兔主之。

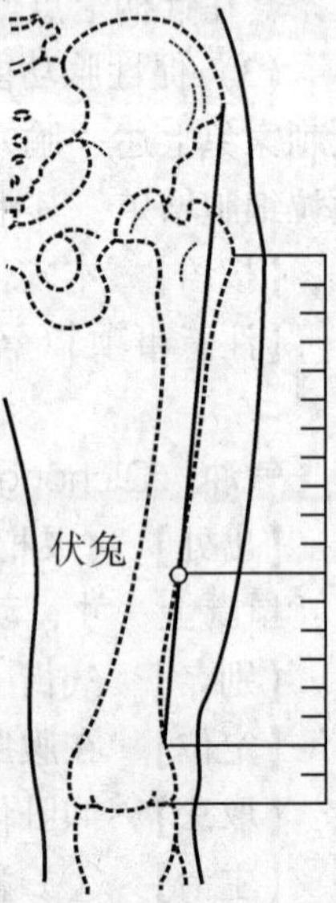

图3-27

《针灸大成》：主膝冷不得温，风劳痹逆，狂邪，手挛缩，身瘾疹，腹胀，少气，头重，脚气，妇人下部诸疾。

【现代研究】 对 $Ca^{2+}$浓度的影响：针刺“伏兔”、“梁丘”等穴，对家兔超负荷运动骨骼肌细胞内 $Ca^{2+}$浓度有一定影响，针刺二穴首先可以恢复肌膜的正常结构，从而调节 $Ca^{2+}$代谢，迅速降低骨骼肌细胞内 $Ca^{2+}$浓度，解除线粒体钙超载所致的细胞功能受阻，恢复肌细胞的正常结构与生理活动。

【注意事项】 不能刺激过强，以免损伤肌肉、筋膜。

**阴市** Yīnshì（ST33）

【出处】《针灸甲乙经》：阴市，一名阴鼎，在膝上三寸，伏兔下，若拜而取之。

【别名】 阴鼎（《针灸甲乙经》）。

【定位】 在股前区，髌底上 3 寸，股直肌肌腱外侧缘（图 3-26）。

【取法】 正坐屈膝或仰卧，当膝盖外上缘直上 4 横指（一夫法）处取穴；或于伏兔与髌底外侧端连线中点处取穴。

【主治】 ①经脉病：腿膝痿痹，屈伸不利，脚气。②肠病：腹胀，腹痛。

【刺灸法】 直刺 1～1.5 寸，局部有酸胀感，可扩散至膝关节周围；可灸。

【配伍应用】 ①配阳陵泉、犊鼻、足三里，治膝腿冷痛、无力。②配环跳、阳陵泉、足三里、悬钟，治下肢不遂。

【文献摘要】

《针灸甲乙经》：寒疝痛，腹胀满，痿厥，少气，阴市主之。

《备急千金要方》：主腹中满，痿厥，少气。

《玉龙歌》：膝腿无力身立难，原因风湿致伤残，倘知二市穴能灸，步履悠然渐自安。

《灵光赋》：两足拘挛觅阴市。

**梁丘** Liángqiū（ST34）

【出处】《针灸甲乙经》：梁丘，足阳明郄，在膝上二寸。

【别名】 跨骨（《中华针灸学》）。

【类属】 足阳明经之郄穴。

【定位】 在股前区，髌底上 2 寸，股外侧肌与股直肌肌腱之间（图 3-28）。

【取法】 正坐屈膝或仰卧位，在膝盖外上缘直上 2 寸处取穴；或令大腿肌肉绷紧，显现股直肌肌腱与股外侧肌，于两肌之间，阴市下 1 寸处取穴。

【主治】 ①胃病：急性胃痛，腹泻。②经脉病：乳痈，下肢不遂，膝肿痛，不可屈伸，冷痹不仁。

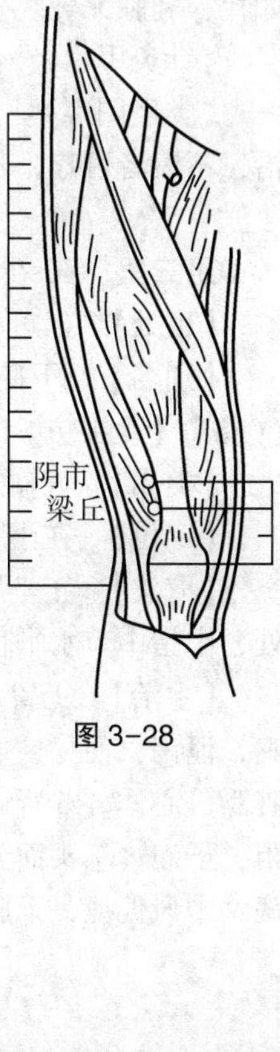

图 3-28

【穴解】 本穴是足阳明胃经之郄穴，是本经气血深聚的部位，善治急性胃痛。足阳明经筋结于膝，膝关节为下肢运动之枢纽，故本穴可治膝痛和下肢不遂；乳痈多由胃经积热，郁于乳房所致，阳明经脉经过乳房，郄穴又为经脉气血深聚之部位，故本穴有通经止痛之功，并能降胃火、散结滞，而善治乳痈。

【刺灸法】 直刺 1～1.5 寸，局部有酸胀感，扩散至膝关节；可灸。

【配伍应用】 ①配中脘、内关、足三里，治急性胃痛。②配犊鼻、阳陵泉、膝阳关，治膝关节痛。③配中脘、内关、公孙，治胃溃疡。

【文献摘要】

《针灸甲乙经》：大惊，乳痛，梁丘主之。胫苕苕痹，膝不能屈伸，不可以行，梁丘主之。

《针灸大成》：主膝脚腰痛，冷痹不仁，跪难屈伸，足寒，大惊，乳肿痛。

《太平圣惠方》：冷痹膝痛。

【现代研究】

（1）治疗急性胃痛：有报道以梁丘为主穴，病邪犯胃加内关、公孙，肝气郁结加太冲，胃热盛加内庭，治疗急性胃痛。对急性胃脘痛患者针刺梁丘观察胃电图的表现，发现针刺梁丘后，可使治疗前较低的胃电波波幅升高（$P<0.01$），甚至有恢复到正常胃电波的趋向。针刺梁丘对胃酸分泌有抑制作用。

（2）治疗急性腹泻：取左侧梁丘，将艾绒做成麦粒大小的艾炷，直接置于腧穴上，每壮灸至患者感觉发热时拿掉，每次7~9壮，每日1次，可治疗急性腹泻。

【按语】 “阴经郄穴多治血，阳经郄穴多治痛”，所以临床多用本穴治疗因胃肠功能障碍而导致的疼痛性疾病。本穴与足三里都是治疗胃病的常用穴，但本穴擅长治疗胃酸过多，足三里却长于治疗胃酸缺乏。

【注意事项】 不能刺激过强，以免损伤肌肉、筋膜。

**犊鼻** Dúbí（ST35）

【出处】《素问·气穴论》：脏俞五十穴，腑俞七十二穴……犊鼻二穴。

【别名】 外膝眼（《备急千金要方》）。

【定位】 在膝前区，髌韧带外侧凹陷中（图3-29）。

【取法】 正坐屈膝或仰卧位，在髌骨下方，髌韧带外侧凹陷中取穴。

【主治】 经脉病：膝髌肿痛不仁，屈伸不利，下肢麻痹，脚气。

【刺灸法】 稍向髌韧带方向斜刺0.5~1.2寸，膝关节酸胀沉重；可灸。

【配伍应用】 ①配鹤顶、梁丘、血海、阴陵泉、阳陵泉，治疗膝关节炎。②灸膝关、足三里、阳陵泉、犊鼻，治膝以下病。

【文献摘要】

《素问·刺禁》：刺膝髌，出液，为跛。

《灵枢·杂病》：膝中痛，取犊鼻，以员（圆）利针，发而间之。针大如牦，利膝无疑。

《针灸甲乙经》：犊鼻肿，可刺，其上坚勿攻，攻之者死。

《类经图翼》：主治膝痛不仁，难跪起，脚气，若膝髌痈肿，溃者不可治，不溃者可疗，若犊鼻坚硬，勿便攻之，先用洗熨，而后微刺之，愈。

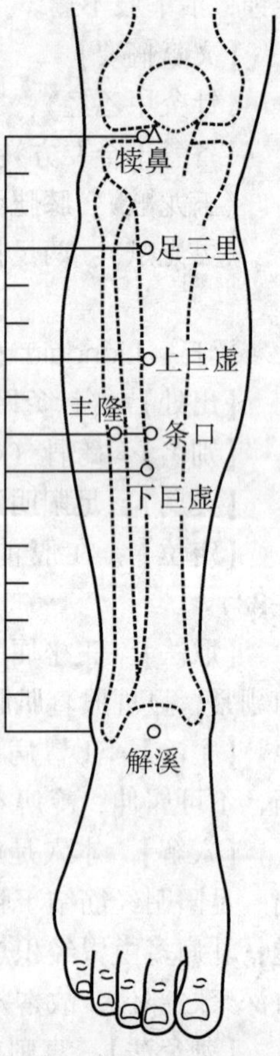

图3-29

**足三里** Zúsānlǐ（ST36）

【出处】《素问·针解》：所谓三里者，下膝三寸也。

【别名】 下陵（《灵枢·本输》），三里（《素问·针解》），鬼邪（《备急千金要方》），下三里（《针灸集成》）。

【类属】 五输穴之合穴，胃腑之下合穴。

【定位】 在小腿外侧，犊鼻下3寸，犊鼻与解溪连线上（图3-29）。

【取法】 正坐屈膝或仰卧位，以本人手四指相并，示指上缘置于犊鼻处，中指中节水平直下4横指（一夫法）处取穴。

【主治】 ①胃病：胃脘痛，胃中寒，呕吐，呃逆，消化不良，疳疾。②肠病：腹胀，腹痛，肠鸣，泄泻，便秘，痢疾，肠痈。③肺病：咳嗽，气喘，痰多，气短。④神志病：失眠，癫狂，妄笑，脏躁，心悸。⑤肾病：遗尿，小便不利，水肿。⑥妇产科病：产后血晕，产后腹痛，带下，妊娠恶阻，子痫。⑦头面五官病：头晕，目不明，耳聋，耳鸣，口㖞。⑧皮肤病：疔疖，荨麻疹。⑨经脉病：中风偏瘫，下肢痿痹，膝胫酸痛，脚气，乳痈。⑩其他病：脏气虚惫，虚劳羸瘦，小腹坚，黄疸，小肠疝气，少腹肿痛，噎膈。

【穴解】 足阳明经属胃络脾，本穴乃本经合穴，又是胃腑下合穴，可健脾和胃、运化水湿，主治脾胃病和水湿为患，故有“肚腹三里留”之说。脾胃为气血生化之源，阳明经多气多血，故本穴可补益气血，治疗气血亏虚引起的各种虚证。脾为生痰之源，肺为贮痰之器，足阳明经合穴配五行属土，补之可培土生金、健脾益肺、化痰止咳，治疗虚证咳喘。“治痿独取阳明”，本穴又是治疗下肢痿痹之主穴。脾胃为后天之本，后天强健，气血旺盛，阴阳调和，本穴可强身健体、预防疾病。

【刺灸法】 直刺1~2寸，局部有酸胀感；针尖略向下斜刺，其针感可沿足阳明胃经下行至足踝、足跗和足趾；针尖略向上斜刺，部分针感可沿足阳明胃经逐渐循股上行至股部和腹部；可灸，强壮保健常用温和灸或化脓灸。

【配伍应用】 ①配百会、中脘，治气虚下陷。②配中脘、阳陵泉，治胃痛。③配内关、中脘，治反胃呕吐。④配天枢、气海，治慢性腹泻。⑤配风池，治头昏。⑥配天枢，治泄泻。⑦配环跳、风市，治下肢麻木。⑧配关元，施以化脓灸、隔物灸、药物天灸等至皮肤红晕，有增强体质的作用。

【文献摘要】

《灵枢·邪气脏腑病形》：胃病者，腹䐜胀，胃脘当心而痛，上支两胁，膈咽不通，食饮不下，取之三里也。

《灵枢·四时气》：善呕，呕有苦，长太息，心中憺憺，恐人将捕之，邪在胆，逆在胃。胆液泄则口苦，胃气逆则呕苦，故曰呕胆。取三里以下胃气，逆则刺少阳血络，以闭胆逆，却调其虚实，以去其邪。小腹痛肿、不得小便，邪在三焦约，取之太阳大络，视其络脉与厥阴小络结而血者，肿上及胃脘取三里。

《灵枢·五邪》：邪在脾胃，则病肌肉痛，阳气有余，阴气不足，则热中善饥；阳气不足，阴气有余，则寒中肠鸣腹痛；阴阳俱有余，若俱不足，则有寒有热，皆调于三里。

《针灸甲乙经》：阳厥凄凄而寒，少腹坚，头痛，胫股腹痛，消中，小便不利，善呕，三里主之。狂歌妄言，怒，恶人与火，骂詈，三里主之。痓，身反折，口噤，喉痹不能言，三里主之。五脏六腑之胀，皆取三里，三里者，胀之要穴也。水肿胀，皮肿，三里主之。肠中寒，胀满善噫，闻食臭，胃气不足，肠鸣腹痛泄，食不化，心下胀，三里主之。霍乱遗矢，三里主之。阴气不足，热中，消谷善饥，腹热身烦，狂言，三里主之。胸中瘀血，胸胁支满，膈痛不能久立，膝痿寒，三里主之。乳痈有热，三里主之。

《针灸大成》：主胃中寒，心腹胀满，肠鸣，脏气虚惫，真气不足，腹痛食不下，大便不通，心闷不已，卒心痛，腹有逆气上攻，腰痛不得俯仰，小肠气，水气蛊毒，鬼击，痃癖，四肢满，膝胻酸痛，目不明，产妇血晕。

《外台秘要》：凡人年三十以上，若不灸三里，令人气上眼阁，以三里下气。

《四总穴歌》：肚腹三里留。

《玉龙赋》：心悸虚烦刺三里。

【现代研究】

（1）对消化功能的影响：针刺健康人和胃病患者的足三里和手三里，观察发现胃弛缓时针刺使收缩加强，胃紧张时变为弛缓，并可解除幽门痉挛；针刺单纯性消化不良和中毒性消化不良患儿的足三里、合谷、三阴交，可使原来低下的胃游离酸、总酸度、胃蛋白酶和胃脂肪酶活性迅速升高；针刺人及家兔的“足三里”，发现裂解素（主要是裂解含有大量多糖体的革兰阴性杆菌，也能灭活某些病毒）都有增加，人增加17.85 u/mL，兔增加62.1 u/mL，两者均在针后12 h增加最明显。另有实验针刺足三里，发现正常人或萎缩性胃窦炎患者的胃泌素增加，正常人组为空腹对照组的2.08倍，萎缩性胃窦炎组为对照组的1.65倍，两者和针前比较均有统计学意义。经实验研究表明，针刺足三里对胃肠运动影响的传入途径以躯体神经为主，但不排除血管及其周围神经结构的参与，交感传出纤维是针刺引起胃蠕动变化的重要作用途径。也有报道认为足三里的传入冲动是通过躯体神经和血管壁神经从两条道路传入的。

（2）对神经体液调节功能的影响：针刺足三里对内分泌功能有一定影响，如有报道显示，用电针刺激健康人足三里可引起唾液淀粉酶含量显著增加。动物实验证明，连续 7 d 针刺“足三里”等穴，静脉注射$^{131}$I，动物甲状腺对$^{131}$I 的摄取明显降低，表现为抑制对$^{131}$I 吸收的作用。针刺足三里对血糖有调节作用，正常人服用大量糖后针刺足三里，获得的耐糖曲线有三种：原来水平高者，显著下降；原水平低者，略升高；少数无变化。对休克患者，针后 20 min，血糖升高明显；对糖尿病患者，针刺足三里能显著降低血糖。

（3）对垂体-肾上腺皮质功能的影响：针刺足三里对垂体-肾上腺皮质功能有促进作用，如动物针刺“足三里”、“肾俞”等穴后，尿中 17-酮类固醇含量明显增高，肾上腺皮质变厚，细胞体积增大，腺体重量增加。组织化学方法观察可看到肾上腺皮质内的抗坏血酸、胆固醇和琥珀酸脱氢酶的活力增强。

（4）镇痛作用：多数人认为针刺足三里可提高痛阈，也可增加脑 5-羟色胺（5-HT）总量的转换率，而加强针刺镇痛效果。有报道显示，电针“足三里”可使中缝大核内缝-脊神经元激活，而对其伤害性反应发生抑制，与电针前对照相比自发放电增加，伤害性反应下降。另外，也有通过家兔血小板细胞化学和外周粒细胞化学的研究，观察血小板或外周粒细胞中 5-HT、非特异性酯酶等变化，针刺“足三里”，使痛阈显著提高者，同时也观察到非特异性酯酶、酸性磷酸酯、腺苷三磷酸酶、单胺氧化酶及 5-HT 等单胺物质含量都显著提高（$P<0.01$），因此，实验也反应出中枢神经系统的 5-HT 的变化与针灸镇痛有关。

【按语】 本穴是足阳明胃经五输穴的合穴，又是胃腑的下合穴、回阳九针穴之一、强壮要穴、四总穴之一等，其主治范围相当广泛，尤其对于胃病、肠腑病、经脉病及与胃有关的脏腑组织病变具有良好的疗效。30 岁以上的人，常灸此穴可以强身保健。

【注意事项】 小儿忌灸足三里。

### 上巨虚 Shàngjùxū（ST37）

【出处】《灵枢·本输》：复下三里三寸，为巨虚上廉。

【别名】 巨虚上廉（《灵枢·本输》），上廉（《针灸甲乙经》），巨虚（《太平圣惠方》），足上廉（《圣济总录》）。

【类属】 大肠腑之下合穴。

【定位】 在小腿外侧，犊鼻下 6 寸，犊鼻与解溪连线上（图 3-29）。

【取法】 正坐屈膝或仰卧位，犊鼻到外踝尖连线的中点向上 2 寸，胫骨前嵴外 1 横指，在胫骨前肌上取穴。

【主治】 ①肠病：肠痈，肠中切痛，肠鸣，腹胀，泄泻，便秘，痢疾，挟脐腹痛。②胃病：胃脘痛，食欲不振。③经脉病：中风偏瘫，下肢水肿，痿痹，脚气。

【穴解】 本穴为足阳明胃经穴，又为大肠腑之下合穴，《灵枢·邪气脏腑病形》说“合治内腑”，所以，上巨虚主要用于胃肠病的治疗；局部也可用于偏瘫及下肢病证。

【刺灸法】 直刺 1~2 寸，局部有酸胀感，针尖略向下斜刺，其针感沿足阳明经行至足；针尖略向上斜刺，其针感沿本经循膝股至腹部；可灸。

【配伍应用】 ①配天枢、曲池，治菌痢。②配支沟、大肠俞，治便秘。③配天枢、中脘，治急性腹痛。④配天枢、内关、曲池、公孙，治痢疾、腹胀、腹痛。

【文献摘要】

《灵枢·邪气脏腑病形》：大肠病者，肠中切痛而鸣濯濯。冬日重感于寒即泄，当脐而痛，不能久立，与胃同候，取巨虚上廉。

《针灸甲乙经》：风水膝肿，巨虚上廉主之。胸胁支满，恶闻人声与木音，巨虚上廉主之。大肠有热，肠鸣，腹满，挟脐痛，食不化，喘，不能久立，巨虚上廉主之。大肠病者，肠中切痛而鸣濯濯，冬日重感于寒，当脐而痛，不能久立，与胃同候，取巨虚上廉。小便黄，肠鸣相逐，上廉主之。狂妄走善欠，巨虚上廉主之。飧泄，大肠痛，巨虚上廉主之。

《备急千金要方》：骨髓冷疼，灸上廉七十壮。风水，灸上廉随年壮。

《针灸大成》：主脏气不足，偏风脚气，腰腿手足不仁，脚胫酸痛屈伸难，不能久立，风水膝肿，骨髓冷疼，大肠冷，食不化，飧泄，劳瘵，挟脐腹两胁痛，肠中切痛雷鸣，气上冲胸，喘息不能行，不能久立，伤寒胃中热。

【现代研究】

（1）增强胃肠蠕动：针刺上巨虚、足三里，均可促进肠蠕动，有报道显示，电针上巨虚、足三里、内关有助于大肠癌根治术后肠蠕动的恢复，术后肛门排气时间明显短于非针刺组。

（2）对免疫功能的影响：临床上应用针刺上巨虚、天枢等穴，治疗急性细菌性痢疾，随着症状的好转，淋巴细胞转化率和 E 玫瑰花结形成较针前有显著提高，IgG、IgA、IgM 均有不同程度的提高。针刺上巨虚可影响巨噬细胞吞噬能力，如电针家兔“上巨虚”、“天枢” 3 次，针后用墨汁定量比色法测定，发现肝巨噬细胞吞噬能力于针后逐步增强，1 周左右达高峰，然后开始下降，2 周左右下降至对照水平以下，出现抑制相。对非特异性免疫，如电针家兔“上巨虚”、“天枢”，其血浆杀菌活力增强。针刺上巨虚、天枢，观察对急性菌痢患者的血清总补体含量，结果，针刺第 3 日较针前有明显增高（$P<0.01$），直到针刺第 12 日，仍有继续增高的趋势。

【按语】　本穴系大肠下合穴，是治疗肠道疾病的主穴。

【注意事项】　不能针刺过深，以免造成内出血、皮下血肿。

### 条口　Tiáokǒu（ST38）

【出处】《针灸甲乙经》：条口，在下廉上一寸足阳明脉气所发，刺入八分，灸三壮。

【定位】　在小腿外侧，犊鼻下 8 寸，犊鼻与解溪连线上（图 3-29）。

【取法】　正坐屈膝或仰卧位，犊鼻与外踝尖连线之中点，胫骨前嵴外 1 横指，在胫骨前肌上取穴，横平丰隆。

【主治】　①经脉病：下肢痿痹，跗肿，转筋，脚气。②其他病：肩臂痛，脘腹疼痛，肠疝痛。

【刺灸法】　直刺 1~1.5 寸，深刺可透承山，局部有酸胀沉重感，可扩散至小腿足背；可灸。

【配伍应用】　①配肩髃、承山，治肩周炎。②配承山、二白，治腓肠肌痉挛。③配足三里、承山、承筋，治足下热，不能久立。④配厉兑、三阴交，治胫寒不得卧。⑤配解溪、条口、丘墟、太白，治膝股肿、胻酸转筋。

【文献摘要】

《针灸甲乙经》：胫痛，足缓失履，湿痹，足下热，不能久立，条口主之。

《外台秘要》：主胫寒不得卧，胫疼，足缓失履，湿痹足下热不能久立。

《针灸大成》：主足麻木，风气，足下热，不能久立，足寒膝痛，胫寒湿痹，脚痛胻肿，转筋，足缓不收。

《备急千金要方》：条口、三里、承山、承筋，主足下热。解溪、条口、丘墟、太白，主膝股肿、胻酸转筋。

【按语】　本穴有理气和血、舒筋活络之功，除用于治疗小腿部病证外，还能缓解肩关节周围的肌肉疼痛和挛痛。

### 下巨虚　Xiàjùxū（ST39）

【出处】《素问·针解》：巨虚者，跷足胻独陷者。下廉者，陷下者也。

【别名】　下廉（《素问·针解》），巨虚下廉（《灵枢·本输》）。

【类属】 小肠腑之下合穴。

【定位】 在小腿外侧，犊鼻下9寸，犊鼻与解溪连线上（图3-29）。

【取法】 正坐屈膝或仰卧位，先取条口，其下1寸，在胫骨前肌上取穴，横平外丘、阳交。

【主治】 ①胃肠病：泄泻，痢疾，大便脓血，胃中热，胃脘痛，纳呆。②经脉病：乳痈，中风偏瘫，下肢痿痹，足不履地，下肢水肿。③其他病：小腹痛，腰脊痛引睾丸。

【穴解】 本穴属足阳明经穴，又为小肠下合穴，"合治内腑"。《素问·灵兰秘典论》说："小肠者，受盛之官，化物出焉。"小肠的功能主要是泌别清浊，如其功能失调，泌别失职，则见泄泻、痢疾、便脓血、小腹痛等症；足阳明经筋起于足，结于髀枢，属脊，并聚于阴器，而小腹痛、腰脊痛引睾丸又属小肠疝气范畴，故取本穴可治疗以上诸病症。

【刺灸法】 直刺1~1.5寸，深刺可透承山，局部有酸胀沉重感，可扩散至小腿足背；可灸。

【配伍应用】 ①配曲池、太白，治泻痢脓血。②配阳陵泉、解溪，治下肢麻木。③配天枢、委中，治急性肠炎。④配中脘、关元，治消化不良的水泻。⑤配上廉、下廉，治小便黄。⑥配下廉、丘墟，治狂言非常。

【文献摘要】

《灵枢·邪气脏腑病形》：小肠病者，小腹痛，腰脊控睾而痛，时窘之后，当耳前热，若寒甚，若独肩上热甚，及手小指次指之间热，若脉陷者，此其候也，手太阳病也，取之巨虚下廉。

《针灸甲乙经》：溺黄，下廉主之。乳痈，惊，痹，胫重，足跗不收，跟痛，巨虚下廉主之。

《针灸大成》：主小肠气不足，面无颜色，偏风腿痿，足不履地，热风冷痹不遂，风湿痹，喉痹，脚气不足，沉重，唇干，涎出不觉，不得汗出，毛发焦，肉脱，伤寒胃中热，不嗜食，泄脓血，胸胁小腹控睾而痛，时窘之后，当耳前热，若寒甚，若独肩上热甚及小指次指间热痛，暴惊狂，言语非常，女子乳痈，足跗不收，跟痛。

【现代研究】

（1）对胃的影响：针刺胃炎、溃疡病、胃癌患者的下巨虚，可见胃电波幅增加，亦使胃癌不规则的波形变得规则。在X线下观察，针刺下巨虚，可使胃的蠕动增强。

（2）对肝血流图的影响：取双侧下巨虚注射维生素$K_3$注射液1 mL，观察肝癌患者肝血流图的变化情况，注射前肝血流图波幅明显降低，波形呈分化差的锯齿状波，注射后波形有了明显改善，波形明显增高，由不规则的异常波形重新转变为类似正常的三峰波形，但整个波幅与无肝病史的对照组相比仍然低。

（3）治疗肩痛：后溪透劳宫针入0.5~1寸，下巨虚针入1~1.5寸，同时施以提插捻转泻法，留针20 min，并让患者活动患肩，每日1次，10次为一疗程。结果：痊愈78例，显效13例，有效6例，无效3例，总有效率为97%。

（4）治疗落枕：取患侧本穴，用28号2寸不锈钢毫针，针尖向上快速进针1~1.5寸，于患者吸气时大幅度提插捻转，得气后令患者做深呼吸及活动颈部，使针感向上传导，留针10 min，隔5 min施手法1次。每日治疗1次，5次为一疗程。结果：痊愈721例，显效178例，进步42例，总有效率为100%。

（5）治疗慢性菌痢：取下合穴足三里、上巨虚、下巨虚，均为双侧，用2寸毫针刺入1.5寸左右，用提插手法使患者得气后，用电针治疗仪，频率90次/min左右，强度以患者耐受为度，持续60 min。10次为一疗程，一般治疗3个疗程。疗效标准及结果如下。治愈：症状、体征消失，大便常规正常，大便培养隔月1次，连续3次阴性，随访半年内无复发者共65例（74.7%）。临床治愈：症状、体征消失，大便常规正常，大便培养偶尔出现阳性，随访2个月内无明显变化者15例（17.2%）。好转：症状体征基本消失，大便镜检脓细胞高倍视野不超过3个，大便培养有时阳性者7例（8%），有效率为100%。

【按语】 本穴是治疗下腹部疼痛的主穴。

**丰隆**　Fēnglóng（ST40）

【出处】《灵枢·根结》：足阳明根于厉兑，溜于冲阳，注于下陵，入于人迎，丰隆也。

【类属】足阳明经之络穴。

【定位】在小腿外侧，外踝尖上8寸，胫骨前肌的外缘（图3-29）。

【取法】正坐屈膝或仰卧位，在犊鼻与解溪连线的中点，条口外侧1横指处取穴。

【主治】①肺病：咳嗽，气喘，痰多。②头部病：头痛，眩晕。③神志病：癫狂，痫证。④经脉病：下肢痿痹，水肿。

【穴解】本穴是足阳明胃经络穴，善调脾胃之气，脾为生痰之源，故本穴既可调太阴以运化水湿，又可泻阳明以去火热，广泛用于治疗痰湿内蕴、痰火上扰之病证。足阳明经脉属胃络脾；足阳明经别，上通于心，足阳明络脉，上络头项，根据“经脉所过，主治所及”的原理，凡痰阻清窍之头痛、眩晕，痰饮阻肺之咳喘、痰多，痰蒙心窍之癫狂、痫证等取丰隆均可治疗；足阳明经行于下肢，本穴位于小腿外侧正中，故取之既可健脾利湿，又可疏通经络，以治疗水肿、下肢痿痹。

【刺灸法】直刺1~1.5寸，针感可沿足阳明经至足；针尖微向上方斜刺，针感可循经上行；可灸。

【配伍应用】①配阴陵泉、商丘、足三里，治痰湿诸证。②配肺俞、尺泽，治咳嗽痰多。③配曲池、内关，治高血压。④配膻中、内关，治癫痫。⑤配风池、神门，治失眠。

【文献摘要】

《针灸甲乙经》：厥头痛，面浮肿，心烦，狂见鬼，善笑不休，发于外有所大喜，喉痹不能言，丰隆主之。

《备急千金要方》：主胸痛如刺，腹若刀切痛。主大小便涩难。主不能食。主身湿。

《针灸大成》：主厥逆，大小便难，怠惰，腿膝酸，屈伸难，胸痛如刺，腹若刀切痛，风痰头痛，风逆四肢肿，足青身寒湿，喉痹不能言，登高而歌，弃衣而走，见鬼好笑。气逆则喉痹卒喑，实则癫狂，泻之。虚则足不收，胫枯补之。

《玉龙歌》：痰多宜向丰隆寻。

《肘后歌》：哮喘发来寝不得，丰隆刺入三分深。

【现代研究】

（1）对胃的影响：对慢性胃病患者，针刺丰隆可使萎缩性胃炎、浅表性胃炎、胃窦部和胃体部偏低的胃电振幅恢复和接近正常，可使高酸性胃炎偏高的胃电振幅降至正常，说明针刺丰隆可使胃电振幅的偏离状态得到明显纠正。

（2）降血脂作用：丰隆进针1~1.5寸，得气后施徐而重手法，使针感传至第2~3趾部，针感持续性增强至出针为止。留针30 min，每日1次，10次为一疗程。结果：针后血清总胆固醇（TC），血清β脂蛋白、血清三酰甘油（TG）均明显降低，与针前比较有显著差异，以TG变化最明显。

（3）降血压作用：针刺丰隆、曲池对原发性高血压有明显疗效，针刺丰隆、曲池4周后收缩压平均下降34.2 mmHg，舒张压平均下降19.4 mmHg，平均动脉压下降23.6 mmHg。针刺8周停针观察3~6个月，血压下降到正常范围没有明显反复者占80%，尤其对2期高血压患者的疗效更为显著。通过血流动力学观察，初步表明，针刺组对高血压患者的治疗作用是通过末梢血管扩张而解除外周血管痉挛，降低了外周血管的阻力，从而减轻了心脏的负荷，改善了左室功能，在血压下降后还增加了心排血量和全身血液灌注量，从客观上反映了针刺的疗效。

（4）治疗哮喘：取左内关、双丰隆等，直刺行平补平泻手法，得气后留针20 min，其间行针3次，每日1次。结果：34例患者中临床控制9例，显效19例，有效3例，无效2例，总有效率为94.1%。

【按语】本穴具有和胃化痰、利气宽胸、清神定志之功，主治胃腑病和痰浊流注于心、肺、胃、肠、肌肤、关节等处的病变。

解溪 Jiěxī（ST41）

【出处】《灵枢·本输》：胃出于厉兑……行于解溪，解溪，上冲阳一寸半陷者中也，为经。

【别名】 草鞋带（《扁鹊神应针灸玉龙经》）。

【类属】 五输穴之经穴。

【定位】 在踝区，踝关节前面中央凹陷中，当㖞长伸肌肌腱与趾长伸肌肌腱之间（图3-30）。

【取法】 仰卧位或正坐位，踝关节前面横纹中央凹陷中，令足趾上跷，显现足背部两肌肌腱（㖞长伸肌肌腱与趾长伸肌肌腱），穴在两肌肌腱之间，相当于内、外踝尖连线的中点处取穴。

【主治】 ①头面五官病：头痛，眩晕，头面水肿，面赤，眉棱骨痛。②肠病：腹胀，便秘。③神志病：癫狂，瘛疭，惊风，谵语。④经脉病：下肢痿痹，足踝肿痛，脚重。

【穴解】 本穴为足阳明经之经穴，乃经气旺盛之处，配五行属火，泻之既可清阳明经热，又可泻阳明胃火，故可用于胃肠积热、腑气不通所引起的腹胀、便秘等症；火乃木之子，应五脏之心，故泻之还可清肝火、泻心火，以治疗阳明经热或肝火上扰引起的头痛、眩晕及心火炽盛和肝风内动引起的癫狂等神志病变；“经脉所过，主治所及”，故本穴可治疗头面、下肢及踝关节周围病变。

【刺灸法】 直刺0.5~0.8寸或平刺1~1.5寸，可透丘墟或商丘，局部有酸胀沉重感，有时可扩散至整个踝关节；可灸。

【配伍应用】 ①配昆仑、太溪，治踝部痛。②配商丘、血海，治腹胀。③配丘墟、商丘，治踝关节痛。④配条口、丘墟、太白，治膝股肿、胻酸转筋。⑤配阳跷，治癫疾。⑥配经渠、阳池、合谷、支沟、前谷、内庭、后溪、腕骨、阳谷、厉兑、冲阳，治热病汗不出。

【文献摘要】

《针灸甲乙经》：热病汗不出，善噫，腹胀满，胃热谵语，解溪主之。痉，瘛疭惊，股膝重，胻转筋，头眩痛，解溪主之。风水面浮肿，颜黑，解溪主之。风从头至足，面目赤，口痛啮舌，解溪主之。癫疾，发寒热，欠，烦满，悲泣出，解溪主之。霍乱，解溪主之。白膜复珠，瞳子无所见，解溪主之。狂，易见鬼与火，解溪主之。

《备急千金要方》：解溪，主口痛，啮舌。主腹大，下重；主瘛疭而惊。主膝重，脚转筋，湿痹。白幕复珠子，无所见，解溪主之。

《针灸大成》：头风，面赤，目赤，眉攒疼不可忍。

《针灸逢源》：寒湿脚气，灸解溪七壮。

《玉龙歌》：惊悸怔忡，取阳交解溪勿误。

【现代研究】

（1）对炎症灶增生过程的影响：针刺猫的“足三里”、“解溪”后第4日发现回肠末端人工溃疡面渗出物被清除，并被大量肉芽组织充填，而对照组肉芽组织则开始新生。表明针刺有促进肉芽组织、细胞修复再生和瘢痕化过程。实验观察表明，针刺组新生上皮细胞碱性磷酸酶反应提早并增强，伤口的四周黏膜过碘酸希夫反应也远比对照组为强。

（2）治疗肩周炎：用28号1.5寸毫针从患肢对侧解溪向足跟直刺1寸。手感针达骨膜后，大幅度捻转强刺激，同时配合上下提插针体的手法，两者交替使用，不留针。治疗过程中，试做患肢的上举下放、外展内收活动。结果：显效16例，近期短效7例，无效1例。

（3）治疗胃肠道绞痛：患者取坐位或卧位，用手指点按解溪、足三里，力度由轻到重，以患者耐受为度，每穴点按2~6 min。28例中，显效（治疗2~6 min疼痛消失）21例，有效（治疗后疼痛减轻）5例，无效（治疗后疼痛无改善）2例。

（4）治疗手腕挫伤：右手拇指及腕关节挫伤月余，取对侧解溪、公孙，捻转泻法，同时嘱患者活动腕关节，局部加用艾灸，连续针灸治疗5次，症状明显好转，后又巩固治疗2次告愈。

【按语】 本穴有健脾和胃、通经活络的作用，主要用于治疗踝关节疾患，对于面部、口齿、咽喉和胃部的疾患，可以按照经络辨证，循经选用此穴。

**冲阳** Chōngyáng（ST42）

【出处】《灵枢·本输》：胃出于厉兑……过于冲阳，冲阳，足跗上五寸陷者中也，为原，摇足而得之。

【别名】 会原（《针灸甲乙经》），趺阳（《针灸逢源》）。

【类属】 足阳明经之原穴。

【定位】 在足背，第2跖骨基底部与中间楔状骨关节处，可触及足背动脉（图3-30）。

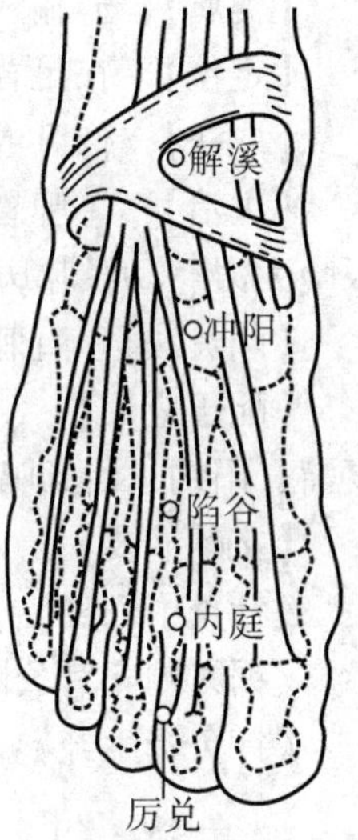


图 3-30

【取法】 仰卧或正坐位，在足背的最高处，动脉搏动处取穴。

【主治】 ①脾胃病：胃痛，腹胀。②头面五官病：口㖞，面肿，头痛，前额痛，齿痛。③经脉病：足背肿痛，足痿无力。

【刺灸法】 避开动脉，直刺0.3~0.5寸，局部有酸胀感；可灸。

【配伍应用】 ①配足三里、仆参、飞扬，治足痿。②配丰隆、太冲，治癫狂。③配厉兑、三间、偏历、小海、合谷、内庭、复溜，治龋齿。④配天枢、丰隆、厉兑、陷谷，治面水肿。⑤配足三里、仆参、飞阳、复溜、完骨，治足痿失履不收。⑥配丰隆，治狂妄行，登高而歌，弃衣而走。

【文献摘要】

《针灸甲乙经》：热病汗不出，口中热痛，冲阳主之。胃脘痛，时寒热皆主之。风水面浮肿，冲阳主之。腹大，不嗜食，冲阳主之。足下缓失履，冲阳主之。

《备急千金要方》：主疟先寒洗淅，甚久而热，热去汗出。

【现代研究】

（1）治疗三叉神经痛：取冲阳、太溪，用30号毫针垂直刺入5~6分深，提插捻转时，有电击感后立即出针，1~2 d一次。疗效标准如下。痊愈：疼痛完全消失，日常生活无诱发，随访1年以上无复发。好转：术后疼痛消失，2个月后复发，但疼痛程度减轻。无效：治疗后疼痛如前。结果，本组30例，痊愈15例，好转11例，无效4例。

（2）治疗失眠：对阴虚火旺型患者取双侧太冲、双侧太溪、右侧神门、左侧冲阳；心脾两虚型取双侧神门、双侧冲阳；肝郁化火型取双侧太冲、右侧冲阳；痰热内扰型取双侧冲阳、右侧太冲；心胆气虚型取双侧神门、双侧太冲、右侧冲阳。取斑蝥、生姜、大蒜按1:2:5的比例捣碎混合贴敷发泡，各型贴敷时间都为24 h，一次发泡。治疗4周后统计疗效（发泡后，自然痊愈需要3~4周），各种证型共计215例，痊愈161例，显效26例，有效13例，无效15例。总有效率为93.2%。

（3）冲阳伏安特性与人体气血盛衰：在对97名正常人、25名献血者和10具尸体冲阳伏安曲线的检测中观察到，正常人冲阳伏安曲线具有非线性和惯性特征；尸体冲阳伏安曲线的惯性面积显著小于正常人，其非线性和惯性特征程度明显降低，而正常人冲阳伏安曲线具有的非线性和惯性特征在献血者冲阳上依然明显存在，献血者冲阳的惯性面积和伏安面积仅于献血后第4日明显大于正常人，至第7日即得到恢复。结果提示，存在于人体活体腧穴的某些功能特征在尸体上不复存在；人体献血后的功能恢复是迅速的，献血对机体的影响是短暂而轻微的；冲阳穴能较敏感地反映机体气血盛衰的变化。

【注意事项】 针刺本穴时，应避开动脉。

**陷谷** Xiàngǔ（ST43）

【出处】《灵枢·本输》：胃出于厉兑……注于陷谷，陷谷者，上中指内间上行二寸陷者中也，为输。

【别名】 陷骨（《普济方》）。

【类属】 五输穴之输穴。

【定位】 在足背，第2、3跖骨间，第2跖趾关节近端凹陷中（图3-30）。

【取法】 仰卧或正坐位，在第2、3跖骨结合部前方，第2、3跖趾关节后凹陷处取穴。

【主治】 ①脾胃病：胃脘痛，肠鸣，腹痛，腹胀，腹水。②头面病：面目水肿，目赤肿痛，上眼睑无力。③经脉病：足背肿痛，足痿无力。

【刺灸法】 直刺或斜刺0.3~0.5寸，局部有酸胀感，或扩散至足背；可灸。

【配伍应用】 ①配列缺、阴陵泉，治面目水肿。②配骨庭、太冲，治足跗肿。③配温溜、漏谷、复溜、阳纲，治肠鸣而痛。④配列缺，治面目臃肿。

【文献摘要】

《针灸甲乙经》：水中留饮，胸胁支满，刺陷谷出血立已。面肿目痈，刺陷谷出血立已。

《铜人腧穴针灸图经》：治面目浮肿及水病善噫，肠鸣，腹痛，热病汗不出，振寒，疟疾。

《针灸资生经》：陷谷，主腹大满，喜噫。

**内庭** Nèitíng（ST44）

【出处】《灵枢·本输》：胃出于厉兑……溜于内庭，内庭，次趾外间也，为荥。

【类属】 五输穴之荥穴。

【定位】 在足背，第2、3趾间，趾蹼缘后方赤白肉际处（图3-30）。

【取法】 仰卧或正坐位，当第2、3趾缝间的缝纹端取穴。

【主治】 ①脾胃病：胃痛吐酸，消化不良，腹胀，腹痛，泄泻，便秘，痢疾。②头面五官病：齿痛，龈肿，口㖞，鼻衄，面肿，咽喉肿痛。③经脉病：四肢厥逆，胫痛不可屈伸，足背肿痛。④其他病：热病，瘾症，小便出血。

【穴解】“荥主身热”，故本穴可清热。足阳明经脉循鼻外，入上齿中，挟口环唇，属胃络脾，其经筋结于面部，其络脉络于咽喉，所以，本穴既可清阳明经热，治疗齿痛、鼻衄、咽喉肿痛等经络病，又可泄阳明腑热，治疗胃肠腑症。

【刺灸法】 直刺或斜刺0.3~0.5寸，局部有酸胀感；针尖向上斜刺，其针感可沿本经上行。

【配伍应用】 ①配合谷、颊车，治牙龈肿痛。②配太冲、曲池、大椎，治热病。③配颊车、地仓、下关，治口眼㖞斜。④配环跳，治胫痛不可屈伸。⑤配厉兑、三间、冲阳、偏历、小海、合谷、复溜，治龋齿。⑥配天枢、厉兑，治食不化、不嗜食。

【文献摘要】

《针灸甲乙经》：四厥，手足闷者，使人久持之，逆冷胫痛，腹胀皮痛，善伸数欠，恶人与木音，振寒，嗌中引外痛，热病汗不出，下齿痛，恶寒目急，喘满寒栗，龈口噤僻，不嗜食，内庭主之。

《铜人腧穴针灸图经》：治四肢厥逆，腹胀满，数欠，恶闻人声，振寒咽中引痛，口㖞，齿龋痛，疟，不嗜食。

《马丹阳天星十二穴并治杂病歌》：内庭次趾外，胃脘阳明。能疗四肢厥，喜静恶闻声，耳内鸣喉痛，数欠及牙疼，虚疾不思食，针着便惺惺。

《通玄指要赋》：腹膨而胀，夺内庭兮休迟。

《玉龙歌》：小腹胀满气攻心，内庭二穴要先针。

【现代研究】

（1）调节肠蠕动：在正常家兔身上针刺“足三里”、“上巨虚”、“内庭”均可促进肠蠕动，对大肠蠕动比较亢进或紧张度较高者，针刺则使之减弱。说明针刺“内庭”等穴对肠运动有一定调节作用。

（2）治疗小儿吐乳：患儿年龄为0.5~12个月，病程为5~60 d。患儿平仰，取本穴（重者双侧），徐徐捻转进针 0.2~0.5 寸，得气后加速左右捻转，不留针，每日 1 次。结果，治疗 3 次，痊愈 11 例，无效 1 例。

（3）治疗腹股沟急慢性疼痛：用 30 号 1 寸毫针，直刺，得气后用捻转泻法，针刺左侧，拇指向前、示指向后，针刺右侧，示指向前、拇指向后，频频捻针，当疼痛缓解时留针 20~30 min。

（4）对胃蠕动功能的影响：观察针刺足阳明经上下对应的四白、内庭对胃蠕动功能的影响，进一步探讨足阳明经与胃的相关规律。选择 12 例正常人及 3 例胃疾病患者为观察对象，对其四白、内庭及左右旁开对照点进行针刺，并以 B 超显像观察针刺前后胃蠕动波频率、电子标尺测蠕动波幅，同时摄片记录。结果，针刺足阳明经的四白、内庭对胃蠕动功能有特异性影响。

（5）治疗牙痛：取坐位或仰卧位，只取牙痛对侧的内庭，用长 0.5 寸毫针，以捻转提插手法强刺激同时嘱咐患者按摩患牙或上下牙做咀嚼食物状，留针 15~20 min。针毕用三棱针点刺该穴放血 3~10 滴。一般治疗 1 次，最长 3 次。结果：有 8 例患者经过 1 次治疗疼痛消失，2 例经过 3 次治疗疼痛明显减轻，总有效率 100%。

【按语】 本穴系足阳明胃经之荥穴，具有清经热、降胃火的作用，多用于胃火炽盛及阳明热炽、循经上扰的头面、咽喉、口齿、鼻疾患。

【注意事项】 禁不可灸。

**厉兑　Lìduì（ST45）**

【出处】《灵枢·本输》：胃出于厉兑，厉兑者，足大趾内次趾之端也，为井金。

【类属】 五输穴之井穴。

【定位】 在足趾，第 2 趾末节外侧，趾甲根角侧后方 0.1 寸（图 3-30）。

【取法】 正坐垂足或仰卧位，在足第 2 趾外侧甲根角侧后方（即沿角平分线方向）0.1 寸处取穴，相当于沿爪角外侧画一直线与爪甲基底缘水平线交点处取穴。

【主治】 ①头面五官病：齿痛，面肿，口㖞，口噤，鼻衄，咽喉肿痛。②神志病：癫狂，梦魇。③经脉病：膝髌肿痛，足背肿痛。④其他病：热病，水肿。

【穴解】 本穴属足阳明胃经井穴，配五行属金，金为土之子，“实则泻其子”，凡胃经实热证，泻本穴引火下行，以泻经热，治疗头面五官病及热病。痰生于脾，聚于胃，火动则升，气滞则盛，足阳明经别又上通于心，故本穴泻火化痰、宁心开郁，可治梦魇、癫狂之证。

【刺灸法】 浅刺 0.1~0.2 寸，或用三棱针点刺出血；可灸。

【配伍应用】 ①配隐白、中冲，治中风昏迷。②配内庭、太冲，治五官炎症。③配合谷、风池，治热病汗不出。④配十宣、水沟，治昏厥。

【文献摘要】

《针灸甲乙经》：热病汗不出，鼽衄，眩时仆，面浮肿，足胫寒，不得卧，振寒，恶人与木音，喉痹，龋齿，恶风，鼻不利，多善惊，厉兑主之。疟，不嗜食，厉兑主之。寒，腹胀满，厉兑主之。

《铜人腧穴针灸图经》：治尸厥，口噤气绝状如中恶，心腹胀满，热病汗不出，寒热疟，不嗜食，面肿，足胻寒，喉痹，齿龋，恶风，鼻不利，多惊，好卧。

《针灸大成》：主尸厥，口噤气绝，状如中恶，心腹胀满，水肿，热病汗不出，寒疟不嗜食，面肿，足胻寒，喉痹，上齿龋，恶寒鼻不利，多惊好卧，狂欲登高而歌，弃衣而走，黄疸，鼽衄，口㖞，唇裂，颈肿，膝髌肿痛，循胸、乳、气街、伏兔、胻外廉、足跗上皆痛，消谷善饥，溺黄。

《百症赋》：梦魇不宁，厉兑相谐于隐白。

【现代研究】

（1）治疗扁桃体炎：取少商、商阳、厉兑，常规消毒后，用三棱针点刺上述腧穴，刺入 0.1~0.2 寸，出血后挤压针孔周围，每穴出血 5~6 滴，后用无菌棉球按压针孔。双侧腧穴均刺，每日 1 次至治愈。疗效标准如下。痊愈：发热消退，扁桃体无肿大，无疼痛。好转：发热减轻，扁桃体肿大减小，疼痛减轻。无效：诸症无明显改善。结果：本组 54 例，痊愈 34 例，好转 12 例，无效 8 例，总有效率为 85%。

（2）治疗眼睛、口腔实热病症：取患侧厉兑，以三棱针速刺之，挤压出血，至血色由暗红转淡为止。可用于治疗麦粒肿、目赤肿痛、牙痛、口腔溃疡。厉兑放血治疗以上病症，见效快，一般经 1~2 次治疗后即可获愈，且简便安全易操作，值得临床中进一步研究。本法放血量应足够，一般可达 0. 3 mL，否则疗效欠佳。

（3）治疗面瘫：取患侧厉兑，常规消毒，医者右手持三棱针，左手固定患侧第 2 趾，或推厉兑，点刺 1~2 次，以出血为度。黄鳝血敷法：让患儿仰卧，患侧面朝上，用火罐拔太阳、颧髎两穴各 3 min。同时取黄鳝（机灵活跃、青背黄腹者为佳）1 条，去头颅，将热血涂抹到患侧部位，待血将凝时，取棉纸按脸型大小盖上即可。点刺厉兑与黄鳝血外敷同步进行，隔日 1 次，10 次为一疗程。结果：208 例中痊愈 184 例，显效 19 例，有效 3 例，无效 2 例，总有效率为 99. 04%。

【按语】 本穴为足阳明经止穴，取之可调节阴阳，用于急救。

## 四、足太阴脾经

本经腧穴主要分布在足大趾、内踝前、下肢内侧中部（内踝上 8 寸以下）及前部（内踝上 8 寸以上）、腹部第 3 侧线（前正中线旁开 4 寸）、胸部第 1 侧线（前正中线旁开 6 寸）、侧胸部。起穴为隐白，止穴为大包，左右各 21 穴（图 3-31）。临床多用于治疗脾胃、心、肺、肝、肾等病及经脉循行部位的病证。

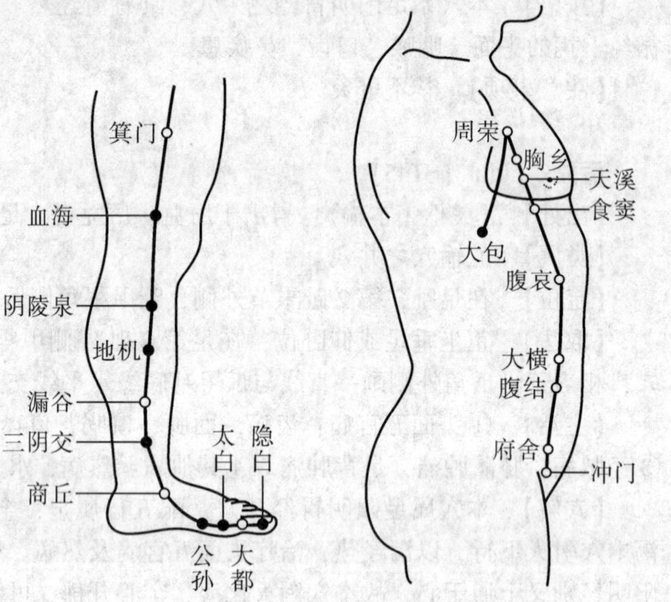


图 3-31 足太阴脾经腧穴

### 隐白 Yǐnbái（SP1）

【出处】《灵枢·本输》：脾出于隐白，隐白者，足大趾之端内侧也，为井木。

【别名】 鬼垒（《针灸大成》），鬼眼（《医灯续焰》）。

【类属】 五输穴之井穴。

【定位】 在足趾，大趾末节内侧，趾甲根角侧后方 0.1 寸（图 3-32）。

【取法】 正坐垂足或仰卧位，足大趾趾甲角内下方 0.1 寸取穴；或在足大趾内侧甲根角侧后方（沿角平分线方向）0.1 寸，相当于沿爪角内侧画一直线与爪甲基底缘水平线交点处取穴。

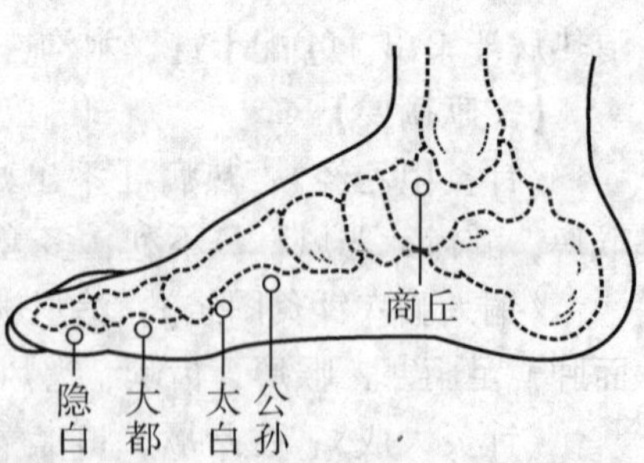


图 3-32

【主治】 ①血证：月经过多，崩漏，吐血，衄血，尿血，便血。②脾胃病：腹胀，暴泄，呕吐。③神志病：癫痫，多梦，梦魇，惊风，昏厥。④心胸部病：胸痛，心痛，喘息，胸满。

【穴解】 本穴属足太阴经脾井穴，配五行属木，具有健脾和胃、疏肝理气的作用。足太阴脾经上注于心，可用于癫痫和惊风的治疗；脾统血，肝藏血，脾虚失于统血，肝疏泄太过则失于藏血，就会引起诸种出血症，本穴为土经木穴，故可用于治疗月经过多、崩漏等出血症。

【刺灸法】 浅刺 0.1~0.2 寸，或用三棱针点刺出血；可灸，尤其治疗血证多用灸法。

【配伍应用】 ①配气海、血海、三阴交，治月经过多。②配脾俞、上脘、肝俞，治吐血。③配灸关元，治崩漏。④配水沟，治疗失血之昏迷。⑤配足三里，治便血。

【文献摘要】

《灵枢·热病》：气满胸中喘息，取足太阴大趾之端，去爪甲如韭叶，寒则留之，热则疾之，气下乃止。

《针灸甲乙经》：气喘，热病，衄不止，烦心善悲，腹胀，逆息热气，足胫中寒，不得卧，气满胸中热，暴泄，仰息，足下寒，膈中闷，呕吐，不欲食饮，隐白主之。腹中有寒气，隐白主之。饮渴，身伏多唾，隐白主之。

《针灸大成》：主腹胀，喘满不得安卧，呕吐食不下，胸中热，暴泄，衄血，尸厥不识人，足寒不能温，妇人月事过时不止。

《针灸聚英》：小儿客忤，慢惊风。

《杂病穴法歌》：尸厥百会一穴美，更针隐白效昭昭。

《医宗金鉴》：隐白主治心脾疼痛。

【现代研究】

（1）治疗功能性子宫出血：有报道显示，用三棱针点刺隐白、大敦出血 2~3 滴，每日或隔日 1 次，可治疗功能性子宫出血。另有报道，艾条温和灸隐白，每次 15~20 min，每日 3~5 次，治疗功能性子宫出血，有较好疗效。

（2）治疗婴幼儿腹泻：三棱针点刺隐白，放血 7~10 滴，左右交替，每日 1 次。

（3）治疗急性鼻衄：取隐白配合上星，用强刺激手法，疗效较好。

【按语】 脾统血，肝藏血，脾虚失于统血，肝疏泄太过则失于藏血，就会引起诸种出血症。本穴为土经木穴，施用灸法有益气、健脾、统血、调经之功，对脾失健运，统摄无权，血不归经、经水过期不止，甚或崩漏有较好疗效。

【注意事项】 孕妇慎刺，不宜瘢痕灸。

**大都** Dàdū（SP2）

【出处】《灵枢·本输》：脾出于隐白……溜于大都，大都本节之后下陷者之中也，为荥。

【类属】 五输穴之荥穴。

【定位】 在足趾，第 1 跖趾关节远端赤白肉际凹陷中（图 3-32）。

【取法】 正坐垂足或仰卧位，足大趾内侧缘，当第 1 跖趾关节前缘赤白肉际凹陷处取穴。

【主治】 ①脾胃病：胃痛，呕吐，腹痛，腹胀，泄泻，便秘。②经脉病：体重肢肿，足部肿痛。③其他病：热病无汗，小儿惊风，心烦，心痛。

【刺灸法】 直刺 0.3~0.5 寸，局部有酸胀感；可灸。

【配伍应用】 ①配阴陵泉、商丘，治脾虚腹泻。②配经渠，治热病汗不出。③配鱼际、太渊、大都、太白，治热病而汗且出及脉顺可汗者。

【文献摘要】

《针灸甲乙经》：热病汗不出且厥，手足清，暴泄，心痛腹胀，心尤痛甚，此胃心痛也，大都主之，并取隐白，腹满，善呕，烦闷，此皆主之。疟不知所苦，大都主之。风逆，暴四肢肿，湿则唏然寒，饥则烦心，饱则眩，大都主之。

《铜人腧穴针灸图经》：治热病汗不出，手足逆冷，腹满，善呕，烦热闷乱，吐逆，目眩。

《针灸大成》：主热病汗不出，不得卧，身重骨疼，伤寒手足逆冷，腹满，善呕，烦热闷乱，吐逆，目眩，腰痛不可俯仰，绕踝风，胃心痛，腹胀，胸满，心蛕痛，小儿客忤。

《备急千金要方》：后闭不通；目眩；目系急，目上插。

《肘后备急方》：主卒霍乱，下利不止。

《医宗金鉴》：大都主治温热病，汗不出。

【注意事项】 妇人孕不论月数及生产后未满百日，俱不宜灸。

**太白** Tàibái（SP3）

【出处】《灵枢·本输》：脾出于隐白……注于太白，太白腕骨之下也，为输。

【类属】 五输穴之输穴、原穴。

【定位】 在跖区，第1跖趾关节近端赤白肉际凹陷中（图3-32）。

【取法】 正坐垂足位或仰卧位，足大趾内侧缘，当第1跖趾关节后缘赤白肉际凹陷处取穴。

【主治】 ①脾胃病：胃痛，腹胀，腹痛，纳呆，呕吐，肠鸣，泄泻，痢疾，便秘。②其他病：胸胁胀痛，体重节痛，脚气，痔漏，痿证。

【穴解】 本穴是足太阴脾经的输穴、原穴，配五行属土，具有健脾和胃、理气化湿的作用，主要用于脾胃病的治疗，诸如胃痛、腹胀、便秘、呕吐等症；“输主体重节痛”，又可治疗关节痛、脚气病等。

【刺灸法】 直刺0.5~1寸，局部有酸胀感；可灸。

【配伍应用】 ①配公孙、大肠俞，治肠鸣、腹泻。②配复溜、足三里，治腹胀。③配内关、足三里、大椎、天枢、合谷，治发热身重、腹痛胀满、呕吐、泄泻。

【文献摘要】

《针灸甲乙经》：胸胁胀，肠鸣切痛，太白主之。身重骨酸不相知，太白主之。痿不相知，太白主之。

《备急千金要方》：主腹胀，食不化，喜呕，泄有脓血。主热病先头重，颜痛，烦闷，心身热，热争则腰痛，不可以俯仰，又热病满闷不得卧，身重骨痛不相知。主霍乱，逆气。

《针灸大成》：主身热烦满，腹胀食不化，呕吐，泄泻脓血，腰痛，大便难，气逆霍乱，腹中切痛，肠鸣，膝股胻酸转筋，身重骨痛，胃心痛，腹胀胸满，心痛脉缓。

《医宗金鉴》：太白、丰隆二穴，应刺之证，即身重，倦怠，面黄，舌强而疼，腹满时时作痛，或吐或泄，善饥而不欲食。皆脾胃经病也。

【现代研究】

（1）对血糖的影响：针刺太白对血糖有一定的调节作用。可因针刺手法不同而有不同效应，如以烧山火手法则可见血糖上升，以透天凉手法则可见血糖下降。

（2）治疗脾虚腹泻：据报道，取太白、足三里，针刺得气，留针30~40 min，每隔10 min行针一次（补法），儿童不留针。另据报道，太白配丰隆各艾灸10 min治疗小儿腹泻，治疗后大便转为正常。

（3）矫正胎位：艾灸太白可使腹部松弛，胎动活跃，有较好的转胎效果。

**公孙** Gōngsūn（SP4）

【出处】《灵枢·经脉》：足太阴之别，名曰公孙。

【类属】 足太阴之络；八脉交会穴之一，通冲脉。

【定位】 在跖区，第1跖骨底的前下缘赤白肉际处（图3-32）。

【取法】 正坐垂足或仰卧位，足大趾内侧后方，距太白1寸处取穴；或沿太白向后推至一凹陷，即为本穴。

【主治】 ①脾胃病：胃痛，呕吐，腹胀，腹痛，泄泻，痢疾，肠风下血。②心胸病：胸闷，心痛，失眠，心烦，嗜卧，发狂。③妇科病：痛经，月经不调，带下。④经脉病：足痛，足肿，脚气。⑤其他病：水肿，霍乱。

【穴解】 本穴是足太阴脾经络穴，联络足阳明胃经，主要作用是调理脾胃，为治疗消化系统疾病的主穴之一，对于脾胃虚弱引起的饮食不化、腹胀、泄泻、水肿等均可治之；又因本穴是八脉交会穴之一，通于冲脉，合于胃心胸部位，冲脉起于胞中，至胸中而散，足太阴脾经又上注于心，故可治疗脾胃、心胸部位的疾病。

【刺灸法】 直刺0.5~1寸，深刺可透涌泉，局部有酸胀感，可扩散至足底；可灸。

【配伍应用】 ①配中脘、足三里、内关，治胃脘疼痛。②配丰隆、膻中，治呕吐、眩晕。③配内关、神门，治心胸痛。

【文献摘要】

《灵枢·经脉》：足太阴之别，名曰公孙。去本节之后一寸，别走阳明；其别者，入络肠胃，厥气上逆则霍乱，实则肠中切痛；虚则鼓胀。取之所别也。

《针灸甲乙经》：实则肠中切痛，厥，头面肿起，烦心，狂，多饮，虚则鼓胀，腹中气大满，热痛不嗜卧，霍乱，公孙主之。

《针灸大成》：主寒疟，不嗜食，痫气，好太息，多寒热汗出，病至则喜呕，呕已乃衰，头面肿起，烦心狂言，多饮，胆虚，厥气上逆则霍乱，实则肠中切痛，泻之，虚则鼓胀，补之。

《医宗金鉴》：公孙主治痰壅膈，肠风下血积块疴，兼治妇人气蛊等证。

《八脉八穴歌》：九种心疼涎闷，结胸反胃难停，酒食积聚胃肠鸣，水食气疾膈病。脐痛腹疼胁胀，肠风疟疾心疼，胎衣不下血迷心，泄泻公孙立应。

《针经标幽赋》：脾冷胃疼，泻公孙而立愈。

《针灸大全》：九种心疼；痰膈涎闷，胸中隐痛；脐腹胀满，气不消化；胁肋下痛；泄泻不止，里急后重；反胃吐食。

【现代研究】

（1）对胃肠的影响：对慢性浅表性胃炎患者，针刺公孙，观察对胃电图的影响，发现能明显提高患者的胃窦及胃体部胃电幅值。针刺公孙对胃酸的分泌有抑制作用。有实验表明，针刺公孙可使小肠蠕动增强，对小肠运动有调节作用。

（2）镇痛作用：以刺激动物内脏大神经所引起的大脑皮质下诱发电位为痛反应的指标，电针“公孙”，对大脑皮质下诱发电位有抑制效应。

（3）单纯性肥胖：配合天枢、梁丘、丰隆，针刺得气，平补平泻，天枢加电针，留针30 min，每日1次，12次为一疗程，治疗单纯性肥胖疗效满意。

（4）原发性低血压：据报道，配合内关，针刺得气，用电针治疗仪分别连接于双侧同名穴，每次20 min，每日1次，10~20次为一疗程。

【按语】 本穴配伍内关治疗胃、心、胸病证是其所长。

**商丘　Shāngqiū（SP5）**

【出处】《灵枢·本输》：脾出于隐白……行于商丘，商丘内踝之下陷者之中也，为经。

【类属】 五输穴之经穴。

【定位】 在踝区，内踝前下方，舟骨粗隆与内踝尖连线中点凹陷中（图3-32）。

【取法】 正坐垂足或仰卧位，在内踝前缘直线与内踝下缘横线的交点处取穴。

【主治】 ①脾胃病：腹胀，肠鸣，泄泻，便秘。②肝胆病：黄疸。③神志病：倦怠嗜卧，癫狂，癔症。④经脉病：足踝肿痛，舌本强痛。

【刺灸法】 直刺0.3~0.5寸，透解溪，局部有酸胀感，可扩散至踝关节；可灸。

【配伍应用】 ①配天枢、阴陵泉，治腹泻、腹胀。②配脾俞、三阴交，治脾虚便秘。

【文献摘要】

《针灸甲乙经》：寒热善呕，商丘主之。厥头痛，面肿起，商丘主之。脾虚令人病寒不乐，好太息，商丘主之。腹满响响然，不便，心下有寒痛，商丘主之。阴股内痛，气痈，狐疝走上下，引少腹痛，不可俯仰上下，商丘主之。痔骨蚀，商丘主之。骨痹烦满，商丘主之。癫疾，狂，多善食，善笑，不发于外，烦心，渴，商丘主之。善魇梦者，商丘主之。管疽，商丘主之。绝子，商丘主之。小儿咳而泄，不欲食者，商丘主之。小儿癫瘛，手足扰，目昏口噤，溺黄，商丘主之。

《千金翼方》：商丘主偏风痹，脚不得履地。

《外台秘要》：商丘主喉痹。

《百症赋》：商丘痔瘤而最良。

《胜玉歌》：脚背疼时商丘刺。

《备急千金要方》：痎疟热。寒疟腹中痛。瘛疾呕沫，寒热痓互引。痫瘛。口噤不开。腹胀满不得息。血泄后重。脚挛。

三阴交　Sānyīnjiāo（SP6）

【出处】《针灸甲乙经》：三阴交，在内踝上三寸，骨下陷者中。

【别名】　承命、太阴（《备急千金要方》）。

【类属】　足太阴、少阴、厥阴经之会。

【定位】　在小腿内侧，内踝尖上3寸，胫骨内侧缘后际（图3-33）。

【取法】　正坐或仰卧位，胫骨内侧面后缘，内踝尖直上4横指（一夫法）处取穴。

【主治】　①妇科及男性病：月经不调，崩漏，带下，阴挺，经闭，难产，产后血晕，恶露不尽，癥瘕，不孕，遗精，阳痿，早泄，阴茎痛。②前阴病：小便不利，遗尿，癃闭，淋证，白浊，疝气。③脾病：肠鸣，腹胀，泄泻，便秘，水肿。④神志病：癫狂、痫证，痴呆，脏躁，失眠。⑤经脉病：下肢痿痹，脚气。⑥其他病：湿疹，荨麻疹，眩晕。

【穴解】　足太阴脾经属脾络胃，上注于心，本穴为肝、脾、肾三条阴经的交会穴，故可治肝、脾、肾、心的病变；足太阴经循行过下肢，脾主四肢、肌肉，肝主筋，肾主骨，故本穴可治疗下肢痿痹、半身不遂；“治风先治血，血行风自灭”，取本穴既可活血祛风，又可健脾利湿，所以可用于湿疹、荨麻疹等皮肤病。

【刺灸法】　直刺1~1.5寸，局部有酸胀感，向足底放散或酸胀感扩至膝关节和股内侧；可灸。

【配伍应用】　①配天枢、合谷、中脘，治急性肠炎。②配中极、行间，治月经不调、痛经。③配阴陵泉、膀胱俞、中极，治癃闭。④配神门、内关，治失眠。⑤配关元、大赫，治遗精、阳痿。

【文献摘要】

《针灸甲乙经》：足下热痛，不能久坐，湿痹不能行，三阴交主之。飧泄，补三阴交。

《铜人腧穴针灸图经》：昔有宋太子性善医术，出苑逢一怀娠妇人，太子诊曰，是一女也，令徐文伯亦诊之，此一男一女也，太子性急欲剖视之，臣请针之，泻足三阴交，补手阳明合谷，应针而落，果如文伯之言，故妊娠不可刺也。

《备急千金要方》：劳淋，灸足太阴百壮，在内踝上三寸，三报之。卵偏大入腹，灸三阴交随年壮。梦泄精，灸三阴交二七壮。主髀中痛不得行，足外皮痛。

《针灸大成》：主脾胃虚弱，心腹胀满，不思饮食，痹痛身重，四肢不举，腹胀肠鸣，溏泄，食不化，痃癖腹寒，膝内廉痛，小便不利，阴茎痛，足痿不能行，疝气，小便遗，胆虚，食后吐水，梦遗失精，霍乱手足逆冷，呵欠，颊车蹉开，张口不合，男子阴茎痛，元脏发动，脐下痛不可忍，小儿客忤，妇人临经行房羸瘦，癥瘕，漏血不止，月水不止，妊娠胎动横生，产后恶漏不行，出血过多，血崩晕，不省人事。如经脉闭塞不通，泻之立通，经脉虚耗不行者，补之，经脉益盛则通。

《类经图翼》：主中风卒厥不省人事。

《杂病穴法歌》：呕噎阴交不可饶，死胎阴交不可缓。

《胜玉歌》：阴交针入下胎衣。

【现代研究】

（1）对胃的影响：临床观察针刺足三里、三阴交对胃下垂患者有较好的疗效。在服钡餐X线下观察，经针刺治疗前后对比，胃角和胃下极在髂嵴连线下的距离、胃张力和潴留液等指标，均有明显差异（$P<0.05$）。胃的形态、胃体与胃窦纵轴线夹角和胃蠕动也有不同程度的好转。针刺三阴交治疗

小儿消化不良，可使原来偏低的胃总酸度、游离酸度，胃蛋白酶等很快恢复正常，说明对胃分泌功能有调整作用。

（2）对生殖功能的影响：三阴交对妇女避孕有特效作用，再配肩外俞等穴，避孕率可达66.6%。对性腺功能也有影响，可促进卵巢功能，有报道对无排卵子宫出血者于经后18 d，取三阴交、中极、关元，连续治疗几个月后，可使患者排卵过程与月经周期恢复正常，也可使继发性闭经患者出现激素撤退性出血现象。对男性生殖功能也有影响，如针刺三阴交、关元、肾俞，对阳痿治疗有显著疗效，对精子缺乏症也有一定疗效。

（3）对神经体液的影响：针刺三阴交可使末梢血嗜酸性粒细胞增加，其效应与注射促肾上腺皮质激素（ACTH）效应相等。对非胰岛素性糖尿病患者，针刺三阴交可使血糖下降，在测定血糖的同时，用放射免疫法测定血浆胰岛素的含量，结果凡是针刺后血糖比针刺前降低10%以上者，血浆胰岛素含量均显著增加；胰岛功能不全者，血浆胰岛素含量无改变或减少，说明针刺三阴交可能对生理功能正常的胰腺有调节胰岛素分泌的作用。

（4）对泌尿系统的影响：三阴交对下焦疾病效果尤为显著。针刺家兔的“三阴交”、“照海”，可引起肾血流量明显增多，尿量增多，输尿管运动加强，其利尿作用发生在针刺后30~60 min中，且能维持2 h以上。实验证明其对膀胱张力有一定调节作用，可使松弛者紧张，紧张者松弛。据报道，将孕酮40 mg，注入双侧三阴交，治疗肾绞痛疗效确切，比单纯药物或针刺治疗效果显著。

（5）对免疫功能的影响：有人用腧穴激光照射法，于照射前后以单向免疫扩散法进行血清免疫球蛋白含量的测定。结果表明：血清IgG、IgM含量均有增加，E玫瑰花结形成率、淋巴细胞转化率均显著升高（$P<0.01$），说明三阴交可提高机体免疫功能。另外，针刺“三阴交”可使动物淋巴细胞和淋巴液量显著增加，T淋巴细胞针后较针前有显著增加。

（6）镇痛作用：针刺三阴交对妇科疾病手术的镇痛作用十分明显，对剖宫产手术，针刺麻醉成功率可达95.29%~96.4%。其作用机制可能直接兴奋阿片受体或兴奋胆碱能系统，从而加强针刺镇痛作用。

【按语】　本穴系足太阴脾经、足厥阴肝经和足少阴肾经之交会穴，其经脉上注于心，故善治足三阴经所主病症，如消化系统疾病、妇科病、泌尿及生殖系统疾病、运动系统疾病、皮肤病及神志病，临床应用相当广泛。

【注意事项】　孕妇禁针。

**漏谷　Lòugǔ（SP7）**

【出处】《针灸甲乙经》：漏谷，在内踝上六寸，骨下陷者中。

【别名】　太阴络（《备急千金要方》）。

【定位】　在小腿内侧，内踝尖上6寸，胫骨内侧缘后际(图3-33)。

【取法】　正坐或仰卧位，胫骨内侧髁下方至内踝尖连线的中点稍下（0.5寸），胫骨内侧面后缘取穴。

【主治】　①脾病：腹痛，腹胀，肠鸣。②前阴病：小便不利。③男性病：遗精。④经脉病：下肢痿痹，膝踝肿痛，脚气。

【刺灸法】　直刺1~1.5寸，局部有酸胀感，可扩散至小腿外侧；可灸。

【配伍应用】　①配阴陵泉、三阴交，治下肢重痛。②配中极、太溪、三阴交，治遗尿。

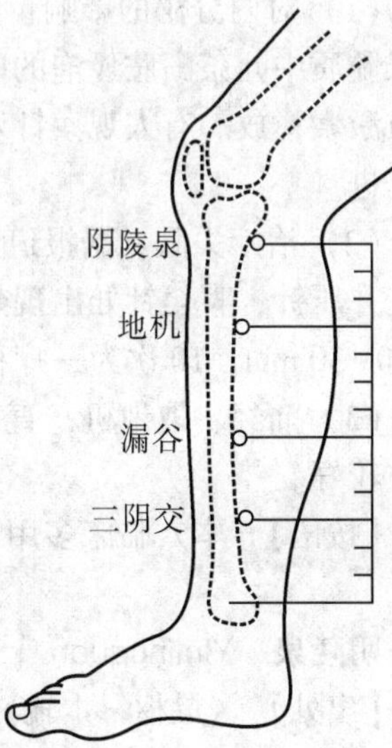


图3-33

【文献摘要】

《针灸甲乙经》：腹中热，若寒腹善鸣，强欠时内痛，心悲，气逆，腹满，漏谷主之。少腹胀急，小便不利，厥气上头颠，漏谷主之。

《铜人腧穴针灸图经》：治痃癖冷气，心腹胀满，食饮不为肌肤，湿痹不能久立。

《类经图翼》：主治膝痹脚冷不仁，肠鸣腹胀，痃癖冷气，小腹痛，饮食不为肌肤，小便不利失精。

**地机** Dìjī（SP8）

【出处】《针灸甲乙经》：地机，一名脾舍，足太阴郄，别走上一寸空，在膝下五寸。

【别名】 脾舍（《针灸甲乙经》），太阴郄（《备急千金要方》），地箕（《针灸入门》）。

【类属】 足太阴之郄穴。

【定位】 在小腿内侧，阴陵泉下 3 寸，胫骨内侧缘后际（图 3-33）。

【取法】 正坐或仰卧位，阴陵泉穴直下 4 横指（一夫法），当胫骨内侧面后缘处取穴。

【主治】 ①脾病：腹胀，腹痛，泄泻，痢疾，水肿。②妇科及男性病：月经不调，痛经，遗精，阳痿。③前阴病：小便不利。④经脉病：腰痛，下肢痿痹。

【穴解】 本穴为足太阴脾经郄穴，可治脾失健运所引起的腹胀、腹痛、泄泻、痢疾、水肿等症；脾主统血，为气血生化之源，本穴功善调血，故可用于月经不调、痛经等妇科病；足太阴经循行下肢，脾主四肢肌肉，故本穴可治下肢痿痹、腰痛等症；足太阴经筋聚于阴器，循腹里，着于脊，故又可用于阳痿、遗精的治疗。

【刺灸法】 直刺 1~1.5 寸，局部有酸胀感，可扩散至小腿部；可灸。

【配伍应用】 ①配中极、三阴交，治痛经。②配梁丘、中脘，治急性腹痛。③配肾俞、关元、太溪，治遗精、腰痛。

【文献摘要】

《针灸甲乙经》：溏瘕，腹中痛，脏痹，地机主之。

《铜人腧穴针灸图经》：治女子血瘕，按之如汤沃股内至膝，丈夫溏泄，腹胁气胀，水肿，腹坚，不嗜食，小便不利。

《针灸大成》：主腰痛不可俯仰，溏泄，腹胁胀，水肿腹坚，不嗜食，小便不利，精不足，女子癥瘕，按之如汤沃股内至膝。

《百症赋》：妇人经事改常，自有地机血海。

【现代研究】

（1）对内分泌的影响：实验证明，家兔、大鼠的“肾俞”、“地机”用针刺诱导 30 min 后，其肾上腺髓质中儿茶酚胺囊泡的内容物减少，显示释放现象；肾上腺皮质中脂质体中的内含物减少，表明皮质激素释放。有人观察针刺对胰岛素分泌情况，结果表明针刺曲池、地机等穴，可引起胰岛分泌功能亢进。

（2）治疗失眠：据报道，取双侧地机，快速进针，捻转或震颤催气，待得气后用徐疾补泻补法，徐进并压针，直至针处出现热感，以热感向涌泉走窜并向周围扩散疗效好。压针最长可达 15 min，留针 20~30 min，10 次为一疗程，疗效满意。

（3）痛经：取地机，直刺 1.5 寸，强刺激，行针 5 min，得气后，患者自觉有麻胀感直入小腹，疗效较好。

【按语】 本穴临床多用于治疗急证、血证，尤其对于妇科痛经治疗效果较好。

**阴陵泉** Yīnlíngquán（SP9）

【出处】《灵枢·本输》：脾出于隐白……入于阴之陵泉，阴之陵泉，辅骨之下陷者之中也，伸而得之，为合。

【别名】 阴之陵泉（《灵枢·本输》）。

【类属】 五输穴之合穴。

【定位】 在小腿内侧，胫骨内侧髁下缘与胫骨内侧缘之间的凹陷中（图3-33）。

【取法】 正坐屈膝或仰卧位，胫骨内侧髁下缘，与胫骨粗隆下缘平齐处取穴；或用拇指沿胫骨内缘由下往上推，至拇指抵膝关节下时，胫骨向内上弯曲的凹陷中即是本穴。

【主治】 ①脾病：腹痛，腹胀，泄泻，痢疾，便秘，水肿，黄疸。②前阴病：小便不利或失禁。③妇科及男性病：妇人阴痛，带下；阴茎痛，遗精。④经脉病：膝痛。

【穴解】 本穴为足太阴经五输穴之合穴，配五行属水，应于肾，因此具有健脾益气、利湿消肿的作用，可用于治疗腹胀、暴泄、水肿、黄疸等；遗精和小便失禁或由于肾虚精关不固，膀胱失于约束，或由于气虚下陷，气不摄精而致，取本穴健脾益气、补肾固摄而治之；足太阴经筋结膝内辅骨，上循阴股，结于髀，聚于阴器，穴又位于膝关节部，故取之可治疗膝痛、阴茎痛、妇人阴痛等。

【刺灸法】 直刺1~2寸，局部有酸、麻、胀感并沿着小腿内侧向下扩散；可灸。

【配伍应用】 ①配足三里、上巨虚，治腹胀、腹泻。②配中极、膀胱俞、三阴交，治小便不利。③配水道、中极、复溜，治水肿。

【文献摘要】

《灵枢·四时气》：飧泄，补三阴之上，补阴陵泉，皆久留之，热行乃止。

《灵枢·热病》：热病挟脐急痛，胸胁满，取之涌泉与阴陵泉。

《针灸甲乙经》：腹中气盛，腹胀逆，不得卧，阴陵泉主之。肾腰痛不可俯仰，阴陵泉主之。溏，不化食，寒热不节，阴陵泉主之。妇人阴中痛，少腹坚急痛，阴陵泉主之。

《千金翼方》：水肿不得卧，灸阴陵泉百壮。

《杂病穴法歌》：心胸痞满阴陵泉。小便不通阴陵泉。

《百症赋》：阴陵泉、水分，去水肿之脐盈。

【现代研究】

(1) 对膀胱的影响：针刺阴陵泉有调整膀胱张力的作用，松弛者使张力增加，扩张者紧张。取双侧阴陵泉，进针1~1.5寸，行提插泻法，以针感向上传导为佳，施手法1~3 min，留针15~30 min，可治疗尿潴留。

(2) 治疗骨性膝关节炎：选取阴陵泉、阳陵泉、内膝眼、犊鼻、髋骨（梁丘两侧各旁开1.5寸）及阿是穴。用28号1.5寸毫针，快速刺入腧穴，通过提插捻转产生针感后，在每根针上套上事先准备好的中间带有孔的小硬纸片，把2 cm长的艾条插在针柄上，然后点燃艾条，待艾条燃完后，将针取出。每日1次，15次为一疗程。总有效率达96.7%。

(3) 对神经系统的影响：针刺阴陵泉对中枢神经系统功能有一定影响。实验表明，强刺激多引起从属时值增大，即大脑皮质运动区内发展抑制过程，但健康人抑制过程较慢较弱；给予轻刺激时，半数患者皮质引起兴奋过程，半数患者引起抑制过程，但健康人多数为兴奋过程，只有少数人引起抑制过程，说明因功能状态不同，针刺轻重不同，其效应也不同。

(4) 治疗菌痢：针刺阴陵泉、外陵等穴治疗急性菌痢，结果发现针治组凝集素平均效值最高且增长最快，较电针组及药治组为优。

【按语】 本穴有温运中焦、清利下焦之功，主治脾、肾二经病，凡由中焦虚寒、下焦湿热所致的病症多选用此穴施治。

**血海　Xuèhǎi (SP10)**

【出处】《脉经》：尺脉弦，小腹痛，小腹及脚中拘急……针血海泻之。

【别名】 百虫窠（《针灸大全》），血郄（《经穴纂要》）。

【定位】 在股前区，髌底内侧端上2寸，股内侧肌隆起处（图3-34）。

【取法】 正坐屈膝位，髌骨内上缘上2寸，当股内侧肌突起中点处取穴；或正坐屈膝，医者面对患者，以左手掌按在患者右膝盖骨上，掌心对准膝盖骨顶端（膝上缘），第2~5指向上伸直，拇指向内侧约呈45°斜置，拇指尖下是穴（图3-35）。对侧取法仿此。

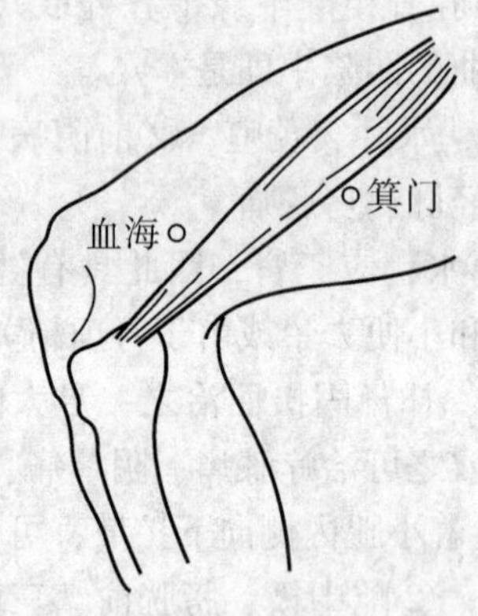


图3-34

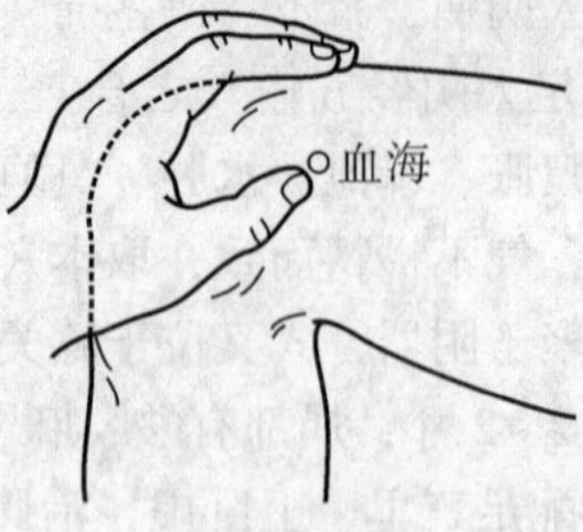


图3-35

【主治】 ①妇科病：月经下调，痛经，经闭，崩漏。②皮肤病：湿疹，瘾疹，瘙痒，丹毒。③经脉病：膝痛。

【穴解】 “血海”义为血之归聚处，具有调血的作用，可用于治疗与血有关的多种疾病；妇女以血为本，临床上本穴多用于治疗月经不调、痛经、经闭、崩漏等妇科病；本穴属足太阴脾经穴，有健脾利湿、清泻血热的作用，故可用于皮肤病的治疗。

【刺灸法】 直刺1~1.5寸，局部有酸胀感，可向髌部放散；可灸。

【配伍应用】 ①配曲池、合谷，治荨麻疹。②配犊鼻、阴陵泉，治膝关节痛。③配关元、气海、足三里，治贫血。

【文献摘要】

《针灸甲乙经》：妇人漏下，若血闭不通，逆气胀，血海主之。

《铜人腧穴针灸图经》：主妇人漏下恶血，月闭不通，逆气腹胀。

《医宗金鉴》：血海治男子肾脏风，两腿疮疡湿痛等症。

《类经图翼》：主治女子崩中漏下，月事不调，带下，逆气腹胀，先补后泻，又主肾脏风，两腿疮痒湿不可挡。

《胜玉歌》：热疮臁内年年发，血海寻来可治之。

《杂病穴法歌》：五淋血海通男妇。

【现代研究】

（1）对血循环的影响：针刺血海后，患者凝血酶原时间、红细胞计数、凝血时间变化有非常显著性差异。同时观察患者甲皱微循环变化，发现管襻清晰度增高，管襻发夹型变增多，管襻长度增加，管襻输入、输出端口径比均有显著变化。

（2）对血小板的影响：对特发性血小板减少性紫癜，针刺血海、三阴交、膈俞，每日1次，发现针刺可明显影响血小板计数，致使血小板计数有所增加，但停针不能维持。针治3个月后血小板计数明显增加，有统计学意义（$P<0.005$）。

（3）对垂体-性腺的影响：有实验研究表明，针刺血海对垂体-性腺功能有影响，尤其是对卵巢功能有一定影响。针刺归来、中极、血海等，可使继发性闭经患者出现激素撤退性出血现象。实验表明，单纯用雌二醇处理的家兔无黄体生成素高峰出现，用孕酮处理后有所增加，表明雌激素增强卵巢的反应性，在此基础上针刺血海，可能通过某种机制兴奋下丘脑-垂体系统，使黄体生成素分泌增加，促使黄体、孕酮分泌增加。

（4）治疗慢性荨麻疹：血海常规消毒后，用28号1.5寸毫针快速刺入皮下0.8~1.2寸，针尖向足心方向，得气后行快速捻转提插手法，针感以向下传导为佳，留针30 min，间隔10 min行针一次。每日1次，10次为一疗程。另据报道，针刺血海治疗带状疱疹、银屑病、白癜风等也有较好疗效。

【按语】 本穴常用于血分杂证，尤其妇科经血病症。亦用于阴部瘙痒、湿疹、荨麻疹等症，取“治风先治血，血行风自灭”之意。

**箕门** Jīmén（SP11）

【出处】《针灸甲乙经》：箕门，在鱼腹上越两筋间，动脉应手。

【定位】 在股前区，髌底内侧端与冲门的连线上1/3与下2/3交点，长收肌和缝匠肌交角的动脉搏动处（图3-34）。

【取法】 正坐屈膝位，两腿微张开，缝匠肌内侧缘，距血海上6寸处取穴。

【主治】 ①前阴病：小便不利，遗尿。②经脉病：腹股沟肿痛。

【刺灸法】 直刺0.5~1寸，局部有酸胀感，向上可放散到大腿内侧，向下可放射到踝；可灸。

【配伍应用】 ①配三阴交、中极，治小便不通。②配气冲、太冲，治腹股沟肿痛。

【文献摘要】

《外台秘要》：主癃，遗溺，鼠鼷痛，小便难。

《铜人腧穴针灸图经》：治淋，遗溺，鼠鼷肿痛，小便不通。

【注意事项】 不可深刺，以免刺伤股动脉。

**冲门** Chōngmén（SP12）

【出处】《针灸甲乙经》：冲门，一名慈宫，上去大横五寸，在府舍下，横骨两端约纹中动脉。

【别名】 慈宫（《针灸甲乙经》），上慈宫（《古今医统》、《针灸聚英》）。

【类属】 足太阴、厥阴经交会穴。

【定位】 在腹股沟区，腹股沟斜纹中，髂外动脉搏动处的外侧（图3-36）。

【取法】 仰卧位，耻骨联合上缘中点旁开3.5寸处取穴。

【主治】 ①妇科病：崩漏，带下，胎气上冲，月经不调。②前阴病：小便不利，疝气。③经脉病：腹痛。

【刺灸法】 直刺0.5~1寸，腹股沟有酸胀感，可扩散至外阴部；可灸。

【配伍应用】 ①配百会、气海、三阴交，治子宫脱垂。②配大敦、太冲、三阴交，治疝气。

【文献摘要】

《针灸甲乙经》：寒气腹满，癃，淫泺，身热，腹中积聚疼痛，冲门主之。阴疝，冲门主之。

《备急千金要方》：乳难，子上冲心，阴疝，刺冲门入七分，灸五壮。

《针灸大成》：主腹寒气满，腹中积聚，疼，癃，淫泺，阴疝，妇人难乳，妊娠子冲心，不得息。

【按语】 本穴为足太阴、厥阴之交会穴，多用于少腹胀痛、坠痛、带下和尿闭等症的治疗。

【注意事项】 不能深刺，以免刺伤动脉。

**府舍** Fǔshè（SP13）

【出处】《针灸甲乙经》：府舍，在腹结下三寸，足太阴、阴维、足厥阴之会。

【类属】 足太阴、厥阴、阴维脉交会穴。

【定位】 在下腹部，脐中下4.3寸，前正中线旁开4寸（图3-36）。

【取法】 仰卧位，取法同定位。

【主治】 ①脾病：腹痛，腹胀，霍乱吐泻。②前阴病：疝气。③妇科病：月经不调。

【刺灸法】 直刺1~1.5寸，局部有酸胀感，可扩散至外阴部；可灸。

【配伍应用】 ①配气冲、箕门，治疝气。②配关元、阴陵泉、三阴交，治子宫脱垂。

【文献摘要】

《针灸甲乙经》：疝瘕，髀中急痛，循胁，上下抢心，腹痛积聚，府舍主之。厥逆霍乱，府舍主之。

《针灸大成》：主疝瘕，髀中急疼，循胁上下抢心，腹痛积聚，厥气霍乱。

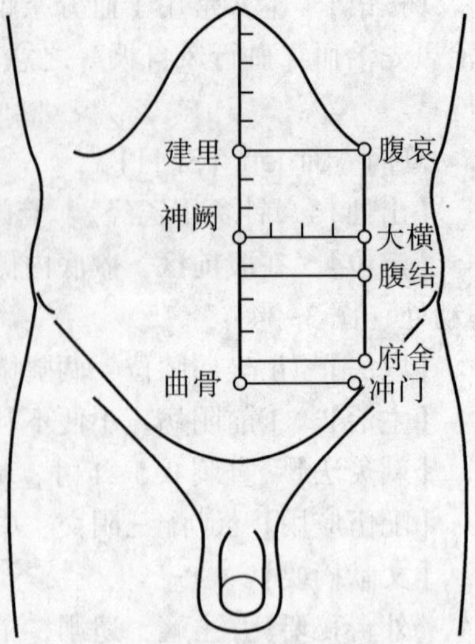

图 3-36

**腹结** Fùjié（SP14）

【出处】《针灸甲乙经》：腹屈，一名腹结，在大横下一寸三分，刺入七分，灸五壮。

【别名】 腹屈（《针灸甲乙经》），肠窟（《外台秘要》），肠结（《千金翼方》），临窟（《西方子明堂灸经》）。

【定位】 在下腹部，脐中下 1.3 寸，前正中线旁开 4 寸（图 3-36）。

【取法】 仰卧位，脐下 1.5 寸（气海），中线旁开 4 寸，再稍向上（0.2 寸）处取穴。

【主治】 ①脾病：腹痛，便秘，泄泻。②前阴病：疝气。

【刺灸法】 直刺 1~1.5 寸，局部酸麻重胀；可灸。

【配伍应用】 ①配天枢、足三里，治腹痛、腹泻。②配中脘、天枢、灸神阙，治绕脐痛。

【文献摘要】

《针灸甲乙经》：绕脐痛……注利，腹结主之。

《铜人腧穴针灸图经》治绕脐痛，上冲抢心，腹寒泻痢，咳逆。

《类经图翼》主咳逆，绕脐腹痛，中寒泻痢，心痛。

【现代研究】 治疗胃肠炎：临床治疗急性胃肠炎，用针刺艾灸配合，取足三里、鸠尾、大横、腹结等穴，经过 1~2 次针灸后，症状很快消失，取得显著疗效。

**大横** Dàhéng（SP15）

【出处】《针灸甲乙经》：大横，在腹哀下三寸，直脐旁，足太阴、阴维之会。刺入七分，灸五壮。

【别名】 肾气（《医学纲目》）。

【类属】 足太阴、阴维脉之会。

【定位】 在腹部，脐中旁开 4 寸（图 3-36）。

【取法】 仰卧位，脐中旁开 4 寸处取穴。

【主治】 脾病：腹胀，腹痛，泄泻，痢疾，便秘。

【刺灸法】 直刺 1~1.5 寸或平刺 2~2.5 寸，局部有酸胀感，可扩散至同侧腹部；可灸。

【配伍应用】 ①配天枢、中脘、足三里，治腹痛、腹泻。②配四缝、足三里，治肠道寄生虫病。③配天枢、上巨虚，治绕脐腹痛。④配水沟、合谷，治癔症。

【文献摘要】

《针灸甲乙经》：大风，逆气，多寒，善悲，大横主之。

《备急千金要方》：惊怖心忪，少力，灸大横五十壮。四肢不可举动，多汗洞痢，灸大横随年壮。

【现代研究】

（1）治疗内科腹痛：患者取屈膝平卧位，选择大横，用双手拇指与示指、中指的指腹或拇指与其余四指相对拿捏住所选部位的肌肉，进行 3~5 min，提捏 20 次/min。结果显示，推拿大横治疗组与 654-2 注射组比较无明显差异，同样具有止痛的作用。

（2）治疗便秘：有报道，依次按压大横、中脘、章门各 1~2 min，后改按压为顺时针方向揉摩 5 min。每日早、晚各 1 次，1 周为一疗程。指压治疗后 68 例患者治愈 42 例，有效 20 例，无效 6 例，无不良反应。

(3) 治疗尿失禁、尿潴留：针刺大横得气后，施提插捻转补法，留针 30 min，间歇行针 2~3 次，每日 1 次，10 次为一疗程。

【按语】 本穴位于脐旁，系足太阴脾经和阴维脉之交会穴，主要用于大肠传导功能失调引起的腹痛、泄泻、便秘等症。

**腹哀**　Fù'āi (SP16)

【出处】《针灸甲乙经》：腹哀，在日月下一寸五分，足太阴、阴维之会，刺入七分，灸五壮。

【类属】 足太阴、阴维脉交会穴。

【定位】 在上腹部，脐中上 3 寸，前正中线旁开 4 寸（图 3-36）。

【取法】 仰卧法，胸剑联合至脐中连线的中点下 1 寸，中线旁开 4 寸处取穴。

【主治】 脾病：腹痛，便秘，泄泻，消化不良。

【刺灸法】 直刺 1~1.5 寸，局部有酸胀感；可灸。

【配伍应用】 ①配梁丘、足三里、中脘，治急性腹痛。②配脾俞、胃俞、中脘、内关、足三里，治消化不良。

【文献摘要】

《针灸甲乙经》：便脓血，寒中，食不化，腹中痛，腹哀主之。绕脐痛抢心，膝寒，注利，腹哀主之。

《针灸聚英》：主寒中食不化，大便脓血。

**食窦**　Shídòu (SP17)

【出处】《针灸甲乙经》：食窦，在天溪下一寸六分陷者中。

【别名】 命关（《扁鹊心书》）。

【定位】 在胸部，第 5 肋间隙，前正中线旁开 6 寸（图 3-37）。

【取法】 仰卧位，乳中旁开 2 寸，向下一肋，当第 5 肋间隙处取穴。横平内侧的乳根、步廊、中庭，四穴略呈一弧形分布，其弧度与第 5 肋间隙弧度相应。

【主治】 ①脾胃病：腹胀，反胃，噫气，食入即吐，水肿。②胸部病：胸胁胀痛。

【刺灸法】 斜刺或向外平刺 0.5~0.8 寸，局部有酸胀感；可灸。

【配伍应用】 ①配足三里、中脘，治腹痛。②配支沟、阳陵泉，治胸胁胀痛。

【文献摘要】

《备急千金要方》：食窦主膈中雷鸣，察察隐隐，常有水声。

《针灸大成》：主胸胁支满，膈间雷鸣，常有水声，膈痛。

《类经图翼》：主治胸胁支满，咳唾逆气，饮不下，膈有水声。

《扁鹊心书》：妇人产后，腹胀水肿，灸命关百壮。黄疸，眼目及遍身皆黄，小便赤色，乃冷物伤脾所致，灸右命关一百壮，忌服凉药，若兼黑疸及房劳伤肾，再灸命门三百壮。反胃食已即吐，乃饮食失节，脾气损也，灸命关三百壮。老人大便不禁，乃脾肾气衰，灸左命关，关元各二百壮。此穴属脾，又名食窦穴，能接脾脏真气，治三十六种脾病。盖脾为五脏之母，后天之本，属土，生长万物者也，若脾气在，虽病甚不死，此法试之极验。

【注意事项】 不能深刺，勿刺伤肺脏引起气胸。

**天溪**　Tiānxī (SP18)

【出处】《针灸甲乙经》：天溪，在胸乡下一寸六分陷者中。

【定位】 在胸部，第 4 肋间隙，前正中线旁开 6 寸（图 3-37）。

【取法】 仰卧位，乳中旁开 2 寸，当第 4 肋间隙处取穴。横平内侧的乳中、神封、膻中，四穴略呈一弧形分布，其弧度与第4肋间隙弧度相应。

【主治】①肺胸病：咳嗽，气喘，胸胁胀痛。②乳房病：乳痈，乳少。

【刺灸法】斜刺或平刺0.5~0.8寸，局部有酸胀感；可灸。

【配伍应用】①配内关、膻中，治胸中满痛。②配侠溪、肩井、尺泽，治乳肿痈溃。

【文献摘要】

《备急千金要方》：天溪、侠溪主乳肿痈溃。

《外台秘要》：天溪灸五壮，主胸中满痛，乳肿，贲膺，咳逆上气，喉鸣有声。

《针灸大成》：主胸中满痛，贲膺，咳逆上气，喉中作声，妇人乳肿，㿉，痈。

【注意事项】不能深刺，勿刺伤肺脏引起气胸。

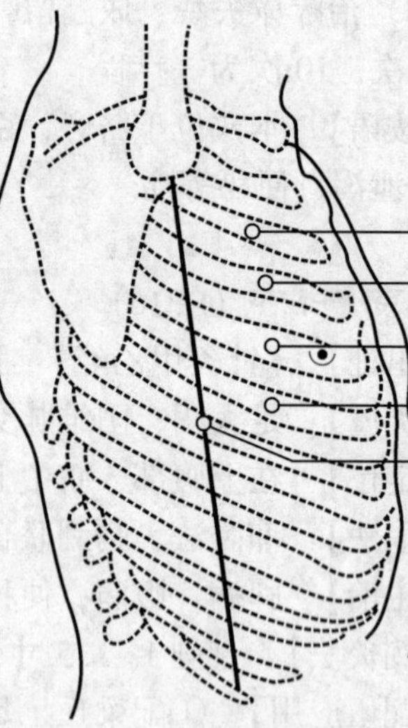

图3-37

胸乡 Xiōngxiāng（SP19）

【出处】《针灸甲乙经》：胸乡，在周荣下一寸六分陷者中。

【定位】在胸部，第3肋间隙，前正中线旁开6寸（图3-37）。

【取法】仰卧位，乳中旁开2寸，向上一肋，当第3肋间隙处取穴。横平内侧的膺窗、灵墟、玉堂，四穴略呈一弧形分布，其弧度与第3肋间隙弧度相应。

【主治】肺胸病：咳嗽，气喘，胸胁胀痛。

【刺灸法】斜刺或平刺0.5~0.8寸，局部有酸胀感；可灸。

【配伍应用】①配内关、心俞，治胸闷、胸痛。②配列缺、膻中，治咳喘。

【文献摘要】

《针灸甲乙经》：胸胁支满，却引背痛，卧不得转侧，胸乡主之。

《外台秘要》：灸五壮，主胸胁支满，却引背痛，卧不得转侧。

【注意事项】不能直刺、深刺，以免刺伤肺脏引起气胸。

周荣 Zhōuróng（SP20）

【出处】《针灸甲乙经》：原作"周营"。周营，在中府下一寸六分陷者中。

【别名】周营（《经穴汇解》）。

【定位】在胸部，第2肋间隙，前正中线旁开6寸（图3-37）。

【取法】仰卧位，乳中旁开2寸，向上二肋，当第2肋间隙处取穴。横平内侧的屋翳、神藏、紫宫，四穴略呈一弧形分布，其弧度与第2肋间隙弧度相应。

【主治】①肺胸病：咳嗽，气喘，胸胁胀满疼痛。②脾胃病：不思饮食。

【刺灸法】斜刺或平刺0.5~0.8寸，局部有酸胀感；可灸。

【配伍应用】①配天突、尺泽、膻中，治咳喘。②配支沟、外关，治胸胁痛。

【文献摘要】

《外台秘要》：主治胸胁满，不得俯仰，饮食不下，咳唾陈脓。

《针灸大成》：主胸胁满不得俯仰，食不下，喜饮，咳唾秽脓，咳逆，多淫。

【注意事项】不能直刺、深刺，以免刺伤肺脏引起气胸。



大包 Dàbāo（SP21）

【出处】《灵枢·经脉》：脾之大络，名曰大包。出渊腋下三寸，布胸胁。

【类属】 脾之大络。

【定位】 在胸外侧区，第6肋间隙，在腋中线上（图3-37）。

【取法】 侧卧举臂，第6肋间隙之腋中线上取穴。

【主治】 ①肺胸病：咳嗽，气喘，胸胁胀痛。②其他病：全身疼痛，四肢无力。

【穴解】 本穴属脾之大络，脾为中土，灌溉四旁，主四肢肌肉，总统全身阴阳诸经，故取之可治疗全身疼痛；本穴又位于侧胸部，近于肺脏，故可治疗咳嗽、气喘、胸胁胀痛。

【刺灸法】 斜刺或向后平刺0.5~0.8寸，局部有酸胀感；可灸。

【配伍应用】 ①配外关、水沟、阳陵泉，治关节疼痛。②配肝俞、阳陵泉、支沟，治胸胁疼痛。

【文献摘要】

《灵枢·经脉》：实则身尽痛，虚则百节尽皆纵，此脉若包络之血者，皆取之脾之大络脉也。

《针灸甲乙经》：大气不得息，息即胸胁中痛，实则其身尽寒，虚则百节尽纵，大包主之。

《备急千金要方》：主胸胁中痛。主大气不得息。

《外台秘要》：主腹有大气不得息，息即胸胁中痛，实则其身尽寒，虚则百节尽纵。

【现代研究】 治疗急性扭伤：患者卧位，取患侧或双侧大包穴，以30号1寸针从第6肋间隙，针尖向病所斜刺0.5寸，逆时针捻转进针，治疗腰部、侧胸部扭伤50例，痊愈38例，其中一次治愈28例。

【按语】 本穴为脾之大络，总管阴阳诸经之络，能治疗全身络脉病证。后世多用于治疗全身疼痛、脾胃病和胸胁痛。

【注意事项】 不能直刺、深刺，勿刺伤肺下部引起气胸。

## 五、手少阴心经

本经腧穴主要分布在腋下、上肢掌侧面的尺侧缘和小指桡侧缘。起穴为极泉，止穴为少冲，左右各9穴（图3-38）。临床多用于治疗神志病、心胸病、血证及经脉循行部位的病证。

**极泉** Jíquán（HT1）

【出处】《针灸甲乙经》：极泉，在腋下筋间动脉入胸中，手少阴脉气所发，刺入三分，灸五壮。

【定位】 在腋区，腋窝中央，腋动脉搏动处（图3-39）。

【取法】 屈肘，手掌按于后枕，于腋窝中部有动脉搏动处取穴；或上臂外展位取穴。

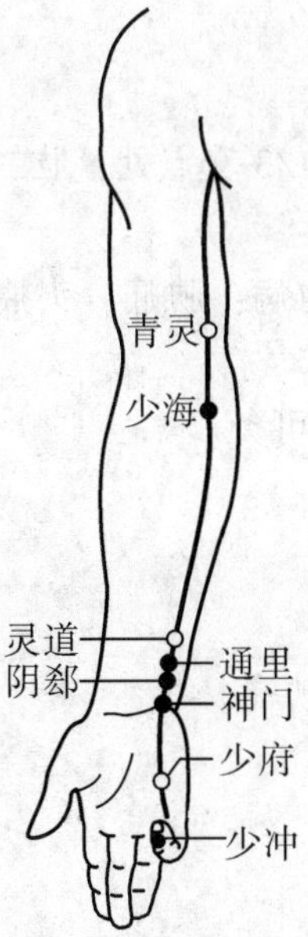


图3-38　手少阴心经腧穴

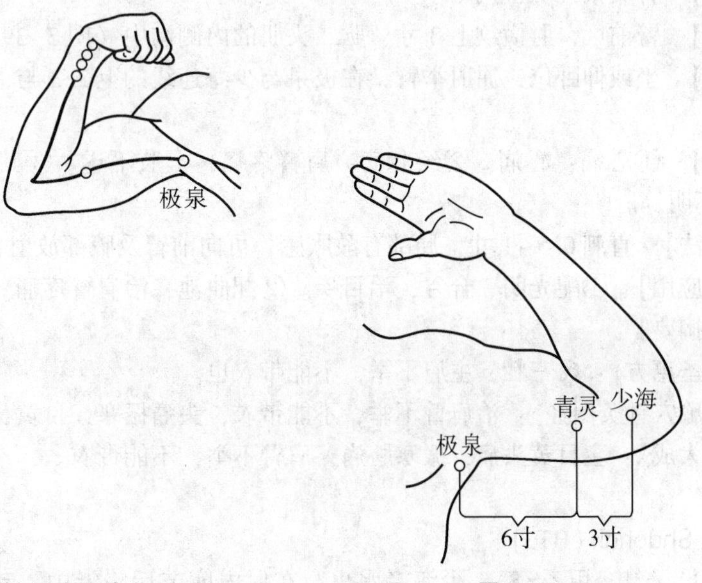


图3-39

【主治】 ①心胸病：胸闷，气短，心痛，心悸，心悲不乐，胁肋疼痛，胸痛气短。②经脉病：肩臂疼痛，上肢不遂，偏瘫，手指胀痛。③胃病：胃痛，干呕，咽干烦渴。④其他病：瘰疬，腋臭。

【穴解】 本穴是心经腧穴，心主血脉、主神志，故可调血止痛、养心安神，治疗心神病；经脉出腋下，行于肘臂，经筋结于胸胁，故可通经活络，治疗经脉病；汗为血之余、心之液，心液外溢，郁久化臭，本穴为心经首穴，又位于腋臭局部，可使汗液归经，玄府开张，腋臭得除。

【刺灸法】 直刺或斜刺 0.3~0.5 寸，整个腋窝酸胀，有麻电感向前臂指端放散；可灸。

【配伍应用】 ①配太渊、偏历、太冲、天突，治咽干。②配侠白，治心痛干呕烦满。③配阴交、漏谷，治胸痹。④配灵墟、神门、内关、心俞，治心悸怔忡。⑤配外关、阳陵泉，治胁肋痛。

【文献摘要】

《外台秘要》：主心腹痛，干呕哕，是动则病嗌干，心痛，渴而欲饮，为臂厥；是主心所生病者，目黄胁痛，臑臂内后廉痛，掌中热痛。

《铜人腧穴针灸图经》：治心痛，干呕，四肢不收，咽干烦渴，臂肘厥寒，目黄，胁下满痛。

《针灸大成》：主臂肘厥寒，四肢不收，心痛干呕，烦渴，目黄，胁满痛，悲愁不乐。

【现代研究】

（1）对心率的影响：弹拨极泉可以减慢心率，有报道发现对心动过速患者，弹拨左极泉，频率以每分钟 60 次为宜，弹拨时患者自觉有麻电感传至指端，也有部分感觉向胸部传导，而以向胸颈部感传为佳，一般弹拨 5~10 min 症状即可缓解或消失；针刺也可减慢心率，如给动物注射肾上腺素，使心率加快的情况下，针刺“极泉”等可以减弱肾上腺素所致心率加快的作用，使心率迅速恢复正常水平。

（2）对上肢功能的影响：临床观察针刺极泉对上肢功能的影响，发现极泉组与肩井组针刺后肩关节有非常显著差异（$P<0.01$），指关节亦有显著差异（$P<0.05$）。

【按语】 本穴为心经首穴，根据“经脉所过，主治所及”，故多用于治疗肩臂疼痛、上肢不遂、偏瘫等。

【注意事项】 针刺时应注意避开深层的腋动脉。

**青灵** Qīnglíng（HT2）

【出处】《太平圣惠方》：青灵二穴在肘上三寸，伸肘举臂取之。

【别名】 青灵泉（《医学入门》）。

【定位】 臂前区，肘横纹上 3 寸，肱二头肌的内侧沟中（图 3-39）。

【取法】 坐或仰卧位，屈肘举臂，在极泉与少海连线的上 2/3 与下 1/3 交点处，肱二头肌的内侧沟中取穴。

【主治】 ①心病：心痛。②经脉病：肩臂疼痛，上肢不遂。③其他病：胁痛，头痛，振寒，目黄，目视不明等。

【刺灸法】 直刺 0.5~1 寸，局部有酸胀感，可向前臂及腋部放射；可灸。

【配伍应用】 ①配光明、合谷，治目疾。②配曲池，治肩臂疼痛。

【文献摘要】

《太平圣惠方》：灸三壮，主肩不举，不能带衣也。

《铜人腧穴针灸图经》：治肩臂不举，不能带衣，头痛振寒，目黄，胁痛。

《针灸大成》：主目黄头痛，振寒胁痛，肩臂不举，不能带衣。

**少海** Shàohǎi（HT3）

【出处】《针灸甲乙经》：少海者水也，在肘内廉节后陷者中，动脉应手，手少阴脉之所入也，为合。

【别名】 曲节（《针灸甲乙经》）。

【类属】 五输穴之合穴。

【定位】 在肘前区，横平肘横纹，肱骨内上髁前缘（图 3-40）。

【取法】 正坐或仰卧位，微屈肘掌心向肩，在肘横纹内侧端与肱骨内上髁连线的中点取穴。

【主治】 ①心病：心痛。②神志病：癫狂善笑，痫证，健忘。③头面五官病：头痛，目眩，齿龋痛，暴喑。④经脉病：肘臂挛痛、麻木，手颤，四肢不举。⑤其他病：颈项强痛，腋胁痛，瘰疬。

【穴解】 本穴是心经的合穴，心主血脉，主神志，故可养心安神、通络止痛，治疗心神病；且经脉出腋下，行于肘臂，经筋结于胸胁，又可通经活络，治疗经脉病；穴性属水，取之以滋水涵木，治疗风动之证。

【刺灸法】 直刺 0.5~1 寸，局部有酸胀感，或有麻电感向前臂放散；可灸。

【配伍应用】 ①配兑端、本神，治吐沫。②配手三里，治两臂顽麻。③配后溪，治手颤。④配间使、少府、阳辅、丘墟、足临泣、申脉，治腋痛。⑤配行间、三阴交，治月经过多。⑥配天井，治瘰疬。

【文献摘要】

《针灸甲乙经》：疟，背膂振寒，头痛引肘腋，腰痛引少腹，四肢不举，少海主之。

《备急千金要方》：主疟，背振寒。主气逆，呼吸噫哕呕。

《外台秘要》：主寒热，齿龋痛，狂。

《铜人腧穴针灸图经》：治寒热，齿龋痛，目眩，发狂，呕吐涎沫，项不得回顾，肘挛，腋胁下痛，四肢不得举。

《席弘赋》：心疼手颤少海间。

《百症赋》：且如两臂顽麻，少海就傍于三里。

【现代研究】

（1）对心率的影响：针刺"少海"、"神门"对注射肾上腺素致心率加快的动物，有迅速恢复心率的作用。

（2）对体液的影响：针刺少海等穴，观察对皮肤肾上腺皮质功能的影响，结果发现原含量低者，针刺可使之增高，原含量高者，针刺可使之降低。

【按语】 本穴有行气活血、消瘀散结之功，配巨骨、阿是穴治疗颈淋巴结核；因手少阴心经"下肘内，循臂内后廉"，故善治肘臂挛痛、手颤等。

**灵道** Língdào（HT4）

【出处】《针灸甲乙经》：灵道者，金也，在掌后一寸五分。

【类属】 五输穴之经穴。

【定位】 在前臂前区，腕掌侧远端横纹上 1.5 寸，尺侧腕屈肌肌腱的桡侧缘（图 3-40）。

【取法】 仰掌，于尺侧腕屈肌肌腱桡侧缘，腕横纹上 1.5 寸，横平尺骨头上缘（根部）处取穴。

【主治】 ①心病：心痛，心悸，怔忡。②头面五官病：暴喑，舌强不语，头眩，目赤肿痛。③经脉病：肘臂挛痛，手指麻木。④其他病：瘛疭，悲恐善笑，胃痛，足跗上痛。

【穴解】 本穴是心经的经穴，心主血脉，主神志，故可调血止痛、养心安神治疗心神病；本经脉出腋下，行于肘臂，经筋结于胸胁，又可通经活络治疗经脉病。

【刺灸法】 直刺 0.5~0.8 寸，局部有酸胀感，可向肘及手指放散；可灸。

【配伍应用】 ①配扶突、支沟、曲鬓、天窗，治暴喑、口噤。②配内关，治胸痹。

【文献摘要】

《铜人腧穴针灸图经》：治心痛悲恐，相引瘛疭，肘挛，暴喑不能言。

《针灸大成》：主心痛，干呕，悲恐，相引瘛疭，肘挛，暴喑不能言。

《肘后歌》：骨寒髓冷火来烧，灵道妙穴分明记。

【注意事项】 针刺时应注意避开深层的尺侧动、静脉。

通里 Tōnglǐ（HT5）

【出处】《灵枢·经脉》：手少阴之别，名曰通里。

【别名】 通理（《千金翼方》）。

【类属】 手少阴经之络穴。

【定位】 在前臂前区，腕掌侧远端横纹上 1 寸，尺侧腕屈肌肌腱的桡侧缘（图 3-40）。

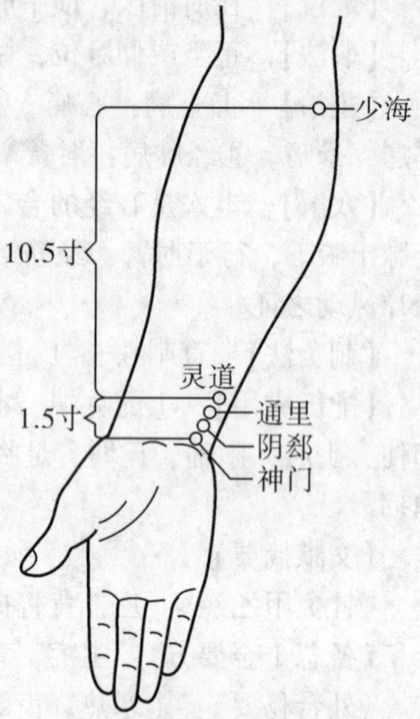

图 3-40

【取法】 仰掌，于尺侧腕屈肌肌腱桡侧缘，腕横纹上 1 寸取穴。

【主治】 ①心病：心悸，怔忡，悲恐畏人，狂证，失眠。②头面五官病：面赤，头痛，目眩，目痛，暴喑，喉痹，舌强不语。③经脉病：肩臑肘臂内后侧痛，指挛。④其他病：倦言嗜卧，崩漏，遗尿。

【穴解】 手少阴经“从心系却上肺”，“上挟咽”，手少阴经别“上走喉咙”，故本穴可宣肺通闭，治疗暴喑；心开窍于舌，手少阴络脉“系舌本”，通里是心经络穴，因此，为临床治疗舌强不语的要穴；通里治疗腕臂痛属腧穴的近治作用。

【刺灸法】 直刺 0.3~0.5 寸，局部有酸胀感，针感亦可循心经下行到环指或小指，或循心经上行至前臂、肘窝，个别可走向胸部；可灸。

【配伍应用】 ①配解溪，治头风、面目赤。②配行间、三阴交，治经血过多。③配腕骨，治颧颔耳肿。④配大钟，治倦言嗜卧。⑤配内关、心俞，治胸痹、脉结代。⑥配百会、内关、心俞、人迎，治心慌心悸。

【文献摘要】

《灵枢·经脉》：手少阴之别，名曰通里……其实则支膈，虚则不能言。

《备急千金要方》：主卒痛烦心，心中懊侬，数欠频伸，心下悸，悲恐。主遗溺。主不能言。主热病先不乐数日。

《铜人腧穴针灸图经》：治热病，卒心中懊侬，数欠频伸，悲恐，目眩，头痛，面赤而热，心悸，肘臂臑痛，实则支肿，虚则不能言，苦呕，喉痹，少气，遗溺。

《针灸大成》：主目眩头痛，热病先不乐，数日懊侬，数欠频呻悲，面热无汗，头风，暴喑不言，目痛心悸，肘臂臑痛，苦呕喉痹，少气遗尿，妇人经血过多，崩中。实则支满膈肿，泻之，虚则不能言，补之。

《玉龙歌》：连日虚烦面赤妆，心中惊悸亦难当，若须通里穴寻得，一用金针体便康。

《马丹阳天星十二穴并治杂病歌》：通里腕侧后，掌后一寸中，欲言言不出，懊侬在心中，实则四肢重，头腮面颊红，平声仍欠数，喉闭气难通。虚则不能食，咳嗽面无容，毫针微微刺，方信有神功。

【现代研究】

（1）对心脏的影响：有实验报道针刺正常人通里穴，能使绝大多数受试者心电图各波出现不同的改变，如无 P 波者出现 P 波，原有 P 波者 P 波升高或降低，QRS 综合波也发生两相性改变，而以胸前导联为明显，也有报道针刺通里穴多引起心率加速。

（2）对大脑皮质有调整作用：有报道针刺通里对大脑皮质功能有调整作用，通过脑电可见原来 α 节律的波幅较低者，呈现 α 节律及波幅增强；反之，则 α 节律减弱。也有报道针刺通里，可使部分癫痫大发作的患者脑电图趋于规则化。

【按语】 本穴为心经络穴，手少阴络脉“系舌本”，故本穴多配伍廉泉、哑门等治疗舌强不语、暴喑等。

【注意事项】 针刺时应注意避开深层的尺侧动、静脉。

**阴郄　Yīnxì（HT6）**

【出处】《备急千金要方》：阴郄在掌后动脉中，去腕半寸，手少阴郄也。

【别名】 手少阴郄（《针灸甲乙经》），少阴郄（《外台秘要》）。

【类属】 手少阴经之郄穴。

【定位】 在前臂前区，腕掌侧远端横纹上0.5寸，尺侧腕屈肌肌腱的桡侧缘（图3-40）。

【取法】 仰掌，于尺侧腕屈肌肌腱桡侧缘，神门上0.5寸，横平尺骨头的下缘（头部）处取穴。

【主治】 ①心病：心痛，心悸。②头面五官病：头痛，目眩，喉痹，失音不能言。③血证：吐血，衄血。④经脉病：肘臂挛痛，手指麻木。⑤其他病：虚劳，骨蒸盗汗，胃脘痛，霍乱吐泻，惊恐，胸中热。

【穴解】 心主血脉、主神明，郄穴又善止血、止痛，故本穴可治疗心痛、神志病、血证；汗为心之液，阴虚热扰，心液不能敛藏而骨蒸盗汗，取本穴养阴清热以治之。

【刺灸法】 直刺0.3~0.5寸，局部有酸胀感，并可循经下行至环指和小指，或循经上行至前臂、肘窝，上臂内侧，有患者针感还可传向胸部；可灸。

【配伍应用】 ①配中冲，治心烦、舌强。②配间使、二间、厉兑，治多惊。③配迎香，治衄血。④配后溪，治盗汗。⑤配二间，治寒栗、恶寒。⑥配三阴交、神阙，治盗汗。

【文献摘要】

《针灸甲乙经》：凄凄寒嗽，吐血，逆气，惊，心痛，手少阴郄主之。

《铜人腧穴针灸图经》：治失喑不能言，洒淅振寒，厥逆，心痛，霍乱，胸中满，衄血，惊恐。

《针灸大成》：主鼻衄吐血，洒淅畏寒，厥逆气惊，心痛霍乱，胸中满。

【现代研究】

（1）对心脏的影响：给家兔耳缘静脉注射垂体后叶素PPT，造成家兔的急性心肌缺血模型，然后分组针刺“阴郄”、“内关”，观察心电图的恢复情况，PPT注射后10 min，“阴郄”、“内关”二组与生理盐水注射组相比，即有显著差异，而心电图完全恢复时间与对照组亦有显著差异，而“阴郄”、“内关”二组之间差异不显著。说明本穴可用于家兔急性心肌缺血模型，且与内关相当。

（2）调整膀胱张力的作用：有报道针刺阴郄穴，当膀胱处于紧张时，可使膀胱张力下降；膀胱松弛时，可使张力上升。

【按语】 本穴为心经郄穴，“汗为血之余”、“心之液”，故本穴多以治疗心痛、心悸及阴虚盗汗为主。

【注意事项】 针刺时应注意避开深层的尺侧动、静脉。

**神门　Shénmén（HT7）**

【出处】《针灸甲乙经》：神门者，土也，一名兑冲，一名中都。

【别名】 兑骨（《难经·六十六难》），兑冲、中都（《针灸甲乙经》），锐中（《医统》）。

【类属】 五输穴之输穴；心之原穴。

【定位】 在腕前区，腕掌侧远端横纹尺侧端，尺侧腕屈肌肌腱的桡侧缘（图3-40）。

【取法】 仰掌，于豌豆骨上缘桡侧凹陷中，在腕掌侧远端横纹上取穴。

【主治】 ①心病：心痛，心悸，惊悸，怔忡，健忘，失眠，痴呆，癫狂，痫证。②胃肠病：胃痛，呕血，吐血，大便脓血。③经脉病：咽干，腕痛，指麻。④其他病：头痛，眩晕，目黄。

【穴解】 本穴是心经的原穴，《灵枢·九针十二原》曰“五脏有疾，当取之十二原”，又心主血脉、主神明，故可主治心神疾患等；手少阴之脉挟咽，抵掌后，到小指，故可治疗咽干、腕痛、指麻。

【刺灸法】 直刺0.3~0.5寸，或向上平刺1~1.5寸，透灵道穴，局部酸胀，并可有麻电感向指端放散；可灸。

【配伍应用】 ①配内关、大陵、三阴交、足三里、风池、百会，治失眠、心烦、健忘。②配少商、涌泉、心俞，治痴呆。③配鱼际、太冲、大敦、关元，治遗尿。④配后溪、鸠尾，治五痫。

【文献摘要】

《素问·刺疟》：心疟者，令人烦心甚，欲得清水，反寒多，不甚热，刺手少阴。

《灵枢·五邪》：邪在心，则病心痛喜悲，时眩仆，视有余不足而调之其输也。

《铜人腧穴针灸图经》：治疟，心烦，甚欲得饮冷，恶寒则欲处温中，咽干，不嗜食，心痛，数噫，恐悸，少气不足，手臂寒，喘逆，身热，狂悲哭，呕血，上气，遗溺，大小人五痫。

《通玄指要赋》：神门去心性之痴呆。

《玉龙歌》：痴呆之症不堪亲，不识尊卑枉骂人，神门独治痴呆病，转手骨开得穴真。

《杂病穴法歌》：心门专治心痴呆。

【现代研究】

（1）对心功能的影响：针刺神门能改善冠心病患者的左心功能，对冠心病心绞痛有显著的治疗作用，针刺后，心率显著减慢，左心室射血前时间缩短，左心室射血时间延长，等容收缩时间缩短，均有统计学意义；在心电图上观察，P波、R波、PR间期和QT间期的持续时间延长。有实验表明，针刺神门可使冠状动脉供血不足患者心冲击图复合波幅增大。针刺内关、神门，对纠正心律失常有效，特别是属于激动起源失常者，效果显著。给健康家兔静脉滴注垂体后叶素，建立心肌缺血实验性病理模型，电针双侧“内关”、双侧“神门”、双侧“足三里”，设对照组，实验证明电针能减缓心率增快。针刺“神门”对神经垂体性高血压动物有降压作用。

（2）对血脂的影响：据临床观察针刺神门穴对冠心病患者血脂、血糖的影响时发现，针刺治疗后血清胆固醇、三酰甘油、高密度脂蛋白、低密度脂蛋白、高密度脂蛋白的主要载体、低密度脂蛋白的主要载体、血糖均较治疗前显著降低，且有统计学意义，而且明显优于西药组。

（3）对大脑皮质功能的影响：研究发现重刺激神门，多引起运动从属时值增大，即大脑皮质运动区内发展抑制过程，但对健康人影响较小。给予患者轻刺激，半数大脑皮质引起兴奋过程，半数引起抑制过程，健康人只有少数引起抑制过程。针刺神门对脑电图起调整作用，凡原来α节律波幅较低者，呈现α节律及波幅增强；反之，则使α节律减弱，在部分癫痫患者身上，可使脑电图趋向规则化。

【注意事项】 本穴在腕关节处，禁探捣。

**少府** Shàofǔ（HT8）

【出处】《针灸甲乙经》：少府者，火也，在小指本节后陷者中。

【类属】 五输穴之荥穴。

【定位】 在手掌，横平第5掌指关节近端，第4、5掌骨之间（图3-41）。

【取法】 仰掌，手指屈向掌心横纹，小指指尖下凹陷处取穴。横平劳宫。

【主治】 ①心病：心痛，心悸，烦满少气，善笑，悲恐善惊。②二阴病：小便不利，遗尿，阴痒，阴痛，阴挺。③经脉病：肘腋挛急，小指挛痛，掌中热。④其他病：痈疡，疟疾。

【刺灸法】 直刺0.3~0.5寸，局部有胀痛感；可灸。

【配伍应用】 ①配关元、三阴交，治疗遗尿、癃闭。②配内关、心俞，治心悸、脉结代。③配太溪、阴郄，治疗失眠。

【文献摘要】

《备急千金要方》：主阴痛，实则挺长，寒热，阴暴痛，遗尿，偏虚则暴痒，气逆，卒疝，小便不利。主嗌中有气如息肉状。主数噫，恐悸，气不足。主烦满少气，悲恐畏人，臂酸，肘腋挛急，胸中痛，手卷不伸，痎疟久不愈，振寒，阴挺出，阴痒，阴痛，遗尿，偏坠，太息。

《铜人腧穴针灸图经》：治烦满少气，悲恐畏人，掌中热，肘腋挛急，胸中痛，手卷不伸。

《针灸大成》：主烦满少气，悲恐畏人，掌中热，臂酸，肘腋挛急，胸中痛，手卷不伸，痎疟久不愈，振寒，阴挺出，阴痒阴痛，遗尿偏坠，小便不利，太息。

《类经图翼》：主治痎疟久不愈，振寒，阴痒阴痛，遗尿肠坠，小便不利。

【按语】　本穴为手少阴心经荥穴，多用于治疗心火上炎所致心神疾病及手指挛痛等。

**少冲　Shàochōng（HT9）**

【出处】《针灸甲乙经》：少冲，在手小指内廉之端，去爪甲如韭叶。

【别名】　经始（《针灸甲乙经》）。

【类属】　五输穴之井穴。

【定位】　在手指，小指末节桡侧，指甲根角侧上方 0.1 寸（图 3-41）。

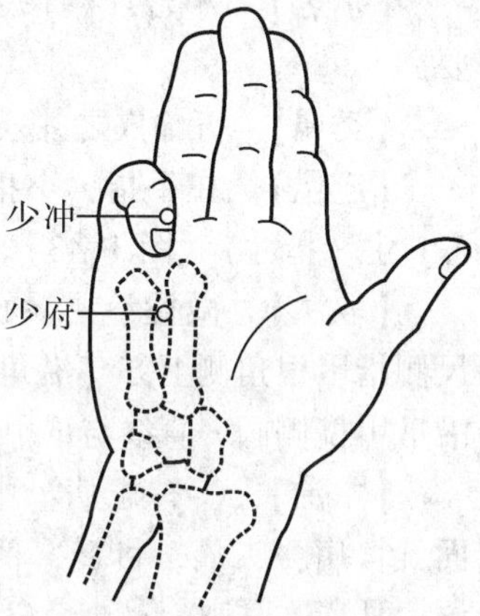

图 3-41

【取法】　伏掌，手小指桡侧指甲根角侧上方（沿角平分线方向）0.1 寸，相当于沿爪甲桡侧画一直线与爪甲基底缘水平线交点处取穴。

【主治】　①心病：心痛，心悸，癫狂，中风昏迷，悲喜无常。②经脉病：肘腋挛急，臂酸，掌中热，手小指拘挛。③其他病：热病，胸胁痛，吐血，嗌干，口干热，黄疸，舌本痛，喉痹。

【穴解】　心藏神，乃神明之府，为情志思维之中枢，心主血脉为人体生命活动之中心，血液循行脉中，赖心气鼓动周流全身，营养机体，维持各脏腑组织器官的正常功能活动。温补少冲可治疗心阳虚衰、心气不足、心血不足、心络瘀阻等引起的心神疾病；少冲为心经之井穴，配五行属木，故本穴具有泻心火、熄肝风之特点，可主治热病及神志病属于肝风内动或肝阳扰心者；本穴还可治疗本经循行所过部位之肘臂、手腕、手指疾患。

【刺灸法】　浅刺 0.1~0.2 寸，局部有胀痛感；或用三棱针点刺出血；可灸。

【配伍应用】　①配神门、内关、气海，治疗心悸、气短。②配曲池，治发热。③配支沟、水沟、太冲，治小儿惊风。④配阴郄，治心痛。⑤配肝俞、心俞，治目疾昏暗。

【文献摘要】

《备急千金要方》：主咽酸。主胸痛口热。主心痛而寒。主太息烦满，少气悲惊。主乍寒乍热疟。

《铜人腧穴针灸图经》：治热病烦满，上气心痛，痰冷少气，悲恐善惊，掌中热，胸中痛，口中热，咽中酸，乍寒乍热，手挛不伸，引肘腋痛。

《针灸大成》：主热病烦满，上气嗌干渴，目黄，臑臂内后廉痛，胸心痛，痰气，悲惊寒热，肘痛不伸。

《类经图翼》：主心火炎上，眼赤。

《玉龙歌》：胆寒心虚病如何，少冲二穴最功多。

《医宗金鉴》：主治心虚胆寒，怔忡癫狂。

【现代研究】　对血中 CO 含量的影响：针刺“少冲”、“少商”等，可使 CO 中毒的动物血中 CO 浓度迅速下降，动物苏醒时间较对照组明显提前。

【按语】　本穴为手少阴心经井穴，为阴阳气交接之处，具有清热、急救的作用，故多用于神志异常的急救及热病。

## 六、手太阳小肠经

本经腧穴主要分布在第 5 手指端及掌指关节尺侧、前臂、上臂尺侧缘，肩胛及颈、面部。起穴为少泽，止穴为听宫，左右各19穴（图3-42）。临床多用于治疗神志病、头面五官病、发热及经脉循行部位的病证。

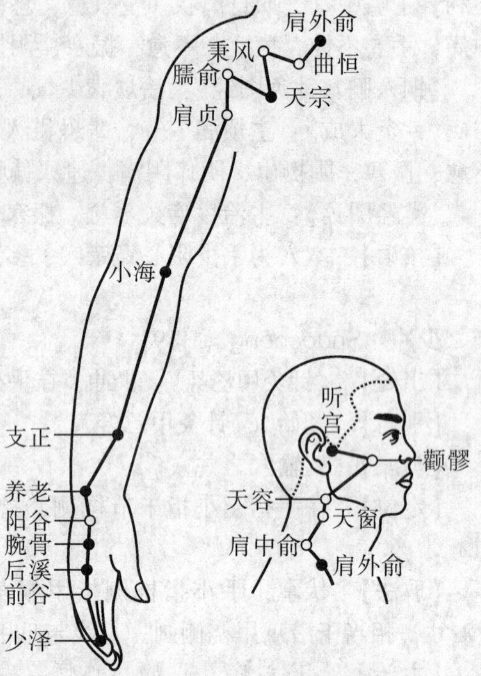

图3-42 手太阳小肠经腧穴

**少泽** Shàozé（SI1）

【出处】《灵枢·本输》：手太阳小肠者，上合手太阳，出于少泽，少泽，小指之端也，为井金。

【别名】 小吉（《针灸甲乙经》），少吉（《外台秘要》）。

【类属】 五输穴之井穴。

【定位】 在手指，小指末节尺侧，指甲根角侧上方0.1寸（指寸）（图3-43）。

【取法】 微握拳，拳心向下，伸直小指，于手小指尺侧指甲根角侧上方（沿角平分线方向）0.1寸，相当于沿爪甲桡侧画一直线与爪甲基底缘水平线交点处。

【主治】 ①神志病：中风昏迷，癫疾，瘛疭。②头面五官病：头痛，目翳，胬肉攀睛，咽喉肿痛，舌强不语，耳聋，耳鸣，鼻衄。③心胸病：心痛，烦心，气短，胸膈闷痛。④乳房病：妇人产后乳汁不足，乳痈。⑤经脉病：项强不可顾，臂内廉痛，小指不用。⑥其他病：疟疾，黄疸，热病。

【穴解】 手太阳小肠经起于小指行上肢后侧，出肩解，交肩上，循颈项，入耳中，到目下及头面部，故本穴为治疗头面五官病及肩臂疾患的常用穴；乳汁的生成和诸多脏腑相关，其中小肠的分清泌浊功能为重要环节，故取手太阳小肠经之本穴可主治乳痈、乳汁少；本穴又为五输穴中的井穴，取之又可用于治疗中风昏迷、热病等。

【刺灸法】 浅刺0.1~0.2寸；或用三棱针点刺出血；可灸。

【配伍应用】 ①配后溪、阳谷、昆仑，治项强急痛。②配复溜、昆仑，治疟寒汗不出。③配睛明、太阳、合谷，治目赤攀睛。④配乳根、膻中，治乳汁分泌不足、乳痈。

【文献摘要】

《针灸甲乙经》：振寒，小指不用，寒热汗不出，头痛，喉痹，舌（急）卷，小指之间热，口中热，烦心，心痛，臂内廉及胁痛，聋，咳，瘛疭，口干，头（一作项）痛不可顾，少泽主之。

《铜人腧穴针灸图经》：治疟寒热，汗不出，喉痹，舌强，口干，心烦，臂痛瘛疭，咳嗽，颈项急不可顾，目生肤翳覆瞳子。

《玉龙歌》：妇人吹乳痈难消，吐血风痰稠似胶，少泽穴内明补泻，应时神效气能调。

《百症赋》：攀睛攻少泽、肝俞之所。

【现代研究】 针刺少泽，可使缺乳妇女血中生乳素含量增强，使收乳素含量减少，又可使垂体后叶催乳素分泌增加。

【按语】 乳汁的生成乃津液所化生，小肠的功能尤其重要，本穴属手太阳小肠经，为治疗乳痈、肿痛和乳汁不通的主要腧穴。

【注意事项】 对虚证禁用三棱针点刺；孕妇禁用。

**前谷** Qiángǔ（SI2）

【出处】《灵枢·本输》：手太阳小肠者，上合手太阳，出于少泽……溜于前谷，前谷，在手外廉本节前陷者中也，为荥。

【类属】 五输穴之荥穴。

【定位】 在手指，第5掌指关节尺侧远端赤白肉际凹陷中(图3-43)。

【取法】 微握拳，于第5掌指关节前缘赤白肉际处取穴。

【主治】 ①神志病：癫狂，痫证。②五官病：耳鸣，耳聋，目翳，目痛，鼻塞，鼻衄，喉痹。③经脉病：头项强急，痄腮，肘臂腕中痛，肘挛，指痛不能握拳，掌指关节红肿，手心发热，手指麻痒。④其他病：吐血，小便赤难，疟疾，热病汗不出。

【刺灸法】 直刺0.2~0.3寸，局部有胀痛感；可灸。

【配伍应用】 ①配后溪、偏历、大陵，治耳鸣。②配外关、阳谷，治小指麻木。③配合谷、曲池、外关，治手臂麻木。④配后溪、水沟、解溪、金门、申脉，治癫疾。

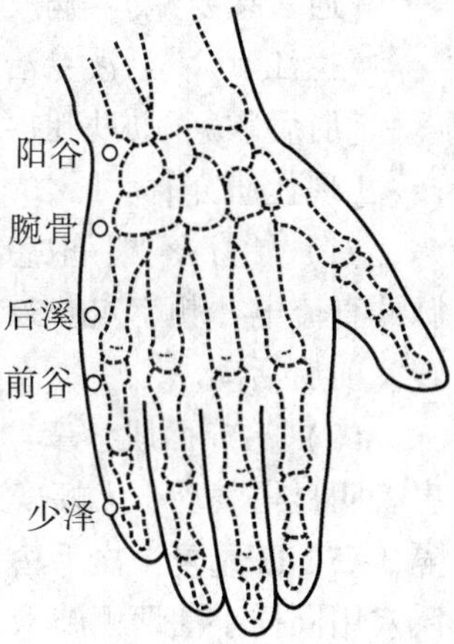

图3-43

【文献摘要】

《针灸甲乙经》：咳而胸满，前谷主之。劳瘅小便难，前谷主之。肘臂腕中痛，颈肿不可以顾，头项急痛，眩，淫泺，肩胛小指痛，前谷主之。臂不可举，头项痛，咽肿不可咽，前谷主之。热病汗不出，狂互引癫疾，前谷主之。目中白翳，目痛泣出，甚者如脱，前谷主之。鼻不利，前谷主之。

《针灸大成》：主热病汗不出，痎疟癫疾，耳鸣，颈项肿，喉痹，颊肿引耳后，鼻塞不利，咳嗽吐衄，臂痛不得举，妇人产后无乳。

**后溪**　Hòuxī（SI3）

【出处】《灵枢·本输》：手太阳小肠者，上合手太阳，出于少泽……注于后溪，后溪者，在手外侧本节之后也，为输。

【类属】 五输穴之输穴；八脉交会穴，通督脉。

【定位】 在手内侧，第5掌指关节尺侧近端赤白肉际凹陷中（图3-43）。

【取法】 微握拳，于第5掌指关节后缘，当手掌尺侧横纹头赤白肉际处取穴。

【主治】 ①神志病：癫狂痫证，癔症，失眠，中风，小儿惊厥。②五官病：耳聋，耳鸣，目赤，目眩，鼻衄，喉痹，麦粒肿。③经脉病：头项强痛，面肌痉挛，小指痛，身体不遂，肩臂疼痛。④其他病：疟疾，热病，黄疸，荨麻疹。

【穴解】 本穴为手太阳小肠经的输穴，其经脉循行出肩解，绕肩胛，交肩上，循项，又为八脉交会穴，通于督脉，故可主治小肠经、督脉、膀胱经、阳跷脉所过部位的经脉病和头面五官病；本穴通督脉，督脉入络于脑，故可治疗神志病；督脉主阳、主表、主风、主动，故取之又可退热，可用于热病及少阳证之疟疾。

【刺灸法】 直刺0.5~0.8寸，局部有酸胀感，或向整个手掌部放散，深刺可透合谷；可灸。

【配伍应用】 ①配大椎、间使，治间日疟。②配风池、百会、太阳，治头痛眩晕。③配水沟、压痛点、相应夹脊穴，治急性腰扭伤。④配水沟、条口透承山、大椎，治腰背肩部疼痛。

【文献摘要】

《针灸甲乙经》：振寒，寒热，肩臑肘臂痛，头不可顾，烦满身热，恶寒，目赤痛，眦烂，生翳膜，暴痛，鼽衄，发聋，臂重痛，肘挛，痂疥，胸中引臑，泣出而惊，颈项强，身寒头不可以顾，后溪主之。寒热颈颔肿，后溪主之。狂互引癫疾数发，后溪主之。

《备急千金要方》：主肩臑痛。主风身寒。主身热恶寒。主眦烂有翳。主泣出而惊。

《玉龙歌》：时行疟疾最难禁，穴法由来未审明，若把后溪穴寻得，多加艾火即时轻。

《针灸大成》：主头面项颈病，与申脉主客相应。手足拘挛战掉，中风不语痫癫，头痛眼肿泪涟涟，腿膝背腰痛遍，项强伤寒不解，牙齿腮肿喉咽，手麻足麻破伤牵，盗汗后溪先砭。

《通玄指要赋》：痫发癫狂兮，凭后溪而疗理。头项痛拟后溪以安然。

《拦江赋》：后溪专治督脉病，癫狂此穴治还轻。

《肘后歌》：胁肋腿疼后溪妙。

【现代研究】

（1）治疗落枕：取患者双侧后溪，直刺 0.3~0.5 寸，进针后强刺激，得气后用电针治疗仪接通脉冲直流电，频率 40~50 次/min，强度以患者能耐受为度，每次 15~20 min，并嘱患者做颈部左右旋转、前后活动。

（2）治疗面肌痉挛：取病侧后溪，快速进针，向劳宫方向直刺 1.5 寸左右，施捻转提插手法，患者明显得气后，大幅度来回捻转 2~3 次，再行提插手法 5~7 次，针感以患者能耐受为度，随后每隔 3~5 min 重复 1 次手法，待症状消失后，留针 30 min，如果进针 10 min，症状无减轻，则取对侧后溪穴用同样手法两侧施术，每日 1 次。

（3）治疗急性腰扭伤：取后溪，用 2 寸毫针，从外向内直刺 1.5 寸，刺入后大幅度捻转 5~10 次，强刺激，得气后令患者做腰部活动。

【按语】 本穴为八脉交会穴，通于督脉，督脉循行腰背正中；又为手太阳经穴，太阳经行于背腰部（同气相求），故为治疗急性腰扭伤之首选穴；督脉循行头部，入络于脑，脑为元神之府，故本穴可治疗神志病。

**腕骨** Wàngǔ（SI4）

【出处】《灵枢·本输》：手太阳小肠者，上合手太阳，出于少泽……过于腕骨，腕骨，在手外侧腕骨之前，为原。

【类属】 手太阳经之原穴。

【定位】 在腕区，第 5 掌骨底与三角骨之间的赤白肉际凹陷中（图 3-43）。

【取法】 微握拳，拳心向前，在第 5 掌骨尺侧后下方取穴；或由后溪向上沿掌骨直推至一突起骨，于两骨之间凹陷中取穴。

【主治】 ①神志病：惊风瘛疭，五痫，狂惕。②五官病：口噤，目流冷泪，目翳，耳鸣，鼻塞，鼻衄，喉痹，颊肿引耳。③经脉病：头痛，半身不遂，颈项颔肿，项强，肘臂不能屈伸，指挛臂痛，手腕痛。④其他病：消渴，疟疾，黄疸，胁痛，热病汗不出。

【刺灸法】 直刺 0.3~0.5 寸，局部有酸胀感，有时可扩散至手掌部；可灸。

【配伍应用】 ①配三焦俞、脾俞、足三里、太溪，治消渴。②配通里、听宫、翳风，治耳鸣、耳聋。③配中渚、合谷，治手指不能屈伸。④配大椎、天柱，治头项强痛。

【文献摘要】

《针灸甲乙经》：痓，互引，腕骨主之。偏枯臂腕发痛，肘屈不得伸。又风头痛，涕出，肩臂颈痛，项急，烦满，惊，五指掣不可屈伸，战怵，腕骨主之。消渴，腕骨主之。衄，腕骨主之。

《铜人腧穴针灸图经》：治热病汗不出，胁下痛不得息，颈颔肿，寒热，耳鸣，目冷泪生翳，狂易，偏枯，臂肘不得屈伸，痎疟，头痛，烦闷，惊风，瘛疭，五指掣。

《通玄指要赋》：固知腕骨祛黄。

《杂病穴法歌》：腰连腿疼腕骨升。

《玉龙歌》：腕中无力痛艰难，握物难移体不安，腕骨一针虽见效，莫将补泻等闲看。

**阳谷** Yánggǔ（SI5）

【出处】《灵枢·本输》：手太阳小肠者，上合手太阳，出于少泽……行于阳谷，阳谷，在兑骨之下陷者中也，为经。

【类属】 五输穴之经穴。

【定位】 在腕后区，尺骨茎突与三角骨之间的凹陷中（图3-43）。

【取法】 俯掌，由腕骨向上，相隔一骨（三角骨）与尺骨茎突之间的凹陷中。

【主治】 ①神志病：癫狂妄言，小儿瘛疭，小儿惊风。②头面五官病：目眩，目赤肿痛，耳鸣，耳聋，龋齿痛。③经脉病：颈颔肿，项肿，胁痛，臂外侧痛，手腕痛。

【刺灸法】 直刺0.3~0.5寸，局部有酸胀感，可扩散至整个腕关节；可灸。

【配伍应用】 ①配阳池、阳溪，治手腕无力。②配下关、阳溪、液门，治耳聋、耳鸣。③配筑宾、足通谷，治狂、癫疾。④配支沟、膈俞、申脉，治胁痛。

【文献摘要】

《针灸甲乙经》：热病汗不出，胸痛不可息，颔肿，寒热，耳鸣，聋无所闻，阳谷主之。泄风汗出，腰项急不可以左右顾及仰俯，肩弛肘废，目痛，痂疥，生疣，瘛疭，头眩目痛，阳谷主之。胸满不得息，头颔肿，阳谷主之。风眩，惊，手腕痛，泄风，汗出至腰，阳谷主之。肩痛不可自带衣，臂腕外侧痛不举，阳谷主之。上牙龋痛，阳谷主之。

《备急千金要方》：阳谷主风眩，惊，手卷，泄风汗出，腰项急。阳谷，主疟，胁痛不得息。

《针灸大成》：主癫疾狂走，热病汗不出，胁痛，颈颔肿，寒热，耳聋耳鸣，齿龋痛，臂外侧痛不举，吐舌，戾颈，妄言，左右顾，目眩，小儿瘛疭，舌强不嗍乳。

**养老　Yǎnglǎo（SI6）**

【出处】《针灸甲乙经》：养老，手太阳郄，在手踝骨上一空，腕后一寸陷者中。

【类属】 手太阳经之郄穴。

【定位】 在前臂后区，腕背横纹上1寸，尺骨头桡侧凹陷中（图3-44）。

【取法】 屈肘，掌心向胸，在尺骨小头的桡侧缘上，与尺骨小头最高点平齐的骨缝中取穴。或掌心向下，用另一手指按在尺骨小头的最高点上，然后掌心转向胸部，当手指滑入的骨缝中取穴。

【主治】 ①五官病：目视不明，耳痛耳肿，近视，白内障。②经脉病：肩背肘臂痛，手挛急，腰痛，急性腰扭伤，落枕，半身不遂等。③其他病：呃逆。

【刺灸法】 向上斜刺0.5~0.8寸，手腕有酸麻感，可向肩肘放散；可灸。

【配伍应用】 ①配外关、阳池，治腕关节痛。②配风池、睛明，治目视不明、近视。③配内关、肩髃、肩贞，治肩关节周围炎。④配内关、膈俞，治呃逆。

【文献摘要】

《针灸甲乙经》：肩痛欲折，臑如拔，手不能自上下，养老主之。

《铜人腧穴针灸图经》：治肩欲折，臂如拔，手臂痛不能自上下，目视不明。

《针灸大成》：主肩臂酸疼，肩欲折，臂如拔，手不能自上下，目视不明。

《扁鹊神应针灸玉龙经》：肩背强急，眼痛。

【现代研究】

（1）治疗急性腰扭伤：取养老，呈50°角进针，针尖斜向肘关节方向，进针0.6~1寸，得气后，行针1 min。

（2）治疗肩周炎：患者取坐位，屈肘，掌心向胸，一侧病变取患侧养老，两侧病变取双侧养老，取25号2寸毫针向肘部斜刺1.5~1.8寸，行提插捻转泻法，使局部出现强烈针感，并向上传导。在行针的同时，医者左手托患者肘部，嘱患者前臂保持固定不动，肩部带动上臂做上下、前后环绕运动，留针15 min，每5 min行针一次，每日1次。

**支正　Zhīzhèng（SI7）**

【出处】《灵枢·根结》：手太阳根于少泽，溜于阳谷，注于小海，入于天窗，支正也。

【类属】 手太阳经之络穴。

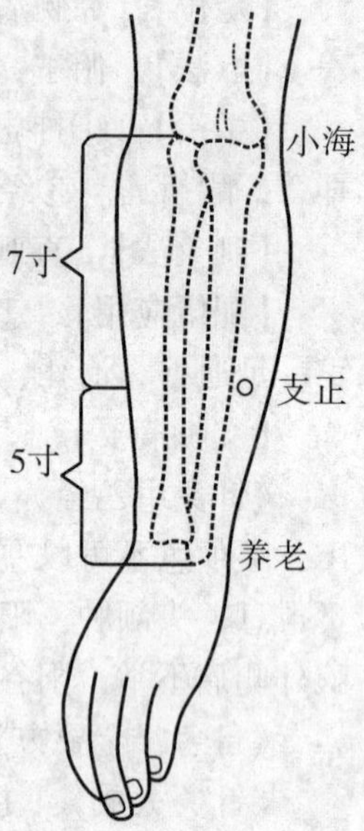

图 3-44

【定位】 在前臂后区，腕背侧远端横纹上 5 寸，尺骨尺侧与尺侧腕屈肌之间（图 3-44）。

【取法】 屈肘俯掌，在阳谷与小海连线的中点下 1 寸，尺骨下缘处取穴。

【主治】 ①神志病：癫狂，易惊，好笑善忘，惊恐悲愁。②头面五官病：头痛，目眩，颔肿，麦粒肿。③经脉病：四肢无力，项强肘挛，手指痛。④其他病：疥疮生疣，热病。

【刺灸法】 直刺或斜刺 0.5~0.8 寸，局部有酸胀感，或向下放散至手；可灸。

【配伍应用】 ①配鱼际、合谷、少海、曲池、腕骨，治狂言。②配少海、曲池，治肘臂手指痛。

【文献摘要】

《灵枢·经脉》：手太阳之别，名曰支正。上腕五寸，内注少阴；其别者，上走肘，络肩髃。实则节弛肘废；虚则生疣，小者如指痂疥。取之所别也。

《针灸甲乙经》：振寒，寒热，颈项肿，实则肘挛，头项痛，狂易，虚则生疣，小者痂疥，支正主之。风疟，支正主之。

《备急千金要方》：支正，少海主热病先腰胫酸，喜渴数饮食，身热，项痛而强，振寒，寒热。

《医宗金鉴》：支正主治七情郁结不舒，消渴饮水不止。七情郁结不舒，肘臂十指筋挛疼痛，及消渴饮水不止。

## 小海　Xiǎohǎi（SI8）

【出处】《灵枢·本输》：手太阳小肠者，上合手太阳，出于少泽……入于小海，小海，在肘内大骨之外，去端半寸，陷者中也，伸臂而得之，为合。

【类属】 五输穴之合穴。

【定位】 在肘后区，尺骨鹰嘴与肱骨内上髁之间凹陷处（图 3-44）。

【取法】 屈肘抬臂，与肘窝横纹平齐之尺骨鹰嘴与肱骨内上髁之间凹陷中取穴。用手指弹敲该部时或可有触电麻感直达小指。

【主治】 ①神志病：癫狂，痫证。②头面五官病：头痛，头晕，耳聋，耳鸣，目眩，目黄，齿龈肿，颊肿，颔肿。③经脉病：颈项，肩臂外后侧痛，肩背麻痹。④其他病：瘰疬，疡肿。

【刺灸法】 直刺 0.3~0.5 寸，局部有酸胀感，或可有触电感向前臂及手部尺侧放散；可灸。

【配伍应用】 ①配大椎、风池、百会，治癫狂痫。②配曲池、少海，治肘臂疼痛。③配腕骨、合谷，治黄疸。

【文献摘要】

《针灸甲乙经》：风眩头痛，小海主之。

《针灸大成》：主颈颔、肩臑、肘臂外后廉痛，寒热齿龈肿，风眩颈项痛，疡肿振寒，肘腋痛肿，小腹痛，痫发羊鸣，戾颈，瘛疭狂走，颔肿不可回顾，肩似拔，臑似折，耳聋，目黄，颊肿。

【现代研究】 直刺小海，可使降结肠远端的顽固性迷走神经过敏现象好转，可治疗过敏性结肠炎。

## 肩贞　Jiānzhēn（SI9）

【出处】《素问·气穴论》：脏俞五十穴……肩贞二穴。《针灸甲乙经》：肩贞，在肩曲胛下，两骨解间，肩髃后陷者中。

【定位】 在肩胛区，肩关节后下方，腋后纹头直上 1 寸（图 3-45）。

【取法】 正坐垂肩，上臂内收，当腋后皱襞尽端直上 1 寸，三角肌后缘处取穴。

【主治】 ①头面五官病：耳鸣，耳聋，牙痛，颔肿，头痛。②经脉病：肩胛痛，缺盆中痛，肩臂痛麻、不能举，上肢瘫痪。③其他病：瘰疬。

【刺灸法】 向外斜刺 1~1.5 寸，或向前腋缝方向透刺。肩部及肩胛部有酸胀感，或可有麻电感向肩及指端传导；可灸。

【配伍应用】 ①配肩髃、肩髎、天宗、巨骨，治肩凝症。②配曲池、手三里、外关、合谷，治上肢麻痹。

【文献摘要】

《针灸甲乙经》：寒热，项疬，适耳（鸣）无闻，引缺盆肩中热痛麻痹不举，肩贞主之。耳鸣无闻，肩贞及完骨主之。

《针灸大成》：主伤寒寒热，耳鸣耳聋，缺盆肩中热痛，风痹，手足麻木不举。

《类经图翼》：主治伤寒寒热，颔肿，耳鸣耳聋，缺盆肩中热痛，风痹手足不举。

【现代研究】

（1）治疗乳痈：取肩贞、天宗，用 2~2.5 寸长毫针直刺，针用泻法，进针后提插至有酸、麻、胀痛感觉时，留针并以艾条灸针柄 30~40 min，每灸 5 min 提插一次，在提插中，针感有的向肩胛和乳房扩散，灸至局部周围皮肤红晕面积达 9~16 $cm^2$ 为度。

（2）治疗肩周炎：针刺肩贞，可治疗肌纤维水肿，对粘连所导致的肩周炎有一定的镇痛作用。

【按语】 本穴位居于肩胛区肩关节后下方，故取之多用于治疗肩部疾患。

【注意事项】 针刺时，切不可偏向内侧，以免损伤胸侧壁，造成气胸。

### 臑俞　Nàoshū（SI10）

【出处】《针灸甲乙经》：臑俞，在肩臑后大骨下胛上廉陷者中。手太阳、阳维、跷脉之会。举臂取之。

【类属】 手足太阳、阳维、阳跷脉交会穴。

【定位】 在肩胛区，腋后纹头直上，肩胛冈下缘凹陷中（图 3-45）。

【取法】 正坐垂肩，上臂内收，用手指从腋后纹头肩贞直上推，肩胛冈下缘处是穴。

【主治】 ①经脉病：肩肿，肩臂酸痛无力，不可举臂。②其他病：颈项瘰疬。

【刺灸法】 直刺 0.5~1 寸，局部有酸胀感，或可扩散至肩部；可灸。

【配伍应用】 ①配后溪、肩井，治肩部疼痛。②配肩髃、肩贞、肩髎、外关、曲池，治上肢瘫痪。

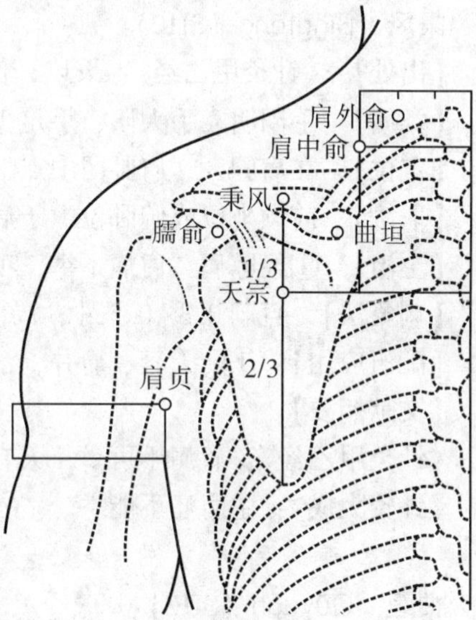

图 3-45

【文献摘要】

《针灸甲乙经》：寒热，肩肿引胛中痛，肩臂酸，臑俞主之。

《针灸大成》：主臂酸无力，肩痛引胛，寒热，气肿颈痛。

【现代研究】 治疗肩周炎：单取本穴用焠刺法治疗肩周炎 50 例，将 20~22 号粗针根部用棉线包裹，于酒精灯上将针尖烧红发白后，快速准确刺入并出针，用无菌纱布包敷针孔，每周 1 次，3 次为一疗程。

### 天宗　Tiānzōng（SI11）

【出处】《针灸甲乙经》：天宗在秉风后，大骨下陷者中。手太阳脉气所发。

【定位】 在肩胛区，肩胛冈中点与肩胛骨下角连线的上 1/3 与下 2/3 交点凹陷中（图 3-45）。

【取法】 前倾坐位或俯卧位，在肩胛冈下缘与肩胛骨下角的等分线上，当上、中 1/3 交点处。或肩胛冈下缘与肩胛骨下角连一直线，与第 4 胸椎棘突下间平齐处，与臑俞、肩贞成三角形处是穴。

【主治】 ①肺胸病：胸胁胀满，咳嗽气喘，哮喘，乳痈。②经脉病：肩胛疼痛，肘臂外后侧痛，颊颔肿痛。

【穴解】 手太阳小肠经循颈，绕肩胛，且“腧穴所在，主治所在”，故本穴主要治疗颈肩及肩胛部病症；本穴前与肺脏和乳房相对，故又可治疗乳痈、气喘。

【刺灸法】 直刺或向四周斜刺，进针 0.5~1 寸，局部有酸胀感，或针感穿过肩胛传导至手指；可灸。

【配伍应用】 ①配膻中、足三里，治乳房肿痛。②配臑会、臑俞，治肩背痛。③配肩井、足三里、屋翳，治乳少。

【文献摘要】

《针灸甲乙经》：肩重，肘臂痛不可举，天宗主之。

《铜人腧穴针灸图经》：治肩胛痛，臂肘外后廉痛，颊颔肿。

【现代研究】 治疗乳腺炎：取天宗，用三棱针点刺出血，一般多用缪刺，左病取右，右病取左，未成脓者，口服红糖水 300~500 mL；脓成未破者，可配合乳头拔罐吸脓，口服红糖水；脓溃者，配合溃处拔罐吸脓，口服红糖水，并保持乳房清洁。

### 秉风 Bǐngfēng（SI12）

【出处】《针灸甲乙经》：秉风，侠天窌，在外肩上小髃骨后，举臂有空。

【类属】 手阳明、手太阳、手足少阳之会。

【定位】 在肩胛区，肩胛冈中点上方冈上窝中（图 3-45）。

【取法】 前倾坐位或俯卧位，于肩胛冈上窝中央约肩胛冈中点上缘上 1 寸处取穴。

【主治】 ①经脉病：肩痛不举，项强不得回顾，上肢酸麻。②肺病：咳嗽顽痰。

【刺灸法】 直刺 0.3~0.5 寸，局部有酸胀感；可灸。

【配伍应用】 ①配天容、肩井，治肩痛不可举。②配天宗、肩井、后溪，治肩背疼痛。

【文献摘要】

《针灸甲乙经》：肩痛不可举，天容及秉风主之。

《针灸大成》：主肩痛不能举。

### 曲垣 Qūyuán（SI13）

【出处】《针灸甲乙经》：曲垣，在肩中央曲甲陷者中，按之动脉应手。

【定位】 在肩胛区，肩胛冈内侧端上缘凹陷中（图 3-45）。

【取法】 前倾坐位或俯卧位，臑俞与第 2 胸椎棘突连线的中点处是穴；或在冈上窝的内侧端凹陷处，与臑俞、天宗成一三角形处取穴。

【主治】 经脉病：肩胛拘急痛闷，肩背疼痛。

【刺灸法】 直刺 0.3~0.5 寸，局部有酸胀感；可灸。

【配伍应用】 ①配昆仑、大椎，治肩背痛。②配天宗、后溪、昆仑，治腰背痛。

【文献摘要】

《针灸甲乙经》：肩胛周痹，曲垣主之。

《针灸大成》：主肩痹热痛，气注肩胛，拘急痛闷。

**肩外俞**　Jiānwàishū（SI14）

【出处】《针灸甲乙经》：肩外俞，在肩胛上廉，去脊三寸陷者中。

【定位】 在脊柱区，第1胸椎棘突下，后正中线旁开3寸（图3-45）。

【取法】 前倾坐位或俯卧位，在第1胸椎棘突下，横平肩胛骨内侧缘的垂直线上取穴。本穴与内侧的大杼、陶道均位于第1胸椎棘突下水平。

【主治】 经脉病：颈项强急，肩背酸痛，肩胛及上肢冷痛。

【刺灸法】 向外斜刺0.3~0.5寸，局部有酸胀感；可灸。

【配伍应用】 ①配后溪、天宗、肩井、大椎，治肩背疼痛。②配秉风、养老，治落枕。

【文献摘要】

《针灸甲乙经》：肩胛痛而寒至肘，肩外俞主之。

《针灸大成》：主肩胛痛，周痹寒至肘。

【注意事项】 不可深刺，以防伤及肺脏，引起气胸。

**肩中俞**　Jiānzhōngshū（SI15）

【出处】《针灸甲乙经》：肩中俞，在肩胛内廉，去脊二寸陷者中也。

【定位】 在脊柱区，第7颈椎棘突下，后正中线旁开2寸（图3-45）。

【取法】 前倾坐位或俯卧位，在第7颈椎棘突下，肩胛骨上角的内侧取穴。

【主治】 ①肺病：咳嗽，气喘，唾血。②五官病：目视不明，视力减退。③经脉病：肩背疼痛，落枕。

【刺灸法】 斜刺0.3~0.5寸，局部有酸胀感；可灸。

【配伍应用】 ①配大椎、肩井、支沟，治肩背疼痛。②配大杼、附分、肺俞、厥阴俞、心俞、膈俞，治肺结核。

【文献摘要】

《针灸甲乙经》：寒热病，目不明，咳上气，唾血，肩中俞主之。

《针灸大成》：主咳嗽，上气唾血，寒热，目视不明。

【注意事项】 不可深刺，以防气胸。

**天窗**　Tiānchuāng（SI16）

【出处】《灵枢·本输》：三次脉，手太阳也，名曰天窗。《针灸甲乙经》：天窗，一名窗笼，在曲颊下，扶突后，动脉应手陷者中。

【别名】 窗笼（《针灸甲乙经》），天笼（《循经考穴编》）。

【定位】 在颈部，横平喉结，胸锁乳突肌的后缘（图3-46）。

【取法】 正坐或平卧位，平甲状软骨与舌骨肌之间的廉泉穴，于胸锁乳突肌后缘处取穴。本穴与人迎、扶突均横平喉结，三者的位置关系为：胸锁乳突肌前缘处为人迎，后缘处为天窗，前后缘之间为扶突。

【主治】 ①头面五官病：头痛，中风口噤，耳聋，耳鸣，咽喉肿痛，暴喑不能言，颊肿。②神志病：癫狂。③经脉病：颈项强痛。

【刺灸法】 向下直刺0.3~0.5寸，局部有酸胀感，可扩散至耳部、枕部、咽喉部；可灸。

【配伍应用】 ①配合谷、少商，治咽喉肿痛。②配外关、耳门，治耳鸣、耳聋。

【文献摘要】

《针灸甲乙经》：颊肿痛，天窗主之。

《备急千金要方》：狂邪鬼语，灸天窗九壮。

《千金翼方》：头痛瘾疹，灸天窗七壮。

《针灸大成》：主痔瘘，颈痛，肩痛引项不得回顾，耳聋，颊肿，喉中痛，暴喑不能言，齿噤，中风。

【现代研究】 对脑血流量的影响：采用艾卷悬灸法施灸中风偏瘫患者的百会、天窗，每穴灸15 min，以脑阻抗血流图和血压为客观指标，观察灸治前后的动态变化，发现灸后脑血流图流入时间缩短、波幅升高、重搏波明显等，说明灸后脑血流量增加；伴高血压的患者，灸治前后收缩压和舒张压均有明显降低作用，尤其收缩压降低更为明显。

【注意事项】 不能做大幅度提插，以免伤及血管。

### 天容 Tiānróng（SI17）

【出处】《灵枢·本输》：四次脉足少阳也，名曰天容。《针灸甲乙经》：天容，在耳曲颊后。

【定位】 在颈部，下颌角后方，胸锁乳突肌的前缘凹陷中（图3-46）。

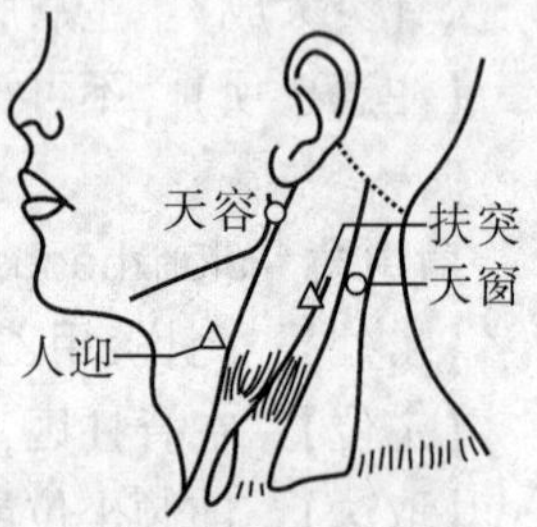

图3-46

【取法】 正坐或仰卧位，平下颌角，在胸锁乳突肌终止部前缘，二腹肌后腹的下缘处是穴。

【主治】 ①头面五官病：耳聋，耳鸣，咽喉肿痛，咽中如梗，颊肿，头项痈肿。②神志病：癔症。③肺胸病：胸痛胸满，气喘，咳逆上气，哮喘。④经脉病：肩痛不可举，颈项部扭伤。

【刺灸法】 直刺0.5~0.8寸，局部有酸胀感，可扩散至舌根或咽喉部；可灸。

【配伍应用】 ①配合谷、少商，治咽喉肿痛。②配前谷、角孙、腕骨、支正，治颈肿项痛。③配听会、听宫、中渚，治耳聋、耳鸣。

【文献摘要】

《针灸甲乙经》：疝积胸中痛，不得穷屈，天容主之。头项痈肿不能言，天容主之。耳聋嘈嘈无所闻，天容主之。

《针灸大成》：主喉痹寒热，咽中如梗，瘿颈，项痈，不可回顾，不能言，胸痛、胸满不得息，呕逆吐沫，齿噤，耳聋耳鸣。

【现代研究】

（1）对脑血管的影响：针刺天容对脑膜血管舒缩有一定的影响，其变化与电针参数有关，例如，弱电流可引起软脑膜小动脉明显扩张，强电流可引起软脑膜血管收缩。

（2）对胆囊的影响：针刺天容对Oddi（奥迪）括约肌有明显解痉作用，能促进胆总管的收缩，并有促进胆汁分泌和良好的镇痛作用。

【注意事项】 针刺时先用左手把腧穴附近血管搏动的位置摸清，将针从胸锁乳突肌内缘与血管之间刺入，以防刺伤颈内动、静脉，尤其血管硬化或血管压力大者，易致血管破裂，引起大出血。

### 颧髎 Quánliáo（SI18）

【出处】《针灸甲乙经》：颧髎，一名兑骨。在面頄骨下廉陷者中，手少阳太阳之会。

【别名】 兑骨（《针灸甲乙经》），权髎（《备急千金要方》），兑端（《针灸逢源》）。

【类属】 手少阳、太阳之会。

【定位】 在面部，颧骨下缘，目外眦直下的凹陷中（图3-47）。

【取法】 正坐或仰卧位，于颧骨下缘水平线与目外眦角垂线之交点处，约与迎香同高。

【主治】 五官病：口眼㖞斜，眼睑瞤动，目赤，目黄，齿痛，颊肿，唇肿。

【刺灸法】 直刺0.3~0.5寸，局部有酸胀感，可扩散至半侧颜面部；可灸。

【配伍应用】 ①配太阳、攒竹、下关、地仓、颊车，治口眼㖞斜。②配颊车、合谷，治面肿。

【文献摘要】

《针灸甲乙经》：䪼肿，唇痈，颧髎主之。目赤黄，颧髎主之。

《铜人腧穴针灸图经》：治口㖞，面赤目黄，眼瞤动不止，䪼肿，齿痛。

《循经考穴编》：天吊风，口眼㖞斜瞤动并䪼肿，齿痛。

【现代研究】 镇痛作用：针刺颧髎有镇痛作用，对三叉神经痛有明显疗效。其镇痛机制与人脑脊髓内单胺类递质有关，例如，针刺合谷、颧髎，或针刺内关、颧髎，或针刺合谷、内关、颧髎，可见脑脊髓液中色氨酸、5-羟色胺、5-羟吲哚乙酸含量增高，去甲肾上腺素（NA）下降。提高脑内5-羟色胺含量、降低去甲肾上腺素含量的变化与临床针刺麻醉效果平行。实验也证明点针刺尾核与电针合谷、内关、颧髎等有协同的镇痛作用。取颧髎，沿外眼角直下颧骨下缘凹陷处，以1.5寸毫针垂直进针2~2.5 cm时，即有触电感扩散至整个面颊部，针用泻法或平补平泻法，每10 min行针一次，留针15~30 min，每日1次或隔日1次，10次为一疗程。

**听宫** Tīnggōng（SI19）

【出处】《灵枢·刺节真邪》：刺此者，必于日中，刺其听宫，中其眸子，声闻于耳，此其输也。《针灸甲乙经》：听宫，在耳中珠子，大如赤小豆。

【别名】 多所闻（《素问·气穴论》），窗笼（《灵枢·根结》马莳注）。

【类属】 手足少阳、手太阳之会。

【定位】 在面部，耳屏正中与下颌骨髁状突之间的凹陷中（图3-47）。

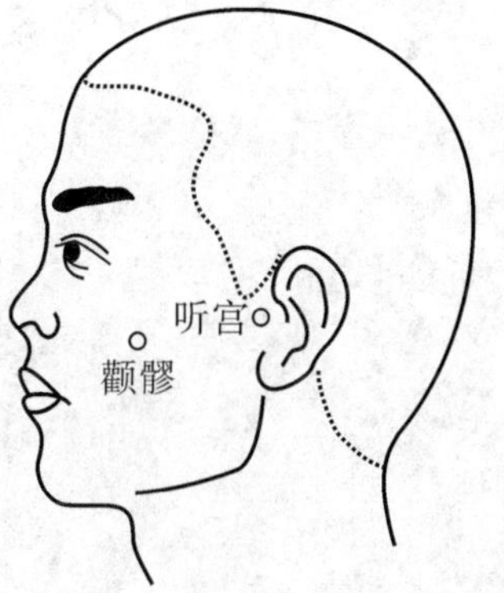

图3-47

【取法】 正坐或仰卧位，微张口，于耳屏前缘与下颌小头后缘之间凹陷处取穴；或微张口，耳屏正中前缘凹陷中，在耳门与听会之间取穴。

【主治】 ①五官病：耳聋，耳鸣，聤耳，耳痛，牙痛。②神志病：癫狂，痫证，瘛疭。

【穴解】 本穴为手足少阳、手太阳之交会穴。三条经脉均入耳中，故本穴为治疗耳疾的主穴；手太阳小肠经与手少阴心经互为表里，心主神明，故可治疗神志病。

【刺灸法】 张口直刺0.5~1寸，局部有酸胀感，可扩散至耳周部和半侧脸部，有时有鼓膜向外鼓胀感；可灸。

【配伍应用】 ①配听会、翳风，治耳聋、耳鸣。②配听会、耳门、合谷、下关、颊车，治颞颌关节炎。③配耳门、外关、翳风、中渚，治聤耳。

【文献摘要】

《针灸甲乙经》：癫疾，狂，瘛疭，眩仆癫疾，喑不能言，羊鸣沫出，听宫主之。

《针灸大成》：主失音，癫疾，心腹满，聤耳，耳聋如物填塞无闻，耳中嘈嘈侬侬蝉鸣。

《循经考穴编》：主耳虚鸣痒，或闭塞无闻，或耳出清汁。

【现代研究】

（1）治疗神经性耳聋：针刺听宫对治疗感觉神经性耳聋有一定疗效。实验表明，实验性动物的耳聋，针刺“听宫”与对照组相比较，观察耳蜗毛细胞损伤情况，发现针刺“听宫”组，其损伤曲线在第二回显着减轻（与对照组相比），证明针刺能改善耳蜗微循环及毛细血管营养供应，故能阻止毛细血管坏死。耳蜗电位的变化，也证明针刺组可使部分患者耳蜗电位加大，提示耳蜗功能增高。

（2）治疗颞颌关节炎：取患侧听宫穴，将生理盐水1 mL与地塞米松磷酸钠5 mg混合，共2 mL，张口注射。每隔4 d治疗一次。

【注意事项】 不能深刺，以免伤及颈内动、静脉；不宜直接灸。

## 七、足太阳膀胱经

本经腧穴主要分布在目内眦、前额、头项、背腰部第一侧线（后背正中线旁开 1.5 寸）和第二侧线（后背正中线旁开 3 寸）、下肢后正中线、外踝后、小趾外侧。起穴为睛明，止穴为至阴，左右各 67 穴（图 3-48）。临床多用于治疗头面五官、项、背、腰、下肢部、神志病及经脉循行部位的病证，同时也可主治脏腑病。

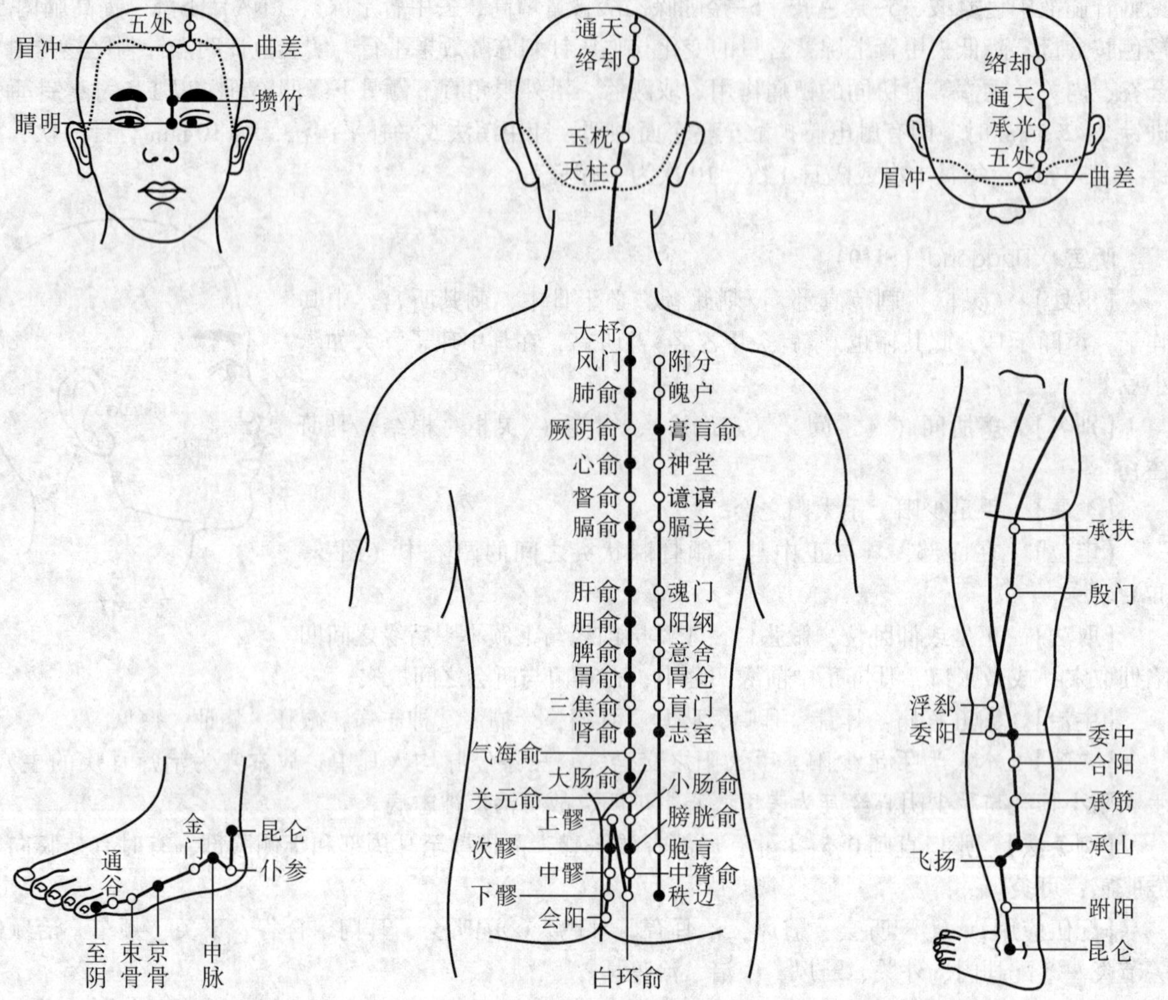

图 3-48　足太阳膀胱经腧穴

**睛明**　Jīngmíng（BL1）

【出处】《针灸甲乙经》：目不明，恶风，目泪出憎寒……眦痒痛，淫肤白翳，睛明主之。

【别名】目内眦（《素问·气府论》），泪孔（《针灸甲乙经》），泪空（《针灸聚英》），精明（《备急千金要方》）。

【类属】手足太阳、足阳明、阴跷、阳跷脉交会穴。

【定位】在面部，目内眦角稍上方凹陷处（图 3-49）。

【取法】正坐仰靠或仰卧位，目内眦向外上方，近目眶内缘处取穴。

【主治】①眼病：近视，目视不明，目赤肿痛，迎风流泪，夜盲，色盲，目翳。②经脉病：急性腰痛。

【穴解】本穴位于目内眦，归属足太阳膀胱经，又是足太阳经与手太阳经、足阳明经、阴跷脉、阳跷脉的交会穴，阳明脉多气多血，阴跷脉、阳跷脉主眼睑的开合，故凡外感诸邪、内伤诸疾所导致的多种眼病，主要是慢性眼病，均可治疗；再者，足太阳经脉循行于背腰部，根据“经脉所过，主治所及”之理，取之又可治疗腰部病证。

【刺灸法】 嘱患者闭目，医者左手轻推眼球向外固定，右手持针，于眼眶边缘和眼球之间缓慢刺入，直刺0.5~1寸，不宜大幅度提插和捻转，局部有酸胀感并扩散至眼球及周围；出针后要按压针孔片刻。

【配伍应用】 ①配风池、四白，治疗近视。②配合谷、光明，治青光眼。③配太冲、肝俞，治夜盲。④配风池、太阳、攒竹、阳白，治目赤肿痛。

【文献摘要】

《针灸甲乙经》：目不明，恶风，目泪出憎寒，目痛目眩……眦痒痛，淫肤白翳，睛明主之。

《针灸大成》：刺太阳、阳明出血，则目愈明。盖此经多血少气，故目翳与赤痛从内眦起者，刺睛明、攒竹，以宣泄太阳之热。

《医宗金鉴》：睛明、攒竹二穴，主治目痛视不明，迎风流泪，胬肉攀睛，目翳眦痒，雀目诸证。

《铜人腧穴针灸图经》：攀睛，翳膜覆瞳子，恶风泪出，目内眦痒痛，小儿雀目疳眼，大人气眼冷泪，视物不明，大眦胬肉侵睛。

【现代研究】

(1) 对眼压的影响：通过对治疗组和对照组高眼压家兔模型用电针“睛明”的方法观察比较发现，治疗组的眼压最高值和最低值均低于对照组的眼压最高值和最低值。两组间眼压比较，除10 min时段外，其他各时段组间差异均有显著性意义，说明针刺“睛明”对高眼压兔有明显的降低眼压作用。

(2) 对判断中风偏瘫的影响：通过对中风偏瘫的患者进行治疗，针刺睛明后，观察发现中风偏瘫的治疗效果与针刺睛明出现的反应成正相关。因而用睛明针刺后出现的反应可判断中风偏瘫的预后情况。

(3) 对视力的影响：针后可改善眼区的血液循环，促使局部新陈代谢；能抑制眼部炎症反应，促进充血和水肿的吸收和消失，从而起到消肿止痛和恢复视力的作用。

(4) 对心律的影响：针刺睛明穴可使心律减慢。

(5) 治疗近视眼：①用深刺法治疗青少年近视眼67例，方法：直刺睛明1~2寸，留针30 min，每日1次，10次为一疗程，间隔3~5 d。基本治愈21例，占31.3%；显效25例，占37.3%；好转15例，占22.3%；无效6例，占9.1%。总有效率为91.3%。②采用激光照射睛明穴法治疗近视70例，137只患眼，距离20 mm，照射10 min，每日1次，10次为一疗程。结果：有效130只眼，占94.8%，无效7只眼。

(6) 治疗电光性眼炎：以睛明为主，配太阳治疗电光性眼炎55例，常规针刺，睛明直刺0.2~0.5寸，太阳向后斜刺0.3~0.5寸，留针30 min，可做间断刺激，结果均收到良好效果。

(7) 治疗急性结膜炎：采用针刺睛明治疗急性结膜炎72例，取穴以睛明为主穴，配太阳、合谷，常规针刺，太阳可点刺出血，每日1次。经1~7次治疗后全部治愈。

(8) 治疗视网膜色素变性：采用针刺睛明、球后、太阳、太溪、光明治疗视网膜色素变性50例100只眼，所取腧穴常规针刺，睛明、球后平补平泻，不留针；远端太阳、太溪、光明留针30 min，每日1次，5次为一疗程。结果：显效16例，好转67例，无效17例，总有效率为83%。

(9) 治疗坐骨神经痛：采用针刺睛明、听宫治疗坐骨神经痛52例，取同侧两穴，常规针刺，起初每日1次，3 d后改为隔日1次，10次为一疗程，经1~3个疗程治疗。痊愈31例，占59.6%；显效12例，占23.1%；好转8例，占15.4%；无效1例，占1.9%。总有效率为98.1%。

(10) 治疗急性腰扭伤：①采用针刺睛明治疗急性腰扭伤23例，取双侧睛明，进针后用刮柄法或小幅度捻转5~10 min，同时活动腰部，结果全部治愈。②采用针刺睛明、至阴（本经首尾配穴法）治疗急性腰扭伤30例，两名医者同时施术，睛明、至阴同时进针，得气后据患者体质情况决定刺激强度，留针 10~15 min。结果：1 次治愈 15 例，2 次治愈 9 例，3 次治愈 4 例，1 次好转 2 例。

（11）治疗呃逆：采用深刺睛明治疗顽固性呃逆 26 例，睛明进针 0.8~1.2 寸，只宜轻度捻转而不宜提插，留针 30 min，行针 2 次。结果：痊愈 24 例，显效 2 例，全部有效。

【按语】 本穴是足太阳、手太阳、足阳明、阴跷、阳跷五脉的交会穴，多条经脉均在眼部相交会，因此是治疗各种目疾的重要腧穴。

【注意事项】 本穴不可深刺，以免损伤眼部组织结构；出针时按压针孔 1~2 min，以免内出血；禁用灸法。

### 攒竹 Cuánzhú（BL2）

【出处】《素问·骨空论》：眉头二穴。

【别名】 始光、夜光、明光（《针灸甲乙经》），眉本、眉头（《素问·气府论》），明光（《铜人腧穴针灸图经》）。

【定位】 在面部，当眉头凹陷处（图 3-49）。

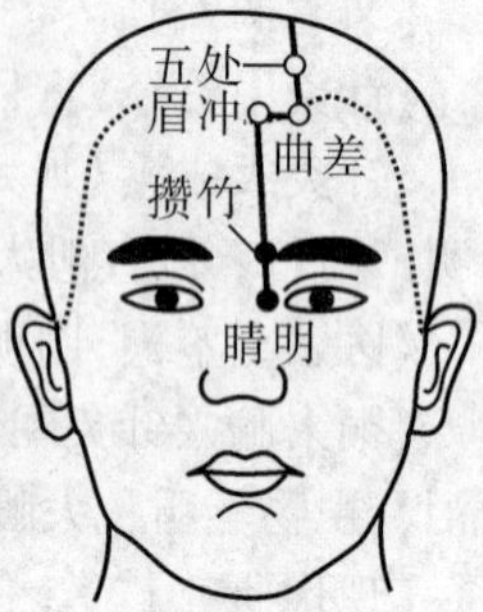

图 3-49

【取法】 正坐仰靠或仰卧位，眉头边缘，入眉毛约 0.1 寸处取穴。

【主治】 ①头面五官病：头痛，眉棱骨痛，面瘫，面痛，目视不明，目赤肿痛，眼睑下垂，迎风流泪。②经脉病：腰痛。

【穴解】 本穴在眉头凹陷处，下近于眼部，上近于眶上及前额部，因此可治疗眼目、眶骨、前额及眉棱骨等局部病；再者，足太阳经膀胱经的经脉循行过于腰部，根据“经脉所过，主治所及”的原理，故可治疗腰痛疾病。

【刺灸法】 治疗眼病，可向下斜刺 0.3~0.5 寸；治疗头痛面瘫可平刺透鱼腰 0.5~0.8 寸，局部有麻胀感并向眼眶放散；或用三棱针点刺出血。

【配伍应用】 ①配风池、太阳、合谷，治急性结膜炎。②配肝俞、肾俞、风池、角孙、太阳、光明，治视神经萎缩、视网膜出血。③配上星、合谷，治前头痛。

【文献摘要】

《针灸甲乙经》：头风痛、鼻鼽衄、眉头痛、善嚏、目如欲脱、汗出寒热、面赤、颊中痛、颈椎不可左右顾、目系急、瘛疭，攒竹主之。痔痛，攒竹主之。小儿痫发、目上插，攒竹主之。

《备急千金要方》：项强急痛不可顾，痫发瘛疭，狂走不得卧，心中烦。

【现代研究】

（1）对眼部手术有良好的针刺麻醉效应：如以攒竹透睛明对斜视患者进行手术麻醉，其优良率达 85.86%，并证明同侧较对侧效果好，留针比不留针效果好，耐痛阈、两点辨别测定均支持同侧效果优于对侧，并与手术评级相符。

（2）对胃的大部分切除有良好的针刺麻醉效应：采用攒竹透攒竹、听会，针刺对胃的大部分切除进行观察，经比较发现，此法较采用腹部腧穴针刺麻醉效果好，可使内脏牵拉反应较轻。证实针刺麻醉优良率较高。

（3）针刺攒竹可使心率减慢，也可抑制膈肌痉挛。

【按语】 本穴为治疗眼疾和面瘫的常用穴。

【注意事项】 本穴禁用灸法。

### 眉冲 Méichōng（BL3）

【出处】《脉经》：寸口脉紧，若头痛骨肉痛，是伤寒……针眉冲、颞颥，摩治伤寒膏。

【别名】 小竹（《太平圣惠方》）。

【定位】 在头部，当攒竹直上入发际 0.5 寸，当神庭与曲差连线之间（图 3-50）。

【取法】 正坐仰靠或仰卧位，神庭与曲差的连线，与攒竹垂线之交点处取穴。

【主治】 ①头面五官病：头痛，眩晕，鼻塞。②神志病：癫痫。

【刺灸法】 向后平刺 0.3~0.5 寸，局部有酸胀感。

【配伍应用】 ①配合谷、迎香，治鼻炎。②配百会、头维、太阳，治前额痛。

【文献摘要】

《太平圣惠方》：理目，五般痫，头痛鼻塞。

《针灸资生经》：头风肿痒，针眉冲。

《针灸大成》：主五痫头痛、鼻塞。

《备急千金要方》：若头痛，针眉冲。

【按语】 本穴为足太阳膀胱经腧穴，经脉循行于头部，本穴又位居头部，故以治疗头、额部疼痛为主。

【注意事项】 本穴禁用灸法。

**曲差　Qūchā（BL4）**

【出处】《针灸甲乙经》：头痛身热，鼻窒，喘息不利，烦满汗不出，曲差主之。

【别名】 鼻冲（《针灸甲乙经》）。

【定位】 在头部，当前发际正中直上 0.5 寸，旁开 1.5 寸，当神庭与头维连线的内 1/3 与中 1/3 交点上取穴（图 3–50）。

【取法】 正坐仰靠位，取法同定位。

【主治】 头面五官病：头痛，目视不明，鼻塞，鼻衄。

【刺灸法】 平刺 0.5~0.8 寸，局部有胀感。

【配伍应用】 ①配四白、风池，治近视。②配百会、印堂、太阳、合谷，治头痛、头晕。③配迎香、风池、上星、合谷，治鼻塞。

【文献摘要】

《铜人腧穴针灸图经》：治目视不明。

《太平圣惠方》：主心中烦满，汗不出，头顶痛，身热，目视不明。

《针灸大成》：主目不明，鼽衄，鼻塞，鼻疮，心烦满，汗不出，头顶痛，项肿，身体烦热。

【按语】 本穴位居头部，故以治疗头、额部的局部病为主。

【注意事项】 本穴禁用灸法。

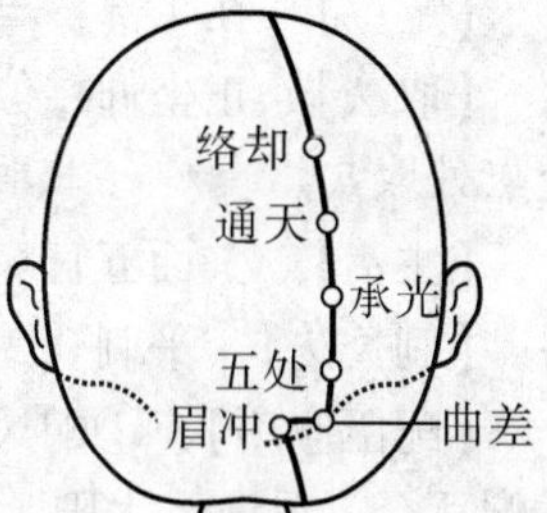

图 3–50

**五处　Wǔchù（BL5）**

【出处】《针灸甲乙经》：痉，脊强反折，瘛疭，癫疾，头重，五处主之。

【别名】 巨处（《医学入门》）。

【定位】 在头部，当前发际正中直上 1 寸，旁开 1.5 寸（图 3–50）。

【取法】 正坐仰靠位，前发际正中直上 1 寸与神庭和头维连线的内 1/3 与外 2/3 处垂线的交点上取穴。

【主治】 ①头面五官病：头痛，目眩，目视不明。②神志病：癫痫。

【刺灸法】 平刺 0.5~0.8 寸，局部有重胀感。

【配伍应用】 ①配合谷、上星，治鼻衄。②配百会、上星、风池、合谷、后溪，治头痛。③配心俞、巨阙、合谷、太冲，治癫痫。

【文献摘要】

《针灸大成》：主脊强反折，瘛疭癫疾，头风热，目眩，目不明，目上戴不识人。

《太平圣惠方》：主目不明，头眩风闷。

【注意事项】 本穴少用或禁用灸法。

**承光** Chéngguāng（BL6）

【出处】《针灸甲乙经》：青盲，远视不明，承光主之。

【定位】 在头部，当前发际正中直上2.5寸，旁开1.5寸（图3-50）。

【取法】 正坐仰靠位，前发际至百会的中点，与神庭和头维连线的内1/3与外2/3处垂线的交点上取穴。

【主治】 ①头面五官病：头痛，眩晕，目视不明，鼻塞。②神志病：癫痫。

【刺灸法】 平刺0.3~0.5寸，局部有酸胀感。

【配伍应用】 ①配解溪、丰隆，治眩晕。②配光明、睛明、太冲，治目赤肿痛。③配心俞、内关、水沟，治癫痫。

【文献摘要】

《针灸甲乙经》：热病汗不出，而苦呕烦心，承光主之。

《铜人腧穴针灸图经》：鼻塞不闻香臭，口㖞，鼻多清涕。

《针灸大成》：主风眩头痛，呕吐心烦，鼻塞不闻香臭，口㖞，鼻多清涕，目生白翳。

【按语】 本穴为治疗目疾的要穴。

【注意事项】 本穴禁用灸法。

**通天** Tōngtiān（BL7）

【出处】《针灸甲乙经》：头项痛重，暂起僵仆，鼻窒鼽衄，喘息不得通，通天主之。

【别名】 天臼（《针灸甲乙经》），天白（《外台秘要》），天伯（《铜人腧穴针灸图经》），天目（《普济方》）。

【定位】 在头部，当前发际正中直上4寸，旁开1.5寸（图3-50）。

【取法】 正坐仰靠位，两耳尖连线的中点向前1寸与神庭和头维连线的内1/3与外2/3处垂线的交点处取穴。

【主治】 头面五官病：头痛，眩晕，鼻塞，鼻渊，鼻衄。

【刺灸法】 平刺0.3~0.5寸，局部有酸胀感；可灸。

【配伍应用】 ①配风池、印堂、上星、迎香，治鼻炎。②配迎香、合谷、四白，治鼻流清涕。③配百会、风池、太阳、合谷，治头痛。

【文献摘要】

《铜人腧穴针灸图经》：颈项转侧难，鼻塞闷。

《针灸大成》：主颈项转侧难，瘿气，鼻衄，鼻疮，鼻窒，鼻多清涕，头旋，尸厥，口㖞，喘息，头重，暂起僵仆，瘿瘤。

【现代研究】 针刺对血流动力学的影响：针刺脑血栓患者的通天穴，可使血流动力学各项指标均有所降低；可使部分癫痫大发作患者的脑电图趋于规则化。

【按语】 本穴是治疗各种鼻病的要穴。

【注意事项】 本穴少用或不用灸法。

**络却** Luòquè（BL8）

【出处】《针灸甲乙经》：癫疾僵仆，目妄见，恍惚不乐，狂走瘛疭，络却主之。

【别名】 脑盖（《针灸甲乙经》），胳却（《备急千金要方》），络郄（《医学入门》）。

【定位】 在头部，当前发际正中直上5.5寸，旁开1.5寸（图3-50）。

【取法】　正坐仰靠位，两耳尖连线的中点向前0.5寸，与神庭和头维连线的内1/3与外2/3处垂线的交点上取穴。

【主治】　①头面五官病：头痛，鼻塞，目视不明，耳鸣。②神志病：癫狂痫。

【刺灸法】　平刺0.3~0.5寸，局部有酸胀感。

【配伍应用】　①配合谷、印堂，治鼻炎。②配肾俞、神门、耳门、听宫，治耳聋、耳鸣。③配百会、风池、肾俞、足三里，治头痛眩晕。

【文献摘要】

《铜人腧穴针灸图经》：青风内障，目无所见，头旋耳鸣。

《类经图翼》：项肿瘿瘤。

【按语】　本穴位于头部，内通于脑，故以治疗大脑疾病及神志病为主。

【注意事项】　本穴少用或不用灸法。

**玉枕**　Yùzhěn（BL9）

【出处】《针灸甲乙经》：头眩目痛，头半寒，玉枕主之。

【定位】　在后头部，当后发际正中直上2.5寸，旁开1.3寸，平枕外粗隆凸起上缘凹陷处（图3-51）。

【取法】　正坐或俯伏坐位，枕外粗隆上缘凹陷处旁开1.3寸处取穴。

【主治】　①头面五官病：头痛，目痛，目视不明，鼻塞。②经脉病：项部强痛。

【刺灸法】　平刺0.3~0.5寸，局部有酸胀感；可灸。

【配伍应用】　①配风池、完骨，治项痛。②配风池、列缺，治脑病。③配百会、风池、天柱、合谷，治后头痛。

【文献摘要】

《针灸甲乙经》：头项恶风、汗不出、凄厥恶寒、呕吐，目系急、痛引颔，头重项痛，玉枕主之。寒热骨痛，玉枕主之。

《铜人腧穴针灸图经》：脑风疼痛不可忍。

《千金翼方》：多汗寒热，玉枕主之。

《针灸大成》：主目痛如脱，不能远视，内连系急头风痛不可忍，鼻窒不闻。

【注意事项】　局部有枕动脉、枕静脉，枕大神经分支，故本穴不能深刺。

**天柱**　Tiānzhù（BL10）

【出处】《灵枢·本输》：六次脉足太阳也，名曰天柱。

【定位】　在项部，大筋（斜方肌）外缘之后发际凹陷中，约当后发际正中旁开1.3寸（图3-51）。

【取法】　正坐，头稍前倾，后发际上0.5寸，再旁开1.3寸的斜方肌外侧凹陷中取穴。

【主治】　①头面五官病：头痛，眩晕，目赤肿痛，目视不明，鼻塞。②经脉病：项强，肩背痛。

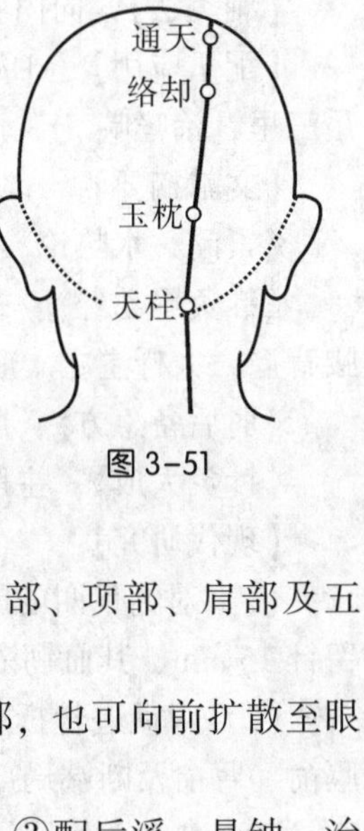

图3-51

【穴解】　足太阳膀胱经脉循行起于目内眦，上额交颠，经过后头、项背、肩等部位。本穴位于后项部，根据经脉循行和腧穴部位，取之可治疗头部、项部、肩部及五官病。

【刺灸法】　直刺或斜刺0.5~0.8寸，局部有酸胀感，有时可扩散至后头部，也可向前扩散至眼部；可灸。

【配伍应用】　①配大杼、风池，治项背痛。②配太冲、风池，治高血压。③配后溪、悬钟，治落枕。④配百会、风池、太阳、合谷，治头痛、颈项强痛。

【文献摘要】

《灵枢·厥病》：厥头痛，项先痛，腰脊为应，先取天柱，后取足太阳。

《灵枢·寒热病》：暴挛痫眩，足不任身，取天柱。

《针灸甲乙经》：眩、头痛重、目如脱、项似拔、狂见鬼、目上反、项直不可以顾、暴挛、足不任身、痛欲折，天柱主之。瘨疾互引，天柱主之。咽肿难言，天柱主之。

《针灸大成》：五脏气乱，在于头，取之天柱、大杼，不补不泻，以导气而已。

《备急千金要方》：天柱，主不知香臭。

《铜人腧穴针灸图经》：头旋脑痛。

【现代研究】

（1）针刺患侧天柱，可使肌电幅度升高，从针后 5 min 可持续至 45 min。

（2）治疗内分泌性突眼病：对天柱进行腧穴注射治疗内分泌性突眼病，有效率为 83.7%。

【按语】 本穴因项肌隆起如柱而得名。

【注意事项】 深层有延髓，故不可向上方深刺。

**大杼** Dàzhù（BL11）

【出处】《灵枢·刺节真邪》：取之于其天府，大杼三痏痏。《灵枢·背腧》：胸中大腧在杼骨之端。

【别名】 大腧（《灵枢·背腧》），本神（《西方子明堂灸经》），百旁（《杨敬斋针灸全书》）。

【类属】 八会穴之骨会，手、足太阳经交会穴。

【定位】 在背部，当第 1 胸椎棘突下，旁开 1.5 寸（图 3-52）。

【取法】 俯伏坐位，第 1 胸椎棘突下与后背正中线至肩胛骨内侧缘连线中点之垂线交点处（旁开 1.5 寸）取穴。

【主治】 ①肺病：咳嗽，发热。②经脉病：项强，肩背痛。③头面五官病：头痛，鼻塞，咽喉肿痛。

【穴解】 本穴属足太阳膀胱经，又是手、足太阳经及手足少阳经之交会穴，阳经主表、主热、主风。本穴位于第 1 胸椎旁，内近于肺脏，又是骨之会穴，故可治疗头面病、肺脏病及骨病和关节病。

【刺灸法】 向内斜刺 0.5~0.8 寸，局部有酸胀感，可向肋间放散，有时可向肩部放散；可灸。

【配伍应用】 ①配膻中、丰隆，治咳嗽。②配合谷、颊车，治牙痛。③配大椎、风池、肺俞、足三里，治哮喘。

【文献摘要】

《素问·水热论》：大杼、膺俞、缺盆、背俞，此八者，以泻胸中之热也。

《针灸甲乙经》：颈项痛不可俯仰、头痛、振寒、瘛疭、气实则胁满、挟脊有寒气、热汗不出、腰背痛，大杼主之。筋瘨疾者，身卷挛急，脉大，刺项大经之大杼。

《肘后备急方》：风痹痿厥如何治？大杼、曲泉真是妙。

《针灸大成》：主筋挛瘨疾。

【现代研究】

（1）对钙代谢的影响：针刺大椎、飞扬、足三里等，留针 7 min，进行观察，血钙浓度出现变化，留针 15 min，其血钙浓度明显高于对照组。

（2）对促进骨折愈合的影响：对骨折患者先按照治疗骨折的基本原则进行治疗，观察配合大杼、膈俞、肾俞及断端局部腧穴治疗，结果发现，针刺组在肿胀消退方面疗效明显优于药物组，总有效率、基本愈合率均明显优于药物组。

（3）对肺功能的影响：针刺大杼可增加肺通气量，并可使针刺麻醉的患者开胸后一侧肺通气量代偿性增加。

（4）治疗颈椎病：以大杼、天柱、风池、后溪、颈夹脊，治疗神经根型颈椎病144例，颈部腧穴均向棘突方向斜刺1～1.5寸，肩外俞向内或向外斜刺1～1.5寸，手法用捻转泻法。每日或隔日1次，10次为一疗程，同时配合颈部牵引。经本法治疗后，临床治愈61例，占42%；显效50例，占34.7%；进步24例，占16.6%；无效9例，占42%。总有效率为93.7%。

（5）治疗麦粒肿：取双侧大杼，垂直刺入4～6分深，提针放血，不留针，每日1次，治疗麦粒肿98例，其中反复发作者68例。结果：2次治愈者40例，3次以上痊愈10例。

（6）治疗牙痛：针刺大杼治疗牙痛50例。结果：针刺1次止痛者35例，针刺2～3次止痛者13例，无效2例。

【按语】　本穴和肺俞配合应用，可治疗一切肺病、外感病及骨病。还可治疗寒热往来之疟疾。

【注意事项】　本穴深部位于第1胸神经后支外侧支，故不能直刺、深刺。

风门　Fēngmén（BL12）

【出处】《针灸甲乙经》：在第二椎下两旁，各一寸五分。

【别名】　热府（《针灸甲乙经》），左为风门、右为热府（《循经考穴编》）。

【类属】　督脉、足太阳经之会。

【定位】　在背部，当第2胸椎棘突下，旁开1.5寸（图3-52）。

【取法】　俯伏坐位，于第2胸椎棘突下与后正中线至肩胛骨内侧缘连线中点之垂线交点处取穴。

【主治】　①外感病：发热，头痛。②肺病：咳嗽，哮喘。③经脉病：项强，胸背痛。

【穴解】　本穴在第2胸椎旁，为风邪出入之门户。足太阳经循行经过头及项背部，太阳主一身之表，穴又位居于背部，内应肺脏，故可治疗外感病、肺脏病，以及头项、肩背等经脉所过部位的病。

【刺灸法】　斜刺0.5～0.8寸，局部有酸胀感，可向肋间放散；可灸。

【配伍应用】　①配肺俞、大椎，治哮喘。②配尺泽、合谷，治感冒。③配丰隆、天突，治咳嗽、气喘。④配曲池、风池、外关、血海、足三里，治荨麻疹。

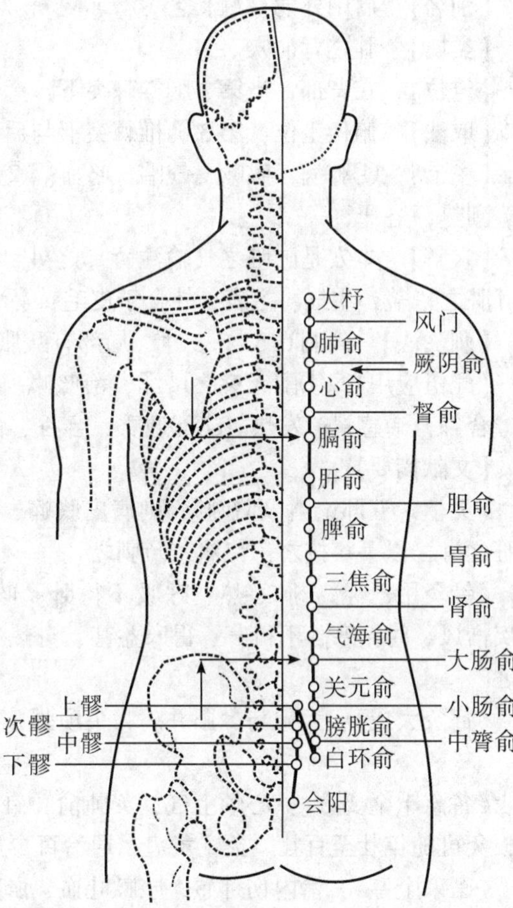

图3-52

【文献摘要】

《针灸甲乙经》：风眩头痛、鼻不利、时嚏、清涕自出，风门主之。

《针灸大成》：主发背痈疽，身热，上气喘气，咳逆胸背痛，风劳呕吐，多嚏，鼻鼽出清涕，伤寒头项痛，目瞑，胸中热，卧不安。

《铜人腧穴针灸图经》：风门二穴，一名热府……伤寒颈项强，目瞑多嚏，鼻鼽出清涕。

《针灸聚英》：风劳呕吐，伤寒头项强，目瞑，胸中热。

《类经图翼》：此穴能泻一身热气，常灸之，永无痈疽疮疥等患。

【现代研究】

（1）对肺功能的影响：针刺风门可调整肺的通气量，但发生效应较迟，需连续针刺1周，如获得效应，即使停针，仍可持续一定的时间。

（2）治疗鼻炎：针挑风门治疗慢性鼻炎46例。结果痊愈24例，显效13例，好转6例，无效3例，总有效率为93.4%。

（3）治疗咳嗽：针刺风门加拔罐治疗顽固性咳嗽62例。取风门、肺俞、膈俞、天突、膻中，背部腧穴向脊柱方向进针1.2寸；天突、膻中常规操作，针后加拔火罐，留罐5~10 min，每日1次，7次为一疗程。结果：痊愈58例，占93.5%；显效4例，占6.5%，全部有效。

【按语】 本穴常用灸法可预防一切外感病证。

【注意事项】 本穴不能向前或向内直刺或深刺，以免刺伤肺脏，引起气胸。

肺俞 Fèishū（BL13）

【出处】《灵枢·背腧》：肺俞在三焦（椎）之间。

【别名】 肩中外俞（《脉经》）。

【类属】 肺之背俞穴。

【定位】 在背部，当第3胸椎棘突下，旁开1.5寸（图3-52）。

【取法】 俯伏坐位，第3胸椎棘突下与后正中线至肩胛骨内侧缘连线中点之垂线交点处取穴。

【主治】 ①肺病：咳嗽，气喘，咯血。②鼻病：鼻塞。③皮肤病：皮肤瘙痒，瘾疹。④其他病：骨蒸潮热，盗汗。

【穴解】 本穴是肺脏之气输注背部之处，与肺脏内外相应，因此是治疗肺脏病的重要腧穴。肺为五脏之华盖，主气、主表，外合于皮毛，鼻为肺窍，故可治疗外感病和鼻病。

【刺灸法】 斜刺0.5~0.8寸，局部有酸胀感，可向肋间放散；可灸。

【配伍应用】 ①配天突、尺泽，治咳嗽、哮喘。②配风池、太阳，治头项强痛。③配大椎、外关、合谷，治感冒、发热。④配迎香、合谷、曲池、足三里，治鼻流清涕。

【文献摘要】

《灵枢·五邪论》：邪在肺，则病皮肤痛，寒热，上气喘汗出，咳动肩背，取膺中外俞，背三节五脏之旁，以手疾按之，快然，乃刺之。

《针灸甲乙经》：肺寒热、呼吸不得卧、咳上气、呕沫、喘、气相追逐……腰脊痛，肺俞主之。癫疾憎风、时振寒、不得言、得寒益甚、身热狂走、欲自杀、目反妄见、瘛疭泣出、死不知人，肺俞主之。

《针灸大成》：太阳与少阳并病，头项强痛或眩冒，时如结胸，心下痞硬者，当刺太阳肺俞、肝俞。

《备急千金要方》：心烦上气，灸肺俞，针入五分。治喉痹，气逆咳嗽，口中唾涎，方灸肺俞七壮，灸可随年壮至百壮。灸主黄疸，通治百毒病。

《医宗金鉴》：治内伤外感，咳嗽吐血，肺痿肺痈。

【现代研究】

（1）对肺功能的影响：针后可增加肺通气量、肺活量及耗氧量，能改善呼吸功能和代谢功能，对支气管哮喘发作期的患者，针后可调整支气管平滑肌，减低呼吸气道阻力。因此，在防治气管炎时，不但有近期疗效，而且远期疗效也很好。临床实验对肺俞的平喘作用的特异性进行了研究，分别电针肺俞、少商、鱼际、太渊、经渠、列缺等穴，观察对咳喘患者即刻平喘作用的特异性。结果：肺俞平喘效果最佳。肺经的五穴效果均次于肺俞。又通过电针肺俞进行对改善小气道功能的观察，推测其机制为解除细支气管痉挛，减轻水肿，降低外周气道阻力，使通气功能得到改善。还有观察针刺肺俞穴对肺功能的改善，发现留针时间不同，产生效应也不同，留针20 min，可见针刺效应；留针

40 min，针刺效应最明显；留针 60 min，针刺效应有所降低。

（2）对脑血管的影响：针后可延缓动脉硬化，对冠状动脉粥样斑块的形成有一定的抑制作用。

（3）对白细胞的影响：针后可使嗜酸性粒细胞逐渐下降，效果十分显著。

（4）对血液循环系统的影响：针刺肺俞可使肝的血流量明显增加。若在此穴处施灸或拔火罐能使皮肤毛细血管扩张，促进血液循环，加强机体代谢功能，增强抗病能力。

（5）治疗咳嗽：①针刺肺俞加艾灸治疗风寒咳嗽 40 例，隔日 1 次，3 次为一疗程。结果：痊愈 36 例，好转 4 例，全部有效。②治疗急慢性咳嗽，采用腧穴贴敷双侧肺俞，取附子、肉桂、干姜各 20 g，山柰 10 g，共研细末，使用时，先在双侧肺俞上按摩 30 s，使局部潮红，将上述药末一小撮置于腧穴上，用胶布固定，隔日 1 次，此法多用于小儿外感风寒咳嗽。

（6）治疗慢性支气管炎：①采用针刺肺俞、膏肓治疗慢性支气管炎 246 例，同时加用天突、膻中，针灸并用，留针 15～20 min，每日或隔日 1 次，10 次为一疗程。结果：临床控制 82 例，占 33.3%；好转 107 例，占 43.5%；无效 57 例，占 23.2%。总有效率 76.8%。②采用肺俞穴埋针法治疗慢性支气管炎 48 例，主穴取肺俞；配穴取大杼、风门，按操作规程埋针后将胶布固定，每日揉埋针处 2 次，每次 30 s，7 次为一疗程。结果：痊愈 12 例，显效 10 例，好转 22 例，无效 4 例。

（7）治疗哮喘：①采用肺俞腧穴注射治疗哮喘 31 例，在肺俞穴注入维生素 $K_3$ 注射液 2～4 mL，每日 1 次，2 周为一疗程，经过 1～3 个疗程治疗，全部治愈。随访半年至 1 年半，复发 2 例，但症状较轻。②采用肺俞穴药物贴敷治疗哮喘 1 000 例，主穴取肺俞；配穴取心俞、膈俞。药物：元胡、细辛各 4 g，甘遂、白芥子各 17 g，共研细末。取鲜生姜 20 g 捣烂取汁，将药粉调成糊状，于三伏天用胶布贴敷，每穴贴敷 2～3 h，每隔 10 d 一次，3 次为一疗程，连续贴敷 3 年。结果：痊愈 50 例，占 5%，贴敷 1、2、3 年的显效率分别为：375 例，占 37.5%；560 例，占 56%；600 例，占 60%。

（8）治疗鼻炎：采用肺俞穴药物贴敷治疗过敏性鼻炎 556 例，主穴取肺俞；配穴取大杼、风门、脾俞、肾俞。将中药制成饼，于每年初伏、二伏、三伏时进行贴敷，用胶布固定，每次贴敷 2～3 h。结果：痊愈 58 例，占 10.5%；好转 405 例，占 72.8%；无效 93 例，占 16.7%。总有效率为 83.3%。

（9）治疗痤疮：采用肺俞穴注射治疗痤疮 40 例，取肺俞、足三里；注入西咪替丁注射液 2 mL 加盐酸利多卡因注射液 1 mL 混匀后，每穴注入 0.5 mL，每日 1 次，10 次为一疗程，3 个疗程结束统计疗效，结果：痊愈 24 例，显效 7 例，好转 6 例，无效 3 例，总有效率为 93%。

【按语】 本穴位于背部，故还可治疗肩背部疾病。常灸本穴可预防流感。

【注意事项】 本穴不可直刺或深刺，以防伤及胸膜及肺脏，引起气胸。

**厥阴俞　Juéyīnshū（BL14）**

【出处】《备急千金要方》：胸中膈气，聚痛好吐，灸厥阴俞随年壮。

【别名】 阙俞（《备急千金要方》），阴俞（《神灸经纶》）。

【类属】 心包之背俞穴。

【定位】 在背部，当第 4 胸椎棘突下，旁开 1.5 寸（图 3-52）。

【取法】 俯伏坐位，第 4 胸椎棘突下与后正中线至肩胛骨内侧缘连线中点之垂线交点处取穴。

【主治】 ①心病：心痛，心悸，心烦。②肺病：咳嗽，吐血，盗汗。③胃病：呕吐。

【刺灸法】 斜刺 0.5～0.8 寸，局部有麻胀感，可向肋间放散；可灸。

【配伍应用】 ①配太冲、曲池，治高血压。②配心俞、内关、神门，治心绞痛。③配心俞、耳门、听宫，治失眠、健忘、耳聋、耳鸣。

【文献摘要】

《素问·通评虚实论》：热病气穴……四椎下间主膈中热。

《针灸资生经》：厥阴俞、神门、临泣，治心痛。

《太平圣惠方》：理逆气呕逆，牙痛，留结胸闷。

《针灸逢源》：治咳逆，心痛，呕吐烦闷。

《医学入门》：主呕逆，牙疼，胸闷。

【按语】 本穴是心包之气转输之处，内通于心包之气，心包为心之围外，代心受邪，也主神志，故和心俞同时配伍应用，为治疗心脏病和神志病的重要腧穴。

【注意事项】 本穴不能直刺或深刺，以免伤及胸膜和肺，引起气胸。

**心俞** Xīnshū（BL15）

【出处】《灵枢·背腧》：心俞在五焦（椎）之间。

【别名】 心念（《灸法残卷图》）。

【类属】 心之背俞穴。

【定位】 在背部，当第5胸椎棘突下，旁开1.5寸（图3-52）。

【取法】 俯伏坐位，第5胸椎棘突下与后正中线至肩胛骨内侧缘连线中点之垂线交点处取穴。

【主治】 ①心病：心痛，心悸，心烦。②神志病：失眠，多梦，癫狂痫。③肺病：咳嗽，吐血，盗汗。

【穴解】 本穴归属足太阳膀胱经，位于第5胸椎旁，与心脏内外相应，是心气输注于背部的处所，再者根据“阴病取阳”之理，故取阳经的心俞能治疗心脏病。心主血脉，主藏神，乃神明之府，为精神意识思维活动的中心，故取本穴也能治疗神志病。心肺同居于上焦，故取心俞也可治疗肺脏病。

【刺灸法】 斜刺0.5~0.8寸，局部有酸胀感，可沿季肋到达前胸。

【配伍应用】 ①配内关、太渊，治无脉症。②配内关、神门，治心律不齐。③配大陵、百会、合谷、太冲，治癫狂痫。④配神门、肾俞、百会、三阴交、内关，治失眠、健忘、头晕、头痛（神经衰弱）。

【文献摘要】

《针灸甲乙经》：寒热心痛，循循然与背相引而痛……泪出悲伤，心俞主之。

《备急千金要方》：吐逆，呕不得食，灸心俞百壮。中风心急，灸心俞百壮，当权其缓急可也。

《循经考穴编》：心家一切邪热，唇口破裂，心血不能入肝，在上妄行，在下便血。

《外台秘要》：主寒热心痛，循循然与背相引而痛。

【现代研究】

（1）对心率的影响：具有双向良性调整作用，针刺心俞可使心动过缓者心率增加，心动过速者心率减慢。能提高心脏的收缩功能，增强心排血量，从而有益于心脏和整体功能的恢复。电针动物的“心俞”和“内关”观察，针后心电图T波、ST段明显改善，缺血性心电图恢复时间短，从而证实了电针心俞和内关对急性心肌缺血具有协同保护作用。

（2）对胃肠的影响：针后对牵拉胃肠所引起的痛反应有一定的抑制效应。

（3）对呼吸系统的影响：针后可缓解支气管平滑肌痉挛，使支气管哮喘发作停止或显著减轻。

（4）对免疫系统的影响：针刺心俞、肝俞具有明显增强红细胞受体携带或消除循环免疫复合物的作用，具有持续效应，可达24 h以上。

（5）治疗心绞痛：用电针心俞、内关、厥阴俞治疗冠心病心绞痛30例，常规针刺，得气后带电留针20 min，每日1次，7次为一疗程。结果：症状改善显效10例，好转18例，无效2例；心电图改善显效4例，好转6例，无变化20例。

（6）治疗心律失常：以心俞、内关腧穴注射治疗室性心律失常30例，每穴注入1%盐酸利多卡因注射液1 mL，每日1次，3次为一疗程，经1~3个疗程治疗。结果：显效17例，好转10例，无效3例。

（7）治疗癫痫：以心俞为主埋线治疗癫痫626例。经治疗后1年未发作者为痊愈，316例，占50.48%；发作次数减少者222例，占35.14%；无效88例，占14.08%。总有效率为85.62%。

【注意事项】 因本穴内对应心脏，故不能深刺，以免伤及心脏；少用灸法。

**督俞**　Dūshū（BL16）

【出处】《太平圣惠方》：督俞二穴。在第6椎下两旁。

【别名】 高盖（《太平圣惠方》）。

【定位】 在背部，当第6胸椎棘突下，旁开1.5寸（图3-52）。

【取法】 俯伏坐位，第6胸椎棘突下与后正中线至肩胛骨内侧缘连线中点之垂线交点处取穴。

【主治】 ①心病：心痛。②肺病：咳嗽，胸闷，气短。③胃病：胃痛，呃逆。

【刺灸法】 斜刺0.5~0.8寸，局部有酸胀感，可向肋间放散；可灸。

【配伍应用】 ①配心俞、内关，治冠心病。②配胃俞、中脘，治胃痛。

【文献摘要】

《针灸大成》：主寒热心痛，腹痛，雷鸣气逆。

《太平圣惠方》：主理寒热，腹中痛雷鸣，气逆心痛。

【按语】 本穴位于背部，为督脉之气输注之处，部位近于心脏和胸膈，故用针法可治疗胸腹部疾病。

【注意事项】 本穴不可深刺，以防气胸。

**膈俞**　Géshū（BL17）

【出处】《灵枢·背腧》：膈俞在七焦（椎）之间。

【类属】 八会穴之血会。

【定位】 在背部，当第7胸椎棘突下，旁开1.5寸（图3-52）。

【取法】 俯伏坐位，第7胸椎棘突下与后背正中线至肩胛骨内侧缘连线中点之垂线交点处取穴。

【主治】 ①胃病：胃痛，呕吐，呃逆。②肺病：咳嗽，气喘。③血证：吐血，便血。④皮肤病：瘾疹。

【穴解】 本穴位于背部第7胸椎旁，邻近于膈膜，又为上焦和中焦升降之枢纽，胸膈以上藏于心肺，胸膈以下归于胃，故本穴以治疗肺、胃疾病为主。本穴又为血之会，故诸经之血皆从膈膜而上下，心位膈上，肝位膈下，在上的为心俞，心主血，在下为肝俞，肝藏血，故取之可交通于膈膜治疗血证。根据"治风先治血，血行风自灭"之理，本穴又是治疗皮肤病的常用穴。

【刺灸法】 斜刺0.5~0.8寸，局部有酸胀感，可向两肋间放散；可灸。

【配伍应用】 ①配肝俞、中脘、内关，治膈肌痉挛。②配气海、肺俞、关元，治自汗、盗汗。③配大椎、血海、脾俞、足三里，治贫血、慢性出血病。

【文献摘要】

《针灸甲乙经》：凄凄振寒、数欠伸，膈俞主之。背痛恶寒、脊强俯仰难、食不下、呕吐多涎，膈俞主之。咳而呕、膈寒、食不下、寒热、皮肉骨痛、少气不得卧……心痛，膈俞主之。癫疾，膈俞及肝俞主之。

《类经图翼》：此血会也，诸血病者，皆宜灸之，如吐血衄血不已、虚损昏晕、血热妄行、心肺二经呕血、脏毒便血不止。

《铜人腧穴针灸图经》：膈俞二穴，在第七椎下……咳而呕逆，膈胃寒痰，胸满支肿，两胁痛，腹胀胃脘暴痛。

【现代研究】

(1) 对血液循环的影响：针刺膈俞对血液系统有特异性作用，针后能有效地阻止血液黏滞性的增高。灸膈俞能改善微循环障碍，缓解血管痉挛，促进血液循环，使血流加快，改善组织缺血、缺氧状态。对人工放血造成的贫血状态的家兔，针刺“膈俞”、“膏肓”后，可加速红细胞和血红蛋白数量的恢复。

(2) 对血压的影响：膈俞有一定的降压作用。

(3) 对心脏的影响：对实验性家兔急性缺血性心肌损伤，针刺“膈俞”后有加速恢复的功能。

(4) 对肺功能的影响：对肺功能有调整作用，当一侧呼吸功能障碍时，两侧呼吸不平衡，针刺膈俞后可使患侧呼吸受限的呼吸功能增强，使健侧因代偿而增加的呼吸功能降低，使两侧不平衡的呼吸功能达到平衡。

(5) 对血糖的影响：正常人服用大量食用糖后，针刺膈俞可使血糖下降，对血糖偏低者又可使之上升，因此对糖尿病有一定的治疗作用。

(6) 治疗血小板减少性紫癜：取膈俞、足三里、三阴交治疗慢性特发性血小板减少性紫癜，以瘀血型为佳。方法：膈俞穴向脊柱方向斜刺 1~1.5 寸，泻法，下肢穴直刺 1~1.5 寸，得气后留针 30 min，中间行针 2 次，每日治疗 1 次，10 次为一疗程，2 个疗程后统计疗效。结果：40%的患者痊愈，总有效率在 86%左右。

(7) 治疗脑血管意外：针刺膈俞治疗脑血管意外后遗半身不遂 36 例，属脑出血者配太冲透涌泉，脑梗死者、血栓者等配水沟、合谷、三阴交。结果：基本治愈 28 例，显效 6 例，有效 1 例，无效 1 例。

(8) 治疗头痛：①独取膈俞治疗血管性头痛 10 例，10 例头痛者，均为其他方法不效而频发者，针后拔罐，每日 1 次，6 次为一疗程。结果：基本治愈 7 例，显效 2 例，有效 1 例。②取膈俞治疗血管性疼痛 137 例，膈俞向脊柱方向斜刺 1 寸，轻度提插捻转，以背部有酸胀感为度，留针 30 min，每日 1 次，10 次为一疗程。结果：治愈 79 例，显效 35 例，有效 20 例，无效 3 例。

(9) 治疗荨麻疹：用针刺膈俞穴治疗慢性荨麻疹 68 例，膈俞向脊柱方向斜刺 0.8~1.2 寸，得气后行平补平泻法，留针 20 min，每 5 min 行针一次，每日 1 次，10 次为一疗程。结果：治愈 47 例，好转 15 例，无效 6 例，总有效率为 65%。

【按语】 本穴具有补血化瘀、调理血脉的作用，故可治疗一切血证及皮肤病。

【注意事项】 本穴不可深刺，以防气胸。

### 肝俞 Gānshū (BL18)

【出处】《灵枢·背腧》：肝俞在九焦（椎）之间。

【别名】 肝念（《灸法残卷图》）。

【类属】 肝之背俞穴。

【定位】 在背部，当第 9 胸椎棘突下，旁开 1.5 寸（图 3-52）。

【取法】 俯卧位，第 9 胸椎棘突下与后正中线至肩胛骨内侧缘连线中点之垂线交点处取穴。

【主治】 ①肝病：黄疸，胁痛。②眼病：目赤，目痛，目视不明，雀目。③神志病：眩晕，癫狂痫。④血证：吐血，衄血。⑤经脉病：脊背痛。

【穴解】 本穴归属足太阳膀胱经，位于第 9 胸椎旁，是肝气输注于背部之处，故可治疗肝脏疾病。肝为阴脏，体阴用阳，易升，易动，最易化火生风，因此又可治疗神志病。肝开窍于目，主筋，藏血，同时也是治疗眼病、血证和筋脉病的常用穴。

【刺灸法】 斜刺 0.5~0.8 寸，局部有酸胀感，可向肋间放散；可灸。

【配伍应用】 ①配睛明、风池、光明，治青光眼。②配胆俞、阳纲、期门、阳陵泉，治肝炎、黄疸。③配大椎、风池、太阳、肾俞，治视网膜出血。

【文献摘要】

《针灸甲乙经》：咳而胁满急、不得息、不得反侧，腋胁下与脐相引，筋急而痛……唾血短气、鼻酸，肝俞主之。癫疾，膈俞及肝俞主之。

《备急千金要方》：肝俞、脾俞、志室，主两胁急痛。吐血，灸肝俞百壮。

《针灸大成》：肝俞，主热病，瘥后食五辛，多患眼暗，如雀目。

《铜人腧穴针灸图经》：肝俞二穴，在第九椎下，两旁各相距一寸五分……咳引两胁急痛，不得息，转侧难。

【现代研究】

(1) 对消化道的影响：肠功能障碍患者，针刺肝俞可使肠功能正常化；针刺肝俞、脾俞、胃俞等背俞穴，对胃及十二指肠溃疡有较好的疗效，能使溃疡逐渐愈合，胃液分泌虽保持高分泌状态，但胃液的总酸度和自由酸度多趋向正常化。有人用皮内针刺入胆俞、肝俞等，在胆囊 X 线片上可见胆囊影像缩小，表现为胆囊收缩，也可见 Oddi 括约肌舒张，胆管内压力下降。

(2) 对血液的影响：针刺肝俞可使肝血流量明显减少，对血液成分也有影响。如针刺肝俞，可使血小板减少性紫癜和脾性全血细胞减少的患者症状好转。

(3) 对胆囊的影响：针刺肝俞后，即刻见到胆囊、胆总管均呈现收缩，Oddi 括约肌舒张，胆管内压力下降。

(4) 对血糖的影响：针刺肝俞使耐糖曲线高者下降，低者升高。

(5) 对血胆固醇的影响：针刺肝俞可使高胆固醇含量下降明显，对正常机体的胆固醇含量影响不显著。

(6) 对免疫系统的影响：针刺家兔的“肝俞”、“足三里”、“肾俞” 1 次，针后可见家兔巨噬细胞吞噬功能明显增强，但连续 7 d，每日 1 次，反看不出明显效果。

(7) 对垂体的影响：针刺足三里、肝俞、脾俞能引起垂体-肾上腺的功能增强，肾上腺重量增加，束状带变宽，皮质增厚，细胞体积增大，球状带和束状带界限不清。

(8) 治疗肝炎：以肝俞、足三里为主治疗慢性活动性乙型肝炎 44 例，配穴取阳陵泉、内关，常规针刺，留针 15 min，每日 1 次，15 次为一疗程，治疗 5 个疗程后，氨基转移酶 86.4%转为正常。

(9) 治疗麦粒肿：针刺肝俞治疗复发性麦粒肿 15 例，针后强刺激捻转，并行开阖泻法，使之出血，每周 1 次，结果全部在 1~3 次内治愈。

(10) 治疗甲状腺功能亢进症：针刺肝俞配心俞埋线为主，治甲状腺功能亢进症 140 例。结果：近期有效率为 92.2%，远期有效率为 89.3%。

【按语】 肝与胆相表里，肝开窍于目，《灵枢·脉度》曰“肝气通于目，肝和则目能辨五色矣”，故本穴与胆俞配伍为治疗肝胆疾病的重要腧穴，同时也是治疗眼目疾病的腧穴之一。

【注意事项】 右侧穴下深部为肝脏，故不可深刺，以防刺伤肝脏。

**胆俞　Dǎnshū (BL19)**

【出处】《脉经论》：胆俞在背第十椎。

【类属】 胆之背俞穴。

【定位】 在背部，当第 10 胸椎棘突下，旁开 1.5 寸（图 3-52）。

【取法】 俯卧位，第 10 胸椎棘突下与后正中线至肩胛骨内侧缘连线中点之垂线交点处取穴。

【主治】 ①肝胆病：黄疸，口苦，呕吐，胁痛，食不化。②肺病：肺痨。

【穴解】 本穴位于第 10 胸椎旁，与胆腑内外相应，是胆腑之气输注于背部的处所，胆与肝相表里，故可治疗肝胆疾病。胆配五行属木，木火刑金，金应于肺，故又能治疗肺痨病。

【刺灸法】 斜刺 0.5~0.8 寸，局部有酸胀感，可向两肋间放散；可灸。

【配伍应用】 ①配阳陵泉、肝俞、至阳，治黄疸。②配内关、阳陵泉，治胆道蛔虫病。③配肝俞、至阳、三阴交、足三里，治急性传染性肝炎。

【文献摘要】

《针灸甲乙经》：胸满呕无所出、口苦舌干、饮食不下，胆俞主之。

《铜人腧穴针灸图经》：胆俞二穴，在第十椎下，两旁各相距一寸五分……心腹胀满……咽中痛，食不下，目黄，胸胁不能转侧，头痛振寒，汗不出，腋下肿。

《针灸大成》：主头痛，振寒汗不出，腋下肿胀，口苦舌干，咽痛干呕吐，骨蒸劳热食不下，目黄。

《备急千金要方》：胆俞、商阳、小肠俞，主口舌干，食饮不下。胆俞、章门，主胁痛不得卧。

【现代研究】

（1）对胆囊的影响：针刺胆俞，在胆囊 X 线片上可见到胆囊阴影缩小，胆囊收缩，可使 Oddi 括约肌舒张，也可通过慢性胆囊炎的针刺治疗，取得很好疗效。提示其机制可能通过调整人体免疫功能，同时反射性引起胆囊收缩，括约肌松弛，排出胆汁等一系列动态变化，使炎症消除，胆石排出。在 B 超下观察胆囊炎、结石性胆囊炎、胆囊息肉患者在按压胆俞穴后胆囊收缩的变化，结果：按压胆俞后，即刻见到胆囊、胆总管均呈现收缩，并以胆囊收缩最为明显。通过电针胆俞对胆汁分泌进行观察，结果：电针组在单位时间内胆汁分泌量增强，尤其在电针 20 min 内的量与对照组比较有显著差异，持续电针其量呈下降趋势。

（2）对胃肠功能有影响：针刺胆俞对肠功能障碍者可使其功能正常化，对胃及十二指肠溃疡患者胃液有调整作用，使其胃液总酸度及游离酸趋于正常化。

（3）对免疫功能有影响：针刺胆俞可使免疫功能增强，巨噬细胞吞噬功能加强。

（4）对垂体的影响：针刺足三里、肝俞、胆俞，可使垂体-肾上腺系统功能增强。

（5）治疗胆囊炎：采用肝俞、胆俞、脾俞交替使用，埋揿针，每 3 d 换穴一次，治疗慢性胆囊炎 35 例。结果：3 个月内无复发者为近期治愈，29 例；3 个月内有轻微发作者为好转，6 例。总有效率为 100%。

（6）治疗胆绞痛：①按摩胆俞治疗胆绞痛 15 例，用指揉压 3~5 min，必要时隔 5~10 min 后重复 1 次，均即时缓解。②按摩胆俞治疗胆绞痛 48 例，全部患者均于按摩后 2~3 min 疼痛缓解，一般 5 min 后疼痛消失，3 例无明显放射痛者未能止痛。

【按语】 本穴和肝俞配伍应用，为治疗肝胆病、消化道疾病的重要腧穴。

【注意事项】 本穴不可深刺，以防气胸。

**脾俞　Píshū（BL20）**

【出处】《灵枢·背腧》：脾俞在十一焦（椎）之间。

【类属】 脾之背俞穴。

【定位】 在背部，当第 11 胸椎棘突下，旁开 1.5 寸（图 3-52）。

【取法】 俯卧位，第 11 胸椎棘突下与后正中线至肩胛骨内侧缘连线中点之垂线交点处取穴。

【主治】 ①脾胃病：呕吐，纳呆，食不化，腹胀，泄泻，痢疾。②肝胆病：黄疸。③经脉病：背痛。④其他病：水肿。

【穴解】 本穴位于第 11 胸椎旁，与脾脏内外相应，是脾脏之气输注于背部之处，脾与胃相表里，故可治疗脾胃病。足太阳膀胱经脉循行于背部，本穴又位于背部，故可治疗背痛。

【刺灸法】 斜刺 0.5~0.8 寸，局部有酸胀感，可向腰部放散；可灸。

【配伍应用】 ①配大肠俞、胃俞，治急慢性肠胃炎。②配胃俞、中脘、内关、公孙，治腹痛、泄泻。③配关元、归来、三阴交、隐白，治崩漏。

【文献摘要】

《针灸甲乙经》：腹中气胀，引脊痛，食饮多身羸瘦，名曰食晦，先取脾俞，后取季胁。大肠转气、按之如覆杯，热引胃痛，脾气寒，四肢急，烦不嗜食，脾俞主之。黄瘅善欠，胁下满欲吐，脾俞主之。

《备急千金要方》：虚劳，尿血，白浊，灸脾俞百壮。泄痢食不消，不作肌肤，灸脾俞，随年壮。

《铜人腧穴针灸图经》：脾俞二穴，在第十一椎下，两旁相距各一寸五分……腹胀引胸背痛，食饮倍多，身渐羸瘦，黄疸善欠，胁下满，泄利体重，四肢不收，痃癖积聚，腹痛不嗜食，痎疟寒热。

《类经图翼》：此穴主泻五脏之热。

【现代研究】

（1）对胃功能的影响：针刺脾俞对胃功能的调整作用是非常显著的，比针刺足三里等远端腧穴对胃的调整作用明显，提示脾俞对胃功能具有相对的特异性。对胃分泌功能也有影响，可使胃及十二指肠溃疡的总酸度和游离酸度趋于正常化，同时对胃液分泌有抑制作用。实验发现电针脾俞对胃肠推进运动具有双向调整作用。临床上电针脾俞既能治疗腹泻，又可治疗便秘，即与此种机制有关。

（2）对血液系统的影响：针刺脾俞可增加血中红细胞、白细胞和血小板数，降低血中胆固醇的含量。针刺后对部分患者治疗前后进行血清免疫球蛋白 Ig 和补体 $C_3$ 含量测定比较，发现治疗后 IgA 明显升高，$C_3$ 含量降低，IgM、IgA、IgD 则增减不明显。从而使血小板减少性紫癜和脾性全血细胞减少患者症状好转。

（3）对血糖的影响：针刺脾俞、膈俞、足三里，可使糖尿病患者的血糖、尿糖下降，对非胰岛素依赖型糖尿病作用明显。对糖尿病患者的血流动力学也有一定的影响，血沉、血浆黏度、红细胞比容有明显改变。

（4）对肝功的影响：针刺狗的“脾俞”，可使血中胆固醇下降，对高胆固醇者，其下降较明显，对正常机体影响不明显。

（5）治疗胃痛：一患者因食生冷饮食，胃脘部剧烈疼痛，肌内注射 654-2 疼痛不减，即针双侧脾俞、胃俞，针感向上腹部放射，留针 30 min，出针后在胃脘部加拔火罐 10 min，疼痛消失，恢复如常。

（6）治疗胃及十二指肠溃疡：取脾俞、胃俞、中脘等穴治疗胃及十二指肠溃疡 50 例，取脾俞、胃俞、中脘、足三里、内关、公孙交替使用。结果：治愈 14 例，显效 11 例，好转 21 例，总有效率为 92%。

（7）治疗血小板减少性紫癜：针刺脾俞治疗气阴两虚型慢性血小板减少性紫癜 107 例，主穴取脾俞，配穴取足三里、三阴交，常规针刺，留针 30 min，每日 1 次，10 次为一疗程，经治 2 个疗程。痊愈 50 例，占 46. 7%；好转 31 例，占 29%；无效 26 例，占 24. 3%。总有效率为 75. 7%。

（8）治疗糖尿病：针灸脾俞、肾俞、关元、足三里、三阴交等穴治疗糖尿病 30 例，常规针刺，留针 30 min，每日 1 次，15 次为一疗程，疗程间休息 5 d，继续下一疗程治疗，经治 4 个疗程后，观察血糖、尿糖的变化情况。基本痊愈 12 例，占 40%；显效 10 例，占 33%；好转 5 例，占 17%；无效 3 例，占 10%。总有效率为 90%。

【按语】　脾胃为后天之本，气血化生之源，脾统血，主四肢肌肉，故本穴为治疗脾胃病、妇科病、血病及四肢无力等疾病的重要腧穴。

【注意事项】　本穴不可深刺，以防气胸。

**胃俞**　Wèishū（BL21）

【出处】《脉经论》：胃俞在背第十二椎。

【类属】　胃之背俞穴。

【定位】　在背部，当第 12 胸椎棘突下，旁开 1.5 寸（图 3-52）。

【取法】 俯卧位，第 12 胸椎棘突下与后正中线至肩胛骨内侧缘连线中点之垂线交点处取穴。

【主治】 ①脾胃病：胃痛，呕吐，呃逆，腹胀，肠鸣。②经脉病：背痛。

【穴解】 本穴位于第 12 胸椎旁，与胃腑内外相应，是胃脏之气输注于背部的处所，脾与胃相表里，故可治疗脾胃病。足太阳经脉循行于背部，腧穴又位于背部，故可治疗背痛。

【刺灸法】 直刺 0. 5~0. 8 寸，局部有酸胀感，可向腰部及腹部放散；可灸。

【配伍应用】 ①配大肠俞、肾俞，治痢疾。②配内关、足三里，治恶心、呕吐。③配梁丘、中脘，治胃痛。

【文献摘要】

《针灸甲乙经》：胃中寒胀、食多身体羸瘦、腹中满而鸣、腹䐜风厥、胸胁支满、呕吐、脊急痛、筋挛、食不下，胃俞主之。

《太平圣惠方》：理烦满吐食，腹胀不能食。

《针灸逢源》：治食后头眩，黄疸，疟痢。

《针灸资生经》：胃俞、脾俞，治腹痛不嗜食。

《针灸大成》：主霍乱，胃寒，腹胀而鸣，反胃呕吐，不嗜食，多食羸瘦，目不明，腹痛，胸胁支满，脊痛筋挛，小儿羸瘦，不生肌肤。

【现代研究】

（1）对胃肠的影响：针刺胃俞可增强胃的蠕动，促进幽门开放，使排出量增加，从而调整胃的运动功能，并有促进胃酸及胃蛋白酶分泌的作用。实验观察胃炎和胃溃疡患者针刺胃俞治疗前后胃俞的温度、阻抗和痛阈的变化，结果发现：治愈前为腧穴部位低温度，治愈后变为腧穴部位高温度；治疗前腧穴部位低阻抗，治愈后仍然表现为低阻抗；治疗前腧穴部位痛阈低，治愈后痛阈明显升高，且前后有显著性差异。同时对胃肠的蠕动也有较好的调整作用，当蠕动减弱时，针后可使胃蠕动增强；配足三里则可使胃紧张度与收缩波明显降低；对胃及十二指肠溃疡患者，针后有促进溃疡愈合的作用。

（2）对心脏的影响：对心肌缺血的治疗有较好的疗效。实验证明，针刺“胃俞”对实验性家兔急性缺血性心肌损伤具有促进恢复的作用，且可使心电图有明显好转。

（3）对内脏镇痛的影响：用水合氯醛使动物麻醉，在其大脑皮质钩状沟前缘及丘脑腹后外侧核或丘脑下部后部记录电刺激内脏大神经中枢端引起的诱发电位，通过电针选择对胃部疾患有效腧穴进行针刺，结果发现“胃俞”对皮质诱发电位抑制作用最好，具有一定的特异性，说明对腹部疾患的镇痛作用明显。

（4）治疗胃痛：针刺胃俞治疗胃脘痛 38 例。结果：痊愈 20 例，好转 15 例，无效 3 例，总有效率为 92. 1%。

（5）治疗胃下垂：腧穴注射（胎盘组织液，维生素 $B_6$）胃俞、足三里加中药（补中益气汤）治疗胃下垂 80 例。结果：经 1~3 个疗程的治疗，痊愈 58 例，好转 18 例，无效 4 例，总有效率为 95%。

（6）治疗呃逆：一患者呃逆频作 5 d，西医治疗无效，取胃俞、膈俞、中脘针刺，留针 20 min，出针后在以上腧穴部位敷贴中药，次日复诊，呃逆次数明显减少，3 d 后复诊，诸症全消。

【注意事项】 本穴针刺时注意方向、角度和深度，以免造成气胸或损伤肾脏。

**三焦俞　Sānjiāoshū（BL22）**

【出处】《针灸甲乙经》：头痛，食不下，肠鸣腹胀，欲呕时泄，三焦俞主之。

【别名】 悬极俞、大仓窬（《医心方》）。

【类属】 三焦之背俞穴。

【定位】 在腰部，当第 1 腰椎棘突下，旁开 1. 5 寸（图 3-52）。

【取法】 俯卧位，两髂嵴高点相平处正中再向上 3 个棘突，旁开 1. 5 寸处取穴。

【主治】 ①三焦病：腹胀，肠鸣，泄泻，痢疾，水肿，小便不利。②经脉病：腰背疼痛。

【穴解】 本穴位于第1腰椎旁，是三焦之气输注于背部之处，三焦乃水液代谢之通道，取之可治疗水液代谢失常而致的一切疾病。经脉循行于腰背部，三焦俞又位于腰部，故又可治疗腰背痛。

【刺灸法】 直刺0.5~1寸，局部有酸胀感，可向腰部及腹部放散；可灸。

【配伍应用】 ①配大肠俞、气海、中极、足三里，治急慢性肾炎。②配肝俞、脾俞、阳陵泉，治黄疸、呕吐。③配脾俞、胃俞、中脘，治消化不良、耳鸣。

【文献摘要】

《针灸甲乙经》：头痛、食不下、肠鸣腹胀、欲呕时泄，三焦俞主之。

《备急千金要方》：脏腑积聚胀满……不能饮食，灸三焦俞随年壮。

《循经考穴编》：三焦俞，穴在第十三椎下，两旁相长脊各一寸五分……三焦热壅，气不升降，口苦唇裂，消渴。

【现代研究】

(1) 治疗泌尿系统结石：针刺三焦俞配肾俞、京门、天枢、气海，对泌尿系统结石有较好的治疗作用，大部分有效，半数可排出结石。

(2) 治疗腰痛：一患者腰部灼痛1个月，取三焦俞，针尖向脊柱方向斜刺1寸，用捻转泻法，每5 min行针一次，留针20 min，治疗一次灼痛减半，夜间痛轻，能安然入睡，继续治疗4次后痊愈。

【按语】 本穴内近于下焦，故以治疗肝肾疾患为主。

【注意事项】 本穴深部近于肾脏，故不能深刺。

**肾俞**　Shènshū（BL23）

【出处】《灵枢·背腧》：在十四焦（椎）之间。

【别名】 少阴俞（《素问·通评虚实论》），肾念（《灸法残卷图》）。

【类属】 肾之背俞穴。

【定位】 在腰部，当第2腰椎棘突下，旁开1.5寸（图3-52）。

【取法】 俯卧位，两髂嵴高点相平处正中再向上2个棘突，旁开1.5寸处取穴。

【主治】 ①妇科及男性病：月经不调，带下；阳痿，遗精。②前阴病：遗尿，小便不利。③耳病：耳聋，耳鸣。④经脉病：腰痛。⑤其他病：水肿。

【穴解】 本穴位于第2腰椎旁，与肾脏内外相应，是肾脏之气输注于背部的处所，故能治疗肾脏病。肾与膀胱相表里，膀胱、肾二者主水液，司二便，故能治疗水液代谢失常而致的一切疾病。肾为先天之本，又为生殖发育之源，男子藏精，女子系于胞中，故可治疗妇科及男性病。肾开窍于耳，腰为肾之府，取之同时又能治疗耳部病和腰部病。

【刺灸法】 直刺0.5~1寸，局部有酸胀感，可向臀部和下肢部放散；可灸。

【配伍应用】 ①配三焦俞、关元，治尿频。②配心俞、神门，治失眠、健忘。③配耳门、听宫，治耳聋、耳鸣。④配环跳、风市、阳陵泉、足三里，治下肢麻木、瘫痪。

【文献摘要】

《针灸甲乙经》：寒热、食多身羸瘦、两胁引痛……久喘咳、少气、溺浊赤，肾俞主之。骨寒热、溲难，肾俞主之。

《备急千金要方》：肾俞、内关，主面赤热。

《针灸大成》：主虚劳羸瘦，耳聋肾虚，水脏久冷，心腹膜满胀急，两胁满引少腹急痛。

《太平圣惠方》：理虚劳，耳聋，肾虚及水脏胀，挛急腰痛，小便浊，阴中疼，血精出，五劳七伤，冷呕，脚膝拘急，好独卧，急肿如水。

【现代研究】

（1）对肾脏功能的影响：针刺肾俞可使患者泌尿功能明显增强，酚红排出量也较针前增多，尿蛋白减少，高血压下降，这种效应一般可维持 2~3 h，个别可达数日，患者水肿也减轻，甚至消失。动物实验证实给造有输尿管瘘的狗从胃内或直肠内灌入一定量的水，在肾泌尿量增加的基础上，针刺“肾俞”可引起水利尿的抑制，同时伴有肾小球滤过率的降低。功能状态不同，针刺肾俞可有不同效应。例如，健康人在水负荷下，针刺肾俞配复溜则表现为抗利尿作用。

（2）对膀胱的影响：针刺肾俞对膀胱张力有一定的调整作用，针后可使紧张性膀胱松弛，松弛性膀胱紧张。

（3）对肠功能的影响：针刺肾俞，对肠功能障碍者可使其肠功能正常化，说明针刺肾俞有调整肠功能的作用。

（4）对免疫功能的影响：针刺肾俞后 RBC-$C_3$bR 升高，说明受体兴奋、红细胞免疫黏附活力增强，RBC-IC 降低（可能与细胞加速运送和处理免疫复合物，使红细胞膜上空位 $C_3$bR 受体数目增多有关），从而增强机体潜在代偿能力。

（5）对垂体-肾上腺皮质功能的影响：如在家兔或大鼠的“足三里”、“肾俞”针刺，结果发现尿中 17-酮类固醇的含量明显增高，肾上腺皮质变厚，细胞体积增大，腺体重量增加。有人针刺肾上腺皮质萎缩、分泌功能低下的模型大鼠的“肾俞”，发现对垂体-肾上腺皮质系统有激活作用。有人给实验大鼠注入地塞米松，引起肾上腺皮质分泌活动抑制，同时血浆外源性糖皮质激素保持在高水平的背景下，针大鼠双侧“肾俞”15 min，其血浆皮质酮含量显著高于地塞米松对照组。因此，针刺肾俞穴可以消除地塞米松对肾上腺皮质分泌活动的反馈抑制。结果提示，对某些因肾上腺皮质功能低下需要采用激素治疗的患者辅以针刺治疗是可行的。

（6）对巨噬细胞的影响：针刺“足三里”、“肾俞”，可见家兔巨噬细胞功能有明显增强，但连续针刺 7 次（每日 1 次）反看不出明显反应。

（7）治疗遗尿：以肾俞输穴注射治疗遗尿 200 例，配三阴交，药物用阿托品注射液。结果：痊愈 88 例，占 44%；显效 58 例，占 29%；好转 40 例，占 20%；无效 14 例，占 7%。总有效率为 93%。

（8）治疗尿频：灸肾俞、命门治疗老年性尿频症 70 例，用悬灸法，灸 10 min 后，再配神门、太溪穴，常规针刺，留针 40~60 min，每日或隔日治疗 1 次。结果：痊愈 37 例，显效 25 例，好转 5 例，无效 3 例，总有效率为 95.7%。

（9）治疗血尿：以肾俞、足三里输穴注射疗法治疗肾病血尿 39 例，取双侧腧穴，药物用鱼腥草注射液 6 mL，板蓝根注射液 6 mL，交替用药，每次注射另加磷酸川芎嗪 2 mL，混合使用。每周 3 次治疗。结果：基本痊愈 16 例，好转 16 例，无效 7 例。痊愈 16 例中见效时间最短为半个月，平均时间为 2.4 个月。

（10）治疗腰痛：以肾俞、大肠俞、委中、承山治疗腰腿痛 1 793 例。结果：痊愈 1 420 例，显效 256 例，好转 46 例，无效 29 例。

（11）治疗肾绞痛：以肾俞、委中、足三里治疗肾绞痛 25 例，针刺根据虚实实施提插捻转补泻手法，留针 25~40 min，期间行针加强刺激。结果：显效 22 例，占 88%；好转 3 例，占 12%。总有效率为 100%。

【按语】 本穴为治疗腰部疾病及泌尿生殖系统疾病的重要腧穴。

【注意事项】 本穴不能深刺，以防刺伤肾脏。

**气海俞　Qìhǎishū（BL24）**

【出处】《太平圣惠方》：气海俞二穴。

【定位】 在腰部，当第 3 腰椎棘突下，旁开 1.5 寸（图 3-52）。

【取法】 俯卧位，两髂嵴高点相平处正中再向上 1 个棘突，旁开 1.5 寸处取穴。

【主治】 ①肠病：腹胀，肠鸣，痔疾。②妇科病：痛经。③经脉病：腰痛。

【刺灸法】 直刺 0.5~1 寸，局部有酸胀感，可有触电感向臀部及下肢放散；可灸。

【配伍应用】 ①配三焦俞、肾俞，治尿频。②配肾俞、关元、脾俞、三阴交，治子宫出血。

【文献摘要】

《太平圣惠方》：气海俞……理腰痛、痔痛、泻血。通灸之。

《针灸大成》：针三分，灸五壮。主腰痛痔漏。

【按语】 肾与膀胱相表里，腹部有气海穴，腰部有气海俞，两穴前后位置相应，故相互配伍，为治疗下焦疾病的重要腧穴。

【注意事项】 本穴深部近于肾脏，故不能深刺。

**大肠俞**　Dàchángshū（BL25）

【出处】《脉经》：大肠俞在背第十六椎。

【别名】 裂结窬（《医心方》）。

【类属】 大肠之背俞穴。

【定位】 在腰部，当第 4 腰椎棘突下，旁开 1.5 寸（图 3-52）。

【取法】 俯卧位，两髂嵴高点相平处正中，第 4 腰椎棘突下，旁开 1.5 寸处取穴。

【主治】 ①肠病：腹胀，肠鸣，泄泻，痢疾，便秘，痔疾。②经脉病：腰痛。

【穴解】 本穴位于第 4 腰椎旁，与大肠腑内外相应，是大肠之气转输之处，大肠为传导之官，故可治疗肠病、痔疾。因其位于腰部，故可治疗腰痛。

【刺灸法】 直刺 0.8~1.2 寸，局部有酸胀感，可有触电感向臀部及下肢放散；可灸。

【配伍应用】 ①配肾俞、关元，治直肠脱垂。②配命门、肾俞，治腰痛。③配中脘、天枢、支沟、足三里，治便秘。

【文献摘要】

《备急千金要方》：大肠俞、八髎主大小便不利。

《外台秘要》：胀满、雷鸣，灸大肠俞百壮，三报之。

《医学入门》：主腰脊痛，大小便难，或泻痢。

《医宗金鉴》：大肠俞治腰脊疼，大小便难此可通，兼治泄泻痢疾病，先补后泻要分明。

《铜人腧穴针灸图经》：腰痛，肠鸣腹胀，绕脐切痛，大小便不利，洞泄食不化。

【现代研究】

（1）对肠道的影响：对肠黏膜病变具有改善微循环的作用，有利于止血及促进炎症的吸收。

（2）对消化系统的影响：根据组织学与超微结构观察结果证实，隔药饼灸大肠俞、气海治疗实验性溃疡性结肠炎的疗效显著优于消炎药物，提示隔药灸大肠俞、气海具有健脾止泻，强壮补虚，促进溃疡修复的作用。

（3）对甲皱微循环的影响：艾灸大肠俞发现微循环改善在灸后 1 min 出现，并可持续 60 min 以上，但以 60 min 时，微循环改善较显著，可见甲皱微血管数增多，血流速度加快，红细胞聚集减轻，清晰度改善等。微循环变化与肠黏膜病变的恢复具有一致性，微循环的改善有利于止血及促进炎症的吸收。

（4）治疗肛周疾病：针挑大肠俞治疗肛周疾病 19 例，每次挑刺一侧腧穴，3~5 d 后挑刺另一侧，一般挑 2 次即可。结果：痊愈 14 例，好转 5 例，有效率为 100%。挑治后 3 个月内禁重体力劳动，不吃刺激食物。孕妇禁用。

（5）治疗腰肌劳损：针刺大肠俞、肾俞治疗腰肌劳损 137 例，随证加用腰阳关、委中，留针 30 min，行针 1 次，每日针 1 次，12 次为一疗程，期间停用其他药物治疗。结果：治愈 77 例，占 56.2%；好转 36 例，占 26.3%；无效 24 例，占 17.5%。总有效率为 82.5%。

【按语】 本穴为治疗大肠腑病的重要腧穴，也是治疗腰部疾患的主穴。

【注意事项】 本穴深部近于肾脏，故不能深刺。

**关元俞** Guānyuánshū（BL26）

【出处】《太平圣惠方》：关元俞二穴。

【定位】 在腰部，当第5腰椎棘突下，旁开1.5寸（图3-52）。

【取法】 俯卧位，两髂嵴高点相平处正中再向下1个棘突，旁开1.5寸处取穴。

【主治】 ①肠病：腹胀，泄泻。②前阴病：小便频数或不利，遗尿。③经脉病：腰痛。

【刺灸法】 直刺0.8~1.2寸，局部有酸胀感，有触电感向下肢放散；可灸。

【配伍应用】 ①配肾俞、关元，治腹痛。②配肾俞、中极、血海、三阴交，治慢性出血性妇科病。③配环跳、承山、阳陵泉、委中，治下肢酸软无力。

【文献摘要】

《太平圣惠方》：理风劳腰痛，泄痢虚胀，小便难，妇人瘕聚诸疾。

《针灸资生经》：关元俞、膀胱俞，疗风劳腰痛。

【按语】 肾与膀胱相表里，腹部有关元穴，腰部有关元俞，两穴前后位置相应，故相互配伍，为治疗下焦疾病的重要腧穴。

【注意事项】 本穴深部近于肾脏，故不能深刺。

**小肠俞** Xiǎochángshū（BL27）

【出处】《脉经》：小肠俞在背第十八椎。

【别名】 三焦窬、八辽窬（《医心方》）。

【类属】 小肠之背俞穴。

【定位】 在骶部，当骶正中嵴旁开1.5寸，平第1骶后孔（图3-52）。

【取法】 俯卧位，于第1骶椎下正中，旁开1.5寸处取穴。

【主治】 ①肠病：腹痛，泄泻，痢疾。②前阴病：疝气，尿血，遗尿。③妇科及男性病：月经不调，带下；遗精。④经脉病：腰痛。

【刺灸法】 直刺0.8~1寸，局部有酸胀感；若向下斜刺2~2.5寸，可使酸胀感扩散至骶髂关节；可灸。

【配伍应用】 ①配大肠俞、承山，治痔疮。②配关元、中极、血海、三阴交，治妇科病。③配中极、关元、肾俞、足三里，治遗尿。

【文献摘要】

《针灸甲乙经》：小腹痛控睾引腰脊，疝痛、上冲心，腰脊强，溺黄赤，口干，小肠俞主之。

《备急千金要方》：寒热，赤白痢疾及腰脊痛，小便不利，妇人带下。小便不利、小腹胀满、虚乏，灸小肠俞随年壮。

《针灸逢源》：治淋沥，遗尿，五痔便血。

【按语】 本穴所在部位与小肠相应，故取本穴为治疗小肠腑病的重要腧穴。

【注意事项】 本穴深部近于膀胱，故不能深刺。

**膀胱俞** Pángguāngshū（BL28）

【出处】《脉经》：膀胱俞在背第十九椎。

【别名】 傍光俞（《灸法残卷图》）。

【类属】 膀胱之背俞穴。

【定位】 在骶部，当骶正中嵴旁1.5寸，平第2骶后孔中（图3-52）。

【取法】 俯卧位，于第2骶椎下正中旁开1.5寸处取穴。

【主治】 ①前阴病：小便不利，尿频，遗尿，癃闭。②男性病：遗精，阳痿。③肠病：泄泻，便秘。④经脉病：腰骶强痛。

【穴解】 本穴归属足太阳膀胱经，位于骶正中嵴旁，与膀胱腑内外相应，又是膀胱之气转输之处，膀胱为州都之官，主藏津液，故可治疗小便异常。膀胱与肾相表里，肾主生殖，其部位在腰骶部，腰为肾之府，取之可治疗男性病和腰骶强痛。因手足太阳经脉气相通，小肠主泌别清浊，故可治疗肠道病。

【刺灸法】 直刺0.8~1.2寸，局部有酸胀感，可向下肢放散，也可经臀部向腘部放散；可灸。

【配伍应用】 ①配肾俞、关元、中极，治阳痿、遗精。②配肾俞、命门，治腰痛。③配肾俞、环跳、风市、委中、足三里，治下肢瘫痪。

【文献摘要】

《针灸甲乙经》：腰脊痛强引背少腹、俯仰难、不得仰息、脚痿重、尻不举、溺赤、腰以下至足清不仁、不可以坐起，膀胱俞主之。

《铜人腧穴针灸图经》：风劳腰脊痛，遗溺，脚膝无力。

《外台秘要》：胀满结气如水肿胀，少腹坚如石。

《医心方》：主脊痛强引背，少腹俯仰难，尿赤，腰以下至足清不仁。

《备急千金要方》：膀胱俞主坚结积聚。膀胱俞主小便赤黄。脾俞、膀胱俞主热引骨痛。

【现代研究】

（1）对膀胱的影响：膀胱俞对膀胱功能影响比较显著，主要是调整作用。当针刺膀胱俞时，捻针可引起膀胱收缩，内压升高；捻针停止时膀胱则松弛，内压下降。动物实验也证实，给半清醒麻痹状态下的家兔针刺“膀胱俞”，可使平静状态的膀胱收缩增加，内压升高，其内压上升有效率达97.82%。针刺对照点（离“膀胱俞”1 cm处）对膀胱功能的影响不明显。另有通过动物实验和解剖特征的比较分析，结果表明针刺对膀胱功能有显著的特异性，“膀胱俞”的针刺有效率最高。针刺“膀胱俞”也可使平静状态下的膀胱收缩，内压上升；使处于节律性收缩状态的膀胱收缩增强，内压升高。

（2）对排尿中枢的影响：有人用家兔做实验，切断脑干，电刺激与单位放电引导以探讨针刺对排尿中枢的作用，在下丘脑后部或脑桥、延髓之间切断脑干，针刺“膀胱俞”引起的膀胱反应几乎减半。再在延髓、脊髓间切断神经通路，针效消失，恢复极微。在电刺激下丘脑乳头上区与底丘脑引起膀胱收缩的区域进行微电极探查，结果201个单位中有151个为兴奋型单位，50个为抑制型单位。在电刺激延髓网状结构引起膀胱反应的区域引导单位放电，结果154个单位中有79个为兴奋型单位，75个为抑制型单位。针刺“膀胱俞”可使兴奋型单位放电增加，接着膀胱收缩；抑制型单位放电减少，膀胱内压上升。上述结果表明了下丘脑后部及延髓网状结构存在着一些与膀胱功能有关的兴奋型与抑制型单位，它们对针刺膀胱俞有特异的效应。

（3）治疗遗尿：以针刺膀胱俞为主治疗遗尿147例，主穴取膀胱俞，配穴取百会、中极、三阴交、关元、足三里、脾俞、神门。采用捻转补法，7岁以下儿童不留针，8岁以上留针15~30 min，针后加艾条灸，以局部皮肤潮红为度，每次取3个腧穴即可。10次为一疗程。结果：147例全部显效，疗效较佳。

（4）治疗肾绞痛：在膀胱俞、肾俞刺络拔罐治疗肾绞痛30例。结果：显效19例，占63.3%；好转8例，占26.7%；无效3例，占10%。总有效率为90%。

【按语】 本穴与肾俞配伍应用，为治疗膀胱和肾脏疾病的重要腧穴。

【注意事项】 本穴深部近于膀胱，针前排空小便，针刺宜缓慢，以免刺伤膀胱。

**中膂俞** Zhōnglǚshū（BL29）



【出处】《针灸甲乙经》：中膂俞，在第二十椎下。

【别名】 中膂（《灵枢·刺节》），中膂内俞（《针灸甲乙经》），脊内俞（《太平圣惠方》），旋俞（《经穴汇解》）。

【定位】 在骶部，当骶正中嵴旁1.5寸，平第3骶后孔中（图3-52）。

【取法】 俯卧位，于第3骶椎下正中，旁开1.5寸处取穴。

【主治】 ①肠病：泄泻，痢疾。②经脉病：腰脊强痛。③其他病：疝气。

【刺灸法】 直刺1~1.5寸，局部有酸胀感；可灸。

【配伍应用】 ①配肾俞、关元、秩边、委中，治腰脊强痛。②配肾俞、环跳、风市、委中，治坐骨神经痛。

【文献摘要】

《针灸甲乙经》：腰痛不可以俯仰，中膂内俞主之。

《太平圣惠方》：理赤白痢，虚浊，汗出，腹胀胁痛。

《外台秘要》：腰痛不可以俯仰，寒热痉，反折，互引腹胀腋挛，背中怏怏引胁痛，内引心，从项始，数脊椎挟膂如痛，按之应手，灸立已。

【按语】 本穴位于骶部脊膂之中，故能治疗腰脊强痛；本穴又位于下焦，故可治疗肠病。

【注意事项】 本穴针前排空小便，针刺宜缓慢，以免刺伤膀胱。

### 白环俞 Báihuánshū（BL30）

【出处】《针灸甲乙经》：白环俞，在第二十一椎下。

【别名】 环俞（《圣济总录》），玉环俞、玉房俞（《经穴汇解》），解脊窬（《医心方》）。

【定位】 在骶部，当骶正中嵴旁1.5寸，平第4骶后孔中（图3-52）。

【取法】 俯卧位，于第4骶椎下正中，旁开1.5寸处取穴。

【主治】 ①前阴病：遗尿。②妇科及男性病：月经不调，带下；遗精。③经脉病：腰骶疼痛。④其他病：疝气。

【刺灸法】 直刺1~1.5寸，局部有酸胀感，可扩散到臀部。

【配伍应用】 ①配肾俞、关元、三阴交、中极，治遗精、阳痿。②配次髎、上髎，治痛经。③配肾俞、环跳、委中、足三里，治腰痛。

【文献摘要】

《针灸大成》：主手足不仁，腰脊痛，疝痛，大小便不利，腰髋痛，脚膝不遂，温疟，腰脊冷痛，不得久卧。

《太平圣惠方》：腰脊强痛，不能俯仰，起坐难，手足不仁……腰尻重不举。

《类经图翼》：白环俞……一云主治梦遗白浊，肾虚腰痛，先泻后补，赤带泻之，白带补之，月经不调亦补之。

【按语】 本穴位于尾骶部，故能治疗局部的腰骶疼痛。因其邻近二阴及盆腔，故可治疗妇科病及前阴病。

【注意事项】 本穴针前排空小便，针刺宜缓慢，以免刺伤膀胱。

### 上髎 Shàngliáo（BL31）

【出处】《针灸甲乙经》：女子绝子，阴挺出，不禁白沥，上髎主之。

【定位】 在骶部，当骶后上棘与后正中线之间，适对第1骶后孔处（图3-52）。

【取法】 俯卧位，以示指尖按在小肠俞与脊椎正中的中间，小指按在尾骨上方有小黄豆大的圆骨突起（骶角）的上方，中指与环指相等距离分开按放，各指尖所到之处是：示指尖为上髎、中指尖为次髎、环指尖为中髎、小指尖为下髎。

【主治】 ①前阴病：小便不利。②妇科及男性病：月经不调，带下，阴挺；遗精，阳痿。③经脉病：腰痛。

【刺灸法】 直刺1~1.5寸，骶部有酸胀感；可灸。

【配伍应用】 ①配次髎、中髎、下髎，治月经不调。②配中极、关元、关元俞、三阴交，治遗精、早泄。

【文献摘要】

《素问·骨空论》：腰痛不可以转摇，急引阴卵，刺八髎与痛上。

《针灸甲乙经》：腰脊痛而清、善伛、睾跳骞，上髎主之。

《类经图翼》：主大小便不利……阴中痒痛，阴挺出，赤白带下。

《铜人腧穴针灸图经》：上髎二穴，在第一空腰踝下夹脊陷中，足太阳少阳络治腰膝冷痛。

【现代研究】 对妇科炎症的治疗和各种手术后的创口愈合均有较好的促进作用。

【按语】 本穴位于腰骶部，邻近于二阴，故常配合其相关腧穴治疗前阴病、妇科病及腰部病。

【注意事项】 本穴针刺不能过深，以防穿过骶后孔，刺伤膀胱及肠管。

**次髎**　Cìliáo（BL32）

【出处】《针灸甲乙经》：女子赤白沥，心下积胀，次髎主之。

【别名】 中空（《针灸大成》）。

【定位】 在骶部，当骶后上棘内下方，适对第2骶后孔处（图3-52）。

【取法】 俯卧位，取法同定位。

【主治】 ①妇科及男性病：月经不调，痛经，带下；阳痿，遗精。②前阴病：小便不利。③经脉病：腰痛，下肢痿痹。④其他病：疝气。

【穴解】 本穴位于腰骶部，近于肾脏和胞宫，膀胱与肾相表里，故可治疗妇科病及男性病，还能治疗前阴病。足太阳膀胱经循行于腰部和下肢，故又可治疗腰腿病。

【刺灸法】 直刺1~1.5寸，骶部有酸胀感。若治疗妇科病，针尖应刺入2寸，使小腹内有热感；若治疗前阴病，针感应放散到会阴部；若治疗肛肠病，针感应向尾骶部放散。可灸。

【配伍应用】 ①配肾俞、中极、三阴交，治痛经。②配肾俞、环跳、足三里、阳陵泉、悬钟，治腰痛、下肢痿痹。③配肾俞、气海、百会、足三里，治直肠脱垂。

【文献摘要】

《针灸甲乙经》：腰痛怏怏不可以俯仰，腰以下至足不仁，入脊，腰背寒，次髎主之。

《铜人腧穴针灸图经》：次髎二穴，在第二空夹脊陷中，治疝气下坠，腰脊痛不得转摇，急引阴器，痛不可忍，腰以下至足不仁，背膝寒，小便赤淋，心下坚胀。

【现代研究】

（1）对膀胱的影响：针刺次髎对膀胱功能有一定影响，一般可使膀胱收缩，对下肢轻度瘫痪的患者，可使膀胱残余尿显著减少。

（2）对无痛分娩有较好的针刺效应：针刺后有增强子宫收缩能力、缩短产程的功效。

（3）用于结扎术：次髎等穴对腹式输卵管结扎术有较好针刺麻醉效果，加以水沟、承浆，其针刺麻醉的Ⅰ、Ⅱ级率可达91.4%，用三阴交、次髎的Ⅰ、Ⅱ级率可达85.5%，说明次髎配合其他腧穴，对输卵管结扎术有较好的镇痛效果。

【按语】 本穴邻近于二阴，故常配合其相关腧穴治疗前阴病、妇科病及腰部病。尤以治疗痛经病为最，也是八髎穴中最常用的腧穴。

【注意事项】 本穴针刺不能过深，以防穿过骶后孔，刺伤膀胱及肠管。

**中髎**　Zhōngliáo（BL33）

【出处】《针灸甲乙经》：女子赤淫时白，气隆，月事少，中髎主之。

【定位】 在骶部，当次髎下内方，适对第3骶后孔处（图3-52）。

【取法】 俯卧位，取法同定位。

【主治】 ①肠病：便秘，泄泻。②前阴病：小便不利。③妇科病：月经不调，带下。④经脉病：腰痛。

【刺灸法】 直刺1~1.5寸，骶部有酸胀感，可向下肢及外阴部放散；可灸。

【配伍应用】 ①配秩边、阳陵泉，治下肢疼痛。②配肾俞、关元俞、归来、三阴交，治月经不调。

【文献摘要】

《针灸甲乙经》：腰痛、大便难、飧泄、腰尻中寒，中髎主之。气癃，中髎主之。

《铜人腧穴针灸图经》：腹胀下利，小便淋涩。妇人绝子，带下，月事不调。

【按语】 本穴邻近于二阴，故常配合其相关腧穴治疗前阴病、妇科病及腰部病。

【注意事项】 本穴针刺不能过深，以防穿过骶后孔，刺伤膀胱及肠管。

下髎　Xiàliáo（BL34）

【出处】《针灸甲乙经》：肠鸣泄注，下髎主之。

【定位】 在骶部，当中髎下内方，适对第4骶后孔处（图3-52）。

【取法】 俯卧位，取法同定位。

【主治】 ①肠病：小腹痛，便秘。②前阴病：小便不利。③妇科病：月经不调，带下。④经脉病：腰痛。

【刺灸法】 直刺1~1.5寸，骶部有酸胀感，可向下扩散到外生殖器部；可灸。

【配伍应用】 ①配长强、承山，治便血。②配肾俞、中极、次髎、三阴交，治痛经。③配大肠俞、脾俞、足三里，治慢性肠胃炎。

【文献摘要】

《针灸甲乙经》：腰痛、少腹痛，下髎主之。肠鸣澼泄，下髎主之。女子下苍汁、不禁赤沥、阴中痒痛、引少腹控眇、不可俯仰，下髎主之。

《备急千金要方》：大小便不解灸八髎，上次主妇女带下，腰腿疼痛，中下主大小便疾患。

【按语】 本穴邻近于二阴，故常配合其相关腧穴治疗前阴病、妇科病及腰部病。

【注意事项】 本穴针刺不能过深，以防穿过骶后孔，刺伤膀胱及肠管。

会阳　Huìyáng（BL35）

【出处】《针灸甲乙经》：肠中有寒，泄注肠澼，便血，会阳主之。

【别名】 利机（《针灸甲乙经》）。

【定位】 在骶部，尾骨端旁开0.5寸（图3-52）。

【取法】 跪伏位，取法同定位。

【主治】 ①肛肠病：泄泻，痢疾，痔疾。②妇科及男性病：带下，阳痿。

【刺灸法】 直刺0.8~1.2寸，局部有酸胀感，可扩散到会阴部；可灸。

【配伍应用】 ①配合谷、承山，治痔疾。②配百会、气海，治直肠脱垂。

【文献摘要】

《针灸大成》：主腹寒，热气冷气，泄泻，肠澼下血，阳气虚乏，阴汗湿，久痔。

《循经考穴编》：男子阳气虚乏，阳痿，妇人赤白带下，经行腰腿疼痛。

【按语】 本穴位置近于肛门，临床中常以治疗痔疾为主。

**承扶**　Chéngfú（BL36）

【出处】《针灸甲乙经》：阴胞有寒，小便不利，承扶主之。

【别名】 肉郄、阴关、皮部、扶承（《针灸甲乙经》），阴关（《杨敬斋针灸全书》）。

【定位】 在大腿后面，臀横纹正中点处（图3-53）。

【取法】 俯卧位，于大腿与臀部交界之臀沟中点处取穴。

【主治】 ①经脉病：腰腿痛，下肢痿痹。②肛肠病：痔疾。

【刺灸法】 直刺1~2寸，局部有酸胀感，可有触电感传至足底部；可灸。

【配伍应用】 ①配肾俞、命门、腰阳关，治腰痛。②配肾俞、环跳、风市、阳陵泉、足三里、三阴交，治下肢瘫痪。

【文献摘要】

《针灸甲乙经》：痔、篡痛，飞扬、委中及承扶主之。腰脊尻臀股阴寒大痛，虚则血动，实则热痛，痔篡痛，尻脽中肿，大便直出，承扶主之。

《太平圣惠方》：五种痔疾，泻鲜血，尻脽中肿，大便难，小便不利。

【按语】 本穴具有通经活络、疏利腰膝之功，为治疗腰腿部疾病的常用腧穴。

**殷门**　Yīnmén（BL37）

【出处】《针灸甲乙经》：腰痛得俯不得仰，仰则恐仆，得之举重，恶血归之，殷门主之。

【定位】 在大腿后面，承扶与委中的连线上，承扶下6寸（图3-53）。

【取法】 俯卧位，先取承扶、委中，于两穴连线的上3/7与4/7的交界点处取穴。

【主治】 经脉病：腰腿痛，下肢痿痹。

【刺灸法】 直刺1~2寸，局部有酸胀感，可有触电感传导至足跟；可灸。

【配伍应用】 ①配肾俞、委中，治腰痛。②配环跳、委中、昆仑、足三里，治坐骨神经痛。

【文献摘要】《针灸大成》：主腰脊不可俯仰，举重，恶血，泄注，外股肿。

【按语】 本穴位于股部正中部，可通调太阳经气，常以治疗腰、腿疾病为主。

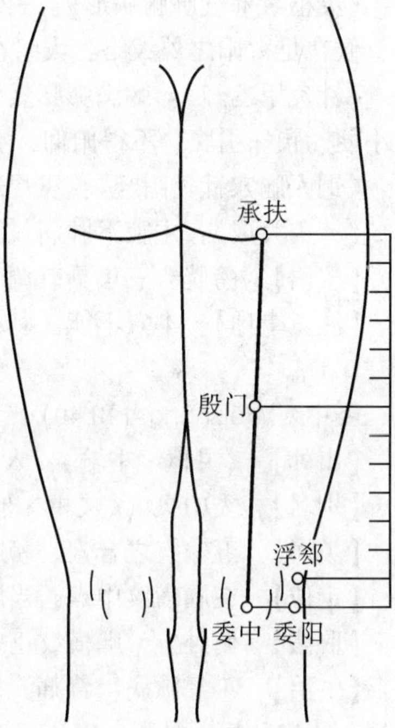

图3-53

**浮郄**　Fúxì（BL38）

【出处】《针灸甲乙经》：不得卧，仰则恐仆，浮郄主之。

【定位】 在腘横纹外侧端，委阳上1寸，股二头肌肌腱的内侧（图3-53）。

【取法】 俯卧位，取腘横纹正中旁开1寸的委阳，再直上1寸股二头肌肌腱内侧处取穴。

【主治】 ①经脉病：膝腘痛麻挛急。②肠病：便秘。

【刺灸法】 直刺1~1.5寸；局部有酸胀感，可有触电感传至小腿前外侧；可灸。

【配伍应用】 ①配承筋、承山，治腿肚转筋。②配委中、梁丘、阳陵泉、阴陵泉，治膝关节肿痛。

【文献摘要】

《备急千金要方》：主少腹热，大便坚。

《针灸大成》：主霍乱转筋，小肠热，大肠结，胫外筋急，髀枢不仁，小便热，大便坚。

《铜人腧穴针灸图经》：股外经筋急，髀枢不仁，浮郄主之。

### 委阳 Wěiyáng（BL39）

【出处】《灵枢·邪气脏腑病形》：取之委阳者，屈伸而索之。

【类属】 三焦之下合穴。

【定位】 在腘横纹外侧端，当股二头肌肌腱的内侧缘（图3-53）。

【取法】 俯卧位，腘横纹正中向外旁开1寸处取穴。

【主治】 ①三焦病：腹满，水肿，小便不利。②经脉病：腰脊强痛，下肢挛痛。

【穴解】 本穴善于治疗相应的三焦腑病。本穴归属足太阳膀胱经，其经脉循行腰部、下肢部，腧穴又位于下肢腘外侧部，故又可治疗腰背、下肢等的经脉病。

【刺灸法】 直刺1~1.5寸，局部有酸胀感，可向大腿和小腿放散；可灸。

【配伍应用】 ①配委中、阳陵泉、阴陵泉、犊鼻、血海、梁丘，治膝关节炎。②配中极、三阴交，治癃闭、遗尿。③配环跳、风市、委中、阳陵泉、悬钟、昆仑，治下肢半身不遂。

【文献摘要】

《灵枢·邪气脏腑病形》：三焦病者，腹气满，小腹尤坚，不得小便，窘急，溢则为水，留即为胀，候在足太阳之外大络，大络在太阳、少阳之间，亦见于脉，取委阳。

《针灸甲乙经》：胸满膨膨然、实则癃闭、腋下肿痛、虚则遗溺、脚急、兢兢然、筋急痛、不得大小便、腰痛引腹、不得俯仰，委阳主之。

《铜人腧穴针灸图经》：飞尸遁疰，痿厥不仁，小便淋沥，委阳主之。

《针灸大成》：主腋下肿痛，胸满膨膨，筋急身热，飞尸遁疰，痿厥不仁，小便淋沥。

【按语】 膀胱、三焦具有调节水液代谢之功，故取本穴可治疗水液代谢失常而致的疾病。

【注意事项】 本穴不能深刺，手法不能过强，以免造成下肢活动不利。

### 委中 Wěizhōng（BL40）

【出处】《灵枢·本输》：入于委中。

【别名】 委中央（《灵枢·邪气脏腑病形》），郄中（《素问·刺疟》），血郄（《古今医统》）。

【类属】 五输穴之合穴、膀胱之下合穴。

【定位】 在腘横纹中点，当股二头肌肌腱与半腱肌肌腱的中间（图3-53）。

【取法】 俯卧位，腘横纹正中，二肌肌腱之间取穴。

【主治】 ①经脉病：背痛，腰痛，下肢痿痹。②胃肠病：腹痛，吐泻。③前阴病：小便不利，遗尿。④皮肤病：丹毒，瘾疹，皮肤瘙痒，疔疮。

【穴解】《四总穴歌》："腰背委中求。"因腰部为足太阳膀胱经经脉所过，其中足太阳膀胱经是从腰中，下挟脊，贯臀，入腘中，根据"经脉所过，主治所及"之理，故本穴可治疗背腰部及下肢部的经脉病。太阳主表，最易感受外邪而发病，夏秋之季，暑湿蕴蒸，易于侵袭人体中焦而发吐泻，委中乃足太阳膀胱之合穴，配五行属土，土应于脾胃，"合主逆气而泄"、"合治内腑"，可治疗胃肠病。本穴又名血郄，为血气深聚之处，故善治血分毒热之皮肤病。本穴又是膀胱之下合穴，故可治疗小便异常。

【刺灸法】 直刺1~1.5寸，局部有沉、麻、胀感，可向下传导至足跟；或用三棱针点刺出血；可灸。

【配伍应用】 ①配大椎、曲池、足三里，治皮肤病。②配尺泽、足三里，治急性吐泻。③配环跳、肾俞、阳陵泉、足三里，治腰痛、下肢麻木。

【文献摘要】

《灵枢·邪气脏腑病形》：膀胱病者，小腹偏肿而痛，以手按之，即欲小便而不得，肩上热若脉陷，及足小趾不廉及胫踝后皆热若脉陷，取委中。

《针灸甲乙经》：热病挟脊痛，委中主之。疟、头重、寒背起、先寒后热、渴不止、汗乃出，委中主之。筋急身热，少腹坚肿、时满、小便难、尻股寒、髀枢痛引季胁，内控八髎，委中主之。癫疾、反折，委中主之。

《针灸大成》：大风发眉堕落，刺之出血。

《备急千金要方》：腰痛挟脊至头沉沉然，凡腰脚重痛，于此刺出血，久痼宿疹，亦皆立已。

《铜人腧穴针灸图经》：腰重不能举体，热病汗不出，足热厥逆满，膝不得屈伸。

【现代研究】

（1）对膀胱的影响：针委中对膀胱的压力有一定调整作用，一般可使膀胱内压有不同程度下降，对松弛性膀胱或尿潴留者，可使膀胱内压升高。

（2）对体温的影响：例如，人工造成家兔细菌性腹膜炎，使白细胞计数上升，针刺“委中”可使白细胞计数向相反方向变动，以至白细胞总数逐渐恢复正常。但如果给家兔腹腔注射金黄色葡萄球菌，当动物体温下降时，电针坐骨神经或针刺“委中”，可使体温升高或恢复正常的时间提前。

（3）治疗腰腿痛：用“双针一罐”法治疗腰腿痛185例，取委中、阿是穴，阿是穴用梅花针叩刺；委中用三棱针点刺出血，然后加拔火罐，每3 d治疗一次，3次为一疗程。结果：痊愈117例，显效22例，好转24例，无效24例，总有效率为87%。

（4）治疗急性腰扭伤：以委中点刺放血治疗急性腰扭伤58例，医者用三棱针对准腧穴部位迅速刺入0.1~0.2寸，出血量达1~3 mL。结果：痊愈32例，显效18例，好转8例，总有效率为100%。

（5）治疗坐骨神经痛：针刺委中、环跳治疗坐骨神经痛168例，常规针刺，行提插泻法，以麻电样感传至足趾部，3次为度，每日1次，10次为一疗程。结果：痊愈106例，占63.1%；显效27例，占16.1%；好转24例，占14.3%；无效11例，占6.5%。总有效率为93.5%。

（6）治疗银屑病：以梅花针叩刺委中、曲池治疗银屑病1例，每日叩刺1次，1个月后治愈，1年未复发。

（7）治疗鼻衄：①取立位点刺委中出血数滴，再配行间施泻法。②阴虚、肝阳暴亢之高血压鼻衄者，先刺委中，再刺曲池，强刺激约2 min血止。留针30 min，血压降至正常。

【注意事项】　因本穴浅层是神经，中层是静脉，深层是动脉，故不能深刺，以免刺破大血管造成出血或下肢活动不利。

**附分　Fùfēn（BL41）**

【出处】《针灸甲乙经》：附分，在第二椎下。

【类属】　手、足太阳经之会。

【定位】　在背部，当第2胸椎棘突下，旁开3寸（图3-54）。

【取法】　俯卧位，第2胸椎棘突下与肩胛骨内侧缘之垂线交点处取穴。

【主治】　经脉病：颈项强痛，肩背拘急，肘臂麻木。

【刺灸法】　斜刺0.5~0.8寸，局部有酸胀感；可灸。

【配伍应用】　①配大椎、风门、肺俞，治哮喘病。②配风池、大椎，治颈项疼痛。③配环跳、肩髎、大椎、曲池，治肩关节疼痛。

【文献摘要】

《铜人腧穴针灸图经》：肩背拘急，风冷客于腠，颈项强痛，不得回顾，风劳臂肘不仁。

《针灸大成》：主肘不仁，肩背拘急，风冷客于腠理，项痛不得回顾。

【注意事项】　本穴体内对应肺脏，故不能深刺，以免引起气胸。

魄户　Pòhù（BL42）

【出处】《针灸甲乙经》：肩髆间急，凄厥恶寒，魄户主之。

【别名】魂户（《太平圣惠方》）。

【定位】在背部，当第3胸椎棘突下，后正中线旁开3寸（图3-54）。

【取法】俯卧位，第3胸椎棘突下与肩胛骨内侧缘之垂线交点处取穴。

【主治】①肺病：咳嗽，气喘，肺痨，咳血。②经脉病：项强，肩背痛。

【穴解】肺藏魄，魄户在肺俞之旁，故可治疗肺病。

【刺灸法】斜刺0.5~0.8寸，局部有酸胀感；可灸。

【配伍应用】①配天突、膻中、肺俞，治咳嗽、气喘。②配尺泽、肺俞、大椎，治感冒。③配大椎、肩井、风池，治肩背痛。

【文献摘要】

《针灸甲乙经》：项背痛引颈，魄户主之。呕吐烦满，魄户主之。

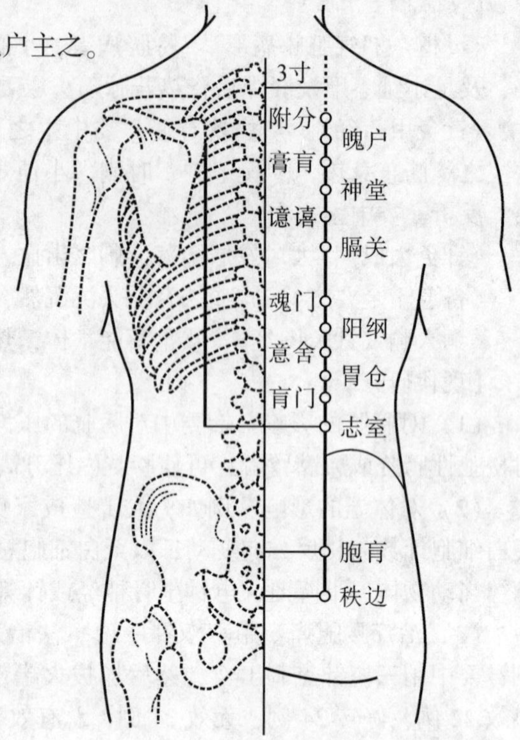

图3-54

《铜人腧穴针灸图经》：呕吐烦满，虚劳肺痿。

《针灸大成》：主背膊痛，虚劳肺痿，三尸走疰，项强急不得回顾，喘息咳逆，呕吐烦满。

【注意事项】本穴体内对应肺脏，故不能深刺，以免引起气胸。

膏肓　Gāohuāng（BL43）

【出处】《备急千金要方》：膏肓俞无所不治。

【别名】膏肓（《医学入门》）。

【定位】在背部，当第4胸椎棘突下，旁开3寸（图3-54）。

【取法】俯卧位，第4胸椎棘突下与肩胛骨内侧缘之垂线交点处取穴。

【主治】①肺病：肺痨，咳嗽，气喘，盗汗，咳血。②神志病：失眠，健忘，多梦。③经脉病：项强，肩背痛。④其他病：虚劳羸瘦。

【穴解】本穴位于魄户和神堂之间，魄户为肺俞之旁，下为膏肓，神堂为心俞之旁，故也可说膏肓位于心肺之间，膏生于脾，肓生于肾，故膏肓与肺、心、脾、肾关系密切。肾益先天，脾补后天，肺主气、心主血，心藏神，故可治疗肺脏病、虚劳羸瘦、神志病等。

【刺灸法】斜刺0.5~0.8寸，局部有酸胀感，有时可扩散至肩胛骨；可灸。

【配伍应用】①配肺俞、百劳、足三里、太渊，治肺痨。②配心俞、内关、神门，治失眠健忘。③配大椎、气海、关元、足三里，治体虚形瘦。

【文献摘要】

《备急千金要方》：膏肓俞，无所不治，主羸瘦虚损，梦中失精，上气咳逆，狂或失志误。

《循经考穴编》：五劳七伤，诸虚百损，传尸劳瘵，骨蒸盗汗，吐血，咳血，举重失力，四肢倦怠，目眩头晕，脾胃虚弱，噎膈反胃，痈疽发背。

《针灸大成》：主羸瘦，虚损，传尸骨蒸，梦中失精，上气咳逆，发狂，健忘，痰病。

【现代研究】

（1）对细胞的影响：针刺膏肓、膈俞，可加速红细胞和血红蛋白数量恢复正常。

（2）对免疫功能的影响：艾灸膏肓可提高人体细胞免疫功能。

（3）对支气管的影响：针刺膏肓可使支气管痉挛得到缓解。

【注意事项】　本穴体内对应肺脏，故不能深刺，以免引起气胸。

**神堂**　Shéntáng（BL44）

【出处】《针灸甲乙经》：肩痛胸腹满，凄厥，脊背急强，神堂主之。

【定位】　在背部，当第5胸椎棘突下，旁开3寸（图3-54）。

【取法】　俯卧位，第5胸椎棘突下与肩胛骨内侧缘之垂线交点处取穴。

【主治】　①心病：心痛，心悸。②肺病：咳嗽，气喘，胸闷。③经脉病：脊背强痛。

【穴解】　本穴在心俞之旁，故可治疗心脏病；本穴又临近于肺，又可治疗肺病；本穴位于足太阳膀胱经背部的第2侧线上，故又能治腰背部的经脉病。

【刺灸法】　斜刺0.5~0.8寸，局部有酸胀感；可灸。

【配伍应用】　①配厥阴俞、内关、心俞，治心脏病。②配尺泽、肺俞，治肺脏病。③配心俞、内关、神门、三阴交，治失眠。

【文献摘要】

《针灸甲乙经》：肩痛胸腹满、凄厥、脊背急强，神堂主之。

《针灸大成》：主腰背脊强急不可俯仰，洒淅寒热，胸满气逆上攻，时噎。

《循经考穴编》：一法刺入一分，沿皮向外一寸五分，主腰背脊强，洒淅寒热，逆气喘噎哮嗽痰涎。

【注意事项】　本穴体内对应心脏，故不能深刺，以免引起气胸。

**譩譆**　Yìxǐ（BL45）

【出处】《素问·骨空论》：胗络季胁引少腹而痛胀，刺譩譆。

【别名】　五胠穴（《素问·刺疟》）。

【定位】　在背部，当第6胸椎棘突下，旁开3寸（图3-54）。

【取法】　俯卧位，第6胸椎棘突下与肩胛骨内侧缘之垂线交点处取穴。

【主治】　①肺病：咳嗽，气喘。②经脉病：肩背痛。③其他病：疟疾，热病。

【刺灸法】　斜刺0.5~0.8寸，局部有酸胀感；可灸。

【配伍应用】　①配膻中、内关、中府，治胸痛。②配太渊、肺俞、风门，治哮喘病。③配大椎、后溪、风池，治疟疾。

【文献摘要】

《针灸甲乙经》：喘逆、鼽衄、肩胛内廉痛、不可俯仰、胗季胁引少腹而痛胀，譩譆主之。小儿食晦头痛，譩譆主之。

《循经考穴编》：诸疟不愈，虚烦劳热，胸痛引脊，膊内廉病。

【注意事项】　本穴体内对应心脏，故不能深刺，以免引起气胸。

**膈关**　Géguān（BL46）

【出处】《针灸甲乙经》：背痛恶寒、脊强俯仰难、食不下、呕吐多涎，膈关主之。

【别名】　阳关（《备急千金要方》）。

【定位】　在背部，当第7胸椎棘突下，旁开3寸（图3-54）。

【取法】　俯卧位，两肩胛骨下角连线中点与肩胛骨内侧缘之垂线交点处取穴。

【主治】　①胃病：呕吐，嗳气，呃逆。②胸病：胸闷。③经脉病：脊背强痛。

【刺灸法】　斜刺0.5~0.8寸，局部有酸胀感；可灸。

【配伍应用】 ①配大椎、膈俞、脾俞，治血病。②配膈俞、足三里、血海，治皮肤病。③配大椎、肩井、天宗、肩髎，治肩背麻木疼痛。

【文献摘要】

《针灸甲乙经》：背痛恶寒、脊强俯仰难、食不下、呕吐多涎，膈关主之。

《外台秘要》：膈关……食不下，呕吐多涎。

《铜人腧穴针灸图经》：胸中噎闷。

【注意事项】 本穴不可深刺，以免造成气胸。

**魂门** Húnmén（BL47）

【出处】《针灸甲乙经》：胸胁胀满，背痛，恶风寒，饮食不下，呕吐不留住，魂门主之。

【定位】 在背部，当第9胸椎棘突下，旁开3寸（图3-54）。

【取法】 俯卧位，第9胸椎棘突下与肩胛骨内侧缘之垂线交点处取穴。

【主治】 ①胃肠病：呕吐，泄泻。②肝胆病：黄疸。③经脉病：背痛，胁痛。

【穴解】 本穴在肝俞之旁，对应于肝脏，故可治疗肝胆病；肝布胁肋，故能治疗胁痛；本穴位于足太阳膀胱经背部的第2侧线上，故又能治腰背部的经脉病。

【刺灸法】 斜刺0.5~0.8寸，局部有酸胀感；可灸。

【配伍应用】 ①配心俞、肝俞、三阴交，治失眠。②配心俞、肝俞、内关、水沟，治癫痫。③配胆俞、脾俞、胃俞、阳陵泉、太冲，治慢性肝炎。

【文献摘要】

《针灸甲乙经》：胸胁胀满、背痛、恶风寒、饮食不下、呕吐不留住，魂门主之。

《针灸大成》：主尸厥走疰，胸背连心痛，饮食不下，腹中雷鸣，大便不节，小便赤黄也。

《太平圣惠方》：腹中雷鸣，大便不节，小便赤黄也。

【注意事项】 本穴不可深刺，以防刺伤肝脏。

**阳纲** Yánggāng（BL48）

【出处】《针灸甲乙经》：食饮不下，腹中雷鸣，大便不节，小便赤黄，阳纲主之。

【定位】 在背部，当第10胸椎棘突下，旁开3寸（图3-54）。

【取法】 俯卧位，第10胸椎棘突下与肩胛骨内侧缘之垂线交点处取穴。

【主治】 ①肠病：肠鸣，泄泻，腹痛。②肝胆病：黄疸，胁痛。③其他病：消渴。

【刺灸法】 斜刺0.5~0.8寸，局部有酸胀感；可灸。

【配伍应用】 ①配大椎、胆俞、足三里，治恶心欲吐。②配至阳、阳陵泉，治胆道蛔虫病。③配肝俞、胆俞、阳陵泉、太冲、章门，治黄疸病。

【文献摘要】

《针灸甲乙经》：食饮不下、腹中雷鸣、大便不节、小便赤黄，阳纲主之。

《针灸大成》：主肠鸣腹痛，饮食不下，小便赤涩，腹胀身热，大便不节，泄痢赤黄，不嗜食，怠惰。

《针灸资生经》：消渴，身热，面目黄，不嗜食，怠惰。

【注意事项】 本穴不可深刺，以防气胸。

**意舍** Yìshè（BL49）

【出处】《针灸甲乙经》：消渴身热、面目黄，意舍主之。

【定位】 在背部，当第11胸椎棘突下，旁开3寸（图3-54）。

【取法】 俯卧位，第11胸椎棘突下与肩胛骨内侧缘之垂线交点处取穴。

【主治】 脾胃病：呕吐，腹胀，肠鸣，泄泻。

【穴解】 脾藏意，意舍在脾俞之旁，故可调理脾胃，治疗脾胃病。

【刺灸法】 斜刺 0.5~0.8 寸，局部有酸胀感；可灸。

【配伍应用】 ①配脾俞、胃俞、肝俞、肾俞、三阴交、足三里，治糖尿病。②配天枢、足三里，治吐泻。③配脾俞、胃俞、肝俞、胆俞、足三里，治腹胀、腹痛。

【文献摘要】

《针灸甲乙经》：消渴身热、面目黄，意舍主之。

《太平圣惠方》：胸胁胀满，背痛恶寒，饮食不下，呕吐不留住。

《铜人腧穴针灸图经》：腹满虚胀，大便滑泄，背痛恶风寒，食饮不下，呕吐不止，消渴，目黄。

【注意事项】 本穴不可深刺，以防气胸。

**胃仓**　Wèicāng（BL50）

【出处】《针灸甲乙经》：腹胀水肿，食欲不下，多寒，胃仓主之。

【别名】 食仓（《神灸经纶》）。

【定位】 在背部，当第 12 胸椎棘突下，旁开 3 寸（图 3-54）。

【取法】 俯卧位，第 12 胸椎棘突下与肩胛骨内侧缘之垂线交点处取穴。

【主治】 ①脾胃病：胃痛，小儿食积，腹胀，水肿。②经脉病：脊背强痛。

【穴解】 本穴与胃俞相平，邻近胃腑，故可治疗脾胃病。

【刺灸法】 斜刺 0.5~0.8 寸，局部有酸胀感；可灸。

【配伍应用】 ①配胃俞、天枢、足三里，治便秘。②配脾俞、胃俞、足三里、阴陵泉，治慢性泄泻。③配脾俞、肾俞、阴陵泉、三阴交，治水肿。

【文献摘要】

《针灸甲乙经》：腹胀水肿、食欲不下、多寒，胃仓主之。

《针灸大成》：主腹满虚胀，水肿，食饮不下，恶寒，背脊痛不得俯仰。

《太平圣惠方》：腹内虚胀，水食不消，恶寒，不能俯仰。

【注意事项】 针刺本穴时应注意角度和深度，以免造成气胸或损伤肾脏。

**肓门**　Huāngmén（BL51）

【出处】《针灸甲乙经》：妇人乳余疾，肓门主之。

【定位】 在腰部，当第 1 腰椎棘突下，旁开 3 寸（图 3-54）。

【取法】 俯卧位，第 1 腰椎棘突下，旁开 3 寸处取穴。

【主治】 ①肠病：腹痛，便秘。②其他病：乳疾，痞块。

【刺灸法】 斜刺 0.5~0.8 寸，局部有酸胀感，可向两侧腰部放散；可灸。

【配伍应用】 ①配肾俞、三焦俞、中极、阴陵泉，治急慢性肾炎。②配肝俞、脾俞、阳陵泉，治黄疸、呕吐。③配脾俞、胃俞、三焦俞、中脘，治消化不良。

【文献摘要】

《针灸大成》：主心下痛，大便坚，妇人乳疾。

《循经考穴编》：心下满，气攻腰胁，肓门主之。

【注意事项】 本穴不能深刺，以免刺伤肾脏。

**志室**　Zhìshì（BL52）

【出处】《针灸甲乙经》：腰痛脊急，胁下满，少腹坚急，志室主之。

【别名】 精宫（《医学入门》），神关（《针经摘英集》），志舍（《神灸经纶》），志堂（《医学入门》)。

【定位】 在腰部，当第2腰椎棘突下，旁开3寸（图3-54）。

【取法】 俯卧位，两髂嵴高点相平处正中再向上2个棘突，旁开3寸处取穴。

【主治】 ①前阴病：遗尿，小便不利。②妇科及男性病：月经不调；遗精，阳痿。③经脉病：腰脊强痛。

【穴解】 肾藏志，本穴在肾俞之旁，为肾气之所处，肾为先天之本，主生殖发育，故可治疗前阴病、妇科病和男性病；志室又位居于腰部，分布于足太阳膀胱经上，其循行背腰部，腰为肾之府，故可治疗经脉病。

【刺灸法】 直刺0.5~0.8寸，局部有酸胀感，有时可向臀部放散；可灸。

【配伍应用】 ①配肾俞、心俞、三阴交，治失眠。②配肾俞、命门，治腰痛。③配关元、肾俞、中极、足三里、三阴交，治遗精、阳痿。

【文献摘要】

《铜人腧穴针灸图经》：饮食不消，肓门主之。

《针灸大成》：主阴肿，阴痛，背痛，腰脊强直，俯仰不得，饮食不消，腹强直，梦遗失精，淋沥，吐逆，两胁急痛，霍乱。

【现代研究】 对肾功能的影响：针刺志室能改变尿液成分和尿量，也可调节肾功能。

【注意事项】 本穴不能深刺，以免刺伤肾脏。

### 胞肓 Bāohuāng（BL53）

【出处】《针灸甲乙经》：腰脊痛，恶风，少腹满坚，癃闭下重，不得小便，胞肓主之。

【定位】 在臀部，平第2骶后孔，骶正中嵴旁开3寸（图3-54）。

【取法】 俯卧位，第2骶椎下，旁开3寸处取穴。

【主治】 ①肠病：肠鸣，腹胀，便秘。②前阴病：阴肿，小便不利。③经脉病：腰脊痛。

【刺灸法】 直刺0.8~1.2寸，局部有酸胀感，可向小腹及臀部放散；可灸。

【配伍应用】 ①配阴陵泉、中极、膀胱俞，治癃闭。②配命门、肾俞，治腰脊疼痛。③配天枢、大横、足三里，治腹胀、便秘。

【文献摘要】

《针灸大成》：主腰脊急痛，食不消，腹坚急，肠鸣，淋沥，不得大小便，癃闭下肿。

《备急千金要方》：秩边胞肓主癃闭下重，不得小便。

【注意事项】 本穴深部正当臀上动、静脉处，故针刺时应避开。

### 秩边 Zhìbiān（BL54）

【出处】《针灸甲乙经》：腰痛骶寒，俯仰急难，阴痛下重，不得小便，秩边主之。

【定位】 在臀部，平第4骶后孔，骶正中嵴旁开3寸（图3-54）。

【取法】 俯卧位，平骶管裂孔旁开3寸处取穴。

【主治】 ①前阴病：阴痛，小便不利。②肛肠病：便秘，痔疮。③经脉病：腰骶痛，下肢痿痹。

【刺灸法】 直刺1.5~2寸，局部有酸胀感，有触电感向下肢放散。

【配伍应用】 ①配肾俞、关元、足三里，治阳痿。②配中极、三阴交，治痛经。③配环跳、肾俞、阳陵泉、足三里，治腰痛、下肢麻木。

【文献摘要】

《针灸甲乙经》：腰脊骶寒、俯仰急难、阴痛下重、不得小便，秩边主之。

《备急千金要方》：秩边胞肓主癃闭下重，不得小便。

《循经考穴编》：腿叉风寒，肾虚腰痛，遗精，带浊。

【现代研究】

（1）缩宫：针刺本穴可使孕妇子宫收缩增强，即时效果显著，但起针后作用消失。

（2）治疗排尿困难：本穴配百会、命门对隐性骶椎裂引起的排尿困难有一定疗效。

【注意事项】　本穴深部正当臀下动、静脉处，故针刺时应避开。

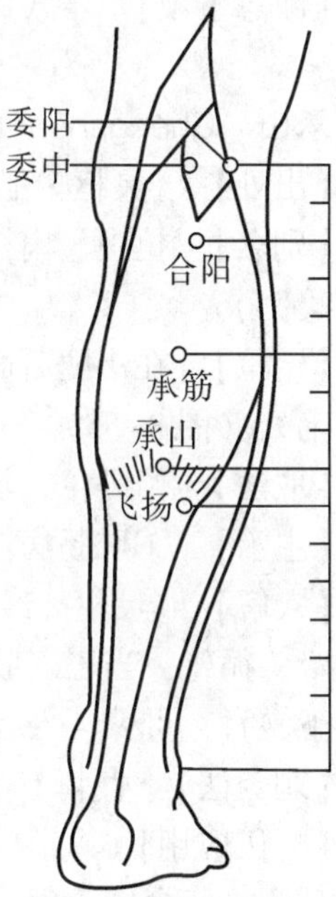

图 3-55

**合阳**　Héyáng（BL55）

【出处】《针灸甲乙经》：跟厥膝急，腰脊痛引腹……合阳主之。

【定位】　在小腿后面，当委中与承山的连线上，委中穴下 2 寸处（图 3-55）。

【取法】　俯卧位，腘横纹中点直下 2 寸处取穴。

【主治】　①经脉病：腰脊强痛，下肢痿痹。②妇科病：崩漏。③其他病：疝气。

【刺灸法】　直刺 1～2 寸，局部有酸胀感，有触电感向足底放散；可灸。

【配伍应用】　①配交信、归来、三阴交，治月经不调。②配次髎、中极，治痛经。③配关元、肾俞、中极、足三里，治阳痿、遗精。

【文献摘要】

《针灸甲乙经》：跟厥膝急、腰脊痛引腹、篡阴股热、阴暴痛、寒热膝酸重，合阳主之。

《针灸大成》：主腰脊强引腹痛，阴股热，胻酸肿，步履难，寒疝阴偏痛，女子崩中带下。

《外台秘要》：合阳……主痹厥。

【注意事项】　本穴深部正当腘动、静脉处，故针刺时应避开。

**承筋**　Chéngjīn（BL56）

【出处】《针灸甲乙经》：霍乱，胫痹不仁，承筋主之。

【别名】　腨肠、直肠（《针灸甲乙经》），踹肠（《备急千金要方》），直肠（《太平圣惠方》）。

【定位】　在小腿后面，当委中与承山的连线上，腓肠肌肌腹中央，委中穴下 5 寸（图 3-55）。

【取法】　俯卧位，于腓肠肌之中央取穴，当合阳与承山之间。

【主治】　①肛肠病：痔疾，便血，直肠脱垂。②经脉病：腰腿拘急疼痛。

【刺灸法】　直刺 1～1.5 寸，局部有酸胀感，可向足底放散；可灸。

【配伍应用】　①配委中、承山，治腓肠肌痉挛。②配承山、支沟、足三里，治便秘。③配环跳、委中、阳陵泉、昆仑，治腰腿痛、下肢麻木。

【文献摘要】

《针灸甲乙经》：寒热篡后出、瘈疭、脚腨酸重、战栗不能久立、脚急肿、跗痛筋足挛、少腹痛、引喉嗌、大便难，承筋主之。大肠实则腰背痛、寒痹转筋、头眩痛，虚则鼻衄癫疾、腰痛，濈濈然汗出，令人欲食而走，承筋主之。

《太平圣惠方》：风劳热、足烦肿痛、转筋急痛、身瘾疹、大小便不止，肓门主之。

《针灸大成》：主腰背拘急，大便秘，腋肿，痔疾，胫痹不仁，腨酸，脚急跟痛，鼻鼽衄，霍乱转筋。

【按语】　本穴为足太阳膀胱经腧穴，膀胱经脉循行于下肢后面，取之可通调太阳经气，常以治疗下肢病为主。

【注意事项】 本穴深部正当胫后动、静脉处，故针刺时应避开。

**承山　Chéngshān（BL57）**

【出处】《灵枢·卫气》：气在胫者，止之于气街与承山踝上以下。

【别名】 鱼腹、肉柱（《针灸甲乙经》），肠山（《铜人腧穴针灸图经》），鱼腹（《针方六集·神照集》）。

【定位】 在小腿后面正中，委中与昆仑之间，当伸小腿时或足跟上提时，腓肠肌肌腹下出现尖角凹陷处（图 3-55）。

【取法】 俯卧位，足尖着地用力后蹬，当腓肠肌两肌腹之间凹陷的顶端处取穴。

【主治】 ①肛肠病：痔疾，便秘。②经脉病：腰腿拘急疼痛，腿肚转筋。

【穴解】《灵枢·经别》曰："足太阳之正，别入腘中，其一道下尻五寸，别入肛中，属于膀胱，散之肾，循膂，当心入散。"故本穴是治疗肛肠病的主穴。又本穴为足太阳膀胱经腧穴，其经脉从腰中，下夹脊，贯臀，入腘中，本穴又位于腓肠肌肌腹下，故可治疗腿肚转筋等经脉病。

【刺灸法】 直刺 1~2 寸，局部有酸胀感，可放散到腘窝或有触电感向足底放散；可灸。

【配伍应用】 ①配长强、二白、足三里，治直肠脱垂。②配大肠俞、太溪、支沟，治大便难。③配环跳、肾俞、委中、关元，治腰背痛。

【文献摘要】

《针灸甲乙经》：寒热篡反出，承山主之。阳维之脉令人腰痛，痛上怫然肿，刺阳维之脉，脉与太阳合腨下间，去地一尺所（承山）。

《针灸大成》：主大便不通，转筋，痔肿，战栗不能立，脚气膝肿，胫酸脚跟痛，筋急痛，霍乱，急食不通，伤寒水结。

《铜人腧穴针灸图经》：霍乱转筋，大便难。

《太平圣惠方》：腰膝重，起坐难，筋挛急，不可屈伸。

【现代研究】

（1）针刺承山对尿量及尿中成分有一定的影响。

（2）治疗痔疾：针刺承山对内、外痔均有很好的疗效。

【按语】 本穴常以治疗痔疾、直肠脱垂为主。

【注意事项】 本穴深部，正当胫后动、静脉，深层有胫神经，故针刺时应避开。

**飞扬　Fēiyáng（BL58）**

【出处】《灵枢·经脉》：足太阳之别，名曰飞扬。

【别名】 厥阳（《针灸甲乙经》），飞阳（《医学入门》）。

【类属】 足太阳经之络穴。

【定位】 在小腿后面，当外踝后昆仑直上 7 寸，承山外下方 1 寸处（图 3-56）。

【取法】 俯卧位，承山斜向外下 1 寸，直对昆仑处取穴。

【主治】 ①头面五官病：头痛，目眩，鼻塞，鼻衄。②经脉病：腰背痛，腿软无力。③肛肠病：痔疾。

【刺灸法】 直刺 1~1.5 寸，局部有酸麻重胀感向下放散；可灸。

【配伍应用】 ①配大椎、风池、合谷，治头痛、头晕。②配承山、足三里，治痔疮。③配环跳、肾俞、三阴交、足三里，治腰腿痛、下肢痿痹。

【文献摘要】

《灵枢·经脉》：足太阳之别，名曰飞扬，去踝七寸，别走少阴。实则鼽窒，头背痛；虚则鼽衄，取之所别也。

《针灸甲乙经》：下部寒、热病汗不出、体重、逆气头眩痛，飞扬主之。痓、反折，飞扬主之。疟，实则腰背痛，虚则鼽衄，飞扬主之。癫狂疾、体痛，飞扬主之。

《备急千金要方》：飞扬、太乙、滑肉门，主癫疾，狂，吐舌。

《铜人腧穴针灸图经》：主目眩，逆气鼽衄。

【现代研究】

(1) 对肾泌尿功能的影响：针刺飞扬、涌泉、太溪对输尿管功能有双向调整作用，对尿路结石有一定的治疗作用。

(2) 对血钙代谢的影响：如针大杼、飞扬、足三里，留针可使血钙增加。

(3) 治疗小儿脱肛：针刺飞扬、长强治疗小儿脱肛 15 例，飞扬直刺 0. 2 寸捻转补法，长强斜刺针尖向上与骶骨平行刺入 0. 15 寸，捻转补法，不留针，另取百会、大肠俞、足三里、艾灸 5~10 min，每日针 1 次、灸 2 次，10 d 为一疗程，经治疗 1~2 个疗程后，痊愈 13 例，好转 2 例。

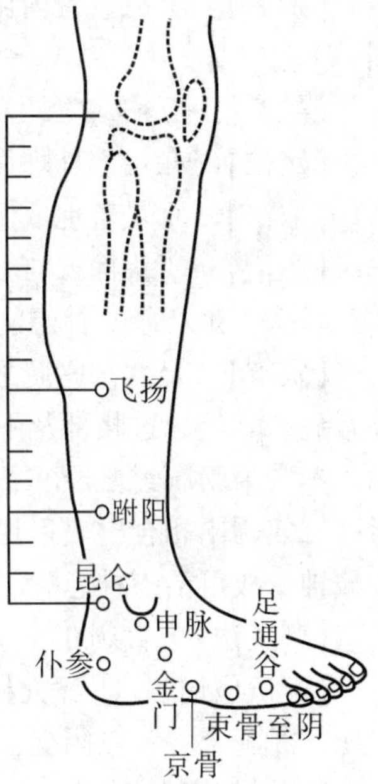

图 3-56

(4) 治疗腰椎后关节紊乱症：以按压疗法治疗腰椎后关节紊乱 45 例，患者俯卧伸直下肢，医者以双手拇指轻轻按压双侧承山，然后再下移至飞扬穴，令患者放松双下肢，趁其不备，两手用力按压腰部 3~5 s，此时患者腰部肌肉立即呈痉挛性收缩，医者随之松开双手，让患者下床站立做腰部左右旋转动作各 10 次即可。结果：痊愈 21 例 (按压 1 次腰痛症状完全消失)，好转 15 例，无效 9 例。

**跗阳**　Fūyáng (BL59)

【出处】《针灸甲乙经》：痿厥风头重……四肢不举，跗阳主之。

【别名】付阳（《备急千金要方》），附阳（《素问·气穴论》），外阳（《扁鹊神应针灸玉龙经》）。

【类属】阳跷脉之郄穴。

【定位】在小腿后面，当外踝后，昆仑直上 3 寸（图 3-56）。

【取法】俯卧位，昆仑穴直上 3 寸小腿后外侧处取穴。

【主治】①头部病：头痛，头重。②经脉病：腰腿痛，下肢痿痹，外踝肿痛。

【刺灸法】直刺 0. 8~1. 2 寸，局部有酸胀感，可向足底放散；可灸。

【配伍应用】①配大椎、风池、百会，治头痛。②配环跳、风市、阳陵泉、悬钟，治下肢外侧疼痛。

【文献摘要】

《针灸甲乙经》：痿厥风头重、頞痛、枢股腨外廉骨痛、瘛疭、痹不仁、振寒、时有热、四肢不举，跗阳主之。

《针灸大成》：主霍乱转筋，腰痛不能久立，坐不能起，髀枢股胻痛，痿厥，风痹不仁，头重頔痛，时有寒热，四肢不举。

《太平圣惠方》：腰痛不能久立，腿膝胫酸重，筋急屈伸难，坐不能起。

《循经考穴编》：瘫痪痿痹，腰尻髀枢股胻痛，外踝红肿，寒湿脚气，两足生疮。

【按语】本穴为阳跷脉之郄穴，阳跷脉主运动，凡运动功能障碍、行走困难、屈伸不利等下肢病均可治疗。

**昆仑**　Kūnlún (BL60)

【出处】《灵枢·本输》：……行于昆仑，昆仑，在外踝之后，跟骨之上，为经。

【别名】 上昆仑、内昆仑（《太平圣惠方》），下昆仑（《针灸资生经》），足太阳（《灸法残卷图》）。

【类属】 五输穴之经穴。

【定位】 在足部外踝后方，当外踝与跟腱之间凹陷处（图3-56）。

【取法】 垂足着地或俯卧位，外踝尖与跟腱水平连线之中点处取穴。

【主治】 ①头面五官病：头痛，目眩，鼻衄。②经脉病：项强，腰痛，足跟肿痛，外踝疼痛。③产科病：难产。④神志病：癫痫。

【穴解】 足太阳膀胱经脉起于目内眦，过头、项、背部，根据“上病下取”之理，可治疗头面五官病。其经脉过腰部及下肢，止于足小趾部，根据“经脉所过，主治所及”之理，又可治疗经脉病。本穴为膀胱经之经穴，属足太阳经，位于外踝后，太溪为肾经之原穴，属足少阴经，位于内踝后，二穴阴阳相合，表里相通，相互配合治疗难产。本穴配五行属火，应于心，膀胱经经别入于心，心藏神，故可治疗神志病。

【刺灸法】 直刺0.5~0.8寸，也可深刺透太溪，局部有酸胀感，可向足趾放散；可灸。

【配伍应用】 ①配大椎、百会、后溪、风池，治头痛。②配申脉、丘墟、解溪、悬钟，治外踝扭伤。③配合谷、三阴交、至阴、足三里，治难产。

【文献摘要】

《针灸甲乙经》：痓、脊强、头眩痛、脚如结、腨如裂，昆仑主之。疟、多汗、腰痛不可俯仰、目如脱、项如拔，昆仑主之。大风、头多汗、腰尻腹痛、腨跟肿、上齿痛、脊背尻重不欲起、闻食臭、恶闻人音、泄风从头至足，昆仑主之。女子字难，若胞衣不出，昆仑主之。

《铜人腧穴针灸图经》：肩背拘急，咳喘暴满，阴肿痛，小儿发痫瘛疭。

【现代研究】

（1）对消化功能的影响：针刺昆仑可使不蠕动及蠕动很弱的降结肠下部及直肠的蠕动增强，并产生便意。

（2）对血压的影响：针用泻法对原发性高血压有降压作用。

（3）对痛阈的影响：用激光照射佐剂性关节炎大鼠的“昆仑”10 min，约10次后肿胀的关节改善，疼痛级别减少，与对照组差异显著。激光照射对皮肤温度、基础痛阈均无明显影响，激光照射后嘶叫阈有明显提高，说明“昆仑”的即时镇痛效果显著。

（4）治疗坐骨神经痛：用腧穴注射治疗坐骨神经痛97例，用654-2注射液10 mL，注入昆仑，将针头刺入0.5~0.8寸深，轻者隔日1次，重者每日1次，5次为一疗程。结果：痊愈44例，占45.4%；显效32例，占33%；好转16例，占16.5%；无效5例，占5.1%。总有效率为94.9%。

（5）治疗落枕：针刺昆仑治疗落枕55例，昆仑穴刺入0.3~0.5寸，行提插捻转泻法，嘱患者做颈椎旋转活动，每日1次。结果：痊愈50例，占90.9%；好转4例，占7.3%；无效1例，占1.8%。总有效率为98.2%。

（6）治疗足跟痛：用昆仑透太溪治疗足跟痛46例，针刺时使针感传至足跟，同时配用外敷中药法。结果：痊愈18例，显效19例，好转8例，无效1例。

（7）治疗腰骶小关节滑膜嵌顿：在昆仑埋针治疗腰骶小关节滑膜嵌顿27例，昆仑快速进针捻转10~20 min，用胶布固定，并令患者抱膝，医者轻轻地拍打腰部，最后让患者下床活动腰部，留针1~2 h。结果：1次治愈18例，占67%；2次治愈7例，占26%；无效2例，占7%。总有效率为93%。

（8）治疗眉棱骨痛：治疗眉棱骨痛16例，以病侧昆仑为主，如当时不见效的则改为健侧昆仑，用1寸毫针针刺，以达针感。病程长者用平补平泻手法，病程短者用泻法。结果：痊愈15例，占98.4%；无效1例，占1.6%。

【按语】 本穴与内踝后足少阴肾经的太溪相对应，故相互配合以治疗妇科病和踝关节病为主。

【注意事项】 本穴孕妇禁针，以防流产。

**仆参**　Púcān（BL61）

【出处】《针灸甲乙经》：癫疾，僵仆，转筋，仆参主之。

【别名】安邪（《针灸甲乙经》），邪（《备急千金要方》）。

【类属】足太阳、阳跷脉交会穴。

【定位】在足外侧部，外踝后下方，昆仑直下，跟骨外侧，赤白肉际处（图3-56）。

【取法】垂足着地或俯卧位，于昆仑穴直下，当跟部之赤白肉际凹陷处取穴。

【主治】①经脉病：下肢痿痹，足跟痛。②神志病：癫痫。

【刺灸法】直刺0.3~0.5寸，局部有酸胀感；可灸。

【配伍应用】①配太溪、昆仑、委中，治足跟疼痛。②配水沟、百会、照海，治癫痫。③配环跳、委中、阳陵泉、昆仑，治下肢屈伸不利。

【文献摘要】

《针灸甲乙经》：腰痛不可举、足跟中踝后痛、脚痿，仆参主之。暴霍乱，仆参主之。小儿马痫，仆参及金门主之。

《循经考穴编》：癫疾痰壅，头重如石。

**申脉**　Shēnmài（BL62）

【出处】《针灸甲乙经》：癫狂互引僵仆，申脉主之。

【别名】阳跷（《素问·气府》），鬼路（《备急千金要方》）。

【类属】八脉交会穴，通阳跷脉。

【定位】在足外侧部，外踝正下方凹陷处（图3-56）。

【取法】垂足着地或仰卧位，外踝尖直下0.5寸处取穴。

【主治】①头面五官病：头痛，眩晕，目赤痛，眼睑下垂。②神志病：癫狂痫，失眠，嗜卧。③经脉病：腰腿痛，项强，足外翻。

【穴解】足太阳膀胱经起于目内眦，循行于头、项部，根据"上病下取"之理，故可治疗头面五官病。其经脉又过腰部及下肢，止于足小趾部，根据"经脉所过，主治所及"之理，又可治疗经脉病。足太阳经络入于肾，经别入于心，心主神，本穴又为八脉交会穴，通于阳跷脉，故可治疗神志病。

【刺灸法】直刺或向下斜刺0.3~0.5寸，局部有酸胀感；可灸。

【配伍应用】①配大椎、风池、水沟、百会、照海，治癫痫。②配太阳、阳白、瞳子髎，治眼睑下垂。③配昆仑、委中、阳陵泉、足三里、悬钟，治下肢疼痛。

【文献摘要】

《素问·缪刺论》：邪客于足阳跷之脉，令人目痛，从内眦始，刺外踝之下半寸所各二痏，左刺右，右刺左。

《针灸甲乙经》：寒热颈腋下肿，申脉主之。腰痛、不能举足少坐、若下车踬地、胫中矫矫然，申脉主之。

《铜人腧穴针灸图经》：腰痛不能举体，足胻寒不能久立坐，若下舟车中痛疾。

《针灸资生经》：申脉、后溪、前谷，治癫痫。

**金门**　Jīnmén（BL63）

【出处】《针灸甲乙经》：尸厥暴死，金门主之。

【别名】关梁（《针灸甲乙经》），金阙（《杨敬斋针灸全书》），梁关（《针灸聚英》）。

【类属】足太阳经之郄穴。

【定位】 在足外侧部，当外踝前缘直下，骰骨下缘处（图3-56）。

【取法】 垂足着地或仰卧位，申脉穴前下方0.5寸，骰骨外侧凹陷中取穴。

【主治】 ①头部病：头痛，耳聋。②经脉病：腰痛，下肢痿痹，外踝肿痛。

【刺灸法】 直刺0.3~0.5寸，局部有酸胀感，可向足背放散；可灸。

【配伍应用】 ①配大椎、申脉、水沟、百会，治癫痫。②配合谷、太冲、百会，治急性头痛。③配环跳、委中、阳陵泉、昆仑，治下肢痿痹。

【文献摘要】

《针灸甲乙经》：小儿马痫，仆参及金门主之。

《针灸大成》：主霍乱转筋，尸厥癫痫，暴疝，膝胻酸，身战不能久立，小儿张口摇头，身反折。

《外台秘要》：主尸厥暴死，霍乱转筋，癫疾不呕沫，马痫。

《席弘赋》：但患伤寒两耳聋，金门听会疾如风。

**京骨** Jīnggǔ（BL64）

【出处】《灵枢·本输》：过于京骨。

【别名】 刺骨（《脉经》）。

【类属】 足太阳经之原穴。

【定位】 在足外侧，第5跖骨粗隆下方赤白肉际处（图3-56）。

【取法】 垂足着地或仰卧位，第5跖骨粗隆之前下缘赤白肉际处取穴。

【主治】 ①头部病：头痛。②经脉病：项强，腰腿疼痛。③神志病：癫痫。

【刺灸法】 直刺0.3~0.5寸，局部有酸胀感，可放散到足底部；可灸。

【配伍应用】 ①配涌泉、申脉、水沟、百会，治癫痫。②配合谷、太冲、太阳，治急性头痛。③配肾俞、委中、阳陵泉、悬钟，治下肢痿痹。

【文献摘要】

《针灸甲乙经》：寒热善唏、头重足寒、不欲食、脚挛，京骨主之。善自啮颊、偏枯、腰髀枢痛、善摇头，京骨主之。癫疾、狂、妄行、振寒，京骨主之。

《备急千金要方》：主背恶寒痛，脊强难以俯仰。

**束骨** Shùgǔ（BL65）

【出处】《灵枢·本输》：注于束骨。

【别名】 刺骨（《脉经》）。

【类属】 五输穴之输穴。

【定位】 在跖区，足小趾本节（第5跖趾关节）的后方，赤白肉际处（图3-56）。

【取法】 垂足着地或仰卧位，第5跖趾关节后缘赤白肉际处取穴。

【主治】 ①头面五官病：头痛，目眩。②经脉病：项强，腰腿疼痛。③神志病：癫痫。

【刺灸法】 直刺0.2~0.3寸，局部有酸胀感；可灸。

【配伍应用】 ①配大椎、风池、天柱，治颈项疼痛。②配百会、内庭，治急性头痛。③配申脉、照海、水沟、十二井穴，治癫痫。

【文献摘要】

《针灸甲乙经》：暴病头痛、身热痛、肌肉动、耳聋、恶风、目眦烂赤、项不可以顾、髀枢痛、泄、肠澼，束骨主之。寒热腰痛如折，束骨主之。身痛、狂、善行、癫疾，束骨主之。

《备急千金要方》：狂易，多言不休。

《铜人腧穴针灸图经》：目眩项不可回顾。

《百症赋》：项强多恶风，束骨相连于天柱。

【注意事项】 本穴不宜用瘢痕灸。

**足通谷**　Zútōnggǔ（BL66）

【出处】《灵枢·本输》：溜于通骨。

【类属】 五输穴之荥穴。

【定位】 在足趾，足小趾本节（第5跖趾关节）的前方，赤白肉际处（图3-56）。

【取法】 垂足着地或仰卧位，第5跖趾关节前缘赤白肉际处取穴。

【主治】 ①头面五官病：头痛，目眩，鼻衄。②经脉病：项强。③神志病：癫痫。

【刺灸法】 直刺0.2~0.3寸，局部有胀痛感；可灸。

【配伍应用】 ①配大椎、天柱、列缺，治头项病。②配太阳、攒竹、印堂、迎香，治急性鼻衄。③配环跳、犊鼻、阳陵泉、足三里，治下肢半身不遂。

【文献摘要】

《针灸甲乙经》：身疼痛、善惊、互引鼻衄，通谷主之。狂、癫疾，阳谷及筑宾、通谷主之。食饮善呕、不能言，通谷主之。

《类经图翼》：主头痛目眩、项痛鼻衄、善惊、结积、留饮、食多不化，通谷主之。

《备急千金要方》：头痛寒热，汗出不恶寒。

【注意事项】 本穴深部正当胫后动、静脉处，故针刺时应避开。

**至阴**　Zhìyīn（BL67）

【出处】《灵枢·本输》：膀胱，出于至阴。

【别名】 独阴（《经穴纂要》）。

【类属】 五输穴之井穴。

【定位】 在足小趾末节外侧，趾甲角旁0.1寸（图3-56）。

【取法】 垂足着地或仰卧位，取法同“定位”。

【主治】 ①妇科及产科病：胎位不正，难产，胞衣不下。②头面五官病：头痛，目痛，鼻塞，鼻衄。

【穴解】 本穴为太阳膀胱经之终末穴，脉气由此输入足少阴肾经，故为阴阳交接之处。按照“阳动阴静，阳生阴长”的原则，故可治疗妇科及产科病证，尤其以治疗胎位不正为最。足太阳膀胱经起于目内眦，循行于头、项部，本穴又为井穴，配五行属金，应于肺，肺开窍于鼻，故又可治疗头面五官病。

【刺灸法】 浅刺0.1寸，或用三棱针点刺；矫正胎位，多用灸法。

【配伍应用】 ①配百会、合谷、涌泉，治胎位不正。②配尺泽、迎香、太阳、合谷，治感冒。③配风池、百会、太阳、太冲，治头痛。

【文献摘要】

《针灸甲乙经》：头重鼻衄及瘛疭、汗不出、烦心、足下热、不欲近衣、项痛、目翳、鼻及小便皆不利，至阴主之。疝，至阴主之。风寒从足小趾起、脉痹上下、胸胁痛无常处，至阴主之。

《针灸集成》：胞衣不下，足小趾尖三壮、中极、肩井穴主之。

《医宗金鉴》：妇人横产，子手先出。

《肘后歌》：头面之疾针至阴。

【现代研究】

（1）针刺至阴对子宫的影响：动物实验分别针刺妊娠家兔的“至阴”、“三阴交”，持续运针3~5 min，观察，结果表明针刺过程中的子宫收缩及胎动程度与针刺前后比较有显著差异，且与针刺手法的轻重也不无关系。家兔实验结果显示妊娠家兔血液中催产素含量明显高于未妊娠家兔，表明针刺

"至阴"对妊娠家兔可能有提高体内催产素释放量的作用。

（2）治疗胎位不正：

1）艾灸法：①用悬灸至阴治疗胎位不正 69 例，1~3 d 灸一次，每次 15~30 min。结果：胎位转正 66 例，仅有 3 例无效。②用麦粒炷灸至阴治疗胎位不正 103 例，在申时于双侧至阴穴涂凡士林作为黏糊剂，取麦粒大艾炷灸 5~7 壮，先左后右，至孕妇不能忍受为止，每日 1 次，3~5 次为一疗程。结果：胎位矫正 100 例，仅有 3 例无效。③艾灸至阴矫正胎位的机制研究：妊娠 29~40 周的各类胎位异常孕妇，接受艾灸治疗的共 2 096 例，用艾条灸其两侧的至阴，灼热的强度以不产生灼痛为限，其矫正率为 90.3%，其中有 86%的病例胎位于 1~4 次艾灸后矫正，其余的 14%于 5~10 次艾灸后矫正。在总数 2 096 例中，2 041 例为臀位（矫正成功 1 841 例），28 例为横位（全部矫正成功），在初产妇及 6 胎以内的经产妇，其疗效无明显变化。在矫正成功病例中进行了实验观察，例如，对 33 例测定了一些内分泌活动的变化情况，发现孕妇尿中 17-羟皮质类固醇及 17-酮皮质类固醇的数值，艾灸前即高于非孕妇。艾灸后，孕妇的这些激素数值进一步明显升高，测定灸前灸后血浆游离皮质醇的数值，得出类似结果，这些结果提示，艾灸使垂体-肾上腺皮质系统兴奋，从而增强子宫活动，同时胎儿活动也增加（胎儿心率加快），有助于胎位的矫正。

2）针刺法：①针刺至阴治疗胎位不正 130 例，毫针浅刺 0.2~0.3 寸，留针 20~30 min，每日 1 次。结果：1~5 次矫正 124 例，成功率为 95.4%。②针刺至阴、三阴交治疗胎位不正 70 例，常规针刺，留针 20~30 min，每 2 min 行针一次，每日 1 次，3 次为一疗程。结果：矫正 61 例，占 87.1%，无效 9 例。

3）针灸并用方法：①针刺至阴、足三里治疗胎位不正 87 例，选用双侧腧穴，进针后接通电针治疗仪，同时点燃艾卷，在双侧至阴上进行熏烤，热度适中，以能忍受为度，留针 20 min，每日 1 次，7 次为一疗程。结果：臀位 66 例中，矫正成功者 51 例，无效 15 例；21 例横位中，成功 18 例，无效 3 例。②用针刺法治疗胎位不正 246 例，选用双侧至阴斜向上进针 0.1~0.2 寸，平补平泻，并在睡前灸 10~15 min，每日 1 次，7 次为一疗程。结果：胎位矫正 211 例，随访皆顺产。

其他方法：①用氦-氖激光照射法矫正胎位 34 例，持续在至阴上照射 5 min，每日 1 次，7 次为一疗程。结果：胎位矫正 24 例，无效 10 例，有效率为 70.6%。②用压丸法矫正胎位 150 例，每日按压 3 次，每次 2~3 min，以腹部有胎动感为佳。结果：胎位矫正者 132 例，未矫正者 18 例，其中 1 次矫正者 103 例，2 次矫正者 24 例，3 次矫正者 5 例，3 次以上视为无效计算。

（3）治疗痛经：用艾灸至阴治疗宫寒痛经，于月经来潮前 3 d 艾灸双侧至阴各 15~20 min，每日 1 次，至月经结束为一疗程，治疗 1 例，病史 3 年，2 个疗程痊愈，随访两年未复发。

（4）治疗难产：产妇素有风湿性心脏病，使用催产素效果不佳，速取艾炷如皂核大灸至阴，先灸左侧，灸 7 壮后开始宫缩，胎位下降三指，再灸 7 壮即生产，胎儿顺利娩出，母子平安。

（5）治疗胎盘滞留：针刺至阴穴治疗胎盘滞留 30 例，快速针刺至阴 0.1~0.2 寸，刺激逐渐增大，留针 5~10 min，快者 3 min，慢者 10 min，平均 6~7 min 娩出胎盘。

（6）治疗痔疮术后尿潴留：针刺至阴治疗痔疮术后尿潴留 630 例，取 1 寸毫针快速刺入皮下，提插捻转强刺激手法使针感从至阴沿足太阳膀胱经向上传导，留针 20 min，针 1 次不排尿可间隔 2 h 左右再做第 2 次针刺。结果：针刺后全部有效，其中针 1 次排尿者 450 例，针 2 次排尿者 180 例。

【按语】 本穴是足太阳膀胱经之终末穴，该经至此交于足少阴肾经，为阴阳交接之处，阴极则阳生，故可调补肾气、矫正胎位，为治疗胎位不正的首选穴。

## 八、足少阴肾经

本经腧穴主要分布在足心、舟骨粗隆之下、内踝后、足跟、下肢内侧后缘、腹部第 1 侧线（前正中线旁开 0.5 寸）、胸部第 1 侧线（前正中线旁开 2 寸）、锁骨下缘。起穴为涌泉，止穴为俞府，左右各 27 穴（图 3-57）。临床多用于治疗妇科病，前阴病，肺、肾、咽喉病及经脉循行部位的其他病证。

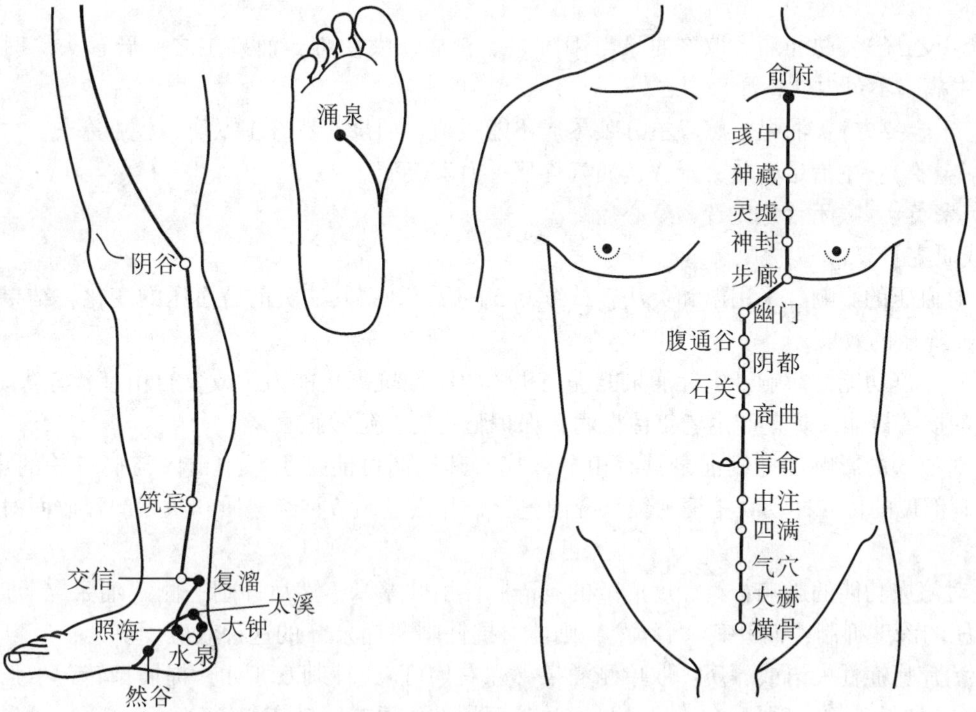


图 3-57　足少阴肾经腧穴

**涌泉**　Yǒngquán（KI1）

【出处】《灵枢·本输》：肾，出于涌泉。

【别名】　地冲（《针灸甲乙经》），足心（《史记·扁鹊仓公列传》）。

【类属】　五输穴之井穴。

【定位】　在足底部，卷足时足前部凹陷处，约当足底第 2、3 趾趾缝纹头端与足跟连线的前 1/3 与后 2/3 交点上（图 3-58）。

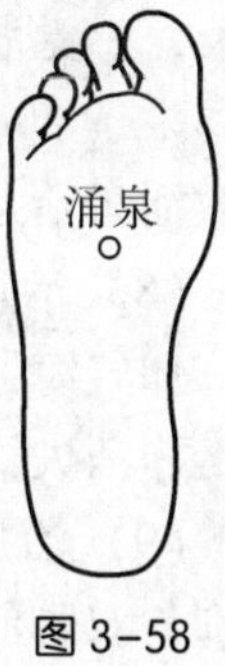


图 3-58

【取法】　仰卧位，五趾跖屈，足跖心前部正中凹陷处取穴，约当足底（足趾除外）前、中 1/3 的交点，当第 2、3 趾趾关节稍后处。

【主治】　①头面五官病：头痛，眩晕，咽喉肿痛，舌干，失音。②神志病：昏厥，癫狂，癔症，小儿惊风，失眠。③二阴病：便秘，小便不利。④经脉病：足心热。

【穴解】　本穴配五行属木，木应于肝，肝为刚脏，体阴用阳，易升，易动，化火生风，足少阴肾经脉“从肾上贯肝膈”、“络心”，心主神明，涌泉乃阴阳交接之处，取之可调节阴阳治疗神志病。本穴位于足心，根据“病在上，下取之”之理，又可治疗头面五官病。本穴归属于足少阴肾经，其经脉起于足心，属肾，络膀胱，联系于肝、肺，循喉咙，夹舌本等脏腑组织器官，其经筋循阴股，结于阴器，故本穴又可主治舌咽疾病、二阴病及经脉病。

【刺灸法】　直刺 0.5~0.8 寸，局部有胀痛感，可扩散至整个足底部；可灸。

【配伍应用】　①配大椎、水沟、十宣，治昏厥。②配百会、太冲、风池，治急性头痛。③配百会、劳宫、水沟、丰隆、太冲，治中风昏迷。

【文献摘要】

《灵枢·五邪》：邪在肾，则病骨痛阴痹，阴痹者，按之而不得，腹胀、腰痛、大便难、肩背颈项痛、时眩，取之涌泉、昆仑，视有血者尽取之。

《灵枢·热病》：男子如蛊，女子如阻，身体腰脊如解，不欲饮食，先取涌泉见血，视跗上盛者，尽见血也。

《针灸甲乙经》：胁肋痛，取之涌泉与阳陵泉。腰痛、大便难，涌泉主之。肩背头痛时眩，涌泉主之。咽中痛、不可内食，涌泉主之。

《备急千金要方》：涌泉、然谷主五趾尽痛不能践地。涌泉、然谷主喉痹，梗咽寒热。

《医宗金鉴》：主治足心热，奔豚，疝气疼痛，血淋气痛。

《针灸聚英》：喉闭舌急失音，卒心痛。

【现代研究】

（1）对血压的影响：采用温和灸法，持续 0.5 h 后，观察其艾灸前后血压的变化，结果发现艾灸涌泉有快速降压的效果。

（2）对免疫功能的影响：电针涌泉能提高机体内源性抗氧化能力，改善自由基代谢失调的状况，阻止自由基损害机体，防止产生老年性疾病，保护脑功能，延缓脑衰老。

（3）对痛阈的影响：针刺涌泉具有镇痛效应，其机制可能是引起中枢内与痛有关的皮层激活，从而使针刺部位的传入冲动在中枢神经系统内整合，并通过调节神经递质和激素的释放而对疼痛产生抑制作用。

（4）对泌尿功能的影响：给深度麻醉的狗静脉注射呋塞米，然后针刺一侧“涌泉”，即可引起对侧肾脏利尿的深度抑制，而针刺“肾俞”，则能对抗针刺“涌泉”的这种效应。

（5）治疗癔症性失语或瘫痪：取单侧涌泉（左右均可），针刺 0.8 寸，提插捻转，予强刺激，行针 1~3 min，留针 5 min。再配合语言诱导，治疗癔症性失语或瘫痪有一定疗效。

（6）治疗癔症：①以强刺激涌泉穴治疗癔症 39 例，取涌泉强刺激，苏醒或缓解后再放慢动作直至精神、意识、运动、感觉恢复为止。一般需 10~40 min。结果：10 min 治愈者 15 例，占 38.4%；20 min 治愈者 17 例，占 43.6%；40 min 治愈者 7 例，占 17.9%。总有效率为 100%。②采用针刺涌泉治疗癔症 50 例，先取一侧涌泉，进针后施紧按慢提伴旋转的手法，3 min 后不缓解者加对侧涌泉，憋气者加内关，每隔 5 min 左右交替行针一次，直到恢复。结果：一次治愈者 49 例。

（7）治疗失眠：①艾灸涌泉治疗失眠 38 例，睡前先用热水泡脚 10 min，点燃艾条对准涌泉施温和灸，感觉温热舒适为度，两穴各灸 15~20 min，每日 1 次，7 次为一疗程。结果：痊愈 21 人，好转 17 人，全部有效。②取朱砂 3~5 g 研成细末，用干净白布 1 块，涂糨糊少许，将朱砂均匀黏附于上，外敷涌泉治疗失眠，于每晚睡前热水洗脚后敷之，效果较好。

（8）治疗头痛：①患者头痛 20 余年，中西药及针灸均无效，取涌泉，用补法，取廉泉，平补平泻，加气海，留针 15 min，针 7 次而愈。②取双侧涌泉，用提插捻转泻法，4 min 后疼痛缓解，7 min 后疼痛消失，出针后又发作，依前法治之而愈。

（9）治疗高血压：①按摩涌泉、劳宫控制高血压 20 例，晚上睡前先用热水泡脚后，用双手劳宫分别与双脚涌泉对搓约 10 min，每日 1 次。结果：显效 12 例，好转 7 例，无效 1 例。②用吴茱萸贴敷涌泉治疗高血压 31 例，取吴茱萸 10 g，研成细末，用醋调糊，用纱布包后敷双侧涌泉，用胶布固定，24 h 更换一次，10 次为一疗程，隔 1 周进行下一疗程。结果：治愈 2 例，显效 18 例，好转 9 例，无效 2 例，总有效率为 93.5%。

（10）治疗咽炎：①以吴茱萸粉贴敷涌泉治疗小儿咽炎，或同时配用银黄口服液治疗，24 h 咽痛、拒食消失，5 d 痊愈者占 80%，对慢性咽炎，可晚贴晨取，连用半个月，75%的患儿自觉症状消失，咽后壁色暗红及增生的滤泡大多消失。②用腧穴注射治疗慢性咽炎 56 例，用复方丹参注射液 1 mL 注入一侧涌泉，同时针刺双侧合谷，5 d 一次，3 次为一疗程。结果：痊愈 37 例，好转 19 例，全部有效。

（11）治疗乳汁不下：①针刺涌泉治疗乳汁不通 83 例，常规针刺，平补平泻，留针 30 min，起针后立即用手按摩和挤压乳房。经 1~3 次治疗，显效 49 例，占 59%，好转 32 例，占 38.5%，无效 2 例，占 2.4%，总有效率为 97.6%。②先刺膻中、乳根，用泻法，乳汁未出，随即加刺涌泉，强刺激3 min，留针10 min，乳汁不通者，可双手挤乳，并让婴儿吸吮，乳汁不足者在针刺后有针感由股内侧上传至胞宫，同时有子宫收缩感，0.5 h后乳房发胀，乳汁滴出，一般1~3次显效。

（12）治疗足底痛：按揉涌泉穴治疗足底痛19例，用拇指顺时针按揉10 min，每日1次。结果：治愈17例，显效2例，治疗次数最少7次，最多15次。

（13）治疗泄泻：用中药外敷法治疗泄泻32例，药用吴茱萸、白芥子研末，用醋调成糊状，敷于涌泉，每日1次。结果：治愈22例，有效8例，无效2例，有效率为93.75%。

【按语】　本穴为回阳九针穴之一，也是急救要穴之一，主治范围广泛，不仅能治疗疾病，也有一定的保健作用；不仅可用针灸，也是腧穴贴敷的常用穴。

【注意事项】　本穴不宜针刺过深，以免导致舌肌痉挛或麻痹；不宜用瘢痕灸。

### 然谷　Rángǔ（KI2）

【出处】《灵枢·本输》：溜于然谷，然谷，然骨之下者也，为荥。

【别名】　龙渊、然骨（《针灸甲乙经》），龙泉（《备急千金要方》）。

【类属】　五输穴之荥穴。

【定位】　在足内侧缘，足舟骨粗隆下方，赤白肉际（图3-59）。

【取法】　正坐或仰卧位，内踝前下方，舟骨粗隆下方凹陷处取穴。

【主治】　①妇科及男性病：月经不调，阴挺，阴痒，带下；遗精。②头面五官病：咽喉肿痛，口噤。③二阴病：泄泻，小便不利。④其他病：消渴，小儿脐风。

【刺灸法】　直刺0.5~0.8寸，局部有胀痛感，有时可传至足底；可灸。

【配伍应用】　①配血海、三阴交，治白浊。②配肾俞、气海、三阴交，治遗精。③配水道、水分、太溪、肾俞、阴陵泉，治水肿。

【文献摘要】

《灵枢·厥病》：厥心痛，与背相控，善瘛，如从后触其心，伛偻者，肾心痛也，先取京骨、昆仑，发针不已，取然谷。

《针灸甲乙经》：心如悬、哀而乱、善恐、嗌内肿、心惕惕恐、如人将捕之、多羡出、喘、少气、吸吸不足以息，然谷主之。癃疝，然谷主之。痿厥癫疾、洞泄，然谷主之。小儿脐风、口不开、善惊，然谷主之。女子不字、阴暴出、经水漏，然谷主之。

《备急千金要方》：妇人绝子，灸然谷各五十壮。

《百症赋》：脐风须然谷而易醒。

【现代研究】

（1）对血压的影响：针刺然谷对原发性高血压有降压作用。

（2）对内分泌功能的影响：针刺然谷对嗜酸性粒细胞有一定的特异性，并能提高内分泌系统功能。如：以血中嗜酸性粒细胞的变化为指标，把能提高分泌系统功能的腧穴和注射ACTH（25 u）所产生的效应做对比，发现针刺然谷较注射ACTH的效应还强。

（3）治疗足底麻木：针刺足部腧穴治疗腰椎间盘突出症引起的足底麻木32例，取穴隐白、大都、太白、然谷，常规针刺，行搓针法，将针顺时针捻转3周左右，以患者有酸麻胀重痛及局部跳动、震颤等感觉为度，以能放射至整个足底部为最佳，留针15~20 min，每日1次，5次为一疗程，休息2 d，再行下一疗程，共治2个疗程。结果：痊愈20例，显效7例，好转5例，全部有效。

（4）治疗足跟痛：然谷腧穴注射治疗足跟痛29例，将红花或当归注射液2 mL注入然谷穴，每日或隔日1次，10次为一疗程。结果：痊愈15例，占51.7%；好转10例，占34.6%；无效4例，占13.7%。总有效率为86.3%。

【按语】　本穴配五行属火，故肾阴虚、虚火亢盛的病证皆可用本穴治疗。

【注意事项】 本穴不宜瘢痕灸。

**太溪** Tàixī（KI3）

【出处】《灵枢·本输》：注于太溪，太溪，内踝之后，跟骨之上陷者中也，为输。

【别名】 吕细（《针经指南·通玄指要赋》），内昆仑（《千金翼方》），大溪（《备急千金要方》）。

【类属】 五输穴之输穴，足少阴经的原穴。

【定位】 在足内侧，内踝后方，当内踝尖与跟腱之间的凹陷处（图3-59）。

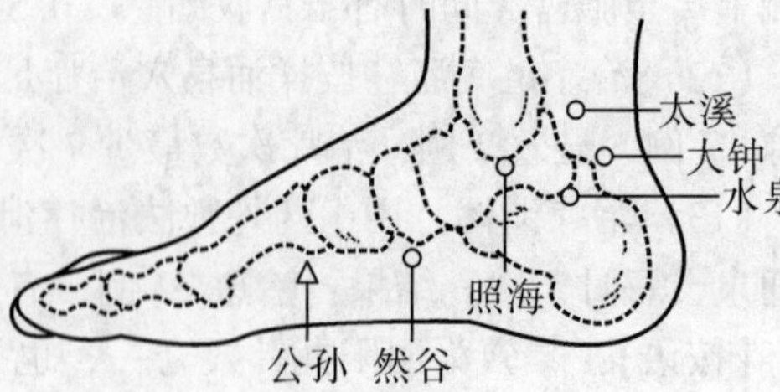

图3-59

【取法】 正坐或仰卧位，内踝尖后缘与跟腱前缘的中间凹陷处取穴。

【主治】 ①头面五官病：头痛，眩晕，耳聋，耳鸣，咽喉肿痛，齿痛。②肺病：咳喘，咳血。③妇科及男性病：月经不调；遗精，阳痿。④神志病：失眠，多梦。⑤二便病：小便频数，泄泻。⑥其他病：消渴，腰痛。

【穴解】 本穴为足少阴肾经之输穴，位于足内踝关节之处，"输主体重节痛"，故可治疗内踝关节扭伤等病症。本穴又为肾经之原穴，乃原气输注之处，《灵枢·九针十二原》曰："五脏有疾，当取之十二原。"因此本穴可治疗肾阴虚、肾阳虚、肾气虚等病证。再者，足少阴肾经脉"络心"，交接于手厥阴心包经，肾主骨生髓，脑为髓海，元神之府，故取之又可治疗神志病。

【刺灸法】 直刺0.5~0.8寸，局部有酸胀感，有触电感向足底放散；可灸。

【配伍应用】 ①配关元、中极、肾俞、膀胱俞，治小便频数。②配大陵、神门、三阴交，治失眠。③配肾俞、命门、志室、腰阳关、委中，治肾虚腰痛。④配太冲、风池，治头痛、眩晕。⑤配三阴交、听宫、听会，治耳鸣、耳聋。

【文献摘要】

《灵枢·厥病》：厥心痛，痛如以锥针刺其心，心痛甚者，脾心痛也，取之然谷、太溪。

《针灸甲乙经》：热病汗不出、默默嗜卧、溺黄、少腹热、嗌中痛、腹胀内肿、涎下、厥心痛、如锥针刺，大溪主之。疟、咳逆心闷不得卧、呕甚、热多寒少、欲闭户牖而处、寒厥足热，太溪主之。胸胁喘满、不得俯仰、溃痈、咳逆上气、咽喉喝有声，太溪主之。厥气上逆，太溪主之。

《医宗金鉴》：消渴，房劳，妇人水蛊，胸胁胀满。

《扁鹊神应针灸玉龙经》：太溪、昆仑、申脉，最疗足肿之逆。

【现代研究】

（1）对呼吸功能的影响：针刺太溪可改善肺呼吸功能，针刺太溪、郄门、鱼际可改善因开胸而引起的纵隔摆动，其效果远比肺门周围神经封闭优越。

（2）对肾功能的影响：针刺太溪、列缺，可使肾泌尿功能增强，酚红排出量较针刺前增高，尿蛋白减少，高血压下降，这种效应一般可维持2~3 h，个别可达数日，水肿也减轻，甚至消失，对肾炎患者有一定治疗效果。

（3）对嗜酸性粒细胞的影响：如在同一人身上，用同一手法针刺太溪，留针2 min嗜酸性粒细胞减少约33%，留针10 min则减少约44%。

（4）对机体细胞免疫的影响：有人对肾虚患者择时针刺肾俞、太溪，用补法，隔日1次，15次为一疗程，疗程前后一天中分别于卯时、酉时采末梢血，做红细胞$C_3b$受体花环实验，结果发现，肾虚者红细胞$C_3b$受体花环形成率一天中卯时最高，酉时最低，说明针灸补肾疗效最佳时间宜选在酉时。

（5）治疗尿频：针刺太溪治疗尿频70例。主穴：太溪。配穴：伴有胃、心、胸部位疾病者，配内关、公孙、三阴交；失眠者加安眠穴；体虚者加关元、百会等。每日1次，3次为一疗程，结果：

全部有效，多数患者仅 1 次即效。

（6）治疗肾绞痛：太溪配照海、行间治疗肾绞痛 32 例，26 例疼痛消失，6 例疼痛减轻。

（7）治疗尿路结石：针刺太溪、飞扬、京门等穴治疗尿路结石 118 例，太溪用补法，飞扬、三阴交用泻法，京门用平补平泻法，用毫针针刺，每日 1 次，10 次为一疗程，同时可配合中药治疗。结果：痊愈 72 例，占 61.7%；显效 28 例，占 23.7%；无效 18 例，占 15.2%。总有效率为 84.8%。

（8）治疗腰痛：以太溪配肾俞治疗腰痛，太溪、肾俞针刺用补法，得气后留针 30 min，每日 1 次，10 次为一疗程，经治 1 个疗程后腰痛减轻，2 个疗程后腰痛痊愈。

（9）治疗咽炎：治疗喉痹 35 例，风热者用鱼腥草注射液，虚火者用复方注射液；取太溪、照海，每穴注射药液 1 mL，每日 1 次，两侧交替进行。结果：治愈 31 例，中断者 3 例，无效者 1 例。

（10）治疗踝关节扭伤：针刺健侧太溪治疗急性踝关节扭伤 37 例，取健侧太溪，直刺 0.5～1 寸，得气后施提插捻转泻法，持续行针约 30 s，留针 20 min，嘱患者活动患侧踝关节，每 5 min 行针 1 次，每日 1 次，14 次为一疗程。结果：痊愈 30 例，占 81.1%；显效 3 例，占 8.1%；好转 3 例，占 8.1%；无效 1 例，占 3.7%。总有效率为 96.3%。

【按语】　本穴为治疗肾脏的一切疾病及踝关节疾病的重要腧穴。

【注意事项】　本穴深刺透昆仑时，一定要避开胫后动、静脉；不宜瘢痕灸。

**大钟**　Dàzhōng（KI4）

【出处】《灵枢·经脉》：足少阴之别，名曰大钟。

【类属】　足少阴经的络穴。

【定位】　在足内侧，内踝后下方，当跟腱附着部的内侧前方凹陷处（图 3-59）。

【取法】　①正坐或仰卧位，内踝下缘平齐靠跟腱前缘处取穴。②先取太溪、水泉，于二穴连线中点平齐靠跟腱前缘处取穴。

【主治】　①肺病：咳嗽，气喘，咯血。②二阴病：癃闭，尿频，遗尿，便秘。③神志病：痴呆，嗜卧。④经脉病：腰痛，足跟痛。

【穴解】　足少阴经脉“入肺中”，本穴具有滋补肺阴、止咳平喘之功，可主治咳嗽、气喘、咯血。足少阴肾经脉“络心”，交接于手厥阴心包经，肾主骨生髓，脑为髓海，元神之府，故取之又可治疗神志病。肾主水，司二便，大钟近于足跟部，经脉又“贯脊属肾”，故可补肾气、滋肾阴，治疗二阴病和腰痛、足跟痛。

【刺灸法】　直刺 0.3～0.5 寸，局部有酸胀感；可灸。

【配伍应用】　①配定喘、肾俞、肺俞、膏肓俞，治肾虚气喘。②配肾俞、关元、三阴交，治月经不调。③配肾俞、命门、膀胱俞、三焦俞、委阳，治小便不利。

【文献摘要】

《针灸甲乙经》：疟，多寒少热，大钟主之。腰脊相引如解，实则闭癃、凄凄腰脊痛嗜卧、口中热，虚则腰痛、寒厥烦心闷，大钟主之。大便难，大钟主之。咳、喉中鸣、咳唾血，大钟主之。

《备急千金要方》：大钟、郄门，主惊恐畏人，神气不足。大钟、太溪，主烦心满呕。

《针经标幽赋》：用大钟治心内之呆痴。

【注意事项】　本穴不能深刺，以免刺伤胫神经、胫后动脉，引起脚部运动障碍。

**水泉**　Shuǐquán（KI5）

【出处】《针灸甲乙经》：去太溪下一寸，在足内踝下。

【别名】　水原（《外台秘要》）。

【类属】　足少阴经的郄穴。

【定位】 在足内侧，内踝后下方，当太溪穴直下 1 寸（指寸），跟骨结节的内侧凹陷处（图 3-59）。

【取法】 正坐或仰卧位，内踝尖后缘与跟腱前缘的中点，直下 1 寸之跟骨上取穴。

【主治】 ①妇科病：月经不调。②前阴病：小便不利。

【刺灸法】 直刺 0.3~0.5 寸，局部有酸、麻、胀感，可沿肾经循行向上至膝、股内侧，胸腹部；可灸。

【配伍应用】 ①配合谷、中极、三阴交、太冲，治经闭。②配关元、归来、三阴交，治月经不调。③配三阴交、水分、肾俞、膀胱俞，治小便不利。

【文献摘要】

《针灸甲乙经》：月水不来而多闭、心下痛、目䀮䀮不可远视，水泉主之。

《备急千金要方》：水泉、照海，主淋，漏，月水不来而多闷，心下痛。

《铜人腧穴针灸图经》：治月事不来，来即多，阴挺出，小便淋沥，腹中痛。

《百症赋》：月潮违限，天枢、水泉细详。

《循经考穴编》：踝骨痛，偏坠。

【现代研究】

（1）对嗜酸性粒细胞的影响：以嗜酸性粒细胞的变化为指标，针刺水泉与注射 ACTH 的效应相等。

（2）治疗前列腺病：腧穴注射法治疗前列腺病 52 例，取一侧水泉，注入维生素 $B_{12}$ 注射液 1 mL，隔日 1 次，两侧交替注射。结果：治愈 28 例，占 53.8%；显效 16 例，占 30.8%；好转 7 例，占 13.5%；无效 1 例，占 1.9%。总有效率为 98.1%。

（3）治疗痛经：点按水泉、仆参治疗痛经 70 例，症状较轻者可两足交替进行，症状较重者两足同时进行操作，治疗的最佳时机从每次月经前 1 周开始，至月经结束为止，7~10 次为一疗程。结果：经点按治疗均有止痛效果，其中 2 个疗程治愈 10 例，3 个疗程治愈 5 例。

【按语】 本穴为足少阴肾经之郄穴，阴经郄穴主治血证，具有活血化瘀、调理经血、疏利下焦之功，故常用于治疗妇科病。

【注意事项】 本穴不能深刺，以免刺伤胫神经、胫后动脉，引起足踝肿痛。

**照海** Zhàohǎi（KI6）

【出处】《素问·气穴论》：阴阳蹻四穴。

【别名】 大钟（《针灸甲乙经》）。

【类属】 八脉交会穴，通于阴跷脉。

【定位】 在足内侧，内踝尖下方凹陷处（图 3-59）。

【取法】 正坐位，两足跖心对合，当之凹陷处取穴，上与踝尖相直；或正坐或仰卧位，内踝尖垂线与内踝下缘平线之交点略向下方之凹陷处取穴。

【主治】 ①神志病：失眠，嗜睡，痫证。②五官病：咽喉干痛，目赤肿痛。③妇科病：月经不调，痛经，带下，阴挺，阴痒。④其他病：小便不利或频数，便秘，踝关节肿痛。

【穴解】 本穴为足少阴肾经腧穴，八脉交会穴之一，为阴跷脉所发之处，根据“癫痫夜发者，灸阴跷脉”，取本穴可治疗癫痫病。足少阴肾经脉络于心，足少阴肾经上贯肝膈，心主神明，肝主疏泄，两脏均与神志关系密切，故取之可治疗神志病。肾主生殖，司二便，肝肾同源，故本穴又主治妇科病。足少阴肾经入肺中，循喉咙，故取本穴能治疗五官病。本穴在内踝正下方，故取之也可治疗内踝关节的局部病。

【刺灸法】 直刺 0.5~0.8 寸，局部有酸麻感，可扩散至整个踝部；可灸。

【配伍应用】 ①配关元、中极、肾俞、膀胱俞，治小便频数。②配大陵、神门、三阴交，治失眠。③配肾俞、命门、志室、腰阳关、委中，治肾虚腰痛。④配太冲、风池，治头痛、眩晕。⑤配三阴交、听宫、听会，治耳鸣、耳聋。

【文献摘要】

《针灸甲乙经》：疝，四肢淫泺，心闷，照海主之。卒疝，少腹痛，照海主之，病在左，取右，右取左，立已。惊，善悲不乐，如堕坠，汗不出，面尘黑，病饥不欲食，照海主之。偏枯不能行，大风默默，不知所痛，视如见星，溺黄，少腹热，咽干，照海主之。女子不下月水，照海主之。妇人阴挺出，四肢淫泺，心闷，照海主之。

《备急千金要方》：痹惊善悲不乐，如堕坠，汗不出，刺照海。

《针灸聚英》：痫病夜发，灸阴跷，照海穴也。

《针灸资生经》：照海、水泉、曲骨，治妇人阴挺出。

【现代研究】

（1）对肾功能的影响：如给健康人饮水 1 500 mL 后，针刺照海可促进肾脏的泌尿功能，空腹饮水后 3 h 内，平均排尿量，对照组 1 480 mL，而针刺组为 1 780 mL，较对照组增加 19%。针刺肾炎患者的照海、列缺、太溪，可使肾泌尿功能明显增强，酚红排出量也较针前增多，尿蛋白减少，血压也下降。

（2）对运动性疲劳的影响：点按照海、肾俞可提高机体对运动的适应能力，减轻运动性疲劳。

（3）治疗咽喉肿痛：患者 220 例，取一侧照海，实证用泻法，留针 40 min；虚证用补法，留针 30 min。每 10 min 行针一次，每日 1 次，2 次为一疗程，间隔 1 d。每次照海进针后，行针至咽部有蚁行感或疼痛减轻时停针。结果：痊愈 195 例，占 53.8%，显效 3 例。

（4）治疗梅核气：患者 65 例，用 1.5 寸毫针直刺照海，当有沉胀感时，右手拇指向后、示指向前捻转，同时将针缓缓向上提，使针感传导过膝，极少数患者可传至咽喉。结果：治愈 54 例，明显好转 5 例，好转 4 例，无效 2 例。

（5）治疗梅尼埃病：患者 230 例，照海向内踝下直刺 0.5~1 寸，至内踝出现放射样疼痛或酸麻胀重感为止，取单侧平补平泻法，留针 30 min，两侧交替治疗。结果：近期治愈 207 例，占 90%，好转 19 例，占 8.3%，无效 4 例，占 1.7%，总有效率为 98.3%。

（6）治疗不孕症：针刺照海治疗子宫位置异常的不孕症 12 例，主穴取照海。肝郁气滞者加太冲；经行有血块、色黑者加三阴交。照海针刺 0.5 寸，留针 30 min，每日 1 次，7 次为一疗程，共治 3 个疗程。结果：受孕 5 例，6 个疗程后受孕 4 例，9 个疗程后受孕 1 例，无效 2 例。

【按语】肾经经脉联络心脏，交于手厥阴心包经，又为八脉交会穴，通于阴跷脉，是治疗癫痫夜发的重要腧穴之一。

【注意事项】 本穴针刺时，针尖不宜偏向后侧，以免刺破胫后动、静脉。

**复溜**　Fùliū（KI7）

【出处】《灵枢·本输》：行于复溜，复溜，上内踝二寸，动而不休，为经。

【别名】 伏白、昌阳（《针灸甲乙经》），外命（《外台秘要》），昌阳（《西方子明堂灸经》）。

【类属】 五输穴之经穴。

【定位】 在小腿内侧，太溪直上 2 寸，跟腱的前方（图 3-60）。

【取法】 正坐或仰卧位，当太溪直上 2 寸，跟腱之前缘处取穴。

【主治】 ①脾肾病：腹胀，肠鸣，泄泻，水肿。②汗证：盗汗，热病无汗或汗出不止。③经脉病：腰脊强痛，下肢痿痹。

【穴解】 本穴为足少阴肾经之经穴，配五行属金，肾配五行属水，根据五行相生原则，金能生水，复溜为本经之母穴，虚则补其母，故本穴可治疗脾、肾两脏的疾病。本穴配五行属金，金应于肺，肺主表，外合皮毛，开腠理，故取本穴既可发汗，又可止汗，以治疗汗证，对汗证具有双向良性

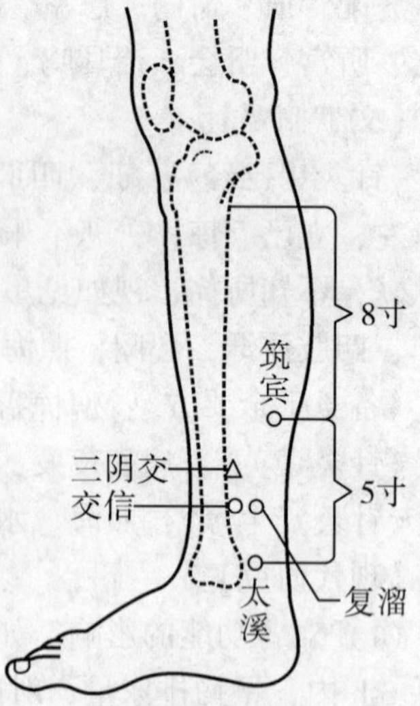

图 3-60

调整作用，配以合谷则疗效更好。腰为肾之府，故取本穴可治疗腰病。肾经经脉循行于下肢内侧，本穴位于小腿的中下段，近于内踝，故取之又可治疗下肢经脉病。

【刺灸法】 直刺 0.5~1 寸，局部有酸麻感，或有触电感向足底放散；可灸。

【配伍应用】 ①配关元、足三里、肾俞、大肠俞，治肾虚泄泻。②配肾俞、脾俞、水分、太溪，治肾虚水肿。③配内关、合谷、太溪，治自汗。

【文献摘要】

《素问·刺腰痛》：刺少阴于内踝上二痏。

《针灸甲乙经》：鼻孔中痛，腹中常鸣，骨寒热无所安，汗出不休，复溜主之。腰痛引脊内廉，复溜主之。风逆四肢肿，复溜主之。

《铜人腧穴针灸图经》：足胫寒，复溜、申脉、厉兑。水肿气胀满，复溜、神阙。

《备急千金要方》：复溜、丰隆，大都主风逆四肢肿。

《玉龙歌》：伤寒无汗泻复溜，汗出多时合谷收。

《杂病穴法歌》：水肿，水分与复溜。

【按语】 本穴为治疗汗证的常用穴。本穴又为保健常用穴，经常艾灸可预防水肿、足跟痛。

【注意事项】 本穴深刺时，一定要避开胫后动、静脉，以防刺破血管。

**交信** Jiāoxìn (KI8)

【出处】《素问·气穴论》：踝上横二寸。

【别名】 阴跷（《素问·气府论》），内筋（《循经考穴编》）。

【类属】 阴跷脉之郄穴。

【定位】 在小腿内侧，当太溪直上 2 寸，复溜前 0.5 寸，胫骨内侧缘的后方（图 3-60）。

【取法】 正坐或仰卧位，当太溪直上 2 寸，向前 0.5 寸处；或复溜与胫骨内侧面后缘之间的中点处取穴。

【主治】 ①妇科病：月经不调，崩漏，阴挺。②二阴病：阴痒，疝气。③肠病：泄泻，便秘。

【刺灸法】 直刺 0.8~1.2 寸，局部有酸胀感，可向足底放散；可灸。

【配伍应用】 ①配关元、子宫、肾俞、照海，治阴挺。②配中脘、肾俞、天枢、足三里，治肾虚泄泻。③配大敦、阴陵泉、照海，治疝气。

【文献摘要】

《针灸甲乙经》：气癃㿗疝，阴急，股枢腨内廉痛，交信主之。

《针灸大成》：交信……女子漏血不止，阴挺出，月水不来。

《备急千金要方》：交信，主泻痢赤白漏血；主气淋。

《类经图翼》：女子漏血不止，阴挺，月事不调，小腹痛，盗汗。

《百症赋》：女子少气漏血，不无交信、合阳。

【现代研究】

(1) 对心功能的影响：如给狗注射毒毛花苷 G、毒毛花苷 K 造成房室传导阻滞和严重心律不齐，然后分别针刺内关、交信和非腧穴点，发现针刺内关可使房室传导阻滞和心律不齐完全消失，而针刺交信效果差，针刺非腧穴点几乎没作用，说明腧穴有一定特异性。单独针刺交信，对正常心律影响不大，但对因针刺内关而引起对心律的作用，可被针刺交信削弱，心律恢复正常的时间也被推迟。

(2) 治疗遗尿：患者32例，取交信、跗阳（均单侧）、攒竹，用2寸毫针针刺，得气后泻交信，补跗阳，攒竹用平补平泻，留针30 min，每日下午针1次，7次为一疗程。结果：全部治愈。

(3) 治疗嗜睡症：针刺治疗发作性睡病15例，取交信、跗阳、心俞。交信针用泻法，跗阳针用补法，心俞针用刮柄法。使针感传至胸前，留针15~30 min，每日或隔日1次，6次为一疗程。结果：治愈10例，好转3例，无效2例。

【注意事项】 本穴不可深刺，以防刺伤胫后动、静脉。

### 筑宾　Zhùbīn（KI9）

【出处】《素问·刺腰痛》：在内踝上五寸，少阴之前，与阴维之会。

【别名】 筑滨（《医学入门》）。

【类属】 阴维脉之郄穴。

【定位】 在小腿内侧，太溪与阴谷的连线上，太溪上5寸，腓肠肌肌腹的内下方（图3-60）。

【取法】 正坐或仰卧位，当胫骨内侧髁至内踝尖连线的下1/3与上2/3交点再稍向上（0.7寸），腓肠肌肌腹的内下方取穴。

【主治】 ①神志病：癫狂，痫证。②经脉病：小腿内侧痛。③前阴病：疝气。

【刺灸法】 直刺1~1.5寸，局部酸胀，可向上扩散至大腿，或向下扩散至足底；可灸。

【配伍应用】 ①配丰隆、公孙、中脘、足三里，治呕吐涎沫。②配百会、前顶、后顶、玉枕，治癫痫呕吐。③配阴谷、阴陵泉、太溪，治小腿内侧痛。

【文献摘要】

《针灸甲乙经》：大疝绝子，筑宾主之。

《备急千金要方》：筑宾、阳谷、后顶、强间、脑户、络却、玉枕，主癫疾、呕。

《针灸资生经》：筑宾……治呕吐涎沫。

《针灸大成》：主颓疝，小儿胎疝，痛不得乳，癫疾狂易，妄言怒骂，吐舌，呕吐涎沫，足腨痛。

《外台秘要》：癫疾，呕吐。

【注意事项】 本穴不可深刺，以防刺伤胫后动、静脉。

### 阴谷　Yīngǔ（KI10）

【出处】《灵枢·本输》：入于阴谷，阴谷，辅骨之后，大筋之下，小筋之上者，按之应手，屈膝而得之，为合。

【别名】 阴舍（《备急千金要方》）。

【类属】 五输穴之合穴。

【定位】 在腘窝内侧，屈膝时，当半腱肌肌腱与半膜肌肌腱之间（图3-61）。

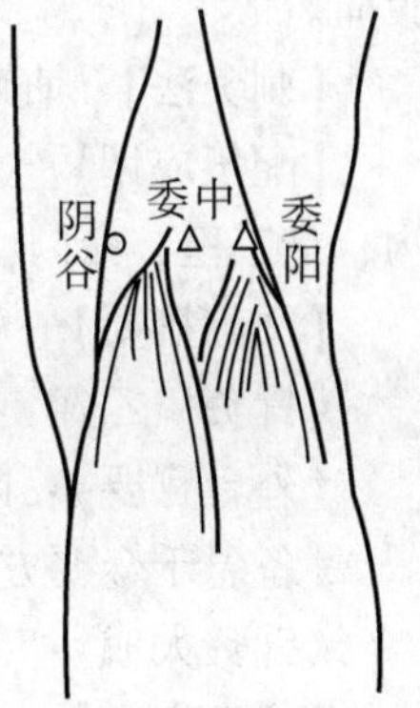

图3-61

【取法】 正坐屈膝位，当腘横纹内侧端，两筋（半腱肌肌腱与半膜肌肌腱）之间取穴。

【主治】 ①妇科及男性病：月经不调，崩漏；阳痿。②前阴病：疝气，癃闭。③神志病：癫狂。④经脉病：膝股内侧痛。

【穴解】 本穴为足少阴肾经之合穴，是少阴经气深入会合肾脏之处，具有补肾培元、调经利尿之功，故以治疗下焦疾病为主。

【刺灸法】 直刺1~1.5寸，局部有麻胀感，可扩散至腘窝部，有时亦可向足跟扩散；可灸。

【配伍应用】 ①配关元、气海、肾俞，治淋证。②配关元、交信、三阴交，治崩漏。③配肾俞、命门、关元、三阴交、阴陵泉，治小便淋沥不尽。

【文献摘要】

《针灸甲乙经》：男子如蛊，女子如阻，寒热，少腹偏肿，阴谷主之。狂癫，阴谷主之。妇人漏血，腹胀满，不得息，小便黄，阴谷主之。舌纵羡下，烦闷，阴谷主之。

《百症赋》：中邪霍乱，寻阴谷、三里之程。

《针灸聚英》：妇人漏下不止。

《医宗金鉴》：舌纵涎下，腹胀烦满，溺难，小腹疝急引阴，阴股内廉痛为痿痹，及女人漏下不止。

《通玄歌》：连脐腹痛，泻足少阴之水。

【现代研究】

（1）对膀胱功能的影响：针刺阴谷与照海，可引起膀胱收缩。针刺阴谷，与照海相似，使健康人平均排尿量有所增加，说明有一定的利尿作用。

（2）对小肠功能的影响：在人工造模小肠瘘的狗身上观察，针刺“阴谷”有明显抑制小肠液分泌的作用。

（3）治疗颈椎病：①患者41例，以双中指指尖点按双侧阴谷，产生酸胀感，在点按的同时，患者做缓慢且大幅度的颈部扭转、前后屈伸等活动，然后在患部按拿斜方肌10次，施顺筋手法镇静，3~4次为一疗程。结果：显效29例，有效8例，好转4例，总有效率为90.2%。②用针刺阴谷加提拿斜方肌的方法治疗颈椎病100例，隔日1次。结果：显效89例，有效8例，好转3例，总有效率为97%。

（4）治疗阳痿：针刺阴谷治疗阳痿病35例，15次治愈者15例，18次治愈者12例，20次治疗后疗效不明显者2例。

【注意事项】 本穴不宜瘢痕灸。

**横骨** Hénggǔ（KI11）

【出处】《脉经》：尺脉浮，下热风，小便难……针横骨、关元泻之。

【别名】 下极（《针灸甲乙经》），屈骨（《备急千金要方》），髓空（《经穴汇解》），下横（《神灸经纶》）。

【类属】 足少阴、冲脉交会穴。

【定位】 在下腹部，脐中下5寸，耻骨联合上际，前正中线旁开0.5寸（图3-62）。

【取法】 仰卧位，当耻骨联合上缘中点旁开中线0.5寸处取穴。

【主治】 ①男性病：阳痿，遗精。②前阴病：疝气，阴痛，遗尿，小便不利。③其他病：少腹痛。

【刺灸法】 直刺1~1.5寸，局部有酸胀感，可扩散至小腹及外生殖器部；可灸。

【配伍应用】 ①配关元、气海、肾俞、三阴交，治闭经。②配中极、三阴交，治遗尿。③配支沟、足三里、命门，治大便难。

【文献摘要】

《针灸甲乙经》：少腹痛，溺难，阴下纵，横骨主之。

《外台秘要》：阴下纵，卵中痛。

《备急千金要方》：脱肛历年不愈，灸横骨百壮。

《针灸大成》：主五淋，小便不通，阴器下纵引痛，小腹满，目赤痛从内眦始，五脏虚竭，失精。

【注意事项】 本穴针刺前排空小便，并缓慢下针，以免刺伤膀胱。

**大赫**　Dàhè（KI12）

【出处】《针灸甲乙经》：女子赤淫，大赫主之。

【别名】　阴维、阴关（《针灸甲乙经》），阴关（《铜人腧穴针灸图经》）。

【类属】　足少阴、冲脉交会穴。

【定位】　在下腹部，脐中下 4 寸，前正中线旁开 0.5 寸（图 3-62）。

【取法】　仰卧位，当耻骨联合上缘中点上 1 寸，前正中线旁开 0.5 寸处取穴。

【主治】　①妇科及男性病：少腹痛，月经不调，带下，阴挺；遗精，阳痿。②前阴病：疝气。

【刺灸法】　直刺 1~1.5 寸，局部有酸胀感，有时向上传至胸腹部，向下放散至会阴部；可灸。

【配伍应用】　①配关元、行间、肾俞、三阴交，治阴茎痛。②配太溪、三阴交，治遗精、阳痿。

【文献摘要】

《针灸甲乙经》：男子精溢，阴上缩，大赫主之。

《备急千金要方》：男子虚劳失精，阴上缩，茎中痛。

《针灸大成》：主虚劳失精，男子阴器结缩，茎中痛，目赤痛从内眦始，妇人赤带。

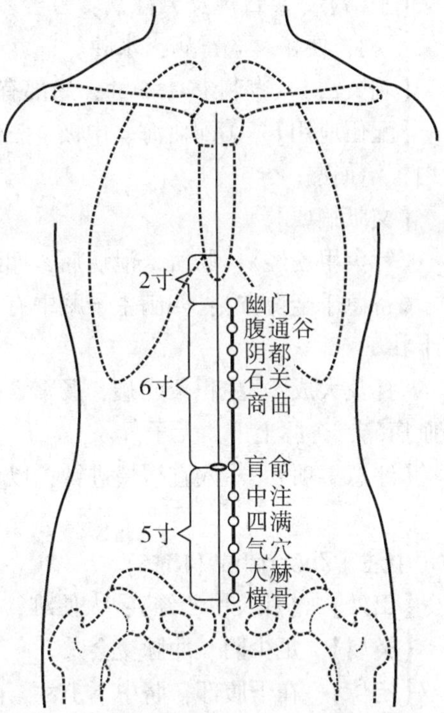

图 3-62

【注意事项】　本穴针前排空小便，针刺宜缓慢，以免刺伤膀胱。

**气穴**　Qìxué（KI13）

【出处】《针灸甲乙经》：月水不通，奔豚，泄气，上下引腰脊痛，气穴主之。

【别名】　胞门、子户（《针灸甲乙经》），子宫（《杨敬斋针灸全书》）。

【类属】　足少阴、冲脉交会穴。

【定位】　在下腹部，脐中下 3 寸，前正中线旁开 0.5 寸（图 3-62）。

【取法】　仰卧位，当脐中至耻骨联合上缘的上 3/5 与下 2/5 交点处，旁开中线 0.5 寸处取穴。

【主治】　①妇科病：月经不调，带下，经闭，崩漏。②二阴病：小便不利，泄泻。

【刺灸法】　直刺 1~1.5 寸，局部有酸胀感，可扩散至小腹部；可灸。

【配伍应用】　①配关元、中极、肾俞、气海、三阴交，治月经不调；②配命门、关元、肾俞、三阴交，治不孕。

【文献摘要】

《循经考穴编》：妇人子宫久冷，不能成孕，赤白淋漓，月事不调，败血逆气攻冲，两胁疼痛。

《针灸大成》：主奔豚，气上下引腰脊痛，泄利不止，目赤痛内眦始，妇人月事不调。

【注意事项】　本穴针刺宜缓慢，以免刺伤膀胱。

**四满**　Sìmǎn（KI14）

【出处】《针灸甲乙经》：振寒，大腹石水，四满主之。

【别名】　髓府（《针灸甲乙经》），髓中（《针灸聚英》）。

【类属】　足少阴、冲脉交会穴。

【定位】　在下腹部，脐中下 2 寸，前正中线旁开 0.5 寸（图 3-62）。

【取法】　仰卧位，当脐中至耻骨联合上缘的上 2/5 与下 3/5 交点处，旁开中线 0.5 寸处取穴。

【主治】 ①妇科及男性病：月经不调，带下，不孕，产后恶露不尽；遗精。②二阴病：疝气，小便不利，便秘。③肾病：水肿。

【刺灸法】 直刺 1~1.5 寸，局部有酸胀感；可灸。

【配伍应用】 ①配血海、中极、三阴交，治月经不调。②配膈俞、肝俞、三阴交、太冲、关元、隐白，治崩漏。

【文献摘要】

《针灸甲乙经》：肠澼，泄切痛，四满主之。

《备急千金要方》：四满主子藏中有恶血，内逆满痛，疝。月水不利，奔豚上下并无子，灸四满三十壮。

《针灸大成》：主积聚疝瘕，肠澼，大肠有水，脐下切痛，振寒，目内眦赤痛，妇人月水不调，恶血痞痛，奔豚上下，无子。

【注意事项】 本穴宜缓慢进针，以免伤及大肠。

**中注** Zhōngzhù (KI15)

【出处】《针灸甲乙经》：大便难，中注及太白主之。

【类属】 足少阴、冲脉交会穴。

【定位】 在下腹部，脐中下 1 寸，前正中线旁开 0.5 寸（图 3-62）。

【取法】 仰卧位，当脐中下 1 寸，中线旁开 0.5 寸处取穴。

【主治】 ①妇科病：月经不调，痛经。②后阴病：便秘，泄泻。

【刺灸法】 直刺 1~1.5 寸，局部有酸胀感，针感可向上传导；可灸。

【配伍应用】 ①配太溪、中极，治膀胱炎。②配天枢、关元、支沟，治便秘。③配关元、命门、三阴交、关元俞，治月经不调。

【文献摘要】

《针灸聚英》：小腹有热，大便坚燥不利，泄气，上下引腰脊痛，目内眦赤痛，女子月事不调。

《备急千金要方》：主少腹热，大便坚。

【注意事项】 本穴应缓慢进针，以免伤及大肠。

**肓俞** Huāngshū (KI16)

【出处】《针灸甲乙经》：大肠寒中，大便干，腹中切痛，肓俞主之。

【类属】 足少阴、冲脉交会穴。

【定位】 在中腹部，脐中旁开 0.5 寸（图 3-62）。

【取法】 仰卧位，当脐中旁开 0.5 寸处取穴。

【主治】 ①胃肠病：呕吐，腹痛，腹胀，泄泻，便秘。②妇科病：月经不调。③前阴病：疝气。④经脉病：腰脊痛。

【刺灸法】 直刺 1~1.5 寸，局部有酸胀感，并向下传导；可灸。

【配伍应用】 ①配天枢、中脘、内关、足三里，治腹胀、腹痛。②配大敦、隐白、三阴交，治疝气。

【文献摘要】

《针灸大成》：主腹切痛，寒疝，大便燥，腹满响响然不便，心下有寒，目赤痛从内眦始。

《循经考穴编》：腹膨满，奔响寒疝。

【注意事项】 本穴宜缓慢进针，以免伤及小肠。

**商曲**　Shāngqū（KI17）

【出处】《针灸甲乙经》：腹中积聚，时切痛，商曲主之。

【别名】高曲（《备急千金要方》），商谷（《针灸集成》）。

【类属】足少阴、冲脉交会穴。

【定位】在上腹部，脐中上2寸，前正中线旁开0.5寸（图3-62）。

【取法】仰卧位，当胸剑联合至脐中连线的下1/4与上3/4交点处，旁开中线0.5寸处取穴。

【主治】肠病：腹痛，腹胀，泄泻，便秘。

【刺灸法】直刺1~1.5寸，局部有酸胀感，可扩散至上腹部；可灸。

【配伍应用】①配中脘、上巨虚、支沟，治便秘。②配中脘、内关、足三里，治恶心、呕吐。

【文献摘要】

《铜人腧穴针灸图经》：腹中积聚，肠中切痛，不嗜食。

《针灸大成》：主腹痛，腹中积聚，时切痛，肠中痛，不嗜食，目赤痛从内眦始。

《循经考穴编》：大便或泄或闭，时时切痛。

【注意事项】本穴不可深刺，以防刺伤胃。

**石关**　Shíguān（KI18）

【出处】《针灸甲乙经》：妇人子脏中有恶血，内逆满痛，石关主之。

【别名】石阙（《备急千金要方》），右关（《太平圣惠方》），石门（《西方子明堂灸经》）。

【类属】足少阴、冲脉交会穴。

【定位】在上腹部，脐中上3寸，前正中线旁开0.5寸（图3-62）。

【取法】仰卧位，当胸剑联合至脐中连线的中点下1寸，旁开中线0.5寸处取穴。

【主治】①脾胃病：呕吐，腹痛，腹胀，泄泻，便秘。②妇科病：不孕。

【刺灸法】直刺1~1.5寸，局部有酸胀感；可灸。

【配伍应用】①配肾俞、命门、三阴交、关元、血海，治不孕。②配中脘、梁门、足三里，治腹痛。

【文献摘要】

《铜人腧穴针灸图经》：大便秘涩，妇人无子，脏有恶血，上冲腹中，疼痛不可忍。

《太平圣惠方》：妇人无子，脏有恶血，腹厥痛，绞刺不可忍。

《循经考穴编》：呃逆气喘，脾胃虚寒，饮食不消，反胃吐酸。

【注意事项】本穴不可深刺，以防刺伤胃。

**阴都**　Yīndū（KI19）

【出处】《针灸甲乙经》：身寒热，阴都主之。

【别名】食宫（《针灸甲乙经》），食吕、石宫（《铜人腧穴针灸图经》），通关（《针经摘英集》）。

【类属】足少阴、冲脉交会穴。

【定位】在上腹部，脐中上4寸，前正中线旁开0.5寸（图3-62）。

【取法】仰卧位，当胸剑联合至脐中连线的中点，旁开中线0.5寸处取穴。

【主治】①肠病：腹痛，腹胀，泄泻，便秘。②妇科病：不孕。

【刺灸法】直刺1~1.5寸，局部有酸胀感，可扩散至胃脘部；可灸。

【配伍应用】①配天枢、中脘、支沟、足三里，治便秘。②配大椎、间使、陶道、后溪，治疟疾。

【文献摘要】

《针灸甲乙经》：身寒热，阴都主之。心满气逆，阴都主之。

《针灸大成》：肺胀膨膨，气抢胁下热满痛，阴都、太渊、肺俞。

【注意事项】 本穴不可深刺，以防刺伤胃。

**腹通谷** Fùtōnggǔ（KI20）

【出处】《针灸甲乙经》：食饮善呕，不能言，通谷主之。

【类属】 足少阴、冲脉交会穴。

【定位】 在上腹部，脐中上5寸，前正中线旁开0.5寸（图3-62）。

【取法】 仰卧位，当胸剑联合至脐中连线的中点上1寸，旁开中线0.5寸处取穴。

【主治】 ①胃肠病：腹痛，腹胀，呕吐。②心病：心痛，心悸。

【刺灸法】 直刺0.5~1寸，局部有酸胀感，扩散至上腹部；可灸。

【配伍应用】 ①配关元、气海、中脘、足三里，治胃下垂。②配内关、中脘、合谷，治恶心、呕吐。

【文献摘要】

《针灸甲乙经》：狂，癫疾，阳谷及筑宾、通谷主之。舌下肿难以言，舌纵，涡戾不端，通谷主之。

《备急千金要方》：心痛恶气上胁急痛，灸通谷五十壮。

《循经考穴编》：心气攻注，两胁疼痛，口吐清涎。

【按语】 本穴部位为食物所通行之处，与胃腑相关，胃为水谷之海，故取之治疗胃腑疾病。

【注意事项】 本穴不可深刺，以防刺伤肝脏和胃。

**幽门** Yōumén（KI21）

【出处】《针灸甲乙经》：胸胁背相引痛，心下混混，呕吐多唾饮食不下，幽门主之。

【别名】 上门（《针灸甲乙经》）。

【类属】 足少阴、冲脉交会穴。

【定位】 在上腹部，脐中上6寸，前正中线旁开0.5寸（图3-62）。

【取法】 仰卧位，当胸剑联合至脐中连线的上1/4与下3/4交点处，中线旁开0.5寸处取穴。

【主治】 胃肠病：腹痛，腹胀，呕吐，泄泻。

【刺灸法】 直刺0.5~1寸，局部有酸沉感，可扩散至胃脘部；可灸。

【配伍应用】 ①配上脘、中脘、梁丘、足三里，治胃脘痛。②配足三里、中脘、三阴交，治咳血。

【文献摘要】

《外台秘要》：善哕，支满，不能食，数咳，善忘，泄有脓血，呕沫吐涎，少腹坚。

《针灸大成》：主小腹胀满，呕吐涎沫，喜唾，心下满闷，胸中引痛，满不嗜食。

【按语】 幽门部位居于胃之下口，本穴与胃腑相关，胃为水谷之海，故取本穴治疗胃腑的疾病。

【注意事项】 本穴深部左侧有胃，右侧有肝，故不可深刺，以防伤及肝脏。

**步廊** Bùláng（KI22）

【出处】《针灸甲乙经》：胸胁榰满，膈逆不通，呼吸少气，喘息不得举臂，步廊主之。

【别名】 步郎（《备急千金要方》）。

【定位】 在胸部，第5肋间隙，前正中线旁开2寸（图3-63）。

【取法】 仰卧位，胸骨中线与锁骨中线之间的中点，当第5肋间隙中取穴。

【主治】 ①肺胸病：咳嗽，气喘，胸胁胀满，胸痛。②胃病：呕吐。

【刺灸法】 斜刺或平刺0.5~0.8寸，局部酸沉；可灸。

【配伍应用】 ①配尺泽、中府、天突、丰隆，治哮喘。②配肺俞、内关、中府，治胸满胁痛。

【文献摘要】

《针灸大成》：主胸胁支满，痛引胸，鼻塞不通，呼吸少气，咳逆呕吐，不嗜食，喘息不得举臂。

《循经考穴编》：伤寒过经不解，支满咳逆，喘息闭闷。

【注意事项】 本穴不宜深刺，以免刺伤肺脏，引起气胸。

**神封** Shénfēng（KI23）

【出处】《针灸甲乙经》：胸胁支满，不得息，咳逆，乳痈，洒淅振寒，神封主之。

【定位】 在胸部，第4肋间隙，前正中线旁开2寸（图3-63）。

【取法】 仰卧位，胸骨中线与锁骨中线之间的中点，当第4肋间隙中取穴。

【主治】 ①肺胸病：咳嗽，气喘，胸胁胀满。②胃病：呕吐。③乳房病：乳痈。

【刺灸法】 斜刺或平刺0.5~0.8寸，局部酸胀；可灸。

【配伍应用】 ①配肝俞、乳根、膻中，治乳少、乳痈。②配膈俞、肝俞、膻中、支沟，治胸胁疼痛。

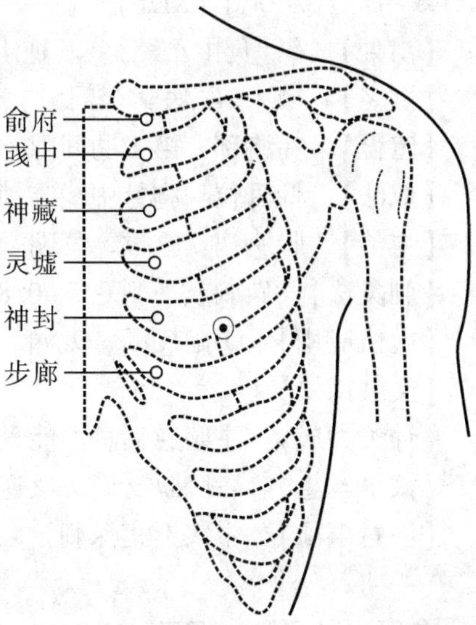

图3-63

【文献摘要】

《针灸大成》：主胸满不得息，咳逆，乳痈，呕吐，洒淅恶寒，不嗜食。

《类经图翼》：胸胁满痛。

【注意事项】 本穴不宜深刺，以免损伤心、肺。

**灵墟** Língxū（KI24）

【出处】《针灸甲乙经》：胸胁支满，痛引膺，不得息，闷乱烦满，不得饮食，灵墟主之。

【别名】 灵墙（《备急千金要方》）。

【定位】 在胸部，第3肋间隙，前正中线旁开2寸（图3-63）。

【取法】 仰卧位，胸骨中线与锁骨中线之间的中点，当第3肋间隙中取穴。

【主治】 ①肺胸病：咳嗽，气喘，胸闷，胸胁胀痛。②胃病：呕吐。③乳房病：乳痈。

【刺灸法】 斜刺或平刺0.5~0.8寸，局部酸胀；可灸。

【配伍应用】 ①配太渊、中府、风门，治哮喘。②配外关、中府、内关，治胸痛、胸闷。

【文献摘要】

《针灸大成》：主胸胁支满，痛引胸不得息，咳逆呕吐，不嗜食。

《循经考穴编》：胸胁满痛……痰涎壅塞，呕噎。

【注意事项】 本穴不宜深刺，以免刺伤心、肺。

**神藏** Shéncáng（KI25）

【出处】《针灸甲乙经》：胸满咳逆，喘不得息，呕吐，烦满，不得饮食，神藏主之。

【定位】 在胸部，第2肋间隙，前正中线旁开2寸（图3-63）。

【取法】 仰卧位，胸骨中线与锁骨中线之间的中点，当第2肋间隙中取穴。

【主治】 ①肺胸病：咳嗽，气喘，胸闷，胸痛。②胃病：呕吐。

【刺灸法】 斜刺或平刺0.5~0.8寸，局部有酸胀感，可扩散至胸部；可灸。

【配伍应用】 ①配天突、定喘、肺俞、膻中，治咳嗽。②配委中、尺泽、中脘，治呕吐。

【文献摘要】

《针灸大成》：主呕吐，咳逆喘不得息，胸满不嗜食。

【注意事项】 本穴不可深刺，以防气胸。

**彧中** Yùzhōng（KI26）

【出处】《针灸甲乙经》：咳逆上气，涎出多唾，呼吸喘悸，坐卧不安，彧中主之。

【别名】 域中（《医学入门》），或中（《备急千金要方》）。

【定位】 在胸部，第1肋间隙，前正中线旁开2寸（图3-63）。

【取法】 仰卧位，胸骨中线与锁骨中线之间的中点，当第1肋间隙中取穴。

【主治】 肺胸病：咳嗽，气喘，胸胁胀满。

【刺灸法】 斜刺或平刺0.5~0.8寸，局部酸胀；可灸。

【配伍应用】 ①配尺泽、太渊、肺俞，治哮喘。②配内关、膻中、阳陵泉，治胸胁胀满。

【文献摘要】

《针灸大成》：主咳逆喘息不能食，胸胁支满，涎出多唾。

《太平圣惠方》：胸胁支满，咳逆，喘不能食饮。

【注意事项】 本穴不宜深刺，以免刺伤肺。

**俞府** Shūfǔ（KI27）

【出处】《针灸甲乙经》：咳逆上气，喘不得息，呕吐胸满，不得饮食，俞府主之。

【别名】 腧府（《铜人腧穴针灸图经》），输府（《针灸甲乙经》）。

【定位】 在胸部，锁骨下缘，前正中线旁开2寸（图3-63）。

【取法】 仰卧位，胸骨中线与锁骨中线之间的中点，当锁骨下缘处取穴。

【主治】 ①肺胸病：咳嗽，气喘，胸痛。②胃病：呕吐，食欲不振。

【刺灸法】 斜刺或平刺0.5~0.8寸，局部酸胀；可灸。

【配伍应用】 ①配风门、中府、肺俞、膻中，治久喘。②配天突、肺俞、丰隆，治咳嗽。

【文献摘要】

《针灸大成》：主咳逆上气，呕吐，喘嗽，腹胀不下饮食，胸中痛久喘，灸七壮效。

《循经考穴编》：久嗽吐痰，骨蒸，妇人血热妄行。

【注意事项】 本穴不宜深刺或向下斜刺，以免刺伤肺。

## 九、手厥阴心包经

本经腧穴主要分布在乳旁、上肢掌面中间和手掌及中指指端。起穴为天池，止穴为中冲，左右各9穴（图3-64）。临床多用于治疗神志病、心胸病、胃病及经脉循行部位的病证。

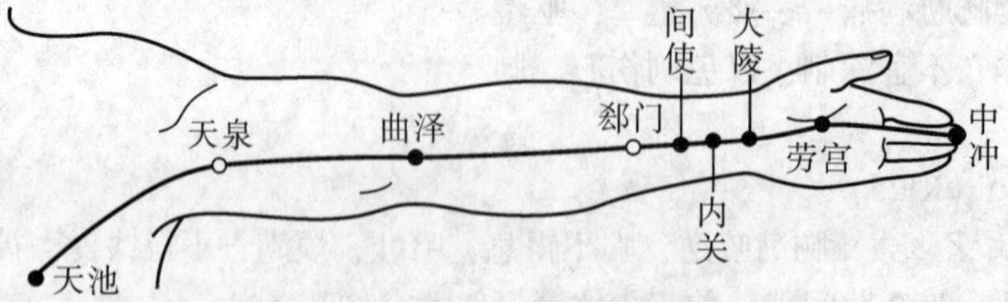


图3-64 手厥阴心包经腧穴

**天池** Tiānchí（PC1）

【出处】《灵枢·本输》：腋下三寸，手心主也，名曰天池。《针灸甲乙经》：在乳后一寸，腋下三寸。

【别名】 天会（《针灸甲乙经》）。

【类属】 手厥阴、足少阳之会。

【定位】 在胸部，第4肋间隙，前正中线旁开5寸（图3-65）。

【取法】 仰卧位，先定第4肋间隙，然后于乳头中点向外1寸处取穴。妇女应于第4肋间隙、锁骨中线向外1寸处取穴。

【主治】 ①肺胸病：咳嗽，气喘，痰多，气短，胸膈烦满。②心胸病：心痛，胸痛，胸闷。③乳房病：乳痈，乳汁不足。④经脉病：头痛，四肢不举。⑤其他病：瘰疬，热病汗不出，疟疾，腋下肿痛。

【刺灸法】 针尖向外侧斜刺或平刺0.3~0.5寸，局部有酸胀感；可灸。

【配伍应用】 ①配外关、支沟，治胸胁痛。②配膻中、乳根、少泽，治乳少、乳痈。③配委阳、极泉，治腋窝淋巴结炎。

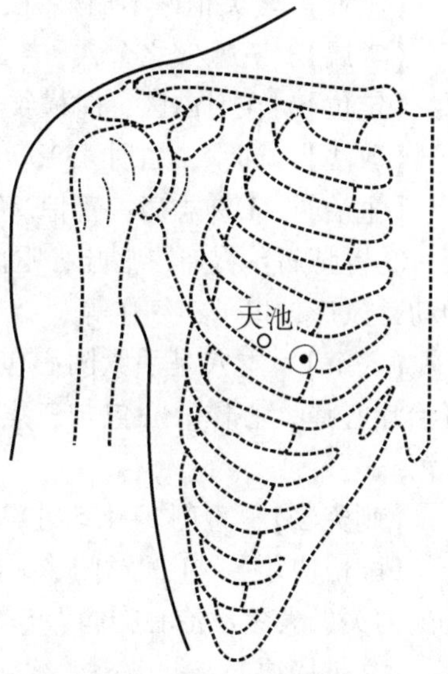

图3-65

【文献摘要】

《针灸甲乙经》：寒热胸满，头痛，四肢不举，腋下肿，上气，胸中有声，喉中鸣，天池主之。

《千金翼方》：颈漏，灸天池百壮。

《针灸大成》：主胸中有声，胸膈烦满，热病汗不出，头痛，四肢不举，腋下肿，上气，寒热痎疟，臂痛，目䀮䀮不明。

《类经图翼》：主治目䀮䀮不明，头痛，胸胁烦满，咳逆，臂腋肿痛，四肢不举，上气，寒热疟，热病汗不出。

《百症赋》：委阳、天池，腋肿针而速散。

【注意事项】 本穴不可直刺、深刺，以防气胸。

**天泉** Tiānquán（PC2）

【出处】《针灸甲乙经》：天泉，一名天温，在曲腋下，去臂二寸，举臂取之。

【别名】 天温（《针灸甲乙经》）。

【定位】 在臂前区，腋前纹头下2寸，肱二头肌的长、短头之间（图3-66）。

【取法】 伸臂仰掌，腋前皱襞上端与肘横纹上的曲泽连成直线，当肘横纹上7寸处取穴。

【主治】 ①心胸病：心痛，胸痛，心悸，胸胁胀满。②肺病：咳嗽。③脾胃病：呃逆。④经脉病：足痛不可以行，胸背及上臂内侧痛，肘中挛急。

【刺灸法】 直刺1~1.5寸，局部有酸胀感，可扩散至肩部；可灸。

【配伍应用】 ①配腕骨、阳谷，治肩臂痛。②配内关、中冲，治心绞痛。③配尺泽、乳根，治乳少。

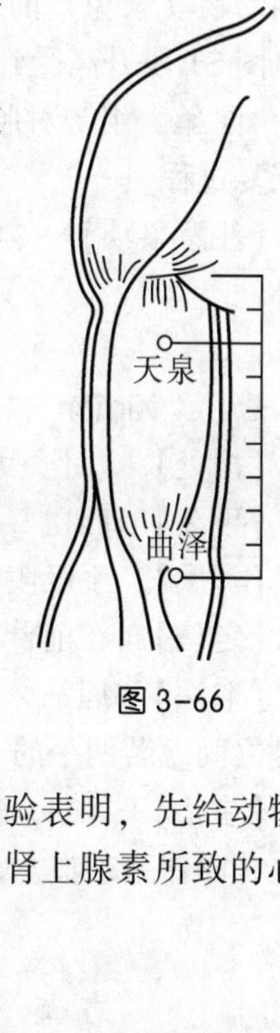

图3-66

【文献摘要】

《针灸甲乙经》：石水，天泉主之；足不收，痛不可以行，天泉主之。

《针灸大成》：主目䀮䀮不明，恶风寒，心病，胸胁支满，咳逆，膺背胛间、臂内廉痛。

《针方六集》：主咳逆，心胸烦满，胁下支满，臂内廉痛，肘中挛急。

【现代研究】 对心血管系统的影响：针刺天泉对心率有调节作用。动物实验表明，先给动物注射肾上腺素，使心率过快，再针刺“天泉”、“曲泽”、“内关”等，可明显减弱肾上腺素所致的心率加快作用，并促使心率迅速恢复到正常水平。

**曲泽　Qūzé（PC3）**

【出处】《灵枢·本输》：曲泽，肘内廉下陷者之中也，屈而得之，为合。

【类属】 五输穴之合穴。

【定位】 在肘前区，肘横纹上，肱二头肌肌腱的尺侧缘凹陷中（图3-66）。

【取法】 仰掌，屈肘45°，尺侧肌肌腱旁，肱二头肌肌腱的尺侧凹陷处取穴。

【主治】 ①神志病：善惊。②心胸病及肺胸病：心痛，胸痛，心悸，胸胁支满，咳嗽，身热心烦。③胃肠病：胃痛，呕吐，呕血，霍乱吐泻。④其他病：热病，烦渴，肘臂腕痛，屈伸不利，上肢颤动，风疹，口干，气逆等。

【穴解】 本穴是手厥阴心包经之合穴，心包为心之外围，具有替心受邪，代心行令之功，故可治疗心痛、心悸。心包与三焦相表里，曲泽属合穴，善治"逆气而泻"，故用于治疗胃肠病之吐泻。

【刺灸法】 直刺1~1.5寸，局部有沉胀感，可向中指放射；或用三棱针刺络放血；可灸。

【配伍应用】 ①配章门、大陵，治惊悸。②配内关、中脘，治呕吐。③配神门、鱼际，治呕血。④配内关、大陵，治心胸痛。⑤配曲池、尺泽，治肘痛。⑥配委中刺络放血，治急性腹泻。

【文献摘要】

《针灸甲乙经》：心憺憺然善惊，身热，烦心，口干，手清，逆气，呕血，时瘛，善摇头。颜青汗出不过肩，伤寒温病，曲泽主之。心痛，卒咳逆，曲泽主之，出血则已。

《铜人腧穴针灸图经》：曲泽……治心痛善惊，身热烦渴，口干逆气，呕血，风疹，臂肘手腕善动摇。

《百症赋》：少商、曲泽，血虚口渴同施。

【现代研究】 对心血管系统的影响：对冠心病心绞痛患者的作用，用无创伤的阻抗心动图法所测的患者心每搏输出量（SV）等参数作为观察指标，结果表明，艾灸曲泽可以使心动阻抗微分图（dz/dt）、SV、SI、CISW等参数值得到改善，提示艾灸曲泽对冠心病心绞痛具有一定的治疗作用。针刺曲泽可改善心肌的缺血状态，有人用艾条温和灸治疗冠心病心绞痛患者，在灸前、施灸15 min、停灸后5 min，分别进行有关指标测定，显示心功能有明显改善，患者胸闷减轻疼痛缓解。有研究表明，针刺动物（家兔）的"曲泽"、"膈俞"，对急性缺血性心肌损伤，有抑制损伤发展的作用，能使家兔心电图ST段升高受到抑制，表明有保护心肌的作用，并且在起针后，ST段电位值有自然下降的趋势。"曲泽"组与对照组相比，有统计学意义，表明针刺"曲泽"等可加速动物急性缺血性心肌损伤的恢复过程。

【注意事项】 本穴针刺时须避开肱动脉和肱静脉，以防刺破血管，引起出血，刺络放血者除外。

**郄门　Xìmén（PC4）**

【出处】《针灸甲乙经》：郄门，手心主郄，去腕五寸。

【别名】 四白（《循经考穴编》）。

【类属】 手厥阴经之郄穴。

【定位】 在前臂前区，腕掌侧远端横纹上5寸，掌长肌肌腱与桡侧腕屈肌肌腱之间（图3-67）。

【取法】 握拳，手外展，微屈肘时，显现两肌肌腱。本穴在曲泽与大陵连线中点下1寸、两肌肌腱之间。若两手的一侧或双侧摸不到掌长肌肌腱，则以桡侧腕屈肌肌腱尺侧定位。

【主治】 ①神志病：癫疾，癔症，惊恐畏人。②心胸病：心痛，心悸，心烦，胸痛。③血证：咳血，呕血，衄血。④其他病：五心烦热，久疟，久痔，疔疮。

【穴解】　本穴是手厥阴心包经的郄穴，善治血证，心包属相火，心藏神，主血脉，故能凉血止血，宁心安神，治疗以上诸证。

【刺灸法】　直刺0.5~0.8寸，局部有酸胀感，或有麻胀感向指端放散；可灸。

【配伍应用】　①配内关、曲泽，治心胸痛。②配三阳络、曲池，治呕血。③配神门、三阴交，治不寐。④配大陵、郄门，治咳血。⑤配曲泽、大陵，治心痛。

【文献摘要】

《针灸甲乙经》：心痛，衄，哕，呕血，惊恐畏人，神气不足，郄门主之。

《外台秘要》：心痛，衄，哕，呕血，惊恐畏人，神气不足。

《针灸大成》：主呕血、衄血，心痛。

【按语】　本穴针刺以治疗急性血证和心胸痛为主。治疗急性心胸痛，针感向上；治疗手指麻木疼痛，针感向下；治疗肺心证，配太渊。因腧穴深层有前臂正中动、静脉，故针刺时应注意避开血管。

**间使**　Jiānshǐ（PC5）

【出处】　《灵枢·本输》：行于间使，间使之道，两筋之间，三寸之中也。

【别名】　鬼路（《千金翼方》）。

【类属】　五输穴之经穴。

【定位】　在前臂前区，腕掌侧远端横纹上3寸，掌长肌肌腱与桡侧腕屈肌肌腱之间（图3-67）。

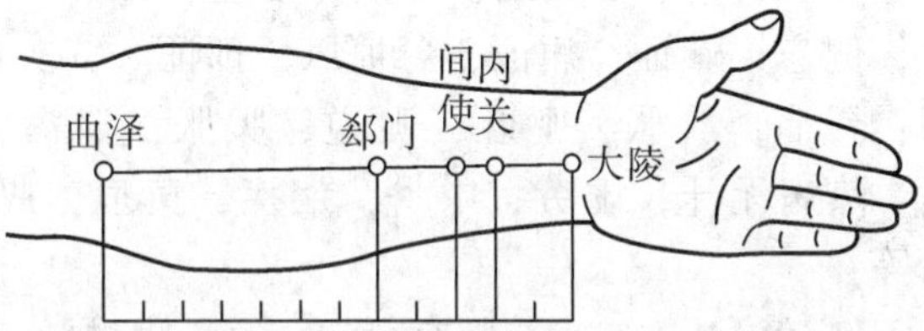

图3-67

【取法】　握拳，手外展，微屈肘时，显现两肌肌腱。当手掌后第一横纹正中（大陵）直上3寸，两肌肌腱之间处取穴。若两手的一侧或双侧摸不到掌长肌肌腱，则以桡侧腕屈肌肌腱尺侧定位。

【主治】　①心病：心悸，心痛。②胃肠病：胃脘痛，霍乱吐泻。③神志病：癫狂，痫证，中风，惊厥。④经脉病：腋肿，臂痛，肘挛急等。⑤其他病：热病，咽痛，喑哑不能言，疥疮。

【穴解】　手厥阴心包经起于胸中，出属心包络，与手少阳三焦经互为表里，本穴为手厥阴心包经之经穴，故可用于治疗心病、神志病、热病、疟疾。

【刺灸法】　直刺0.5~1寸，深刺可透支沟穴，局部有酸胀感，或有麻电感向指端放散；可灸。

【配伍应用】　①配大椎、风池，治疟疾。②配合谷、后溪、百会，治癫痫。③配内关、少府、心俞，治心胸痛。④配内关、胃俞、中脘，治胃痛。

【文献摘要】

《针灸甲乙经》：热病烦心善呕，胸中憺憺，善动而热，间使主之。卒心中痛，瘛疭互相引，肘内廉痛，心敖敖然，间使主之。胸痹引背，时寒，间使主之。头身风热，善呕吐，怵惕，寒中少气，掌中热，肘挛腋肿，间使主之。心悬如饥状，善悲而惊狂，面赤目黄，喑不能言，间使主之。头大浸淫，间使主之。

《备急千金要方》：狂邪发无常，披头大唤欲杀人，不避水火及狂言妄语，灸间使三十壮。

《铜人腧穴针灸图经》：治心悬如饥，卒狂，胸中憺憺，恶风寒，呕吐，怵惕，寒中少气，掌中热，腋肿肘挛，卒心痛，多惊，喑不得语，咽中如梗。

【现代研究】

（1）对心血管系统的影响：本穴对心脏功能有一定影响。例如，电针间使治疗冠心病，能增强心肌收缩力，减慢心率，改善心电图，使左心室舒张期终末压降低。实验证明，电针内关和间使，可使冠脉流量和心肌血氧供应量增加，冠脉阻力、心肌氧提取率降低，最大冠状动静脉血氧含量差值减少，心肌氧耗量降低，从而改善和调整心肌对氧的供求失衡，有利于濒危区缺血心肌损伤程度的减轻，使心肌坏死区减少。

（2）镇痛作用：电针内关和间使，对体感诱发电位中和疼痛有关的成分有抑制作用，表明电针内关、间使对中指痛刺激有一定的镇痛作用。

【按语】 本穴深层有前臂正中动、静脉，故针刺时应注意避开血管。

### 内关 Nèiguān（PC6）

【出处】《灵枢·经脉》：手心主之别，名曰内关。去腕二寸，出于两筋之间。

【别名】 阴维（《扁鹊神应针灸玉龙经》）。

【类属】 手厥阴经之络穴；八脉交会穴，通阴维脉。

【定位】 在前臂前区，腕掌侧远端横纹上 2 寸，掌长肌肌腱与桡侧腕屈肌肌腱之间（图 3-67）。

【取法】 握拳，手外展，微屈肘时，显现两肌肌腱。伸臂仰掌，于掌后第一横纹正中大陵直上 2 寸，当掌长肌肌腱与桡侧腕屈肌肌腱之间处取穴。若两手的一侧或双侧摸不到掌长肌肌腱，则以桡侧腕屈肌肌腱尺侧定位。

【主治】 ①心胸病：心痛，心悸，怔忡，胸胁痛，咳嗽，气短，哮喘，胸闷。②神志病：失眠，健忘，癫证，痫证，急惊风，郁证。③头部病：偏头痛，眩晕，目眩，面赤，目赤。④脾胃病：胃痛，脘胀，呕吐，呃逆，腹胀，泄泻，痞块，便血。⑤经脉病：中风，偏瘫。⑥其他病：热病无汗，虚劳，中暑，疟疾，黄疸，脚气，脱肛，腋下肿，肘臂腕挛痛，舌裂出血，遗精等。

【穴解】 本穴为八脉交会穴，通于阴维脉，合于胃、心、胸部位。“阴维为病苦心痛”，手厥阴心包经“起于胸中，出属心包络”，心主血脉，心藏神，本穴又为心包经络穴，故本穴可治疗心、胸、神志病证。手厥阴心包经联络于手少阳三焦经，故本穴可治疗中焦脾胃病证。手足厥阴经相交于胸中，“同气相求”，本穴通阴维，阴维会期门（肝募穴），故本穴可平肝潜阳、镇肝熄风，治肝阳上亢之眩晕、偏头痛，以及肝风内动、肝火扰心之卒中、偏瘫。

【刺灸法】 直刺 0.5~1 寸，深刺可透外关，局部有酸胀感，或有麻电感向指端放散；可灸。

【配伍应用】 ①配心俞、膻中，治胸闷。②配大陵、神门，治心悸、失眠。③配心俞、郄门，治心痛。④配公孙、足三里、中脘，治胃痛、呕吐。

【文献摘要】

《灵枢·经脉》：手心主之别，名曰内关。去腕二寸，出于两筋之间……心系实则心痛，虚则为头强。取之两筋间也。

《针灸甲乙经》：面赤皮热，热病汗不出，中风热，目赤黄，肘挛，腋肿，实则心暴痛，虚则烦心，心惕惕不能动，失智，内关主之。心憺憺而善惊恐，心悲，内关主之。

《备急千金要方》：凡心实则心中暴痛，虚则心烦，惕然不能动，失智，内关主之。

《针灸大成》：中满心胸痞胀，肠鸣泄泻脱肛，食难下膈酒来伤，积块坚横胁抢，妇女胁痛心痛，结胸里急难当，伤寒不解胸膛，疟疾内关独当。

《玉龙歌》：腹中气块痛难当，穴法宜向内关防，八法有名阴维穴，腹中之疾永安康。

【现代研究】

（1）治疗冠心病：针刺内关，可使冠心病患者全血黏度、血浆比黏度、血浆纤维蛋白原、血细胞比容、血沉等均有不同程度的下降，同时伴有心电图和临床症状的改善。

（2）治疗休克：动物实验表明，针刺家兔“内关”，对失血性休克模型有明显的升压作用，并可改善心泵的功能。

（3）治疗呕吐：针刺或指压内关，对神经性呕吐、晕车呕吐都有较好的治疗效果。

【按语】 本穴与外关相对应，经气由此而上，犹如关口；又为心包经络穴，别走于手少阳三焦经；又与足厥阴肝经同属厥阴，易化火生风。故取本穴以治疗心脏病、神志病为主。对心率有双向性调节作用。

**大陵**　Dàlíng（PC7）

【出处】《灵枢·九针十二原》：阳中之太阳心也，其原出于大陵，大陵二。

【别名】 心主（《脉经》），鬼心（《备急千金要方》）。

【类属】 五输穴之输穴，手厥阴经之原穴。

【定位】 在腕前区，腕掌侧远端横纹中，掌长肌肌腱与桡侧腕屈肌肌腱之间（图 3-67）。

【取法】 握拳，手外展，微屈肘时，显现两肌肌腱。伸臂仰掌，于掌后第一横纹正中，当掌长肌肌腱与桡侧腕屈肌肌腱之间处取穴。若两手的一侧或双侧摸不到掌长肌肌腱，则以桡侧腕屈肌肌腱尺侧定位。

【主治】 ①心胸病：心痛，心悸，胸闷，气短，胸胁痛。②神志病：癫狂，惊悸，喜笑无常，悲恐善怒。③胃肠病：胃痛，呕吐，肠痈，霍乱，吐血，口臭。④经脉病：头痛身热汗不出，心烦暑病，肘臂挛急，腕关节疼痛，掌中热，目赤。⑤其他病：舌本痛，乳痈，喉痹，跗肿，皮肤湿疹，疥癣，疮疡。

【刺灸法】 直刺 0.3~0.5 寸，局部有酸胀感，或有麻电感向指端放散；可灸。

【配伍应用】 ①配郄门、间使，治咳血。②配水沟、地仓，治口臭。③配心俞、巨阙、间使、神门，治心悸。④配曲泽、内关，治心胸痛。

【文献摘要】

《脉经》：心病，其色赤，心痛，短气，手掌烦热，或啼笑骂詈，悲思愁虑，面赤身热，其脉实大而数，此为可治……季夏刺大陵，皆补之。

《针灸甲乙经》：热病烦心而汗不止，肘挛腋肿，善笑不休，心中痛，目赤黄，小便如血，欲呕，胸中热，苦不乐，太息，喉痹嗌干，喘逆，身热如火，头痛如破，短气胸痛，大陵主之。心痛，善悲，厥逆，悬心如饥之状，心憺憺而惊，大陵及间使主之。两手挛不收伸及腋偏枯不仁，手瘛偏小筋急，大陵主之。咳血，大陵及郄门主之。

《针灸大成》：主热病汗不出，手心热，肘臂挛痛，腋肿，善笑不休，烦心，心悬若饥，心痛，掌热，喜悲泣，惊恐，日赤，目黄，小便如血，呕哕无度，狂言不乐，喉痹，口干，身热，头痛，短气，胸胁痛，瘑疮疥癣。

《玉龙歌》：腹中疼痛亦难当，大陵外关可消详。口臭之疾最可憎，劳心只为苦多情，大陵穴内人中泻，心得清凉气自平。心胸之病大陵泻，气攻胸腹一般针。

《玉龙赋》：劳宫、大陵，可疗心闷疮痍。大陵、人中频泻，口气全除。肚痛秘结，大陵合外关于支沟。

【现代研究】 对心功能的影响：用心冲击图、心电向量示波器和 X 线示波摄影术观察，患者脉峰减低变形，收缩性弯曲变斜和舒张期隆起减弱。针刺后，左心峰增大，收缩性偏斜减弱，舒张期隆起也加大，说明针后引起心肌收缩加强，心脏功能改善。

【注意事项】 针刺时，不可反复提插，以免损伤正中神经干。

**劳宫**　Láogōng（PC8）

【出处】《灵枢·本输》："心出于中冲……溜于劳宫，劳宫掌中中指本节之内间也，为荥。"

【别名】 五里（《针灸甲乙经》），鬼路（《千金翼方》），掌中（《针灸资生经》）。

【类属】 五输穴之荥穴。

【定位】 在掌区，横平第 3 掌指关节近端，第 2、3 掌骨之间偏于第 3 掌骨（图 3-68）。

【取法】 握拳屈指时，中指尖点到处，第 3 掌骨桡侧处取穴。

【主治】 ①神志病：中风昏迷，癫狂，痫证，善怒，喜笑不休，脏躁。②心胸病：心痛，胸胁支满，胸痛，心中懊侬。③胃肠病：胃脘病，呕吐，气逆，食不下。④肝胆病：黄疸，少腹积聚。⑤其他病：尿血，痔疮，鹅掌风，手颤，热病汗不出，烦渴，口臭，嗌痛，劳倦等。

【穴解】 本穴是心包经的荥穴，有泻心火、清心热的作用。“心开窍于舌”，故能治疗口疮、口臭、掌心热；“心主神明”，故可用于治疗神志病、癫狂痫证。

【刺灸法】 直刺0.3~0.5寸，局部有酸胀痛感，或可扩散至整个手掌；可灸。

【配伍应用】 ①配大陵、内关，治急性胃痛、呕吐。②配水沟、合谷透劳宫，治癔症。③配水沟、十宣、曲泽、委中，治昏迷、中暑。④配金津、玉液、内庭，治口疮。

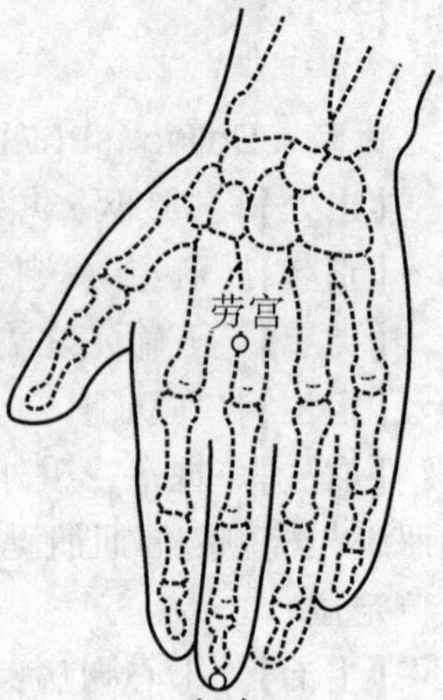

图3-68

【文献摘要】

《脉经》：心病，其色赤，心痛，短气，手掌烦热，或啼笑骂詈，悲思愁虑，面赤身热，其脉实大而数，此为可治。春当刺中冲，夏刺劳宫……

《针灸甲乙经》：热病发热，烦满而欲呕哕，三日以往不得汗，怵惕，胸胁痛，不可反侧，咳满，溺赤，大便血，衄不止，呕吐血，气逆，噫不止，嗌中痛，食不下，善渴，舌中烂，掌中热，欲呕，劳宫主之。烦心，咳，寒热善哕，劳宫主之。少腹积聚，劳宫主之。胸胁支满，劳宫主之。风热善怒，心中喜悲，思慕歔欷，善笑不休，劳宫主之。黄瘅，目黄，劳宫主之。口中腥臭，劳宫主之。小儿口中腥臭，胸胁支满，劳宫主之。

《针灸大成》：主中风，善怒，悲笑不休，手痹，热病数日汗不出，怵惕，胁痛不可转侧，大小便血，衄血不止，气逆呕哕，烦渴食饮不下，大小人口中腥臭，口疮，胸胁支满，黄疸目黄，小儿烂龈。

### 中冲 Zhōngchōng（PC9）

【出处】《灵枢·本输》：心出于中冲，中冲，手中指之端也，为井木。

【别名】 手心主（《素问·缪刺论》王冰注）。

【类属】 五输穴之井穴。

【定位】 在手指，中指末端最高点（图3-68）。

【取法】 仰掌，当手中指尖的中点，距指甲游离缘约0.1寸处取穴。

【主治】 ①心病：心烦，心痛。②神志病：中风昏迷，昏厥，小儿惊风，休克，癔症，癫痫。③胃肠病：胃脘疼痛，霍乱吐泻。④五官病：舌下肿痛，舌强不语。⑤经脉病：头痛，肘痛，掌热。

【穴解】 本穴是心包经的井穴，可清心泻火、开窍醒神，以治疗心火上扰之证及神昏等。

【刺灸法】 浅刺0.1寸；或用三棱针点刺放血；可灸。

【配伍应用】 ①配水沟、内关，治昏厥。②配水沟、太冲、劳宫、曲泽，治中风昏迷。③配大椎、曲池、曲泽，治中暑。④配少商、商阳、少冲，治不省人事、牙关紧闭。

【文献摘要】

《脉经》：心病，其色赤，心痛，短气，手掌烦热，或啼笑骂詈，悲思愁虑，面赤身热，其脉实大而数，此为可治。春当刺中冲，夏刺劳宫……

《针灸甲乙经》：热病烦心，心闷而汗不出，掌中热，心痛，身热如火，浸淫烦满，舌本痛，中冲主之。

《铜人腧穴针灸图经》：治热病烦闷，汗不出，掌中热，身如火，心痛，烦满，舌强。

《百症赋》：廉泉、中冲，舌下肿痛堪取。

《玉龙歌》：中风之证症非轻，中冲二穴可安宁，先补后泻如无应，再刺人中立便轻。

【现代研究】

（1）对视野的影响：针刺中冲对视野有一定影响，而且与经络感传有关。针刺中冲，感传前红、绿色周边视野均正常，诱发感传后，可测得红、绿色周边视野明显缩小。

（2）对心率的影响：动物实验证明，针刺狗的“中冲”，可引起心率减慢。

【注意事项】 孕妇禁用。

## 十、手少阳三焦经

本经腧穴主要分布在环指外侧、手背第4指掌指关节尺侧、上肢手背侧面中间，肩部、颈部，耳翼后上缘，眉毛外侧。起穴为关冲，止穴为丝竹空，左右各23穴（图3-69）。临床多用于治疗头面五官病、神志病、热病及经脉循行部位的病证。

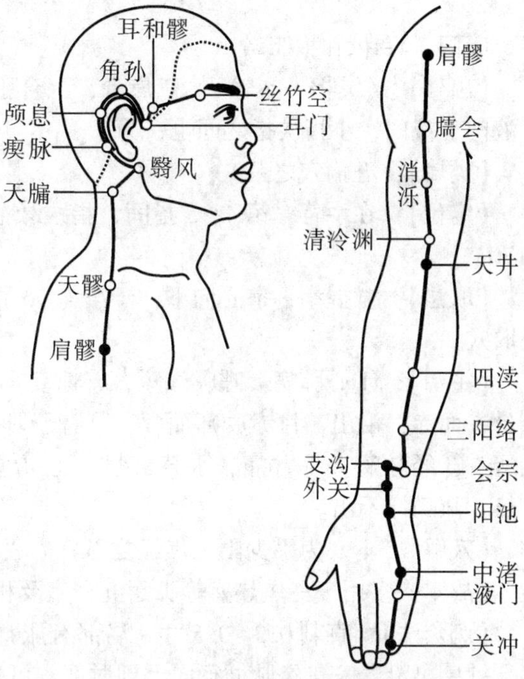


图3-69　手少阳三焦经腧穴

### 关冲　Guānchōng（TE1）

【出处】《灵枢·本输》：三焦者，上合手少阳，出于关冲，关冲者，手小指次指之端也，为井金。

【类属】 五输穴之井穴。

【定位】 在手指，第4指末节尺侧，指甲根角侧上方0.1寸（指寸）（图3-70）。

【取法】 俯掌，第4指末节尺侧指甲根角侧上方（沿角平分线方向）0.1寸，相当于沿爪甲尺侧画一直线与爪甲基底缘水平线交点处取穴。

【主治】 ①头面五官病：耳鸣，耳聋，目赤痛，目生翳膜，视物不清，舌强，舌卷，舌裂，舌本痛，口干，唇干裂，喉痹，痄腮，颔痛，眩晕，头痛。②胃肠病：霍乱吐泻，不嗜食。③经脉病：肩臂疼痛不能上举，掌中热。④其他病：疟疾，中暑，热病汗不出。

【穴解】 本穴为手少阳三焦经之井穴，善治神志病、头面五官病、热病、疟疾等。又“井主心下满”，故可治疗霍乱吐泻、不嗜食等胃肠病。

【刺灸法】 浅刺0.1寸；或用三棱针点刺放血；可灸。

【配伍应用】 ①配中冲、少商、商阳，治中风昏迷。②配头窍阴、少泽，治喉痹。③配哑门、天突，治舌缓不语。

【文献摘要】

《素问·缪刺论》：邪客于手少阳之络，令人喉痹，舌卷，口干，心烦，臂外廉痛，手不及头。刺手中指次指爪甲上，去端如韭叶，各一痏，壮者立已，老者有顷已，左取右，右取左，此新病数日已。

《针灸甲乙经》：肘痛不能自带衣，起头眩，颔痛面黑，风肩背痛不可顾，关冲主之。耳聋、鸣，下关及阳溪、关冲、液门、阳谷主之。热病汗不出，天柱及风池、商阳、关冲、液门主之。

《备急千金要方》：关冲、窍阴、少泽，主喉痹，舌卷口干。

《针灸大成》：主喉痹，舌卷口干，头痛，霍乱，胸中气噎，不嗜食，臂肘痛不可举，目生翳膜，视物不明。

《玉龙歌》：三焦邪气壅上焦，舌干口苦不和调，针刺关冲出毒血，口生津液气俱消。

**液门** Yèmén（TE2）

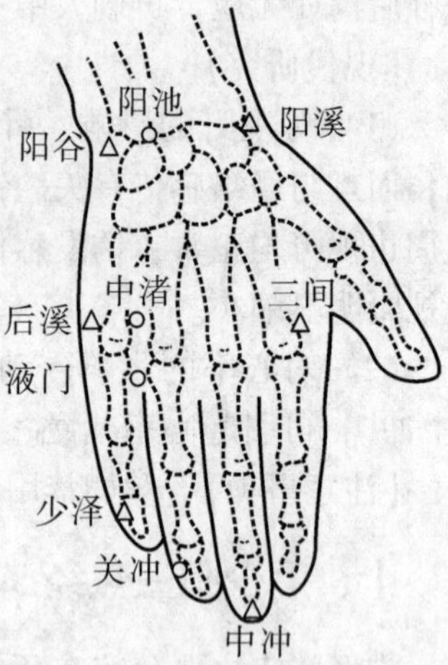

图 3-70

【出处】《灵枢·本输》：三焦者，上合手少阳，出于关冲……溜于液门，液门，小指次指之间也，为荥。

【类属】 五输穴之荥穴。

【定位】 在手背，第 4、5 指间，指蹼缘上方赤白肉际凹陷中（图 3-70）。

【取法】 微握拳，拳心向下，于第 4、5 指间缝纹端，当赤白肉际处取穴。

【主治】 ①心肺病：呼吸气短，善惊妄言。②头面五官病：头痛，眩晕，面赤，泪出，目赤肿痛而涩，耳聋，耳鸣，耳痛，牙痛，咽肿，喉痹。③经脉病：手臂痛，手背红肿，五指拘挛。④其他病：疟疾，寒热，热病汗不出。

【穴解】 本穴为手少阳三焦经之荥穴，"荥主身热"，"荥输治外经"，故本穴多用于三焦热盛等头面五官病及相关的实热性疾病。

【刺灸法】 直刺 0.3~0.5 寸，局部有胀痛感，可扩散至手背；针尖略向上（手腕部），不断运针，针感可沿着三焦经脉循行向上到肘部；可灸。

【配伍应用】 ①配听宫、听会，治耳鸣、耳聋。②配侠溪、丘墟、光明，治狂疾。③配鱼际、少商，治咽喉肿痛。

【文献摘要】

《针灸甲乙经》：疟，项痛，因忽暴逆，液门主之。风寒热，液门主之。胆眩寒厥，手臂痛，善惊，妄言，面赤，泣出，液门主之。下齿龋，则上齿痛，液门主之。狂疾，液门主之。

《针灸大成》：主惊悸妄言，咽外肿，寒厥，手臂痛不能自上下，痎疟寒热，目赤涩，头痛，暴得耳聋，齿龈痛。

**中渚** Zhōngzhǔ（TE3）

【出处】《灵枢·本输》：三焦者，上合手少阳，出于关冲……注于中渚，中渚，本节之后陷者中也，为输。

【别名】 中注（《针灸甲乙经》），下都（《奇效良方》）。

【类属】 五输穴之输穴。

【定位】 在手背，第 4、5 掌骨间，第 4 掌指关节近端凹陷中（图 3-70）。

【取法】 俯掌，液门直上 1 寸，当第 4、5 掌指关节后方凹陷中取穴。

【主治】 ①头面五官病：头痛，目眩，面赤，目痛，目翳，视物不清，耳聋，耳鸣，咽肿，喉痹。②经脉病：脊膂痛，肩背肘臂疼痛，手指不能屈伸。③其他病：热病，疟疾。

【穴解】 本穴为手少阳三焦经之输穴，"输主体重节痛"，故取本穴可治疗手指屈伸不利、肘臂肩背疼痛。手少阳经循行"过客主人，前交颊，至目锐眦"，近于侧头部，入耳中，泻本穴可治疗头面五官病。三焦为"原气之别使"，三焦热盛，内热伤阴，原气受损，故取本穴还可治疗消渴。疟邪伏于少阳，取本穴和解少阳、清泻三焦，故可截疟退热。

【刺灸法】 直刺 0.3~0.5 寸，局部有酸胀感，或有麻电感向指端放散；若向上斜刺，酸胀感可向腕部扩散；可灸。

【配伍应用】 ①配听会、听宫、翳风，治耳鸣、耳聋。②配支沟、内庭，治咽痛。③配液门、曲池、合谷，治手臂红肿。

【文献摘要】

《针灸甲乙经》：疟，发有四时，面上赤，䀮䀮无所见，中渚主之。狂，互引头痛，耳鸣，目痛，中渚主之。嗌外肿，肘臂痛，五指瘛不可屈伸，头眩，颔额颅痛，中渚主之耳聋，两颞颥痛，中渚主之。

《外台秘要》主热病汗不出，头痛，耳鸣，目痛寒热，嗌外肿，肘臂痛，手上类类也，五指瘛疭，不可屈伸，头眩耳鸣，两颞颥痛，身面痒，疟，项痛，目䀮䀮无所见。

《通玄指要赋》：脊间心后者，针中渚而立痊。

《席弘赋》：久患伤寒肩背痛，但针中渚得其宜。

《灵光赋》：五指不伸中渚取。

【现代研究】

（1）镇痛：中渚对眼科针刺麻醉手术镇痛效果较好，以中渚、列缺为主穴，用于眼科手术，其镇痛效果较眼附近穴为优越。针刺中渚也可引起肠鸣音亢进。

（2）治疗肩关节疼痛：取患侧中渚，斜刺0.5寸，使针感传至肘，1 min后活动肩关节，做内收、前屈、外展、内旋、外旋、上举6个动作，各做10遍，隔日1次，7次为一疗程，治疗肩关节疼痛有效。

**阳池**　Yángchí（TE4）

【出处】《灵枢·本输》：三焦者，上合手少阳，出于关冲……过于阳池，阳池，在腕上陷者之中也，为原。

【别名】别阳（《针灸甲乙经》）。

【类属】手少阳经之原穴。

【定位】在腕后区，腕背侧远端横纹上，指伸肌肌腱的尺侧缘凹陷中（图3-70）。

【取法】俯掌，沿第4、5掌骨间向上至腕背侧远端横纹处的凹陷中，横平阳溪、阳谷；或于尺侧腕关节部，指总伸肌肌腱和小指固有伸肌肌腱之间处取穴。

【主治】①五官病：耳聋，目红肿，喉痹，口干。②经脉病：腕痛无力或红肿不可屈伸，手腕折伤，前臂及肘部疼痛，肩痛，颈痛。③其他病：消渴，烦闷，热病无汗，疟病寒热。

【穴解】本穴为三焦经的原穴，能祛除三焦热邪，振奋三焦元气，治疗三焦热盛，循经上扰所致的头面五官病及热邪伤阴之消渴等。

【刺灸法】直刺0.3~0.5寸，深刺可透大陵，局部有酸胀感，可扩散至中指；或向左、右平刺，针感可扩散至整个腕关节，可治腕关节疾病；可灸。

【配伍应用】①配中脘、巨阙（灸），治妊娠恶阻。②配阳溪、阳谷、腕骨，治腕关节痛。③配风门、大椎、天柱，治寒热头痛。

【文献摘要】

《针灸甲乙经》：肩痛不能自举，汗不出，颈痛，阳池主之。

《针灸大成》：主消渴，口干烦闷，寒热疟，或因折伤，手腕捉物不得，肩臂痛不得举。

【现代研究】对内脏功能的影响：针刺阳池可使不蠕动或蠕动很弱的降结肠下部及直肠的蠕动增强。给犬的“阳池”注射乙酰胆碱，可引起心率加快，如事先针刺“内关”，则可加强此效应。阳池穴与垂体-性腺功能有关，特别是与性腺、卵巢功能有关，有避孕作用。

**外关**　Wàiguān（TE5）

【出处】《灵枢·经脉》：手少阳之别，名曰外关。去腕二寸，外绕臂，注胸中，合心主。

【类属】手少阳经之络穴；八脉交会穴，通阳维脉。

【定位】在前臂后区，腕背侧远端横纹上2寸，尺骨与桡骨间隙中点（图3-71）。

【取法】伸臂俯掌，于腕背横纹中点直上2寸，尺、桡骨之间，与内关相对处取穴。

【主治】①头面五官病：偏头痛，目赤肿痛，耳鸣，耳聋，鼻衄，牙痛，颊痛。②神志病：急惊风，失眠。③肺病：咳嗽。④胃肠病：腹痛，便秘，肠痈，霍乱。⑤经脉病：胸胁痛，肘臂屈伸不利，上肢疼痛，手颤，五指痛，不能握物，落枕。⑥其他病：热病。

【穴解】 本穴是八脉交会穴，通于阳维脉，阳维脉“维络诸阳而主表”，所以本穴为退热要穴，并治肩背腰腿在表之病。手少阳经脉行于头之偏侧部，上项，入耳中，达眼部，故可治疗头面五官病。本穴为手少阳三焦经之络穴，与手厥阴心包经相表里，手厥阴心包经“循经出胁”，故取之也可治胸胁疼痛。“经脉所过，主治所及”，故本穴可治疗手臂、手指屈伸不利，上肢痿痹，手颤等。

【刺灸法】 直刺0.5~1寸，或透内关穴，局部有酸胀感，有时可扩散至指端；或向上斜刺，针感可向上扩散至肘、肩部，以治肘、肩及躯干疾病；或向阳池方向斜刺运针，以治疗手腕疾患；可灸。

【配伍应用】 ①配内关、阳陵泉，治胁肋痛。②配听宫、听会，治耳聋。③配肩髃、曲池、手三里、合谷，治上肢瘫痪。④配大椎、曲池、列缺、合谷，治感冒发热。

【文献摘要】

《灵枢·经脉》：手少阳之别，名曰外关……病实则肘挛，虚则不收。取之所别也。

《针灸甲乙经》：肘中濯濯，臂内廉痛，不可及头，外关主之。耳焞焞浑浑聋无所闻，外关主之。

《铜人腧穴针灸图经》：治肘臂不能屈伸，手五指尽痛不能握物，耳聋无所闻。

《类经图翼》：凡三焦相火炽盛及大便不通，胁肋疼痛者，俱宜泻之。

《八脉八穴治症歌》：肢节肿痛膝冷，四肢不遂头风，背胯内外骨筋攻，头项眉棱皆痛；手足热麻盗汗，破伤眼肿睛红，伤寒自汗表烘烘，独会外关为重。

【现代研究】

(1) 治疗近视：针刺外关和光明治疗青少年近视眼有效，针感可达眼部，并可提高视力，改善屈亮度。

(2) 镇痛：针刺外关有一定镇痛作用，如将家兔用钾离子透入法测痛，电针一侧“合谷”及“外关”，以弱刺激和强刺激，针刺20 min的痛阈提高率分别为150%和140%。弱刺激易被纳洛酮所对抗，强刺激不被纳洛酮对抗，而且血浆皮质醇、去甲肾上腺素、环腺苷酸都显著升高，与弱刺激组有显著差异，说明内啡肽不是应激镇痛的主要物质，它与“弱电针”即一般电针镇痛机制有所不同。

(3) 治疗急性腰痛：取患侧外关，强行提插捻转，留针20 min，间隔5 min行针一次，留针期间，嘱患者做仰卧、转侧、踢腿、下蹲、起立等动作，直至腰部肌肉松弛，疼痛明显减轻为度。

(4) 对甲皱微循环的影响：用激光治疗仪照射卒中患者患侧外关，可使其血流速度较照射前明显加快，管襻长度、直径也增长变粗，输入与输出口径比值趋于正常，管襻较清晰，管襻的排列、襻顶瘀血及血色也有不同程度的改善。

【按语】 本穴为保健常用穴，经常点按可预防感冒。本穴又是止痛要穴，配合谷可用于各种疼痛。

**支沟** Zhīgōu (TE6)

【出处】《灵枢·本输》：三焦者，上合手少阳，出于关冲……行于支沟，支沟，上腕三寸两骨之间陷者中也，为经。

【别名】 飞虎（《针灸大全》），飞处（《神灸经纶》）。

【类属】 五输穴之经穴。

【定位】 在前臂后区，腕背侧远端横纹上3寸，尺骨与桡骨间隙中点（图3-71）。

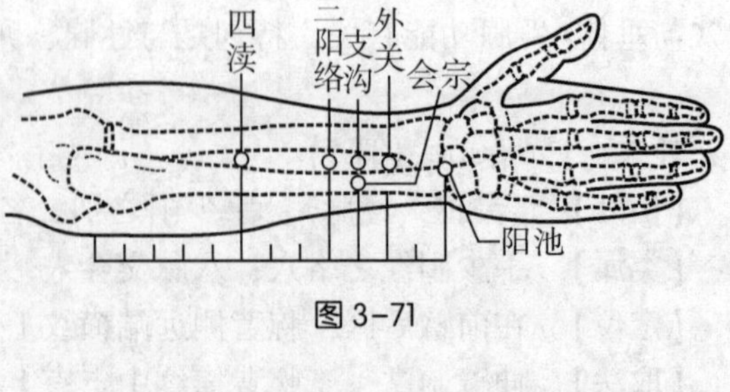

图3-71

【取法】 伸臂俯掌，于腕背横纹中点直上3寸，尺、桡两骨之间，与间使相对处取穴。

【主治】 ①五官病：暴喑，耳聋，耳鸣，目赤，目痛，咽喉肿痛。②心肺病：心痛，胸膈烦热，咳嗽，逆气。③胃肠病：便秘，呕吐，泄泻。④妇科病：经闭，产后血晕不省人事。⑤经脉病：肩臂腰背酸痛，项不得回顾，腋肿，胁痛。⑥其他病：痂疥。

【穴解】　本穴是手少阳三焦经之经穴，配五行属火，故取之能清泻三焦之火以治耳病、热病。手少阳三焦经与手厥阴心包经相表里，两条经脉均“循胸出胁”，手少阳经又“上项”，故本穴又能治疗胸胁痛、落枕等病证。“凡三焦相火盛及大便不通，胸胁疼痛者，俱宜支沟泻之”，可见支沟又是治疗便秘的常用穴。

【刺灸法】　直刺0.5~1寸，局部有酸胀感，针感可向上扩散至肘部，有时或有麻电感向指端放散；可灸。

【配伍应用】　①配上巨虚、天枢，治习惯性便秘。②配足三里、三阴交，治产后血晕。③配外关、行间、期门、阳陵泉，治胸胁痛。④配足三里、膻中、乳根，治乳汁不足。

【文献摘要】

《针灸甲乙经》：咳，面赤热，支沟主之。马刀肿瘘，目痛，肩不举，心痛支满，逆气，汗出，口噤不可开，支沟主之。热病汗不出，互引颈嗌外肿，肩臂酸重，胁腋急痛四肢不举，痂疥，项不可顾，支沟主之。男子脊急，目赤，支沟主之。暴喑不能言，支沟主之。

《铜人腧穴针灸图经》：治热病汗不出，肩臂酸重，胁腋痛，四肢不举，霍乱呕吐，口噤不开，暴哑不能言。

【现代研究】

（1）收缩子宫、镇痛：针刺支沟、足三里、三阴交等，留针30 min，可使孕妇子宫收缩增强，对胸腔手术有镇痛作用。

（2）治疗习惯性便秘：用毫针直刺或斜刺1~1.5寸，适当应用提插捻转手法，使针感向下达指端，向上达肘以上为佳，留针15~20 min，期间行针2~4次，治疗习惯性便秘有效。

（3）治疗胁痛：针刺患侧支沟，两胁肋痛者取双穴，泻法，强刺激，得气后让患者站立做深呼吸、咳嗽或活动肩部，每日1次，1周为一疗程，可治疗急性跌仆闪挫引起的胁痛。

### 会宗　Huìzōng（TE7）

【出处】《针灸甲乙经》：会宗二穴，手少阳郄，在腕后三寸空中。

【类属】　手少阳经之郄穴。

【定位】　在前臂后区，腕背侧远端横纹上3寸，尺骨的桡侧缘（图3-71）。

【取法】　于支沟尺侧，尺骨的桡侧缘，伸臂俯掌取穴。

【主治】　①神志病：癫痫。②五官病：耳聋，耳鸣。③肺病：气滞喘满。④经脉病：上肢痹痛，肘臂疼痛。

【刺灸法】　直刺0.5~1寸，局部有酸胀感；可灸。

【配伍应用】　①配翳风、耳门、听宫、听会、中渚，治耳聋、耳鸣。②配百会、大椎、巨阙，治小儿癫痫。

【文献摘要】

《针灸甲乙经》：聋，翳风及会宗下空主之。

《铜人腧穴针灸图经》：治肌肤痛，耳聋，风痫。

《针灸大成》：主五痫，肌肤痛，耳聋。

### 三阳络　Sānyángluò（TE8）

【出处】《灵枢·寒热病》：皮寒热者，不可附席，毛发焦，鼻槁腊，不得汗。取三阳之络，以补手太阴。《针灸甲乙经》：三阳络，在臂上大交脉，支沟上一寸。

【别名】　通间（《素问·骨空论》王冰注），通门（《针灸聚英》）。

【定位】 在前臂后区，腕背侧远端横纹上4寸，尺骨与桡骨间隙中点（图3-71）。

【取法】 半屈肘，俯掌，肘尖至腕背横纹之间近端2/3与远端1/3交点处，尺骨与桡骨之间取穴。

【主治】 ①五官病：暴喑，龋齿痛，眼病，下牙痛，失语，耳聋。②外感病：恶寒发热无汗。③神志病：嗜卧。④经脉病：挫闪腰痛，手臂痛不能上举。

【刺灸法】 直刺0.5~1寸，局部有酸胀感，可扩散至肘部；或斜刺透郄门，前臂有麻胀感，并向指端传导；可灸。

【配伍应用】 ①配支沟、风池、廉泉，治暴哑。②配合谷、曲池、外关，治手背痛。③配耳门、听宫、中渚，治耳聋。

【文献摘要】

《针灸甲乙经》：嗜卧，身体不能动摇，大温三阳络主之。内伤不足，三阳络主之。

《针灸大成》：主暴喑哑，耳聋，嗜卧，四肢不欲动摇。

【现代研究】 镇痛作用：针刺三阳络对胸部手术有良好的镇痛作用。在二尖瓣扩张术中，用三阳络透郄门，可取得良好的针刺麻醉效果。镇痛作用的强弱与针刺的刺激量强弱有关，以电脉冲输出强度较大者效果好。在肺切除术中，以三阳络透郄门，对133例患者的针刺麻醉效应统计Ⅰ、Ⅱ级率为85.7%。针刺三阳络，血中内啡肽增高，其含量与镇痛作用有平行关系，针前后数值相比，均有显著差异（$P<0.001$）。针刺三阳络后测痛，血中组胺不升高（$P<0.05$），而对照组（不针刺）测痛，则明显升高（$P<0.05$），说明针刺三阳络可抑制痛刺激引起的血中组胺升高。而针刺时测定血中组胺含量没有明显变化，说明针刺本身并不等于痛刺激。在健康人实验中，手针三阳络确实有显著的镇痛作用，其针效好的重痛的出现率低。针三阳络时血中内啡肽活性高，说明血中内啡肽含量似与镇痛有密切关系；针刺反应大，针刺麻醉效果弱，则说明血中内啡肽含量较少。

### 四渎 Sìdú（TE9）

【出处】《针灸甲乙经》：四渎，在肘前五寸，外廉陷者中。

【定位】 在前臂后区，肘尖尺骨鹰嘴下5寸，尺骨与桡骨间隙中点（图3-71）。

【取法】 半屈肘，俯掌，于肘尖至腕背横纹之间中点向近端1寸，尺、桡两骨之间处取穴。

【主治】 ①头面五官病：偏头痛，暴喑，暴聋，齿痛，咽阻如梗，眩晕。②肺病：呼吸气短。③经脉病：臂膊疼痛，上肢瘫痪。

【刺灸法】 直刺0.5~1寸，局部有酸胀感，可向肘部和手背放散；可灸。

【配伍应用】 ①配中渚、听宫、翳风，治暴聋。②配合谷、曲池，治前臂痛。③配廉泉、天突，治失音。

【文献摘要】

《针灸甲乙经》：卒气聋，四渎主之。齿痛，四渎主之。

《针灸大成》：主暴气耳聋，下齿龋痛。

### 天井 Tiānjǐng（TE10）

【出处】 出自《灵枢·本输》：三焦者，上合手少阳，出于关冲……入于天井，天井，在肘外大骨之上陷者中也，为合。

【类属】 五输穴之合穴。

【定位】 在肘后区，肘尖上1寸凹陷中（图3-72）。

【取法】 以手叉腰，于肘尖后上方1寸之（屈肘90°时，鹰嘴窝）凹陷处取穴。

【主治】 ①神志病：癫痫，惊悸，瘛疭，郁证。②头面五官病：头痛，耳聋，耳鸣，目痛，颊肿痛。③皮肤病：瘰疬，瘿气，胞肿瘾疹，荨麻疹，疮肿。④肺病：咳吐脓血，喉头痛。⑤心胸病：心痛，胸痛。⑥经脉病：胁肋，颈项，肩臂痛麻木，肘痛，落枕。

【刺灸法】 直刺0.5~1寸，局部有酸胀感；可灸。

【配伍应用】 ①配外关、曲池，治臂痿不仁。②配翳风、百劳，治瘰疬。③配曲池、外关、阳溪、合谷，治手臂麻木。

【文献摘要】

《针灸甲乙经》：疟，食时发，心痛，悲伤不乐，天井主之。胸痹，心痛，肩肉麻木，天井主之。大风，默默不知所痛，嗜卧善惊，瘛疭，天井主之。肘痛引肩不可屈伸，振寒热，颈项肩背痛，臂痿痹不仁，天井主之。癫疾，吐舌，沫出，羊鸣戾颈，天井主之。

《备急千金要方》：主肩痛，痿痹不仁，肩不可屈伸，肩肉麻木。天井、外关、曲池，主臂痿不仁。

《医宗金鉴》：主治瘰疬，瘾疹。

**清冷渊**　Qīnglíngyuān（TE11）

【出处】《针灸甲乙经》：清泠渊在肘上一寸，伸肘举臂取之。

【别名】 清冷泉（《备急千金要方》），清吴（《西方子明堂灸经》），清灵（《普济方》）。

【定位】 在臂后区，肘尖与肩峰角连线上，肘尖上2寸（图3-72）。

【取法】 以手叉腰，于肘尖后上方2寸，与天井穴相直处取穴。

【主治】 ①神志病：癫痫。②头面五官病：头痛，目痛，目黄。③经脉病：胁痛，肩臂痛不能举，肘痛不能屈伸，颈项强急肿痛。

【刺灸法】 直刺0.5~1寸，局部有酸胀感；可灸。

【配伍应用】 ①配肩髃、曲池、巨骨，治肩不可举。②配天井、曲池、少海，治肘关节痛。③配太阳、风池，治头痛。

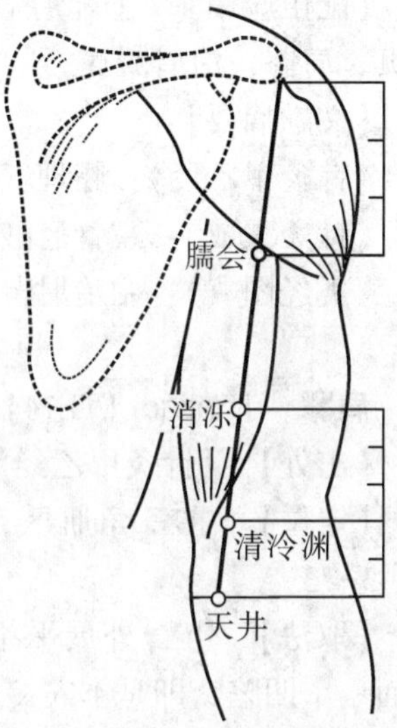

图3-72

【文献摘要】

《针灸甲乙经》：头痛振寒，清泠渊主之。肩不可举，不能带衣，清泠渊主之。

《针灸大成》：主肩痹痛，臂臑不能举，不能带衣。

《胜玉歌》：眼痛须觅清泠渊。

**消泺**　Xiāoluò（TE12）

【出处】《针灸甲乙经》：消泺，在肩下臂外开腋斜肘分下胻。

【定位】 在臂后区，肘尖与肩峰角连线上，肘尖上5寸（图3-72）。

【取法】 正坐垂肩，前臂旋前，先取三角肌后下缘与肱骨交点处的臑会，当臑会与清泠渊之间的中点处是穴。

【主治】 ①神志病：癫痫。②头面五官病：偏头痛，头晕，齿痛。③经脉病：颈项痛，臂痛，背部肿痛，颈椎病，肩背痛。

【刺灸法】 直刺0.8~1.2寸，局部有酸胀感；可灸。

【配伍应用】 ①配风池、天柱，治颈项强痛。②配风府、风池、头维，治头痛。③配大椎、肩井，治肩臂痛。

【文献摘要】

《针灸甲乙经》：头痛，项背急，消泺主之。

《针灸大成》：主风痹，颈项强急肿痛寒热，头痛，癫疾。

**臑会** Nàohuì（TE13）

【出处】《针灸甲乙经》：臑会，一名臑髎，在臂前廉，去肩头三寸，手阳明之络。

【别名】 臑窌、臑髎（《针灸甲乙经》），臑交（《针灸大成》）。

【类属】《素问·气府论》（王冰注）作手阳明、少阳二络气之会；《针灸聚英》作手少阳、阳维之会，手阳明之络。

【定位】 在臂后区，肩峰角下 3 寸，三角肌的后下缘（图 3-72）。

【取法】 前臂旋前，于肩头后侧肩髎直下 3 寸，与天井相直处取穴。

【主治】 ①皮肤病：瘰疬，瘿气。②五官病：目疾。③经脉病：上肢痹痛，肩胛疼痛，腋痛，肘难屈伸。

【刺灸法】 直刺 1~1.5 寸，局部有酸胀感，可扩散至肩部，或有麻电感向指端方向放散；可灸。

【配伍应用】 ①配肘髎、曲池，治肘关节痛。②配肩髃、曲池、外关，治肩臂痛。③配肩髃、肩贞、肩髎，治肩凝症。

【文献摘要】

《针灸甲乙经》：腠理气，臑会主之。

《针灸大成》：主臂痛酸无力，痛不能举，寒热，肩肿引胛中痛，项瘿气瘤。

《类经图翼》：主治肘臂气肿，酸痛无力不能举，项瘿气瘤，寒热，瘰疬。

**肩髎** Jiānliáo（TE14）

【出处】《针灸甲乙经》：肩髎，在肩端臑上，斜举臂取之。

【定位】 在三角肌区，肩峰角与肱骨大结节两骨间凹陷中（图 3-73）。

【取法】 上臂外展平举，肩关节部即可呈现出两个凹陷窝，后面一个凹陷窝即是本穴；或垂肩时，肩髃后约 1 寸处取穴。

【主治】 ①皮肤病：荨麻疹。②经脉病：臂痛，肩重不能举，中风偏瘫。

【刺灸法】 直刺 1~1.5 寸，臂外展，沿肩峰与肱骨大结节之间进针，深刺可透极泉，酸胀可扩散至整个关节腔，或可有麻电感向下扩散；或向下斜刺 2~3 寸，退针至浅层，再依次向两旁斜刺，即“合谷刺”，酸胀感可扩散至肩部，或麻电感放散至手指。可灸。

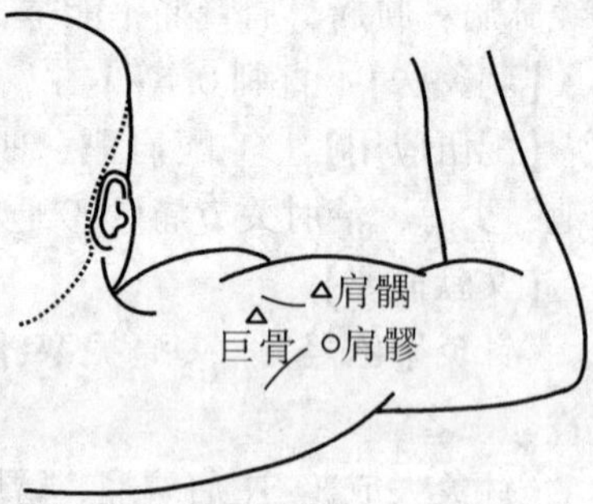

图 3-73

【配伍应用】 ①配天宗、阳谷，治臂痛。②配肩髃、曲池、合谷，治上肢瘫痪。③配肩髃、肩贞、臑俞、曲池，治肩臂痛不能举。

【文献摘要】

《针灸甲乙经》：肩重不举，臂痛，肩髎主之。

《针灸大成》：主臂痛，肩重不能举。

**天髎** Tiānliáo（TE15）

【出处】《针灸甲乙经》：天髎在肩缺盆中上，毖骨之际陷者中，手足少阳、阳维之会。

【类属】 交会穴之一，手足少阳、阳维之会；《素问·气府论》（王冰注）作手足少阳、阳维之会；《外台秘要》作足少阳、阳维之会。

【定位】 在肩胛区，肩胛骨上角骨际凹陷中（图 3-74）。

【取法】 正坐或俯卧位，于肩胛骨的内上角端处取穴。

【主治】 ①心胸病：胸中烦满。②外感病：热病无汗，发热恶寒。③经脉病：颈项强痛，缺盆中痛，肩臂痛，落枕，冈上肌肌腱炎。

【刺灸法】 直刺0.5~0.8寸，局部有酸胀感，可扩散至肩胛部；可灸。

【配伍应用】 ①配曲池、肩髃、天宗，治肩臂痛。②配肩髃、肩贞，治肩周炎。③配肩井、风门，治肩背痛。

【文献摘要】

《针灸甲乙经》：身热汗不出，胸中热满，天髎主之。

《针灸大成》：主胸中烦闷，肩臂酸痛，缺盆中痛，汗不出，胸中烦满，颈项急，寒热。

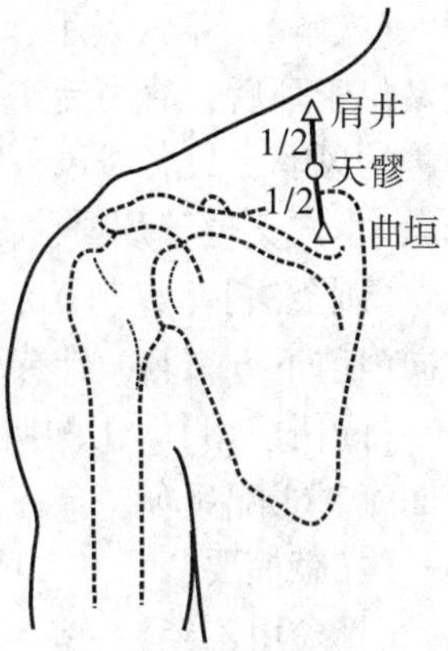


图3-74

**天牖**　Tiānyǒu（TE16）

【出处】《灵枢·本输》：五次脉手少阳也，名曰天牖。

【定位】 在颈部，横平下颌角，胸锁乳突肌的后缘凹陷中（图3-75）。

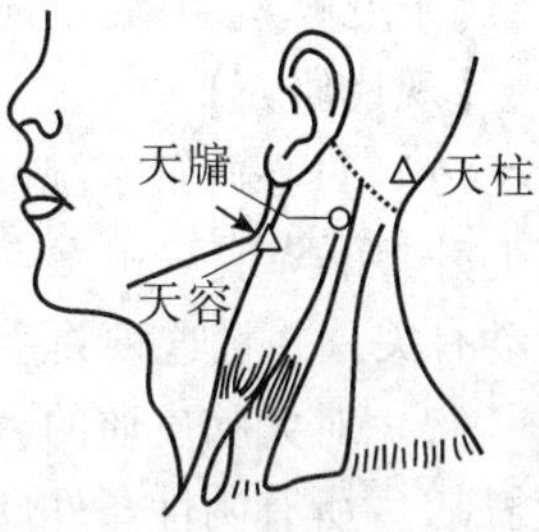


图3-75

【取法】 正坐或俯卧位，当胸锁乳突肌的后缘，平下颌角，天容与天柱之间取穴。

【主治】 ①头面五官病：目痛，目昏，目眩，暴聋，耳鸣，头痛，头晕，头风，面肿，鼻衄，不闻香臭，喉痹。②经脉病：肩背，臂及臑疼痛，项强不能回顾。③皮肤病：瘰疬。④神志病：多梦。⑤其他病：疟疾。

【刺灸法】 直刺0.5~1寸，局部有酸胀感；可灸。

【配伍应用】 ①配廉泉、合谷、翳风，治喉痛。②配风池、太冲，治头痛。③配听宫、中渚，治耳聋。

【文献摘要】

《灵枢·寒热病》：暴聋气蒙，耳目不明，取天牖。

《针灸甲乙经》：肩背痛，寒热，瘰疬绕颈，有大气暴聋，气蒙瞀，头目不明，头颔痛，泪出，鼻衄不得息，不知香臭，风眩，喉痹，天牖主之。

《备急千金要方》：天牖主目不明，耳不聪。主乳肿，缺盆中肿。

《针灸大成》：主暴聋气，目不明，耳不聪，夜梦颠倒，面青黄无颜色，头风面肿，项强不得回顾，目中痛。

【现代研究】 对脑血管的影响：用动物做颅顶窗法，在解剖镜下观察电针刺激对脑血管的舒缩作用，电针刺激"水沟"、"天突"、"天牖"、"足三里"等时，弱刺激可使脑动脉血管充血（血管扩张20%~50%），强电流刺激反而使血管发生剧烈收缩（直径减小30%~50%），切断交感神经后不再引起反应。

**翳风**　Yìfēng（TE17）

【出处】《针灸甲乙经》：翳风，在耳后陷者中，按之引耳中，手足少阳之会。

【别名】 耳后陷者中（《素问·气府论》）。

【类属】 手、足少阳之会。

【定位】 在颈部，耳垂后方，乳突下端前方凹陷中（图3-76）。

【取法】 正坐或侧伏，耳垂下缘，当胸锁乳突肌与下颌角之间凹陷中取穴。

【主治】 ①五官病：耳聋，耳鸣，耳中痛，聋哑，目不明，目翳，口眼㖞斜，暴喑不能言，牙关紧闭，牙痛，乳蛾。②神志病：痉病，狂疾。

【穴解】 本穴是手、足少阳经的交会穴，两条经脉的循行均“从耳后，入耳中，出走耳前”，本穴又位于耳后，故为治疗耳病的要穴。《百症赋》：“耳聋气闭，全凭听会、翳风。”翳者，蔽也。该穴善祛风邪，故名翳风，善治口眼㖞斜、牙关禁闭等风疾。手少阳三焦支脉上项，以屈下颊（过齿部），本穴又位于颈项，临近颊部，故取之可治疗齿痛、颊肿、瘰疬诸疾。

【刺灸法】 直刺0.8~1寸，耳后有酸胀感，可扩散至舌前部及半侧面部，以治面瘫、痄腮等；或向内前下方斜刺，针感可向咽部扩散，咽部有发紧发热感，以治聋哑；可灸。

【配伍应用】 ①配听宫、听会、耳门、中渚，治耳疾。②配地仓、颊车、下关、四白、合谷，治面瘫。③配颊车、合谷，治痄腮。

【文献摘要】

《针灸甲乙经》：痓，（喑）不能言，翳风主之。聋，翳风及会宗下关主之。口僻不正，失欠脱颔，口噤不开，翳风主之。

《针灸大成》：主耳鸣耳聋，口眼㖞斜，脱颔颊肿，口噤不开，不能言，口吃，牙车急，小儿喜欠。

《玉龙歌》：耳聋气闭痛难言，须刺翳风穴始痊，亦治项上生瘰疬，下针泻动即安然。

【现代研究】

（1）对心血管系统的影响：在家兔身上观察到，电针双侧“翳风”时，动脉血压有明显变化，有上升、下降或双相反应，其变化幅度与针前比较均有非常显著差异（$P<0.01$）。证明翳风与心血管活动有关，并且这种关系主要为脑中枢效应所致，与迷走神经的外周作用无关。

（2）对大脑皮质的影响：针刺翳风有调整大脑皮质功能的作用。在实验性狗神经症基础上针刺“翳风”，所有阴性条件反射均迅速提高，并稳定地恢复正常，刺激强度与反应之间的关系逐渐恢复，对分化刺激的鉴别逐渐达到完全。说明针刺翳风能恢复大脑皮质神经过程的平衡。观察脑电波发现，原来α节律波幅较低者，呈现α节律波幅增强；反之，则使α节律减弱，具有调整作用。

（3）治疗呃逆：针刺、腧穴注射或腧穴重手法点按翳风治疗呃逆均有效，点按时以两手拇指按压，力度要重而强，以患者感觉酸胀为度。

【注意事项】 本穴不宜针刺过深，以免刺中迷走神经，引起呼吸心搏停止。

**瘈脉** Chìmài（TE18）

【出处】《针灸甲乙经》：瘈脉，一名资脉，在耳本后鸡足青络脉。刺出血如豆许。

【别名】 资脉（《针灸甲乙经》），索脉（《医学纲目》），体脉（《经穴汇解》）。

【定位】 在头部，乳突中央，角孙与翳风沿耳轮弧形连线的上2/3与下1/3的交点处（图3-76）。

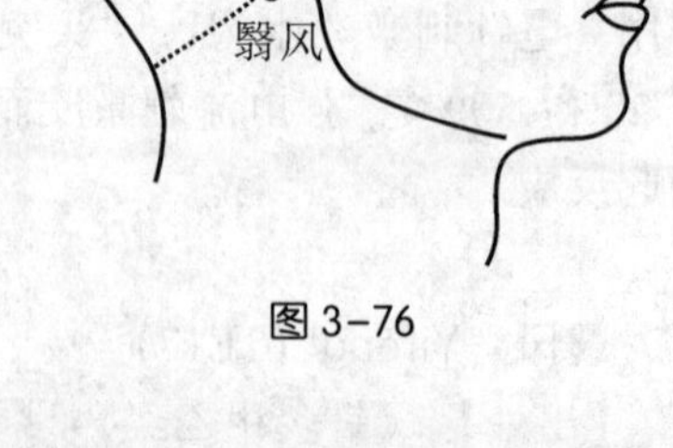

图3-76

【取法】 正坐或侧伏，当耳后发际与外耳道口平齐处取穴。

【主治】 ①头面五官病：耳聋，耳鸣，目视不明，头痛。②神志病：小儿惊痫，瘛疭，惊恐，失眠。③胃肠病：呕吐，痢疾，泄泻。

【刺灸法】 平刺0.3~0.5寸，局部有酸胀感；或用三棱针点刺出血；可灸。

【配伍应用】 ①配听会、耳门、翳风，治耳鸣、耳聋。②配合谷、太冲，治小儿惊痫。③配头维、风池，治偏头痛。

【文献摘要】

《针灸甲乙经》：小儿痫痓，呕吐，泄注，惊恐，失精，瞻视不明，眵䁾，瘈脉及长强主之。

《针灸大成》：主头风耳鸣，小儿惊痫瘛疭，呕吐，泄痢无时，惊恐，眵䁾，目睛不明。

**颅息**　Lúxī（TE19）

【出处】《针灸甲乙经》：颅息，在耳后间青络脉。

【别名】颅囟（《针灸甲乙经》）。

【定位】在头部，角孙与翳风沿耳轮弧形连线的上 1/3 与下 2/3 的交点处（图 3-76）。

【取法】正坐或侧伏位，于耳后发际，当角孙与翳风沿耳轮弧形连线的上 1/3 与下 2/3 的交点处取穴。

【主治】①头面五官病：头痛，耳鸣，耳痛。②神志病：小儿惊痫，瘛疭，惊厥。③胃病：呕吐涎沫。④肺病：喘息，哮喘。⑤经脉病：胁肋痛不得转侧。

【刺灸法】平刺 0.3~0.5 寸，局部有酸胀感；可灸。

【配伍应用】①配中渚、外关，治耳鸣、耳聋。②配太阳、百会，治头痛。③配内关、神门，治瘛疭。

【文献摘要】

《针灸甲乙经》：身热痛，胸胁痛不可反侧，颅息主之。小儿痫喘不得息，颅息主之。

《铜人腧穴针灸图经》：治身热头重，胁痛不得转侧，风痉，耳聋，小儿发痫，瘛疭，呕吐涎沫，惊恐失精，瞻视不明。

《针灸大成》：主耳鸣痛，喘息，小儿呕吐涎沫，瘛疭，发痫，胸胁相引，身热头痛，不得卧，耳肿及脓汁。

《百症赋》：痓病非颅息而不愈。

**角孙**　Jiǎosūn（TE20）

【出处】《灵枢·寒热病》：足太阳有入頄遍齿者，名曰角孙。

【类属】手少阳、足少阳、手阳明之会；《素问·气府论》（王冰注）作手太阳，手、足少阳三脉之会；《铜人腧穴针灸图经》作手、足少阳之会。

【定位】在头部，耳尖正对发际处（图 3-76）。

【取法】正坐或侧伏位，以耳翼向前方折曲，当耳翼尖所指之发际处取穴。

【主治】①五官病：耳部肿痛，目赤肿痛，目翳，齿龈肿痛，唇燥，唇吻强，颊肿。②经脉病：项强，头痛。

【刺灸法】平刺 0.3~0.5 寸，局部有酸胀感，可扩散至耳周；可灸。

【配伍应用】①配率谷、太阳，治偏头痛。②配曲池、合谷，治痄腮。③配攒竹、睛明，治目赤肿痛。

【文献摘要】

《针灸甲乙经》：齿牙不可嚼，龈肿，角孙主之。

《备急千金要方》：角孙主颈颔柱满。

《铜人腧穴针灸图经》：治目生肤翳，齿龈肿。

《针灸大成》：主目生肤翳，齿龈肿，唇吻强，齿牙不能嚼物，龋齿，头项强。

**耳门**　Ěrmén（TE21）

【出处】《针灸甲乙经》：耳门，在耳前起肉当耳缺者。

【定位】在耳区，耳屏上切迹与下颌骨髁状突之间的凹陷中（图 3-76）。

【取法】正坐或侧伏位，微开口，当听宫直上 0.5 寸之凹陷处取穴。

【主治】头颈五官病：耳聋，耳鸣，聤耳流脓，唇吻强，齿痛，颈颔肿痛等。

【穴解】手少阳经脉入耳中，交頄部，耳门穴又位于耳前，邻近齿部，故取之聪耳开窍、散风通络，治疗耳疾及齿痛等。

【刺灸法】 治耳聋时，斜向内前下方深刺1.5~2寸，局部有酸胀感，治口眼㖞斜时，可向对侧眼球方向刺入0.5~1寸，耳底胀痛，有时酸胀感可扩散至舌前部；可灸。

【配伍应用】 ①配翳风、合谷，治聤耳。②配风池、翳风、听会、听宫，治重听无所闻。③配听宫、听会、翳风、中渚，治耳聋。

【文献摘要】

《针灸甲乙经》：耳鸣聋，头颔痛，耳门主之。

《针灸大成》：主耳鸣如蝉声，聤耳脓汁出，耳生疮，重听无所闻，齿龋，唇吻强。

《百症赋》：耳门、丝竹空，住牙疼于顷刻。

【现代研究】

（1）治耳聋：针刺耳门，对链霉素中毒性耳聋有显著的疗效。

（2）促凝血：在实验研究中发现，针刺动物“耳门”，凝血时间明显缩短。

【注意事项】 不宜针刺过深，以免刺伤颈内动、静脉。针刺留针不宜过长，以免发生弯针、折针。

**耳和髎** Ěrhéliáo（TE22）

【出处】《针灸甲乙经》：和髎，在耳前兑发下横动脉。

【类属】 手少阳、足少阳、手太阳之会；手、足少阳之会。

【定位】 在头部，鬓发后缘，耳郭根的前方，颞浅动脉的后缘（图3-76）。

【取法】 正坐或侧伏位，当耳门前上方，平耳郭根前，鬓发后缘之动脉搏动处取穴。

【主治】 ①头面五官病：耳鸣，牙关拘急，鼻准肿痛，流涕，口㖞，头重痛，颔颊肿等。②神志病：瘛疭。

【刺灸法】 避开动脉，平刺或斜刺0.3~0.5寸，局部有酸胀感；可灸。

【配伍应用】 ①配牵正、地仓、四白、阳白，治面瘫。②配印堂、列缺，治鼻衄。③配风池、太阳，治偏头痛。

【文献摘要】

《针灸甲乙经》：头重，颔痛，引耳中憹憹嘈嘈，和髎主之。

《针灸大成》：主头重痛，牙车引急，颈颔肿，耳中嘈嘈，鼻涕，面风寒，鼻准上肿，痈痛，招摇视瞻，瘛疭，口僻。

**丝竹空** Sīzhúkōng（TE23）

【出处】《针灸甲乙经》：丝竹空，在眉后陷者中，足少阳脉气所发。

【别名】 巨髎（《针灸甲乙经》），目髎（《外台秘要》）。

【定位】 在面部，眉梢凹陷中（图3-76）。

【取法】 正坐或侧伏位，当额骨颧突外缘，瞳子髎直上，眉梢外侧凹陷处取穴。

【主治】 ①头面五官病：偏正头痛，头晕目眩，目赤痛，倒睫，羞明流泪，眼睑瞤动，眼睑闭合不全，齿痛。②神志病：癫狂，痫证。

【刺灸法】 向攒竹方向透刺、平刺0.3~0.5寸；或用三棱针点刺出血；可灸。

【配伍应用】 ①配攒竹、太阳、风池、合谷，睛明，治目疾。②配阳白、攒竹，治眼睑下垂。③配中渚、太阳、风池，治偏头痛。

【文献摘要】

《针灸甲乙经》：痓，反目，憎风，刺丝竹空主之。眩，头痛，刺丝竹空主之。小儿脐风，目上插，刺丝竹空主之。

《备急千金要方》：丝竹空、通谷，主风痫，癫疾，涎沫，狂，烦满。

《玉龙歌》：偏正头风痛难医，丝竹金针亦可施，沿皮向后透率谷，一针两穴世间稀。

## 十一、足少阳胆经

本经腧穴主要分布在目外眦、耳前、颞部、耳后、颈项、胸腹侧面、髋关节、下肢外侧中间、外踝前下方、足第4趾外侧端。起穴为瞳子髎，止穴为足窍阴，左右各44穴（图3-77）。临床多用于治疗侧头、目、耳、咽喉、肝胆病，神志病，热病及经脉循行部位的病证。

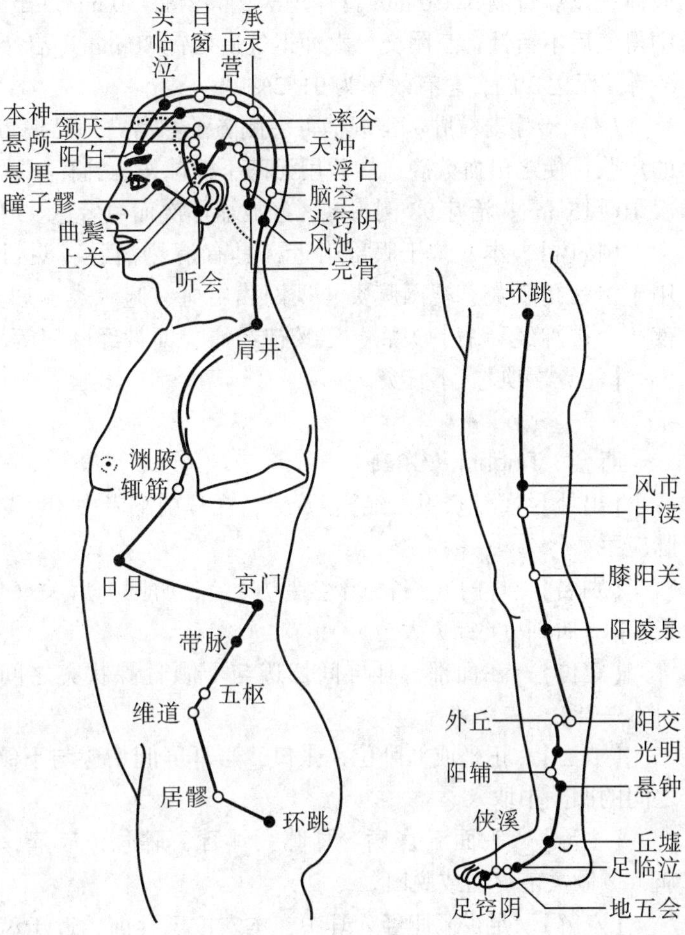


图3-77　足少阳胆经腧穴

**瞳子髎**　Tóngzǐliáo（GB1）

【出处】　《针灸甲乙经》：瞳子髎，在目外去眦五分，手太阳，手、足少阳之会，刺入三分，灸三壮。

【别名】　目外眦（《素问·气府论》），目瞳子（《素问·气穴论》），后曲（《外台秘要》），太阳、前关（《备急千金要方》）。

【类属】　手太阳、手少阳、足少阳之会。

【定位】　在面部，目外眦外侧0.5寸凹陷中（图3-78）。

【取法】　正坐或仰卧位，在目外眦外侧，眶骨外侧缘凹陷中取穴。

【主治】　头面五官病：头痛，目赤肿痛，怕光羞明，迎风流泪，目翳，青盲，口眼㖞斜。

【穴解】　足少阳胆经"起于目锐眦"，本穴又位于眼旁，故可用于眼病的治疗。

【刺灸法】　向后平刺或斜刺0.3~0.5寸，局部有胀痛感；或用三棱针点刺出血；不宜灸。

【配伍应用】　①配睛明、丝竹空、攒竹、四白，治疗目赤肿痛、目翳。②配头维、太冲、印堂、太阳，治疗头痛。③配太阳、率谷、外关，治疗偏头痛。④配头维、翳风、阳白、颧髎、合谷，治疗口眼㖞斜。

【文献摘要】

《外台秘要》：青盲无见，远视䀮䀮，目中肤翳白膜。

《铜人腧穴针灸图经》：青盲无所见，远视䀮䀮，目中肤翳，白膜，头痛，目外眦赤痛。

《针灸大成》：目痒，翳白膜，青盲无见，远视䀮䀮，赤痛泪出多眵䁾，内眦痒，头痛，喉痹。

《类经图翼》：一云兼少泽，能治妇人乳肿。

【现代研究】

（1）治疗胆石症所致的胆绞痛：患者仰卧或侧卧位，取双侧瞳子髎，常规消毒后，取1寸毫针斜刺，行捻转泻法，以酸胀为度，留针30 min，期间每隔3 min运针1 min。治疗36例患者，显效20例，有效13例，无效3例，总有效率为91.7%。

（2）治疗中风偏瘫：主穴取攒竹、瞳子髎。先取偏瘫对侧攒竹，针尖向外透刺鱼腰，再取瞳子髎，针尖向内透刺鱼腰。双手同时对二穴行小幅度、快频率捻转1~2 min，同时令患者努力活动偏瘫肢体，以后每隔 5~10 min 行针一次，共留针 30 min。配穴取极泉、委中、三阴交、太冲。极泉、委中得气后不留针，三阴交、太冲得气后留针 30 min。治疗 102 例患者，治愈 69 例，好转 24 例，无效 6 例，死亡 3 例，总有效率为 91.2%。

（3）治疗麦粒肿：常规消毒患侧瞳子髎后，用已消毒的三棱针或 26 号 1 寸毫针迅速刺破该穴处的皮肤，使之出血数滴，然后用无菌干棉球按压针孔，隔日 1 次。治疗期间，每日热敷患处数次，每次 10~15 min。治疗 98 例患者，经放血 1 次而愈者达 93 例，经 3 次放血后无效而转他法治疗者 5 例。

【按语】 本穴位于眼部附近，具有清热消肿、明目退翳之功效，为治疗眼病之要穴。现代常用于治疗角膜炎、视网膜炎、视网膜出血、睑缘炎、屈光不正、青少年近视眼、白内障、青光眼、夜盲、视神经萎缩、头痛、三叉神经痛、面神经麻痹等。

【注意事项】 不宜灸。

### 听会 Tīnghuì（GB2）

【出处】《针灸甲乙经》：听会，在耳前陷者中，张口得之，动脉应手。

【别名】 耳门（《备急千金要方》），听呵、后关（《针灸资生经》），听诃（《针灸大全》）。

【定位】 在面部，耳屏间切迹与下颌骨髁状突之间的凹陷中（图 3-78）。

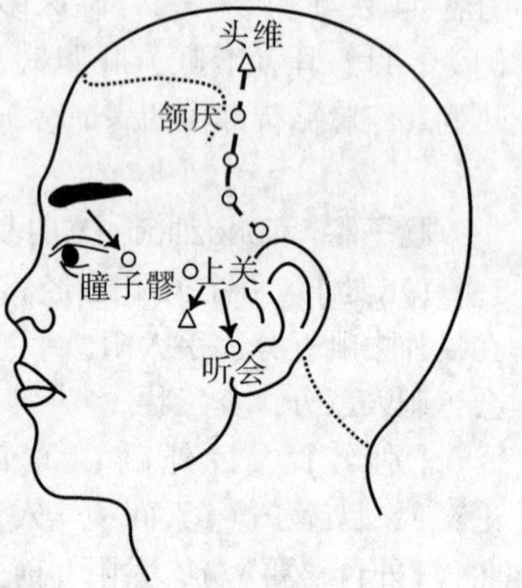

图 3-78

【取法】 正坐或仰卧位，张口，当耳屏间切迹与下颌骨髁状突之间的凹陷中取穴。

【主治】 头面五官病：耳鸣，耳聋，聤耳，齿痛，口㖞，面痛，颞颌关节疼痛或脱臼。

【穴解】 足少阳胆经入耳中，本穴位于耳前，近于齿部，穴下正是颞颌关节，故可治疗耳、齿、口、面及颞颌关节部位疾病。

【刺灸法】 张口，直刺 0.5~0.8 寸，局部有酸胀感，并向周围扩散；可灸。

【配伍应用】 ①配翳风、听宫、外关，治耳鸣、耳聋。②配颊车、地仓、阳白、合谷，治口眼㖞斜。③配太阳、率谷、头维，治偏头痛。

【文献摘要】

《针灸甲乙经》：目泣出，头不痛者，听会主之。聋，耳瘈溲，瘈溲者若风，听会主之。

《针灸大成》：主耳鸣耳聋，牙车臼脱，相离一二寸，牙车急不得嚼物，齿痛恶寒物，狂走，瘛疭，恍惚不乐，中风口㖞斜，手足不遂。

《玉龙歌》：耳聋之症不闻声，痛痒蝉鸣不快情，红肿生疮须用泻，宜从听会用针行。

《胜玉歌》：耳闭听会莫迟延。

【现代研究】

（1）治疗神经性耳聋：主穴取患侧听会、翳风。肝气厥逆者，加太冲、侠溪、丘墟、中渚等；气血瘀阻者，加血海、膈俞、三阴交等；脾胃虚弱、气血不足者，加中脘、足三里、三阴交、气海等；肾元亏损者，加肾俞、关元、太溪等；药物中毒者，加百会、哑门、上星、外关等。听会张口略向内上方斜刺 1~1.2 寸，翳风向内上方徐徐刺入 1~1.3 寸，使有酸麻胀感并向周围扩散为得气。得气后接电针治疗仪，通以脉冲电流，选用连续波，频率 1.3 Hz，强度以患者能耐受为度，或见患侧面部表情肌微有抽动即可，通电 20~30 min。对于配穴，虚证者用提插捻转补法，实证者用泻法。留针 30 min，每 10 min 行针一次。每日治疗 1 次，20 次为一疗程。治疗 38 例患者，经 1~3 个疗程治疗后，总有效率为 92.1%。



（2）治疗面痛：面痛位于三叉神经第 3 支感觉区内，取翳风、听会二穴为主；发展至三叉神经第1、2支感觉区，取听宫、听会二穴为主，均张口进针。针刺翳风时，针尖向对侧颧髎方向斜刺，进针1.5~2寸，听宫、听会二穴进针向对侧耳后方向2寸左右，针感应向三叉神经感应区放射。而后加电针治疗仪，选用连续波，100~120次/min，中度刺激。治疗12例患者，10例均达到痛止病除的疗效，2例针刺1次疼痛即减轻。

【注意事项】 深刺1寸左右起针后，偶可致颞颌关节部位疼痛或咀嚼疼痛，经局部热敷后即可缓解疼痛症状，但再次施针时应注意适当浅刺。

**上关　Shàngguān（GB3）**

【出处】《灵枢·本输》：刺上关者，呿不能欠。

【别名】 客主人（《灵枢·经脉》），容主（《针灸大全》）。

【类属】 手少阳、足少阳、足阳明之会。

【定位】 在面部，颧弓上缘中央凹陷中（图3-78）。

【取法】 正坐或仰卧位，在耳前，颧骨弓上缘，当下关直上方取穴。

【主治】 ①头面五官病：偏头痛，耳鸣，耳聋，聤耳，口㖞，口噤，齿痛，面痛。②神志病：癫狂，痫证。

【刺灸法】 直刺0.3~0.5寸，局部有酸胀感；可灸。

【配伍应用】 ①配听宫、听会、翳风、太溪，治耳聋、耳鸣。②配下关、颊车、合谷，治牙痛。③配太阳、合谷、外关、丝竹空，治偏头痛。

【文献摘要】

《针灸甲乙经》：瘛疭，口沫出，上关主之。青盲，䀮目，恶风寒，上关主之。耳痛聋鸣，上关主之。上齿龋痛，恶寒者，上关主之。

《铜人腧穴针灸图经》：唇吻强，耳聋，瘛疭，口沫出，目眩，牙车不开，口噤，嚼食鸣，偏风，口眼㖞斜，耳中状如蝉声。

《千金翼方》：耳聋鸣，客主人一名上关，在听会上一寸动脉宛宛中针入一分，主耳聋鸣如蝉。

**颔厌　Hànyàn（GB4）**

【出处】《针灸甲乙经》：颔厌，在曲周、颞颥上廉，手少阳足阳明之会。

【类属】 手少阳、足少阳、足阳明之会。

【定位】 在头部，从头维与曲鬓的弧形连线（其弧度与鬓发弧度相应）的上1/4与下3/4的交点处（图3-78）。

【取法】 正坐侧伏或侧卧位，从头维沿鬓角至曲鬓作一弧线，于弧线之中点定悬颅，在头维与悬颅之间定颔厌。

【主治】 ①头面五官病：偏头痛，眩晕，齿痛，耳鸣，口㖞。②神志病：癫痫，瘛疭。

【刺灸法】 向后平刺0.5~0.8寸；可灸。

【配伍应用】 ①配太阳、风池、列缺、外关，治偏头痛。②配腰奇、水沟、百会、大椎、后溪，治癫痫。③配丝竹空、光明、支沟、曲池、太冲，治目眩。

【文献摘要】

《针灸甲乙经》：善嚏，头痛身热，颔厌主之。目眩无所见，偏头痛，引外眦而急，颔厌主之。

《铜人腧穴针灸图经》：头风眩，耳鸣多嚏，颈项痛。

《针灸大成》：主偏头痛，头风目眩，惊痫，手卷手腕痛，耳鸣，目无见，目外眦急，好嚏，颈痛，历节风，汗出。

《类经图翼》：齿痛，瘛疭，口噤不能嚼物，头风，偏头颈项俱痛。

【现代研究】 治疗少阳头痛：选用3寸毫针，常规消毒后，自患侧颔厌穴进针（两侧痛时，双侧进针)，将针快速刺入帽状腱膜层下，缓慢下插至曲鬓穴。进针 2 寸左右，进针过程中不提插捻转。针体到位后，快速单方向捻转 3~4 周，造成人为的滞针，使患者整个颞部头皮产生痛胀、沉麻感。留针 30 min 后，反方向捻针 1~2 周，即可出针。每日 1 次，6 次为一疗程。治疗 107 例患者，全部治愈，其中 1 个疗程内治愈的有 89 例，2~3 个疗程治愈的有 18 例。

**悬颅　Xuánlú (GB5)**

【出处】《灵枢·寒热病》：足阳明有挟鼻入于面者，名曰悬颅。

【别名】耳前角下（《素问·气府论》王冰注），髓空（《经穴汇解》）。

【定位】在头部，从头维与曲鬓的弧形连线（其弧度与鬓发弧度相应）的中点处（图 3-78）。

【取法】正坐侧伏或侧卧位，取法见颔厌。

【主治】头面五官病：偏头痛，面肿，目赤肿痛，齿痛，鼽衄。

【刺灸法】向后平刺 0.5~0.8 寸，局部有酸胀感；可灸。

【配伍应用】①配风池、太阳、颔厌、外关，治偏头痛。②配丝竹空、风池、太阳，治目外眦痛。③配水沟，治面肿。

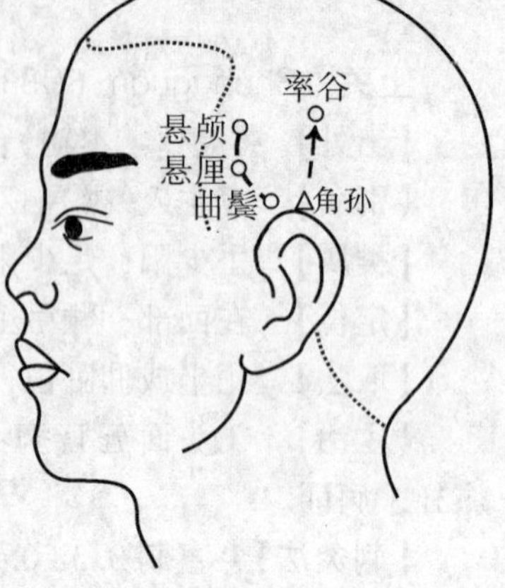

图 3-79

【文献摘要】

《针灸甲乙经》：热病头痛，身重，悬颅主之。

《铜人腧穴针灸图经》：热病，烦满汗不出，头偏痛引目外眦赤，身热，齿痛，面肤赤痛。

《针灸大成》：主头痛，牙齿痛，面肤赤肿，热病烦满汗不出，头偏痛引目外眦赤，身热，鼻洞浊下不止，传为鼽，目昏懵瞑目。

【现代研究】

（1）治疗偏头痛：主穴取患侧悬颅透率谷，配穴取风池、太冲、太阳、阿是穴、合谷和足三里。嘱患者仰卧位，常规消毒后，用 3 寸毫针从悬颅浅刺透向率谷，小幅度捻转，使局部产生较强的酸胀感为宜，余穴按常规刺法，取得较强针感后，留针 45 min，每日 1 次，10 次为一疗程。治疗 25 例患者，经 1~2 个疗程后，总有效率为 100%。

（2）对中风偏瘫患者脑血流图的影响：取健侧前顶和悬颅，常规消毒后，用 2.5 寸毫针，从上向下连续分段沿皮刺 3 针，每针刺入 2 寸左右，然后用双手的拇指和示指进行大幅度快速（300 次/ min）捻转 1 min。休息 3 min 后再照前法继续捻转，如此反复 3 次即可起针。共治 40 例，结果显示，起针后 30 min 内观察，多数患者脑血管的收缩（波幅降低）与扩张（波幅升高）的动态变化因人而异，而其肢体活动功能不但在脑血管扩张（波幅升高）时增高，而且在收缩（波幅降低）的状态下也同样得到改善。由此可知，针刺治疗中风偏瘫是通过包括脑血管舒缩等多方面的综合性调节机制来实现的。

**悬厘　Xuánlí (GB6)**

【出处】《针灸甲乙经》：悬厘，在曲周颞颥下廉。

【类属】手少阳、足少阳、足阳明之会。

【定位】在头部，从头维与曲鬓的弧形连线（其弧度与鬓发弧度相应）的上 3/4 与下 1/4 的交点处（图 3-79）。

【取法】正坐侧伏或侧卧位，在鬓角之上际，当悬颅与曲鬓之中点取穴。

【主治】头面五官病：偏头痛，面肿，面痛，目赤肿痛，耳鸣，齿痛。

【刺灸法】向后平刺 0.5~0.8 寸，局部有酸胀感；可灸。

【配伍应用】①配风池、太阳、外关，治偏头痛。②配翳风、听宫、听会，治耳鸣。③配颊车、地仓、水沟、下关、颧髎、合谷，治面瘫、面肿。

【文献摘要】

《针灸甲乙经》：热病头痛，引目外眦而急，烦满汗不出，引颔齿，面赤皮痛，悬厘主之。热病，偏头痛，引目外眦，悬厘主之。

《铜人腧穴针灸图经》：治热病汗不出，头偏痛，烦心不欲食，目锐眦赤痛。

《针灸大成》：主面皮赤肿，头偏痛，烦心不欲食，中焦客热，热病汗不出，目锐眦赤痛。

《类经图翼》：偏头痛，面肿，目锐眦痛。

【现代研究】　治疗落枕：取悬厘、风池。患者坐位，嘱其全身肌肉放松，医者立于患侧后方，同侧手拇指置于患者风池，中指置于悬厘，以示指为支撑，另一手以对侧额颞部为依托，两手同时用力，患侧拇指和中指按摩施压于相应的腧穴，其酸胀痛感以患者可忍受为度。按压过程中，让患者最大限度活动头颈部。每次按压持续 1~3 min，每日 1~2 次，连续治疗 3 d 为一疗程。治疗 112 例患者，治愈 93 例，好转 15 例，无效 4 例，总有效率为 96.4%。

### 曲鬓　Qūbìn（GB7）

【出处】《针灸甲乙经》：曲鬓，在耳上入发际，曲隅陷者中，鼓颔有空。

【别名】　曲发（《太平圣惠方》）。

【类属】　足少阳、足太阳之会。

【定位】　在头部，耳前鬓角发际后缘与耳尖水平线的交点处（图 3-79）。

【取法】　正坐侧伏或侧卧位，在耳前鬓角发际后缘的垂线，约当角孙穴前 1 横指处取穴。

【主治】　头面五官病：偏头痛，齿痛，颔颊肿，目赤肿痛，牙关紧闭，暴喑。

【刺灸法】　向后平刺 0.5~0.8 寸，局部有胀重感；可灸。

【配伍应用】　①配太阳、头维、风池，治偏头痛。②配冲阳、颊车、下关，治齿痛。③配廉泉、扶突、合谷，治暴喑。

【文献摘要】

《针灸甲乙经》：颈颔支满，痛引牙齿，口噤不开，急痛不能言，曲鬓主之。

《备急千金要方》：曲鬓，冲阳主齿龋。

《铜人腧穴针灸图经》：治颊颔肿，引牙车不得开，急痛，口噤不能言。

《针灸大成》：主颔颊肿，引牙车不得开，急痛，口噤不能言，颈项不得回顾，脑两角痛为巅风，引目眇。

【现代研究】

（1）对脑缺血再灌注大鼠脑微血管内皮细胞黏附分子 1 表达的影响：针刺“百会”透“曲鬓”，可以抑制脑缺血再灌注后血管内皮细胞表面黏附分子 1 的表达，从而减轻白细胞与血管内皮细胞间的黏附及白细胞向周围组织的浸润，减少大量炎性递质对脑组织的损伤，避免恶性循环，从而保护脑组织。

（2）治疗复视：若单眼复视，取患侧曲鬓；若双眼复视，则取两侧曲鬓。患者取坐位或仰卧位，常规消毒后，捻转进针，向太阳方向平刺 1~1.5 寸，平补平泻，留针 20~30 min，每隔 10 min 行针调整针感，每日针 1 次，7 次为一疗程。治疗 2 例患者，均获愈。

（3）治疗中风偏瘫：针刺百会透曲鬓。结果显示，缓解头痛、头晕症的有效率分别为 94% 和 89%，478 例（98%）有不同程度的肌力恢复，总痊愈率达 47%。平均动脉压下降 17.83 mmHg（收缩压）/3.34 mmHg（舒张压）。血液流变学显示细胞聚集状态明显改善，血液黏度降低。脑血流图（近效应）显示平均波幅增高，流入时间缩短。与头针运动区相比，各项指数无显著差异（$P>0.05$），即刻效应则针刺组明显优于低分子右旋糖酐组（$P<0.001$）。说明这一疗法有改善血管弹性、降低血液黏度、调整脉压，从而改善脑血循环、增加脑血流量的作用。

**率谷** Shuàigǔ（GB8）

【出处】《针灸甲乙经》：率谷，在耳上入发际一寸五分，嚼而取之。

【别名】 率骨（《针灸大全》），蟀谷（《外台秘要》）。

【类属】 足少阳、足太阳之会。

【定位】 在头部，耳尖直上入发际 1.5 寸（图 3-79）。

【取法】 正坐侧伏或侧卧位，于角孙直上入发际 1.5 寸处取穴。

【主治】 ①头面五官病：偏正头痛，眩晕，耳鸣，耳聋。②其他病：小儿惊风。

【刺灸法】 平刺 0.5~0.8 寸，局部有胀重感，并可向上方扩散；可灸。

【配伍应用】 ①配风池、太阳、中渚、足临泣，治偏头痛。②配水沟、曲池、太冲，治小儿惊风。③配足三里、中脘、内关，治呕吐。

【文献摘要】

《针灸甲乙经》：醉酒风热，发两角眩痛，不能饮食，烦满呕吐，率谷主之。

《铜人腧穴针灸图经》：治膈胃寒痰，伤酒风，发脑两角强痛，不能饮食，烦满，呕吐不止。

《针灸大成》：主痰气膈痛，脑两角强痛，头重，醉后酒风，皮肤肿，胃寒，饮食烦满，呕吐不止。

《医宗金鉴》：伤酒呕吐，痰眩。

《玉龙歌》：偏正头风痛难医，丝竹金针亦可施，沿皮向后透率谷，一针两穴世间稀。

【现代研究】

（1）治疗偏头痛：①取患侧率谷，以 2 寸毫针，沿头皮水平进针后朝丝竹空方向平刺 1~1.5 寸，得气后将针尖退至皮下，再将针朝角孙方向平刺 1~1.5 寸，得气后再将针退回至皮下，然后朝脑空方向平刺 1~1.5 寸，得到较强针感后留针 30 min，留针期间行针 2 次。每次针刺由浅入深过程中体现苍龟探穴针法，如龟入土，一深再深，一探再探，产生足够量的针感，出针时摇大针孔，不闭其孔。每日针刺 1 次，10 次为一疗程。共治疗 35 例，治疗 3 个疗程后，总有效率为 88.6%。②令患者侧卧位，灸患侧率谷，距皮肤 2~3 cm，令患者感到稍有温烫感为度，每次 20 min。每日 1 次，10 次为一疗程，治疗 2 个疗程。共治疗 43 例患者，临床治愈 33 例，显效 8 例，有效 2 例，总有效率为 100%。③患者卧位，取率谷、天冲。率谷常规消毒后，以 15°角向后平刺透天冲，以每分钟 150~200 次频率捻转行针 1~3 min，使酸胀感向头颞周围放散，留针 30~60 min，每间隔 10 min 行针一次。上法左右交替，每日 1 次，6 次为一疗程。隔日继续第 2 个疗程治疗。共治疗 93 例患者，经治 1~5 个疗程，治愈 76 例，显效 15 例，无效 2 例，总有效率为 97.8%。

（2）治疗中风偏瘫：取双侧率谷。常规消毒后，用 1.5 寸毫针平刺 1 寸深，一般留针 30 min，每隔 10 min 随患者呼吸行针 20~30 次，每日 1 次，20 次为一疗程，每疗程间休息 2~3 d。吸气进针，先针健侧，后针患侧，或双手同时进针。腧穴加减：肝阳上亢者，加百会、曲泉、太冲透涌泉；头痛者，加风池、太阳、上星；舌强语涩者，加神门、廉泉、聚泉；头晕者，加当阳（目瞳子直上入发际 1 寸处）、太冲；上肢痉挛者，加肩髃透极泉、外关透内关；下肢痉挛者，加阳陵泉透阴陵泉、公孙透涌泉；痰多者，加丰隆、太溪；大小便失禁者，加三阴交、关元；烦躁者，加神门、足临泣。53 例中风偏瘫患者中，痊愈 25 例，显效 15 例，好转 10 例，无效 3 例，有效率为 94.3%。23 例脑出血患者中，痊愈 9 例，显效 6 例，好转 4 例，无效 4 例，总有效率为 82.6%。

（3）治疗眩晕：率谷常规消毒后，用 2 寸毫针，从率谷进针，沿头皮刺向曲鬓，得气后持续捻转针柄，不提插，每分钟 180~200 次，使患者颞部有酸、麻、胀感，留针 20~30 min，其间行针 3~5 次，每日针刺 1 次，5 次为一疗程，隔日进行第 2 个疗程。共治疗 23 例患者，经 2 个疗程，治愈 19 例，有效 4 例，总有效率为 100%。

【按语】 本穴位于侧头部，具有平肝熄风、宁神止吐之功效。现代常用于治疗偏头痛、顶骨结节部疼痛、三叉神经痛、面神经麻痹、眩晕、胃炎、小儿高热惊厥等。

**天冲　Tiānchōng（GB9）**

【出处】《针灸甲乙经》：天冲，在耳上如前三分。

【别名】天衢（《备急千金要方》）。

【类属】足少阳、足太阳之会。

【定位】在头部，耳根后缘直上，入发际2寸（图3-80）。

【取法】正坐侧伏或侧卧位，在耳郭根后上方入发际2寸，率谷之后0.5寸处取穴。

【主治】①头面五官病：头痛，耳鸣，耳聋，牙龈肿痛。②神志病：癫痫。

【刺灸法】平刺0.5~0.8寸，局部有胀重感；可灸。

【配伍应用】①配风池、太阳、百会、头维，治头痛、癫痫。②配天突、水突、天容，治瘿气。③配百会、内关、神门、太冲，治癔症。

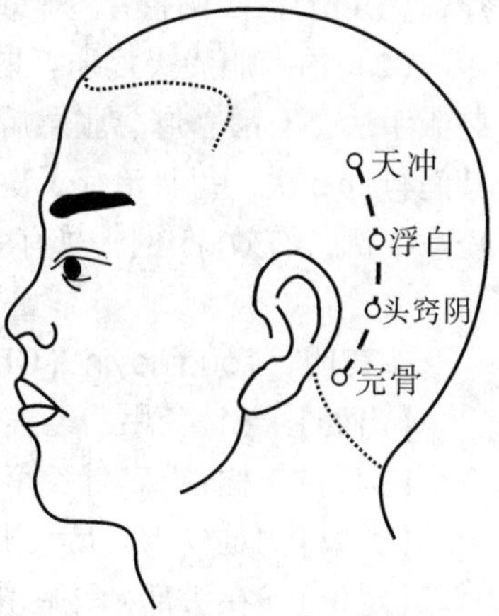

图3-80

【文献摘要】

《针灸甲乙经》：头痛，目窗及天冲、风池主之。

《备急千金要方》：主头痛，癫疾互引，数惊悸。

《铜人腧穴针灸图经》：治头痛，癫疾，风痉，牙龈肿，善惊恐。

**浮白　Fúbái（GB10）**

【出处】《素问·气穴论》：目瞳子浮白二穴。

【类属】足少阳、足太阳之会。

【定位】在头部，耳后乳突的后上方，从天冲至完骨的弧形连线（其弧度与耳郭弧度相应）的上1/3与下2/3交点处（图3-80）。

【取法】正坐俯伏或侧卧位，在耳后乳突后上方，天冲与头窍阴穴的弧形连线的中点取穴；侧头部，耳尖后方，入发际1寸处取穴。

【主治】①头面五官病：头痛，眩晕，目痛，耳鸣，耳聋，齿痛。②其他病：瘿气。

【刺灸法】平刺0.5~0.8寸，局部有胀重感；可灸。

【配伍应用】①配风池、太阳、百会，治头痛。②配颊车、下关、合谷，治齿痛。③配天牖、天容、天突，治瘰疬。

【文献摘要】

《备急千金要方》：主牙齿痛，不能言。

《铜人腧穴针灸图经》：发治寒热，喉痹，咳逆痰沫，胸中满不得喘息，耳鸣嘈嘈无所闻，颈项痈肿及瘿气，肩臂不举，悉皆治之。

《针灸大成》：主足不能行，耳聋耳鸣，齿痛，胸满不得息，胸痛，颈项瘿，痈肿不能言，肩臂不举，发寒热，喉痹，咳逆痰沫，耳鸣嘈嘈无所闻。

《类经图翼》：主治咳逆，胸满，喉痹，耳聋，齿痛，项瘿，痰沫，不得喘息，肩臂不举，足不能行。

【现代研究】

（1）治疗甲状腺功能亢进症：针刺配合星状神经节阻滞法。针刺方法：患者正坐位，取双侧浮白，常规消毒后，向天冲方向平刺12~25 mm，行捻转泻法，得气后留针30 min，每隔5 min行针1次。每日1次，10次为一疗程。星状神经节阻滞方法：患者取仰卧位，头向所拟阻滞的对侧转45°角。采用侧入穿刺法，在胸锁乳突肌的后缘，第6颈椎椎体横突投影点进针，直刺到第6颈椎横突骨质后，再将针退至皮下，针体倒向耳后，平行于枕后水平，斜向下向内向星状神经节所在处进针 1.5~2 cm，注入 1%盐酸利多卡因注射液 10 mL 加地塞米松磷酸钠注射液 2.5 mg（分次缓慢注药，每次注药 1~2 mL，观察 1~2 min 无异常后，再注药 1~2 mL），隔日 1 次，每次阻滞一侧星状神经节，左右交替，5 次为一疗程。共治疗 33 例患者，显效 25 例，有效 6 例，无效 2 例，总有效率为 93.9%。

（2）治疗胆囊炎疼痛：取右侧浮白，常规消毒后，用 1.5 寸毫针快速向下平刺 0.8~1 寸，用强刺激手法，有酸、麻、胀感后，令做伸展运动，活动右侧胸腹部并对患者胆囊区叩击，留针 15 min，其间行针 2 次，每日治疗 1 次，5 次为一疗程，若未痊愈可进行第 2 个疗程治疗。共治疗 38 例患者，痊愈 5 例，有效 33 例，总有效率为 100%。

### 头窍阴 Tóuqiàoyīn（GB11）

【出处】《针灸甲乙经》：窍阴，在完骨上，枕骨下，摇动应手。

【别名】 枕骨（《针灸聚英》）。

【类属】 足少阳、足太阳之会。

【定位】 在头部，耳后乳突的后上方，从天冲至完骨的弧形连线（其弧度与耳郭弧度相应）的上 2/3 与下 1/3 交点处（图 3-80）。

【取法】 正坐俯伏或侧卧位，在乳突的后上方，当浮白与完骨穴连线的中点取穴。

【主治】 ①头面五官病：头痛，眩晕，耳鸣，耳聋。②经脉病：颈项强痛。

【刺灸法】 平刺 0.5~0.8 寸，局部有胀重感；可灸。

【配伍应用】 ①配听宫、听会、翳风，治耳鸣、耳聋。②配内关、支沟、阳陵泉，治胸胁痛。③配风池、太冲、足临泣、侠溪，治眩晕。

【文献摘要】

《针灸甲乙经》：头痛引颈，窍阴主之。痈疽，窍阴主之。脉风成为厉，管疽发厉，窍阴主之。

《备急千金要方》：窍阴、强间，主头痛如锥刺，不可以动。

《针灸大成》：主四肢转筋，目痛，头项颔痛引耳嘈嘈，耳鸣无所闻，舌本出血，骨劳，痈、疽、发、厉，手足烦热，汗不出，舌强胁痛，咳逆喉痹，口中恶苦。

《类经图翼》：主治四肢转筋，目痛，头项痛，耳鸣，痈疽，发热，手足烦热，汗不出，咳逆，喉痹，舌强，胁痛，口苦。

### 完骨 Wángǔ（GB12）

【出处】《素问·气穴论》：完骨二穴。

【类属】 足少阳、足太阳之会。

【定位】 在头部，耳后乳突的后下方凹陷中（图 3-80）。

【取法】 正坐俯伏或侧卧位，于耳后乳突的后下方凹陷中取穴。

【主治】 ①头面五官病：头痛，齿痛，颊肿，口㖞，口噤不开。②经脉病：颈项强痛。③其他病：失眠，癫痫，疟疾。

【刺灸法】 直刺 0.5~0.8 寸，局部酸胀感明显，易向周围扩散；可灸。

【配伍应用】 ①配风池、太阳、率谷，治偏头痛。②配风池、大椎、内关、丰隆，治癫疾。③配天柱、后溪、外关、阳陵泉，治颈项痛、落枕。

【文献摘要】

《针灸甲乙经》：小便黄赤，完骨主之。风头，耳后痛，烦心及足痛不收，失履，口㖞僻，头项摇瘛，牙车急，完骨主之。项肿不可俯仰，颊肿引耳，完骨主之。

《备急千金要方》：主癫疾，僵仆，狂，疟，完骨及风池主之。

《铜人腧穴针灸图经》：治头痛，烦心，癫疾，头面虚肿，齿龋，偏风，口眼㖞斜，颈项痛，不得回顾，小便赤黄，喉痹，颊肿。

《类经图翼》：主治头痛头风，耳鸣，齿龋，牙车急，口眼㖞斜，喉痹，颊肿，瘘疾，便赤，足痿不收。

【现代研究】

（1）治疗急性面神经炎：于急性期第1~5日采用梅花针腧穴叩刺放血疗法。完骨常规消毒，用梅花针在完骨叩刺拔罐10 min，拔出血约5 mL，每日1次，共治疗5次。第6日开始取阳白、翳风、攒竹、颧髎、颊车、水沟、承浆、合谷（病变对侧），常规消毒后，阳白透鱼腰，攒竹透睛明，颊车透地仓，水沟透地仓，承浆透地仓，直刺翳风、颧髎0.5寸，刺病变对侧合谷1寸，施平补平泻手法，得气后留针30 min。每日针刺1次，10次为一疗程，治疗2~3个疗程后评定疗效。共治疗30例，痊愈18例，显效7例，有效5例，总有效率为100%。

（2）治疗偏头痛：将患侧完骨常规消毒，取维生素 $B_{12}$ 注射液0.5 mg、维生素 $B_1$ 注射液50 mg、盐酸利多卡因注射液2 mL，用5 mL注射器、牙科5号针头抽取上述混合液4 mL，进针得气后回抽无血，再将药物缓慢注于腧穴。隔日1次，3次为一疗程。共治疗60例患者，治愈34例，显效15例，有效7例，无效4例，总有效率为93.3%。

（3）治疗抑郁症：取完骨、太冲，常规消毒皮肤后，选用1.5寸毫针，提插捻转得气后，连接电针治疗仪，选用高频率、疏密波，强度以患者能耐受为度，留针期间多次调高频率，以达到患者能够保持电针持续的刺激量，通电30 min后出针，每日治疗1次，每周治疗5次，休息2 d。共治疗38例患者，临床痊愈9例，显效21例，有效5例，无效3例，总有效率为92.1%。

（4）对抑郁症患者血浆促肾上腺皮质激素（ACTH）和皮质醇（COR）的影响：电针组选取完骨、太冲，对照组口服舍曲林，两组均治疗12周。分别在治疗前后用汉密顿抑郁量表（HAMD）评分，同时检测血浆ACTH和COR的浓度。结果：两组治疗前与治疗后比较，伴随症状的改善，HAMD评分、血浆ACTH和COR的浓度均降到正常范围。两组间比较，疗效相当，但是电针治疗组不良反应小。结论：电针完骨、太冲对抑郁症患者血浆ACTH和COR的浓度的影响是状态依赖性的，即随着电针疗效的出现而逐渐恢复正常。

【按语】　现代研究认为本穴是改善椎基底动脉系统供血的要穴之一，具有醒脑开窍、散风止痛、活血化瘀的功能。现代常用于治疗乳突炎、枕小神经痛、缺血性中风、椎动脉型颈椎病、紧张性头痛、颈椎劳损等。

### 本神　Běnshén（GB13）

【出处】《针灸甲乙经》：本神，在曲差两旁各一寸五分。

【类属】　足少阳、阳维脉之会。

【定位】　在头部，前发际上0.5寸，头正中线旁开3寸（图3-81）。

【取法】　正坐或仰卧位，于神庭与头维弧形连线（其弧度与前发际弧度相应）的内2/3与外1/3的交点处取穴。

【主治】　①头面五官病：头痛，眩晕，目赤肿痛。②神志病：小儿惊风，癫痫，中风昏迷。

【刺灸法】　平刺0.5~0.8寸，局部有胀重感；可灸。

【配伍应用】　①配神庭、印堂、攒竹、合谷，治前额头痛。②配期门、膻中、内关、阳陵泉，治胸胁痛。③配百会、水沟、十宣、内关，治中风不省人事。

【文献摘要】

《针灸甲乙经》：头痛，目眩，颈项强急，胸胁相引，不得倾侧，本神主之。

《备急千金要方》：本神、颅息，主胸胁相引，不得倾侧。本神、前顶、囟会、天柱，主小儿惊痫。

《铜人腧穴针灸图经》：治目眩，颈项强急痛，胸胁相引，不得转侧，癫疾，呕吐涎沫。

《针灸大成》：主惊痫，吐涎沫，颈项强急，头痛，目眩，胸胁相引不得转侧，癫疾呕吐涎沫，偏风。

【现代研究】

（1）治疗顽固性失眠：①针刺神庭、本神、四神聪（合称为“头三神”），并加神门为主治疗本病。针刺方法：神庭、本神向头顶方向斜刺为主，四神聪向百会方向斜刺为主，神门直刺，用平补平泻手法。兼见肾虚者，加太溪（双侧），针用补法；心脾亏虚者，加三阴交（双侧），针用补法；心虚胆怯者，加丘墟（双侧），针用平补平泻法；肝胆火旺者，加太冲（双侧），针用泻法。隔日针治1次，留针30 min，每10 min行针一次，10次为一疗程。②耳穴贴压以神门、心、脾、肾为主，依中医临床辨证分型加胆、胃、皮质下等，每穴按压1~2 min，压至患者整个耳部发红且感发热为度，并嘱患者每日按压耳穴3~5次；每次贴穴留用2 d，共治疗56例，1个疗程内治愈者16例，1个疗程以上治愈者22例，好转15例，无效3例，总有效率为94.6%。

（2）治疗血管性痴呆：①在口服二氢麦角碱（喜德镇）、盐酸吡硫醇（脑复新）等药物治疗的基础上，主穴取“头三神”及百会。配穴按照中医辨证分型，虚证髓海不足者，配血海、悬钟；肝肾亏虚者，配三阴交、太溪；脾肾两虚者，配公孙、太溪。实证心肝火盛者，配太冲、神门；痰浊阻窍者，配丰隆、足三里；气滞血瘀者，配血海、太冲。“头三神”常规消毒后，毫针与头皮呈30°角采用连续压手式进针法，可刺入皮下20 mm，以针下有松软感为宜。四神聪均向百会方向斜刺。百会用25 mm毫针直刺，直立入穴得气即可。配穴按照虚则补之、实则泻之的原则，予以补泻手法。每日1次，每周5次，休息2 d，8周为一疗程。共治疗31例，基本控制3例，显效6例，有效16例，无效6例，总有效率为80.6%。②治疗血管性痴呆所选的18个腧穴为脑空、脑户（双侧）、头临泣（双侧）、头维（双侧）、头窍阴（双侧）、本神（双侧）、四神聪、神门（双侧）、神庭，以上腧穴简称“三脑六头九神穴”。以上腧穴均采用捻转补法，每穴施术1 min，必令患者有酸胀针感。每日上、下午各治疗1次，每次留针30 min。治疗6周后观察疗效。共治83例，显效25例，有效39例，改善11例，无效8例，总有效率为90.4%。

（3）对糖尿病性认知功能障碍患者学习记忆的影响：电针组取本神、四神聪、百会、风池、内关为主，采用疏密波，频率14~26次/min，强度3~5 mA，每次治疗30 min，每日1次，连续5 d后休息2 d，共6周。对照组口服尼莫地平（尼莫同），每次30 mg，每日3次，连续治疗6周。两组治疗前后进行长谷川痴呆修改量表评分及韦氏记忆量表（WMS）评定。结果：两组疗效具有显著性差异，电针组疗效优于对照组；治疗后电针组WMS评分明显上升（$P<0.05$）。电针组治疗后WMS评分在顺数、联想、触摸方面有显著上升（$P<0.05$）；而对照组WMS评分在累加、触摸方面有显著上升（$P<0.05$）。结论：电针能改善糖尿病性认知功能障碍患者的认知功能和学习记忆能力。

（4）对中风后抑郁症患者的抑郁症状及生存质量的影响：将61例中风后抑郁症患者随机分为治疗组31例和对照组30例，治疗组电针“智三针”（双侧本神、神庭），并辨证加用太冲、内关、公孙，对照组取穴同治疗组。所有患者均进行针对中风的一般治疗。在治疗前，治疗6周后，分别对患者进行汉密尔顿抑郁量表（HAMD）、世界卫生组织生存质量测定量表简表（WHO-QOL）、自制中医证候量表评分，以判定疗效。结果：治疗组6周后HAMD、中医证候量表评分，以及WHO-QOL中生存质量主观感觉、健康状况主观感觉、生理领域、心理领域、环境领域评分改善，与治疗前比较，差异均具有显著的统计学意义（$P<0.05$）。结论：电针“智三针”治疗中风后抑郁症，能全面改善患者的抑郁症状，并通过改善患者的心理状态，提高其生存质量。

### 阳白 Yángbái（GB14）

【出处】《针灸甲乙经》：阳白，在眉上一寸直瞳子。

【类属】 足少阳、阳维脉之会。

【定位】 在头部，眉上1寸，瞳孔直上（图3-81）。

【取法】　正坐或仰卧位，在前额，于眉毛中点至前发际的下1/3与上2/3处取穴。

【主治】　头面五官病：头痛，眩晕，目痛，视物模糊，眼睑瞤动，眼睑下垂，面瘫。

【穴解】　本穴位于前额，近于眼部，故可主治头面及眼睑病证。

【刺灸法】　平刺0.5~0.8寸，局部有酸胀感，向周围扩散；可灸。

【配伍应用】　①配太阳、风池、外关，治偏头痛。②配颧髎、地仓、颊车、攒竹、合谷，治面神经麻痹。③配睛明、攒竹、阳白、鱼腰、太阳，治目赤肿痛。

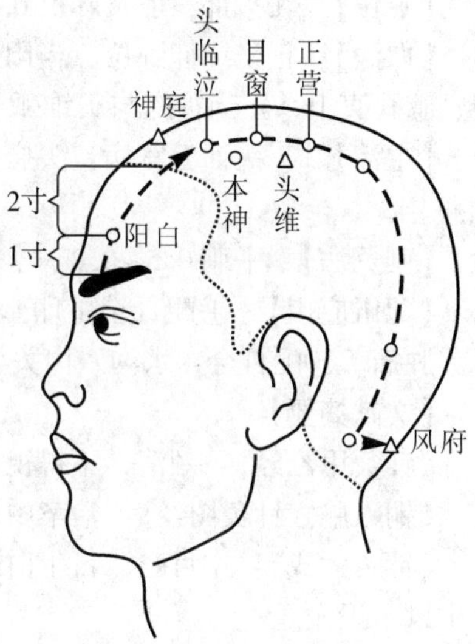

图3-81

【文献摘要】

《针灸甲乙经》：头目瞳子痛，不可以视，挟项强急，不可以顾，阳白主之。

《备急千金要方》：主目瞳子痛痒，远视𥇦𥇦，昏夜无所见。

《针灸大成》：主瞳子痒痛，目上视，远视𥇦𥇦，昏夜无见，目痛目眵，背腠寒栗，重衣不得温。

【现代研究】　治疗周围性面瘫：①主穴取阳白，上、下内地仓（地仓所对口腔黏膜处上下各0.5寸处），足三里。配穴取头维、太阳、攒竹、地仓、迎香、翳风、合谷。针刺方法：齐刺阳白。局部消毒后，第1针针体与皮肤呈45°角，用提捏进针法，针尖距离阳白约8 mm处进针，向下刺入，使针尖到达阳白，另外两针分别在第1针左右与其呈45°角、距阳白约8 mm处进针，针尖亦直指阳白，此时患者局部有胀重感为最佳针感，行平补平泻手法。针刺上、下内地仓时，左手翻开患者上嘴唇，从上唇黏膜内进针，针尖对着患侧，并朝向地仓所对口腔黏膜处上0.5寸处，进针点体表投影位于人中沟下1/3和中1/3交点处旁开（患侧）约10 mm，针体进入黏膜内约25 mm，连刺两针，第2针进针点在第1针旁开约3 mm处，针尖也指向患侧，且针体与第1针平行，针刺完毕后，左手自然放下翻起的上嘴唇；同样，翻开患者下嘴唇，从下唇黏膜内进针，针尖对着患侧，并朝向地仓所对口腔黏膜处下0.5寸处，进针点体表投影距离承浆旁开（患侧）约10 mm，针体进入黏膜内约25 mm，同上连刺2针。针刺上、下内地仓，均以针下没有阻力感、进针后感觉针下流畅为最佳，行平补平泻手法。其余腧穴消毒后，根据腧穴所处的部位不同斜刺或直刺，行平补平泻手法，其中针刺足三里，运用徐疾补泻，行补法，针上加灸。每日治疗1次，留针25 min，每周6次，周日休息，1个月为一疗程。1个疗程后疗效显示，40例患者均在1个疗程内治愈（面部表情肌功能正常，额纹对称，两眉平齐，眼裂正常，眼睑闭合正常，口角无㖞斜，鼓腮不漏气），治愈率达100%。②取穴：阳白、四白、攒竹、太阳、迎香、颧髎、颊车、地仓、承浆、翳风、合谷、足三里。急性期（7~10 d）内面部腧穴行轻浅刺激，采用平补平泻手法，取穴不宜过多，每次3~5穴，交替使用。肢体远端的腧穴足三里行补法，合谷行泻法且手法宜重。7~10 d后面部腧穴采用电针透刺疗法。每日1次，10次为一疗程，共治疗3个疗程。中药采用牵正散加味治疗，共治疗70例，痊愈30例，显效20例，有效16例，无效4例，总有效率为94.3%。

【按语】　本穴位于前额，近于眼部，具有清头明目、祛风泄热之功效。现代常用于治疗眼科疾病、面神经麻痹或面肌痉挛、眶上神经痛等。

【注意事项】　不宜直接灸。

**头临泣**　Tóulínqì（GB15）

【出处】《针灸甲乙经》：临泣，当目上眦直入发际上五分陷者中。

【类属】　足少阳、足太阳、阳维脉之会。

【定位】 在头部，前发际上 0.5 寸，瞳孔直上（图 3-81）。

【取法】 正坐或仰卧位，当阳白穴直上，入发际 0.5 寸处（神庭与头维之间）取穴；或两目平视，瞳孔直上，正当神庭与头维弧形连线（其弧度与前发际弧度相应）的中点处取穴。

【主治】 ①头面五官病：头痛，目眩，目翳，目痛，流泪，鼻塞，鼻渊。②神志病：小儿惊风，癫痫。

【刺灸法】 平刺 0.5~0.8 寸，局部有酸胀感，或向周围扩散；可灸。

【配伍应用】 ①配百会、印堂、神庭、头维，治头痛。②配攒竹、丝竹空、瞳子髎、合谷，治目赤肿痛。③配百会、水沟、内关、后溪、太冲、合谷，治小儿惊痫。

【文献摘要】

《针灸甲乙经》：颊清，不得视，口沫泣出，两目眉头痛，临泣主之。

《铜人腧穴针灸图经》：治卒中风不识人，目眩，鼻塞，目生白翳，多泪。

《针灸大成》：主目眩，目生白翳，目泪，枕骨合颅痛，恶寒鼻塞，惊痫反视，大风，目外眦痛，卒中风不识人。

《类经图翼》：主治鼻塞，目眩生翳，眵䁾冷泪，眼目诸疾，惊痫反视，卒暴中风不识人，胁下痛，疟疾日西发。

【现代研究】

（1）电针治疗偏头痛：取穴头临泣、曲差、风池。腧穴常规消毒后，针尖与皮肤呈 30°角，夹持快速进入皮下 1~1.5 寸，行捻转手法，使针下得气向后项部放射。风池针向鼻尖方向刺 0.8~1 寸，稍作提插捻转。然后接通电针治疗仪，使刺激量与病体相适应，留针 20~30 min，出针后患者头痛减轻，续针 3 d，疼痛痊愈。

（2）治疗腰背扭伤：①取头临泣、曲差、委中。患者取坐位，针头临泣、曲差，行捻转补泻手法，嘱患者活动身体，患者痛感逐步减轻，数分钟后已基本不痛。再取俯卧位，局部拔罐，配委中，接通电针治疗仪，留针 20 min。②治疗急性腰扭伤：患者取坐位或立位，取头临泣，腧穴常规消毒后用指切法进针，将 1.5 寸的毫针斜刺，针尖向后刺，进针 0.5 寸左右，患者有针感后行捻转，取泻法或平补平泻法约 1 min，再留针 10~15 min，留针时行针 1~2 次。经上法治疗后，还有余痛或疼痛仍不减轻者，可配合局部拔罐或按摩。共治疗 116 例，痊愈 74 例，好转 31 例，无效 11 例，总有效率为 90.5%。

**目窗** Mùchuāng（GB16）

【出处】《针灸甲乙经》：目窗，一名至营，在临泣后一寸。

【别名】 至营（《针灸甲乙经》），至营（《外台秘要》），至宫（《普济方》）。

【类属】 足少阳、阳维脉之会。

【定位】 在头部，前发际上 1.5 寸，瞳孔直上（图 3-81）。

【取法】 正坐或仰卧位，在头临泣直上 1 寸处取穴。

【主治】 ①头面五官病：头痛，眩晕，目赤肿痛，青盲，视物模糊，鼻塞。②其他病：小儿惊痫。

【刺灸法】 平刺 0.5~0.8 寸，局部有酸胀感，或向周围扩散；可灸。

【配伍应用】 ①配阳白、头临泣、印堂、风池，治头痛。②配睛明、攒竹、丝竹空、瞳子髎、合谷，治目赤肿痛。③配百会、水沟、神门、中冲、合谷，治癫痫。

【文献摘要】

《针灸甲乙经》：青盲无所见，远视䀮䀮，目中淫肤，白膜覆瞳子，目窗主之。上齿龋肿，目窗主之。

《铜人腧穴针灸图经》：治头面浮肿痛，引目外眦赤痛，忽头旋，目䀮䀮远视不明。

《针灸大成》：主目赤痛，忽头旋，目䀮䀮远视不明，头面浮肿，头痛，寒热汗不出，恶寒。

【现代研究】 治疗单纯性青光眼：主穴取目窗。肝气郁结者，加太冲、膻中、内关；肝肾两虚者，加肝俞、肾俞、太溪；心脾两虚者，加心俞、脾俞、神门。目窗取1寸毫针，向眼部方向沿皮刺入0.5寸，使针感向眼区放射，背俞取1.5寸毫针，针尖向脊柱方向斜刺，深1寸左右；余穴均直刺，以有酸麻胀感为度。每日1次，留针30 min，10次为一疗程，疗程间隔2 d。共治疗46例，痊愈16例，显效13例，有效10例，无效7例，总有效率为84.8%。

**正营　Zhèngyíng（GB17）**

【出处】《针灸甲乙经》：正营，在目窗后一寸。

【类属】 足少阳、阳维脉之会。

【定位】 在头部，前发际上2.5寸，瞳孔直上（图3-81）。

【取法】 正坐或仰卧位，在目窗后1寸处，当头临泣穴与风池穴的连线上取穴；或头临泣直上2寸处取穴。

【主治】 ①头面五官病：偏头痛，眩晕，齿痛，唇吻急强。②经脉病：颈项强痛。

【刺灸法】 平刺0.5~0.8寸，局部有酸胀感，或向周围扩散；可灸。

【配伍应用】 ①配风池、头维、率谷、太阳、外关，治偏头痛。②配颊车、下关、太阳、合谷，治牙关不利、牙痛。③配风池、行间、内关、印堂，治目眩、呕吐。

【文献摘要】

《针灸甲乙经》：上齿龋痛，恶风寒，正营主之。

《针灸大成》：主目眩瞑，头项偏痛，牙齿痛，唇吻急强，齿龋痛。

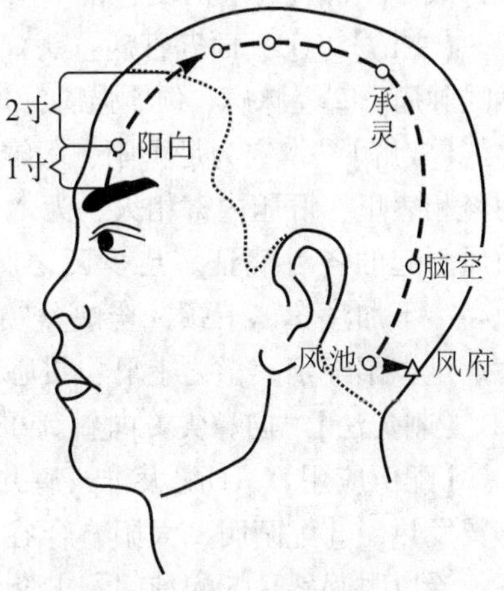

图3-82

**承灵　Chénglíng（GB18）**

【出处】《针灸甲乙经》：承灵，在正营后一寸五分。

【类属】 足少阳、阳维脉之会。

【定位】 在头部，前发际上4寸，瞳孔直上（图3-82）。

【取法】 正坐或仰卧位，在正营后1.5寸，当头临泣与风池的连线上取穴；或正营后1.5寸，横平通天取穴。

【主治】 头面五官病：头痛，眩晕，目痛，鼻塞，鼻衄，鼻渊。

【刺灸法】 平刺0.5~0.8寸，局部有酸胀感，或向周围扩散；可灸。

【配伍应用】 ①配百会、太冲，治颠顶头痛。②配迎香、印堂、风池、合谷，治鼻渊、鼻塞不通。③配大椎、风池、曲池、合谷，治发热、恶风寒。

【文献摘要】

《针灸甲乙经》：脑风头痛，恶见风寒，鼽衄，鼻窒，喘息不通，承灵主之。

《铜人腧穴针灸图经》：治脑风，头疼，恶风寒，鼻窒，喘息不利。

《类经图翼》：主治脑风头痛，恶风，鼻窒不通。

**脑空　Nǎokōng（GB19）**

【出处】《针灸甲乙经》：脑空，一名颞颥，在承灵后一寸五分，挟玉枕骨下陷者中。

【别名】 颞颥（《针灸甲乙经》）。

【类属】 足少阳、阳维脉之会。

【定位】 在头部，横平枕外隆凸的上缘，风池直上（图3-82）。

【取法】 正坐或俯卧位，在风池穴直上，与脑户、玉枕相平处取穴。

【主治】 ①头面五官病：头痛，目眩。②经脉病：颈项强痛。③神志病：癫狂，痫证，惊悸。

【刺灸法】 平刺 0.5~0.8 寸，局部有酸胀感，或向周围扩散；可灸。

【配伍应用】 ①配脑户、风池、天柱、昆仑，治后头痛。②配风池、支沟、后溪、悬钟，治颈项强痛。③配神门、内关，治惊悸。

【文献摘要】

《针灸甲乙经》：头痛身热，引两颔急，脑空主之。脑风目瞑，头痛，风眩目痛，脑空主之。鼻管疽，发为立厉，脑空主之。

《铜人腧穴针灸图经》：治脑风头痛不可忍，目瞑心悸，发即为癫，风引目眇，劳疾羸瘦，体热，颈项强，不得回顾。

《类经图翼》：主治脑风头痛不可忍，项强不得顾，目瞑鼻衄耳聋。

**风池** Fēngchí（GB20）

【出处】《灵枢·热病》：风池二。

【类属】 足少阳、阳维脉之会。

【定位】 在颈后区，枕骨之下，胸锁乳突肌上端与斜方肌上端之间的凹陷中（图 3-82）。

【取法】 正坐俯伏或俯卧位，在项后发际上 1 寸，当胸锁乳突肌与斜方肌上端之间的凹陷中取穴；或于项部枕骨下两侧，横平风府，胸锁乳突肌与斜方肌两肌之间凹陷中取穴。

【主治】 ①头面五官病：头痛，眩晕，口㖞，目赤肿痛，视物不明，鼻塞，鼻衄，鼻渊，耳鸣，咽喉肿痛。②经脉病：颈项强痛。③外感病：感冒，热病。④神志病：失眠，癫痫。⑤其他病：中风。

【穴解】 本穴为足少阳、阳维脉交会穴，阳维脉维系诸阳经，主一身之表，又足少阳经和足厥阴经相表里，肝胆内寄相火，为"风木之脏"，极易化火动风，所以本穴的治疗特点是既治外风又治内风引起的各种病证。足少阳之脉"起于目锐眦……循颈……至肩上"，其支脉，"从耳后入耳中……下加颊车，下颈，合缺盆"，故主目疾、颈项强痛、耳病。足少阳之筋"上结于頄"而主鼻病。足少阳经别"散之上肝，贯心，以上挟咽"而主咽喉肿痛，且因心主神明而主不寐、癫痫。

【刺灸法】 向鼻尖方向斜刺 0.8~1.2 寸，局部酸胀感明显，易扩散；可灸。

【配伍应用】 ①配大椎、肩井、外关、后溪、合谷，治颈项强痛。②配大椎、合谷、曲池，治感冒发热。③配睛明、太阳、合谷、太冲，治目赤肿痛。④配攒竹、阳白，颧髎、地仓、颊车、合谷，治口眼㖞斜。⑤配神门、丰隆、太冲、合谷，治痫证。

【文献摘要】

《针灸甲乙经》：颈痛，项不得顾，目泣出，多眵䁾，鼻鼽衄，目内眦赤痛，气厥，耳目不明，喉痹伛偻引项筋挛不收，风池主之。

《外台秘要》：寒热癫疾僵仆，温热病汗不出，头眩痛，痎疟，颈项痛不得顾，目泪出，欠气多，鼻鼽衄，目内眦赤痛，气发耳塞，目不明，喉痹，伛偻引项筋挛不收。

《针灸大成》：主洒淅寒热，伤寒温病汗不出，目眩苦，偏正头痛，痎疟颈项如拔，痛不得回顾。目泪出，欠气多，鼻鼽衄，目内眦赤痛，气发耳塞，目不明，腰背俱疼，腰伛偻引颈筋无力不收，大风中风，气塞涎上不语，昏危，瘿气。

《医宗金鉴》：肺受风寒，及偏正头痛。

《通玄指要赋》：头晕目眩，要觅于风池。

《席弘赋》：风府风池寻得到，伤寒百病一时消。

【现代研究】

（1）治疗脑卒中后假性延髓性麻痹：取风池、廉泉。风池针向喉结，震颤深入 2.5 寸，施小幅度高频率捻转补法，施针 1 min 左右，以咽喉麻胀为宜，留针 30 min。廉泉针刺时用 2.5 寸毫针向咽喉方向刺入，进针 1.5~2 寸，施以捻转手法，施针 1~3 min，留针 30 min，针感以舌根部有胀麻感向舌尖放射，咽喉部有痒感为度。每日 1 次，10 次为一疗程，3 个疗程无效者终止治疗。共治疗 32 例，痊愈 16 例，有效 13 例，无效 3 例，总有效率为 90.6%。

（2）治疗中风后吞咽障碍：取风池、翳风、廉泉。患者取坐位或侧卧位，针刺风池（双侧），针向喉结，震颤进针 2.5~3 寸，施捻转补法，施针 1~2 min，以咽喉部麻胀为度；针刺翳风（双侧），针向对侧翳风，进针 2.5~3 寸，操作手法及施手法时间同风池；针刺廉泉，针向舌根直刺 1.2~1.5 寸，有麻胀感时停止进针，施捻转泻法 1~2 min。均留针 20~30 min。每日 1 次，10 次为一疗程，间隔 2 d 进行下一疗程，3 个疗程后评价疗效。共治疗 64 例，临床治愈 24 例，显著进步 32 例，进步 6 例，无变化 2 例，总有效率为 96.9%。

（3）治疗经前期紧张综合征：取风池、哑门。患者取俯伏坐位，腧穴局部消毒后，风池向鼻尖方向斜刺 1~1.5 寸，施捻转泻法，强刺激，得气后连续捻转 2 min 使针感尽量上行至头部，然后留针 20 min，每 5 min 行针一次；哑门向下斜刺 0.8~1.2 寸，手法同风池。出针后，医者将艾条的一端点燃，对准施灸腧穴，约距 50 mm 进行悬灸，以舒适热感、腧穴皮肤红润为宜，每穴灸 15 min。从月经来潮前出现临床症状开始针灸至经来停止。针灸每日 1 次，连续治疗 2 个月。共治疗 100 例，痊愈 58 例，显效 31 例，无效 11 例，总有效率为 89.0%。

（4）治疗颈性眩晕：取风池、天柱（双侧），丹参注射液 10 mL。患者俯卧，常规消毒后，用一次性注射器抽取丹参注射液 10 mL，快速进针，风池针尖向对侧眼球方向进针 3 cm，回抽无血，缓慢推入药物。天柱垂直进针 3 cm，左右取穴，每穴 2.5 mL。注射完毕后，以无菌棉签压针孔片刻，嘱患者休息 5~10 min 再起床。隔日 1 次，10 次为一疗程。共治 40 例，临床治愈 18 例，显效 11 例，有效 9 例，无效 2 例，总有效率为 95.0%。

（5）对假延髓性麻痹患者经颅多普勒（TCD）超声的影响：将 97 例确诊为假延髓性麻痹的患者随机分为观察组和对照组，分别给予针刺风池透风池、廉泉，以及康容（吡拉西坦氯化钠注射液）静脉滴注加假针刺法治疗，1 个月后对治疗前后的 TCD 结果进行比较分析。结果：两组临床症状积分疗效比较有显著性差异（$P<0.01$）。与治疗前比较，对照组左、右椎动脉收缩期峰值流速（$v_s$）及左椎动脉平均流速（$v_m$）明显增加，基底动脉血流搏动指数（PI）明显下降（$P<0.05$）。观察组椎基底动脉的 $v_s$ 和 $v_m$ 都有显著增加（$P<0.05$，$P<0.01$），PI 显著降低（$P<0.05$），与对照组比较，大部分指标有显著性差异。结论：针刺风池透风池、廉泉能提高椎基底动脉的血流速度，有利于双侧皮质延髓束损害的恢复及假延髓性麻痹症状的康复。

（6）对脑缺血再灌注后大鼠脑组织内乙酰胆碱酯酶（AChE）活性的影响：每日电针“百会”、“风池”、“大钟”及“足三里”30 min，连续治疗 7 d 和 14 d，采用疏密波，频率 2~20 Hz，强度 2 A。结果：电针治疗可有效预防脑缺血再灌注引起的 AChE 活性下降。在实验第 14 日时，脑缺血再灌注组大脑皮质的 AChE 活性已明显恢复，海马 AChE 活性虽未完全恢复，但也较第 7 日时有明显回升。结论：电针能提高大鼠海马及大脑皮质内的 AChE 活性，从而可对抗脑缺血再灌注所致的脑损伤。

（7）对脑血流速的影响：选择病情稳定的中风患者 40 例，随机分为 2 组，每组 20 例。两组均采用相同的针灸协定方治疗（口眼㖞斜、言语不利者，取地仓、颊车、承泣、阳白、攒竹、廉泉；下肢瘫痪者，取阳陵泉、足三里、三阴交、太溪、解溪、昆仑；上肢瘫痪者，取肩髃、曲池、外关、合谷、后溪。以上均为患侧取穴），治疗组另加针刺风池、风府，均以 1 个月为一疗程。针刺前后以经脑彩超检查患者脑血管流速，比较两种治法对患者脑血流速的影响，并通过日常生活活动（ADL）能力分级法评定日常生活活动能力，比较针刺组的治疗效果。结果：两组均能改善中风患者的 ADL 指数积分，但治疗组明显优于对照组（$P<0.05$）。治疗组针刺风池、风府前后，各条脑血管血流速度比较均有明显差异（$P<0.05$）；针刺前后各条脑血管间血流速度变化程度比较无明显差异（$P>0.05$）。结论：针刺风池、风府能有效改善每条脑血管血流速，改善脑供血情况，提高中风后遗症患者日常生活活动能力。

（8）对偏头痛大鼠硬脑膜微循环的影响：造模后 30 min 给予针刺，取“水沟”、“百会”、“风池”、“内关”，留针 20 min。结果：针刺可以逐步收缩偏头痛大鼠异常扩张的微动脉，调整血管的舒缩功能，改善微循环血流量，增加病灶组织的血氧供应量。这应该是针灸缓解偏头痛的机制之一。

（9）对偏头痛患者的镇痛作用及对血浆$\beta$-内啡肽（$\beta$-EP）的影响：将纳入观察的偏头痛患者随机分为“少阳经”组和“阳明经”组，均采用针刺治疗，“少阳经”组选风池、外关、阳陵泉、丘墟，“阳明经”组选头维、偏历、足三里、冲阳。治疗 4 周后观察两组患者头痛程度、发作次数、持续时间和伴随症状的情况；并于治疗前后分别测定患者血浆$\beta$-EP 含量及健康对照组人员的血浆$\beta$-EP 含量。结果：“少阳经”组治疗 4 周后疼痛综合评分较治疗前有明显降低；治疗后$\beta$-EP 含量升高，与治疗前比较有显著性差异（$P<0.05$）。结论：针刺治疗偏头痛具有较好的镇痛作用，机制可能与提高患者血浆$\beta$-EP 含量有关。

（10）治疗抑郁症临床疗效及对血清细胞因子的影响：采用随机对照法，将入选的 100 例抑郁症患者分为针刺组和药物组，每组 50 例。针刺组针刺内关、三阴交、风池、百会，每日 1 次，每次 20 min；药物组给予口服阿米替林，第 1 周每次 25 mg，3 次/d，根据疗效与患者出现药物不良反应情况酌情增减药量，平均日量 150 mg。4 周为 1 个观察周期。观察 2 组患者治疗前后汉密顿抑郁量表（HAMD）评分及血清细胞因子白细胞介素（IL）-1β、IL-2、IL-6、肿瘤坏死因子-α（TNF-α）的变化。结果：针刺组治疗第 2 周能使抑郁症患者的 HAMD 总分明显减少；治疗 4 周时针刺组的 HAMD 因子分析改善优于药物组（$P<0.05$）。针刺组能明显降低 IL-1β、IL-2、IL-6、TNF-α 的高表达水平。结论：针刺治疗可以有效改善抑郁症患者的 HAMD 评分，通过调节血清细胞因子水平而发挥治疗抑郁症的作用。

（11）对原发性高血压患者甲襞微循环的影响：将符合原发性高血压诊断标准并且中医辨证为“肝阳上亢”的患者 32 例，按照平肝潜阳的原则，采用单纯针刺方法，取双侧风池、太冲、涌泉、太溪，每日 1 次。分别于治疗前及治疗 15 d 后测量血压和观察甲襞微循环，并选取 15 名健康志愿者作为对照。结果：治疗 15 d 后，32 例原发性高血压患者的甲襞微循环（血液流态积分、襻周状态积分、总积分）及血压均有明显改善，总有效率为 84.0%。结论：针灸治疗原发性高血压，其机制可能与改善微循环状态，从而减小血管外周阻力有关。

【按语】 古有“风从上受”之说，本穴为风邪入侵之门户，具有散风解表、疏风清热、平肝熄风、醒脑开窍、调和气血、通经活络之功效，为治风之要穴。

【注意事项】 本穴深部中间为延髓，针刺时应严格注意掌握进针的方向、深度，针刺时不超过 1.5 寸，不能深刺，以免伤及延髓，造成不良后果。

### 肩井 Jiānjǐng（GB21）

【出处】《针灸甲乙经》：肩井，在肩上陷者中，缺盆上大骨前。

【别名】 膊井（《太平圣惠方》），髆井（《铜人腧穴针灸图经》）。

【类属】 手少阳、足少阳、足阳明、阳维脉之会。

【定位】 在肩胛区，第 7 颈椎棘突与肩峰最外侧点连线的中点（图 3-83）。

【取法】 正坐位、俯伏坐位或俯卧位，当第 7 颈椎棘突下与肩峰连线的中点取穴。

【主治】 ①头部病：头痛，眩晕。②乳房病：乳汁少，乳癖，乳痈。③经脉病：颈项强痛，肩背疼痛，上肢不遂。④产科病：难产，胞衣不下。⑤其他病：瘰疬。

【穴解】 足少阳之筋“上走腋前廉，系于膺乳”，故本穴可用于治疗乳痈、乳癖、乳汁少。本穴为手少阳、足少阳、足阳明与阳维脉交会穴，通一身之阳，调理气机，疏利肝胆而主难产、胞衣不下、瘰疬诸证；局部用于颈项肩背痛等。

【刺灸法】 直刺 0.5~0.8 寸，局部酸胀感明显，向四周扩散；可灸。

【配伍应用】 ①配肩髃、肩贞、天宗、大杼，治肩背痹痛。②配乳根、膻中、少泽、足三里，治乳汁不足、乳痈。③配合谷、三阴交，治难产。

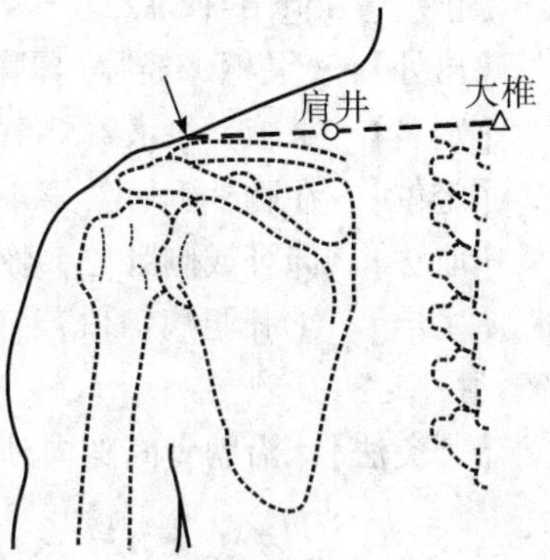

图 3-83

【文献摘要】

《针灸甲乙经》：肩背痹痛，臂不举，寒热凄索，肩井主之。

《千金翼方》：凡难产，针两肩井一寸，泻之，须臾即生也。上气咳逆，短气，风劳百病，灸肩井二百壮。

《铜人腧穴针灸图经》：治五劳七伤，颈项不得回顾，背髆闷，两手不得向头，或因仆伤腰髋痛，脚气上攻……若妇人堕胎后，手足厥逆，针肩井立愈。若灸更胜针，可针七壮。

《针灸大成》：主中风气塞，涎上不语，气逆，妇人难产，堕胎后手足厥逆，针肩井立愈。头项痛，五劳七伤，臂痛，两手不得向头。

《百症赋》：肩井乳痈而极效。

《玉龙歌》：急疼两臂气攻胸，肩井分明穴可攻。

《长桑君天星秘诀歌》：脚气酸痛肩井先，次寻三里阳陵泉。

【现代研究】

（1）治疗颈椎病：①治疗神经根型颈椎病，首先做颈椎牵引，利用坐立两用颈椎牵引机，用枕颏吊带坐位持续性牵引，牵引起始重量一般控制在 6 kg 左右，依患者体质和耐受度可逐渐加重至 16~20 kg，牵引持续 10~15 min。其次行针刺治疗。取肩井（患侧）、风池（双侧）、颈夹脊、大椎、阿是穴。肩痛明显者，加肩髃、肩贞；上肢麻木放射痛者，加肩髃、曲池；拇、示、中指麻木者，加合谷、外关；小、环指麻木者，加后溪。患者取俯卧位，腧穴皮肤常规消毒，用 1~2 寸毫针依次进针，颈夹脊沿脊柱方向以 75°左右的倾斜度刺入 0.5~1 寸；风池向鼻尖方向刺入 0.8~1.2 寸；大椎直刺入 0.8~1.2 寸；肩井浅刺入 0.8 寸；得气后，将针柄接电针治疗仪，输出端选用连续波进行刺激，强度以患者能耐受为度，留针 30 min。最后拔罐。针刺完毕起针后，取大号玻璃罐采用闪火法依次在大椎、肩井、阿是穴等处拔罐，留罐 5~10 min，每日 1 次，10 次为一疗程。疗程间休息 3 d，再进行下一疗程。共治 52 例，经 1~3 个疗程治疗后，痊愈 41 例，显效 7 例，好转 4 例，总有效率为 100%。②治疗普通颈椎病：针刺取穴风池、新设（第 3、4 颈椎间旁开 1.5 寸）、颈 7 夹脊、肩井、阿是穴。头晕者，加百会、大杼、悬钟；上肢疼痛者，加曲池、外关、合谷及阿是穴；心悸者，加内关、神门、巨阙。采用平补平泻手法，留针 30 min，每日 1 次，10 次为一疗程。同时采用当归注射液腧穴注射风池、曲池及阿是穴。常规消毒后，垂直刺入 0.5~1 寸，得气且回抽无血后注入药物，每穴 0.5 mL，每日 1 次，10 次为一疗程。共治 45 例，经过 3 个疗程的治疗，痊愈 20 例，显效 19 例，好转 5 例，无效 1 例，总有效率为 97.8%。

（2）治疗中风后遗症：取患侧肩井、曲池、外关、环跳、阳陵泉、足三里，用电针加强刺激，每日针 1 次，每次 30~40 min。足外翻，针刺内翻穴；足内翻，针刺外翻穴。中药用补阳还五汤加减，每日 1 剂。共治 35 例，治愈 9 例，显效 14 例，好转 12 例，总有效率为 100%。

（3）治疗急性乳腺炎：取乳根（患侧）、肩井、曲池、内庭、行间、至阳。仰卧位，腧穴常规消毒后，乳根穴沿皮横刺 1.5~2 寸，用泻法，使针感扩散至整个乳房；肩井针尖对准同侧乳头，沿皮向前刺 1~1.5 寸，施捻转泻法；曲池直刺 1~1.5 寸，施提插泻法，使针感传至整个上臂；内庭、行间针尖向踝关节方向斜刺 1 寸，施捻转加提插泻法，留针 30 min，留针过程中每 10 min 行针一次；起针后，改俯卧位，至阳用三棱针点刺后拔火罐，出血 5 mL。每日 1 次。共治 58 例，经过 3 次治疗后，临床治愈 54 例，显效 2 例，有效 2 例，总有效率为 100%。

【按语】　本穴具有行气活血催胎之功，故可主治难产。

【注意事项】　因本穴深部正当肺尖，切忌深刺；孕妇禁用。

渊腋　Yuānyè（GB22）

【出处】《灵枢·经脉》：脾之大络，名曰大包，出渊腋下三寸，布胸胁。

【别名】泉腋、泉液（《备急千金要方》）。

【定位】在胸外侧区，第 4 肋间隙中，在腋中线上（图 3-84）。

【取法】仰卧或侧卧位，腋中线上第 4 肋间隙中，举臂取穴。

【主治】①肝胆病：口苦，胸满，胁痛。②经脉病：腋下肿，臂痛不举。

【刺灸法】沿肋骨间隙向外平刺 0.5~0.8 寸，局部有酸胀感；可灸。

【配伍应用】①配天宗、肩井、肩髎、臑会、支沟、外关，治臂痛不举。②配章门、膻中、日月、期门、外关，治胸满、胁痛。

【文献摘要】

《针灸甲乙经》：胸满马刀，臂不得举，渊腋主之。

《铜人腧穴针灸图经》：治胸满无力，臂不举。

《针灸大成》：主寒热，马刀疡，胸满无力，臂不举。

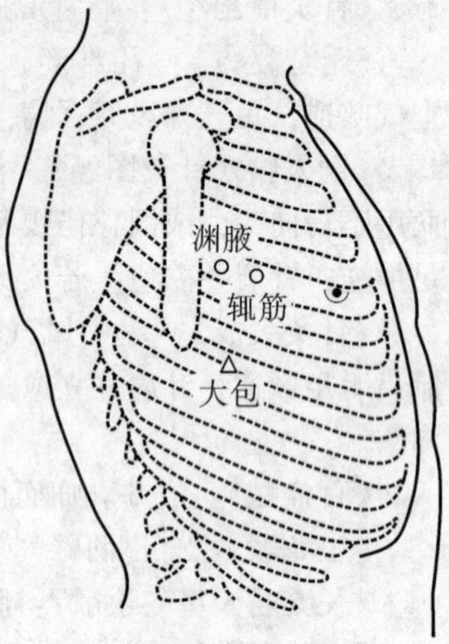

图 3-84

辄筋　Zhéjīn（GB23）

【出处】《针灸甲乙经》：辄筋，在腋下三寸，复前行一寸，著胁。

【别名】神光、胆募（《针灸大成》）。

【定位】在胸外侧区，第 4 肋间隙中，腋中线前 1 寸（图 3-84）。

【取法】仰卧或侧卧位，在渊腋前 1 寸，平乳头，当第 4 肋间隙中取穴。

【主治】①肝胆病：呕吐，吞酸，胁痛。②经脉病：胸满，腋肿。③其他病：气喘。

【刺灸法】沿肋骨间隙向外平刺 0.5~0.8 寸，局部有酸胀感；可灸。

【配伍应用】①配膻中、阳陵泉、支沟、外关，治胸胁疼痛。②配肺俞、定喘、孔最、尺泽，治喘息不得卧。

【文献摘要】

《针灸甲乙经》：胸中暴满，不得眠，辄筋主之。

《铜人腧穴针灸图经》：治胸中暴满，不得卧，喘息也。

《针灸大成》：主胸中暴满不得卧，太息善悲，小腹热，欲走，多唾，言语不正，四肢不收，呕吐宿汁，吞酸。

《类经图翼》：主治太息多唾善悲，言语不正，四肢不收，呕吐宿汁吞酸，胸中暴满，不得卧。

日月　Rìyuè（GB24）

【出处】《脉经》：胆俞在背第十椎，募在日月。

【别名】神光、胆募（《千金翼方》）。

【类属】胆之募穴；足少阳、足太阴之会。

【定位】在胸部，第 7 肋间隙中，前正中线旁开 4 寸（图 3-85）。

【取法】仰卧位，在乳头下方，当第 7 肋间隙取穴；或乳头直下，期门下 1 肋处取穴，女性在锁骨中线与第 7 肋间隙交点处。

【主治】①肝胆病：黄疸，呕吐，胁肋胀痛。②胃病：吞酸，呃逆，胃脘痛。

【穴解】足少阳经“以下胸中，贯膈，络肝，属胆”，“循胸，过季胁”，本穴又为胆之募穴，故可和胃降逆、疏肝利胆，主治肝胆、胃病。

【刺灸法】 沿肋骨间隙向外斜刺或平刺 0.5~0.8 寸，局部有酸重胀感，向四周放散；可灸。

【配伍应用】 ①配期门、阳陵泉、丘墟、足临泣、支沟、外关，治胁肋疼痛。②配内关、中脘、胃俞，治呕吐。③配大椎、至阳、肝俞、胆俞、阴陵泉、太冲，治黄疸。

【文献摘要】

《针灸甲乙经》：太息善悲，少腹有热，欲走，日月主之。

《千金翼方》：呕吐宿汁，吞酸，灸神光（一名胆募）百壮，三报之。

《铜人腧穴针灸图经》：治太息善悲，小腹热，欲走，多唾，言语不正，四肢不收。

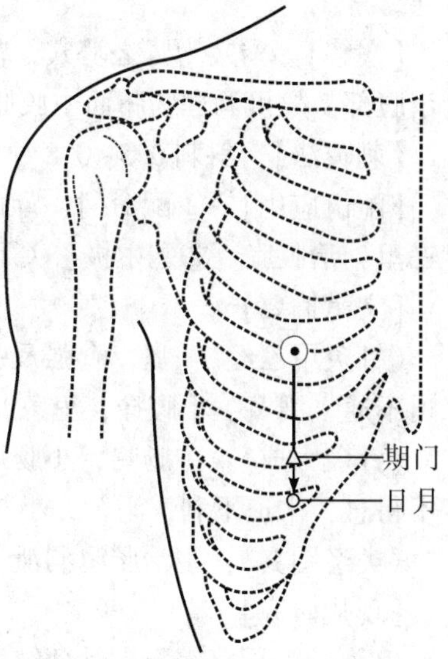

图 3-85

【现代研究】

(1) 治疗慢性胆囊炎：取日月（双侧），用 1.5 寸毫针，常规消毒后用夹持进针法，沿肋骨缘斜刺 0.5 寸，行雀啄泻法 1 min，以窜胀感至右上腹或背部为度，留针 30 min，留针期间不行针，每日 1 次，每周治疗 5 次，连续 4 周。共治 30 例，显效 18 例，有效 12 例，总有效率为 100%。

(2) 治疗胆石症：日月用药物外敷配合耳穴压丸法可治疗胆石症。消石散：金钱草 500 g，生大黄、玄明粉各 600 g，槟榔、炮山甲、威灵仙各 250 g，郁金、白芷、木香、虎杖各 300 g，枳壳、陈皮各 200 g，薄荷冰 50 g，麝香少许。将上述药材用机器粉碎后拌和调匀，过 100 目筛，装罐备用。用时取该散 20 g 左右，用蜂蜜适量调成膏状摊在塑料薄膜上，将肝胆投影区用水洗净擦干，将备好的消石散膏贴于右日月，用布带固定，7 d 换药一次，2 周为一疗程。耳穴压丸法：将王不留行粘于 5 mm×5 mm 医用胶布上，分别固定在肝、胰、胆、胃、十二指肠、神门、三焦、直肠穴处。患者于每餐后自行按压每穴 5 min，隔日换贴另侧耳穴。6 次为一疗程，一般 1 个疗程内见效。治疗期间嘱患者早餐或午餐前 20 min 进食猪蹄 1 只。共治 536 例，痊愈 83 例，显效 211 例，有效 195 例，无效 47 例，总有效率为 91.2%。

(3) 对胆汁分泌的影响：电针日月对胆汁分泌有促进作用，并可使胆囊收缩，有利胆和排石作用。取胆总管引流患者的日月，电针后 30 min，可见胆总管明显规律性收缩，迫使胆道造影剂阵阵通过 Oddi 括约肌而进入十二指肠。也有报道用皮内针针刺日月，在 X 线下可见胆囊缩小，表示可促进胆囊收缩。还有报道针刺期门、日月对胆结石有较好的临床效果，针刺加口服硫酸镁，其排石率为 69%，对照组为 20.5%（$P<0.001$）。

【按语】 本穴具有疏肝利胆、和胃降逆之功效。现代常用于治疗胆囊炎、急慢性肝炎、胃及十二指肠溃疡、膈肌痉挛、肋间神经痛等。

【注意事项】 右侧穴下为胆囊底部所在，故针刺时注意掌握针刺的角度、深度；若进针过深，可伤及胆囊和肝脏，造成胆囊穿孔等意外事故，故不能深刺。

京门　Jīngmén（GB25）

【出处】《脉经》：肾俞在背第十四椎，募在京门。

【别名】 气府、气俞（《针灸甲乙经》）。

【类属】 肾之募穴。

【定位】 在上腹部，第 12 肋骨游离端的下际（图 3-86）。

【取法】 侧卧位，于侧腹部，章门后 1.8 寸，当第 12 肋骨游离端下际取穴。

【主治】 ①肾病：小便不利，水肿，腰痛。②经脉病：胁痛。③胃肠病：腹胀，泄泻，肠鸣，呕吐。

【穴解】 本穴为肾之募穴，肾主水，且腰为肾之府，故主小便不利、水肿、腰痛。本穴在胁下，近于腹部，故可调理肠腑而主腹胀、泄泻、肠鸣。

【刺灸法】 斜刺 0.5~0.8 寸，局部有酸胀感；可灸。

【配伍应用】 ①配命门、肾俞、志室、委中、三阴交，治肾虚腰痛。②配天枢、中脘、三阴交、足三里，治腹胀。③配中极、关元、气海、三阴交、阴陵泉，治水肿。

【文献摘要】

《针灸甲乙经》：痓，脊强反折，京门主之。寒热，腹胀䐜，怏怏然不得息，京门主之。溢饮，水道不通，溺黄，小腹痛，里急，肿，洞泄，体痛引骨，京门主之。

《针灸大成》：主肠鸣，小肠痛，肩背寒，痓，肩胛内廉痛，腰痛不得俯仰久立，寒热腹胀，引背不得息，水道不利，溺黄，小腹急肿，肠鸣洞泄，髀枢引痛。

《类经图翼》：主治肠鸣洞泄，水道不利，少腹急痛，寒热䐜胀，肩背腰髀引痛，不得俯仰久立。

【现代研究】

（1）治疗尿路结石：针药结合治疗尿路结石。针刺主穴取肾俞（双侧）、京门、关元、中极，配穴取阴陵泉、三阴交。用捻转强刺激手法进针，得气后接通电针治疗仪，强度以患者能耐受为度。每日 1 次，10 次为一疗程。“四金排石汤”：金钱草 30 g，郁金 15 g，海金沙 10 g，鸡内金 10 g，车前子 30 g，木通 10 g，石苇 15 g，萹蓄 10 g，瞿麦 10 g，甘草 6 g。加减“四金排石汤”：膀胱湿热重者，加滑石 30 g，栀子 10 g；血尿严重者，加小蓟 30 g、地榆 12 g；病久肾虚者，加熟地黄 30 g、知母 10 g；气虚明显者，加黄芪 30 g、茯苓 15 g。上方水煎 2 次，取汁 400 mL，每日 1 剂，早、晚各 1 次温服，7 d 为一疗程，共进行 3 个疗程。共治疗 68 例，治愈 50 例，有效 12 例，无效 6 例。

（2）治疗泌尿系结石：先用孕酮腧穴注射，取三阴交和照海，每次选取 1 穴（双侧），腧穴常规消毒，取 2 mL 无菌注射器，抽取孕酮 1 mL（20 mg），刺入腧穴得气后回抽无血，每侧腧穴各注入药液 0.5 mL。三阴交和照海交替进行。孕酮腧穴注射完毕 5 min 后，开始针刺治疗。主穴取肾俞、京门、膀胱俞、阴陵泉。实证加太冲、中极、三焦俞、太溪；虚证加关元、交信、足三里、气海。嘱患者屈膝侧卧位，患侧在上，腧穴常规消毒后，取 3 寸毫针，由肾俞向京门透刺，要求针感向会阴部放射；膀胱俞、阴陵泉直刺 1~1.5 寸；余穴用 1.5 寸毫针直刺。实证用泻法，行强刺激，留针 20 min；虚证用补法，行中度刺激，留针 30~60 min。每日 1 次，10 次为一疗程。共治疗 118 例，痊愈 91 例，好转 23 例，无效 4 例，总有效率为 96.6%。

【按语】 本穴为肾募，具有利尿通淋、补肾温阳之功效。现代常用于治疗肾炎、疝痛、尿石病、肠炎、肋间神经痛、腰背肌劳损等。

【注意事项】 京门深部有重要脏器，不可直刺或深刺。

**带脉　Dàimài（GB26）**

【出处】《灵枢·癫狂病》：脉癫疾者，暴仆，四肢之脉皆胀而纵，脉满，尽刺之出血，不满，灸之挟项太阳，灸带脉于腰，相去三寸，诸分肉本输。

【类属】 足少阳、带脉之会。

【定位】 在侧腹部，第 11 肋骨游离端垂线与脐水平线的交点上（图 3-86）。

【取法】 侧卧位，章门下 1.8 寸，在第 11 肋骨游离端直下与脐水平线交点处取穴；或章门直下，横平神阙取穴。

【主治】 ①妇科病：带下，月经不调，经闭，阴挺。②经脉病：胁痛，腰痛，小腹痛，疝气。

【穴解】 本穴为足少阳、带脉交会穴，“妇人少腹坚痛，月水不通，带脉主之”，故主治带下、月经不调、经闭、阴挺。“带脉者，起于季胁，回身一周”，因而主胁痛、腰痛、小腹痛。

【刺灸法】 直刺 1~1.5 寸，局部有胀重感，或环腰放射；可灸。

【配伍应用】 ①配白环俞、阴陵泉、三阴交、太白、漏谷，治带下病。②配中极、关元、气海、地机、三阴交，治痛经、闭经。③配血海、三阴交、膈俞，治月经不调。

【文献摘要】

《针灸甲乙经》：妇人少腹坚痛，月水不通，带脉主之。

《针灸大成》：主腰腹纵，溶溶如囊水之状，妇人小腹痛，里急后重，瘛疭，月事不调，赤白带下。

《医宗金鉴》：主治疝气，偏堕于肾，及妇人赤白带下等证。

《玉龙歌》：肾气冲心得几时，须用金针疾自除，若得关元并带脉，四海谁不仰明医。

【现代研究】 治疗腰骶疼痛：取带脉、足临泣。患者取仰卧位，局部常规消毒后，带脉直刺 25~40 mm，足临泣直刺 20~25 mm，行提插泻法，以局部有酸麻胀痛感为度，留针 20 min，10 min 行针一次，行提插捻转泻法。每日 1 次，7 次为一疗程。经治疗 1 周后全部获效，其中 40 例治愈，疼痛完全消失；6 例好转，疼痛明显减轻。

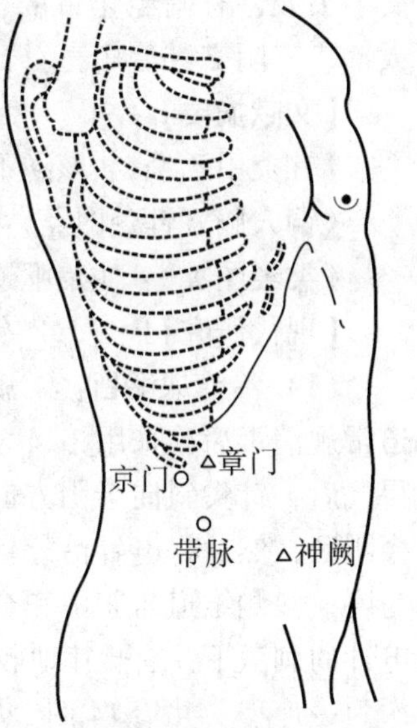

图 3-86

【按语】 取穴时，尽量收腹，显露肋弓软骨缘，本穴为足少阳经与带脉之交会穴，具有清热利湿、调经止带之功效。现代常用于治疗功能性子宫出血、闭经、子宫内膜炎、盆腔炎、子宫脱垂、阴道炎、膀胱炎、睾丸炎、腰痛、下肢无力等。

**五枢　Wǔshū（GB27）**

【出处】《针灸甲乙经》：五枢，在带脉下三寸，一曰在水道旁一寸五分。

【类属】 足少阳、带脉之会。

【定位】 在下腹部，横平脐下 3 寸，髂前上棘内侧（图 3-87）。

【取法】 侧卧或仰卧位，在髂前上棘之前 0.5 寸，横平脐下 3 寸处取穴；或带脉下 3 寸处，横平关元取穴。

【主治】 ①妇科病：带下，月经不调，阴挺。②其他病：腹痛，便秘，疝气。

【刺灸法】 直刺 1~1.5 寸，局部有胀重感；可灸。

【配伍应用】 ①配中极、关元、气海、三阴交，治少腹痛。②配大敦、行间、太冲、曲泉，治疝气。③配百会、关元、归来、气海，治阴挺。

【文献摘要】

《针灸甲乙经》：男子阴疝，两丸上下，小腹痛，五枢主之。妇人下赤白，里急瘛疭，五枢主之。

《针灸大成》：主痃癖，膀胱气攻两胁，男子寒疝，阴卵上入小腹痛，妇人赤白带下，里急瘛疭。

《玉龙歌》：五枢亦治腰间痛，得穴方知疾顿轻。

**维道　Wéidào（GB28）**

【出处】《针灸甲乙经》：维道，一名外枢，在章门下五寸三分。

【别名】 外枢（《针灸甲乙经》）。

【类属】 足少阳、带脉之会。

【定位】 在下腹部，髂前上棘内下 0.5 寸（图 3-87）。

【取法】 侧卧位，在髂前上棘的前下方，五枢内下 0.5 寸处取穴。

【主治】 ①妇科病：阴挺，带下，月经不调。②其他病：少腹痛，便秘，肠痈，疝气。

【刺灸法】 直刺 1~1.5 寸，局部有胀重感；可灸。

【配伍应用】 ①配百会、关元、气海、归来、子宫，治阴挺。②配脾俞、肾俞、阴陵泉、三阴交、关元，有调经止带的作用，治月经不调、带下。③配大敦、太冲、三阴交，治疝气。

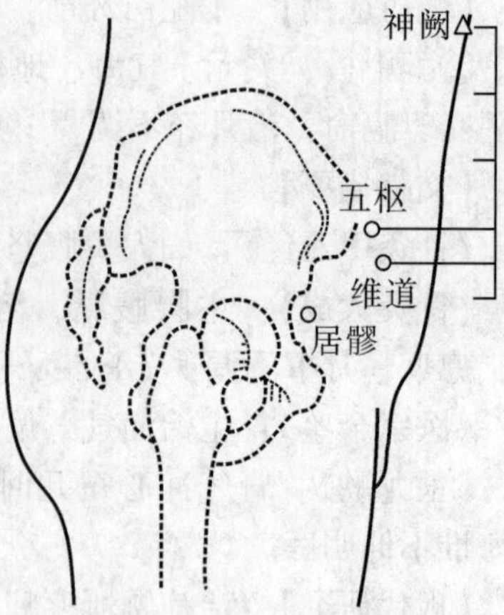

图 3-87

【文献摘要】

《针灸甲乙经》：咳逆不止，三焦有水气，不能食，维道主之。

《铜人腧穴针灸图经》：呕逆不止，三焦不调，水肿，不嗜食。

《类经图翼》：主治呕逆不止，三焦不调，不食，水肿。

【现代研究】

（1）治疗尿潴留：①患者取仰卧位，暴露小腹部，取双侧维道常规消毒后，采用 3~4 寸长毫针，先直刺 0.3~0.5 寸，轻捻转得气后，针尖斜向会阴方向平刺，再行小幅度提插，使针感传至会阴区，然后将电针治疗仪接针柄端，行疏密波，以患者能耐受为度。双侧维道与脐中和会阴部形成两个对应的三角区，此区在电针的刺激下，有规律地收缩与舒张，留针 30 min，每日 1 次，7 次为一疗程。共治 14 例，均治愈，有效率为 100%。针刺 1 次后能自动排尿，无残余尿，症状及体征消失者 10 例；针刺 1 次后，能自动排尿，但有残余尿，经 2 次治疗症状消失者 2 例；经 7 次治疗，症状消失者 2 例。②取穴：以维道为主穴，配中极、三阴交。取双侧维道，以 28 号 2.5 寸或 3 寸毫针，沿皮呈 10°~20°向曲骨方向平刺 2~2.5 寸，行捻转手法，使针感向会阴部或大腿内侧放射。中极以 1.5 寸毫针向曲骨方向平刺 1.2~1.5 寸，针感要求同维道。三阴交以 1.5 寸毫针直刺 1.2 寸，行提插捻转泻法。针刺完毕，将电针治疗仪输出导线连接于双侧维道针柄，选择疏密波通电 30~40 min，刺激强度以见腹部肌肉规律收缩抽动且患者能耐受为宜。留针期间中极、三阴交可间歇行针 2~3 次。于出针前 10 min 或出针后即刻将事先准备好的一盆水轻轻倒入另一盆中，来回倒动，使其发出流水声。有条件者可拧开自来水管，以行水声诱导排尿。共治疗 61 例，治愈 59 例，好转 1 例，无效 1 例，总有效率为 98.4%。

（2）治疗排尿异常：取穴维道（双侧）、气海、关元、中极、足三里、三阴交。维道以 2.5 寸或 3 寸毫针，沿皮呈 10°~20°角向曲骨方向平刺 2~2.5 寸深，行捻转手法，使针感向会阴部或大腿内侧放射；两穴针刺后，将电针治疗仪输出导线连接于双侧针柄上，选择低频连续波通电 30 min，强度以见腹部肌肉作规律收缩抽动且患者能耐受为宜。同时在关元、中极、足三里、三阴交等腧穴上针刺，并于针柄装上 2 cm 艾条，灸 3 壮，使小腹有温暖感为佳。治疗 10 次后痊愈，为巩固疗效，嘱患者用艾条温灸气海、关元、中极、足三里、三阴交。

### 居髎 Jūliáo（GB29）

【出处】《针灸甲乙经》：居髎，在章门下八寸三分，监骨上陷者中。

【类属】 足少阳、阳跷脉之会。

【定位】 在臀区，髂前上棘与股骨大转子最凸点连线的中点处（图 3-87）。

【取法】 侧卧位，在髂前上棘与股骨大转子之最高点连线的中点处取穴。

【主治】 ①经脉病：腰痛，下肢痿痹。②其他病：疝气。

【刺灸法】 直刺 1~1.5 寸，局部有胀重感；可灸。

【配伍应用】 ①配环跳、阳陵泉、委中、悬钟、昆仑，治腰腿痹痛、下肢瘫痪。②配大敦、太冲、五枢、中极，治疝气。

【文献摘要】

《铜人腧穴针灸图经》：治腰引少腹痛，肩引胸臂挛急，手臂不得举而至肩。

《类经图翼》：主治肩引胸臂挛急不得举，腰引小腹痛。

《玉龙赋》：腿风湿痛，居髎兼环跳与委中。

【现代研究】

（1）治疗肩周炎：针刺居髎为主，配合循经取穴。针法：令患者侧卧，患侧向上，先针居髎，用“蜻蜓点水”针刺法，每5 min一次，共3次。具体方法：针刺破皮后，分层插入，当针尖插至腧穴的一定深度时，立即进行小幅度的快速提插，幅度在0.5~1分之间，每秒6次为补法，多于9次为泻法，并与提插幅度相一致，使术者指端产生得气感。慢性痛症用补法，急性痛症用泻法。在行针的同时，嘱患者主动做肩关节前举、外展、后伸等缓慢活动，出针后再根据其不同的疼痛部位选用相应的“肩三针”穴。即将肩周疼痛部位辨证取穴，肩前型取肩髃、肩内陵、列缺；肩侧型取肩髃、臑会（或臂臑）、曲池（或外关）；肩后型取臑俞、肩髎、后溪。每种类型每次均只取3个腧穴，故称之为“肩三针”穴。留针20 min，隔日1次，10次为一疗程。共治120例，痊愈74例，好转42例，无效4例，总有效率为96.7%。

（2）治疗臀上皮神经损伤：患者侧卧或坐位，居髎局部常规消毒，用5 mL注射器，6.5号针头抽吸泼尼松龙25 mg，加2%盐酸普鲁卡因注射液4 mL，摇匀。进针1~1.5寸深，提插捻转，待患者自觉酸胀向大腿外侧放散，抽吸无回血后将药液注入1/2，然后将针尖退出少许，向阿是穴斜刺，得气后注完药液，出针后按揉针孔。6 d一次，3次为一疗程。同时可沿臀上皮神经走行方向施行分筋理筋手法。共治疗116例，痊愈102例，好转11例，无效3例，总有效率为97.4%。对普鲁卡因呈阳性反应者改用1%盐酸利多卡因注射液4 mL代替。

【注意事项】　结核病、溃疡病患者及孕妇禁用。

**环跳**　Huántiào（GB30）

【出处】《针灸甲乙经》：环跳，在髀枢中，侧卧伸下足屈上足取之。

【别名】　枢中（《素问·缪刺论》），髀厌（《素问·气穴论》王冰注），髀枢（《素问·气府论》张志聪注）。

【类属】　足少阳、足太阳之会。

【定位】　在臀区，股骨大转子最凸点与骶管裂孔连线的外1/3与内2/3交点处（图3-88）。

【取法】　侧卧屈股，呈单腿跳跃状（伸下腿，上腿屈髋、屈膝），于股骨大转子最高点与骶管裂孔连线的外1/3与内2/3交点处取穴。

【主治】　经脉病：下肢痿痹，半身不遂，腰胯腿痛。

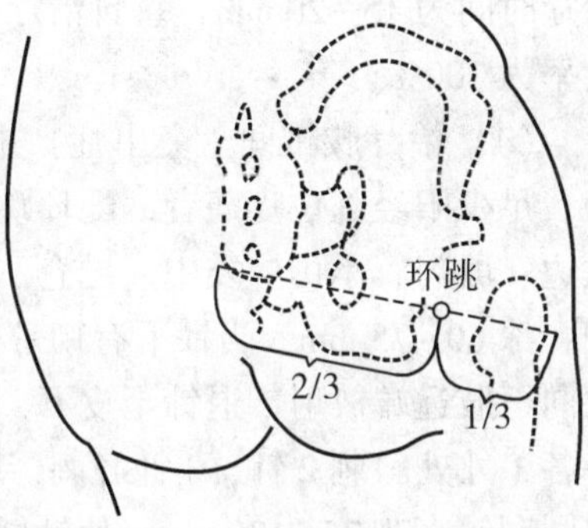

图3-88

【穴解】　本穴为足少阳、足太阳经交会穴，足太阳经分布于腰、臀及下肢的后面，足少阳经脉分布于髂部和下肢的外侧面。在经脉病候上，足太阳经“主筋所生病”，足少阳经“主骨所生病”，筋和骨关系着人体的运动功能，且本穴居髋部，为下肢运动之枢纽，故本穴是治疗腰胯部和下肢疼痛、痿痹、不遂的主穴。

【刺灸法】　直刺2~3寸，局部有胀重感，或有触电感向下肢远端放散；可灸。

【配伍应用】　①配承扶、殷门、阳陵泉、委中、昆仑，治坐骨神经痛。②配腰阳关、居髎、风市、阳陵泉、委中、悬钟，治下肢风寒湿痹证。③配风池、曲池、血海、三阴交、合谷、膈俞，治遍身风疹。

【文献摘要】

《素问·缪刺论》：邪客于足少阳之络，令人留于枢中痛，髀不可举，刺枢中，以毫针，寒则久留针。以月死生为数，立已。

《针灸甲乙经》：腰胁相引痛急，髀筋瘛胫痛不可屈伸，痹不仁，环跳主之。

《铜人腧穴针灸图经》：冷风湿痹，风疹，偏风半身不遂，腰胯痛不得转侧。

《针灸大成》：主冷风湿痹不仁，风疹遍身，半身不遂，腰胯痛蹇，膝不得转侧伸缩。

《医宗金鉴》：主治腰、胯、股、膝中受风寒湿气，筋挛疼痛。

《长桑君天星秘诀歌》：冷风湿痹针何处，先取环跳次阳陵。

《玉龙歌》：环跳能治腿股风，居髎二穴认真攻，委中毒血更出尽，愈见医科神圣功。

《杂病穴法歌》：脚连胁腋痛难当，环跳阳陵泉内杵，冷风湿痹针环跳，阳陵三里烧针尾。

【现代研究】

（1）治疗腰腿痛：主穴取环跳。配穴取腰夹脊、腰俞、委中、足三里、阿是穴、承山、悬钟。常用穴每次必取，配穴随证而用。每次选 4～6 穴，常规消毒后针刺。环跳宜深刺，在其外下方 1 寸再进一针，针尖微斜向环跳，两针形成一夹角，捻转提插配合，使针感放射至腿足；其余腧穴的针感也要求能向远端放射。得气后留针 30～60 min，剧痛时可适当延长。每隔 5～10 min 行针一次，平补平泻，针感迟钝者手法可稍重。每日或隔日针刺 1 次，10 次为一疗程，2 个疗程中间休息 3 d。共治疗 24 例，痊愈 18 例，好转 6 例，总有效率为 100%。

（2）治疗坐骨神经痛：主穴取环跳、委中。疼痛向小腿外侧及外踝前放射者，配阳陵泉、悬钟；疼痛向下肢后侧放射者，配秩边、承山、昆仑；疼痛向足背或胫骨内侧放射者，配患侧髀关、足三里、解溪；继发性坐骨神经痛，即由邻近组织结构病变如腰椎间盘突出症、腰椎关节病等引起者，配双侧肾俞、大肠俞、秩边。环跳针刺 2～2.5 寸，行提插泻法，以麻电感传至足趾部 3 次为度；委中直刺 1～1.5 寸，行提插泻法，致下肢抽动、麻电感传至足趾部 3 次为度，不留针；其余各穴均行平补平泻法。每日 1 次，10 次为一疗程，3 个疗程后统计疗效。共治疗 168 例，治愈 106 例，显效 27 例，好转 24 例，无效 11 例，总有效率为 93.5%。

（3）治疗急性踝关节扭伤：患者侧卧位，健侧下肢在下呈伸直位，患侧下肢在上呈屈髋屈膝位，臀部放平，并尽量放松患侧踝关节。医者位于其身后，屈曲右肘，以右肘尺骨鹰嘴抵住患侧环跳，施以揉运 5 min，再逐渐加大揉运之力，至局部酸、胀、痛、麻感觉明显时，嘱患者主动活动踝关节，治疗时间为 15～20 min，每日治疗 1 次，6 次为一疗程。共治疗 50 例，痊愈 40 例，好转 10 例，总有效率为 100%。

（4）治疗腰椎间盘突出症：主穴取腰突（经验穴），在患侧腰椎棘突旁 1.5 至 3 寸之间压痛点处。足少阳经部位疼痛者，配环跳、风市、悬钟、足三里、阳陵泉、丘墟；足太阳经部位疼痛者，配秩边、殷门、承山、委中、昆仑。腰突常规消毒后，用 87 mm 圆利针呈 60°～75°角向脊柱外上方斜刺，深 60～75 mm，当针下有韧带样阻力时即停止进针，施提插泻法约 30 s，使局部有酸、胀、热感并向下肢远端放射，退针至皮下，再直刺留针；环跳采用齐刺法，用圆利针先直刺 1 针，并于左右两旁各 1 寸处斜刺 2 针，3 针齐刺，刺入深度达坐骨神经干，使针感如触电样传至足跟或足趾部。秩边用圆利针直刺 75～120 mm，使针感向下肢足跟部放射；其余配穴均用毫针以常规针刺手法进针，得气后施平补平泻法。将电针治疗仪正负两极接于腰突、环跳（或秩边）上，每日 1 次，留针 30 min，10 次为一疗程。休息 2 d，继续下一疗程，治疗 2 个疗程后评定疗效。共治疗 58 例，临床治愈 35 例，好转 21 例，无效 2 例，总有效率为 96.6%。

（5）对神经病理性疼痛大鼠背根神经节和脊髓谷氨酸和天冬氨酸含量的影响：将 SD 大鼠随机分成对照、模型、假模型、电针、假电针 5 组，每组 10 只。制备坐骨神经分支损伤（SNI）模型。于造模前 1 日，造模次日，第 4、7、9、15 日，测定大鼠自由状态下损伤侧机械和热痛阈。第 9 日开始，电针组（2 Hz，起始 1 mA，每 10 min 增加 1 mA，共 30 min）和假电针组（插针不通电）分别取“环跳”和“委中”进行干预，每日 1 次，共 7 d。第 15 日收集样品，用邻苯二甲醛（OPA）柱前衍生高效液相色谱法测定兴奋性氨基酸（EAAS）神经递质含量。结果：电针可显著使 SNI 模型大鼠的机械痛阈下降（$P<0.01$）；假电针也有显著效果（$P<0.05$），但与电针仍有差异（$P<0.05$）。模型组脊髓微透析液中 EAAs 显著增加（$P<0.01$）；经电针或假电针干预后，透析液中谷氨酸（Glu）显著减少（$P<0.01$），电针引起的变化大于假电针（$P<0.01$）。模型组脊髓组织匀浆中 Glu 含量显著增多

（$P<0.01$），电针可显著降低之（$P<0.01$），假电针也有类似作用（$P<0.05$）。脊髓组织匀浆中天冬氨酸（Asp）含量的变化及电针、假电针干预后的结果与Glu类似。结论：电针对神经病理性疼痛SNI模型有显著镇痛作用，该作用与电针显著抑制脊髓背角EAAS神经递质的释放密切相关。

（6）对佐剂性关节炎大鼠病灶局部皮肤组织胶质细胞源性神经营养因子（GDNF）阳性细胞免疫反应性的影响：将SD大鼠48只随机分为空白对照组、炎症组、腧穴电针组、非腧穴电针组及对侧腧穴电针组。采用完全弗氏佐剂制备关节炎模型。对腧穴、非腧穴及对侧腧穴电针组大鼠隔日针刺，腧穴为“环跳”、“阳陵泉”，非腧穴为两穴旁开5 mm处。观察背屈踝关节疼痛试验评分、足部肿胀程度，以及关节炎大鼠踝关节周围皮肤及皮下组织GDNF阳性细胞免疫反应性。结果：炎症组大鼠注射足出现了明显的痛觉过敏和局部肿胀，同时外周局部组织GDNF表达增加。电针患侧、对侧腧穴可以显著缓解疼痛，加速炎症足肿胀的恢复，并显著降低炎症侧踝关节真皮层及皮下浅层组织GDNF阳性细胞的平均光密度和阳性面积百分比；而非腧穴电针对照组没有显著疗效。结论：电针可以调控佐剂性关节炎大鼠炎性痛病灶局部皮肤组织GDNF的表达，从而发挥消炎镇痛的作用。腧穴与非腧穴之间存在作用的差异。

（7）对佐剂性关节炎大鼠病灶局部皮肤组织IL-1β、IL-1ra mRNA表达的影响：将完全弗氏佐剂50 μL注入SD大鼠左后肢外踝关节皮下造成单侧佐剂性关节炎疼痛模型。电针“环跳”、“阳陵泉”（刺激参数为0.5~1.5 V，4~16 Hz，30 min），应用跖、背屈关节评分连续观察大鼠7 d内痛反应曲线，应用苏木精-伊红（HE）组织化学染色方法观察病灶局部皮肤组织炎性病理反应，应用RT-PCR技术检测IL-1β、IL-1ra mRNA表达情况。结果：电针可明显减少炎症痛大鼠的疼痛评分，抑制佐剂性关节炎大鼠病灶局部炎性病理反应，并抑制病灶局部皮肤组织IL-1β mRNA表达，促进IL-1ra mRNA表达，使IL-1ra/IL-1β比值上升（$P<0.01$）。结论：电针可能通过调节炎症灶局部致炎细胞因子及抗炎细胞因子之间的平衡，从根本上解除局部病灶免疫细胞的激活状态，达到扶正祛邪、平衡阴阳的调控作用，从外周途径缓解疼痛。

（8）对家兔坐骨神经损伤后脊髓组织中乙酰胆碱酯酶的影响：造模成功后第2日开始治疗，选取“环跳”、“委中”，常规消毒后，用1寸毫针，左手拇指或示指切按腧穴，右手将针直刺入穴内1~2 cm，行针至针下有沉紧感后，接电针治疗仪，负极接“委中”，正极接“环跳”，采用疏密波刺激，强度以针刺部位肌肉出现轻微抽动为度，留针20 min，每日1次，7次为一疗程，休息2 d，开始下一疗程。结果：电针治疗3周后，电针治疗组AChE强阳性细胞数高于模型对照组和正常对照组，有显著性差异（$P<0.05$）。结论：电针刺激可增加坐骨神经损伤后AChE的表达。

（9）对实验性坐骨神经根压迫模型大鼠脑组织中单胺递质的影响：大鼠造模后第3日开始电针治疗，每日1次，每次15 min。取穴：双侧腰4、腰6“夹脊”，患侧“环跳”、“阳陵泉”。进针深度约1 cm，轻提插捻转后，针柄接电针治疗仪。给予连续波，频率2 Hz，电流强度以大鼠腰肌及后肢轻度抖动为度。结果表明，针刺后7~14 d产生镇痛效应时，大鼠脑组织内5-羟色胺、去甲肾上腺素水平均增高，但后者与针刺干预无关，可能与造模有关。随着电针治疗后神经根损伤的修复、疼痛的减轻，5-羟色胺及去甲肾上腺素水平逐渐下降至正常，提示电针可以通过对5-羟色胺、去甲肾上腺素的影响和良性调节作用，有效地参与镇痛及神经损伤的修复，促进神经功能的康复。

【按语】　本穴具有较强的通经活络、祛风散寒、宣痹止痛之功，另有强健腰膝筋骨之效。现代常用于治疗坐骨神经痛、下肢麻痹、脑血管病后遗症、腰腿痛、髋关节及周围软组织疾病、风疹、湿疹等。

【注意事项】　本穴深部有坐骨神经主干，故针刺时不宜进行反复多次的大幅度提插补泻，以免造成神经损伤。

### 风市　Fēngshì（GB31）

【出处】《肘后备急方》：治风毒脚弱痹满上气方……次乃灸风市百壮。

【别名】垂手（《医学原始》）。

【定位】在股部，直立垂手，掌心贴于大腿时，中指尖所指凹陷中，髂胫束后缘（图 3-89）。

【取法】侧卧位，大腿外侧，于股骨大转子至腘横纹连线的上 2/3 与下 1/3 交点稍向上（0.7 寸），股外侧肌与股二头肌之间取穴；或患者直立垂手贴于大腿外侧，于中指尖下取穴。

【主治】①经脉病：半身不遂，下肢痿痹，麻木，脚气。②其他病：遍身瘙痒。

【穴解】本穴以祛风见长，善治因风所致病证，经脉又循行于下肢，故可主治上述病证。

【刺灸法】直刺 1~1.5 寸，局部有胀重感；可灸。

【配伍应用】①配环跳、阳陵泉、足三里、悬钟，治下肢痿痹。②配风池、曲池、血海、风门、肺俞、膈俞，治荨麻疹。

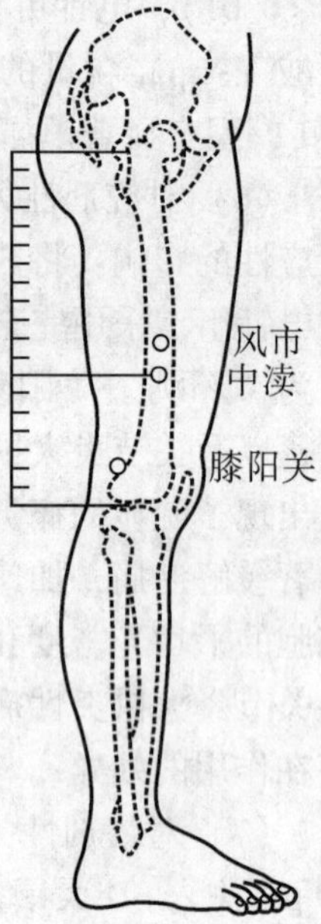

图 3-89

【文献摘要】

《备急千金要方》：主两膝挛痛，引胁拘急。缓纵痿痹，腨肠疼冷不仁。

《针灸大成》：主中风腿膝无力，脚气，浑身瘙痒，麻痹，厉风疮。

《医宗金鉴》：主治腿中风湿，疼痛无力，脚气，浑身瘙痒，麻痹等证。

《玉龙歌》：膝腿无力身立难，原因风湿致伤残，倘知二市穴能灸，步履悠然渐自安。

《胜玉歌》：腿股转酸难移步，妙穴说与后人知。环跳风市及阴市，泻却金针病自除。

《杂病穴法歌》：腰连脚痛怎生医，环跳行间与风市。

【现代研究】

（1）治疗神经性耳鸣耳聋：取风市，皮肤常规消毒后，用夹持进针法缓慢直刺 50~65 mm，进针后施行缓慢的提插捻转手法。待患者得气后，改用强刺激的子午捣臼法，以患者能耐受为度。在得气感渐强的同时，施行迎随补泻之泻法，令针尖朝上，使得气感向患处传导。持续运针 2~3 min，然后停止运针，留针 3 min 后再继续运针 2~3 min，如此反复 3 次。以上操作每日 1 次，3 次为一疗程。共治疗 8 例，治愈 4 例，显效 3 例，好转 1 例，总有效率为 100%。

（2）治疗肝病高胆红素血症致瘙痒症：针刺双侧风市，垂直进针 1~2 寸，采用泻法，留针 30 min。共治疗 50 例，治愈 30 例，显效 15 例，有效 5 例，总有效率为 100%。

（3）治疗面肌痉挛：主穴取风市，配穴取翳风、风池、颊车、合谷。患者取侧卧位，患侧在上，局部皮肤消毒后，配穴采用平补平泻手法进针 1 寸，获得针感后留针 30 min，加特定电磁波谱（TDP）照射。风市采用齐刺法，直刺 1 针，进针 2 寸，获得针感后，在其左右旁开 1 寸再各针 1 针，针尖直达第 1 针针尖以增强针感效果，留针 30 min，加 TDP 照射。每日治疗 1 次，10 次为一疗程，疗程结束后，休息 5 d 再进行下一疗程，治疗 3 个疗程后评定疗效。共治疗 150 例，痊愈 120 例，显效 25 例，无效 5 例，总有效率为 96.7%。

（4）治疗遍身瘙痒：首先在风市（双侧）点刺，破皮即可，然后加火罐，拔罐 15~20 min，负压不要太强，以患者可以耐受为度。每日 1 次，7 次为一疗程。共治疗 36 例，痊愈 25 例，显效 10 例，无效 1 例，总有效率为 97.2%。

【按语】取穴时稍屈膝，大腿稍内收提起，可显露髂胫束。本穴具有祛风湿、调气血、通经络之功效。现代常用于治疗下肢瘫痪、腰腿痛、坐骨神经痛、股外侧皮神经炎、小儿麻痹后遗症、膝关节炎、荨麻疹、头痛、眩晕、耳鸣等。

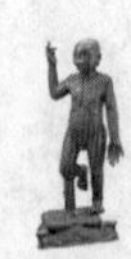



## 中渎 Zhōngdú（GB32）

【出处】《针灸甲乙经》：中渎，在髀骨外，膝上五寸，分肉间陷者中。

【别名】 中犊（《医学纲目》）。

【定位】 在股部，腘横纹上 7 寸，髂胫束后缘（图 3-89）。

【取法】 侧卧位，在大腿外侧股骨大转子至腘横纹连线的上 3/4 与下 1/4 交点稍向上（0.75 寸），股外侧肌与股二头肌之间取穴。

【主治】 经脉病：下肢痿痹，半身不遂，脚气。

【刺灸法】 直刺 1~1.5 寸，局部有胀重感；可灸。

【配伍应用】 ①配环跳、阳陵泉、足三里、委中、悬钟，治下肢痿痹。②配风市、阴市、阳陵泉，治下肢外侧冷麻、疼痛。

【文献摘要】

《针灸甲乙经》：治寒气在分肉间，痛上下，痹不仁，中渎主之。

《铜人腧穴针灸图经》：治寒气入于分肉之间，痛攻上下，筋痹不仁。

【现代研究】 治疗胆绞痛：用 1.5 寸毫针于中渎压痛处垂直进针，施较强捻转提插手法，每日 1 次，8 次为一疗程。

**膝阳关**　Xīyángguān（GB33）

【出处】《针灸甲乙经》：阳关，在阳陵泉上三寸，犊鼻外陷者中。

【别名】 寒府（《素问·骨空论》张介宾注），关阳、关陵（《备急千金要方》）。

【定位】 在膝部，股骨外上髁后上缘，股二头肌肌腱与髂胫束之间的凹陷中（图 3-89）。

【取法】 侧卧位，在阳陵泉直上 3 寸，股骨外上髁的上方凹陷中取穴。

【主治】 经脉病：半身不遂，膝髌肿痛挛急，小腿麻木，鹤膝风，脚气。

【刺灸法】 直刺 1~1.5 寸，局部有胀重感；可灸。

【配伍应用】 ①配内膝眼、犊鼻、阳陵泉、足三里、梁丘，治膝关节肿痛。②配委中、承筋、承山、昆仑，治腘筋挛急。

【文献摘要】

《针灸甲乙经》：膝外廉痛，不可屈伸，胫痹不仁，膝阳关主之。

《备急千金要方》：梁丘、曲泉、阳关主筋挛，膝不得屈伸，不可以行。

《铜人腧穴针灸图经》：治膝外痛不可屈伸，风痹不仁。

《类经图翼》：主治风痹不仁，股膝冷痛，不可屈伸。

【现代研究】 治疗肱骨外上髁炎：患者取坐位或卧位，令其膝关节屈曲。取膝阳关，局部常规消毒后，用 1.5 寸长毫针迅速针入皮下，由浅入深直刺约 1 寸。得气后，拇指向前，示指向后大幅度捻针 3~5 次，继而施行紧按慢提手法，待患者针刺部位上下出现热感后，留针 30 min。每日 1 次，5 次为一疗程。治疗时单侧肘痛，取刺同侧穴；双侧肘痛，取刺双侧穴。在留针期间，让患者患肢适当地配合上举，用力握拳，旋转前臂，屈伸肘关节及揉按痛点，以助提高和观察疗效。共治疗 120 例，显效 90 例，有效 21 例，无效 9 例，总有效率为 92.5%。

**阳陵泉**　Yánglíngquán（GB34）

【出处】《灵枢·本输》：胆出于窍阴……入于阳之陵泉，阳之陵泉，在膝外陷者中也，为合，伸而得之。

【别名】 阳之陵泉（《灵枢·本输》），阳陵（《神应经》）。

【类属】 五输穴之合穴；胆腑之下合穴；八会穴之筋会。

【定位】 在小腿外侧，腓骨头前下方凹陷中（图 3-90）。

【取法】 侧卧或仰卧位，腓骨头前下方凹陷处取穴。

【主治】 ①肝胆病：黄疸，口苦，呕吐，胁肋疼痛。②经脉病：肩痛，下肢痿痹，膝髌肿痛，脚气。③其他病：小儿惊风。

【穴解】 本穴是胆府的下合穴，“合治内腑”，故可疏调肝胆、降逆止呕，治疗肝胆病；经脉循行于下肢，经筋“上循胫外廉，结于膝外廉；其支者，别起外辅骨，上走髀，前者结于伏兔之上，后者结于尻”，且本穴为八会穴之“筋会”，故可强筋骨、通经络，治疗经脉病。此外，少阳为风木之经，肝胆火盛，热极生风，可发小儿惊风，本穴可清泄少阳、平肝熄风而治之。

【刺灸法】 直刺1~1.5寸，局部酸胀感明显，或向下肢远端放散；可灸。

【配伍应用】 ①配环跳、风市、委中、悬钟、昆仑，治半身不遂、下肢痿痹。②配日月、期门、外关、足临泣、太冲，治胁肋痛。③配水沟、印堂、中冲、太冲，治小儿惊风。

【文献摘要】

《灵枢·邪气脏腑病形》：胆病者，善太息，口苦，呕宿汁，心下憺憺，恐人将捕之，嗌中吤吤然数唾。在足少阳之本末，亦视其脉之陷下者灸之；其寒热者取阳陵泉。

《针灸甲乙经》：胆胀者，胁下痛胀，口苦，好太息，阳陵泉主之。胁下支满，呕吐逆，阳陵泉主之。髀痛引膝，股外廉痛，不仁，筋急，阳陵泉主之。

《铜人腧穴针灸图经》：治膝伸不得屈，冷痹脚不仁，偏风半身不遂，脚冷无血色。

《针灸大成》：主膝伸不得屈，髀枢膝骨冷痹，脚气，膝股内外廉不仁，偏风半身不遂，脚冷无血色，苦嗌中介然，头面肿，足筋挛。

《类经图翼》：主治偏风，半身不遂，足膝冷痹不仁，无血色，脚气筋挛。

《玉龙歌》：膝盖红肿鹤膝风，阳陵二穴亦堪攻。

《席弘赋》：最是阳陵泉一穴，膝间疼痛用针烧。

【现代研究】

（1）治疗腰痛：取双侧阳陵泉，以2寸毫针直刺1~1.5寸，行强刺激手法，每穴左右捻转20余次，同时提插20余次，留针30 min后起针。取双侧大杼，以1.5寸毫针斜刺0.8寸，行强刺激手法，每穴左右捻转20余次，同时提插20余次，留针30 min后起针。每日1次，10次为一疗程，治疗1个疗程后评定疗效。共治疗72例，治愈36例，好转28例，无效8例，总有效率为88.9%。

（2）治疗中风后肩痛：患者坐位，取患侧阳陵泉，局部皮肤常规消毒，1.5寸毫针垂直进针，行平补平泻法，待患者获强烈酸胀针感后留针。留针期间，帮助患者进行前举、后伸、旋前、旋后、外展、内收、上举运动。留针和运动疗法时间为30 min，每日1次，每周治疗5次，4周为一疗程。同时行中风头皮针治疗。共治疗30例，均取得满意疗效。

（3）治疗胆绞痛：令患者仰卧，双膝微屈，使腹部及下肢肌肉放松，取阳陵泉，用手轻揉。常规消毒后，将2寸毫针向腘窝方向刺入1.5寸，针刺手法均采用捻转泻法。得气后留针30 min，每隔3 min行针一次。留针期间随时了解患者腹痛情况，并检查腹部体征改变。共治疗79例，显效67例，有效7例，无效5例，总有效率为93.7%。

（4）治疗外踝关节扭伤：急性期采用加压包扎与冰敷治疗，扭伤24 h内在疼痛处用棉花垫压迫，绷带加压包扎，然后再用冰袋在绷带外做间歇性冰敷。同时针刺患侧阳陵泉，行泻法，使患者有酸、麻、胀、重感并向下肢扩散。扭伤24 h以后做电磁疗，取悬钟、丘墟、解溪、昆仑、申脉、侠溪。患者取坐位或卧位，将磁环放置在患部腧穴，采用电针治疗仪，用透明胶布将电极固定在磁环上，采用连续波，刺激强度以患者能耐受为度。每日1次，每次30 min，5次为一疗程，连续治疗3个疗程。同时温针灸阳陵泉（二炷后出针），每日1次，5次为一疗程，连续治疗3个疗程。共治疗46例，临床治愈31例，显效7例，有效4例，无效4例，总有效率为91.3%。

（5）治疗落枕：嘱患者取坐位，先查找颈背部压痛点，确定痛点后取患者对侧阳陵泉进行针刺，边行针边嘱其做颈部旋转、屈伸运动，如此反复1~2 min后，再询问其大幅度活动后的疼痛部位，最后在新的疼痛部位（多数时候与第1次疼痛部位相同）施行㨰法、弹拨或四指推法5~10 min后即可。每日1次，3次为一疗程。共治疗63例，治疗1个疗程后痊愈53例，好转10例，总有效率为100%。

（6）对脑梗死大鼠脑干、脊髓组织 γ-氨基丁酸 B 型（$GABA_B$）受体的影响：电针治疗组在造模成功 3 d 后给予电针治疗。在距“足三里”上外侧 5 mm 处取“阳陵泉”，常规针刺，连接刺激电极，一极连接刺入“阳陵泉”毫针针柄，一极连接刺入鼠尾的毫针针柄，选用频率为 100 Hz、波宽 0.3 ms 的连续波刺激，调整输出电流，以被刺激动物患侧下肢出现有节律的收缩、颤动为度。每日 1 次，每次 30 min。治疗 6 d 后检测大鼠脊髓颈膨大及脑干组织中 $GABA_B$ 受体 mRNA 及其蛋白表达。结果：电针治疗组大鼠脊髓颈膨大及脑干组织中 $GABA_B$ 受体 mRNA 的表达增高，与模型组比较差异显著（$P<0.05$）；电针治疗组 $GABA_B$ 受体蛋白表达增高，其阳性细胞表达面积、积分光密度与模型组比较差异显著（$P<0.05$）。结论：通过调节 $GABA_B$ 受体的表达，提高 $GABA_B$ 受体介导的突触前、突触后抑制，这可能是电针治疗脑梗死后偏瘫肢体痉挛的内在机制之一。

（7）对去卵巢大鼠骨折模型脑源性神经营养因子表达的影响：将 60 只 SD 大鼠随机分为 4 组，A 组为正常对照组，B 组为模型组，C 组为针刺组，D 组为尼尔雌醇组。除 A 组为假手术外，其余各组大鼠行“去卵巢手术”，以建立骨质疏松症动物模型。术后 3 个月，四组动物均于左侧股骨中段建立闭合骨折模型，然后各组分别按既定方案进行治疗处置：A 组及 B 组每周每只大鼠灌服生理盐水 3 mL；C 组针刺左后肢的“环跳”、“足三里”、“阳陵泉”、“委中”，每日 1 次；D 组每只大鼠按每 100 g 体重 0.6 mL 给予尼尔雌醇溶液灌胃（尼尔雌醇溶液浓度为 0.2 mg/mL），每周 1 次。分别于骨折造模术后第 7、14、21 和 28 日处死取材，进行脑源性神经营养因子（BDNF）和酪氨酸蛋白激酶 B（TrKB）免疫组化染色检测。骨痂 HE 染色光镜观察结果显示，A 组、C 组和 D 组的骨折愈合进程快于 B 组；各组骨痂均有 BDNF、TrKB 表达，时间主要在骨折后第 7 日和第 14 日，表达水平由高到低依次是 A 组、C 组、D 组、B 组。结论：骨质疏松性骨折的骨痂中 BDNF、TrKB 的表达减少，而针刺治疗能增加其表达，加快骨折愈合进程。

（8）对膝骨关节炎家兔关节液中自由基的影响：将 40 只新西兰大白兔随机分为空白对照组（A 组）、模型对照组（B 组）、手法治疗组（C 组）、电针治疗组（D 组）。左膝关节伸直位，用石膏固定 7 周，制成骨性关节炎动物模型。造模成功后，C 组给予推拿按摩加功能训练；D 组取左后肢“阳陵泉”、“血海”、“足三里”和“梁丘”进行电针治疗，电压 6 V，疏密波型，频率 1.6~2 Hz，输出强度 1~2 mA，每日 1 次，每次留针 25 min，连续治疗 21 d。结果：与模型对照组比较，电针和手法治疗组均可以显著降低关节液中丙二醛（MDA）和一氧化氮（NO）的含量，提高超氧化物歧化酶（SOD）的活力（$P<0.05$）。结论：电针和手法治疗提高了氧自由基的清除能力，抑制了氧自由基对软骨细胞的破坏，从而起到防治膝骨关节炎的作用。

（9）对炎性痛大鼠脊髓 P 物质和谷氨酸的影响：采用完全弗氏佐剂关节炎大鼠模型，将 36 只成年 SD 大鼠随机分为正常对照组、弗氏佐剂致炎组和电针组。电针处理在实验的第 4 日和第 7 日，电针（2/100 Hz）“阳陵泉”和“足三里”。观察患侧脊髓背角 P 物质（SP）表达的变化趋势和大鼠脊髓谷氨酸（Glu）含量。结果：与致炎组相比，正常组、电针组 Glu 含量和患侧背角 SP 的表达均减少（$P<0.01$）。结论：电针的镇痛作用部分是通过抑制谷氨酸含量和 P 物质的释放实现的。

（10）对帕金森病（Parkinson disease，PD）模型大鼠黑质多巴胺能神经元凋亡的影响：将 6-羟基多巴胺注入中脑右侧黑质制备单侧黑质损毁的 PD 模型大鼠，针刺“百会”、“风府”和双侧“阳陵泉”，观察针刺前后 PD 模型大鼠阿扑吗啡诱导的行为学及黑质多巴胺能神经元凋亡的情况。结果：与模型组比较，针刺后 PD 模型大鼠行为学明显改善（$P<0.01$），同时针刺组大鼠黑质多巴胺能神经元凋亡数较模型组显著降低（$P<0.001$）。结论：针刺可明显改善 PD 模型大鼠的行为学，并且可以明显减轻 PD 模型大鼠中脑黑质多巴胺能神经元的凋亡。

（11）对胃液分泌生理活动的影响：电针家兔“阳陵泉”，观察其胃液流量的变化。结果针刺后 10 min 与针刺前 10 min 相比，胃液流量增加（$P<0.05$）。实验表明，电针家兔的“阳陵泉”，可使胃液流量增加，并有一定的针刺后效应，对其胃液分泌的影响还能够持续一段时间，但胃液流量有随实验时间延长而减少的趋势，刺激双侧穴的效应比刺激单侧穴的效应要明显一些，提示电针阳陵泉可以

调整胃液分泌量。

（12）对家兔胃胆运动及脑肠肽的影响：静脉滴注阿托品后，胃电慢波、Oddi 括约肌肌电慢波高活动相振幅及快波振幅明显下降，慢波活动相振幅、慢波频率及快波峰簇数无明显变化；而静脉滴注生理盐水，家兔胃电、Oddi 括约肌肌电慢波高活动相振幅及快波振幅明显增加，其他肌电指标无变化。静脉滴注阿托品同时电针“足三里”、“阳陵泉”，家兔胃电、Oddi 括约肌肌电慢波高活动相振幅及快波振幅明显增加，而电针“承筋”无此作用，且电针“足三里”对胃电、“阳陵泉”对 Oddi 括约肌肌电兴奋作用明显。免疫组化检测结果表明，电针腧穴可提高血浆及胃窦平滑肌、Oddi 括约肌组织中外周胃动素（MTL）、胆囊收缩素（CCK）的含量，电针“足三里”对血浆、胃窦平滑肌中 MTL 含量及血浆中 CCK 含量升高最明显，而电针“阳陵泉”使 Oddi 括约肌 MTL 及胃窦平滑肌、Oddi 括约肌 CCK 含量明显升高，作用最强。结论：电针“足三里”和“阳陵泉”可促进胃和 Oddi 括约肌运动，其机制之一可能为针刺影响 MTL、CCK 的释放，进而调整消化道运动，这种经穴对相应脏腑的调整作用具有相对特异性。

【按语】 本穴具有疏肝利胆、和解少阳、清热利湿、祛风散邪、舒筋活络、缓急止痛之功。现代常用于治疗膝关节及周围软组织疾病、下肢瘫痪、踝扭伤、肩周炎、落枕、肋间神经痛、腰扭伤、臀部肌内注射后疼痛、高血压、肝炎、胆石症、胆绞痛、胆道蛔虫病、习惯性便秘等。

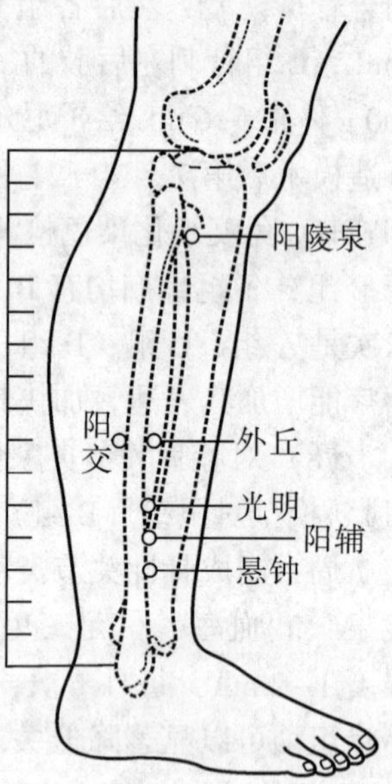

图 3-90

**阳交　Yángjiāo（GB35）**

【出处】《针灸甲乙经》：阳交，在外踝上七寸，斜属三阳分肉间。

【别名】 别阳、足髎（《针灸甲乙经》）。

【类属】 阳维脉之郄穴。

【定位】 在小腿外侧，外踝尖上 7 寸，腓骨后缘（图 3-90）。

【取法】 侧卧或仰卧位，于腘横纹外侧端至外踝尖连线中点下 1 寸，腓骨后缘取穴；或外踝尖与腘横纹外侧端连线中点下 1 寸，外丘后取穴。

【主治】 ①经脉病：胸胁胀满，下肢痿痹。②神志病：癫狂。

【刺灸法】 直刺 0.5~0.8 寸，局部有胀重感；可灸。

【配伍应用】 ①配足三里、阳陵泉、梁丘、犊鼻、悬钟，治膝胫肿痛。②配支沟、外关、阳陵泉、足临泣、太冲，治胸胁痛。③配四神聪、大陵、内关、水沟、神门、心俞，治癫狂。

【文献摘要】

《针灸甲乙经》：寒热痹，髀胫不收，阳交主之。寒厥，癫疾，噤吩，瘛疭，惊狂，阳交主之。

《铜人腧穴针灸图经》：治寒厥，惊狂，喉痹，胸满，面肿，寒痹，膝胻不收。

《针灸大成》：主胸满肿，膝痛足不收，寒厥，惊狂，喉痹，面肿，寒痹，膝胻不收。

**外丘　Wàiqiū（GB36）**

【出处】《针灸甲乙经》：外丘，足少阳郄，少阳所生，在外踝上七寸。

【类属】 足少阳之郄穴。

【定位】 在小腿外侧，外踝尖上 7 寸，腓骨前缘（图 3-90）。

【取法】 侧卧或仰卧位，当腘横纹外侧端至外踝尖连线中点下 1 寸，腓骨前缘取穴；或外踝尖与腘横纹外侧端连线中点下 1 寸，阳交前取穴。

【主治】 ①经脉病：胸胁胀满，颈项强痛，下肢痿痹。②其他病：癫狂，狂犬伤毒不出。

【刺灸法】 直刺 0.5~0.8 寸，局部有胀重感；可灸。

【配伍应用】 ①配风池、天柱、肩井、外关、后溪，治颈项强痛。②配阳陵泉、太冲、肝俞、胆俞、支沟，治胸胁痛。

【文献摘要】

《针灸甲乙经》：胸胁支满，头痛，项内寒，外丘主之。肤痛，痿痹，外丘主之。

《铜人腧穴针灸图经》：治肤痛，痿痹，胸胁胀满，颈项痛，恶风寒，癫疾。猘犬所伤，毒不出发寒热，速以三壮，又可灸所啮之处，立愈。

《针灸大成》：主胸胀满，肤痛痿痹，颈项痛，恶风寒，猘犬伤毒不出，发寒热，速以三壮艾，可灸所啮处及足少阳络。癫疾，小儿龟胸。

《类经图翼》：主治颈项痛，胸满，痿痹癫风，恶犬伤毒不出。

【现代研究】 治疗枕神经痛：取外丘、会宗、风池、天柱，皮肤常规消毒后用 1.5 寸毫针直刺 0.8 寸，提插捻转泻法，行针 3 min，留针 40 min，每隔 10 min 行针一次，第 1 日针 2 次，以后每日 1 次，5 次为一疗程。共治疗 80 例，痊愈 68 例，显效 12 例，总有效率为 100%。

**光明　Guāngmíng（GB37）**

【出处】《灵枢·经脉》：足少阳之别，名曰光明。

【类属】 足少阳之络穴。

【定位】 在小腿外侧，外踝尖上 5 寸，腓骨前缘（图 3-90）。

【取法】 侧卧或仰卧位，当腘横纹至外踝尖连线的上 3/4 与下 1/4 交点上 1 寸，腓骨前缘取穴。

【主治】 ①头面五官病：头痛，目痛，夜盲，目视不明。②经脉病：胸胁胀痛，下肢痿痹。③乳房病：乳房胀痛，乳汁少。

【穴解】 本穴是足少阳胆经的络穴，别走足厥阴肝经，足厥阴肝经连目系，肝开窍于目，又足少阳胆经起于目外眦，其经别系目系，故本穴是主治眼病的要穴，以使眼睛恢复光明而得名。足少阳经脉循行于下肢，本穴别走足厥阴肝经，肝主筋，故对于筋脉失养所引起的下肢痿痹，本穴可治之。乳房胀痛、乳汁不足多因肝血亏虚或肝气郁结所致，本穴为胆经络穴，胆之经筋系于膺乳，又肝主藏血、主疏泄，故取本穴可治疗乳房胀痛、乳汁不足等乳房疾患。

【刺灸法】 直刺 0.5~0.8 寸，局部有酸胀感；可灸。

【配伍应用】 ①配睛明、承泣、四白、丝竹空、瞳子髎，治目痛。②配阳陵泉、足三里、悬钟、昆仑，治下肢痿痹。

【文献摘要】

《灵枢·经脉》：足少阳之别，名曰光明，去踝五寸，别走厥阴，下络足跗。实则厥，虚则痿躄，坐不能起。取之所别也。

《针灸甲乙经》：虚则痿躄，坐不能起，实则厥，胫热膝痛，身体不仁，手足偏小，善啮颊，光明主之。

《备急千金要方》：主膝痛胫热，不能行，手足偏小。

《席弘赋》：睛明治眼未效时，合谷光明安可缺。

《医宗金鉴》：妇人少腹胞中疼痛，大便难，小便淋，好怒色青。

【现代研究】

（1）治疗麻痹性斜视：光明直刺 1~2 寸，太阳斜刺 0.5~1 寸。虚者补之，实者泻之，均取患侧腧穴，得气后留针 30 min。单用二穴治疗 15 例（均经眼科确诊为麻痹性斜视），除 1 例因工作调动中断治疗外，其余 14 例痊愈。

（2）治疗急性腰扭伤：单侧腰扭伤只取患侧光明，两侧腰扭伤及腰椎痛者可取双侧光明。令患者坐在椅子上，常规消毒后直刺 1~1.5 寸，施以泻法，以获得明显的酸胀针感，同时让患者配合医者轻轻地活动腰部，留针 15 min，每 5 min 行针一次。一般下针后患者即感到腰部轻松舒适，疼痛症状消除，呼吸畅通，出针后行走自如，诸症皆除。

【按语】 本穴具有祛风明目、清热泻火之功效，主治目疾同时光明又有较强的疏通经络和消肿止痛的作用，用于治疗胸胁胀痛、下肢痿痹及乳房胀痛等。

### 阳辅 Yángfǔ（GB38）

【出处】《灵枢·本输》：胆出于窍阴……行于阳辅，阳辅外踝之上辅骨之前及绝骨之端也，为经。

【别名】 绝骨、分肉（《针灸聚英》）。

【类属】 五输穴之经穴。

【定位】 在小腿外侧，外踝尖上4寸，腓骨前缘（图3-90）。

【取法】 侧卧或仰卧位，腘横纹至外踝尖连线的上3/4与下1/4交点，腓骨前缘稍前方取穴。

【主治】 ①头面五官病：偏头痛，目外眦痛，咽喉肿痛。②经脉病：胸胁胀痛，腋下肿痛，下肢痿痹，脚气。③其他病：瘰疬。

【刺灸法】 直刺0.5~0.8寸，局部有酸胀感；可灸。

【配伍应用】 ①配环跳、阳陵泉、悬钟，治下肢外侧痛。②配风池、太阳、外关、合谷、足临泣，治偏头痛。③配阳陵泉、丘墟、足临泣，治腋下肿痛。

【文献摘要】

《针灸甲乙经》：寒热酸痛，四肢不举，腋下肿，马刀瘘，喉痹，髀膝胫骨摇，酸痹不仁，阳辅主之。腰痛如小锤居其中，怫然肿痛，不可以欬，欬则筋缩急，诸节痛，上下无常，寒热，阳辅主之。

《针灸大成》：主腰溶溶如坐水中，膝下浮肿，筋挛。百节酸痛，实无所知。诸节尽痛，痛无常处。腋下肿痿，喉痹，马刀挟瘿，膝胻酸，风痹不仁，厥逆，口苦太息，心胁痛，面尘，头角颔痛，目锐眦痛，缺盆中肿痛，汗出振寒，疟，胸中、胁、肋、髀、膝外至绝骨外踝前痛，善洁面青。

《医宗金鉴》：主治膝胻酸疼，腰间寒冷，肤肿筋挛，百节酸疼，痿痹，偏风不遂等证。

【现代研究】

（1）治疗偏头痛：主穴取下风池（位于风池与完骨两穴之中点直下约1横指处，按之有条索状压痛或敏感处）、阳辅。肝火偏盛者，配太冲、丘墟；痰多者，取中脘、丰隆；久痛入络、脉络瘀阻者，配三阴交、膈俞。患者取健侧卧位，用40 mm的毫针刺下风池，向鼻尖方向刺入，进针0.8~1.2寸，得气后平补平泻，并使针感扩散到同侧疼痛部位或放射到前额。直刺阳辅穴1~1.2寸，得气后采用呼吸泻法，使针感循经向上传导。各配穴按常规刺法，均于得气后行捻转泻法，留针30 min，每隔10 min行针一次。每日治疗1次，6次为一疗程，治疗2个疗程后评定疗效。共治疗64例，基本痊愈39例，好转19例，无效6例，总有效率为90.6%。

（2）治疗急性腰扭伤：针刺双下肢阳辅1~1.5寸，给予强刺激，留针5~10 min，同时嘱患者手扶桌椅等放松腰部做前屈、后伸、侧弯和旋转运动，活动幅度由小到大，以伤侧为主。拔针后继续活动腰部5~10 min，口服少量的跌打损伤药及外贴跌打膏，第2日仍有腰痛者按上法再针刺1次。共治24例，总有效率为83.3%。

### 悬钟 Xuánzhōng（GB39）

【出处】《针灸甲乙经》：悬钟，在足外踝上三寸动者脉中，足三阳络，按之阳明脉绝乃取之。

【别名】 绝骨（《备急千金要方》）。

【类属】 八会穴之髓会。

【定位】 在小腿外侧，外踝尖上3寸，腓骨前缘（图3-90）。

【取法】 侧卧或仰卧位，外踝尖上3寸（用一夫法）于腓骨前缘取穴。

【主治】 ①头面五官病：偏头痛，咽喉肿痛。②经脉病：颈项强痛，下肢痿痹。③其他病：痔疾，便秘，胸胁胀痛。

【穴解】　本穴为八会穴之髓会，脑为髓海，且胆经循行于颞侧部，故主治偏头痛。足少阳经循颈项，过胸胁，其经别上挟咽，故本穴可治疗颈项、胸胁、咽喉病。足少阳经行于下肢，本穴位于外踝之上，取之既可治气血不足、筋脉失养之下肢痿痹、半身不遂，又可疏通少阳经气、散寒祛湿而治疗脚气。

【刺灸法】　直刺0.5~0.8寸，局部有酸胀感，或向足部放散；可灸。

【配伍应用】　①配环跳、风市、阳陵泉、委中、足三里、昆仑，治坐骨神经痛。②配风池、外关、后溪、阳陵泉，治颈项强痛。③配百会、肾俞、太溪、足三里，治老年性痴呆。

【文献摘要】

《素问·刺疟》：胻酸痛甚，按之不可，名曰胕髓病。以镵针，针绝骨出血，立已。

《针灸甲乙经》：腹满，胃中有热，不嗜食，悬钟主之。胫酸痛，按之不可，名曰胕髓病，以镵针针绝骨出其血立已。小儿腹满不能食饮，悬钟主之。

《备急千金要方》：主风，灸百壮，治风，身重心烦，足胫痛。主湿痹，流肿，髀筋急瘛，胫痛。主膝胫酸摇，酸痹不仁，筋缩，诸节酸折，风劳身重。主五淋。主腹满。

《铜人腧穴针灸图经》：治心腹胀满，胃中热不嗜食，膝胻痛，筋挛足不收履，坐不能起。

《类经图翼》：主治颈项痛，手足不收，腰膝痛，脚气筋骨挛。

《医宗金鉴》：主治胃热腹胀，胁痛脚气，脚胫湿痹，浑身瘙痒，趾疼等证。

《长桑君天星秘诀歌》：足缓难行先绝骨，次寻条口及冲阳。

《针经标幽赋》：悬钟、环跳，华佗刺躄足而立行。

【现代研究】

（1）治疗落枕：患者取坐位，充分暴露双小腿下1/2，对双侧悬钟常规消毒，取1寸毫针捻转进针，得气后行提插捻转复合泻法，强度以患者能忍受为度，同时让患者前后左右活动颈部，尤其是活动受限侧，幅度由小到大，每隔5 min行针一次，留针30 min后出针，不按针孔。30例患者经1~3次治疗均痊愈。

（2）治疗缺血性脑卒中：对于缺血性脑卒中的治疗，在现代医学常规干预方法的基础上，加配针刺方法：取足三里（双侧）、悬钟（双侧），常规消毒后，避开毛孔，将针轻轻接触在腧穴皮肤上，稍加压力后再以拇指左右慢速捻转进入，频率约为每分钟20转，捻转角度应小于15°。分层深入，得气后询问患者的感觉。针用补法，针感以上行为佳。留针20~30 min，每隔5 min行针一次。每日1次，连续治疗30 d。结果针刺足三里、悬钟对缺血性脑卒中患者脑血管舒缩反应能力、脑血流自动调节功能、大脑半球侧支循环代偿功能有明显改善作用，并能促进神经功能的恢复。

（3）治疗高血压：针刺前先静卧10 min，取双侧悬钟，针刺得气后用平补平泻手法，留针30 min，期间每隔10 min运针1 min。每日1次，治疗5 d后休息2 d，10次为一疗程。每次治疗前后均测血压，治疗期间停用其他降压药物。共治疗40例，显效20例，有效17例，无效3例，总有效率为92.5%。

（4）治疗胁痛：取悬钟（重者取双侧，一般取单侧），用28号1.5寸不锈钢毫针刺入，施捻转提插手法，实证用泻法，虚证用补法，留针30 min，15 min行针一次。共治疗32例，显效24例，缓解5例，无效3例，总有效率为90.6%。

（5）治疗踝关节扭伤：针刺患侧悬钟，直刺1.5~2寸，病程1 h的采用强刺激大幅度运针，同时嘱患者活动踝关节5 min。时间大于1 h者针刺捻转得气后局部行TDP照射，每日1次，每次25 min，共治疗5次。共治疗85例，痊愈70例，好转14例，无效1例，总有效率为98.8%。

（6）治疗偏头痛：主穴取患侧悬钟，配穴取阿是穴（即患侧头部触之疼痛明显处）。嘱患者侧卧于床上，腧穴局部常规消毒后用左手拇指按压悬钟下方，右手进针，用提插泻法，使气行向头颞痛处，循经感传越强越好。针感强者只取主穴，不取配穴；针感弱者，可在患侧头部针刺1~2个阿是穴（即触痛明显处），用捻转泻法。每次留针30 min，每10 min行针一次。每日1次，10次为一疗程。共治疗120例，全部有效，其中临床痊愈102例，占85%；好转18例，占15%。

(7) 治疗肩周炎：患者坐位，取患者同侧悬钟，常规消毒后，用5寸毫针对准悬钟透刺至三阴交，以不透出皮外为度。用强刺激提插捻转，同时嘱患者做上举、外旋、后伸等动作，针刺得气后留针30 min，隔10 min行针一次，使患者有酸麻胀感。每日针1次，3次为一疗程。共治疗60例，经过1~2疗程，痊愈48例，显效7例，有效4例，无效1例，总有效率为98.3%。

(8) 对衰老模型小鼠学习记忆功能及脑组织一氧化氮（NO）含量、一氧化氮合酶（NOS）活力的影响：治疗组小鼠用米粒大艾炷，底座直径2 mm，约重12 mg，每次每穴3炷，选取小鼠“足三里”、“悬钟”。治疗前将腧穴局部（直径为0.5 cm的圆形）剪毛，并在腧穴处涂凡士林软膏固定艾炷，艾炷做得紧而结实，当小鼠挣扎时（以局部红晕或潮红为度）更换艾炷，每壮时间为18~20 s。隔日治疗1次，共15次。结果艾炷灸“足三里”、“悬钟”，可以改善D-半乳糖所致衰老小鼠的学习记忆功能，与其可降低异常增高脑组织中NO含量、NOS活力有关，具有延缓衰老作用。

(9) 对老年性痴呆大鼠认知障碍的影响：腹腔注射D-半乳糖制备老年性痴呆模型大鼠。造模结束后每日针刺“百会”、“风府”、“肾俞”、“悬钟”。连接电针治疗仪，施以连续波，频率15 Hz，连续治疗15 d，为一疗程，治疗2个疗程，间隔5 d。治疗后测试行为学及检测血清丙二醛（MDA）、总抗氧化力（T-AOC）的含量。结果：电针组能延长跳台实验潜伏期、减少错误次数（$P<0.05$），降低血清MDA及提高T-AOC含量（$P<0.05$）。结论：电针“百会”、“风府”、“肾俞”、“悬钟”，可以延长跳台实验潜伏期、减少错误次数，降低血清MDA含量，提高T-AOC含量，其机制可能是通过增强氧自由基清除系统的功能，提高机体抗氧化能力实现的。

(10) 对痴呆模型大鼠单胺类神经递质的影响：采用D-半乳糖加速衰老合并Meynert（迈内特）基底核毁损大鼠为模型，用“补肾益髓”针刺法，即选取“百会”、“风府”、“肾俞”、“悬钟”、“涌泉”，连续治疗20 d，并采取荧光法检测大鼠脑组织中枢神经递质的含量。结果：行为学测试表明，该疗法能够改善痴呆大鼠低下的学习、记忆等能力。针刺预防组和针刺治疗组与造模组相比能够显著提高中枢神经系统5-HT、NA、多巴胺（DA）的含量。结论：“补肾益髓”针刺法能够提高痴呆模型大鼠低下的中枢神经递质含量。

(11) 对感冒易感患者T细胞亚群的影响：对60例感冒易感患者采用化脓灸双侧足三里、悬钟，治疗前后检测T细胞亚群，并以20例正常人作正常对照组进行比较。结果：感冒易感患者$CD_3^+$、$CD_4^+$、$CD_4^+/CD_8^+$比值均显著低于正常对照组，差异非常显著（$P<0.01$）；经化脓灸治疗后$CD_3^+$、$CD_4^+$、$CD_4^+/CD_8^+$比值均明显提高，治疗前后比较，差异非常显著（$P<0.01$）。结论：化脓灸能提高感冒易感患者T辅助细胞数目，纠正异常$CD_4^+/CD_8^+$比值，具有免疫调节作用。

(12) 对炎症痛大鼠下丘脑阿片肽基因表达的影响：将96只雄性SD大鼠随机分为正常组、模型组和电针组，以佐剂性关节炎大鼠作为炎症痛模型，分别以3 h、6 h、12 h、24 h作为电针治疗间隔时间，选用“昆仑”和“悬钟”，电针频率15~100 Hz，疏密波，电压2~4 V，留针20 min，连续治疗6 d后观测大鼠疼痛级别、痛阈、下丘脑前阿黑皮素和前脑啡肽原mRNA的表达。结果：电针组的疼痛级别明显低于模型组（$P<0.05$），24 h电针组的痛阈高于模型组（$P<0.01$），各电针组下丘脑前阿黑皮素和前脑啡肽原mRNA表达的细胞数均明显高于模型组。在不同间隔时间电针治疗中，以间隔24 h治疗更能明显降低炎症痛大鼠的疼痛级别并提高其痛阈，促进下丘脑前阿黑皮素和前脑啡肽原mRNA表达（$P<0.05$或0.01）。结论：电针对炎症痛大鼠模型具有非常明显的镇痛作用，间隔24 h重复治疗可显著提高其镇痛效果。

【按语】 本穴具有疏调肝胆气机、通经活络、祛风止痛、补髓壮骨之功效，是传统治疗中风病中经络所致半身不遂的要穴之一，亦可用于中风昏迷复苏后遗留半身不遂后遗症的治疗。经常艾灸悬钟、足三里可以预防中风。

【注意事项】 针刺时切记手法不能过强，以免刺中腓神经分支导致下肢麻木、行走困难。

**丘墟**　Qiūxū（GB40）

【出处】《灵枢·本输》：胆出于窍阴……过于丘墟，丘墟，外踝之前下陷者中也，为原。

【类属】 足少阳之原穴。

【定位】 在踝区，外踝的前下方，趾长伸肌肌腱的外侧凹陷中（图3-91）。

【取法】 仰卧或垂足，在足外踝的前下缘，当趾长伸肌肌腱的外侧凹陷中取穴。

【主治】 ①经脉病：胸胁胀痛，下肢痿痹，外踝肿痛，脚气。②其他病：疟疾。

【穴解】 足少阳之脉“从缺盆下腋，循胸，过季胁，下合髀厌中。以下循髀阳，出膝外廉，下外辅骨之前，直下抵绝骨之端”，故本穴可主治胸胁胀痛、下肢痿痹；穴当外踝部，故主治外踝肿痛。本穴是胆经的原穴，故可疗邪入少阳半表半里之疟疾。

【刺灸法】 直刺0.5~0.8寸，局部有酸痛感；可灸。

【配伍应用】 ①配风池、睛明、太阳、太冲，治目赤肿痛。②配昆仑、申脉、解溪、太溪、足临泣，治踝关节肿痛。③配阳陵泉、外关、日月、期门、肝俞、胆俞，治胆囊炎、胆石症。

【文献摘要】

《针灸甲乙经》：目视不明，振寒，目翳，瞳子不见，腰两胁痛，脚酸转筋，丘墟主之。疟振寒，腋下肿，丘墟主之。寒热颈肿，丘墟主之。大疝腹坚，丘墟主之。胸满善太息，胸中膨膨然，丘墟主之。痿厥寒，足腕不收，躄坐不能起，髀枢脚痛，丘墟主之。

《备急千金要方》：主脚急肿痛，战掉不能久立，跗筋脚挛。

《针灸大成》：主胸胁满痛不得息，久疟振寒，腋下肿，痿厥坐不能起，髀枢中痛，目生翳膜，腿胻酸，转筋，卒疝，小腹坚，寒热颈肿，腰胯痛，太息。

《类经图翼》：主治胸胁满痛不得息，寒热，目生翳膜，颈肿，久疟振寒，痿厥腰腿酸痛。髀枢中痛，转筋足胫偏细，小腹坚卒疝。

《玉龙歌》：脚背疼起丘墟穴，斜针出血即时轻。

《胜玉歌》：踝跟骨痛灸昆仑，更有绝骨共丘墟。

【现代研究】

（1）治疗偏头痛：取两侧丘墟，直刺15~20 mm，用捻转和提插手法找到明显得气的感觉，然后在针柄上连接电针治疗仪，采用疏密波，频率100 Hz，再将强度旋钮由零位逐渐调高至患者能够耐受的强度为止，留针30 min，留针期间如果患者感到强度减弱，可适当调节强度，至患者能够耐受为度。每日1次，5次为一疗程，疗程间隔2 d，共治疗4个疗程。严格按照疗程治疗，即使无痛时也要治疗。结果表明电针丘墟穴治疗偏头痛是一种有效的方法。

（2）治疗冠心病心绞痛：主穴取丘墟。配穴：血瘀型加膈俞；痰浊型加丰隆或肺俞；气滞型加阳陵泉；阴虚型加太溪、三阴交；阳虚型加大椎、关元；气虚型加气海、足三里。主穴选用2寸毫针，常规消毒后，直刺丘墟1~1.5寸，并施捻转泻法2 min，每隔10 min行针一次，留针40 min，以针感循经上传为佳。配穴选用1~1.5寸毫针，常规消毒后，平刺或直刺0.5~1.2寸，提插捻转得气后，留针20 min。背俞穴得气后，刮针柄1 min，不留针。每日针刺1次，每周6次，12次为一疗程，观察2个疗程评定疗效。共治疗50例，显效35例，有效11例，好转4例，总有效率为100%。

（3）治疗踝关节扭伤：①治疗踝关节外侧副韧带损伤，取丘墟，常规消毒后，进针1寸左右，行泻法，留针30 min，每隔10 min行针一次。每日1次，5次为一疗程，同时配红外线照射。共治疗52例，痊愈46例，好转6例，总有效率为100%。②若踝关节扭伤肿胀不明显，用5 mL无菌注射器6号针头，抽取2%盐酸普鲁卡因注射液2 mL与当归注射液2 mL混合。腧穴局部常规消毒后，进针1.5寸左右，轻轻旋转针头，待有酸、麻、胀、痛等针感时，回抽无血后注入1.5 mL即可。对于肿胀明显者，除腧穴注射外，需在肿胀处加局部注射，用药量一般为1.5 mL。隔日注射1次，连续3次为一疗程。共治疗100例，经治疗1个疗程，治愈92例，好转8例，全部有效。其中1次治愈62例，2~3次治愈30例，有效率为100%。

（4）治疗胸胁痛：①主穴取双侧丘墟、照海。局部常规消毒后，选用 2.5~3 寸毫针，从丘墟向照海方向进针，采取斜透法，进针 2 寸余，捻转泻法行针得气后，接电针治疗仪，刺激量以患者能耐受为度，留针 30 min。外伤急性期者出针时放血 3~5 滴。每日 1 次，7 次为一疗程，疗程间休息 3 d。共治疗 100 例，经 1~4 个疗程治疗后，痊愈 64 例，好转 32 例，无效 4 例，总有效率为 96%。②治疗急性胸胁屏伤：取患侧丘墟，嘱患者仰卧位，用 1.5 寸毫针，直刺入 0.5~0.8 寸，行泻法。留针 30 min，每 5 min 左右行针一次。待患者的酸、麻、沉、重、胀感向膝关节方向上行时，嘱患者适当忍住疼痛，做咳嗽、深呼吸和仰卧起坐运动，幅度由小到大。用丘墟治疗急性胸胁屏伤，病情轻者一般治疗 1 次即可治愈，个别需 2~3 次。治疗 24 例患者全部有效，总有效率为 100%。

（5）治疗胆绞痛：患者左侧卧位，取右侧丘墟，常规消毒后，用 1.5 寸毫针进针 0.5 寸，得气后施以快速提插捻转强刺激 5~10 min，待绞痛消失或明显缓解后，再留针 30 min，并根据疼痛缓解情况随时行针，直至疼痛消失为止。共治 30 例，针刺后，绞痛在 5 min 内消失者 9 例，15 min 以内消失者 16 例，15~30 min 内消失者 4 例，至 30 min 仅缓解者 1 例（因合并胰腺炎，后转外科手术治疗）。结果治愈 29 例，好转 1 例，总有效率为 100%。

**足临泣** Zúlínqì（GB41）

【出处】《灵枢·本输》：胆出于窍阴……注于临泣，临泣，上行一寸半，陷者中也，为输。

【类属】 五输穴之输穴；八脉交会穴通带脉。

【定位】 在足背，第 4、5 跖骨底结合部的前方，第 5 趾长伸肌肌腱外侧凹陷中（图 3-91）。

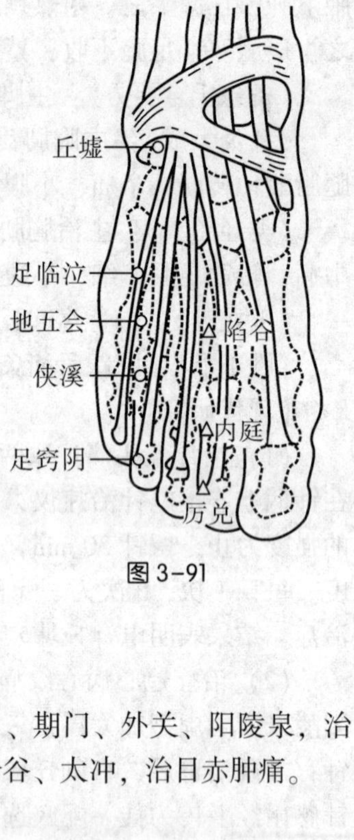

图 3-91

【取法】 仰卧或垂足，第 4 跖趾关节的后方，小趾伸肌肌腱的外侧凹陷处取穴。

【主治】 ①头面五官病：偏头痛，目赤肿痛，目眩，目涩。②经脉病：胁肋疼痛，足跗肿痛。③乳房病：乳房胀痛，乳痈。④其他病：月经不调，瘰疬，疟疾。

【穴解】 本穴为胆经的输穴，“荥输治外经”，故用于治疗肝胆风热上扰所致头面五官病及经脉循行所过部位的病。胆之经筋系于膺乳，又肝主疏泄，故本穴可疏肝气、通乳络而消胀止痛。本穴为八脉交会穴之一，通于带脉，故善调带脉而治疗妇科病证。

【刺灸法】 直刺 0.5~0.8 寸，局部有胀重感；可灸。

【配伍应用】 ①配丘墟、解溪、昆仑、太冲，治足跗肿痛。②配日月、期门、外关、阳陵泉，治胁肋疼痛。③配风池、太阳、中渚、外关，治偏头痛。④配睛明、太阳、合谷、太冲，治目赤肿痛。

【文献摘要】

《针灸甲乙经》：厥，四逆，喘，气满，风，身汗出而清，髋髀中痛，不可得行，足外皮痛，临泣主之。疟日两发，临泣主之。胸中满，腋下肿，马刀瘘，善自啮舌颊，天牖中肿，淫泺胫酸，头眩，枕骨颔腮肿，目涩身痹，洒淅振寒，季胁支满，寒热，胸胁腰腹膝外廉痛，临泣主之。大风目外眦痛，身热痱，缺盆中痛，临泣主之。月水不利，见血而有身则败，及乳肿，临泣主之。

《针灸大成》：手足中风不举，痛麻发热拘挛，头风痛肿项腮连，眼肿赤痛头旋，齿痛耳聋咽肿，浮风瘙痒筋牵，腿疼胁胀肋肢偏，临泣针时有验。

《类经图翼》：主治胸满气喘，目眩心痛，缺盆中及腋下马刀疡，痹痛无常。

《医宗金鉴》：中风手足举动难，麻痛发热筋拘挛，头风肿痛连腮项，眼赤而疼合头眩。

《玉龙歌》：两足有水临泣泻。

《杂病穴法歌》：赤眼迎香出血奇，临泣太冲合谷侣。耳聋临泣与金门，合谷针后听人语。牙风面肿颊车神，合谷临泣泻不数。

【现代研究】

(1) 治疗口苦：取外关、足临泣。患者仰卧位，常规消毒后，刺入外关 25 mm 左右施捻转泻法，使患者产生强烈的酸胀感；刺入足临泣 15~20 mm，施以捻转泻法，使局部产生酸胀感，手法的轻重视患者的体质状况及耐受程度而定。针刺后留针 30 min，每日或隔日治疗 1 次。50 例患者经针刺治疗后口苦症状均消失，一般治疗 2~4 次。

(2) 治疗血管性偏头痛：①患者仰卧位，取患侧足临泣、风池、合谷、列缺。常规消毒后，用 1.5 寸针偏向内侧斜刺足临泣 0.5~1 寸，得气后行快速捻转手法 1~2 min，使针感向足背部扩散。针刺风池时，向对侧口角外缘水平线以下刺入 0.8~1 寸，不捻转，只轻微提插，以使针感向脑部放射为佳。针刺合谷和列缺，用平补平泻手法，得气后，捻转 1~2 min，留针 30 min，每日针刺 1 次，10 次为一疗程，疗程间隔 3 d。治疗 30 例，经 2 个疗程的治疗，痊愈 18 例，好转 9 例，无效 3 例，总有效率为 90%。②先针健侧足临泣，继刺患侧后太阳穴（丝竹空平向后移至鬓发际），从鬓发际向率谷方向浅针透刺，根据患者体质及耐受程度施以提插捻转泻法，对疼痛特别剧烈者加接电针治疗仪，留针 20 min。临床辨证配穴：风邪外袭者，加风池、合谷；痰浊中阻者，加中脘、丰隆；肝郁气滞者，加风池、行间；瘀血阻滞者，刺络拔罐或加合谷、三阴交、太阳针刺；胃热炽盛者，加头维、内庭；气血两虚者，加百会、足三里、血海。共治疗 112 例，针治 1 次疼痛即得以消除者 96 例，治疗 2 次完全消除者 16 例，临床治愈率为 100%。

(3) 治疗胆囊炎：针刺取左侧足临泣为主，直刺 0.3~0.5 寸，得气后退针至皮下，向上斜刺 0.3 寸，针用泻法，每隔 5 min 运针一次，留针 20 min，适当选用配穴太冲、阳陵泉、支沟。慢性胆囊炎或大便秘结并舌苔黄腻者，可适当选加柴胡、升麻、黄芩、郁金、制大黄、瓜蒌仁、芒硝等配合治疗。共治疗 42 例，结果症状体征消失，复查 B 超胆囊未见异常者 35 例；症状、体征消失，复查 B 超仍见胆囊毛糙者 5 例；症状、体征无明显改善，B 超提示胆石症、胆囊炎者 2 例。

【按语】 本穴具有疏调肝胆气机、清泻肝胆之火、清头明目、疏风散热之功，是治疗偏头痛的常用穴。本穴通于带脉，因而能治疗月经不调等妇科病。

【注意事项】 禁用瘢痕灸，以防艾火灼伤皮肤，影响关节活动。

**地五会**　Dìwǔhuì (GB42)

【出处】《针灸甲乙经》：地五会，在足小趾次趾本节后间陷者中。

【定位】 在足背，第 4、5 跖骨间，第 4 跖趾关节近端凹陷中（图 3-91）。

【取法】 仰卧或垂足，于第 4、5 跖骨之间，第 4 跖趾关节的后方，小趾伸肌肌腱的内侧缘取穴。

【主治】 ①头面五官病：头痛，目赤，耳鸣，耳聋。②经脉病：胁肋胀痛，足跗肿痛。③乳房病：乳房胀痛，乳痈。

【刺灸法】 直刺 0.5~0.8 寸，局部有胀重感；可灸。

【配伍应用】 ①配睛明、瞳子髎、太阳、风池、太冲、合谷，治目赤肿痛。②配乳根、膻中、肩井、足三里、足临泣，治乳痈。

【文献摘要】

《针灸甲乙经》：内伤唾血不足，外无膏泽，刺地五会。

《铜人腧穴针灸图经》：治内伤唾血，足外皮肤不泽，乳肿。

《针灸大成》：主腋痛，内损唾血不足，外无膏泽，乳痈。

《长桑君天星秘诀歌》：耳鸣腰腿先五会，次针耳门三里内。

《针经标幽赋》：眼痒眼疼，泻光明与地五。

《席弘赋》：耳内蝉鸣腰欲折，膝下明存三里穴。若能补泻五会间，且莫向人容易说。

**侠溪** Xiáxī（GB43）

【出处】《灵枢·本输》：胆出于窍阴……溜于侠溪，侠溪，足小趾次趾之间也，为荥。

【类属】 五输穴之荥穴。

【定位】 在足背，第4、5趾间，趾蹼缘后方赤白肉际处（图3-91）。

【取法】 仰卧或垂足，于第4、5趾间，趾蹼缘后方赤白肉际处取穴。

【主治】 ①头面五官病：头痛，眩晕，目赤肿痛，耳鸣，耳聋，颊肿。②经脉病：胸胁疼痛，膝股痛，足跗肿痛。③其他病：热病，乳痈。

【穴解】 本穴为胆经之荥穴，“荥主身热”，故可主治热病、乳痈、肝胆风热上扰所致的头面五官病及经脉循行所过部位的病证等。

【刺灸法】 直刺或斜刺0.3~0.5寸，局部有酸胀感；可灸。

【配伍应用】 ①配率谷、太阳、风池、外关、足临泣，治少阳头痛。②配支沟、外关、期门、章门、阳陵泉，治胸胁痛。③配耳门、听宫、听会、翳风、外关，治耳鸣、耳聋。

【文献摘要】

《针灸甲乙经》：膝外廉痛，热病汗不出，目外眦赤痛，头眩，两颔痛，寒逆泣出，耳鸣聋，多汗，目痒，胸中痛，不可反侧，痛无常处，侠溪主之。胸胁支满，寒如风吹状，侠溪主之。狂疾，侠溪主之。

《备急千金要方》：主少腹坚痛，月水不通。主乳肿痈溃。主疟，足痛。主胸中寒，如风状，头眩，两颊痛。

《铜人腧穴针灸图经》：治胸胁支满，寒热汗不出，目外眦赤，目眩，颊颔肿，耳聋，胸中痛不可转侧，痛无常处。

**足窍阴** Zúqiàoyīn（GB44）

【出处】《灵枢·本输》：胆出于窍阴，窍阴者，足小趾次趾之端也，为井金。

【类属】 五输穴之井穴。

【定位】 在足趾，第4趾末节外侧，趾甲根角侧后方0.1寸（图3-91）。

【取法】 仰卧或垂足，在足第4趾趾甲根角侧后方0.1寸处取穴；或于足第4趾外侧甲根角侧后方（即沿角平分线方向）0.1寸，相当于沿爪甲外侧画一直线与爪甲基底缘水平线交点处取穴。

【主治】 ①头面五官病：头痛，目赤肿痛，耳鸣，耳聋，咽喉肿痛。②经脉病：胁痛，足跗肿痛。③神志病：失眠，多梦。④其他病：热病。

【穴解】 本穴为胆经之井穴，具有清热、安神之特点，主治热病、神志病等。

【刺灸法】 浅刺0.1~0.2寸；或用三棱针点刺出血；可灸。

【配伍应用】 ①配头维、太阳、风池、率谷、外关，治偏头痛。②配翳风、听会、外关、足临泣，治耳鸣、耳聋。③配少商、商阳，治喉痹。

【文献摘要】

《针灸甲乙经》：胁痛，咳逆，不得息，窍阴主之。手足清，烦热汗不出，手肢转筋，头痛如锥刺之，循然不可以动，动益烦心，喉痹，舌卷干，臂内廉不可及头，耳聋鸣，窍阴皆主之。

《备急千金要方》：主痈疽，头痛如锥刺，不可以动，动则烦心。

《针灸大成》：主胁痛，咳逆不得息，手足烦热，汗不出，转筋，痈疽，头痛心烦，喉痹，舌强口干，肘不可举，卒聋，魇梦，目痛，小眦痛。

《医宗金鉴》：主治胁间痛，咳不得息热躁烦，痈疽头痛耳聋病，喉痹舌强不能言。

【现代研究】

（1）治疗头痛：①取双侧足窍阴，常规消毒后，选用1寸毫针，针尖稍斜向上刺入0.2~0.3寸，施用泻法，得气后留针30 min，病程长者可延长至1 h。留针期间每间隔15 min快速捻转一次。每日

1次，3次为一疗程，1个疗程结束后休息3 d进行下一疗程。治疗50例，显效40例，有效8例，无效2例，总有效率为96%。②治疗高颅压头痛。采用降颅压、脱水药物（选用20%甘露醇250 mL静脉滴注，每隔8 h或6 h一次，或呋塞米100 mL加入生理盐水500 mL静脉滴注，每日1次），同时足窍阴局部消毒后，用三棱针点刺放血，每次放血10~15滴。每日放血1次，3次为一疗程。放血治疗头痛即刻有效率达65%，1~3 d内有效率达95%。

（2）治疗急性结膜炎：患者取坐位或仰卧位，取双侧足窍阴，消毒后用三棱针或圆利针在穴上速刺0.1~0.2寸深，挤出鲜血数滴，再用无菌干棉球按压片刻，每日1次，3次为一疗程。共治疗84例，1次治愈13例，2次治愈30例，3次治愈18例，4次治愈12例，5次治愈6例，6次治愈2例。

## 十二、足厥阴肝经

本经腧穴主要分布在足大趾端、足背、内踝前、下肢内侧前面、下肢内侧中间、腘内侧、大腿内侧中间、阴部、腹部、胁肋部。起穴为大敦，止穴为期门，左右各14穴（图3-92）。临床多用于治疗肝胆、妇科、前阴病及经脉循行部位的病证。

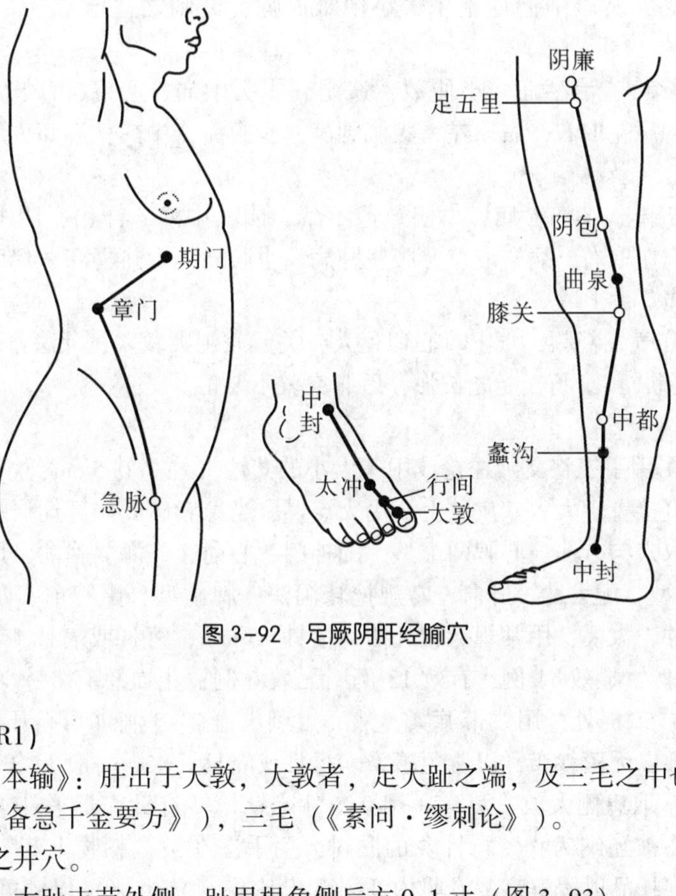


图3-92 足厥阴肝经腧穴

**大敦** Dàdūn（LR1）

【出处】《灵枢·本输》：肝出于大敦，大敦者，足大趾之端，及三毛之中也，为井木。

【别名】 水泉（《备急千金要方》），三毛（《素问·缪刺论》）。

【类属】 五输穴之井穴。

【定位】 在足趾，大趾末节外侧，趾甲根角侧后方0.1寸（图3-93）。

【取法】 伸足，在足大趾趾甲根角侧后方0.1寸处取穴；或在足大趾外侧趾甲根角侧后方（即沿角平分线方向）0.1寸，相当于沿爪甲外侧画一直线与爪甲基底缘水平线交点处取穴。

【主治】 ①肾病：遗尿，癃闭，小便不利。②妇科病：月经不调，崩漏，经闭，阴挺。③神志病：中风，癫痫。④其他病：疝气，缩阴症。

【穴解】 足厥阴肝经"循股阴，入毛中，环阴器，抵小腹"，其经筋结于阴器，故肝经与前阴病关系密切，又大敦为肝经井穴，配五行属木，应于肝，有调理气机、清泄湿热、疏通经络的作用，是主治前阴病的主穴。肝藏血，主疏泄，性喜条达。妇女以血为用，肝失疏泄，气机逆乱，失于藏血，可导致月经不调、经闭、崩漏等。本穴疏肝解郁、调理气机，用于治疗肝郁气滞引起的妇科疾病。肝经井穴具有平肝熄风、泄热急救之特点，故本穴可主治肝风内动、肝阳上扰之神志病。

【刺灸法】 浅刺0.1~0.2寸，局部有刺痛感，或点刺出血；可灸。

【配伍应用】 ①配太冲、地机、气海、期门，治疝气。②配隐白、三阴交，治崩漏。③配百会、气海、三阴交、照海，治阴挺。

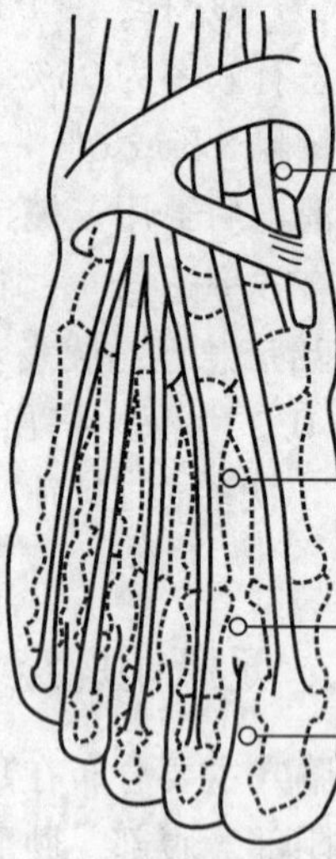

图3-93

【文献摘要】

《素问·缪刺论》：邪客于足厥阴之络，令人卒疝暴痛。刺足大趾爪甲上与肉交者，各一痏，男子立已，女子有顷已，左取右，右取左。

《针灸甲乙经》：卒心痛，汗出，大敦主之，出血立已。阴跳，遗尿，小便难而痛，阴上下入腹中，寒疝，阴挺出，偏大肿，腹脐痛，腹中悒悒不乐，大敦主之。小儿痫瘛，遗精溺，虚则诸病痫癫，实则闭癃，小腹中热，善寐，大敦主之。

《备急千金要方》：主目不欲视，太息。主卒疝暴痛，阴跳上入腹，寒疝，阴挺出，偏大肿，脐腹中悒悒不乐，小便难而痛，灸刺之立已，左取右，右取左。

《铜人腧穴针灸图经》：治卒疝，小便数，遗溺，阴头中痛，心痛，汗出，阴上入腹，阴偏大，腹脐中痛，悒悒不乐，病左取右，右取左，腹胀肿满，少腹痛，中热，喜寐，尸厥状如死，妇人血崩不止。

《针灸大成》：主五淋，卒疝七疝，小便数遗不禁，阴头中痛，汗出，阴上入小腹，阴偏大，腹脐中痛，悒悒不乐，病左取右，病右取左。腹胀肿病，小腹痛，中热喜寐，尸厥状如死人，妇人血崩不止，阴挺出，阴中痛。

《玉龙歌》：肾强疝气发甚频，气上攻心似死人，关元兼刺大敦穴，此法亲传始得真。

《长桑君天星秘诀歌》：小肠气痛先长强，后刺大敦不要忙。

【现代研究】

（1）治疗崩漏：①用手工将艾绒搓捻成中等大小的艾炷（炷高0.5 cm，炷底直径0.5 cm），腧穴局部消毒后，将艾炷直接置于大敦穴皮肤上，用火点燃，当患者感到局部灼痛时即用镊子取下残余艾炷，每次5壮。随证取穴与方法：心脾两虚型，配神门、心俞、气海、脾俞，用常规捻转补法，频率为每分钟20转；肝郁型，配太冲、肝俞，常规捻转泻法；脾虚型，配脾俞、足三里、三阴交；肝肾阴虚型，配肝俞、太冲、太溪，用常规捻转补法。留针15 min，每日或隔日1次，5次为一疗程，治疗2个疗程。共治60例，显效41例，有效13例，无效6例，止血总有效率为90%。②隐白、大敦常规消毒后，于穴后1.5 cm处，用线带缠紧，然后点刺出血2~3滴（可挤压出血），再用无菌棉球止血，常规消毒，或敷以无菌纱布，以避免感染。每日或隔日1次，一般1~3次即愈。

（2）治疗嵌顿疝：取患侧大敦，消毒后用0.5寸毫针捻转进针，行平补平泻手法，得气后留针并加艾灸，直至嵌顿物被还纳为止。行针灸的同时，用手法在被嵌顿物上轻轻按摩，帮助嵌顿物还纳，必要时肌内注射阿托品以缓解痉挛或肌内注射苯巴比妥（鲁米那）以镇静。12例患者经上述治疗后均获效，其中留针时间最长者50 min，最短者6 min，一般在10~30 min内嵌顿物被还纳，腹痛消失。

（3）治疗房事茎痛：常规消毒后，单侧大敦用三棱针点刺放血数滴。病情较重者，可点刺双侧。共治疗14例，治疗1次获愈13例，2次获愈1例。

（4）治疗中风后遗症：取大敦，消毒后取0.5寸毫针，用旋转式手法快速刺入皮下0.5分。根据其病的虚实来确定选用补泻之法。如果针感反应强烈，则患者肢体的恢复功能强；反之则差。每日针刺1次，10次为一疗程。针刺后留针1 h，每隔5 min行针一次，2个疗程后评定疗效。共治疗60例，显效38例，有效15例，无效7例，总有效率为88.3%。

（5）治疗婴幼儿腹泻：取双侧少商、大敦，消毒后，用2寸毫针依次针少商与大敦，行平补平泻手法，留针5 s出针，不闭针孔，然后在每个腧穴上挤出数滴血。每日治疗1次，一般治疗3次。效果不明显者，再针2次，慢性腹泻者可加针足三里。针刺治疗期间无须其他治疗，有脱水者可予口服生理盐水。共治疗145例，痊愈68例，显效63例，无效14例，总有效率为90.3%。

【按语】　本穴具有疏肝理气、调经止淋、回阳救逆、镇痉宁神之功效。现代常用于治疗昏厥、脑血管意外、癫痫、心绞痛、膀胱炎、前列腺炎、睾丸炎、功能性子宫出血、月经不调、子宫脱垂、遗尿、腹股沟嵌顿疝、精索神经痛等。

【注意事项】　孕妇慎用。不宜用瘢痕灸。

### 行间　Xíngjiān（LR2）

【出处】《灵枢·本输》：肝出于大敦……溜于行间，行间足大趾间也，为荥。

【类属】　五输穴之荥穴。

【定位】　在足背，第1、2趾间，趾蹼缘后方赤白肉际处（图3-93）。

【取法】　正坐垂足，于足背第1、2趾缝端凹陷处取穴。

【主治】　①头面五官病：头顶痛，眩晕，目赤肿痛，青盲，面瘫。②肝病：胁痛，口苦，黄疸，急躁易怒。③前阴病：疝气，小便不利，尿痛。④妇科病：月经不调，痛经，经闭，月经过多，崩漏，带下。⑤经脉病：足背肿痛，足趾麻木。⑥神志病：中风，癫痫。

【穴解】　本穴为肝经之荥穴，“荥输治外经”，“荥主身热”，故可主治肝阳上亢或肝火上炎所致头面五官病。肝经荥穴配五行属火，为肝木之子，“实则泻其子”，故取本穴既可疏肝解郁、调气和血，又可清泄肝胆、平肝熄风，治疗肝病、神志病、前阴病和妇科病。

【刺灸法】　直刺0.5~0.8寸，局部有酸胀感，可放散至足背；可灸。

【配伍应用】　①配睛明、攒竹、瞳子髎、太阳，治目赤肿痛。②配率谷、风池、外关、足临泣，治偏头痛。③配气海、地机、太冲、合谷、三阴交，治痛经。

【文献摘要】

《灵枢·厥病》：厥心痛，色苍苍如死状，终日不得太息，肝心痛也，取行间、太冲。

《针灸甲乙经》：溺难痛，白浊，卒疝，少腹肿，咳逆，呕吐，卒阴跳，腰痛不可以俯仰，面黑热，腹中䐜满，身热厥痛，行间主之。善惊，悲不乐，厥，胫足下热，面尽热，渴，行间主之。腹痛，上抢心，心下满，癃，茎中痛，怒瞋不欲视，泣出，长太息，行间主之。癫疾，短气，呕血，胸背痛，行间主之。喉痹，气厥，口㖞，喉咽如扼状，行间主之。月事不利，见血而身反败阴寒，行间主之。

《针灸大成》：主呕逆，洞泄，遗溺癃闭，消渴嗜饮，善怒，四肢满，转筋，胸胁痛，小腹肿，咳逆呕血，茎中痛，腰痛不可以俯仰，腹中胀，小肠气，肝心痛，色苍苍如死灰状，终日不得太息，口㖞，癫疾，短气，四肢逆冷，嗌干烦渴，瞑不欲视，目中泪出，太息，便溺难，七疝寒疝，中风，肝积肥气，发痎疟，妇人小腹肿，面尘脱色，经血过多不止，崩中，小儿急惊风。

《医宗金鉴》：治小儿急慢惊风，及妇人血蛊癥瘕，浑身肿，单腹胀等证。

《胜玉歌》：行间可治膝肿病。

《百症赋》：行间、涌泉，主消渴之肾竭。雀目肝气，睛明、行间而细推。

【现代研究】

（1）对慢性非细菌性前列腺炎大鼠血清中的TNF-α、IL-2的影响：用消痔灵注射液制备出大鼠非细菌性前列腺炎模型，针刺“关元”、“曲骨”、“行间”等，20 d后测定大鼠血清中TNF-α、IL-2的含量。结果：针刺组较药物组显著降低大鼠血清中的IL-2、TNF-α水平（$P<0.05$）。结论：针刺治疗慢性非细菌性前列腺炎疗效确切，效果明显，其机制可能在于抗炎、调节免疫功能和改善局

部血液循环。

(2) 治疗急性腰扭伤：取患者双侧行间，进针后予强刺激泻法，要求患者有强烈的得气感，1 min 后，要求患者活动腰部（卧床者也要求适度转动腰部），动作由慢到快，幅度由小到大，留针30 min，留针期间每隔 5 min 运针一次，每次均用泻法，每日 1 次，3 次为一疗程，疼痛剧烈者，第1 日可治疗 2 次。共治 90 例，痊愈 75 例，有效 15 例，其中一次治愈 20 例，治愈率为 83.3%。

(3) 治疗急性痉挛性腹痛：取任一侧行间常规消毒后，用 1.5 寸毫针快速捻转进针，针尖略斜向病所方向，进针深度 1~1.5 寸，用平补平泻法，给予强刺激，得气后一般约捻转 30 s 即可，必要时每隔 3 min 捻转一次或加取对侧行间。留针 30 min，多数能在 1~10 min 内完全缓解。共治疗 83 例，治愈 79 例，有效 4 例，总有效率为 100%。

(4) 治疗原发性高血压：取双侧行间、风池，行间进针 20~40 mm，用捻转提插泻法；风池进针20~60 mm，用捻转泻法。两穴均施术 1 min，留针 20 min，每日治疗 1 次。共治 30 例，显效 8 例，有效 17 例，无效 5 例，总有效率为 83.33%。

(5) 对原发性高血压患者血管内皮功能的影响：将 60 例原发性高血压患者随机分为治疗组 30 例和对照组 30 例。治疗组采取针刺风池、行间治疗，对照组采取口服复方降压片治疗。分别于治疗前后测血压，并进行血清总胆固醇（TC）、三酰甘油（TG）、内皮素（ET）和内皮依赖性舒张功能检测。结果：治疗组血压明显下降，TG 和 ET 降低，内皮依赖性舒张功能改善，与治疗前及对照组比较，差异均有非常显著性意义（$P<0.01$）。结论：针刺降压效果明显，且对血管内皮功能及内分泌有改善。

### 太冲 Tàichōng (LR3)

【出处】《灵枢·本输》：肝出于大敦……注于太冲，太冲行间上二寸陷者之中也，为输。

【别名】 大冲（《太平圣惠方》）。

【类属】 五输穴之输穴；足厥阴肝经之原穴。

【定位】 在足背，第 1、2 跖骨间，跖骨底结合部前方凹陷中，或触及动脉搏动（图 3-93）。

【取法】 正坐垂足，于足背第 1、2 跖骨结合部前方凹陷处取穴；或从第 1、2 跖骨间向后推移至底部的凹陷中取穴。

【主治】 ①头面五官病：头痛，眩晕，目赤肿痛，青盲，近视，面瘫，咽喉干痛，耳鸣，耳聋。②神志病：中风，癫痫，小儿惊风。③前阴病：疝气，遗尿。④妇科病：月经不调，崩漏。⑤胃病：呕逆，胃痛。⑥经脉病：腰痛不可俯仰，下肢痿痹。

【穴解】 本穴是足厥阴肝经的原穴，是脏腑原气经过和留止的部位。《灵枢·九针十二原》："五脏有疾也，当取之十二原。"且根据"经脉所过，主治所及"的原理，本穴的主要功能是调节肝脏和肝经的虚实，临床上既可用于肝阳上亢、肝胆火旺或肝风内动引起的肝经实证，也可治疗肝血亏虚、肝阴不足导致的各种虚证。

【刺灸法】 直刺 0.5~0.8 寸，局部有酸胀感，或向足底放射；可灸。

【配伍应用】 ①配合谷，称为"四关"，治头痛、眩晕、小儿惊风、高血压。②配阳陵泉、足三里、三阴交，治行步艰难。③配气海、急脉、大敦，治疝气。

【文献摘要】

《针灸甲乙经》：痓互引善惊，太冲主之。呕厥寒，时有微热，胁下支满，喉痛，嗌干，膝外廉痛，淫泺胫酸，腋下肿，马刀瘘，唇肿，吻伤痛，太冲主之。环脐痛，阴骞，两丸缩，腹坚痛不得卧，太冲主之。暴胀，胸胁支满，足寒，大便难，面唇白，时呕血，太冲主之。腰痛，少腹满，小便不利如癃状，羸瘦，意恐惧，气不足，腹中怏怏，太冲主之。狐疝，太冲主之。飧泄，太冲主之。黄疸热中，善渴，太冲主之。男子精不足，太冲主之。女子疝，及少腹肿，溏泄，癃，遗溺，阴痛，面尘黑，目下眦痛，太冲主之。女子漏血，太冲主之。

《千金翼方》：不得溺，灸太冲五十壮。虚劳浮肿，灸太冲百壮。

《铜人腧穴针灸图经》：治胸胁支满，足寒大便难，呕血，女子漏血不止，小儿卒疝呕逆。

《医宗金鉴》：主治急慢惊风，羊痫风证，及咽喉疼痛，心胸胀满，寒湿脚气，行痛步难，小腹疝气，偏坠疼痛，两目昏暗，腰背疼痛等证。

【现代研究】

（1）对高血压的即时降压效应：取双侧太冲。针刺时患者取坐位，两手自然放在腿上，身体轻靠椅背，头微前倾；或平卧位。消毒后快速进针，向涌泉方向斜刺（与皮肤成45°角）0.5~0.8寸后行中强刺激。手法以泻法为主，施捻转加震颤手法，激发感传向近心端放散，得气后留针20 min，每5~10 min捻针一次。每日1次，针刺7次为一疗程。结果表明，针刺太冲治疗肝阳上亢型高血压具有良好的即时效应，平均可降低收缩压10 mmHg，舒张压6 mmHg。在疗效观察中发现，针刺太冲降压起效较迅速，一般针刺后20 min降压幅度即达最大。

（2）治疗急性淤胆型肝炎：选用双侧太冲、足三里，用2寸毫针，太冲进针1.5~2 cm，足三里进针2.5~3 cm。进针后捻针3 min，得气后留针30 min，用提插泻法，每日1次，2个月为一疗程，6个月后统计疗效。共治疗64例，痊愈8例，显效35例，有效17例，无效4例，总有效率为93.8%。

（3）治疗呃逆：取太冲，常规消毒后，用毫针向涌泉方向透刺1~1.5寸，反复提插捻转刺激，以患者能耐受为度。留针30 min，每10 min捻转一次。单纯性呃逆，可单侧腧穴针刺，男取左侧，女取右侧，如单侧针刺无好转，再加刺另一侧腧穴。顽固性呃逆取双侧，并配合内关（双侧）。共治疗86例，针刺1次，呃逆停止34例；针刺2次，呃逆停止28例；针刺3~5次，呃逆停止24例。总有效率为100%。

（4）治疗脏躁证：①肝气郁结型，针刺合谷、太冲、章门、膻中、神门。合谷、太冲用电针，选疏密波，以患者能耐受为度，并以针刺手法补膻中、泻章门。加味甘麦大枣汤：淮小麦、大枣、炙甘草、佛手、川楝子、北柴胡、当归、芍药、郁金。②气郁化火型，针刺（手法）合谷、太冲、三阴交、涌泉、百会。以合谷、太冲、三阴交、涌泉为主，行泻法。甘麦大枣汤加丹皮、栀子、龙胆草、川楝子、薄荷、泽泻、大黄。③心脾两虚型，针刺（手法加灸）合谷、太冲、内关、中脘、三阴交、神门。以合谷、内关、神门为主，行补法；太冲、中脘行温针灸。甘麦大枣汤加党参、白术、当归、茯苓、酸枣仁、龙眼肉、夜交藤、合欢花。心肾不交型，针刺（手法加灸）合谷、太冲、心俞、太渊、涌泉、照海、肾俞、百会。手法以合谷、太冲、太渊、照海为主，以平补平泻法刺之；心俞、肾俞、涌泉、百会悬灸三壮。甘麦大枣汤加黄精、茯神、玄参、龟甲、熟地黄、酸枣仁、麦冬、柏子仁、远志。共治疗256例，治愈91例，好转115例，无效50例，总有效率为80.5%。

（5）治疗偏头痛：①主穴取双侧太冲，配穴取患侧外关、阿是穴。呕吐加双侧内关。嘱患者闭目仰卧于床上，腧穴局部常规消毒后，先用速刺法将针刺入双侧太冲25 mm左右，针尖指向足心，强刺激1 min，使患者出现明显的酸、麻、胀感，针感越强越好。然后针其他腧穴，除太冲外，两组腧穴均用中度刺激。留针30 min，每10 min行针一次。每日1次，10次为一疗程。共治疗78例，痊愈41例，显效29例，有效6例，无效2例，总有效率为97.4%。②选2寸毫针针刺太冲，可透刺涌泉或针尖斜下方向；选1寸毫针针刺中渚，针尖斜下方向。均交叉取穴，分别快速刺入，刺激强度以患者耐受为度。一侧头痛取单侧刺之，双侧头痛取双侧刺之。留针约10 min后出针，每日1次，10次为一疗程，休息3 d后再进行第2个疗程，共治疗3个疗程后统计疗效。共治疗60例，痊愈37例，显效16例，好转5例，无效2例，总有效率为96.7%。

（6）治疗牙痛：先取患侧太冲，常规消毒后，捻转进针。得气后，风火牙痛用泻法，虚火牙痛用先泻后补法。患者出现牙痛缓解或痛止时，再配患侧下关，得气后留针30 min，每10 min行针一次，治疗次数最少1次，最多4次。共治疗106例，痊愈81例，有效21例，无效4例，总有效率为96.2%。

（7）对帕金森病（PD）大鼠黑质神经元凋亡的影响：采用6-羟基多巴胺（6-OHAD）注入毁损单侧黑质造成PD大鼠模型，并用TUNEL法标记凋亡神经元，用电子显微镜观察神经元超微结构的变化。结果：PD 大鼠毁损侧黑质凋亡神经元数量显著高于正常组（$P<0.01$），电子显微镜下可见细胞收缩，核染色质浓缩等超微病理改变。电针组取“风府”、“太冲”，针刺后毁损侧黑质凋亡神经元数量低于模型组（$P<0.05$），超微病理改变不如模型明显。研究表明，细胞凋亡是 PD 黑质多巴胺能神经元变性死亡的结果，电针可有效地缓解这一病理过程。

（8）对抑郁模型大鼠结肠组织诱导型一氧化氮合酶（NOS）、谷胱甘肽过氧化物酶（GSH-Px）活性及一氧化氮（NO）含量的影响：将 40 只 SD 雄性大鼠随机分为正常组、模型组、药物组及电针组，每组 10 只，用慢性应激结合孤养的方式造模 21 d。在造模同时，药物组按 1.8 mg/kg 给予氟西汀灌胃，每日 1 次，连续 21 d；电针组取“合谷”和“太冲”，频率为 1.5~2 Hz，疏密波，电压 9 V，电流强度 1~3 mA，留针 20 min，每日 1 次，连续 21 d。用紫外分光光度法检测大鼠结肠组织中 NOS、GSH-Px 的活性及 NO 的含量。结果：与正常组比较，模型组大鼠结肠组织中 NOS 活性、NO 含量增加，GSH-Px 活性降低（$P<0.05$）；与模型组比较，电针、药物可降低抑郁模型大鼠结肠组织中 NOS 的活性及 NO 的含量，提高结肠组织中 GSH-Px 的活性（$P<0.05$）；电针组与药物组比较，两者间差异无显著性意义（$P>0.05$）。结论：电针“四关”（双侧合谷、双侧太冲）具有保护抑郁状态下大鼠结肠组织功能的作用。

（9）对老年痴呆模型大鼠学习记忆能力的影响：造模成功后，选用“四关”进行治疗。以 1 寸毫针斜刺 0.5 寸，然后连接电针治疗仪，采用疏密波，频率 80~100 Hz，强度以大鼠能承受为度，留针 20 min。电针治疗均于每日上午 9：00—11：00 进行，每日 1 次，连续治疗 60 d。结果：与模型组相比，针刺组的学习记忆能力显著提高（$P<0.01$）。结论：电针刺激“四关”能明显缩短水迷宫学习时间，改善受损的中枢胆碱能神经系统，提高老年痴呆模型大鼠的学习记忆能力。

（10）对非酒精性脂肪肝大鼠肝细胞色素 $P_{450}$1A1（CYP1A1）和脂质过氧化的影响：将 33 只 SD 大鼠随机分为正常组和非酒精性脂肪肝病（NAFLD）组，后者以高脂饲料饲养建立 NAFLD 大鼠模型。第 8 周末，处死其中 3 只（正常组 1 只，NAFLD 组 2 只），病理组织学检查以验证造模成功，然后将 NAFLD 组进一步分为 NAFLD 模型组和电针组。电针“足三里”、“丰隆”、“三阴交”、“太冲”，每日 1 次，治疗 4 周。第 12 周末处死所有动物，用比色法检测肝内 SOD 活性、MDA 含量，用免疫组化法检测肝细胞色素 $P_{450}$1A1 表达。结果：与正常组比较，模型组大鼠肝组织中 SOD 活性显著降低，MDA 含量增高，CYP1A1 吸光度值显著升高（$P<0.05$）；与模型组比较，电针组大鼠肝组织中 SOD 活性显著增高，MDA 含量降低，CYP1A1 吸光度值显著降低（$P<0.05$）。结论：电针治疗能抑制非酒精性脂肪肝 CYP1A1 表达的上调，减轻脂质过氧化反应。

（11）对偏头痛患者脑血流的影响：治疗组 20 例，取百会、合谷、太冲为主，另据辨证分型配穴，肝阳上亢者，加足临泣；痰浊上扰者，加丰隆、阴陵泉；瘀血阻滞者，加血海；气血亏虚者，加足三里。下针得气后，百会留针，合谷和太冲及配穴行提插捻转手法，行针 2 min，留针 10 min，再行针 2 min，继续留针 10 min。隔日治疗 1 次，20 次为一疗程。对照组 20 例，采用口服盐酸氟桂利嗪（西比灵）10 mg，每日 1 次，临睡前服，疗程同针刺组。治疗组治疗前后采用经颅多普勒超声检查观察针刺对患者脑血流的影响。结果：两组临床疗效差别有统计学意义（$P<0.05$），针刺前后患者脑动脉血流速度异常率差异有统计学意义（$P<0.01$），针刺对双侧椎动脉颅内段（VA）、大脑中动脉（MCA）、大脑前动脉（ACA）发生流速增快时的血流速度影响有统计学意义（$P<0.05$），对 VA、基底动脉（BA）发生流速减慢时的血流速度影响有意义（$P<0.05$）。结论：针刺具有双向调节作用，可有效改善偏头痛患者的脑血流状况。

【按语】 本穴具有疏肝解郁、行气止痛、平肝熄风、降逆止呕、滋养肝阴、补益肝血、活血化瘀、清利下焦湿热之功效，是治疗肝胆疾病的要穴之一。太冲配合谷，有镇静安神、平肝熄风的作用，用于治疗头痛、眩晕、小儿惊风、高血压等。

【注意事项】 本穴较为敏感，故针刺时手法应轻，以免产生疼痛。

**中封**　Zhōngfēng（LR4）

【出处】《灵枢·本输》：肝出于大敦……行于中封，中封，内踝之前一寸半，陷者之中。

【别名】 悬泉（《备急千金要方》），垂泉（《圣济总录》）。

【类属】 五输穴之经穴。

【定位】 在踝区，内踝前，胫骨前肌肌腱的内侧缘凹陷中（图 3-93）。

【取法】 足背屈时，于内踝前约 1 寸，胫骨前肌肌腱与踇长伸肌肌腱之间凹陷处取穴，或在商丘与解溪中间取穴。

【主治】 ①经脉病：下肢痿痹，足踝肿痛。②其他病：疝气，小便不利。

【刺灸法】 直刺 0.5~0.8 寸，局部有酸胀感，可向足背放散；可灸。

【配伍应用】 ①配太溪、解溪、昆仑、足临泣，治踝关节肿痛。②配气海、中极、三阴交，治小便不利。③配肾俞、命门、志室、三阴交，治遗精。

【文献摘要】

《针灸甲乙经》：色苍苍然，太息，如将死状，振寒，溲白，便难，中封主之。疝，癃，脐少腹引痛，腰中痛，中封主之。身黄时有微热，不嗜食，膝内、内踝前痛，少气，身体重，中封主之。女子少腹大，乳难，嗌干，嗜饮，中封主之。女子挟脐疝，中封主之。

《千金翼方》：治失精，阴缩，灸中封五十壮。

《医宗金鉴》：主治梦泄遗精，阴缩，五淋，不得尿，鼓胀，瘿气。

《玉龙赋》：行步艰楚刺三里、中封、太冲。

《胜玉歌》：若人行步艰难，中封太冲针便痊。

【现代研究】

（1）治疗尿路结石性绞痛：针刺双侧中封，取龙虎交战手法，左转 9 数，右转 6 数，反复施行中度刺激，留针 30 min，留针时可间断刺激，每日 1 次或 2 次。共治疗 48 例，针刺 1~2 次即疼痛消失者 46 例，疼痛明显减轻者 2 例。

（2）治疗神经血管性头痛：患者仰卧位，取双侧中封、阳辅，常规消毒后，用 1.5 寸毫针分别直刺 0.5~1 寸，施捻转泻法各 1 min，每隔 10 min 行针一次，留针 40 min，针感循经上传效佳。若针感弱而痛处固定剧烈疼痛，则在局部配用取阿是穴 1~3 个，常规消毒后，用 1 寸毫针平刺 0.5~0.8 寸，施捻转泻法 1 min，每隔 10 min 行针一次，共留针 40 min。上述针法每日 1 次，10 次为一疗程，疗程间休息 2 d。治疗 2 个疗程后评定疗效。共治疗 76 例，治愈 37 例，显效 22 例，好转 15 例，无效 2 例，总有效率为 97.4%。

**蠡沟**　Lígōu（LR5）

【出处】《灵枢·经脉》：足厥阴之别，名曰蠡沟，去内踝五寸，别走少阳。

【别名】 交仪（《千金翼方》）。

【类属】 足厥阴之络穴。

【定位】 在小腿内侧，内踝尖上 5 寸，胫骨内侧面的中央（图 3-94）。

【取法】 正坐或仰卧位，于髌尖与内踝尖连线的上 2/3 与下 1/3 交点，胫骨内侧面的中央取穴，横平筑宾。

【主治】 ①妇科病：月经不调，阴挺，带下，外阴瘙痒。②前阴病：睾丸肿痛，小便不利，遗尿。③其他病：疝气，腰痛不可俯仰，足胫疼痛。

【刺灸法】 平刺 0.5~0.8 寸，局部有胀重感；可灸。

【配伍应用】 ①配阴陵泉、三阴交、太溪，治胫部酸痛。②配百会、关元、气海，治子宫脱垂。③配大敦、太冲、气海，治疝气及睾丸肿痛。

【文献摘要】

《灵枢·经脉》：足厥阴之别，名曰蠡沟，去内踝五寸，别走少阳；其别者，循胫上睾，结于茎。其病：气逆则睾肿卒疝。实则挺长，虚则暴痒。取之所别也。

《针灸甲乙经》：阴跳，腰痛，实则挺长，寒热，挛阴暴痛，遗溺，偏大虚则暴痒气逆，肿睾，卒疝，小便不利如癃状，数噫，恐悸，气不足，腹中悒悒，少腹痛，嗌中有热，如有息肉状，如著欲出，背挛不可俯仰，蠡沟主之。女子疝，小腹肿，赤白淫，时多时少，蠡沟主之。

《铜人腧穴针灸图经》：治卒疝少腹肿，时少腹暴痛，小便不利如癃闭，数噫，恐悸，少气不足，腹中痛，悒悒不乐，咽中闷如有息肉状，背拘急不可俯仰。

《类经图翼》：主治疝痛，小腹满痛，癃闭脐下积气如石，数噫，恐悸少气，足胫寒酸，屈伸难。

【现代研究】

（1）治疗落枕：患者端坐凳上，保持凳与双膝同高。取蠡沟，用28~30号1.5寸毫针沿胫后缘局部按压敏感处，直刺0.5~1寸；针患病的对侧，如双侧病重，针双侧；施用捻转补法，或平补平泻法。留针30 min，中间行针1次。当针刺得气后，保持原坐位，即活动颈部、肩部或肩胛部，做前屈、后仰、侧屈，旋转活动头颈部；往前、后、外侧及旋转活动肩及肩胛部；一般宜往痛得较甚的方向活动，运动速度要先慢后稍快，先小幅度再大幅度。患者有越活动越放松的感觉。留针期间保持活动25 min以上。每日1次，一般治疗1~3次。共治疗48例，其中1次治愈16例，2次治愈17例，总治愈45例，好转3例，总有效率为100%。

（2）治疗肝郁气滞之厥冷证：取双侧蠡沟，以1.5寸毫针，沿经络走向平刺0.5~0.8寸，得气后留针30 min，中间行针2~3次，平补平泻。治疗1次后手足开始转暖，依上法针刺2次后手足厥冷消失。

（3）治疗阴痒：取蠡沟、中极、血海、曲骨、三阴交、下髎，常规消毒后，取2寸毫针快速进针，得气后留针30 min，每隔5 min捻针一次，每次捻针一定要使针感向大腿内侧放射，施捻转平补平泻法。10次为一疗程，疗程间休息2~3 d后再进行下一疗程。共治疗57例，痊愈37例，好转16例，无效4例，总有效率为93.0%。

【按语】 本穴具有疏肝理气、清热利湿、调经止带、消肿止痒之功效和较强的通经活络作用。

**中都** Zhōngdū（LR6）

【出处】《针灸甲乙经》：中都，足厥阴郄，在内踝上七寸胻骨中。

【别名】 中郄（《针灸甲乙经》），太阴（《经穴汇解》）。

【类属】 足厥阴之郄穴。

【定位】 在小腿内侧，内踝尖上7寸，胫骨内侧面的中央（图3-94）。

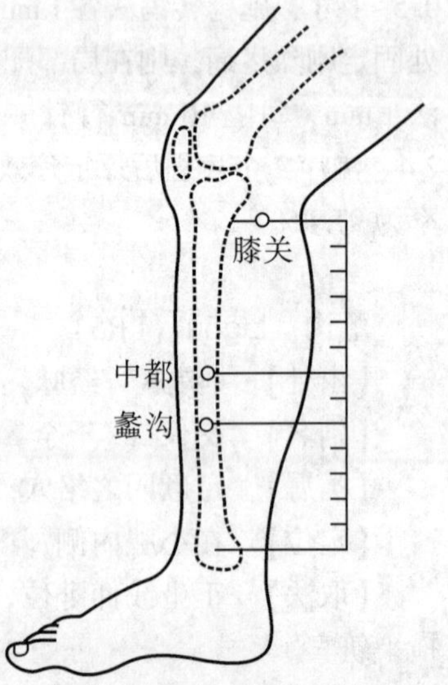

图3-94

【取法】 正坐或仰卧位，于髌尖与内踝尖连线中点下0.5寸，胫骨内侧面的中央取穴。

【主治】 ①胃肠病：腹痛，泄泻。②妇产科病：崩漏，产后恶露不尽。③经脉病：胁痛，下肢痿痹。④其他病：疝气。

【刺灸法】 平刺0.5~0.8寸，局部有酸胀感，或放散至膝部；可灸。

【配伍应用】 ①配太溪、三阴交、阴陵泉，治胫寒痹痛。②配归来、太冲、气海，治疝气。③配隐白、大敦、三阴交，艾炷灸各穴，治崩漏。

【文献摘要】

《针灸甲乙经》：肠澼，中郄主之。崩中，腹上下痛，中郄主之。

《备急千金要方》：主足下热，胫寒不能久立，湿痹不能行。

《铜人腧穴针灸图经》：治妇人崩中，因产恶露不绝。

**膝关　Xīguān（LR7）**

【出处】《针灸甲乙经》：膝关，在犊鼻下二寸陷者中，足厥阴脉气所发。

【别名】膝开（《外台秘要》）。

【定位】在膝部，胫骨内侧髁的下方，阴陵泉后 1 寸（图 3-94）。

【取法】屈膝，于胫骨内侧髁后下缘，再向后 1 寸处取穴。

【主治】经脉病：膝股肿痛，下肢痿痹。

【刺灸法】直刺 1~1.5 寸，局部有酸胀感；可灸。

【配伍应用】①配梁丘、血海、阳陵泉、足三里，治膝髌肿痛。②配阳陵泉、内膝眼、犊鼻、委中、鹤顶，治膝关节炎。

【文献摘要】

《针灸甲乙经》：膝内廉痛引髌，不可屈伸，连腹，引咽喉痛，膝关主之。

《铜人腧穴针灸图经》：治风痹，膝内痛引髌，不可屈伸，喉咽中痛。

《类经图翼》：主治风痹，膝内肿痛引髌，不可屈伸，及寒湿走注，白虎历节风痛，不能举动，咽喉中痛。

《玉龙歌》：膝头红肿不能行，必针膝眼膝关穴。

**曲泉　Qūquán（LR8）**

【出处】《灵枢·本输》：肝出于大敦……入于曲泉，曲泉辅骨之下，大筋之上也，屈膝而得之，为合。

【类属】五输穴之合穴。

【定位】在膝部，腘横纹内侧端，半腱肌肌腱内缘凹陷中（图 3-95）。

【取法】屈膝，在膝内侧横纹端最明显的肌腱内侧凹陷中取穴。

【主治】①妇科及男性病：月经不调，痛经，带下，阴挺，阴痒，阳痿，遗精。②前阴病：小便不利，淋证，癃闭。③经脉病：小腹痛，膝股肿痛。

【刺灸法】直刺 1~1.5 寸，可透膝阳关，局部有酸胀感，可扩散至膝关节；可灸。

【配伍应用】①配梁丘、血海、内膝眼、犊鼻，治膝髌肿痛。②配中极、阴陵泉、三阴交，治小便不利。③配中极、太冲、三阴交，治阴痒。

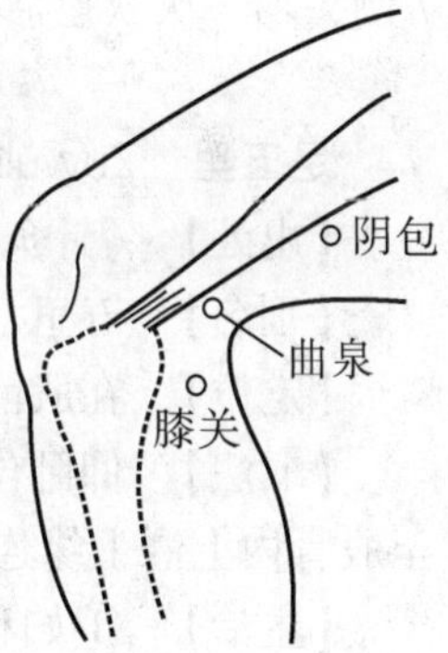

图 3-95

【文献摘要】

《灵枢·厥病》：病注下血，取曲泉。

《针灸甲乙经》：女子疝瘕，按之如以汤沃其股内至膝，飧泄，灸刺曲泉。少腹肿，阴挺出，痛经水来下，阴中肿或痒，漉青汁若葵羹，血闭无子，不嗜食，曲泉主之。

《千金翼方》：男子失精，膝胫疼痛冷，灸曲泉百壮。

《席弘赋》：若是七疝少腹痛，照海阴交曲泉针。

《肘后歌》：风痹痿厥如何治，大杼曲泉真是妙。

【现代研究】

(1) 对家兔胆汁分泌和流量的影响：①电针家兔“曲泉”，通过记录家兔的胆汁流量，并经侧脑室插管注入 M 受体阻断药，探讨电针“曲泉”的中枢利胆作用机制。实验结果表明，电针“曲泉”的利胆作用有中枢神经系统参与，在中枢神经系统的递质和受体中，ACh 递质和 M 受体在这一针刺效应中发挥了重要作用，为针灸临床治疗胆道及胆囊系统疾病提供了实验依据。②观察针刺“曲泉”

对胆汁分泌的影响。结果：电针“曲泉”使空腹兔胆汁流量增加（$P<0.05$），表现为利胆效应。静脉注射阿托品能阻断针刺利胆效应，提示针刺利胆效应与 M 受体有关。结论：针刺曲泉，可能使迷走神经兴奋性提高，末梢释放 ACh，通过 M 受体作用于肝细胞，从而增加胆汁分泌。

（2）治疗肱骨外上髁炎：患者取坐位或仰卧位，取健侧曲泉。常规消毒后，用 2 寸毫针直刺进针。得气后，行平补平泻法，留针 30 min，每隔 10 min 行针一次。每日 1 次，10 次为一疗程，治疗 1 个疗程后评定疗效。共治疗 30 例，治愈 24 例，好转 6 例，总有效率为 100%。

**阴包　Yīnbāo（LR9）**

【出处】《针灸甲乙经》：阴包，在膝上四寸股内廉两筋间。

【别名】阴胞（《针灸大全》）。

【定位】在股前区，髌底上 4 寸，股薄肌与缝匠肌之间（图 3-95）。

【取法】下肢稍屈，稍外展，略提起（或坐位，大腿稍外展，用力收缩肌肉），显露出明显的缝匠肌，在其后缘取穴。

【主治】①妇科病：月经不调。②前阴病：遗尿，小便不利。③经脉病：腰骶痛引小腹。

【刺灸法】直刺 0.8~1.5 寸，局部有酸胀感，或向周围放散；可灸。

【配伍应用】①配中极、气海、三阴交，治遗尿。②配关元、血海、三阴交，治月经不调。

【文献摘要】

《针灸甲乙经》：腰痛，少腹痛，阴包主之。

《铜人腧穴针灸图经》：治腰尻引中腹痛，遗溺不禁。

《针灸聚英》：主腰尻引小腹痛，小便难，遗尿，妇人月水不调。

《肘后歌》：中满如何去得根，阴包如刺效如神。

【现代研究】治疗癔症：以 3.5 寸毫针，刺入阴包 3 寸，提插捻转，强刺激，留针 30 min，治疗 7 例，均一次获愈而未复发。

**足五里　Zúwǔlǐ（LR10）**

【出处】《针灸甲乙经》：足五里，在阴廉下，去气冲三寸，阴股中动脉。

【别名】五里（《针灸甲乙经》）。

【定位】在股前区，气冲直下 3 寸，动脉搏动处（图 3-96）。

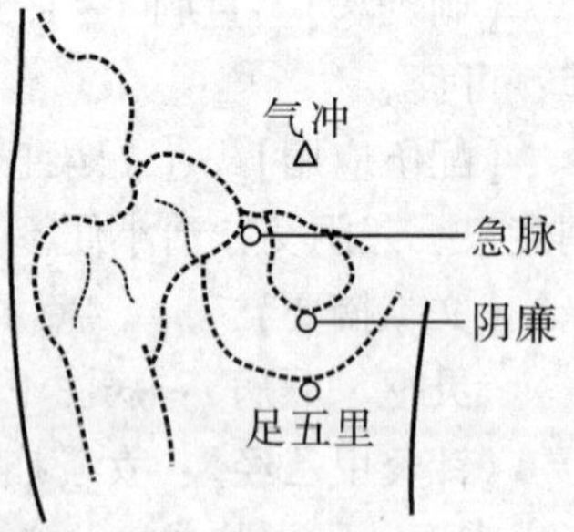

图 3-96

【取法】仰卧位，于耻骨联合上缘中点旁开 2 寸，耻骨联合上缘至股骨内上髁上缘连线的上 1/6 与下 5/6 交点的大腿根部取穴。

【主治】①妇科病：阴挺，带下。②前阴病：睾丸肿痛，阴囊湿痒，遗尿，小便不利，癃闭。③其他病：少腹胀痛。

【刺灸法】直刺 0.8~1.5 寸，局部有酸胀感，或扩散至大腿前侧面；可灸。

【配伍应用】①配血海、三阴交、风市，治阴囊湿疹。②配中极、阴陵泉、三阴交，治尿潴留。

【文献摘要】

《针灸甲乙经》：少腹中满，热闭不得溺，足五里主之。病注下血，取曲泉、五里。

《针灸大成》：主腹中满，热闭不得溺，风劳嗜卧。

《类经图翼》：主治肠风热闭不得溺，风劳嗜卧，四肢不得举。

**阴廉　Yīnlián（LR11）**

【出处】《针灸甲乙经》：阴廉，在羊矢下，去气街二寸动脉中。

【定位】 在股前区，气冲直下 2 寸（图 3-96）。

【取法】 仰卧位，于耻骨联合上缘中点旁开 2 寸，耻骨联合上缘至股骨内上髁上缘连线的上 1/9 与下 8/9 交点的大腿根部取穴；或稍屈髋、屈膝、外展、大腿抗阻力内收时显露出长收肌，在其外缘取穴。

【主治】 ①妇科病：月经不调，带下。②经脉病：少腹疼痛，下肢拘急。

【刺灸法】 直刺 0.8~1.5 寸，局部有酸胀感，或放散至大腿内侧及膝关节部；可灸。

【配伍应用】 ①配关元、血海、三阴交，治月经不调。②配气海、归来、五枢，治少腹疼痛。

【文献摘要】

《针灸甲乙经》：妇人绝产，若未曾生产，阴廉主之。

《铜人腧穴针灸图经》：治妇人绝产，若未经生产者，可灸三壮，即有子。

《类经图翼》：主治妇人不妊，若经不调未有孕者，灸三壮即有子。

**急脉　Jímài（LR12）**

【出处】《素问·气府论》：冲脉气所发者二十二穴……厥阴毛中急脉各一。

【别名】 羊矢（《医学入门》）。

【定位】 在腹股沟区，横平耻骨联合下缘，前正中线旁开 2.5 寸（图 3-96）。

【取法】 仰卧位，于耻骨联合下缘旁开 2.5 寸，腹股沟股动脉搏动处取穴。

【主治】 ①前阴病：阴茎痛，外阴肿痛。②妇科病：阴挺。③经脉病：少腹痛。④其他病：疝气。

【刺灸法】 避开动脉，直刺 0.5~0.8 寸，局部有酸胀感，或扩散至外阴部；可灸。

【配伍应用】 ①配太冲、中封、曲泉，治疝气。②配气海、关元、归来，治少腹痛。

【文献摘要】

《素问·气府论》王冰注：按之隐指坚然，甚按则痛引上下也，其左者中寒，则上引少腹，下引阴丸，善为痛，为少腹急中寒，此两脉皆厥阴之大络通行其中，故曰厥阴急脉，即睾之系也，可灸而不可刺，病疝，少腹痛，即可灸。

《备急千金要方》：妇人胞下垂注，阴下脱，灸侠玉泉三寸，随年壮三报。

【现代研究】 治疗肠痉挛：令患者仰卧，伸直下肢，术者用大拇指指腹压在急脉穴上，单侧痛取患侧，整个下腹痛可两穴同用。逐渐用力，至穴内似搏动非搏动时为适宜，约 10 s，即放松，再压再放松，每次放松时，患者感到有股热气向下放散至膝部或足部。治疗 25 例，1 次即效，且不超过 5 min，疼痛即消失。

**章门　Zhāngmén（LR13）**

【出处】《脉经》：脾部……合于中焦脾胃之间，名曰章门。

【别名】 长平、胁髎（《针灸甲乙经》），脾募（《千金翼方》），季胁（《针灸大全》）。

【类属】 八会穴之脏会；脾之募穴；足厥阴、足少阳之会。

【定位】 在侧腹部，在第 11 肋骨游离端的下际（图 3-97）。

【取法】 侧卧举臂，从腋前线的肋弓软骨缘下方向前触摸第 11 肋骨游离端，在其下际取穴；或在腋中线上肢合腋屈肘时，当肘尖所止处取穴。

【主治】 ①脾病：腹痛，腹胀，痞块，肠鸣，泄泻。②肝病：黄疸，胁痛。③经脉病：腰脊痛。

【穴解】 本穴为足厥阴脉与五脏之气盛会，为脏气出入之门户，是主治脏病之要穴，故具有疏肝理气、健脾和胃的作用，主要用于治疗肝胆疾患和脾胃病。

【刺灸法】 直刺 0.8~1 寸，侧腹部有酸胀感，并可向腹后壁放散；可灸。



【配伍应用】 ①配足三里、阴陵泉、公孙，治腹胀。②配外关、阳陵泉、足临泣，治胸胁痛。

③配内关、足三里、太白，治呕吐。

【文献摘要】

《脉经》：关脉缓，其人不欲食，此胃气不调，脾胃不足，宜服平胃丸、补脾汤，针章门补之。

《针灸甲乙经》：奔豚，腹胀肿，章门主之。腹中肠鸣盈盈然，食不化，胁痛不得卧，烦，热中，不嗜食，胸胁支满，喘息而冲膈，呕，心痛，及伤饱，身黄疾，骨羸瘦，章门主之。腰痛不得转侧，章门主之。腰清脊强，四肢懈惰，善怒，咳，少气，郁然不得息，厥逆，肩不可举，马刀瘘，身瞤，章门主之。

《备急千金要方》：主心痛而呕。主四肢懈惰，喜怒。主食饮不化，入腹还出，热中，不嗜食，若吞，而闻食臭伤饱，身黄酸痛羸瘦。

《胜玉歌》：经年或变劳怯者，痞满脐旁章门决。

《百症赋》：胸胁支满何疗，章门、不容细寻。

【现代研究】

（1）治疗第11肋间综合征：取患侧章门。用5 mL注射器接7号针头，抽取0.75%盐酸布比卡因注射液2 mL和曲安奈德注射液40 mg混合。腧穴常规消毒，直刺得气后抽吸无回血再缓慢注入药液，出针后立即用无菌干棉球按压针孔1~2 min，避免出血及药液外溢，并用胶布固定无菌干棉球2 d以防感染。每周治疗1次，2周后统计疗效。共治疗50例，治愈42例，显效5例，好转2例，无效1例。

（2）治疗残胃排空延迟症：主穴选用膈俞、章门、上脘、足三里，腹胀甚者加气海，急性呕吐者加合谷、内关，虚寒者加艾灸，先泻邪后补正，留针30 min，每5 min行针一次。每日2次，20次为一疗程。耳穴压丸法：取胃、贲门、食道、交感、皮质下等穴，操作时用小胶布粘住王不留行，尽量选颗粒饱满的贴在耳穴敏感之处，每穴按压约3 min，并嘱患者每日自行按压4~5次。治疗中还可配合禁食、持续胃肠减压，维持营养及水、电解质和酸碱平衡，高渗水洗胃等方法。共治疗7例，每次针刺期间，恶心、呕吐症状均在5 min内减轻或消失。其中显效4例，有效3例，总有效率为100%。

（3）治疗胃痛：以中脘和章门（双侧）为主。寒邪客胃型，加气海、命门；肝气犯胃型，加内关、期门；瘀血停滞型，加血海、膈俞；饮食停滞型，加足三里、然谷。以1.5~2.5寸毫针视患者身体胖瘦酌定针刺深度。瘦者可于主穴进针1寸左右，胖者可进针2寸左右，以得气为宜。中脘用提插捻转强刺激泻法，章门于针刺得气后先泻后补。配穴可依病情行先泻后补法或行平补平泻法。每次留针15~20 min，每日针1次，7次为一疗程。共治69例，治愈39例，有效22例，无效8例，总有效率为88.4%。

（4）治疗慢性胆囊炎：取章门、期门、日月、阳陵泉、足三里、合谷、太冲、肝俞、胆俞、膈俞，以上腧穴分2组2次治疗。章门、期门、日月取右侧，阳陵泉、足三里、太冲、合谷取双侧，仰卧位治疗。皮肤常规消毒后，选用2寸毫针快速刺入皮肤，行平补平泻法，待产生酸、麻、胀感后，留针30 min，5 min捻转一次。出针后再取俯卧位，取双侧肝俞、胆俞、膈俞，针刺方法同前，10次为一疗程。在针刺的同时服用下方：柴胡30 g，郁金15 g，木香5 g，半夏15 g，白芍20 g，鸡内金50 g，黄芩15 g，丹参25 g，陈皮15 g。每日1剂水煎，分早饭前、晚饭后2次服用，10剂为一疗程。治疗2个疗程后评定疗效。共治疗28例，治愈20例，好转7例，无效1例，总有效率为96.4%。

【按语】 本穴具有疏肝理气、活血化瘀、消痞散结、健脾燥湿之功效，主要用于治疗肝胆疾患和脾胃病变。

【注意事项】 右侧穴深部当肝脏的下缘，左侧穴深部为脾脏的下缘，因此，针刺时针尖不宜向肝脏或脾脏方向深刺，以免造成肝、脾损伤。

**期门**　Qīmén（LR14）

【出处】《伤寒论》：阳明病，下血谵语者，此为热入血室，但头汗出者，刺期门。

【别名】　肝募（《针灸大成》）。

【类属】　肝之募穴；足厥阴、足太阴、阴维脉之会。

【定位】　在胸部，第6肋间隙，前正中线旁开4寸（图3-97）。

【取法】　仰卧位，在乳中直下2肋处取穴；或在乳头直下，不容旁开2寸处取穴。女性在锁骨中线与第6肋间隙交点处取穴。

【主治】　①肝病：胸胁胀痛，口苦，郁闷。②胃病：呕吐，呃逆，吐酸。③乳房病：乳痈。

【穴解】　本穴是肝之募穴，又是足厥阴、足太阴、阴维脉的交会穴，所以不仅具有调节脏腑功能治疗肝病的作用，而且还能治疗所交会经脉的病证。足厥阴肝经"抵小腹，挟胃，属肝，络胆，上贯膈，布胁肋"，故取期门可疏肝理气、健脾和胃，治疗肝气郁结、失于疏泄导致的各种病证。

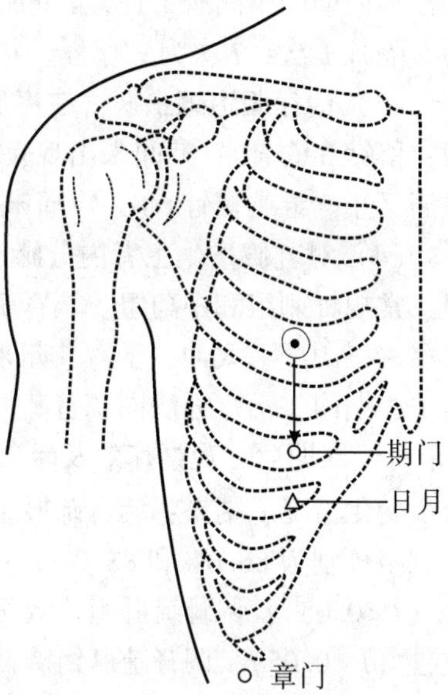

图3-97

【刺灸法】　斜刺0.5~0.8寸，局部有酸胀感，或向腹后壁放散；可灸。

【配伍应用】　①配肝俞、膈俞、外关、阳陵泉，治胸胁胀痛。②配日月、肝俞、胆俞、至阳，治黄疸。③配内关、足三里，治呃逆。

【文献摘要】

《伤寒论》：伤寒，腹满谵语，寸口脉浮而紧，此肝乘脾也，名曰纵，刺期门。伤寒，发热，啬啬恶寒，大渴欲饮水，其腹必满，自汗出，小便利，其病欲解，此肝乘肺也，名曰横，刺期门。妇人中风，发热恶寒，经水适来，行之七八日，热除而脉迟，身凉，胸胁下满如结胸状，谵语者，此为热入血室，当刺期门。

《针灸甲乙经》：痓，腹大坚不得息，期门主之。咳，胁下积聚，喘逆，卧不安席，时寒热，期门主之。奔豚上下，期门主之。伤食胁下满，不能转展反侧，目青而呕，期门主之。癃，遗尿，鼠蹊痛，小便难而白，期门主之。霍乱泄注，期门主之。喑不能言，期门主之。妇人产余疾，食饮不下，胸胁支满，眩目，足寒，心切痛，善噫，闻酸臭胀，痹，腹满，少腹尤大，期门主之。

《铜人腧穴针灸图经》：治胸中烦热，奔豚上下，目青而呕，霍乱泄利，腹坚硬，大喘不得安卧，胁下积气，女子产余疾，食饮不下，心中切痛，善噫，若伤寒过经不解，当刺期门，师经不传。

《长桑君天星秘诀歌》：伤寒过经不出汗，期门通里先后看。

《玉龙歌》：伤寒过经犹未解，须向期门穴上针，忽然气喘攻胸膈，三里泻多须用心。

《玉龙赋》：期门大敦，能治坚痃疝气。

【现代研究】

（1）治疗呃逆：腧穴局部皮肤常规消毒，用1.5~2寸毫针，右手持针对期门斜刺0.5~1寸，针尖略向下，用提插捻转手法，调节针感，使针下出现酸、麻、胀、重感，发作时行强刺激手法，缓解后改为平补平泻法，均留针30 min，中间行针2~3次，每日1次，若属寒，并加灸，7次为一疗程。共治疗73例，1次治愈9例，2次治愈12例，3次治愈7例，其余45例患者1~2疗程后均收效。

（2）治疗慢性胆囊炎：①取期门，进针约1.5寸，施捻转提插泻法1 min，并在B超下观察胆囊缓慢收缩，留针15 min后出针。结果表明，针刺期门可反射性地引起胆囊收缩，降低胆道平滑肌的张力，松弛Oddis括约肌，促进胆汁排泄，减轻胆囊及胆道的充血、水肿，从而达到治疗胆囊炎的目的。②主穴取期门。肝气郁结者，加太冲、章门；气滞血瘀者，加膈俞、行间；脾肾阳虚者，加命门、足三里；痰饮停聚者，加阴陵泉、中脘、丰隆；肝肾虚者，加涌泉、太溪。腧穴局部消毒后，用三棱针向期门中间刺 1 针，4 周刺 4 针，刺后闪罐留罐 10 min，拔去瘀血，余穴用毫针刺法，平补平泻。隔日 1 次，7 次为一疗程。共治疗 48 例，痊愈 36 例，显效 12 例，总有效率为 100%。

（3）治疗胆道蛔虫病：在疼痛时，针刺右侧期门，进针 0.8 寸，得气后轻捻转约 3 min，腹痛顿消，留针 2 h，留针期间未出现腹痛，出针后 30 min，患者上腹又如前剧痛，即再行针刺期门如上法，腹痛又止。继续留针 6 h，疼痛未再发作。

（4）对乳腺增生患者内分泌、免疫功能的影响：将 200 例乳腺增生患者随机分为调肾疏肝针法组、常规针刺组和中药组。调肾疏肝组主穴取肾俞、命门、风府、灵墟、神封、步廊、期门，配穴取太溪、三阴交、太冲、子宫、归来，每日针刺 1 次；常规针刺组主穴取足三里、膻中、肝俞、乳根、内关、期门，治疗方法同调肾疏肝组；中药组口服乳癖消片，每次 6 片，每日 3 次。3 组患者皆治疗 2 个月经周期后，观察疗效及雌二醇（$E_2$），催乳素（PRL），孕酮（P），淋巴细胞亚群 $CD_3^+$、$CD_4^+$、$CD_8^+$ 变化情况。结果：调肾疏肝组临床疗效、中医证候疗效总有效率为分别为 92.0%、94.0%，常规针刺组分别为 86.0%和 88.0%，中药组分别为 78.0%和 84.0%，3 组患者疗效比较差异均有显著性意义（$P<0.05$），调肾疏肝组疗效优于另两组；与治疗前相比，3 组患者血清 PRL、P、$P/E_2$ 均有显著改善（$P<0.05$），调肾疏肝组降低 PRL 和升高 P、$P/E_2$ 作用优于另两组（$P<0.05$）；与治疗前相比，调肾疏肝组和常规针刺组 $E_2$、$CD_8^+$、$CD_4^+/CD_8^+$ 有显著改善，调肾疏肝组降低 $E_2$ 的作用优于常规针刺组（$P<0.05$）。结论：调肾疏肝针法是治疗乳腺增生病的有效方法，对乳腺增生患者的内分泌、免疫功能有调节作用。

（5）治疗子宫内膜异位症：将 90 例患者随机分为 3 组。俞募针刺组，取肝俞、脾俞、肾俞、期门、章门、京门；常规针刺组，取合谷、中极、关元、三阴交；西药对照组，口服达那唑。观察三组患者临床症状、体征、肿瘤标志物血清 CA125 值的变化及不良反应。结果：3 组的总疗效相似，但俞募针刺组在痛经、月经不调、腰骶痛、肛门坠胀等症状的改善方面显著优于其他两组（$P<0.01$），且俞募针刺组治疗后血清 CA125 值较治疗前显著降低（$P<0.01$）。结论：俞募配穴针刺法治疗子宫内膜异位症临床疗效显著，其不良反应明显低于西药对照组。

【按语】 本穴具有疏肝健脾、和胃降逆之功效，用于治疗肝气郁结、失于疏泄导致的各种病证。

【注意事项】 针刺时应控制好进针的方向、角度和深度，以防刺伤肝、肺。

## 十三、督脉

本经腧穴主要分布在尾骶、腰背、颈项、头面、鼻口部的正中线上。起穴为长强，止穴为龈交，一名一穴，共 29 穴（图 3-98）。临床多用于治疗神志病，热病，背、腰、头、项等局部病证及脏腑病证。

### 长强 Chángqiáng（GV1）

【出处】《灵枢·经脉》：督脉之别，名曰长强。挟膂上项，散头上，下当肩胛左右，别走太阳，入贯膂。

【别名】 穷骨（《灵枢·癫狂》），橛骨（《素问·骨空论》），气之阴郄（《针灸甲乙经》），尾骨（《千金翼方》），尾翠骨（《太平圣惠方》），龟尾、骶上（《太平圣惠方》），尾闾（《古今医统》），气郄（《针灸大全》），骨骶（《类经图翼》），龙虎（《经穴纂要》），尾蛆骨、骶骨（《人镜经》），曹溪路、三分间、河车路、朝天巅、上天梯（《卫生宝鉴》）。

【类属】 督脉之络穴。

【定位】 在会阴区，尾骨下方，尾骨端与肛门连线的中点处（图 3-99）。

【取法】 跪伏或胸膝位，在尾骨下端与肛门之间的凹陷处取穴。

【主治】 ①肛肠病：痔疾，脱肛，便血，泄泻，痢疾，便秘。②神志病：癫痫，癔症，瘛疭。③前阴病：癃闭，淋证，小便难，阴部湿痒。④经脉病：腰痛，尾骶骨痛。⑤其他：呕血，遗精，阳痿，疝气。

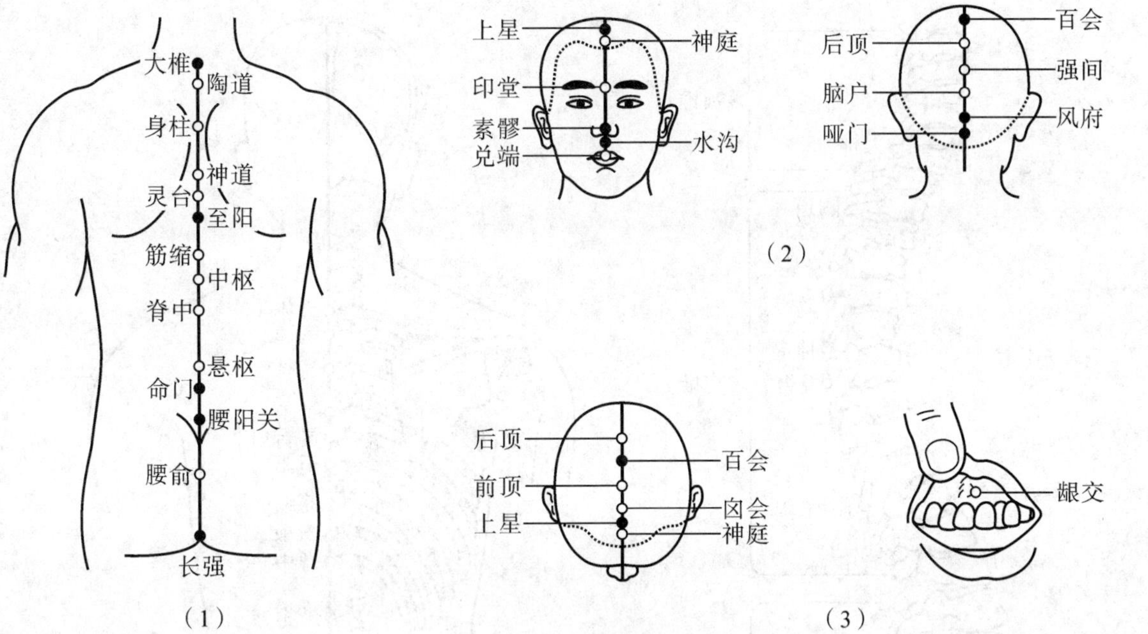

图 3-98　督脉腧穴

【穴解】　本穴为督脉首穴，督脉挟脊而行，为诸阳脉之长，“入属于脑”，故既可治疗经脉循行所过部位的前阴、肛肠及腰骶病，又能治疗神志病。

【刺灸法】　先进针至皮下，再与骶骨平行斜向刺入 0.5~1 寸，局部有酸胀感，可扩散至肛门和尾骶部，有时针感沿督脉向上传至腰部；也可用三棱针点刺出血；一般不灸。

【配伍应用】　①配小肠俞，治大小便难。②配身柱，治小儿惊痫。③配百会、脐中，治脱肛。④配承山，治久痔。⑤配命门，治赤白痢。⑥配大肠俞、承山、百会，治脱肛。

【文献摘要】

《素问·骨空论》：灸寒热之法，先灸项大椎，以年为壮数；次灸橛骨，以年为壮数。

《灵枢·经脉》：督脉之别，名曰长强……实则脊强，虚则头重，高摇之，挟脊之有过者，取之所别也。

《灵枢·癫狂》：治癫疾者，常与之居，察其所当取之处。病至，视之有过者泻之。置其血于瓠壶之中，至其发时，血独动矣，不动，灸穷骨二十壮。穷骨者，骶骨也。

《针灸甲乙经》：痓反折，心痛，气短，尻澹，小便黄闭，长强主之。腰痛上寒，实则脊急强，长强主之。癫疾发如狂走者，面皮厚敦敦，不治，虚则头重，洞泄，淋癃，大小便难，腰尻重，难起居，长强主之。小儿惊痫，瘛疭脊强，互相引，长强主之。

《针灸大成》：主肠风下血，久痔瘘，腰脊痛，狂病，大小便难，头重，洞泄，五淋，疳蚀下部，小儿囟陷，惊痫，瘛疭，呕血，惊恐失精，瞻视不正。

《席弘赋》：大杼若连长强寻，小肠气痛即行针。

《玉龙歌》：九般痔疾最伤人，必刺承山效若神，更有长强一穴是，呻吟大痛穴为真。

【现代研究】

（1）对肠蠕动的调整作用：针刺家兔的“长强”，对原来结肠紧张度低下者大多可使之亢进，而对结肠紧张度增高者则可使之减弱。

（2）对心脏的影响：给狗以轻度的氟烷麻醉，然后针刺长强，捻针时可明显增加心排血量和每搏输出量，降低心率和动脉压，减低外周阻力。

【注意事项】　针刺时不得刺穿直肠，以防感染。

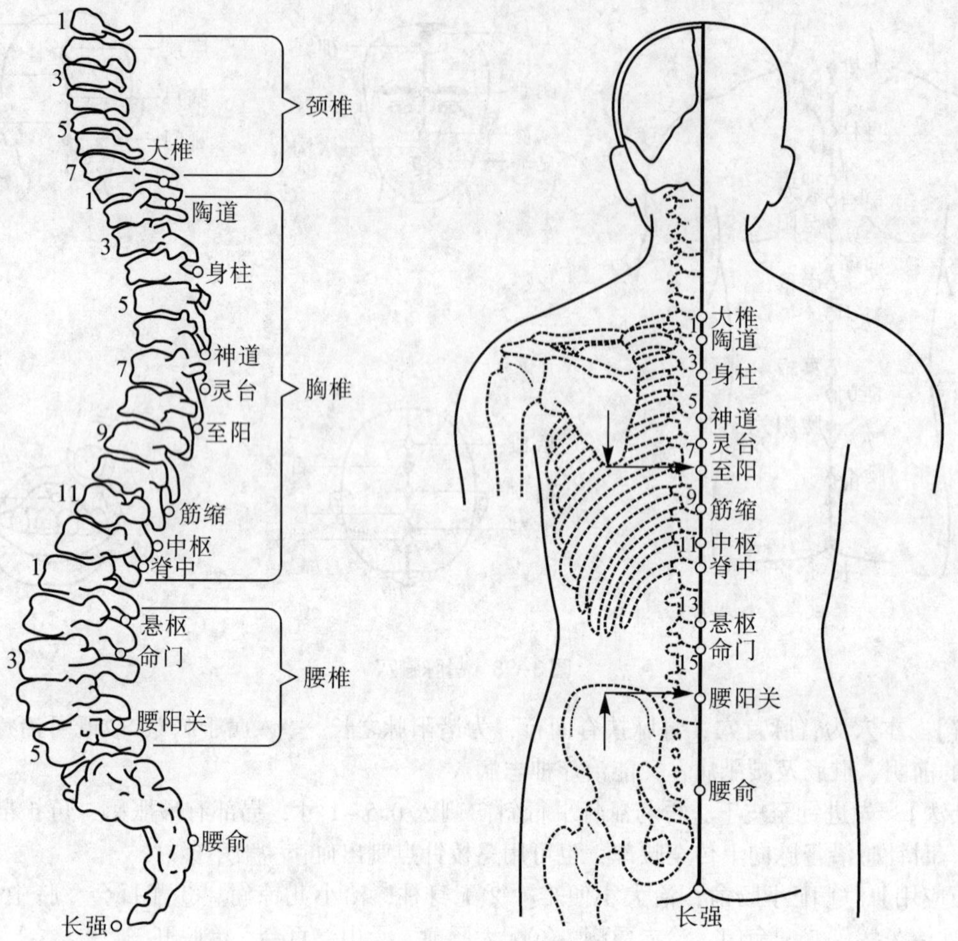


图 3-99

**腰俞** Yāoshū（GV2）

【出处】《素问·缪刺论》：邪客于足太阴之络，令人腰痛，引少腹控胁，不可以仰息，刺腰尻之解，两胂之上是腰俞。

【别名】髓空、背解、腰户（《针灸甲乙经》），腰柱（《外台秘要》），髓俞（《针灸大全》），髓孔（《针灸资生经》），腰注（《圣济总录》）。

【定位】在骶区，正对骶管裂孔，后正中线上（图 3-99）。

【取法】俯卧或侧卧位，先按取尾骨上方的骶角，在与两骶角下缘平齐的后正中线上取穴。

【主治】①经脉病：腰脊强痛，下肢痿痹，麻木不仁。②神志病：癫痫。③肠病：腹痛，腹泻，痢疾，便血，痔疮，脱肛，便秘。④妇科及男性病：月经不调，带下，经闭，遗精。⑤前阴病：淋浊，遗尿。

【刺灸法】斜刺 0.5~1 寸，局部酸胀，可扩散至腰骶部；可灸。

【配伍应用】①配百会、大肠俞、承山，治脱肛。②配大椎、身柱、神门，治癫痫。③配环跳，治冷风冷痹。④配委中、涌泉、小肠俞、膀胱俞，治腰脊强痛。

【文献摘要】

《针灸甲乙经》：腰以下至足清不仁，不可以坐起，尻不举，腰俞主之。乳子下赤白，腰俞主之。

《铜人腧穴针灸图经》：治腰髋疼，腰脊强不得回转，温疟痎疟。

《针灸大成》：主腰胯腰脊痛，不得俯仰，温疟汗不出，足痹不仁，伤寒，四肢热不已，妇人月水闭，溺赤。

**腰阳关**　Yāoyángguān（GV3）

【出处】《素问·气府论》：十六椎下有阳关。

【别名】 阳关（《素问·骨空论》王冰注），背阳关（《针灸大全》），脊阳关（《循经考穴编》）。

【定位】 在脊柱区，第4腰椎棘突下凹陷中，后正中线上（图3-99）。

【取法】 当两髂嵴最高点连线的中点下方凹陷处取穴。

【主治】 ①经脉病：腰骶疼痛，破伤风，下肢痿痹，麻木不仁，膝肿不可屈伸等。②妇科及男性病：月经不调，带下，遗精，阳痿，淋浊。③肠病：便血，痢疾，下腹满胀。④其他病：疝气。

【穴解】 督脉贯行于脊中，为“阳脉之海”，诸阳经与其会合，足三阳经皆循行于下肢，本穴又位于腰部，故可治疗腰骶痛、下肢痿痹。督脉起于胞中，贯脊属肾，肾藏精，主生殖，本穴又邻近命门，故可调补肾气，治疗妇科及男性病。本穴位于第4腰椎棘突下，两侧旁开是大肠俞，故可治疗大肠病。

【刺灸法】 直刺或斜刺0.5~1寸，局部酸胀，深刺时可有麻电感向两下肢放散；可灸。

【配伍应用】 ①配关元、次髎、三阴交，治阳痿、遗精、月经病、带下。②配肾俞、环跳、次髎、委中，治腰腿痛、下肢痿痹。

【文献摘要】

《针灸大成》：主膝外不可屈伸，风痹不仁，筋挛不行。

《循经考穴编》：主劳损腰胯痛，遗精，白浊，妇人月病，带下。

【现代研究】 镇痛作用：大多数研究认为，针刺腰阳关有很好的镇痛作用，用来治疗坐骨神经痛及急性腰扭伤有较好的疗效。

【按语】 本穴位于腰部，能利腰膝、祛风湿，多与委中、肾俞、大肠俞配伍治疗腰痛。

**命门**　Mìngmén（GV4）

【出处】《针灸甲乙经》：命门，一名属累，在第十四椎节下间，督脉气所发，伏而取之。

【别名】 属累（《针灸甲乙经》），精宫（《循经考穴编》）。

【定位】 在脊柱区，第2腰椎棘突下凹陷中，后正中线上（图3-99）。

【取法】 俯卧位，先取后正中线与髂嵴平齐处，再向上摸2个棘突，于上方的凹陷处取穴。

【主治】 ①妇科及男性病：月经不调，痛经，带下，胎屡堕，遗精，阳痿，早泄。②二阴病：小便不利，遗尿，尿频，泄泻，便血，痔疮，脱肛。③头面五官病：头痛，头晕，耳鸣。④神志病：失眠，癫痫，瘛疭。⑤经脉病：腰痛，脊强反折，下肢痿痹。⑥其他病：小儿惊厥，恶寒，汗不出，疟疾，水肿，疝气。

【穴解】 本穴在第2腰椎棘突下，两肾之间，有“元气之根本、生命之门户”之说，故有补肾壮阳之效，主治各种肾虚所致妇科及男性病。肾主水，司二便，主骨生髓，又督脉贯行于脊中，故本穴可治疗二阴病、腰腿病和水肿。督脉“入属于脑”，脑为“元神之府”，因而本穴可治疗神志病。督脉为“阳脉之海”，六阳经均交会于督脉，因而本穴具有通调阳气、宣散解表的作用。

【刺灸法】 直刺或斜刺0.5~1寸，局部有酸胀感，深刺时可有麻电感向臀及下肢放散；可灸，作为强壮保健穴，常用温灸法或瘢痕灸法。

【配伍应用】 ①配百会、关元，治遗尿、尿频。②配灸肾俞、气海、然谷、关元、上髎、次髎，治阳痿、遗精。③配肾俞，治老者便多。④配肾俞、环跳、委中，治腰背痛。

【文献摘要】

《针灸甲乙经》：头痛如破，身热如火，汗不出，瘛疭（《备急千金要方》作头痛），寒热，汗不出，恶寒，里急，腰腹相引痛，命门主之。

《铜人腧穴针灸图经》：治头痛不可忍，身热如火。汗不出，瘛疭，里急，腰腹相引痛。

《针灸大成》：主头痛如破，身热如火，汗不出，寒热痎疟，腰脊相引，骨蒸，五脏热，小儿发痫，张口摇头，身反折角弓。

【现代研究】

（1）对免疫功能有促进作用：有实验证明，艾灸家兔“命门”能显著提高正常家兔红细胞 $C_3b$ 受体酵母菌花环率和红细胞免疫复合物花环率。艾灸组灸前与灸后比较、灸后与对照组（不灸）比较均有显著性差异（$P<0.05$），表明艾灸“命门”确有增强红细胞免疫功能的作用。针刺命门对男子性功能障碍、精子缺乏有一定疗效，可以增强机体抗病力，如以艾炷灸大鼠或豚鼠的“大椎”、“命门”，可使动物对二硝基酚致死性发热的耐受性提高、发热减轻、存活率提高。艾灸“阳虚”动物模型命门，有增加体重、减少死亡率、提高耐冻能力和肝脾组织 DNA 合成率的作用。促进细胞的 DNA 复制。改善细胞的能量代谢的作用；有报道以嗜酸性粒细胞的变化为指标，针刺命门和注射促肾上腺皮质激素（ACTH）效应相等。

（2）镇痛作用：针刺动物“命门”也有较好的镇痛效应，可使动物对电击或钳夹肢体的痛反应受到明显抑制。针刺命门对坐骨神经痛也有较好的治疗作用。

【按语】 本穴用灸法善治虚寒性疾病。

【注意事项】 刺椎间腧穴有麻电感时应立即拔针或停止深刺。

**悬枢** Xuánshū（GV5）

【出处】《针灸甲乙经》：悬枢，在第十三椎节下间，督脉气所发，伏而取之。

【别名】 悬极俞（《医心方》）。

【定位】 在脊柱区，第 1 腰椎棘突下凹陷中，后正中线上（图 3-99）。

【取法】 俯卧位，先取后正中线与髂嵴平齐处，再向上摸 3 个棘突，于下方的凹陷处取穴。

【主治】 ①肠病：腹胀，腹痛，肠鸣，泄泻，痢疾，完谷不化，脱肛。②经脉病：腰脊强痛，不得俯仰。③其他病：奔豚，疝气。

【刺灸法】 直刺 0.5~1 寸，局部有酸胀感，深刺时有触电感向两下肢放散；可灸。

【配伍应用】 ①配天枢、中脘，治食积腹胀。②配天枢、足三里，治泄泻、痢疾。③配肾俞、委中，治腰痛。

【文献摘要】

《针灸甲乙经》：腹中积上下行，悬枢主之。

《铜人腧穴针灸图经》：主积气上下行，水谷不化，下利，腰脊强不得屈伸，腹中留积。

《针灸大成》：主腰脊强不得屈伸，积气上下行，水谷不化，下利，腹中留积。

**脊中** Jǐzhōng（GV6）

【出处】《素问·骨空论》：折使榆臂齐肘正灸脊中。

【别名】 神宗、脊俞（《太平圣惠方》）。

【定位】 在脊柱区，第 11 胸椎棘突下凹陷中，后正中线上（图 3-99）。

【取法】 俯伏坐位或俯卧位，先取约与两肩胛骨下角平齐的第 7 胸椎棘突，再向下摸 4 个胸椎棘突下方凹陷中取穴。

【主治】 ①胃肠病：胃痛，腹胀，不嗜食，反胃，小儿疳积，吐血，腹泻，痢疾，便血，痔疮，脱肛。②神志病：癫痫。③经脉病：腰脊强痛，不得俯仰。④肝胆病：黄疸。

【刺灸法】 斜刺 0.5~1 寸，局部有酸胀感，深刺时有触电感向两下肢放散；可灸。

【配伍应用】 ①配涌泉，治风痫。②配足三里、中脘、建里，治腹满食少。③配中枢、命门，治下肢瘫痪。④配大椎、腰阳关，治腰背痛。

【文献摘要】

《针灸甲乙经》：腹满不能食，刺脊中。黄疸，刺脊中。腰脊强，不得俯仰，刺脊中。

《铜人腧穴针灸图经》：治风痫癫邪，温病，积聚下利。

《针灸大成》：主风痫，癫邪，黄疸，腹满，不嗜食，五痔便血，温病积聚，下利，小儿脱肛。

【注意事项】 不宜针刺过深，以防刺伤脊髓。

**中枢　Zhōngshū（GV7）**

【出处】《素问·气府论》：中枢在第十椎节下间，俯而取之。

【定位】 在脊柱区，第10胸椎棘突下凹陷中，后正中线上（图3-99）。

【取法】 俯伏坐位或俯卧位，先取约与两肩胛骨下角平齐的第7胸椎棘突，再向下摸3个胸椎棘突，于下方凹陷中取穴。

【主治】 ①胃病：胃痛，呕吐，不欲食，腹胀满。②肝胆病：黄疸。③经脉病：腰背疼痛，不能俯仰。④其他病：发热恶寒。

【刺灸法】 斜刺0.5~1寸，局部有酸胀感，深刺时有触电感向两下肢放散；可灸。

【配伍应用】 ①配脊中、命门，治下肢瘫痪。②配中脘、足三里，治腹满不欲食。

【文献摘要】

《素问·气穴论》：背与心相控而痛，所治天突与十椎及上纪。

《备急千金要方》：眼暗，灸大椎下，数节第十当脊中，安灸二百壮，惟多为佳，至验。

《类经图翼》：一传云此穴能退热进饮食，可灸三壮，常用常效，未见佝偻。

【现代研究】 对食管壁的影响：针刺中枢可使食管蠕动减弱，明显提高其黏膜皱襞的显影效果。

【注意事项】 注意不宜针刺过深，以防损伤脊髓。

**筋缩　Jīnsuō（GV8）**

【出处】《针灸甲乙经》：筋缩，在第九椎节下间，督脉气所发，俯而取之。

【定位】 在脊柱区，第9胸椎棘突下凹陷中，后正中线上（图3-99）。

【取法】 俯伏坐位或俯卧位，先取约与两肩胛骨下角平齐的第7胸椎棘突，再向下摸2个胸椎棘突，于下方凹陷中取穴。

【主治】 ①神志病：癫痫，抽搐，小儿惊痫，瘛疭。②胃病：胃痛。③肝胆病：黄疸。④心病：脏躁，心痛。⑤经脉病：腰背痛，脊强。⑥其他病：眩晕，两目上翻，手足不收，四肢拘挛。

【穴解】 本穴在第9胸椎棘突下，内应于肝脏，位于肝俞之间。肝胆为风木之脏，肝主筋，故本穴善治肝风内动、筋脉挛缩之病证；也可治疗肝胃不和之胃痛、湿郁肝胆之黄疸及经脉病。

【刺灸法】斜刺0.5~1寸，局部酸胀。可灸。

【配伍应用】 ①配太冲、合谷，治抽搐。②配中渚、阳陵泉，治脊背强痛。③配太冲、百会，治眩晕。④配印堂、鸠尾、腰奇，治癫痫。

【文献摘要】

《针灸甲乙经》：狂走，癫疾，脊强急，目转上插，筋缩主之。小儿惊痫加瘛疭，脊急强，目转上插，筋缩主之。

《铜人腧穴针灸图经》：治惊痫，狂走，癫疾，脊急强，目转上垂。

《针灸大成》：主癫疾，狂走，脊急强，目转反戴，上视，目瞪，痫病多言，心痛。

【现代研究】 对胃蠕动调节作用：对胃扭转患者，用X线摄片观察其胃的收缩情况，发现针前胃呈虾状，大弯侧在上，小弯侧在下，而针筋缩、足三里，得气麻胀感达胃部，出现胃抽动、挛缩感。针20次后，X线摄片显示，胃大弯侧在下，小弯侧在上，症状消失而愈。

**至阳　Zhìyáng（GV9）**

【出处】 《针灸甲乙经》：至阳，在第七椎节下间，督脉气所发。俯而取之。

【别名】 肺底（《医学原始》）。

【定位】 在脊柱区，第 7 胸椎棘突下凹陷中，后正中线上（图 3-99）。

【取法】 俯伏坐位或俯卧位，当两肩胛骨下角平齐的第 7 胸椎棘突下凹陷中取穴。

【主治】 ①肝胆病：黄疸，胸胁胀痛。②肺病：咳嗽，气喘。③胃肠病：胃痛，胃寒不能食，腹痛，肠中鸣。④经脉病：脊强，腰背疼痛。⑤其他病：少气懒言，身体羸瘦。

【穴解】 本穴位于第 7 胸椎棘突下，正当横膈部位，上可宽胸理气治疗肺病，下可疏肝利胆治疗肝胆疾患，为退黄之要穴。临床上主要用于治疗急慢性黄疸性肝炎。督脉并行脊中，故本穴可治疗脊强、腰背痛。

【刺灸法】 斜刺 0.5~1 寸，局部酸胀，可向下背或前胸放散；可灸。

【配伍应用】 ①配内关、足三里、中脘，治胃病。②配天突、太渊，治咳喘。③配中渚、委中，治腰背痛。④配阳陵泉、日月，治胁肋痛。⑤透胆俞，治胆道蛔虫病。

【文献摘要】

《素问·刺热》：七椎下间主肾热。

《针灸甲乙经》：寒热懈懒，淫泺，胫酸，四肢重痛，少气难言，至阳主之。

《针灸大成》：主腰脊痛，胃中寒气，不能食，胸胁支满，身羸瘦，背中气上下行，腹中鸣，寒热解㑊，淫泺胫酸，四肢重痛，少气难言，卒疰忤，攻心胸。

【现代研究】

（1）对心脏的作用：大多数研究认为指压至阳能够缓解心绞痛，而且预防性按压 3~6 min 可防止心绞痛发作。另有研究认为指压至阳对诊断冠心病心绞痛及排除非冠心病胸痛者具有一定的意义。

（2）镇痛作用：针刺至阳能够缓解胆道蛔虫所致的腹痛。

（3）对食管影响：针刺神道、至阳等穴，可使食管蠕动减弱，并且明显提高其黏膜皱襞的显影效果。

【注意事项】 不宜深刺，以防损伤脊髓。

### 灵台 Língtái（GV10）

【出处】《素问·刺热》：六椎下间主脾热。《素问·气府论》：灵台在第六椎节下间，俯而取之。

【定位】 在脊柱区，第 6 胸椎棘突下凹陷中，后正中线上（图 3-99）。

【取法】 俯伏坐位或俯卧位，先取约与两肩胛骨下角平齐的第 7 胸椎棘突，于其上方凹陷中取穴。

【主治】 ①肺病：咳嗽，气喘不得卧。②经脉病：背痛，项强。③其他病：疔疮，痈疽，疟疾，身热。

【刺灸法】 斜刺 0.5~1 寸，局部有酸胀感，可向下背或前胸放散；可灸。

【配伍应用】 ①配合谷、委中（放血），本穴针刺拔罐，治疔疮。②配阳陵泉，治胸胁疼痛、胆道蛔虫病。③配陶道、内关，治间日疟。

【文献摘要】

《针灸大成》：今俗灸之，以治气喘不能卧，火到便愈。

《类经图翼》：今俗以灸气喘不能卧及风冷久嗽，火到便愈。

【现代研究】 镇痛作用：有研究表明，灵台针刺拔罐，可以缓解胃疼症状，认为灵台为十二指肠疾患反应点，针刺之可调节督脉与胃经。按压灵台能够缓解胆道蛔虫所致的腹痛。

【注意事项】 不宜深刺，以防损伤脊髓。

### 神道 Shéndào（GV11）



【出处】《针灸甲乙经》：神道，在第五椎节下间，督脉气所发，俯而取之。

【别名】 脏俞（《备急千金要方》）。

【定位】 在脊柱区，第 5 胸椎棘突下凹陷中，后正中线上（图 3-99）。

【取法】 俯伏坐位或俯卧位，先取约与两肩胛骨下角平齐的第 7 胸椎棘突，再向上摸 1 个胸椎棘突，于其上方凹陷中取穴。

【主治】 ①心病：心痛，心悸，健忘，怔忡。②肺病：咳嗽，气喘。③神志病：失眠，健忘，癫痫。④头面部疾病：目痛，视物不明，头痛。⑤经脉病：腰脊强痛，肩背痛，瘛疭。⑥其他：发热，疟疾，中风不语。

【刺灸法】 斜刺 0.5~1 寸，局部酸胀，有时可扩散至下背或前胸部；可灸。

【配伍应用】 ①配百会、三阴交，治失眠、头晕。②配关元，治身热头痛。③配幽门、列缺、膏肓俞，治健忘。④配心俞，治风痫。

【文献摘要】

《素问·刺热》：五椎下间主肝热。

《针灸甲乙经》：身热头痛，进退往来，神道主之。

《铜人腧穴针灸图经》：治寒热头痛，进退往来，痎疟，恍惚悲愁，健忘惊悸，可灸七七壮至百壮止。小儿风痫，瘛疭，可灸七壮。

《针灸大成》：主伤寒发热，头痛，进退往来，痎疟，恍惚，悲愁健忘，惊悸，失欠，牙车蹉，张口不合。小儿风痫，瘛疭，可灸七壮。

【现代研究】 对食管的作用：在用 X 线检查食管静脉曲张时发现，重刺激天突、神道对食管有弛缓作用，并使黏膜皱襞显影清楚。

【注意事项】 不宜深刺，以防损伤脊髓。

**身柱** Shēnzhù（GV12）

【出处】 《针灸甲乙经》：身柱，在第三椎节下间，督脉气所发。俯而取之。

【定位】 在脊柱区，第 3 胸椎棘突下凹陷中，后正中线上（图 3-99）。

【取法】 俯伏坐位或俯卧位，于后正中线与两肩胛冈高点连线之交点处，当第 3 胸椎棘突下凹陷中取穴。

【主治】 ①肺病：咳嗽，气喘，胸中热。②神志病：惊厥，癫狂，痫证，瘛疭，中风不语。③经脉病：腰脊强痛，身热头痛。④其他病：疔疮发背。

【穴解】 本穴内应肺脏，位于两肺俞之间，故可宣肺降逆、止咳平喘而治疗咳喘。《玉龙歌》："忽然咳嗽腰背痛，身柱由来灸便轻。"又肺主皮毛，故本穴是临床治疗疔疮发背的主穴。督脉"入属于脑"，脑为"元神之府"，因而本穴可治疗神志病。督脉为"阳脉之海"，六阳经均交会于督脉，因而本穴又可以通调阳气、宣散解表，用于身热头痛等。

【刺灸法】 斜刺 0.5~1 寸，针刺时有酸胀感，向下或向两肩、两上肢扩散，甚至向全身发散；可灸或药物天灸。

【配伍应用】 ①配本神，治癫疾。②配大椎、腰奇，治癫痫。③配大椎、肺俞、风门，治咳嗽。④配神门、行间，治癫狂，痫证。⑤配中渚、水沟，治腰脊强痛。

【文献摘要】

《素问·刺热》：热病气穴，三椎下间主胸中热。

《针灸甲乙经》：身热狂走，谵语见鬼，瘛疭，身柱主之。癫疾，怒欲杀人，身柱主之。

《铜人腧穴针灸图经》：主癫疾瘛疭，怒欲杀人，身热狂走，谵言见鬼。

《针灸大成》：主腰脊痛，癫病狂走，瘛疭，怒欲杀人，身热，妄言见鬼，小儿惊痫。

【现代研究】

（1）镇痛作用：有研究艾灸大鼠的"身柱"，能提高大鼠的甩尾阈，艾灸组与对照组比较有非常显著差异（$P<0.01$），切除双侧肾上腺后，重复上述实验，与对照组比较，无显著差异。这说明艾灸

"身柱"能提高大鼠甩尾阈，切除肾上腺后这种作用消失，从而推测艾灸的效应（提高大鼠甩尾阈）与肾上腺的作用有密切关系。

（2）对脑电图的影响：有研究艾灸百会、身柱后约24 s开始，α波出现显著增强的波幅，持续时间长，衰减过程后期变慢，对照组施灸（合谷）时，α波增强很少。

【注意事项】 不宜深刺，以防损伤脊髓。

**陶道** Táodào（GV13）

【出处】《针灸甲乙经》：陶道，在大椎节下间，督脉足太阳之会，俯而取之。

【类属】 督脉、足太阳之会。

【定位】 在脊柱区，第1胸椎棘突下凹陷中，后正中线上（图3-99）。

【取法】 俯伏坐位或俯卧位，先取大椎穴，从大椎向下摸1个棘突，当棘突下间凹陷中取穴。

【主治】 ①外感病：咳嗽，气喘，恶寒发热，头项强痛。②神志病：癫狂，痫证，瘛疭。③经脉病：脊项强痛，头痛，角弓反张，脊背酸痛。④其他病：目眩，胸痛，虚劳，骨蒸潮热，疟疾。

【刺灸法】 斜刺0.5~1寸，针刺时有酸胀感，向下或向两肩、两上肢扩散，甚至向全身发散；可灸或药物天灸。

【配伍应用】 ①配曲池、风池、合谷，治外感发热。②配灸身柱、肺俞、膏肓，治虚损五劳七伤。③配风池、支沟，治头项强痛。④配间使、内关、大椎、曲池，治疟疾。⑤配腰奇、水沟、内关、丰隆，治癫痫。⑥配风门、身柱、至阳、后溪，治头顶、脊背强痛。

【文献摘要】

《针灸甲乙经》：头重目瞑，凄厥，寒热，汗不出，陶道主之。

《铜人腧穴针灸图经》：治头重目瞑，洒淅寒热，脊强汗不出。

《针灸大成》：主痎疟寒热，洒淅脊强，烦满，汗不出，头重，目瞑，瘛疭，恍惚不乐。

【现代研究】 对免疫功能有调节作用：针刺陶道可使嗜酸性粒细胞数增多。有人研究针刺大椎、间使、陶道等穴，治疗间日疟，治愈率为83.5%。在针刺前和针刺治愈后再连续针刺3 d，进行植物血凝素（PHA）皮内试验、血清免疫球蛋白的测定、淋巴细胞和T淋巴细胞亚群的测定。结果揭示针刺能够调整机体的免疫功能。

【注意事项】 针刺本穴若全身出现麻电感应立即出针，不宜再刺。

**大椎** Dàzhuī（GV14）

【出处】《素问·骨空论》：灸寒热之法，先灸项大椎，以年为壮数。

【别名】 百劳（《针灸大全》），上杼（《循经考穴编》），大槌（《肘后备急方》）。

【类属】 三阳、督脉之会（又作手足三阳、督脉之会）。

【定位】 在脊柱区，第7颈椎棘突下凹陷中，后正中线上（图3-99）。

【取法】 俯伏坐位或正坐低头，颈后隆起最高且能屈伸转动者为第7颈椎，于其下间取穴。

【主治】 ①外感病：感冒，恶寒发热，热病，疟疾，中暑。②肺病：咳嗽，气喘。③神志病：癫狂，痫证，小儿惊风，角弓反张。④皮肤病：风疹，疔疮。⑤经脉病：头项强痛，肩背疼痛，腰脊强，百节酸痛等。⑥其他病：劳伤，虚损，喉痹，霍乱，黄疸，骨蒸潮热，盗汗。

【穴解】 本穴为"诸阳之会"，阳主表，取之通阳解表，是外感病退热之要穴。督脉和手足三阳经交会于大椎，取之既可助少阳之枢，又能启太阳之闭，从而和解少阳，驱邪外出，是治疗疟疾的常用穴。本穴位于背部，邻心肺，可宣调肺气，治疗咳喘气逆。督脉行于项背，而本穴位于项部，可通调经气，治疗项强、角弓反张。督脉"入属于脑"，脑为"元神之府"，故本穴又是治疗神志病的要穴。此外本穴也是治疗骨蒸盗汗、五劳虚损等虚劳证之要穴。

【刺灸法】 向上斜刺0.5~1寸，进针宜缓，勿刺太深，忌大幅度提插，其酸胀或麻电感可向脊柱下方或上方颈部传导；或用三棱针点刺放血；可灸或药物天灸，强身保健用瘢痕灸。

【配伍应用】①配曲池、鱼际、外关、合谷、太阳、风池，治外感发热头痛。②配脊中、腰阳关，治腰背痛。③配后溪、间使透支沟，灸大椎，治疟疾寒热。④配风池、后溪、水沟、申脉，治小儿惊风。⑤配定喘、风门、肺俞、丰隆，治咳喘。

【文献摘要】

《伤寒论》：太阳与少阳并病，头项强痛，或眩冒，时如结胸，心下痞硬者，当刺大椎第一间肺俞肝俞，慎不可发汗，发汗则谵语，脉弦。五日谵语不止，当刺期门。太阳、少阳并病，心下硬，颈项强而眩者，当刺大椎、肺俞、肝俞，慎勿下之。

《针灸甲乙经》：伤寒热盛，烦呕，大椎主之。痓，脊强互引，恶风时振栗，喉痹，大气满喘，胸中郁郁气热，𥄂𥄂，项强，寒热，僵仆不能久立，烦满里急，身不安席，大椎主之。灸寒热之法，先取项大椎，以年为壮数。

《铜人腧穴针灸图经》：疗五劳七伤，温疟，痎疟，气疰，背膊拘急，颈项强不得回顾，风劳食气。

《针灸大成》：主肺胀胁满，呕吐上气，五劳七伤，乏力，温疟，痎疟，气注背膊拘急，颈项强不得回顾，风劳，食气，骨热，前板齿燥。

《类经图翼》：大椎主五劳七伤乏力，风劳食气，痎疟久不愈，肺胀胁满，呕吐上气，背膊拘急，项颈强不得回顾。

《外台寿世方》：治哮吼妙法（喉内有声而气喘者是），病发先一时，用凤仙花（又名指甲草）连根带叶熬出浓汁，乘热蘸汁在背心上用力擦洗，冷则随换，以擦至极热为止。无则用生姜擦之，再用白芥子三两，轻粉、白芷各三钱，共研为末，蜂蜜调匀作饼，火上烘热，贴背心第三节骨上，贴过热痛难忍，正是拔动病根，务必极力忍耐，切勿轻易揭去，冷则将药饼取下，烘热再贴，一饼可贴二三日。无论病愈未愈，多备药饼换贴，不可间断，轻则贴一二日，重则贴三四日或五六日，永不再发……痰气结胸及咳嗽痰喘。

【现代研究】

（1）对免疫功能的影响：针刺大椎可使白细胞增多，对白细胞减少症有一定的治疗作用，同时有明显的左移现象。艾灸大椎能促进伤寒杆菌凝集素或溶血素的产生，而灸 2 壮作用较为明显，间隔不同天数测定其凝集素及溶血素效价，其平均效价较对照组高出 2 倍有余。6 壮则作用较差，反复灸则效果更佳。用溶血空斑试验来测定艾灸对抗体形成细胞的影响，得到了相同的效应，与抗体的增长规律相一致；艾灸或电针大椎、足三里等，可提高网状内皮系统的吞噬功能。电针大鼠的"大椎"、"命门"等，肝脏网状内皮系统吞噬功能亦提高，吞噬能力最高可达 56.8%。弱刺激可使网状内皮系统吞噬功能提高 73%，强刺激使网状内皮系统吞噬能力平均下降 30%。其吞噬细胞功能的影响途径是通过神经反射完成的，交感神经起增强作用，迷走神经起抑制作用。

（2）对体温中枢的影响：观察深刺和浅刺大椎的退热效应，发现针刺大椎无论深浅都有一定的退热效应，但深刺组较浅刺组退热快，退热幅度大且在改善微血管灌流、加快血液循环、扩张皮肤血管的作用上明显优于浅刺组（$P<0.001$），说明深刺大椎才能起到通阳解热的作用。深刺大椎可能影响了体温调节中枢，使体温"调定点"下移、发汗中枢兴奋，从而使汗腺大量排泄汗液、汗腺和皮肤血管扩张而退热。

（3）对肺功能影响：连续针刺大椎 1 周后，可出现呼吸功能增强、肺通气量增加，也可使支气管痉挛得到缓解，呼吸道阻力下降，对哮喘病有效。

（4）对血液循环系统的影响：针刺大椎对白细胞有双向调整作用，使高的下降，低的上升。因化学治疗引起白细胞减少者，针刺大椎、足三里等穴，可使白细胞上升，有效率可达 80%~90%。有实验研究艾灸化学治疗后骨髓移植模型的小鼠"大椎"，能够明显增多小鼠的白细胞，改善骨髓造血微环境，提高小鼠的免疫能力。针刺大椎、内关，对血小板有调整作用，治疗切脾术后血小板过多症，可使血小板数目逐渐下降至正常，而对脾性全血细胞减少症与血小板减少性紫癜则有使血小板数目增多的功效。

（5）对甲状腺功能的调整作用：有研究表明，不同手法对甲状腺功能影响也不同，如用载波射流（8 000~18 000 Hz）刺激家兔“大椎”、“水突”，对甲状腺功能呈促进作用，而电针相同腧穴则呈抑制作用。

（6）对肿瘤抑制作用：实验报道，米粒灸小鼠“大椎”，对小鼠实体瘤和腹水癌具有明显的治疗作用，能延长该小鼠的存活时间，并使肿瘤细胞的增殖受到抑制，整体防卫免疫机能均有不同程度的提高。

【注意事项】

（1）针感到达前胸、胁部、腰部，甚至到达上、下肢时，不要再行提插手法，针感不要重复出现，不然轻则留有热痛，上、下肢无力，尿潴留，重则全身瘫痪。如若出现针感重复并留有后遗症，则应及时消除不良反应。消除的方法：针感出现于某经，就取该经郄穴予以治疗。例如，手少阳三焦经有针感重复出现，留有热痛，活动不便，就取会宗予以治疗；下肢针感重复出现，下肢酸软无力者，取梁丘、外丘治疗，腰部取环中治疗。

（2）大椎针感反应较强，对一般虚弱患者，针刺不要过深，热补凉泻手法要轻，时间要短，若患者出现心悸、头晕、出汗，应及时采用巨阙、水沟、太阳予以治疗，以消除不良反应。

（3）出现全身颤颤感时，应立即拔针，不宜行施任何针刺手法及补泻手法，否则会导致尿潴留。

（4）对癫痫患者，针刺方向与针感不宜向上，更不能到达头部，否则会引起癫痫频繁发作，进而恶化。

### 哑门 Yǎmén（GV15）

【出处】《素问·气穴论》：喑门一穴。

【别名】 喑门（《素问·气穴论》），舌厌、舌横（《针灸甲乙经》），横舌（《外台秘要》）。

【类属】 督脉、阳维之会。

【定位】 在颈后区，第 2 颈椎棘突上际凹陷中，后正中线上（图 3-100）。

【取法】 正坐，头稍前倾，于后正中线入发际 0.5 寸处取穴。

【主治】 ①头面五官病：头痛，失语，暴喑，喑哑，重舌，舌缓不语，聋哑。②神志病：癫狂，痫证，癔疭，癔症。③经脉病：项强，脊强反折。

【穴解】 本穴是督脉与阳维脉的交会穴，又为回阳九针穴之一，故可治疗喑哑、失语、神志病和督脉循行所过部位的病证，是主治喑哑、失语的常用穴。

【刺灸法】 正坐位，使头微前倾，项肌放松，向下颌方向缓慢刺入 0.5~1 寸；可灸，但不宜瘢痕灸。

【配伍应用】 ①配廉泉、耳门、听宫、听会、翳风、合谷，治聋哑。②配水沟、足三里、大钟，治痴呆。③配阳谷、腕骨、带脉、劳宫，治瘛疭、指掣痛。④配水沟、大椎、腰奇，治癫痫。⑤配涌泉、关冲、风府，治中风舌缓、暴喑不语。

【文献摘要】

《针灸甲乙经》：项强，刺喑门。舌缓，喑不能言，刺喑门。

《铜人腧穴针灸图经》：治颈项强，舌缓不能言，诸阳热气盛，鼻衄血不止，头痛风，汗不出，寒热风痉，脊强反折，瘛疭，癫疾，头重。

《针灸大成》：主舌急不语，重舌，诸阳热气盛，衄血不止，寒热风哑，脊强反折，瘛疭癫疾，头重风汗不出。

《类经图翼》：主治颈项强急不语，诸阳热盛，衄血不止，脊强反折，瘛疭癫疾，头风疼痛汗不出，寒热风痉，中风尸厥，暴死不省人事。

《玉龙歌》：偶尔失音言语难，哑门一穴两筋间，若知浅针莫深刺，言语音和照旧安。

《回阳九针歌》：哑门劳宫三阴交，涌泉太溪中脘接，环跳三里合谷并，此是回阳九针穴。

【现代研究】

(1) 对血液流变学的影响：研究发现，针刺哑门、肾俞，对脑炎患者的血液流变学有一定影响，经针刺后，全血黏度下降，全血还原黏度下降，治疗前后有显著意义。同时观察对脑血流图的影响，显示陡直型波形较治疗前增加了14.4%，统计学有明显差异。

(2) 对血细胞的影响：针刺哑门、华盖，可使白细胞总数和中性粒细胞增多，使嗜酸性粒细胞减少。针刺哑门也可使淋巴细胞减少，并可促进骨髓造血功能。

【按语】　本穴具有通窍醒神的作用，故以治疗失语、癫狂、痫证为主。

【注意事项】　针刺时必须注意针尖的方向和针刺的深度，切不可向前上方深刺，以免伤及延髓。

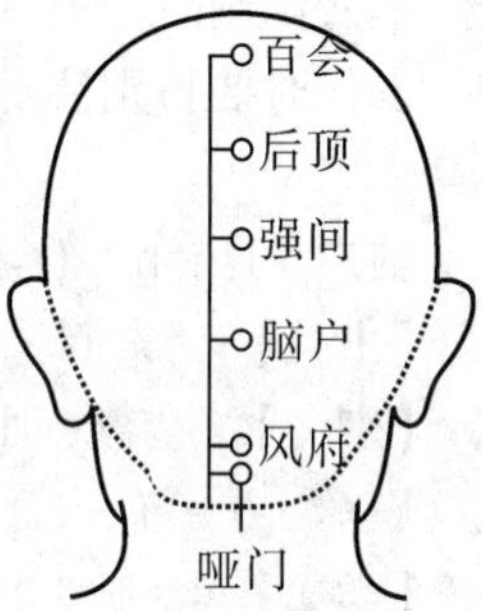

图3-100

风府　Fēngfǔ（GV16）

【出处】《素问·骨空论》：大风颈项痛，刺风府。

【别名】　舌本（《针灸甲乙经》），鬼穴、鬼枕（《备急千金要方》），曹溪（《本事方》）。

【类属】　督脉、阳维之会，足太阳、督脉、阳维之会。

【定位】　在颈区，枕外粗隆直下，两侧斜方肌之间凹陷处，后正中线上（图3-100）。

【取法】　正坐，头微前倾，当枕外粗隆直下，于后发际正中上1寸凹陷处取穴。

【主治】　①神志病：癫狂，痫证，癔症。②头面五官病：中风不语，舌缓不收，目痛，鼻衄，鼻塞，聋哑，咽喉肿痛，头痛。③经脉病：项强，背痛。④其他病：呕吐，黄疸，下肢诸疾，半身不遂等。

【穴解】　本穴是督脉、足太阳、阳维脉之交会穴，临床擅长治内风、外风。对外感风寒引起的头痛项强、背痛，或外感风热所致的头面五官诸疾，均可疏风解表以治之。本穴又为十三鬼穴之一，名鬼枕，意谓本穴具有醒脑开窍、熄风宁神的作用，故可治疗肝风内动，上扰神明之癫狂、痫证、中风。

【刺灸法】　针尖向下颌方向缓慢刺入0.5~1寸，深度应根据患者颈围的粗细掌握，一旦出现肢体麻电感应立即退针，不可再行提插刺激；可灸。

【配伍应用】　①配风池、水沟、太冲、合谷，治小儿惊风。②配大椎、本神、身柱、腰奇，治癫痫。③配百会、太阳、风池、昆仑，治头痛。④配承浆、天柱，治头项强痛。⑤配哑门、廉泉，治中风舌缓、暴喑不语。

【文献摘要】

《素问·骨空论》：风从外入，令人振寒，汗出头痛，身重恶寒，治在风府，调其阴阳，不足则补，有余则泻。大风，颈项痛，刺风府，风府在上椎。

《伤寒论》：太阳病，初服桂枝汤，反烦不解者，先刺风池、风府，却与桂枝汤则愈。

《针灸甲乙经》：足不仁，刺风府。头痛项急，不得倾倒，目眩，鼻不得喘息，舌急难言，刺风府主之。狂易多言不休，及狂走欲自杀，及目妄见，刺风府。暴喑不能言，喉嗌痛，刺风府。

《铜人腧穴针灸图经》：治头痛，颈急不得回顾，目眩，鼻衄，喉咽痛，狂走，目妄视。

《针灸大成》：主中风，舌缓不语，振寒汗出，身重恶寒，头痛，项急不得回顾，偏风半身不遂，鼻衄，咽喉肿痛，伤寒狂走欲自杀，目妄视。头中百病，马黄黄疸。

《肘后歌》：腿脚有疾风府寻。

【现代研究】

(1) 对凝血机制的影响：针刺风府、哑门，观察其对脑出血患者血液凝固与纤溶系统的影响。经两个月治疗后，测得血凝固程度降低，纤溶时间显著缩短。说明针刺风府、哑门有促进血浆纤溶系统活性增强、使纤维蛋白原含量减少的作用，有利于脑出血部位血块的溶解、吸收。

（2）对血压的影响：风府对垂体性高血压有降压作用。针刺家兔“风府”，发现连续针刺 5 次（每日 1 次），在末次针后 3 h，脑皮质、肝和腓肠肌的琥珀酸脱氢酶活性均增强。连续针刺 7 次后 3 h，皮质下组织和肾的琥珀酸脱氢酶活性亦出现增高。

（3）对胃分泌的影响：有实验证明针刺风府，可使胃酸及胃蛋白酶高者降低、低者升高。

【按语】 本穴为风邪聚结之处，又乃风邪侵袭人体之门户，故以祛风而擅长，临床可以治疗内风、外风等多种病证。

【注意事项】 由于针尖向上深刺易入枕骨大孔，因此，针刺时以针尖朝向口与鼻尖方向较为安全。本穴深刺时一般有两个阻力感，第一个阻力感来自项韧带，然后是落空感，第二个阻力感是硬脊膜。操作时要特别注意针尖不要穿过硬脊膜，以防刺伤延髓。

### 脑户 Nǎohù（GV17）

【出处】《素问·刺禁论》：刺头中脑户，入脑立死。

【别名】 会额、匝风（《针灸甲乙经》），合颅（《外台秘要》），仰风（《太平圣惠方》），迎风（《医心方》）。

【类属】 督脉、足太阳之会。

【定位】 在头部，枕外隆凸的上缘凹陷中（图 3-100）。

【取法】 正坐或俯卧位，于后正中线与枕外隆凸的上缘交点处的凹陷处取穴，横平玉枕穴。

【主治】 ①头面五官病：头痛，头晕，头重风眩，面痛，面肿，目赤目痛，不能远视，喑不能言，舌本出血。②神志病：癫狂，痫证，瘛疭。③其他病：瘿瘤，颈项强痛。

【刺灸法】 平刺 0.5~0.8 寸，局部酸胀；可灸。

【配伍应用】 ①配通天、昆仑、后溪，治头痛。②配听会、风府、听宫、翳风，治骨酸、眩狂、瘛疭、口噤、喉鸣沫出、喑不能言。③配风池、支沟、中渚、足临泣，治偏头痛。④配胆俞、意舍、阳纲，治目黄。⑤配大椎、腰奇、后溪，治癫痫。

【文献摘要】

《针灸甲乙经》：痓，目不眴，刺脑户。寒热，刺脑户。头重顶痛，目不明，风到脑中寒，重衣不热，汗出，头中恶风，刺脑户主之。癫疾，骨酸，眩，狂，口噤，羊鸣，刺脑户。喑不能言，刺脑户。

《铜人腧穴针灸图经》：治目睛痛不能远视，面赤目黄头肿，可灸七壮，亦不可妄灸，令人失音。

《针灸大成》：主面赤目黄，面痛，头重肿痛，瘿瘤。

【现代研究】

（1）对血压的影响：有研究认为针刺脑户对垂体性高血压有降压作用。

（2）对血细胞的影响：研究发现针刺脑户可使白细胞总数及中性粒细胞、嗜酸性粒细胞数下降，也可使 80%例次的淋巴细胞增加。

### 强间 Qiángjiān（GV18）

【出处】《针灸甲乙经》：强间，一名大羽，在后顶后一寸五分，督脉气所发。

【别名】 大羽（《针灸甲乙经》）。

【定位】 在头部，后发际正中直上 4 寸（图 3-100）。

【取法】 正坐或俯伏坐位，后正中线上，当前、后发际连线的中、后 1/3 交点处；或于百会与风府两穴连线的中点取穴。

【主治】 ①头项病：头痛，眩晕，颈项强痛。②神志病：癫狂，痫证，瘛疭，失眠。③其他病：呕吐涎沫。

【刺灸法】 平刺0.5~0.8寸，局部酸胀；可灸。

【配伍应用】 ①配丰隆，治头痛难禁。②配腰奇、丰隆，治癫痫。③配长强，治心烦。④配百会、承光，治烦心。

【文献摘要】

《针灸甲乙经》：癫疾狂走，瘛疭摇头，口喎，戾，颈强，强间主之。

《铜人腧穴针灸图经》：治脑旋，目连头痛不可忍，烦心，呕吐涎沫，发即无时，颈项强，左右不得回顾。

《针灸大成》：主头痛目眩，脑旋烦心，呕吐涎沫。项强左右不得回顾，狂走不卧。

**后顶　Hòudǐng（GV19）**

【出处】《针灸甲乙经》：后顶，一名交冲，在百会后一寸五分，枕骨上，督脉气所发。

【别名】 交冲（《针灸甲乙经》）。

【定位】 在头部，后发际正中直上5.5寸（图3-100）。

【取法】 正坐或俯伏坐位，后正中线上，当前、后发际连线的中点向后0.5寸取穴。

【主治】 ①头项病：头顶痛，眩晕，颈项强痛，偏头痛，风眩目眩。②神志病：癫狂，痫证，瘛疭。③其他病：目视不明，外感热病，咽喉疼痛。

【刺灸法】 平刺0.5~0.8寸，局部酸胀；可灸。

【配伍应用】 ①配外丘，治颈项痛、恶风寒。②配腰奇、液门、大椎、阳辅，治癫痫。③配太阳、百会、合谷，治头痛。④配中脘、太阳，治眩晕。

【文献摘要】

《针灸甲乙经》：风眩目眩，颅上痛，后顶主之。癫疾瘛疭，狂走，颈项痛，后顶主之。

《铜人腧穴针灸图经》：治目䀮䀮，颈项恶风寒，目眩，头偏痛。

**百会　Bǎihuì（GV20）**

【出处】《针灸甲乙经》：百会，一名三阳五会，在前顶后一寸五分，顶中央旋毛中，陷可容指，督脉足太阳之会。

【别名】 巅上（《素问·骨空论》），三阳五会（《针灸甲乙经》），顶上（《脉经》），泥丸宫（《本事方》），天满（《针灸资生经》），维会（《针经标幽赋》）。

【类属】 督脉、足太阳之会；手足三阳、督脉之会；手足少阳、足厥阴之会。

【定位】 在头部，前发际正中直上5寸（图3-100）。

【取法】 正坐，于前、后发际连线中点向前1寸处取穴，或于头部中线与两耳尖连线的交点处取穴。

【主治】 ①头面五官病：颠顶痛，眩晕，耳聋，鼻塞，目不能视，鼻衄，面赤，垂涎，中风不语，口噤不开。②神志病：癫狂，痫证，癔症，瘛疭，心烦，失眠，惊悸，健忘。③二阴病：脱肛，阴挺。④肠病：久泻，痢疾，痔疾。⑤儿科病：小儿夜啼，小儿急慢惊风。⑥其他病：恶风寒，疝气。

【穴解】 本穴又名三阳五会，手足少阳、足太阳三阳经，以及足厥阴经和督脉交会于此。本穴是治疗督脉病、神志病，以及肝阳上亢、肝风上扰和风热上攻引起的头部疾患的要穴。督脉为“阳脉之海”，本穴又位于头顶部，可升提阳气，且督脉起于胞中，经肛门部贯脊上行，足厥阴经筋结于阴器，根据“经脉所过，主治所及”的原理，以及《灵枢·终始》“病在下者高取之”的治疗原则，本穴是治疗气虚下陷证的常用穴。

【刺灸法】 平刺0.5~0.8寸，局部酸胀，可扩散至头顶部；可灸，强身保健可隔姜灸3~5壮，或温灸至局部有温热舒适感为度。

【配伍应用】 ①配水沟、十宣、足三里、内关、涌泉，治昏厥。②配中脘、气海、足三里，治中气不足。③配二白、精宫、长强，治脱肛、久痔。④配内关、水沟，治休克。⑤配后顶、合谷，治头项俱痛。

【文献摘要】

《针灸甲乙经》：顶上痛，风头重，目如脱，不可左右顾，百会主之。

《铜人腧穴针灸图经》：治小儿脱肛久不瘥，风痫，中风，角弓反张，或多哭言语不择，发即无时，盛则吐沫，心烦惊悸健忘，痎疟，耳鸣，耳聋，鼻塞，不闻香臭。

《针灸大成》：主头风中风，言语謇涩，口噤不开，偏风半身不遂，心烦闷，惊悸，健忘，忘前失后，心神恍惚，无心力，痎疟，脱肛，风痫，青风，心风，角弓反张，羊鸣多哭，语言不择，发时即死，吐沫，汗出而呕，饮酒面赤，脑重鼻塞，头痛目眩，食无味，百病皆治。

《胜玉歌》：头痛眩晕百会好。

《杂病歌》：乃若脱肛治百会，灸至七壮是尾穷，此疾须用治三穴，随年壮兮灸脐中。

《玉龙歌》：中风不语最难医，发际顶门穴要知，更向百会明补泻，即时苏醒免灾危。

【现代研究】

（1）对血压的调整作用：研究发现百会对血压有双向调节作用，对原发性高血压患者艾灸百会后，收缩压平均下降 13.9 mmHg，舒张压平均下降 10.3 mmHg，降压作用良好，而对失血性休克的动物则有升压作用，如血压下降 20~30 mmHg，稳定后，针“百会” 30 min，血压即可上升，大部分上升超过 35 mmHg。

（2）退热作用：如给家兔注射牛奶后，针刺“百会”（刺激 5 min，间隔 10~15 min 再刺，连续操作 1~3 h），对开始发热者有抑制效应，对发热已达高峰者有迅速降温作用。

（3）对免疫功能的影响：动物实验表明，艾灸“百会”、“肾俞”可升高白细胞、血清补体含量和血清免疫球蛋白，艾灸前后差异显著（$P<0.01$）。针刺常态家兔“百会”，用放射免疫分析法，测定针刺补泻对家兔血浆 cAMP、cGMP 含量的影响，结果显示，二者含量呈明显双向改变，cAMP 尤为显著，主要呈负性影响，cGMP 主要呈正性影响，cAMP/cGMP 亦朝负向波动，泻法略大于补法。

（4）对血液流变学的影响：观察 320 例患者针刺百会前后血液流变学情况，分别于针刺前、后 30 d 测定红细胞比容、血液黏度、全血还原黏度、红细胞沉降率、血沉方程 K 值等五项指数。结果：针刺后，除红细胞沉降率外，其余指数均显著下降，与针前比较 $P$ 值分别小于 0.01 与 0.05。说明针刺百会有明显改善细胞结聚和血液黏度的作用。

（5）对痛阈的影响：用百会透曲鬓和前顶透悬颅的方法，观察偏瘫患者的痛阈改变。结果：患侧和健侧上下肢痛阈均下降。患侧上下肢的痛阈从针后 5 min 已明显下降，一直延续到 40 min 以后；健侧上下肢从针后 5 min 开始也有下降，20 min 时较明显，到 40 min 时则有回升，各测定时间点痛阈均没有患侧变化大。

（6）对胃分泌的影响：用重手法针刺巴氏小胃狗、海氏小胃狗的“百会”，对肉粉、组胺引起的胃液分泌有一定抑制作用。

【按语】 本穴具有平肝熄风、醒神苏厥、升阳固脱的作用，故以治疗督脉病、神志病及气虚下陷证为主。

【注意事项】 本穴位于颅顶矢状缝之间，对 5 岁以下小儿和顶骨愈合不好的小儿不应针刺本穴，对于脑积水的患儿更应注意。

### 前顶 Qiándǐng（GV21）

【出处】《针灸甲乙经》：前顶，在囟会后一寸五分，骨间陷者中，督脉气所发。

【定位】 在头部，前发际正中直上 3.5 寸（图 3-101）。

【取法】 正坐或仰卧位，于前、后发际连线的前 1/4 折点向后 0.5 寸处取穴；或在百会与囟会连线的中点处取穴。

【主治】 ①头面五官病：颠顶痛，眩晕，鼻渊，鼻塞，鼻痔，鼻多清涕，目赤肿痛，面赤肿。②神志病：癫痫，瘛疭，中风。③其他病：水肿。

【刺灸法】 平刺 0.3~0.5 寸，或向百会、悬厘方向透刺，局部酸胀；可灸。

【配伍应用】 ①配腰奇、百会、瘈脉、太冲，治小儿惊痫。②配百会、风池、申脉、太冲，治头晕、目眩。③配水沟，治面肿虚浮。④以三棱针刺前顶、百会，治目暴赤肿。

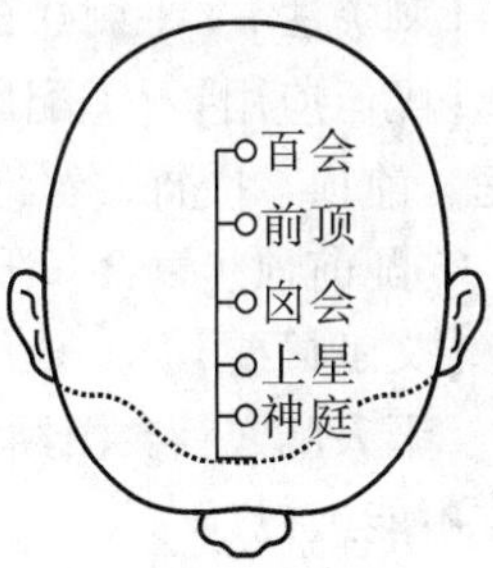

图 3-101

【文献摘要】

《针灸甲乙经》：风眩目瞑，恶风寒，面赤肿，前顶主之。

《铜人腧穴针灸图经》：疗头风目眩，面赤肿，小儿惊痫，风痫，瘛疭，发即无时，鼻多清涕，顶肿痛。

《针灸大成》：主头风目眩，面赤肿，水肿，小儿惊痫，瘛疭，发即无时，鼻多清涕，顶肿痛。

【注意事项】 小儿囟门未闭者禁针。

**囟会**　Xìnhuì（GV22）

【出处】《针灸甲乙经》：囟会，在上星后一寸骨间陷者中，督脉气所发。

【别名】 囟中、鬼门（《备急千金要方》），顶门（《扁鹊神应针灸玉龙经》），天窗（《医心方》），囟门（《奇经八脉考》）。

【定位】 在头部，前发际正中直上 2 寸（图 3-101）。

【取法】 正坐或仰靠位，于前、后发际连线的前 1/6 折点取穴；或于上星穴后 1 寸处取穴。

【主治】 ①头面五官病：头痛，眩晕，目赤暴肿，目不能视，鼻渊，鼻塞，鼻衄。②神志病：不眠或嗜睡，心烦，癫痫。③其他病：中风，小儿惊风，寒热，善呕，烦满。

【刺灸法】 平刺 0.3~0.5 寸，局部酸胀；可灸。

【配伍应用】 ①配百会，治卒暴中风。②配本神、前顶、天柱、足临泣，治小儿惊痫。③配百会、太阳，治头晕。④配上星，治鼻衄。⑤配百会、前顶，治头风。⑥配足通谷，治鼻渊。

【文献摘要】

《针灸甲乙经》：头痛颜青者，囟会主之。癫疾呕沫，暂起僵仆，恶见风寒，面赤肿，囟会主之。

《铜人腧穴针灸图经》：治目眩面肿，鼻塞不闻香臭，惊痫，戴目上不识人。

《针灸大成》：主脑虚冷，或饮酒过多，脑疼如破，衄血，面赤暴肿，头皮肿，生白屑风，头眩，颜青目眩，鼻塞不闻香臭，惊悸，目戴上不识人。

【注意事项】 穴当囟门处，小儿囟门未闭或刚闭合不久者禁针。

**上星**　Shàngxīng（GV23）

【出处】《针灸甲乙经》：上星一穴，在颅上，直鼻中央，入发际一寸陷者中，可容豆，督脉气所发。

【别名】 鬼堂（《备急千金要方》），明堂（《太平圣惠方》），神堂（《针灸聚英》）。

【定位】 在头部，前发际正中直上 1 寸（图 3-101）。

【取法】 正坐或仰靠位，于前发际中点入发际 1 寸处取穴；若无前发际时，可先取百会，向前 4 寸取穴。

【主治】 ①头面五官病：头痛，眩晕，目赤肿痛，不能远视，迎风流泪，鼻渊，鼻痈，鼻衄，鼻痔，多涕，头风虚肿，头屑多。②外感病：热病汗不出，疟疾。③神志病：痫证，癫狂。④其他病：呕吐，烦满。

【刺灸法】 平刺0.5~0.8寸，局部酸胀；可灸。

【配伍应用】 ①配风府、禾髎、风池、水沟、百会、百劳、风门，治鼻渊、鼻痔。②配百会、神庭、前顶、攒竹、丝竹空、风池、合谷，治眼目风热。③配风池、天柱，治头眩。④配大椎，治痎疟。⑤配前顶、百会、阳谷、合谷、关冲、昆仑、侠溪，治头风。

【文献摘要】

《铜人腧穴针灸图经》：治头风，面虚肿，鼻塞不闻香臭，目眩，痎疟振寒，热病汗不出，目睛痛，不能远视。

《针灸大成》：主面赤肿，头风，头皮肿，面虚，鼻中息肉，鼻塞头痛，痎疟振寒，热病汗不出，目眩，目睛痛，不能远视，口鼻出血不止。不宜多灸，恐拔气上，令人目不明。

【按语】 本穴为督脉之气所发，泻之可清督脉之气，以达通窍止血、清利头目之目的，临床以治疗鼻衄、鼻渊等鼻疾为主。

【注意事项】 小儿前囟未闭者禁针、禁灸。

### 神庭 Shéntíng（GV24）

【出处】《针灸甲乙经》：神庭，在发际，直鼻，督脉、足太阳、足阳明之会。

【别名】 发际（《本事方》）。

【类属】 督脉、足太阳、足阳明之会；足太阳、督脉之会。

【定位】 在头部，前发际正中直上0.5寸（图3-101）。

【取法】 正坐或仰靠位，于前发际中点直上0.5寸处取穴；若无前发际时，可先取百会，向前4.5寸取穴。

【主治】 ①头面五官病：头痛，眩晕，鼻渊，鼻衄，耳聋，目赤肿痛，迎风流泪，目翳。②神志病：癫狂，痫证，失眠。③其他病：中风，喘渴烦满，角弓反张，心腹胀满。

【刺灸法】 平刺0.3~0.5寸，局部酸胀；可灸。

【配伍应用】 ①配上星、睛明、前顶、太阳，治头痛目疾。②配印堂、神门、内关、三阴交，治失眠。③配本神、百会、后顶、玉枕、天冲、大杼、曲骨、尺泽，治癫疾。④配风池、合谷、太冲，治小儿惊风。⑤配攒竹、迎香、风门、合谷、至阴、足通谷，治鼻鼽、清涕出。

【文献摘要】

《针灸甲乙经》：头脑中寒，鼻衄，目泣出，神庭主之。痎疟，神庭、百会主之。寒热头痛，喘喝，目不能视，神庭主之。风眩，善呕，烦满，神庭主之。癫疾呕沫，神庭及兑端、承浆主之。

《铜人腧穴针灸图经》：治癫疾风痫，戴目上不识人，头风目眩，鼻出清涕不止，目泪出，惊悸不得安寝。

《针灸大成》：主登高而歌，弃衣而走，角弓反张，吐舌，癫疾，风痫，目上视不识人，头风目眩，鼻出清涕不止，目泪出，惊悸不得安寝，呕吐烦满，寒热头痛，喘渴。

【现代研究】 对中风患者微循环及痛阈的影响：针刺、艾灸神庭观察，发现针灸后患者的微循环障碍均有不同程度改善，痛阈也有不同程度提高。针、灸两组相比，血流速度、痛阈均无显著差异，证明针、灸均能使中风患者的微循环改善，并在病理条件下调节患侧肢体的感觉系统。

### 素髎 Sùliáo（GV25）

【出处】《针灸甲乙经》：素髎，一名面王，在鼻柱上端，督脉气所发。

【别名】 面王（《针灸甲乙经》），面正（《铜人腧穴针灸图经》），鼻准（《奇效良方》），准头（《医宗金鉴》）。



【定位】 在面部，鼻尖的正中央（图3-102）。

【取法】 正坐仰靠或仰卧位，当鼻尖处取穴。

【主治】 ①头面五官病：鼻塞流涕，鼻渊，鼻衄，鼻痔，暴发火眼，鼻㖞口僻。②神志病：惊厥，昏迷，休克，瘛疭。③儿科病：小儿急惊风，新生儿窒息。

【刺灸法】 向上斜刺 0.3~0.5 寸，局部有酸麻胀痛感，可扩散至鼻根；或用三棱针点刺挤压出血；禁灸。

【配伍应用】 ①配内关、神门，治心悸。②配十宣、涌泉，治昏厥。③配上星、迎香，治鼻衄。④配内关、涌泉，用于触电后抢救。

【文献摘要】

《针灸甲乙经》：鼽衄涕出，中有悬痈宿肉，窒洞不通，不知香臭，素髎主之。

《铜人腧穴针灸图经》：治鼻塞，息肉不消，多涕，生疮。

《针灸大成》：主鼻中息肉不消，多涕，生疮，鼻窒，喘息不利，鼻㖞僻，鼽衄。

【现代研究】

（1）对胃蠕动的影响：在纤维胃镜中发现，针刺素髎可使胃蠕动减慢、幽门开放，随着捻针，幽门开放时间延长，患者频繁恶心、呕吐、烦躁不安现象消失，从而能顺利完成胃镜检查。

（2）对休克的影响：在家兔失血性休克实验中，针刺“素髎”、艾灸“百会”可使动物的嗜酸性粒细胞锐减 2/3 以上，并使血液稀释，增加组织对氧的利用率。

（3）对血糖水平的调整作用：针刺休克患者的素髎后 20 min 可使血糖升高 42%，对照组升高 7.7%，而对糖尿病患者则有降低血糖水平的作用。

【按语】 本穴在鼻尖正中央，为督脉气所发，故以治疗鼻渊、鼻衄等为主。此外，本穴还具有升压作用，可用于低血压的治疗和休克的急救。

【注意事项】 据《针灸甲乙经》载，本穴禁灸。

**水沟** Shuǐgōu（GV26）

【出处】《针灸甲乙经》：水沟，在鼻柱下人中，督脉、手足阳明之会，直唇取之。

【别名】 人中（《肘后备急方》），鬼宫、鬼客厅（《备急千金要方》），鬼市（《千金翼方》）。

【类属】 督脉、手阳明、足阳明之会。

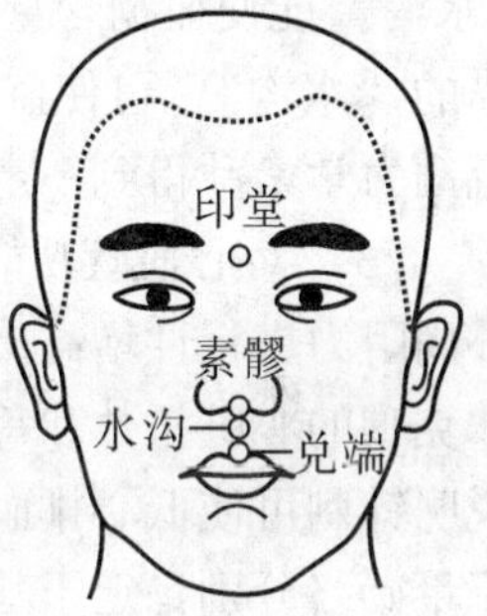

图 3-102

【定位】 在面部，人中沟的上 1/3 与中 1/3 交点处（图 3-102）。

【取法】 正坐仰靠或仰卧位，于人中沟中线的上、中 1/3 交点处取穴。

【主治】 ①神志病：昏厥，中风口噤，癫痫，抽搐，急慢惊风。②头面五官病：口㖞，唇肿，齿痛，鼻塞，鼻衄，牙关紧闭，目赤肿痛。③胃肠肝胆病：腹胀，胃痛，消渴，黄疸。④经脉病：闪挫腰痛，脊膂强痛。⑤其他病：遍身水肿，气冲心胸，中暑。

【穴解】 本穴又名人中、鬼宫，为临床治疗神志疾病的常用急救要穴。因其位于口鼻之间，能沟通任督阴阳经气以协调阴阳，且督脉“入属于脑”，故可开窍启闭、宁心安神。督脉贯行腰脊，《难经·二十九难》：“督之为病，脊强而厥。”刺之疏利腰脊，可收立竿见影之效。本穴是督脉与手足阳明经交会穴，手足阳明经循于口、齿、鼻、面部，本穴位于口之上、鼻之下，因此可祛风通络，治疗头面五官病。

【刺灸法】 向上斜刺 0.3~0.5 寸，局部以痛感为主，捻转时可有酸胀感；或用三棱针点刺出血；可灸。

【配伍应用】 ①配合谷、阴陵泉、内关、风池、涌泉，治惊厥。②配上星、风府，治鼻流清涕。③配委中，治腰脊强痛。④配海泉、承浆、合谷、金津、玉液、长强，治口内生疮。⑤配承浆、金津、玉液、曲池、劳宫、太冲、行间、商丘、然谷、隐白，治消渴。

【文献摘要】

《针灸甲乙经》：寒热头痛，水沟主之。水肿，人中尽满，唇反者死，水沟主之。口不能水浆，㖞僻，水沟主之。癫疾互引，水沟及龈交主之。睊目，水沟主之。鼻鼽不得息，不收涕，不知香臭及衄血不止，水沟主之。

《铜人腧穴针灸图经》：治消渴，饮水无度，水气遍身肿，失笑无时，癫痫，语不识尊卑，乍喜乍哭，牙关不开，面肿唇动，状如虫行，卒中恶。

《席弘赋》：人中治癫功最高，十三鬼穴不须饶。

《肘后备急方》：救卒死……令爪其病人人中，取醒。

《胜玉歌》：泻却人中及颊车，治疗中风口吐沫。

【现代研究】

(1) 对呼吸功能调整作用：针刺水沟对呼吸功能具有特异性的调整作用，动物实验中，在动物呼吸暂停期间，电刺激“水沟”区可致膈神经重新产生吸气性放电及呼吸暂停时间缩短，其机制为解除枸橼酸钠对中枢吸气活动的抑制，产生吸气效应。另外，水沟对呼吸功能的作用与呼吸中枢功能状态有关，针刺麻醉动物的“水沟”，可使呼吸运动即时性增强，呼吸暂停时，可使呼吸恢复。在呼吸周期的不同时刻针刺，其效应不同，在吸气末期急刺，引起吸气动作加强；在呼气末期急刺，则引起呼气动作加快。

(2) 抗休克作用：大量动物实验证明，无论是失血性休克、输血性休克，还是动脉注入枸橼酸钠液引起的休克，在呼吸暂停时针刺“水沟”，大多数都可以恢复。进一步研究表明，针刺休克家兔的“水沟”，可改善脑电活动，使波形变整、节律性加强、波幅增加、频率加快。对休克家兔，针刺“水沟”能使血糖含量明显上升，增加 5-HT 浓度，血清肌酸磷酸激活酶活力增强。针刺失血性休克猫的“水沟”，可使血压回升、肾与肠道血流量改善，且使休克家犬的低心排血量、高外周阻力的血流动力学紊乱得到一定程度的纠正。

(3) 对心血管功能的影响：如失血性休克的狗，心脏指数和每搏输出量显著地进行性减少，总外周阻力进行性增高，出现典型的低心排血量、高外周阻力的血流动力学紊乱，针刺“水沟”可使休克狗的心脏指数和每搏输出量在 3 h 内始终稳定于基础水平的 50%~60%，总外周阻力仅适度增高，说明针刺可使低心排血量、高外周阻力的血流动力学紊乱得到一定程度的纠正。此外还使肾和小肠血流量始终分别稳定于基础水平的 40%和 60%左右，改善内脏严重缺血状态。针刺家兔的“水沟”，发现颈总动脉血流量均明显增加，与针刺家兔“合谷”、“足三里”比较，差异非常显著（$P<0.001$）。提示针刺水沟对颈总动脉血流量增加具有相对特异性。另外，针刺“水沟”，观察失血性休克的兔心肌糖原和磷酸化酶含量变化，结果证明，针刺“水沟”能使其含量明显升高，从而活跃休克心肌的糖代谢，加强心肌的能量供给。

(4) 对胃运动的影响：针刺水沟对胃运动的抑制效应有相对特异性。针刺狗“水沟”可使胃窦部运动很快抑制，在针刺 20 min 后效果最佳。对照组非腧穴针刺 30 min，未见胃窦部运动有明显变化。同时针刺“水沟”可使血中 5-HT 含量下降，胃壁显示出 5-HT 荧光的肠嗜铬细胞（EC 细胞）数目明显增多，每一个 EC 细胞内 5-HT 含量明显增多，说明 EC 细胞贮存 5-HT 增多、释放 5-HT 减少，这一作用可能与针刺抑制胃窦部运动有关。

(5) 对脑血管的影响：电针实验性脑梗死犬的“水沟”、“合谷”，能使脑梗死过程中的脑血管阻力降低，同时增加脑血流量，改善脑血循环，增加血氧和葡萄糖的供给，脑动、静脉氧分压差减小，脑血氧利用率显著降低，从而对脑组织具有一定的保护作用。

(6) 对镇痛、针刺麻醉的影响：以“水沟”、“承浆”做针刺麻醉手术，以动物模拟实验，测量脑分区 ACh 含量和 AChE 活力，结果表明，电针诱导 30 min 的动物，下丘脑 ACh 含量及 AChE 活力比对照组均有显著增加，而丘脑、尾状核及大脑皮质的 ACh 含量和 AChE 活力在针刺组与对照组间无显著差异。初步看出，电针诱导过程中外周某些胆碱能神经指标（如 AChE 活力）无明显改变，而中枢胆碱能神经在下丘脑有显著变化（表现为 ACh 含量增加、活力升高），提示下丘脑胆碱能神经元参与针刺麻醉调整和镇痛作用的可能性。又有报道认为电针“水沟”引起正常动物血压升高与中枢胆碱能神经元激活有密切关系。内源性阿片样物质与α肾上腺能也参与针刺升压过程，尤其是内源性阿片物质可能作为胆碱能系统激活的中间环节而起作用。针刺“水沟”，测试对失血性休克家兔肾上腺髓质儿茶酚胺组化的影响，结果表明，针刺“水沟”可见血压有意义地升高，可以提高休克家兔心电图 R 波电位，降低休克动物死亡率，并延缓死亡时间，具有明显抗休克作用。用组织化学方法证实，非针刺组动物肾上腺髓质儿茶酚胺荧光明显减弱，而针刺组家兔荧光则明显增强。用荧光分光光度计定量分析，针刺组明显高于非针刺组，经统计学处理表明有显著性差异，和荧光显微镜观察结果相一致。上述结果表明，针刺“水沟”可以阻止休克家兔肾上腺髓质儿茶酚胺的减少，延缓休克的发展，降低休克动物的死亡率，用形态学方法进一步证实针刺“水沟”抗休克作用的内分泌机制。

【按语】　本穴位于“天地”之间的“人”部，上为“阳脉之海”的督脉，下为“阴脉之海”的任脉，具有交通阴阳、醒神开窍、回阳救逆之功效，为醒脑开窍的要穴，用于治疗各种神志昏迷患者；另外，本穴疏利腰脊作用明显，治疗急性腰扭伤疗效较佳；穴处又为督脉、手足阳明之会，故善治面瘫。

**兑端**　Duìduān（GV27）

【出处】《针灸甲乙经》：兑骨，在唇上端。

【别名】　兑骨（《针灸甲乙经》）。

【定位】　在面部，上唇结节的中点（图 3-102）。

【取法】　正坐仰靠或仰卧位，于人中沟下端之红唇与皮肤移行处取穴。

【主治】　①五官病：口㖞，口噤，口疮，齿龈肿痛，牙痛，目翳，鼻渊，鼻塞，鼻衄。②神志病：昏迷，昏厥，癫狂，癔症。③其他病：消渴，黄疸，小便黄。

【刺灸法】　向上斜刺 0.2~0.3 寸，局部酸痛；可灸。

【配伍应用】　①配目窗、正营、耳门，治唇吻强、上齿龋。②配本神、丰隆，治癫疾吐沫。③配内关，治昏厥。④配小海，治小便赤涩。

【文献摘要】

《针灸甲乙经》：痓互引，唇吻强，兑端主之。

《铜人腧穴针灸图经》：治癫疾吐沫，小便黄，舌干，消渴，衄血不止，唇吻强，齿龈痛。

《针灸大成》：主癫疾吐沫，小便黄，舌干，消渴，衄血不止，唇吻强，齿龈痛，鼻塞，痰涎，口噤鼓颔，炷如大麦。

**龈交**　Yínjiāo（GV28）

【出处】《素问·气府论》：督脉气所发者二十八穴……龈交一。

【类属】　任脉、督脉二经之会；任脉、督脉、足阳明之会。

【定位】　在上唇内，上唇系带与上牙龈的交点（图 3-103）。

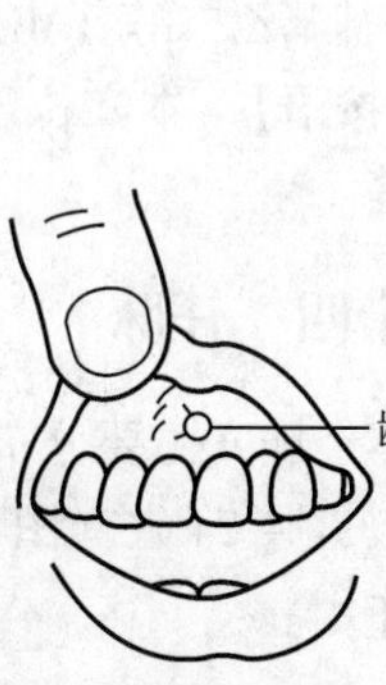

图 3-103

【取法】　正坐仰靠位，提起上唇，于上唇系带与齿龈之间移行处取穴。

【主治】　①头面五官病：牙龈肿痛，牙关不开，口噤，齿衄，鼻渊，鼻衄，鼻塞，目翳，目赤疼痛，面颊赤肿。②肛肠病：痔疾。③神志病：癫狂，痫证。④经脉病：腰痛，项强。⑤其他病：黄疸，心烦，心痛。

【刺灸法】　向上斜刺 0.2~0.3 寸，局部胀痛；或用三棱针点刺放血。

【配伍应用】　①配颧髎、下关，治口僻。②配上关、大迎、翳风，治口噤。③配风府，治颈项强直。④配承浆，治口臭。⑤配合谷，治牙肿痛、口噤。

【文献摘要】

《针灸甲乙经》：痓，烦满，龈交主之。癫疾互引，水沟及龈交主之。目痛不明，龈交主之。齿间出血者，有伤酸，齿床落痛，口不可开引鼻中，龈交主之。鼻中息肉不利，鼻头额頞中痛，鼻中有蚀疮，龈交主之。

《铜人腧穴针灸图经》：治面赤心烦痛，颈项急不得回顾，治小儿面疮，癣久不除，点烙亦佳，鼻塞不利，目泪眵汁，内眦赤痒痛，生白肤翳，鼻中息肉蚀疮。

《针灸大成》：主鼻中息肉，蚀疮，鼻塞不利，额颏中痛，颈项强，目泪眵汁，牙疳肿痛，内眦赤痒痛，生白翳，面赤心烦，马黄疸，寒暑瘟疫。小儿面疮，癣久不除，点烙亦佳。

**印堂　Yìntáng(GV29)**

【出处】《扁鹊神应针灸玉龙经》：孩子慢惊何可治，印堂刺入艾还加。

【别名】曲眉（《千金翼方》）。

【定位】在头部，两眉毛内侧端中间的凹陷中（图3-102）。

【取法】正坐仰靠或仰卧位，于左右攒竹连线的中点取穴。

【主治】①神志病：痴呆，痫证，失眠，健忘。②鼻病：鼻塞，鼻衄，鼻渊。③其他病：头痛，眩晕，小儿惊风，产后血晕，子痫，颜面疔疮。

【刺灸法】提捏进针，从上向下平刺0.3~0.5寸，得气时局部胀痛；平刺透左、右攒竹，眉棱骨，局部有胀痛感；平刺透山根，鼻部酸胀；也可用三棱针点刺出血；可灸。

【配伍应用】①配迎香、合谷，治鼻炎。②配神门、三阴交，治失眠。③配太阳、风池，治头痛。④配曲池、丰隆，治高血压。

【文献摘要】

《素问·刺疟》：刺疟者，必先问其病之所先发者，先刺之，先头痛及重者，先刺头上及两额两眉间出血。

《扁鹊神应针灸玉龙经》：印堂，在两眉间宛宛中，斜一分沿皮先透左攒竹行补泻后，转归元穴，退右攒竹，依上补泻，可灸七壮。小儿惊风，灸七壮，大哭者为效，不哭者难治，随症急慢补泻，急者慢补，慢者急泻，通神之穴也。

《医学纲目》：头重如石，印堂一分，沿皮透攒竹，先左后右，弹针出血。

《外治寿世方》：伤寒衄血，井水磨黄芩、白及涂山根。又白及磨本人鼻血，涂山根。又纸浸白及水，贴眉心，或切白及片，贴眉心。重舌，黄柏浸苦竹沥点之。又巴豆半粒，饭四五粒，共捣烂为饼，如黄豆大，贴在印堂中，待四周起泡，去之即愈。各项舌病皆效。

【现代研究】动物实验模拟“印堂”、“百会”电针刺激，可使大鼠脑内5-HT含量增加，去甲肾上腺素含量减少。另外，电针二穴可使精神分裂症患者尿中中枢去甲肾上腺素的主要代谢产物3-甲氧基-4-羟基苯乙二醇（MHPG）排出量明显增加。说明电针刺激可影响中枢去甲肾上腺素的代谢。

【按语】本穴位于两眉之间，具有安神醒脑、宣通鼻窍作用，主治头痛、目眩、失眠、健忘、鼻疾等。

## 十四、任脉

本经腧穴主要分布在会阴部、胸腹部的前正中线上及颜面颏唇部。起穴为会阴，止穴为承浆，一名一穴，共24穴（图3-104）。临床多用于治疗肝肾、脾胃、心肺等脏腑疾病及咽喉病，部分腧穴有保健作用。

**会阴　Huìyīn（CV1）**

【出处】《针灸甲乙经》：会阴，一名屏翳，在大便前小便后两阴之间。

【别名】下阴别（《素问·气府论》），屏翳（《针灸甲乙经》），金门（《备急千金要方》），神田（《圣济总录》）。

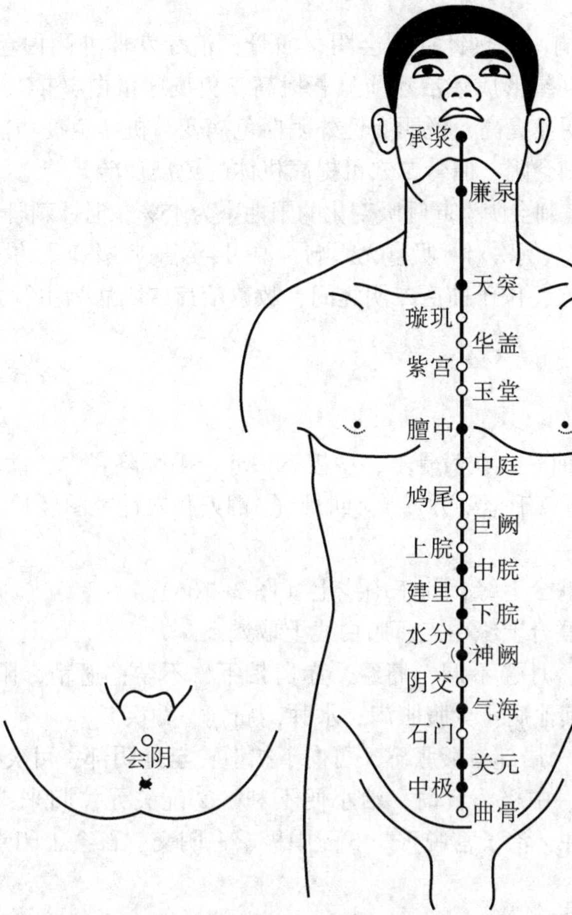


图 3-104　任脉腧穴

【类属】　任脉、督脉、冲脉之会；又作任脉别络。

【定位】　在会阴区，男性在阴囊根部与肛门连线的中点，女性在大阴唇后联合与肛门连线的中点（图 3-105）。

【取法】　膀胱截石位，男子于阴囊后端与肛门前端连线的中点处取穴；女子于大阴唇后联合部与肛门前端连线的中点处取穴。

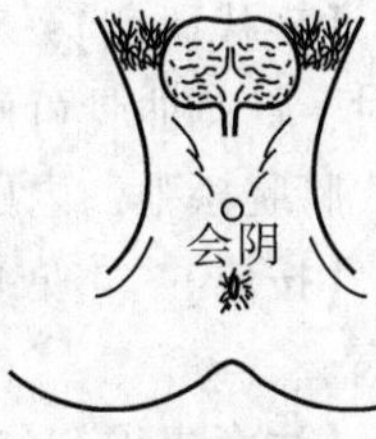


图 3-105

【主治】　①二阴病：阴痛，阴痒，痔疾，脱肛。②妇科及男性病：月经不调，阴挺；阳痿，遗精。③神志病：溺水窒息，产后昏迷，惊痫，癫狂。④肾病：小便不利，遗尿。⑤肠病：便秘。⑥其他病：疝气。

【刺灸法】　直刺 0.5~1 寸，局部胀痛，可扩散至前、后阴；可灸。

【配伍应用】　①配太渊、消泺、照海，治痹证。②配三阴交，治产后暴卒。③配气海、归来，治阴挺。④配水沟、素髎，治溺水窒息。⑤配蠡沟，治阴痒。⑥配肾俞，治遗精。

【文献摘要】

《针灸甲乙经》：小便难，窍中热，实则腹皮痛，虚则痒瘙，会阴主之。痔，会阴主之。凡痔与阴相通者死，阴中诸病，前后相引痛，不得大小便，皆主之。身肿，皮肤不可近衣，淫泺苛获，久则不仁，屏翳主之。男子阴端寒，上冲心很很，会阴主之。女子血不通，会阴主之。

《铜人腧穴针灸图经》：治小便难，窍中热，皮疼痛，谷道瘙痒，久痔相通者死。阴中诸病前后相引痛，不得大小便，女子经不通，男子阴端寒，冲心很很。

《针灸资生经》：产后暴卒，灸会阴、三阴交。

《针灸聚英》：卒死者，针一寸，补之。溺死者，令人倒驮出水，针补，尿屎出则活，余不可针。

【现代研究】

（1）对机体免疫功能的影响：电热针针刺会阴、曲骨，治疗女性外阴白色病变有一定疗效，同时，针刺二穴可使患者E玫瑰花结形成较治疗前显著提高，免疫球蛋白（IgG、IgA、IgM）亦有明显提高，微量元素铜的含量也有明显提高，说明女性外阴白色病变与机体免疫功能低下和体内血清铜含量低有一定关系，并且说明针刺会阴、曲骨二穴可提高机体的免疫功能。

（2）对呼吸变化的影响：针刺会阴引起呼吸变化的阳性率为45%，但针刺耻骨联合上部，以及痛觉敏感的角膜、睾丸等处，绝大多数例次对呼吸毫无影响，说明会阴对呼吸变化的影响有一定特异性。

【按语】 本穴为任脉之首穴，位于前后二阴之间，故以治疗二阴病为主，并有急救作用。

【注意事项】 孕妇慎用。

**曲骨** Qūgǔ（CV2）

【出处】《针灸甲乙经》：曲骨，在横骨上，中极下一寸，毛际陷者中，动脉应手。

【别名】 尿胞、曲骨（《备急千金要方》），回骨（《铜人腧穴针灸图经》）。

【类属】 任脉、足厥阴之会。

【定位】 在下腹部，耻骨联合上缘，前正中线上（图3-106）。

【取法】 仰卧位，于耻骨联合上缘中点，腹白线上取穴。

【主治】 ①妇科及男性病：月经不调，痛经，赤白带下，不孕；遗精，阳痿。②前阴病：小便不利，遗尿，癃闭，阴痒。③其他病：少腹胀满，水肿，疝气，癫疾。

【刺灸法】 直刺0.5~1寸，局部有酸胀感，可向下扩散，至外阴部；可灸。

【配伍应用】 ①配三阴交、中极、肾俞，治小便不利。②配关元、归来，治阳痿、遗精。③配大敦，治痛经。④配横骨、气冲，治子宫脱垂。⑤配中极、三阴交、百会、印堂，治遗尿。

【文献摘要】

《针灸甲乙经》：膀胱胀者，曲骨主之。小便难，水胀满，溺出少，胞转，不得溺，曲骨主之。妇人下赤白沃，后阴中干痛，恶合阴阳，少腹䐜坚，小便闭，曲骨主之。

《铜人腧穴针灸图经》：治少腹胀满，小便淋涩不通，㿗疝，少腹痛，妇人赤白带下，恶合。

《针灸大成》：主失精，五脏虚弱，虚乏冷极，小腹胀满，小便淋涩不通，㿗疝，小腹痛，妇人赤白带下。

【现代研究】 对膀胱张力有双向调节作用：如膀胱松弛，针刺曲骨可使张力增强，膀胱张力过高时，针刺曲骨可使之下降。这种影响也与手法有关，捻转时可引起膀胱收缩，内压上升，捻针停止时，膀胱松弛，内压下降。

【按语】 本穴内应膀胱，故可以治疗小便不利、遗尿、癃闭等疾病。

【注意事项】 应注意针刺深度及方向。对癃闭患者，应在排尿后针刺，以防损伤膀胱。孕妇慎用。

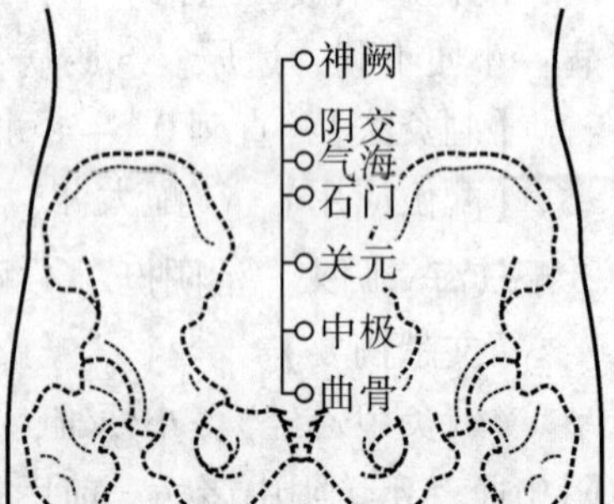


图3-106

**中极** Zhōngjí（CV3）

【出处】《素问·骨空论》：任脉者，起于中极之下，以上毛际，循腹里，上关元，至咽喉，上颐，循面入目。

【别名】 气原、玉泉（《针灸甲乙经》），膀胱募（《圣济总录》）。

【类属】 足三阴、任脉之会；膀胱募穴。

【定位】 在下腹部，脐中下4寸，前正中线上（图3-106）。

【取法】 仰卧位，于耻骨联合上缘中点上1寸，腹白线上取穴。

【主治】 ①前阴病：小便不利，癃闭，遗尿，尿频。②妇产科及男性病：月经不调，痛经，闭经，带下，崩漏，阴痒，阴肿，阴挺，产后恶露不尽，胞衣不下，无子；遗精，白浊，早泄，阳痿。③其他病：水肿，疝气，心烦痛。

【穴解】　本穴位于小腹部，临近膀胱和胞宫，为任脉与足三阴经之交会穴，又是膀胱募穴，乃膀胱经气聚集之处，故膀胱病及妇科和男性病多取本穴治疗。

【刺灸法】　直刺0.5~1寸，局部有酸胀感，可放散至外生殖器和外阴部；可灸。

【配伍应用】　①配子宫、三阴交，治月经不调、阴挺。②配肾俞、三阴交、关元，治遗尿、尿闭、遗精、阳痿、月经不调。③配肾俞、阴陵泉、三阴交、气海，治小便滑数。④配肾俞、气海、三阴交，治月经不调。⑤配石门、子宫、肾俞、三阴交，治崩漏下血。

【文献摘要】

《针灸甲乙经》：脐下疝，绕脐痛，冲胸不得息，中极主之。奔豚上抢心，甚则不得息，忽忽少气，尸厥，心烦痛，饥不能食，善寒中，腹胀引䐜而痛，小腹与脊相控暴痛，时窘之后，中极主之。丈夫失精，中极主之。女子禁中痒，腹热痛，乳余疾，绝不足，子门不端，少腹苦寒，阴痒及痛，经闭不通，中极主之。

《铜人腧穴针灸图经》：治五淋，小便赤涩，失精，脐下结如覆杯，阳气虚惫，疝瘕，水肿，奔豚抢心，甚则不得息，恍惚，尸厥。

《针灸大成》：主冷气积聚，时上冲心，腹中热，脐下结块，奔豚抢心，阴汗，水肿，阳气虚惫，小便频数，失精绝子，疝瘕，妇人产后恶露不行，胎衣不下，月事不调，血结成块，子门肿痛不端，小腹苦寒，阴痒而热，阴痛，恍惚，尸厥，饥不能食，临经行房，羸瘦，寒热，转脬不得尿，妇人断绪，四度针即有子。

【现代研究】

(1) 对垂体-性腺功能的影响：针刺中极、归来、血海等穴，可使继发性闭经患者出现激素撤退性出血现象。实验证明，针刺家兔的“中极”，可见卵巢中间质细胞增生与肥大，卵泡腔扩大，周围多层颗粒细胞增殖，其中有新鲜黄体生成现象，说明中极有促进垂体-性腺功能的作用；对男子性功能障碍亦有一定疗效。

(2) 对膀胱张力有双向调节作用：中极对有神经系统疾病伴膀胱功能障碍的患者有调整作用，用泻法针刺中极、曲骨等，可使紧张性膀胱张力下降，而对松弛性膀胱却引起张力增高。

【按语】　本穴具有理气、调经、利尿的作用，以治疗妇科病、男性病及小便异常为主。

【注意事项】　对癃闭患者，应在排尿后针刺，以防损伤膀胱。孕妇慎用。

**关元**　guānyuán (CV4)

【出处】《素问·气穴论》：背与心相控而痛，所治天突与十椎及上纪。上纪者，胃脘也，下纪者，关元也。

【别名】　下纪（《素问·气穴论》），三结交（《灵枢·寒热病》），次门（《针灸甲乙经》），大中极、丹田（《针灸资生经》）。

【类属】　足三阴、任脉之会；小肠募穴。

【定位】　在下腹部，脐中下3寸，前正中线上（图3-106）。

【取法】　仰卧位，于脐与耻骨联合上缘中点连线的下2/5与上3/5的交点处，腹白线上取穴。

【主治】　①肠病：腹痛，痢疾，黎明泻，便血，肠风，脱肛。②前阴病：五淋，尿频，尿闭，遗尿，小便不利，小便涩痛。③妇产科病：痛经，闭经，崩漏，带下，不孕，阴挺，阴痒，产后恶露不尽，胞衣不下。④男性病：遗精，阳痿，早泄，白浊。⑤虚劳证：中风脱证，虚劳冷惫，羸瘦无力。⑥皮肤病：发背，疔疮，瘰疬。⑦头面五官病：眩晕，头痛。⑧其他病：水肿，黄疸，消渴，心悸。

【穴解】　本穴位于脐中下3寸，当“肾间动气”之处。别名“丹田”，又为保健要穴。本穴邻近膀胱和胞宫，为任脉与足三阴经的交会穴，故可治疗妇科病、男性病及小便异常。本穴又乃小肠募穴，可泌别清浊，通利二便，治疗二阴病。本穴位于元气交会之处，可培补元气、回阳救逆，治疗元阳虚衰证、中风脱证、羸瘦无力，以及因虚所致眩晕等虚劳之证。

【刺灸法】 直刺 0.5~1 寸，局部有酸胀感，可放射至外生殖器和会阴部；可灸，如药物天灸，或用间接灸，或温灸至局部温热舒适，艾炷灸壮数多累计百余壮，强身保健可采用瘢痕灸。

【配伍应用】 ①配心俞，温补心阳，治心悸。②配肾俞、三阴交，治阳痿、遗精、早泄。③配三阴交、地机，治痛经。④配合谷、足三里、气海，治中风脱证。⑤配隐白、血海、足三里，治崩漏。

【文献摘要】

《灵枢·寒热病》：身有所伤，血出多及中风寒，若有所堕坠，四肢懈惰不收，名曰体惰。取其小腹脐下三结交。三结交者，阳明太阴也，脐下三寸关元也。

《针灸甲乙经》：奔豚寒气入小腹，时欲呕，伤中溺血，小便数，背脐痛引阴，腹中窘急欲凑，后泄不止，关元主之。石水，痛引胁下胀，头眩痛，身尽热，关元主之。胞转不得溺，少腹满，关元主之。暴疝，少腹大热，关元主之。女子绝子，衃血在内不下，关元主之。

《铜人腧穴针灸图经》：治脐下㽲痛，小便赤涩，不觉遗沥，小便处痛，状如散火，溺血，暴疝痛，脐下结血，状如覆杯，转胞不得尿，妇人带下瘕聚，因产恶露不止，月脉断绝，下经冷。

《针灸大成》：主积冷虚乏，脐下绞痛，渐入阴中，发作无时，冷气结块痛，寒气入腹痛，失精白浊，溺血，七疝，风眩头痛，转脬闭塞，小便不通，黄赤，劳热，石淋，五淋，泄利，奔豚抢心，脐下结血，状如覆杯，妇人带下，月经不通，绝嗣不生，胞门闭塞，胎漏下血，产后恶露不止。

《席弘赋》：小便不禁关元好。

【现代研究】

（1）对泌尿系统的影响：艾灸家犬“关元”能增加肾血流量、肾小球过滤率，以及 $Ca^{2+}$、$Cl^{-}$、$K^{+}$的排泄，对膀胱张力有明显调整作用，故对遗尿的治疗有显著效果。有人灸家犬“关元”，发现其心排血量、外周血管阻力、平均血压都有明显增加，但心率不增加。针刺中极、关元、大赫等穴，对垂体-性腺功能有促进作用，可引起血浆黄体生成素、卵泡刺激素水平发生变化，可改善迟发排卵，对男子精子缺乏症也有一定疗效。艾灸小鼠“关元”，可使溶血空斑形成细胞增加。

（2）对机体免疫功能的影响：艾灸关元可使肿瘤患者免疫力增强。如给小鼠接种肿瘤细胞后，直接灸“关元”，结果腹腔巨噬细胞吞噬率和吞噬指数均显著高于对照组（$P<0.01$）；肿瘤组织坏死程度亦较对照组轻，细胞分化程度好，淋巴细胞浸润较多；对肝脏腺苷三磷酸酶反应及葡萄糖-6-磷酸酶反应接近正常，均较对照组反应强。艾灸“关元”可延长肿瘤鼠的生存期。

【按语】 本穴内应小肠、膀胱和子宫的底部，具有大补元阳、温肾、散寒之功，主治真阳不足、脏腑虚惫等证，以及妇科病、男性病和小便异常等。

【注意事项】 对癃闭患者，应在排尿后针刺，以防损伤膀胱。孕妇慎用。

### 石门 Shímén（CV5）

【出处】《针灸甲乙经》：石门，三焦募也……任脉气所发。

【别名】 利机、精露、丹田、命门（《针灸甲乙经》）。

【类属】 三焦之募穴。

【定位】 在下腹部，脐中下 2 寸，前正中线上（图 3-106）。

【取法】 仰卧位，于脐与耻骨联合上缘中点连线的上 2/5 与下 3/5 的交点处，腹白线上取穴。

【主治】 ①妇产科及男性病：月经不调，经闭，带下，崩漏，产后恶露不尽；遗精，阳痿。②胃肠病：呕吐，腹痛，腹胀，泄泻，痢疾，便秘。③前阴病：小便不利，淋证。④其他病：癥瘕，奔豚，疝气，水肿。

【刺灸法】 直刺 0.5~1 寸，局部有酸胀感，可向外阴部放散；可灸，强身保健则用温和灸。

【配伍应用】 ①配三焦俞、关元、三阴交，治癃闭、遗尿、崩漏、月经不调、痛经。②配水分，治小腹拘急痛。③配三阴交，治妇女多子。④配中极、归来，治疝气。⑤配灸关元、气海，治消渴。

【文献摘要】

《针灸甲乙经》：脐下疝绕脐痛，石门主之。奔豚气上，腹䐜胀，茎肿先引腰，后引小腹，腰髋坚痛，下引阴中，不得小便，两丸骞，石门主之。三焦胀者，石门主之。水肿腹大，水胀，水气行皮中，石门主之。心腹中卒痛而汗出，石门主之。气痛，癃，小便黄，气满塞，虚则遗溺，身时寒热，吐逆，溺难，腹满，石门主之。

《铜人腧穴针灸图经》：治腹胀坚硬，支满。妇人因产恶露不止，遂结成块，崩中漏下。灸亦良，可灸二七壮至一百壮止。

《针灸大成》：主伤寒，小便不利，泄利不禁，小腹绞痛，阴囊入小腹，奔豚抢心，腹痛坚硬，卒疝绕脐，气淋，血淋，小便黄，呕吐血，不食谷，谷不化，水肿，水气行皮肤，小腹皮敦敦然，气满，妇人因产恶露不止，结成块，崩中漏下。

【现代研究】　对性腺的影响：对成年女性，针刺石门的避孕率很高。动物实验中亦观察到，艾灸“石门”，未能受孕的雌性大鼠，其生殖器并无明显变化，可能是针刺引起孕激素和雌激素的过剩分泌，并借助负反馈作用，抑制垂体促性腺激素的分泌，阻碍卵泡的成熟和排卵。

【注意事项】　孕妇慎用。

**气海**　Qìhǎi（CV6）

【出处】《灵枢·九针十二原》：肓之原，出于脖胦。《脉经》：尺脉微，厥逆，小腹中拘急，有寒气。……针气海。

【别名】　脖胦（《灵枢·九针十二原》），肓俞、丹田（《脉经》），下肓（《针灸甲乙经》）。

【类属】　肓之原。

【定位】　在下腹部，脐中下1.5寸，前正中线上（图3-106）。

【取法】　仰卧位，先取关元，当脐中与关元连线中点处，腹白线上取穴。

【主治】　①胃肠病：胃脘胀痛，呃逆，呕吐，腹痛，泄泻，泻痢不禁，水谷不化，便秘。②妇科及男性病：月经不调，痛经，闭经，崩漏，带下，不孕，产后恶露不尽，胞衣不下，产后腹痛，阴挺；阳痿，遗精，早泄，滑精。③前阴病：癃淋，遗尿。④其他病：癥瘕，中风脱证，疝气，中暑，虚劳羸瘦，四肢厥冷，五脏气虚，腰痛。

【穴解】　“气海”义为诸气汇聚之处，故有补气、调气之功，本穴位居下焦“丹田”部位，主要对肝、脾、肾三脏之气亏虚和真气不足所产生的气虚之证具有一定的治疗作用。《铜人腧穴针灸图经》载气海主治“脏气虚惫，真气不足，一切气疾久不瘥”，说明本穴多主治与气虚有关的病证。

【刺灸法】　直刺0.5~1寸，局部酸胀；斜刺向下进针1~1.5寸，局部有酸胀感，并可向外生殖器放射；可灸，如药物天灸，强身保健可采用瘢痕灸。

【配伍应用】　①配大敦、阴谷、太冲、然谷、三阴交、中极，治血崩。②配关元、阴陵泉、大敦、行间，治遗溺。③配三阴交，治白浊、遗精。④配中极、带脉、肾俞、三阴交，治月经不调。⑤配中脘、膻中，治反胃呕吐。⑥配中极、白环俞、肾俞，治妇女赤白带下。⑦配肾俞、肺俞，治虚喘。

【文献摘要】

《灵枢·四时气》：腹中常鸣，气上冲胸，喘不能久立。邪在大肠，刺肓之原，巨虚上廉、三里。

《针灸甲乙经》：少腹疝，卧善惊，气海主之。

《备急千金要方》：妇人水泄利，灸气海百壮三报。

《铜人腧穴针灸图经》：治脐下冷气上冲，心下气结成块，状如覆杯，小便赤涩，妇人月事不调，带下崩中，因产恶露不止，绕脐疞痛，针入八分，得气即泻，泻后宜补之，可灸百壮。今附气海者，是男子生气之海也。治藏气虚惫，真气不足，一切气疾久不瘥，悉皆灸之，慎如常法。

《针灸资生经》：以为元气之海，则气海者，盖人元气所生也。

《针灸大成》：主伤寒，饮水过多，腹胀肿，气喘，心下痛，冷病面赤，脏虚气惫，真气不足，一切气疾久不瘥，肌体羸瘦，四肢力弱，奔豚七疝，小肠膀胱肾余，癥瘕结块，状如覆杯，腹暴胀，按之不下，脐下冷气痛，中恶，脱阳欲死，阴证卵缩，四肢厥冷，大便不通，小便赤，卒心痛，妇人临经行房羸瘦，崩中，赤白带下，月事不调，产后恶露不止，绕脐疞痛，闪着腰痛，小儿遗尿。

《胜玉歌》：诸般气症从何治，气海针之灸亦宜。

《医宗金鉴》：一切气疾，阴证痼冷及风寒暑湿，水肿，心腹膨胀，胁痛，诸虚癥瘕。

【现代研究】 对机体免疫功能的影响：针刺气海可提高机体免疫力，使急慢性肠炎、菌痢、泄泻、便秘等症状减轻，康复加快，提示对肠功能有良好的调整作用。有实验证明，每日针刺“气海”、“关元”、“足三里”，实验性猴菌痢的机体中产生抗体，较对照组早 4 d，其凝集效价较对照组高 2 倍多。另据报道，针刺菌痢患者的气海、天枢等穴，可使免疫球蛋白（IgA、IgG、IgM）有不同程度的升高，针后 3 d，达到高峰。针刺气海，对精子缺乏症有一定治疗作用。

【按语】 本穴为先天元气汇集之处，具有益气调气、温中补肾的作用，故多用于脏气虚惫、真气不足之虚证，以及中焦、下焦之虚寒证。

【注意事项】 膀胱充盈时，不宜向下斜刺过深，以防损伤膀胱。孕妇慎用。

**阴交 Yīnjiāo（CV7）**

【出处】《针灸甲乙经》：阴交，一名少关，一名横户，在脐下一寸，任脉气冲之会。

【别名】 少关、横户（《针灸甲乙经》）。

【类属】 任脉、气冲之会。

【定位】 在下腹部，脐中下 1 寸，前正中线上（图 3-106）。

【取法】 仰卧位，于脐中与石门穴的连线之中点处取穴；或于脐与耻骨联合上缘中点连线的上 1/5 与下 4/5 的交点处，腹白线上取穴。

【主治】 ①肠病：肠鸣，腹痛，泄泻。②妇科病：月经不调，带下，血崩，阴痒，不孕，恶露不尽。③前阴病：小便不利。④其他病：水肿，少腹胀满，奔豚，鼻衄，腰膝拘挛，疝气。

【刺灸法】 直刺 0.5~1 寸，局部有酸胀感，可扩散至脐部；或向下斜刺 1~1.5 寸，针感可放射到外生殖器；可灸，强身保健可用温和灸至皮肤温热舒适。

【配伍应用】 ①配子宫、三阴交、气海，治崩漏。②配石门、委阳，治小腹坚痛、小便难。③配百虫窝，治绕脐痛。④配天枢，治腹胀。⑤配阳池、三阴交，治血晕。

【文献摘要】

《难经·三十一难》：下焦者，当膀胱上口，主分别清浊，主出而不内，以传导也。其治在脐下一寸。

《针灸甲乙经》：奔豚上腹䐜坚，痛引阴中，不得小便，两丸骞，阴交主之。水胀，水气行皮中，阴交主之。阴疝引睾，阴交主之。舌纵涎下，烦闷，阴谷主之。女子手脚拘挛，腹满，疝，月水不通，乳余疾，绝子，阴痒，阴交主之。

《铜人腧穴针灸图经》：治脐下疞痛，寒疝引少腹痛，腰膝拘挛，腹满，女子月事不绝，带下，产后恶露不止，绕脐冷痛，针入八分，得气即泻，可灸一百壮止。

《针灸大成》：主气痛如刀绞，腹䐜坚痛，下引阴中，不得小便，两丸骞，疝痛，阴汗湿痒，腰膝拘挛，脐下热，鬼击，鼻出血，妇人血崩，月事不绝，带下，产后恶露不止，绕脐冷痛，绝子，阴痒，奔豚上腹，小儿陷囟。

《席弘赋》：小肠气撮痛连脐，速泻阴交莫再迟。

【注意事项】 孕妇慎用。

**神阙**　Shénquè（CV8）

【出处】《素问·气穴论》：脐一穴。《外台秘要》：脐中，神阙穴也，一名气舍。

【别名】 脐（《素问·气穴论》），脐中（《针灸甲乙经》），气舍（《外台秘要》），脐孔（《千金翼方》），气合（《铜人腧穴针灸图经》）。

【定位】 在脐区，脐中央（图3-106）。

【取法】 仰卧位，于肚脐正中取穴。

【主治】 ①肠病：久泻，痢疾，绕脐腹痛，脱肛，便秘，肠澼下血。②神志病：昏厥，虚脱，痫证。③妇产科病：妇人血冷不受胎，产后尿闭。④前阴病：癃闭，小便不禁，五淋。⑤其他病：水肿，疝气，四肢厥冷，中暑，中风脱证，角弓反张。

【穴解】 本穴位于脐中，乃人体生命之门，灸之温阳救逆、开窍醒神，用于治疗中风脱证、四肢厥冷、尸厥等；脐又位于上、下焦之枢，临近胃肠，所以本穴又有健脾和胃、理肠止泻之功，可治疗腹痛、水肿、久泻、脱肛等；本穴属任脉，近于下焦，故可治疗小便不禁、产后尿闭、妇女不孕等。

【刺灸法】 本穴不宜针刺；可灸，强身保健可用隔盐或隔姜灸。

【配伍应用】 ①配石门、天枢、气海，治少腹疝气。②神阙拔罐，配刺天枢、足三里，治泄泻。③配足三里，治肠鸣腹痛。④配关元重灸，治中风脱证。⑤配水分、气海，治绕脐痛。⑥配灸三阴交，治五淋。

【文献摘要】

《针灸甲乙经》：水肿大平脐，灸脐中，无理不治。肠中常鸣，时上冲心，灸脐中。绝子，灸脐中，令有子。

《铜人腧穴针灸图经》：治泄利不止，小儿奶利不绝，腹大，绕脐痛，水肿，鼓胀，肠中鸣，状如流水声，久冷伤惫，可灸百壮。

《针灸大成》：主中风不省人事，腹中虚冷，伤败脏腑，泄利不止，水肿，鼓胀，肠鸣，状如流水声，腹痛绕脐，小儿奶利不绝，脱肛，风痫，角弓反张。

《类经图翼》：主治阴证伤寒中风，不省人事，腹中虚冷伤惫，肠鸣泄泻不止，水肿鼓胀，小儿乳痢不止，腹大，风痫，角弓反张，脱肛。妇人血冷不受胎者，灸此永不脱胎。

《医宗金鉴》：主治百病，及老人虚人泄泻，又治产后腹胀，小便不通，小儿脱肛等证。

【现代研究】

（1）镇痛作用：艾灸神阙对治疗关节炎和缓解关节疼痛疗效明显。对弗氏佐剂诱发的关节炎大鼠，观察艾灸对关节肿胀程度、炎症病理过程及血浆中分子物质含量的影响，发现艾灸“神阙”后，关节周围软组织坏死情况、炎症反应程度均比较轻，血浆内中分子含量明显低于对照组。

（2）对微量元素的影响：有人艾灸神阙，对老年人头发中的锰、锌、钙等进行测定，结果表明，艾灸可使老年人发锰的含量显著增高，锌、钙的含量也有显著增加，发现铜、铁虽有增加，但无统计学意义。

（3）对机体免疫功能的影响：艾灸神阙可提高机体免疫功能，对老年人保健灸2个月前后的免疫功能进行测定，结果显示保健灸可提高细胞免疫功能，提高T淋巴细胞的数值及红细胞$C_3b$受体花环的形成率，差异显著；并能提高体液免疫功能，使免疫球蛋白（IgM、IgA、IgG）含量显著增加。

【按语】 本穴具有回阳固脱、健运脾阳的作用，施以灸法善治真阳衰败之虚脱证及中焦虚汗之证。

【注意事项】《针灸甲乙经》：禁不可刺，刺之令人恶疡遗矢，死不治。

**水分**　Shuǐfēn（CV9）

【出处】《针灸甲乙经》：水分，在下脘下一寸，脐上一寸，任脉气所发。

【别名】 中守（《千金翼方》），分水（《太平圣惠方》），风水（《针灸逢源》）。

【定位】 在上腹部，脐中上1寸，前正中线上（图3-107）。

【取法】 仰卧位，于胸剑联合至脐中连线的下 1/8 与上 7/8 的交点处取穴。

【主治】 ①胃肠病：呕吐，不嗜食，绕脐腹痛，腹胀，肠鸣，泄泻，脱肛。②其他病：水肿，小便不利，小儿陷囟，霍乱转筋，腰脊强痛等。

【穴解】 本穴位于脐中上 1 寸处，饮食入胃至此恰逢水谷分离处，具有通利水道、宣泄水湿之功，故可治疗水湿内停之疾。

【刺灸法】 直刺 0.5~1 寸，局部酸胀；可灸。

【配伍应用】 ①配阴陵泉、足三里，治肠鸣泄泻。②配肾俞、太溪、关元，治疗腰以下肿甚。③配关元、中极，治小便不利。④配肺俞、风门、三焦俞、外关，治疗风水。⑤配灸水道，针足三里、阴交，治腹胀。

【文献摘要】

《针灸甲乙经》：痓，脊强，里紧，腹中拘痛，水分主之。

《铜人腧穴针灸图经》：治腹坚如鼓，水肿肠鸣，胃虚胀不嗜食，绕脐痛，冲胸不得息，针入八分，留三呼，泻五吸，若水病灸之大良，可灸七壮至百壮止。禁不可针，针水尽即毙。

《针灸大成》：主水病，腹坚肿如鼓，转筋，不嗜食，肠胃虚胀，绕脐痛，冲心，腰脊急强，肠鸣状如雷声，上冲心，鬼击，鼻出血，小儿陷囟。

《玉龙歌》：水病之疾最难熬，腹满虚胀不肯消，先灸水分并水道，后针三里及阴交。

《行针指要歌》：或针水，水分挟脐上边取。

### 下脘 Xiàwǎn（CV10）

【出处】《灵枢·四时气》：饮食不下，膈塞不通，邪在胃脘。在上脘则刺抑而下之，在下脘则散而去之。《针灸甲乙经》：下脘，在建里下一寸。

【别名】 下管（《脉经》）。

【类属】 足太阴、任脉之会。

【定位】 在上腹部，脐中上 2 寸，前正中线上（图 3-107）。

【取法】 仰卧位，胸剑联合至脐中连线的下 1/4 与上 3/4 的交点处取穴。

【主治】 ①胃肠病：腹胀，胃脘疼痛，呃逆，食谷不化，不欲食，呕吐，泄泻，小儿疳疾。②其他病：虚肿，痞块，小便黄赤。

【穴解】 本穴为任脉与足太阴之会，穴处又乃胃脘与肠腑相连之部位，胃主受纳，腐熟水谷，肠主传导糟粕、泌别清浊，故凡肠胃之证，均是下脘治疗的范围。

【刺灸法】 直刺 0.5~1 寸，局部酸胀；可灸。

【配伍应用】 ①配天枢、足三里，治腹泻。②灸下脘，配内关、足三里，治呕吐、腹痛。③配足三里、肾俞、膈俞、中脘、脾俞，治反胃。④配天枢、上巨虚，治便秘。⑤配补足三里，点刺四缝，治小儿疳证。

【文献摘要】

《针灸甲乙经》：食饮不化，入腹还出，下脘主之。

《外台秘要》：主食饮不化，入腹还出，六腑之谷气不转。

《铜人腧穴针灸图经》：治腹痛，六腑之气寒，谷气不转，不嗜食，小便赤，腹坚硬，痞块，脐上厥气动，日渐羸瘦。

《针灸大成》：主脐下厥气动，腹坚硬，胃胀，羸瘦，腹痛，六腑气寒，谷不转化，不嗜食，小便赤，痞块连脐上厥气动，日渐瘦，脉厥动，反胃。反胃，先取下脘，后取足三里（泻），胃俞，膈俞（百壮），中脘，脾俞。

《胜玉歌》：胃冷下脘却为良。

《百症赋》：腹内肠鸣，下脘、陷谷能平。

【现代研究】

(1) 对胃肠功能的影响：针刺下脘对胃肠功能有调整作用，可促进胃及十二指肠溃疡的愈合，胃液分泌虽多保持高分泌状态，但胃的总酸度和自由酸度多趋于正常化。对肠功能障碍者针刺下脘，可使其功能正常化。

(2) 对机体免疫功能的影响：针刺下脘可提高机体免疫力。对痢疾杆菌携带者灸下脘、神阙等穴，结果发现，粪便细菌培养转阴所需天数比药物组明显缩短；免疫指标测定显示红细胞 $C_3b$ 受体花环率、红细胞免疫复合物花环率均显著升高（$P<0.05$），说明针灸治疗痢疾杆菌携带者具有稳定的促进红细胞免疫功能提高的作用。

【按语】 本穴具有健胃、消食、止痛之功效，多用于治疗胃肠疾病。

【注意事项】《外台秘要》：下脘孕妇不可灸。

**建里　Jiànlǐ（CV11）**

【出处】《针灸甲乙经》：建里，在中脘下一寸。

【定位】 在上腹部，脐中上 3 寸，前正中线上（图 3-107）。

【取法】 仰卧位，于胸剑联合至脐中连线的下 3/8 与上 5/8 的交点处取穴；或于中脘穴直下 1 寸处取穴。

【主治】 ①胃肠病：胃脘疼痛，呕吐，食欲不振，腹胀，腹中切痛，肠鸣。②其他病：真心痛，胸闷，水肿，支满。

【刺灸法】 直刺 0.5~1 寸，局部酸胀；可灸。

【配伍应用】 ①配内关，治胸中苦闷。②配水分、阳陵泉、阴陵泉，治腹胀水肿。

【文献摘要】

《针灸甲乙经》：心痛上抢心，不欲食，支痛引膈，建里主之。

《铜人腧穴针灸图经》：治心下痛，不欲食，呕逆上气，腹胀身肿，针入五分，留十呼，可灸五壮止。

《针灸大成》：主腹胀，身肿，心痛，上气，肠中疼，呕逆，不嗜食。

《长桑君天星秘诀歌》：兼水分治肚腹肿胀。

《百症赋》：建里、内关，扫尽胸中之苦闷。

【注意事项】 孕妇禁用。

**中脘　Zhōngwǎn（CV12）**

【出处】《素问·气穴论》：背与心相控而痛，所治天突与十椎及上纪。上纪者，胃脘也，下纪者，关元也。《灵枢·根结》：太阴根于隐白，结于太仓。《难经·四十五难》：经言八会者，何也？然腑会太仓。《针灸甲乙经》：中脘，在上脘下一寸，居心蔽骨与脐之中。

【别名】 上纪、胃脘（《素问·气穴论》），太仓（《灵枢·根结》），胃管（《脉经》），中管（《备急千金要方》），胃募（《千金翼方》）。

【类属】 手太阳、手少阳、足阳明之会；手太阳、手少阳、足阳明、任脉之会；八会穴之腑会。

【定位】 在上腹部，脐中上 4 寸，前正中线上（图 3-107）。

【取法】 仰卧位，于胸剑联合至脐中连线的中点处取穴。

【主治】 ①胃肠病：胃脘痛，呕吐，呃逆，纳呆，痞积，反胃，食不化，霍乱，吐血，肠鸣，腹胀，泄泻，便秘，便血，肠痈。②神志病：失眠，脏躁，惊悸，怔忡，癫痫。③妇科病：产后血晕，阴挺。④肺部病：哮喘，痰多。⑤急性病：中风，尸厥，急惊风，真心痛。⑥其他病：黄疸，鼓胀，虚劳，痿证，荨麻疹，奔豚，头痛，中暑。

【穴解】 本穴治疗疾病广泛。一是由于胃与多条经脉关系密切，如手太阳经“抵胃，属小肠”；

手太阴经“还循胃口”；足太阴经“属脾，络胃……复从胃别，上膈，注心中”，其络脉“入络肠胃”；足阳明经“下膈，属胃，络脾”；足厥阴经“挟胃，属肝，络胆”。根据“经脉所过，主治所及”的原则，取本穴可治与胃有关的经脉病，也就是说，多条经脉异常所引起的胃病均可取本穴治疗。又因本穴为胃的募穴，胃主受纳、腐熟水谷，为五脏六腑之海，饮食入胃，五脏六腑皆禀气于胃，若胃腑功能失常，气血生化之源不足，脏腑经脉失养，可导致很多疾病的发生，因此治胃是治疗很多疾病之本。综上所述，本穴是治疗消化系统疾病的必用穴，任何原因引起的脾胃虚弱、运化失司，均可取中脘为主进行治疗，同时，本穴也是治疗多种疾病的常用穴。

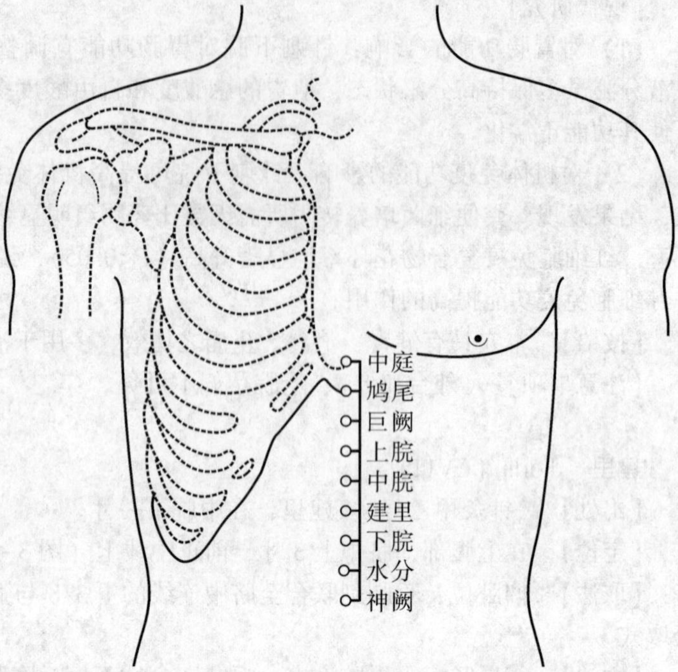

图 3-107

【刺灸法】 直刺 0.5~1 寸，局部酸胀沉重，胃部有收缩感；可灸或药物天灸，强身保健则采用瘢痕灸。

【配伍应用】 ①配内关，治呕吐。②配天枢、足三里、内庭，治霍乱吐泻。③配脾俞、天枢、三焦俞、大肠俞、足三里、三阴交，治久痢。④配足三里，治腹满。⑤配大陵、劳宫、足三里、然谷、太溪，治黄疸。

【文献摘要】

《针灸甲乙经》：心痛身寒，难以俯仰，心疝气冲胃，死不知人，中脘主之。伤忧悁思气积，中脘主之。腹胀不通，寒中伤食，饮食不化，中脘主之。小肠有热，溺赤黄，中脘主之。溢饮胁下坚痛，中脘主之。

《铜人腧穴针灸图经》：治心下胀满，伤饱食不化，霍乱吐泻不自知，心痛，温疟，伤寒，饮水过多，腹胀气喘，因读书得奔豚气上攻，伏梁，心下状如覆杯，寒癖结气。针入八分，留七呼，泻五吸。

《针灸大成》：主五膈，喘息不止，腹暴胀，中恶，脾疼，饮食不进，反胃，赤白痢，寒癖，气心疼，伏梁，心下如覆杯，心膨胀，面色萎黄，天行伤寒，热不已，温疟先腹痛，先泻，霍乱，泻出不知，饮食不化，心痛，身寒，不可俯仰，气发噎。

《行针指要歌》：或针吐，中脘气海膻中补，反胃吐食一般医。

【现代研究】

（1）对胃肠功能的调整作用：针刺中脘对胃肠功能有调整作用，这种作用与原来的功能状态和针刺手法有关。如原来处于软弱或中等度蠕动状态时，可使蠕动增强，如原来处于较强状态时，则这种作用不明显。当用弱刺激时，可促进胃蠕动；强刺激时，则抑制胃蠕动。对胃酸分泌也有一定促进作用。用辣根过氧化物酶注入中脘，观察脊神经节内标记细胞的节段性分布，发现中脘传入神经元在脊神经节的节段为第 7 胸椎至第 2 腰椎。由于该节段与胃肠的神经传入节段在形态学上有所重叠交汇，因此本穴针刺能调整胃肠功能。

（2）对肺功能的影响：针刺中脘可增加安静时通气量、耗氧量和最大通气量。

（3）对血液的影响：针刺中脘可使白细胞明显上升，中性粒细胞比例也相应上升。对脾功能亢进而白细胞减少者也有同样效果。

(4) 对机体免疫功能的影响：艾灸小鼠的“中脘”，隔日1次，共3次，分别测定肝、脾、腹腔巨噬细胞的吞噬活性，结果发现，艾灸组和对照组的吞噬细胞活性均有一定增强，而以肝、腹腔巨噬细胞活性最为显著（$P<0.05$）。另有人以接种$S_{180}$肉瘤的小鼠为模型，小艾炷灸“中脘”，观察艾灸对肿瘤的抑制作用时发现，艾灸能抑制癌鼠瘤体的增大，提高癌鼠血浆cAMP/cGMP值，增强其脾自然杀伤细胞（NK细胞）毒活性、脾淋巴细胞的PHA诱导转化功能和脾淋巴细胞对绵羊红细胞（SR-BC）诱导的空斑形成细胞（PFC）反应能力。

【注意事项】 本穴深部有胃、胰腺、腹主动脉，直刺不宜过深，瘦弱患者尤宜谨慎。对于肝大患者，不能向左右侧上方透刺。

### 上脘　Shàngwǎn（CV13）

【出处】《灵枢·四时气》：饮食不下，隔塞不通，邪在胃脘，在上脘则刺抑而下之，在下脘则散而去之。《针灸甲乙经》：上脘，在巨阙下一寸五分，去蔽骨三寸。

【别名】 上管（《备急千金要方》），胃管（《肘后备急方》），胃脘（《针灸资生经》），上纪（《针灸大全》）。

【类属】 任脉、足阳明、手太阳之会。

【定位】 在上腹部，脐中上5寸，前正中线上（图3-107）。

【取法】 仰卧位，胸剑联合至脐中连线的上3/8与下5/8的交点处取穴；或于中脘穴直上1寸取穴。

【主治】 ①胃肠病：胃脘痛，呃逆，呕吐，吞酸，食不化，纳呆，腹胀，腹痛，虚劳吐血，肠鸣，泄泻，痢疾。②肺病：咳嗽，痰多。③神志病：癫痫，惊悸，失眠。④其他病：胸痛，心中烦热，黄疸，奔豚，头晕，目眩，卒心痛，中风。

【刺灸法】 直刺0.5~1寸，局部有酸胀感，可扩散至上腹部；可灸。

【配伍应用】 ①配神门，治发狂奔走。②配不容、大陵，治呕血。③配丰隆，治心痛、呕吐。④配足三里、章门、阴谷、关元、期门、行间、脾俞、悬钟、承满，治鼓胀。⑤配三焦俞，治胃胀食不化。

【文献摘要】

《针灸甲乙经》：头眩痛，身热，汗不出，上脘主之。心痛，有三虫，多涎，不得反侧，上脘主之。饮食不下，膈塞不通，邪在胃脘，在上脘则抑而下之。寒中伤饱，食饮不化，五脏䐜满胀，心腹胸胁支满胀，则生百病，上脘主之。心下有膈，呕血，上脘主之。

《铜人腧穴针灸图经》：治心中热烦，奔豚气胀不能食，霍乱吐利，身热汗不出，三焦多涎，心风惊悸，心痛不可忍，伏梁气状如覆杯，针入八分，先补后泻之，神验。如风痫热病，宜先泻后补，其疾立愈，灸亦良，日可灸二七壮至一百壮。

《针灸大成》：主腹中雷鸣相逐，食不化，腹疞刺痛，霍乱吐利，腹痛，身热，汗不出，反胃呕吐，食不下，腹胀气满，心忪惊悸，时呕血，痰多吐涎，奔豚，伏梁，二虫，卒心痛，风痫，热病，马黄黄疸，积聚坚大如盘，虚劳吐血，五毒疰不能食。

《玉龙歌》：九种心痛及脾疼，上脘穴内用神针，若还脾败中脘补，两针神效免灾侵。

【现代研究】 对胃肠功能的影响：针刺上脘对胃及十二指肠溃疡的治疗有一定的效果，可使症状减轻，促进溃疡愈合，对胃酸分泌也有一定影响。

【注意事项】 若肝、脾大，其边缘在本穴处或以下者，禁刺；其边缘不在本穴处者，禁斜刺；本穴不能用提插法或粗针，以免造成胃肠穿孔或化脓性腹膜炎；针后慎勿饱食。

### 巨阙 Jùquè（CV14）

【出处】《脉经》：寸口脉滑，阳实，胸中壅满，吐逆。宜服前胡汤，针太阳、巨阙泻之。

【别名】巨关（《素问·气府论》王冰注），巨缺（《针灸甲乙经》）。

【类属】心之募穴。

【定位】在上腹部，脐中上6寸，前正中线上（图3-107）。

【取法】仰卧位，于胸剑联合至脐中连线的上1/4与下3/4的交点处取穴。

【主治】①心胸病：胸闷气短，胸痛，心痛，心烦，惊悸。②肺病：咳嗽，上气，唾血。③胃肠病：呃逆，胃中冷，噎膈，吞酸，胃痛，呕吐，腹胀暴痛，泄泻，痢疾。④神志病：尸厥，癫狂，痫证，妄言。⑤其他病：黄疸，霍乱，蛔虫心痛，狐疝，热病。

【刺灸法】直刺0.5~1寸，局部有酸胀感，可向上或向下扩散；可灸。

【配伍应用】①配内关、心俞，治心痛、心悸。②配关冲、支沟、公孙、阴陵泉，治霍乱。③配风池、后溪、申脉，治癫痫。④配合谷（补）、三阴交（泻），治子上逼心、气闷欲绝。⑤配心俞，治烦心。⑥配中脘、天突，治咳逆上气。

【文献摘要】

《针灸甲乙经》：热病，胸中憺憺，腹满暴痛，恍惚不知人，手清，少腹满，瘛瘲，心痛，气满不得息，巨阙主之。狂，妄言，怒，恶火，善骂詈，巨阙主之。息贲时唾血，巨阙主之。胸胁支满，瘛瘲引脐腹痛，短气烦满，巨阙主之。狐疝，惊悸少气，巨阙主之。

《备急千金要方》：上气咳逆，胸满短气牵背痛，灸巨阙、期门各五十壮。巨阙、照海主瘛瘲引脐腹短气。

《铜人腧穴针灸图经》：治心中烦满，热病，胸中痰饮，腹胀暴痛，恍惚不知人，息贲时唾血，蛔虫心痛，蛊毒霍乱，发狂不识人，惊悸少气。

《针灸大成》：主上气咳逆，胸满短气，背痛，胸痛，痞塞，数种心痛，冷痛，蛔虫痛，蛊毒猫鬼，胸中痰饮，先心痛，先吐，霍乱不识人，惊悸，腹胀暴痛，恍惚不止，吐逆不食，伤寒烦心，喜呕发狂，少气腹痛，黄疸，急疸，急疫，咳嗽，狐疝，小腹胀噫，烦热，膈中不利，五脏气相干，卒心痛，尸厥，妊娠子上冲心，昏闷。

【现代研究】对胃下垂的治疗作用：针刺巨阙对胃下垂有良好的治疗作用。以2寸长针，从巨阙透左肓俞，针入后手提针柄与皮肤呈45°角，慢慢上提，第1次提针10 min，以后每次提3~5 min，隔日1次，10次为一疗程。治疗120例，治愈47例，显效12例，好转49例，无效12例。也有报道向脐左压痛点透刺40 min，结果显效31.48%。胃下垂治疗后有显著好转（$P<0.001$）。另外，针刺巨阙对胃的张力有一定促进作用，临床症状也有相应好转。

【注意事项】不宜直向深刺或针尖向上斜刺，以防刺入胸、腹腔，损伤肝、胃、心脏。

### 鸠尾 Jiūwěi（CV15）

【出处】《灵枢·九针十二原》：膏之原，出于鸠尾。

【别名】尾翳（《灵枢·经脉》），髑骭（《针灸甲乙经》），神府（《备急千金要方》），臆前（《铜人腧穴针灸图经》），髑骭（《针灸资生经》）。

【类属】肓之原。

【定位】在上腹部，剑胸结合下1寸，前正中线上（图3-107）。

【取法】仰卧位，于胸剑联合至脐中连线上，胸剑联合下1寸处取穴。

【主治】①心胸病：心痛，心悸，心烦，胸闷，胸痛。②胃肠病：呃逆，呕吐，反胃，胃痛，腹胀，噎膈。③神志病：癫痫，惊狂，脏躁。④其他病：偏头痛。

【刺灸法】向下斜刺0.5~1寸，局部酸胀；可灸。

【配伍应用】①配灸脐中，治少年房多短气。②配后溪、申脉，治癫痫。③配梁门、足三里，治胃痛。④配后溪、神门，治五痫。

【文献摘要】

《灵枢·经脉》：任脉之别，名曰尾翳，下鸠尾，散于腹。实则腹皮痛，虚则痒搔，取之所别也。

《针灸甲乙经》：喉痹，食不下，鸠尾主之。

《铜人腧穴针灸图经》：治心风惊痫发癫，不喜闻人语，心腹胀满，胸中满，咳逆数噫，喘息，喉痹，咽壅，水浆不下。

《针灸大成》：主息贲，热病，偏头痛引目外眦，噫喘，喉鸣，胸满，咳，呕，喉痹，咽肿，水浆不下，癫痫，狂走，不择言语，心中气闷，不喜闻人语，咳唾血，心惊悸，精神耗散，少年房劳，短气少气。

《胜玉歌》：后溪、鸠尾及神门治疗五痫立便痊。

【现代研究】

（1）对胆管系统的影响：针刺鸠尾对胆管系统有影响，用鸠尾治疗胆道蛔虫病，发现此穴能明显地松弛 Oddi 括约肌，促进胆汁分泌及胆总管收缩，有利于胆道内蛔虫的排出。

（2）对胃肠功能的调节作用：针刺鸠尾对胃肠功能具有调整作用，如急性胃肠炎，针灸足三里、鸠尾等，可有较好的疗效。

（3）对血压的调整作用：针刺鸠尾对血压也有调整作用，对高血压有降压作用，特别对 3 期高血压较好。动物实验也证明了这一点，如给动物造成失血性休克，当血压降至 20~30 mmHg 时，稳定后开始针灸“合谷”、“鸠尾”等，持续针灸 30 min，大部分血压上升，并超过 35 mmHg。

**中庭**　Zhōngtíng（CV16）

【出处】《针灸甲乙经》：中庭，在膻中下一寸六分陷者中。

【别名】龙颔（《千金翼方》）。

【定位】在胸部，胸剑联合中点处，前正中线上（图 3-108）。

【取法】仰卧位，于胸剑联合中点处取穴。

【主治】①心胸病：胸胁胀满，心痛。②胃病：噎膈，呃逆，呕吐，小儿吐乳。③其他病：咽痛，梅核气。

【刺灸法】平刺 0.3~0.5 寸，局部酸胀；可灸。

【配伍应用】①配中府，治膈寒呕逆。②配俞府、内关、意舍，治呕吐。

【文献摘要】

《针灸甲乙经》：胸胁支满，膈塞饮食不下，呕吐食复出，中庭主之。

《备急千金要方》：中庭、中府主膈寒，食不下，呕吐还出。

《太平圣惠方》：小儿呕吐奶汁，灸中庭一穴一壮……炷如小麦大。

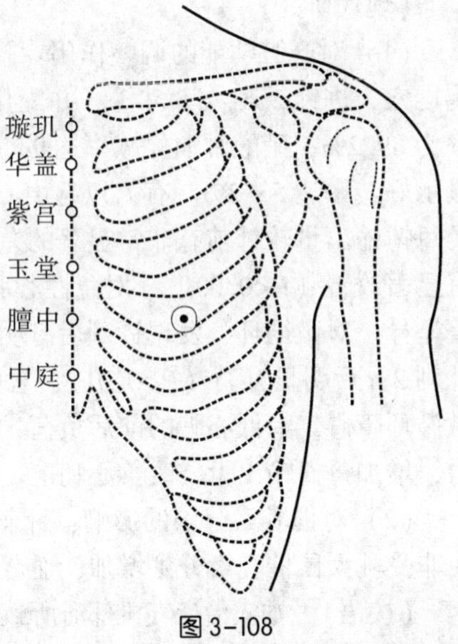

图 3-108

**膻中**　Dànzhōng（CV17）

【出处】《灵枢·根结》：厥阴根于大敦，结于玉英，络于膻中。

【别名】元儿（《针灸甲乙经》），胸堂（《备急千金要方》），上气海（《类经图翼》），元见（《针灸大成》）。

【类属】八会穴之气会；心包募穴。

【定位】 在胸部，横平第4肋间隙，前正中线上（图3-108）。

【取法】 仰卧位，男性于胸骨中线与两乳头连线之交点处取穴；女性于胸骨中线平第4肋间隙取穴。

【主治】 ①心胸病：胸闷，气短，胸痛，心痛，胸痹，心悸，心烦。②肺病：咳嗽，气短，气喘，咳唾脓血，肺痈。③乳房病：乳少，乳痈。④其他病：噎膈，呕吐涎沫，瘿气。

【穴解】 本穴为气之会穴，又是心包募穴，位于胸部，邻近心肺，因此具有宽胸理气、调理心肺、行气活血的作用，可用于治疗心、肺及胸部病。腧穴近于乳房，对局部有行气、活血、通络之功，故可治疗乳汁不足和乳痈。

【刺灸法】 平刺或斜刺0.3~0.5寸，局部有酸胀感，可扩散至前胸部；可灸或药物天灸，强身保健宜用温和灸。

【配伍应用】 ①配肺俞、天突、尺泽、列缺，治肺疾。②配少泽、乳根，治乳少。③配委中、少泽、俞府、天宗、阿是穴，治乳胀、乳痈。④配中脘、气海，治呕吐。⑤配中脘、气海、足三里、乳根、支沟，治吐血。

【文献摘要】

《针灸甲乙经》：咳逆上气，唾喘短气不得息，口不能言，膻中主之。

《肘后备急方》：救卒尸厥……灸膻中穴二十八壮。

《铜人腧穴针灸图经》：治肺气咳嗽，上喘、唾脓，不得下食，胸中如塞，可灸七七壮，今附疗膈气，呕吐涎沫，妇人乳汁少。

《针灸大成》：主上气，短气，咳逆，噎气，膈气，喉鸣喘咳，不下食，胸中如塞，心胸痛，风痛，咳嗽，肺痈唾脓，呕吐涎沫，妇人乳汁少。

《玉龙歌》：哮喘之症最难当，夜间不睡气遑遑，天突妙穴宜寻得，膻中着艾便安康。

《百症赋》：膈痛饮蓄难禁，膻中、巨阙便针。

《行针指要歌》：或针气，膻中一穴分明记。

【现代研究】

（1）对心脏功能的调整作用：膻中对心脏功能有特异性调整作用。有人以膻中为主穴，向下透鸠尾穴，进针2.5~2.8寸深，并配用内关、足三里，治疗冠心病心绞痛，显效率为47.8%，总有效率为89.2%，硝酸甘油停减率达93.6%。对578例冠心病患者，观察针刺前后其心电图的变化，结果显示好转率达53.2%。有人以超声心动图观察冠心病患者针刺前后的变化，发现针后左心室后壁振幅及每搏输出量较针前有非常显著的差异（$P<0.001$），说明针刺膻中可改善心功能。针后脑血流图也有显著改善（$P<0.001$）。对急性心肌梗死患者，观察到针刺对左心功能有良好改善，与非针组有显著差异。对微循环，发现针刺后有明显扩张（$P<0.01$）；血中cAMP针刺前后无明显变化，而cGMP针刺2 h后明显升高（$P<0.01$），对照组则无明显变化。以上均说明针刺能改善急性心肌梗死患者的微循环障碍，降低心脏的前后负荷，减少心肌耗氧量，有利于缺氧时心肌的能量代谢，提高心肌收缩力，增加每搏输出量，改善心功能。

（2）对催乳素分泌的影响：针刺“膻中”可使催乳素分泌增加，有实验证明，电针“膻中”可使非受乳大鼠催乳素分泌增加，血浆中催乳素增高，与其他穴相比，膻中具有相对特异性。

【按语】 本穴治疗气机郁滞所致胸闷、胸痛效果为佳。针刺时，若属上胸痛，针刺膻中透华盖；属下胸痛，针刺膻中透中庭；属胸痛，针刺膻中透向患侧；本穴配少泽、乳根等穴，可主治乳少、乳痈。

### 玉堂 Yùtáng（CV18）

【出处】《针灸甲乙经》：玉堂，一名玉英，在紫宫下一寸六分陷者中。

【别名】 玉英（《针灸甲乙经》）。

【定位】 在胸部，横平第3肋间隙，前正中线上（图3-108）。

【取法】 仰卧或正坐位，于胸骨中线平第3肋间隙处取穴。

【主治】 ①肺胸病：胸满，胸闷，胸痛，咳嗽，气喘，气短，喉痹，咽肿。②胃病：呕吐。③其他病：心烦，乳痛。

【刺灸法】 平刺0.3~0.5寸，局部沉胀；可灸。

【配伍应用】 ①配幽门，治烦心呕吐。②配膻中、列缺、尺泽，治咳喘。③配巨阙、郄门，治胸痛。④配天突、廉泉，治喉痹、喉塞。

【文献摘要】

《针灸甲乙经》：胸中满不得息，胁痛，骨疼，喘逆上气，呕吐烦心，玉堂主之。

《铜人腧穴针灸图经》：治胸满不得喘息，胸膺骨疼，呕吐寒痰，上气烦心。

《针灸大成》：主胸膺疼痛，心烦，咳逆上气，胸满不得息，喘息，呕吐寒痰。

《百症赋》：烦心呕吐，幽门开彻玉堂明。

**紫宫**　Zǐgōng（CV19）

【出处】《针灸甲乙经》：紫宫，在华盖下一寸六分陷者中，任脉气所发，仰头取之。

【定位】 在胸部，横平第2肋间隙，前正中线上（图3-108）。

【取法】 仰卧或正坐位，于胸骨中线平第2肋间隙处取穴。

【主治】 ①肺胸病：咳嗽，气喘，胸闷，胸痛，胸胁支满。②胃病：呕吐，吐血，食不下。③其他病：心烦，呕吐，两乳肿痛。

【刺灸法】 平刺0.3~0.5寸，局部沉胀；可灸。

【配伍应用】 ①配玉堂、太溪，治咳逆上气、心烦。②配中庭、涌泉，治胸胁支满。③配中庭、胆俞，治饮食不下。④配廉泉、天突，治喉痹、咽塞。⑤配内关、膻中，治胸痛。⑥配肺俞、风门、天突，治咳喘。

【文献摘要】

《针灸甲乙经》：胸胁支满，痹痛，骨疼，饮食不下，呕逆气上，烦心，紫宫主之。

《针灸大成》：主胸胁支满，胸膺骨痛，饮食不下，呕逆上气，烦心，咳逆吐血，唾如白胶。

**华盖**　Huágài（CV20）

【出处】《针灸甲乙经》：华盖，在璇玑下一寸陷者中，任脉气所发，仰头取之。

【定位】 在胸部，横平第1肋间隙，前正中线上（图3-108）。

【取法】 仰卧或正坐位，于胸骨中线平第1肋间隙处取穴。

【主治】 ①肺胸病：咳嗽，气喘，胸痛，胁肋痛。②咽喉病：喉痹，水浆不下。

【刺灸法】 平刺0.3~0.5寸，局部沉胀；可灸。

【配伍应用】 ①配支沟、阳陵泉，治胸胁满痛。②配尺泽、肺俞，治咳嗽气喘。③配天突，治咳逆上气。

【文献摘要】

《针灸甲乙经》：咳逆上气，喘不能言，华盖主之。胸胁支满，痛引胸中，华盖主之。

《针灸大成》：主喘急上气，咳逆哮嗽，喉痹咽肿，水浆不下，胸胁支满痛。

《百症赋》：久知胁肋疼痛，气户华盖有灵。

【现代研究】

(1) 对血压的影响：针刺华盖对甲状腺功能亢进的高血压患者有降压作用。

(2) 对血细胞的影响：针刺华盖可使白细胞总数和中性粒细胞增加，也可使嗜酸性粒细胞增加。

**璇玑** Xuánjī（CV21）

【出处】《针灸甲乙经》：璇玑，在天突下一寸中央陷者中，任脉气所发，仰头取之。

【定位】 在胸部，胸骨上窝下1寸，前正中线上（图3-108）。

【取法】 仰卧或仰靠位，于胸骨中线，第1胸肋关节之间处取穴。

【主治】 ①肺胸病：咳逆上气，喘息，胸胁支满，咳嗽，气喘，胸痛。②咽喉病：喉痹，水浆不下，小儿喉中鸣。③胃肠病：胃中有积，呕吐，泄泻。

【刺灸法】 平刺0.3~0.5寸，局部沉胀；可灸。

【配伍应用】 ①配中脘、膻中，治食积性胸膈满闷、胀痛。②配天突、膻中，治吞咽不利。③配气海，治羸瘦气喘。④配中脘、足三里，治食滞胃痛。⑤配中脘、支沟，治胁肋满痛。

【文献摘要】

《针灸甲乙经》：胸满痛，璇玑主之。喉痹，咽肿，水浆不下，璇玑主之。

《针灸大成》：主胸胁支满痛，咳逆上气，喉鸣，喘不能言，喉痹咽痈，水浆不下，胃中有积。

《席弘赋》：胃中有积刺璇玑，三里功多人不知。

《长桑君天星秘诀歌》：若是胃中停宿食，后寻三里起璇玑。

《百症赋》：胸满项强，神藏、璇玑宜试。

**天突** Tiāntū（CV22）

【出处】《灵枢·本输》：缺盆之中，任脉也，名曰天突。

【别名】 玉户（《针灸甲乙经》），天瞿（《备急千金要方》）。

【类属】 阴维、任脉之会。

【定位】 在颈前区，胸骨上窝中央，前正中线上（图3-109）。

【取法】 正坐仰靠位，于璇玑上1寸，胸骨上窝正中取穴。

【主治】 ①肺胸病：咳嗽，气喘，胸痛，咳唾脓血，肺痈。②咽喉病：喉痹，咽干，暴喑，梅核气，喉中痰鸣。③胃病：呕吐，噎膈。④其他病：心痛，舌下急，衄血，瘿气。

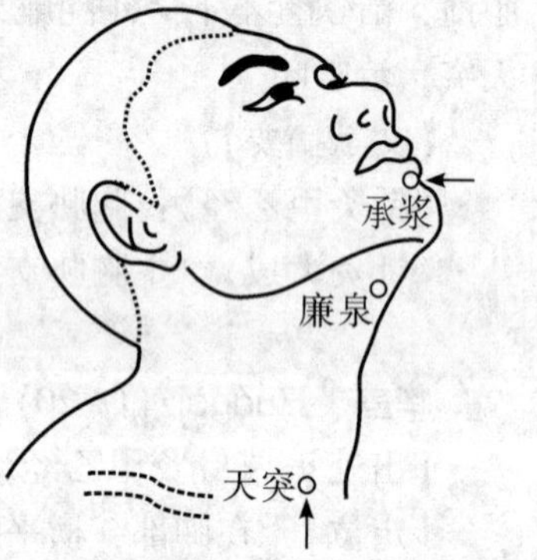

图3-109

【穴解】 本穴位于胸廓上口处，深部为肺系，具有宣肺降气、止咳平喘、化痰利咽之功，可用于治疗胸、肺、咽喉病。胃气上逆则噎膈，取本穴理气降逆以治之。瘿气为本腧穴局部的治疗作用。

【刺灸法】 先直刺0.2~0.3寸，当针尖超过胸骨柄内缘后，即向下沿胸骨柄后缘、气管前缘缓慢向下刺入0.5~1寸，局部酸胀，咽喉发紧似有阻塞感，起针后即消失，不留针；可灸。

【配伍应用】 ①配定喘、膻中、丰隆，治哮喘。②配内关、中脘，治呃逆。③配石关、足三里、胃俞、中脘、膈俞、水分、气海、胃仓，治噎膈。④配泻人迎、喉中，治支胁胃中满、喘呼逆息。⑤配筋缩，治小儿喉闭。

【文献摘要】

《素问·气穴论》：背与心相控而痛，所治天突与十椎及上纪。

《针灸甲乙经》：咳上气，喘，暴喑不能言，及舌下挟缝青脉，颈有大气，喉痹，咽中干，急不得息，喉中鸣，翕翕寒热，项肿肩痛，胸满，腹皮热，衄，气梗心痛，瘾疹头痛，面皮赤热，身肉尽不仁，天突主之。

《铜人腧穴针灸图经》：治咳嗽上气，胸中气噎，喉中状如水鸡声，肺痈，咳唾脓血，气咽干，舌下急，喉中生疮，不得下食。

《玉龙歌》：哮喘之证最难当，夜间不睡气遑遑，天突妙穴宜寻得，膻中着艾便安康。

《百症赋》：咳嗽连声，肺俞须迎天突穴。

【现代研究】

（1）对甲状腺功能的影响：针刺天突对甲状腺功能亢进患者有较好的治疗作用，可使甲状腺缩小，症状消失，基础代谢明显降低。对地方性甲状腺肿的治疗，有效率可达86.9%，尿中排碘量明显降低，甲状腺对碘的吸聚和利用能力提高。有实验正常人服$^{131}I$ 2 μBq（微贝可），20 min后用重手法刺双合谷、扶突、天突，于行针3次后的2、4、6、24、48 h测定，发现甲状腺对$^{131}I$的摄取量大多提高，而针刺通里等穴则无影响。

（2）对支气管平滑肌的调整作用：针刺天突对支气管平滑肌也有调整作用，对支气管哮喘有治疗作用。电针天突对呼吸衰竭有一定疗效，特别是对外周性呼吸衰竭有明显疗效。

（3）对食管蠕动的影响：在X线下观察，针刺天突、膻中可使健康人食管蠕动增加，内径增宽，也可使食管瘤瘤部的上、下段食管蠕动呈相同改变。

（4）对免疫功能有调整作用：针刺天突对免疫功能有调整作用，针刺家兔“天突”、“内关”，可看到淋巴母细胞转化率明显提高，但是对于有些淋巴母细胞转化率针前较高的针刺麻醉患者，针后反见下降。针刺天突也可使血中嗜酸性粒细胞增加。

【按语】　本穴具有豁痰开窍之作用，是治疗诸痰之证的主要腧穴，对于痰厥、中风、眩晕、咳嗽、梅核气等效果较好。

【注意事项】　该穴施术时不宜留针及施用强刺激手法，以免伤及脏器；对肺气肿患者尤需谨慎。

### 廉泉　Liánquán（CV23）

【出处】　《素问·刺疟》：舌下两脉者，廉泉也。

【别名】　本池（《针灸甲乙经》），舌本（《铜人腧穴针灸图经》）。

【类属】　阴维、任脉之会。

【定位】　在颈前区，喉结上方，舌骨上缘凹陷中，前正中线上（图3-109）。

【取法】　正坐仰靠位，于喉结上方，当舌骨体下缘与甲状软骨切迹之间取穴。

【主治】　①舌体病：舌强不语，舌下肿痛，舌根缩急，舌纵涎出，口燥舌干，口舌生疮。②咽喉病：暴喑，喉痹，咽喉肿痛，梅核气，吞咽困难。③其他病：中风失语，咳嗽，气喘，食不化，瘿气。

【穴解】　本穴在舌根近于咽喉部，是任脉与阴维脉交会穴，任脉行咽喉，阴维脉上达咽喉与舌根，故可清利咽喉、通调舌络而治疗上证。

【刺灸法】　向舌根斜刺0.5~0.8寸，或将针退至皮下，再向左向右两侧针刺，局部酸胀，舌根及咽喉部发紧；可灸。

【配伍应用】　①配然谷、阴谷，治舌下肿。②配通里、水沟，治舌强不语。③配金津、玉液、风府，治舌强难言。④配少商、合谷，治咽喉肿痛。

【文献摘要】

《针灸甲乙经》：舌下肿，难以言，舌纵涎出，廉泉主之。

《铜人腧穴针灸图经》：治舌下肿难言，舌纵涎出，咳嗽上气，喘息，呕沫，口噤，舌根急缩，下食难。

《针灸大成》：主咳嗽上气，喘息，呕沫，舌下肿难言，舌根缩急不食，舌纵涎出，口疮。

【现代研究】　对甲状腺功能的影响：针刺廉泉对甲状腺功能有良好调节作用，对甲状腺功能亢进者，针刺廉泉可使甲状腺体缩小，症状消失，基础代谢率下降。

【按语】　本穴内应舌根，近于咽喉，故可治疗舌体病、咽喉病等。

【注意事项】　不能久留针，防因吞咽动作而折针。

**承浆** Chéngjiāng（CV24）

【出处】《针灸甲乙经》：承浆，一名天池，在颐前下唇之下，足阳明任脉之会，开口取之。

【别名】天池（《针灸甲乙经》），鬼市（《备急千金要方》），垂浆（《圣济总录》），悬浆（《铜人腧穴针灸图经》）。

【类属】足阳明、任脉之会；手阳明、足阳明、督脉、任脉之会。

【定位】在面部，颏唇沟的正中凹陷处（图3-109）。

【取法】正坐仰靠位，于颏唇沟正中凹陷处取穴。

【主治】①头面五官病：口眼㖞斜，口噤不开，流涎，唇紧，齿痛，齿衄，齿龈肿痛，口舌生疮，面肿。②其他病：暴喑，癫痫，消渴，半身不遂，脐下冷痛，疝瘕痃癖，小便不禁，小儿遗尿。

【刺灸法】斜刺0.3~0.5寸，局部有酸胀感，可扩散至口唇；可灸。

【配伍应用】①配廉泉，治流涎。②配太阳、下关、地仓、合谷、颊车，治口㖞。③配颊车、合谷，治下牙痛。④配阴陵泉、委中、太冲、膀胱俞、大敦，治小便不禁。⑤配金津、玉液、水沟、廉泉、气海、肾俞，治消渴。

【文献摘要】

《针灸甲乙经》：寒热，凄厥，鼓颔，承浆主之。痓，口噤互引，口干，小便黄赤，或时不禁，承浆主之。消渴嗜饮，承浆主之。目瞑，身汗出，承浆主之。衄血不止，承浆及委中主之。

《铜人腧穴针灸图经》：疗偏风口㖞，面肿，消渴，口齿疳蚀生疮。

《针灸大成》：主偏风，半身不遂，口眼㖞斜，面肿，消渴，口齿疳蚀生疮，暴喑不能言。

《玉龙歌》：头颈强痛难回顾，牙痛病作一般看，先向承浆明补泻，后针风府即时安。

【现代研究】

（1）镇痛作用：承浆有良好的镇痛作用，可提高痛阈。有实验证明，电针成年大鼠"水沟"、"承浆"30 min，大鼠的痛阈比针刺前可升高3倍以上，同时使纹状体内5-羟色胺及5-羟吲哚乙酸含量明显上升，脊髓中5-羟吲哚乙酸也明显上升。测定不同脑区乙酰胆碱含量，观察到针后大脑皮质乙酰胆碱含量均有升高（$P<0.05$），而脑干的乙酰胆碱含量变化无统计学意义（$P>0.05$）。电针"水沟"、"承浆"对镇痛起着积极作用，在麻醉的大鼠体上，记录了中缝背核单位的自发放电，观察电针后的影响，其中大多数单位（65%）放电频率加快；观察电针"水沟"、"承浆"对伤害性反应的影响，其中大多数单位（73%）的伤害性反应持续时间明显缩短。

（2）对舌下神经的影响：针刺"承浆"有促进大鼠舌下神经再生的作用。实验中剪断大鼠右侧舌下神经后饲养，针刺10 d后发现有90%右侧舌下神经核内有标记细胞，与对照组相比有统计学意义。本实验为瘫痪患者的治疗提供了理论依据。

【按语】本穴具有祛风散热的作用，以治疗口㖞、流涎等为主。

## 第三节 经外奇穴

### 一、头颈部奇穴

**四神聪** Sìshéncōng（EX-HN1）

【出处】《太平圣惠方》：在百会四面，各相去同身寸一寸是穴。

【别名】神聪（《太平圣惠方》），神聪四穴（《针灸资生经》），四穴（《奇穴图谱》）。因本穴由前、后、左、右四个腧穴组成，故又将在前者称为前神聪，在后者称为后神聪。

【定位】在头部，百会前、后、左、右各旁开1寸，共四穴（图3-110）。

【取法】正坐或仰卧位，先取百会，于其前、后、左、右各旁开1寸处取穴。

【主治】 ①神志病：失眠，健忘，多梦，眩晕。②脑病：脑积水，大脑发育不全，脑瘫，中风，癫痫。③其他病：头痛。

【刺灸法】 平刺，针尖向百会方向或向四周，进针 0.5~0.8 寸，局部酸胀；可灸。

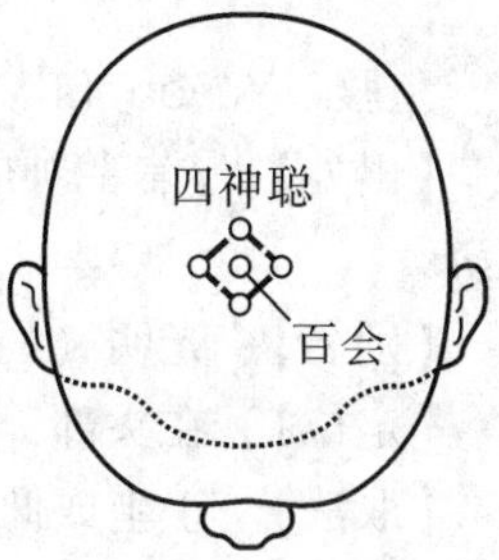

图 3-110

【配伍应用】 ①配百会、合谷、太阳，治头痛。②配水沟、四关（双侧合谷配双侧太冲）、十宣，治癫痫。③配百会、四神聪、内关、通里、三阴交，治精神分裂症。

【文献摘要】

《太平圣惠方》：理头风目眩，狂乱风痫。

《类经图翼》：中风，风痫。

《银海精微》：患眼疾，偏正头痛。

《针灸孔穴及其疗法便览》：四神聪，奇穴。百会穴前、后、左、右各一寸处，计共四穴。针二至三分。灸一至三壮。主治头痛、目眩、癫痫、狂乱。

【现代研究】

（1）对大鼠脑组织内 SOD 活性和丙二醛（MDA）含量的影响：电针“四神聪”、“百会”、“内关”等，大鼠脑组织内 SOD 活性上升，MDA 含量明显降低，提示电针能改善血管性痴呆大鼠模型的学习能力，并能增强机体清除自由基的能力。

（2）对睡眠紊乱模型小鼠的影响：针刺“四神聪”结果显示，增强一氧化氮合酶（NOS）活性、提高一氧化氮（NO）含量，调整睡眠及多种精神神经症状，促进脑组织恢复正常功能；显著提高胸腺指数、脾脏指数、血白细胞数，增强脑组织 SOD 活性，从而延缓免疫器官萎缩、增强免疫功能。同时不仅可以使紊乱的睡眠节律趋于正常，延长正常的睡眠时间，而且可以克服药物的不良反应，拮抗药物的中枢抑制作用。

【按语】 本穴常和百会配伍治疗头部疾病；如每日揉按本穴 5~10 min，有预防头痛、失眠、眩晕的作用。

【注意事项】 本穴退针后应用干棉球按压针孔片刻，以防出血。

### 当阳 Dāngyáng（EX-HN2）

【出处】《备急千金要方》：眼急痛不可远视，灸当瞳子上入发际一寸，随年壮，穴名当阳。

【定位】 在头部，瞳孔直上，前发际上 1 寸（图 3-111）。

【取法】 正坐仰靠或仰卧位，目正视，瞳孔直上，入前发际 1 寸，于约平上星穴处取穴。

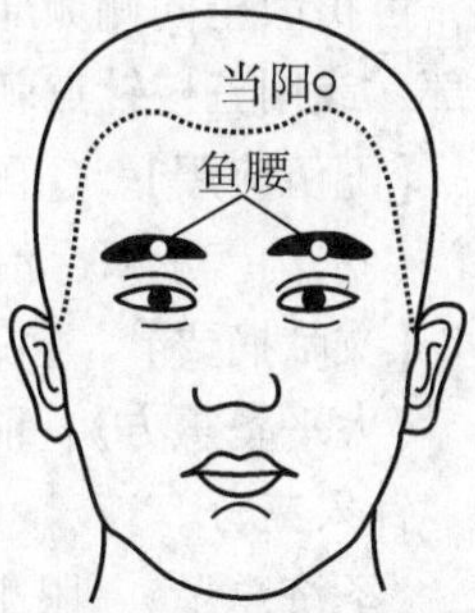

图 3-111

【主治】 ①五官病：头痛，鼻塞，眩晕，目赤肿痛等眼疾。②神志病：卒不识人。

【刺灸法】 平刺，针尖向上或向下，针入 0.3~0.5 寸，局部重胀；可灸。

【配伍应用】 ①配阳白、神庭，治前额痛。②配迎香、合谷，治鼻塞。③配太阳、攒竹、鱼腰、四白、风池、光明，治眼疾。

【文献摘要】

《太平圣惠方》：当阳二穴……理卒不识人、风眩、鼻塞。针入三分。

《类经图翼》：当阳，当瞳子直入发际内一寸，去临泣五分是穴。主治风眩鼻塞。灸三壮。

《东医宝鉴》：当阳二穴……主风眩、卒不识人、鼻塞。针入三分。

《针灸孔穴及其疗法便览》：当阳，奇穴。正视时瞳孔直上入发际一寸。针二至三分。灸三壮。主治风眩眼痛、鼻塞，亦治感冒、头痛、目赤肿及其他眼疾。

**鱼腰** Yúyāo（EX-HN4）

【出处】《扁鹊神应针灸玉龙经》：鱼尾在瞳子髎，在目上眉外尖针一分，沿皮向内透鱼腰，泻，禁灸。

【别名】 光明（《银海精微》）。

【定位】 在头部，瞳孔直上，眉毛中（图3-111）。

【取法】 正坐或仰卧位，两目平视，于眉毛与瞳孔直上交点处取穴。

【主治】 头面五官病：目赤肿痛，目翳，口眼㖞斜，眉棱骨痛，眼睑下垂。

【刺灸法】 平刺0.3~0.5寸，向左右透刺攒竹或丝竹空，局部重胀，可放散至眼球，使眼球出现胀感。或向前下方斜刺0.3~0.5寸，达眶上孔，有触电感传至眼与前额，以治三叉神经痛。

【配伍应用】 ①配攒竹、四渎、内关，治眶上神经痛。②配合谷、睛明，治近视眼。③配瞳子髎、攒竹、翳明，治白内障。

【文献摘要】

《针灸大成》：治眼生垂帘翳膜。

《医经小学》：鱼腰眉中治目疼。

《奇效良方》：鱼腰二穴，在眉中间是穴，治眼生垂帘翳膜，针入一分，沿皮向两旁是也。

《中国针灸学》：眉之中间。针沿皮向两旁刺。主治眼生翳膜。

《针灸孔穴及其疗法便览》：鱼腰，奇穴。眉毛之中间，正对正视时的瞳孔。针一分，或沿皮刺向两旁各一寸。主治眼生垂帘翳膜、结膜炎、眼睑缘炎、眼筋麻痹，亦治目赤肿痛。

【注意事项】 禁用灸法。

**太阳** Tàiyáng（EX-HN5）

【出处】《太平圣惠方》：前关二穴，在目后半寸，是穴亦名太阳之穴……

【别名】 前关（《太平圣惠方》）。

【定位】 在头部，眉梢与目外眦之间，向后约1横指的凹陷中（图3-112）。

【取法】 正坐或侧伏位，丝竹空与瞳子髎连线中点向外约1横指处取穴。

【主治】 头面五官病：偏正头痛，面瘫，面痛，目赤肿痛，麦粒肿，目翳，目涩，齿痛。

【刺灸法】 直刺0.3~0.5寸，局部有酸胀感；治偏头痛向后平刺1~2寸，透率谷，局部有酸胀感，可扩散至同侧颞部；治三叉神经痛向下平刺1.5~2.5寸，透下关，局部有酸胀感，可扩散至面颊部。或用三棱针点刺出血。

【配伍应用】 ①配印堂、合谷，治感冒头痛。②配百会、四神聪、太阳，治偏头痛。③配颊车、耳门、水沟、承浆，治口眼㖞斜。④配颊车、耳门、听会、耳尖、风池，治目睛斜视。

【文献摘要】

《太平圣惠方》：前关二穴，在目后半寸，是穴亦名太阳之穴。头风、赤眼头痛、目眩目涩，可灸。针入三分。

《圣济总录》：眼小眦后一寸，太阳穴，不可伤，伤即令人目枯，不可治也。

《针灸大成》：太阳二穴，在眉后陷中，太阳紫脉上是穴。治眼红肿及头痛，用三棱针出血。其出血之法，用帛一条，紧缠其项颈，紫脉即见，刺出血立愈。又法，以手紧扭其领，令紫脉见，却于紫脉上，刺出血，极效。

《良方集腋》：偏正头风，斑蝥一个，去头足翅，隔纸研细为末，筛去衣壳，将末少许点在膏药上，如患左痛贴右太阳，患右痛贴左太阳，隔半日取下，永不再发矣。……头风痛坏一目，川贝母一粒，白胡椒七粒，共研末，葱头汁为丸，如柏子大，用膏药贴在太阳穴，目可重明。



《验方新编》：风火眼痛，黄丹和白蜜调敷太阳穴立效。

【现代研究】

(1) 对血浆内皮素的影响：针刺太阳、风池，可使偏头痛急性期患者血浆内皮素水平显著下降。针刺能有效改善血管内皮细胞的功能状态。

(2) 对偏头痛（肝阳上亢证）的影响：电针太阳治疗偏头痛（肝阳上亢证）具有明显的即时镇痛效应，其在头痛缓解持续时间、缓解程度、克服药物毒副反应等方面较常规西药治疗具有优势。

【按语】 本穴居眉毛外端和目外眦之间，位于头之偏侧，因此为治疗偏头痛的首选穴；如每日揉按 5～10 min，有预防感冒、头痛的作用，还可美容除皱。

【注意事项】 针刺时，手法不能过强，退针后应用干棉球按压针孔片刻，以防出血。

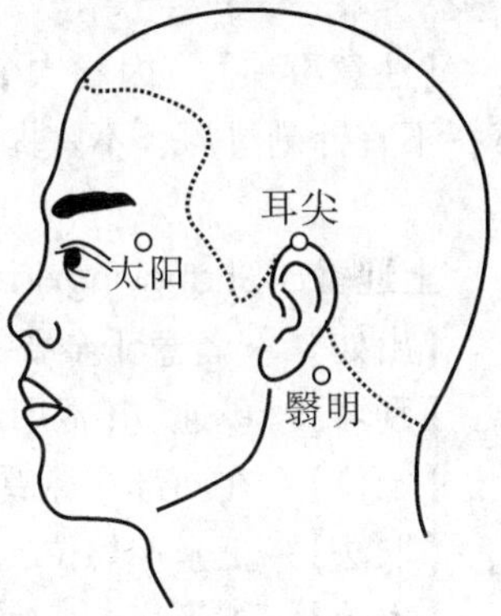

图 3-112

**耳尖** Ěrjiān (EX-HN6)

【出处】《针灸大成》：在耳尖上，卷耳取之，尖上是穴。

【别名】 耳涌（《刺疔捷法》）。

【定位】 在耳区，在外耳轮的最高点（图 3-112）。

【取法】 正坐或侧伏位，折耳向前时，于耳郭上方的尖端处取穴。

【主治】 头面五官病：偏正头痛，目赤肿痛，目翳，麦粒肿，咽喉肿痛。

【刺灸法】 直刺 0.1～0.2 寸，局部疼痛；或用三棱针点刺挤压出血。

【配伍应用】 ①配百会、四神聪、头临泣、听会、风池、光明，治眼病。②配太阳、合谷，治偏头痛。③配后溪、肝俞，治麦粒肿。

【文献摘要】

《银海精微》：患眼偏正头痛，灸百会一穴，神聪四穴，临泣二穴，听会二穴，耳尖二穴，风池二穴，光明二穴，太阳二穴……

《针灸经外奇穴治疗诀》：耳尖……主治沙眼、眼有翳膜。灸五壮。目疾久不愈，眼红肿者可刺血，宜灸七壮，不可多灸。

《针灸学简编》：眼生翳膜，总性结膜炎，喉痹，麦粒肿，高热。

【现代研究】

(1) 对膈神经放电的影响：电针家兔“耳尖”有显著增加膈神经放电频率和振幅的作用，但随窒息加重或延长，这种作用维持时间有依次减弱和缩短的现象。提示电针耳尖改善呼吸状况宜尽早刺激为好。

(2) 对青光眼眼压的影响：实验显示，耳尖放血对青光眼患者房水流畅系数的改善有明显作用，能降低眼压，缓解症状，保护视力。

(3) 耳尖放血对高血压肝阳上亢证大鼠血清 NO 的影响：耳尖放血疗法可以通过影响血中 NO 的浓度，进而调节血压，达到治疗高血压肝阳上亢证的目的。耳尖放血合氨氯地平组疗效显著高于耳尖放血组，说明耳尖放血与西药有协同作用。

【按语】 本穴位于耳郭最高点处，常采用放血疗法，多用于治疗实热性头面五官病。

【注意事项】 针前一定要严格消毒耳部，以防感染。

**球后** Qiúhòu (EX-HN7)

【出处】《浙江中医杂志》〔1957，(8)：19〕：下眶缘外 1/3 处（下眶缘中 1/3 与外 1/3 交点开始，至下眶缘与上眶缘交点之间，均可进针）。

【定位】 在面部，下眶缘外 1/4 与内 3/4 交界处（图 3-113）。

【取法】 正坐仰靠位，嘱患者闭目，目平视，于眶下缘的外 1/4 折点处取穴。

【主治】 眼病：目赤肿痛，目翳，麦粒肿，近视。

【刺灸法】 医者左手向上推动眼球固定，右手持针沿下眶缘略向内上方朝视神经方向缓慢刺入0.5~1.5寸。整个眼球有酸胀及突出感；此穴禁灸。

【配伍应用】 ①配睛明、翳明、太阳、合谷、肝俞，治角膜炎。②配风池、曲池、合谷、太冲，治青光眼。③配睛明、风池、养老、光明，治视神经炎。

【注意事项】 因腧穴邻近眼球，深层为颅腔，故针刺时应注意避开眼球，不宜针刺过深，不宜提插捻转。

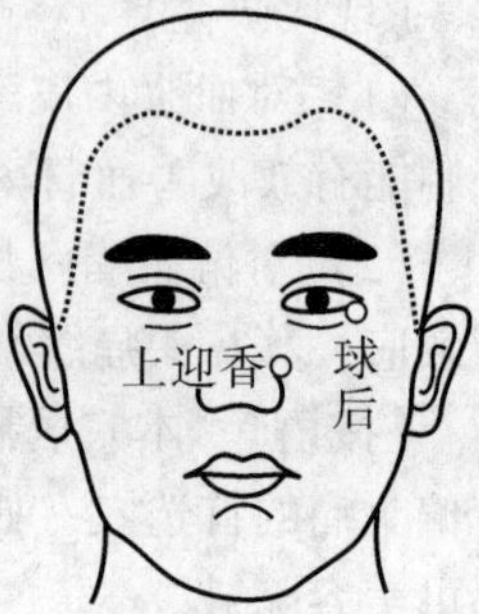

图3-113

上迎香　Shàngyíngxiāng（EX-HN8）

【出处】《备急千金要方》：久流冷泪，灸上迎香二穴……

【别名】 鼻通（《常用新医疗法手册》），鼻穿（《奇穴治疗诀》）。

【定位】 在面部，鼻翼软骨与鼻甲的交界处，近鼻翼沟上端处（图3-113）。

【取法】 正坐仰靠位，于鼻翼软骨与鼻甲的交界处取穴。

【主治】 ①鼻病：鼻塞，鼻渊，鼻部疮疖。②眼病：目赤肿痛，迎风流泪。③其他病：头痛。

【刺灸法】 针尖向内上方斜刺0.5~0.8寸，局部酸胀，可放散至鼻额眼球部；可灸。

【配伍应用】 ①配鱼腰、睛明、攒竹、太阳，治目赤肿痛。②配迎香、天府、肝俞，治眼目流泪。③配上星、印堂、合谷，治慢性鼻炎。

内迎香　Nèiyíngxiāng（EX-HN9）

【出处】《扁鹊神应针灸玉龙经》：内迎香，在鼻孔内上端。

【定位】 在鼻孔内，鼻翼软骨与鼻甲交界的黏膜处（图3-114）。

【取法】 正坐仰靠或仰卧位，于鼻孔内与上迎香相对处鼻黏膜上取穴。

【主治】 ①鼻病：鼻塞，鼻渊，鼻痒。②其他病：目赤肿痛，中暑，喉痹，头痛，眩晕。

【刺灸法】 由鼻孔内向上直刺0.1~0.2寸，或三棱针点刺出血，出血量以1~2 mL为宜。

【配伍应用】 ①配肺俞、迎香、合谷，治鼻塞。②配内关、足三里、尺泽，治中暑。③配耳尖、太阳、太冲、百会，治头痛。

【文献摘要】

《肘后备急方》：救卒中恶死方，一方，取葱黄心刺其鼻，男左女右，入七八寸。……若使鼻中血出，佳。

《扁鹊神应针灸玉龙经》：心血炎上两眼红，好将芦叶搐鼻中，若还血出真为美，目内清凉显妙功。

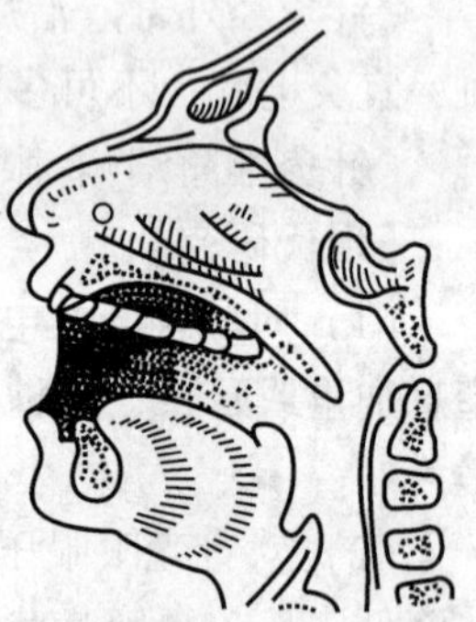

图3-114

《针灸大成》：内迎香二穴，在鼻孔中，治目热暴痛。用芦管子搐鼻出血最效。

《良方集腋》：喉闭连牙关不开，巴豆七粒，纸裹槌油，将油纸作条烧烟熏入鼻内，牙关即开，用筋点雄黄、胆矾末入喉间，吐出痰涎立愈。

【注意事项】 本穴一般用三棱针点刺出血，故对损伤后出血不止者忌用。禁用灸法。

聚泉　Jùquán（EX-HN10）

【出处】《针灸大成》：聚泉一穴，在舌上，舌当中，吐出舌，中直有缝陷中是穴。

【定位】 在口腔内，舌背正中缝的中点处（图3-115）。

【取法】 正坐，张口伸舌，医者用无菌纱布固定舌头并牵出，于舌背正中缝的中点处取穴。

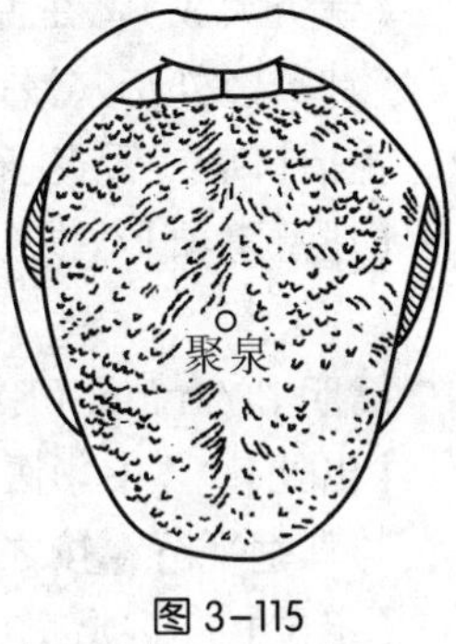

图 3-115

【主治】 ①舌疾：舌强，舌缓，味觉减退。②其他：哮喘，久嗽，消渴。

【刺灸法】 直刺 0.1~0.2 寸，局部或整个舌体胀痛；或用三棱针点刺出血；可灸。

【配伍应用】 ①配肺俞、定喘，治哮喘。②配内关、通里，治舌强。③配脾俞、三阴交、金津、玉液，治消渴。

【文献摘要】

《针灸大成》：哮喘咳嗽，及久嗽不愈，若灸则不过七壮。灸法，用生姜切片如钱厚，搭于舌上穴中，然后灸之。如热嗽，用雄黄末少许，和于艾炷中灸之。如冷嗽，用款冬花为末，和于艾柱中灸之。灸毕，以茶清连生姜细嚼咽下。又治舌苔，舌强亦可治，用小针出血。

《中国针灸学》：聚泉，舌上面中央。针三分出血。主治消渴、舌肌麻痹。

**海泉**　Hǎiquán（EX-HN11）

【出处】《针灸大全》：重舌肿胀，热极难言，十宣十穴，海泉一穴在舌理中……

【定位】 在口腔内，舌下系带中点处（图 3-116）。

【取法】 正坐张口，舌卷向上方固定，于舌下中央系带上，金津、玉液穴的之间取穴。

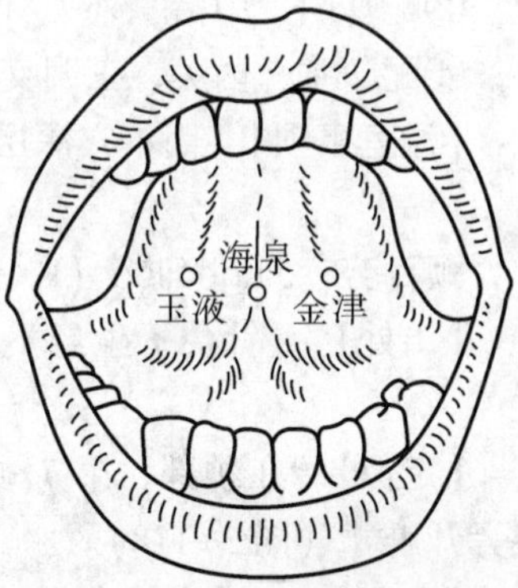

图 3-116

【主治】 ①胃肠病：呃逆，呕吐，腹泻。②肺病：喉痹，哮喘。③其他病：消渴，重舌肿痛。

【刺灸法】 直刺 0.1~0.2 寸，局部或整个舌头痛胀，或用三棱针点刺出血。

【配伍应用】 ①配少商、合谷，治单乳蛾。②配聚泉、内关，治呃逆。③配脾俞、金津、玉液，治消渴。

【文献摘要】

《素问·刺禁论》：刺舌下中脉，太过血出不止，为喑。

《类经图翼》：海泉，在舌下中央脉上。主治消渴。针出血。

《中国针灸学》：舌下中央系带上，金津、玉液之中间微后些。针二分，出血。主治消渴、呃逆。

【注意事项】 损伤后出血不止的患者禁用。

**金津、玉液**　Jīnjīn、Yùyè（EX-HN12、EX-HN13）

【出处】《医经小学》：舌底紫脉有二穴，左为金津右玉液。

【定位】 在口腔内，当舌系带两侧静脉上，左为金津，右为玉液（图 3-116）。

【取法】 正坐张口，舌卷向上方固定，于舌面下，舌系带两旁之静脉上取穴。

【主治】 ①舌病：口疮，舌强不语，舌肿，失语。②其他病：呕吐，消渴，喉痹，喉蛾痧，黄疸，腹泻。

【刺灸法】 用三棱针点刺出血。

【配伍应用】 ①配十宣、海泉，治重舌肿胀。②配少商、神门，治口内生疮。③配廉泉、风府、大椎、天突，治舌强不语。

【文献摘要】

《世医得效方》：治舌强肿起如猪胞，以针刺舌下两边大脉，血出即消，切勿刺著中央脉，令人血不止，则以火烧铜筋烙之，不止则杀人，或以斧下墨醋调敷，舌上下脱去再敷，须臾而消，此患人多不识，失治则死。

《针灸大成》：在舌下两旁紫脉上是穴，卷舌取之。治重舌肿痛喉闭，用白汤煮三棱针出血。

《针灸经外奇穴治疗诀》：金津、玉液，口内舌下面正中舌系两侧之静脉上，左名金津，右名玉液。主治口疮、舌炎、消渴、扁桃体炎、绞肠痧、喉痹。针二分，出血。

【注意事项】 损伤后出血不止的患者禁用本穴。

翳明 Yìmíng（EX-HN14）

【出处】《中华医学杂志》（1956，6：535）：在耳垂后的高骨下方，与耳垂平行，按之有酸痛感，约距天牖穴一寸。

【定位】 在项部，翳风后1寸（图3-117）。

【取法】 正坐位，头略前倾，于乳突后下方处取穴。

【主治】 ①神志病：失眠，健忘，癔症。②心病：心悸，高血压。③眼病：视物模糊，目翳，雀目，青盲。④其他病：头痛，眩晕，耳鸣。

【刺灸法】 直刺0.5~1寸，局部有酸胀感，可放散至半侧头部；可灸。

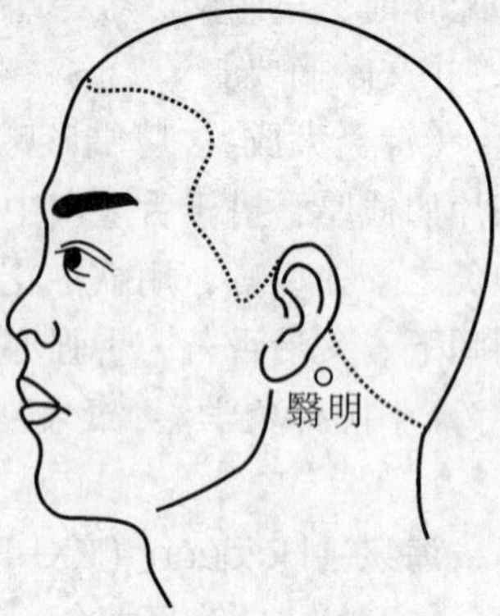

图3-117

【配伍应用】 ①配承泣、鱼腰、丝竹空、睛明、攒竹、风池，治近视。②配耳门、中渚、外关、听会，治耳聋耳鸣。③配四渎、风池、哑门、内关、太冲，治内耳性眩晕。④配印堂、内关、三阴交，治失眠。

【注意事项】 因本穴深层有延髓、脊髓，故不宜向后正中线方向针刺过深。

颈百劳 Jǐngbǎiláo（EX-HN15）

【出处】《针灸资生经》：妇人产后浑身疼，针百劳穴……

【定位】 在颈部，第7颈椎棘突直上2寸，后正中线旁开1寸（图3-118）。

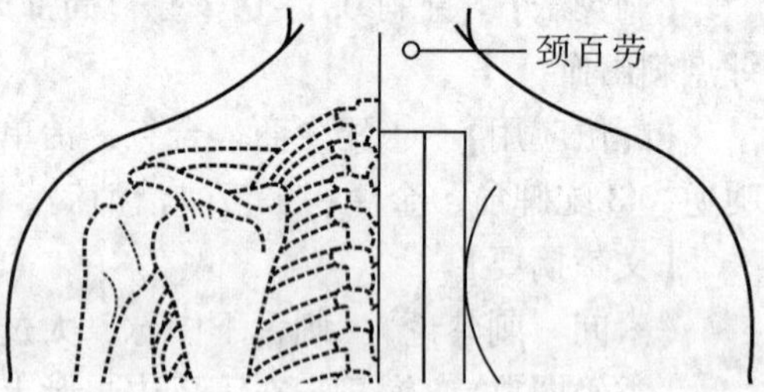

图3-118

【取法】 正坐位或俯伏坐位。在颈部，当大椎直上2寸，后正中线旁开1寸处取穴。

【主治】 ①局部病：颈项强痛。②肺病：咳嗽，气喘，咯血，百日咳。③其他病：骨蒸潮热，盗汗，瘰疬。

【刺灸法】 直刺0.5~1寸，或向内斜刺0.5~1寸，局部有酸胀感；可灸。

【配伍应用】 ①配列缺、大椎、风池，治颈项强痛。②配肺俞、定喘、风门，治咳嗽气喘。③配肺俞、内关、太渊、三阴交，治骨蒸潮热。

【文献摘要】

《针灸资生经》：妇人产后浑身疼，针百劳穴，遇痛处即针，避筋骨及禁穴。明下云，产后未满百日，不宜灸。

《针灸集成》：瘰疬联珠疮，灸百劳，三七壮至百壮，肘尖百壮，又先问审知初出核，以针贯核正中，即以石雄黄末和熟艾作炷，灸核上针穴三七壮。

《针灸孔穴及其疗法便览》：百劳，奇穴。大椎穴上二寸，外开一寸处。针三至五分。灸三至七壮。主治结核、瘰疬，亦治项肌痉挛或扭伤回顾不能。

## 二、胸腹部奇穴

子宫 Zǐgōng（EX-CA1）

【出处】《针灸大成》：子宫二穴，在中极两旁各开三寸。

【别名】 侠玉泉（《奇穴图谱》），肖必（《福州民间针灸经验录》）。

【定位】 在下腹部，脐中下 4 寸，前正中线旁开 3 寸（图 3-119）。

【取法】 仰卧位，于耻骨联合上缘旁开 3 寸，再向上 1 寸取穴。

【主治】 ①妇科病：阴挺，月经不调，痛经，崩漏，不孕。②其他病：疝气，腰痛，尿频。

【刺灸法】 直刺 0.8～1.2 寸，局部有酸胀感，可向外生殖器放散；可灸。

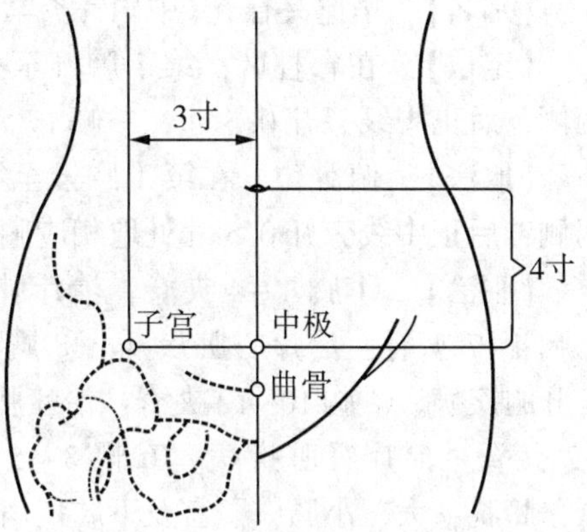

图 3-119

【配伍应用】 ①配三阴交、隐白，治功能性子宫出血。②配归来、关元、筑宾、三阴交，治前列腺炎。③配关元、气海、三阴交，治子宫脱垂。

【文献摘要】

《针灸大成》：子宫二穴，在中极两旁各开三寸。针二寸，灸二七壮，治妇人久无子嗣。

《针灸孔穴及其疗法便览》：子宫，奇穴。……灸三至七壮。主治妇人不孕、子宫血肿、子宫内膜炎，亦治肠疝痛、睾丸炎、阑尾炎。

【现代研究】 对下丘脑-垂体-性腺轴的影响：针刺子宫、关元、三阴交等穴对下丘脑-垂体-性腺轴的内分泌具有一定的良性调节作用，其中对促卵泡激素（FSH）、促黄体素（LH）、雌二醇（$E_2$）具有双向调节作用。

【按语】 本穴内应于子宫，因此常配伍中极、归来治疗妇科病。

【注意事项】 针刺不能过深，以免穿过腹肌进入腹膜腔，刺伤内脏。

## 三、背腰骶部奇穴

**定喘** Dìngchuǎn（EX-B1）

【出处】《常用新医疗法手册》：定喘，大椎穴旁开五分。

【别名】 治喘、喘息（《针灸学》上海中医学院编）。

【定位】 在脊柱区，横平第 7 颈椎棘突下，后正中线旁开 0.5 寸（图 3-120）。

【取法】 俯卧位，于第 7 颈椎棘突下（大椎穴），旁开 0.5 寸处取穴。

【主治】 ①肺病：哮喘，咳嗽。②颈肩病：肩背痛，落枕，上肢疼痛不举。③其他病：荨麻疹。

【刺灸法】 直刺或针尖向内斜刺 0.5～1 寸，局部酸胀，有时可扩散至肩背部或胸部；可灸。

【配伍应用】 ①配膻中、大椎、风门、肺俞、丰隆，治哮喘。②配天突、大椎、丰隆，治百日咳。③配风门、肺俞、合谷，治支气管炎。

【现代研究】

(1) 电针“定喘”、“天突”等，可使哮喘豚鼠血浆及肺支气管组织中 cAMP 含量同步升高。

(2) 针刺膻中、定喘、鱼际、肺俞、肾俞等，能升高哮喘患者 IL-12 水平，降低 IL-4、IgE 水平，从而调节机体免疫功能，达宣肺化痰、泻肺平喘之功。

【按语】 本穴近于大椎和大杼，内应于肺尖，故取之可治疗肺脏病。

【注意事项】 因本穴深部是肺脏，故针刺时不可向外下方向深刺，以防刺伤肺脏引起气胸。

**夹脊** Jiájǐ（EX-B2）

【出处】《素问·缪刺论》：邪客于足太阳之络，令人拘挛背急，引胁而痛，刺之从项始，数脊椎，夹脊，疾按之，应手如痛刺之，旁三痏，立已。

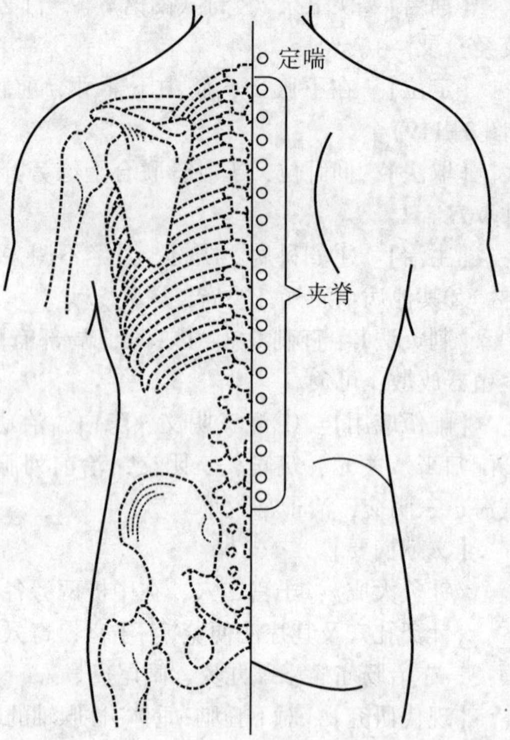

图 3-120

【别名】 华佗夹脊（《中国针灸学》）。

【定位】 在脊柱区，第 1 胸椎至第 5 腰椎棘突下两侧，后正中线旁开 0.5 寸，一侧 17 穴（图 3-120）。

【取法】 俯卧位，在第 1 胸椎至第 5 腰椎棘突下两侧，后正中线旁开 0.5 寸处取相应腧穴。

【主治】 ①胸 1~4 夹脊：治疗肺脏及上肢疾病。②胸 4~7 夹脊：治疗心脏疾病。③胸 7~10 夹脊：治疗肝胆疾病。④胸 10~12 夹脊：治疗脾胃疾病。⑤腰 1~2 夹脊：治疗肾脏疾病。⑥腰 3~5 夹脊：治疗腰，骶，膀胱，大、小肠，子宫及下肢疾病。

【刺灸法】 向内斜刺 0.5~1 寸，局部有酸胀感，或向胸腹部放散；可灸。

【配伍应用】 选穴和配穴可根据经脉的分布、神经根和节段的分布、腧穴的压痛、反应点等，每次宜选择其中 2~4 个腧穴。①胸 1~4 夹脊配大椎、肺俞、天宗，治肩背部疼痛。②胸 4~7 夹脊配心俞、内关，治心痛彻背。③胸 8~腰 2 夹脊配胆俞、肾俞、三阳络、阳陵泉，治胸胁痛。④腰 3~5 夹脊配关元、膀胱俞、环跳、足三里，治下肢麻痹。

附　颈夹脊 Jǐngjiájǐ

【出处】（《针灸学》上海中医学院编）从第 1 颈椎至第 5 腰椎各椎棘突下旁开 0.5 寸为穴者，计 48 穴。

【别名】 夹脊（颈）（《经外奇穴》）。

【定位】 位于颈部正中线两侧，第 1~7 颈椎棘突下缘旁开 0.5 寸处，一侧七穴。

【取法】 俯卧位或俯伏坐位，在第 1 颈椎至第 7 颈椎棘突下两侧，后正中线旁开 0.5 寸处取穴。

【主治】 头面部疾病，颈项部疾病。

【刺灸法】 直刺 0.3~0.5 寸，可灸。

【文献摘要】

《后汉书》：华佗别传曰，有人病脚躄不能行。佗切脉，便使解衣，点背数十处，相去一寸或五寸（分），从邪不相当。言灸此各七壮，灸创愈即行也。后灸愈，灸处夹脊一寸上下，行端直均匀如引绳。

《针灸孔穴及其疗法便览》：主治神经衰弱、肺结核、支气管炎、虚弱羸瘦。

《针灸经外奇穴图谱》：主治风湿性脊柱炎、腰背酸痛。

【现代研究】

（1）针刺夹脊等能调整强直性脊柱炎患者 IgA、IgG、C-反应蛋白，以及微血管形态、流态和总积分值，提示本疗法有调节免疫功能、改善微循环、减轻和消除炎症的作用。

（2）夹脊的镇痛作用：电针腰 3~5 夹脊能提高脊髓中 5-HT、5-羟吲哚乙酸的含量，降低脊髓中 NA、DA 的含量，起到镇痛作用。

（3）对反流性胃炎的影响：将黄芪注射液注入胆汁反流性胃炎大鼠第 9、10、11、12 胸椎棘突下旁开之“夹脊”，结果显示：胃泌素（GAS）、前列腺素 $E_2$（$PGE_2$）等胃肠肽激素水平明显升高，胃黏膜病理组织学显著改善。

【按语】 本穴位于脊柱旁，取之可用于治疗全身疾病，尤以小儿捏脊疗法治疗儿科疾病效果为佳。颈夹脊与夹脊穴相似，位于颈部。

【注意事项】 因本穴深部有脊髓和胸腹腔脏器，故针刺时应注意针刺方向、角度和深度，且出现麻胀感应立即停止进针。

**胃脘下俞** Wèiwǎnxiàshū（EX-B3）

【出处】《备急千金要方》：……胃管下俞……穴在背第八椎下横三间寸。

【别名】 胃管下俞（《备急千金要方》），胃下俞（《千金翼方》），胰俞（《针灸学》上海中医学院编）。

【定位】 在脊柱区，横平第8胸椎棘突下，后正中线旁开1.5寸（图3-121）。

【取法】 俯卧位，在横平第8胸椎棘突下，后正中线旁开1.5寸处取穴。

【主治】 ①脾胃病：胃痛，腹痛，呕吐。②其他病：胸胁痛，消渴，喉干。

【刺灸法】 针向脊柱方向斜刺0.3~0.5寸，局部有酸胀感，或沿肋间传至前胸部；可灸。

【配伍应用】 ①配肺俞、脾俞、肾俞、足三里、太溪，治糖尿病。②配中脘、足三里、内关，治呕吐。

【文献摘要】

《备急千金要方》：消渴咽喉干，灸胃管下俞三穴各百壮。

【现代研究】

（1）针刺胃脘下俞、肺俞、脾俞、肾俞等穴对胰岛素有良好双向调整作用，可加强胰岛素对糖原的合成代谢及氧化酵解和被组织利用的功能。

（2）在胃脘下俞埋线，可以降低血糖，还有降低胆固醇、三酰甘油、低密度脂蛋白和升高高密度脂蛋白作用，对2型糖尿病脂代谢紊乱有明显改善作用。

【注意事项】 因本穴深部是胸膜和肺脏，故针刺时不可直刺过深。

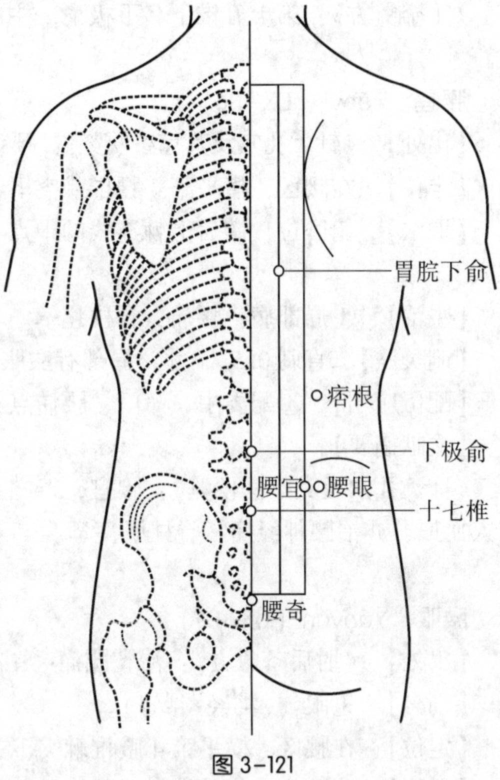

图3-121

**痞根** Pǐgēn（EX-B4）

【出处】《医学入门》：专治痞块，十三椎下，各开三寸五分。

【定位】 在腰区，横平第1腰椎棘突下，后正中线旁开3.5寸（图3-121）。

【取法】 俯卧位，于膀胱经之肓门旁开0.5寸处取穴。

【主治】 ①局部病：痞块（肝脾肿大）久不愈，肝炎。②其他病：胃痉挛，胃炎，胃扩张，肾下垂，腰肌劳损等。

【刺灸法】 直刺0.5~1寸，局部有酸胀感，或放射至腰部；可灸。

【配伍应用】 ①配精宫、鬼眼，治疝痛、反胃。②配命门、肾俞、太溪，治腰肌劳损。

【文献摘要】

《医学入门》：多灸左边，如左右俱有，左右俱灸。

《医经小学》：精宫鬼眼与痞根，疰忤疝痛反胃穴。

**下极俞** Xiàjíshū（EX-B5）

【出处】《备急千金要方》：第十五椎下名下极俞。

【别名】 十五椎（《千金翼方》），下极之俞（《针灸经外奇穴图谱》）。

【定位】 在腰区，第 3 腰椎棘突下（图 3-121）。

【取法】 俯卧位，在第 3 腰椎棘突下或命门下一个棘突处取穴。

【主治】 ①腰腿痛：腰痛，下肢酸痛。②泌尿系统病：小便不利，遗尿，膀胱寒。③其他病：腹泻，腹中痛。

【刺灸法】 直刺 0.5~1 寸，局部有酸胀感或有麻电感，向下肢放散；可灸。

【配伍应用】 ①配委中、命门、肾俞，治腰痛。②配肾俞、中极、气海、三阴交，治遗尿。③配中脘、天枢、足三里，治腹泻。

【文献摘要】

《备急千金要方》：腹疾，腰痛，膀胱寒，澼饮注下，灸下极俞，随年壮。

《千金翼方》：第十五椎下名下极俞。主腹中疾，腰痛、膀胱寒，澼饮注下，随年壮灸之。

**腰宜** Yāoyí (EX-B6)

【出处】《针灸孔穴及其疗法便览》：腰宜，奇穴。尾骶骨上六椎下（第十六椎下）外开四横指处。

【定位】 在腰区，横平第 4 腰椎棘突下，后正中线旁开 3 寸（图 3-121）。

【取法】 俯卧位，髂后上棘连线的中点平第 4 腰椎棘突，在第 4 腰椎棘突下后正中线旁开 3 寸处取穴。

【主治】 ①局部病：腰痛，脊柱痉挛。②妇科病：妇人血崩。

【刺灸法】 直刺 0.5~1 寸，局部有酸胀感，或有麻电感向下肢放散；可灸。

【配伍应用】 ①配委中、命门、腰痛点，治腰痛。②配阴白、中极、血海、三阴交，治崩漏。

【文献摘要】

《针灸孔穴及其疗法便览》：腰宜，奇穴。……针六至七分（原说横针三寸）。灸三至七壮。主治妇人血崩，亦治腰神经痛、脊柱肌痉挛。

**腰眼** Yāoyǎn (EX-B7)

【出处】《肘后备急方》：治臂腰痛……又方灸腰眼中七壮。

【别名】 鬼眼（《类经图翼》）。

【定位】 在腰区，横平第 4 腰椎棘突下，后正中线旁开约 3.5 寸凹陷中（图 3-121）。

【取法】 俯卧位，与髂嵴相平的第 4 腰椎棘突下，旁开 3.5~4 寸之凹陷中取穴。

【主治】 ①局部病：腰痛。②妇科病：月经不调，带下等妇人诸疾。③小便病：尿频，遗尿。④其他病：虚劳，消渴，睾丸炎。

【刺灸法】 直刺 0.5~1 寸，局部有酸胀感，有时可向臀部放散；可灸。

【配伍应用】 ①配委中、肾俞、阿是穴，治慢性腰痛。②配脾俞、肾俞，治肾下垂。③配肾俞、脾俞、次髎，治痛经。

【文献摘要】

《医说》：灸瘵疾……当以癸亥夜二更……之时，解去下体衣服，于腰上两旁微陷处，针灸家谓之腰眼，直身平立，用笔点定，然后上床合面而卧，每灼小艾炷七壮，劳蛊或吐出，或泻下，即时平安，断根不发，更不传染。

《针灸孔穴及其疗法便览》：腰眼，奇穴。……针三至五分。灸三至七壮。主治虚弱羸瘦、肺结核、气管炎、睾丸炎、腰神经痛。一说主痨病、腰痛、妇科病、消渴、梅毒、劳虫、血凝气滞、下腹疾患。

**十七椎**　Shíqīzhuī（EX-B8）

【出处】《千金翼方》：灸转胞法，第十七椎灸五十壮。

【别名】十七椎下（《奇穴治疗诀》），腰孔（《针灸经外奇穴图谱》）。

【定位】在腰区，第5腰椎棘突凹陷中（图3-121）。

【取法】俯卧位，先取与髂嵴相平的腰阳关，再向下一个腰椎棘突下的凹陷处取穴。

【主治】①妇科病：痛经，崩漏，月经不调，带下。②腰腿病：腰骶痛，腰脊强，下肢瘫痪。③小便病：遗尿。

【刺灸法】直刺0.5~1寸，局部有酸胀感，或向下肢放散；可灸。

【配伍应用】①配中极、三阴交、太溪，治痛经。②配腰部夹脊穴，治下肢瘫痪。③配秩边、关元俞，治腰骶痛。

【文献摘要】

《针灸孔穴及其疗法便览》：十七椎下，奇穴。第十七椎下陷中。针三至五分。灸三至七壮。主治转胞，腰痛。

**腰奇**　Yāoqí（EX-B9）

【出处】《中医杂志》（1955，9：47）：腰奇……在尾骶骨尖端直上三寸。

【定位】在骶区，尾骨端直上2寸，骶角之间凹陷中（图3-121）。

【取法】俯卧位，尾骨尖直上2寸，约当第2、3骶椎棘突之间取穴。

【主治】①神志病：癫痫，失眠。②肠病：便秘。③其他病：头痛。

【刺灸法】向上平刺1~1.5寸，局部有酸胀感，针感向上放散可至头部；可灸。

【配伍应用】①配丰隆、照海，治癫痫。②配百会、太阳，治头痛。

## 四、上肢奇穴

**肘尖**　Zhǒujiān（EX-UE1）

【出处】《备急千金要方》：屈两肘，正灸肘头兑骨……

【别名】大肘尖（《奇穴图谱》）。

【定位】在肘后区，尺骨鹰嘴的尖端（图3-122）。

【取法】两手叉腰，屈肘约90°，于尺骨鹰嘴突起之尖端取穴。

【主治】①外科病：瘰疬，痈疽，疔疮，肠痈。②胃肠病：霍乱。

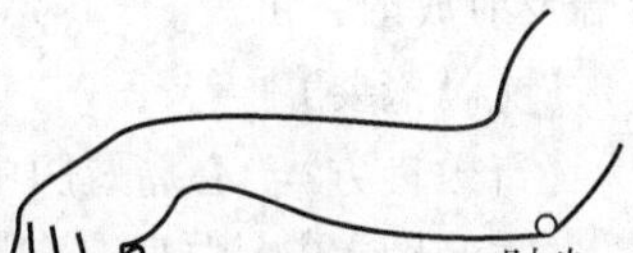

图3-122

【刺灸法】宜灸治。

【配伍应用】①配肩尖、人迎、肩外俞、天井、骑竹马，治瘰疬沿颈生。②配曲池透臂臑，治颈淋巴结结核。

【文献摘要】

《备急千金要方》：肠痈，屈两肘，正灸肘头兑骨各百壮，则下脓血即瘥。

《备急灸法》：葛仙翁治霍乱已死，诸般符药不效者，云此法特异，起死回生……急灸两肘尖，各十四炷，炷如绿豆大。

《疮疡经验全书》：治瘰疬已成未成，已溃未溃，以手置肩上，微举起，则肘骨尖自现，是灸处。如患左灸左肘，患右灸右肘，左右俱患，两肘皆灸，以三四十壮为期，更服补剂。一年灸一次，三灸其疮自除。如患三四年不愈者，辰时灸起至酉时方止，三灸即愈，更服益气养荣汤。

**二白**　Èrbái（EX-UE2）

【出处】《扁鹊神应针灸玉龙经》：在掌后横纹上四寸，两穴对并，一穴在筋中间，一穴在大筋外。

【定位】 在前臂前区，腕掌侧远端横纹上4寸，桡侧腕屈肌肌腱的两侧，一肢两穴（图3-123）。

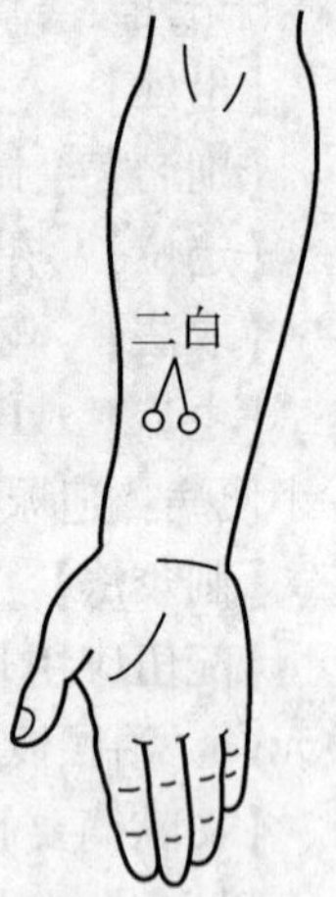

图3-123

【取法】 伸臂仰掌、屈腕，显现两肌肌腱，其中一个穴点在间使后1寸两腱间，另一穴点在桡侧腕屈肌肌腱的桡侧。

【主治】 ①胃肠病：肠痈，霍乱，痔疮，脱肛。②其他病：前臂痛，胸胁痛，瘰疬。

【刺灸法】 直刺0.5~0.8寸，局部有酸胀感，可向指端放散；可灸。

【配伍应用】 ①配百会、长强，治脱肛。②配长强、腰阳关、次髎、承山、三阴交，治痔疮。

【文献摘要】

《扁鹊神应针灸玉龙经》：痔漏之疾亦可针，里急后重最难禁，或痒或痛或下血，二白穴从掌后寻。

《医学纲目》：痔漏下血，里急后重，或痒或痛。二白，在掌后纵纹上四寸，手厥阴脉两穴相并，一穴在两筋中，一穴在大筋外。针入三分，泻两吸。

【现代研究】 对痔疮的治疗作用：针刺二白，治疗痔疮出血，有明显的止血消肿作用。

**中泉** Zhōngquán（EX-UE3）

【出处】《奇效良方》：中泉二穴，在手背腕中，在阳溪、阳池中间陷中是穴。

【别名】 一窝风（《小儿推拿方脉活婴秘旨》），池泉（《奇穴图谱》）。

【定位】 在前臂后区，腕背侧远端横纹上，指总伸肌肌腱桡侧凹陷中（图3-124）。

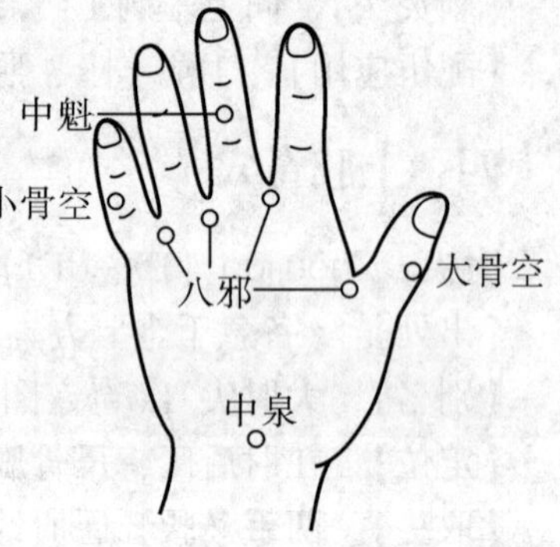

图3-124

【取法】 俯掌，于阳溪与阳池连线的中点处取穴。

【主治】 ①心肺病：胸中气满不得卧，咳嗽，气喘，心痛。②胃病：胃气上逆，胃痛，唾血，腹痛，腹胀。③其他病：中风，目中白翳，掌中热，腰痛等。

【刺灸法】 直刺0.3~0.5寸，局部有酸胀感，或有麻电感向指端及肘放散；可灸。

【文献摘要】

《奇效良方》：心痛及腹中诸气痛不可忍者。

《类经图翼》：中泉，在手腕外间，阳池、阳溪中间陷中，灸七壮。主治胸中气满不得卧，肺胀满膨膨然，目中白翳，掌中热，胃气上逆，唾血及心腹中诸气痛。

**中魁** Zhōngkuí（EX-UE4）

【出处】《扁鹊神应针灸玉龙经》：牙痛阵阵痛相煎，针灸还须觅二间，翻呕不禁兼吐食，中魁奇穴试看看。

【定位】 在手指，中指背面，近侧指间关节的中点处（图3-124）。

【取法】 握拳，于中指背侧第二指间骨关节横纹中点取穴。

【主治】 ①脾胃病：噎膈，呕吐，食欲不振，呃逆。②齿病：齿痛。③其他病：白癜风，鼻衄。

【刺灸法】 直刺0.2~0.3寸；宜灸。

【配伍应用】 ①配少商、太白、公孙、足三里、膈俞、心俞、胃俞、三焦俞、中脘、大肠俞，治噎食不下。②配中脘、气海、支沟、足三里、照海、劳宫，治反胃吐食。

【文献摘要】

《医经小学》：……中魁二穴，中指第二节尖，治反胃。

《针灸大成》：中魁二穴，在中指第二节骨尖，屈指得之。治五噎，反胃吐食，可灸七壮，宜泻之。

《外治寿世方》：鼻衄，用线扎紧手中指第二骨节弯曲之处即止。左流扎右，右流扎左，双流双扎，极效。

《中国针灸学》：中魁……灸三壮。主治食道狭窄、食欲减退、胃扩张、白癜风。

**大骨空**　Dàgǔkōng（EX-UE5）

【出处】《扁鹊神应针灸玉龙经》：风眩烂眼可怜人，泪出汪汪实苦辛，大小骨空真妙穴，灸之七壮病除根。

【定位】　在手指，拇指背面，指间关节的中点处（图 3-124）。

【取法】　握拳，拳眼向上，于拇指背侧指间关节横纹中点处取穴。

【主治】　①眼病：目痛，目翳，风眩，烂眼。②其他病：呕吐，泄泻，衄血。

【刺灸法】　宜灸，一般不针。

【配伍应用】　配风池、肝俞、瞳子髎，治目痛、目翳。

【文献摘要】

《备急灸法》：衄多不止者，握手屈大指，灸骨端上三炷。炷如粟米大。男女同法，右衄灸左，左衄灸右。

《针灸大成》：大骨空二穴……治目久痛及生翳膜内障，可灸七壮。

**小骨空**　Xiǎogǔkōng（EX-UE6）

【出处】《扁鹊神应针灸玉龙经》：小骨空，在手小指第二节尖上，灸七壮，禁针。

【定位】　在手指，小指背面，近侧指间关节的中点处（图 3-124）。

【取法】　握拳，拳心向上，于小指背面近侧指间关节横纹中点处取穴。

【主治】　①眼病：眼红肿痛，白膜翳障，风眩，烂眼。②其他病：耳聩无闻，手指关节痛，喉痛。

【刺灸法】　宜灸，一般不针。

【配伍应用】　配风池、太阳、睛明、肝俞，治目肿痛、目生翳膜。

【文献摘要】

《扁鹊神应针灸玉龙经》：风眩烂眼可怜人，泪出汪汪实苦辛，大小骨空真妙穴，灸之七壮病除根。

《医经小学》：小骨空大小指，第二节尖眼目治。

《针灸大成》：小骨空二穴……灸七壮。治手节痛，目痛。

《针灸集成》：小骨空穴，治眼疾及烂眩风眼。灸九壮，以口吹火灭。

《东医宝鉴》：小骨空二穴……治眼疾及烂眩。灸九壮，以口吹火灭。

**腰痛点**　Yāotòngdiǎn（EX-UE7）

【出处】《针灸学简编》：腰痛点……

【别名】　威灵、精灵（《小儿推拿方脉活婴秘旨全书》）。

【定位】　在手背，第 2、3 掌骨间及第 4、5 掌骨间，腕背侧远端横纹与掌指关节的中点处，一手 2 穴（图 3-125）。

【取法】　俯掌，于第 2、3 掌骨间及第 4、5 掌骨间，当掌骨长度的中点处取穴。

【主治】　①腰病：急性腰扭伤。②其他病：手背红肿热痛，小儿急、慢惊风，头痛，耳鸣。

【刺灸法】　直刺 0.3~0.5 寸，局部有酸胀感，可放散至指尖；可灸。

【配伍应用】 ①配肾俞、后溪、委中，治腰扭挫伤。②配外关、中渚、合谷、阳池，治手背红肿热痛。

【按语】 单用本穴治疗急性腰扭伤时，活动腰部是治疗的关键。

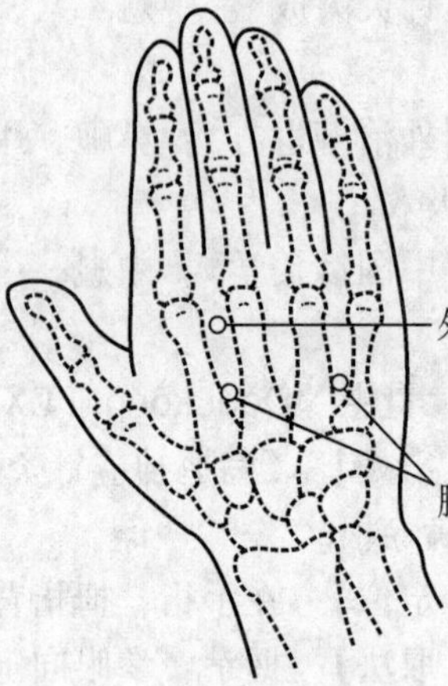

图 3-125

外劳宫 Wàiláogōng（EX-UE8）

【出处】《小儿推拿方脉活婴秘旨全书》：外劳宫，在指下，正对掌心是穴。

【别名】 项强（《经外奇穴汇编》），落枕（《新医疗法手册》）。

【定位】 在手背，第2、3掌骨间，掌指关节后0.5寸（指寸）凹陷中（图3-125）。

【取法】 俯掌，于手背第2、3掌骨间，掌指关节后约0.5寸凹陷处取穴。

【主治】 ①颈项病：落枕，颈椎病。②手病：手背红肿，手指麻木，手指屈伸不利。③儿科病：小儿脐风，小儿消化不良，粪白不变，五谷不消，腹痛泄泻。④其他病：偏头痛。

【刺灸法】 直刺0.3~0.5寸，或向腕部斜刺0.3~1寸，局部有酸胀感，或有麻电感向指端放散；可灸。

【配伍应用】 ①配天柱、大椎，治头颈强痛。②配外关、风池、合谷、太阳，治偏头痛。

【文献摘要】

《小儿推拿方脉活婴秘旨全书》：外劳宫，在指下，正对掌心是穴。治粪白不变，五谷不消，肚腹泄泻。

《针灸孔穴及其疗法便览》：外劳官，奇穴。手背中央。针二至三分。灸三壮。主治掌指麻痹、五指不能伸屈、小儿脐风，亦治手背红肿发痛。

【按语】 单用本穴治疗落枕时，活动颈部是治疗的关键。

八邪 Bāxié（EX-UE9）

【出处】《素问·刺疟》：诸疟而脉不见，刺十指间出血，血去必已。

【别名】 八关（《景岳全书》）；第1、2指间者又称为“大都”，其他依次分别称为“上都”、“中都”、“下都”（《奇效良方》）。

【定位】 在手背，第1~5指间，指蹼缘后方赤白肉际处，左右共8穴（图3-124）。

【取法】 微握掌，在第1~5指间，指蹼缘后方赤白肉际处取穴。

【主治】 ①手病：手背肿痛，手指麻木，鹅掌风，类风湿关节炎。②头面五官病：头风，咽痛，齿痛，目痛。③其他病：烦热，疟疾，毒蛇咬伤。

【刺灸法】 斜刺0.5~0.8寸，局部胀痛，有麻电感向指端放散，或用三棱针点刺出血；可灸。

【配伍应用】 ①配曲池、内关、阳池、合谷、外劳宫、足三里、中脘、悬钟、陷谷，治多发性神经炎。②配外关、阳池，治鹅掌风。③配后溪、三间，治手指麻痛。④配外关，治手指麻木。⑤配阳池，治鹅掌风。

【文献摘要】

《奇效良方》：八邪八穴，在手五指歧骨间，左右手各四穴。其一大都二穴，在手大指次指虎口赤白肉际，握拳取之，可灸七壮，针入一分，治头风牙痛；其二上都二穴，在手示指中指本节歧骨间，握拳取之，治手臂红肿，针入一分，可灸五壮；其三中都二穴，在手中指环指本节歧骨间，又名液门也，治手臂红肿，针入一分，可灸五壮；其四下都二穴，在手环指小指本节歧骨间，一名中渚也，中渚之穴本在液门下五分，治手背红肿，针入一分，可灸五壮。两手共八穴，故名八邪。

《中国针灸学》：八邪，手五指歧缝间。针五分。主治手臂红肿。

**四缝　Sìfèng（EX-UE10）**

【出处】《奇效良方》：四缝四穴，在手四指内中节是穴，用三棱针出血，治疗小儿猢狲劳等症。

【别名】 四中缝（《中医研究工作资料汇编》）。

【定位】 在手指，第 2~5 指掌面近侧指间关节横纹的中央，一手四穴（图 3-126）。

【取法】 仰掌伸指，示、中、环、小四指掌面第 1 指间关节横纹中点处取穴。

【主治】 ①胃肠病：小儿疳积，小儿腹泻，肠虫症。②肺病：百日咳，咳喘。③其他病：羸瘦虚弱。

【刺灸法】 用三棱针或粗毫针点刺 0.1~0.2 寸，挤出少许黄白色透明黏液或出血；一般不灸。

【配伍应用】 ①配内关、合谷，治百日咳。②配足三里、中脘，治消化不良。③配中脘、章门、脾俞、胃俞、足三里、公孙，治疳积。

【文献摘要】

《中国针灸学》：四缝……刺出黄白色之透明液体。主治小儿疳积。

《针灸孔穴及其疗法便览》：四缝奇穴……用圆利针点刺挤出血。主治小儿消耗症，轻症点刺挤出血液，重症挤出黄白色透明黏液。

【现代研究】

（1）针刺四缝能使肠中胰蛋白酶、胰淀粉酶和胰脂肪酶的含量增加，而且可以促进肠管蠕动，解除肠管痉挛，并且有调节肝脏分泌胆汁的作用。

（2）针刺四缝治疗厌食症：针刺四缝能明显提高厌食症患儿的血清瘦素水平，对血清瘦素水平的提高优于药物组；还可提高大鼠血清锌含量，与模型组比较差异有显著性意义（$P<0.05$）。

【按语】 本穴是治疗小儿疳积的有效穴，根据病情轻重的需要，每次取单手交替点刺，或取双手同时点刺。

【注意事项】 点刺不可过深，以免伤及指关节。

**十宣　Shíxuān（EX-UE11）**

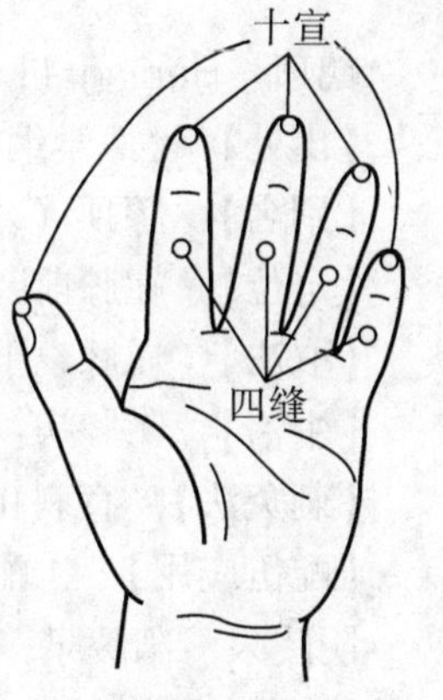

图 3-126

【出处】《备急千金要方》：邪病大唤，骂詈走，灸手十指端去爪甲一分，一名鬼城。《奇效良方》：十宣十穴……

【别名】 鬼城（《备急千金要方》），指端、手十指头（《圣济总录》）。

【定位】 在手指，十指尖端，距指甲游离缘 0.1 寸（指寸），左右共 10 穴（图 3-126）。

【取法】 仰掌，十指微屈，于十指尖端距指甲游离缘 0.1 寸处取穴。

【主治】 ①神志病：昏迷，昏厥，癫痫，小儿惊厥。②热病：高热，中暑，咽喉肿痛。③其他病：手指麻木，乳蛾。

【刺灸法】 直刺 0.1~0.2 寸，局部胀痛，或用三棱针点刺出血；可灸。

【配伍应用】 ①配水沟、大椎、合谷，治癫狂。②配大椎、耳尖，治中暑。③配曲泽、劳宫、委中、行间，治小儿惊厥。④配水沟、百会、合谷、太冲，治中风昏迷。⑤配百会、水沟、足三里，治昏厥。⑥配大椎、印堂、太阳、曲池、合谷，治因热所致之惊厥。

【文献摘要】

《备急千金要方》：短气不得语，灸手十指头各十壮。

《良方集腋》：干霍乱，胸腹搅痛，胀结闷乱，上欲吐而不能出，下欲泻而不能行，即今所谓绞肠痧，最为危急之症。以生白矾末一钱，入滚汤内候冷灌之，如不止，将针刺十指出血，如治痧法，再将患者腿腕横纹上，蘸温水拍打有紫红纹见，以针刺出紫血立愈。

《针灸大全》：心惊发狂，不认亲疏，少冲二穴，心俞二穴，中脘一穴，十宣十穴。

《针灸大成》：十宣十穴……治乳蛾，用三棱针出血，大效。或用软丝缚定本节前次节后，内侧中间，如眼状。加灸一火，两边都着艾，灸五壮，针尤妙。

《针灸孔穴及其疗法便览》：十宣，奇穴。……三棱针或粗针刺出血。主治一切急性病之失神、吐泻、扁桃体炎、高血压，兼针人中、大椎、鸠尾穴治癫狂。

【按语】 本穴多用于三棱针点刺疗法，对于神志昏迷者，可直刺 0.1~0.2 寸。

【注意事项】 孕妇禁用，虚证禁用。

## 五、下肢奇穴

**髋骨** Kuāngǔ（EX-LE1）

【出处】《扁鹊神应针灸玉龙经》：在膝盖上一寸，梁丘穴两旁各一寸五分。

【别名】 体骨（《奇效良方》）。

【定位】 在股前区，梁丘两旁各 1.5 寸，一肢两穴（图 3-127）。

【主治】 局部病：腿痛，鹤膝风，下肢痿痹，脚痛，寒湿走注，白虎历节风痛。

【刺灸法】 直刺 0.5~1 寸，局部有酸胀感，或向膝部放散；可灸。

【配伍应用】 ①配内膝眼、犊鼻、鹤顶，治鹤膝风。②配梁丘、足三里、阳陵泉、悬钟、委中，治下肢痿痹。

【文献摘要】

《扁鹊神应针灸玉龙经》：髋骨能医两腿痛，膝头红肿一般同。

《针灸大成》：髋骨四穴，在梁丘两旁，各开一寸五分，两足共四穴。治腿痛，灸七壮。

《类经图翼》：两脚膝红肿痛，寒湿走注，白虎历节风痛，脚丫风痛，举动不得。

《医经小学》：髋骨四穴梁丘旁，各开寸半治腿痛。

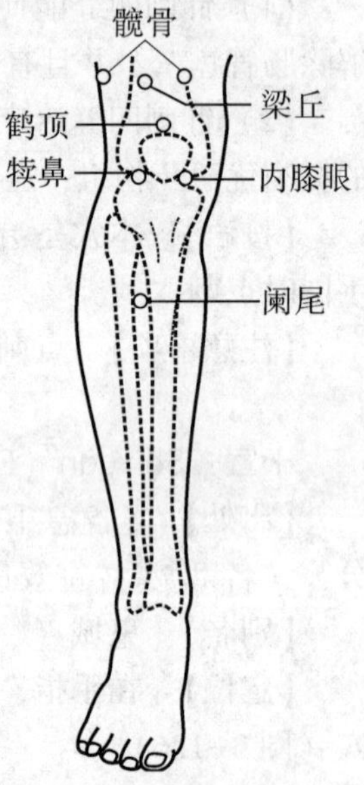

图 3-127

**鹤顶** Hèdǐng（EX-LE2）

【出处】《医学纲目》：鹤顶，在膝盖骨尖上。

【别名】 膝顶（《外科大成》）。

【定位】 在膝前区，髌底中点的上方凹陷中（图 3-127）。

【取法】 屈膝，于髌骨上缘中点上方之凹陷处取穴。

【主治】 ①膝病：膝痛，鹤膝风。②下肢病：足胫无力，瘫痪。

【刺灸法】 直刺 0.5~0.8 寸，局部有酸胀感；可灸。

【配伍应用】 ①配内膝眼、犊鼻、三阴交，治鹤膝风。②配内膝眼、犊鼻、阴陵泉、阳陵泉，治膝关节炎。③配梁丘、血海、足三里、阳陵泉，治膝部肿痛。

【文献摘要】

《针灸集成》：鹤顶，主两足瘫痪无力。灸七壮。

《外科大成》：膝顶穴，治鹤膝风、脚气，此秘法也，诸书不载。鹤膝风，两膝内外皆肿，寒热间作，痛如虎咬，股渐细而膝愈大是也。……灸膝眼穴二七壮。甚者见青筋，痛引足心，灸三阴交穴二七壮，待膝伸直为止。再甚者，则于膝顶上灸七壮，乃秘穴也。

**百虫窝** Bǎichóngwō（EX-LE3）

【出处】《针灸大成》：百虫窝二穴，即血海也。在膝内廉上三寸。

【别名】 血郄（《针灸集成》）。

【定位】 在股前区，髌底内侧端上 3 寸（图 3-128）。

【取法】 正坐屈膝或仰卧位，于髌骨内上角上 3 寸处取穴。

【主治】 ①皮肤病：风疹，荨麻疹，湿疹，下部生疮。②其他病：虫积。

【刺灸法】 直刺 0.8~1 寸，局部有酸胀感，有时可向髋部放散；可灸。

【配伍应用】 配曲池、支沟、阳溪、阳谷、大陵、合谷、后溪、委中、足三里、阳辅、昆仑、行间、三阴交，治疥癣疮。

【文献摘要】

《针灸大成》：百虫窝二穴……灸之七壮，针五分。治下部生疮。

《针灸集成》：主肾脏风疮。

**内膝眼　Nèixīyǎn（EX-LE4）**

【出处】《备急千金要方》：膝眼穴在膝头骨下两旁陷者宛宛中。

【别名】 膝目（《外台秘要》），鬼眼（《医宗金鉴》）。

【定位】 在膝部，在髌韧带内侧凹陷处（图 3-127）。与犊鼻内外相对。

【取法】 屈膝，于膝关节伸侧面，髌韧带两侧凹陷中取穴。

【主治】 下肢病：膝痛，鹤膝风，腿痛，脚气。

【刺灸法】 屈膝，从前外向后内或从前内向后外斜刺 0.5~1 寸，或相互透刺，局部有酸胀感，扩散至整个膝关节，有时向下扩散；可灸。

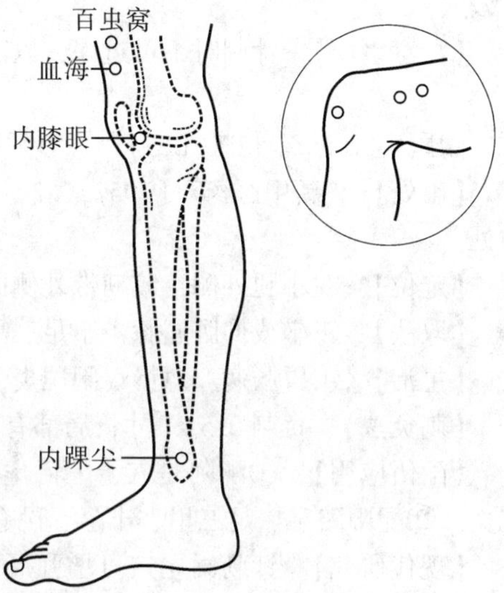

图 3-128

【配伍应用】 ①配委中、压痛点，治膝部软组织损伤。②配伏兔、阳陵泉，治膝关节痛。③配梁丘、阳陵泉，治膝关节炎。

【文献摘要】

《外台秘要》：苏恭云，脚气，若心腹气定，而两髀处连膝闷者，宜灸膝眼七炷。在膝头骨下相接处，在筋之外陷中是。若复更发，复灸三炷。

《太平圣惠方》：膝眼四穴，在膝头骨下两旁，陷者宛宛中，是穴。针入五分，留三呼，泻五吸。主膝冷疼痛不已。禁灸。

《扁鹊神应针灸玉龙经》：髋骨能医两腿痛，膝头红肿一般同，膝关膝眼皆须刺，针灸堪称劫病功。

《类经图翼》：膝眼，刺五分，禁灸。主治膝冷痛不已，昔有人膝痛灸此，遂致不起，以禁灸也。

《神应经》：遍身生疥癞，曲池、合谷、足三里、绝骨、膝眼，灸二七壮。

《外科大成》：膝眼穴，治鹤膝风，穴在膝关骨下两旁陷中。

【注意事项】 注意起针前勿伸膝，以防折针。

**胆囊　Dǎnnáng（EX-LE6）**

【出处】《中华外科杂志》［1959，（8）：743］：胆囊……在阳陵泉下 1 寸左右之压痛点处。

【定位】 在小腿外侧，腓骨小头直下 2 寸（图 3-129）。

【取法】 正坐或侧卧位，于阳陵泉直下 1~2 寸之压痛最明显处取穴。

【主治】 ①胆病：黄疸，急慢性胆囊炎，胆石症，胆道蛔虫病。②下肢病：下肢痿痹。③其他病：口眼㖞斜，胁肋痛。

【刺灸法】 直刺 1~1.5 寸，局部有酸胀感，可向下扩散；可灸。

【配伍应用】 ①配阳陵泉、期门、肝俞、胆俞、足三里，治急性胆管疾患。②配阳陵泉、内关、太冲，治胆囊炎。

【现代研究】

（1）针刺胆囊穴，可促进正常人和胆管疾患患者的胆囊收缩，尤其深刺胆囊穴，对胆囊收缩功能有明显促进作用。

（2）腧穴注射预防腹腔牵拉反射，取依诺伐（氟芬合剂）4 mL、阿托品 0.5 mg、麻黄碱 50 mg，总计 6 mL，注射双侧胆囊穴，配合硬膜外麻醉，抑制迷走-迷走反射，防止冠脉血管痉挛、胃肠逆蠕动和心率下降，从而起到安神镇痛的作用。

【按语】 本穴是分布在足少阳胆经上的经外奇穴，对胆道病疗效显著，同时又为诊断胆囊病的有效穴。

【注意事项】 针刺时不可过深，以防损伤血管，造成内出血、皮下血肿。

**阑尾** Lánwěi（EX-LE7）

【出处】《新中医药》〔1957，（2）：44〕：阑尾点……小腿之外侧胫骨肌上，在足三里下 2 寸稍前处。

【定位】 在小腿外侧，髌韧带外侧凹陷下 5 寸，胫骨前嵴外 1 横指（中指）（图 3-127）。

【取法】 正坐或仰卧屈膝，于足三里与上巨虚之间压痛最明显处取穴。

【主治】 ①胃肠病：急慢性阑尾炎，胃炎，消化不良。②下肢病：下肢痿痹。

【刺灸法】 直刺 0.5~1 寸，局部有酸麻重胀感，可放散至足背；可灸。

【配伍应用】 ①配阿是穴、上巨虚、天枢、地机、足三里，治单纯性阑尾炎。②配阳陵泉、足三里、丰隆、昆仑，治下肢痿痹。

【现代研究】 针刺阑尾穴可增强肠蠕动，对动物剖腹直视观察阑尾的运动，发现针刺该穴可使其运动加强，摆动、分节、移动、阑尾内容物排空，从而改善阑尾局部血液循环。阑尾穴对阑尾的运动影响最为显著，有其特异性，而足三里、上巨虚等穴此作用较弱。

【按语】 本穴是分布在足阳明胃经上的经外奇穴，对消化道疾病疗效显著，同时又为诊断急慢性阑尾炎的有效穴。

【注意事项】 针刺时不可过深，以防损伤血管，造成内出血、皮下血肿。

**内踝尖** Nèihuáijiān（EX-LE8）

【出处】《备急千金要方》：治小儿四五岁不语，灸足内踝各三壮。

【别名】 踝尖（《类经图翼》），吕细（《针灸孔穴及其疗法便览》。

【定位】 在踝区，内踝的最凸起处（图 3-128）。

【取法】 正坐或侧卧位，在内踝的最凸起处取穴。

【主治】 ①齿病：齿痛。②咽喉病：小儿四五岁不语，乳蛾。③温病：霍乱转筋。④其他病：脚气，脚内廉转筋。

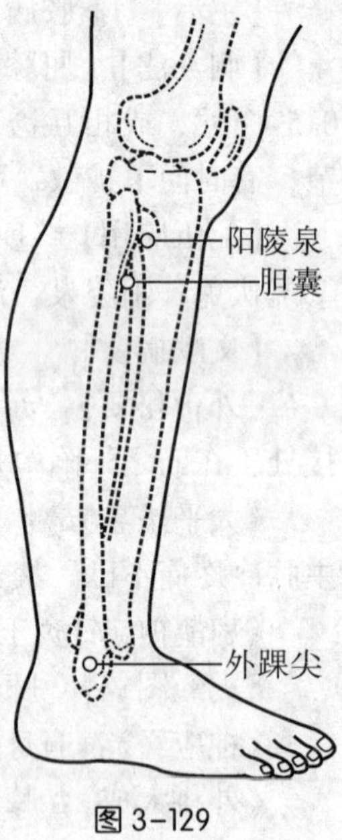


图 3-129

【刺灸法】 宜灸。

【配伍应用】 ①配外踝尖、中指节、合谷，治齿痛。②配解溪、照海、太溪，治内踝关节扭伤。

【文献摘要】

《备急灸法》：孔真人治霍乱转筋，及卒然无故转筋欲死者，灸足两踝尖各三炷。

《针灸大成》：内踝尖二穴……灸七壮。治下片牙痛及脚内廉转筋。

《类经图翼》：踝尖，在足内踝尖上。主治下牙痛，内廉转筋，脚气寒热。灸七壮，或针出血。

《中国针灸学》：内外踝尖……灸七壮。主治齿痛、扁桃体炎。

**外踝尖**　Wàihuáijiān（EX-LE9）

【出处】《备急千金要方》：卒淋，灸外踝尖七壮。

【定位】 在踝区，外踝的最凸起处（图 3-129）。

【取法】 正坐或仰卧位，在外踝的最凸起处取穴。

【主治】 ①前阴病：卒淋。②足病：脚趾拘急，踝关节肿痛，脚气。③口齿咽喉病：喉痹咽痛，口疮，风火牙痛。

【刺灸法】 宜灸。

【配伍应用】 ①配解溪、申脉、昆仑，治外踝关节扭伤。②配内踝尖、太冲，治齿痛、扁桃体炎。

【文献摘要】

《备急灸法》：葛仙翁陶隐居治风牙痛不可忍，灸足外踝尖三炷。患左灸右，患右灸左。

《针灸大成》：外踝尖二穴……治脚外廉转筋及寒热脚气，宜三棱针出血。

《医学纲目》：白虎历节风痛，两踝尖灸之。

《外科大成》：牙痛，灸外踝骨尖三壮。

**八风**　Bāfēng（EX-LE10）

【出处】《奇效良方》：八风八穴，在足五趾歧骨间，两足共八穴。故名八风。

【别名】 八冲（《曹氏灸经》），阴独八穴（《针灸集成》）。

【定位】 在足背，第 1~5 趾间，趾蹼缘后方赤白肉际处，左右共 8 穴（图 3-130）。

【取法】 正坐或仰卧位，于足背各趾间的缝纹端取穴，其中第 1、2，2、3，4、5 趾间穴点即行间、内庭、侠溪。

【主治】 ①足病：足跗肿痛，足趾青紫，趾痛，足趾麻木，脚气。②头面五官病：头痛，牙痛。③其他病：疟疾，毒蛇咬伤，疠风（恶疮，传染病发热）。

【刺灸法】 向上斜刺 0.5~0.8 寸，局部有酸胀感，可扩散至足背，或向趾端扩散；或用三棱针点刺出血；可灸。

【配伍应用】 ①配阳陵泉、足三里，治下肢及足趾麻木。②配八邪、合谷，治毒蛇咬伤。

【文献摘要】

《素问・刺疟》：刺疟者……先足胫酸痛者，先刺足阳明十趾间出血。

《备急千金要方》：凡脚气初得脚弱，使速灸之……其足十趾去趾奇一分，两足凡八穴，曹氏名曰八冲，极下气有效。

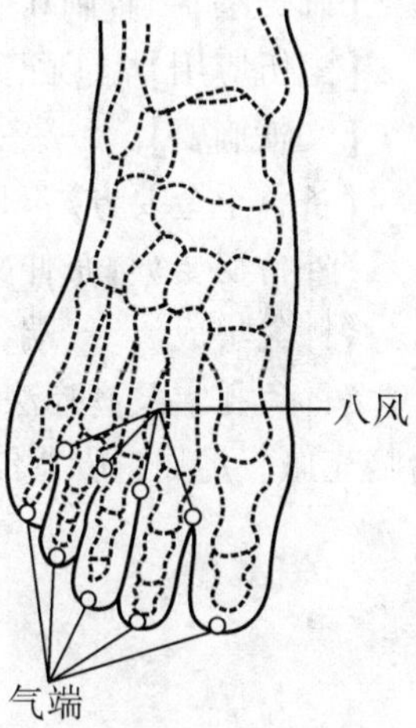

图 3-130

《针灸大成》：八风，治脚背红肿，针一分，灸五壮。

《针灸集成》：阴独八穴，主妇人月经不调，须持经定为度，针三分，灸三壮。

《针灸孔穴及其疗法便览》：八冲，奇穴。……针一至三分，灸三至五壮。主治脚背红肿（针出血）、脚气（灸），亦治头痛、齿神经痛、间歇热、肺充血。

**独阴**　Dúyīn（EX-LE11）

【出处】《太平圣惠方》（有位无名）：足大趾次趾内横纹中。《奇效良方》：独阴二穴，在足第二趾下横纹中是穴。

【别名】 独会（《针灸经外奇穴图谱》）。

【定位】 在足底，第 2 趾跖侧远端趾间关节的中点（图 3-131）。

【取法】 仰卧位，在第 2 趾跖侧面，远端趾节横纹中点取穴。

【主治】 ①妇科病：难产，胞衣不下，月经不调。②心病：胸腹痛，卒心痛。③胃肠病：恶心，呕吐，吐冷酸水。

【刺灸法】 直刺0.1~0.2寸，局部有胀痛感；可灸。

【配伍应用】 ①配合谷、三阴交，治妇人难产。②配太冲、太溪、关元，治胎衣不下、胸痛、吐冷酸水。③配关元、间使、太冲、太溪、三阴交、肾俞，治脐下结块。

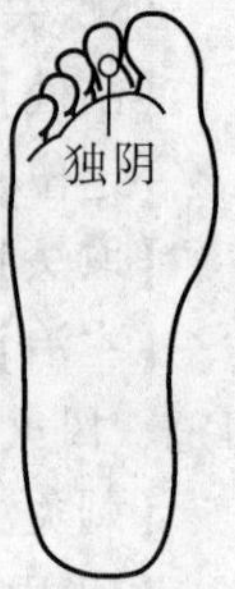

图 3-131

【文献摘要】

《针灸大成》：独阴二穴……治小肠疝气，又治死胎，胎衣不下，灸五壮。又治女人干哕，呕吐红，经血不调。

《针灸集成》：独阴主治干呕吐、伏梁奔豚、积聚、小肠疝气、死胎、胎衣不下、胸痛、吐冷酸水，太冲三壮，内关二壮，独阴五壮。

《针灸孔穴及其疗法便览》：独阴，奇穴。……针二分。灸三壮。主治难产、死胎，月经不调，小肠疝气，胸腹痛，妇人干哕，呕吐。另说可治河鲀中毒。

**气端** Qìduān（EX-LE12）

【出处】《备急千金要方》：其足十趾端，名曰气端。

【定位】 在足趾，十趾端的中央，距趾甲游离缘0.1寸，左右共10穴（图3-130）。

【取法】 伸足，在足十趾端的中央，距趾甲游离缘0.1寸处取穴。

【主治】 ①四肢病：脚气，足趾麻痹，足痛，脚背红肿。②神志病：手足瘛疭，中风。③其他病：卒腹痛。

【刺灸法】 直刺0.1~0.2寸，或点刺出血，局部有胀痛感；可灸。

【配伍应用】 ①配灸两手小指及足两小趾、顶椎，治消渴、小便数。②配八风，治脚气。

【文献摘要】

《备急千金要方》：凡脚气初得脚弱，使速灸之……其足十趾端，名曰气端。灸三壮。

《外台秘要》：张仲文疗卒腹痛方，灸两足趾头各十四壮，使火俱下良。

《针灸集成》：气端，主脚气，日灸三壮，神效。

《针灸孔穴及其疗法便览》：气端，奇穴。……针一至二分。灸三壮。主治足趾麻痹、脚气，亦治脑充血、足痛、脚背红肿，并可用于急救。

# 第四章　针　法

针法是针灸学的重要组成部分，主要研究不同针具的操作技术方法，是中国传统医学中采用针刺人体腧穴来治疗疾病的方法。

## 第一节　概　述

### 一、针法的起源与发展

针法的起源与发展经历了由简到繁、由博到约的过程。针法的发展与针具的发展密切相关，针法是伴随着针具的出现而逐渐形成的。

针法的起源可以追溯到八九千年以前的新石器时代。古人生活于洪荒大地，与鸷鸟猛兽相搏食，不能无病，一旦患病，除祈祷鬼神外，往往会本能地用手或石片抚摩、捶击体表某一部位，有时竟使疾病获得缓解。通过长期的经验积累，砭石治病的方法逐步形成。《说文解字》记载：“砭，以石刺病也。”《灵枢·九针十二原》记载：“余欲勿使被毒药，无用砭石，欲以微针通其经脉，调其血气……”可见，针的前身就是砭石。1963 年，内蒙古自治区多伦旗头道洼在新石器时代遗址出土了一根磨制石针，经鉴定为针法的原始工具砭石。砭石是古人用细洁光滑的小石块磨制而成的，其形状多样，或有锋，或有刃，古代多用于切开脓肿以排脓放血，后来逐渐发展成为针刺治疗的工具。

针具的形成与生产力的发展有着密切的关系。古代的针具除砭石之外，还有骨针、竹针，乃至陶针。据考证，大约在山顶洞人时期，已出现较为精细的骨针。在新石器时代遗址中，曾发现有不少各种形式的骨针，有的一端磨尖，有的两端都磨尖，可用于结网缝纫，也可用作针刺、挑治。古汉字“箴”的意思就是用竹制成的针，说明当时有竹针的存在。仰韶文化时期，黄河流域发展了彩陶文化，出现了陶针，直至目前广西民间还流行陶针疗法。

战国时期，随着铁器的推广应用，砭石逐渐被用金属制造的九针所取代。所谓九针，是指形状各异、用途不同的 9 种针具，包括镵针、圆针、鍉针、锋针、铍针、圆利针、毫针、长针、大针等，现称为古代九针（表 4-1、图 4-1）。

表 4-1　古代九针及其用途

| 名称 | 形状 | 用途 |
|---|---|---|
| 镵针 | 长 1.6 寸，形如箭头，头大末锐，当末端 1 分处收小 | 浅刺皮肤泻血，治热在头身和皮肤的疾患 |
| 圆针 | 长 1.6 寸，针身圆柱形，针尖卵圆 | 揩摩体表，治分肉间邪气，不伤肌肉 |
| 鍉针 | 长 3.5 寸，针尖钝圆如黍粟 | 按压经脉，治病在脉，气少当补者，不得深入 |
| 锋针 | 长 1.6 寸，针身圆柱形，针尖锐利，三面有锋棱 | 泻血，治痈肿、热病，泄除毒热之邪 |
| 铍针 | 长 4 寸，宽 2.5 分，两面有锋如剑 | 割治，治痈疡外症，切开排脓 |

续表

| 名称 | 形状 | 用途 |
| --- | --- | --- |
| 圆利针 | 长1.6寸，圆而锐，针头微大，针身反细小 | 深刺，治痈肿痹痛，调和阴阳 |
| 毫针 | 长1.6寸或3.6寸，针细如毫毛，针尖如蚊虻喙 | 刺入留针，治寒热痹痛，可补益精气 |
| 长针 | 长7寸，针身细长而锋利 | 深刺，治深邪久痹 |
| 大针 | 长4寸，针尖如挺，针身粗圆 | 泻水，治水肿、大气不能过于关节者，后人用作火针，治瘰疬、痈肿 |

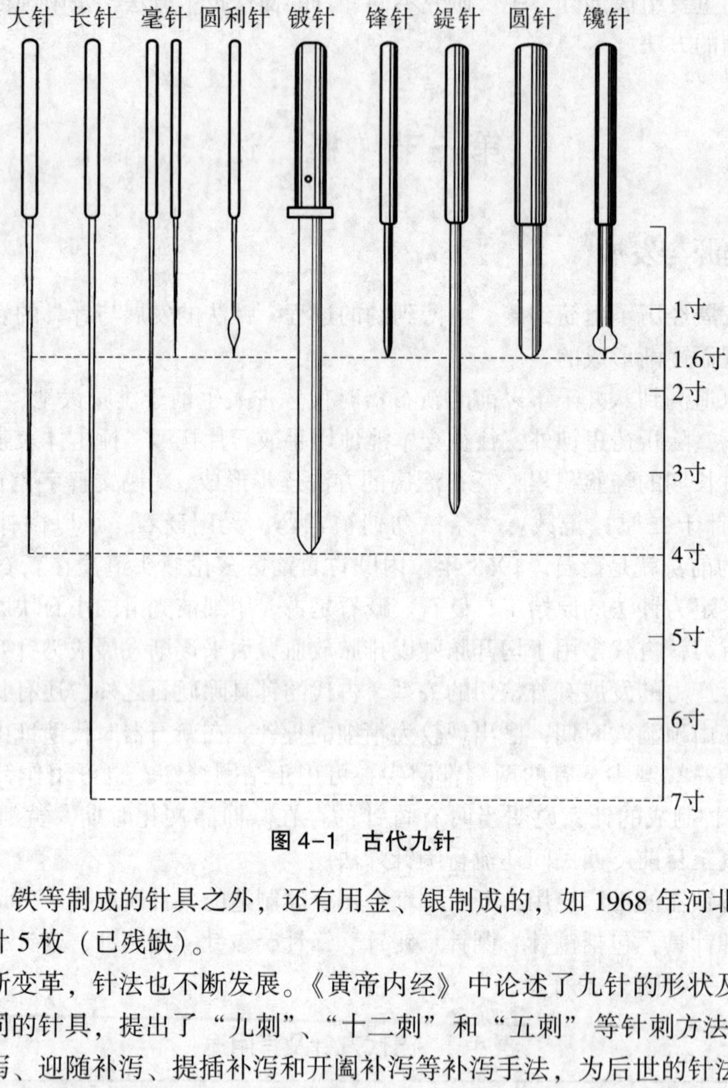


图4-1　古代九针

除骨、竹、陶、铁等制成的针具之外，还有用金、银制成的，如1968年河北满城西汉刘胜墓出土的金针4枚、银针5枚（已残缺）。

随着针具的不断变革，针法也不断发展。《黄帝内经》中论述了九针的形状及用途，指出了根据不同的病情选用不同的针具，提出了“九刺”、“十二刺”和“五刺”等针刺方法，提到了徐疾补泻、呼吸补泻、捻转补泻、迎随补泻、提插补泻和开阖补泻等补泻手法，为后世的针法奠定了基础。继而《难经》又有所阐发，强调了针刺时双手协作的重要性，对后世影响颇大。

金、元、明时期，针法得到了繁荣和发展。金元时期提出了子午流注按时取穴的时间针刺学说。元代窦汉卿的《针经指南》较早运用“手法”二字来概括针刺操作技术，创立了“针刺十四法”，至今仍具有实用价值。明代初期陈会的《神应经》提出了“催气手法”，现仍适用于临床。徐凤的《金针赋》又提出了一整套复式补泻手法，提倡“治病八法”及“飞经走气”四法，对“烧山火”和“透天凉”也作了系统的论述。高武的《针灸聚英》、汪机的《针灸问对》记载的针刺手法，都是在《金针赋》的基础上发挥而成。杨继洲的《针灸大成》又集前世针刺手法的精华，提出了“刺有大小”、“大补大泻”和“平补平泻”，以及“下针十二法”和针刺“八法”。

清代中叶以后，针灸医学渐趋衰落，针具针法亦无进展。

中华人民共和国成立后，针灸学术有了很大的发展，针法的研究也步入了一个新的历史时期，从文献考证到临床观察，从实验研究到规律性的探索，均取得了许多科研成果，传统的针刺手法与现代科技相结合创造了许多新的针法，例如，毫针刺与电脉冲刺激相结合发展为电针疗法，腧穴刺激与药物作用相结合发展为腧穴注射疗法，腧穴刺激与激光作用相结合发展为腧穴激光照射疗法，以及腧穴刺激与外科手术相结合发展为腧穴埋线疗法、小针刀疗法等。此外，还有外周器官或特定区域与现代生物学原理及全息理论相结合发展而成的耳针、头针、面针、眼针、鼻针等微针系统疗法。这些方法不仅丰富了针法的内容，而且对规范针刺操作手法、提高针刺临床疗效都具有重要的意义。

## 二、针法操作的量学要素

针法操作的量学要素是指与针法的刺激量及效应密切相关的因素。目前针法的含义非常广泛，但最主要的是毫针刺法，故这里我们主要讨论毫针刺法的量学要素。广义的毫针刺法量学要素包括进针方向、进针深度、刺激强度和时间，以及留针时间的长短等因素；狭义的毫针刺法量学要素主要包括刺激强度和时间两大要素。现将后者叙述如下。

### （一）刺激强度

针刺的刺激强度是通过手法作用力的强弱而实现的。生理学研究表明，外加刺激必须达到一定的强度，才能引起细胞的兴奋或产生动作电位，即足够的刺激强度是引起细胞兴奋的基本条件。针刺的有效刺激强度是激发经络功能的基本条件。在毫针刺法中，有效的刺激强度是以得气为标志的，即能使针下产生得气的最小刺激强度是激发经气的阈刺激量。根据针感的强弱，可将刺激量分为轻、中、重三种。轻者，针下感应柔和；中者，针下感应明显；重者，针下感应强烈。通过改变捻转、提插针体的频率、幅度和角度可调节刺激量的大小。当捻转的角度小于90°或提插的幅度小于0.3 cm、频率小于60次/min时，刺激量为轻度；当捻转角度在90°~180°或提插的幅度在0.3~0.5 cm、频率在60~90次/min时，刺激量为中度；当捻转角度大于180°或提插的幅度大于0.5 cm、频率大于90次/min时，刺激量为重度。另外，在捻转、提插操作中，当医者手、腕、臂同时用力时，刺激量就大；若仅用手指力量时，刺激量就小。

以上仅就一般情况而言，临床上应根据具体情况灵活掌握。

### （二）刺激时间

在施行针刺手法时，作用力持续的时间直接关系着疗效。古人在论述针刺时以得气为标志，但临床实践证明，必须在得气的基础上持续一定的时间才能达到有效的刺激量。例如，现代研究表明，椎基底动脉供血不足时，在风池用捻转手法持续1~3 min才有明显的治疗作用。如果局部得气后不再持续行针，则治疗作用较差。急性胃痛、呕吐、牙痛、晕车时，针刺手法持续1~3 min或更长时间才能达到有效刺激量。因此，根据患者的具体情况，确定作用力持续的最佳时间参数是提高临床疗效的关键之一。

另外，刺激强度的变化也不可忽视。在毫针操作中，由于患者自身的敏感性不同，对阈刺激量的要求也不一样，要注意对针刺刺激强度的调整。如果持续操作时间较长，要注意捻转及提插手法的角度、幅度和频率的变化，这是因为长时间用固定的刺激参数，人体可能会产生耐受性，从而降低针刺效应。

## 三、针刺前的准备

### （一）选择体位

针刺时患者体位选择是否适当，对腧穴正确定位、针刺施术操作、持久留针，以及防止晕针、滞针、弯针，甚至折针等，都有很大影响。为了更好地显露针刺部位，便于操作，防止意外事故的发生，患者应采取较好的舒适安稳体位。例如，病重体弱或精神紧张的患者采用坐位往往易于疲劳而发生晕针；不舒服的体位，易使患者在针刺操作时或留针过程中，因移动体位而导致弯针、滞针，甚至发生折针事故。因此，针刺时选择适当的体位具有重要的意义。根据处方所定腧穴的所在部位来选择适当的体位，应以既有利于腧穴的正确定位，便于针灸的施术操作和较长时间的留针，而患者又不致疲劳为原则。临床上针刺时常用的体位主要有以下几种。

1. 仰卧位（图 4–2） 适用于取头、面、胸、腹部和肢体部位的腧穴，如印堂、百会、膻中、中脘、内关、足三里等。

2. 侧卧位（图 4–3） 适用于取侧头、侧胸、侧腹和肢体外侧等部位的腧穴，如头维、太阳、下关、肩髃、外关、风市、阳陵泉等。

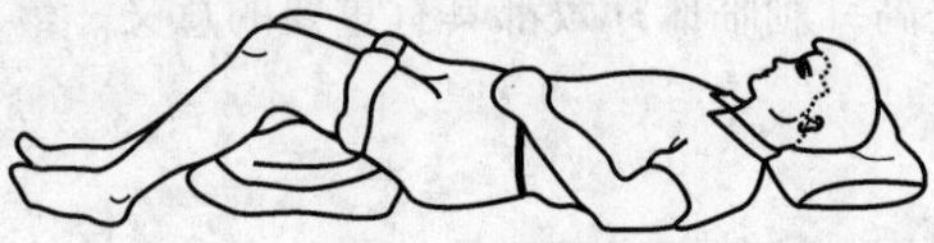

图 4–2 仰卧位

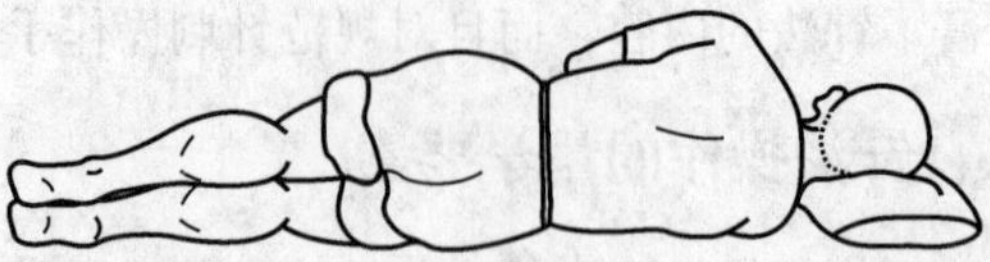

图 4–3 侧卧位

3. 俯卧位（图 4–4） 适用于头、项、肩、背、腰、骶及下肢后面和外侧等部位的腧穴，如百会、风府、风池、大椎、承扶、委中、悬钟及背俞穴等。

4. 仰靠坐位（图 4–5） 适用于前头、面、颈前、胸上部和上肢部位的腧穴，如上星、印堂、天突、肩髃、曲池等。

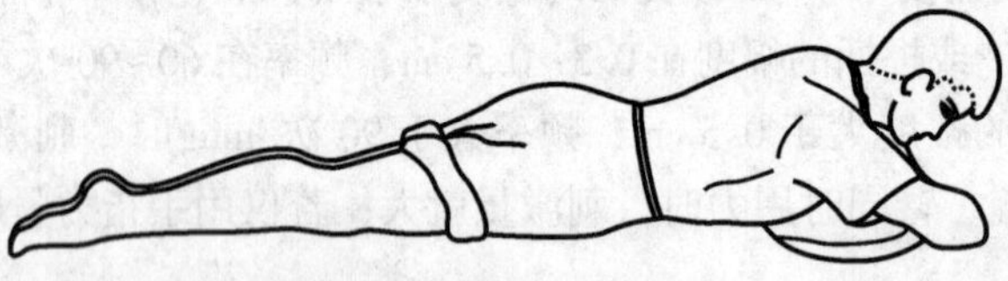

图 4–4 俯卧位

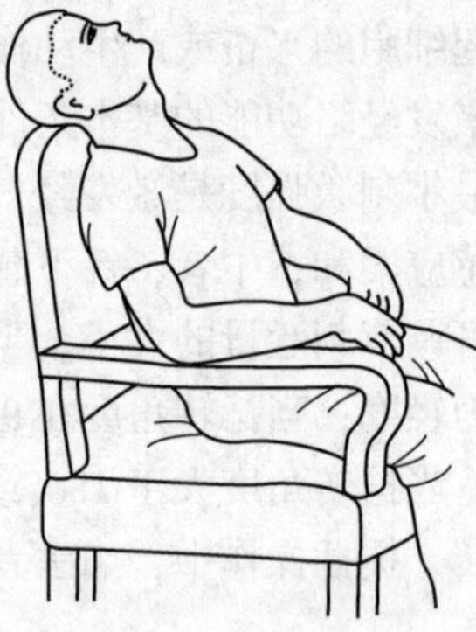

图 4–5 仰靠坐位

5. 侧伏坐位（图 4–6） 适用于一侧头部、面颊、耳前后部及颈部的腧穴，如头维、太阳、风池、颊车、听宫等。

6. 俯伏坐位（图 4–7） 适用于头顶、后头、项部、肩部、背部的腧穴，如风池、风府、肩井、天宗及背俞穴等。

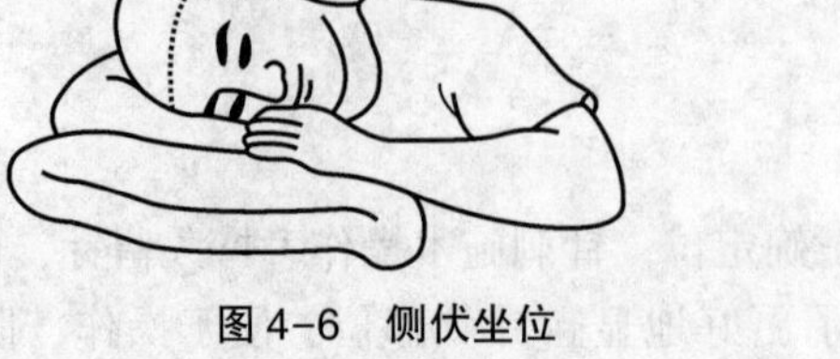

图 4–6 侧伏坐位

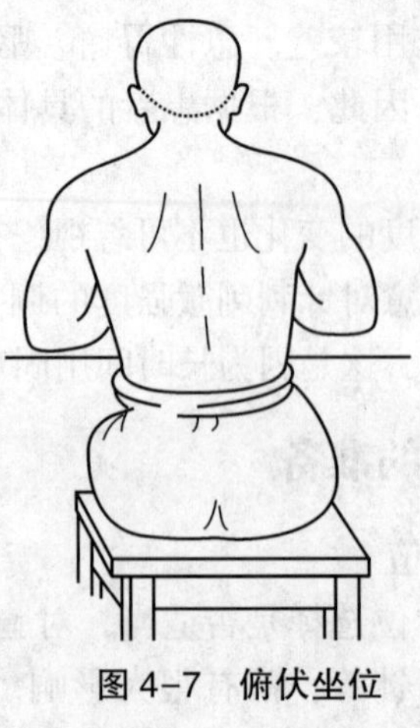

图 4–7 俯伏坐位

（二）定穴

针刺前应在选择适宜体位的基础上，准确定位腧穴位置，即定穴。定穴准确与否，直接关系到针刺疗效。《针灸大成》指出："凡点穴，以手揣摩其处，按而正之，以大指爪切掐其穴，于中庶得，进退方有准。"临床上根据处方要求，逐一在所选腧穴位置用手指按压、循摄，以局部酸胀感明显处是穴，并用拇指或示指指甲在所定腧穴处切掐"十"字印痕作为进针标记，便于消毒后针刺。

**（三）消毒**

针刺治疗前必须对医者手指、施术部位和治疗室内进行严格的常规消毒。

1. 医者手指消毒　在针刺前，医者的手必须先用肥皂水洗刷干净，待干后再用75%乙醇或0.5%碘伏棉球涂擦，方可持针施术。

2. 施术部位消毒　在患者需要针刺的腧穴部位皮肤上，用75%乙醇或0.5%碘伏棉球或棉签以进针点为中心逐渐向外绕圈拭擦，范围5 cm×5 cm。此法即常规皮肤消毒。注意，此类消毒必须做到"一次一穴一棉签（或棉球）"。

3. 治疗室内消毒　针灸治疗室内，除应保持空气流通、环境卫生清洁外，要定期进行紫外线照射消毒或消毒液喷洒。同时，治疗台上的床单、枕巾、盖被等物品要按时换洗晾晒，做到"一人一换"。

## 四、针刺过程中异常情况的处理及预防

针刺治病虽然比较安全，但如操作不慎，疏忽大意，或犯刺禁，或针刺手法不当，或对人体解剖部位缺乏全面的了解，临床上有时也会出现一些异常情况，常见的有以下几种。

**（一）晕针**

晕针是在针刺过程中患者发生昏厥的现象。

【原因】　患者体质虚弱，精神紧张，或疲劳、饥饿、大汗、大渴、大吐、大泻、大出血之后，或体位不当，或医者在针刺时手法过重，而致针刺时或留针过程中发生此现象。

【症状】　患者突然出现精神疲惫，头晕目眩，面色苍白，恶心欲吐，多汗，心悸，四肢发冷，血压下降，脉沉细；或神志昏迷，仆倒在地，唇甲青紫，二便失禁，脉微细欲绝。

【处理】　立即停止针刺，将针全部起出。使患者平卧，注意保暖，轻者仰卧片刻，给予温开水或糖水后，即可恢复正常。重者在上述处理的基础上，可刺水沟、素髎、内关、足三里，灸百会、关元、气海等穴，即可恢复。若仍不省人事、呼吸微弱、脉细弱者，可考虑配合其他急救措施。

【预防】　晕针重在预防。如初次接受针刺治疗或精神过度紧张者，应先做好解释，消除对针刺的顾虑，同时选择舒适持久的体位，最好采用卧位。选穴宜少，手法要轻。若患者饥饿、疲劳、大渴时，应令其进食、休息、饮水后再予针刺。医者在针刺治疗过程中，要精神专一，随时注意观察患者的神色，询问患者的感觉。一旦有不适等晕针先兆，应及早采取处理措施，防患于未然。

**（二）滞针**

滞针是指在行针时或留针后，医者感觉针下涩滞，行针、出针均困难，而患者感觉疼痛的现象。

【原因】　患者精神紧张，当针刺入腧穴后，患者局部肌肉强烈收缩，或行针手法不当，向单一方向捻针太过，以致肌肉组织缠绕针体而致。若留针时间过长，患者体位移动，有时也可出现滞针。

【现象】　针在体内，医者捻转、提插、出针均感困难。若勉强捻转、提插时，则患者痛不可忍。

【处理】　若患者精神紧张，局部肌肉过度收缩时，可稍延长留针时间，嘱咐患者不要紧张，或于滞针腧穴附近进行循按，或叩弹针柄，或在附近再刺一针，以宣散气血，缓解肌肉紧张。若行针不当，或单向捻针而致者，可向相反方向将针捻回，即可消除滞针。

【预防】　对精神紧张者，应先做好解释工作，消除患者不必要的顾虑。注意行针的操作手法和避免单向捻转，若用搓法时，应注意与提插法的配合，则可避免肌纤维缠绕针身而防止滞针的发生。

**（三）弯针**

弯针是指进针时或针刺入腧穴后，针身在体内形成弯曲的现象。

【原因】　医者进针手法不熟练，用力过猛、过速，以致针尖碰到坚硬组织或患者在针刺或留针时移动体位，或因针柄受到某种外力压迫、碰击等，均可造成弯针。

【现象】 针柄改变了进针或刺入留针时的方向和角度，提插、捻转及出针均感困难，而患者感到疼痛。

【处理】 出现弯针后，不得再行提插、捻转等手法。如针系轻微弯曲，应慢慢将针起出。若弯曲角度过大时，应顺着弯曲方向将针起出。若由患者移动体位所致，应使患者慢慢恢复原来体位，局部肌肉放松后，再将针缓缓起出，切忌强行拔针，以免针断入体内。

【预防】 医者进针手法要熟练，指力要均匀，并避免进针过速、过猛。选择适当体位，在留针过程中，嘱患者不要随意变动体位，注意保护针刺部位，针柄不受外物硬碰和压迫。

#### （四）断针

断针又称折针，是指针体折断在人体内的现象。

【原因】 针具质量欠佳，针身或针根有损伤剥蚀，进针前失于检查，针刺时将针身全部刺入腧穴，或行针时强力提插、捻转，肌肉猛烈收缩，或留针时患者随意变更体位，或弯针、滞针未能进行及时地正确处理等，均可造成断针。

【现象】 行针时或出针后发现针身折断，其断端部分针身尚露于皮肤外，或断端全部没入皮肤之下。

【处理】 医者态度必须从容镇静，嘱患者切勿变动原有体位，以防断针向肌肉深部陷入。若残端部分针身显露于体外时，可用手指或镊子将针起出。若断端与皮肤相平或稍凹陷于体内者，可用左手拇、示二指垂直向下挤压针孔两旁，使断针暴露体外，右手持镊子将针取出。若断针完全深入皮下或肌肉深层时，应在X线下定位，手术取出。

【预防】 应认真仔细地检查针具，对不符合质量要求的针具，应剔出不用。避免过猛、过强行针。在行针或留针时，应嘱患者不要随意更换体位。针刺时更不宜将针身全部刺入腧穴，应留部分针身在体外，以便于针根断折时取针。在进针、行针过程中，如发现弯针时，应立即出针，切不可强行刺入、行针。对于滞针等亦应及时正确处理，不可强行硬拔。

#### （五）血肿

血肿是指针刺部位出现的皮下出血而引起肿痛的现象。

【原因】 针尖弯曲带钩，刺伤血管所致。

【现象】 出针后，针刺部位肿胀疼痛，继则皮肤呈现紫色。

【处理】 若微量的皮下出血而致局部小块青紫时，一般不必处理，可以自行消退。若局部肿胀疼痛较剧，青紫面积大而且影响到活动功能时，可先做冷敷止血后，再做热敷或在局部轻轻揉按，以促使局部瘀血消散吸收。

【预防】 仔细检查针具，熟悉人体解剖部位，避开血管针刺，出针时立即用无菌干棉签或棉球揉按压迫针孔。

#### （六）气胸

气胸是指由于针刺伤及肺组织，空气进入胸膜腔而出现的一系列症状。

【原因】 针刺胸、背、腋、胁、缺盆等部位的腧穴时，直刺过深，伤及肺脏，引起创伤性气胸。

【现象】 轻者出现胸痛、胸闷、心悸、呼吸不畅，严重者则见呼吸困难、唇甲发绀、出汗、血压下降等症。体检时，可见患侧胸部肋间隙变宽，胸部叩诊呈过清音，气管向健侧移位，听诊呼吸音减弱或消失。有部分病例针刺当时并无明显异常现象，隔数小时后才逐渐出现胸痛、胸闷、呼吸困难等症状。

【处理】 一旦发生气胸，应立即起针，并让患者采取半卧位休息，嘱患者保持心情平静，切勿恐惧而翻转体位。一般漏气量少者，可自行吸收。医者要密切观察，随时对症处理，如给予镇咳、消炎类药物，以防止肺组织因咳嗽扩大创口，加重漏气和感染。对严重病例需及时组织抢救，如胸腔排气、少量慢速输氧等。

【预防】 医者在进行针刺过程中精神必须高度集中，令患者选择适当的体位，严格掌握进针的深度、角度。

**（七）针刺内伤**

针刺内伤是指由于针刺的角度和深度不正确而造成的相应内脏损伤。

【原因】　主要是医者缺乏解剖学知识，对腧穴和脏器的部位不熟悉，加之针刺过深，或提插幅度过大，造成相应的脏器损伤。

【现象】　刺伤肝、脾，可引起内出血、肝区或脾区疼痛，有的可向背部放射。如出血不止，腹腔聚血过多，会出现腹痛、腹肌紧张，并有压痛及反跳痛等急腹症症状。刺伤心脏时，轻者可出现刺痛，重者有剧烈撕裂痛，引起心外射血，即刻导致休克等危重情况。刺伤肾脏，可出现腰痛、肾区叩击痛、尿血，严重时血压下降、休克。刺伤胆囊、膀胱、胃、肠等空腔脏器时，可引起疼痛、腹膜刺激征或急腹症等症状。

【处理】　损伤轻者，卧床休息一段时间后，一般即可自愈。如损伤较重，或有继续出血倾向者，应加用止血药，或局部做冷覆止血处理，并加强观察；注意病情及血压变化。若损伤严重，出血较多，出现休克时，则必须迅速进行输血等急救措施。

【预防】　医者要认真学习解剖学，并准确掌握腧穴位置和腧穴结构，明确腧穴下的脏器组织。针刺胸腹、腰背部的腧穴时，应控制针刺深度，行针幅度不宜过大。

**（八）刺伤脑或脊髓**

刺伤脑或脊髓是指针刺的角度和深度不正确引起的脑或脊髓损伤。

【原因】　针刺头项部的一些腧穴，如风府、哑门、大椎、风池及背部第1腰椎以上督脉穴和夹脊穴时，若针刺过深，或针刺方向、角度不当，均可伤及脑或脊髓，造成严重后果。

【现象】　如误伤延髓时，可出现头痛、恶心、呕吐、呼吸困难、休克和神志昏迷等。如刺伤脊髓，可出现触电样感觉向肢端放射，甚至引起暂时性肢体瘫痪，有时可危及生命。

【处理】　当出现上述症状时，应及时出针。对于轻者，嘱其安静休息，经过一段时间后，可自行恢复。对于重者，则应及时邀请神经外科等有关科室会诊、抢救。

【预防】　凡针刺第1腰椎以上督脉穴及夹脊穴，都要认真掌握针刺深度、方向和角度。例如，针刺风府、哑门，针尖方向不可上斜，不可过深；悬枢以上的督脉穴及夹脊穴，均不可深刺。上述腧穴在行针时只宜用捻转手法，避免提插手法，禁用捣刺手法。

## 五、针刺注意事项

由于人的生理功能状态和生活环境条件等因素，在针刺治病时，还应注意以下几个方面。

（1）患者在过于饥饿、疲劳和精神过度紧张时，不宜立即进行针刺。对身体瘦弱、气虚血亏的患者，进行针刺时手法不宜过强，并应尽量选用卧位。

（2）妇女怀孕3个月以内者，不宜针刺小腹部的腧穴。若怀孕3个月以上者，腹部、腰骶部腧穴也不宜针刺。三阴交、合谷、昆仑、至阴等一些通经活血的腧穴，在孕期应慎针刺。

（3）小儿囟门未合时，头顶部的腧穴不宜针刺。

（4）常有自发性出血或损伤后出血不止的患者，不宜针刺。

（5）皮肤有感染、溃疡、瘢痕或肿瘤的部位，不宜针刺。

（6）对胸、胁、腰、背脏腑所居之处的腧穴，不宜直刺、深刺，肝脾肿大、肺气肿患者更应注意。

（7）针刺眼区和项部的风府、哑门等穴及脊柱部的腧穴，要注意掌握一定的角度，更不宜大幅度提插、捻转和长时间留针，以免伤及重要组织器官，产生严重的不良后果。

（8）对尿潴留等患者在针刺小腹部的腧穴时，也应掌握适当的针刺方向、角度、深度等，以免误伤膀胱等器官，出现意外事故。

## 第二节　毫针刺法

毫针为古代九针之一。因其针体微细，故又称“微针”、“小针”，是古今临床应用最广的一种针具。毫针刺法是各种针法的基础，是针灸医师必须掌握的基本方法和操作技能。

### 一、毫针的构造与规格

#### （一）毫针的构造

毫针多用不锈钢制成，也有用金、银或合金制成的。不锈钢毫针具有较好的弹性和强度，不易锈蚀，且价格便宜，因此最为常用。金、银或合金毫针强度稍差，但其导电和导热性能明显优于不锈钢毫针，适用于温针疗法，因其价格昂贵，临床较少应用。

毫针的结构分为针尖、针身、针根、针柄和针尾五部分（图 4-8）。

针尖：指针的尖端锋锐部分，亦称针芒。其状如松针，是接触皮肤刺入机体的前锋部分。

针身：指针尖至针柄间的主体部分，亦称针体，是刺入机体内相应深度的部分。

针根：指针身与针柄连接的部分，是观察针身刺入机体深度和提插幅度的外部标志。

针柄：指针根至针尾的部分，是持针着力和温针放置艾绒的部分。其一般多用金属丝缠绕成螺旋状，分圈柄（亦称环柄）、花柄、平柄、管柄等多种（图 4-9）。

针尾：指针柄的末梢部分。

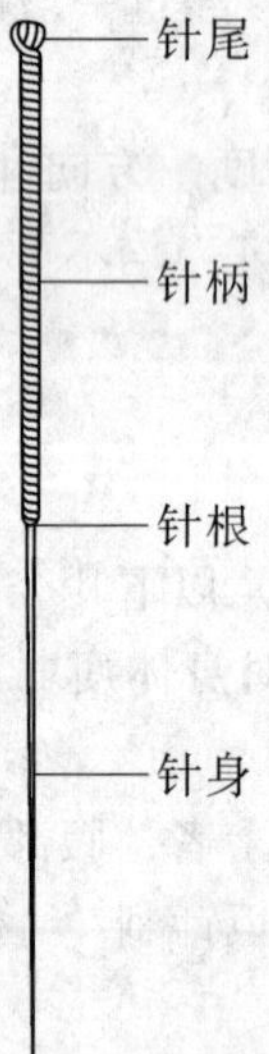

图 4-8　毫针的结构

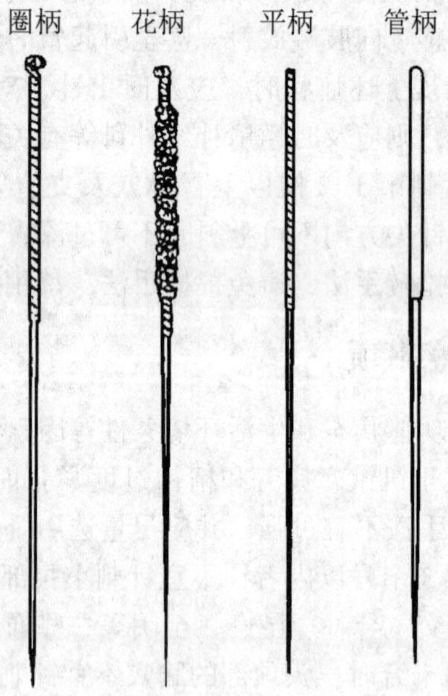

图 4-9　针柄的形状

#### （二）毫针的规格

毫针的规格主要以针身的长短和粗细来区分（表 4-2、表 4-3）。

表 4-2　毫针的长度规格

| 规格/寸 | 0.5 | 1 | 1.5 | 2 | 3 | 4 | 5 | 6 |
|---|---|---|---|---|---|---|---|---|
| 针身长度/mm | 15 | 25 | 40 | 50 | 75 | 100 | 125 | 150 |

表 4-3　毫针的粗细规格

| 号数 | 26 | 27 | 28 | 29 | 30 | 31 | 32 | 33 | 34 | 35 |
|---|---|---|---|---|---|---|---|---|---|---|
| 直径/mm | 0.45 | 0.42 | 0.38 | 0.34 | 0.32 | 0.30 | 0.28 | 0.26 | 0.24 | 0.22 |

临床一般以粗细为 28~30 号（直径 0.38~0.32 mm）和长短为 1~3 寸（针身长度 25~75 mm）的毫针最为常用。短针多用于耳穴及肌肉少薄部腧穴的浅刺，长针多用于肌肉丰厚部腧穴的深刺。

## 二、针刺练习

由于毫针针身细软，如果没有一定的指力，进针时就很难力贯针尖、顺利进针，而且对各种手法的操作也不能运用自如。如果没有娴熟的手法，就难以控制针体、实施各种治疗针法。不协调动作不仅会给患者带来不舒服的感觉，使患者对针刺治疗产生恐惧心理，而且影响治疗效果。因此，初学针刺者和针刺医生在临床操作前必须进行指力与手法的基本功训练，这是顺利进针、减少疼痛、提高疗效的基本保证。

指力是指医者持针之手的力度。针刺时需要一定的力度方能使针刺入机体。一般持针需手指的功夫，进针需手腕功夫，进针后手法的实施则需手指、手腕的相互协调。良好的指力是掌握好针刺手法的基础，只有勤学苦练才能达到使指力既劲直有力，又刚柔相济，力达针尖，并贯穿到各种手法的操作过程中。针刺练习可按以下三步进行。

1. 纸垫练针法　用松软的纸张折叠成长约 8 cm、宽约 5 cm、厚 2~3 cm 的纸块，用线如“井”字形扎紧，做成纸垫。练针时，左手平执纸垫，右手拇、示、中三指持针柄如持笔状，使针尖垂直地抵在纸垫上，然后右手拇指与示、中指前后交替地捻动针柄，并渐加一定的压力进针，待针穿透纸垫出针，另换一处反复练习（图 4-10）。纸垫练针法主要是锻炼指力和捻转的基本手法。

2. 棉团练针法　用布将棉花包裹，用线封口扎紧，做成直径为 6~7 cm 的棉团。练针方法同纸垫练针法，所不同的是棉团松软，可以做提插、捻转等多种基本手法的练习。在进行练针时，捻转要做到角度大小随意、来去一致、快慢均匀，提插要做到幅度上下一致、频率快慢一致，提插与捻转配合动作协调、得心应手、运用自如（图 4-11）。棉团练针法主要是练习提插、捻转的行针方法。

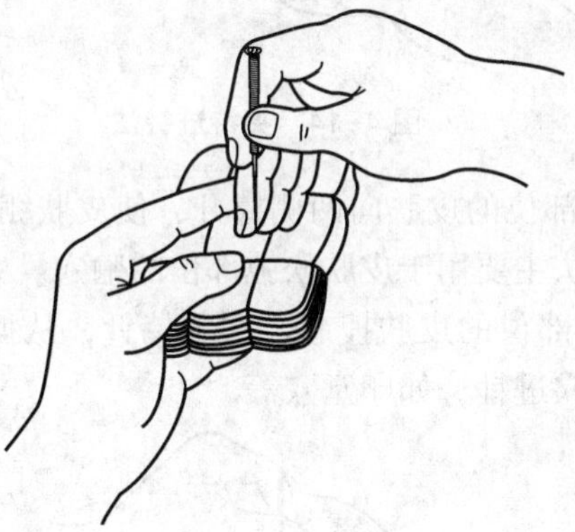

图 4-10　纸垫练针法

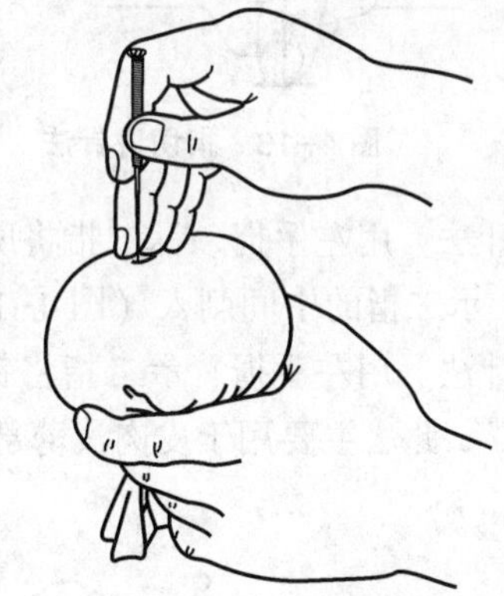

图 4-11　棉团练针法

在进行纸垫和棉团练针时，可先用较短的毫针练起，待手法熟练后，再改用较长的毫针练习；捻转的角度、提插的幅度可由小到大，频率由慢到快；纸垫的厚度和硬度逐步提高。

3. 自身练针法　通过纸垫和棉团练针，有了一定的指力和掌握了一些行针手法后，可在自己身上按要求消毒后进行试针（学习者之间也可相互试针），进一步体会手法与针感的关系、针尖刺达不同组织结构的感觉、得气的感觉及得气时持针手指的感觉，以便临床针刺施术时心中有数、指力均匀、手法熟练、指感敏锐、针感出现快。

## 三、进针法

临床针刺时一般应双手协同操作，持针之手称为刺手，辅助进针之手称为押手，常用有以下几种进针手法。

### （一）单手进针法

单手进针法是只用刺手将针刺入腧穴的方法。以刺手拇、示指持针，中指指端紧靠腧穴，中指指腹抵住针身下段，当拇、示指向下用力按压时，中指随势屈曲将针刺入，直刺至所要求的深度（图4-12）。此外，还有两种单手进针法，一是夹持针柄进针法，即用右手拇、示指持针柄下段，中指指腹紧贴在针身旁，依靠拇、示指指关节的屈曲运动将针刺入腧穴；二是单用右手拇、示二指夹持无菌干棉球，夹住针身下端，使针尖露出2~3分，对准腧穴位置，将针迅速刺入腧穴，然后手持针柄将针捻转刺入一定深度。

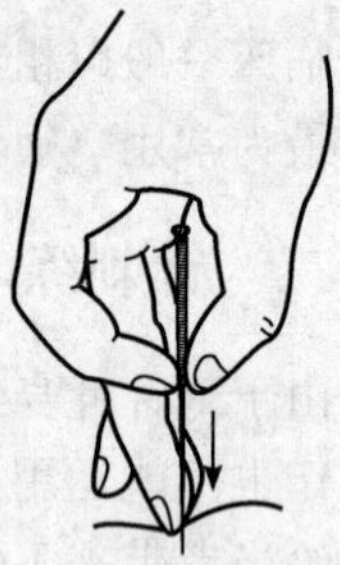

图4-12　单手进针法

### （二）双手进针法

双手进针法是刺手与押手互相配合，协同进针的方法。常用的有以下几种。

1. 指切进针法　又称爪切进针法，用左手拇指或示指指端切按在腧穴位置的旁边，右手持针，紧靠左手指甲面将针刺入腧穴（图4-13）。此法适用于短针的进针。

2. 夹持进针法　又称骈指进针法，即用左手拇、示二指持捏无菌干棉球，夹住针身下端，将针尖固定在所刺腧穴的皮肤表面位置，右手捻动针柄，将针刺入腧穴（图4-14）。此法适用于长针的进针。

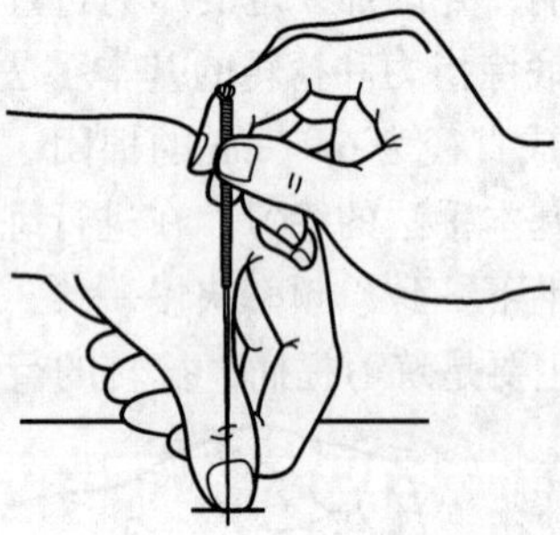

图4-13　指切进针法

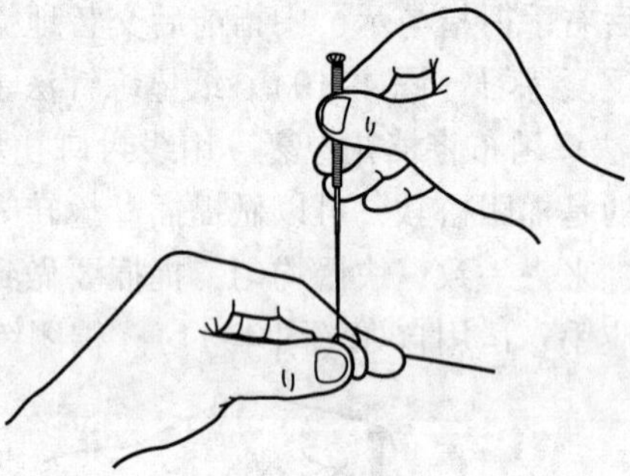

图4-14　夹持进针法

3. 舒张进针法　用左手拇、示二指将所刺腧穴部位的皮肤向两侧撑开，使皮肤绷紧，右手持针，使针从左手拇、示二指的中间刺入（图4-15）。此法主要用于皮肤松弛部位的腧穴。

4. 提捏进针法　用左手拇、示二指将针刺腧穴部位的皮肤捏起，右手持针，从捏起的上端将针刺入（图4-16）。此法主要用于皮肉浅薄部位的腧穴进针，如印堂穴等。

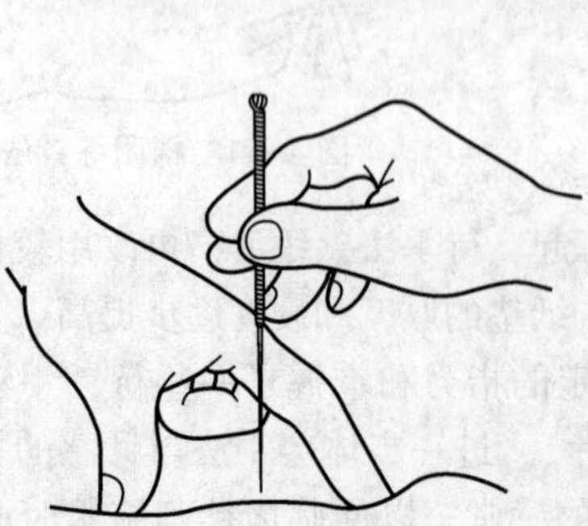

图4-15　舒张进针法

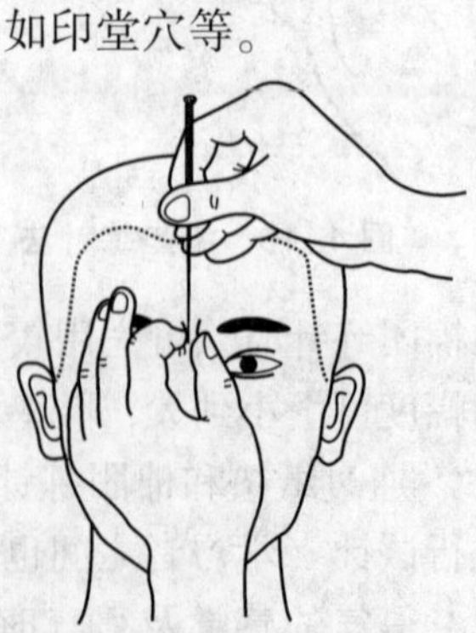

图4-16　提捏进针法



5. 针管进针法　即备好玻璃、塑料或金属制成的针管，针管长度比毫针短2~3分，以便露出针柄，针管的直径以能顺利通过针尾为宜。进针时，左手持针管，将针装入管内，针尖与针管下端平齐，置于应刺的腧穴上，针管上端露出针柄 2~3 分，用右手示指叩打针尾或用中指弹击针尾，即可使针刺入，然后退出针管，再运用行针手法。

以上各种进针方法在临床上应根据腧穴所在部位的解剖特点、针刺深浅和手法的要求灵活选用，以便进针和减少患者的疼痛。

## 四、针刺角度与深度

### （一）针刺角度

针刺角度是指进针时针身与皮肤表面所形成的夹角。它是根据腧穴所在位置和医者针刺时所要达到的目的结合而定。一般分下列三种角度（图 4-17）。

1. 直刺　指针身与皮肤表面呈 90°角，垂直刺入。此法适用于人体大部分腧穴。

2. 斜刺　指针身与皮肤表面呈 45°角左右，倾斜刺入。此法适用于肌肉较浅薄处或内有重要脏器或不宜直刺、深刺的腧穴。

3. 平刺　又称横刺、沿皮刺，指针身与皮肤表面呈 15°角左右，沿皮刺入。此法适用于肌肉少薄部位的腧穴，如头部的腧穴等。

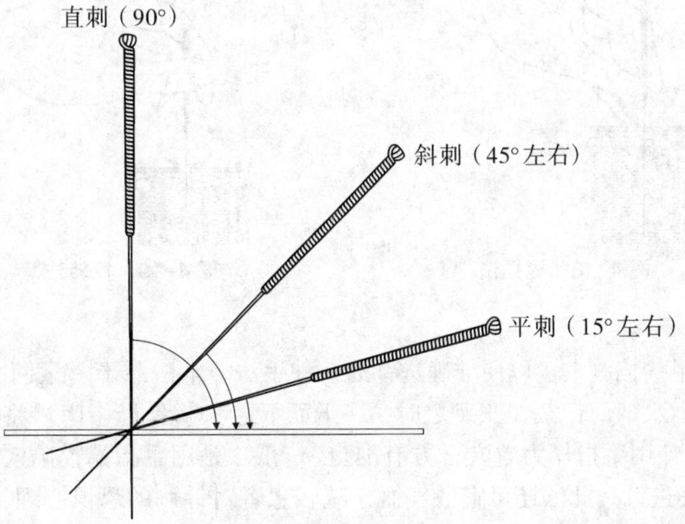


图 4-17　针刺角度

### （二）针刺深度

针刺深度是指针身刺入人体内的深浅程度。每个腧穴的针刺深度，在腧穴各论中已有详述，在此仅根据下列情况，作原则性的介绍。

1. 体质　身体瘦弱者，宜浅刺；身强体肥者，宜深刺。

2. 年龄　年老体弱及小儿娇嫩之体，宜浅刺；中青年身强体壮者，宜深刺。

3. 病情　阳证、新病，宜浅刺；阴证、久病，宜深刺。

4. 部位　头面、胸背及肌肉少薄处的腧穴，宜浅刺；四肢、臀、腹及肌肉丰满处的腧穴，宜深刺。

总之，针刺深度以既有针感，同时又不伤及脏器为宜。至于不同季节，对针刺深浅也有影响，也应予以重视。

针刺的角度和深度关系极为密切，一般来讲，深刺多用直刺，浅刺多用斜刺或平刺。对天突、哑门、风府等穴，以及眼区、胸背和重要脏器如心、肝、肺等部位的腧穴，尤其要注意掌握好针刺的角度和深度。

## 五、行针法

行针法亦名运针法，是指将针刺入腧穴后，为了使之得气，调节针感及进行补泻而实施的各种针刺手法。行针法可分为基本手法和辅助手法。

### （一）基本手法

1. 提插法　是将针刺入腧穴一定深度后，使针在腧穴内进行上下、进退的操作方法（图4-18）。使针从浅层向下刺入深层为插，由深层向上退到浅层为提。至于提插幅度的大小、层次的有无、频率的快慢及操作时间的长短等，应根据患者的体质、病情和腧穴的部位，以及医者所要达到的目的，灵活掌握。

2. 捻转法　是将针刺入腧穴一定深度后，以右手拇指和中指、示指持住针柄，进行一前一后来回旋转捻动的操作方法（图4-19）。至于捻转角度的大小、频率的快慢、操作时间的长短等，应根据患者的体质、病情和腧穴的特征，以及医者所要达到的目的，灵活运用。

以上两种基本手法，既可单独应用，也可相互配合运用，在临床上必须根据患者的具体情况，灵活掌握，才能发挥其应有的作用。

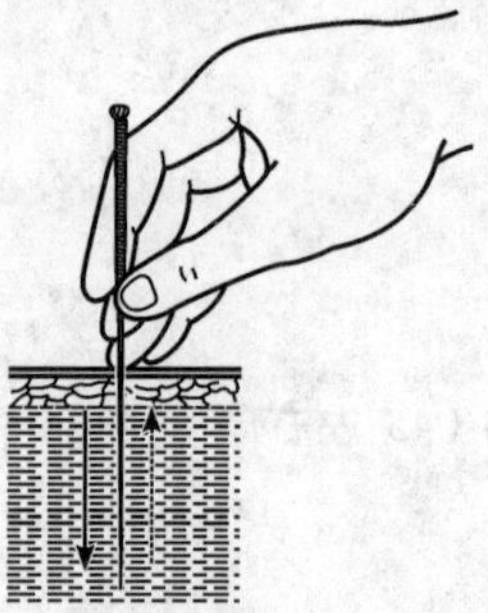
图4-18　提插法

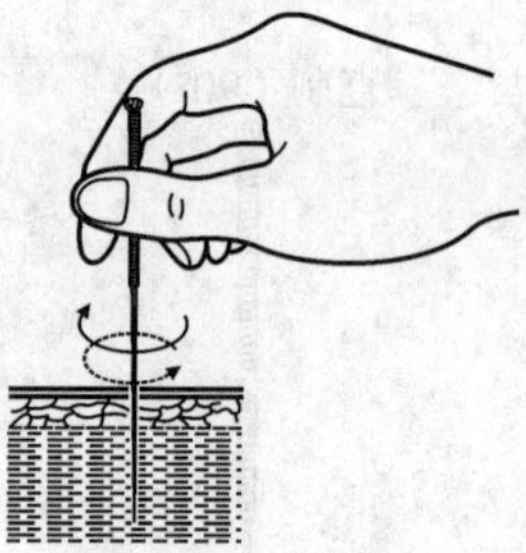
图4-19　捻转法

### （二）辅助手法

1. 爪法　是用指甲按掐腧穴，以便准确进针的一种手法。本法源于《素问·离合真邪论》："爪而下之。"《难经·七十八难》记载"当刺之时……爪而下之"。《针经指南》将此法列入"下针十四法"中，"爪者，凡下针用手指作力置穴，方有准也"。爪法是用手指揣摸腧穴、找准腧穴后，以指爪切掐其处，以便准确进针。此法还可宣散气血，减轻患者对针刺的恐惧心理，减少肌肉的紧张度，再配合快速进针，以减轻针刺引起的疼痛。

2. 切法　是在进针前以手指按压腧穴，使气血宣散的一种手法（图4-20）。本法源于《灵枢·官能》："切而转之，其气乃行。"《灵枢·刺节真邪论》云"用针者，必先察其经络之虚实，切而循之"、"卷而切推"。《针经指南》将此法列入"下针十四法"中，"切者，凡欲下针，必先用大指甲左右于穴切之，令气血宣散，然后下针，是不伤荣卫故也"。《针灸大成》把爪法、切法合为一法，"爪切者，凡下针，用左手大指爪甲，重切其针之穴，令气血宣散，然后下针，不伤于荣卫也"。针刺前先以大指按掐腧穴，使气去血散，然后进针，此即临床常用的爪切进针法。其具有宣散气血、诊察经络虚实和固定腧穴的作用，并且还能分离筋骨、避开血管、减少进针时的疼痛。

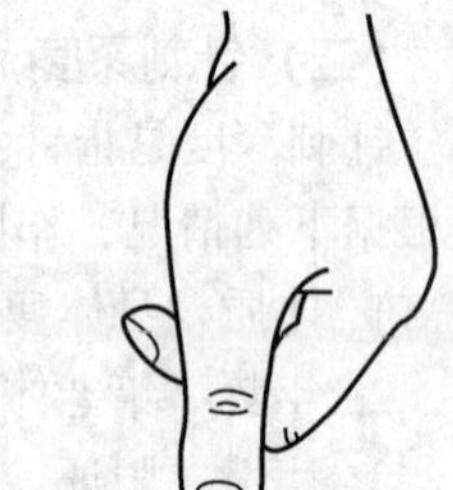
图4-20　切法

3. 循法　是指在进针后不得气时，用手指沿经脉上下轻揉拍打，按摩体表，促使气至的一种方法（图4-21）。《灵枢·刺节真邪》云"用针者，必先察其经络之虚实，切而循之……视其应动者，乃复取而下之"。《灵枢·邪客》云"左手执骨，右手循之"。《针经指南》将此法列入"下针十四法"中，"循者，凡下针于属部分经络之处，用手上下循之，使气血往来而已是也"。《针灸大成》将此法归为针法的基本操作中，并列入"下手八法"内，"凡下针，若气不至，用指于所属部分经络之路，上下左右循之，使气血往来，上下均匀，针下自然气至沉紧"，"循，循而通之。经曰：凡泻针，必以手指于穴上四旁循之，使令气血宣散，方可下针"。本法具有探察经络虚实和促使气至的作用。通过指循，调和气血、导引经气，激发经气的运行，使针刺容易得气，从而达到调和阴阳、治疗疾病的目的。此法多用于进针后经气未至、得气迟缓的患者，又可作为控制针感、使气至病所的辅助方法。

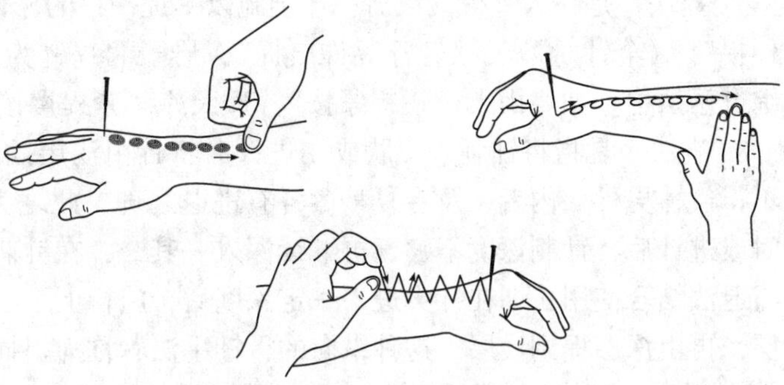

图 4-21　循法

4. 摄法　是在滞针的情况下，以指甲随经络掐按腧穴上下，促使气散的一种方法（图 4-22）。《难经·七十一难》云"刺阴者，先以左手摄按所针荥输之处，气散乃内针"。《针经指南》将此法列入"下针十四法"中，"摄者，下针如气涩滞，随经络上，用大指甲上下切，其气血自得通行也"。《针灸大成》论摄法："凡下针，如针下邪气滞涩不行者，随经络上下，用大指爪甲切之，其气自通也。"摄法，原为《难经》针刺营分时，先使卫分气散的一种方法，后世发展成解除滞针的方法，具有宣通涩滞之气的作用。其操作方法是用大指、中指或示指指甲在所针经络处来往按切，可使肌肉松弛，血气流通，故可解除滞针，并有引气通节、扩大针感传导的作用。

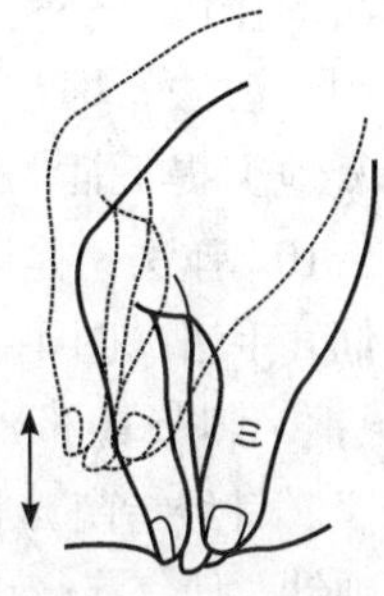

图 4-22　摄法

5. 扪法　是出针之后按压针孔，使气留于内的一种方法。《素问·真邪离合论》云"扪而循之"。《灵枢·官针》补法用"推其皮，盖其外门"之法。《素问·宝命全形论》认为此法具有"令神气存"、"大气留止"的作用。《针经指南》将此法列入"下针十四法"中，"凡补时，用手扪闭其穴是也"。《针灸大成》把扪法收载于"下手八法"中，"扪，扪而闭之。经曰：凡补必扪而出之，故补欲出针时，就扪闭其穴，不令气出，使气血不泄，乃为真补"。扪法的含义有二：一是针前在肌肤上循穴抚摩皮肤，以疏散局部气血，有助于进针；二是在出针后，以手指扪按针孔，不使经气外泄，即开阖补泻之补法，用于各种虚证的治疗。现在临床上，常在起针后用乙醇棉球揉按针孔，以防止出血，并有消除针后不适感的作用。

6. 按法　见于《黄帝内经》，主要用于腧穴肌肤的按压，其意义有三：其一，按闭针孔以施补泻。《灵枢·终始》云"一方实，深取之，稀按其痏……一方虚，浅刺之……疾按其痏……"。《素问·针解》云"出针勿按"、"徐出针而疾按之"、"疾出针而徐按之"。其二，按循肌肤，助气血运行。《素问·离合真邪论》曰"推而按之"；《灵枢·刺节真邪》曰"弹而按之"、"按而致之"、"按摩勿释"。《灵枢·邪气脏腑病形》曰"刺涩者，必先按而循之"。其三，用于辨证施针。《灵枢·终始》载"凡刺此者，以指按之，脉动而实且疾者疾泻之"、"痛而以手按之不得者，阴也，深刺之"。《难经·七十一难》论按法，"刺阴者，先以左手摄按所针荥输之处，气散乃内针"。《难经·七十八难》曰"当刺之时，先以左手压按所针荥输之处"。后代医家在《黄帝内经》、《难经》基础上又进行发展。《针经指南》将此法列入"下针十四法"中，"按者，以手捻针无得进退、如按切之状是也。"《针灸大成》论补针要法："推进一豆，谓之按，为截，为随也。"论针头补泻："……推而按之者，是用右指捻针按住，近失不失，则远气乃来也。"论候气法："若气不至……更不至者……男即轻手按穴……女即重手按穴。"按法是在入针以后，连续施以一按一松的操作，具有加强针感、促使气血运行的作用。另外，针刺得气时将针推进下插为补法，使卫分之气深入以纳之。《难经·七十六难》称之为"当补之时，从卫取气"。《难经·七十八难》曰："得气因推而纳之，是谓补。"后世医家又进一步阐发，把紧按用于补法，慢按用于泻法，提按结合叫做捣，具有加强针感、促使气行的作用。

7. 提法　是在入针得气以后，连续施以一提一松的操作，具有泻法的作用。《针经指南》曰“爪下伸提”。《金针赋》云“轻浮豆许曰提”，男子“提针为热”，女子“提针为寒”，并把提法用于许多综合手法中。如烧山火“慢提紧按”、透天凉“紧提慢按，徐徐举针”、抽添法“提按搜寻”。

8. 进法　是指将针刺入皮肤或在进针后将针由浅层插入深层的过程。《针经指南》曰：“进者，凡不得气，男外女内者，及春夏秋冬各有进退之理，此之为进也。”进法的作用有二：其一，用于进针时或进针后，针刺深度不够，再继续深入。其二，在针刺得气时，再刺进一些，具有补虚作用。本法与退法结合使用，即在针尖进入一定深度后，施行上下、进退的行针手法，反复地将针从浅层插进深层，再由深层提到浅层。这种纵向的行针手法，称为提插手法。进法即现在的插法。

9. 退法　是将针由深层退至浅层或退出体外的过程。本法源于《针经指南》：“退者，为补泻欲出之时，各先退针一豆许，然后却留针，方可出之，此为退也。”《针灸大成》的退法操作是：“凡退针，必在六阴之数，分明三部之用，斟酌不可不诚心着意……欲退之际，一部一部以针缓缓而退也。”退法的作用：一是用于出针；二是在针刺深度已过而尚未得气的情况下，可将针退回，另行手法；三是用于泻法，即在得气的基础上，将针稍稍退回。本法与进法结合使用，即在针尖进入一定深度后，反复地上提下插。这种纵向行针手法，称为提插手法。退法即现在的提法。

10. 弹法　是以手指轻弹腧穴或针尾，以加强针感、助气运行的一种催气手法（图4-23）。此法源于《素问·离合真邪论》“弹而努之”。《灵枢·刺节真邪》曰：“用针者，必先察其经络之虚实……按而弹之。”《针经指南》将此法列入“下针十四法”中：“凡补时可用大指甲轻弹针，使气疾行也。”弹法有两方面的内容，一为弹穴，一为弹针。弹穴即弹而努之，用手轻弹肌肤，使脉络气血充盈，具有辨别经络虚实、测知气血盛衰、促使气行的作用，用于针前。弹针，是在针刺得气后，以指甲轻弹针柄数次，具有加强针感使气速行的作用。本法多在下列情况下使用：进针后经气未至或得气迟缓者；针感限于局部不能沿经传导者；针下紧急，不得捻转者。本法一般多在留针过程中使用。

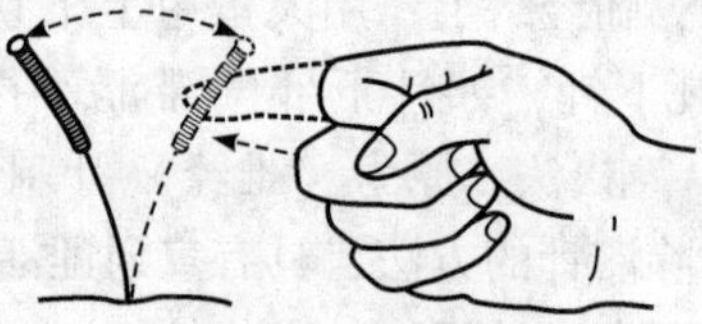

图4-23　弹法

11. 刮法　是用指甲刮动针柄，以加强针感、助气运行的方法（图4-24）。本法古称抓法。《素问·离合真邪论》曰“抓而下之”，姚止庵注“抓，侧交切，以爪甲刮针也”。《医学入门》记载：“将大指爪从针尾刮至针腰，此刮法也，能移不忍痛，可散积年风，午后又从针腰刮至针尾。”“病在上刮向上，病在下刮向下，有挛急者，频宜刮切。”刮法的操作方法较多，应用时可以任选。①双手操作法：以左手拇、示两指夹住针身下端，右手拇指抵压针柄顶端，右手示、拇或中指指甲刮针柄，或以左手拇指指端压按针柄上端，略为向下用力，两手示指弯曲，指背相对，夹住针体，右手拇指指甲在针柄上频频上下刮之。②单手操作法：以拇指抵住针尾，以示指或中指的指甲轻刮针柄；或以示、中指抵住针尾，以拇指指甲刮针柄。通过刮动，针体震动以激发经气的运行。在腧穴较浅的部位，不能提、按、抽、捣时，每多用本法。本法针感不强不弱，感觉舒适，适用于体质虚弱、精神过度紧张、过度疲劳、敏感性强或初诊的患者。

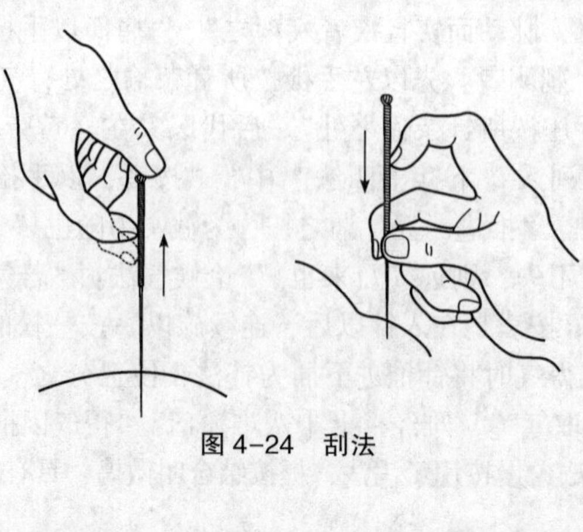

图4-24　刮法

12. 搓法　是下针之后，将针单向捻转的一种手法（图4-25）。本法源于《黄帝内经》的捻转针法。后世医家进一步阐发其义，《针经指南》曰："搓者，凡令人觉热，向外针似搓线之貌，勿转太紧。治寒而里卧，依前转法，以为搓也。"《针灸大成》将此法列为针刺的基本操作，"凡转针如搓线之状，勿转太紧，随其气而用之。若转太紧，令人肉缠针，则有大痛之患"。在"下针八法"中进一步分补泻："搓，搓而转者，如搓线之貌，勿转太紧，转者左补右泻，以大指次指相合，大指往上，进为之左，大指往下，退为之右，此则左右补泻之大法也。"搓法是以手指向左或向右飞或前或后地单向捻转针体，通过针体不同的速度转动而产生补泻和扩大针感的作用。同时因左右、前后转动还可出现寒凉感和温热感，故本法是一种简单的热补凉泻手法。应用本法要根据指下的感觉，适当地运用指力，依具体情况掌握捻转角度，以免牵掣皮肤而引起疼痛。

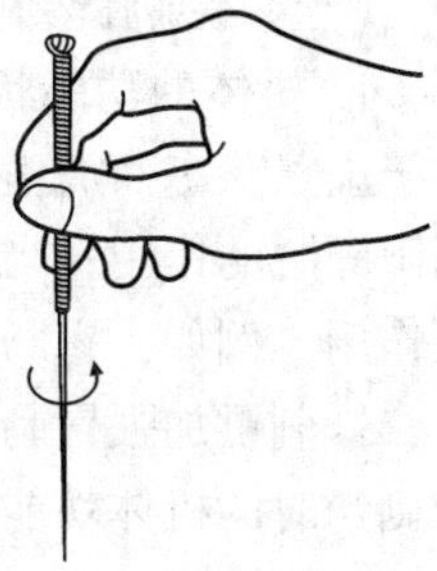

图4-25　搓法

13. 盘法　是用针做循环盘转以加强针感的一种方法（图4-26）。《针经指南》将此法列入"下针十四法"中，"如针腹部，于穴内轻盘摇转而已"。《金针赋》记载为"肚腹盘旋"。《针灸问对》分盘法补泻，"如针腹部软肉去处，只用盘法……其盘法如循法之状，每次盘时，各须运转五次，左盘按针为补，右盘提针为泻。故曰盘以和气。如针关元，先刺入二寸五分，退出一寸，只留一寸五分，在内盘之"。盘法是在得气后，将针由地部提至天部，使针倾斜，与皮肤呈45°角，以针孔为圆心，使针做弧形运动，具有加强反应及控制感觉传播方向的作用。盘而带按为补，带提为泻。一般盘90°，有时可盘180°。本法适用于肌肉松弛丰盈处，不宜在肌薄皮厚处施行。

14. 摇法　是指在行针或出针过程中，摇动针柄，以加强针感，促使气行或排邪外出的一种方法（图4-27）。《灵枢·官能》云"摇大其穴，气出乃疾"，《素问·调经论》曰"外门不闭，以出其疾，摇大其道，如利其路"。《针经指南》将此法列入"下针十四法"中，"摇者，凡泻时，欲出针，必须动摆而出者，是也。"《针灸大成》曰："凡出针三部，欲泻之际，每一部摇一次，计六摇而已。以指捻针，如扶人头摇之状，庶使针孔开大也。"摇法即搬动针柄，以针尖部位为支点，使针体往复摇动，摇而带提或边摇针边出针是泻，多用于浅表部位。摇法还能加强针感，有促使针感向一定方向传导的作用。直针而摇，可以加强针感，如结合呼吸，提插捻转六数，即为"白虎摇头"法。卧倒针身而摇，可使针感向一定方向传导，如将针向行气摇法与九六数结合使用即"青龙摆尾"法。

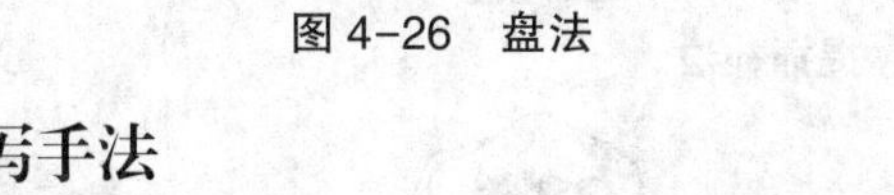

图4-26　盘法

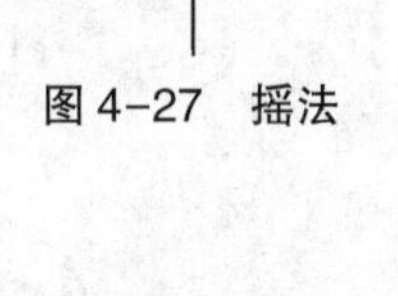

图4-27　摇法

## 六、补泻手法

针刺补泻是根据《灵枢·经脉》"盛则泻之，虚则补之，热则疾之，寒则留之，陷下则灸之"这一针灸治病的基本理论原则，确立的两种不同的治疗方法。《灵枢·九针十二原》说："虚实之要，九针最妙，补泻之时，一针为之。"《备急千金要方》也说："凡用针之法，以补泻为先。"这是针刺治病的一个重要环节，也是毫针刺法的核心内容。

补法，是泛指能鼓舞人体正气，使低下的功能恢复旺盛的方法；泻法，是泛指能疏泻病邪，使亢进的功能恢复正常的方法。针刺补泻就是通过针刺腧穴，采用适当的手法激发经气以补益正气、疏泻病邪，调节人体脏腑经络功能，促使阴阳平衡而恢复健康的方法。

### （一）影响针刺补泻效果的因素

1. 机体的功能状态　在不同的病理状态下，针刺可以产生不同的调整作用（补泻效果）。当机体处于虚惫状态而成虚证时，针刺可以起到扶正补虚的作用。若机体处于虚脱状态时，针刺还可以起到回阳固脱的作用；当机体处于邪盛状态而呈实热、邪闭的实证时，针刺可以起到清热启闭、祛邪泻实的作用。例如，胃肠功能亢进而痉挛疼痛时，针刺可解痉止痛；胃肠功能抑制而蠕动缓慢、腹胀纳呆时，针刺可加强胃肠蠕动，提高消化功能，消除腹胀，增进食欲。大量的临床实践和试验研究表明，针刺当时的机体功能状态，是产生补泻效果的主要因素。

2. 腧穴作用的相对特异性　腧穴的主治作用，不仅具有普遍性（共性），而且还具有相对特异性（个性）。人体不少腧穴，如关元、气海、命门、膏肓及五脏背俞穴等，都能鼓舞人体正气，促进功能旺盛，具有强壮作用，适宜于补虚益损。此外，很多腧穴，如水沟、委中、十二井穴、十宣等，都能疏泻病邪，抑制人体功能亢进，具有祛邪作用，适宜于祛邪泻实。当实行针刺补泻时，必须结合腧穴作用的相对特异性，才能产生针刺补泻的效果。

3. 针刺手法的不同　针刺手法是产生补泻作用，促使机体内在因素转化的主要手段。临床观察和实验研究表明，针刺补泻手法作用于机体时，可以出现补和泻所特有的规律性效应。在临床上为了使针刺产生补泻作用，古今医家在长期的医疗实践过程中，创造并总结出不少针刺补泻手法。一般根据其手法简繁不同的特点，可将针刺补泻手法分为单式补泻手法和复式补泻手法两类。

### （二）单式补泻手法

1. 基本补泻手法

（1）提插补泻法：是根据针体在腧穴内提、插手法的轻重来区分补泻的针刺手法。《难经·七十八难》说："得气，因推而内之，是谓补；动而伸之，是谓泻。"《针灸大成》曰："凡补，针先浅而后深；泻，针先深而后浅。凡提插，急提慢按如冰冷，泻也；慢提急按火烧身，补也。"提插补泻法的作用是调和阴阳，补法以重插轻提为主，引导阳气入内，阳气充实，有温补作用，可治疗经气不足、虚寒证；泻法以重提轻插为主，引导阴气外出，邪气得泻，有凉泻的作用，可治疗经气有余、实热证。具体操作方法是：①补法，针刺得气后，在针下得气处小幅度上下提插，重插轻提（紧按慢提）。针上提时速度宜慢，用力宜轻；针下插时速度宜快，用力宜重（图4-28）。②泻法，针刺得气后，在针下得气处小幅度上下提插，轻插重提（紧提慢按）。针上提时速度宜快，用力宜重；针下插时速度宜慢，用力宜轻（图4-29）。

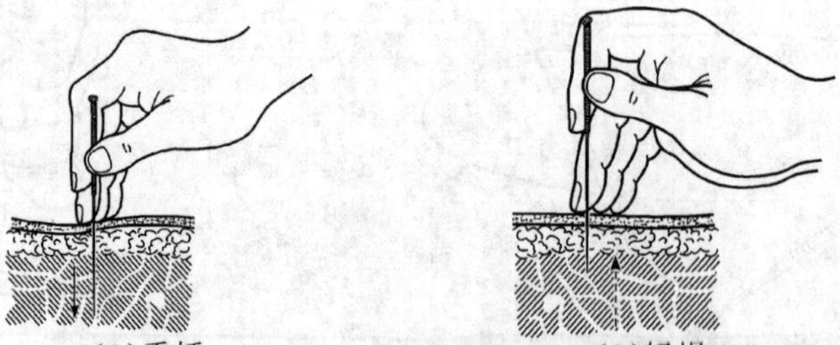

（1）重插　　（2）轻提

图4-28　提插补法

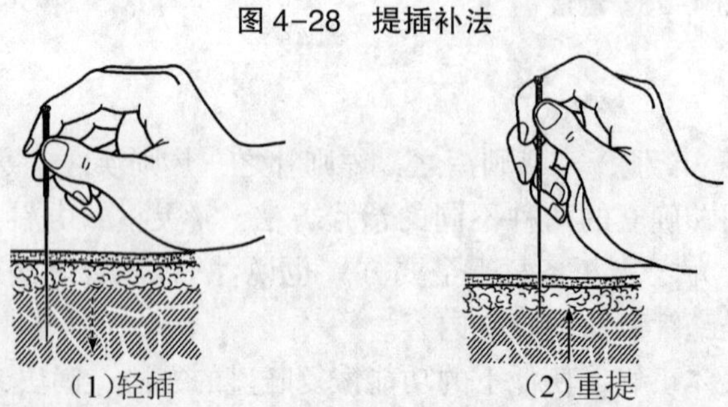

（1）轻插　　（2）重提

图4-29　提插泻法

（2）捻转补泻法：主要是根据针体在腧穴内捻转的方向、用力的轻重来区分补泻的手法。《针经指南》说："以大指次指相合，大指往上进，谓之左；大指往下退，谓之右。"即以拇指捻针，其作用力向前进令针外转，或者向后退令针内转，以此区分针刺补泻。《针灸大成》认为："左（外）转从阳，能行诸阳；右（内）转从阴，能行诸阴。"即以阴阳的顺逆作为补泻的作用原理。临床上本法常用于四肢部腧穴，尤其在欲使针感沿一定方向传导时，具有较好的行气、催气作用。守气时运用之，也可使针感保持连续不断。具体操作是：针刺后在针下得气的基础上，以拇指和示指末节的指腹部来回转针，有进有退，以用力轻重、拇指向前捻或拇指向后捻为主的不同手法，或配合捻转针的次数多少来区分补泻。①补法：针刺得气后，在针下得气处小幅度捻转，拇指向前外转时用力重，指力沉重向下；拇指向后内转还原时用力轻，反复操作（图4-30）。②泻法：针刺得气后，在针下得气处小幅度捻转，拇指向后内转时用力重，指力浮起向上；拇指向前外转还原时用力轻，反复操作（图4-31）。

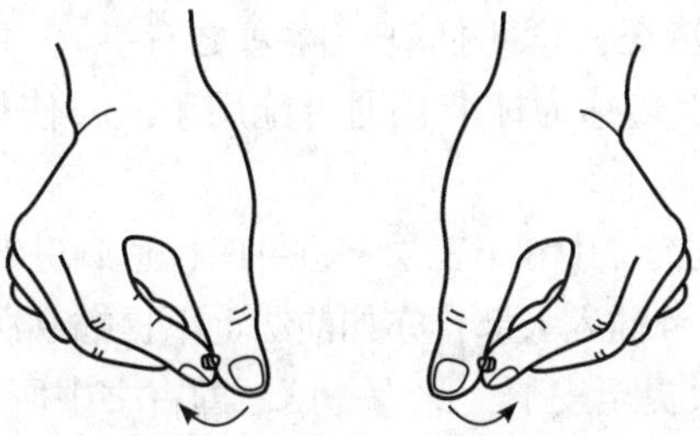

图4-30　捻转补法

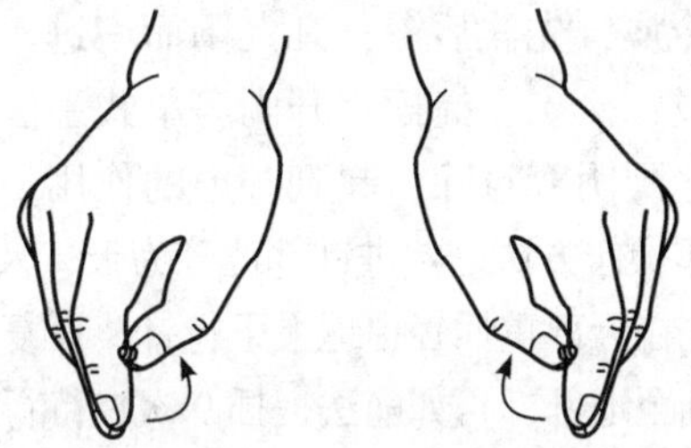

图4-31　捻转泻法

2. 其他补泻手法

（1）迎随补泻法（针向补泻）：针刺得气后，针尖顺其经脉，随而济之为补法；针尖逆其经脉，迎而夺之为泻法。如针刺手三阴经穴，由于手三阴经脉从胸走手，故在得气后将针尖顺着经脉走行（向着手的方向）实行手法者有补益精气的作用；将针尖逆着经脉走行（向着胸的方向）实行手法者有疏泻邪气的作用。明代张世贤根据《难经·七十二难》所载"知营卫之流行，经脉之往来者，随其逆顺而取之，故曰迎随"，注为"凡欲泻者，用针芒朝其经脉所来之处，迎其气之来未盛，乃逆针以夺其气，是谓之迎。凡欲补者，用针芒朝其经脉所去之路，随其气之方去未虚，顺针以济其气，是谓之随"的迎随补泻操作方法。

迎随补泻首见于《黄帝内经》，以后《难经》和历代医家有多种解释。有的认为迎随是补泻法的总称，泛指各种针刺补泻法；有的认为只是指一种针刺补泻法而言，即针向顺逆的补泻法。

（2）徐疾补泻法：是指针体在穴内，以进针、出针及行针的快慢区分补泻的针刺手法。《灵枢·九针十二原》指出"徐而疾则实，疾而徐则虚"，《灵枢·小针解》解释为"徐而疾则实者，言徐内而疾出也；疾而徐则虚者，言疾内而徐出也"。说明缓慢地进针，快速地出针，为补法；快速地进针，缓慢地出针，为泻法。操作时，对于虚证，先在浅部候气，得气后，将针缓慢地向内推进到一定深度，退针时快速提至皮下。这种徐进疾退手法，引导阳气由浅入深、由表及里，故为补法。对于实证，进针要快，一次刺入应刺深部候气，气至后，引气往外，出针时要缓慢，使邪气由深出浅、由里达表，故为泻法。

（3）呼吸补泻法：是指在用针刺手法时，配合患者的呼吸以区分补泻的方法。《针灸大成》说："欲补之时，气出针入，气入针出；欲泻之时，气入入针，气出出针。"即当患者呼气时进针、转针，吸气时退针、出针为补法；反之则为泻法。

（4）开阖补泻法：是指针刺补泻过程中，以出针时按不按针孔区分补法或泻法的操作术式。出针后速按针孔者为补法；出针时摇大针孔，出针后不按针孔者为泻法。《素问·刺志论》曰"入实者，左手开针孔也；入虚者，左手闭针孔也"，《针灸大成》说"补，左手闭针穴，徐出针而疾按之；泻，右手开针穴，疾出针而徐按之"，都明确地指出开阖补泻的具体操作方法。本法亦配合上述补泻手法同时运用。

（5）平补平泻法：是指针刺入一定深度得气后，均匀地提插、捻转即可出针。这种平补平泻法与《黄帝内经》的"导气"法、《神应经》的"平补平泻"（先泻后补）法和《针灸大成》的"平补平泻”（小补小泻）法有所不同，是近代医家临床惯用的针刺补泻手法之一，主要适用于临床虚实不明显的一般病证。

（6）九六补泻法：是以奇数为阳、偶数为阴，选九、六两数与提插、捻转结合来分别补泻的方法。奇数为阳属天为补，偶数为阴属地为泻，故补法用九数，如提插或捻转 9 次或 27 次，泻法用六数，如提插或捻转 6 次或 18 次。在《针灸大全》、《针灸聚英》、《针灸大成》等书中，均有用九阳、六阴之数，结合其他补泻手法，成为各种复式补泻。

### （三）复式补泻手法

复式补泻手法是综合应用多种补泻手法进行针刺补泻的方法。

1. 烧山火　是一种补虚生热，用于治疗虚寒证的手法（图 4-32）。《金针赋》记载：“烧山火，治顽麻冷痹，先浅后深，凡九阳而三进三退，慢提紧按，热至，紧闭插针，除寒之有准。”烧山火手法由呼吸、徐疾、提插、开阖等单式手法组成，以针下出现热感为标准，通过施用手法，使机体阳气隆至，达到阴寒自除，起到补虚的作用。

具体操作方法是：进针部位分为天、人、地三部，也就是上、中、下三层。进针时，速刺进针于皮下，少停，先在天部重插轻提地上下行针，反复 9 次，再少停，将针插入人部，亦如前法上下提插 9 次，少停，最后深刺至地部，再如前法提插 9 次，待行针完毕，将针一次提至皮下，此为一度，即古书中所说的三进一退、紧按慢提的手法。在敏感的患者身上，手法至此，即可有热的感觉。倘若第一度行针完毕，患者无热感，可如前法行第二度、第三度，连续做完，一般均可产生热感。如果三度之后仍无热感，可静留片刻，再继续按度数重做，直至产生热感为止。出针即扪其穴，揉闭针孔，以防元气外越。

按其具体操作，本法的三进一退乃是徐疾法中的徐进疾出的补法。紧按慢提是插针时重而快，提针时轻而慢，乃为提插补泻手法中的补法，行九数，乃为九六补泻法的九阳补数。出针扪孔，乃为开阖补泻法的补法。它集四种补法于一式，故有较强的温补作用，所以能够温补脏腑经脉之元气，可治一切虚寒性的疾病如伤寒三阴证，阳痿、遗尿，阴挺、偏坠等。

施用本法，如数度过后只痛不热，说明患者机体反应过于迟钝。可令其结合口呼气、鼻吸气，按呼吸补泻法要求配合用于本法，其他如刮法，也可相配施用。需注意的是，一定在得气的前提下按度施行，不然是不易成功的。

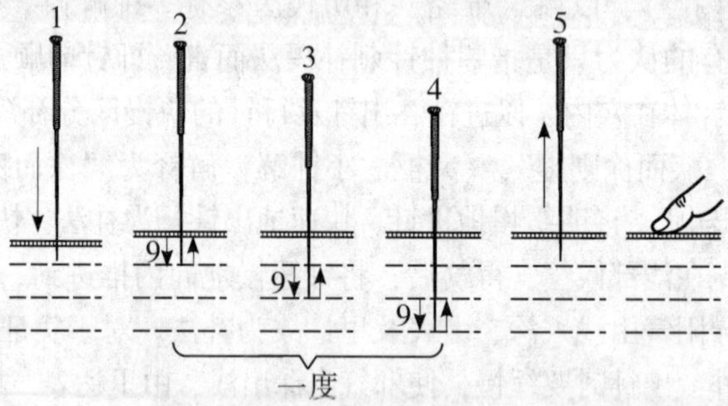

图 4-32　烧山火

2. 透天凉　是一种用于实热病的凉泻手法（图 4-33）。《金针赋》记载：“透天凉，治肌热骨蒸，先深后浅，用六阴而三出三入，紧提慢按，徐徐举针，退热之可凭。”它集呼吸、徐疾、提插、开阖等单式泻法而成。同烧山火法正好相反。操作时，速刺进针于皮下。少倾，一次直透地部，然后在原处求得针感后，轻插重提上下行针 6 次，退针到人部，如前法轻插重提上下 6 次，再退到天部，如法 6 次，为一度，是“疾进徐出”、“一进三退”、“慢按紧提”、“行六阴数”等四法的结合。敏感的患者会有针下清凉的感觉。如第一度没有凉感，可如法连行三度。如仍不成功，停留片刻，反复依度施行。直到有凉感产生，退针不闭孔穴。

有时连行多度仍不成功，可配合呼吸补泻法，令其口吸气、鼻呼气，吸入针，呼出针，亦可震刮针柄 20~30 次。本法为四种泻法结合在一起，凉泻力较强，故多用于实热性疾病，如中暑、高热、

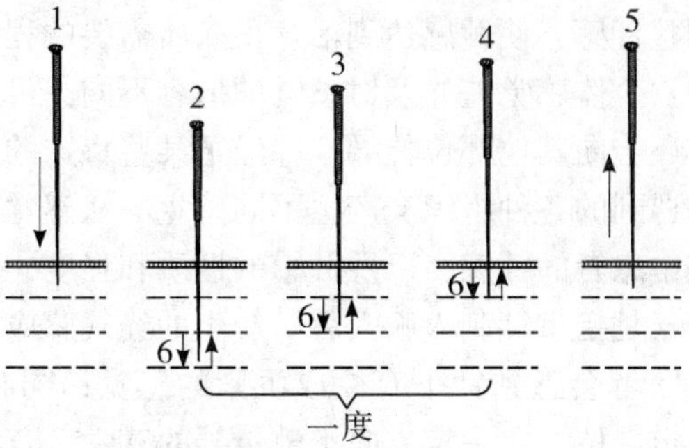


图 4-33　透天凉

中风闭证等。

要注意的是，施行本法时，应在得气的前提下施行。

以上两法是截然相反的，但在施行中，都必须选择肌肉丰满处的常用穴。如环跳、曲池、足三里、合谷等。患者体位要舒适，避免行针过重发生晕针。

3. 阳中隐阴（先补后泻）　此法包含两种意思：一是补中有泻，适用于虚中挟实证。二是先补后泻，适用于先寒后热证。本法见于《金针赋》："先寒后热浅而深，以九六之法，先补后泻也。"操作时，先进针半程（预定深度的一半）。用插针重而快、提针轻而慢的提插补法，反复行九阳数，至针下有热感时，再进针半程（预定深度）。行提针重而快、插针重而慢的提插泻法，反复行六阴数，直至已泻而虚，针下清凉，然后退针（图 4-34）。

本法基本上属徐疾、提插、九六三种补泻手法相结合的复式手法，只是先补后泻，补泻兼施，故说是复中有复。

4. 阴中隐阳（先泻后补）　此法包含两种意思：一是泻中有补，适用于实中挟虚证；二是先泻后补，适用于先热后寒证。本法见于《金针赋》："先热后寒深而浅，以六九之法，则先泻后补也。"操作时与前法相反。进针时达全程（预定深度），用提插法中的泻法，插针时轻而慢，提针时重而快，反复行六阴之数，直到针下有清凉感觉。退针至半程（预定深度的—半），用提插手法中的补法，提针时轻而慢，插针时重而快，反复行九阳数，直至针下有温热感，然后退针（图 4-35）。

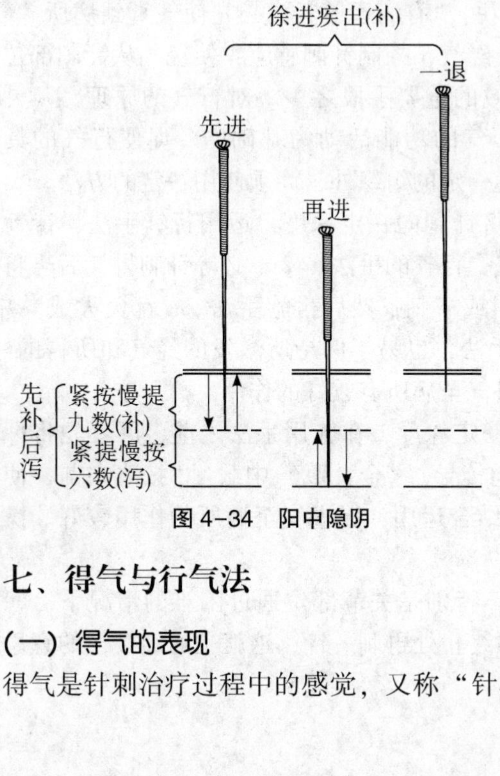


图 4-34　阳中隐阴

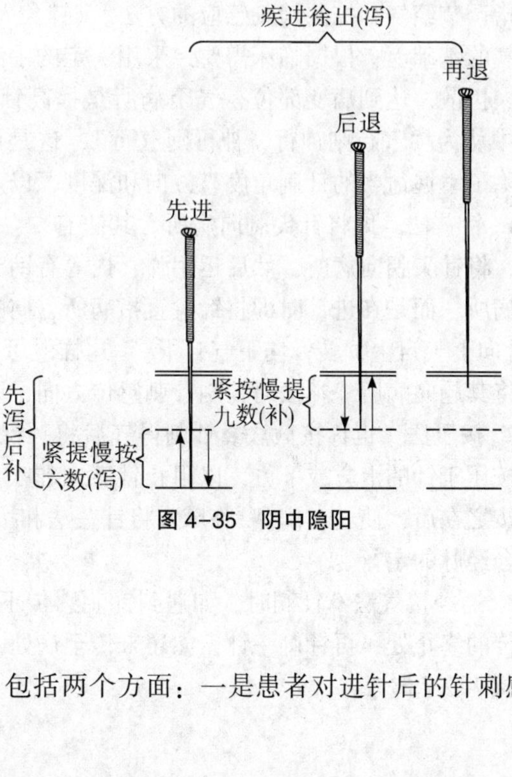


图 4-35　阴中隐阳

## 七、得气与行气法

### （一）得气的表现

得气是针刺治疗过程中的感觉，又称"针感"。包括两个方面：一是患者对进针后的针刺感觉，医者根据针感掌握刺激的手法操作，以达到有效的刺激程度。二是施术者手指对针刺入皮肤以后的感觉，医者根据感觉去寻找、调整针感，使针感达到治疗疾病所需要的程度。

由于刺激部位与组织结构、个体感觉差异及对感觉的形容不同，可反映出各式各样的针感；这些针感不但产生于针刺的局部，还会向其他部位传导。并经过某些特殊的方法诱发，用压力可阻断。医者在针刺过程中，针尖经过和遇到的各种组织会产生不同感觉，从感觉中可以得知针尖刺到的是何种组织，并从中得出在进针过程中患者的针感，以及针感的性质和强度，并根据感觉调整针感，使其达到治疗疾病的针感。总之，得气是指将针刺入腧穴后所产生的经气感应。

当这种经气感应产生时，医者会感到针下有徐或沉紧的感觉；同时患者也会在针下出现相应的酸、麻、胀、重等甚或沿着一定部位，向一定方向扩散传导的感觉。若无经气感应而不得气时，医者则感到针下空虚无物，患者亦无酸、麻、胀、重等感觉。正如窦汉卿在《针经标幽赋》中所说："轻滑慢而未来，沉涩紧而已至……气之至也，如鱼吞钩饵之浮沉；气未至也，如闲处幽堂之深邃。"这是对得气与否所做的形象描述。

### （二）得气的作用

得气与否与针刺疗效关系甚密，正如《灵枢·九针十二原》中所说："为刺之要，气至而有效。"《针经标幽赋》说："气速而速效，气迟至而不治。"都说明针刺必须得气，得气与否直接影响治疗效果。一般来说，得气迅速时，疗效就好，得气较慢时，疗效就差；若不得气，就可能无治疗效果。但是也应该注意，得气的强弱，也须因人、因病而异。一般来说，痿证、痹证、偏瘫和急性疼痛等疾病得气强则效果好，失眠、面肌痉挛等疾病得气弱却效果显著。气血虚弱、久病年迈之人，得气宜弱，气血旺盛、体壮年轻之人，得气宜强。总之，得气的强弱，应以患者舒适、疗效显著为目标。

在临床上若针刺不得气时，就要分析经气不至的原因。影响得气的因素很多，主要取决于患者体质的强弱和病情的变化，且与取穴准否和施术手法也有关系。一般来说，患者经气旺盛、血气充盈则得气迅速；反之则得气迟缓，或不得气。取穴准确者易于得气，反之则不易得气。此外，还应注意针刺的方向、角度和深度，亦可采用行针催气，或采用留针候气，或用温针，或加艾灸，以助经气来复，促使得气。

### （三）行气法

行气法又称调气法、导气法、运气法。行气是指针刺感应向一定的部位扩散和传导的现象。行气法是指调节经气和控制针刺感应的方法。《针灸大成》说："有病远道者，必先使气直到病所。"在针刺得气的基础上，根据临床需要，采用一定的手法调节经气，控制针刺感应，使经气从针刺部位沿经传导、扩散，达到病变部位，气至病所是提高针刺疗效的重要手段之一。对行气的原理，《灵枢集注》中认为"气行则神行，神行则气行"，这是以神、气的功能活动为基础的。促使行气的具体办法，除了掌握适当的针刺角度、方向和深度，以及刺达一定的组织外，尚须使用一定的方法。

1. 针芒法　即将针尖刺向病所。其法有二：①先将针刺向一定深度，运用行针手法，待针下得气后，将针尖朝向病所，然后运用弹、摇等有助于催气，行气的手法。②不必等针刺得气后再将针尖朝向病所，而是在进针时即将针尖直指病所，向病所斜或横刺，然后再施手法。《针灸大成》中载："转针向上气自上，转针向下气自下。"这样既可简化手法，也易于保持所激发的经气和所得的经气，直接将其趋向病所。本法对控制针刺感传方向，即促进气至病所有较好的作用。

2. 按压法　也称按截法。针刺得气后将针保持在一定深度，在施用手法之前，医者先将押手的手指按压于针的上方或下方，以阻止针感向非病所方向传导。《金针赋》中载："按之在前，使气在后，按之在后，使气在前。"临床多将针芒法和按压法结合运用，促进气至病所的作用较好。操作时应结合经脉的走行。

3. 通经接气法　针刺时，如遇到针刺感传不远时，特别是关节部位通过困难的情况下，就需要在感传的终止处，再针刺一针，如还未传至病处，在本终止处再刺一针，这就是通经接气的意思，又叫"接力法"。

4. 呼吸法　古人认为呼吸能推动气血的运行，因而以呼吸配合针刺则可控制针刺的感应。如《金针赋》中说：“病在上吸而退之，病在下呼而进之。”即病痛在取穴的上方，要在患者吸气时提针，可以使气上行，相反，病痛在取穴的下方，要在患者呼气时插针，可以使气下行。

应用行气法应注意：①明确诊断，确定疾病所属经脉。②分清虚实，给予适当刺激。③针刺方向准确，深度适当。④掌握病机，慎守勿失。在实施操作中还应注意保持环境安静，无干扰。医者要全神贯注，认真操作，患者应宽衣解带，身心放松，并仔细体察针感，给医者以积极的配合。

## 八、留针与出针法

### （一）留针法

当毫针刺入腧穴，行针得气并施以或补或泻手法后，将针留置在穴内者称为留针。留针是毫针刺法的一个重要环节，对于提高针刺治疗效果有重要意义。通过留针，可以加强针刺感应和延长刺激作用，还可以起到候气和调气的目的。针刺得气后留针与否，以及留针时间长短，应视患者体质、病情、腧穴位置而定。如一般病证，只要针下得气并施以适当补泻手法后，即可出针，或留置 10 ~ 20 min。但对一些特殊病证，如慢性、顽固性、痉挛性疾病，可适当延长留针时间；某些急腹症、破伤风角弓反张者，必要时可留针数小时。而对老人、小儿患者和昏厥、休克、虚脱患者，不宜久留针，以免贻误病情。留针方法主要有以下两种。

1. 静留针法　《素问·离合真邪论》有“静以久留”之说，即是针下气至后，让其自然地留置穴内，不再运针，到时出针。临床多用于对针感耐受性较差的慢性、虚弱性患者。此外，用于虚寒证的“寒则留之”也归为本法范畴。

2. 动留针法　《针灸大成》云“病滞则久留针”，即将针刺入腧穴先行针，待气至后，留置一定时间，在留针时反复运针，称为动留针法，亦称间歇行针法。本法的作用在于增强针刺感应，达到补虚泻实的目的。此外，临床用于针后经气不至者，可边行针催气，边留针候气，直待气至。

医者对留针必须重视，首先要排除不适于留针的患者，如不能合作的儿童、惧针者、初诊者、体质过于虚弱者；其次要排除不宜留针的部位，如眼区、喉部、胸部等；再次要排除不宜留针的病情，如尿频、尿急、咳喘、腹泻等。对需要留针、可以留针者，在留针期间，应时刻注意患者的面色和表情，防止晕针等意外发生。

### （二）出针法

出针，又称起针、退针。在施行针刺手法或留针、达到预定针刺目的和治疗要求后，即可出针。出针是整个毫针刺法过程中的最后一个操作程序，预示针刺结束。

1. 出针方法　一般是以左手拇指和示指持无菌干棉球轻轻按压于针刺部位，右手持针做轻微的小幅度捻转，并随势将针缓提至皮下（不可单手猛拔），静留片刻，然后出针。

2. 出针要求　依补泻的不同要求，分别采取“疾出”或“徐出”，以及“疾按针孔”或“摇大针孔”的方法出针。出针后，除特殊需要外，都要用无菌棉球轻压针孔片刻，以防出血或针孔疼痛。

当针退完后，要仔细查看针孔是否出血，询问针刺部位有无不适感，核对针数，检查有无遗漏，还应注意有无晕针延迟反应征象。

## 九、常用刺法

### （一）毫针透穴刺法

1. 直透法　直刺进针，由一侧腧穴向其对侧相应腧穴透刺，刺入腧穴得气后，针尖继续深刺入，至对侧相应腧穴皮下，得气后方可实施相应手法。如内关透外关治疗胁痛、心悸，阳陵泉透阴陵泉治疗膝痛、胆管疾病，悬钟透三阴交治疗偏头痛，太溪透昆仑治疗肾虚牙痛、足跟痛等。本法主要用于病变涉及肢体表里、阴阳两经的病证。

2. 斜透法　斜刺进针，从一穴透至与病变经络、脏腑相关的腧穴，针刺得气后，可实施相应手法。如曲池透手三里治疗肘关节疼痛、上肢瘫痪，足三里透上巨虚治疗腹泻、腹痛，足三里透承山治疗下肢瘫痪、腓肠肌痉挛等。本法主要用于病变涉及相邻经脉的病症。

3. 横透法　横刺进针，由一穴向相关腧穴透刺，针刺得气后，可施行相应手法。如百会透前顶治疗颠顶痛，上星透神庭治疗鼻塞，地仓透颊车治疗口眼㖞斜等。本法多用于头面、胸背皮肉浅薄处，以及邻近有血管、深层有重要脏器的部位；或用于病邪在浅表的病证。

**（二）多针刺法**

在病变局部或腧穴处，用多支毫针刺入的方法称为局部多针刺法。此法可加强针感和刺激量，提高临床疗效。

1. 傍刺法　是指在病变局部或腧穴上，先直刺一针，再在其旁边斜刺一针的刺法（图4-36）。《灵枢·官针》云："傍针刺者，直刺、傍刺各一，以治留痹久居者也。"操作时，一般宜取痛点（或反应点）及其临近腧穴，先直刺一针，捻转得气后，再在其旁0.5~1寸处斜刺一针，针尖朝向并靠近直刺针，捻转得气，使针感向四周扩散。两针深度基本相等。本法适用于压痛明显、固定不移、久治不愈的痹证和疼痛，如头痛、关节痛、肌纤维组织炎、腰背痛、足跟痛、腰椎增生症等。

2. 齐刺法　是指在病变局部中心直刺一针，左右（或上下）各斜刺一针的刺法（图4-37）。《灵枢·官针》说："齐刺者，直入一，傍入二，以治寒气小深者。或曰三刺，三刺者治痹气小深者。"现代临床用三针集合或平行直刺腧穴或反应点，亦称为齐刺法。操作时，先在病变局部（如痛处）中心直刺一针，得气后再在其左右（或上下）1~1.5寸处各平行直刺一针，分别捻针，使针感向深层或四周扩散。三针方向与深度均相同。本法适用于寒湿久居、痛点固定、压痛明显而又缠绵不愈的痹证和疼痛，如网球肘、腰痛、膝痛、踝扭伤等。

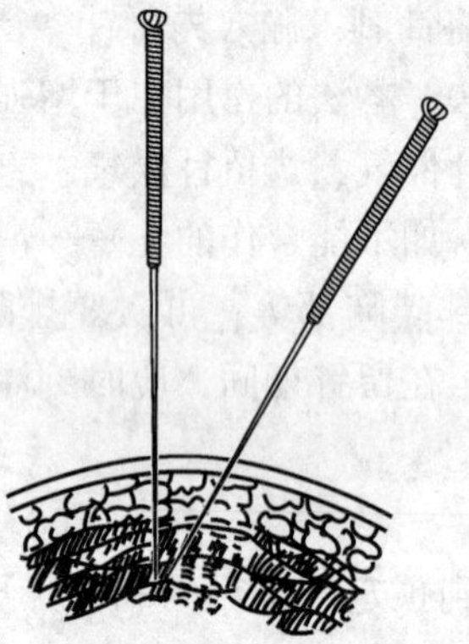

图4-36　傍刺法

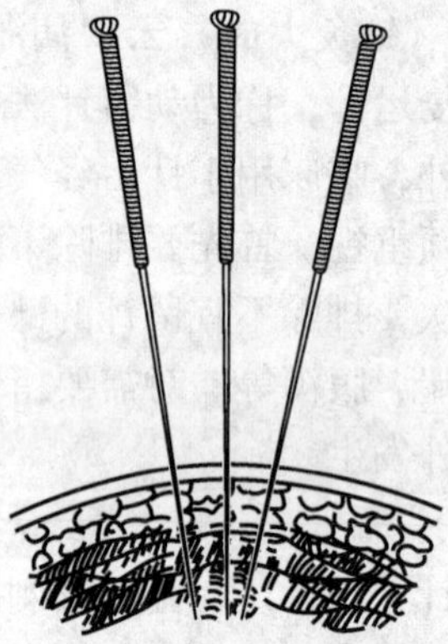

图4-37　齐刺法

3. 扬刺法　是指在病变局部中心直刺一针，再在其上、下、左、右各刺一针的刺法（图4-38）。《灵枢·官针》曰："扬刺者，正内一，傍内四而浮之，以治寒气之博大者也。"操作时，先在病变局部（如痛处）中心直刺一针，得气后再在其上、下、左、右各1~2.5寸分别向病变中心斜刺或沿皮刺一针，分别捻针，使针感向四周扩散。本法适用于寒邪凝滞、经络气血痹阻所致的疼痛、麻木、局部肿胀，且病变范围较大、病位浅表者，如风湿痛、腱鞘炎、腱鞘囊肿等。

4. 围刺法　是指多针向病变中心刺入，似围剿敌寇状的刺法。本法源于扬刺法，而应用更为广泛。先在病变中心直刺一针，得气后再在其四周边缘处向中心斜刺或沿皮刺4~8针（根据病灶面积确定针数），使针感向四周扩散。本法适用于局限性肿块、结节、麻木、疼痛，如四肢关节软组织损伤、肱骨外上髁炎、腱鞘囊肿、乳房小叶增生症、甲状腺肿瘤、神经性皮炎、慢性湿疹（皮损局部增厚、范围局限者）、皮炎和带状疱疹等。

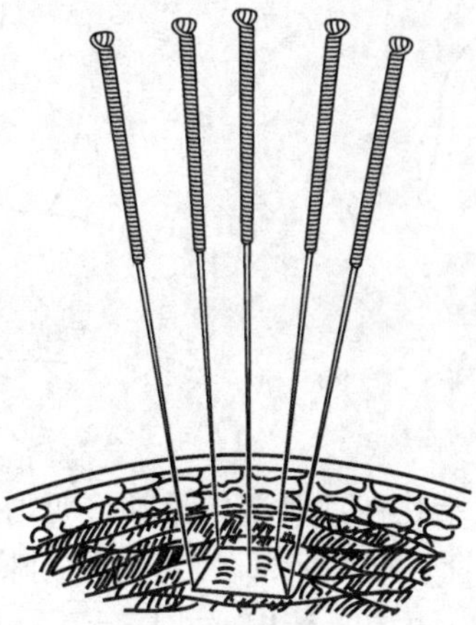

图 4-38　扬刺法

## 第三节　三棱针疗法

三棱针疗法是用三棱针刺破血络和腧穴，放出适量血液，或挤出少量液体，或挑断皮下纤维组织，以治疗疾病的方法。《灵枢·官针》称之为“络刺”、“赞刺”、“豹纹刺”。

【针具】　三棱针即古代九针中的锋针，现一般用不锈钢制成，针长约 6 cm，针柄较粗，呈圆柱形，针身呈三棱形，尖端三面有刃，针尖锋利（图 4-39）。根据治病目的的不同，三棱针又分为大、中、小三个型号。为避免交叉感染，提倡使用一次性三棱针。

施针前，在施针皮肤局部进行常规消毒。

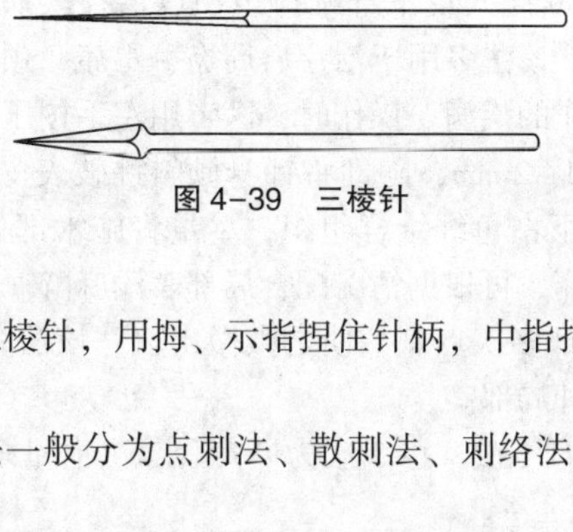

图 4-39　三棱针

【操作方法】

1. 持针方法　医者右手持三棱针，用拇、示指捏住针柄，中指指腹紧靠针身下端，针尖露出 3～5 mm。

2. 刺法　三棱针的针刺方法一般分为点刺法、散刺法、刺络法、挑刺法、丛刺法、顺刺法和逆刺法等。

（1）点刺法：针刺前，在预定针刺部位上下用左手拇、示指向针刺处推按，使血液积聚于针刺部位，继之进行常规消毒。针刺时，左手拇、示、中三指夹紧被刺部位或腧穴部位，右手持针，用拇、示两指捏住针柄，中指指腹紧靠针身下端，针尖露出 3～5 mm，对准已消毒的部位或腧穴刺入 3～5 mm 深，随即将针迅速退出，轻轻挤压针孔周围，使出血少许，然后用无菌棉球按压针孔（图 4-40）。此法又称速刺，多用于指、趾末端穴，如十宣、十二井穴和耳尖，以及头面部的攒竹、上星、太阳、印堂等处。

（2）散刺法：是对病变局部周围进行点刺的一种方法，根据病变部位的大小不同，可刺 10～20 针或以上，由病变外缘环向中心点刺，以促使瘀滞的败血或水肿得以排除，达到“菀陈则除之”、去腐生新、通经活络的目的（图 4-41）。此法多用于局部瘀血、血肿或水肿、顽癣等。针刺深浅根据局部肌肉厚薄、血管深浅而定。

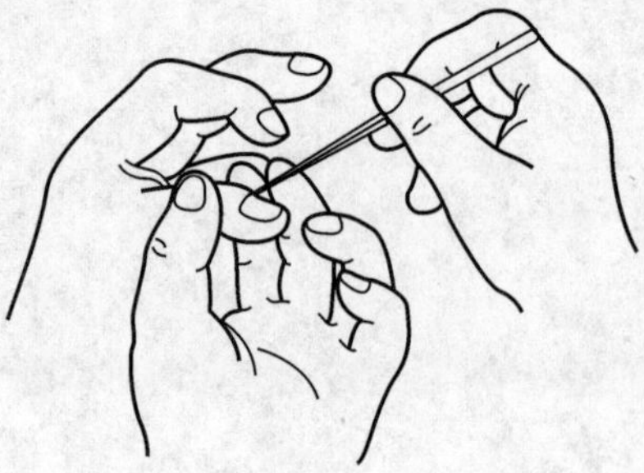

图 4-40　点刺法

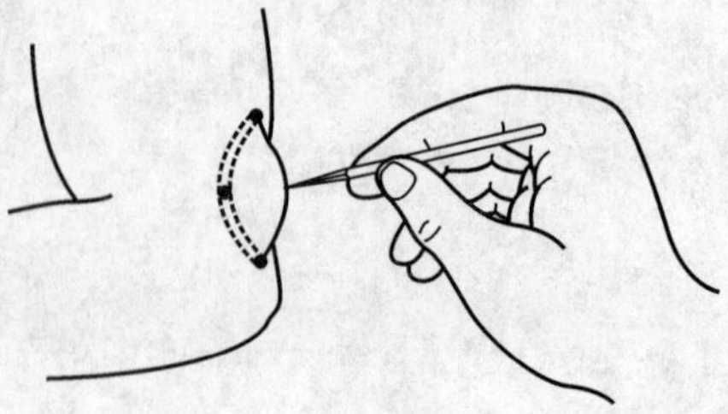

图 4-41　散刺法

（3）刺络法：先用带子或橡皮管结扎在针刺部位上端（近心端），然后迅速消毒。针刺时，左手拇指压在针刺部位下端，右手持三棱针对准针刺部位的静脉，刺入脉中 2~3 mm 深，随即将针迅速退出，使其流出少量血液，出血停止后，再用无菌棉球按压针孔（图 4-42）。当出血时，也可轻轻按静脉上端，以助瘀血外出，毒邪得泻。本法适用于肘窝、腘窝等处放血。

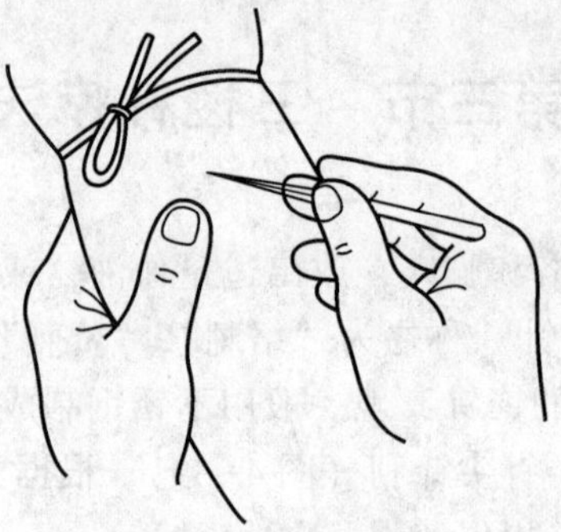

图 4-42　刺络法

（4）挑刺法：是用三棱针挑断腧穴皮下纤维样组织以治疗疾病的方法。此法常用于比较平坦、利于挑提牵拉的部位，如背俞穴。该法多用于治疗肩周炎、胃痛、颈椎病、失眠、支气管哮喘、血管神经性头痛等较顽固的、反复发作的疾病。操作时，医者用左手按压施术部位两侧或捏起皮肤，使皮肤固定，右手持针迅速刺入皮肤 1~2 mm，随即将针身倾斜挑破表皮，再刺入 5 mm 左右深，将针身倾斜并使针尖轻轻挑起，挑断皮下白色纤维样组织，尽量将施术部位的纤维组织挑尽，覆盖无菌敷料。用三棱针挑提牵拉时伴有疼痛，可根据情况配合局部表浅麻醉。

（5）丛刺法：用三棱针在局部多次点刺，使之微微出血。该法多用于急慢性软组织损伤的压痛点，以及痈肿、流火类疾病的红肿局部。

3. 出血量及疗程　每日或隔日 1 次，1~3 次为一疗程，出血量多者，每周 1~2 次。一般每次出血量以数滴至 3~5 mL 为宜。

【适应证】　各种实证、热证瘀血和经络瘀滞、疼痛等证。如中风闭证、昏迷、中暑、急惊风、高热、头痛、咽喉肿痛、目赤肿痛、急性腰扭伤、外伤性瘀血疼痛、痔疮、疳证、顽痹、睑腺炎、疖肿、丹毒、指（趾）麻木等。

不同型号的针具其适应证也各异：①大号针，主要用于痰核喘息等病，以挑治、割治为主。②中号针，主要用于疮痈排脓。③小号针，主要用于瘀血、痹痛等放血、清络。临床上，上述三种型号的针具，除挑治必须用大号外，放血、排脓、舒络时中小型号均可互相代用。

【注意事项】

（1）严格消毒，防止感染。

（2）点刺时，手法宜轻、稳、准、快，不可用力过猛，以防刺入过深、创伤过大而损害其他组织。一般出血不宜过多，切勿伤及动脉。

（3）三棱针刺激较强，治疗过程中需要注意患者体位要舒适，防止晕针。

（4）体质虚弱者、孕妇、产后及有自发性出血倾向者，不宜使用本法。

## 第四节　皮内针疗法

皮内针疗法是将特制的小型针具固定于腧穴部位的皮内作较长时间留针的一种方法，又称“埋针法”。针刺入皮肤后，固定留置一定的时间，给腧穴以长时间的刺激，可调整经络脏腑功能，达到防治疾病的目的。

【针具】　皮内针是以不锈钢丝制成的小针，有颗粒型（或称麦粒型）和揿钉型（或称图钉型）两种（图4-43）。颗粒型针身长约1 cm，针柄形似麦粒或呈环形，针身与针柄成一直线。揿钉型针身长0.2~0.3 cm，针柄呈环形，针身与针柄垂直。

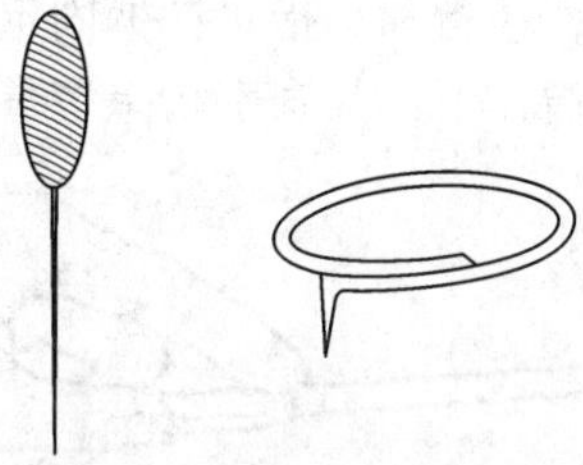


图4-43　皮内针

【操作方法】

1. 颗粒型皮内针　常规皮肤消毒，以左手拇、示指按压腧穴上下皮肤，稍用力将针刺部位皮肤撑开固定，右手用小镊子夹住针柄，沿皮下将针横向刺入真皮内，针身可埋入0.5~1 cm。针刺方向一般与经脉循行方向呈十字形交叉，针刺入皮内后，露在外面的针身和针柄下的皮肤表面之间粘贴小块胶布，再用较大的胶布覆盖在针上，以保护针身固定在皮内，以免因活动而致针具移动或丢失。

2. 揿钉型皮内针　常规皮肤消毒，用小镊子或持针钳夹住针柄，针尖对准腧穴轻轻刺入，用小方块胶布粘贴固定。此外，也可以将针柄放在预先剪好的小方块胶布上粘住，使用时手执胶布，针尖对准腧穴，直压针柄刺入。此法多用于面部、耳部腧穴。

【适应证】　常用于慢性顽固性疾病及经常发作的疼痛性疾病，如高血压、神经衰弱、支气管哮喘、胃脘痛、胆绞痛、三叉神经痛、偏头痛、面肌痉挛、眼睑瞤动、关节痛、扭挫伤、月经不调、痛经、遗尿。

【注意事项】

（1）埋针要选择容易固定和不妨碍肢体活动的腧穴。

（2）埋针期间针处不要着水，以免感染。

（3）皮肤针埋藏的时间一般为1~2 d，多者6~7 d。暑热天出汗较多，埋针时间不宜超过2 d。

（4）注意检查，发现针处感染应及时处理。

## 第五节　皮肤针疗法

皮肤针疗法是将多支不锈钢短针集成一束，叩刺人体体表一定部位（皮部）的治疗方法，属丛针浅刺法。本法由古代“半刺”、“浮刺”、“毛刺”发展而来。《素问·皮部论》说：“凡十二经脉者，皮之部也 。是故百病之始生也，必先于皮毛。”人体皮部是十二经络在体表的分布，用皮肤针叩刺皮部可以调节脏腑经络功能，促进机体恢复正常。

【针具】 皮肤针外形似小锤状，针柄有硬柄和软柄两种规格。软柄有弹性，一般用牛角做成，长度为15~19 cm。针柄一端附有莲蓬状针盘，下边散嵌不锈钢短针。根据针的数目多少，分别称为梅花针（五支针）、七星针（七支针）、罗汉针（十八支针）等（图4-44）。针尖要求不可太锐，呈松针形。全束针尖平齐，无偏斜、钩曲、锈蚀和缺损。

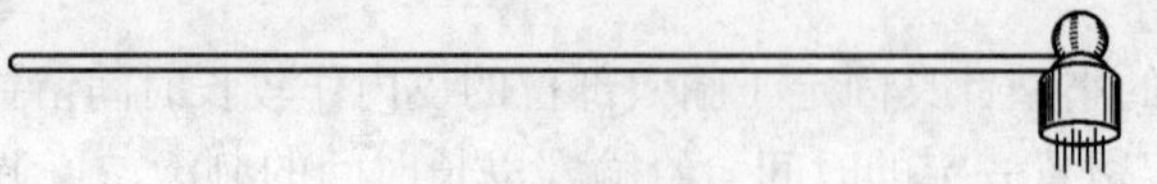

图4-44　皮肤针

【操作方法】

1. 叩刺方式

（1）持针式：硬柄和软柄皮肤针的持针方式有所不同。硬柄皮肤针的持针式是用右手拇指、中指夹持针柄，示指置于针柄中段上面，环指和小指将针柄固定在小鱼际处。软柄皮肤针的持针式是将针柄末端固定在掌心，拇指在上，示指在下，其余手指呈握拳状握住针柄（图4-45）。

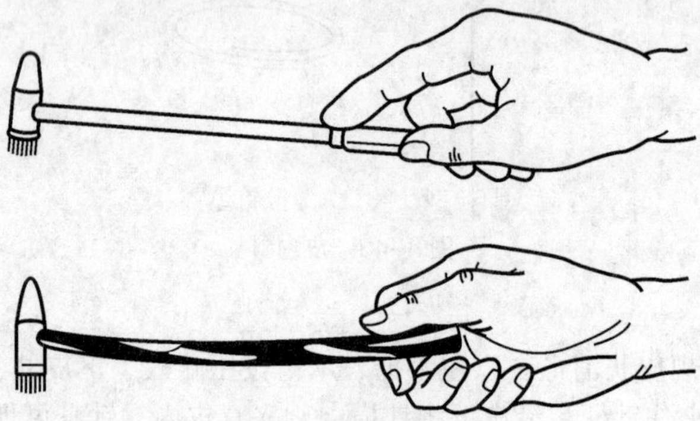

图4-45　皮肤针持针式

（2）叩刺法：皮肤常规消毒，针尖对准叩刺部位，使用腕力将针尖垂直叩打皮肤后立刻弹起，反复进行。

（3）刺激强度：随患者体质、病情、年龄及叩打部位的不同而变化。

1）弱刺激：用较轻腕力叩刺，针尖接触皮肤时间较短，局部皮肤略见潮红，患者无疼痛感觉。适用于老年人、久病体弱者、孕妇、儿童，以及头面五官肌肉浅薄处。

2）强刺激：用较重腕力叩打，针尖接触皮肤时间稍长，局部皮肤可见隐隐出血，患者有疼痛感。适用于年壮体强者，以及肩、背、腰、臀、四肢等肌肉丰厚处。

3）中刺激：叩刺的腕力介于弱、强刺激之间，局部皮肤潮红，但无渗血，患者稍觉疼痛。适用于多数患者，除头面五官等肌肉浅薄处外，其余部位均可选用。

2. 叩刺部位

（1）循经叩刺：指沿经脉循行路线叩刺。常用于颈项、背腰骶部的督脉、膀胱经，四肢肘、膝以下的三阴、三阳经，可治疗相应的脏腑经络病变。

（2）腧穴叩刺：指选取相关治疗腧穴叩刺，主要指某些特定穴、夹脊穴和阳性反应点。

（3）局部叩刺：指在病变局部叩刺，如头面五官疾病、关节病变、局部扭伤、顽癣等。

【适应证】 皮肤针疗法适应证见表4-4。

表 4-4　皮肤针疗法适应证

| 病症 | 叩刺部位 | 刺激强度 |
|---|---|---|
| 头痛、偏头痛 | 头项部、侧头部、有关循行经脉 | 弱~中 |
| 失眠、多梦 | 头项部、夹脊、印堂、太阳、百会 | 弱~中 |
| 口眼㖞斜 | 患侧颜面部、手阳明大肠经 | 中 |
| 目疾 | 眼周 | 弱 |
| 鼻疾 | 鼻周 | 弱 |
| 眩晕 | 头顶部、夹脊、印堂、太阳 | 中 |
| 胃痛、呕吐 | 上腹部、背俞穴、足阳明胃经 | 中 |
| 呃逆 | 上腹部、背俞穴、足阳明胃经 | 中 |
| 腹痛 | 腹部、背俞穴、足阳明胃经 | 中 |
| 阳痿、遗精、遗尿 | 下腹部、腰骶部、足三阴经脉 | 中 |
| 痛经 | 下腹部、腰骶部、足三阴经脉 | 中 |
| 肩周炎 | 肩部（先叩刺再拔火罐） | 中~强 |
| 痿证、痹证 | 局部取穴、有关经脉 | 中~强 |
| 急性腰扭伤 | 脊柱两侧、阿是穴（先叩刺再拔火罐） | 强 |
| 肌肤麻木 | 局部叩刺加悬灸 | 中~强 |
| 银屑病 | 局部叩刺加悬灸 | 中~强 |
| 斑秃 | 叩刺局部及背俞穴 | 中 |
| 儿童弱智 | 头、颈、项部及夹脊 | 弱~中 |

【注意事项】

（1）施术前应检查针具，用干脱脂棉轻沾针尖，如有钩曲、不齐或缺损等，应及时修理或更换。

（2）针刺前必须消毒。叩刺后皮肤如有出血，须用无菌干棉球擦拭干净，保持清洁，以防感染。

（3）操作时针尖须垂直上下，用力均匀，避免斜刺或钩挑。

（4）局部皮肤如有创伤、溃疡、瘢痕形成等，不宜使用本法治疗。

## 第六节　指针疗法

指针疗法是以手指代替针具，在选定的腧穴上，运用一定的手法治疗疾病的一种方法，又称指压疗法。本法在民间流传很久，晋代《肘后备急方》中有“令爪患者人中，取醒”的救厥方法。明代《针灸大成》提出“指针术”，即“性畏针，遂以手指……行补泻方法”。清代对指针术已有较具体的论述。本法具有疏通经络、行气活血、燮理阴阳、调和脏腑、开窍醒神、祛瘀止痛等功效，从而消除病理因素，达到治疗的目的。

【针具】　即术者的手指。

【操作方法】　指针的基本手法可分为揉、扪、切、捏四种。

1. 揉法　是用手指尖轻按在腧穴上，做环形平揉的一种手法（图 4-46）。操作时指尖不能离开所接触的皮肤，手指须带动皮下组织，以腧穴为中心，做环形转动，指尖与皮肤之间不能产生相对位移。每揉一周为 1 次，每穴可施术 2~3 min，频率一般为 120~180 次/min。施术时，需要根据患者体质强弱和病情轻重施以轻重不同的指力。常用拇指和中指。本法在指针中应用较广，可与扪法配合应用。

2. 扪法　是用手指扪按腧穴或身体一定部位的手法。操作时用手指端深深按压皮肤及皮下组织深部，根据患者体质强弱，施以轻重不同的指力，当指端按入，使患者产生酸、麻、胀、痛的感觉时，逐渐减轻指力，最后停止。每穴一般扪按 3 min 左右。扪法又分为单指法和双指法两种。

（1）单指法：一般用拇指或中指指端按压在腧穴上。此法常用于胸腹部和四肢部的腧穴，如气海、中脘、曲池、足三里等（图 4-47）。

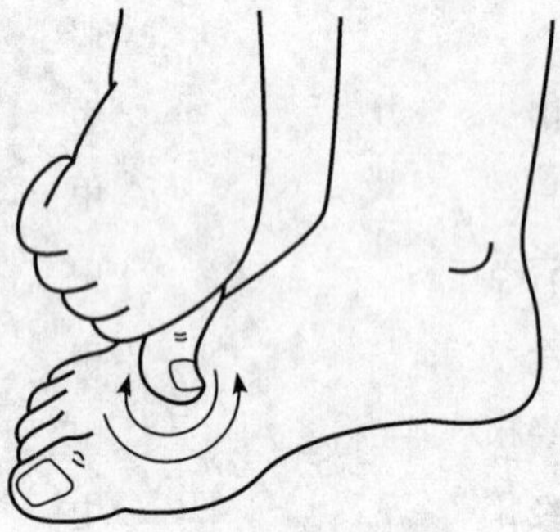

图 4-46　揉法

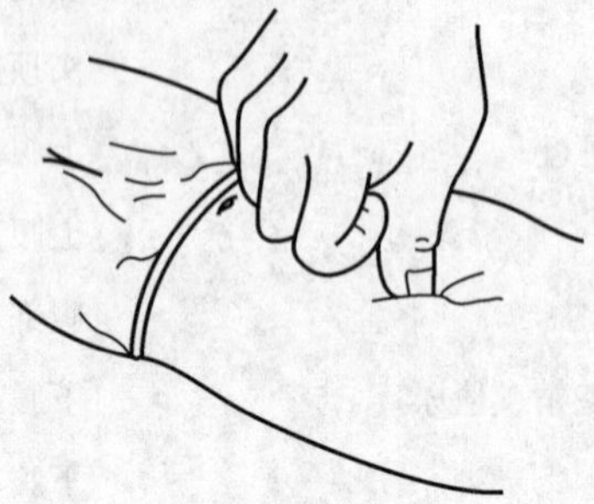

图 4-47　扪中脘穴

（2）双指法：即用两手指同时分别扪按两个腧穴。此法常用于头面、颈项、腹部、背腰部的腧穴如风池、阳白、天枢等（图 4-48、图 4-49）。

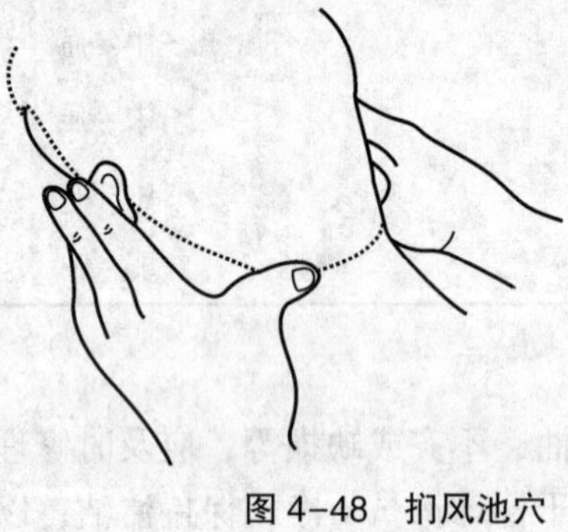

图 4-48　扪风池穴

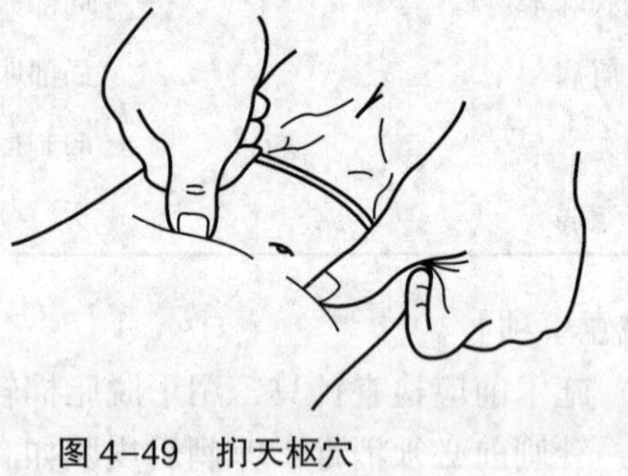

图 4-49　扪天枢穴

3. 切法　是用拇指指甲切按腧穴的一种手法。操作时用力需要轻而缓慢，防止切伤皮肤。特别是压痛处更应注意，尽量避免切处剧烈疼痛。本法多用于狭窄部位的腧穴，如水沟、迎香、少商等（图 4-50、图 4-51、图 4-52）。

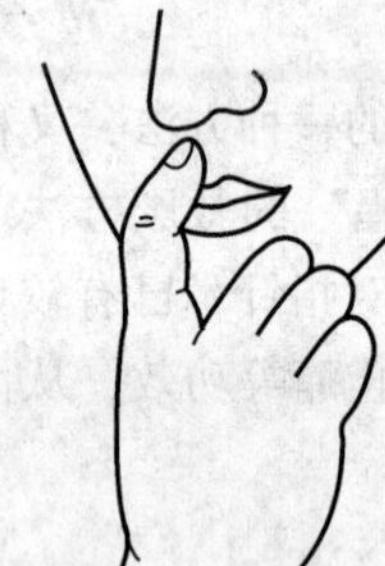

图 4-50　切水沟穴

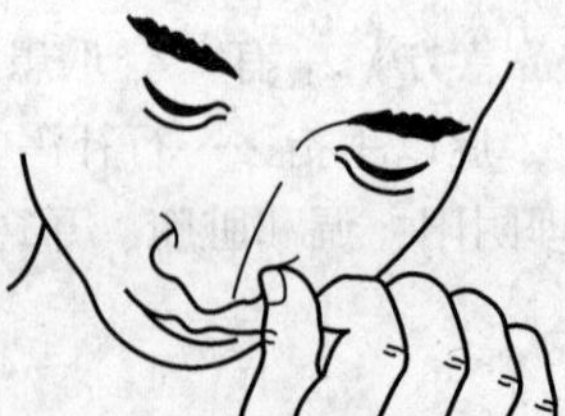

图 4-51　切迎香穴

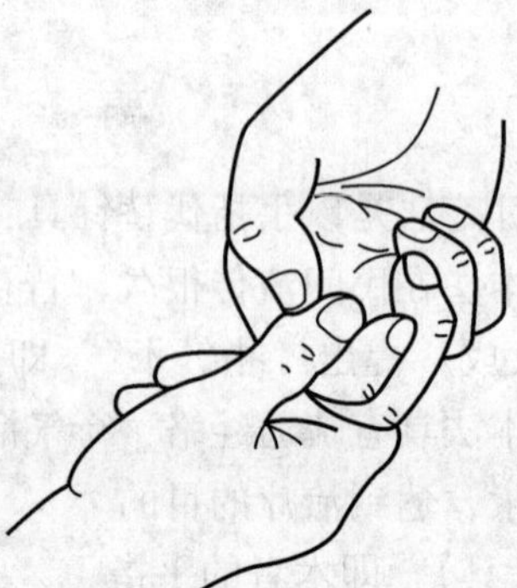

图 4-52　切少商穴



4. 捏法　是用两个手指对称捏压腧穴的手法，可用拇、示二指，也可用拇、中二指或拇指与其他各指，在上下方或左右方对称相向用力。可捏压一个或两个腧穴。如果捏压一个腧穴，拇指在这个腧穴上，另一指或其他各指则在对称位置。此法常用于四肢、肩颈等部位的腧穴，如合谷（图4-53）、曲池（图4-54）、足三里、三阴交等。

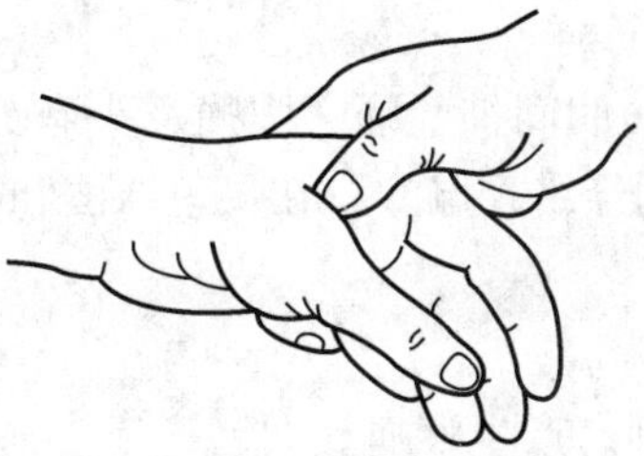
图4-53　捏合谷穴

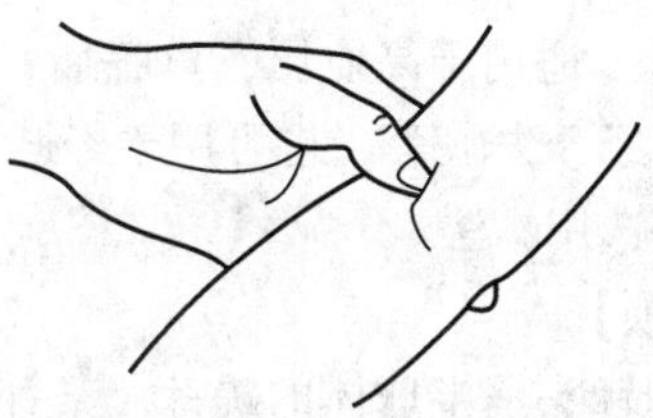
图4-54　捏曲池穴

【适应证】　由于本法不需要任何操作器械及消毒，可以随时随地应用，因此可用于多种急症的处理，如昏厥、剧烈疼痛等。又因本法具有疼痛轻的特点，因此广泛适用于年老体弱者、儿童、惧怕针刺者及孕妇等，也可作为患者自我治疗及预防疾病的一种方法。

【注意事项】

（1）施术者应注意手的消毒，以免交叉感染；指甲宜常剪，以免切伤患者皮肤。

（2）指力的轻重应以患者能耐受为宜，以免患者产生不适或晕针；对年老体弱者和儿童施术时指力不可过重。

（3）施术时间以1~3 min为宜，亦可根据病情增减。

（4）急性传染病、皮肤病、肿瘤及腹痛拒按的患者，不宜使用本法。

（5）小儿头部的囟门区和孕妇的合谷（LI4）、三阴交（SP6）及腹部腧穴等，不宜用本法。

（6）过饥、过饱、酒醉、劳累过度时，不宜用本法。

## 第七节　鍉针疗法

鍉针疗法是以鍉针按压经脉和腧穴以治疗疾病的方法。鍉针为古代九针之一，《灵枢·九针论》曰："鍉针，取法于黍粟之锐，长三寸半，主按脉取气，令邪出。"因其针体粗大，尖如黍粟，圆而微尖，多用于按压经穴，不入皮肤。因操作时以推按腧穴为主，故又称为推针。本法既可用以治疗，又可用以经络腧穴按压辅助诊断。

【针具】　鍉针长3.5寸，按古代周尺计算，约合8 cm，针身呈圆柱体，针头圆钝光滑呈半球体，针头直径以2~3 mm为宜。制针材料多选用金属，如不锈钢、黄铜、银等，以磁性材料制成者称为磁鍉针（图4-55）。

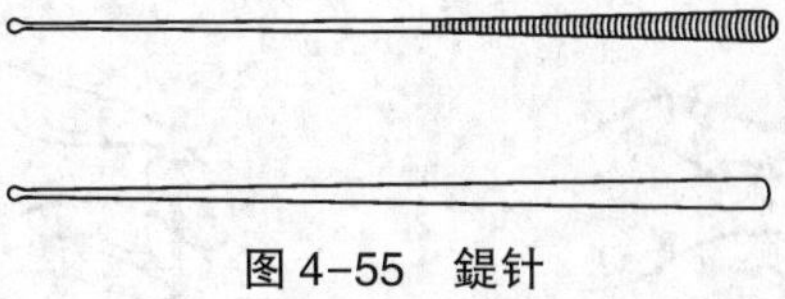
图4-55　鍉针

【操作方法】　以拇指、中指、环指夹持针柄，示指抵住针尾，针体与所按压的经脉或腧穴部位皮肤垂直（图4-56）。每次按压1~10 min，可结合捻转或震颤法。按压后轻轻揉按凹陷部位。

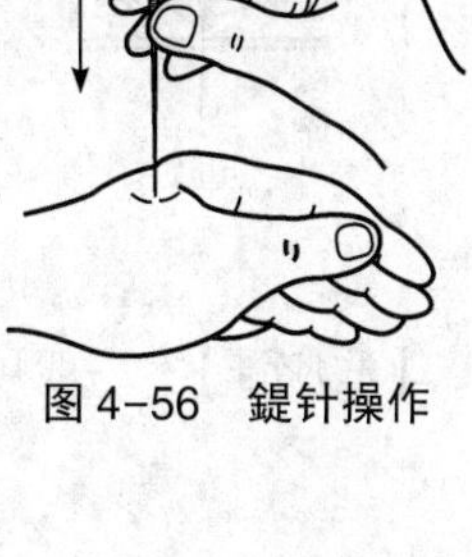
图4-56　鍉针操作

鍉针疗法有弱刺激和强刺激两种。

弱刺激：按压用力较小，形成的凹陷浅，局部有酸胀感，按压部位周围发生红晕。治疗时间较短，按压时结合捻转法。

强刺激：按压用力较大，形成的凹陷深，局部有胀痛感，并可向一定的方向传导。治疗时间较长，按压时结合震颤法。

鍉针疗法每日 1~2 次，重症可 3~4 次，10 次为一疗程。由于本法的操作较为简单，可嘱患者自己使用。

【适应证】 适用于高血压、胃脘痛、肩周炎、网球肘、肋间神经痛、腹痛、头痛、牙痛、呕吐、消化不良、痛经、失眠等。也可用于经脉辨证时探查病变的经络、腧穴，在灵龟八法和子午流注针法的开穴时亦可选用本法。

【注意事项】

（1）选用针头呈半球体的鍉针，其针头不宜过尖，否则易产生疼痛。

（2）不可刺激过强，以防晕针。

（3）垂直按压，不宜斜压。

（4）勿损伤皮肤。

## 第八节 芒针疗法

芒针疗法是运用芒针刺入腧穴以治疗疾病的一种方法。芒针由古代九针中的“长针”发展而来。是一种特制的长针，因形状细长如麦芒而得名。本法具有疏通经络、调节人体脏腑经络功能等作用。

【针具】 芒针由不锈钢丝制成，光滑坚韧，富于弹性，不易生锈。其结构与毫针相同，分为针尖、针身、针根、针柄和针尾五部分。芒针的长度多为 125~200 mm，临床以 125 mm、150 mm、175 mm 长度和 26 号、28 号粗细者用途较广。200 mm 以上的芒针，除针刺带脉外，一般应用甚少。针具使用前须认真消毒，一般经煮沸或高压蒸汽处理或用乙醇等消毒液浸泡后使用。

【操作方法】 操作的基本步骤包括进针、手法和出针（图 4–57）。

1. 进针　多采用夹持进针法。进针时，一方面要分散患者注意力，消除恐惧心理，另一方面技术必须熟练，减少患者疼痛。针刺腧穴处皮肤常规消毒后，刺手持针柄下端，押手拇、示指控制针体下端，针尖对准所刺部位，利用指力和腕力压捻结合，迅速刺透表皮，根据不同腧穴缓慢运针，刺至相应深度。

2. 手法　常用的手法以捻转为主，轻捻缓进，左右交替，捻转角度为 180°~360°，不宜过大；行针时还可变换针刺方向和角度，根据腧穴解剖部位，用押手改变针刺方向和角度，以增加刺激强度，提高治疗效果。

3. 出针　施针完毕后，将针退出。方法是缓慢退至皮肤表层，再轻轻抽出；边退针，边揉按针刺相应部位，以防出血，减轻疼痛。如有出血应迅速用无菌棉球按压止血。

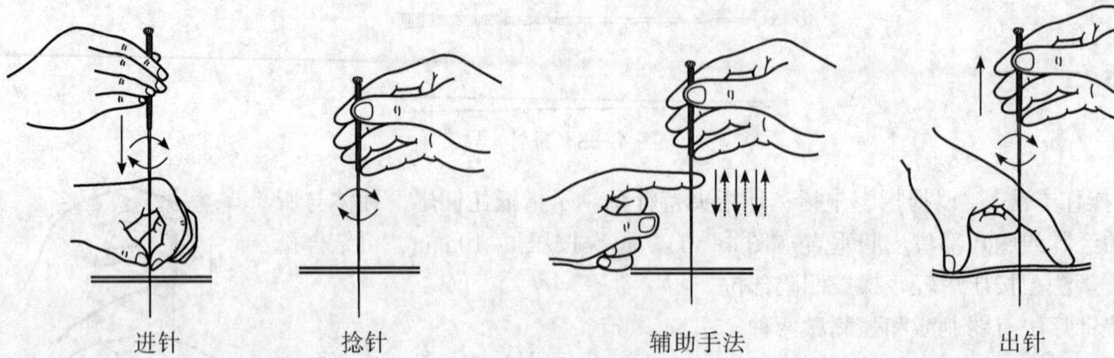


图 4–57　芒针操作



【适应证】 一般可用于瘫痪、神经根炎、多发性神经炎、胃溃疡、十二指肠溃疡、胃炎、胃下垂、中风、昏迷、癫狂、痫证、哮喘、咯血、子宫脱垂，以及运动系统等疾患。但因芒针的针身较长、刺入较深，应选择适宜于深刺的腧穴，进行治疗。

【注意事项】

(1) 对初次接受芒针治疗者，针刺前要做好心理疏导，助其配合治疗，并嘱其不可随意移动体位。

(2) 取穴宜少，手法宜轻。

(3) 对过于紧张而肌肉坚韧不易进针、疼痛或皮肤十分松弛者，进针时可转移其注意力或调整进针顺序，先针患者不易看到部位的腧穴，后针患者能看到部位的腧穴。

(4) 诊断未明的急性疾病，切勿滥用芒针治疗，以免延误病情。

(5) 过饥、过饱、醉酒、过度疲劳和某些不能合作的患者，不宜用本法治疗。

(6) 由于本法操作复杂，医者必须练好基本功，掌握人体腧穴深部的解剖知识，胆大心细，防止意外。

## 第九节　针挑疗法

针挑疗法是在一定腧穴或部位，用一定的针具挑断皮下纤维组织以治疗疾病的一种方法。本法属于中医外治法之一，起源于砭石时期，形成于粗针时期，衰退于秦汉时期，复兴于新中国成立以后，具有调理气血、疏通经络、活血化瘀的作用，因其针具简单、方法独特、部位表浅、疗效显著而广为流传。

【针具】 常用的有三棱针、圆利针、大号注射针头，亦可用牙科器械改制成的约 10 cm 的锋利挑治针和用眼科角膜钩改制成的钩状挑治针（图 4-58）。

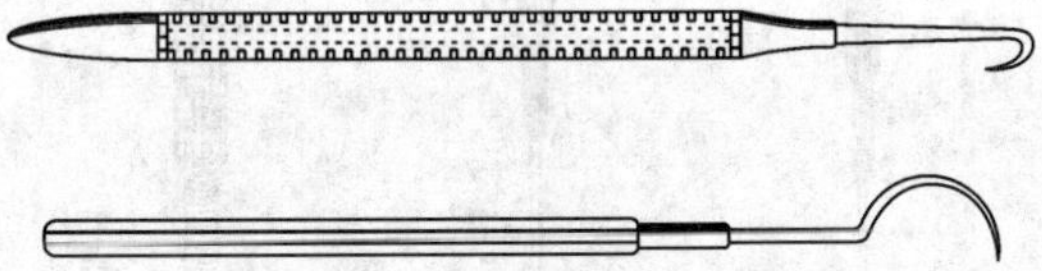

图 4-58　不锈钢挑针

【针挑部位】

1. 经络皮部反应区　根据经络皮部辨证，通过望诊、触诊查找病变反应区皮肤有色泽变化，有隆起、凹陷、松弛或皮肤温度异常、皮下结节等阳性反应现象的部位，以此为针挑部位。如头痛、感冒、神经衰弱、结膜炎等，可于颈项部、颞部查找反应部位；上腹部内脏疾患，可在胸背部查找反应部位；腰部和下腹部内脏疾患，可在腰骶部查找反应部位。

2. 局部压痛点　在病变体表局部区域内，查找最明显的压痛点为针挑部位。如肩痛多在肩胛冈上的表面和三角肌的前缘等处查找痛点，腿痛多在腰骶关节表面查找痛点。

3. 脊髓神经节段分布　按脊髓神经节段的分布查找阳性反应部位作为针挑部位。如颈椎病可在上肢查找阳性反应点，腰骶椎病可在下肢查找性反应点。

4. 压敏点与疹点　选用某些疾病在体表有关部位出现的压敏点、疹点作为针挑部位。疹点的特征似丘疹，如针帽大小，稍突出于皮肤，多为灰白色、暗红色、棕褐色或浅红色，压之不退色。选取针挑部位时要注意与痣、毛囊炎、色素斑相鉴别。查找困难时，可用手摩擦相应部位皮肤后，再进行寻找。

以上四种选取针挑部位的方法，可单独应用，亦可综合选用。

【操作方法】 针挑部位确定后，局部皮肤常规消毒。左手固定针挑部位，右手持针，将针横向刺入皮肤，纵行挑破皮肤 0.2~0.3 cm 长，然后将针深入表皮下，挑断皮下白色纤维样物数根，以挑尽为止（图 4-59）。也可先用 0.5%盐酸普鲁卡因注射液在针挑部位局部麻醉，然后用手术刀切一小口，再将针刺入，挑出皮下白色纤维样物，用刀割断。挑治后消毒伤口，敷上无菌纱布，用胶布固定。

【适应证】 头痛、胃脘痛、热病、痹证、腰痛、坐骨神经痛、疔、疖、痔疮、白喉等。

【注意事项】

（1）术中注意无菌操作，术后嘱患者注意保持局部清洁，3~5 d不用水洗，防止感染。

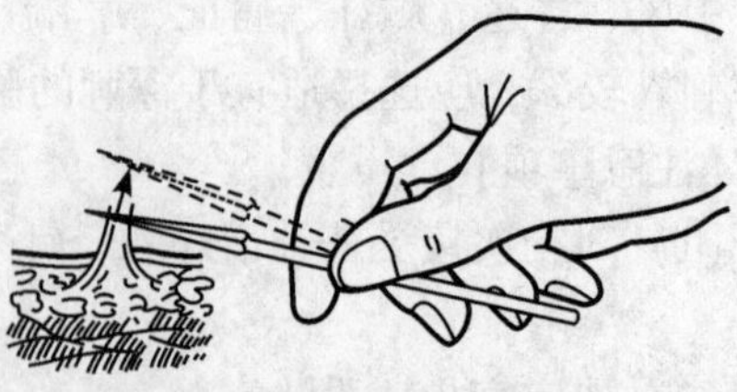

图 4-59　针挑疗法操作

（2）挑针针尖应在原创口出入，不要在创口上下乱刺，以免扩大创伤部位。

（3）挑治后注意休息，忌食刺激性食物。

（4）孕妇、严重心脏病及有出血倾向的患者慎用或不用本疗法。

## 第十节　火针疗法

火针疗法是将特制的金属粗针，用火烧红后刺入一定部位以治疗疾病的方法。火针古称“燔针”，火针疗法称为“焠刺”。《灵枢·官针》中指出：“焠刺者，刺燔针则取痹也。”

【针具】 火针针体粗而坚韧，一般采用圆利针或24号、26号2寸长的不锈钢针。也有用特制的针具，如弹簧式火针、三头火针及钨合金火针（图4-60）。弹簧式火针进针迅速，易于掌握深度；三头火针用于体痣、疣的治疗；钨合金火针物理性能好，有耐高温、不退火、变形少、不易折、高温下硬度强等特点。

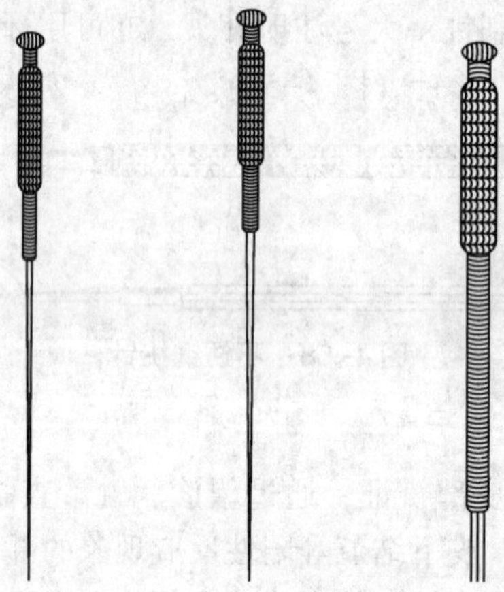


图 4-60　火针针具

【操作方法】

1. 选穴与消毒　火针选穴与毫针选穴的基本规律相同，根据病证不同而辨证取穴。选定腧穴后，要采取适当体位以防止患者改变姿势而影响取穴的准确性。取穴应根据病情而定，一般宜少，实证和青壮年患者取穴可略多。选定腧穴后进行常规消毒。

2. 烧针　是使用火针的关键步骤，《针灸大成·火针》说：“灯上烧，令通红，用方有功。若不红，不能去病，反损于人。”因此，在使用前必须把针烧红，才能使用。

（1）烧针方法：用乙醇灯较方便，左手持灯，右手持针，靠近施术部位，烧针后迅速针刺。

（2）烧针顺序：先烧针身，后烧针尖，若针身发红而针尖变冷者则不宜进针。

（3）烧灼程度：根据治疗需要，可将针烧至白亮、通红或微红。用于针刺较深者，烧至白亮，速进疾出，否则不易刺入，也不易拔出，且疼痛剧烈。用于较浅的点刺时，烧至通红，速入疾出，轻浅点刺。用于浅表皮肤的烙熨时，烧至微红，在表皮部位轻而稍慢地烙熨（图4-61）。

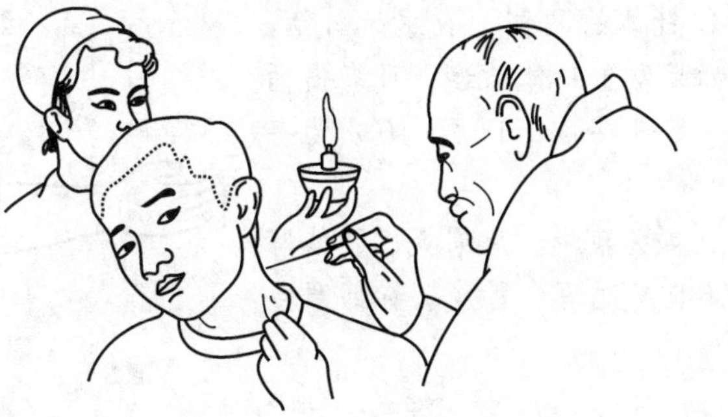

图 4-61　火针操作

3. 针刺深度　应根据病情、体质、年龄，以及腧穴所在部位肌肉厚薄、血管深浅而定，要求既能祛邪，又不伤皮肉。《针灸大成·火针》中说："切忌太深，恐伤经络，太浅不能去病，唯消息取中耳。"一般深度为：四肢及腰腹部稍深，刺 2~5 分深；胸背部宜浅，刺 1~2 分深；颜面部，除面部痣及扁平疣外一般不用火针，尤其靠近五官的腧穴不宜火针针刺。

4. 针后护理　火针刺后，立即用棉球或手指按压针孔，以减少疼痛，切不可揉搓，以免出血。针孔的处理，视针刺深浅而定，如刺 1~3 分深，可不作特殊处理；刺 4~5 分深，可用无菌纱布敷贴，胶布固定 1~2 d，以防感染。

【适应证】 主要用于痹证、胃下垂、胃脘痛、泄泻、痢疾、阳痿、瘰疬、风疹、月经不调、痛经、小儿疳积、扁平疣及痣等。

【注意事项】

(1) 面部应用火针要慎重。《针灸大成·火针》说："人身诸处，皆可行火针，唯面上忌之。"因火针刺后，有可能遗留有小瘢痕，因此除治疗面部痣和扁平疣外，一般面部不用火针。

(2) 对于血管和主要神经分布部位亦不宜施用火针。

(3) 发热的病证不宜用火针。

(4) 针后局部呈现红晕或红肿未能完全消失时，则应避免洗浴，以防感染。

(5) 针后局部发痒，不能用手搔抓，以防感染。

(6) 针孔处理：如果针刺 1~3 分深，可不做特殊处理；如果针刺 4~5 分深，针刺后用无菌纱布敷贴固定 1~2 d，以防感染。

## 附　电热针

电热针是以经络学说和"焠刺"（火针）理论为基础，结合现代电子技术研制而成的一种针灸治疗仪器。1973 年由内蒙古中蒙医研究所研制成功第一代电子热针仪。电热针具有传统温针和火针的综合作用。

【结构与工作原理】 电热针由控制仪和热针两部分组成。控制仪通过调节电压和电流的大小，以控制热针的温度。热针外观似毫针，为空心针体，直径为 0.4~0.6 mm，最短的针为 40 mm，内装发热原件，接通控制仪后，热针的温度一般为 40~200 ℃，最高可达 700 ℃。由于温度集中在针尖部位，所以不会造成皮肤灼伤。

【操作方法】 选好腧穴或刺激部位，根据需要选用不同型号的热针，用针数量、进针方法及深度按病灶部位大小而定。皮肤常规消毒后，将热针快速刺入皮下，再缓慢捻转进针至适宜深度，得气后将控制仪的一组输出导线分别接在热针的针柄和针根部位，然后打开加温电钮，调节电热针的温度，使温度仪表的指针缓慢上升（图 4-62），以患者自觉针下有温热、酸胀及电流传导感为度。根据需要留针 15 min 至数小时，达到预定时间后，关掉输出电源，除去连接控制仪与热针的导线，出针。

出针时左手示指、中指压住针体的两侧，右手持针柄，稍加提插捻转拔出热针。如果发生针体粘连，可多提插几次再行拔针，不可硬拔。每日或隔日1次，10次为一疗程。

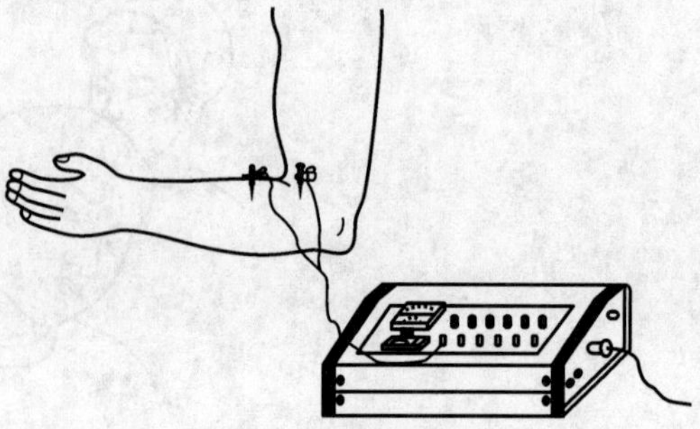

图4-62 电热针治疗

【适应证】 风湿寒痹，如关节炎、肩周炎、肢体麻痹、肌肉萎缩，以及消化不良、泄泻、胃痛、背部寒冷引痛、皮肤肿瘤等疾病。

【注意事项】

(1) 电热针应禁止穿过血管或紧靠血管与神经纤维，避免烧伤血管引起出血或损伤神经纤维造成永久性麻痹。

(2) 治疗风湿寒痹病证时，电热针温度不能超过55℃。

(3) 电热针温度超过75℃时，要捻转提插针体多次，使针体脱离组织后才能慢慢出针，禁止直接提针拔出，以免将大块组织带出造成严重出血。如针体无法脱离组织，可在组织内多停留几个小时，或在针体周围采用按压脱离法。

## 第十一节 腧穴注射疗法

腧穴注射疗法又称水针疗法、腧穴注射疗法，是选用某些中西药物注射液注入人体有关腧穴，以防治疾病的方法。它是在针刺腧穴治疗疾病的基础上，结合药物的药理作用，使针刺与药物对腧穴的双重刺激作用有机地结合起来，发挥其综合效能，以提高疗效。

【用具及常用药物】

1. 用具 提倡使用一次性无菌注射器和针头。根据使用药物的剂量及针刺的深度选用合适的型号。常用的注射器为1 mL（用于耳穴和眼区腧穴）、2 mL、5 mL、10 mL、20 mL；常用针头为4~6号普通注射针头、牙科用5号长针头及封闭用长针头。

2. 常用药物

(1) 中草药制剂：复方当归注射液及丹参、板蓝根、威灵仙、徐长卿、夏天无、肿节风、丁公藤、鱼腥草、银黄等注射液。

(2) 维生素制剂：如维生素$B_1$、维生素$B_6$、维生素$B_{12}$、维生素C、维生素$K_3$等注射液。

(3) 其他常用药物：如葡萄糖注射液、0.9%氯化钠注射液、盐酸普鲁卡因注射液、注射用水等。

许多供肌内注射用的药物也可作小剂量腧穴注射。

【操作方法】

1. 选穴处方 一般根据针灸治疗时的处方原则辨证取穴。局部取穴可选用压痛点、皮下结节、条索状物等阳性反应点。选穴宜精练，一般选2~4穴，并宜选取肌肉比较丰满的部位。

2. 操作程序 根据所选腧穴的部位不同及用药剂量的差异，选择比较合适的注射器及针头。局部常规消毒，将针刺入腧穴，然后慢慢推进或上下提插，待针下有“得气”感后，回抽一下，若回抽无血，即可将药推入（图4-63）。

3. 针刺的角度和深度 根据腧穴所在部位与病变组织的深浅，决定针刺角度和注射的深浅。如头面及四肢远端等皮肉浅薄处的腧穴多浅刺；腰部和四肢肌肉丰厚部位的腧穴可深刺；三叉神经痛于面部有触痛点，可在皮内注射成一皮丘；腰肌劳损的部位多较深，故宜适当深刺注射。

4. 药物剂量 腧穴注射的用药剂量决定于注射部位及药物的性质和浓度。一般耳穴每穴注射0.1 mL，面部每穴注射0.3~0.5 mL，四肢部每穴注射1~2 mL，胸背部每穴注射0.5~1 mL，腰臀部

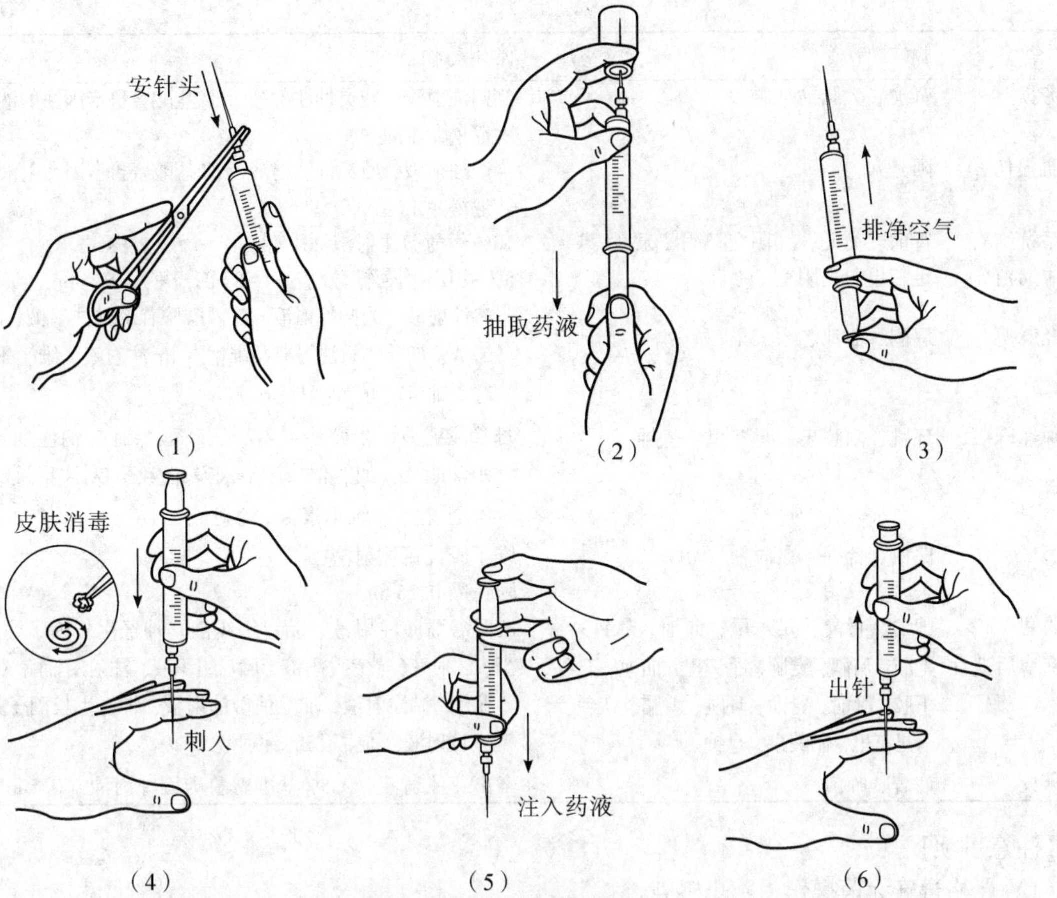


图4-63　腧穴注射操作

每穴注射2~5 mL。5%~10%葡萄糖注射液每次可注射10~20 mL，刺激性较大的药物（如乙醇）和特异性药物（如抗生素、激素、阿托品）一般用量较小，即所谓小剂量腧穴注射，每次用量多为常规剂量的1/10~1/3，中药注射液的腧穴注射常规剂量为1~4 mL。

【适应证】 腧穴注射疗法的适用范围非常广泛，凡是针灸的适应证大部分可用本法治疗。现将部分常见病症的腧穴注射疗法介绍如下（表4-5）。

表4-5　常见病症腧穴注射疗法举例

| 病名 | 腧穴 | 常用药物 |
|---|---|---|
| 支气管哮喘 | 肺俞、定喘 | 发作期：鱼腥草注射液、维生素 $K_3$ 注射液<br>缓解期：胎盘组织液、人参注射液 |
| 脑血管意外后遗症 | 曲池、手三里、足三里、阳陵泉 | 丹参注射液、当归注射液，胞磷胆碱钠注射液、三磷酸腺苷二钠注射液、注射用辅酶A、曲克芦丁注射液及维生素 $B_1$ 注射液、维生素 $B_6$ 注射液、维生素 $B_{12}$ 注射液 |
| 胃下垂 | 脾俞、胃俞、足三里 | 黄芪注射液、人参注射液 |
| 痢疾 | 上巨虚（或足三里） | 庆大霉素注射液 |
| 阳痿 | 关元、八髎 | 鹿茸精注射液 |
| 子宫脱垂 | 子宫穴、肾俞、关元、维道、三阴交、足三里 | 当归注射液、黄芪注射液、人参注射液、胎盘组织液 |
| 肩关节周围炎 | 肩髃、肩髎、阿是穴 | 雷公藤注射液、2%盐酸普鲁卡因注射液2 mL+泼尼松龙1 mL |
| 腰椎病 | 腰夹脊 | 当归注射液、威灵仙注射液、2%盐酸普鲁卡因注射液2 mL+泼尼松龙1 mL |

续表

| 病名 | 腧穴 | 常用药物 |
|---|---|---|
| 腰肌劳损 | 肾俞、大肠俞、腰眼 | 当归注射液、威灵仙注射液、2%盐酸普鲁卡因注射液 2 mL+泼尼松龙 1 mL |
| 梨状肌损伤 | 阿是穴 | 当归注射液、威灵仙注射液、2%盐酸普鲁卡因注射液 2 mL+泼尼松龙 1 mL |
| 泌尿系统结石 | 肾俞、关元、三阴交、阴陵泉 | 10%葡萄糖注射液 20~40 mL，每穴 2~8 mL |
| 急性尿潴留 | 足三里、三阴交 | 5%~10%葡萄糖注射液 4~8 mL，每穴 2~4 mL |
| 桡神经麻痹 | 肩髃、曲池、手三里 | 丹参注射液、当归注射液、三磷酸腺苷二钠注射液、注射用辅酶 A、加兰他敏注射液及维生素 $B_1$ 注射液、维生素 $B_6$ 注射液、维生素 $B_{12}$ 注射液 |
| 腓总神经麻痹 | 环跳、阳陵泉、足三里、悬钟 | 丹参注射液、当归注射液、三磷酸腺苷二钠注射液、注射用辅酶 A、加兰他敏注射液及维生素 $B_1$ 注射液、维生素 $B_6$ 注射液、维生素 $B_{12}$ 注射液 |
| 荨麻疹 | 曲池、合谷、血海 | 维丁胶性钙注射液 |
| 遗尿 | 关元、三阴交 | 阿托品 0.25 mg |
| 儿童弱智 | 脾俞、肾俞、足三里、曲池、悬钟 | 乙酰谷酰胺注射液、胎盘组织液、神经生长因子注射液 |
| 小儿麻痹后遗症 | 上肢：肩髃、臂臑、手三里、曲池、合谷<br>下肢：脾俞、肾俞、环跳、臂臑、伏兔、足三里、阳陵泉、悬钟 | 当归注射液、黄芪注射液、胎盘组织液、注射用辅酶 A、三磷酸腺苷二钠注射液、加兰他敏注射液、神经生长因子及维生素 $B_1$ 注射液、维生素 $B_{12}$ 注射液 |
| 慢性鼻炎 | 迎香、肺俞 | 辛夷花注射液、0.5%盐酸普鲁卡因注射液（0.5 mL/穴） |

【注意事项】

（1）严格遵守无菌操作，防止感染。

（2）注意药物的性能、药理作用、剂量、禁忌及不良反应。如青霉素、链霉素、普鲁卡因等能引起过敏的药物，须在皮试阴性后应用。不良反应较严重的药物和某些用后有反应的中草药制剂，使用时应谨慎。

（3）使用本法前，须检查药物的有效期，并检查药液有无沉淀、变质，不得使用已过期或变质的药液。

（4）药物不宜注入关节腔、血管和脊髓腔。药物误入关节腔，可致关节红肿热痛；误入脊髓腔，有损伤脊髓的可能，重者可致瘫痪。

（5）在主要神经干通过的部位做腧穴注射时，应注意避开神经干，以免损伤神经。如针尖触到神经干，有触电样感觉，应及时退针，更不可盲目地反复提插。内有重要脏器的部位不宜针刺过深，以免损伤内脏。

（6）年老体弱及初次接受治疗者，最好取卧位，注射部位不宜过多，药量也可酌情减少，以免晕针。孕妇的下腹部、腰骶部及合谷、三阴交等穴，不宜做腧穴注射，以免引起流产。

## 第十二节　电针疗法

电针疗法是在针刺得气的基础上，用电针治疗仪输出脉冲电流，通过毫针作用于经络腧穴以治疗疾病的方法。本法是毫针刺激与电生理效应的结合，不仅提高了毫针的治疗效果，而且扩大了针灸的治疗范围。

【器具】 包括毫针和电针治疗仪两部分。

1. 毫针　一般选用 26~28 号不锈钢针。

2. 电针治疗仪　目前我国普遍使用的均属脉冲发生器类型。以典型的 G6805 型电针治疗仪（图 4-64）为例，其工作原理如图 4-65 所示，性能较稳定，电源可交直流两用。仪器顶部有输出插孔，可插入针夹电极插头或电极板插头；面板上有对应于输出插孔的输出控制旋钮，可调节输出电流的强度。面板中间有指示灯，显示输出波形的频率。面板中间的旋钮为波形旋钮，可选择不同的输出波形；面板两侧的旋钮均为频率旋钮，用于调节不同波形的频率。拨动开关可选择交流电源或直流电源。针刺部位的电刺激感应明显，作用较集中，而电极板部位因电流分散，感应微弱，作用很小。

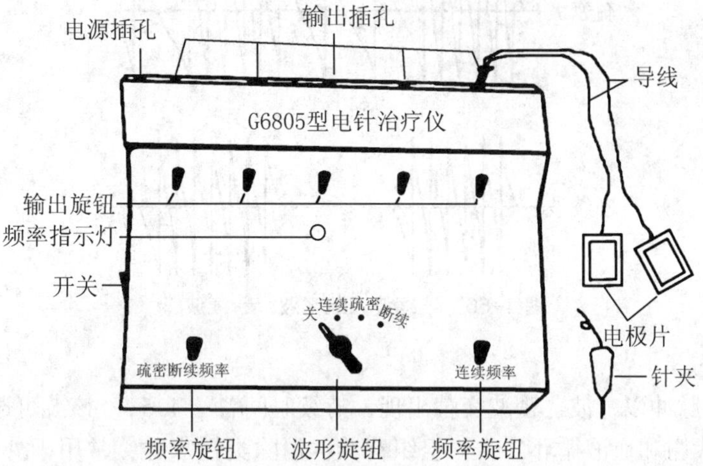


**图 4-64　G6805 型电针治疗仪**

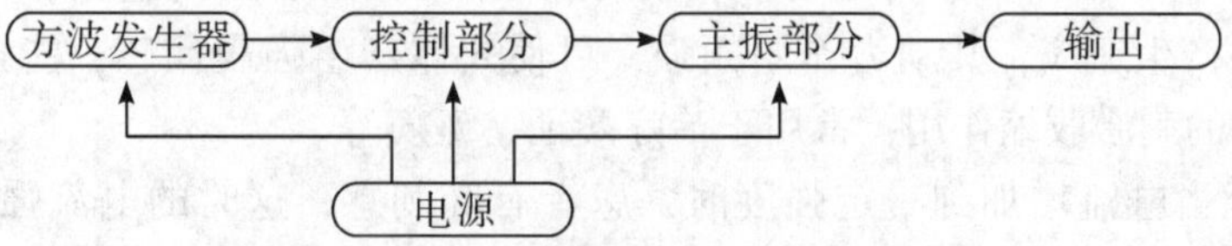


**图 4-65　G6805 型电针治疗仪工作原理**

【操作方法】

1. 选择腧穴　除辨证取穴外，还可选取有神经干通过的腧穴和肌肉神经运动点。例如：头面部，有面神经通过的听会、翳风，有三叉神经通过的下关、阳白、四白等；上肢部，有臂丛通过的颈 6~7 夹脊、天鼎，有尺神经通过的青灵、小海，有桡神经通过的手五里、曲池，有正中神经通过的曲泽、郄门、内关；下肢部，有坐骨神经通过的环跳、殷门，有胫神经通过的委中，有腓总神经通过的阳陵泉，有股神经通过的冲门；腰骶部，有腰神经通过的气海俞，有骶神经通过的八髎。

电针一般取 2 穴以上，可根据受损部位的神经支配进行腧穴配对。例如：①面神经麻痹，取听会、翳风为主穴，皱额障碍配阳白、鱼腰，眼睑下垂配瞳子髎，鼻唇沟变浅配水沟，口㖞配地仓、颊车。②上肢瘫痪，以天鼎或缺盆为主穴，三角肌受损配肩髎或臑上，肱三头肌受损配臑会，肱二头肌受损配天府；屈腕和伸指肌受损以曲池为主，配手五里或四渎。③下肢瘫痪，股前部受损以冲门或外阴廉为主，加配髀关或箕门；臀、腿后部受损以环跳或秩边为主，小腿后面受损配委中，小腿外侧受损配阳陵泉。④坐骨神经痛，以环跳、大肠俞为主，配殷门、委中、阳陵泉等穴。

电针以取用同侧肢体 1~3 对腧穴（用 1~3 对导线）为宜。

2. 选择刺激参数　刺激参数包括波型、频率、刺激强度和刺激时间等。

（1）波型与频率：电针治疗仪可输出连续波、疏密波和断续波，不同波型的频率各异，其作用特点和适应证也不尽相同（图 4-66）。

1）连续波：输出脉冲的波形和频率固定不变、连续可调，频率快的叫做密波（高频），一般 50~100 次/s；频率慢的叫做疏波（低频），一般 2~5 次/s。密波易产生抑制反应，常用于止痛、镇静、缓解肌肉和血管痉挛等；疏波兴奋作用较为明显，刺激作用强，常用于治疗痿证和各种肌肉关

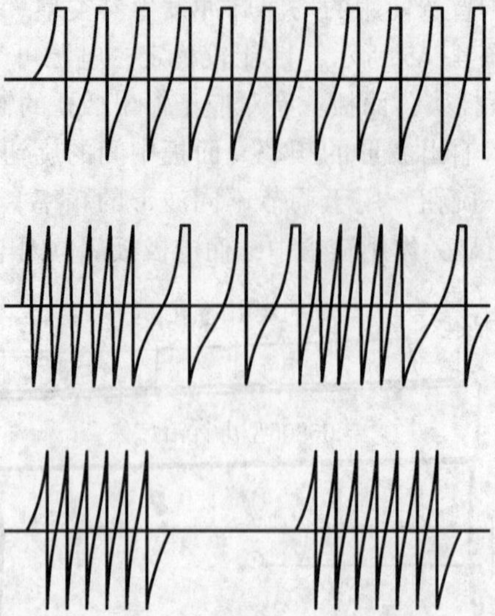


图 4-66 连续波、疏密波、断续波

节、韧带、肌腱的损伤等。

2）疏密波：输出脉冲以疏波、密波交替出现，持续时间各约 1.5 s。该波可避免单一波形易产生适应的缺点，能促进代谢和血液循环，改善组织营养，消除炎性水肿，常用于外伤、关节炎、痛症、面瘫、肌肉无力等。

3）断续波：输出脉冲有节律、时断时续，断时在 1.5 s 内无脉冲电输出，续时是密波连续工作 1.5 s。该波机体不易产生适应，其动力作用颇强，可使人体产生强震颤感，能提高肌肉组织的兴奋性，对横纹肌有良好的刺激收缩作用，常用于治疗痿证、瘫痪等。

（2）刺激强度：当电流增加到一定强度时，患者有麻刺感，这时的电流强度称为电流感觉阈。若电流强度增加，患者突然产生刺痛感，这时的电流强度称为电流的痛阈。一般情况下，感觉阈和痛阈之间的电流强度是治疗最适宜的刺激强度。

（3）刺激时间：即通电时间，一般 5~20 min。针刺麻醉可持续长时间。

【操作方法】

（1）先将毫针刺入治疗的有效腧穴，得气。

（2）将电针治疗仪的输出旋钮调到零位。

（3）将电针治疗仪上每对输出的两个电极分别接在两根毫针上，负极接主穴，正极接配穴；也可不分正负极，将两根导线任意接在两根针上。若单穴使用电针时，可将一个输出电极夹在有神经干通过的腧穴上，另一个电极接在浸湿的纱布上，再固定在同侧经络的皮肤上。（图 4-67）

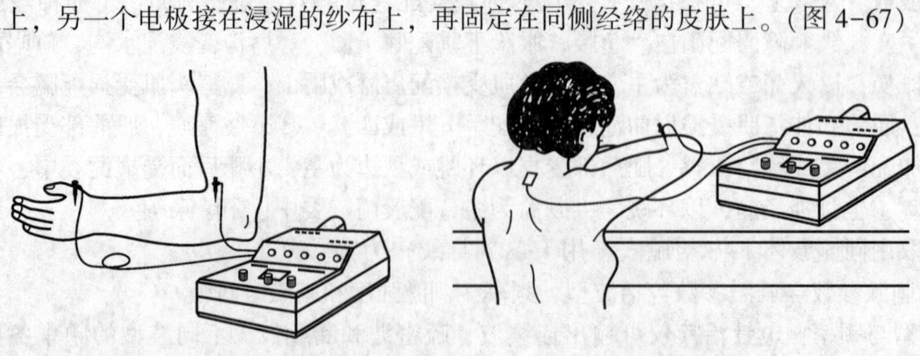

双穴通电法　　单穴通电法

图 4-67 电针治疗



（4）打开电源开关，选择适当的频率和波型。

（5）慢慢转动输出旋钮，逐步调高至最适宜刺激强度。不同的病证所需的刺激强度不尽相同，但多数病证可以使患者出现酸、胀、热等感觉，或局部肌肉做节律性收缩为度。如果患者感到刺激渐渐变弱，可适当增加刺激强度或采用间歇通电的方法（暂时断电 1~2 min 再行通电）。

（6）确定通电时间。

（7）结束时将输出旋钮调到零位，然后关闭电源，取下导线。

（8）疗程：不同疾病的电针治疗疗程也不尽相同，一般每日或隔日 1 次，5~10 次为一疗程，急症患者每日可以电针 2 次。疗程间隔 3~5 d。

【适应证】 适应范围与毫针刺法基本相同，广泛用于内、外、妇、儿、五官、骨伤等科的各种疾病，尤常用于各类痛症、骨关节病变、肢体瘫痪、脏腑疾患、五官疾患、神经症等，还可用于预防保健、针刺麻醉。

【注意事项】

（1）电针治疗仪使用前必须检查其性能是否良好，输出是否正常。

（2）调节输出电流量应从小逐渐增大，切勿突然增大，以免发生意外。

（3）一般将同一对输出电极连接在身体的同侧。在胸、背部腧穴上使用电针时，不可将两个电极跨接在身体两侧，更不应让电流从心脏部位穿过。

（4）靠近延髓、脊髓等部位使用电针时，电流量宜小，不可过强刺激。

（5）相邻一对腧穴通电时距离不宜太近，两根毫针之间要以干棉球相隔，以免短路，影响疗效，损坏机器。

（6）年老、体弱、醉酒、饥饿、过饱和过劳者不宜使用电针。孕妇慎用电针。

# 第五章 灸 法

## 第一节 灸法的基本知识

灸法，是利用某种易燃材料（如艾绒等）和（或）某种药物，放在体表腧穴上或患处进行烧灼、温熨或贴敷，借助火的温、热性及药物的功效，通过经络腧穴的作用，温通气血，扶正祛邪，调整人体生理功能的平衡，从而达到治疗和保健目的的一种外治方法。灸法与针法，都属于外治范围，是针灸学的重要组成部分。

### 一、灸法的量学要素

灸法的量学要素，是指与灸法刺激量及效应密切相关的因素，包括艾炷的大小和壮数、艾条施灸的距离、施灸时间的长短等。这些量学要素都与病种和患者具体情况密切相关，在临床中针对不同患者制订出灸法的量学方案可明显提高疗效。

古人在运用灸法时，对灸法的量学要素非常重视。《扁鹊心书·大病宜灸》说："大病灸百壮……小病不过三五七壮。"《备急千金要方·灸例》说："头面目咽，灸之最欲生少；手臂四肢，灸之欲须小熟，亦不宜多；胸背腹灸之尤宜大熟，其腰脊欲须少生。"《医宗金鉴·刺灸心法要诀》云："凡灸诸病，必火足气到，始能求愈，然头与四肢皮肉浅薄，若并灸之，恐肌骨气血难堪，必分日灸之，或隔日灸之，其炷宜小，壮数宜少……"《外台秘要·明堂灸法七门》曰："凡灸有生熟，候人盛衰及老小也。衰老者少灸，盛壮强实者多灸。"所谓"生"是少灸之意，"熟"是多灸之意。因此，对灸法量的掌握需根据患者的体质、年龄、施灸部位、所患病情等方面来确定。

古代将用于灸法的艾炷数量的计数单位定为"壮"，即灸时每燃完一个艾炷，就称为"一壮"。艾炷的大小一般按枣核（橄榄）、莲子、玉米粒、苍耳子、麦粒计量。一般而言，艾炷越大，刺激量就越大；艾炷壮数越多，刺激量就越大。每个腧穴一般灸 3~7 壮。《扁鹊心书·窦材灸法》："凡灸大人，艾炷须如莲子，底阔三分；若灸四肢及小儿，艾炷如苍耳子大；灸头面，艾炷如麦粒大。"

艾条施灸（除特殊操作要求外）一般距离皮肤 2~3 cm，以不引起灼痛为度；时间为 10~15 min。一般而言，艾条距离皮肤的距离越大则刺激量越小，距离越小则刺激量越大；施灸的时间越长则刺激量就越大，反之则小。刺激量可根据病情灵活掌握，一般初灸时，每日 1 次，3 次后改为 2~3 d 灸一次。急性病疗程较短，有时只需灸治 1~2 次即可；慢性病疗程较长，可灸数月乃至 1 年以上。

### 二、灸法的分类

灸法种类很多，常用灸法如表 5-1 所示。

**表 5-1　灸法的分类**

- 灸法
  - 艾灸法
    - 艾炷灸法
      - 直接灸
        - 无瘢痕灸
        - 发泡灸
        - 瘢痕灸
      - 间接灸（隔物灸）
    - 艾条灸法
      - 纯艾条灸
        - 手持艾条灸
          - 温和灸
          - 回旋灸
          - 雀啄灸
        - 隔物艾条灸
          - 胡桃壳灸
          - 胡桃壳眼镜灸
          - 温针灸
      - 加药艾条灸
        - 雷火神针
        - 太乙神针
        - 百发神针
        - ……
    - 艾饼灸法
      - 熨灸
      - 日光灸
    - 艾熏灸法
      - 烟熏灸
      - 蒸汽灸
    - 温灸器灸
      - 温灸筒灸
      - 温灸盒灸
      - 苇管灸
  - 其他药物灸法
    - 药物火热灸法
      - 硫黄灸
      - 黄蜡灸
      - ……
    - 药物非火热灸法
      - 天灸（药物发泡疗法）
      - 药物敷灸法
  - 电灸法
    - 电热灸
    - 电子温针灸
    - 激光灸

## 三、灸法的功效及适用范围

灸法的功效显著，适用范围十分广泛，涉及内、外、妇、儿各科的急、慢性疾病。明代龚居中在《痰火点雪》一书中说："灸法去病之功，难以枚举，凡虚实寒热，轻重远近，无往不宜。"灸法的功效及适用范围如下。

1. 温散寒邪，活血止痛　《素问·调经论》说："血气者，喜温而恶寒，寒则泣而不流，温则消而去之。"灸法依其火热之性，可温中散寒，治疗中焦虚寒引起的呕吐、腹痛、泄泻等症；又通过经络的传导，温经散寒，治疗寒凝血滞、经络痹阻引起的各种病证，如风寒湿邪所致的痹证等。

2. 温阳补虚，回阳固脱　治疗脾肾阳虚、元气暴脱之证，如久泻、久痢、遗尿、遗精、阳痿、早泄、虚脱、休克等。《本草从新》指出："艾叶苦辛……纯阳之性，能回垂绝之阳。"《扁鹊心书》说："如伤寒、疽疮等证。若灸迟，真气已脱，虽灸亦无用矣。若能早灸，自然"阳气不绝，性命坚牢"。

3. 固摄冲任，回转胎位　治疗痛经、闭经、胎位不正等妇产科病证。

4. 回逆下气，平肝潜阳　治疗气逆上冲的病证，如脚气冲心、肝阳上升之证。《金匮钩玄》载：

“有脚气冲心……涌泉穴用附子津拌贴，以艾灸，泄引其热。”

5. 解毒泄热，消瘀散结　治疗外科疮疡初起，以及瘰疬、寒性疖肿未化脓者。用于疮疡溃久不愈，有促进愈合、生肌长肉之功效。

6. 防病保健，延年益寿　无病自灸，可增强抗病能力，使精力充沛，长寿不衰。《备急千金要方》就载有：“凡人吴蜀地游官，体上常须三两处灸之，勿令疮暂瘥，则瘴疠、温疟、毒气不能着人也。”这就是说到南方吴、蜀之地，在身上常常施灸，可以预防疫气等传染疾病。《扁鹊心书·须识扶阳》也说：“人于无病时，常灸关元、气海、命门、中脘，虽未得长生，亦可保百余年寿矣。”现代临床发现，常灸足三里、大椎等穴，能激发人体正气，增强抗病能力，起到防病保健的作用。

## 四、灸法的补泻

灸法与针法一样，存在补法与泻法的区别。对于邪气偏盛的要用泻法，对于正气虚弱者要用补法。这与前文热证可灸论互为佐证。

灸法的补泻始载于《黄帝内经》，据《灵枢·背腧》云：“气盛则泻之，虚则补之。以火补者，毋吹其火，须自灭也；以火泻者，疾吹其火，传其艾，须其火灭也。”《丹溪心法·拾遗杂论》说：“灸法有补泻火，若补火，艾焫至肉；若泻火，不要至肉，便扫除之。”《针灸大成·艾灸补泻》中亦提出：“以火补者，毋吹其火，须待自灭，即按其穴；以火泻者，速吹其火，开其穴也。”古代灸法多指艾炷灸，这就是说，补法施灸，点燃艾炷后，不吹旺艾火，等待它缓慢地燃烧，直至熄灭，这样火力温和，热力缓缓透入深层，以补虚扶羸，温阳起陷。灸治完毕后再用手按其施灸部位，使真气聚而不散。而泻法施灸，点燃艾炷后，以口迅速吹旺其火，促其快燃，火力较猛，燃烧速度快，不燃至皮肉，当患者感觉局部烧烫时，即迅速更换艾炷再灸，施灸完毕后不按其穴，是谓开其穴而消散邪气。

以此类推，艾条灸的补法应为：点燃艾条后，不吹旺艾火，等待它缓慢地燃烧，像温和灸法样施灸，使火力缓缓透入深层，灸治完毕后用手按住施灸腧穴，再移开艾条，使真气聚而不散。艾条灸的泻法应为：点燃艾条后，用口不断吹旺艾火，像温和灸法样施灸（或像雀啄灸法样施灸），火力较猛，艾条燃烧速度快，施灸完毕后不按其穴，移开艾条即可。近代针灸家朱琏又从施灸时间长短角度提出了一种艾条补泻方法，主要分兴奋法和抑制法。兴奋法（弱刺激、补法）：主要用艾条的雀啄灸，每穴每次灸 0.5~2 min，啄 30~50 下；或用温和灸、回旋灸，时间为 3~5 min。抑制法（强刺激、泻法）：用艾条温和灸或回旋灸，每次每穴灸 10 min 以上，特殊需要时，可灸几十分钟。

隔物灸与其他药物灸法的补泻主要根据所采用药物的性味、功能、主治等，予以选用。选用偏重于泻的药物，就起到泻的作用，如甘遂灸多用于逐水泻水；豆豉灸则多用于散泻毒邪。选择偏重于补的药物施灸，就起到补的作用，如附子灸则多用于补虚助阳；蓖麻仁敷灸百会穴，治疗胃下垂、子宫脱垂、直肠脱垂等，皆能起到补气固脱的作用。

## 五、施灸的先后顺序

《备急千金要方·针灸上》说：“凡灸当先阳后阴，言从头向左而渐下，次后从头向右而渐下，先上后下。”《千金翼方》说：“凡灸法先发于上，后发于下；先发于阳，后发于阴。”《西方子明堂灸经》说：“先灸上，后灸下，先灸少，后灸多，宜慎之。”可见施灸的先后顺序有章可循，总的原则就是“先阳后阴，先上后下，先少后多”。

## 六、灸法的禁忌证

关于灸法的禁忌证，主要集中在热证是否可灸这个问题上。历史上出现过两个对立的流派，即热证忌灸派与热证可灸派。

热证忌灸派代表人物是张仲景，他把热证用灸的不良后果描述得十分可怕，甚至认为可以导致生命危险，故告诫人们：无论是阴虚的热证或阳盛的热证，均不宜用灸法。阴虚的热证，不仅火热比较猛烈的方法不能运用，即使是火热比较温和的灸法，也应忌用，如《伤寒论》284条：“少阴病，咳而下利，谵语者，被火气劫故也，小便必难，以强责少阴汗也。”少阴受邪，本可用温药扶阳兼驱邪，但火劫迫使汗出，则阳未复而阴已伤，故产生变证。又如《伤寒论》119条：“微数之脉，慎不可灸，因火为邪，则为烦逆，追虚逐实，血散脉中，火气虽微，内攻有力，焦骨伤筋，血难复也。”因为阴虚之人，筋骨本失濡养，今用灸法，火力虽微，然而易使津液受伤，加重阴虚，则可见枯槁之形，或促使疾病恶化，故宜慎用。另一方面，阳盛的热证更不宜用火治，如《伤寒论》118条：“脉浮热甚，而反灸之，此为实。实以虚治……可致火邪上越，热伤阳络，因火而动，必咽燥吐血”。又如《伤寒论》117条：“太阳病，以火熏之，不得汗，其人必燥，到经不解，必清血，名为火邪。”这说明太阳病不能以火熏取汗，纵令汗出，亦由火力劫迫所致，阳实证用此法，于治为逆，故出现燥扰便血等症。

认为热证可灸者亦不乏其人，刘完素认为灸法有“引热外出，引热下行”的作用。实热证一般用“引热外出”法，如“疮疡已觉微漫肿硬，皮血不变色，脉沉不痛者，当外灸之；引邪气出而方止”。由于刘氏认为“疮疡者，火之属”，故“引邪气出”，当指火热之邪而言。寒热格拒证可用引热下行法，如“热厥心痛，身热足寒，痛甚则烦躁而吐，额自汗出，知为热也，其脉洪大，当灸太息及昆仑……引热下行”。此上有阳热，下有阴寒，是一种阴寒格拒、阳热上扰的病证，用足上的腧穴灸疗，引阳热下移，以祛阴寒，使阴阳交通，格拒解除。

## 七、灸法的注意事项

医者在具体施灸时，要考虑患者的体质、病情、部位及临时情况等条件，选用合适的灸法。总的原则：适应患者情况，提高灸法疗效，避免产生不良后果。

1. 注意体质、病情　施灸时患者的体位要舒适，并便于术者操作。对于体弱患者，灸治时艾炷不可过大，刺激量不可过强，如果发生“晕灸”现象，要及时处理。对昏迷、肢体麻木不仁及感觉迟钝的患者，注意勿灸过量，并避免烧伤。对于惧灸者或须接受瘢痕灸法治疗者，一定要耐心解释，取得患者的同意。特别是惧灸者，千万不能强人所难，给患者增加不必要的痛苦。

2. 注意禁灸腧穴　《针灸甲乙经》记载的24个禁灸穴有头维、承光、风府、脑户、哑门、下关、耳门、人迎、丝竹空、承泣、脊中、白环俞、乳中、石门（女子）、气冲、渊腋、经渠、鸠尾、阴市、阳关、天府、伏兔、地五会、瘈脉等。《针灸大成》记载的禁灸穴有45个，《医宗金鉴》记载的禁灸穴有47个：“禁灸之穴四十七，承光哑门风府逆，睛明攒竹下迎香，天柱素髎上临泣，脑户耳门瘈脉通，禾髎颧髎丝竹空，头维下关人迎等，肩贞天牖心俞同，乳中脊中白环俞，鸠尾渊腋和周荣，腹哀少商并鱼际，经渠天府及中冲，阳池阳关地五会，漏谷阴陵条口逢，殷门申脉承扶忌，伏兔髀关连委中，阴市下行寻犊鼻，诸穴休将艾火攻。”《针灸集成》记载禁灸穴有49个。这些禁灸腧穴，相当一部分是很有道理的，如睛明、丝竹空、瞳子髎、承泣等接近眼球禁灸，人迎、经渠位于动脉之上禁灸等。但有些禁灸腧穴，通过后世临床针灸医师的实践，却获得可靠的治疗效果，如灸鸠尾可治癫痫，灸心俞能治夜梦遗精等。另一方面，古代灸法多指艾炷灸法，故换用其他灸法，如艾条灸，原有的一些禁灸腧穴是可以施灸的，像灸少商治鼻衄，灸隐白治血崩，甚至灸犊鼻治关节炎等。在临床实践中，要根据特定情况灵活变通，不可拘泥。

3. 注意禁灸部位　禁灸腧穴是因其所处的位置特殊，而不宜施灸。那么，不论古人所列举的禁灸腧穴究竟有多少，只有掌握了禁灸的部位，才能在工作中有的放矢，做到心中有数。

凡颜面五官、大血管部和肌腱浅在部位不用直接灸法，以防形成瘢痕，妨碍美观及运动。《肘后备急方》也主张面部勿烧伤：“口㖞僻者，灸口吻、口横纹间，觉火热便去艾，即愈，勿尽艾，尽艾则大过。”此外，妊娠妇女的腰骶部、下腹部，以及乳头、阴部、睾丸等处均不宜施灸。

4. 注意临时情况　临时情况的禁忌大体与针法相同，不宜在风雨雷电、奇寒盛暑、极度疲劳、空腹过饱、情绪不安、气血不定、大汗淋漓、妇女经期之际施灸（治大出血例外）。《外台秘要》载："黄帝问曰：凡灸，大风大雨、大阴大寒灸否？既不得灸，有何损益？岐伯答曰：大风灸者阴阳交错；大雨灸者诸络脉不行；大阴灸者令人气逆；大寒灸者血脉蓄滞。此等曰灸，乃更动其病，令人短寿。"

5. 注意防止火患　施灸或温针过程中，应防止艾绒脱落烧损皮肤和衣物被等物。艾条余灰过多，应及时远离人体掸去。施灸完毕，必须把艾卷或艾炷彻底熄灭，以免引起火灾。

6. 注意灸后调养　古人对灸后的调养颇为注意，《针灸大成·灸后调摄法》记载："灸后不可就饮茶，恐解火气；及食，恐滞经气，须少停一二时，即宜入室静卧，远人事，远色欲，平心定气，凡百俱要宽解。尤忌大怒、大劳、大饥、大饱、受热、冒寒。至于生冷瓜果，亦宜忌之。唯食茹淡养胃之物，使气血通流，艾火逐出病气。若过厚毒味，酗醉，致生痰涎，阻滞病气矣。"故灸治之后，不宜马上进行剧烈活动，须适当休息，多饮开水，以使气血调和，才有助于治疗。

### 八、异常情况的处理

灸法的不良反应不常见。由于体质和病情不同，开始施灸时有人可能会有发热、疲倦、口干、全身不适等反应，轻者不需顾虑，继续施灸即能消失；必要时可以拉长灸法间隔时间。重者可改用其他疗法。

施灸后，皮肤多有红晕灼热感，不需处理，即可消失。非发泡灸灸后皮肤起泡，如水泡不大，只要告诉患者注意不要被擦破，几日后即可自行吸收而愈。水泡大者可用无菌针头穿破，放出液体，涂擦甲基紫，外敷无菌纱布固定即可。应用敷灸时，若出现药物过敏反应，要及时处理，对症治疗。

患者在施灸过程中突然出现头晕、眼花、恶心、颜面苍白、脉细手冷、血压降低、心悸出汗，甚至晕倒等症状，即为晕灸。其多因初次施灸、空腹疲劳、恐惧、体弱、姿势不当、灸炷过大、刺激过重等原因所致。一经发现，要立即停灸，让患者平卧，急灸足三里 3~5 壮，可解，一般无危险。避免晕灸的发生，应注意施灸的禁忌，做好预防工作，在施灸过程中要不断留心观察，争取早发现、早处理。

## 第二节　施灸的原料及制作

古人在长期的临床实践过程中，对灸法所用的原料不断进行试用及筛选，不断赋予灸法新的内涵。人们在很早以前就知道，艾是灸疗最好的一种原料。灸疗除以艾叶作为主要材料外，其他火热灸法尚有用硫黄、黄蜡、烟草、灯芯草、桑枝、桃枝等作为灸疗材料的。非火热灸法尚有用毛茛叶、吴茱萸、斑蝥、白芥子、甘遂等作为灸疗材料的。以下主要阐述艾叶，其他原料将在相关的灸法中介绍。

### 一、艾叶的特点及功用

艾叶，是菊科多年生灌木状草本植物艾的叶片。艾自然生长于山野之中，产于我国大部分地区，春天抽茎生长，茎高 60~120 cm，秋季在茎梢上开淡褐色的花，有圆筒状的花冠，其中排列着小头状花序。艾叶当在农历四五月间花未开时采收，其状如菊叶，有羽状深裂，裂片尖端有不规则的粗锯齿，表面灰绿色，背面灰白色，有白色茸毛，质柔软，折断为白色，有芳香性气味，可入药用。采收时，将艾叶摘下或连枝割下，除去杂质，晒干或阴干，捣绒备用。艾以湖北蕲州产者为佳，叶厚绒多，称为蕲艾。

#### （一）艾叶的特点

（1）艾产于我国各地，取材方便，价格低廉。

（2）艾叶中纤维质较多，水分较少，同时还有许多可燃的有机物。因此，艾叶是理想的灸疗原料。

（3）艾叶经过加工，制成细软的艾绒，便于撮捏成型，制成艾炷或艾条。

(4) 艾叶燃烧时热力温和，能窜透皮肤，直达深部，经久不消，起到温通经脉、驱散风寒的作用。若以普通火热，则只觉表层灼痛，而无温煦散寒之作用。

### (二) 艾叶的功用

艾叶苦、辛、温，归肝、脾、肾经，有通经活络、散寒止痛、温经止血、除湿开郁、生肌安胎、回阳救逆的作用。内服，可治宫寒不孕、行经腹痛、崩漏带下；外用，能灸治百病，无论虚实寒热均可，尤其适用于阳虚寒盛或风寒湿邪所致者。《本草纲目》载："艾叶能灸百病。"《本草从新》说："艾叶苦辛，生温，熟热，纯阳之性，能回垂绝之阳，通十二经，走三阴，理气血，逐寒湿，暖子宫……以之灸火，能透诸经而除百病。"

现代研究认为，艾叶含有0.2%~0.4%的挥发油，由近20种成分组成，其中30%为桉油素，其次为萜晶烯醇、p-石竹烯等。药理实验证实，艾灸烟熏剂对细菌和真菌有较明显的抗菌作用，可用于空气消毒，且对腺病毒、鼻病毒、疱疹病毒、流感病毒和腮腺炎病毒等有抑制作用，这同民间用艾叶烟熏避疫驱邪及用艾叶治痢的经验相符。

## 二、艾绒的制作与保藏

### (一) 艾绒的制作

每年五月中旬，采集新鲜肥厚的艾叶，充分晒干后，放入石臼或其他器械中，反复捣捶压碎，使之细碎如棉絮状，筛去灰尘、粗梗及杂质，如此晒、捣、筛多次即成淡黄色洁净柔软的纯艾绒。按加工程度不同，艾绒分为两种：粗艾绒，500 g艾叶可得300~350 g，适用于间接灸法；如再精细加工，经过数十日晒杵，筛拣数十次者，500 g只得100~150 g，变为土黄色者，为细艾绒，可用于直接灸法。

艾绒质量的好坏，对施灸的效果也有影响。质量好、无杂质、干燥、存放久的效力大，疗效好；反之则差。劣质的艾绒因杂质较多，生硬而不易团聚，燃烧时火力暴躁，易使患者感觉灼痛，难以忍受，且一旦散落，便会灼伤皮肤。

### (二) 艾绒的保藏

既然艾绒以陈久为上，所以需要经久保藏。明代药物学家李时珍在《本草纲目》里说："凡用艾叶，须用陈久者，治令软细，谓之熟艾；若生艾，灸火则易伤人肌脉。"新产的艾绒内含挥发性油较多，灸时火力过强，燃着不易熄灭，燃烧速度快，燃着后烟大，艾灰易脱落，烧伤皮肤，所以应选择陈久的上品艾绒为宜。故《孟子》有"七年之病，求三年之艾"之说。艾绒极易吸水受潮，保藏不善，就会霉烂虫蛀，而影响燃烧，因此平时应保藏于干燥密闭的容器内。天气晴朗时，艾绒应常于日光下暴晒，梅雨季节更应注意。

## 三、艾炷的制作

艾叶制成艾绒以后，还要经过进一步加工，做成一定形状之小团，即艾炷，才能用于灸疗。艾绒制作艾炷的传统方法是用手捻，应尽量做得紧实（图5-1）。这样，在燃烧时火力会逐渐加强，透达深部，效果较好。如用于直接灸法，必须用极细之艾绒，搓得如麦粒大，做成上尖底平的圆锥形，直接放在腧穴上燃烧；用于间接灸法，可用较粗之艾绒，做成蚕豆大或黄豆大、上尖下平之艾炷，放在姜片、蒜片或药饼上点燃；用于温针灸法，则做成既圆又紧、大小及形状如枣核样之艾炷，缠绕针柄上燃烧。

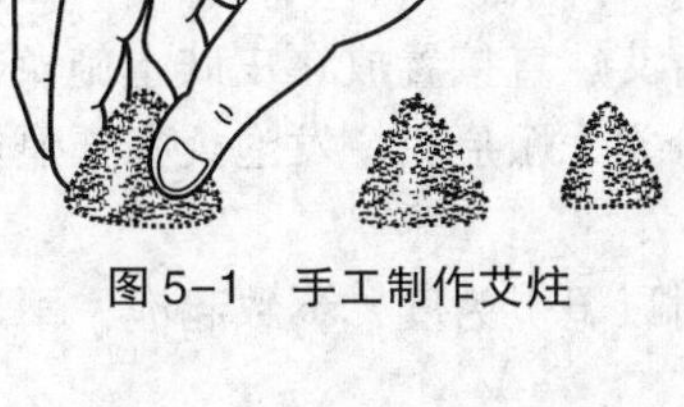

图5-1　手工制作艾炷

另外，还有用艾炷器制作艾炷的。艾炷器由艾炷模、压棒、探针组成。在艾炷模中，铸有圆锥形空洞，洞下留一小孔。将艾绒放入艾炷模的空洞之中，用下端适于压入洞孔的压棒将艾绒压紧，制成圆锥形小体，待各洞都塞满艾绒后，翻转艾炷模，用探针（细铁丝或细棍）顺洞下小孔顶出艾炷(图 5-2)。

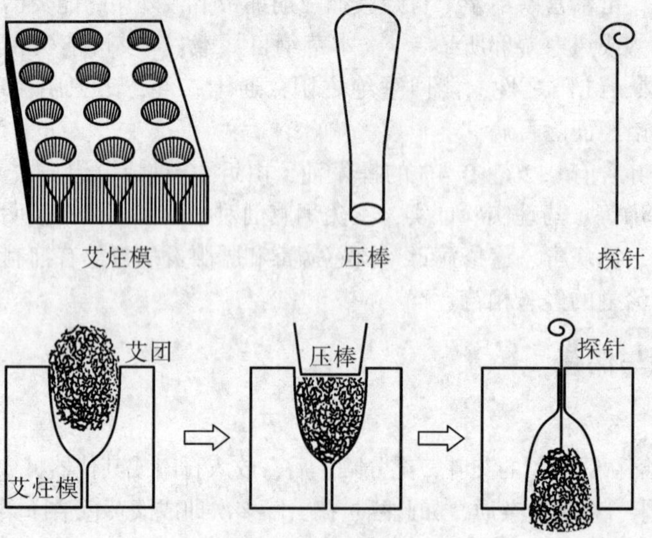


图 5-2　用艾炷器制作艾炷

现代艾炷的制作，可用机器大规模生产，做出的艾炷细致而紧密。为加工方便，有的将炷形改为小圆柱，但用法和功效同前。

### 四、艾条的制作

艾条分为普通艾条（无药纯艾条）和加药艾条两种。

**（一）普通艾条的制作**

制作普通艾条时，取艾绒 24 g，平铺在长 30 cm、宽 20 cm 薄软、柔韧的桑皮纸（绵纸或麻纸也可）上，将左、右、下三面的余纸折起来，放上竹签作为轴心，慢慢卷起，以手轻轻搓转，将其卷成直径约 1.5 cm 的圆柱状，越紧越好。抽出竹签，再搓几下。外用薄软纸包一两圈，用蛋清或糨糊封口即成，阴干或晒干备用。

**（二）加药艾条的制作**

在艾绒中掺入其他药物细末加工成的艾条称为加药艾条，简称药条。一般加入艾绒中的药物有：麝香、丁香、木香、松香、肉桂、干姜、独活、羌活、细辛、白芷、雄黄、苍术、乳香、没药、川椒、硫黄、穿山甲、皂角刺、川芎、杜仲、枳壳、茵陈、巴豆、川乌、斑蝥、全蝎、桃树皮等。各药条制作方法详见“加药艾条灸法”。

## 第三节　艾炷灸法

### 一、直接灸

直接灸又称明灸、着肤灸，即将艾炷直接置放在皮肤上施灸的一种方法（图 5-3）。根据灸后对皮肤刺激的程度不同，直接灸法又分为无瘢痕灸、发泡灸和瘢痕灸三种。

**（一）无瘢痕灸**

无瘢痕灸又称非化脓灸，施灸时以温熨为度，不致起泡，不遗留瘢痕。施灸时不等艾火烧到皮肤

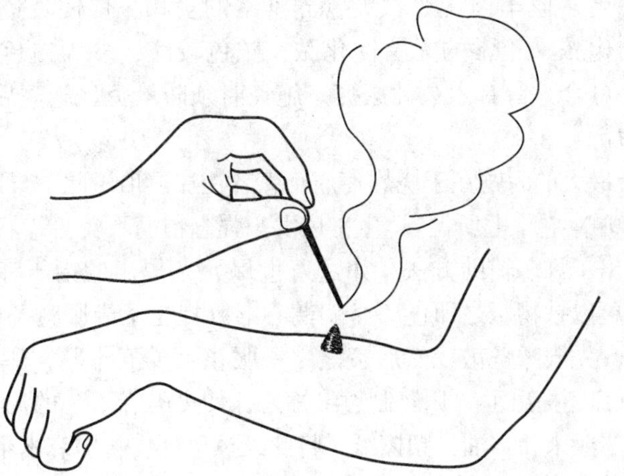

图5-3　直接灸

（当艾炷燃烧1/3~1/2时），患者稍有烫感时，立即用镊子将艾炷取下，另换新炷。本灸法一般可连续灸3~7壮，以局部皮肤产生红晕为止，并可选取多穴先后或同时灸。因此灸法操作简便，且不留瘢痕，故临床应用较多且最易为患者所接受，尤适用于虚寒病的轻症。但对昏厥、小儿及感觉麻痹的患者应小心，防止发泡或灼伤皮肤。

**（二）发泡灸**

发泡灸施灸时以致皮肤发泡为度，对皮肤的灼烫程度较无瘢痕灸深。临床上发泡灸也多用小艾炷，当患者感到皮肤发烫并感觉疼痛后再继续灸3~5 min，此时施灸部位皮肤可出现黄斑，且有汗出，隔1~2 h后就会发泡。此法要求施术者熟练掌握分寸，可轻轻拍打施灸腧穴周围皮肤或分散患者注意力以帮助此法获得成功。发泡后，切勿挑破，任其自然吸收。一般短期内留有色素沉着，但对皮下组织及毛囊等结构均无影响，愈后不遗留瘢痕。此灸法临床时有应用。发泡灸适用于一般慢性虚寒性疾病，如哮喘、眩晕、慢性腹泻、发肤疣等。

**（三）瘢痕灸**

瘢痕灸又称化脓灸。将黄豆大或枣核大艾炷直接置于腧穴上施灸，直至艾炷燃尽，局部组织产生三度烧伤，若干天后化脓、结痂，痂脱落后留有永久性瘢痕，故名瘢痕灸。此灸法最早记载于《针灸甲乙经》，而后唐宋时期非常盛行。古人强调要"发灸疮"。《针灸集成》称作"灸花"。古人认为，灸疮的发与不发是瘢痕灸成败的标志。《小品方》说："灸得脓坏，风寒乃出；不坏，则病不除也。"《太平圣惠方》亦说："灸炷虽然数足，得疮发脓坏，所患即差，如不得疮发脓坏，其疾不愈。"李守先的《针灸易学》更加强调："灸疮必发，去病如把抓。"此灸法适用于哮喘、瘰疬、肺痨、痞块、癫痫、溃疡病、慢性胃肠病和发育障碍等症，对高血压患者，有预防中风的作用。常人施此灸法，能改善体质，增强机体的抗病力，从而起到防病健身的作用。其操作方法如下。

1. 体位和腧穴的选择　患者的体位对取穴和施灸至关重要，因灸治要安放艾炷且治疗时间较长，故特别要注意体位的平正和舒适。一般灸治四肢及胸腹部取仰卧位，灸治背部取坐位或俯卧位，体位放妥后再在腧穴上点上标记（可用棉棒蘸甲基紫或墨笔作标记）。正如《备急千金要方》所说："凡点灸法，皆须平直，四肢无使倾倒，灸时孔穴不正，无益于事，徒破皮肉耳。若坐点则坐灸之，卧点则卧灸之。"

2. 操作方法　首先向患者说明操作的目的和方法，以取得患者的配合。施灸部位皮肤常规消毒后，在选好的腧穴上涂敷蒜汁或凡士林，以增加黏附作用和刺激作用。随即将艾炷粘上，用线香点燃施灸，待艾炷全部燃尽，除去艾灰。每灸完1壮，用纱布蘸冷开水擦净所灸腧穴，再涂蒜汁或凡士林一次，按所需壮数，重新点燃艾炷。一般可灸7~9壮。在施灸过程中，当艾炷烧近皮肤时，患者会感到灼痛，施术者可在腧穴四周用手轻轻拍打，借以缓解疼痛。灸毕，在施灸腧穴上贴敷消炎膏药，可每日换药一次，并嘱患者多吃羊肉、豆腐等营养丰富的食物，促使灸疮正常透发，有利于提高疗效。施灸腧穴一般约1周化脓（正常的无菌性化脓，脓色较淡，多为白色），化脓后局部注意清洁，避免感染。灸疮30~40 d愈合，留有永久性瘢痕。施灸时须防晕灸，施灸后如有继发感染（脓色多呈黄绿色），应给予积极治疗。

3. 辅助方法　瘢痕灸最大的问题在于烧灼疼痛，患者往往惧怕于此，难以接受治疗，因此影响了其使用范围。正如《千金翼方》卷十七所说："生平风发，强忍怕痛不灸，忽然卒死。"为防止和减轻施灸时的烧灼痛，历代医家提出了许多辅助方法。如《寿世保元》提出的指压麻醉法："着艾火痛不可忍，预先以手指紧罩其穴处，更以铁物压之即止。"《扁鹊心书》提出了内服睡圣散全身麻醉法："如癫狂人不可灸，及膏粱人怕痛者，先服睡圣散，然后灸之。一服止可灸五十壮，醒后再服，再灸。"《古今医鉴》在"挑筋灸癖法"中，还提出了"用药制过纸擦之，使皮肉麻木"的局部麻醉法，"制纸法，用花椒树上马蜂窝为末，用黄蜡蘸末并香油，频擦纸。将此纸擦患处皮，即麻木不知痛"。

为了顺利实施瘢痕灸，现代大多采用中、西药麻醉的方法。中药外涂法为：将川乌、细辛、花椒各30 g，蟾酥1.8 g，以75%乙醇300 mL浸泡24 h后，取棕红色上清液，用无菌棉签蘸涂于施灸腧穴上，1~5 min即可施灸。西药是用0.2%盐酸普鲁卡因注射液1~2 mL，注入施灸腧穴皮内或皮下。此法不但能产生局部麻醉，且因普鲁卡因可阻断恶性刺激且产生良性刺激，对发灸疮和化脓状态的向愈也有帮助。

**附　骑竹马灸**

骑竹马灸穴法，最早见于宋代东轩居士的《卫济宝书》，闻人耆年编《备急灸法》时附收此法，属艾炷直接灸中化脓灸法的一种。用此法治疗外科痈疽急症，素为历代针灸医生所重视，并有较好疗效。骑竹马为奇穴名，以患者手中指尖（不计爪甲）至肘横纹中点为长度，自尾脊尖向上直量，其尽端两旁各一中指同身寸处即为此穴。按照《备急灸法》等书记载，施骑竹马灸时，"令患者脱去衣服，以大杠一条跨定，两人随徐杠起，足离地三寸，两旁两人扶定"。取艾炷灸其左右两穴，各5~7壮。亦可用艾条回旋灸或雀啄灸。这种操作方法太不方便，后有人将其改为竹凳式样（图5-4）。本法主治无名肿毒、发背、脑疽、肠痈、牙痛、恶核瘰疬、风瘅肿山、四肢下部痈毒疔疮，以及颈腰椎骨质增生、椎间盘突出及顽固性坐骨神经痛等证。年老体弱者及孕妇忌用。

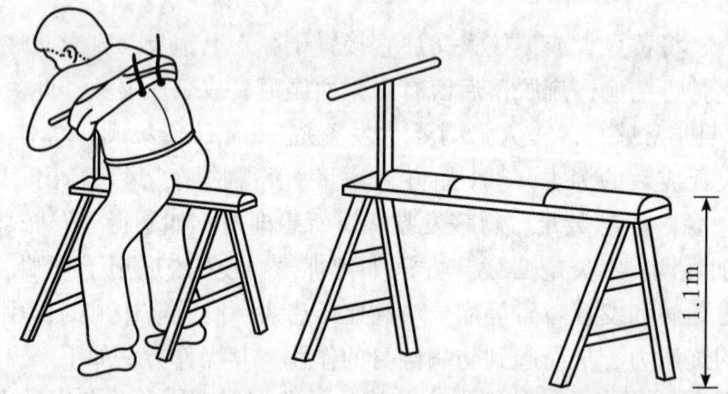


竹马

图5-4　骑竹马灸

## 二、间接灸

间接灸又称隔物灸、间隔灸，是利用其他物品将艾炷与皮肤隔开施灸的一种方法。这样可以避免灸伤皮肤而致化脓，且火力温和，患者易于接受，临床上较直接灸为常用。古代的间接灸法种类繁多，广泛应用于内科、外科、妇科、儿科、五官科等各科疾病。衬隔物品多属中药，既有植物，也有动物、矿物，因证、因病而定，有单方也有复方。施灸时既发挥艾灸的作用，又发挥药物的功能，二者相得益彰，疗效显著。间接灸根据其所隔物品的不同，分为多种灸法，兹分述如下。

### （一）隔姜灸

隔姜灸是用姜片做隔垫物而施灸的一种灸法（图5–5）。生姜，辛温无毒，升发宣散，调和营卫，祛寒发表，通经活络。将新鲜姜和艾结合起来施灸，既能避免直接灸分寸掌握不好容易起泡、遗留瘢痕的缺点，又能和生姜发挥协同作用，古往今来，应用颇广。如《针灸大成》灸聚泉穴以治咳嗽："灸法用生姜，切片如钱厚，搭于舌上穴中，然后灸之。"清代吴尚先的《理瀹骈文》指出："头：阳，烧艾一炷法。"

操作方法：将鲜生姜切成厚约0.3 cm的片，太厚热力不易穿透，太薄容易灼伤皮肤。在姜片中心处用针穿刺数个小孔，置施灸腧穴上，上以适量大小的艾炷点燃施灸。有些患者因鲜姜刺激，刚灸即感觉灼痛，这时候可将姜片略提起，待灼痛感消失重新放下再灸。若施灸一段时间后，患者诉灼热难耐，可将姜片向上提起，下衬一些干棉花或软纸，放下再灸，以灸至肌肤内感觉温热，局部皮肤潮红湿润为度。医者应常掀起姜片查看，以防因患者感觉迟钝造成起泡。一般每次施灸5~10壮。可一姜一炷，也可一姜多炷。此灸法简便易行，临床常用，适用于一切虚寒病证，尤其对呕吐、腹痛、泄泻、遗精、阳痿、早泄、不孕、痛经、面瘫、麻木、痿证及风寒湿痹等，疗效可靠。

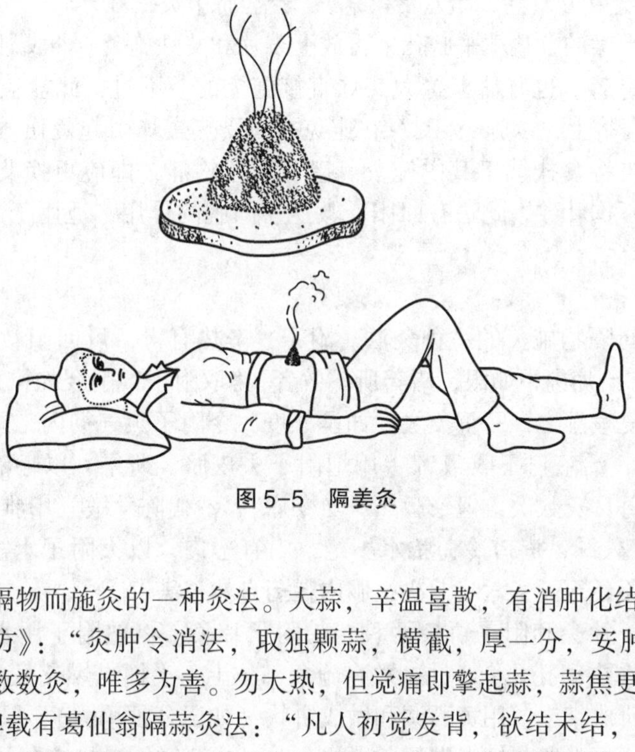

图5–5　隔姜灸

### （二）隔蒜灸

隔蒜灸是用蒜作间隔物而施灸的一种灸法。大蒜，辛温喜散，有消肿化结，拔毒止痛之功。隔蒜灸最早见于《肘后备急方》："灸肿令消法，取独颗蒜，横截，厚一分，安肿头上。炷如梧桐子大，灸蒜上百壮。不觉消，数数灸，唯多为善。勿大热，但觉痛即擎起蒜，蒜焦更换用新者，不用灸损皮肉。"紫极观发掘的石碑载有葛仙翁隔蒜灸法："凡人初觉发背，欲结未结，赤热肿痛，先以湿纸伏其上，立视候之，其纸先干处则是结痈头也。取最大蒜切成片，如三钱厚薄，安其头上，用大艾炷灸之，三壮即换一片蒜。痛者灸至不痛，不痛者灸至痛时方住。最要早觉早灸为上。一日二日十灸十活；三日四日六七活；五六日三四活；过七日不可灸矣。若有十数头作一处生砉即用大蒜研成膏，作薄饼铺头上，聚艾于蒜饼上烧之，亦能活也；若背上初发赤肿一片，中间有粟米大头子，使用独蒜头，切去两头，取中间半寸厚薄，正安于疮上。却用艾于蒜上灸三七壮，多至四十九壮。"现在隔蒜片灸与隔蒜泥灸依然被使用。

1. 隔蒜片灸　将独头紫皮大蒜切成0.1~0.3 cm的薄片，用针在薄蒜片中间穿刺数孔，放在患处或腧穴上，置中、小艾炷在上面点燃施灸，每灸4~5壮更换新蒜片，每穴一次须灸5~7壮。

2. 隔蒜泥灸　取独头蒜，捣成泥状，置于腧穴或肿块上（如未溃破化脓脓头处），在蒜泥上点燃艾炷施灸，每穴一次宜灸足7壮，以灸处泛红为度。

因大蒜液对皮肤有刺激性，灸后容易起泡，故可用敷料覆盖，防止衣物摩擦。如被灸处已化脓，用此灸法可加速脓疮成熟，减轻患者痛苦，促进疮口早日愈合。《备急千金要方》用治瘰疬，《医学入门》用治痈疽肿毒，《医宗金鉴·外科心法要诀》用治疮毒。因此，灸法有清肿、拔毒、发散、止痛的作用，故临床上适用于治疗痈、疽、未溃疮疖、无名肿毒、肺痨、腹中积块、蛇蝎毒虫所伤。

附　长蛇灸

因在施灸时需沿脊椎铺敷药物，形状似长蛇，故名长蛇灸，也有人称其为铺灸。操作方法：取大蒜500 g左右，去皮捣如泥膏状，患者取平卧位，将蒜泥平铺于大椎穴至腰俞穴之间的脊柱上，宽2 cm、厚0.5 cm，周围用绵纸封固，不使蒜泥漫流。然后用中艾炷在大椎穴及腰俞穴点火施灸，不计壮数，灸至患者口鼻内觉有蒜味为度。也有人在大椎穴至腰俞穴之间的每一脊柱凹陷处，以黄豆大的艾炷施灸数十壮，同样灸至患者口鼻内觉有蒜味为度。灸毕，用温水渗湿绵纸周围，除去蒜泥。由于蒜泥和火热的共同刺激，脊柱往往出现水泡，灸后宜休息一段时间。此法多用以治疗虚劳顽痹等证。

（三）隔盐灸

隔盐灸是用食盐作隔垫物而施灸的一种灸法。只用于脐窝，他处禁用，故又称神阙灸。食盐，咸寒，入胃、肾、大小肠经，有涌吐、清火、凉血、解毒之功。此法古代应用很广。《肘后备急方》治卒霍乱诸急方：“以盐纳脐中，上灸二七壮。”《备急千金要方》卷十七治少年房事多短气：“盐灸脐孔中二七壮。”《备急千金要方》卷二十八治淋病：“着盐脐中灸三壮。”

操作方法：将纯净干燥的食盐填平脐孔，再放上姜片和艾炷施灸。将艾炷放在姜片上施灸可防止食盐受热后爆起，烫伤患者。也有盐上置大艾炷直接施灸的，不过，此盐应是炒过之盐。《类经图翼》说：“纳炒干净盐满脐上，以施灸。”意在避免盐粒受热爆炸引起烫伤。如患者脐部凸出，可用湿面条围住肚脐周围，再将食盐填于其中施灸。患者稍感灼痛，即应更换艾炷。一般可灸3~9壮，急病可根据病情多灸，不拘壮数。此法有回阳、救逆、固脱的作用，适用于急性腹痛、吐泻、痢疾、四肢厥冷、淋证、脱证等。

（四）附子灸

附子灸是用附子作间隔物施灸的一种灸法。附子，辛热有毒，可回阳救逆、补火助阳、散寒止痛。《备急千金要方》有治痈肉中如眼，诸药所不效者，“取附子，削令如棋子，安肿上，以唾帖之，乃灸之。令附子欲焦，复唾湿之，乃重灸之。如是三度，令附子热气彻内，即差”。明代薛己《外科发挥》卷三的臀痈附方，治疮口不收敛者“用炮附子去皮脐，研末，以唾液和为饼，置疮口上处，将艾炷于饼子上灸之，每日灸数次，但令微热，勿令痛”。清代陈学敏《串雅外编》把此法称为“附子灸”，并记载：“痈疽久漏，疮口冷，脓水不绝，内有恶肉，以大附子水浸透，切大片，厚一分，安疮口隔艾灸，数日一灸，至五、六、七次，服内耗药自然长满。”

操作方法：分为附子片灸和附子饼灸两种。①附子片灸：将熟附子用水浸透后，切成厚0.3~0.5 cm的薄片，用粗针在中间扎几个小孔，放在施灸部位上，上面点燃艾炷施灸，使热力穿透皮肤。②附子饼灸：取生附子研成细末，用黄酒调和做成饼状（如伍分硬币大），厚约0.4 cm，中间用粗针扎孔，置腧穴或疮口上，再上置艾炷点燃施灸，施灸时可在药饼下衬垫纱布，以防止烫伤皮肤。附饼若干焦可再换新饼，灸至肌肤内感觉温热，局部肌肤红晕为度。每日灸1次，病愈为止。亦有用生附子3份、肉桂2份、丁香1份共研细末，炼蜜调和制成0.5 cm厚的药饼，用针扎数孔，上用艾炷施灸。近人也有用白芷、藁本、丁香等芳香药品与附子共捣成粉，制成药饼作间隔物施灸的。附子与艾火并用，适宜治疗各种阳虚病证，如阳痿、早泄、遗精、疮疡久溃不敛、肾虚牙痛、脱骨疽等。外科中的疮毒窦道盲管，久不收口，或既不化脓又不消散的阴性虚性外证，用此灸法灸至皮肤发红，有利于疮毒发散。

（五）葱灸

葱灸是用葱作间隔物而施灸的一种灸法。葱白，辛温，入肺、胃经，有发汗解表、散寒通阳之功。明代《玉机微义》治诸疝：“用葱白泥一握，置脐中，上用熨斗熨之，或上置艾灼之，妙。”

操作方法：分为隔葱片灸和隔葱泥灸两种方法。①隔葱片灸：是将葱白切成数片，选取汁多厚片3~4片，紧贴于所灸腧穴处，选取汁多厚片是为了增加黏附性、稳定性和刺激性。葱片上放置大艾炷一个或中艾炷数个施灸。一般灸治5~10壮，以内部感到温热，皮肤泛红不灼痛为度。②隔葱泥灸：是把葱白捣烂如泥，平敷于脐中（神阙）及四周，或敷于所灸腧穴处，余同隔葱片灸。隔葱灸适用于虚脱、腹痛、尿闭、疝气及乳痈等。

**（六）胡椒灸**

胡椒灸是用胡椒作间隔物而施灸的一种灸法。胡椒，辛热，入胃、大肠经，有温中散寒之功。

操作方法：将白胡椒研成细末，加入适量白面，用水调和制成硬币状圆饼，厚约0.3 cm。中央按成凹陷，再取丁香、肉桂、麝香等药等份研成细末，放于胡椒饼中央凹陷处，将之填平，然后将圆饼放在施灸腧穴上，上置艾炷施灸。换艾炷不换胡椒饼，每次每穴灸5~7壮，以内部感觉温热舒适为度。此法适用于风寒湿痹痛、局部麻木不仁、胃寒呕吐及腹痛等，有温经散寒、通经止痛的作用。

**（七）黄土灸**

黄土灸是用黄土作间隔物施灸的一种灸法。此法最早见于《备急千金要方》卷二十二“发背”条说：“小觉背上痒痛有异，即火急取净土，水和为泥捻作饼子，厚二分，阔一寸半。以粗艾作大炷，灸泥上，贴着疮上灸之，一炷一易饼子。若粟米大时，可灸七饼子，即差（瘥）；如榆荚大，灸七七饼炷，即差（瘥）；如钱大，可日夜灸之，不限炷数。”

操作方法：以纯净黄土加水制成泥饼，厚约0.6 cm，直径约5 cm，用粗针扎孔数个，放置患处，上面以大、中艾炷施灸。灸1壮换1个泥饼，可连续灸5~7壮。施灸壮数不限，以患者自觉温热感透过皮肤，局部舒适为度。此灸法适用于背部疔疽外证的初起，灸之可使毒邪消散。对局限性湿疹、白癣及因湿毒而致的其他皮肤病，均有一定效果，这是因为土能燥湿、胜水之故。

**（八）巴豆灸**

巴豆灸是用巴豆作间隔物而施灸的一种灸法。巴豆，辛热，有大毒，归胃、大肠、肺经，可泻下冷积、逐水退肿。《寿世保元》卷十治“腹中有积及大便闭结，心腹诸痛，或肠鸣泄泻，以巴豆肉捣为饼，填脐中，灸三壮，可至百壮，以效为度”。《普济本事方》卷九云：“治结胸法，巴豆十四枚，黄连七寸，和皮用。右捣细，用津唾和成膏，填入脐心，以艾灸其上，腹中有声，其病去矣。不拘壮数，病去为度。才灸了，便以温汤浸手帕拭之，恐生疮也。”《针灸资生经》主张：“巴豆七粒和皮肥黄连七寸，去须，同捣烂作一团，安在脐心上，以手按下稍实紧，捻艾皂子大，于药上灸。”《针灸集成》用此法治小儿小便不通获效。《理瀹骈文》也有治伤寒食积冷热不调者“用巴豆、大黄唾和饼贴脐，艾烧数炷，热气入肚即住”。

操作方法：①单用一味巴豆，即将不去油的巴豆10粒，捣碎研细，加入3 g白面，用水调成膏状，捏成饼状，置于脐中（神阙），上用艾炷施灸。以有效为度，不拘壮数，少则3壮，多则上百壮。灸完，用温的湿毛巾擦净皮肤，防止药物刺激局部皮肤发泡生疮。②用巴豆和其他药物混合，如用不去油的巴豆10粒，黄连末适量，二药混合加水制成膏状，填入脐中，或做成药饼放于脐部，上置艾炷施灸。余同单用巴豆操作方法。巴豆灸适用于冷积腹中、食积、腹痛、泄泻、胸痛、二便不通诸证，可起到祛寒破结、通利二便的作用。

**（九）结胸灸**

结胸灸是用连豆散作间隔物而施灸以治疗结胸证的一种灸法。结胸为病症名，出于《伤寒论·辨太阳病脉证并治》，指邪气结于胸中，而出现心下痛，按之硬满的病证。此灸法始见于《丹溪怔法附余》。

操作方法：取小川连3 g，巴豆霜0.3 g，共研细末，制成连豆散，再加酒适量调和，做成饼状，填入神阙穴中，上以艾炷施灸，不拘壮数，候腹中有声为度。灸毕，用无菌棉球拭净，避免生疮。此法适用于各种结胸证。

**（十）韭菜灸**

韭菜灸是用韭菜作间隔物而施灸的一种灸法。《疡医大全》卷八说：“疮毒溃后，风寒侵袭，作肿痛者，用韭菜杵烂，炙热，敷患上，冷则易之。或捣成饼，放患上，艾炷灸之，使热气入内。”

操作方法：取整棵韭菜（连根）适量，洗净晾干，捣烂如泥，制成币状圆饼，放在疮面上，用大艾炷点燃施灸，每次灸1~3壮，换炷不换韭菜饼，使热气入内。此法适用于疮疡等。

### （十一）豆豉饼灸

豆豉饼灸是用淡豆豉饼作间隔物而施灸的一种灸法。淡豆豉，苦寒，入肺、胃经，有解毒、除烦、宣郁的功效。此法最早见于晋代《范汪方》（据《医心方》卷十五载）。《备急千金要方》卷二十二详细记载："治发背及痈肿已溃未溃方，香豉三升，少与水和，熟捣成强泥。可用作饼子，厚三分以上，有孔勿覆孔上。布豉饼，以艾列其上灸之，使温温而热，勿令破肉。如热痛，即急易之，患当减，快得安稳，一日二度灸之。如先有疮孔，孔中得汁出，即差（瘥）。"《备急千金要方》卷六用此法治耳聋，"捣豉作饼填耳内，以地黄长五六分，削一头令尖，纳耳中，与豉饼底齐。饼上着楸叶益之，剜一孔如箸头透饼，于上灸三壮"。

操作方法：将淡豆豉适量压为末，用水或黄酒调和，做成疮口大的饼，厚0.4~0.6 cm，以粗针扎数孔，放于疮面上，使患者有温热舒适感为度。如疮已破溃，可置疮口周围，上置艾炷点燃，日灸1次，以愈为度。此法适用于痈疽发背、顽疮、恶疮肿硬不溃或溃后久不收口、疮面黑黯等症，有散泄毒邪的作用。

### （十二）豉药饼灸

豉药饼灸是用淡豆豉混合其他药物作间隔物的一种灸法。用淡豆豉、花椒、生姜、青盐、葱白等份，共捣成泥状，捏成厚1 cm、直径为1.5~2 cm的药饼，在上面刺数个小孔即成。施灸时将豉药饼置于应灸部位上，选用中艾炷点燃施灸。一般可灸3~5壮。此法适用于疮疡、痈肿。

### （十三）蛴螬灸

蛴螬灸是用蛴螬作间隔物而施灸的一种方法。蛴螬（别名老母虫、土蚕），咸温有毒，入肝经，可活血、行瘀、解毒。《外科精义》指出："瘑瘘恶疮，谓医不验者，取蛴螬，剪去两头，安疮口上，以艾灸之，七壮一易，不过七枚，无不效者。"《医宗金鉴·外科心法要诀》说"蛴螬灸法"可治痈疽，颇有效验。

操作方法：取蛴螬1只，剪去头尾，贴于疮口上，以中、大艾炷灸之。每只蛴螬灸7壮，每灸7只蛴螬，即49壮为一疗程。此法适用于破伤风、疮疡诸证。

### （十四）商陆灸

商陆灸是用商陆根作间隔物而施灸的一种灸法。商陆，苦寒有毒，归肺、肾、大肠经，有泻下利水、消肿散结之功。《备急千金要方·灸瘘方》说："捣商陆根，捻作饼子如钱大，厚三分，安瘘上，以艾灸上，饼干易之。灸三四升艾，差（瘥）"。

操作方法：取商陆根适量，捣烂如泥，制成圆饼，厚约0.6 cm，放于患处，上用中艾炷施灸，灸至温热，以患者舒适为度。此灸法适用于瘰疬、瘘管久治不愈等。

### （十五）隔面饼灸

隔面饼灸是用面粉饼作间隔物而施灸的一种灸法。《备急千金要方》卷二十二治恶疮方："面一升作饼，大小覆疮，灸上令热，汁出尽，差（瘥）。"

操作方法：取面粉适量，用水调和制成面饼，厚约0.5 cm，直径为1~1.5 cm，用粗针在中央扎数孔，放于患处或脐部（神阙），上以大、中艾炷施灸，换炷不换饼，一般灸3~5壮，使患者有热感即可。此法适用于治疗恶疮与腹中冷痛等。

### （十六）甘遂灸

甘遂灸是用甘遂作间隔物而施灸的一种灸法。甘遂，苦甘寒有毒，归肺、肾、大肠经，有泻水逐饮、消肿散结之功。《本草纲目》卷十七"甘遂"条附方说："二便不通，甘遂末以生面糊调敷脐中及丹田内，仍艾灸三壮。"《普济方》卷四百二十三说："尝记一人小便闭不通者三日，小腹胀几死，百药不效。余用甘遂末、大蒜，捣细和成剂，安脐中，令资以艾灸二七壮。随后应用此方，无不效。"

操作方法：取甘遂适量压末，加入面粉，用水调成膏状，敷于神阙穴中，上以中、小艾炷灸之，换炷不换甘遂膏，一般可灸3~5壮。此法适用于小便不通等。

**（十七）葶苈饼灸**

葶苈饼灸是用葶苈饼作间隔物而施灸的一种灸法。葶苈子，苦辛大寒，归肺、膀胱经，有泻肺平喘、利水消肿之功。《备急千金要方》卷二十三灸漏方说：“葶苈子二合，豉一升。右二味和捣，令极熟，作饼如大钱，厚二分许。取一枚当疮孔上；作大艾炷如小指大，灸饼上，三炷一易，三饼九炷，隔三日后一灸之。”《外台秘要》也载有此法，并且引《古今录验》云：“不可灸头疮，葶苈气入脑杀人。”又《普济方》卷四百二十三用此法治疗痔疮。

操作方法：将适量葶苈子、淡豆豉捣烂如泥，制饼如伍分硬币大，厚约0.6 cm，中央用粗针穿刺数孔，放于疮口，上置中艾炷施灸。每灸3壮换1枚葶苈饼，灸3枚饼，即9壮为一疗程，每3 d灸一次。此法适用于痔疮、瘰疬等。

**（十八）皂角灸**

皂角灸是用皂角作间隔物而施灸的一种灸法。皂角，辛咸温，有小毒，归肺、大肠经，有祛痰、开窍之功。《丹溪心法·救急诸方·第九十六》说：“解九里蜂，用皂角钻孔，贴在蜂叮处，就皂荚孔上用灸三五壮，即安。”该书同篇疗蜈蚣、蝎子伤人，亦用此法。

操作方法：将皂角切成片状，放在患处，上用艾糊灸。一般可灸3~7壮。此法适用于蜂蜇、蚊叮、虫咬等。

**（十九）隔蟾灸**

隔蟾灸是用蟾蜍作间隔物而施灸的一种灸法。蟾蜍，性凉，有毒，有解毒消肿、止痛利尿之功。蟾皮，甘辛温，有毒，入心、胃经，可解毒消肿、强心止痛。《类经图翼》卷十一说“用癞虾蟆一个，破去肠，覆疬上。外以真蕲艾照疡本为炷，于虾蟆皮上当疬灸七壮或十四壮，以热气透内方住”，《寿世保元》卷十则主张“用癞虾蟆一个剥取皮”施灸。

操作方法：取活蟾蜍1只，破腹去肠或仅剥取皮于敷患处，上置中、小艾炷施灸。一般可每次灸7~14壮，以热气透内即可。此法适用于瘰疬、疖肿等。

**（二十）蚯蚓灸**

蚯蚓灸是用蚯蚓作间隔物而施灸的一种灸法。蚯蚓，又名地龙，咸寒，归肝、肺、膀胱经，有清热熄风、平喘、通络、透脓之功。

操作方法：取活蚯蚓数条，放入水中吐泥后备用，灸时将蚯蚓捣烂，捏成饼状，置于患处，上以小艾炷点燃灸之，每次3~5壮。此法适用于治疗疮疡等。

**（二十一）蚯蚓泥灸**

蚯蚓泥灸是用蚯蚓排泄的粪便作间隔物而施灸的一种灸法。《普济方》卷四百二十三治瘰疬说：“用韭菜畦中蚯蚓粪和水作饼子，量疮大小用之，过疮二三钱地位，贴疮上，外以艾圆灸之。或痛或痒即可。”

操作方法：将韭菜地中蚯蚓粪制成饼，厚约0.3 cm，在患处，上用中、小艾炷施灸。一般可灸3~10壮，灸至患处发热或痒或痛即可。此灸法适用于瘰疬、便毒、脏毒等。

**（二十二）苍术灸**

苍术灸是用苍术作间隔物而施灸的一种灸法。苍术，辛苦温，归脾、胃经，有燥湿健脾、祛风湿之功。《医学纲目》说：“灸耳暴聋，苍术长七分，一头切平，一头削尖，将尖头插耳中，于平头上灸七壮，重者二七壮，觉耳内热即效。”《理瀹骈文》治突发性聋（暴聋）：“苍术削下尖上平式，插耳内，艾烧之，耳有微热为度。”

操作方法：将苍术切成圆锥形，底面要平，用粗针穿刺数孔，然后将尖端插进外耳道，于底面上放艾炷施灸。一般每次可灸5~14壮，主治耳聋、耳鸣等。此法孕妇不宜使用。

**（二十三）蒸脐灸**

蒸脐灸又名熏脐灸、炼脐灸，是将药末填满脐中，上置艾炷施灸的一种方法。所用药物处方，因病而异，《针灸大成》卷九用于预防疾病方：“五灵脂八钱生用，青盐五钱生用，乳香一钱，没药一钱，夜明砂二钱微炒，地鼠粪三钱微炒，葱头干者一钱，木通三钱，麝香少许。右为细末，水和荞面作圆圈，置脐上，将前药末以二钱放于脐内，用槐皮剪钱，放于药上，以艾灸之，每岁一壮”。《医学入门》治疗劳疾方：“麝香五钱，丁香三钱，青盐四钱，夜明砂五钱，乳香、木香各三钱，小茴四钱、药、虎骨、蛇骨、龙骨、朱砂各五钱，雄黄三钱，白附子五钱，人参、附子、胡椒各七钱，五灵脂五钱，共为末。另用白面作条，圈于脐上。将前药一料，分为三份，内取一份。先填麝香五分入脐眼内，又将前药一份入面圈内，按药令紧，中插数孔，外用槐皮一片盖于药上，艾火灸之。灸至遍身大汗为度。”蒸脐灸既用于健身防病，又适用于劳伤、失血、气虚体倦、阳痿、遗精、阴虚、痰火、妇人赤白带下、虚寒积滞等。

**（二十四）温脐种子灸**

温脐种子灸法基本同蒸脐灸，不用槐皮。《医学入门》方：“五灵脂、白芷、青盐各五钱，麝香三厘，共研细末，用荞麦粉和水制成条卷，围于脐上，将以上药末放于脐中，用艾炷灸之。灸至脐中温暖停火。数日后再灸。”此法用于脐腹结冷、下元虚冷、宫寒不孕、气虚崩漏、血寒经闭等。

**（二十五）隔薤灸**

隔薤灸是用薤叶作间隔物而施灸的一种灸法。《备急千金要方》卷二十二治恶露疮方：“捣薤叶敷疮口，以大艾炷灸药上，令热入内即差（瘥）。”

操作方法：将适量薤叶捣如膏状，敷于患处，上用中、小艾炷施灸，使热入内即可。此法适用于恶露疮。

**（二十六）香附灸**

香附灸是用香附作间隔物而施灸的一种灸法。香附，味辛、微苦、微甘，性平，归肝、三焦经，有疏肝理气、调经止痛之功。《外科证治全书》卷五隔香附饼灸治瘰疬痰毒或风寒袭于经络红肿方：“生香附为末，生姜自然汁和，量患大小作饼，覆患处，以艾灸之。”

操作方法：将适量生香附研末，加入生姜汁调和，捏成圆饼，厚约0.5 cm，放于患处，上用中艾炷施灸。一般可灸至温热舒适为度。此法适用于痰核、瘰疬、痹证等。

**（二十七）陈皮灸**

陈皮灸是用陈皮作间隔物而施灸的一种灸法。陈皮，辛苦温，归脾、肺经，有理气调中、燥湿化痰之功。

操作方法：取陈皮适量，研为细末，用生姜汁调成膏状，患者取仰卧位，敷贴于中脘、神阙穴上，上以中、小艾炷施灸。一般可灸3~5壮。此法适用于胃腹胀满、饮食不振、呕吐、呃逆等。

**（二十八）厚朴灸**

厚朴灸是用厚朴作间隔物而施灸的一种灸法。厚朴，辛苦温，归脾、胃、肺、大肠经，有行气、燥湿、平喘之功。此灸法施灸部位多选用背部和胸腹部腧穴。

操作方法：将适量厚朴研成细末，加入生姜汁调和膏状，捏成厚约0.3 cm的圆饼，放于施灸腧穴上，用中、小艾炷施灸。一般每穴可灸3~5壮。此法适用于胸腹胀满、脘腹疼痛、咳喘与咳痰不利等。

**（二十九）木香灸**

木香灸是用木香药饼作间隔物而施灸的一种灸法。木香，辛苦温，归脾、胃、大肠经，有行气、调中、止痛之功。《外科证治全书》说：“以木香五钱为末，生地黄一两杵膏，和匀，量患处大小作饼，置肿上，以艾灸之。”

操作方法：将木香末15 g、生地黄30 g，捣成膏状，制成厚约0.6 cm的药饼，放于患处，上用中、小艾炷施灸，一般可灸3~5壮，以灸至患处温热舒适为度。此法适用于闪挫仆损、气滞血瘀等。



**（三十）桃树皮灸**

桃树皮灸是用桃树皮作间隔物而施灸的一种灸法。《普济方》卷四百二十三说：“治卒患瘰疬子不痛方，取桃树皮贴上，灸二七壮。”

操作方法：将鲜桃树皮一块，用粗针穿刺数孔，贴于患处，上用中艾炷灸之，一般每次可灸5~10壮。此法适用于瘰疬等。

### (三十一) 桃叶灸

桃叶灸是用桃叶作间隔物而施灸的一种灸法。《医心方》卷十四引《集验方》治疗疟疾说：“桃叶二七枚安心上，艾灸上十四壮。”

操作方法：将新鲜桃叶数枚，置上脘处，上用中艾柱灸。一般可灸5~10壮。此法适用于治疗疟疾。

### (三十二) 莨菪根灸

莨菪根灸是用莨菪根作间隔物而施灸的一种灸法。《普济方》卷四百二十三说：“治瘰疬结核，宜灸莨菪根法。用莨菪根一两粗者，切，厚约三四分，安疬子上，紧作艾炷灸之，热彻则易。五六炷，频频灸，当即退矣。”

操作方法：将粗大鲜莨菪根一块，切成厚约0.6 cm的片，以粗针在中间穿刺数孔，把莨菪根片放于患处，上用中艾炷点燃施灸。一般可灸3~7壮。如患者感到局部灼热，立即更换新炷再灸。此法适用于治疗瘰疬。

### (三十三) 麻黄灸

麻黄灸是用麻黄作间隔物而施灸的一种灸法。麻黄，辛微苦、温，归肺、膀胱经，有发汗解表、平喘、利水消肿的功效。

操作方法：取麻黄适量，粉碎为细末，用生姜汁调和如膏状，做成币状饼，厚约0.3 cm，上以中艾炷施灸。每穴可灸5~10壮。此法适用于风寒感冒、鼻渊与哮喘等。

### (三十四) 川椒灸

川椒灸是用川椒作间隔物而施灸的一种灸法。川椒，辛温，有小毒，归脾、胃、肾经，有温中、止痛、杀虫、燥湿的作用。《肘后备急方》卷五疗一切肿毒疼痛不可忍者，“搜面团肿头如钱大满中安椒，以面饼子安头上，灸令彻，痛即立止”。《古今医鉴》卷十治一切心腹胸腰背苦痛如锥刺方：“花椒为细末，醋和为饼，贴痛处，上用艾捣烂铺上，发火烧艾，痛即止。”《理瀹骈文》治气病、痞气用“花椒末调饼贴，烧艾一炷”。

操作方法：将适量川椒研为细末，用陈醋调和成糊膏状，制成药饼，厚约0.3 cm，放于患处，上以中、小艾炷施灸。若患者感觉施灸处灼痛，应除去艾火，更换新炷再灸。一般可灸5~7壮。此法适用于一切肿毒疼痛、跌仆扭伤所致的伤筋积血、腹胀痞满等。

### (三十五) 隔纸灸

隔纸灸是用白纸作间隔物而施灸的一种灸法。《普济方》卷四百二十二说：“治久喘咳、咯脓血、有痰不愈者，右用白表纸数重折之，于冷水内浸湿了，然后燃艾炷，仍蘸些许雄黄末同燃，或艾炷子安在纸上，用火点着，随即放在舌头上正中为妙。下手灸人拿着一个铜匙头，于患人口内上腭隔住艾烟，呼吸令患人如常。”

操作方法：取白纸数张，折叠，在冷水中浸湿。取坐位，施灸时，把艾炷放在湿纸上，用蘸有雄黄末的线香点燃，立即将之放于舌正中，旁边一人用钢勺抵住上腭，遮挡艾烟，灸至温热即可。此法适用于治疗痰喘、咳嗽、咯吐脓血等。

### (三十六) 蓖麻仁灸

蓖麻仁灸是用蓖麻仁作间隔物而施灸的一种灸法。蓖麻仁，甘辛平，有毒，归大肠、肺经，可消肿、拔毒、润肠通便。

操作方法：将去壳的蓖麻仁适量捣烂，成泥膏状然后制成贰分硬币大、0.3 cm厚的圆饼，敷在施灸腧穴处，用小艾炷施灸。一般可灸5~7壮，7 d为一疗程，休息2 d，再行第二疗程。此法适用于治疗胃缓、阴挺、脱肛、面瘫等。

### （三十七）隔酱灸

隔酱灸是用干面酱作间隔物而施灸的一种灸法。《疮疡经验全书》卷七说："取顶上施毛中百会穴，以酱一匕搽上，艾灸三壮。"

操作方法：令患者端坐，将其百会穴处头发从根部剪去中指甲大一片，取干面酱约 5 g，敷于百会穴处，置小艾炷灸之。一般每次灸 3~5 壮，每日 1 次。此法适用于脱肛。

### （三十八）白附子灸

白附子灸是用白附子作间隔物而施灸的一种灸法。白附子，辛甘温，有毒，归脾、胃经，有燥湿化痰、祛风止惊、解毒散结之功。《本草纲目》卷十七"白附子"条引《杨起简便方》说："偏坠疝气，白附子一个为末，津调填脐上，以艾灸三壮或五壮，即愈。"

操作方法：将白附子末适量，用温水调和如糊膏状，捏成厚约 0.5 cm 的圆饼，敷于脐部（神阙），上用大、中艾炷施灸。一般每次灸 5~10 壮。施灸过程中，如患者感觉局部灼痛，应立即更换艾炷，以免烫伤。此法适用于疝气等。

### （三十九）徐长卿灸

徐长卿灸是用徐长卿作间隔物而施灸的一种灸法。徐长卿，辛温，归肝、胃经，有祛风止痛、活血利尿、解毒消肿之功。

操作方法：将适量徐长卿鲜根捣烂如糊状，做饼，厚约 0.5 cm，敷贴在腧穴上或患处，上用中、小艾炷施灸。一般每穴每次施灸 5~10 壮。施灸过程中，如患者感觉局部灼痛，应立即更换艾炷，以免烫伤。此法适用于风湿痹证、跌打损伤、荨麻疹与过敏性鼻炎等。

### （四十）鸡子灸

鸡子灸是用鸡蛋作间隔物而施灸的一种灸法。《串雅外编》卷二"鸡子灸"说："凡毒初起红肿无头，鸡子煮熟，对劈去黄，用半个合毒上，以艾灸三壮，即散。"并且指出："若红肿根盘大，以鸭蛋如法灸亦可。"《寿世保元》卷十载："发背痈疽初走未破，用鸡蛋半截盖疮上，四围用面饼敷住，上用艾灸卵壳尖上，以患者觉痒或泡为度，臭汗出即愈。"

操作方法：取鸡蛋 1 个，煮熟，对半切开，取半个，除去蛋黄，盖于患处，于蛋壳上用中艾炷施灸，以患者感觉局部热痒为度，不限壮数。此法适用于发背、痈疽初起等。

### （四十一）隔碗灸

隔碗灸是用碗作间隔物而施灸的一种灸法。《串雅外编》卷二说："治乳肿，碗一个，用灯草四根，十排碗内，头各露寸许。再用纸条一寸五分阔，用水湿了，盖碗内灯草下，纸与碗口齐。将碗复患处，留灯草头在外，艾一大团放碗底，火灸之。艾尽再添，至碗内流水气，内觉痛止方住。甚者，次日再灸一次，必消。"

操作方法：将 4 根灯芯草十字形放在碗口上，两头露出半寸许，把湿过的白纸盖在碗上，将碗扣在患处，碗底放上大艾柱灸，艾炷烧完即换，直至碗内流水气，痛止即可。重者次日再灸 1 次，红肿即消。此法主治乳痈。

### （四十二）隔矾灸

隔矾灸是用皂矾等药物作间隔物而施灸的一种灸法。矾，酸涩寒，入肝、脾经，有燥湿、杀虫、补血之功。《神灸经纶》卷四说："秘传痔漏隔矾灸法，皂矾一斤，用新瓦一片，两头用泥作一坝，先以香油刷瓦上，焙干，却以皂矾置瓦上，煅枯为末；穿山甲一钱，入紫罐内煅存性为末；木鳖子亦如前法煅过，取末二钱五分；乳香、没药各一钱五分，另研。右（上）药和匀，冷水调，量大小作饼子，贴疮上，用艾炷灸三四壮。"

操作方法：将皂矾 500 g（煅），炮山甲 3 g（煅存性），木鳖子 8 g（煅存性），乳香、没药各 5 g，上药共研为细末，储瓶备用；施灸时将上药末适量，用凉水调和制成饼状贴于患处，上置艾炷施灸，灸 3~4 壮。此法适用于外痔和瘘管。

**（四十三）土瓜根灸**

土瓜根灸是用土瓜根块作间隔物而施灸的一种灸法。《串雅外编》卷二说：“灸耳聋，湿土瓜根，削半寸，塞耳内，以艾灸七壮，每旬一壮，乃愈。”

操作方法：将鲜土瓜根（葫芦科植物土瓜的根块）一块，用刀削成圆柱状（粗细以能插入外耳道为度），长约1.5 cm，插入外耳道内，患者取卧位，上用小艾炷施灸。一般每次灸3~7壮，每10 d灸1次。此法适用于耳聋、耳鸣等。

**（四十四）槟榔灸**

槟榔灸是用槟榔作间隔物而施灸的一种灸法。槟榔，辛苦温，归胃、大肠经，有杀虫、消积行气、利水之功。《理瀹骈文》治耳聋方说：“用槟榔削尖，挖孔纳麝少许，插耳内，艾烧同。”

操作方法：患者取卧位，将槟榔削成圆锥形，底面挖一孔，纳入少许麝香，然后将尖头插进外耳道，于底面放小艾炷灸之，以灸至外耳道内有微热为度。此法适用于耳聋。

**（四十五）苦瓠灸**

苦瓠灸是用苦瓠（秋葫芦、苦葫芦）作间隔物而施灸的一种灸法。《普济方》卷四百二十三说：“早空心，先用井花水调百药煎末一碗，服之，微利。却须得秋葫芦，亦名苦不老，生在架上而苦者，切皮片置疮上，灸二七壮。”

操作方法：将新鲜苦瓠1个，切成厚0.5 cm的片，贴于疮口上，用中艾炷施灸。一般每次可灸3~7壮，以患者感觉温热舒适为度。此法适用于痈疽。

**（四十六）隔藕节灸**

隔藕节灸是用藕节作间隔物而施灸的一种灸法。藕节，甘涩平，入肝、肺、胃经，可止血、化瘀。

操作方法：将藕节一块浸泡于水醋液（温水20 mL，米醋20 mL）内，15 min后取出，切成直径约2.5 cm、厚约0.2 cm的片，上以中艾炷施灸。每穴每次可灸5~7壮。此法适用于高血压、脑出血、鼻衄、肺炎及急性支气管炎等证，临床效果良好。

禁忌证：虚寒证及低血压。

**（四十七）隔芒硝灸**

隔芒硝灸是用芒硝作间隔物而施灸的一种灸法。芒硝，咸苦寒，归胃、大肠经，有泻下、软坚、清热之功。

操作方法：取芒硝20 g，与醋和成糊状，倒入缝制好的双层纱布袋内，用线扎口，再将糊按压成饼，直径约2.5 cm、厚约0.3 cm，上以中艾炷施灸。每穴每次灸7~9壮，病情急重者，每日可增至2次。此法适用于慢性阑尾炎、肠胀气、肠梗阻、急性胃扭转及术后腹胀等。

禁忌证：脾胃虚寒及慢性肠炎。

**（四十八）隔赤小豆灸**

隔赤小豆灸是用赤小豆作间隔物而施灸的一种灸法。赤小豆，甘酸平，归心、小肠经，有利水消肿、清热解毒之功。

操作方法：取赤小豆捣成细末，用淡盐水调成膏状，做成饼，直径约2.5 cm、厚约0.2 cm，上以中、小艾炷施灸。每穴每次可灸6~8壮。此法适用于风寒湿痹及各种病因引起的下肢水肿，亦可用于尿闭等。

**（四十九）隔核桃灸**

隔核桃灸是用核桃壳作间隔物而施灸的一种灸法。《理瀹骈文》载：“凡肩背、腰胁、手臂、环跳贴骨等处疼痛，用沉香、木香、丁香、乳香、麝香、山甲末，裹核桃壳，覆患处，飞面做圈护住，上用荷叶遮盖，以防火落，烧艾一二炷，觉热气入内即散。”此法适用于治疗风湿骨痛等。

**（五十）隔黄豆灸**

隔黄豆灸是用黄豆饼作间隔物而施灸的一种灸法。

操作方法：将黄豆研成豆粉，用温开水调成糊状，做成饼，直径约2.5 cm、厚约0.2 cm，上以中艾炷及小艾炷交替施灸。每穴每次可灸3~5壮。此法适用于口腔炎、牙龈炎、脓疱病及下肢溃疡等。

#### （五十一）隔山药灸

隔山药灸是用山药片作间隔物而施灸的一种灸法。山药，甘平，归脾、肺、肾经，有益气养阴、补脾肺肾之功效。

操作方法：取生山药，洗净去须，用淡盐水浸泡10 min，取出切片，厚约0.2 cm，上以中小艾炷交替施灸。每穴每次可灸4~8壮。此法适用于泌尿系统感染、急慢性肾盂肾炎、肾小球肾炎、老年性腰椎骨质增生及进行性肌萎缩。

#### （五十二）隔牛奶灸

隔牛奶灸是用牛奶浸纸作间隔物而施灸的一种灸法。牛奶外敷，为古今中外传统美容方法。

操作方法：取鲜牛奶一小杯，将宣纸一张浸泡于牛奶中，吸足牛奶，将纸取出，折成数层，直径约2.5 cm、厚约0.2 cm，置于患处，上以中、小艾炷施灸，纸垫干后可换新垫，每穴每次可灸3~5壮。此法适用于面部痤疮、头面部疖肿、脱发及全身瘙痒等。

#### （五十三）隔王不留行灸

隔王不留行灸是用王不留行饼作间隔物而施灸的一种灸法。王不留行，苦平，归肝、胃经，有活血化瘀、下乳利尿功效。

操作方法：将王不留行焙干成黄褐色，以不焦为度，研为细末，用青皮浸泡液调成膏状，做成饼，直径约2.1 cm、厚约0.2 cm，上以中、小艾炷交替施灸。每穴每次可灸7~9壮，隔日灸1次。此法适用于胆结石、泌尿系统结石、乳腺炎、肋间神经痛等证，止痛效果肯定。

## 第四节　艾条灸法

艾条灸又称艾卷灸，是将艾条点燃后在施灸部位（腧穴）进行熏灸的方法。艾条灸法最早见于明代朱权著《寿域神方》卷三灸阴证："用纸实卷艾，以纸隔之点穴，于隔纸上用力实按之，待腹内觉热，汗出即差（瘥）。"此为实按灸的前身。后来在艾绒内加入药物，衍变为"雷火神针"、"太乙神针"等。艾条灸操作简便，疗效显著，易为患者所接受，故为近代临床常用的一种灸治疗法。现代临床上艾条灸可分为纯艾条灸和加药艾条灸两种。

### 一、纯艾条灸

#### （一）手持艾条灸

手持艾条灸是指医者或嘱患者自己用手直接拿艾条对准所灸部位施灸的一种方法。艾条悬于施灸部位之上，距皮肤约3 cm，灸5~10 min，可使皮肤有温热感而又不至于烧伤皮肤。手持灸的临床操作方法又分为温和灸、回旋灸和雀啄灸三种。

1. 温和灸　施灸者右手将艾条燃着的一端，对准施灸部位，直接照射，以患者觉得温热舒服，以至微有热痛感觉为度（图5-6）。施灸者左手中、示二指放于被灸腧穴两侧，以感知患者皮肤受热程度。万一落火，便于随时扑救。施灸者左手可轻轻按摩施灸腧穴四周皮肤，以利于热力持久渗透。对于昏厥、局部知觉迟钝的患者，施灸者可靠自己左手中、示二指感觉患者局部的受热程度，以便随时调节施灸距离、掌握施灸时间和防止灼伤。

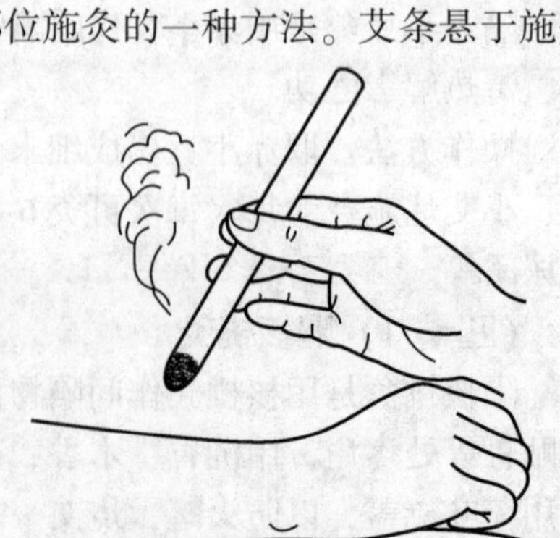
图5-6　温和灸

此法能温通经脉、散寒祛邪，多用于灸治慢性病，临床运用最为广泛。

2. 回旋灸　又称熨热灸。将点燃的艾条悬于施灸部位上，距离皮肤 3 cm，平行往复向左右方向移动或反复旋转施灸，使皮肤有温热感而不至于灼痛（图 5-7）。一般可灸 20~30 min。此法适用于风湿痹证、神经性麻痹及广泛性皮肤病等。

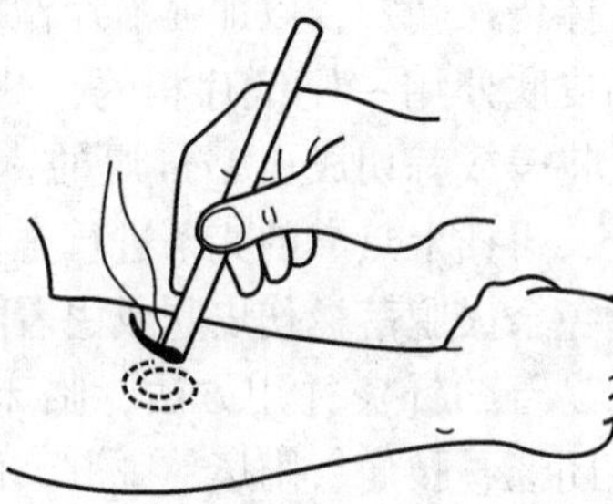

图 5-7　回旋灸

3. 雀啄灸　艾条燃着的一端，与施灸部位并不固定在一定距离，而是对准腧穴，上下移动，使之像鸟雀啄米样，一起一落，忽近忽远地施灸（图 5-8）。一般可灸 5 min 左右。此法多用于灸治急性病、昏厥急救、儿童疾患、胎位不正、无乳等。此法因热力较强，应注意避免烫伤皮肤。

**（二）隔物艾条灸**

隔物艾条灸，是在点燃的艾条和所灸部位之间间隔某种物品而施灸的一种灸法，随间隔物的不同，分为不同的方法，临床常用的有胡桃壳灸、胡桃壳眼镜灸和温针灸。

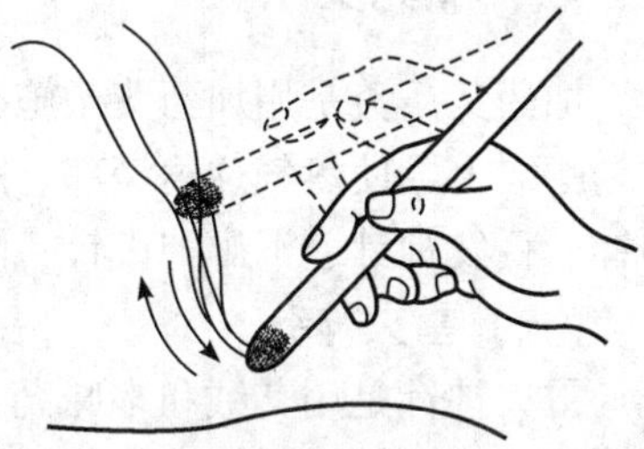

图 5-8　雀啄灸

1. 胡桃壳灸　是用胡桃壳作间隔物而施灸的一种灸法。取胡桃 1 个从中线劈开，去仁，取壳（壳有裂缝者不可用）备用。施灸时在壳上钻 3~5 个小孔，内储鸡粪，扣在患病部位上，用点燃的艾条一端，于胡桃壳的小孔上熏灸。此法有解毒、消肿、止痛之功，适用于各种肿毒。

2. 胡桃壳眼镜灸　也是用胡桃壳作间隔物且内纳菊花等药物制成眼镜而施灸于眼部的一种灸法。胡核桃为补肾之品，菊花有清头明目之功，再以艾条隔着熏灸，能起到补肾养肝、清头明目的效果，故此法适用于某些目疾。此法是在清代顾世澄《疡医大全》用核桃皮灸治外科疮疡的基础上，经过临床实践改制而成的。

操作方法：①取胡桃 1 个从中线处劈开，去仁，取壳（壳有裂纹及漏孔者不可用）备用。准备无镜片空眼镜框架 1 副（如无，可用细铁丝弯制），外用医用胶布缠紧，便于隔热，以防烫伤皮肤。镜框的外方用钢丝向内弯一个钩形（长、高各 2 cm），以备插艾条用（图 5-9）。②配制胡桃壳浸泡液，取菊花 10 g、蝉蜕 10 g、薄荷 10 g、石斛 10 g，上药用纱布包好，放于大口玻璃瓶内，倒入 250 mL 温水，浸泡 15 min，再将胡桃壳放入药液内，用药包将壳压住，再浸泡 15 min。取出胡桃壳，套在患侧的镜架上，凹面向眼。取 3 cm 长的纯艾条 1 节点燃，插于镜架的钩上，然后将镜架戴于患者眼上施灸。每次灸 1~3 壮，须以患者耐受度为限，视情况而定。每日灸 1~2 次，10 次为一疗程，间隔 3~5 d 再灸。双眼有病灸双侧，单眼有病灸单侧。施灸时眼睛宜闭上，以便使艾灸后壳内的蒸汽直达病所，患者自觉整个眼区出现潮湿温热感。此法适用于老年性白内障、青光眼、急慢性结膜炎、近视、斜视、视神经萎缩及眼肌麻痹等。注意事项：施灸期禁食辛辣之物，勿看电视，以免影响疗效。

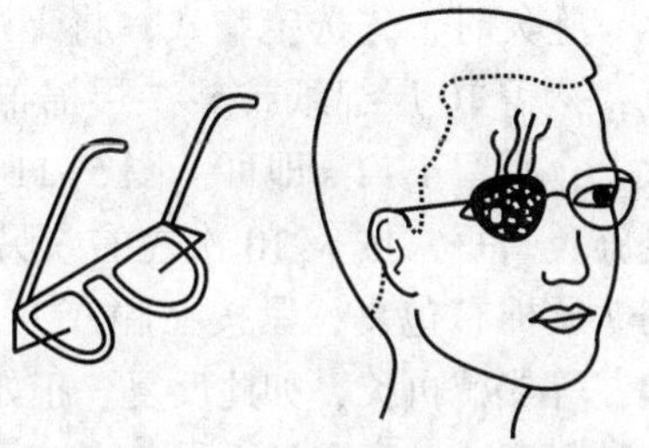

图 5-9　胡桃壳眼镜灸

3. 温针灸　又名针上加灸、针柄灸、传热灸、烧针尾，是指将毫针刺入腧穴以后，在针柄上插艾条，或在针柄上先套上姜、蒜等物后，再插艾条施灸的一种疗法。此法的目的是使燃烧艾条所产生的热力通过针柄或透过药物作用到皮肤上。此法适用于既需要留针，又需要施灸的疾病。此法早在殷商时代就有应用，后来，在张仲景《伤寒论》中又有烧针的记载。明代高武《针灸聚英》卷三“温针”条载：“王节斋曰，有为针者，乃楚人之法。其法针于穴，以香白芷做圆饼，套针上，以艾蒸温之，多以取效。”

操作方法：将毫针刺入腧穴，得气后，做适当补泻手法，保留一定深度留针，取 2 cm 长艾条

1段，套在针柄上端，艾条距皮肤3 cm高，点燃艾条下端施灸，热力通过针体传入腧穴，以加强治疗作用（图5-10）。如果患者感到灼痛，可在贴皮肤处用一厚纸片相隔，减轻火力。如选用针柄上插艾条隔物灸时，将姜或蒜切成0.3 cm厚的片，然后做一半径切口，套盖在已针刺腧穴上，再插上点燃的艾条进行施灸。待艾条燃尽，除去残灰，此时须注意避免余火脱落烫伤皮肤或引着隔纸。稍停片刻将针取出。此法是一种简而易行的针灸并用方法，临床常用，适用于灸治常见病，如风寒湿痹、闭经、腰痛、阳痿、脱肛、面瘫等，也适于灸法保健。温针灸也可使用艾绒，但操作起来不如艾条方便。

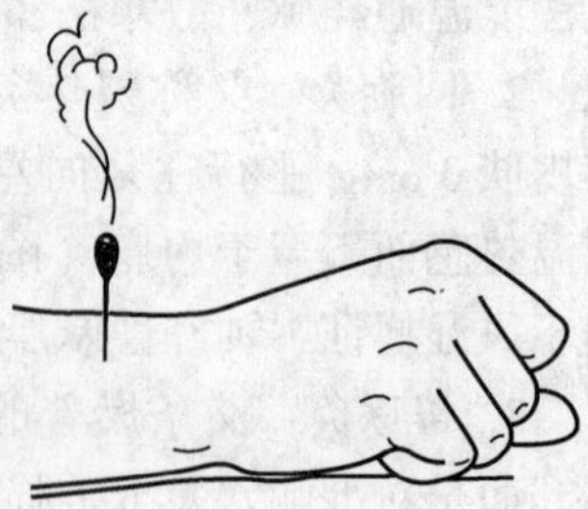
图5-10　温针灸

## 二、加药艾条灸

加药艾条灸是用加药艾条施灸的一种方法。其操作方法是将药物艾条点燃后，垫上纸或布，趁热按到腧穴上，使热气透达深部。因临床需要不同，艾绒里掺进的药物处方各异，又分雷火神针、太乙神针、百发神针、消癖神火针、阴证散毒针、艾火针衬垫灸等。

### （一）雷火神针

雷火神针是用艾绒和多味药物混合特制的长条形加药艾卷，点燃后在人体一定腧穴上熏烫、按灸，是古代诸灸法之一。因其操作时，将药条实按在腧穴上，很像针故名。雷火神针首见于《本草纲目》卷六，附载于“神针火”条之末。雷火神针是太乙神针的前身，其药条用药处方有多种，临床上多使用《针灸大成》一书中的处方：艾绒60 g，沉香、木香、乳香、茵陈、羌活、干姜、穿山甲各9 g，麝香少许。上药研成细末，筛过和匀，加入麝香少许。取绵纸2张，约30 $cm^2$，一张平置桌上，取艾绒24 g，均匀铺在纸上，拿木尺等轻轻叩打使其均匀紧密；再取药末6 g，均匀铺在艾绒上，卷成爆竹状，外以鸡蛋清涂抹，再糊上另一张绵纸，两头空余3 cm许，外用6~7层桑皮纸厚糊捻紧，阴干勿令泄气。

施灸时，先选定腧穴，将上述药条的一端点燃，在施灸的腧穴上，覆盖10层绵纸或5~7层棉布，再将艾火隔着纸或布，紧按在腧穴上，稍留1~2 s即可（图5-11）。若艾火熄灭，可再点燃，如此反复施灸。每穴按灸10次左右。另一种方法是，将药条点燃的一端，用7层棉布包裹，紧按在腧穴上，如患者感觉太烫，可将艾条稍提起，等热减再灸，如此反复。正如《针灸大成》卷九所说：“治闪挫诸骨间痛，及寒湿气而畏刺者。”如有条件，可以同时制备2根，当一根熨灸时，点燃另一根，如前根熄灭，立即更换，这样使药力随热力不断渗入肌肤，加强治疗作用。

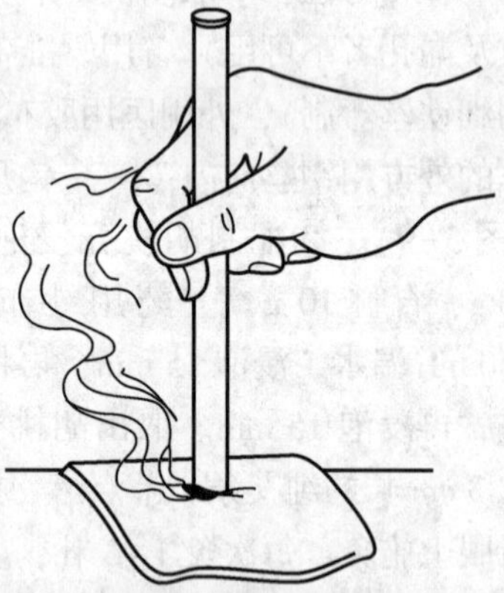
图5-11　雷火神针

### （二）太乙神针

太乙神针是雷火神针的进一步发展，是在雷火针的基础上改变药物处方而成，适应证更加广泛，尤其治疗风寒湿痹、顽麻、痿弱无力、半身不遂等均有效。“太乙”，通“大一”，神名。太乙神针者，意为天神或最尊贵的神所施之针，含有神灵、效验和尊贵之义。韩贻丰的《太乙神针心法》是最早问世的太乙神针专著。范毓裔《太乙神针·序》云，治病诸法，“虽有急救之功而焦头烂额，伤其肌肤……唯有雷火针一法，针既非铁，且不着肉，最为善治。但考其药品，多用蜈蚣、全蝎、乌头、巴豆等毒物，率皆猛烈劫制，倘遇孱弱羸怯之躯，贻害不免……太乙神针制同雷火法，而药皆纯正”。

见于文献记载的太乙神针药条处方有多种，现介绍两种常用方。①用范毓裔《太乙神针》一书中所载处方加减变化而成的“通用方”，组成是：艾绒90 g，硫黄6 g，麝香、乳香、没药、松香、桂枝、杜仲、枳壳、皂角刺、细辛、川芎、独活、穿山甲、雄黄、白芷、全蝎各3 g。②以《本草拾遗》方为代表，选用人参200 g，参三七400 g，山羊血100 g，千年健、钻地风、肉桂、川椒、乳香、没药、苍术、小茴香各500 g，穿山甲400 g，甘草1 000 g，防风2 000 g，麝香少许。此方多用于虚实并兼之证。太乙神针艾条制法、施灸操作方法及适应证与雷火神针大同，操作总以患者感温热舒适为度。

**（三）百发神针**

《串雅外编》卷二曾有百发神针的记载，其药物处方是：乳香、没药、生川附子、血竭、川乌、草乌、檀香末、降香末、大贝母、麝香各9 g，母丁香49粒，艾绒30 g或60 g。其药条制法及施灸操作方法与雷火神针大同。此法适用于偏正头风、漏肩风、鹤膝风、半身不遂、痞块、腰痛、小肠疝气及痈疽等。

**（四）消癖神火针**

消癖神火针也见于《串雅外编》卷二，其加药处方是：蜈蚣1条，五灵脂、雄黄、乳香、没药、阿魏、三棱、木鳖、蓬莪术、甘草、皮硝各3 g，闹羊花、硫黄、穿山甲、牙皂各6 g，麝香9 g，甘遂1.5 g，艾绒60 g。其药条制法及施灸操作方法同雷火神针。此法主治偏食消瘦及积聚痞块等。

**（五）阴证散毒针**

阴证散毒针也见于《串雅外编》卷二，其加药处方是：乳香、没药、羌活、独活、川乌、草乌、白芷、细辛、牙皂、硫黄、穿山甲、大贝、灵脂、肉桂、雄黄各3 g，蟾酥、麝香各1 g，艾绒30 g。其药条制法及施灸操作方法同雷火神针。此法主治痈疽阴证。

**（六）艾火针衬垫灸**

艾火针衬垫灸简称衬垫灸，是近人综合雷火神针、太乙神针及隔姜灸而成的一种灸法。操作方法：取干姜片15 g煎汁300 mL，与面粉调成稀糨糊，涂在5～6层干净白棉布上，制成硬衬，晒干后剪成10 cm见方的衬垫。施灸时，将衬垫放在腧穴上，再将加药艾条点燃的一端按在衬垫上约5 s，待局部感到灼热即提起艾条，如此反复5～6次，以局部皮肤红晕为度。此法主治痹证、遗尿、阳痿、哮喘、慢性胃肠病等。

## 第五节　温灸器灸

温灸器灸，是将艾放入专门的施灸工具中点燃施灸的一种方法。用灸器施灸，在我国已有悠久的历史，如《肘后备急方》卷三用瓦甑作灸器，《备急千金要方》卷二十六用苇管作灸器，《古今医鉴》以铜钱作灸器。清代李守先《针灸易学》用泥钱作灸器，《外科图说》绘有灸板和灸罩图，还出现了银制灸器和叶圭提出的面碗灸器，这已是当时专用的灸器。用温灸器施灸，可以较长时间地连续给予患者舒适的温热刺激，且使用方便。目前临床上常用的有以下三种。

### 一、温灸筒灸

温筒灸是用一种特制的筒状金属灸具，内装艾绒或在艾绒中掺适量药物，点燃后置于患处或腧穴上反复温熨的一种方法。温筒灸器有多种，大都底部有许多小散热孔，内有小筒一个，可以装艾绒及药物，艾火的温热通过小散热孔透达腧穴肌肤之内。温筒灸器常用的有平面式和圆锥式两种，平面式适用于较大面积的灸治，圆锥式作为小面积的点灸用（图5-12）。

操作方法：先将艾绒及药物放入小筒点燃，然后在施灸部位上来回熨烫，至局部发热出现红晕、患者感觉舒适为宜。一般每次灸15～30 min。此灸法适用于风寒湿痹、腹痛、腹泻、腹胀、痿证等。

### 二、温灸盒灸

温灸盒灸是用一种特制的盒形木制灸具，内装艾卷固定在一个部位而施灸的方法（图5-13）。此法最早记载于《肘后备急方》：“若身有掣痛，不仁，不随处者，取干艾叶一斛许，丸之，内瓦甑下，塞余孔，唯留一目，以痛处着甑目，下烧艾以熏之，一时间愈矣。”现代的温灸盒灸法就是在此基础上发展起来的。

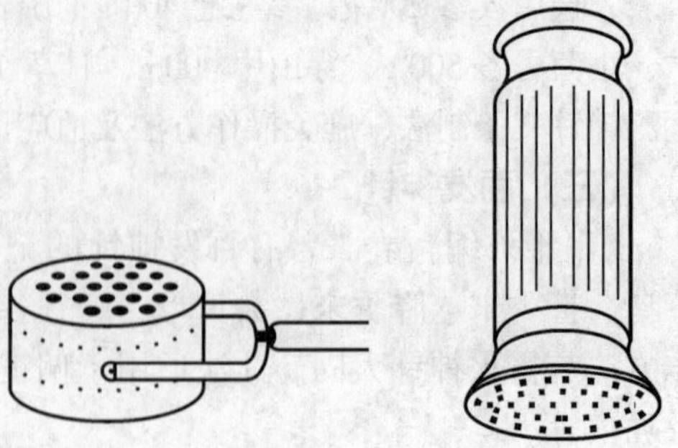

图 5-12 温灸筒

温灸盒按其规格分大、中、小三种：大号长 20 cm，宽 14 cm，高 8 cm；中号长 15 cm，宽 10 cm，高 8 cm；小号长 11 cm，宽 9 cm，高 8 cm。温灸盒的制作：取规格不同的木板，厚约 0.5 cm，制成长方形木盒，下面不安底，上面制作一个可随时取下的盖，与盒之底部大小相同，在盒内中下部安置铁纱网一块，距底边 3~4 cm。

操作方法：施灸时，把温灸盒安放于应灸部位的中央（施灸部位应平坦），点燃艾卷后，对准腧穴置于铁纱上，盖上盒盖（注意不能全部盖严，要留有一定的缝隙，使空气流通，艾卷充分燃烧）。温灸盒盖可根据温度高低进行调节，若盒内温度过高，患者不能耐受时，应及时将盖子打开。每次可灸 15~30 min，并可一次灸附近的多个腧穴。临床上常常先针刺腧穴，再在上面套上艾灸盒。此灸法适用于灸治一般常见病，如痛经、腰痛、胃脘痛、遗尿、遗精、阳痿、腹泻等。

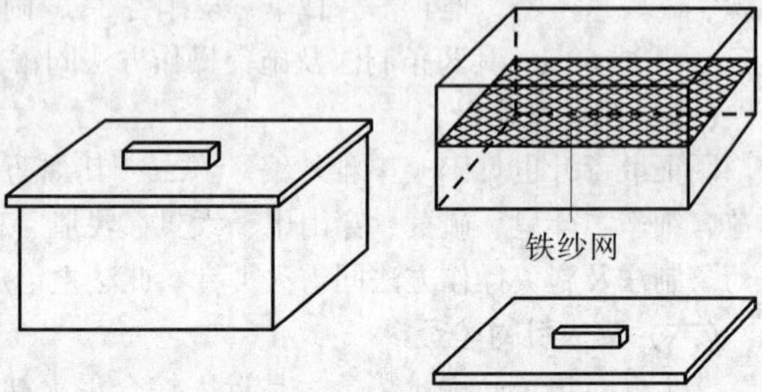


图 5-13 温灸盒

以上两种灸法尤宜于小儿及畏惧刺灸的患者。

## 三、苇管灸

苇管灸是用苇管（也有用竹管的）作为灸器，插入耳内施灸的一种方法（图 5-14）。此灸法早在唐初已有记述，如《备急千金要方》卷二十六说：“卒中风口㖞，以苇筒长五寸，以一头刺耳孔中，四畔以面密塞，勿令泄气，一头内大豆一颗，并艾烧之令燃，灸七壮差（瘥）。”之后的《针灸大成》及《针灸集成》均有记述。

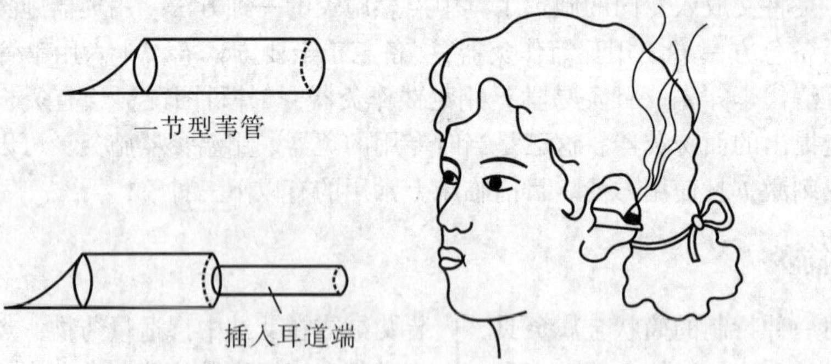


图 5-14 苇管灸

苇管灸器制法：目前临床应用的有两种。①一节形苇管灸器：其苇管口直径 0.4~0.6 cm，长 5~6 cm，苇管的一端做成半个鸭嘴形，另一端用胶布封闭，以备插入耳道内施灸。②两节形苇管灸器：放艾绒一节口径较粗，直径 0.8~1 cm，做成半个鸭嘴形，长 4 cm；另一节为插入耳道端，口径较细，直径 0.5~0.6 cm，长 3 cm，将该节插入前节，连接成灸器，插入耳一端用胶布固定、封闭，以备施灸用。

操作方法：施灸时，取半个花生米大小一撮细艾绒，置于苇管器半个鸭嘴形处，点燃，将苇管用胶布封闭一端插入耳道内，施灸时耳部有温热感觉，灸完1壮，再换1壮，每次灸3~9壮，10次为一疗程。此灸法适用于治疗面瘫、眩晕、耳鸣等。

## 第六节　其他艾灸法

### 一、艾饼灸法

艾饼灸法是将艾绒平铺在施灸处，借助外部热源，热力穿透艾绒渗透肌肤，共同发挥热熨及艾的双重作用。艾绒铺好之后松紧适中，似饼状，故称艾饼。艾饼灸包括熨灸和日光灸两种。

#### （一）熨灸

熨灸是将艾绒平铺在腧穴部位或腹部，上面再盖几层棉布，用熨斗或热水杯在上面往返温熨，以患者有温热感为度，发挥热熨及艾的双重作用。此法适用于风寒湿痹、痿证、寒性腹痛、腹泻等。

#### （二）日光灸

日光灸是将艾绒铺在患处或腧穴上，在日光下暴晒，每次10~20 min。此法既有日光浴的作用，又有艾的作用。施灸时应注意：非施灸部位用物遮盖好，夏天要谨防中暑，冬天或阴天时可在室内用远红外灯代替，以患者局部皮肤有温热感为度。此法适用于风寒湿痹、小儿五迟证、皮肤色素变性及慢性虚弱性疾病。

### 二、艾熏灸法

艾熏灸法是将艾绒点燃或加热，用艾烟或蒸汽熏熨患处的一种灸法。此法强调施灸部位必在上，热艾在下。艾熏灸法包括烟熏灸和蒸汽灸两种。

#### （一）烟熏灸

烟熏灸是将艾绒放在杯子内点燃，用艾烟熏灸患处或腧穴，以达到治病目的。此灸法又叫温杯灸，临床上适用于风寒湿痹及痿证等。

#### （二）蒸汽灸

蒸汽灸是取艾绒或艾叶适量，放入容器内加水煎煮，边煮边用蒸汽熏患处，也可煮好后盛于盆中，用蒸汽熏腧穴或患处。此法适用于风寒湿痹证、虚寒腹痛、胀满、泄泻等。

## 第七节　非艾灸法

灸法除用艾作为燃火材料外，尚有用其他物品作为燃火材料的灸法和非火热灸法。

### 一、药物火热灸法

#### （一）硫黄灸

硫黄灸是用硫黄作为施灸材料的一种灸法。硫黄，味酸，有毒，入肾、大肠经，有解毒杀虫、燥湿止痒、补火助阳之功。《太平圣惠方》卷六十一说："其经久瘘，即用硫黄灸之。灸法：右用硫黄一块子，随疮口大小定之，别取少许硫黄，于火上烧之，以银钗脚挑之取焰，点硫黄上，令着三五遍，取脓水，以疮干差（瘥）为度。"《外科精义》将此灸法名为硫黄灸法。

操作方法：按疮口大小取硫黄一块，固定于施灸部位上。另取硫黄少许引燃，点燃疮口上的硫黄块，火灭再点，直至疮口脓水蒸干为度。此法适用于顽固性疮疡及形成瘘管者。

## （二）黄蜡灸

黄蜡灸是将黄蜡烤热熔化，用以施灸的方法。黄蜡，甘淡平，有收涩、生肌、止痛、解毒之功。《肘后备急方》卷七治狂犬咬伤说："火炙蜡以灌疮中。"《疡医大全》记载颇详，《医宗金鉴》、《串雅外编》并名之为黄蜡灸。

操作方法：将湿面团沿疮疡根部围成一圈，高出皮肤 3 cm 左右，圈外再围几层布，避免烘烤正常皮肤。圈内置优质黄蜡片约 1 cm 厚，用铜勺（或铁勺）盛炭火在蜡上烘烤，使之熔化，皮肤有热痛感即可。如疮疡肿毒较深，可随灸随添蜡，以添到面圈满为度。如灸至蜡液沸动，患者施灸处初为痒感，继而痛不可忍，应立即除去铜勺炭火，停止治疗。灸完，洒些凉水于蜡上，待蜡液冷却凝固后揭去围布及面圈，除去蜡块。此法与近代蜡疗有相似之处，有拔毒消肿作用，适用于风寒湿痹、无名肿毒、痈疖、臁疮等。

## （三）烟草灸

烟草灸是用香烟代替艾卷施灸的一种灸法。在没有艾卷的情况下，用香烟代替艾条，灸至局部皮肤潮红、皮内温热为度。此法有温经、散寒、活血作用，适用于风寒湿痹、寒湿痛经、冻疮等。

## （四）灯火灸

灯火灸又名灯草灸、灯芯灸、打灯火、十三元宵火，是用灯芯草蘸麻油，点燃后快速按在腧穴或病变部位进行焠烫的方法。此法具有疏风散寒、温经通络、活血化瘀、散结消肿、祛风止痒、通经止痛等功效。此法首见于《本草纲目》卷六："灯火，主治小儿惊风、昏迷、搐搦、窜视诸病，又治头风胀痛，视头额太阳络脉盛处，以灯火蘸麻油点灯焠之良。外痔肿痛者，亦焠之。"《小儿惊风秘诀》说："小儿诸惊，仰向后者，灯火焠其囟门、两眉际之上下；眼翻不下者，焠其脐之上下；不省人事者，焠其手足心、心之上下；手拳不开，目往上者，焠其顶心、两手心，撮口出白沫者，焠其口上下、手足心。"《幼幼集成》称此法为"幼科第一捷法"，具有"疏风散表、行气利痰、解郁开胸、醒昏定搐"的作用。

操作方法：①点穴，根据病情选定腧穴，用有色水笔作一标记。②燃火，取灯芯草 4~8 cm，一端浸入油（芝麻油或其他植物油均可）中约 1 cm，燃火前用软绵纸吸去灯芯草上的浮油，以防止点火后油滴下烫伤皮肤。施术者以手拇、示两指捏住灯芯草上 1/3 处，即可点火，火焰不要过大。③爆焠，将点火一端向腧穴移动，待火焰略变大，则立即垂直接触腧穴标志点，要做到动作快速，一触即离，灯芯草随即发出清脆的"啪"响，火亦随之熄灭（图 5-15）。如无"啪"响声，应重复施灸一次。一般灼灸 2~4 次。一经烧灼后，局部皮肤会有一点发黄，偶尔也会起小泡，则恰到好处。灸后局部应保持清洁，如果水泡破裂，可涂些甲基紫，防止感染。此法适用于小儿急性病症，如惊风、吐泻（中脘、内关、胃俞、大肠俞、天枢）、痄腮（角孙）、喉蛾（少商、合谷、风池）、麻疹（大椎或项背皮疹隐现之处）、脐风等。

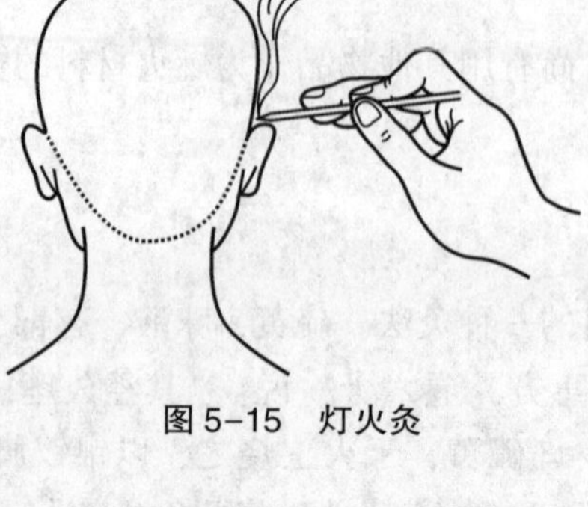

图 5-15　灯火灸

## （五）桃枝灸

桃枝灸是以桃树干枝作为施灸材料的一种灸法。《本草纲目》称之为"神针火"。

操作方法：将桃树干枝削成木针，长 15~20 cm，如艾条状，阴干备用。施灸时，用绵纸三五层衬于患处，把干桃木针蘸麻油点燃明火，吹灭明焰，趁热施灸，类似雷火针法。此法适用于风寒湿痹、心腹冷痛及阴疽等。

**（六）桑枝灸**

桑枝灸是将桑枝点燃后，以炭火在疮口上灸治的一种灸法。《医学入门》说："桑枝灸法，治发背不起，发不腐。桑枝燃着，吹熄火焰，以火头灸患处。日三五次，每次片时，取瘀肉腐动为度。若腐肉已去，新肉生迟，宜灸四周。"《外科正宗》主张"用新桑木，长七寸，劈指大，一头燃着向患处灸之。火尽再换，每次灸木五六条，肉腐为度"。《本草纲目》称此灸法为"桑柴火"。

操作方法：取桑木（或粗桑枝），劈成手指样粗，点燃明火，再吹熄火焰，以火头灸患处，火尽再换1根。此法具有解毒止痛、消肿散瘀、助阳生肌的作用。未破溃者，用之能拔毒止痛；已溃者，可补接阳气、去腐生肌。此法适用于疮疡肿毒、瘰疬、流注、臁疮和顽疮。

**（七）药锭灸**

药锭灸又名药片灸，是将多种药品研末和硫黄熔化在一起，制成药锭放在腧穴上，点燃后施灸的一种方法。因药锭所用药物组成及施灸部位的不同，故临床适应证也各异。如《种福堂公选良方》中香硫饼〔由麝香6 g、朱砂12 g、硼砂6 g、细辛12 g，以上俱为末，皂角刺6 g、川乌尖（原著无剂量）二味俱用黄酒250 g煮干为末，硫黄200 g组成〕适用于寒湿证；《医宗金鉴》中阳燧锭（由蟾酥末、朱砂末、川乌末、草乌末各1.5 g，直僵蚕1条研末，以上共和匀，硫黄45 g，置勺内，微火炖化，次入蟾酥等末，搅匀；再入麝香0.6 g、冰片0.3 g，搅匀组成）适用于痈疽流注，经久不消，内溃不痛；《本草纲目拾遗》中救苦丹〔有两种配方：其一，由麝香3 g、朱砂（水飞）6 g、硫黄9 g组成；其二，由麝香1.5 g、朱砂（水飞）4.5 g、硫黄15 g、樟脑4.5 g组成〕适用于风痹、跌仆、小儿搐搦、口眼㖞斜及妇人心腹痞块攻痛等。

**（八）药捻灸**

药捻灸是用多种药物粉末制成药捻以施灸的一种灸法。《本草纲目拾遗》卷二称之为"蓬莱火"：取"西黄、雄黄、乳香、没药、檀香、麝香、火硝各等份。去西黄加硼砂、草乌皆可。用紫绵纸裹药末，捻作条，如官香粗，以紧实为要。治病，剪二分长一段，以粽粘肉上，点着……治风痹、瘰疬，俱按患处灸；水胀、膈气、胃气，按穴灸"。

施灸时，取药捻0.5~1 cm长一段，用糨糊粘患处或腧穴上，点燃灸之。此法适用于风痹、瘰疬、水肿、脘腹胀满等。

**（九）药熏灸**

药熏灸是利用药液蒸汽代替艾灸，熏灸患处或腧穴而达到治病目的的一种灸法，类似于艾熏灸。它发挥了针灸、理疗、湿敷的共同作用。《五十二病方》用秋竹煎煮的蒸汽以熏灸治疗"火烂"；《理瀹骈文》用补中益气汤坐熏灸，治疗久痢体虚或血崩、脱肛者。临床上药熏灸可与其他疗法结合在一起使用，如先施针、后熏灸，带针在中心区域熏灸，先药敷、后熏灸，药敷的同时熏灸。因其药物处方及治疗部位不同，适应证也不一样。常用的药熏灸有以下几种。

1. 棉籽蒸汽灸　将棉籽适量水煎后，用蒸汽熏灸患部。此法适用于冻伤等。

2. 姜椒蒸汽灸　将生姜、辣椒各等份水煎后，用蒸汽熏灸患部，候水温后再洗患部。两药外用均有温经散寒之功，故此法适用于冻疮等。

3. 侧柏叶蒸汽灸　将侧柏叶适量水煎后，用蒸汽熏灸患部。此法适用于鹅掌风。

4. 枸杞根蒸汽灸　将枸杞根适量水煎后，用蒸汽熏灸患部。此法适用于痔疮等。

5. 巴豆酒蒸汽灸　取去壳巴豆5~10粒，投入50°~60°的250 mL白酒中，用火煮沸后，将酒倒入杯中，趁热用蒸汽熏灸劳宫穴。此法适用于口眼㖞斜。

6. 五倍子蒸汽灸　将五倍子250 g，白矾10 g共水煎沸后，倒入木桶内，令患者坐于桶上，以蒸汽熏灸。此法适用于直肠脱垂等。

7. 乌梅蒸汽灸　将乌梅60 g，石榴皮、五味子各10 g水煎后，倒入盆内或大桶中，对准患部，用蒸汽熏灸。此法适用于阴挺。

8. 葱白蒸汽灸　将葱白500 g、蒲公英60 g、牙皂15 g共研细末水煎后，倒入大杯中，对准患部用蒸汽熏灸。此法适用于乳痈早期未化脓者。

9. 荆防蒸汽灸　将荆芥、防风、去皮大蒜、艾叶各等份水煎后，倒入桶中，对准患部用蒸汽熏灸。此法适用于风湿性关节炎、坐骨神经痛等。

10. 海桐皮蒸汽灸　将海桐皮、透骨草各30 g，乳香、没药、川椒、红花、威灵仙、甘草各9 g，当归18 g，牡丹皮、白芷、川芎各12 g，水煎后倒入盆中，对准患部用蒸汽熏灸。此法适用于骨结核。

11. 八仙逍遥蒸汽灸　将荆芥、防风、当归、黄柏、苍术各18 g，川芎、牡丹皮各12 g，苦参60 g，花椒30 g水煎后，倒入盆中，对准患部用蒸汽熏灸。此法适用于骨结核。

12. 地肤子蒸汽灸　将地肤子、蛇床子各30 g，白鲜皮、苦参各15 g，川椒9 g，白矾3 g，共同水煎后倒入盆中，对准患部用蒸汽熏灸。此法适用于湿疹等。

#### （十）竹茹灸

竹茹灸是以竹茹作炷而施灸的一种方法。《千金翼方》卷二十四疗疔肿方说：“刮竹箭上取茹作炷，灸上二七壮，即消矣。”此法有解毒、消肿、止痛作用，适用于痈疽疔毒、蛇咬伤等。

#### （十一）麻叶灸

麻叶灸是用大麻的叶和花捣碎作炷，类似艾炷灸的一种灸法。《串雅外编》卷二说：“麻叶灸治瘰疬疮。七月七日采麻花，五月五日采麻叶，捣作炷圆，灸疮上百壮。”此法有消肿散结、生肌敛疮的作用，适用于瘰疬、疮疡、漏疮等。

#### （十二）线香灸

线香灸是用线香点燃后，快速按在腧穴上进行焠烫的一种方法。也可按艾条温和灸法操作。此法适用于哮喘、鼓胀、毛囊炎等。

#### （十三）火柴头灸

火柴头灸是将火柴擦着后，快速按在腧穴上进行焠烫的一种方法。操作方法似灯火灸。适用于流行性腮腺炎等。

#### （十四）神灯照灸

将特制药条用麻油浸透晾干，点燃明火，谓之神灯。用神灯徐徐烘照选定部位以治疗病症，谓之神灯照灸。其药条通用处方是：雄黄、朱砂、血竭、没药各6 g，麝香1.5 g。制法：上药共为末，每次用药1 g，以桑皮纸裹之，做成条状，长约20 cm，用麻油浸透备用。

操作方法似雷火神针。施灸时，将神灯点燃，距患部3 cm左右，徐徐烘照，以皮肤温热为度。此法适用于疮疡初起，有消肿、溃坚、止痛的作用。

#### （十五）壮医药线灸

将麻线在活血芳香类中药液中浸泡一定时间后捞出阴干，放在密闭容器中备用。

操作方法：用拇、示指持线的一端，并露出线头1~2 cm，将露出的线头在煤油灯上点燃，然后直接按压在腧穴上，一次火灭即起为1壮，每处常灸3~5壮。此法可用于各科常见病。

### 二、药物非火热灸法

药物非火热灸法包括天灸和药物敷灸。天灸，古代称为自灸，近代称为药物发泡疗法。唐代孙思邈最先提出“天灸”一词，天灸是指用对皮肤有刺激性的天然药物涂敷于腧穴或局部，使其自然发泡以达到治疗目的的一种灸法。灸后局部皮肤呈现潮红、充血，甚至起泡、化脓有如灸疮，而发泡有如火燎，故名灸。天灸疗法既可通过药物对腧穴的刺激发挥经络的作用，又可通过药物在特定部位的吸收发挥药物自身的药效，故临床使用广泛，可以疏通经脉、行气活血、调节脏腑功能、调整阴阳平衡，从而起到治病防病的作用。天灸疗法虽属非火热灸法，但它可使皮肤发泡，取得类似发泡灸、瘢痕灸的效应。现代医学研究证明，天灸疗法可调动机体的神经体液调节系统，提高机体的免疫功能。药物敷灸也是采用艾叶以外的其他药物施灸，但这些药物对皮肤的刺激性较小，不会引起发泡反应。药物敷灸与天灸基本原理是相通的，只是二者所采用的药物特性不同。现将二者常用方法简要介绍如下。

**（一）天灸**

1. 毛茛叶灸　毛茛，又名天灸草、自灸草，一般多鲜用。其味辛、性温、有毒，外用发泡，可止痛、截疟。《千金翼方》中说："治瘰疬未溃者，宜天灸，以毛茛鲜者捣泥，缚疬上，帛束之。俟发泡弃之。"《太平圣惠方》中载："治阳黄，面目、全身俱黄如橘色，宜老虎脚（毛茛）草捣烂如泥，缚寸口，俟发泡，挑去黄水，净帛裹护。"《本草纲目》卷十七"毛茛"条说："山人截疟，采叶援贴寸口，一夜作泡如火燎。"

操作方法：将适量鲜毛茛叶捣烂，敷于患处或腧穴上，初时有热辣之感，继而局部皮肤潮红、充血，稍后呈现水泡。发泡后，局部遗有色素沉着，以后可自行消退。

此法适用于治疗瘰疬、鹤膝风、黄疸、哮喘、风湿性关节炎、类风湿关节炎及一切阴疽、肿毒未溃者。治疗鹤膝风，可敷内膝眼、犊鼻；治疗哮喘，用纱布包药泥塞入鼻孔；与食盐合捣，敷于少商、合谷，用于治疗天行赤眼。

2. 旱莲草灸　旱莲草，甘酸寒，有养阴益肾、凉血止血之功效。《针灸资生经》说："乡居人用旱莲草椎碎，寘在手掌上一夫（四指间也），当两筋中以古文钱压之，系之以故帛，未久即起小泡，谓之天灸，尚能愈疟。"

操作方法：取鲜旱莲草捣烂如泥膏状，敷于大椎上，胶布固定即可。敷灸时间为3~4 h，以局部潮红或起泡为度。

此法适用于治疗各种疟疾，一日疟、间日疟、三日疟皆可治。

3. 蒜泥灸　大蒜，辛温，有辣臭气，有解毒、消肿、杀虫等功效。《串雅外编》有"治喉痹……独蒜瓣半枚，银朱少许，共捣如泥，摊膏药上，贴眉心印堂穴，如起泡流水无大碍勿误入目"的记载。《食物本草会纂》以独头蒜捣烂，麻油和研，厚贴肿处，干则易之，可治一切肿毒。

操作方法：将紫皮大蒜捣烂如泥，取3~5 g贴敷于腧穴上，敷灸1~3 h，以局部皮肤发痒、发赤或起泡为度。

此法适用于痈疽、瘰疬、牙痛、喉痛、白癜风、顽癣等。敷涌泉，适于治疗咯血、衄血；敷合谷，适于治疗乳蛾；敷鱼际，适于治疗喉痹。

4. 斑蝥灸　斑蝥，辛寒，有大毒，发泡攻毒蚀疮，破血散结。《神农本草经》载："斑蝥，主恶疮……以其末和醋，涂布于疮疽上，少倾发泡脓出；旋即揭去。"《肘后备急方》载有："治疗痈、肿毒，以斑蝥一枚，去足、翅，捻破，复以针画疮上，作米字，以之封上，俟发赤起即揭去。"《本草纲目》载有"治疣痣黑子，斑蝥三枚，人言少许，入糯米五钱炒黄去米，和蒜1枚，捣烂点之"。《外台秘要》指出，斑蝥用蜜调涂，适用于治疗恶疮。

操作方法：先用胶布一块，中间剪一豆大小孔，贴在施灸部位上，以保护周围皮肤免受腐蚀。将适量斑蝥研为细末，取少许置于胶布孔中，上面再贴一胶布固定即可，以敷灸至局部起泡为度。

此法适用于顽癣、白斑、着痹、胃痛、黄疸等。孕妇禁用。

5. 白芥子灸　白芥子，辛温，有温肺祛痰、利气散结、通络止痛的功效。《五十二病方》载："蚖……以蓟印其中颠……"据考古学家考证，"蚖"，即一种毒蛇；"蓟"，音"介"，即芥子泥；中颠，即头顶中部，指百会穴。本句的意思是：用芥子泥敷于头顶百会穴，使局部红赤发泡，以治疗蚖蛇咬伤。《张氏医通》说："冷哮灸肺俞、膏肓、天突，有应有不应。夏日三伏中，用白芥子涂法，往往获效。方用白芥子净末一两，延胡索一两，甘遂、细辛各半两，共为细末，入麝香半钱，杵匀，姜汁调涂肺俞、膏肓、百劳等穴，涂后麻瞀疼痛，切勿便去，候三炷香足，方可去之。十日后涂一次，如此三次。"

操作方法：将适量白芥子研末，醋调为糊膏状，每次用5~10 g贴敷在腧穴上，油纸覆盖，胶布固定；或用白芥子细末1 g，放于直径3 cm的圆形胶布中央，直接贴敷在腧穴上。敷灸时间为2~4 h，以局部充血潮红或皮肤起泡为度。若局部有灼热感，可提前取下。

此法适于风寒湿痹、哮喘、肺痨、口眼㖞斜。

6. 威灵仙灸　威灵仙，辛咸温，有祛风湿的功效。《生草药性备要》中将威灵仙嫩叶捣成糊状，加入少量红糖搅拌均匀，取蚕豆大药糊贴敷于腧穴上，外以纱布覆盖，胶布固定。经一夜起泡。贴于天容，用于治疗乳蛾；贴于太阳，适用于治疗急性结膜炎；贴于身柱，用于治疗百日咳；贴于足三里，用于治疗痔疮下血。用此灸法，如果局部出现蚁行感，应将糊去掉，以起泡为度，避免过度刺激。

7. 葱白灸　葱白，辛温，有解表、通阳、解毒之功效。将适量葱白，捣成泥状，敷于患部或腧穴上，外用发泡，治疗小便不固乳痈、腹水、喉痹、呕吐、疥疮、银屑病等。

8. 巴豆灸　巴豆，辛热，有大毒，归胃、大肠、肺经，内服泻下冷积，逐水退肿，涌吐；外用蚀疮，发泡。按腧穴或直接敷患处，可治耳聋、风湿痛、疟疾等。

操作方法：将巴豆霜、雄黄各等份研细混匀，在疟疾发作前5~6 h，敷贴于患者两耳后的乳突部（相当于完骨穴处），胶布固定，敷灸7~8 h后取下，可控制疟疾发作。《串雅外编》用巴豆仁少许，雄黄0.9 g混合研细，贴于太阳穴，治疗急、慢性结膜炎。

9. 半夏灸　半夏，辛温，有毒，有燥湿化痰、降逆止呕、消痞散结之功。外敷发泡，可治疗瘰疬、痰核、癣疥、阴疽、肿毒等。《肘后备急方》以生半夏研末，用鸡蛋白调敷患处，治疗痈疽发背及乳疮。

**（二）药物敷灸**

1. 马钱子灸　马钱子，苦寒有毒，归肝、脾经，有止痛、通络、解毒消肿之功效。将适量马钱子研为细末，敷在腧穴上，用胶布固定。此法适用于治疗面瘫，可敷贴颊车、地仓穴。

2. 天南星灸　天南星，苦辛温，有毒，可燥湿化痰、祛风止痉，外敷具有散血、解毒、消肿、止痛之功，可用于治疗痰瘤结核、痈肿疮毒。如《严氏济生方》南星膏，以南星末醋调贴患处，治皮肌、头面上生瘤及结核；《简易方》以醋调南星末治身面疣。也有人用生姜汁调南星末，敷于颊车、颧髎穴治疗面瘫。

3. 甘遂灸　甘遂，苦甘寒，有毒，具有泻水饮、破积滞、通二便等功效。将适量甘遂研为细末，敷在腧穴上，用胶布固定。亦可用甘遂末加入适量面粉，再以温开水调成糊状，贴于腧穴上，外以油纸覆盖，胶布固定。此法适用于疟疾、水肿、寒实便秘、癃闭等。临床上治疗哮喘，可敷肺俞；治疗疟疾，可敷大椎；治疗尿潴留，可敷中极。

4. 吴茱萸灸　吴茱萸，辛苦温，有毒，有温中止痛、降逆止呕之功效。《本草纲目》曰："咽喉口齿生疮者，以茱萸末醋调，贴两足心，移夜便愈。其性虽热，而能引热下行，盖从治之义。"将适量吴茱萸研为细末，用陈醋调为糊状，敷于腧穴上，油纸（或塑料布）覆盖，以胶布固定。每日敷灸1次。此法适用于脘腹寒痛、胃寒呕吐、虚寒久泻、小儿水肿等症。敷灸涌泉，用于治疗高血压、口腔溃疡及小儿水肿。如与黄连共研细末，加醋调成糊状，敷于涌泉上，用于治疗急性乳蛾。

5. 鸦胆子灸　鸦胆子，苦寒，有小毒，归大肠、肝经，有清热解毒、蚀赘疣、抗肿瘤、截疟治痢之功效。《医学衷中参西录》记载："治稠毒及花柳毒淋，捣烂醋调敷疗毒。善治疣。"将鸦胆子去壳取仁，捣烂敷患处，用胶布固定。此法适用于治疗寻常疣（注意不可将药膏敷于正常皮肤上），可使之脱落后不留瘢痕。

6. 生附子灸　晋代葛洪《肘后备急方》有："治寒热诸症，临发时，捣大附子（有毒性，能发泡）下筛，以苦酒（醋）和之，涂背上（大椎穴）。"将适量生附子研为细末，加水调成糊状敷于腧穴上，用胶布固定。敷灸涌泉穴，可用于治疗牙痛等。

7. 五倍子灸　五倍子，酸涩寒，归肺、大肠、肾经，有敛肺降火、涩肠、固精、敛汗、止血的功效。《中国灸法集粹》治疗小儿遗尿，“将五倍子、何首乌各等份，共研细末，贮瓶备用。敷灸时取上药末 6 g，用醋调如糊膏状，贴敷于脐窝（神阙）上盖纱布（或油纸），胶布固定即可。每晚临睡前贴敷，次日晨起取下，3 次为一疗程”。

8. 蓖麻子灸　蓖麻子，甘辛平，有毒，入大肠、肺经，有消肿拔毒、润肠通便之效。将适量蓖麻子去壳，捣烂如泥，敷于腧穴或患处，用胶布固定。治疗难产、胎盘不下，敷灸涌泉穴；治疗阴挺、脱肛、胃缓，可敷百会；治疗痈疽肿毒未溃、瘰疬，敷灸患处。

9. 细辛灸　细辛，辛温，入肺、肾经，有祛风散寒止痛、温肺化饮宣窍的作用。将细辛适量，研为细末，用陈醋调成糊状，敷于腧穴上，外覆油纸，用胶布固定。敷于涌泉穴或神阙穴，可用于治疗小儿口疮。

10. 桃仁灸　将桃仁 60 g、杏仁 6 g、栀子 20 g、胡椒 3 g、糯米 2 g 共研细末，以鸡蛋清调制成糊状，分为 4 份，贴敷于双侧涌泉及同涌泉相对的足背阿是穴处，以油纸覆盖，胶布固定之。敷灸 12 h 后去药洗净，然后隔 12 h 再敷灸第 2 次，共敷灸 3 次为一疗程。此法适用于哮喘发作期。

11. 薄荷叶灸　薄荷叶，辛凉，入肺、肝经，有疏风散热、解毒透疹之功。将鲜薄荷叶适量捣烂如泥，捏成蚕豆大药丸数个，施灸时以手指轻压贴于腧穴上，每次选用 2~3 个腧穴，每日敷贴 1~2 次，每次 4~6 h，多选头部腧穴。此法适用于外感头痛。

### 三、电灸法

#### （一）电热灸

电热灸是利用电作为热源的一种灸法。常用的电热灸器具有吹风式和温控式两种。近年不断推出的各种家庭治疗仪，如频谱仪、远红外治疗仪等均可作为电热灸器具。本法也适用于其他灸法的适应证。与传统灸法相比，电热灸无烟雾、无损伤，还可省去人工手持艾条之苦，但缺少艾绒自身的药物作用。

操作方法：根据病证选取腧穴，接通电热灸器具的电源，选择适宜温度，进行直接灸或间接灸。每次灸 10~15 min，10 次为一疗程。

#### （二）电子温针灸

电子温针灸是用电热作用代替艾卷、艾炷配合毫针作温针而治疗疾病的一种灸法。其与电针的区别在于有温热作用。本法临床应用广泛，适用于痹证、中风、哮喘、腹痛、不孕等。

操作方法：根据病证选取腧穴，用毫针刺入腧穴得气后，接通电子温针灸设备。每次灸 15~30 min，10 次为一疗程。

#### （三）激光灸

激光灸是用功率较大的二氧化碳激光器产生的激光束照射腧穴的一种灸法。将激光束直接照射在皮肤表面产生温热作用，类似于直接灸；也可隔物照射腧穴，类似于隔物灸。本法临床多用于治疗皮肤病。

操作方法：将激光器正确开机，并调至最佳工作状态。根据病证选取腧穴，患者取合适体位。缓慢调整功率，一般可调至 100~200 mW/cm，角质层厚的部位可略高，但不宜超过 250 mW/cm。照射距离为 15~20 cm，以局部舒适有温热感为宜，勿使过热。每次照射 10~15 min。治疗结束，正确关机。

## 第八节　保健灸法

### 一、概述



保健灸法在我国有悠久的历史。早在晋代葛洪《肘后备急方》卷二，治瘴气疫疠温毒诸方第十五就有“断温病令不相染……密以艾灸患者床四角，各一壮，不得令知之，佳也”的记载，指出以艾叶熏灸住室，可以防止传染病的蔓延。隋代巢元方《诸病源候论》卷四十五曾载：“河洛间土地多寒，儿喜病痉，其俗生儿三日，喜逆灸以防之；又灸颊以防噤。”《医心方》中把这种无病先施灸的方法，名之为“逆灸”，也就是现代常说的保健灸法。唐代孙思邈在《备急千金要方》卷二十九也有“凡入吴蜀地游宦，体上常须三两处灸之，勿令疮暂瘥，则瘴疠、温疟、毒气不能着人也”的记载；卷三十也载“膏肓俞无所不治”，“此灸讫，令人阳气康盛”。宋代窦材在《扁鹊心书》更是大力提倡保健灸法，指出“人于无病时，常灸关元、气海、命门、中脘……虽未得长生，亦可保百余年寿矣”。《医说》还有“若要安，丹田、三里常不干”的说法。在用灸法预防中风时《针灸大成》则主张“便宜急灸三里、绝骨四处，各三壮”，“如春交夏时，夏交秋时，俱宜灸，常令二足有灸疮为妙”。《外台秘要》卷三十九甚至提到“凡人年三十以上，若不灸三里，令人气上眼暗”。在取神阙穴用艾熏脐法防病时，《医学入门》认为“凡一年四季各熏一次，元气坚固，百病不生”。历代医学名著，记载了许多养生健身的实例，如《扁鹊心书》在“住世之法”中载有：“保命之法，灼艾第一，丹药第二，附子第三。人至三十，可三年一灸脐下三百壮；五十，可二年一灸脐下三百壮；六十，可一年一灸脐下三百壮，令人长生不老。余五十时，常灸关元五百壮……渐至身体轻健，羡进饮食。六十三时，因忧怒，忽见死脉于左手寸部，十九动而一止，乃灸关元、命门各五百壮。五十日后，死脉不复见矣。每年常如此灸，遂得老年康健。乃为歌曰：一年辛苦唯三百，灸取关元功力多，健体轻身无病患，彭篯寿算更如何。”《针灸资生经》第三“虚损”中也说：“旧传有人年老而颜如童子者，盖每岁以鼠粪灸脐中一壮故也。”又载：“……予旧多病，常苦气短，医者教灸气海，气遂不促，自是每岁须一两次灸之。”《旧唐书》记载的养生之术说：“……吾初无术，但未尝以元气佐喜怒，气海常温耳。”故柳公度年八十余，步履轻便。《医学汇言》还曾载有：“本朝韩雍侍郎，讨大藤峡获一贼年逾百岁，而甚壮健，问其由，曰：少时多病，遇一异人教令每岁灸脐中，自后健康云。”以上的例子足以说明古人是非常重视养生之道的，往往把灸疗当成生平大事，定期施灸，终生不渝。

近人承淡安也很注重保健灸法，在其所编《针灸杂志》第四卷第7期“仙传寿灸法”中记载了以取涌泉穴“每月初一日起灸到初七日止，每日卯时灸到辰时。每逢艾灸时，艾团如小莲子大，如痛则除之。姜片用与不用，随人自便，均至知痛则止而已。每逢初一日，每足灸二十六壮，初二日灸七壮，初三至初七日均同初二日之法行之”。如能坚持施灸，于益寿延年必有好处。

灸法的保健作用，已为大量的临床观察和实验研究所证明，具有调整和提高机体免疫功能、增强机体抗病能力的作用。由于保健灸法操作简便，如晋代名医陈延之所说：“夫针术须师乃行，其灸则凡人便施。”并且其老少适宜，无副作用，效果又好，已逐渐被人们所重视和采用。我们应进一步地研究、提倡和推广保健灸法，使其对人民的保健事业发挥更大的作用。

## 二、常用腧穴及方法

### （一）神阙

神阙又名脐中，属任脉，有温补元阳、健运脾胃、复苏固脱之效。在此穴施灸可益气延年，一向受到古今中外养生家的重视。由于所用的药物不同，神阙灸分为神阙隔姜灸、神阙隔盐灸和神阙炼脐法等。

1. 神阙隔姜灸　取0.2~0.4 cm厚的鲜姜一块，用针穿刺数孔，盖于脐上，然后置小艾炷或中艾炷于姜片上点燃施灸。每次3~5壮，隔日1次，每月灸10次，最好每晚9时灸之。每次以灸至局部温热舒适，灸处稍红晕为度。

2. 神阙隔盐灸　《类经图翼》卷八曾载有在神阙穴行隔盐灸：“若灸至三五百壮，不唯愈疾，亦且延年。”如用于保健，可取干净食盐适量，研细填满脐窝，上置小艾炷或中艾炷施灸。所灸壮数、时间及感觉与神阙隔姜灸相同。两法亦可配合使用。谨防烫伤。

3. 神阙炼脐法　药物处方：生五灵脂24 g、生青盐15 g、乳香3 g、没药3 g、夜明砂6 g（微炒）、地鼠粪9 g（微炒）、木通9 g、干葱头6 g、麝香少许。上药共研细末备用。施灸时，取面粉适量，用水调和做圆圈置于脐上，再将药末6 g，放在脐内，另用槐树皮剪成一个圆币形，将脐上的药末盖好，1岁1壮，灸治一次换一次药末，每月可灸1次。此法多用于身体虚弱者，并可强健脾胃功能，预防疾病。

**（二）足三里**

足三里为足阳明胃经之合穴，有补益脾胃、调和气血、扶正培元、祛邪防病之功效，是成年人保健灸的要穴，在此穴施灸能预防中风，祛病延年。古人把足三里灸又称为长寿之灸，由于施灸方法不同，又分为足三里温和灸和足三里瘢痕灸。

1. 足三里温和灸　将艾卷点燃后，靠近足三里穴熏烤，艾卷距离腧穴约3 cm，如局部有温热舒适感觉，就固定不动，每次灸10～15 min，以灸至局部稍红晕为度，隔日施灸一次，每月灸10次。

2. 足三里瘢痕灸　《针灸大成·千金灸法》中载有："若要安，三里常不干。"在足三里穴行瘢痕灸（化脓灸），是古人常用保健之法。于此穴施艾炷瘢痕灸，可3年一次，每次各灸3～5壮，艾炷如麦粒、黄豆或半个枣核大。其具体操作方法可见艾炷"瘢痕灸"。

**（三）气海**

气海又名丹田、下肓，属任脉。《铜人腧穴针灸图经》载："气海者，是男子生气之海也。"《针灸资生经》也说："……以为元气之海，则气海者，盖人元气所生也。"常灸此穴有培补元气、益肾固精之作用。气海是保健灸的要穴。常用的有气海温和灸、气海隔姜灸和气海附子灸。

1. 气海温和灸　参照"足三里温和灸"的操作。

2. 气海隔姜灸　取仰卧位。将鲜生姜一块，切片如0.3～0.5 cm厚，用细针穿刺数孔，放于气海穴处，上置艾炷点燃灸之。每次施灸3～10壮，艾炷如黄豆或枣核大，每日、隔日或3 d施灸1次，10～15次为一疗程。

3. 气海附子灸　取附子切片0.4 cm厚，水浸透后中间针数孔，放在气海穴上，于附片上置黄豆大或枣核大艾炷施灸，以局部有温热舒适感或潮红为度。每次3～5壮，隔日1次，10次为一疗程。

**（四）关元**

关元亦称丹田，是足三阴经、任脉之会，小肠之募穴，有温肾固精、补气回阳、通调冲任、理气和血之功效。关元为老年保健灸的要穴，孕妇不宜采用。常用的有关元温和灸、关元隔姜灸和关元附子灸。具体操作分别同"气海温和灸、气海隔姜灸、气海附子灸"。

**（五）大椎**

大椎又名百劳，手足三阳、督脉之会，有总督诸阳的作用，又称为阳脉之海，能主宰全身，有解表通阳、疏风散寒、清脑宁神之功效。大椎为保健灸要穴。常用的有大椎温和灸（操作同"足三里温和灸"）。

**（六）风门**

风门亦称热府，是督脉、足太阳之会穴。《类经图翼》曾载："此穴能泻一身热气，常灸之永无痈疽疮疥等患。"风门主一切风证，有宣肺解表、通络祛风、调理气机的作用。对预防感冒、高血压引起的中风和痈疽等有较好的效果。预防高血压引起的中风多采用风门温和灸（操作同"足三里温和灸"），预防流感和感冒多采用风门隔姜灸。

风门隔姜灸：在流感流行地区可于风门穴施隔姜灸，每次用黄豆大艾炷灸10～20壮，以灸至局部温热舒适、皮肤潮红为度。每日灸1次即可。

**（七）身柱**

身柱穴属督脉，名为身柱，含有全身之柱之义。其有通阳理气、祛风退热、清心宁志、降逆止嗽之功效。对小儿有强身保健作用，为小儿保健灸要穴。常用的为小儿身柱温和灸。

小儿身柱温和灸：取艾绒适量卷成香烟大小之艾卷，用温和灸法灸5～10 cm即可，隔日1次，每月最多灸10次。

（八）膏肓

膏肓穴属足太阳膀胱经。《备急千金要方》曾指出：“此灸讫，令人阳气康盛。”《针灸问对》也载有民间谚语云：“若要安，膏肓、三里不要干。”此穴有通宣理肺，益气补虚的作用，为保健灸要穴。常用的有膏肓瘢痕灸（操作同“足三里瘢痕灸”）和膏肓隔姜灸（操作同“气海隔姜灸”）。

（九）涌泉

涌泉又名地冲，为足少阴肾经的井穴，有宁神开窍、补肾益精、疏调肝气之作用。常灸之有保健益寿之功，是老年保健灸之要穴。常用的有涌泉隔姜灸和涌泉无瘢痕灸（着肤灸）。

1. 涌泉隔姜灸　取俯卧位。用鲜生姜片厚约 0.4 cm，放于涌泉穴处，上置艾炷灸之。每次施灸 5~10 壮，艾炷如黄豆或小莲子大，隔日施灸 1 次，10 次为一疗程。

2. 涌泉无瘢痕灸　取俯卧位。按艾炷“无瘢痕灸”法操作。每穴每次施灸 3~5 壮，艾炷如麦粒或小莲子大，以灸至灼痛则迅速更换艾炷，谨防起泡，防止感染。

除以上介绍的保健灸法外，还有中脘灸、三阴交灸、肾俞灸、命门灸、曲池灸、阳陵泉灸及专在夏天伏天施灸的“伏天灸”等，多为人们所采用。

用灸法健身防病，男女老幼皆可应用。没有什么诀窍，贵在“坚持”二字，坚持数年必有好处，俗语说“功到自然成”。在开展应用保健灸的过程中，有些人往往开始有好奇心，时间久了怕麻烦，或者急于在短期内求得效果，就往往容易半途而废。只有把保健灸作为日常生活中不可缺少的一件事，养成习惯，才能获得良好的效果。

# 第六章　拔罐疗法

拔罐疗法又称为“火罐法”、“吸筒法”，古称“角法”，是指运用各种罐具，经过排除其中的空气产生负压，使之吸附于皮肤表面，通过局部的负压和温热作用，引起局部组织充血和皮内轻微的瘀血或拔毒排脓，从而达到相应治疗作用的一种常用的外治方法。此法具有活血、行气、止痛、消肿、散结、退热、祛风、散寒、除湿、排毒等作用，且操作简便、易于掌握、器具经济、疗效迅速、使用安全、无副作用，广泛地运用于内、外、妇、儿、骨伤、皮肤、五官等科症病的治疗。

## 第一节　拔罐疗法的起源与发展

拔罐疗法是祖国医学的一个组成部分，有着悠久的历史。其最早的文字记载见于我国现存最古老的医方书《五十二病方》中。如在治疗痔疮时“……以小角角之……吹而张角，系以小绳，剖以刀……”。其中“角之”、“张角”就是对早期拔罐治疗的描述，即角法（因古人是用动物的角作为治疗工具的，故名）。可见，古人早在先秦时期就已应用负压原理治疗疾病了。

281—361 年，晋代葛洪的《肘后备急方》中，有以制成罐状的兽角拔脓血治疗疮疡的记载。南北朝时期的《姚化方》记载“若发肿至坚而有根者，名曰石痈，当上灸百壮……痈疽、瘤石、结筋、瘰疬皆不可就针角，针角者，少有不及祸者也”，说出了针角疗法的禁忌证。982 年日本医家丹波康赖撰写的《医心方》在治疗足肿病时指出“若在深处，亦破之，而角嗽去恶血”，说明了针角疗法是先在病变处施以针刺，然后再给予角法的一种综合性排脓措施。由此可见，当时针角疗法的适应证是治疗软组织的化脓性疾患；而软组织的非化脓性疾患，如肿瘤、淋巴结核、血管疾患等被列为针角疗法的禁忌证，对此，针角疗法非但达不到预期的治疗效果，反而会加重疾病。这一时期针角疗法的发展，为现代刺络拔罐法和针罐法奠定了基础。

唐代，角法的适应证范围进一步扩大，器具也由竹筒代替了兽角，同时显露出现代水罐法的雏形。至 8 世纪，王焘在《外台秘要》中记载：“患痨（劳）瘵等病……即以墨点上记之，取三指大青竹筒，长寸许，一头留节，无节头则削令薄似剑，煮此筒数沸，及热出筒，笼墨处按之，良久，以刀弹破所角处，又煮筒以重角之，当出黄白赤水，次有脓出，亦有虫出者，数数如此角之，令恶物出尽，乃除，当目明身轻也。”此外，《古今录验》也有使用角法治蝎虿伤的记载。

624 年，唐继隋制设“太医署”，分医、针、按摩、咒禁四门，其中“医”又分为体疗（内科）、疮肿（外科）、少小（儿科）、耳目口齿（五官科）、角法（艾灸、拔火罐）五科，角法一科的学制定为 3 年。由此可见，角法的治疗范围已远远超过拔毒吸脓之外科病证，且从理论到临床，都积累了一定的经验。医学教育机构也给予了充分的重视，使之成为一门独立的学科。

宋代角法中有水角及水银的记载。这两种角的基本方法是把患者的患部置于事先挖好并放入水或水银的坑上，然后再加以角法。这样便可角出脓血，并使之流入角器内。

明代，《济急仙方》、《外科正宗》等书均有角法的记载。申斗垣在《外科启云》中称之为“吸法”、“煮竹筒法”，指出：取竹筒一头留节，削去青皮，随着疮疡大小用之。用药煮热竹筒（1 个），安装在疮口上，血脓水满了，竹筒子自然落下，“如脓多未尽，再煮一二遍竹筒，更换吸，脓尽为度”。

清代，拔罐疗法在各方面均有了进一步发展。《医宗金鉴》专门载有先用针刺，继用中草药（羌活、白芷、艾等）煮罐后拔之的针药筒疗法。对拔罐疗法的论述较为详细的，是赵学敏的《本草纲目拾遗》，书中对火罐的出处、形状、治疗的适应证、制作方法及优点等，均做了详细介绍。

近百年来，随着历史的变革、科学技术的进步，拔罐疗法在广大医务工作者的挖掘、整理、验证、总结和提高下，得到了不断的改进和完善，使祖国医学这一宝贵遗产，得以继承和发展。如在用具方面，已由古代的兽角、竹筒、陶罐发展为金属罐、玻璃罐、抽气罐、挤压罐，乃至电拔罐、经穴电动拔罐治疗仪等现代装置；在操作方面，已由燃火排气、煮水排气发展为抽气筒排气、挤压排气及电动抽气等（以燃火排气吸拔的称为“火罐”，以煮水排气吸拔的称为“水罐”，以抽气法排气的称为“抽气罐”）；在操作方式方面，已由单纯拔罐发展为走罐（推罐）、闪罐、按摩拔罐，以及配合电针、红外线及各种现代化理疗设备等的拔罐；在临床应用方面，也由单纯地吸拔脓血发展为治疗内、外、妇、儿、骨伤、皮肤、五官等科的上百种疾病，成为临床治疗中常用的一种方法。还有人将拔罐疗法与现代实验室检查法结合起来，用于某些疾病的诊断和鉴别诊断。

另外，拔罐疗法在古时已传到日本、朝鲜和东南亚一带。古日本学者把先针后角的方法称为“湿角”，而把单一的直接角法称为“干角”，现在则称为“真空净血疗法”。拔罐疗法还在印度、法国、希腊、俄罗斯等国家得到了广泛的应用，俄罗斯称之为“郁血疗法”，法国则称之为“杯术”。

## 第二节　罐具种类及拔罐方法

### 一、罐具种类

拔罐使用的罐具有很多，目前常用的有以下几类。

**（一）玻璃罐**

玻璃罐由玻璃制成，形如笆斗，肚大口小，口边外翻（图 6-1），专用罐具的大小有五种规格，也可由大小不等的玻璃罐头瓶或茶杯代用。玻璃罐的优点是质地透明，使用时可直接观察局部皮肤的变化，便于掌握时间，应用普遍，主要适用于刺络拔罐。其缺点是容易破碎。

**（二）竹罐**

竹罐分大、中、小三型，为坚固的细毛竹截成圆筒，一端留节为底，一端为罐口，中段略粗，两端略细，呈腰鼓状（图 6-2）。竹罐的优点是取材容易，制作简便，轻巧价廉，不易损坏，且适于药熏，临床多采用之。其缺点是易燥裂漏气。

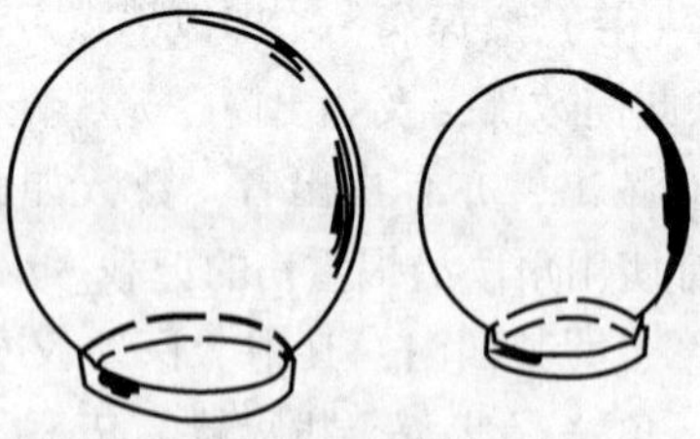

图 6-1　玻璃罐

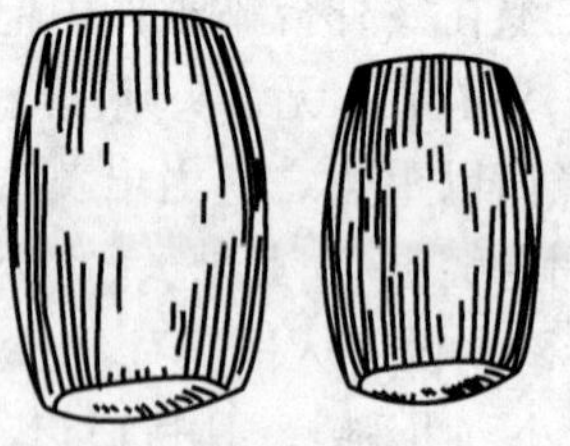

图 6-2　竹罐

**（三）陶罐**

陶罐大小不等，为陶土烧制而成，口底平，中间略向外展，形如瓷鼓（图 6-3）。陶罐的特点是吸力大，但质重易碎。

**（四）有机玻璃罐**

有机玻璃罐由高分子透明材料制成，也可有大小不同规格、多种外形。其质地轻，透明，不易碎，携带方便。临床使用时常需用其他器具抽取罐中空气形成负压吸拔在皮肤上，不能用火吸拔（图

6-4）。

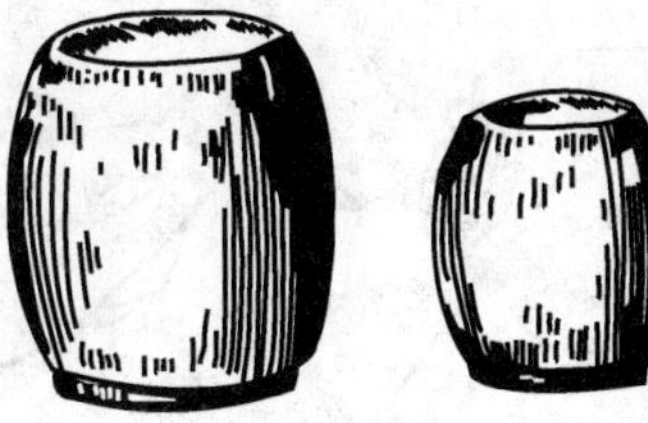

图6-3　陶罐

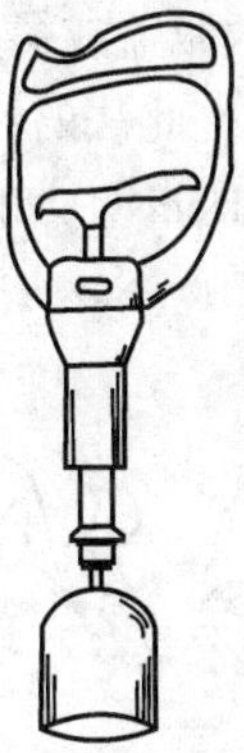

图6-4　有机玻璃罐

## 二、拔罐方法

### （一）火罐法

火罐法是利用燃烧火焰的热力，排出空气，形成负压，将罐吸拔在皮肤上。使用的罐具常是玻璃罐、陶罐等。其操作方法如下。

1. 投火法　可分为两种操作方法。①用镊子夹住乙醇棉球，点燃后将乙醇棉球投入罐内，迅速将罐扣在应拔的部位。②用小纸条点燃上端，迅速投入罐内，在火旺时立即将罐扣在应拔的部位。当罐内氧气耗完后火即熄灭，形成负压，即可吸住（图6-5）。本法多用于侧面横拔位。

2. 闪火法　适用于各种体位，尤其适用于需连续拔罐的情况，在临床中最为常用。操作时用镊子夹住95%的乙醇棉球或纸片，点燃后伸入罐内旋转片刻，迅速抽出棉球或纸片，将罐扣在应拔的部位（图6-6）。需较大的吸拔力时，可将燃烧的乙醇棉球在罐内上中段的罐壁旋转涂擦，使乙醇沾在罐壁上燃烧，然后迅速将棉球抽出并将罐扣在应拔的部位，为提高效率，临床中常用细铁丝将纱布缠绕在7~8号粗铁丝上，制成闪火器备用。操作时，将闪火器伸入乙醇瓶内蘸一下，然后轻轻挤压或甩出多余的乙醇，再点燃使用。每蘸一次乙醇，可连续拔多次罐，不用时吹灭即可。注意必须在乙醇即将燃尽时及时吹灭火焰，若需要继续拔罐时再重新蘸乙醇点燃。闪火器上的纱布烧得不完整时应及时更换，以保证火力充足，并防止纱布脱落而导致烫伤。

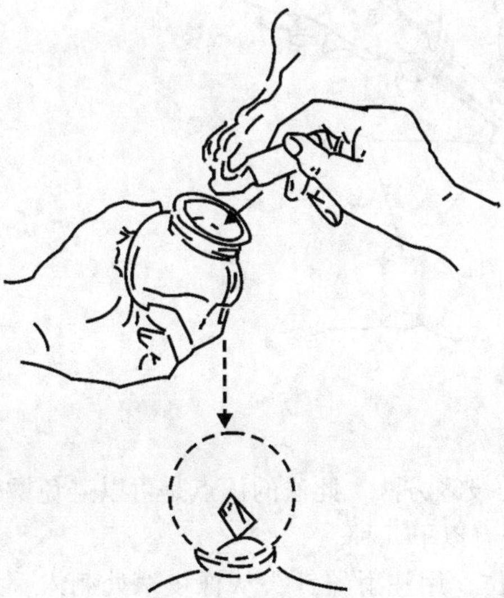

图6-5　投火法

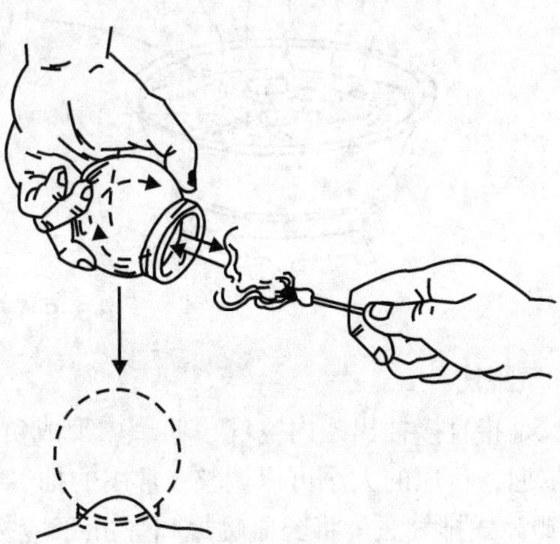

图6-6　闪火法



3. 架火法　适用于俯卧、仰卧的大面积部位及四肢肌肉丰厚的平坦部位，施术部位不平时，可在施术部位涂些凡士林，以利于黏着架火物品。然后用不易燃、不传热、直径 2~3 cm 的物品，如用墨水瓶盖、药瓶盖等胶木瓶盖或橘皮等物品，置于应拔部位的中心，再放一乙醇棉球于其上，点燃后立即将罐扣上（图 6-7）。此法的特点是不受燃烧时间的限制，吸拔力强，但适用部位受限制。

4. 贴棉法　将一块 1 cm 见方的脱脂棉，略浸乙醇后贴于罐内壁上中段点燃后，速将罐子扣在选定的部位，即可吸住（图 6-8）。

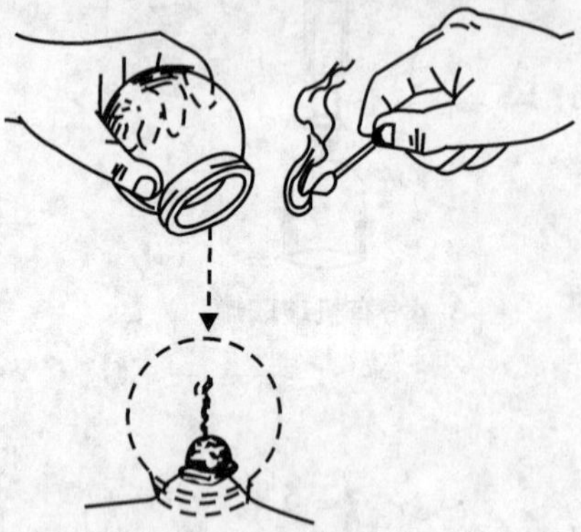

图 6-7　架火法

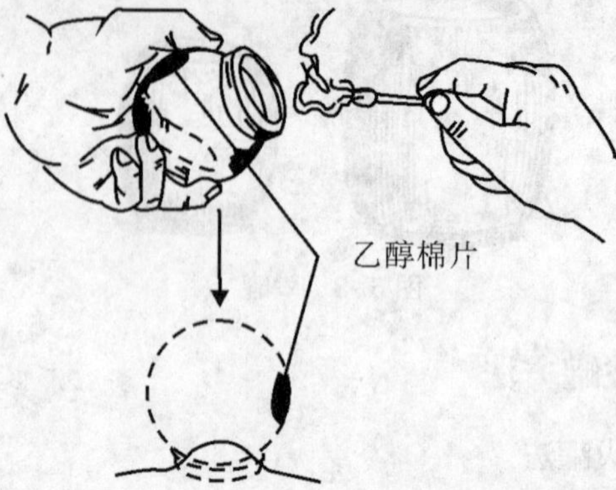


图 6-8　贴棉法

5. 滴酒法　在罐内壁上中段滴 1~2 滴乙醇，再将罐子横侧翻滚一下，使乙醇均匀附于罐壁上（不可接近罐口），点燃乙醇后，速将罐扣在选定的部位，即可吸住。

**（二）煮罐法**

煮罐法是指用沸水煮罐以形成罐内负压的拔罐方法。操作时，先将竹罐放在沸水内煮 2~3 min（不宜超过 5 min），再用筷子或镊子将罐夹出（罐口朝下），将水液甩干净，迅速地用折叠的无菌湿毛巾捂一下罐口，吸去水液，立即将竹罐扣在应拔的部位，扣罐后，手持竹罐按于皮肤约 0.5 min，使之吸牢（图 6-9）。此法的优点在于可根据病情需要，在水中加入一些活血化瘀的中药，以增加疗效。其缺点是吸拔力小，操作须快捷。

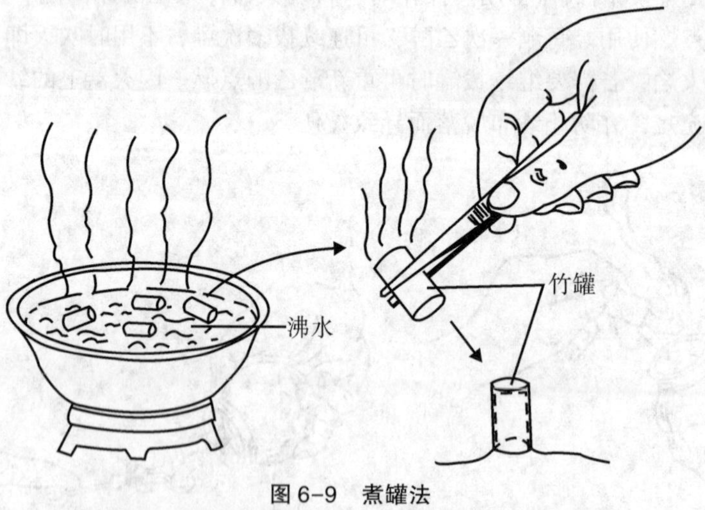


图 6-9　煮罐法

**（三）抽气罐法**

抽气罐法是指直接抽出罐内空气，使罐内形成负压的拔罐方法。此法的优点是可以避免烫伤，操作方法容易掌握，负压的大小可以调整。常用的抽气方法有以下几种。

1. 空气唧筒式排气法　将药瓶罐罐口紧扣于应拔部位，用注射器针头从橡皮塞处刺入，抽出瓶内空气以形成负压，或将罐具顶部气嘴与空气唧筒连接使用（图 6-10）。

2. 橡皮球排气罐排气法　用橡皮球连接罐具而成。操作者一手将罐具底部紧压在应拔部位，另

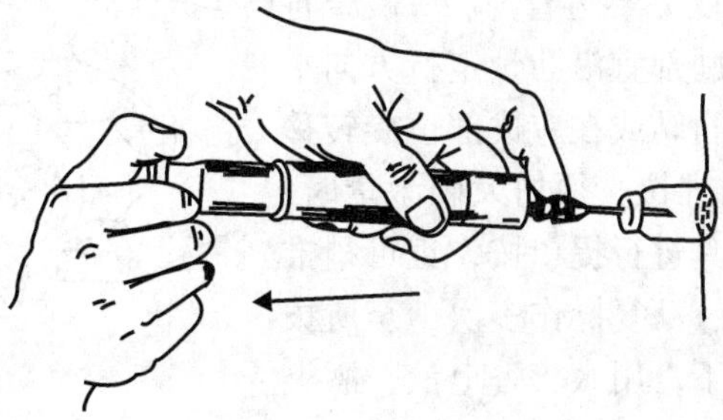

图 6-10　抽气罐法

一手不断挤压橡皮球排气，达到所需负压时停止挤压。橡皮球尾部若安装有开关旋钮时，排气前要打开旋钮，达到负压时再关闭旋钮。组合式罐具在排气时可以用一只手进行操作，达到所需负压时停止挤压并关闭气门，然后取下橡皮球。

3. 电动吸引器排气法　首先接通电动吸引器的电源启动机器，把负压控制旋钮按顺时针方向调到最大负压值，用手掌将吸管口堵住，观测真空表，证实机器性能良好时，将负压调节到所需数值即可应用。一般拔罐需 40~53.3 kPa，可根据不同的需要调节负压值。使用时，将吸引管连接在罐具顶端的接口处进行排气，待罐内形成适宜负压时拔下吸引管即可。根据负压大小、具体部位和病情需要决定留置时间。

**（四）水气罐法**

水气罐法按抽气罐法操作，将瓶吸拔于皮肤上，然后注入 3 mL 左右生理盐水或蒸馏水、或药水，以保持瓶内皮肤湿润，防止因负压过高而造成皮肤渗血，同时还可使药液作用于皮肤以增加疗效。

## 第三节　拔罐的应用

### 一、留罐法

留罐法又称坐罐法。操作时将罐吸拔在应拔部位上并留置一段时间，直至皮肤潮红、充血或瘀血。一般留罐 10~15 min，吸力强的可以留罐时间短些，吸力弱的可以留罐时间长些。在背部拔多个罐时，宜遵照从上（头部方向）往下的顺序，先拔上面，后拔下面，同时罐具型号也应当上面小，下面大（图 6-11）。

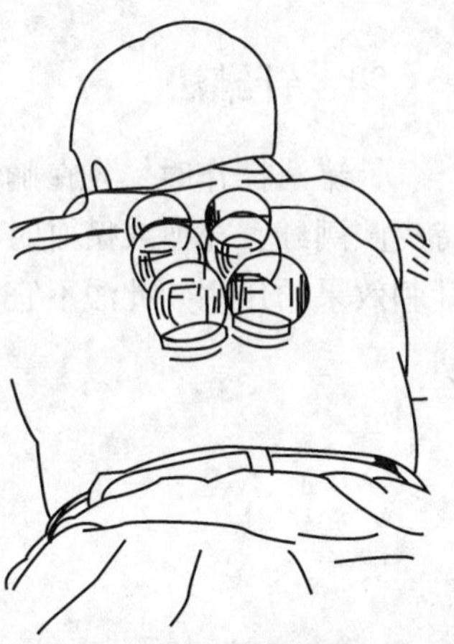

图 6-11　留罐法

### 二、闪罐法

闪罐法是用闪火法将罐吸拔在应拔部位后随即用腕力取下，反复吸拔至皮肤潮红或罐体底部发热为度的拔罐方法（图 6-12）。若连续吸拔 20 次左右，又称连续闪罐法。此法的兴奋作用较强，适用于肌肉痿弱、局部麻木或机能减退的虚弱病证。此法不仅可避免非治疗需要的瘀斑，还增强了对某些病证的疗效，扩大了拔罐法的适应证范畴。

### 三、走罐法

走罐法又称拉罐法、推罐法、行罐法、移罐法、旋罐法、滑罐法等。操作前先在罐口或吸拔部位上涂上一层润滑剂作为介质，再以闪火法或滴酒法将罐吸附于所选部位的皮肤上，然后，医者用左手扶住并拉紧皮肤，右手扶住罐底，用力在应拔部位上下或左右缓慢地来回推拉旋转移动；移动时，将罐具前进方向的半边略提起，以另半边着力，一般腰背部宜沿垂直方向上下推拉，胸胁部宜沿肋骨走行方向平行推拉，肩部、腹部宜用罐具自转或在应拔部位旋转移动，四肢部宜沿长轴方向来回推拉。须加大刺激量时，可以在推拉旋转的过程中对罐具进行提、按，也可稍推拉或旋转即用力将罐取下重拔，反复操作多次，至所拔部位皮肤红润、充血，将罐起下。用水、香皂液、酒类等容易挥发的润滑剂时（用香皂液作润滑剂拔走罐时，又称滑罐法），应随时在前进方向涂擦润滑剂，以免因润滑不够引起皮肤损伤。此法适用于面积较大、肌肉丰厚的部位，如脊背、腰臀、大腿等部位的酸痛、麻木、风湿痹痛等症。

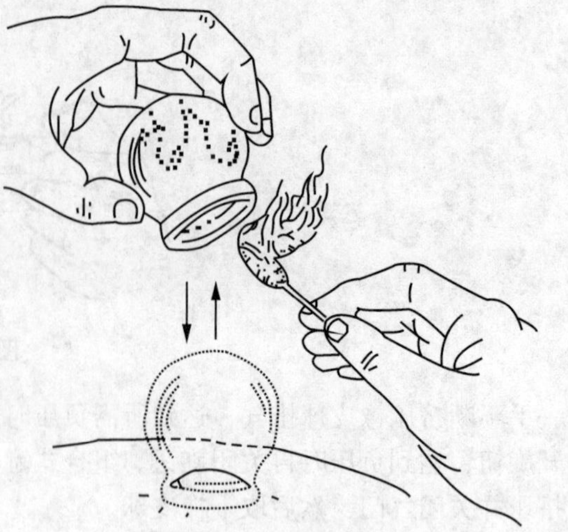

图 6-12　闪罐法

走罐法操作的关键在于，当罐具吸拔住之后，立即进行推拉或旋转移动，不能先试探是否拔住，因拔住后就较难移动，用力过大会造成患者疼痛，甚至皮肤损伤（图 6-13）。在推拉旋转几次之后，才能补充润滑剂或停歇。此外，推拉旋转的速度宜缓慢，快则易致疼痛。每次推拉移动的距离不宜过长。

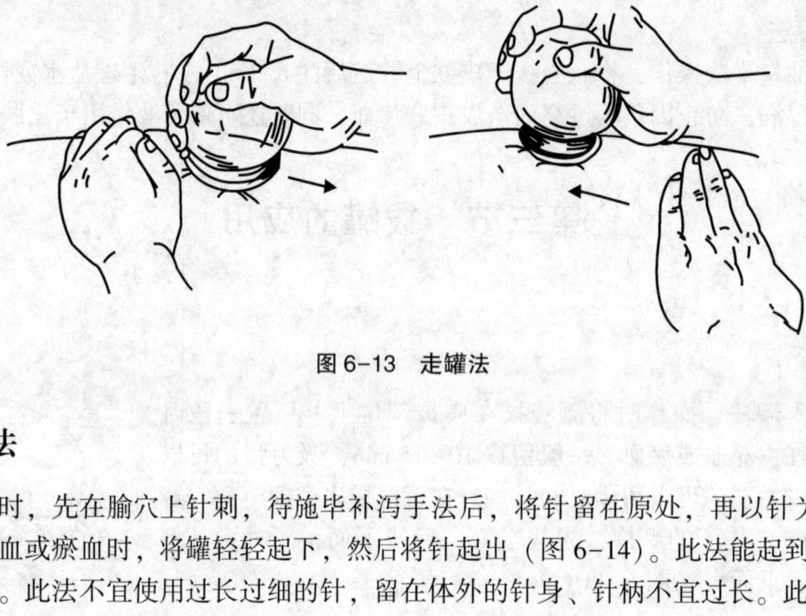

图 6-13　走罐法

## 四、针罐法

针罐法操作时，先在腧穴上针刺，待施毕补泻手法后，将针留在原处，再以针为中心拔上火罐，待皮肤潮红、充血或瘀血时，将罐轻轻起下，然后将针起出（图 6-14）。此法能起到针罐配合，加强针刺效果的作用。此法不宜使用过长过细的针，留在体外的针身、针柄不宜过长。此法多用于风湿痹痛。

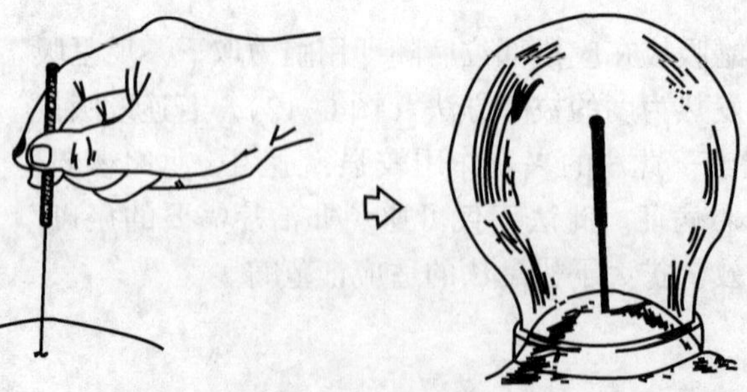

图 6-14　针罐法

## 五、刺络拔罐法

刺络拔罐法是在施术部位消毒后，用三棱针点刺或用梅花针在局部叩刺，然后再行拔罐的方法（图 6-15）。此法多用于治疗丹毒、乳痈、跌打损伤等。

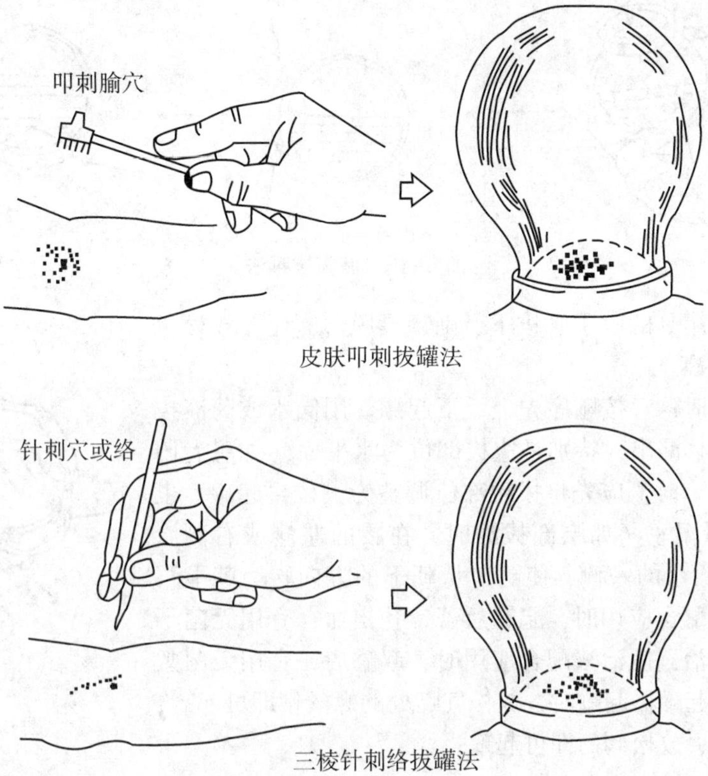


**图 6-15　刺络拔罐法**

## 六、煮药拔罐法

煮药拔罐法是把配制成的药物装入袋内，放入水中煮至适当浓度，再将竹罐投入药汁内煮 10~15 min，使用时按煮罐法吸拔于患处。此法多用于风湿等。常用的药物处方有：①麻黄、蕲艾、羌活、独活、防风、秦艽、木瓜、川椒、生乌头、洋金花、刘寄奴、乳香、没药各 6 g。②川椒、桂枝、防风、当归、杜仲、牛膝、麻黄、桑寄生、川乌、红花各 30 g。③羌活、独活、紫苏、蕲艾、石菖蒲、香白芷、防风、当归、茜草各 15 g，莲须、大葱各 60 g。

## 七、储药拔罐法

储药拔罐法的操作方法有两种：一种是抽气罐内事先盛储一定量的药液（约为罐子的 1/2），快速紧扣于应拔部位，然后按抽气罐法，抽出罐内空气，即可吸拔于皮肤上；另一种是在玻璃火罐内盛储一定的药液（约为罐子的 1/2），然后按火罐法快速吸拔在皮肤上（图 6-16）。常用的药液有辣椒水、生姜汁、风湿酒等。此法常用于风湿痛、感冒、胃病等疾患。

## 八、起罐法

起罐（又称脱罐）的常用方法是用一手轻按罐具向一侧倾斜，另一手示、中指按住倾斜面罐口处的肌肉，使罐口与皮肤之间形成空隙，空气进入罐内则罐自落（图 6-17）。起罐时不可硬拉或旋转罐具，以免损伤皮肤。用橡皮排气球抽气罐时，打开气门使空气进入罐内，则罐具脱落。用电动吸引

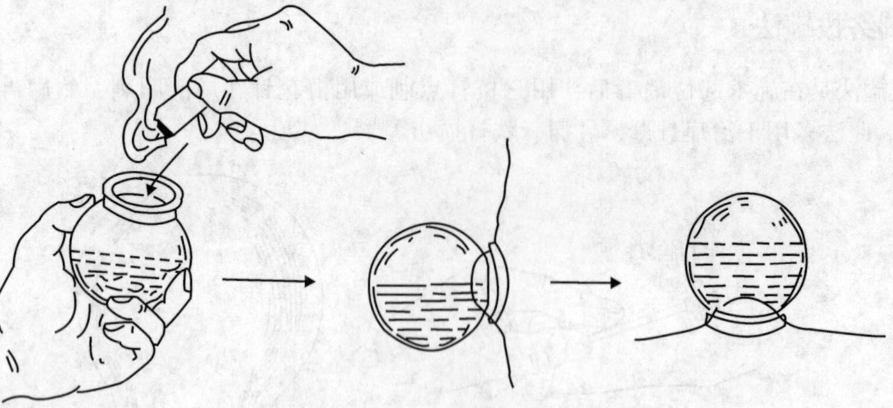

图 6-16　储药拔罐法

器抽气罐时，将连接罐具的吸引管拔下，则罐具脱落，还要放松负压控制旋钮，关闭电源。

在背部拔多个罐时，宜按顺序先上后下起罐。用储水或药液拔罐时，须注意防止液体漏出，特别是应拔部位为水平面（如患者俯卧位，在其背部拔罐）时，应先将拔罐部位调整为侧位再起罐，也可在罐的一侧涂少量温水（如腰部拔罐时，在腰的左侧或右侧涂水），然后将罐移向涂水的一侧，使罐口从朝下的方向转为朝上再起罐。针刺与拔罐法配合应用时，起罐后若针孔出血，宜用无菌干棉球拭净。拔罐与割治、挑治法配合应用时，起罐后，宜用无菌敷料覆盖伤口。用自动起罐器起罐时，放松气嘴处的螺丝帽即可起罐；用抽气排气法拔罐时，放松阀门即可起罐。

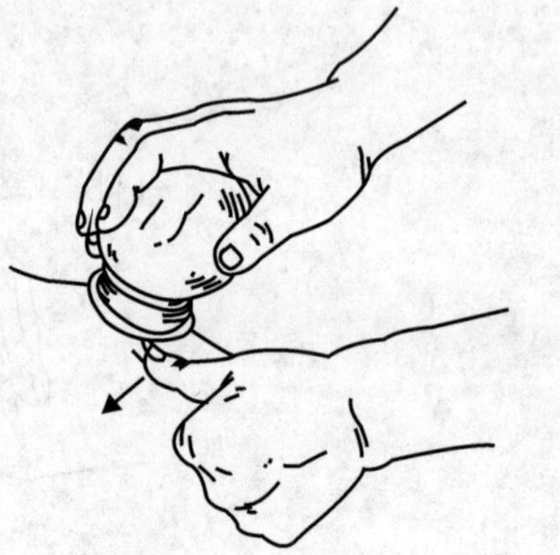

图 6-17　起罐法

起罐后用纱布轻轻拭去罐斑处的小水珠，嘱患者避免擦伤罐斑处的皮肤。若有瘙痒，切不可搔抓。一般情况下，罐斑处的紫绀色可于几日内消失。治疗疮痈等证时，常会拔出脓血，应预先在罐口周围填以脱脂棉或纱布，以免起罐时脓血污染衣服被褥等物品；起罐后擦净脓血并对伤口进行适当处理。应用走罐法起罐后，应擦净润滑剂。

## 第四节　拔罐疗法的适应证与禁忌证

【适应证】

（1）风湿痹痛及各种神经麻痹。

（2）感冒、痰饮、咳喘。

（3）胃脘痛、腹痛、腰背痛、脚气病。

（4）痈疽疮疡初起未溃。

【禁忌证】

（1）因全身发热引起的头痛、头目昏重、抽搐、痉挛。

（2）高度神经质、狂躁不安不合作者。

（3）肌肉瘦削或露骨不平及毛发多之处。

（4）有出血倾向的疾病，如血友病、血小板减少性紫癜、咯血及白血病等。

（5）中度或重度心脏病、心力衰竭者。

（6）全身高度水肿者（水肿病）。

(7) 孕妇腰腹部。

(8) 皮肤高度过敏者，各种皮肤病及溃疡，施术部位皮肤破损溃烂者，外伤骨折者，或有静脉曲张、癌肿局部、恶病质、皮肤丧失弹性者。

(9) 活动性肺结核、妇女月经期。

(10) 大血管附近、浅显动脉分布处及瘢痕处。

(11) 醉酒、过饥、过饱、消渴、过度疲劳者。

## 第五节　拔罐疗法的注意事项

拔罐疗法的注意事项主要有以下几方面。

(1) 选择肌肉丰满，毛发少的部位拔罐。

(2) 根据病情和拔罐部位的不同，采用不同的拔罐方法及选用口径大小合适的罐（或瓶）。患者体位要舒适。

(3) 操作时谨防烫伤皮肤。点火入罐时动作要敏捷，避免烫伤皮肤，或先于局部涂以凡士林，既能增强吸着力，又能防罐口灼伤皮肤。在点火过程中如发现罐口发烫时，应当换罐；应用闪火法和滴酒法时，防止燃着的棉花掉下；应用架火法时，不要将点燃的火架撞翻；应用蒸汽罐和煮药罐时，应甩去罐中的热水和药液，以防引起烫伤。

(4) 在应用针罐时，避免将针撞压入深处并防止弯针和折针。

(5) 在应用刺络拔罐时，刺血工具要严密消毒，出血量要适当。眼区及面颊部不宜采用。体质虚弱，贫血、肿瘤、出血性疾病患者，孕妇、月经期不宜采用此法治疗。

(6) 在应用走罐时，罐口应光滑，不宜吸拔过紧，不能在骨突出处推拉，以免损伤皮肤。

(7) 留罐时间不宜太久，以免皮肤起泡，引起烫伤。留罐一般以 10 min 为宜。如烫伤时，可涂甲基紫或烫伤膏，并防止感染。

(8) 起罐时手法宜轻缓，不可硬行单向上提或旋转。

(9) 拔罐后如局部瘀血严重或疼痛时，可轻轻按摩被拔部位，在局部瘀血现象尚未消退以前，不宜再在原处拔罐。

(10) 患者如有晕罐现象，应立即起罐，及时做妥善处理。

# 第七章　微针系统疗法

微针系统疗法是通过针刺人体某一器官或特定部位来诊断和治疗疾病的一类疗法。其来源于祖国传统医学，包括头针、面针、耳针、鼻针、人中针、口针、舌针、胸针、颈针、腹针、背俞针、夹背针、手针、足针、腕踝针、皮肤针、第二掌骨侧针等。本章重点介绍耳针疗法、头皮针疗法等。

## 第一节　耳针疗法

耳针疗法是采用针刺或其他方法刺激耳郭上的特定腧穴以防治疾病的一种方法。其治疗范围较广，操作方便。耳郭特定腧穴不仅对于疾病的治疗有特殊的效果，而且对疾病的诊断亦有一定参考意义。运用耳穴诊治疾病，早在《灵枢·五邪》中就有记载："邪在肝，则两胁中痛，寒中，恶血在内……取耳间青脉，以去其掣。"唐代《备急千金要方》有取耳中穴治疗马黄、黄疸、寒暑疫毒等病的记载。历代医学文献也有介绍用针、灸、熨、按摩、耳道塞药和吹药等方法刺激耳郭，以防治疾病。可见中医利用耳穴诊治疾病的历史已相当久远。

### 一、耳与脏腑的相应关系

耳与脏腑的关系密切，据《黄帝内经》、《难经》等书记载，耳与五脏均有生理功能上的联系。如《灵枢·脉度》说："肾气通于耳，肾和则耳能闻五音矣。"《难经·十四难》说："肺主声，令耳闻声。"后世医家在论述耳与脏腑关系时更为详细，如《证治准绳》说："肾为耳窍之主，心为耳窍之客。"《厘正按摩要述》进一步将耳郭分为心、肝、脾、肺、肾五部，曰"耳珠属肾，耳轮属脾，耳上轮属心，耳皮肉属肺，耳背玉楼属肝"，说明耳与脏腑在生理上是息息相关的。通过观察耳郭形态和色泽的改变，可判断脏腑的病理变化，诊断、治疗疾病。

### 二、耳郭表面解剖名称

#### （一）耳郭正面（图 7-1）

1. 耳垂　耳郭下部无软骨的部分。
2. 耳垂前沟　耳垂与面部之间的浅沟。
3. 耳轮　耳郭卷曲的游离部分。
4. 耳轮脚　耳轮深入耳甲的部分。
5. 耳轮脚棘　耳轮脚和耳轮之间的软骨隆起。
6. 耳轮脚切迹　耳轮脚棘前方的凹陷处。
7. 耳轮结节　耳轮后上部的膨大部分。
8. 耳轮尾　耳轮向下移行于耳垂的部分。
9. 轮垂切迹　耳轮和耳垂后缘之间的凹陷处。
10. 耳轮前沟　耳轮与面部之间的浅沟。
11. 对耳轮　与耳轮相对呈"Y"形的隆起部，由对耳轮体、对耳轮上脚和对耳轮下脚三部分

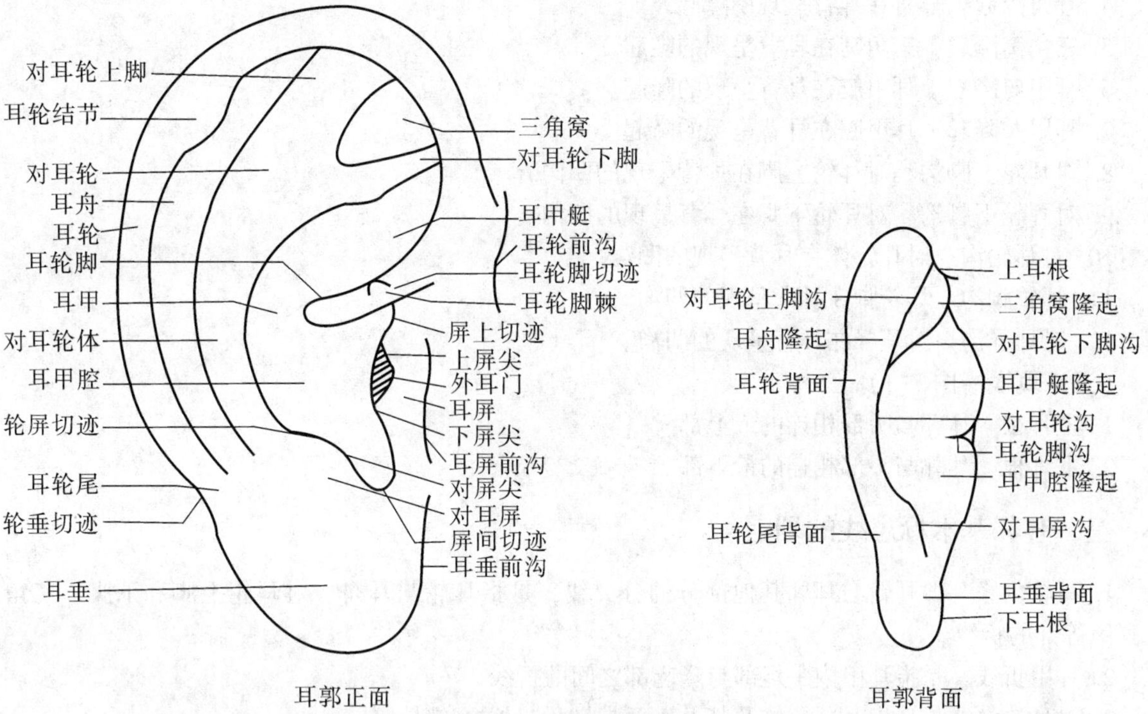


**图 7-1　耳郭表面解剖**

组成。

12. 对耳轮体　对耳轮下部呈上下走向的主体部分。
13. 对耳轮上脚　对耳轮向上分支的部分。
14. 对耳轮下脚　对耳轮向前分支的部分。
15. 轮屏切迹　对耳轮与对耳屏之间的凹陷处。
16. 耳舟　耳轮与对耳轮之间的凹沟。
17. 三角窝　对耳轮上、下脚与相应耳轮之间的三角形凹窝。
18. 耳甲　部分耳轮和对耳轮、对耳屏、耳屏及外耳门之间的凹窝。由耳甲艇、耳甲腔两部分组成。
19. 耳甲腔　耳轮脚以下的耳甲部。
20. 耳甲艇　耳轮脚以上的耳甲部。
21. 耳屏　耳郭前方呈瓣状的隆起。
22. 屏上切迹　耳屏与耳轮之间的凹陷处。
23. 上屏尖　耳屏游离缘上隆起部。
24. 下屏尖　耳屏游离缘下隆起部。
25. 耳屏前沟　耳屏与面部之间的浅沟。
26. 对耳屏　耳垂上方、与耳屏相对的瓣状隆起。
27. 对屏尖　对耳屏游离缘隆起部。
28. 屏间切迹　耳屏与对耳屏之间的凹陷处。
29. 外耳门　耳甲腔前方的孔窍。

**（二）耳郭背面**（图 7-1）

1. 耳轮背面　耳轮背部的平坦部分。
2. 耳轮尾背面　耳轮尾背部的平坦部分。
3. 耳垂背面　耳垂背部的平坦部分。

4. 耳舟隆起　耳舟在耳背呈现的隆起。

5. 三角窝隆起　三角窝在耳背呈现的隆起。

6. 耳甲艇隆起　耳甲艇在耳背呈现的隆起。

7. 耳甲腔隆起　耳甲腔在耳背呈现的隆起。

8. 对耳轮上脚沟　对耳轮上脚在耳背呈现的凹沟。

9. 对耳轮下脚沟　对耳轮下脚在耳背呈现的凹沟。

10. 对耳轮沟　对耳轮体在耳背呈现的凹沟。

11. 耳轮脚沟　耳轮脚在耳背呈现的凹沟。

12. 对耳屏沟　对耳屏在耳背呈现的凹沟。

**（三）耳根**（图 7-1）

1. 上耳根　耳郭与头部相连的最上部。

2. 下耳根　耳郭与头部相连的最下部。

## 三、耳郭基本标志线的划定

1. 耳轮内缘　即耳轮与耳郭其他部分的分界线，是指耳轮与耳舟、对耳轮上脚和下脚、三角窝及耳甲等部的折线。

2. 耳甲折线　是指耳甲内平坦部与隆起部之间的折线。

3. 对耳轮脊线　是指对耳轮体及其上、下脚最凸起处之连线。

4. 耳舟凹沟线　是指沿耳舟最凹陷处所作的连线。

5. 对耳轮耳舟缘　即对耳轮与耳舟的分界线，是指对耳轮（含对耳轮上脚）脊与耳舟凹沟之间的中线。

6. 三角窝凹陷处后缘　是指三角窝内较低平的三角形区域的后缘。

7. 对耳轮三角窝缘　即对耳轮上、下脚与三角窝的分界线，是指对耳轮上、下脚脊与三角窝凹陷处后缘之间的中线。

8. 对耳轮耳甲缘　即对耳轮与耳甲的分界线，是指对耳轮（含对耳轮下脚）脊与耳甲折线之间的中线。

9. 对耳轮上脚下缘　即对耳轮上脚与对耳轮体的分界线，是指从对耳轮上、下脚分叉处向对耳轮耳舟缘所作的垂线。

10. 对耳轮下脚后缘　即对耳轮下脚与对耳轮体的分界线，是指从对耳轮上、下脚分叉处向对耳轮耳甲缘所作的垂线。

11. 耳垂上线（亦作为对耳屏耳垂缘和耳屏耳垂缘）　即耳垂与耳郭其他部分的分界线，是指过屏间切迹与轮垂切迹所作的直线。

12. 对耳屏耳甲缘　即对耳轮与耳甲的分界线，是指对耳屏内侧面与耳甲的折线。

13. 耳屏前缘　即耳屏外侧面与面部的分界线，是指沿耳屏前沟所作的直线。

14. 耳轮前缘　即耳轮与面部的分界线，是指沿耳轮前沟所作的直线。

15. 耳垂前缘　即耳垂与面颊的分界线，是指沿耳垂前沟所作的直线。

## 四、耳郭标志点和线的设定（图 7-2）

（1）在耳轮内缘上，设耳轮脚切迹至对耳轮下脚间中、上 1/3 交界处为 *A* 点。

（2）在耳甲内，由耳轮脚消失处向后作一水平线与对耳轮耳甲缘相交，设交点为 *D* 点。

（3）设耳轮脚消失处至 *D* 点连线的中、后 1/3 交界处为 *B* 点。

（4）设外耳道口后缘上 1/4 与下 3/4 交界处为 *C* 点。

（5）从 *A* 点向 *B* 点作一条与对耳轮耳甲艇缘弧度大体相仿的曲线。

(6) 从 $B$ 点向 $C$ 点作一条与耳轮脚下缘弧度大体相仿的曲线。

耳郭标志点、线示意见图 7-2。

## 五、人体在耳部的投影

人体在耳部的投影犹如倒置的胎儿（图 7-3），投影规律：与头面相应的腧穴在耳垂，与上肢相应的腧穴居于耳周，与躯干和下肢相应的腧穴在对耳轮体部和对耳轮上、下脚，与内脏相应的腧穴集中在耳甲。

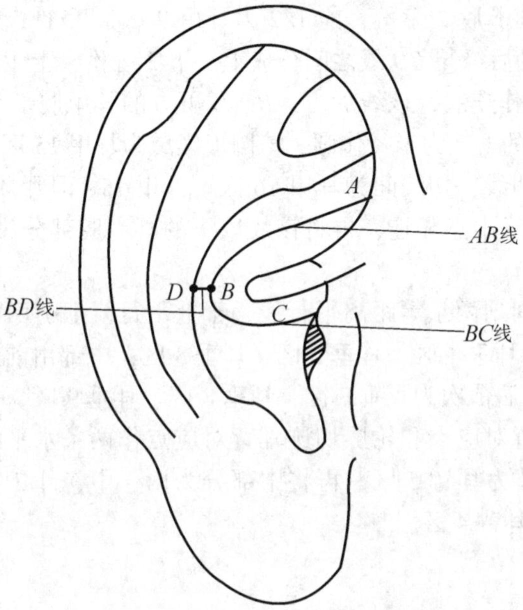


图 7-2　耳郭标志点、线示意

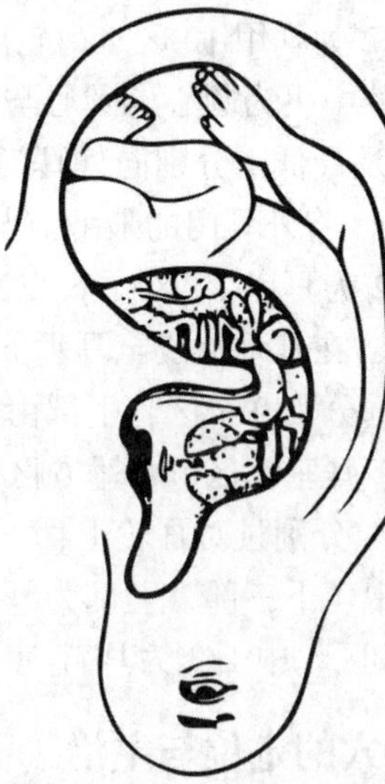

图 7-3　人体在耳部的投影规律

## 六、耳郭分区说明

1. 耳轮　耳轮脚为耳轮 1 区。耳轮脚切迹到对耳轮下脚上缘之间的耳轮分为 3 等份，自下而上依次为耳轮 2 区、3 区、4 区；对耳轮下脚上缘到对耳轮上脚前缘之间的耳轮为耳轮 5 区；对耳轮上脚前缘到耳尖之间的耳轮为耳轮 6 区；耳尖到耳轮结节上缘为耳轮 7 区；耳轮结节上缘到耳轮结节下缘为耳轮 8 区。耳轮结节下缘到轮垂切迹之间的耳轮分为 4 等份，自上而下依次为耳轮 9 区、耳轮 10 区、耳轮 11 区、耳轮 12 区。

2. 耳舟　分为 6 等份，自上而下依次为耳舟 1 区、耳舟 2 区、耳舟 3 区、耳舟 4 区、耳舟 5 区、耳舟 6 区。

3. 对耳轮　将对耳轮上脚分为上、中、下 3 等份，下 1/3 为对耳轮 5 区，中 1/3 为对耳轮 4 区；再将上 1/3 分为上、下 2 等份，下 1/2 为对耳轮 3 区，再将上 1/2 分为前、后 2 等份，后 1/2 为对耳轮 2 区，前 1/2 为对耳轮 1 区。对耳轮下脚分为前、中、后 3 等份，中、前 2/3 为对耳轮 6 区，后 1/3 为对耳轮 7 区。将对耳轮体从对耳轮之上、下脚分叉处至轮屏切迹分为 5 等份，再沿对耳轮耳甲缘将对耳轮体分为前 1/4 和后 3/4 两部分，前上 2/5 为对耳轮 8 区，后上 2/5 为对耳轮 9 区，前中 2/5 为对耳轮 10 区，后中 2/5 为对耳轮 11 区，前下 1/5 为对耳轮 12 区，后下 1/5 为对耳轮 13 区。

4. 三角窝　将三角窝由耳轮内缘至对耳轮上、下脚分叉处分为前、中、后 3 等份，中 1/3 为三角窝 3 区；再将前 1/3 分为上、中、下 3 等份，上 1/3 为三角窝 1 区，中、下 2/3 为 3 角窝 2 区；再将后 1/3 分为上、下 2 等份，上 1/2 为三角窝 4 区，下 1/2 三角窝 5 区。

5. 耳屏　将耳屏外侧面分为上、下 2 等份，上部为耳屏 1 区，下部为耳屏 2 区。将耳屏内侧面分为上下 2 等份，上部为耳屏 3 区，下部为耳屏 4 区。

6. 对耳屏　由对屏尖及对屏尖至轮屏切迹连线的中点，分别向耳垂上线作两条垂线，将对耳屏外侧面及其后部分为前、中、后3区，前为对耳屏1区，中为对耳屏2区，后为对耳屏3区。对耳屏内侧面为对耳屏4区。

7. 耳甲　用弧度大体相仿的曲线将*BC*线前段与耳轮脚下缘间分成3等份。前1/3为耳甲1区，中1/3为耳甲2区，后1/3为耳甲3区。*ABC*线前方，耳轮脚消失处为耳甲4区。将*AB*线前段与耳轮脚上缘及部分耳轮内缘间分成3等份，后1/3为耳甲5区，中1/3为耳甲6区，前1/3为耳甲7区。将对耳轮下脚下缘前、中1/3交界处与*A*点连线，该线前方的耳甲艇部为耳甲8区。将*AB*线前段与对耳轮下脚下缘间耳甲8区以后的部分，分为前、后2等份，前1/2为耳甲9区，后1/2为耳甲10区。在*AB*线后段上方的耳甲艇部，将耳甲10区后缘与*BD*线之间分成上、下2等份，上1/2为耳甲11区，下1/2为耳甲12区。由轮屏切迹至*B*点作连线，该线后方、*BD*线下方的耳甲腔部为耳甲13区。以耳甲腔中央为圆心，圆心与*BC*线间距离的1/2为半径作圆，该圆形区域为耳甲15区。过耳甲15区最高点及最低点分别向外耳门后壁作两条切线，切线间为耳甲16区。耳甲15、耳甲16区周围为耳甲14区。将外耳门的最低点与对耳屏耳甲缘中点相连，再将该线以下的耳甲腔部分为上、下2等份，上1/2为耳甲17区，下1/2为耳甲18区。

8. 耳垂　在耳垂上线至耳垂下缘最低点之间划两条等距离平行线，于上平行线上引两条垂直等分线，将耳垂分为9个区，上部由前到后依次为耳垂1区、耳垂2区、耳垂3区；中部由前到后依次为耳垂4区、耳垂5区、耳垂6区，下部由前到后依次为耳垂7区、耳垂8区、耳垂9区。

9. 耳背　分别过对耳轮上、下脚分叉处耳背对应点和轮屏切迹耳背对应点作两条水平线，将耳背分为上、中、下三部，上部为耳背1区，下部为耳背5区，再将中部分为内、中、外3等份，内1/3为耳背2区、中1/3为耳背3区、外1/3为耳背4区。

## 七、耳穴的定位与主治

根据中华人民共和国国家标准（GB/T 13734—2008）《耳穴名称与定位》，耳郭上有93个腧穴。耳郭分区及耳穴定位如图7-4、图7-5所示。

### （一）耳轮腧穴（13穴）

1. 耳中　ěrzhōng（HX$_1$）

［定位］在耳轮脚处，即耳轮1区。

［曾用名或并用名］膈。

［主治］呃逆，荨麻疹，皮肤瘙痒症，小儿遗尿，咯血及出血性疾病。

2. 直肠　zhícháng（HX$_2$）

［定位］在耳轮脚棘前上方的耳轮处，即耳轮2区。

［曾用名或并用名］直肠下段。

［主治］便秘，腹泻，脱肛，痔疾。

3. 尿道　niàodào（HX$_3$）

［定位］在直肠上方的耳轮处，即耳轮3区。

［曾用名或并用名］尿道$_1$。

［主治］尿频，尿急，尿痛，尿潴留。

4. 外生殖器　wàishēngzhíqì（HX$_4$）

［定位］在对耳轮下脚前方的耳轮处，即耳轮4区。

［曾用名或并用名］尿道，直肠后部，外生殖器$_1$。

［主治］睾丸炎，附睾炎，外阴瘙痒症。

5. 肛门　gāngmén（HX$_5$）

［定位］在三角窝前方的耳轮处，即耳轮5区。

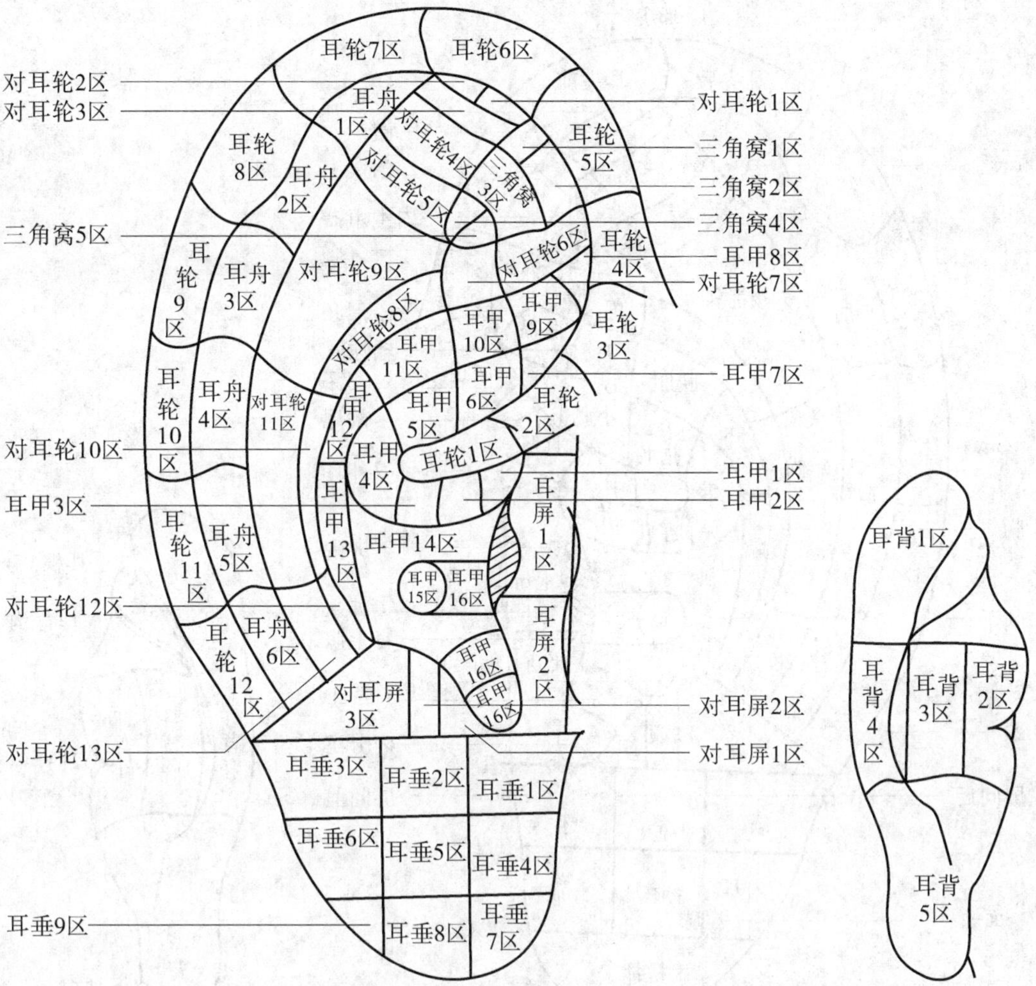


图7-4　耳郭分区

[曾用名或并用名]　痔核点。

[主治]　痔疾，肛裂。

6. 耳尖前　ěrjiānqián（$HX_6$）

[定位]　在耳郭向前对折上部尖端的前部，即耳轮6区。

[曾用名或并用名]　耳涌，感冒，痔核点。

[主治]　感冒，痔疮。

7. 耳尖　ěrjiān（$HX_{6,7i}$）

[定位]　在耳郭向前对折的上部尖端处，即耳轮6区与耳轮7区交界处。

[曾用名或并用名]　扁桃体$_1$。

[主治]　发热，高血压，急性结膜炎，睑腺炎，牙痛，失眠。

8. 耳尖后　ěrjiānhòu（$HX_7$）

[定位]　在耳郭向前对折上部尖端的后部，即耳轮7区。

[曾用名或并用名]　扁桃体$_1$。

[主治]　扁桃体炎。

9. 结节　jiéjié（$HX_8$）

[定位]　在耳轮结节处，即耳轮8区。

[曾用名或并用名]　降压，肝阳，肝阳$_1$，肝阳$_2$，轮$_1$，枕小神经。

[主治]　头晕，头痛，高血压。

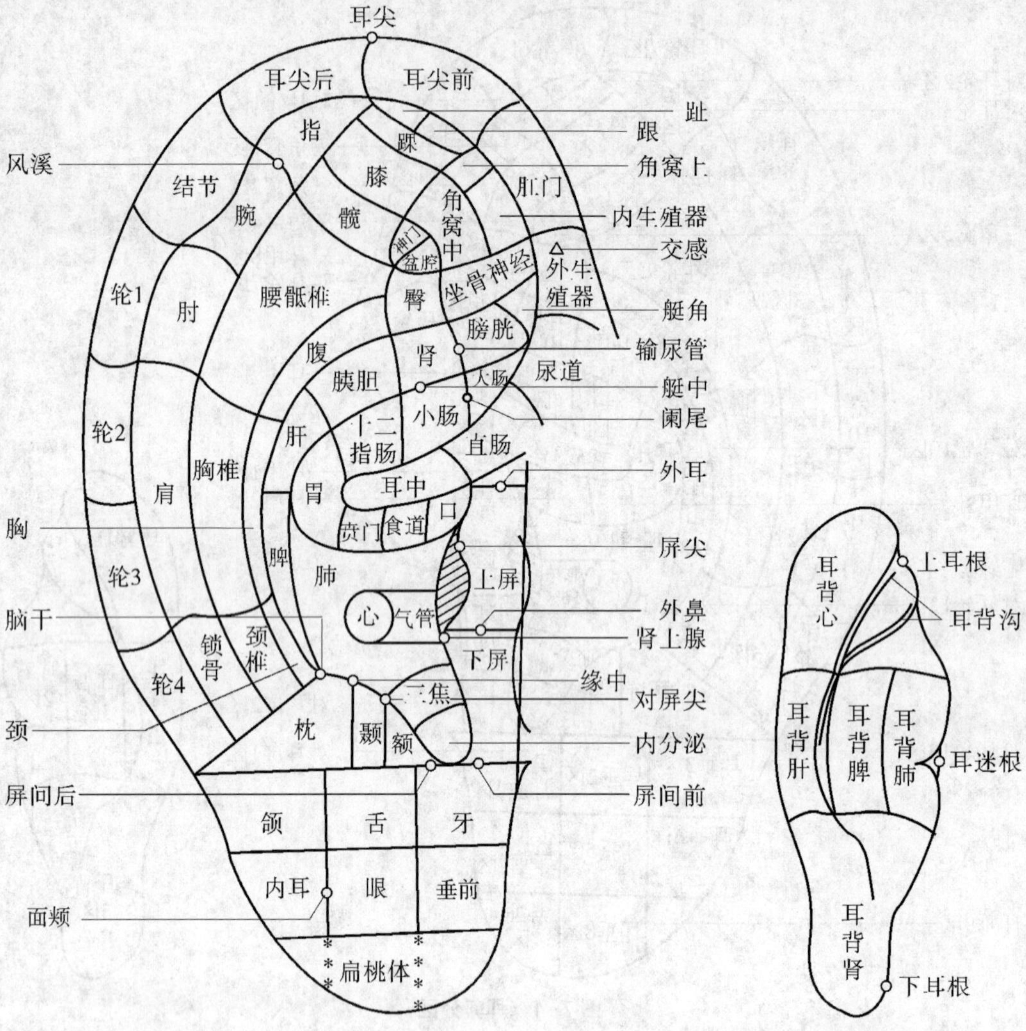


图 7-5　耳穴定位

10. 轮 1　lúnyī（$HX_9$）

［定位］　在耳轮结节下方的耳轮处，即耳轮 9 区。

［曾用名或并用名］　上$_1$。

［主治］　发热，扁桃体炎，上呼吸道感染。

11. 轮 2　lúnèr（$HX_{10}$）

［定位］　在轮 1 区下方的耳轮处，即耳轮 10 区。

［曾用名或并用名］　上$_2$，扁桃体$_2$。

［主治］　发热，扁桃体炎，上呼吸道感染。

12. 轮 3　lúnsān（$HX_{11}$）

［定位］　在轮 2 区下方的耳轮处，即耳轮 11 区。

［曾用名或并用名］　上$_3$。

［主治］　发热，扁桃体炎，上呼吸道感染。

13. 轮 4　lúnsì（$HX_{12}$）

［定位］　在轮 3 区下方的耳轮处，即耳轮 12 区。

［曾用名或并用名］　上$_4$，扁桃体$_3$。

［主治］　发热，扁桃体炎，上呼吸道感染。

**(二)耳舟腧穴**(6穴)

1. 指 zhǐ($SF_1$)

[定位] 在耳舟上方处,即耳舟1区。

[曾用名或并用名] 阑尾点$_1$。

[主治] 甲沟炎,手指麻木和疼痛。

2. 腕 wàn($SF_2$)

[定位] 在指区的下方处,即耳舟2区。

[曾用名或并用名] 无。

[主治] 腕部疼痛。

3. 风溪 fēngxī($SF_{1,2i}$)

[定位] 在耳轮结节前方,指区与腕区之间,即耳舟1区与耳舟2区交界处。

[曾用名或并用名] 荨麻疹,荨麻疹区,荨麻疹点,结节内。

[主治] 荨麻疹,皮肤瘙痒症,过敏性鼻炎。

4. 肘 zhǒu($SF_3$)

[定位] 在腕区的下方处,即耳舟3区。

[曾用名或并用名] 荨麻疹点。

[主治] 肱骨外上髁炎,肘部疼痛。

5. 肩 jiān($SF_{4,5}$)

[定位] 在肘区的下方处,即耳舟4区、耳舟5区。

[曾用名或并用名] 肩关节,阑尾点$_2$。

[主治] 肩关节周围炎,肩部疼痛。

6. 锁骨 suǒgǔ($SF_6$)

[定位] 在肩区的下方处,即耳舟6区。

[曾用名或并用名] 耳屏外三穴,肾炎点,阑尾点$_3$。

[主治] 肩关节周围炎。

**(三)对耳轮腧穴**(14穴)

1. 跟 gēn($AH_1$)

[定位] 在对耳轮上脚前上部,即对耳轮1区。

[曾用名或并用名] 踝。

[主治] 足跟痛。

2. 趾 zhǐ($AH_2$)

[定位] 在耳尖下方的对耳轮上脚后上部,即对耳轮2区。

[曾用名或并用名] 无。

[主治] 甲沟炎,趾部疼痛。

3. 踝 huái($AH_3$)

[定位] 在趾、跟区下方处,即对耳轮3区。

[曾用名或并用名] 踝关节。

[主治] 踝关节扭伤、疼痛。

4. 膝 xī($AH_4$)

[定位] 在对耳轮上脚中1/3处,即对耳轮4区。

[曾用名或并用名] 膝关节,踝。

[主治] 膝关节疼痛,坐骨神经痛。

5. 髋 kuān($AH_5$)

[定位] 在对耳轮上脚的下 1/3 处，即对耳轮 5 区。
[曾用名或并用名] 髋关节，膝。
[主治] 髋关节疼痛，坐骨神经痛，腰骶部疼痛。
6. 坐骨神经 zuògǔshénjīng（$AH_6$）
[定位] 在对耳轮下脚的前 2/3 处，即对耳轮 6 区。
[曾用名或并用名] 坐骨神经痛特效点，坐骨。
[主治] 坐骨神经痛，下肢瘫痪。
7. 交感 jiāogǎn（$AH_{6a}$）
[定位] 在对耳轮下脚前端与耳轮内缘相交处，即对耳轮 6 区前端。
[曾用名或并用名] 下脚端，交感神经索，交感$_1$。
[主治] 胃肠痉挛，心绞痛，胆绞痛，输尿管结石，自主神经功能紊乱。
8. 臀 tún（$AH_7$）
[定位] 在对耳轮下脚的后 1/3 处，即对耳轮 7 区。
[曾用名或并用名] 无。
[主治] 坐骨神经痛，臀筋膜炎。
9. 腹 fù（$AH_8$）
[定位] 在对耳轮体前部上 2/5 处，即对耳轮 8 区。
[曾用名或并用名] 腰骶椎。
[主治] 腹痛，腹胀，腹泻，急性腰扭伤，痛经，产后宫缩痛。
10. 腰骶椎 yāodǐzhuī（$AH_9$）
[定位] 在腹区后方，即对耳轮 9 区。
[曾用名或并用名] 腹，腰痛点。
[主治] 腰骶部疼痛。
11. 胸 xiōng（$AH_{10}$）
[定位] 在对耳轮体前部中 2/5 处，即对耳轮 10 区。
[曾用名或并用名] 胸椎。
[主治] 胸胁疼痛，肋间神经痛，胸闷，乳腺炎。
12. 胸椎 xiōngzhuī（$AH_{11}$）
[定位] 在胸区后方，即对耳轮 11 区。
[曾用名或并用名] 胸，乳腺。
[主治] 胸痛，经前乳房胀痛，乳腺炎，产后泌乳不足。
13. 颈 jǐng（$AH_{12}$）
[定位] 在对耳轮体前部下 1/5 处，即对耳轮 12 区。
[曾用名或并用名] 颈椎。
[主治] 落枕，颈项疼痛。
14. 颈椎 jǐngzhuī（$AH_{13}$）
[定位] 在颈区后方，即对耳轮 13 区。
[曾用名或并用名] 颈，甲状腺。
[主治] 落枕，颈椎综合征。

**(四) 三角窝腧穴**（5 穴）

1. 角窝上 jiǎowōshàng（$TF_1$）
[定位] 在三角窝前 1/3 的上部，即三角窝 1 区。
[曾用名或并用名] 降压点。

[主治]　高血压。

2. 内生殖器　nèishēngzhíqì（$TF_2$）

[定位]　在三角窝前1/3的下部，即三角窝2区。

[曾用名或并用名]　子宫，精宫，天癸。

[主治]　痛经，月经不调，白带过多，功能性子宫出血，阳痿，遗精，早泄。

3. 角窝中　jiǎowōzhōng（$TF_3$）

[定位]　在三角窝中1/3处，即角窝3区。

[曾用名或并用名]　喘点，肝炎点，便秘点。

[主治]　哮喘。

4. 神门　shénmén（$TF_4$）

[定位]　在三角窝后1/3的上部，即三角窝4区。

[曾用名或并用名]　盆腔。

[主治]　失眠，多梦，戒断综合征，高血压，神经衰弱。

5. 盆腔　pénqiāng（$TF_5$）

[定位]　在三角窝后1/3的下部，即三角窝5区。

[曾用名或并用名]　盆腔炎点，股关节，股关。

[主治]　盆腔炎，附件炎。

**（五）耳屏腧穴**（9穴）

1. 上屏　shàngpíng（$TG_1$）

[定位]　在耳屏外侧面上1/2处，即耳屏1区。

[曾用名或并用名]　咽喉头，心脏点，渴点，鼻眼净，新眼。

[主治]　咽炎，鼻炎。

2. 下屏　xiàpíng（$TG_2$）

[定位]　在耳屏外侧面下1/2处，即耳屏2区。

[曾用名或并用名]　饥点，高血压点，$目_1$。

[主治]　鼻炎，鼻塞。

3. 外耳　wàiěr（$TG_{1u}$）

[定位]　在屏上切迹前方近耳轮部，即耳屏1区上缘处。

[曾用名或并用名]　耳。

[主治]　外耳道炎，中耳炎，耳鸣。

4. 屏尖　píngjiān（$TG_{1p}$）

[定位]　在耳屏游离缘上部尖端，即耳屏1区后缘处。

[曾用名或并用名]　珠顶，上屏尖。

[主治]　发热，牙痛，斜视。

5. 外鼻　wàibí（$TG_{1,2i}$）

[定位]　在耳屏外侧面中部，即耳屏1区与耳屏2区之间。

[曾用名或并用名]　鼻。

[主治]　鼻前庭炎，鼻炎。

6. 肾上腺　shènshàngxiàn（$TG_{2p}$）

[定位]　在耳屏游离缘下部尖端，即耳屏2区后缘处。

[曾用名或并用名]　下屏尖。

[主治]　低血压，风湿性关节炎，腮腺炎，链霉素中毒，眩晕，哮喘，休克。

7. 咽喉　yānhóu（$TG_3$）

[定位] 在耳屏内侧面上 1/2 处，即耳屏 3 区。

[曾用名或并用名] 无。

[主治] 声音嘶哑，咽炎，扁桃体炎，失语，哮喘。

8. 内鼻 nèibí（$TG_4$）

[定位] 在耳屏内侧面下 1/2 处，即耳屏 4 区。

[曾用名或并用名] 无。

[主治] 鼻炎，上颌窦炎，鼻衄。

9. 屏间前 píngjiānqián（$TG_{21}$）

[定位] 在屏位切迹前方耳屏最下部，即耳屏 2 区下缘处。

[曾用名或并用名] 青光，$目_1$。

[主治] 咽炎，口腔炎。

**（六）对耳屏腧穴**（8 穴）

1. 额 é（$AT_1$）

[定位] 在对耳屏外侧面的前部，即对耳屏 1 区。

[曾用名或并用名] $目_2$。

[主治] 偏头痛，头晕。

2. 屏间后 píngjiānhòu（$AT_{11}$）

[定位] 在屏间切迹后方对耳屏前下部，即对耳屏 1 区下缘处。

[曾用名或并用名] 散光、$目_2$。

[主治] 屈光不正，外眼炎症。

3. 颞 niè（$AT_2$）

[定位] 在对耳屏外侧面的中部，即对耳屏 2 区。

[曾用名或并用名] 太阳。

[主治] 偏头痛，头晕。

4. 枕 zhěn（$AT_3$）

[定位] 在对耳屏外侧面的后部，即对耳屏 3 区。

[曾用名或并用名] 晕点，喉牙。

[主治] 头晕，头痛，癫痫，哮喘，神经衰弱。

5. 皮质下 pízhìxià（$AT_4$）

[定位] 在对耳屏内侧面，即对耳屏 4 区。

[曾用名或并用名] 大脑区，脑下垂体，睾丸，卵巢，脑。

[主治] 痛症，间日疟，神经衰弱，假性近视，失眠。

6. 对屏尖 duìpíngjiān（$AT_{1,2,4i}$）

[定位] 在对耳屏游离缘的尖端，即对耳屏 1 区、对耳屏 2 区、对耳屏 4 区交点处。

[曾用名或并用名] 平咳，平喘，腮腺。

[主治] 哮喘，腮腺炎，睾丸炎，附睾炎，神经性皮炎。

7. 缘中 yuánzhōng（$AT_{2,3,4i}$）

[定位] 在对耳屏游离缘上，对屏尖与轮屏切迹之中点处，即对耳屏 2 区、对耳屏 3 区、对耳屏 4 区交点处。

[曾用名或并用名] 脑点。

[主治] 遗尿，梅尼埃病，尿崩症，功能性子宫出血。

8. 脑干 nǎogàn（$AT_{3,4i}$）

[定位] 在轮屏切迹处，即对耳屏 3 区、对耳屏 4 区之间。

[曾用名或并用名]　无。
[主治]　眩晕，后头痛，假性近视。

### (七) 耳甲腧穴 (21穴)

1. 口　kǒu（$CO_1$）
[定位]　在耳轮脚下方前1/3处，即耳甲1区。
[曾用名或并用名]　无。
[主治]　面瘫，口腔炎，胆囊炎，胆石症，戒断综合征，牙周炎，舌炎。

2. 食道　shídào（$CO_2$）
[定位]　在耳轮脚下方中1/3处，即耳甲2区。
[曾用名或并用名]　无。
[主治]　食管炎，食管痉挛。

3. 贲门　bēnmén（$CO_3$）
[定位]　在耳轮脚下方后1/3处，即耳甲3区。
[曾用名或并用名]　无。
[主治]　贲门痉挛，神经性呕吐。

4. 胃　wèi（$CO_4$）
[定位]　在耳轮脚消失处，即耳甲4区。
[曾用名或并用名]　无。
[主治]　胃痉挛，胃炎，胃溃疡，失眠，牙痛，消化不良，恶心呕吐，前额痛。

5. 十二指肠　shíèrzhǐcháng（$CO_5$）
[定位]　在耳轮脚及部分耳轮与*AB*线之间的后1/3处，即耳甲5区。
[曾用名或并用名]　无。
[主治]　十二指肠溃疡，胆囊炎，胆石症，幽门痉挛，腹胀，腹泻，腹痛。

6. 小肠　xiǎocháng（$CO_6$）
[定位]　在耳轮脚及部分耳轮与*AB*线之间的中1/3处，即耳甲6区。
[曾用名或并用名]　无。
[主治]　消化不良，腹痛，腹胀，心动过速。

7. 大肠　dàcháng（$CO_7$）
[定位]　在耳轮脚及部分耳轮与*AB*线之间的前1/3处，即耳甲7区。
[曾用名或并用名]　无。
[主治]　腹泻，便秘，咳嗽，牙痛，痤疮。

8. 阑尾　lánwěi（$CO_{6,7i}$）
[定位]　在小肠区与大肠区之间，即耳甲6区与耳甲7区交界处。
[曾用名或并用名]　阑尾$_4$。
[主治]　单纯性阑尾炎，腹泻。

9. 艇角　tǐngjiǎo（$CO_8$）
[定位]　在对耳轮下脚下方前部，即耳甲8区。
[曾用名或并用名]　前列腺。
[主治]　前列腺炎，尿道炎。

10. 膀胱　pángguāng（$CO_9$）
[定位]　在对耳轮下脚下方中部，即耳甲9区。
[曾用名或并用名]　无。
[主治]　膀胱炎，遗尿，尿潴留，腰痛，坐骨神经痛，后头痛。

11. 肾　shèn（$CO_{10}$）

［定位］　在对耳轮下脚下方后部，即耳甲 10 区。

［曾用名或并用名］　无。

［主治］　腰痛，耳鸣，神经衰弱，肾盂肾炎，遗尿，哮喘，月经不调，阳痿，遗精，早泄。

12. 输尿管　shūniàoguǎn（$CO_{9,10i}$）

［定位］　在肾区与膀胱区之间，即耳甲 9 区与耳甲 10 区交界处。

［曾用名或并用名］　无。

［主治］　输尿管结石引起的绞痛。

13. 胰胆　yídǎn（$CO_{11}$）

［定位］　在耳甲艇的后上部，即耳甲 11 区。

［曾用名或并用名］　胰脏，胆囊。

［主治］　胆囊炎，胆石症，胆道蛔虫病，偏头痛，带状疱疹，中耳炎，耳鸣，急性胰腺炎。

14. 肝　gān（$CO_{12}$）

［定位］　在耳甲艇的后下部，即耳甲 12 区。

［曾用名或并用名］　无。

［主治］　胁痛，眩晕，经前期紧张症，月经不调，更年期综合征，高血压，假性近视，单纯性青光眼。

15. 艇中　tǐngzhōng（$CO_{6,10i}$）

［定位］　在小肠区与肾区之间，即耳中 6 区与耳中 10 区交界处。

［曾用名或并用名］　腹水点，脐中，腹水，醉点，前腹膜，后腹膜。

［主治］　腹痛，腹胀，胆道蛔虫病。

16. 脾　pí（$CO_{13}$）

［定位］　在 *BD* 线下方，耳甲腔的后上部，即耳甲 13 区。

［曾用名或并用名］　无。

［主治］　腹胀，腹泻，便秘，食欲不振，功能性子宫出血，白带过多，梅尼埃病。

17. 心　xīn（$CO_{15}$）

［定位］　在耳甲腔正中凹陷处，即耳甲 15 区。

［曾用名或并用名］　无。

［主治］　心动过速，心律不齐，心绞痛，无脉症，神经衰弱，癔症，口舌生疮。

18. 气管　qìguǎn（$CO_{16}$）

［定位］　在心区与外耳门之间，即耳甲 16 区。

［曾用名或并用名］　无。

［主治］　支气管炎，支气管哮喘。

19. 肺　fèi（$CO_{14}$）

［定位］　在心与气管区周围处，即耳甲 14 区。

［曾用名或并用名］　支气管，结核点。

［主治］　咳喘，胸闷，声音嘶哑，痤疮，皮肤瘙痒症，荨麻疹，扁平疣，便秘，戒断综合征。

20. 三焦　sānjiāo（$CO_{17}$）

［定位］　在外耳门后下，肺与内分泌区之间，即耳甲 17 区。

［曾用名或并用名］　无。

［主治］　便秘、腹胀、上肢外侧疼痛。

21. 内分泌　nèifēnmì（$CO_{18}$）

［定位］　在屏间切迹内，耳甲腔的底部，即耳甲 18 区。

[曾用名或并用名]　内分泌腺、屏间。
[主治]　痛经，月经不调，更年期综合征，痤疮，间日疟，甲状腺功能减退或亢进症。

**（八）耳垂腧穴**（8穴）

1. 牙　yá（$LO_1$）
[定位]　在耳垂正面前上部，即耳垂1区。
[曾用名或并用名]　牙痛麻醉点，牙痛点，拔牙麻醉点$_1$，升压点，齿$_1$。
[主治]　牙痛，牙周炎，低血压。

2. 舌　shé（$LO_2$）
[定位]　在耳垂正面中上部，即耳垂2区。
[曾用名或并用名]　上腭，下腭。
[主治]　舌炎，口腔炎。

3. 颌　hé（$LO_3$）
[定位]　在耳垂正面后上部，即耳垂3区。
[曾用名或并用名]　颞颌关节，上颌，下颌，牙齿。
[主治]　牙痛，颞颌关节紊乱症。

4. 垂前　chuíqián（$LO_4$）
[定位]　在耳垂正面前中部，即耳垂4区。
[曾用名或并用名]　牙痛麻醉点，牙痛点，神经衰弱点，牙痛点$_2$，拔牙麻醉点$_2$，齿$_2$。
[主治]　神经衰弱，牙痛。

5. 眼　yǎn（$LO_5$）
[定位]　在耳垂正面中央部，即耳垂5区。
[曾用名或并用名]　面颊。
[主治]　急性结膜炎，电光性眼炎，睑腺炎，假性近视。

6. 内耳　nèiěr（$LO_6$）
[定位]　在耳垂正面后中部，即耳垂6区。
[曾用名或并用名]　面颊，轮$_5$，上$_5$。
[主治]　梅尼埃病，耳鸣，听力减退，中耳炎。

7. 面颊　miànjiá（$LO_{5,6i}$）
[定位]　在耳垂正面眼区与内耳区之间，即耳垂5区与耳垂6区交界处。
[曾用名或并用名]　面颊区。
[主治]　周围性面瘫，三叉神经痛，痤疮，扁平疣，面肌痉挛，腮腺炎。

8. 扁桃体　biǎntáotǐ（$LO_{7,8,9}$）
[定位]　在耳垂正面下部，即耳垂7区、耳垂8区、耳垂9区。
[曾用名或并用名]　扁桃体$_4$，轮$_6$，上$_6$。
[主治]　扁桃体炎，咽炎。

**（九）耳背腧穴**（6穴）

1. 耳背心　ěrbèixīn（$P_1$）
[定位]　在耳背上部，即耳背1区。
[曾用名或并用名]　无。
[主治]　心悸，失眠，多梦。

2. 耳背肺　ěrbèifèi（$P_2$）
[定位]　在耳背中内部，即耳背2区。
[曾用名或并用名]　无。

[主治] 哮喘，皮肤瘙痒症。

3. 耳背脾 ěrbèipí（$P_3$）

[定位] 在耳背中央部，即耳背 3 区。

[曾用名或并用名] 无。

[主治] 胃痛，消化不良，食欲不振。

4. 耳背肝 ěrbèigān（$P_4$）

[定位] 在耳背中外部，即耳背 4 区。

[曾用名或并用名] 无。

[主治] 胆囊炎，胆石症，胁痛。

5. 耳背肾 ěrbèishèn（$P_5$）

[定位] 在耳背下部，即耳背 5 区。

[曾用名或并用名] 无。

[主治] 头晕，头痛，神经衰弱。

6. 耳背沟 ěrbèigōu（$P_S$）

[定位] 在对耳轮沟和对耳轮上、下脚沟处。

[曾用名或并用名] 降压沟。

[主治] 高血压，皮肤瘙痒症。

**（十）耳根腧穴**（3 穴）

1. 上耳根 shàngěrgēn（$R_1$）

[定位] 在耳郭与头部相连的最上处。

[曾用名或并用名] 郁中，脊髓$_1$。

[主治] 鼻衄。

2. 耳迷根 ěrmígēn（$R_2$）

[定位] 在耳轮脚后沟的耳根处。

[曾用名或并用名] 无。

[主治] 胆囊炎，胆石症，胆道蛔虫病，鼻塞，心动过速，腹痛。

3. 下耳根 xiàěrgēn（$R_3$）

[定位] 在耳郭与头部相连的最下处。

[曾用名或并用名] 郁中，脊髓$_2$。

[主治] 低血压，下肢瘫痪，小儿麻痹后遗症。

## 八、耳穴诊断

耳穴诊断的理论根据是中医的内外相关论，也就是说，当人体的内脏或躯体发生病变时，往往会在体表的一定部位上出现反应，也会在耳郭的相应部位出现变色、变形、血管充盈、脱屑、丘疹等变化，以及压痛敏感、皮肤电阻改变等。利用这些特点，应用耳郭的视诊法、触诊法、压痛法、电测法，就可以粗略地了解人体内脏、躯体、五官及肢体各部位的病变，为疾病的定位诊断提供一定的依据，这对早期发现疾病、指导耳针的选穴治疗，或对昏迷患者、儿童、不能诉述病史及病情不允许做特殊检查的患者，以及急腹症的鉴别诊断，均可提供一定的参考。由于耳穴诊断方法还较为粗糙，缺乏较可靠的客观指标，假阳性点较多，分析方法较为笼统，故不易被多数人所重复，因此它的诊断价值只能作为临床医生的参考。

**（一）耳郭视诊法**

耳郭视诊法是通过观察耳穴上出现的各种阳性反应物，并加以分析，从而对疾病作出判断的一种诊断方法。

1. 方法

(1) 医者两眼平视，用拇指和示指轻轻捏住耳郭，按由外向内、自上而下的顺序，依耳郭表面的解剖结构，仔细寻找阳性反应物。

(2) 发现可疑耳穴存在阳性反应物后，用示指或中指顶起该部，或用探棒对其上下、左右触诊，由紧而松、由松而紧，仔细辨认反应物的性质与部位。宜双耳对照观察。

(3) 发现皮下或皮内可疑结节、条索隆起等病理反应时，可用拇指和示指捻按或用压力棒前、后、左、右触诊，辨认其大小、硬度、可否移动、边缘整齐与否、有无压痛。

(4) 观察三角窝、耳甲艇等部位时，应借助中指顶起耳郭，并用探棒拨开耳轮脚或对耳轮下脚，以便充分暴露视诊部位。

(5) 视诊时，光线要充足，最好在自然光线下进行。

2. 阳性反应物的类型、特征及临床意义　当人体脏腑或器官发生病变时，在耳郭的相应部位会出现各种阳性反应，医者可用肉眼来观察耳郭的腧穴色泽、形态等变化，达到辨别与诊断疾病的目的。

(1) 变色：可有红色、白色和暗灰等不同反应，变色的形态可呈点状、片状、不规则状。①红色变，若鲜红，则提示急性病、炎症反应、痛症；若淡红、暗红，则提示疾病处于恢复期或病程较长；若红白相间，则多见于慢性病的急性发作。②白色变，可见苍白、灰白或中央呈点片状白色而边缘红晕，亦可见片状白色小点或白色伴脱屑，白色多提示慢性病变、皮肤病、虚证，灰白色多提示病变证型属虚实夹杂。③暗灰色变，常呈片状分布，压之退色，常提示有恶性病变。

(2) 变形：在耳郭上常可见结节状隆起、条索状隆起、点状凹陷、线状凹陷（耳折征）、圆圈形凹陷、水肿等变形反应，多见于各种慢性病。

(3) 丘疹：耳穴部位常可见红色、白色、水疱样和点状丘疹，高出皮肤，多见于急、慢性器质性病变或过敏性皮炎。

(4) 血管充盈：耳穴部位血管过于充盈或扩张，可呈圆圈状、条段状、网状、海星状、弧状和蝌蚪状等，其色泽可见鲜红、暗紫红、暗灰，多见于慢性病证、血液循环受阻的病证。

(5) 脱屑：白色片状呈糠皮样或鳞片状脱皮，多发生于肺区、三角窝、耳甲艇，常提示各种皮肤病、妇科病、便秘等。

3. 注意事项

(1) 视诊前不要擦洗耳郭，以免影响视诊的准确性。若遇耳郭部位有不洁之物，可用干棉球轻轻地顺着一个方向擦。

(2) 对耳郭上出现的色素沉着、白色结节、小脓疮、瘢痕等，先与对侧耳郭对照，是否在相应部位也有（双侧存在阳性反应有诊断意义）；再用探棒触压，有压痛者为阳性反应。

(3) 夜间或在光线不充足的地方望诊时，可用手电筒作透光望诊，即用手电照射耳郭背面。

(4) 注意运用五行学说及脏腑学说来理解和解释阳性反应。如在某脏或某腑的区域内有阳性反应时，同时也可在与该脏、该腑有关的区域内同时出现阳性反应，这是因为脏腑之间存在表里关系。例如，心区出现阳性反应时，小肠区多也同时出现阳性反应，因为心与小肠相表里。

**（二）耳郭触诊法**

耳郭触诊法是用手、毫针柄或探棒（以弹簧棒最理想）均匀地按压耳郭各穴，在患者的密切配合下，寻找耳郭的阳性反应，并根据查找出的阳性反应所在腧穴的生理解剖部位，用脏腑学说进行分析，从而推断疾病的部位及疾病性质的方法。耳郭触诊法分触摸法和压痛法两种，既可单独使用，也可配合使用。

1. 方法

(1) 触摸法：

1) 操作方法：①医者左手轻扶患者耳郭，用右手拇指指腹放在被测耳穴上，示指衬于耳背相对部位，两指腹互相配合进行触摸。②利用作压痛测定的探棒或耳穴测定仪的探测极，在探测耳穴时稍用压力，并在划动中感知耳穴的形态变化。③触摸时先上后下，先外后内，先右后左，按耳郭解剖部位进行触摸。在系统触摸耳郭各部位基础上，右耳以触摸肝、胆、胃、十二指肠、阑尾穴为主，左耳以触摸胰腺、心、脾、大肠、小肠穴为主。

2）阳性改变与疾病规律：①隆起，常见有点状隆起、片状隆起、条片状隆起、圆形结节、软骨增生等，可见于慢性器质性疾病。②凹陷，常见有点状凹陷、片状凹陷、线状凹陷，可见于慢性炎症、溃疡等疾病。③压痕，压痕有深浅、色泽的改变，以及压痕恢复平坦的时间之不同，临床耳诊时宜据此辨别虚证和实证。虚证者，压痕浅、色白，恢复平坦时间较长；实证者，压痕深、色红，恢复平坦时间较快。④水肿，常呈凹陷性水肿，有水纹波动感，多见于水肿、腹胀、肾虚等病症。

（2）压痛法：在疾病发生之后，痛点即形成。多在患者自觉症状出现后，耳穴压痛点便可产生，病情越重痛点反应越灵敏。临床上以急性炎症、痛症的压痛反应最明显，病情好转后痛点反应随之减轻以致消失，慢性病则耳郭压痛不明显。压痛法的具体操作方法如下。

1）探棒的探头直径以1.5 mm为宜，压力要均匀一致，按压时间相等。

2）检查痛点时，要密切观察患者的表情反应，如有无呼叫、皱眉、眨眼、躲闪等，并询问患者按压的部位有无酸、胀、麻的感觉。表情反应通常按以下情况表示：皱眉（+），眨眼（++），躲闪（+++），呼叫难忍（++++）。

3）按压的腧穴如痛感反应不明显时，可在腧穴所在的区域内多按压几个点，让患者体会、比较哪一点最痛，此点则为敏感点。

2. 注意事项

（1）触摸耳穴阳性反应物时，必须将指腹紧贴软骨面，以适宜的压力，上下左右捻动，仔细体会阳性反应物的边缘、界线、光滑度、可否移动。

（2）选用压痛法时，用力要均匀，不能过重，避免出现假阳性。

（3）在触压耳穴时，先用探棒在正常皮肤上点压，使患者熟悉正常的压痛反应，然后再进行耳郭探压。若耳郭上出现与正常压点反应不同的疼痛点，即为阳性反应点。

（4）使用耳穴探测仪探测耳穴时，不要擦洗、揉搓耳郭。

（5）按压耳穴时，一定要注意探棒的按压方向，因耳穴具有向轮性。

（6）对查找出的阳性反应点，要以中医学的基本理论进行辨证分析，切忌以某一敏感点定论为某种疾病。

**（三）耳郭电测法**

耳郭电测法是根据耳郭与疾病有关的耳穴区电阻较小（20~500 Ω），而与疾病无关的耳穴电阻较大（5 000~10 000 Ω）的理论，进行探查、诊断疾病的一种方法。用于测定耳穴皮肤电阻的仪器称为耳穴探测仪。

1. 耳穴的电学特性　生物电是在生命的活动中伴随新陈代谢的不断进行而产生的，如心电、脑电、神经纤维的动作电位等。这些生物电，在体内借助组织的电解质以容积导电形式投射到皮肤表面。在皮肤上具有器官生物电信息的输出点即腧穴，传导生物电的通路是经络。腧穴（体穴、耳穴）是机体内外通电的门户。当组织或器官发生病变时，其异常生物电则沿经络通道反映到耳穴（或体穴）上来，表现为耳郭相应部位的阻抗明显降低，包括电阻的减小和电容的增大。耳穴探测就是根据这一特点进行的。用阻抗的变化来诊断疾病的方法，有人称之为“良导法”。有阳性反应的腧穴，叫做“良导点”，也叫做“敏感点”。

2. 耳部电测仪的种类及使用方法

（1）电测仪的种类：目前国内各类耳穴探测仪达30余种。按仪器的显示方式不同，可分为音响式、氖灯指示式和仪表指示式；按仪器的操作系统不同可分为耳穴探诊仪、耳穴信息诊断仪和中医电脑诊疗仪，还附有数据处理和诊疗软件；按仪器的电流方式不同，可分为直流电测定式和交流电测定式。直流电刺激测量到的是皮肤阻抗，但容易引起测量部位的极化（电极下的组织液在电流作用下发生电解，从而产生一个电动势，影响测量结果），也可能发生击穿（较强的直流电源对皮肤组织产生的伤害性影响）；交流高频电刺激虽能基本上克服以上两个缺点，但很难排除容抗的影响（因为人体本身是一个不密封的电容器），这种方法测出的敏感点比直流电测量法多。

（2）电测仪的使用方法：①将探棒插头插入"探测插孔"内。②检测者手持探笔，被检测者手持握极，并用手紧握。如遇手掌皮肤角质化或冬季寒冷，可固定握极于内关穴处。③打开电源，调整电位器，测定出基础电阻（常以上耳根为基准，也可用上下耳根的平均值作为基准电阻）。④调整好探测仪的灵敏度后，即可按自上而下、由内而外的顺序逐穴逐区探测。如遇急性病症，可按临床表现在耳郭相应部位进行探测。⑤仪器使用完毕，拔出探笔插头，切断电源。

3. 电测时的注意事项　影响耳郭阳性反应的因素颇多，除了电测仪本身的复杂变化，人的体质好坏、体形胖瘦、活动状态、精神因素、耳郭温度以及气候等因素外，与电测仪本身的灵敏度及操作者的操作技巧亦有密切关系。为了找到准确的腧穴（反应点），电测时必须注意下列问题。

（1）检查前不要用手按摩或擦洗耳郭，以免耳郭充血发热，导电量普遍增加，假阳性出现率增多。如被检查者耳郭油脂分泌过多或运动后出汗、灰尘不洁等已擦过耳郭时，须休息 30 min，待机体恢复常态后方可进行耳穴探测；冬季室内外温差较大，进入室内探测，亦须休息片刻，以免因耳郭血管收缩、耳郭温度非常态、电阻增高而致良导点（反应点）不易测出。

（2）探测前要调节好仪器的灵敏度，找准耳穴基准电阻值，灵敏度不宜过高，以免到处出现假阳性反应；若灵敏度过低，则可能遗漏良导点。

（3）探测时要注意探极大小、方向及压力的轻重，接触耳穴的探极直径以 1.5 mm 为宜，可先顺着两个方向探查，必要时在重点腧穴上改变方向探查。探极接触耳穴时间不宜过长，一般以 1~2 s 为宜。患者手持握极要紧，不要时松时紧，以免影响阳性反应。

（4）探测时要双耳进行，边探边记，比较两耳的阳性反应点，进行综合分析，以便诊断。

（5）要注意真假阳性反应点的鉴别。多数研究表明，内生殖器、艇角、大肠、膀胱、食管、贲门、缘中、锁骨、肩等穴较易出现阳性反应点，但在病史、体征及实验室检查方面，却未找到相应部位的异常证据，故将这些部位称为假阳性反应点（生理良导点）。因此，在探测这些部位时要稍稍放松手法，同时参考前述两种探查法，综合作出诊断。

另外，耳郭染色法亦为疾病的普查和耳穴的基础研究采用，但因临床应用不便，很少有人用于临床诊断。

## 九、耳穴治疗

【选穴原则】

1. 按中医理论选穴　如根据中医"肺主皮毛"、"肺与大肠相表里"的理论，选肺、大肠区治疗皮肤病；根据"脾主肌肉"、"脾主运化"、"脾统血"的理论，选脾区治疗肌肉系统、血液系统及出血性疾病。

2. 按现代医学理论选穴　如根据神经系统、内分泌系统对血压的调节作用，选皮质下、交感治疗高血压、更年期综合征；根据胰与血糖的关系，选胰胆治疗糖尿病等。

3. 按相关脏腑器官选穴　如胃痛选胃区、肩痛选肩区等。

【常用治疗方法】

1. 毫针刺法

（1）针具选择：一般选择 26~30 号的 0.5~1 寸不锈钢毫针。

（2）操作方法：根据病情选准腧穴或敏感点，用针柄端压痕，然后局部常规消毒。进针时，术者用左手拇、示两指固定耳郭，中指托着针刺部的耳背，这样既可掌握针刺深度，又能减轻针刺的疼痛。用右手的拇、示、中指持针。进针方法分快速刺入的速刺法和慢慢捻转刺入的慢刺法。针刺的强度与手法，应视患者的病情、诊断、体质及耐痛度等综合决定。针刺的深度和方向，也应视耳郭局部的厚薄和耳穴所在的位置而灵活掌握，一般刺入皮肤 2~3 分即可（图 7-6）。针刺得气后，患者有痛、酸、麻、重、胀、热等感觉，留针时间一般为 20~30 min，也可根据病情需要适当延长留针时间，如慢性病需留针 1~2 d；小儿及年老体弱者一般不留针。起针时，左手托住耳背，右手快速将针拔出，并用无菌干棉球按压针孔，以免出血，并防止感染。一般每日治疗 1 次，急性病、症状重者每日可针 2 次，慢性病者隔日 1 次。

（3）疗程及间隔：10 次为一疗程，疗程间隔 3~5 d。

（4）注意事项：严格消毒，防止感染；对扭伤和有运动障碍者，进针后宜适当活动患部，有助于提高疗效；耳郭有炎症、损伤部位禁针；有习惯性流产的孕妇禁针；年幼体虚或患有严重疾病、出血性疾病及高度贫血者，不宜针刺。出现晕针时，防治方法与体针相同。

2. 埋针法

（1）针具选择：一般多选用揿针型皮内针。

（2）操作方法：选穴及消毒同毫针刺法，左手固定耳郭，右手用镊子夹住消毒的皮内针柄环，对准腧穴快速刺入皮内，再用胶布固定（图 7-7）。一般取患侧耳穴，每次取 3~5 穴，必要时可取双侧耳穴。埋针期间，每日可自行按压 2~3 次，每次 1~2 min。一般每次留针 3~5 d。

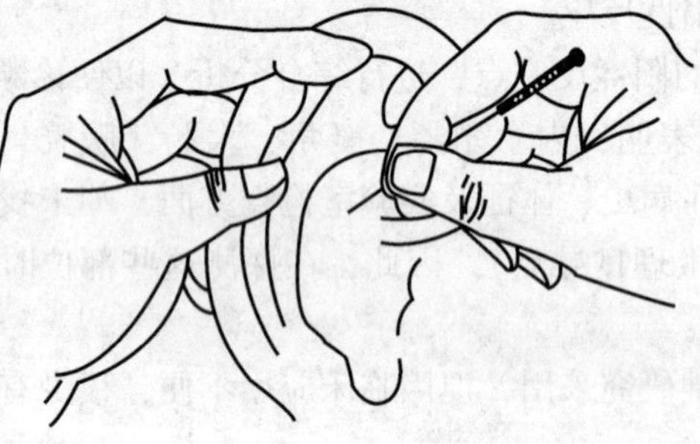

图 7-6　耳穴毫针刺法

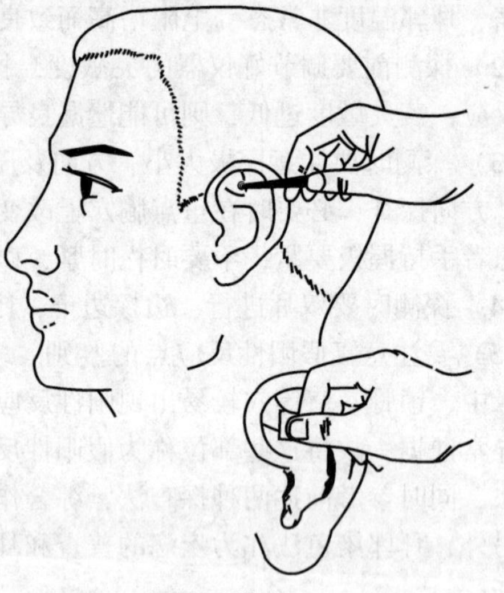

图 7-7　耳穴埋针法

（3）疗程及间隔：5~10 次为一疗程，疗程间隔 1 周。

（4）注意事项：埋针处不要被水淋湿、浸泡，夏季埋针时间不宜过长，以防感染。若有疼痛，应及时检查是否有脱落，或针刺方向有无偏移，如有上述情况应重新埋针。需及时检查埋针处有无感染，如有感染，应立即起针，及时处理。耳郭有炎症或冻疮时不宜埋针。

3. 压丸法

（1）压物选择：一般选用圆而光滑、质硬的小珠粒、药丸等，如王不留行、莱菔子、六神丸、速效救心丸、磁珠等，以王不留行为常用。

（2）操作方法：选穴及消毒同毫针刺法，然后将贴压物贴附在 6 mm×6 mm 的胶布上，用镊子夹持胶布的一角，对准腧穴贴压在耳穴表面的皮肤上，然后紧压数次，局部有明确的压痛即可（图 7-8）。根据病情，每次可选用 3~5 穴，单、双耳取穴均可。压丸期间，每日自行按压腧穴 3~5 次，每次 1~2 min。3 d 更换贴压物 1 次，如耳穴表面皮肤无感染，可连续贴压。

（3）疗程及间隔：10 次为一疗程，疗程间隔 1 周。

（4）注意事项：压耳时应注意平压法，禁用搓揉，以免擦破皮肤。嘱咐患者贴压处不要被水淋湿、浸泡。耳郭皮肤红肿者，不宜采用本方法。

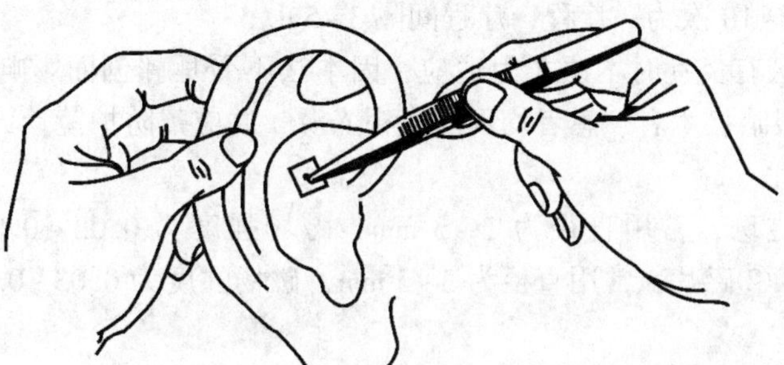

图 7-8　耳穴压丸法

4. 腧穴注射疗法

（1）药物选择：根据病情选择药物，常用药有普鲁卡因、B 族维生素、氯丙嗪、苯巴比妥钠、抗生素和止喘、解痉、止痛药（注射剂）。

（2）操作方法：注射时左手固定耳郭，紧绷局部皮肤，右手将药液缓慢注射于耳穴皮下 0.1~0.3 mL，使局部皮肤呈小皮丘状，耳郭有痛、胀、红热等反应，注射完毕以无菌干棉球轻压片刻即可。一般每次选 2~3 穴，2~3 d 一次，两耳交替，

（3）疗程与间隔：5~7 次为一疗程，疗程间隔 5~7 d。

（4）注意事项：选穴不宜过多，须严格消毒，勿用刺激性过强的药物，对于易产生过敏的药物应做皮试。

5. 放血法

（1）针具选择：选用 26 号、0.5 寸长的毫针或三棱针，特殊治疗可选用小手术刀片等。

（2）操作方法：施术时左手固定耳郭，右手持针具，对准腧穴进行针刺放血治疗（图 7-9）。发热、炎症、瘙痒、抽搐等可取耳尖、耳轮放血，一般放血 3~10 滴，用无菌干棉球吸干即可。顽症、痛症、重症高血压，亦可在耳背沟做耳背静脉割治，一般用划割法，深 0.5~1 mm，放血 1~3 mL，然后压迫止血。通常 2~3 d 一次，重者亦可每日 1 次。耳穴放血往往 1~2 次即可取效，慢性病则需多次。

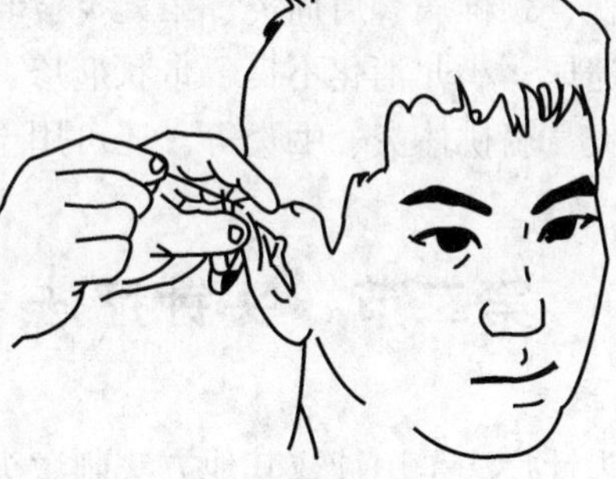

图 7-9　耳穴放血法

（3）疗程与间隔：一般 3~7 次为一疗程。疗程间隔 3~5 d。

（4）注意事项：术前先按摩耳郭，使局部充血，在严密消毒后施术，防止局部感染。术后先用消毒液擦拭，再用无菌干棉球压迫，待完全止血后患者方可离去。治疗深度要掌握好，以不割伤软骨为度。

6. 激光照射疗法

（1）器具选择：常用低功率氦氖激光器。

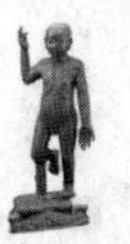

（2）操作方法：开机后，将光导纤维输出的红色光源对准治疗腧穴，每穴照射 2~5 min，每次选用一侧耳，两耳交替，每日 1 次。

（3）疗程与间隔：5~10 次为一疗程，疗程间隔 3~5 d。

（4）注意事项：耳区有炎症时本法尤为适应，因本法不受耳郭创面影响，可以继续进行耳穴治疗。照射时应注意保护眼睛，术者、患者均不应直视光源，并应戴防护镜。

7. 耳穴磁疗法

（1）器具选择：①磁珠，常用直径为 1~3 mm，磁场强度为 0.02~0.05 T（200~500 Gs）或 0.1 T（1 000 Gs）以上；②磁片，常用直径为 3~5 mm，磁场强度为 0.03~0.05 T（300~500 Gs）或 0.1 T（1 000 Gs）以上。

（2）操作方法：

1）贴磁法：磁珠贴敷与压丸法相同，一般每次只贴一耳，5~7 d 后换贴另一耳，每次磁珠不超过 4 粒，以免磁场相互干扰。磁片贴敷可采用同名极并置或异名极对置，后者尤适用于对胶布过敏者，一般每次取 1~2 穴，贴压时间以 1~2 h 为宜，压力以患者能耐受为度。磁珠或磁片的磁场强度大于 0.1 T 时，可用脱脂棉、纱布或棉布衬垫或包裹后置于耳穴，以减少直接作用于皮肤所产生的不良反应。

2）埋针加磁法：先将皮内针埋入耳穴，然后在针柄上敷以磁珠或磁片并用胶布固定，使磁场通过针体导入耳穴，给予较长时间的刺激。每 3~7 d 更换一次。

3）磁电法：将磁场强度为 0.1~0.15 T（1 000~1 500 Gs）并与电针治疗仪导线焊接的磁片贴于耳穴，接通电源，选择适宜频率与电压，每次通电 20 min，每日 1 次。

（3）疗程与间隔：一般 10 次为一疗程，疗程间隔 3~5 d。

（4）注意事项：耳穴磁疗时，少数患者可出现头晕、乏力、嗜睡、局部灼热、刺痒、起水泡，以及心悸、失眠等不良反应，这多与磁场强度过大、患者耐受力较差等因素有关。一般在取出或换用较小强度的磁珠或磁片后即可消失，亦无后遗症。另外，凡平时白细胞总数在 $4\times10^9$/L 以下或急危重症患者，以及体质极度虚弱、高热、皮肤溃破者不可使用本法。

【适应证】 高血压、多汗症、心律不齐、单纯性甲状腺肿、甲状腺功能亢进或减退、哮喘、肺结核、过敏性肠炎、肠功能紊乱、消化不良、传染性肝炎、肝性脑病、风湿性关节炎、肢体麻木、糖尿病、遗尿症、尿崩症、肥胖症、细菌性痢疾、疟疾、偏头痛、面神经炎、面肌痉挛、三叉神经痛、肋间神经炎、坐骨神经痛、末梢神经炎、神经衰弱、癔症等、阑尾炎、胆囊炎、外科手术后伤口疼痛、骨折、扭伤、挫伤疼痛、落枕、颈椎病、肩周炎、睾丸炎、乳腺炎、盆腔炎、月经不调、绝经期综合征、难产、乳汁不通、小儿遗尿、小儿消化不良、带状疱疹、扁平疣、荨麻疹、急性结膜炎、老视、中耳炎、牙周炎、过敏性鼻炎、扁桃体炎、咽炎等，还可用于戒烟、戒毒、美容、延缓衰老等。

## 第二节 头针疗法

头针，又称头皮针和颅针。头针疗法是用针或其他方法刺激头部特定区域以防治全身疾病的一种方法。本法是在传统针灸医学理论基础上发展起来的。头针治疗疾病，早在《黄帝内经》中就有记载，后世《针灸甲乙经》、《针灸大成》等中记载头部腧穴治疗全身疾病的内容更加丰富。对于头针治疗原理，目前尚待深入研究，比较成熟的有经络学说、大脑功能定位原理和全息生物学原理等。

### 一、头与脏腑经络的关系

《素问·脉要精微论》中指出："头为精明之府。"明代张介宾说："五脏六腑之精气，皆上升于头。"头为诸阳之会，人之手足三阳经皆上循于头面，其中手足阳明经分布于前额及面部，手足少阳经分布于头侧部，手足太阳经分布于头、面、颈部。手足三阴经中除手少阴与足厥阴经脉直接上行于头面部之外，所有阴经的经别合入相表里的阳经之后均上达头面部。督脉亦上行于头部。可见头部与人体各脏腑器官的功能有密切关系。

## 二、颅颈表面解剖名称

头部和颈部相连，以解剖学标志而言，由前向后，以下颌骨的下缘、下颌角、乳突、上项线与枕外粗隆的连线为界，线的上方为头部，下方为颈部。头部又有颅部和面部之分，以眶上缘、颧弓、外耳门上缘、乳突、上项线和枕外隆凸的连线为界，线的上方为颅部（颅区），下方为面部（面区）。

头部有许多标志（图 7-10），它们在临床上具有一定的实用意义。现将与头针有关系的标志位置及其临床意义简述如下。

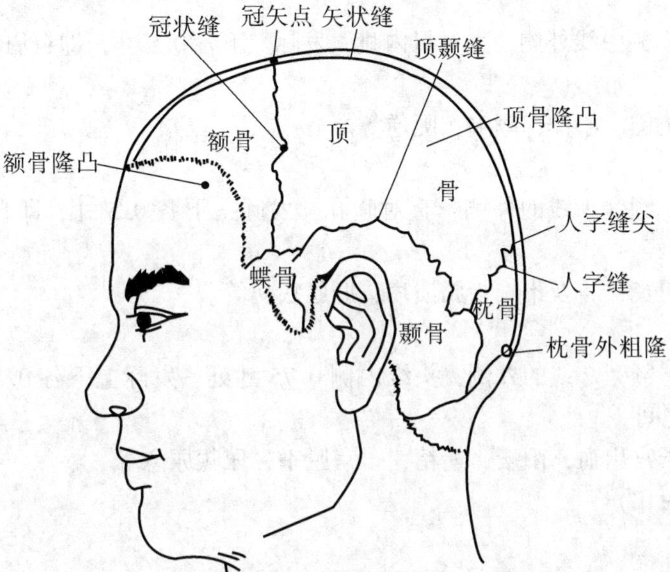


图 7-10　颅骨侧面

1. 眉弓　位于额鳞的外面，两侧额结节的下方，呈弓状隆起，此处皮肤表面长有眉毛，在隆起的深面，适对大脑额叶的下缘。

2. 眉间　相当于两眉之间的位置，此点为测量头颅骨长度（寸）的标志。测量头颅骨长度时即从此点开始。

3. 颧弓　位于外耳门前方的水平线上，全长约 3 横指并可触及。颧弓上缘相当于大脑颞叶前端下缘。

4. 翼点　位于颧弓中点上方约 3.8 cm 处，由蝶骨、额骨、顶骨和颞骨连接而成。多数呈“H”形，有的可呈“N”形。此处是颅骨骨质较薄弱的部分，深面有脑膜中动脉前支经过。

5. 乳突　位于耳垂的后方，为一圆锥形隆突。其根部的前内方有茎乳孔，面神经由此出颅，在乳突内面的后半部为乙状窦沟。

6. 枕外粗隆　位于枕骨外面中部的一个隆起。此处的内面相当于窦汇的部位。如受外伤，则很容易伤及硬膜窦。

7. 上项线　位于枕外隆凸水平线的两侧，相当于颅骨内面横窦的位置。外伤时也易伤及横窦。

8. 前囟点　又称额顶点，为额骨与顶骨的交界处，为冠状缝与矢状缝的交点。新生儿此点为未闭合的菱形空隙。临床可借前囟的膨出或凹陷，判断颅内压的高低。

9. 人字点　又称顶枕点，为顶骨与枕骨的交界处，为矢状缝与人字缝的相交点，呈三角形。新生儿的后囟即位于此，后囟在出生后不久即闭合。

10. 髁突　在颧弓下方，耳屏的前方。当开口或闭口时，可感到下颌支的髁突前后滑动。

11. 顶结节　顶骨外面中央最突出处。此处为大脑外侧裂后端，外伤时易伤及外侧裂。

12. 额结节　额骨外面最突出的部分，深面正对额中回。外伤时易伤及额中回。

## 三、标准头针治疗线

国际标准化头针的刺激区均位于头皮部，分 4 个区、14 条标准线。

**（一）额区**（图 7-11）

1. 额中线

［定位］　在额部正中，前发际上下各 0.5 寸，即自神庭向下引一条长 1 寸的线。

［主治］　癫痫，精神失常，鼻病等。

2. 额旁 1 线

［定位］　在额部，额中线外侧，直对目内眦，发际上下各 0.5 寸，即自眉中向下引一条长 1 寸的线。属足太阳膀胱经。

［主治］　胸痛，胸闷，心悸，哮喘，呃逆等。

3. 额旁 2 线

［定位］　在额部，额旁 1 线的外侧，直对瞳孔，发际上下各 0.5 寸，即自头临泣向下引一条长 1 寸的线。属足少阳胆经。

［主治］　急慢性胃炎，胃及十二指肠溃疡，肝胆疾病等。

4. 额旁 3 线

［定位］　在额部，额旁 2 线的外侧，头维内侧 0.75 寸处，发际上下各 0.5 寸，共 1 寸。在足少阳胆经与足阳明胃经之间。

［主治］　功能性子宫出血，阳痿，遗精，子宫脱垂，尿频尿急等。

**（二）顶区**（图 7-12）

1. 顶中线

［定位］　在头顶部，正中线上，自百会向前引一条长 1.5 寸的线。属督脉。

［主治］　腰腿足病症，如瘫痪、麻木、疼痛、皮层性多尿、脱肛、小儿夜尿、高血压、头顶痛等。

2. 顶颞前斜线

［定位］　在头顶部侧面，从前顶止于悬厘。此斜线贯穿足太阳膀胱经、足少阳胆经。

［主治］　全线分 5 等份，上 1/5 治下肢瘫痪，中 2/5 治中枢性面瘫、运动性失语、流涎、脑动脉硬化等。

3. 顶颞后斜线

［定位］　在头部侧面，位于顶颞前斜线之后，与之相距 1.5 寸，即自百会起，止于曲鬓。

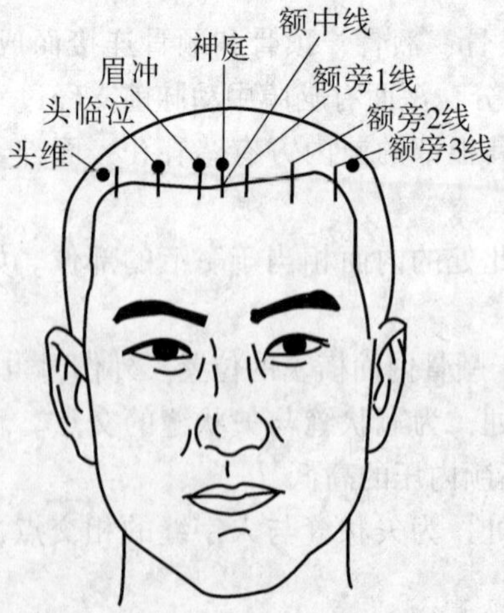


图 7-11　标准头针治疗线——额区

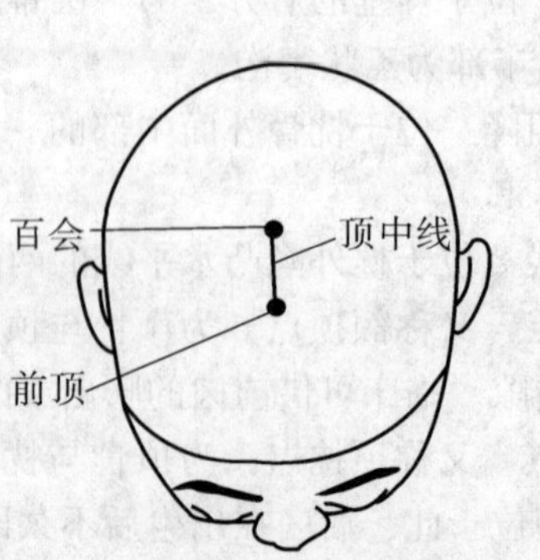


图 7-12　标准头针治疗线——顶区

［主治］ 可将全线分为 5 等份，上 1/5 治疗对侧下肢和躯干感觉异常，中 2/5 治疗对侧上肢感觉异常，下 2/5 治疗头面部感觉异常。

4. 顶旁 1 线

［定位］ 在头顶部，顶中线外侧，两线相距 1.5 寸，即自承光起沿经往后引一条长 1.5 寸的线。

［主治］ 腰、腿、足病症，如下肢瘫痪、麻木、疼痛等。

5. 顶旁 2 线

［定位］ 在头顶部，督脉旁开 2.25 寸，从正营向后引一条 1.5 寸的线到承灵。

［主治］ 肩、臂、手等的病症，如瘫痪、麻木、疼痛等。

**（三）颞区**（图 7-13）

1. 颞前线

［定位］ 在头部侧面，颞部两鬓内，即自颔厌起，止于悬厘。

［主治］ 偏头痛，运动性失语，周围性面瘫及口腔疾病等。

2. 颞后线

［定位］ 在头部侧面，颞部耳尖直上方，即自率谷起，止于曲鬓。

［主治］ 偏头痛，眩晕，耳聋，耳鸣。

**（四）枕区**（图 7-14）

1. 枕上正中线

［定位］ 在枕部，为枕外粗隆上方正中的垂直线，即自强间起，止于脑户。

［主治］ 眼病，腰脊痛等。

2. 枕上旁线

［定位］ 在枕部，与枕上正中线等长平行，旁开 0.5 寸。

［主治］ 皮层性视力障碍、白内障、近视等眼病，腰肌劳损等。

3. 枕下旁线

［定位］ 在枕部，为枕外粗隆下方两侧 2 寸长的垂直线，即自玉枕起，止于天柱。

［主治］ 小脑疾病引起的平衡障碍症状，后头痛等。

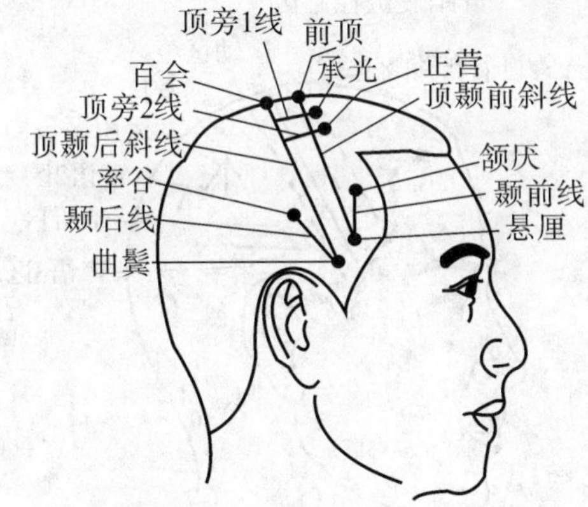


**图 7-13　标准头针治疗线——颞区**

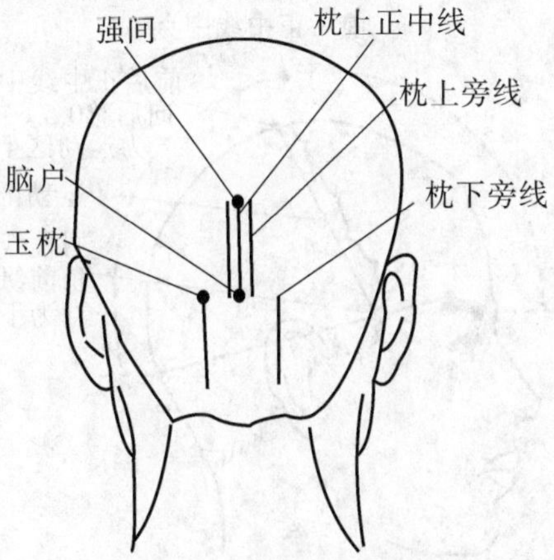


**图 7-14　标准头针治疗线——枕区**

## 四、焦氏头针治疗区

焦氏头针是 1971 年由山西焦顺发首先提出的头针疗法。焦氏头针治疗区是根据大脑皮质功能定位在头皮上的投影而划分的。

**（一）取穴标准线**（图 7-15）

1. 前后正中线　眉间中点至枕外粗隆顶点下缘经过头顶的连线。

2. 眉枕线　眉中点上缘和枕外粗隆尖端在头侧面连线。

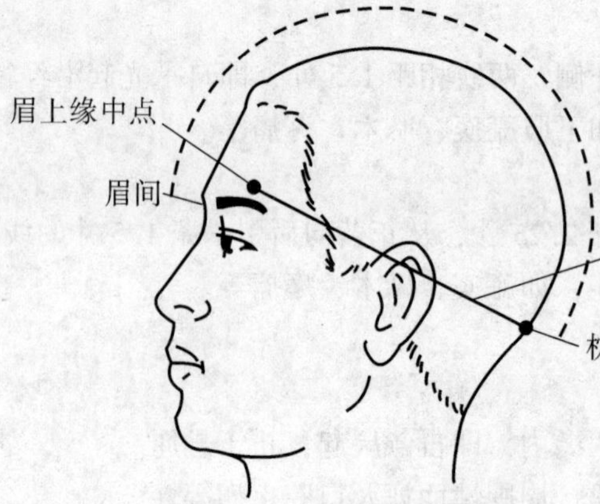


图 7-15　焦氏头针治疗线

（二）刺激区的定位与主治

1. 运动区

［定位］　上点在前后正中线中点后 0.5 cm 处，下点在眉枕线和鬓角发际前缘相交处，上下两点的连线即为运动区（图 7-16）。鬓角不明显者，可从颧弓中点向上引垂直线，此线与眉枕线交叉处向前移 0.5 cm 处即为运动区下点。

［主治］　将运动区分为 5 等份。上 1/5 治疗对侧下肢及躯干部瘫痪；中 2/5 治疗对侧上肢瘫痪；下 2/5 治疗对侧中枢性面瘫。上述各部分均治疗运动性失语、流涎、发音障碍等。

2. 感觉区

［定位］　在运动区后，和运动区相距 1.5 cm 的平行线即感觉区（图 7-17）。

［主治］　根据对侧肢体感觉障碍，可将感觉区划分为 5 等份。上 1/5 治疗对侧腰腿痛、麻木、感觉异常，以及后头部、颈项部疼痛；中 2/5 治疗对侧上肢疼痛、麻木、感觉异常；下 2/5 治疗对侧面部麻木、感觉异常，后头部、颈项部疼痛，偏头痛，颞颌关节紊乱症。

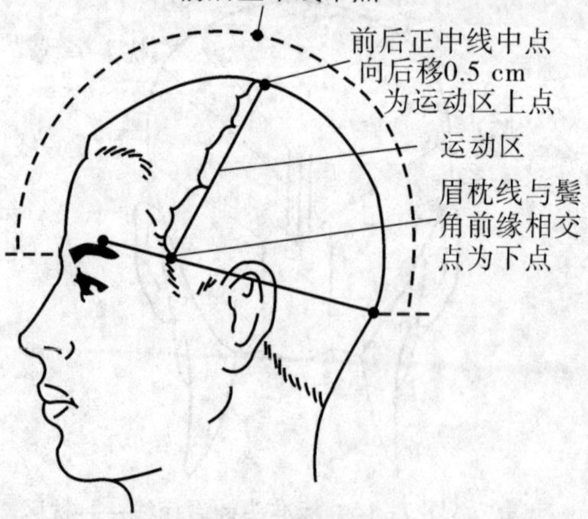


图 7-16　焦氏头针刺激区——运动区

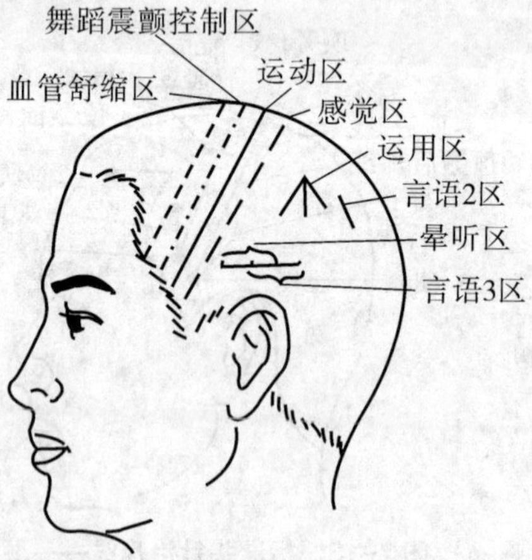


图 7-17　焦氏头针刺激区——侧面

3. 舞蹈震颤控制区

［定位］　运动区向前移 1.5 cm 的平行线即舞蹈震颤控制区（图 7-17）。

［主治］　舞蹈病，震颤麻痹综合征（一侧病变针对侧，两侧病变针双侧）。

4. 血管舒缩区

［定位］　在舞蹈震颤控制区前，距其 1.5 cm 引一平行线，即血管舒缩区（图 7-17）。

［主治］　皮层性水肿。上 1/2 治疗对侧下肢水肿；下 1/2 治疗对侧上肢水肿。还可治疗高血压。

5. 晕听区

［定位］　从耳尖直上 1.5 cm 处，向前及向后各引 2 cm 的水平线，即晕听区（图 7-17）。

［主治］　耳鸣，听力减退，眩晕等。

6. 言语 2 区

［定位］　从顶骨结节向后下方 2 cm 引一平行于前后正中线的直线，向下取 3 cm 长的直线，即言语 2 区（图 7-17）。

［主治］　命名性失语。

7. 言语 3 区

［定位］　从晕听区中点向后引 4 cm 长的水平线，即言语 3 区（图 7-17）。

［主治］　感觉性失语。

8. 运用区

［定位］　从顶骨结节分别引一垂直线和与该线夹角为 40°的前后两线，长度均为 3 cm，即运用区（图 7-17）。

［主治］　失用症。

9. 足运感区

［定位］在感觉区上点后 1 cm 处，旁开前后正中线 1 cm，向前引 3 cm 长的平行线，即足运感区（图 7-18）。

［主治］　对侧腰腿痛、麻木、瘫痪。针刺双侧治小儿遗尿、皮层性多尿、皮层性排尿困难、皮层性尿失禁、脱肛等。配生殖区治急性膀胱炎引起的尿频、尿急，糖尿病引起的烦渴、多尿，以及阳痿、遗精、子宫脱出。配感觉区上 2/5，对颈椎和腰椎增生及接触性皮炎、神经性皮炎、斑秃等有效。

注：脑动脉硬化并大脑前动脉供血不足或血栓形成，以及其他原因致使中央小叶功能障碍时，可出现尿频、排尿困难、尿失禁，分别命名为皮层性尿频、皮层性排尿困难、皮层性尿失禁。其他相应的皮层受损症状，也类此命名。

10. 视区

［定位］　从前后正中线旁开 1 cm 的平行线与枕外粗隆水平线的交点开始，向上引 4 cm 的垂直线，即视区（图 7-19）。

［主治］　皮层性视力障碍，白内障等。

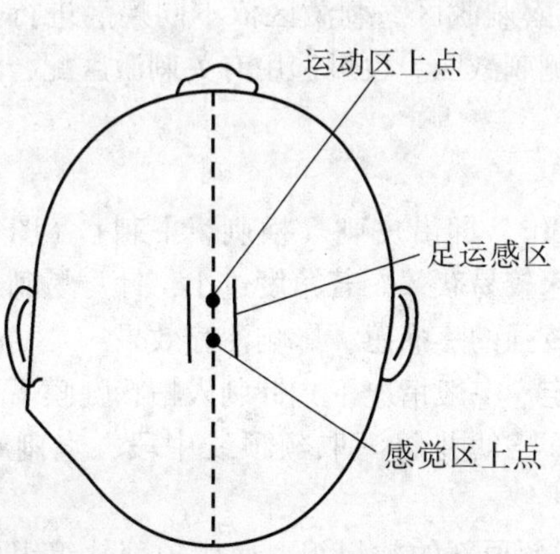


图 7-18　焦氏头针刺激区——顶面

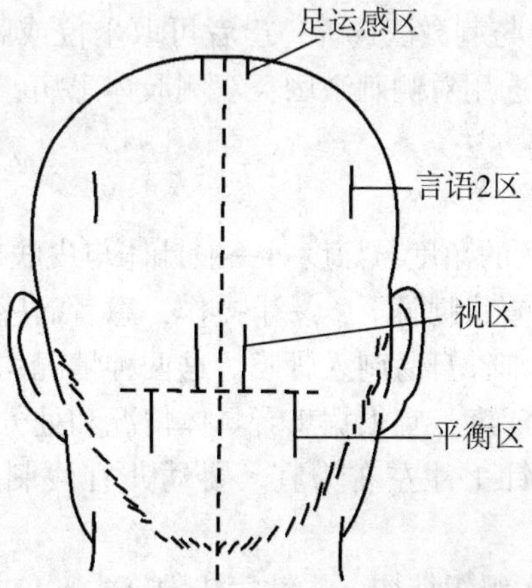


图 7-19　焦氏头针刺激区——后面

11. 平衡区

［定位］　沿枕外粗隆水平线，旁开前后正中线 3.5 cm，向下引垂直线 4 cm，即平衡区（图 7-19）。

［主治］　小脑损害引起的平衡障碍。

12. 胃区

［定位］ 由瞳孔中央向上引平行于前后正中线的直线，从发际（发际不明显者，由眉间直上 6 cm 处）向上取 2 cm 即胃区（图 7-20）。

［主治］ 急慢性胃炎，溃疡病引起的疼痛。

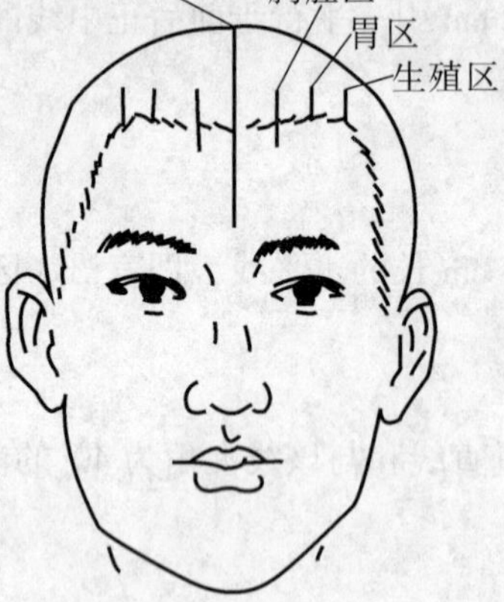


图 7-20 焦氏头针刺激区——前面

13. 胸腔区

［定位］在胃区与前后正中线之间，发际的中点取一与前后正中线相平行的直线，上下各 2 cm，即胸腔区（图 7-20）。

［主治］ 支气管哮喘，支气管炎，心绞痛，阵发性室上性心动过速，胸闷，气短等。

14. 生殖区

［定位］ 从额角向上引平行于前后正中线的 2 cm 直线，即生殖区（图 7-20）。

［主治］ 功能性子宫出血。配足运感区，治疗急性膀胱炎引起的尿频、尿急，糖尿病引起的烦渴、多饮、多尿，以及阳痿、遗精、子宫脱垂等。

## 五、头针治疗

【操作方法】

1. 针具选择 一般选用 28~30 号、1.5~3 寸长的不锈钢毫针。

2. 体位与刺激区选择 患者可取坐位或卧位，暴露刺激区。刺激区依不同疾病进行选择，单侧肢体患病，选用对侧刺激区；双侧肢体患病，选用双侧刺激区。也可选用有关刺激区配合治疗。

3. 针刺方法

（1）进针法：

1）针刺的角度与深度：一般针体与皮肤成 15°~30°，即沿皮刺（横刺、平刺）（图 7-21）。如此则针体在帽状腱膜下，易于操作，患者痛感轻，临床较易获效。若角度过小，针身易刺入肌层；而角度太大，则针身易刺入骨膜。这两种情况均可产生较强的疼痛感，影响治疗效果。

针刺的深度，宜根据患者具体情况和处方要求决定。一般情况下，针刺入帽状腱膜下层后，针体平卧，以进针 1 寸左右为宜。婴幼儿宜浅刺。例如，婴幼儿腹泻取额顶线中段，直刺 0.1 寸破皮即可。

2）刺入组织结构：头针疗法的施术部位是覆盖于颅顶部的软组织，而颅顶部软组织由浅入深分为五层，即皮肤、浅筋膜、帽状腱膜及枕额肌、腱膜下疏松组织、颅骨外膜（图 7-22）。针刺一般透过皮肤、浅筋膜，直达帽状腱膜下。

3）进针方法：

A. 指切进针法：左手拇指的指甲掐切头穴，右手持针（图 7-23），针尖紧靠指甲边缘，迅速刺

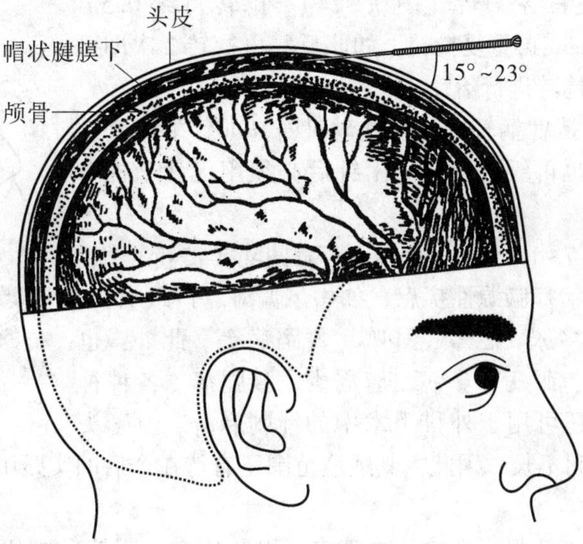


图 7-21　头针进针角度

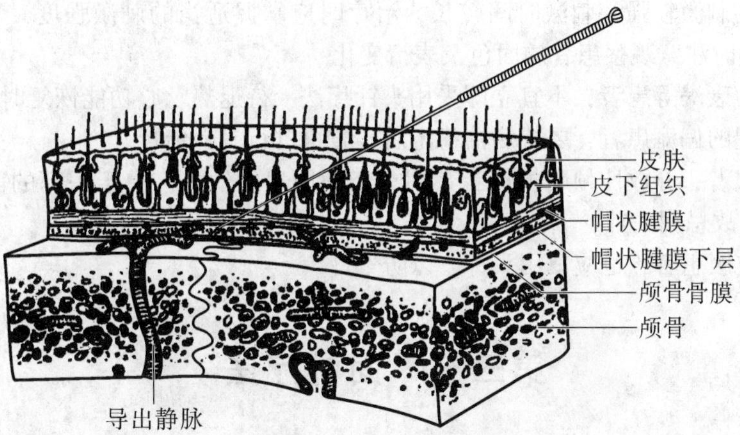


图 7-22　头针刺入组织结构

入皮下。

B. 捻转进针法：右手持针，稍微用力，缓慢捻转进针，捻转角度在45°以内，拇指向前后均匀捻转，边捻转边进针。

C. 快速进针法：用一手拇指、示指指尖捏住针体下端，距针尖约2 cm处，将针尖对准进针点，手指尖距头皮5~10 cm，手腕背屈后，手腕突然向腹侧屈曲，使针尖冲进头皮下或肌层。

4）推针方法：

A. 单手推进：针刺后，一手拇指、示指指尖捏住针柄下半部，中指紧贴针体末端，沿头针刺激区（治疗线）方向，将针体推进至帽状腱膜下层。

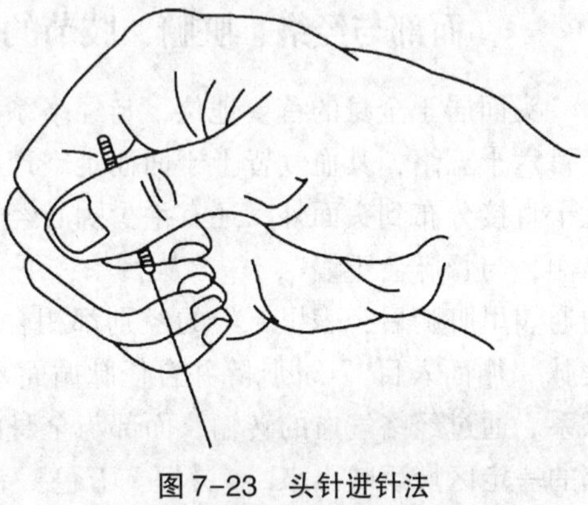

图 7-23　头针进针法

B. 双手推进：针刺后，一手拇指、示指指尖捏住针柄下半部，中指紧贴针体，另一手拇指、示指指尖轻轻捏住针体近皮处，以免针体弯曲，然后将针体推进至帽状腱膜下层。

（2）行针法：头针常采用快速捻转的方法行针。术者肩、肘、腕、拇指关节固定，用拇指第一节的掌侧面与示指第一节的桡侧面捏住针柄，然后以示指指间关节不断伸屈，使针体来回快速旋转

200 次/min 左右，每次左右各 2 转（图 7－24）。捻转持续 0.5～1 min，然后静留针 5～10 min 再重复捻转，如此反复再捻转 2 次即可起针。也可用电针代替手捻转进行治疗。

（3）出针法：右手夹持针柄轻轻捻转松动针身，如针下无紧涩感，即可快速抽拔出针，也可缓缓出针。出针后必须用无菌干棉球按压针孔片刻，以防出血。

4. 疗程与间隔：一般 7～10 次为一疗程，疗程间隔 3～5 d。

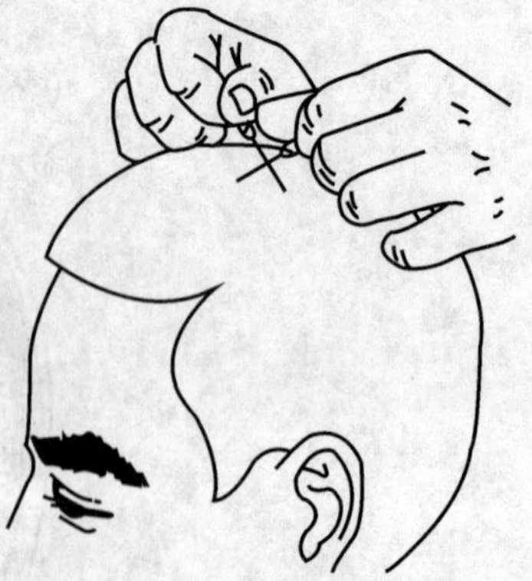
图 7－24　头针行针法

【适应证】　主要用于治疗脑源性疾患，如中风偏瘫、口眼㖞斜、肢体麻木、失语、水肿、多尿、眩晕、耳鸣、舞蹈病等。此外，也可治疗头痛、失眠、夜尿、眼病、鼻病、肩周炎、腰腿痛、各种神经痛等常见病、多发病。还可用于外科手术中的针刺麻醉。由于头针在临床上广泛使用的时间不长，因此，其适应范围还有待在今后的实践中探索发展。

【注意事项】

（1）因头部长有头发，针刺前必须认真消毒，以防感染。起针后要认真检查每一针孔，有无出血和血肿，如有出血，则应用无菌干棉球压迫针孔片刻，直到血止。

（2）由于头针的刺激较强，刺激时间较长，治疗时应掌握适当的刺激强度，注意防止晕针，尤其取坐位时，更应随时注意观察患者的面色及表情变化。

（3）高热、心力衰竭等患者，不宜立即采用头针疗法，待退热、心功能恢复时，方可针刺。

（4）脑出血引起的偏瘫患者，要待病情稳定后，方可进行头针治疗。

（5）头颅骨缺损者、开放性颅脑损伤者禁用。未满周岁的幼儿，由于头部的前囟门及后囟门未闭合，骨化不完全，故忌用头针。

（6）对过劳或空腹患者，也应慎用头针，以防晕针。

## 第三节　面针疗法

面针疗法是针刺面部特定腧穴以治疗全身疾病的一种方法。其乃后人在《黄帝内经》面部分主五脏理论指导下创立和发展起来的。

### 一、面部与经络、脏腑、肢节的相应关系

头面居于全身的首要地位，与经络系统有密切联系。《灵枢·邪气脏腑病形》说：“十二经脉，三百六十五络，其血气皆上于面而走空窍……其宗气上出于鼻而为臭。”十二经脉中除手足三阳经的主干直接分布到头面外，还有手少阴心经“循咽，上系目系”，足厥阴肝经“上入颃颡，连目系，上出额，与督脉会于巅”，并“从目系，下颊里，环唇内”，也循行到达面部。十二经别的循行在体内沟通表里脏腑后，表里二经的经别都相合而上走于头面部。在奇经八脉中，督脉“下额，抵鼻柱”；任脉“循面入目”；冲脉除并合任脉循面入目外，还“渗诸阳，灌诸精”，加强了头面与全身内外的联系。通过经络气血的转输，面部与全身的脏腑肢节联系为一个整体，故脏腑肢节的病理变化能在面部的一定区域反映出来。《灵枢·五色》记载，面部可分为若干个区域，分别反映五脏、六腑、肢节三部的病证。所谓“五色各见其部，察其浮沉，以知浅深；察其泽夭，以观成败；察其散抟，以知远近；视色上下，以知病处”，这是脏腑、肢节的病理变化反映于体表的一个重要方面。针刺这些部位则能对有关脏腑、肢节产生治疗作用。头面部的主要区域如图 7－25 所示。

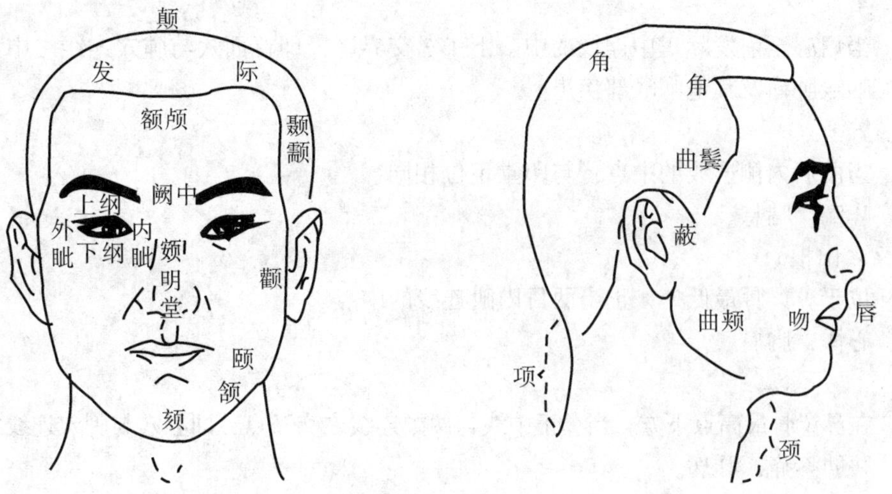


图 7-25　头面部的主要区域

## 二、面针腧穴定位与主治

《灵枢·五色》虽对面部各个反应区有全面的叙述，但文字古奥，须经注解才能明白。“庭者，首面也；阙上者，咽喉也；阙中者，肺也；下极者，心也；直下者，肝也；肝左者，胆也；下者，脾也；方上者，胃也；中央者，大肠也；挟大肠者，肾也；当肾者，脐也；面王以上者，小肠也；面王以下者，膀胱子处也；颧者，肩也；颧后者，臂也；臂下者，手也；目内眦上者，膺乳也；挟绳而上者，背也；循牙车以下者，股也；中央者，膝也；膝以下者，胫也；当胫以下者，足也；巨分者，股里也；巨屈者，膝膑也。此五脏六腑肢节之部也。”面针腧穴就是参考这一记载，并通过临床总结出来的，即额、鼻及上唇正中 7 个单穴，以及鼻、眼、口旁、额部及颊部 17 对双穴（图 7-26）。

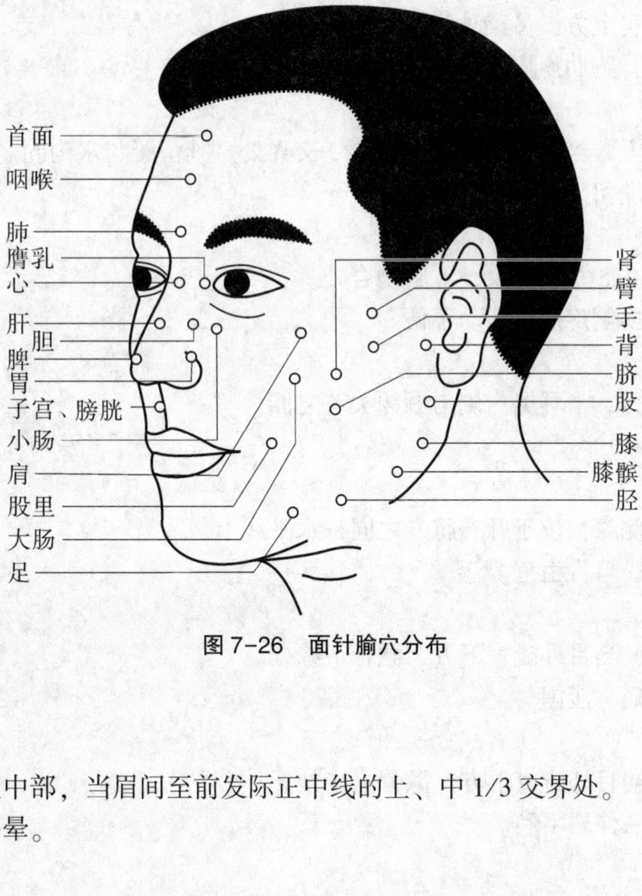


图 7-26　面针腧穴分布

### （一）单穴

1. 首面

［定位］　位于额正中部，当眉间至前发际正中线的上、中 1/3 交界处。

［主治］　头痛，头晕。

2. 咽喉

[定位] 当眉心至前发际正中连线的中、下1/3交界区，即首面穴与肺穴连线之中点。

[主治] 咽喉肿痛及其他咽喉部疾患。

3. 肺

[定位] 当两眉内侧连线的中点，与印堂定位相同。

[主治] 哮喘，喘息。

4. 心（又名山根）

[定位] 位于鼻梁骨最低处，正当两目内眦连线的中点。

[主治] 心悸，胸痛。

5. 肝

[定位] 在鼻梁骨最高点下方，当鼻正中线与两颧连线之交叉点，即心穴与脾穴连线之中点。

[主治] 胁肋疼痛，肝病。

6. 脾

[定位] 在鼻尖上方，当鼻端准头上缘正中处。

[主治] 食呆纳差，消化不良。

7. 胆

[定位] 在鼻梁骨外缘偏下方，当肝点的两旁，目内眦直下，鼻梁骨下缘处。

[主治] 胁肋痛，恶心，呕吐。

**（二）双穴**

1. 胃

[定位] 在鼻翼中央偏上方，当脾点的两旁，胆点直下，两线交叉处。

[主治] 胃脘胀闷，疼痛。

2. 膺乳

[定位] 在目内眦稍上方，鼻梁外缘凹陷处。

[主治] 产后缺乳，胸肋疼痛。

3. 子宫、膀胱

[定位] 在人中沟上，当人中沟的上、中1/3交界处。其位置与水沟同。

[主治] 痛经，尿潴留。

4. 股里

[定位] 在口角旁0.5寸，当上、下唇吻合处。

[主治] 股和大腿内侧疼痛、活动不便。

5. 背

[定位] 在耳屏前方，当耳屏内侧与颞颌关节之间。

[主治] 腰背疼痛。

6. 小肠

[定位] 在颧骨内侧缘，位于肝、胆穴之同一水平线上。

[主治] 肠鸣泄泻，口舌生疮。

7. 大肠

[定位] 在颧面部，当目外眦直下方，颧骨下缘处。

[主治] 便秘，腹痛，泄泻。

8. 肩

[定位] 在颧部，当目外眦直下方，颧骨上缘处。

[主治] 肩臂疼痛，伸屈不利。

9. 臂

[定位]　在颧骨后上方，当肩穴后方，颧弓上缘处。

[主治]　肩臂肿痛，活动不便。

10. 手

[定位]　在颧骨后下方，当臂穴下方，颧弓下缘处。

[主治]　手部肿痛，活动不利。

11. 股

[定位]　当耳垂与下颌角连线的上、中 1/3 交界处。

[主治]　腰腿疼痛，伸屈不利。

12. 膝

[定位]　当耳垂与下颌角连线的中、下 1/3 交界处。

[主治]　膝部肿痛，活动不便。

13. 膝髌

[定位]　在下颌角上方凹陷处，相当于颊车。

[主治]　膝部损伤疼痛。

14. 胫

[定位]　在下颌角前方，下颌骨上缘处。

[主治]　踝部肿痛，腓肠肌痉挛。

15. 足

[定位]　在胫穴前方，目外眦直下，下颌骨上缘处。

[主治]　足部肿痛，活动不利。

16. 肾

[定位]　在颊部，当鼻翼的水平线与太阳穴直下垂线的交叉处。

[主治]　腰痛，尿频尿痛。

17. 脐

[定位]　在颊部，当肾穴下方约 0.7 寸处。

[主治]　腹部疼痛不适，泄泻。

## 三、面针治疗

【操作方法】

（1）局部常规消毒后，用 30~32 号 1~15 cm 长的毫针在选定腧穴部位徐徐刺入，根据腧穴处皮肤的厚薄及针刺需要分别横刺、斜刺或直刺。一般额、鼻、口旁的腧穴都用斜刺或横刺；颊部的腧穴可采用直刺，也可根据需要采用透穴法。

（2）针刺得气后，可留针 10~30 min，每隔 5~10 min 捻针一次，或用皮内埋针法。

（3）每日或隔日针刺 1 次，10 次为一疗程，疗程间隔 5~7 d。

【适应证】　面针疗法应用颇广，近年来用于各种痛症、胃肠疾患、肛裂及产后缺乳等。例如，胃下垂取脾、胃、肝、胆区；缺乳取膺乳区；头痛取首面、肝、肾区；咽喉肿痛取咽喉区；胁痛取肝、胆区；股内侧痛取股、股里区。另外，面针被用于多种外科手术的针刺麻醉。

【注意事项】　针刺操作要注意严格消毒，以防面部感染。面部血管丰富，运针时切忌猛插乱捣，出针后应立即按压针孔，以防出血。如刺破血管引起皮下出血，常可触及一鼓起小包，宜反复揉压使之消散。有瘢痕处不宜针刺。

# 第四节　眼针疗法

眼针疗法是针刺眼眶周围的特定区穴以治疗全身疾病的一种方法。眼针疗法为著名针灸专家彭静山教授在汉代医家华佗“观眼识病”学术思想的基础上，经多年潜心研究，于20世纪70年代初所首创。40多年来，彭老及其弟子田维柱教授在临床实践中逐渐摸索，使其不断完善，形成了今天的眼针疗法。眼针疗法具有止痛消肿、安神定志、理气和血、通经活络之功效，因其操作简便、疗效显著、适应证广、容易掌握，不仅在国内得到推广，而且早已走向世界。

## 一、眼与脏腑的相应关系

眼针疗法之穴区划分源于五轮八廓学说。明代王肯堂所著《证治准绳》中载：“八廓应乎八卦，脉络经纬于脑，贯通脏腑，以达血气往来以滋于目。廓如城郭然，各有行路往来，而匡廓卫御之意也。乾居西北，络通大肠之腑，脏属肺，肺与大肠相为阴阳，上连清纯、下输糟粕，为传送之官，故曰传导廓；坎正北方，络通膀胱之腑，脏属于肾，肾与膀胱相为阴阳，主水之化源，以输津液，故曰津液廓；艮位东北，络通上焦之腑，脏配命门，命门与上焦相为阴阳、分输百脉，故曰会阳廓；震正东方，络通胆腑，脏属于肝，肝胆相为阴阳，皆主清净，不受浊秽，故曰清净廓；巽位东南，络通中焦之腑，脏属肝络，肝与中焦相为阴阳，肝络通血，以滋养中焦，分气以化生，故日养化廓；离正南方，络通小肠之腑，脏属于心，心与小肠相为脏腑，为谓阳受盛之胞，故曰胞阳廓；坤位西南，络通胃之腑，脏属于脾，脾胃相为脏腑，主纳水谷以养生，故曰水谷廓；兑正西方，络通下焦之腑，脏配肾络，肾与下焦，相为脏腑，关主阴精化生之源，故曰关泉廓。脏腑相配，内经已有法定，而三焦分配肝肾者，此目之精法也。盖目专窍于肝而主于肾，故有二络之分配焉。左目属阳，阳道顺行，故廓之经位法象亦以顺行。右目属阴，阴道逆行，故廓之经位法象亦以逆行，察乎二日两眦之分则昭然可见阴阳顺逆之道矣。”这一段话明确地指出了八廓的方位及其与脏腑的关系。

## 二、眼区的划分及其与脏腑的配属关系

### （一）眼区的划分

人仰卧，头向北，脚向南，两眼向前平视，经眉孔中心引一水平线，并延伸过内外眦，再经瞳孔中心引一垂直线，并延伸过上下眼眶，于是就出现正北、正东、正南、正西四条线，再经过瞳孔的中心分别引这两条垂线形成的四个直角的角分线，并延伸过眼眶，就又出现东北、东南、西南、西北四条线，这八条线代表八个方位，无形中就将眼睛分为八个区，每条方位线便是每个眼区的中心线。

西北方为乾卦，正北方为坎卦，东北方为艮卦，正东方为震卦，东南方为巽卦，正南方为离卦，西南方为坤卦，正西方为兑卦。为了使用方便，临床上用“1、2、3、4、5、6、7、8”八个阿拉伯数字代表乾、坎、艮、震、巽、离、坤、兑八卦。根据八廓理论之“左目属阳，阳道顺行，故廓之经位法象亦以顺行。右目属阴，阴道逆行，故廓之经位法象亦以逆行”，左眼序列为顺时针方向，右眼序列为逆时针方向，左右对称。为便于记忆，用钟表的时间显示法来记忆眼区的划分。将眼区看成是一个表盘，以时针计算，一周是12 h，将12 h分成8份，每份代表一个区的时限，即每区90 min。按照八廓理论所划定的方位，左眼1区为9时45分至11时15分，2区为11时15分至12时45分，3区为12时45分至2时15分，4区为2时15分至3时45分，5区为3时45分至5时15分，6区为5时15分至6时45分，7区为6时45分至8时15分，8区为8时15分至9时45分（图7-27）。右眼与左眼对称，1区为2时15分至12时45分，2区为12时45分至11时15分，3区为11时15分至9时45分，4区为9时45分至8时15分，5区为8时15分至6时45分，6区为6时45分至5时15分，7区为5时15分至3时45分，8区为3时45分至2时15分（图7-27）。

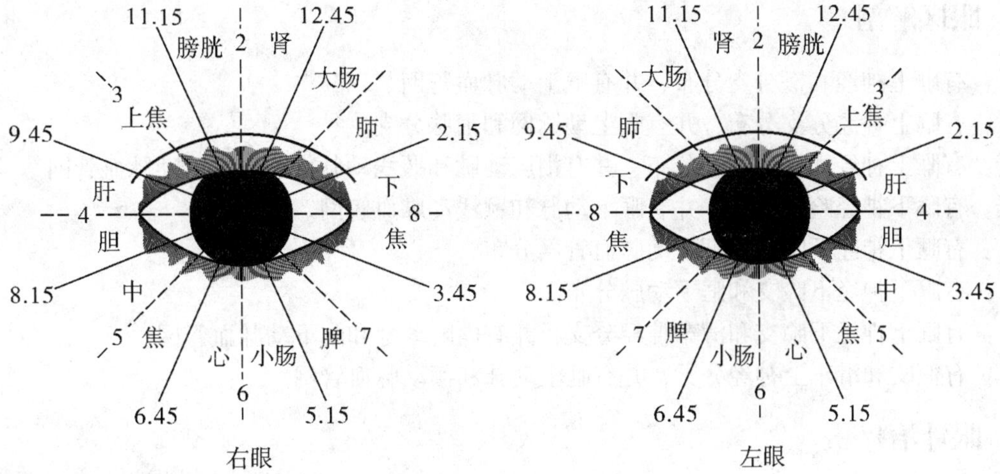


图 7-27　眼区划分

### （二）眼区与脏腑的配属关系

八个眼区与脏腑的配嘱关系为：1 区肺、大肠，2 区肾、膀胱，3 区上焦，4 区肝、胆，5 区中焦，6 区心、小肠，7 区脾、胃，8 区下焦（图 7-28）。1、2、4、6、7 五个区，每区一脏一腑 2 个穴，中心线前为脏，中心线后为腑，共计 10 个穴，而 3、5、8 三个区，每区 1 个穴，共计 13 个穴，总称眼周八区十三穴（图 7-29）。

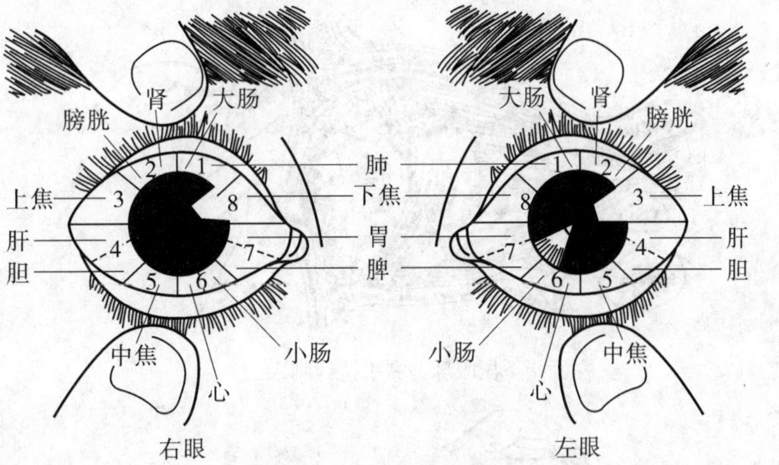


图 7-28　眼区与脏腑的配属

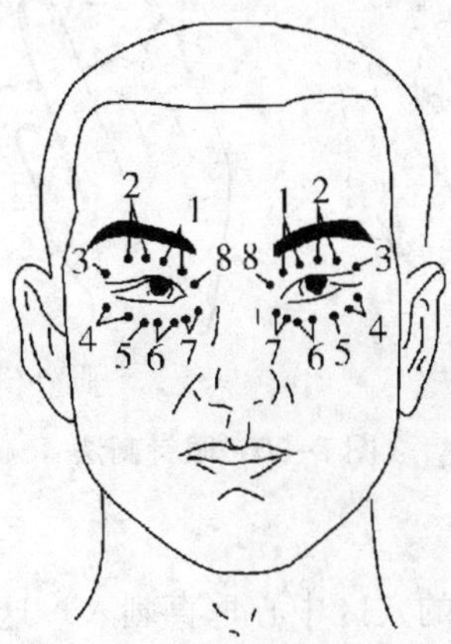

图 7-29　眼周八区十三穴

## 三、眼区解剖

1 区：有眶上神经和额分支分布，并有眶上动脉血管网。

2 区：有眶上神经分支分布，并有眶上动脉网和泪腺分支。

3 区：有眶上神经和泪腺神经分布，并有泪腺动脉和颞浅动脉额支、颧眶动脉血管网。

4 区：有眶下神经睑支分布，并有眶下动脉和颞浅动脉血管网。

5 区：有眶下神经下睑支和眶下动脉血管网分布。

6 区：有眶下神经下睑支和眶下动脉分布。

7 区：有眶下神经下睑支和滑车神经分支，并有内眦动脉和眶下动脉血管网。

8 区：有额支和滑车上神经分支，并有眶上动脉和额动脉血管网。

## 四、眼针治疗

【操作方法】

1. 针具选择　眼部神经血管比较丰富，对针具的选择要求比较严格。要求针身细、针体直、针尖锋利，以 30~34 号、0.5 寸长的不锈钢毫针为宜，提倡一次性使用。针具的针尖绝对不能带钩。如针尖带钩，进针或起针时可致出血。

2. 针刺方法　眼针的针刺方法较多，但最基本的针刺方法有两种，即眶内直刺法和眶外横刺法（图 7-30），适用于一切病症。其他针刺方法都是为适应不同患者的病情需要和提高疗效而采用的辅助治疗方法。

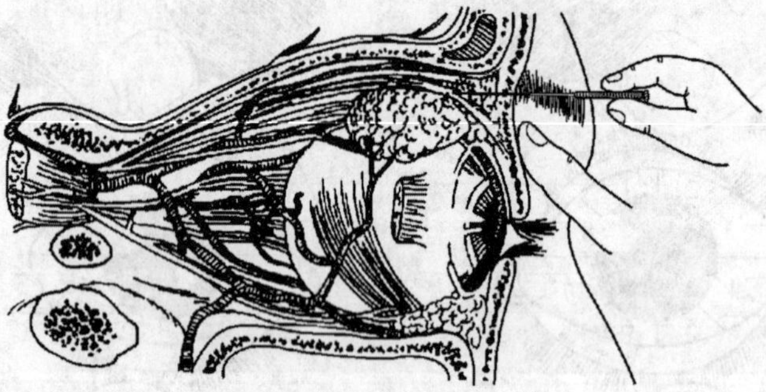

左手指下压眼球，右手持针刺入

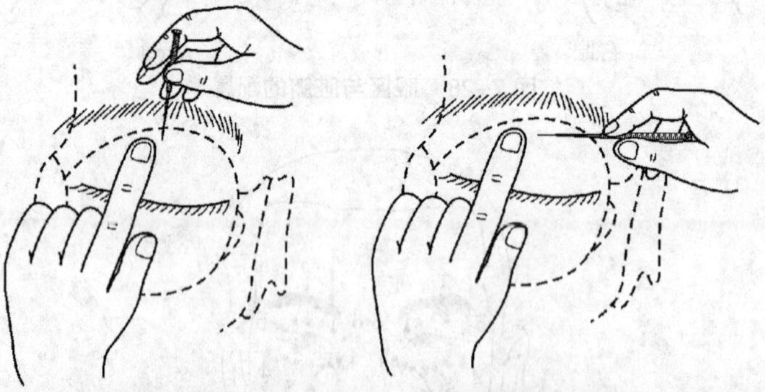

眶内直刺法　　　　眶外横刺法

图 7-30　眼针刺法

（1）常用方法：

1）眶内直刺法：在紧靠眼眶内缘的穴区中心垂直刺入。这种方法是眼针最基本的针刺方法之一，无痛，且效果好，但要求手法必须熟练，刺入准确，进针约 1 cm，手法不熟者，慎重使用，以防出血或误伤眼球。

2）眶外横刺法：选好穴区，在距眼眶内缘 2 mm 的眼眶上，从穴区的一侧刺向另一侧，刺入真皮，达皮下组织中，不可深刺，并使针体保持在选定的穴区内，不可超越区穴的界限。此法也是眼针最基本的针刺方法之一，该法安全，疗效确切，不易出血，且容易掌握，手法不熟者可普遍使用此针刺方法。

3）点刺法：一手按住所选定区穴部分的眼睑，并将眼睑绷紧，用针在穴区内轻轻点刺 5~7 次，以不出血为度。此法适用于眼睑肥厚、水肿、容易出血，以及震颤不止、躁动不安的患者。

4）双刺法：即不论是采用眶内直刺法还是眶外横刺法，刺入一针后，紧贴该针旁按同一方向再刺入一针，以加强刺激，提高疗效。

5）眶内眶外配合刺法：亦称表里配合刺法，即在选好的穴区内，按眶内直刺法和眶外横刺法各刺一针，这样眶内、眶外共同刺激，效果更佳。

6）压穴法：选好穴区，在穴区内用点眼棒、火柴杆或三棱针等适当器具，按压眼眶内缘，以局部有酸麻感为度，一般按压 10~20 min 为宜。此法适用于儿童、畏针者及疼痛反复发作的患者。

7）埋针法：选好穴区，用颗粒型皮内针，埋在距眼眶内缘 2 mm 的眼眶部位，用胶布固定，冬季 5 d、夏季 3 d 更换一次。此法适用于慢性疾病、长期疼痛及术后的患者。

（2）手法与针感：要求术者手法熟练，进针时要做到稳、准、快。一手以拇、示二指持针，另一手按住眼睑，注意保护眼球，持针之手迅速准确地刺入穴区。刺入后不提插、不捻转，若患者有酸、麻、胀、重，或温热、清凉等感觉，则得气，为直达病所。如刺入后患者无任何感觉，可将针轻轻提出 1/3，稍改变一个方向再刺入，也可采用双刺法或手刮针柄，以促进得气，但不可多次反复刺入。在眼针疗法中，起针手法也很重要，手法要慢，用一手的拇、示二指捏住针柄，轻轻将针体缓缓退出 1/2，稍停片刻再慢慢将针全部拔出，同时另一手用无菌干棉球按压针孔，稍等几秒，当确认不会出血时，再将无菌干棉球离开针孔，切不可用一手草率将针拔出了事。

（3）留针：以 10 min 为宜，最多不能超过 20 min，时间太长易出现皮下出血。埋针法用的皮内针要细且短，刺入 3 mm 左右，且埋在眼眶外，用胶布固定，不能活动，可留置 3~5 d。

3. 疗程与间隔　一般每日 1 次，7~10 次为一疗程，疗程间隔 1~2 d。

【适应证】　凡一般针灸的适应证都适用于眼针，尤其对中风偏瘫、各种疼痛、急性扭伤等神经肌肉病症疗效更显著。

【注意事项】

（1）术者一定要严格按照操作方法进行操作，以免刺伤眼球，或引起皮下出血。

（2）本法不宜留针过久，留针期间，面部表情肌不宜活动过多，即少讲话，否则会使针体移位而出血。

（3）病势垂危、重症急救者，不宜使用本法。

（4）眼睑过于肥厚者、眼睑痉挛或震颤不止者及躁动不安者，不宜使用本法。

（5）有出血倾向的患者，不宜使用本法。

## 第五节　鼻针疗法

鼻针疗法是针刺鼻部特定腧穴以治疗全身疾病的一种方法。本法是根据古代医家对鼻部与脏腑及全身各部位和组织关系的论述发展而来的。鼻居于面部中央，古人称之为明堂。《灵枢・五色》曰："五色独决于明堂。"《素问・五脏别论》曰："五气入鼻，藏于心肺。"这都说明鼻部对全身气血及心肺功能有重要作用。鼻又是经络气血密布之处，通过经络与脏腑气血相关联。因此，针刺鼻部的特定腧穴，可以疏通经络，调整脏腑功能，从而达到治病的目的。

## 一、鼻针腧穴定位与主治

### (一) 基础腧穴

鼻针腧穴分布在 3 条线上，共 34 个腧穴（图 7-31）。其中第 1 条线上有 9 个腧穴，第 2 条线上有 5 个腧穴，第 3 条线上有 9 个腧穴。

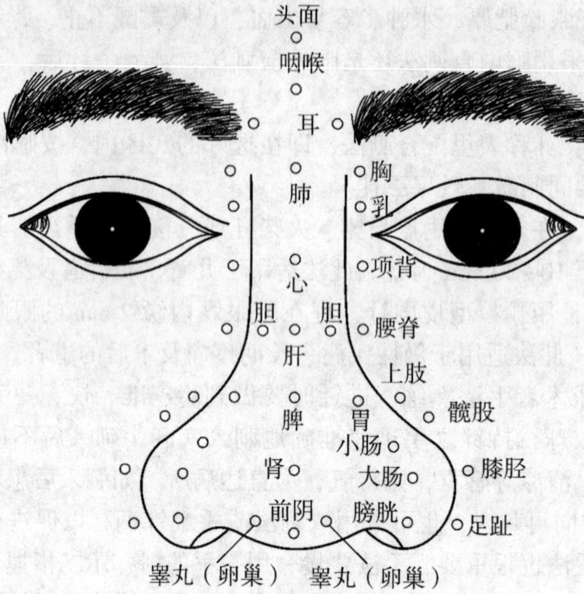


图 7-31 鼻针腧穴分布

1. 第 1 条线　自前额正中至水沟上端。

(1) 头面：

[定位]　在额正中处，眉心与前发际中点连线的上 1/3 处。

[主治]　在头面部、心血管和神经系统疾病等。

(2) 咽喉：

[定位]　在眉心与前发际中点连线的下 1/3 处。

[主治]　在咽喉病症。

(3) 肺：

[定位]　在两眉之间。

[主治]　呼吸系统、皮肤科疾病等。

(4) 心：

[定位]　在两目内眦中间处。

[主治]　心血管系统、神经系统疾病等。

(5) 肝：

[定位]　在鼻骨最高处。

[主治]　肝胆系统疾病。

(6) 脾：

[定位]　当鼻准头上缘正中线上。

[主治]　脾胃病症。

(7) 肾：

[定位]　在鼻尖处，相当于素髎。

[主治]　肾、膀胱病症和昏厥等。

(8) 前阴（外生殖器）：

[定位]　在鼻中隔下端。
[主治]　外生殖器病症。
(9) 睾丸（卵巢）:
[定位]　在鼻尖两侧，左右各一。
[主治]　睾丸炎和附件炎等。
2. 第2条线　起于目内眦下，紧靠鼻骨两侧，止于鼻翼下端尽处。
(1) 胆:
[定位]　在目内眦下方，肝穴外侧。
[主治]　急慢性胆囊炎，胆石症等。
(2) 胃:
[定位]　在胆穴下方，脾穴外侧。
[主治]　消化系统疾病。
(3) 小肠:
[定位]　在鼻翼上1/3处。
[主治]　腹痛，腹泻等。
(4) 大肠:
[定位]　在鼻翼正中处。
[主治]　便秘，腹胀，腹泻等。
(5) 膀胱:
[定位]　在鼻翼壁尽处。
[主治]　肾盂肾炎，前列腺炎等。
3. 第3条线　自眉内侧端从第2条线外方3~5 mm处至鼻翼外侧尽头，左右各1条线。
(1) 耳:
[定位]　在眉内侧端，相当于攒竹。
[主治]　耳聋，耳鸣，眼眶痛，假性近视。
(2) 胸:
[定位]　在眉棱骨下，目窠之上。
[主治]　胸闷，胸痛等。
(3) 乳:
[定位]　在睛明上方。
[主治]　乳腺炎，眼病等。
(4) 项背:
[定位]　在睛明下方。
[主治]　颈椎病，落枕，背痛，眼病等。
(5) 腰脊:
[定位]　两颧骨内侧，与肝穴平。
[主治]　腰脊痛。
(6) 上肢:
[定位]　腰脊穴下方，与脾穴平。
[主治]　上肢病症，鼻塞，流涕等。
(7) 髋股:
[定位]　上肢穴下方，与鼻翼上部平。
[主治]　髋关节痛，股神经痛，鼻塞等。

(8) 膝胫:

[定位] 髋股穴下方。

[主治] 膝胫肿痛，鼻塞等。

(9) 足趾:

[定位] 膝胫穴下方。

[主治] 足趾麻木、疼痛和鼻炎等。

**(二) 鼻针新腧穴** (图 7-32)

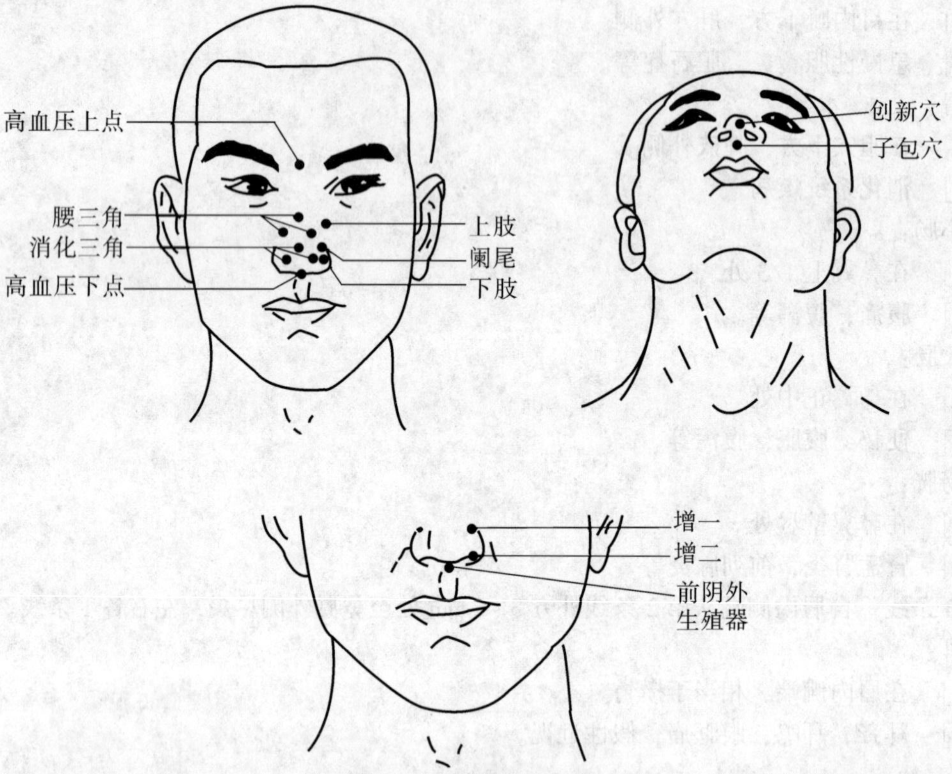


图 7-32 鼻针新穴

1. 高血压上点

[定位] 两眉正中点即印堂。

[主治] 高血压。

2. 腰三角

[定位] 正中点在心穴下方，鼻骨下缘，两侧点在正中点外下方。

[主治] 腰痛。

3. 消化三角

[定位] 正中点在腰三角正中点稍下方，两侧点在其外下方，即鼻尖处的小等腰三角形。

[主治] 消化不良。

4. 高血压下点

[定位] 鼻尖稍下方。

[主治] 高血压。

5. 上肢

[定位] 项背穴下方。

[主治] 上肢病症。



6. 阑尾

[定位] 在鼻翼外上部。

［主治］　急慢性阑尾炎。

7. 下肢

［定位］　即胫穴。

［主治］　下肢病症。

8. 创新穴

［定位］　两鼻孔上沿连线与鼻正中线交点处。

［主治］　鼻病，昏厥等。

9. 增一

［定位］　在两鼻翼内缘凹陷处。

［主治］　胃病。

10. 增二

［定位］　从增一起沿鼻翼内纹连线延至鼻孔上缘处。

［主治］　肾、膀胱疾病。

11. 子包穴

［定位］　在鼻中隔稍下，水沟上方。

［主治］　痛经，附件炎等。

## 二、鼻针治疗

【操作方法】

1. 针具选择　一般选用 28~30 号、0.5~1 寸长的不锈钢毫针。

2. 针刺方法　因鼻部部位局限，且腧穴密集，选准腧穴后可用针柄端压痕作为进针点，局部常规消毒后快速刺入，根据腧穴所在部位组织的厚薄及病情需要，施以直刺、斜刺或平刺。针刺时以不刺透软骨为宜。针刺入后一般有酸、麻、胀、痛等较强的针感，得气后留针 15~30 min。

3. 疗程与间隔　一般每日或隔日 1 次，10 次为一疗程，疗程间隔 7 d。

【适应证】　因为鼻针腧穴都是按人体器官名称命名的，所以腧穴主治与名称相应器官的相关疾病。常用于支气管炎、高血压、低血压、急慢性胃炎、急慢性肠炎、偏头痛、面神经麻痹、神经衰弱、落枕、肩周炎、腰肌劳损及各部位软组织损伤、阑尾炎、胆囊炎、睾丸炎、前列腺炎、痛经、慢性盆腔炎、牙痛、急慢性咽喉炎、急慢性鼻炎、耳鸣等，还可用麻醉等。

【注意事项】　鼻部肌肉很薄，感觉灵敏，切忌深刺、重刺，尤其不能刺到鼻软骨上，更不能刺通鼻腔。对于体虚者，以取卧位针刺为宜。

# 第六节　舌针疗法

舌针疗法是针刺舌部特定腧穴，以治疗全身疾病的一种微针疗法。在舌上刺血或针刺源于《黄帝内经》。《灵枢·终始》已有记载："重舌，刺舌柱以铍针也。"现代先后出现了管氏、任氏、盛氏等舌针疗法。本法具有舒筋通络、活血止痛、调节脏腑功能的功效，其操作简便，疗效显著，临床应用广泛。

## 一、舌与脏腑经络的相应关系

舌与脏腑经络关系密切。《素问·阴阳应象大论》说："心主舌……在窍为舌。"《灵枢·脉度》说："唇舌者，肌肉之本也。"《灵枢·经脉》载"脾足太阴之脉……入腹，属脾，络胃，上膈，挟咽，连舌本，散舌下"、"肾足少阴之脉……属肾，络膀胱。其直者，从肾上贯肝、膈，入肺中，循喉咙，挟舌本"、"手少阴之别……循经入于心中，系舌本"、"足少阴之正……上至肾，当十四椎出，属带脉；直者，系舌本”、“足太阴之正……上结于咽，贯舌中”、“足太阳之筋……其支者，别入结于舌本”、“手少阳之筋……其支者，当曲颊入系舌本”、“唇舌者，肌肉之本也”。可见，五脏六腑都直接或间接地通过经络、经筋与舌相联系，脏腑的气血上营于舌，舌与机体是一个整体，且为脏腑的外候（图 7-33）。

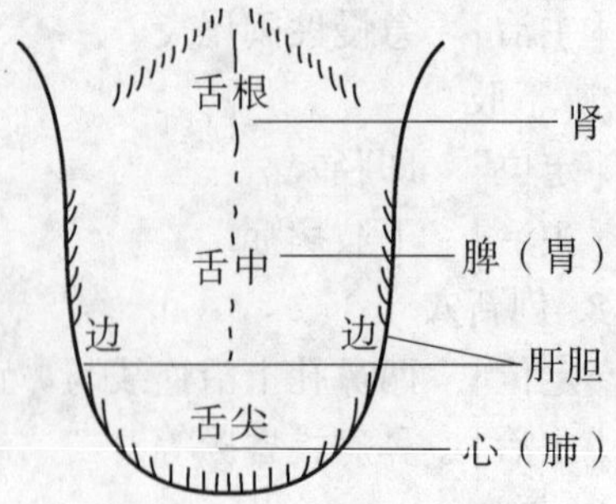


图 7-33　舌部应五脏

## 二、舌部解剖

舌位于口腔底，属肌性器官，由舌肌和舌外肌构成。两组舌肌的肌腹在舌内呈不同方向分布，相互交织，使舌运动灵活。在舌的上下面被覆有舌黏膜，其深部含有很多小的舌腺。在舌体的上面，有很多小的舌乳头，内有味蕾存在，有味觉作用。分布于舌的神经有舌下神经、三叉神经、面神经和舌咽神经。舌的动脉来自颈外动脉的分支舌动脉；舌的静脉吻合成静脉丛而汇集成舌静脉，注入颈内静脉（图 7-34）。

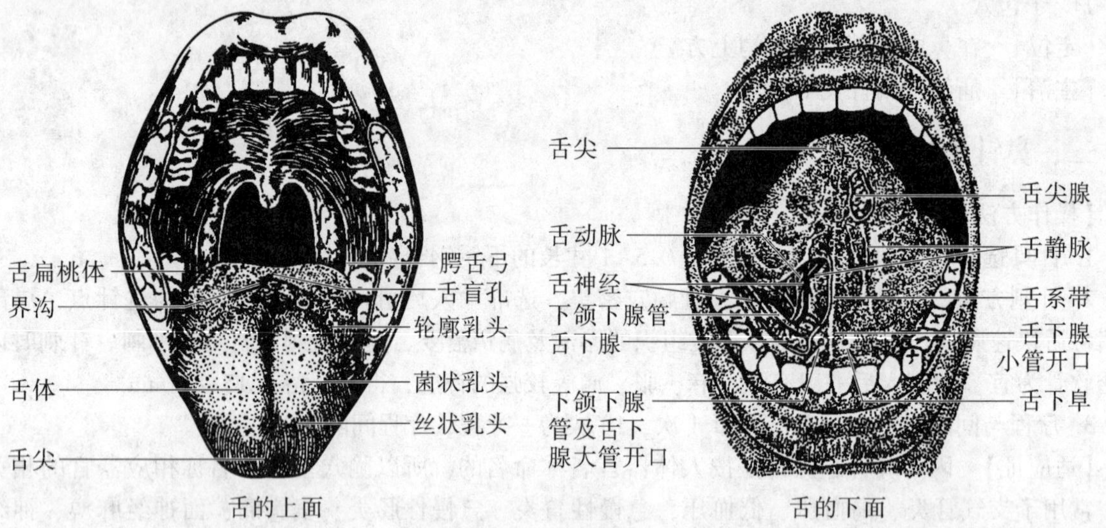


图 7-34　舌部解剖

舌的上面为舌背（中医称为舌面），下面为舌底。舌背又分为舌体和舌根两部分，舌体和舌根之间有一条“人”字形界沟。伸舌时一般只能看到舌体，故中医诊舌的部位主要是舌体。舌体的前端称为舌尖；舌体的中部称为舌中；舌体的后部、“人”字形界沟之前称为舌根；舌体两侧称为舌边。舌体的正中有一条不甚明显的纵行皱褶，称为舌正中沟。当舌上卷时，可看到舌底。舌底正中线上有一条连于口腔底的皱襞，称为舌系带。舌系带终点两侧各有一个小圆形突起，称为舌下阜，皆有腺管开口，中医称其左侧的为金津，右侧的为玉液，是胃津、肾液上朝的孔道。

## 三、舌针腧穴定位与主治

### （一）基本舌穴（图 7-35）

基本舌穴共 24 个。

1. 心穴

［定位］　位于舌尖部。

［主治］　心经相应的病症。

2. 肺穴

［定位］　位于心穴两旁约 0.3 寸处。

［主治］　肺经相应的病症。

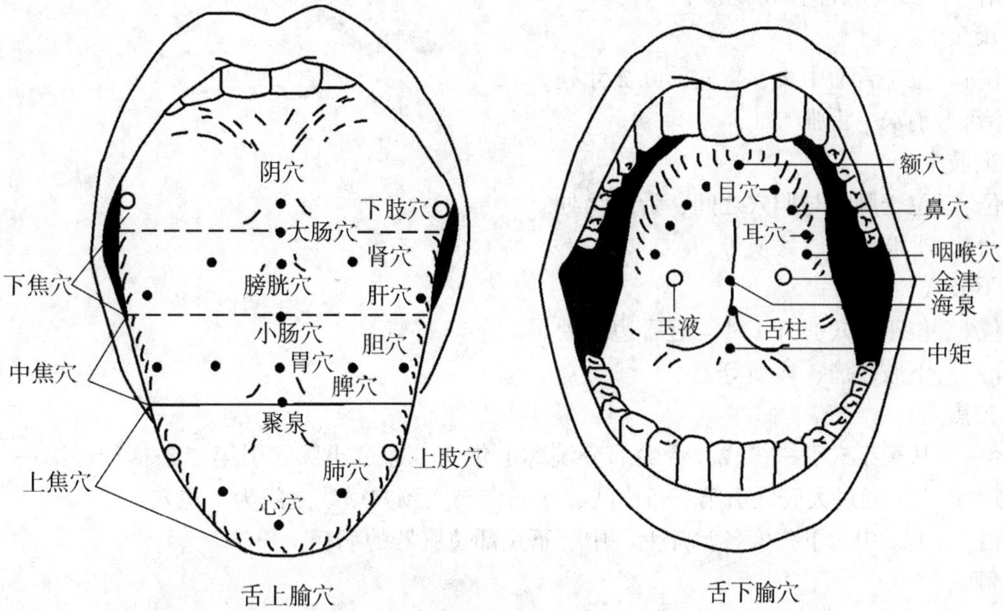


图 7-35　基本舌穴

3. 胃穴

[定位]　位于舌面中央，心穴后 1 寸处。

[主治]　胃经相应的病症。

4. 脾穴

[定位]　位于胃穴旁开 0.4 寸处。

[主治]　脾经相应的病症。

5. 胆穴

[定位]　位于胃穴旁开 0.8 寸处。

[主治]　胆经相应的病症。

6. 肝穴

[定位]　位于胆穴后 0.5 寸处。

[主治]　肝经相应的病症。

7. 小肠穴

[定位]　位于胃穴后 0.3 寸处。

[主治]　小肠经相应的病症。

8. 膀胱穴

[定位]　位于小肠穴后 0.3 寸处。

[主治]　膀胱经相应的病症。

9. 肾穴

[定位]　位于膀胱穴旁开 0.4 寸处。

[主治]　肾经相应的病症。

10. 大肠穴

[定位]　位于膀胱穴后 0.2 寸处。

[主治]　大肠经相应的病症。

11. 阴穴

[定位]　位于大肠穴后 0.2 寸，舌根部。

[主治] 会阴及肛门部病症。

12. 聚泉

[定位] 位于舌面中央，胃穴前0.2寸处。

[主治] 消渴，舌强等。

13. 上肢穴

[定位] 位于肺穴与胆穴之间，舌边缘处。

[主治] 上肢疼痛、瘫痪等。

14. 下肢穴

[定位] 位于阴穴旁开1寸，近舌边缘处。

[主治] 下肢疼痛、瘫痪等。

15. 三焦穴

[定位] 从聚泉穴引一横线，舌尖部分统称上焦穴。通过小肠穴引第二条横线，第一、二条横线之间为中焦穴。通过大肠穴引第三条横线，小肠穴与大肠穴横线之间为下焦穴。

[主治] 上、中、下焦穴各治疗上、中、下焦部位脏器的病症。

16. 额穴

[定位] 舌向上卷起，舌尖抵上门齿，本穴位于舌尖正下0.3寸处。

[主治] 头痛，眩晕等。

17. 目穴

[定位] 位于额穴斜下0.3寸处。

[主治] 目赤肿痛，目视不明等。

18. 鼻穴

[定位] 位于舌边缘与舌下静脉之间，目穴斜下0.2寸处。

[主治] 鼻塞，鼻渊等。

19. 耳穴

[定位] 位于鼻穴斜下0.2寸处。

[主治] 耳鸣，耳聋。

20. 咽喉穴

[定位] 位于耳穴正下0.2寸处。

[主治] 咽喉肿痛。

21. 海泉

[定位] 舌向上卷起，本穴位于舌下系带上。

[主治] 呃逆，消渴。

22. 金津、玉液

[定位] 舌尖向上卷起，上下门齿夹住舌，使舌固定，二者位于舌下系带两侧静脉上，其中左侧为金津，右侧为玉液。

[主治] 口疮，舌炎，喉痹，呕吐，漏经等。

23. 舌柱

[定位] 舌向上卷起，本穴位于舌下之筋如柱上。

[主治] 重舌，舌肿痛等。

24. 中矩

[定位] 舌向上卷起，本穴位于舌底与牙龈交界处。

[主治] 舌燥，中风舌强不语。

**（二）新增舌穴**（图 7-36）

1. 神根穴

［定位］ 位于舌底舌下系带根部凹陷中。

［主治］ 高血压、脑血栓形成所致的偏瘫。

2. 佐泉穴

［定位］ 位于舌底下系带两侧肉阜近舌下腺导管开口处。

［主治］ 脑血管意外所致的偏瘫。

3. 液旁穴

［定位］ 位于左右舌下静脉内侧，距舌根 1/3 处。

［主治］ 高血压、脑血栓意外后遗症。

4. 支脉穴

［定位］ 位于左右舌下静脉外侧距舌根部。

［主治］ 高血压、脑血管意外后遗症。

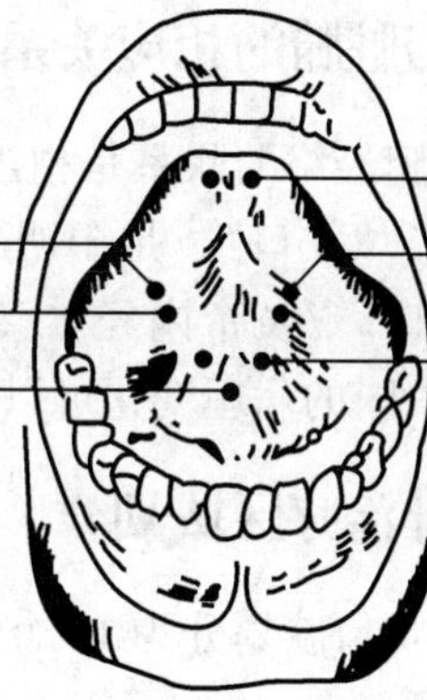

图 7-36　新增舌穴

## 四、舌针治疗

【操作方法】

1. 针具选择　一般针刺宜选用 28～30 号、1～2 寸长的毫针；刺血时，可选用 26 号、1.5 寸长的毫针或细三棱针。

2. 针刺方法

（1）进针法：舌穴针刺前，宜先给予患者 30%过氧化氢溶液或 1/5 000 高锰酸钾溶液漱口，以清洁口腔。针舌面腧穴，嘱患者自然伸舌于口外。为防止回缩，术者可用左手拇指垫无菌纱布轻轻固定舌体。针舌底腧穴，令患者将舌翻卷起，舌尖抵住上门齿，将舌体固定；亦可将舌尖翻卷，以上下门齿夹住舌，使舌体固定。进针时动作宜轻捷。进针法有两种：一为与舌面垂直的直刺，多用于刺血；一为与舌面平行的横刺，进针 1～1.5 寸，较常用。

（2）行针法：舌穴刺血法，只需点刺出血即可。一般针刺法，多采用提插加捻转之法，但提插幅度宜小，捻转频率宜慢。

（3）留针法：一般留针 5 min。留针时可令患者缓慢地将舌体回复到自然位置，取针时再改变成针刺时的位置；亦可略作提插捻转后即起针。刺血法，则不留针。

3. 疗程与间隔　一般每日或隔日 1 次，10 次为一疗程，疗程间隔 7 d。

【适应证】 因为舌针腧穴也是按人体器官、部位名称命名的，所以腧穴主治与名称相应器官或部位的相关疾病。本法主要用于脑血管意外所致的偏瘫、语言障碍等。对舌体功能或感觉障碍，如舌麻、舌体歪斜、木舌、重舌等，疗效亦佳。尚可用于多种其他疾病，诸如高血压、肩周炎、心血管病、小儿麻痹后遗症、眼病、腰痛和遗尿等。

【注意事项】

（1）严格消毒，避免针刺感染，或口腔污染。

（2）体弱及重病患者禁忌，防止晕针。

（3）注意掌握针刺深度及手法。

## 第七节　口针疗法

口针疗法是指针刺口腔黏膜上的特定腧穴以治疗疾病的一种方法。本法是由刘金荣以经络学说为依据，通过总结大量的临床经验创新而成的。口针疗法有疏通经络、调整脏腑、理气活血、平衡阴阳之功，其特点是操作简便、容易掌握、疗效显著。

## 一、口与脏腑的相应关系

口腔与脏腑经络的联系是相当密切的。早在《黄帝内经》中就有详细的记载：足厥阴经“环唇内”，手阳明经“挟口”，足阳明经“挟口，环唇”，足阳明经别“出于口”，冲任之脉“络唇口”，督任二脉会于口。《黄帝内经》又云：“口者，五脏六腑所贯通也，脏腑有偏盛之疾，则口有偏盛之疾。”即五脏六腑的病理变化可以通过口腔反映出来。

## 二、口针治疗区域划分

口针疗法将口腔划分为10个治疗区域（图7-37）。

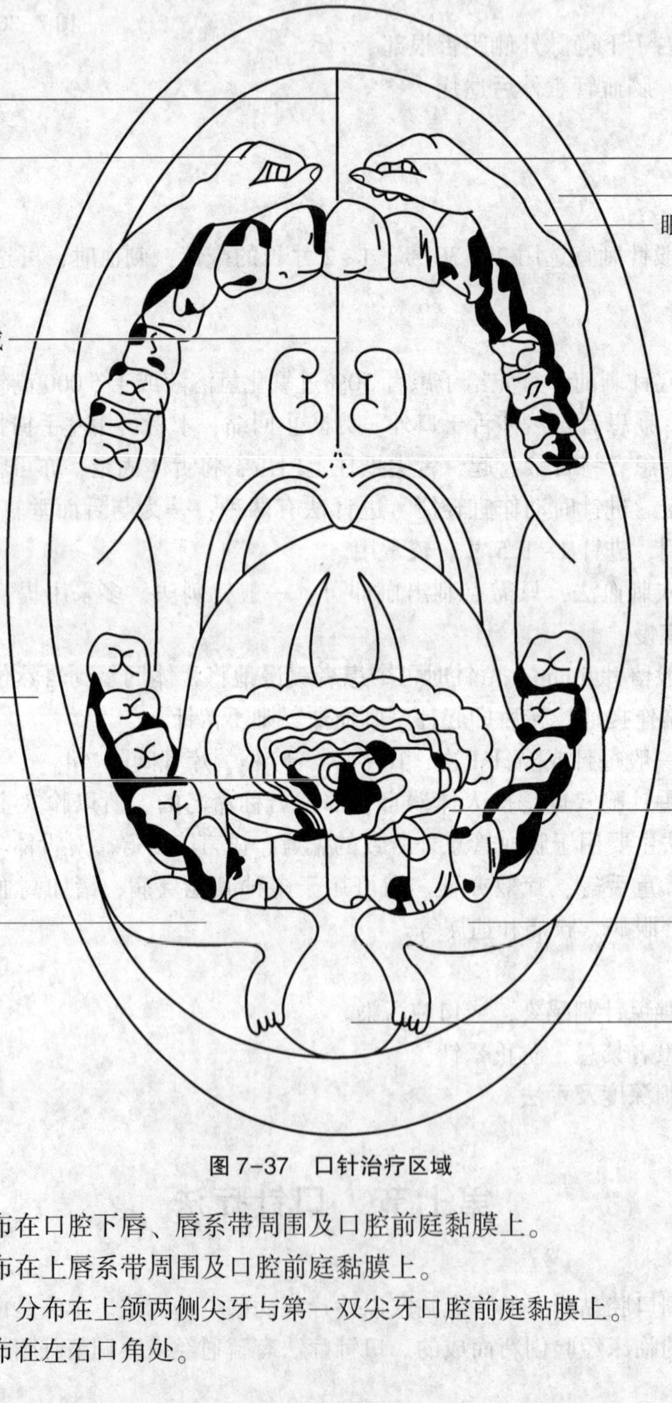


图7-37 口针治疗区域

1. 头部区域 分布在口腔下唇、唇系带周围及口腔前庭黏膜上。
2. 腰部区域 分布在上唇系带周围及口腔前庭黏膜上。
3. 眼及血压区域 分布在上颌两侧尖牙与第一双尖牙口腔前庭黏膜上。
4. 皮肤区域 分布在左右口角处。

5. 神经区域　分布在3个部位：①口腔内侧上下颌连接处翼下颌皱襞上；②两口角处；③两唇峰左右唇红缘上。

6. 消化区域　分布在舌下腔内。

7. 脏腑区域　分布在舌下腔内。

8. 上肢区域　分布在上颌两侧齿龈、黏膜及口腔前庭黏膜上。

9. 下肢区域　分布在下颌两侧齿龈、黏膜及口腔前庭黏膜上。

10. 生殖泌尿区域　分布在上腭处（软、硬腭上）。

## 三、口针腧穴定位与主治

### （一）四肢与生殖泌尿区域腧穴（图7-38）

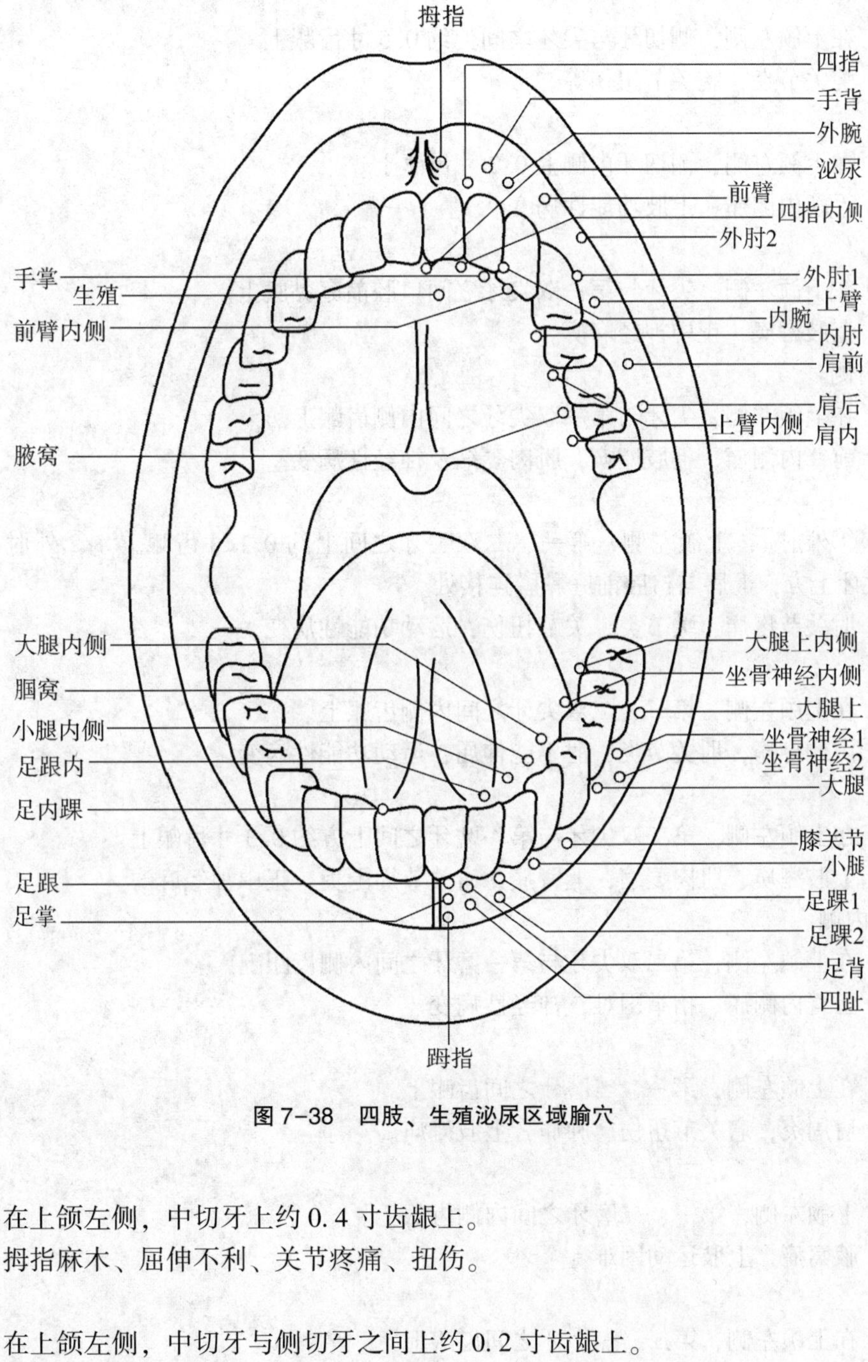


图7-38　四肢、生殖泌尿区域腧穴

1. 拇指

［定位］　在上颌左侧，中切牙上约0.4寸齿龈上。

［主治］　拇指麻木、屈伸不利、关节疼痛、扭伤。

2. 四指

［定位］　在上颌左侧，中切牙与侧切牙之间上约0.2寸齿龈上。

[主治] 四指麻痛，指关节炎。

3. 四指内侧

[定位] 在上颌左侧，中切牙与侧切牙之间内侧齿龈上。

[主治] 弹指症，四指功能性病变。

4. 手背

[定位] 在上颌左侧，侧切牙上约 0.5 寸齿龈上。

[主治] 手背痛，精神及神经系统疾病等。

5. 手掌

[定位] 在上颌左侧，侧切牙内侧齿龈上。

[主治] 手掌痛、握力差，上肢运动障碍。

6. 外腕

[定位] 在上颌左侧，侧切牙与尖牙之间上约 0.5 寸齿龈上。

[主治] 腕关节炎，腕关节扭伤等。

7. 内腕

[定位] 在上颌左侧，侧切牙内侧上 0.2 寸齿龈上。

[主治] 手腕内侧痛，上肢功能性病变。

8. 前臂

[定位] 在上颌左侧，尖牙与第一双尖牙之间口腔前庭黏膜上。

[主治] 上肢瘫痪，正中神经麻痹。

9. 前臂内侧

[定位] 在上颌左侧，尖牙与第一双尖牙之间内侧齿龈上。

[主治] 前臂内侧痛，上肢瘫痪，肌肉萎缩及神经性病变。

10. 外肘

[定位] ①外肘 1：上颌左侧，第一、二双尖牙之间上约 0.1 寸齿龈上。②外肘 2：上颌左侧，第一、二双尖牙上方，上唇与口腔前庭黏膜连接处。

[主治] 肘关节疼痛，关节炎，关节扭伤，运动功能性病变。

11. 内肘

[定位] 在上颌左侧，第一、二双尖牙之间内侧齿龈上。

[主治] 内侧疼痛，肘关节炎，肘不能伸屈，运动功能性病变。

12. 上臂

[定位] 在上颌左侧，第二双尖牙与第一磨牙之间上方约 0.3 寸齿龈上。

[主治] 上肢瘫痪、肌肉萎缩，上臂痛，肩关节周围炎，正中神经麻痹。

13. 上臂内侧

[定位] 在上颌左侧，第二双尖牙与第一磨牙之间内侧齿龈上。

[主治] 上臂内侧痛、抬举困难、神经性病变。

14. 肩前

[定位] 在上颌左侧，第一、二磨牙之间齿龈上。

[主治] 肩周炎，肩关节扭伤、肿痛，上肢瘫痪。

15. 腋窝

[定位] 上颌左侧，第一、二磨牙之间内侧齿龈上。

[主治] 腋窝痛，上肢运动困难。

16. 肩后

[定位] 在上颌左侧，第二、三磨牙之间齿龈上。

［主治］ 肩后痛，上肢运动困难。

17. 肩内

［定位］ 在上颌左侧，第二、三磨牙之间内侧齿龈上。

［主治］ 肩内侧痛、抬举困难。

18. 踇趾

［定位］ 在下颌左侧，中切牙下 0.5 寸齿龈上。

［主治］ 踇趾痉挛、疼痛、麻木等。

19. 四趾

［定位］ 在下颌左侧，中切牙与侧切牙之间下约 0.5 寸处齿龈上。

［主治］ 四趾麻木、疼痛等。

20. 足掌

［定位］ 在下颌左侧，中切牙下约 0.3 寸齿龈上。

［主治］ 足掌痛、无力。

21. 足背

［定位］ 在下颌左侧，中切牙与侧切牙之间下 0.3 寸齿龈上。

［主治］ 足背痛及扭伤。

22. 足跟

［定位］ 在下颌左侧，中切牙下约 0.1 寸齿龈上。

［主治］ 足跟痛。

23. 足踝

［定位］ ①足踝 1：下颌左侧，侧切牙与尖牙之间下约 0.1 寸齿龈上。②足踝 2：在下颌左侧，侧切牙与尖牙之间下约 0.2 寸齿龈上。

［主治］ 踝关节痛，下肢瘫痪等。

24. 足内踝

［定位］ 在下颌左侧，侧切牙与尖牙之间内侧齿龈上。

［主治］ 内踝关节痛、关节扭伤。

25. 小腿

［定位］ 在下颌左侧，尖牙与第一双尖牙之间下齿龈上。

［主治］ 下肢麻木，腓肠肌痉挛。

26. 小腿内侧

［定位］ 在下颌左侧，尖牙与第一双尖牙之间内侧齿龈上。

［主治］ 小腿内侧痛、肌无力、肌萎缩。

27. 膝关节

［定位］ 在下颌左侧，第一、二双尖牙之间齿龈上。

［主治］ 膝关节炎，膝关节肿胀、疼痛等。

28. 腘窝

［定位］ 在下颌左侧，第一、二双尖牙之间内侧齿龈上。

［主治］ 膝关节炎，腘窝部疼痛，坐骨神经痛。

29. 大腿

［定位］ 在下颌左侧，第二双尖牙与第一磨牙之间下 0.2 寸齿龈上。

［主治］ 下肢瘫痪，坐骨神经痛等。

30. 大腿内侧

［定位］ 在下颌左侧，第二双尖牙与第一磨牙之间内侧齿龈上。

［主治］ 大腿内侧痛、肌肉风湿病，下肢瘫痪，坐骨神经痛。

31. 坐骨神经

［定位］ ①坐骨神经 1：下颌左侧，第一、二磨牙之间下 0.1 寸齿龈上。②坐骨神经 2：下颌左侧，第一、二磨牙之间下 0.2 寸齿龈上。

［主治］ 坐骨神经痛。

32. 坐骨神经内侧

［定位］ 在下颌左侧，第一、二磨牙之间内侧齿龈上。

［主治］ 坐骨神经痛。

33. 大腿上

［定位］ 在下颌左侧，第二、三磨牙之间下 0.2 寸齿龈上。

［主治］ 大腿上部疼痛。

34. 大腿上内侧

［定位］ 在下颌左侧，第二、三磨牙之间内侧齿龈上。

［主治］ 大腿内侧病变、肌肉痛，下肢运动功能性病变。

35. 泌尿

［定位］ 在上颌硬腭前端正中，两中切牙之间内侧乳头上。

［主治］ 尿潴留，肾盂肾炎，遗尿等。

36. 生殖

［定位］ 在上颌，两中切牙内侧，泌尿穴旁开 0.1 寸处。

［主治］ 阳痿，遗精，月经不调，痛经。

**（二）其他区域腧穴**（图 7-39）

1. 前额

［定位］ 在下唇系带正中。

［主治］ 前额痛。

2. 头顶

［定位］ 在前额穴上约 0.2 寸处。

［主治］ 头顶部疼痛。

3. 偏头痛

［定位］ 在头顶穴左右旁开 0.2 寸处。

［主治］ 偏头痛，颞部痛等。

4. 枕部

［定位］ 在头顶穴上约 0.2 寸处。

［主治］ 后头疼痛，枕大神经痛。

5. 颈部

［定位］ 在枕部穴上约 0.1 寸处。

［主治］ 落枕，颈项疼痛。

6. 癫痫

［定位］ 在颈部穴上，两中切牙之间齿龈上。

［主治］ 癫痫。

7. 尾骶骨

［定位］ 在上唇系带下端正中处。

［主治］ 尾骶骨痛。

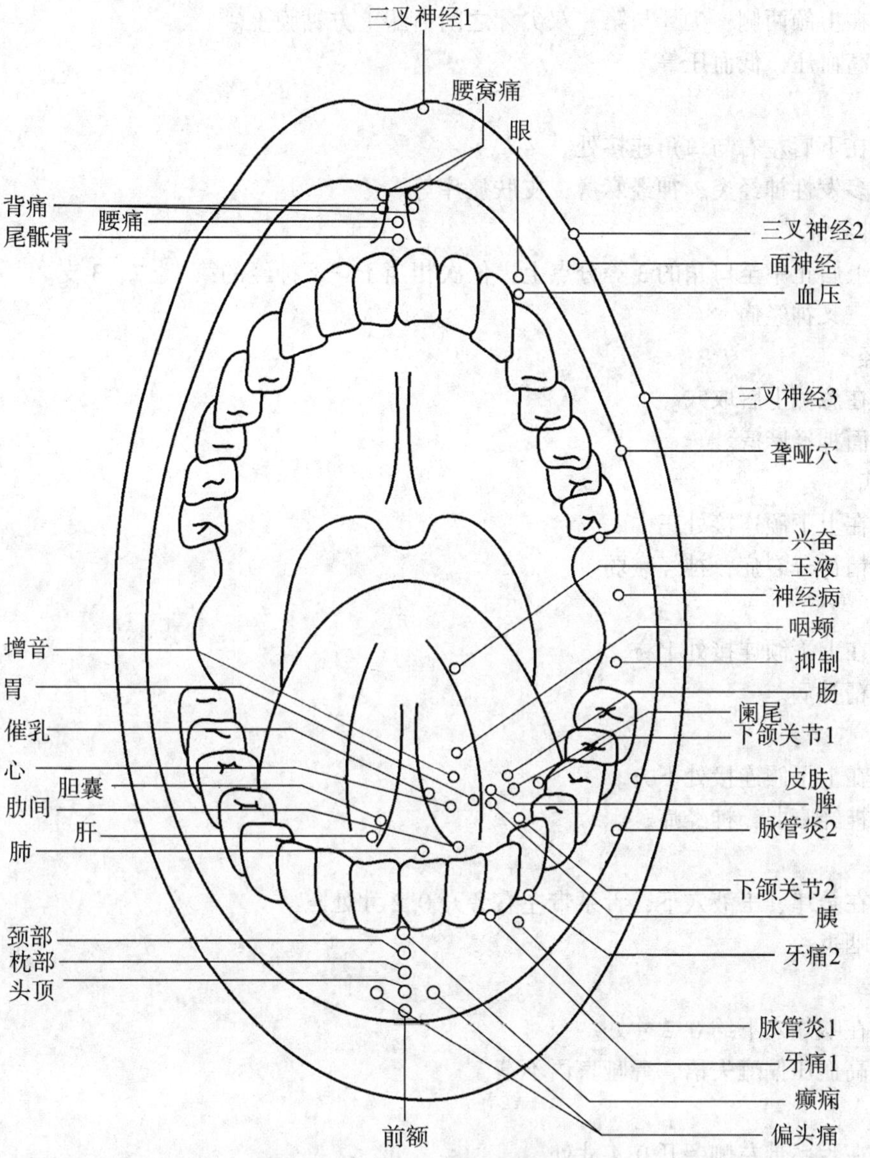


图 7-39　口针其他区域腧穴

8. 腰痛

[定位]　在上唇系带正中处。

[主治]　腰肌劳损，腰扭伤，腰椎增生等。

9. 背痛

[定位]　在上唇系带两侧黏膜处。

[主治]　背痛。

10. 腰窝痛

[定位]　在上唇系带顶端，左右旁开约 0.1 寸处。

[主治]　腰窝痛，急性腰扭伤。

11. 眼

[定位]　在上颌两侧，尖牙与第一双尖牙之间齿龈上方黏膜上。

[主治]　视网膜炎，复视等。

12. 血压
［定位］ 在上颌两侧，尖牙与第一双尖牙之间齿龈上方黏膜上。
［主治］ 高血压，低血压等。
13. 皮肤
［定位］ 在下唇左右与口角连接处。
［主治］ 多发性神经炎，神经麻痹，皮肤瘙痒等。
14. 三叉神经
［定位］ 上唇正中至口角的3等分点上，依次相当于三叉神经的第1、2、3支。
［主治］ 三叉神经痛。
15. 面神经
［定位］ 在患侧上唇取穴。
［主治］ 面神经麻痹。
16. 神经病
［定位］ 在上下颌连接处正中。
［主治］ 精神分裂症，神经衰弱。
17. 兴奋
［定位］ 在上下颌连接处上方。
［主治］ 精神病。
18. 抑制
［定位］ 在上下颌连接处下方。
［主治］ 神经衰弱，神经症。
19. 咽颊
［定位］ 在金津、玉液穴下，舌系带左右旁开0.2寸处。
［主治］ 咽炎。
20. 增音
［定位］ 在咽颊穴下约0.2寸处。
［主治］ 高血压偏瘫失语，聋哑言语不清。
21. 胃
［定位］ 在舌系带左侧旁开0.4寸处。
［主治］ 胃痛，糖尿病等。
22. 肠
［定位］ 在催乳穴两侧约0.7寸处。
［主治］ 肠炎，腹痛，糖尿病等。
23. 阑尾
［定位］ 在舌系带右侧约0.7寸处，肠穴下取穴。
［主治］ 阑尾部疼痛。
24. 胰
［定位］ 在脾穴和胃穴之间取穴。
［主治］ 胰腺炎。
25. 心
［定位］ 在舌系带正中向左旁开0.2寸处。
［主治］ 阵发性心动过速。

26. 肝

[定位]　在舌系带正中右侧下方。

[主治]　肝区痛。

27. 脾

[定位]　在舌系带左侧旁开 0.4 寸处，胃穴与肠穴之间取穴。

[主治]　消化不良，肠胀气。

28. 胆囊

[定位]　在肝穴上约 0.1 寸处。

[主治]　胆区疼痛。

29. 肺

[定位]　舌系带根部，左右旁开约 0.2 寸处。

[主治]　咳嗽，气管炎。

30. 肋间

[定位]　舌系带根部与下齿槽连接部，中切牙内侧左右旁开约 0.2 寸处。

[主治]　肋间神经痛。

31. 催乳

[定位]　舌系带正中两侧隆起部（舌下阜）。

[主治]　乳腺炎，缺乳，回乳。

### 四、口针治疗

【操作方法】

1. 针具选择　选用 30～32 号、0.5～1.5 寸长的不锈钢毫针，提倡使用一次性针具，以防交叉感染。

2. 针刺方法　令患者端坐，半张口，然后将口腔进行严格消毒。消毒后，用无菌纱布垫在患者上下唇部，以手指将上下唇拉开，针刺时，针尖与口腔黏膜呈 15°～30°角，即采用斜刺或平刺法。不捻转、不提插，一般留针 15～30 min，脏腑区域及消化区域等处可不留针。起针时，一手用纱布裹住唇部，按住腧穴部位，另一手将针拔出，以防疼痛、出血。

3. 疗程与间隔　每日 1 次，10 次为一疗程，疗程间隔 7 d。

【适应证】　范围较广，一般针灸的适应证均适用，特别是对于各种原因引起的疼痛性疾患，如坐骨神经痛、急性腰扭伤、急性结膜炎、电光性眼炎等有较好的疗效。此外，对面神经麻痹亦有满意疗效。

【注意事项】

（1）使用口针疗法时，应向患者说明操作的目的和方法，避免患者精神紧张，使其配合治疗。

（2）施针前，术者的手、针具及患者的口腔都要进行严格消毒，防止口腔黏膜感染。

（3）取穴要准，进针动作要轻缓，防止出血。

（4）起针后，嘱患者用淡盐水漱口，以预防感染。

（5）孕妇慎用，传染病患者禁用。

## 第八节　手针疗法

手针疗法是针刺手部特定腧穴以治疗全身疾病的一种方法。本法具有疏通经络、调和气血、协调阴阳之功效，其操作简单、疗效明显且经济可行，临床应用广泛。

## 一、手与脏腑经络的相应关系

手与周身的阴阳、气血、经络有密切联系。《灵枢·动输》中说："夫四末阴阳之会者，此气之大络也。"《灵枢·卫气失常》又说："皮之部，输于四末。"手为上肢末端，是手三阴、手三阳经脉气血会合的部位。从上肢经脉循行分布来看，手三阴经从胸走手，手三阳经从手走头。手太阴经行于手大鱼际处，止于拇指桡侧端；手阳明经受手太阴经气之交，起于示指桡侧端，上行手背，出合谷两骨之间；手厥阴经经掌侧腕后两筋之间入掌中，出中指尖端；手少阳经受手厥阴经气之交，起于环指尺侧端，行手背第4、5掌骨间上腕；手少阴经经掌后锐骨，止于手小指桡侧端；手太阳经起于小指尺侧端，经掌外侧赤白肉际至腕。《素问·太阴阳明论》指出："阴气……循臂至指端，阳气从手上行。"根据十二经脉的标本、根结之说，"根"与"本"均位于四肢肘膝关节以下的部位，是经脉之气生发、布散之处。

## 二、手针常用腧穴定位与主治

### （一）手掌侧（图7-40）

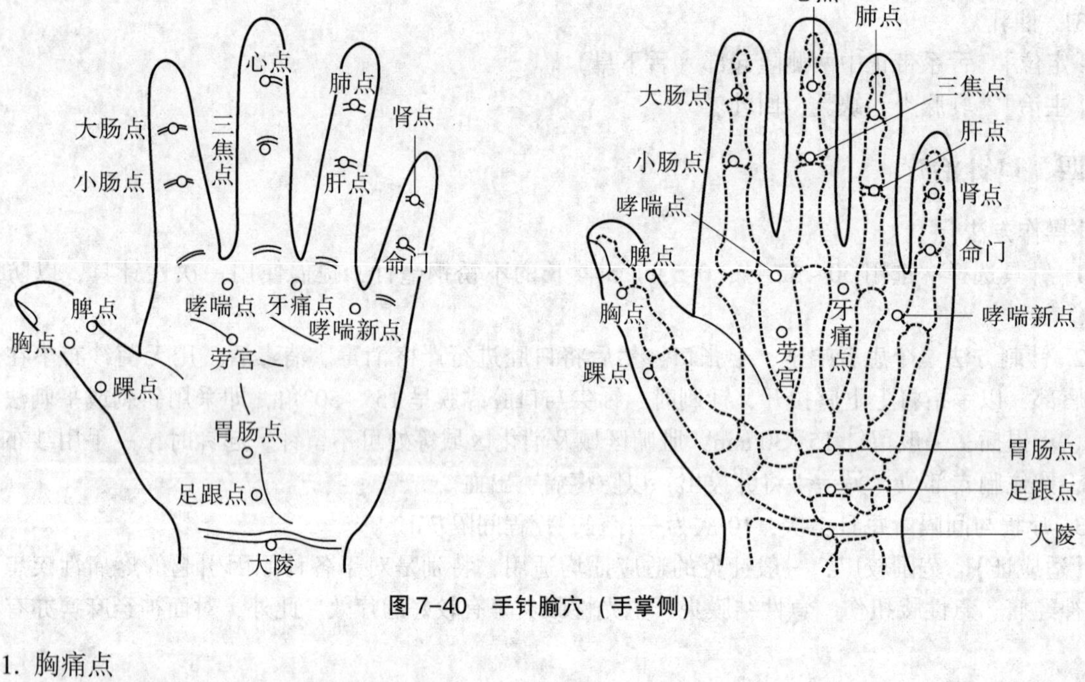


图7-40 手针腧穴（手掌侧）

1. 胸痛点

［定位］ 在拇指指间关节桡侧赤白肉际。

［主治］ 胸痛，吐泻，癫痫。

2. 小肠点

［定位］ 在掌面，示指第1指间关节横纹中点。

［主治］ 小肠病。

3. 大肠点

［定位］ 在掌面，示指第2指间关节横纹中点。

［主治］ 大肠病。

4. 哮喘点

［定位］ 在掌面，示指掌指关节尺侧。

［主治］ 支气管炎，哮喘，神经性头痛。

5. 脾点
[定位]　在掌面拇指指间关节横纹中点。
[主治]　脾胃病，水肿。
6. 胃肠点
[定位]　劳宫与大陵连线的中点。
[主治]　慢性胃炎，溃疡病，消化不良，胆道蛔虫病。
7. 足跟点
[定位]　在胃肠点与大陵连线的中点。
[主治]　足跟痛。
8. 心点
[定位]　在掌面，中指第 2 指间关节横纹中点。
[主治]　心脏疾病。
9. 三焦点
[定位]　在掌面，中指第 1 指间关节横纹中点。
[主治]　胸、腹、盆腔疾病。
10. 肺点
[定位]　在掌面，环指第 2 指间关节横纹中点。
[主治]　呼吸系统疾病。
11. 肝点
[定位]　在掌面，环指第 1 指间关节横纹中点。
[主治]　肝胆病。
12. 肾点（夜尿点）
[定位]　在掌面，小指第 2 指间关节横纹中点。
[主治]　夜尿频。
13. 命门
[定位]　在掌面，小指第 1 指间关节横纹中点。
[主治]　生殖系统疾病。
14. 牙痛点（咽喉）
[定位]　在第 3、4 掌指关节之间。
[主治]　急性扁桃体炎，咽喉炎，三叉神经痛，牙痛。
15. 哮喘新点
[定位]　在第 4、5 掌指关节间。
[主治]　哮喘。

**（二）手背侧**（图 7-41）

1. 落枕点
[定位]　第 2、3 掌指关节间上 1 寸。
[主治]　落枕，颈项痛。
2. 眼点
[定位]　在拇指指关节尺侧赤白肉际处。
[主治]　眼病。
3. 前头点
[定位]　在示指第 1 指间关节桡侧赤白肉际处。
[主治]　胃肠病，阑尾炎，膝、踝、指关节痛，前头痛。

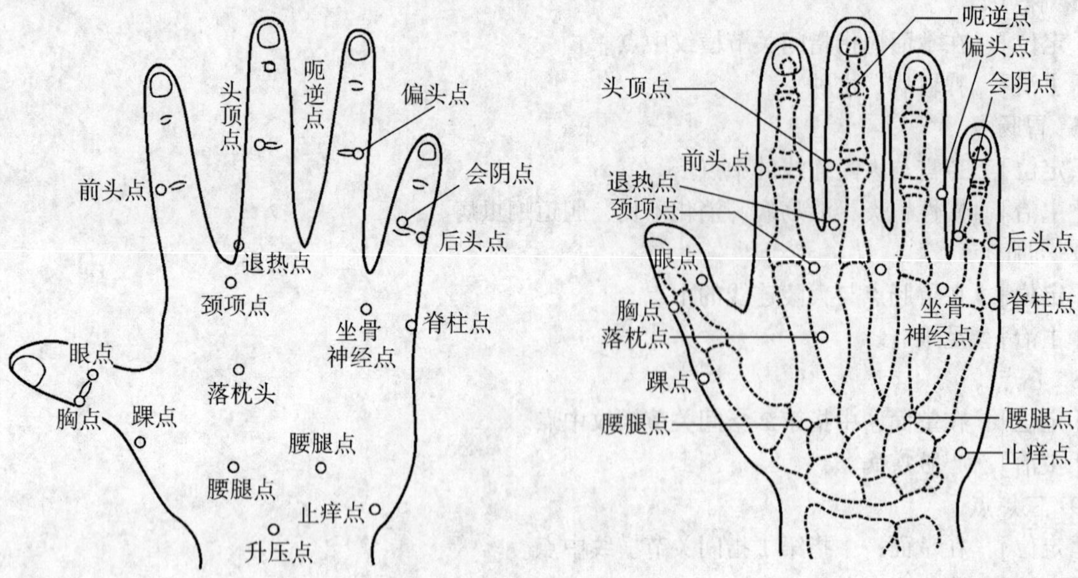


图 7-41　手针腧穴（手背侧）

4. 颈项点

［定位］　在第 2、3 掌指关节间，近第 2 掌指关节。

［主治］　落枕，颈项扭伤。

5. 头顶点

［定位］　在中指第 1 指间关节桡侧赤白肉际处。

［主治］　神经性头痛，头顶痛。

6. 偏头点

［定位］　在环指第 1 指间关节尺侧赤白肉际处。

［主治］　偏头痛，胸胁痛（肝、胆、脾、肋间神经痛）。

7. 会阴点

［定位］　在小指第 1 指间关节桡侧赤白肉际处。

［主治］　会阴部疼痛。

8. 后头点

［定位］　在小指第 1 指间关节尺侧赤白肉际处。

［主治］　后头痛，扁桃体炎，呃逆，臂痛，颊痛。

9. 踝点

［定位］　在拇指掌指关节桡侧赤白肉际处。

［主治］　踝关节痛。

10. 坐骨神经点

［定位］　在第 4、5 掌指关节近第 4 掌指关节处。

［主治］　坐骨神经痛，髋、臀痛。

11. 脊柱点

［定位］　在小指掌指关节尺侧赤白肉际处。

［主治］　腰背痛，尾骨痛，耳鸣，鼻塞。

12. 止痒点

［定位］　在手背第 5 掌骨与腕骨交界处尺侧。

［主治］　荨麻疹，瘙痒症。

13. 升压点

［定位］ 在手背腕横纹中点。

［主治］ 低血压，休克。

14. 呃逆点

［定位］ 在手背，中指第2指关节横纹中点。

［主治］ 呃逆。

15. 退热点

［定位］ 在手背，中指桡侧指蹼处。

［主治］ 发热，目疾。

16. 腰腿点

［定位］ 在手背，第2指伸肌肌腱桡侧，第4指伸肌肌腱尺侧，腕横纹前1.5寸。

［主治］ 腰痛，急性腰扭伤。

## 三、手针治疗

【选穴原则】

（1）按部取穴：即按疾病所在部位或脏器取相应的手针腧穴。例如，眼病取眼点，腰扭伤取腰腿点等。

（2）对症取穴：针对某些症状选取相应的手针腧穴。例如，咳嗽、哮喘选哮喘点，腰痛选腰腿点等。

（3）同气相求：由于手足同名经同属一气，在治疗下肢疾病时可在手部取相应手针腧穴。例如，踝扭伤疼痛，可取手部踝点。

（4）交叉取穴：由于经络有左右交叉的传注关系，选穴时多选取疾病部位对侧的手部相应腧穴治疗，即病在左选取右手针腧穴，病在右选取左手针腧穴。例如，右侧偏头痛，选取左手的偏头点。

（5）辨证取穴：按脏腑经络辨证选取相应的手针腧穴。例如，失眠取心点，因心主神明；目疾取肝点，因肝开窍于目等。

（6）组合取穴：凡属主治作用相同的手针腧穴，可配合应用。例如，咽喉肿痛，可同时选用后头点、咽喉点。也可将多种取穴法组合运用，例如，皮肤瘙痒症可按症状取止痒点，再按脏腑辨证“肺主皮毛”取肺点。

【操作方法】

1. 针具选择　可选用28~30号、0.5~1寸长的不锈钢毫针。

2. 针刺方法　令患者手取自然弯曲位，皮肤常规消毒后，采用直刺或斜刺进针，一般针刺深度为0.3~0.5寸，以不刺入骨膜为准，用中度刺激。可留针3~5 min。针刺腰腿点时，宜采用平刺进针，使针尖从伸指肌肌腱和掌骨之间刺入，深0.5~0.8寸，亦可内、外两点透刺。治疗腰部、颈项部及各种软组织扭伤时，应边捻针边嘱患者活动或按摩患处。治疗疼痛性疾患时，在痛止后仍持续行针1~2 min，必要时可延长留针时间或采用皮下留针。对需要持续刺激的病例，也可以加用电针。

3. 疗程与间隔　急性病可每日1~2次，不计疗程；慢性病每日或隔日1次，10次为一疗程，疗程间隔3~5 d。

【适应证】 适应范围广泛。其中，以对各类急性痛症疗效最为明显，诸如急性腰扭伤、头痛、胃痉挛性疼痛、痛经、坐骨神经痛、胆道蛔虫病等。其次，对产后缺乳、小儿遗尿、支气管炎、哮喘、心律失常、腹痛、腹泻、失眠、皮肤瘙痒症等，亦有较好的效果。

【注意事项】

（1）本法刺激较强，疼痛较重，针刺前应向患者说明，防止发生晕针。

（2）严格消毒，防止感染。

（3）针宜刺入肌腱与骨膜间，避免损伤骨膜。

(4) 针刺手法宜轻柔、稳顺，避免刺伤掌中动、静脉网，以防引起手掌部血肿。

# 第九节 足针疗法

足针疗法是用针刺、艾灸或药物外敷足部的一定区位，通过腧穴、经络的传导，以调整脏腑和各部组织器官的功能，激发和调动机体内在的抗病能力，从而达到扶正祛邪治愈疾病目的的一种微针疗法。

## 一、人体器官在足底的投影

十二经脉与足联系密切，足三阴经起于足部，足三阳经止于足部，手、足三阴经和三阳经通过表里经和同名经与足密切相连，五脏六腑通过十二经脉和足发生关联；奇经八脉中阳维脉、阳跷脉、阴跷脉起于足部，与足密切联系。通过不断观察，人们发现足与人整体的关系，类同一个胎儿平卧在足的掌面，头部位于足跟，臀部朝着足趾，五脏六腑即分布在跖面中部（图 7-42）。所以通过腧穴、经络的传导作用，可刺激足穴调整人体全身功能，治疗脏腑的病证。

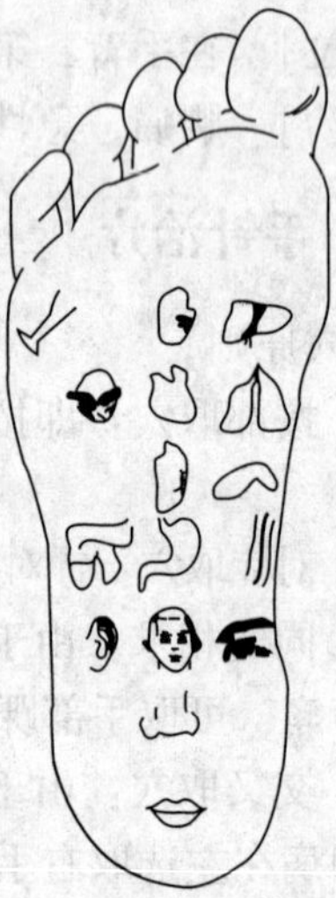

图 7-42 足跖面脏腑器官投影

## 二、足针腧穴定位与主治

### (一) 足部穴区定位法

(1) 将足跟后缘中点与第 2、3 趾间连线折为 10 寸，并以此线为正中线。

(2) 足底各趾间与足跟后缘连线平行于正中线，其间隔各为 1 寸。

(3) 足背部以表面解剖定位取穴。

(4) 内外踝顶点与足底内外缘垂直线各折为 3 寸。

### (二) 自然标志定位法

根据人体足部的自然标志取腧穴，如趾横纹、趾尖端、跖趾关节、趾骨小头、趾缝端、内踝高点、外踝高点、舟骨粗隆等。

### (三) 常有足针腧穴

根据现有资料，常用足针腧穴有 39 个，其中足底 22 穴，足背 12 穴（只有 9 穴），足内侧 4 穴，足外侧 1 穴。

1. 足底部腧穴（图 7-43）

(1) 头面：

[定位] 距足跟后缘 1 寸，足底正中线上。

[主治] 感冒，头痛，上额窦炎，鼻炎。

[操作] 直刺 0.3~0.5 寸。

(2) 安眠：

[定位] 距足跟后缘 3 寸，足底正中线上，约当外踝与内踝在足底部连线的中点。

[主治] 失眠，癫狂，癔症，神经衰弱，低血压。

[操作] 直刺 0.3~0.5 寸。

(3) 胸：

[定位] 距足跟后缘 3 寸，足底正中线外侧旁开 1 寸处，即安眠外 1 寸。

［主治］ 胸痛，胸闷，肋间神经痛。
［操作］ 直刺0.5~0.8寸。
(4) 面：
［定位］ 在安眠内侧旁开1寸。
［主治］ 三叉神经痛，面瘫，面痒。
［操作］ 直刺0.5~0.8寸。
(5) 心：
［定位］ 距足跟后缘3.5寸，足底正中线上。
［主治］ 高血压，心悸，心痛，咽喉肿痛，舌强，舌痛，失眠。
［操作］ 直刺0.3~0.5寸。
(6) 肺：
［定位］ 在心旁开1.5寸，左右各1穴。
［主治］ 咳嗽，气喘，胸痛。
［操作］ 直刺0.3~0.5寸，或斜刺0.5~1寸。
(7) 癌根3：
［定位］ 距足跟后缘4寸，足底正中线内侧旁开1.5寸处，肺前0.5寸。
［主治］ 对鼻、咽、颈、肺部及食管上中段肿瘤有镇痛和解痉作用。
［操作］ 直刺0.5~0.8寸，或向内踝、足跟方向斜刺0.8~1.2寸。

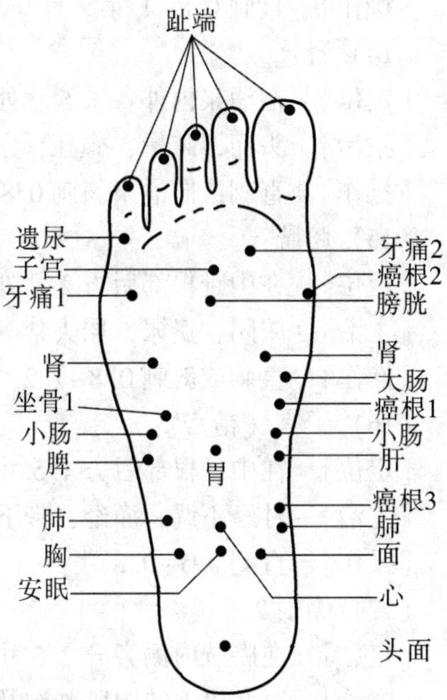


图7-43　足底部腧穴

(8) 胃：
［定位］ 距足跟后缘5寸处，足底正中线上。
［主治］ 胃痛，呕吐，消化不良，失眠。
［操作］ 直刺或斜刺0.5~1寸。
(9) 肝：
［定位］ 在胃内侧旁开2寸处。
［主治］ 急慢性肝炎，胆囊炎，肋间神经痛，目疾。
［操作］ 直刺或向后斜刺0.5~1寸。
(10) 脾：
［定位］ 在胃外侧旁开1寸处。
［主治］ 消化不良，腹泻，尿闭，血液病，失眠。
［操作］ 直刺或向内斜刺0.5~1寸。
(11) 小肠：
［定位］ 距足跟后缘5.5寸，足底正中线旁开1.5寸处，左右各1穴。
［主治］ 腹痛，腹泻，肠鸣，痢疾。
［操作］ 直刺或斜刺0.8~1.2寸。
(12) 癌根1：
［定位］ 距足跟后缘6寸，足底正中线内侧旁开2寸处。
［主治］ 对食管下段、胃、贲门等部位的肿瘤有镇痛和改善症状的作用。
［操作］ 直刺0.3~0.5寸，或向内后透刺0.8~1.2寸。
(13) 大肠：
［定位］ 距足跟后缘6.5寸，足底正中线内侧旁开2寸处。
［主治］ 腹痛，呕吐，腹泻，痢疾。

［操作］ 直刺0.8~1寸。

（14）肾：

［定位］ 在涌泉内外各1.5寸处。

［主治］ 头痛，眩晕，癫狂，尿闭，遗尿，腰痛。

［操作］ 直刺或向涌泉斜刺0.8~1.2寸。

（15）膀胱：

［定位］ 在中趾根部后方2寸处，足底正中线上。

［主治］ 尿闭，遗尿，尿失禁等。

［操作］ 直刺或斜刺0.8~1.2寸。

（16）子宫（精宫）：

［定位］ 在中趾根部后方1.5寸，足底正中线上。

［主治］ 月经不调，痛经，带下，尿闭，睾丸炎。

［操作］ 直刺0.5~0.8寸。

（17）癌根2：

［定位］ 在膀胱内侧旁开2.5寸处。

［主治］ 对脐以下的内脏肿瘤及淋巴转移瘤有镇痛和改善症状的作用。

［操作］ 直刺或向后斜刺0.8~1.2寸。

（18）坐骨1：

［定位］ 在足第4趾根部后4寸处。

［主治］ 坐骨神经痛，腰痛，荨麻疹，肩痛。

［操作］ 直刺或向后斜刺0.5~1寸。

（19）牙痛1：

［定位］ 在足小趾根部后方1寸处。

［主治］ 牙痛。

［操作］ 直刺或向后斜刺0.5~1寸。

（20）牙痛2：

［定位］ 在足踇趾、次趾间后1寸处。

［主治］ 牙痛。

［操作］ 直刺0.5~1寸。

（21）遗尿：

［定位］ 在足小趾第1趾横纹中点。

［主治］ 遗尿，尿频。

［操作］ 直刺或向后斜刺0.3~0.5寸。

（22）趾端（气端）：

［定位］ 在两足十趾的尖端，距爪甲约0.1寸。

［主治］ 中风昏迷，足趾麻木，脱疽，脚气。

［操作］ 浅刺0.1~0.2寸，或用三棱针点刺出血。

2. 足背部腧穴（图7-44）

（1）头痛点：

［定位］ 在足背，第2~4跖趾关节内侧赤白肉际处。

［主治］ 头痛。

［操作］ 浅刺0.1~0.2寸。

(2) 扁桃1：

[定位]　在足大趾上，在趾长伸肌肌腱内侧，跖趾关节处。

[主治]　急性扁桃体炎，流行性腮腺炎，湿疹，荨麻疹。

[操作]　浅刺0.2~0.3寸。

(3) 扁桃2：

[定位]　在太冲与行间连线的中点。

[主治]　急性扁桃体炎，流行性腮腺炎。

[操作]　直刺0.5~0.8寸。

(4) 腰痛点：

[定位]　在第1趾骨小头外侧前方凹陷中。

[主治]　急性腰扭伤，腰痛。

[操作]　直刺或向后斜刺0.8~1.2寸。

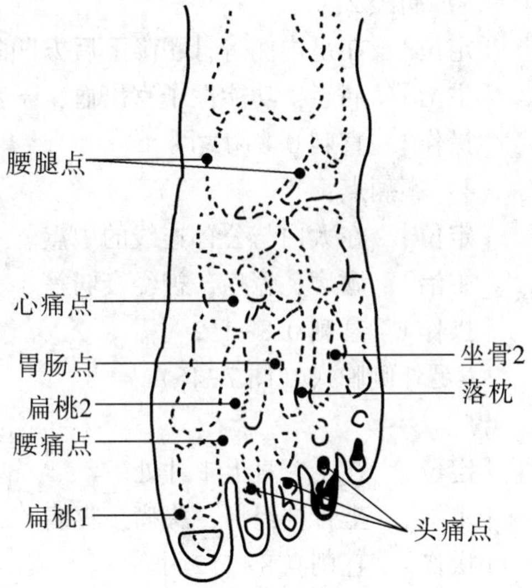

图7-44　足背部腧穴

(5) 坐骨2：

[定位]　在足背，足临泣与地五会连线的中点。

[主治]　坐骨神经痛。

[操作]　直刺0.5~0.8寸，或向足底部坐骨1方向斜刺。

(6) 落枕：

[定位]　在足背第3、4趾缝纹端后2寸处。

[主治]　落枕。

[操作]　直刺或斜刺0.5~0.8寸。

(7) 胃肠点：

[定位]　在足背，第2、3趾缝纹端后3寸处。

[主治]　急慢性胃肠炎，胃及十二指肠溃疡。

[操作]　直刺或向上斜刺1~1.5寸。

(8) 心痛点：

[定位]　在解溪前2.5寸。

[主治]　心痛，心悸，哮喘，感冒。

[操作]　直刺0.3~0.5寸。

(9) 腰腿点：

[定位]　在解溪前0.5寸，两旁凹陷中。一足两穴。

[主治]　腰腿痛，下肢拘挛疼痛，痛经。

[操作]　直刺0.8~1.2寸。

3. 足内侧腧穴（图7-45）

(1) 眩晕点：

[定位]　在足内侧舟骨突起上方凹陷中。

[主治]　眩晕，头痛，高血压，腮腺炎，急性扁桃体炎。

[操作]　直刺0.3~0.5寸。

(2) 痛经1：

[定位]　在内踝高点直下2寸处。

[主治]　功能性子宫出血，月经不调，痛经。

[操作]　直刺或斜刺0.5~0.8寸。

（3）痛经 2：

［定位］ 在足内侧舟骨粗隆下后方凹陷中。

［主治］ 痛经，功能性子宫出血，子宫附件炎。

［操作］ 直刺 0.8~1 寸。

（4）癫痫点：

［定位］ 在太白与公孙连线的中点。

［主治］ 癫痫，癔症，神经衰弱等。

［操作］ 直刺 0.8~1.2 寸。

4. 足外侧腧穴（图 7-46）

臀：

［定位］ 在昆仑直上 1 寸处。

［主治］ 坐骨神经痛，头痛，腹痛。

［操作］ 直刺 0.8~1.2 寸。

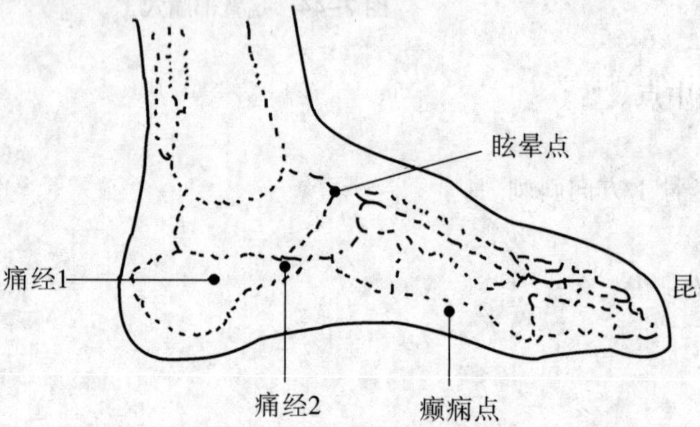


图 7-45 足内侧腧穴

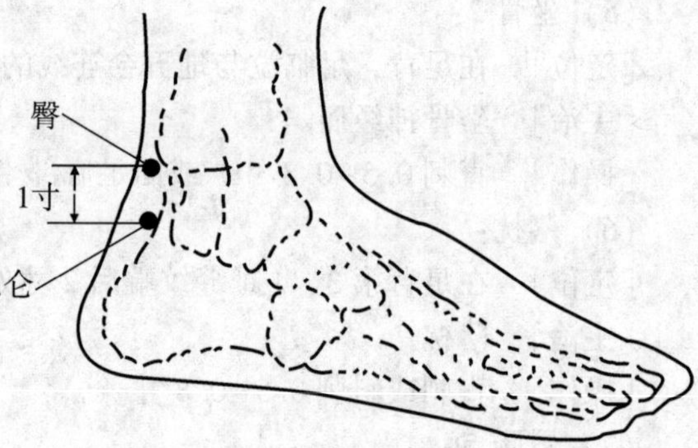


图 7-46 足外侧腧穴

## 三、足针治疗

【选穴原则】

1. 对症取穴 针对各种疾病的主要症状，选取有治疗作用的腧穴针刺，如头痛选头痛点、失眠选用安眠点等。主治作用相似的腧穴可以配合应用，如坐骨神经痛可同时取坐骨 1、坐骨 2 点；也可将具有主治作用的腧穴和对症作用的腧穴配合使用，如失眠伴有头痛者可选用安眠点配合头痛点。

2. 按疾病部位取穴 依据疾病的发病部位，选择相应的腧穴针刺，如胃痛取胃点、尿闭取膀胱点和肾点等。

3. 辨证取穴 按脏腑经络辨证，选择相应的腧穴针刺。例如，因肝肾不足、肝阳上亢所致眩晕者，除取眩晕点外，还可取肝点，配用肾点，目的在于“滋水涵木”。根据“肝开窍于目”，目疾可取肝点；“肾开窍于耳”，耳疾可取肾点。

【操作方法】

1. 针具选择 选用 28~30 号、0.5~1 寸长的不锈钢毫针。

2. 针刺方法

（1）选择体位：患者一般采用仰卧位，两足伸直，以便于术者取穴、针刺。足部放置应舒适、平稳。

（2）消毒：针刺局部皮肤常规消毒。



（3）进针与行针：在押手的配合下，用快速进针法将针刺入皮下。根据针刺部位的不同和临床要求的不同，分别采用直刺、斜刺或平刺，以及适宜的针刺深度。一般以捻转手法为主，用中度刺激。对于癫狂、急性疼痛等病症可采用重刺激。

（4）留针：一般病症可在针刺得气后即出针或留针 3~5 min。根据病情需要亦可留针 20~30 min，每隔 4~10 min 捻针一次，还可加用电针。

3. 疗程与间隔　一般疾病可每日 1 次或隔日 1 次，10 次为一疗程。对急性病、疼痛性疾病可每日 2 次。

【适应证】 有三叉神经痛、遗尿、急性腰扭伤、胃痛、腹泻、神经衰弱、疟疾、急性结膜炎、精神病、颈痛、感冒、睾丸炎、牙痛、胁肋痛等。

【注意事项】

（1）本法的针刺感应较强，治疗前须向患者解释清楚，以取得患者配合。对精神紧张者，应采用轻刺激或不留针，以防发生晕针。

（2）严格消毒，并嘱患者针后保持清洁，防止感染。

（3）沿骨的边缘针刺时，要注意不可损伤骨膜，并尽量避免刺伤血管。

（4）久病体虚患者不宜针刺，可酌用灸法治疗。

## 第十节　腕踝针疗法

腕踝针疗法是在腕踝部特定的针刺点（腧穴）进行皮下针刺以治疗全身疾病的一种微针方法。本法是在 20 世纪 60 年代，由中国人民解放军第二军医大学第一附属医院精神神经科在应用电刺激治疗疾病的基础上，与中医经络学说理论和现代神经理论相结合，通过不断探索总结而产生的。1975 年定名的“腕踝针疗法”始见于张心曙撰写的《腕踝针》一书。本法具有疏通经络、调和脏腑功能的作用，其特点是选穴较少、操作简单、安全、适应证广，目前临床应用日趋广泛。

### 一、腕踝针人体分区

腕踝针疗法是在将人体先行分区的基础上确定针刺点的。其分区以前后正中线为标线，将身体两侧由前向后划分为 6 个纵区（图 7-47）。

1. 头面、颈项、躯干部分区

1 区：前正中线两侧的区域，包括额部、眼、鼻、咽喉、舌、气管、食管、心脏、腹部、会阴部。

2 区：身体前面的两旁，即 1 区的两侧，包括颞部、颊部、磨牙、颌下部、颈部、胸肋、侧腹部。

3 区：身体前面外缘，即 2 区的外侧，范围较狭窄，包括沿耳郭前缘的头面部、胸腹部沿腋窝前缘向下的垂直线。

4 区：身体前后面交界处，包括头顶至耳垂直下及腋窝直下的区域。

5 区：身体后面的两旁，与身体前面的 2 区相对，包括头、颈的后外侧、肩胛部、躯干两旁、下肢外侧等。

6 区：身体后正中线两侧，与身体前面的 1 区相对，包括后头部、枕项部、脊柱与椎旁、骶尾部、肛门等。

2. 四肢部分区　以臂干线和股干线作为四肢和躯干的分界线。

臂干线：环绕肩部三角肌附着缘至腋窝做一条环形连线，作为上肢与躯干的分界。

股干线：沿腹股沟至髂嵴做一条连线，作为下肢与躯干的分界线。

当两侧的上下肢处于内侧面向前的外旋位并向躯干靠拢时，以靠拢处出现的缝为界，前面相当于前正中线，后面相当于后正中线，然后按躯干的分区类推，将四肢分别分为 6 个区。

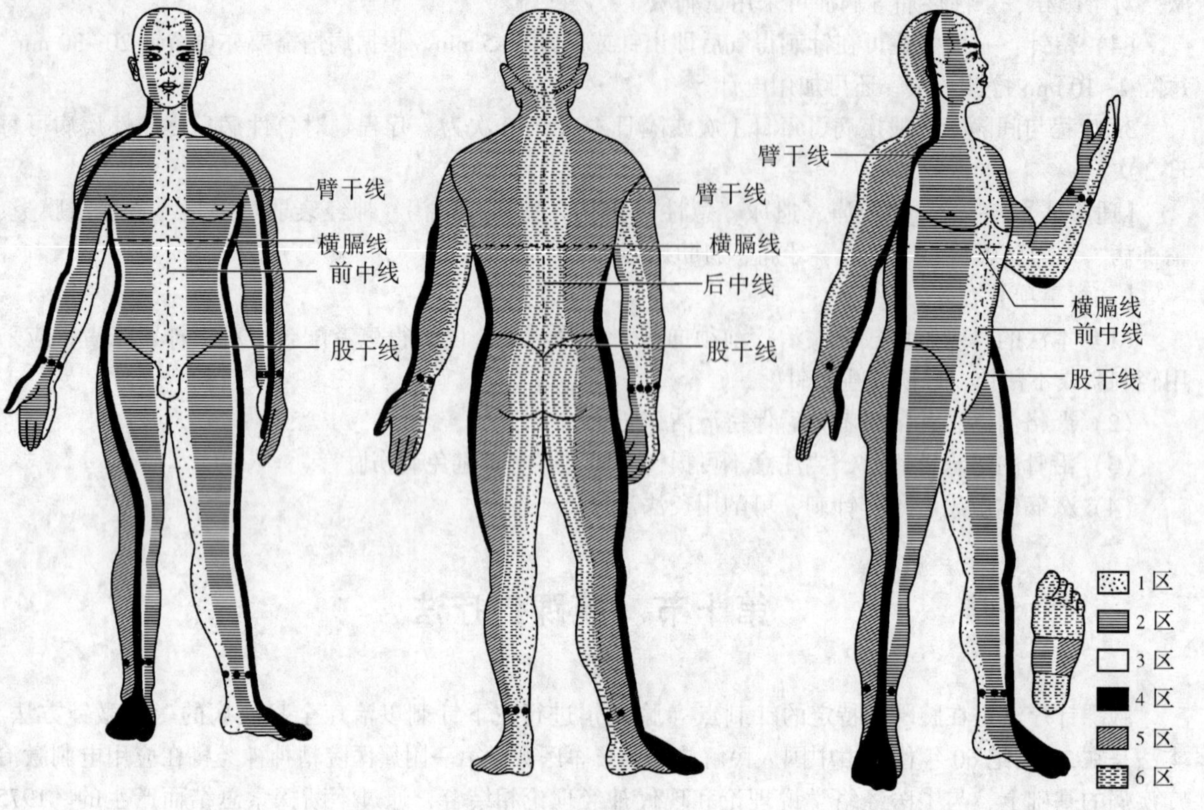


图 7-47　腕踝针人体分区

3. 人体上下部分区　以横膈线作为人体上下部的分界线。

横膈线：以胸骨末端和肋弓交界处为中心划一条环绕身体的水平线，又称横线。此线将身体 6 个纵区分成上下两部分，横膈线以上加“上”字，即上 1 区、上 2 区、上 3 区、上 4 区、上 5 区、上 6 区；横膈线以下加“下”字，即下 1 区、下 2 区、下 3 区、下 4 区、下 5 区、下 6 区。

## 二、针刺点定位与主治

人体的腕部和踝部各有 6 个针刺点，就是针尖刺入皮肤的位置。

1. 腕部　腕部 6 个针刺点约在腕横纹上两横指的一圈处。从掌面尺侧至桡侧依次称为上 1、上 2、上 3，从腕背桡侧至尺侧依次称为上 4、上 5、上 6（图 7-48）。

（1）上 1：

［定位］　在小指侧的尺骨缘前方，用拇指端按压觉凹陷处。

［主治］　前额痛，一切目鼻疾患，面神经麻痹，切齿痛，咽喉炎，咳嗽，胃痛，眩晕，失眠，高血压，心脏神经症，癔症，癫痫，皮肤瘙痒症等。

（2）上 2：

［定位］　在腕掌关节侧面的中央，掌长肌肌腱与桡侧腕屈肌肌腱之间。

［主治］　前颞部头痛，磨牙痛，颌下淋巴结炎，胸闷，胸痛，回乳，支气管哮喘等。

（3）上 3：

［定位］　在靠桡动脉外侧处。

［主治］　高血压，胸痛等。

（4）上 4：

［定位］　掌心向内，在拇指侧的桡骨缘上。

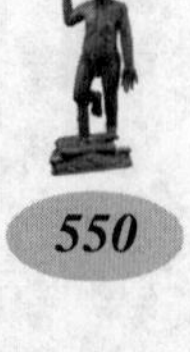

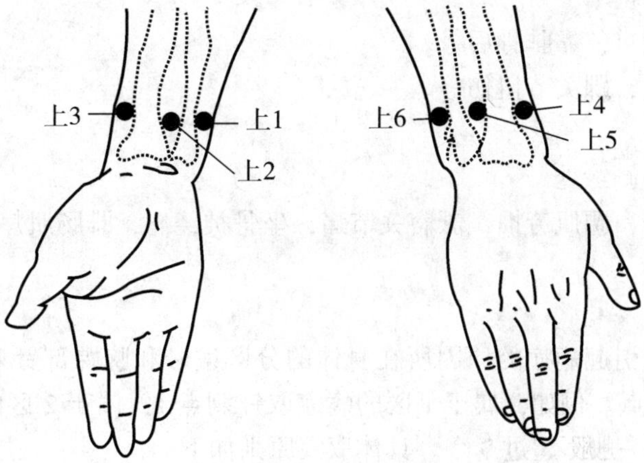


图 7-48　腕部针刺点

[主治]　头顶痛，耳痛，颞颌关节紊乱症，肩周炎，胸痛等。

(5) 上 5：

[定位]　在腕背面的尺、桡骨之间。

[主治]　颞后部疼痛，肩周炎，上肢麻木，上肢感觉障碍，肘与腕和指关节疼痛等。

(6) 上 6：

[定位]　在腕背面的尺侧，在尺骨尺侧边缘。

[主治]　后头痛，颈椎病，颈胸段脊柱疼痛等。

2. 踝部（图 7-49）

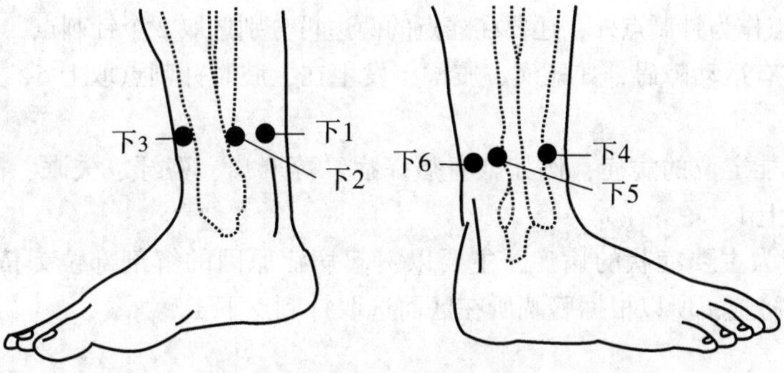


图 7-49　踝部针刺点

(1) 下 1：

[定位]　在靠近跟腱内缘处。

[主治]　上腹胀痛，脐周疼痛，痛经，白带过多，遗尿，外阴瘙痒症，足跟疼痛等。

(2) 下 2：

[定位]　在内踝侧，胫骨内侧后缘。

[主治]　侧胸痛，侧腹痛，过敏性结肠炎等。

(3) 下 3：

[定位]　在内踝侧，胫骨前嵴内侧约 0.3 寸处。

[主治]　膝关节内侧疼痛和踝关节内侧疼痛等。

(4) 下 4：

[定位]　在胫骨前缘与腓骨前缘的中点。

[主治]　股四头肌痛，膝关节炎，下肢瘫痪，足趾关节疼痛等。

（5）下5：

［定位］ 在外踝侧中央，靠腓骨后缘。

［主治］ 髋关节疼痛，踝关节扭伤等。

（6）下6：

［定位］ 在靠跟腱外侧缘处。

［主治］ 急性腰扭伤，腰肌劳损，骶髂关节痛，坐骨神经痛，腓肠肌痉挛，足趾疼痛等。

## 三、腕踝针治疗

【选穴原则】 病症及引起病症的原因所在身体的分区编号和腕踝部针刺点的编号是一致的，所以可按相同编号选取针刺点。例如，属于1区的病症取针刺点1，属于2区的病症取针刺点2等。针刺点的选择要有针对性，一般不超过3个。具体取穴原则如下。

（1）以中线为界，在病症的同侧取针刺点。例如，右侧肩周炎，针刺点取右上5；左足跟疼痛，针刺点取左下1等。

（2）以横膈线为界，病症属身体上部的在腕部取针刺点，病症属身体下部的在踝部取针刺点。例如，腰痛，在踝部取针刺点；头痛，在腕部取针刺点等。

（3）若病症恰在中线位置，分不清左右时，同时在两侧取针刺点，在前中线位置上的病症取两侧1。例如，气管炎所致的频咳，针刺点取两侧上1；遗尿或白带多，针刺点取两侧下1；腰椎棘突部位疼痛，针刺点取两侧下6。

（4）有时病症虽在中线上，但尚有其他症状可作定侧时，按其能定侧的症状指向选取一侧的针刺点1或6。

（5）以痛为主要症状时，尽可能查出压痛点，选取与压痛点所在区相同编号的针刺点。若为广泛性疼痛病症，除以最痛点作为针刺点外，还要在痛点的两边再分别选取2个针刺点，即选3个针刺点。

（6）上肢或下肢有运动障碍，如瘫痪、震颤，发生在上肢时针刺点取上5，发生在下肢时针刺点取下4。

（7）对全身或不能定位的病症，例如全身瘙痒症、荨麻疹、盗汗、失眠、高血压或某些精神症状，针刺点均取两侧上1。

（8）对以非疼痛为主要症状的病症，主要以引起病症原因的解剖部位为依据进行选区。例如，遗尿，其病位主要在膀胱，所以根据膀胱所在区而选取针刺点下1。

【操作方法】

1. 针具选择 通常采用30~32号1.5寸长的不锈钢毫针，儿童多用1寸长的不锈钢毫针。

2. 针刺方法 为使毫针能刺进皮下表浅部位，针体不宜过硬。

（1）体位：针腕部腧穴时，患者取坐位，针踝部腧穴时最好取仰卧位、侧卧位或俯卧位，且针刺部位的肌肉要尽量放松。

（2）消毒：针刺局部皮肤常规消毒，且范围应稍大，以免针体卧倒贴近皮肤表面时受污染。

（3）持针：右手持针，用拇、示、中三指夹住针柄，示指和中指的中部在针柄上，拇指关节微屈置指端于针柄下，环指在中指下夹住针体，小指在环指下，将小指贴近皮肤表面。

（4）进针：针刺方向通常朝病症所在一端，即在针刺部位以上时，针朝向心端，若病症在手足部位，则针朝离心端。针刺时，针体与皮肤呈30°角（图7-50），用拇指轻捻针柄，使针尖快速通过皮肤到达皮下，即可放开持针手指，使针自然垂倒贴近皮肤表面，针尖会将皮肤挑起直径约0.2 cm大小的皮丘，此时循纵直方向将针沿皮下轻轻推进，进针深度一般为3.8 cm。在针刺点1或6处进针时，要使针的前进方向与腕踝内缘平行，因为腕踝部上端较粗而下端较细，若仍循纵直方向刺入，往往易刺至肌层。推针要缓慢，不必捻动针体，推针手指不应感觉有阻力，患者局部不应出现酸、麻、胀、痛等感觉。

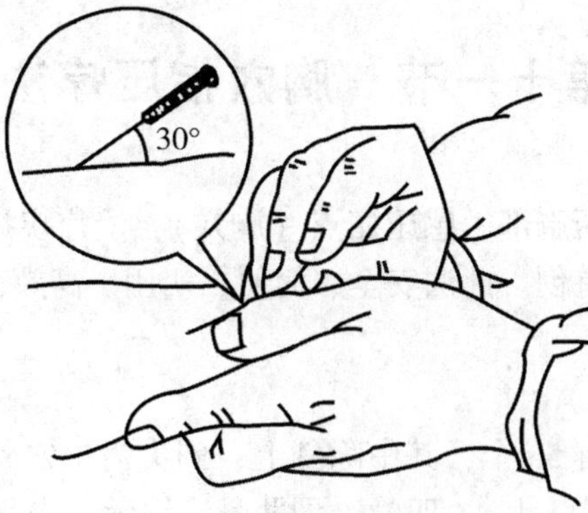


图 7-50　腕踝针刺法手势

（5）调针：以下情况需要调针。①针刺入皮下过深：局部出现胀、痛等感觉，此时可将针退至皮下后再做更表浅插入，上述症状多可消失。②针的方向偏斜：针偏离纵轴，应将针退至皮下后重新调整方向再插入，以免影响疗效。③针刺入的深度不适当：若刺入深度不够，致使症状未能消失或消失不完全，可将针稍推进；若刺入过深，在原来症状部位反出现沉、木感，或头昏、心悸等症状，则应将针稍退后。

调针是腕踝针疗法重要的步骤，经调针后部分症状即可改变，有时甚至显著改变；但有时调针后症状未能改变，可留针观察。有的症状在留针过程中会逐渐显示疗效，如部分疼痛、麻木感、哮喘、精神症状等。但调针并非必要步骤，对在当时无法判断疗效的情况，如睡眠障碍、白带多、遗尿等，就不须调针。调针结束后，可用胶布固定针柄。

（6）留针和出针：一般留针 30 min。慢性病或疼痛较重时，可适当延长留针时间，但最长不应超过 24 h。留针期间，一般不做捻转或提插等加强刺激。出针时，用无菌棉签轻压针刺点，以防皮下出血。

3. 疗程与间隔　一般病例隔日 1 次，7~10 次为一疗程，疗程间不必间断。

【适应证】

1. 内科疾病　头痛、高血压、眩晕、偏瘫、咳嗽、支气管炎、支气管哮喘、急慢性胃炎、过敏性结肠炎、上腹胀痛、绕脐痛、侧腹痛、膈肌痉挛、呕吐、尿频、遗尿、心脏神经症、冠心病和胸闷等。

2. 神经、精神系统疾病　癔症、神经衰弱、肋间神经痛、坐骨神经痛、肢体麻木、感觉障碍等。

3. 骨伤及软组织疾病　项背痛、肩周炎、腰肌劳损、急性腰扭伤、周身关节痛、足跟痛等。

4. 妇科疾病　痛经、白带过多、外阴瘙痒、乳汁不足等。

5. 儿科疾病　小儿遗尿等。

6. 五官科疾病　目疾、咽喉炎、牙痛、耳痛、颞颌关节紊乱症等。

【注意事项】

（1）局部皮肤应严格消毒，防止感染。

（2）针刺点部位皮下有较粗血管或针尖进皮处有明显刺痛时，应本着离点不离线的原则，可适当地将针刺点位置沿纵线做上、下移动。

（3）若针刺过程中出现晕针、滞针、血肿等现象，应及时处理。

# 第十一节　胸穴指压疗法

胸穴指压疗法是运用手指按压胸部敏感压痛点（胸穴），治疗疾病的一种微针方法。其由安徽省临床中医药研究所蒋春亭研究员首创。此法安全、简便、实用、高效，易于临床普及。

## 一、胸穴定位与主治

到目前为止，已发现的胸穴有53个，其中除剑上、剑尖为单穴外，其余左右侧均各有1穴，共104穴。其主要集中在“四骨五线”上，“四骨”即肋骨、锁骨、胸骨、肩胛骨，“五线”即胸骨线、锁骨中线、腋前线、腋中线、腋后线。指压胸穴大部分在肋缘下的骨边上或其他骨的表面。有些胸穴如剑上穴与经穴中的中庭穴相近，治疗时刺激重点在胸骨骨膜。胸穴如图7-51所示。胸穴定位及主治见表7-1。

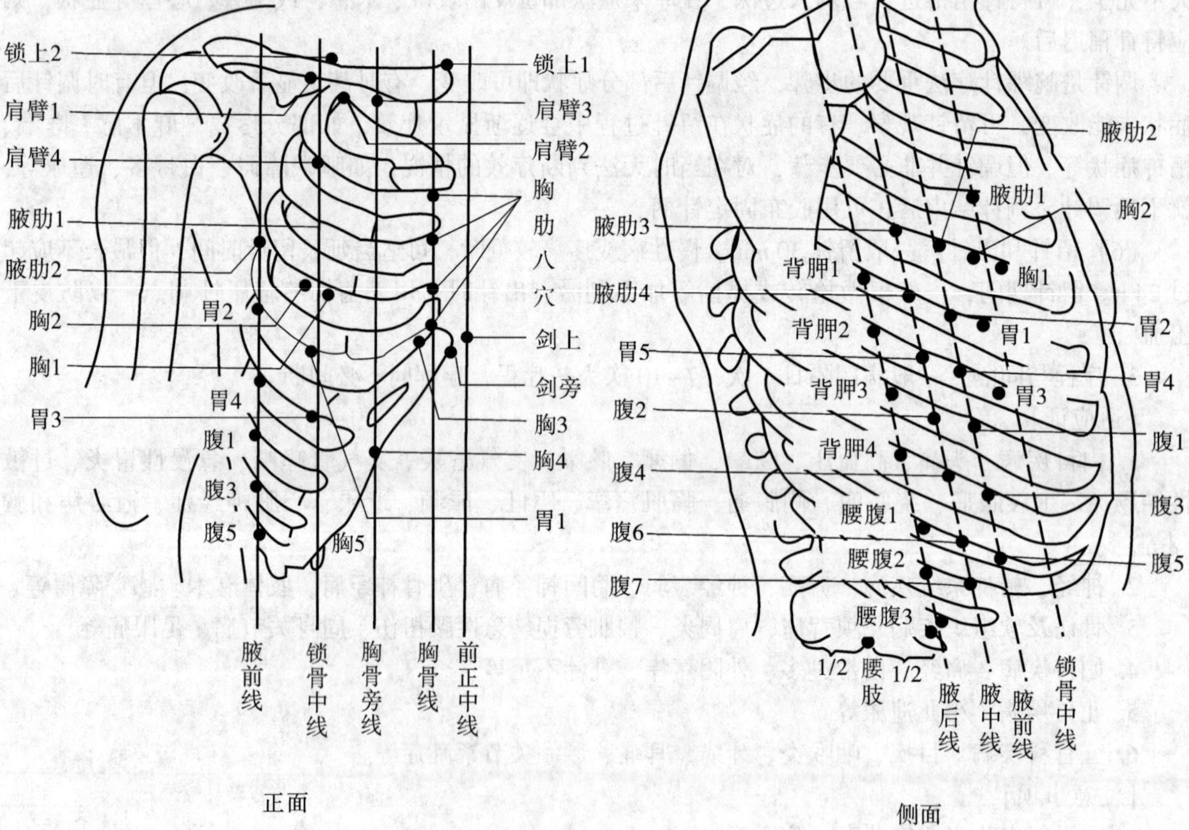


图7-51　胸穴

## 表 7-1　胸穴定位与主治

| 腧穴 | | 定位与操作 | 主治 |
|---|---|---|---|
| 胃穴 | 胃 1 | 第 5 肋下缘，锁骨中线外 1 横指（以患者示指第 1 指间关节的宽度为准）处抵压肋骨下缘 | 胃痛，恶心，膈肌痉挛，呕吐，心悸 |
| | 胃 2 | 第 5 肋下缘与腋前线交点，抵压肋骨下缘 | 胃痛，恶心，膈肌痉挛，呕吐，心悸，胃痉挛，上腹痛，肝区痛，胸肋痛，腹胀 |
| | 胃 3 | 第 6 肋下缘与胸骨旁线交点，抵压肋骨下缘 | |
| | 胃 4 | 第 6 肋下缘，锁骨中线外 1 横指，抵压肋骨下缘 | |
| | 胃 5 | 第 6 肋下缘与腋前线交点，抵压肋骨下缘 | |
| | 胃 6 | 第 6 肋下缘与腋中线交点，抵压肋骨下缘 | |
| 腹穴 | 腹 1 | 第 7 肋下缘与腋前线交点，抵压肋骨下缘 | 上腹及脐周痛，肝胆疾患，腹胀，膈肌痉挛 |
| | 腹 2 | 第 7 肋下缘与腋中线交点，抵压肋骨下缘 | |
| | 腹 3 | 第 8 肋下缘与腋前线交点，抵压肋骨下缘 | |
| | 腹 4 | 第 8 肋下缘与腋中线交点，抵压肋骨下缘 | |
| | 腹 5 | 第 9 肋下缘与腋前线交点，抵压肋骨下缘 | 腹痛（以中、下腹痛为主），腹胀，肠麻痹，肝胆疾患，痛经 |
| | 腹 6 | 第 9 肋下缘与腋中线交点，抵压肋骨下缘 | |
| | 腹 7 | 第 10 肋下缘与腋中线交点，抵压肋骨下缘 | |
| 腋肋部 | 腋肋 1 | 第 3 肋下缘与锁骨中线交点，抵紧肋下缘，向外上方压 | 胸上、腋窝部痛，肩臂痛（肩前区桡侧），乳腺炎 |
| | 腋肋 2 | 第 4 肋下缘与腋前线交点，抵压肋骨下缘 | 腋窝及腋下部疼痛，乳腺炎 |
| | 腋肋 3 | 第 4 肋下缘与腋中线交点，抵压肋骨下缘 | |
| | 腋肋 4 | 第 5 肋下缘与腋中线交点，抵压肋骨下缘 | 腋部，肩臂痛（尺侧） |
| 背胛部 | 背胛 1 | 第 5 肋下缘与腋后线交点，抵紧助下缘向上直压 | 肩胛内及背部痛 |
| | 背胛 2 | 第 6 肋下缘与腋后线交点，抵紧助下缘向上直压 | |
| | 背胛 3 | 第 7 肋下缘与腋后线交点，抵紧助下缘向上直压 | 背中、下部疼痛及软组织扭伤 |
| | 背胛 4 | 第 8 肋下缘与腋后线交点，抵紧助下缘向上直压 | |
| 腰部 | 腰腹 1 | 第 9 肋下缘与腋后线交点，抵压肋骨下缘 | 腰部软组织扭伤，腰骶区痉疼，腹痛，腹胀，痛经 |
| | 腰腹 2 | 第 10 肋下缘与腋后线交点，抵压肋骨下缘 | |
| | 腰腹 3 | 第 11 肋下缘与腋后线交点，抵压肋骨下缘 | |
| | 腰腹 4 | 第 11 肋下缘与肩胛内线交点，先抵压肋下缘，后垂直压 | |
| | 腰肢穴 | 从第 12 肋端向脊柱引一水平线，在此线与骶棘肌外缘的交点取穴：①手指伸入骶棘肌外缘向脊柱方向挤压，酸胀感传至骶部；②垂直按压，麻胀感传至下肢外侧 | 腰骶部扭伤，下肢麻木疼痛，腹痛 |
| 锁骨上部 | 锁上 1 | 胸锁关节处，锁骨内端上缘，将手指按入胸骨上窝，压向锁骨端 | 心悸，偏头痛，眩晕，耳部疾患，恶心，呕吐 |
| | 锁上 2 | 锁骨上缘中点向内 1 横指，于锁骨内侧面取穴：①将手指伸入锁骨上窝，抵在锁骨内面，滑动手指时有细条索状物滚动，且颞侧有胀痛感；②手指从锁骨上窝压向后方，再向内侧挤压，麻胀感传至肩胛及上肢尺侧（小指侧） | 偏头痛，三叉神经痛，心悸，膈肌痉挛，眩晕（取穴按①法），肩胛及上肢痛，落枕（取穴按②法） |

续表

| 腧穴 | | 定位与操作 | 主治 |
| --- | --- | --- | --- |
| 肩臂部 | 肩臂 1 | 锁骨下凹处，于锁骨中线外 1 横指，皮下可触到一粗大的斜形肌束。取穴：①斜形肌束上缘垂压，麻胀感传至上肢桡侧（拇指侧）；②斜形肌束下缘垂直压，麻胀感传至上肢尺侧；③压向锁骨转弯处感应到肩前 | 上肢麻木、疼痛、震颤，肩痛，落枕 |
| | 肩臂 2 | 锁骨下方，于锁骨中点内 1 横指处，向第 1 肋压 | 肩臂痛（臂后区尺侧） |
| | 肩臂 3 | 锁骨与第 1 肋骨间，在胸骨旁线上垂直压 | 肩臂痛（臂后区），肩胛骨内侧缘痛 |
| | 肩臂 4 | 第 2 肋下缘、锁骨中线稍外，抵紧肋骨下缘，向外上方按压 | 肩臂痛（前区） |
| 胸部 | 胸 1 | 第 4 肋下缘，锁骨中线内侧 1 横指处，抵压肋骨下缘 | 胁肋及上胸部疼痛，肋间神经痛，心悸，胸闷 |
| | 胸 2 | 第 4 肋下缘、锁骨中线外侧 1 横指，抵压肋骨下缘 | |
| | 胸 3 | 第 6 胸肋关节外 1 横指处，于肋软骨上垂直压 | 下胸部疼痛，肋间神经痛 |
| | 胸 4 | 肋弓与胸骨旁线的交点，垂直压 | 肋弓区和胸下部疼痛 |
| | 胸 5 | 肋弓与锁骨中线的交点，垂直压 | 季肋区、肝区疼痛 |
| | 胸肋五穴 | 第 1~4 胸肋关节下角各 1 穴，双侧共 8 穴。手指按入肋间隙，靠紧胸骨边缘向内上方抵压 | 肋间神经痛，喘息，胸闷，支气管炎 |
| 剑突部 | 剑上 | 胸骨剑突与胸骨体结合处，向上推压 | 头晕，前额痛，上腹痛，心悸，恶心 |
| | 剑旁 | 剑突与肋弓交界，向肋弓边缘挤压 | 上腹痛，呕吐，心悸，膈肌痉挛 |
| | 剑尖 | 剑突尖处，向上压剑突尖 | 前额痛，昏厥，胃痛，膈肌痉挛 |

## 二、胸穴指压治疗

【选穴原则】 ①按中医理论选穴；②同侧取穴，远近相配；③失穴勿失区。

【操作方法】

1. 指压手法　可分为滑动指压法、持续指压法和震颤指压法。

（1）滑动指压法：是指术者用较强的指力抵紧胸穴，以腧穴处结节状或条索状物为中心，顺着肋骨下缘或骨的表面来回滑动手指的手法。此法适用于重症、急症及胸穴不太敏感者。治疗软组织疾患时，在局部压痛点上作大幅度较强滑动，其活动方向与患者的肌肉走向呈十字交叉，此即“大幅度滑动指压法”。若手指深入反应压痛点内，着力于深部，反复活动，此即“深部滑动指压法”。

（2）持续指压法：是指术者以中度指力，持续抵压胸穴，不滑动手指。此法主要适用于轻症患者、小儿、年老体弱者或胸穴过度敏感者。

（3）震颤指压法：是指术者用手指抵紧腧穴，运气令局部产生持续性颤抖动作的手法。

2. 疗程与间隔　一般一次指压刺激时间为 7~10 min，每日指压 1 次，7 次为一疗程，疗程间隔 2~3 d。一般指压 3~4 个疗程即可。

【适应证】 多适用于痛症，如急性头痛、胸痛、胃脘痛、腹痛、胃溃疡、十二指肠溃疡、肾结石、膈肌痉挛、心悸、胃神经症，以及颈、肩、臂（背）、腰、髂部软组织扭挫伤，肩周炎，肌纤维组织炎，功能性疼痛等。还可以用于手术麻醉及某些疾病的辅助诊断。

【注意事项】

（1）治疗时要做到取穴准确、指压刺激量适宜，持续时间要充足。

（2）选穴要在辨证的基础上做到少而精，依病取穴，灵活相配，失穴勿失区。

（3）指压力应先轻后重，逐渐加强，切忌用力太猛，以免因刺激过重使患者难以忍受而影响治疗。对胸穴不敏感者，须给予较强的指压刺激。疼痛症状出现反复时，如能再坚持指压 2~3 次，症状便可减轻或消失。

（4）一旦患者出现不适反应，让患者平卧（头部稍低）休息片刻即可恢复。

（5）有严重肝病、出血性体质、脊柱及关节结核、妊娠期、体质过度虚弱或过度疲劳者慎用本法治疗。

## 第十二节　腹针疗法

腹针疗法是针刺腹部腧穴以治疗全身疾病的一种微针方法。此法由薄智云教授首创。因其操作方便、安全有效、适应证广，临床广为普及。

### 一、腹针腧穴定位与主治

#### （一）原始穴

1. 肩部　位于胸骨下端 6 cm，正中线两侧旁开 1 cm 处。主治肩周炎、肩部扭伤、疼痛等。

2. 胸部　位于胸骨下端 7~8 cm 处。主治胸闷、胸痛、肋间神经痛等。

3. 颈部及后头部　位于胸骨下端 2~3 cm 处。主治落枕、颈椎病、头痛等。

4. 腰部　位于脐下 6 cm 处。主治急性腰扭伤、腰肌劳损等。

5. 下肢　位于脐下 7~8 cm 处。主治股神经痛、坐骨神经痛和下肢瘫痪等。

#### （二）薄氏腹针穴

1. 腹部经穴　包括任、肾、脾、胃、肝、胆经脉分布在腹部的经穴（图 7-52，图 7-53），参照本书第三章。

2. 腹部经外奇穴　如表 7-2、表 7-3、表 7-4 所示。具体位置见图 7-54。

表 7-2　腹前正中线经外奇穴

| 穴名 | 定位 | 主治 | |
|---|---|---|---|
| | | 病症 | 规律 |
| 梅花 | 中脘及两侧阴都上下各 0.5 寸，共 5 穴 | 消化不良，胃炎，胃溃疡等 | 脐上奇穴主治消化不良、胃炎、胃溃疡；脐周奇穴主治胃肠疾病；脐下奇穴主治泌尿、生殖系统疾病 |
| 脐上下 | 在脐上下各 1.5 寸处 | 黄疸，下痢，胃痛腹痛 | |
| 脐四边 | 脐上下各 1 寸 | 急慢性肠炎，胃痉挛，水肿，消化不良，小儿暴痫 | |
| 囟门不合 | 脐上下各 0.5 寸处 | 小儿囟门不合，肠鸣下痢，水肿疝痛，妇科疾病 | |
| 三角灸 | 以患者两口角的长为一边，以脐孔为顶点作一等边三角形，使底边在脐下呈水平，三顶角处是穴 | 慢性肠炎，胃痉挛，疝气，腹部疼痛 | |
| 腹泻 | 脐下 0.5 寸 | 腹泻 | |
| 身交 | 脐下横纹中 | 妇人阴挺，遗尿，闭尿，大便秘结 | |
| 绝孕 | 脐下 2 寸 | 妇人不孕，小儿腹泻 | |
| 止泻（又名利尿、血清、关元上） | 脐下 2.5 寸 | 尿潴留，腹痛，腹泻，肠炎，急性细菌性痢疾，胃下垂，尿血，淋病，肾炎，子宫脱出 | |
| 中极下 | 中极下 0.5 寸 | 尿失禁 | |

表 7-3 腹部正面经外奇穴

| 穴名 | 定位 | 主治 | |
|---|---|---|---|
| | | 病症 | 规律 |
| 退蛔 | 右侧肋弓下缘，从正中线开始沿右侧肋弓下缘 0.6 寸处为第 1 穴，依次沿肋弓下缘向右下方每隔 0.6 寸为一穴，计 4 穴 | 胆道蛔虫病 | 脐上奇穴主治脾胃病；脐周奇穴主治胃肠病、气喘；脐下奇穴主治生殖系统疾病 |
| 肝神 | 右侧肋弓下缘，由剑突下斜，沿右肋弓下缘 0.5 寸处 1 穴、1.5 寸处 1 穴、2.5 寸处 1 穴，计 3 穴 | 梅尼埃病 | |
| 通关（经穴阴都） | 中脘旁开 0.5 寸处 | 饮食不思 | |
| 食仓 | 中脘旁开 1.5 寸处 | 一切脾胃病 | |
| 食关 | 建里旁开 1 寸 | 消化不良，胃炎，肠炎，噎膈反胃，胃气痛等 | |
| 胃上 | 下脘旁开 1 寸 | 胃下垂 | |
| 水分 | 水分旁开 1.5 寸 | 气喘，鼓胀 | |
| 魂舍 | 脐旁 1 寸 | 腹痛腹泻，食入不化，大便秘结 | |
| 长谷 | 脐旁 2.5 寸 | 不思饮食，食入不化，下痢，水肿 | |
| 金河 | 气海旁开 0.5 寸 | 小儿腹股沟疝 | |
| 气中 | 气海旁开 1.5 寸 | 肠痉挛，腹胀，肠鸣，肠炎，鼻衄，溺血气喘等 | |
| 护宫 | 气海旁开 2.6 寸 | 不孕症，附件炎，卵巢囊肿，睾丸炎等 | |
| 外四满 | 石门旁开 1.5 寸四满旁开 1 寸 | 月经不调 | |
| 遗精 | 关元旁开 1 寸 | 遗精，早泄，阳痿，阴囊湿疹 | |
| 胞门，子户 | 相当于水道，左为胞门，右为子户 | 不孕症，腹中积聚，白带过多，子死腹中，滞产，子宫虚寒，妇女淋病等 | |
| 肠遗 | 中极旁开 2.5 寸 | 阴茎痛，睾丸炎，月经不调，附件炎，遗溺等 | |
| 亭头 | 大赫下 0.5 寸 | 子宫脱出 | |

## 表7-4　腹部侧面经外奇穴

| 穴名 | 取穴部位 | 主治 | |
|---|---|---|---|
| | | 病症 | 规律 |
| 血门（又名食仓、肝明） | 中脘旁开3寸 | 胃气痛，食欲不振，肝下垂，肝疼，胃下垂，溃疡病等 | 脐上奇穴主治肝、胆、胰、脾、胃的疾病；脐平线上下的奇穴主治胃肠疾病；脐下奇穴主治妇科及泌尿系统疾病 |
| 治肝 | 中脘旁开4寸 | 肝、胆、胰、脾病（肝、胆、胰病针右，脾病针左） | |
| 石关（与肾经石关穴同名异位） | 中脘旁开5寸 | 产后两肋痛 | |
| 肝基 | 中脘旁开3寸，下0.3寸（右侧） | 肝炎 | |
| 胆囊 | 建里旁开3寸（右侧） | 胆囊炎，胰腺炎，胆道蛔虫病 | |
| 胃下垂 | 建里旁开3寸 | 胃下垂 | |
| 提垂（又名胃上） | 下脘旁开4寸 | 胃下垂 | |
| 胃乐 | 水分上0.2寸，旁开4寸 | 胃痛 | |
| 通便 | 天枢旁开1寸 | 便秘 | |
| 提宫 | 大横下1寸 | 子宫脱出，睾丸炎 | |
| 经中 | 气海旁开3寸 | 肠炎，赤白带下，月经不调，尿潴留，五淋，便秘等 | |
| 通经 | 大横下2寸 | 闭经，月经不调，遗精 | |
| 提托 | 关元旁开4寸 | 子宫脱出，下腹痛，疝痛，痛经，腹胀，肾下垂 | |
| 子肠 | 中极旁开3.5寸 | 妇女阴挺 | |
| 维胞 | 髂前上棘下内方凹陷处，平关元 | 子宫脱出，肠疝痛，肠功能紊乱 | |
| 维宫 | 中极旁开4寸，位于腹股沟处 | 子宫脱出，睾丸炎 | |
| 强冲（又名冲间） | 曲骨旁开3寸 | 子宫脱出，弛缓性瘫痪，下肢瘫痪 | |

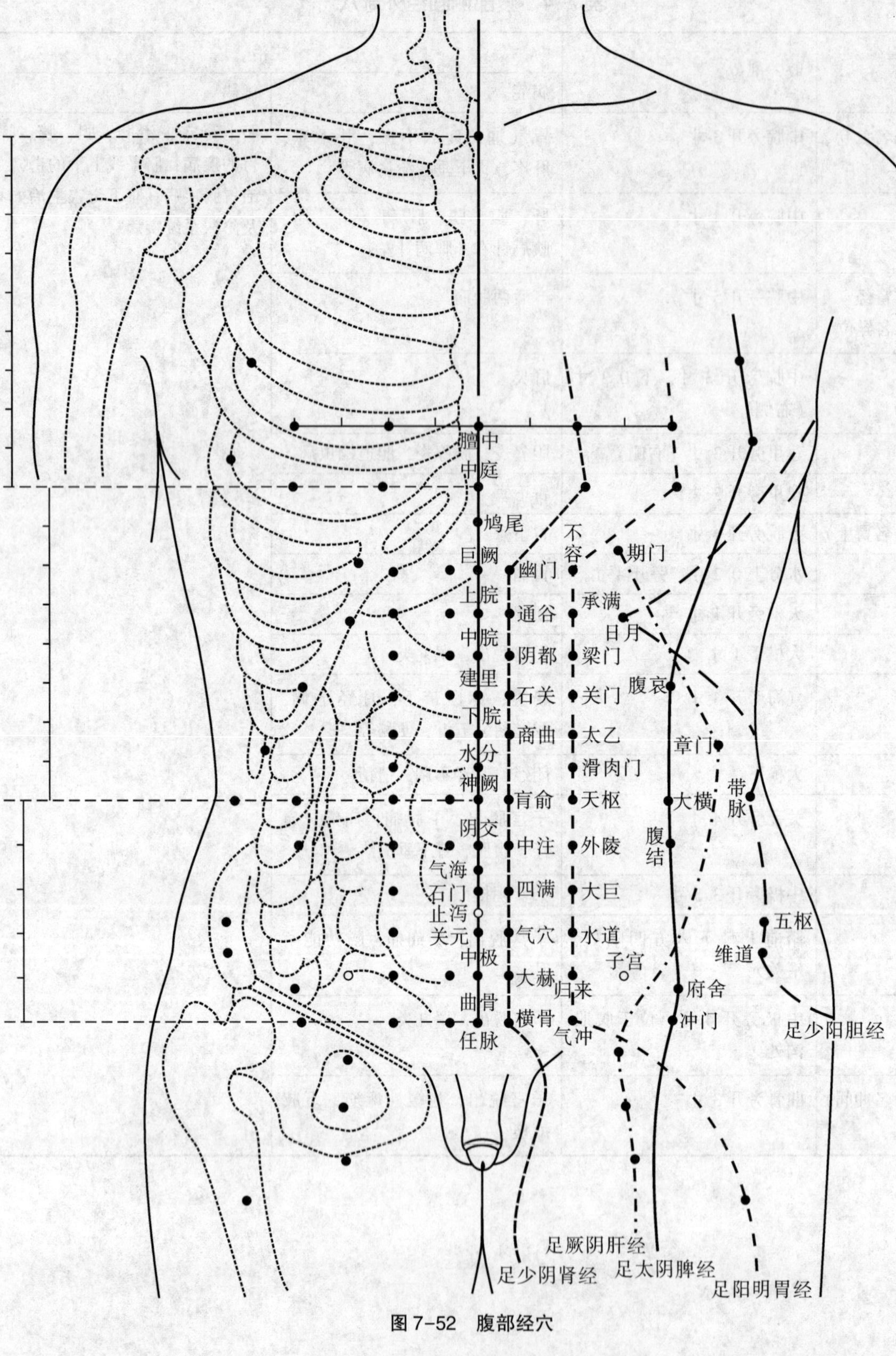
膻中
中庭
鸠尾
巨阙
上脘
中脘
建里
下脘
水分
神阙
阴交
气海
石门
止泻
关元
中极
曲骨
任脉
幽门
通谷
阴都
石关
商曲
肓俞
中注
四满
气穴
大赫
横骨
不容
承满
梁门
关门
太乙
滑肉门
天枢
外陵
大巨
水道
归来
气冲
子宫
期门
日月
腹哀
大横
腹结
府舍
冲门
章门
带脉
五枢
维道
足少阳胆经
足厥阴肝经
足太阴脾经
足少阴肾经
足阳明胃经

图 7-52　腹部经穴

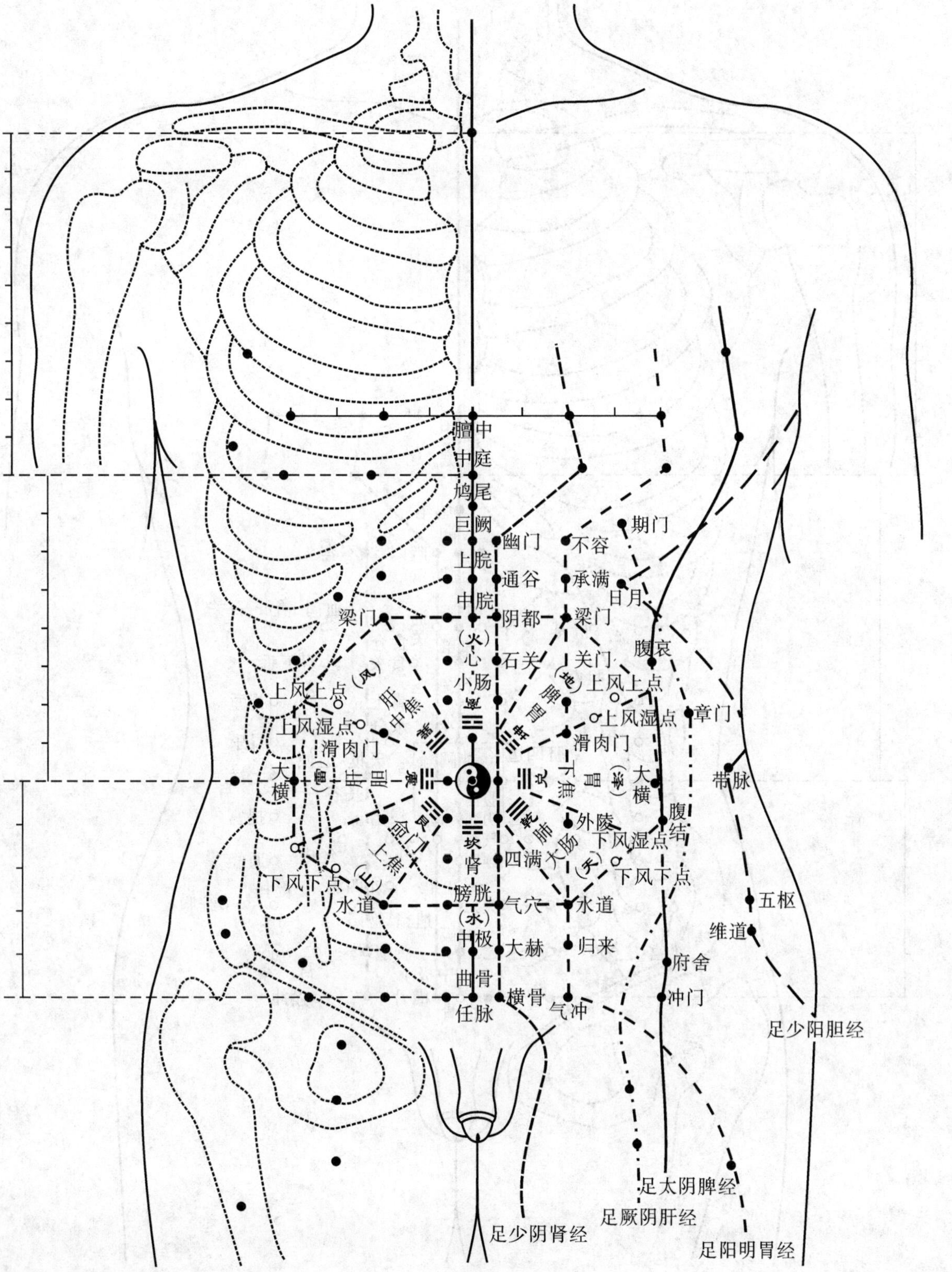
膻中
中庭
鸠尾
巨阙
幽门
不容
期门
上脘
通谷
承满
日月
中脘
梁门
阴都
梁门
(火)
心
石关
关门
腹哀
小肠
上风上点
上风湿点
滑肉门
肝
中焦
(风)
(地)
脾胃
下焦
章门
带脉
大横
肝胆
大横
外陵
腹结
命门
上焦
肾
四满
肺
大肠
(天)
下风湿点
下风下点
水道
膀胱
(水)
气穴
水道
五枢
中极
大赫
归来
维道
府舍
曲骨
横骨
冲门
任脉
气冲
足少阳胆经
足太阴脾经
足厥阴肝经
足少阴肾经
足阳明胃经

图 7-53　腹部八廓

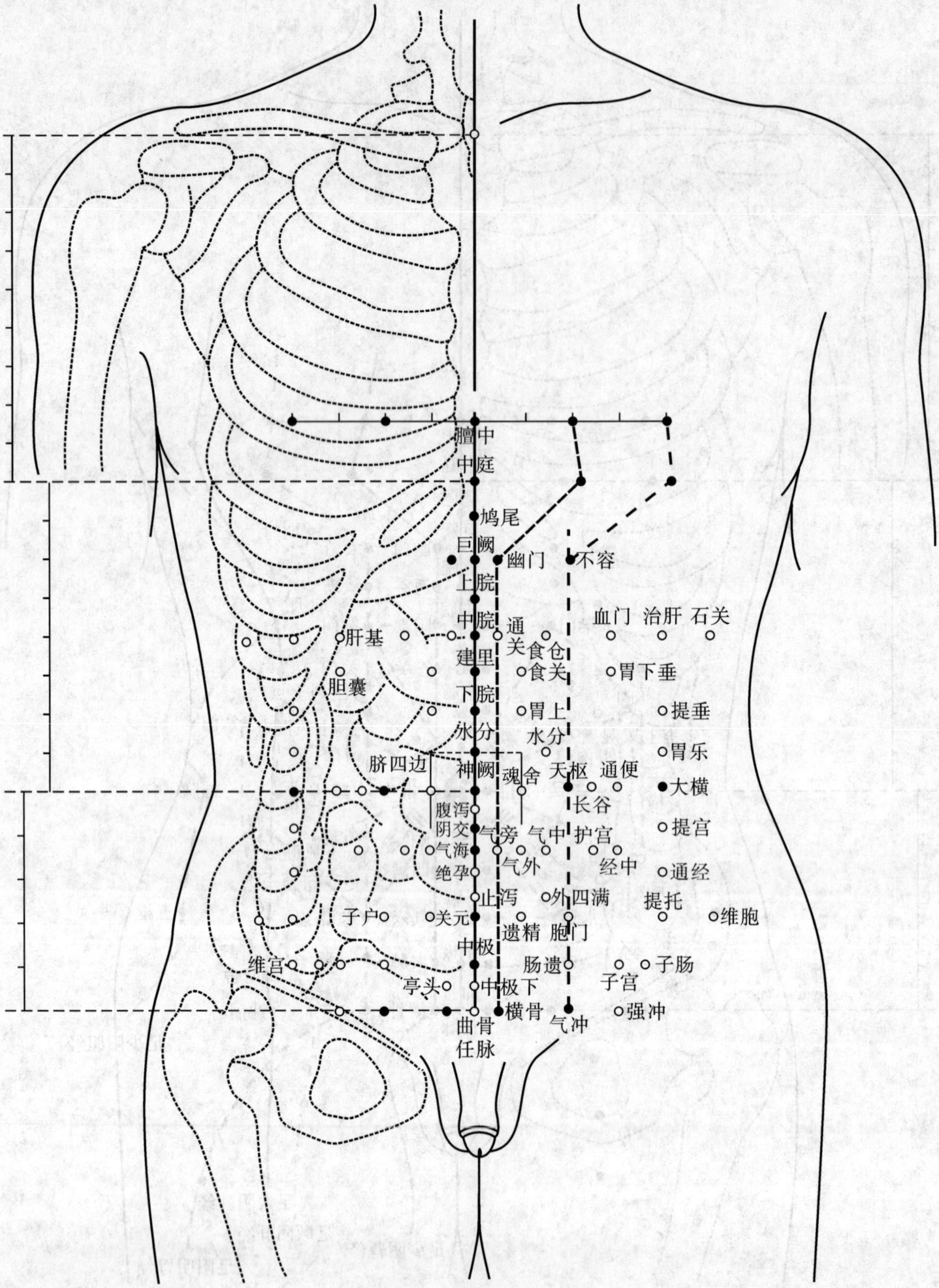
膻中
中庭
鸠尾
巨阙
幽门
不容
上脘
血门
治肝
石关
中脘
通关
食仓
肝基
食关
建里
胃下垂
胆囊
下脘
胃上
提垂
水分
水分
胃乐
脐四边
神阙
魂舍
天枢
通便
大横
长谷
腹泻
阴交
气旁
气中
护宫
提宫
气海
气外
经中
通经
绝孕
止泻
外四满
提托
子户
关元
维胞
遗精
胞门
中极
维宫
肠遗
子肠
亭头
中极下
子宫
曲骨
横骨
气冲
强冲
任脉

图 7-54 腹部经外奇穴

3. 腹部新穴　如表 7-5 所示。

表 7-5　腹部新穴

| 穴名 | 定位 | 主治 |
|---|---|---|
| 下脘上 | 下脘上 0.5 寸 | 颈项强直，落枕，眩晕，手足麻木等 |
| 上风湿点 | 滑肉门旁开 0.5 寸上 0.5 寸 | 肘关节疼痛，肘臂麻木，屈伸不利，网球肘等 |
| 上外风点 | 滑肉门旁开 1 寸 | 肘关节炎，手指活动不利、麻木等 |
| 上风上点 | 下脘旁开 3 寸 | 手腕及手指僵直、活动不利、麻木等 |
| 下风湿点 | 气海旁开 2.5 寸 | 膝关节疼痛，鹤膝风，膝关节活动困难等 |
| 下风内点 | 气海旁开 1.5 寸 | 膝关节内侧疼痛、无力、活动困难等 |
| 下风下点 | 石门旁开 3 寸 | 小腿外侧疼痛、活动不利、麻木等 |
| 气旁 | 气海旁开 0.5 寸 | 腰肌劳损，腰腿疼痛、酸困，下肢无力等 |
| 关元下 | 关元下 0.3 寸 | 腰骶椎疼痛、麻木，下肢无力、疼痛等 |

## 二、腹针治疗

【选穴原则】

（1）依据部位对应选穴，即肩痛取肩穴，胸闷取胸穴。

（2）与体穴配合应用，体穴运用循经取穴法。

（3）天地针：是一组腹针的常用方，由中脘、关元组成，以中脘为天、关元为地，两穴合用具有补脾肾之功能。

（4）引气归元：由中脘、下脘、气海、关元四穴组成，有“以后天养先天”之意，故名。

（5）腹四关：由滑肉门、外陵左右共四穴组成。滑肉门位于神阙之上，治疗躯干上段及上肢的疾患；外陵位于神阙之下，治疗下腹及下肢疾患。

【操作方法】

1. 针具选择　一般选用 32 号，1.5~2 寸长的不锈钢毫针。

2. 针刺方法　局部常规消毒后，刺入所选腧穴，深度为 5 cm 左右，针下有沉紧感或针感传导即为得气。得气后留针 20~30 min，留针期间每隔 5 min 行针一次。

3. 疗程与间隔　每日 1 次，10 次为一疗程。疗程间隔 1~2 d。

【适应证】

1. 病程较久内伤脏腑的全身性疾病　如脑血管病后遗症、老年痴呆、脑动脉硬化、心血管病、高血压、癔症等。

2. 脏腑失衡引起的疾病　如血栓性耳聋、眼底出血、球后神经炎、视神经萎缩等。

3. 病程虽短但与脏腑正气不足相关的疾病　如肩周炎、坐骨神经痛、关节炎、颈椎综合征、腰痛、双腿麻木酸困等。

4. 其他　经其他疗法治疗效果不佳的针灸适应证，均可用本法治疗。

【注意事项】

（1）腹腔脏器较多，针刺时宜选用较细的毫针进行操作。

（2）针刺前应对患者病情及相关疾病作详细了解，对肝脾大、膀胱充盈者，尽量避免针刺。必须采用本方法时，当慎之又慎，以免发生意外。

（3）针刺时要注意避开大血管和脏器。

# 第十三节　浮针疗法

浮针疗法是应用特制的浮针针具在局部病痛周围的皮下疏松结缔组织进行针刺以治疗疾病的一种微针疗法。此法是广州符仲华博士发明的一种侵入性物理治疗方法。因其针刺不深入肌肉层，只在皮下，像浮在皮肤上一样，故名“浮针”。本法具有操作方便、经济安全、适应证广、疗效快捷等优点，临床广为应用。

【操作方法】

1. 针具选择　浮针为复式结构，分为针芯、软套管和针座、保护套管三部分（图 7-55）。

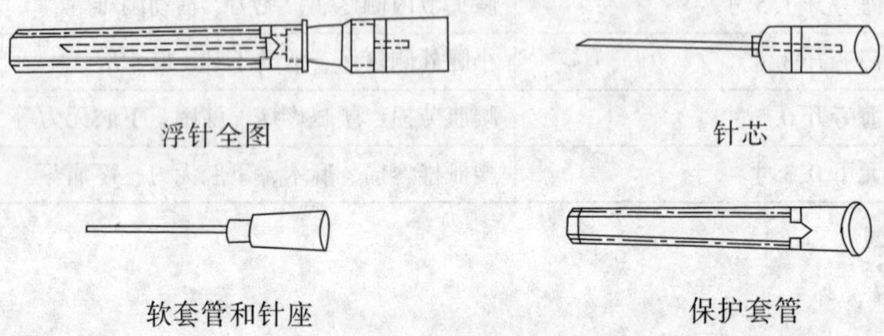


图 7-55　浮针

浮针的规格根据长短粗细可分为大、中、小三种，大号长 40 mm、粗 0.9 mm，中号长 32 mm、粗 0.6 mm，小号长 24 mm、粗 0.3 mm。其中，中号最常用。

2. 针刺方法

（1）确定进针点：“以痛为腧”，首先根据病变部位仔细查找痛点所在，对于软组织伤痛，应注意查找筋膜触发点；然后在痛点的上、下、左、右距离痛点 6~10 cm 处选取进针点（图 7-56）。

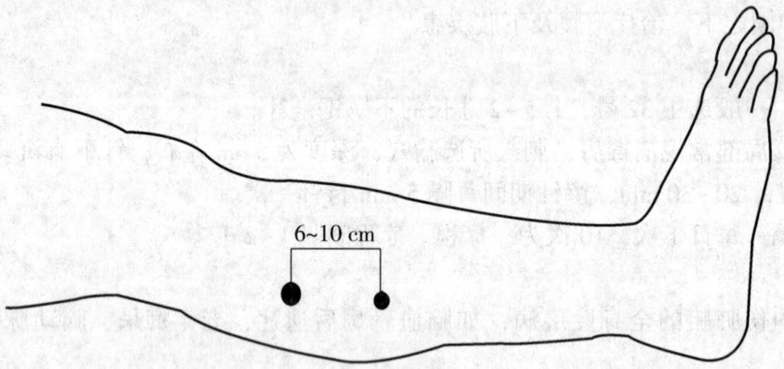


图 7-56　浮针进针点

（2）体位选择：根据所选进针点的部位，采取适当的体位，使患者放松，便于施术操作。临床上常用的体位主要有以下几种。

1）仰卧位：适宜于取头面、胸腹部进针点和上下肢部分进针点。

2）侧卧位：适宜于取身体侧面和上下肢部分进针点。

3）俯卧位：适宜于取头项、脊背、腰臀部、下肢背侧及上肢的部分进针点。

4）俯伏坐位：适宜于取项背部的进针点。

对初诊、精神紧张者，以及年老、体弱、病重的患者，应尽量采取卧位。

（3）消毒：进针局部皮肤常规消毒。

（4）进针：可单手进针（图 7-57），亦可双手夹持进针（图 7-58），类似毫针刺法。进针时，针体与皮肤呈 30°角刺入，使针尖由远而近地直对病痛部位。用力要适中，透皮要快速。略达肌层后轻轻提拉，使针退于皮下，再放倒针身，沿皮下向前推进，此时可见皮肤呈线状隆起，手指感觉松软易进，患者无酸、胀、麻等感觉。进针深度一般为 25 ~ 35 mm。对范围大、病程长的病痛，进针深度可长；反之，则短。

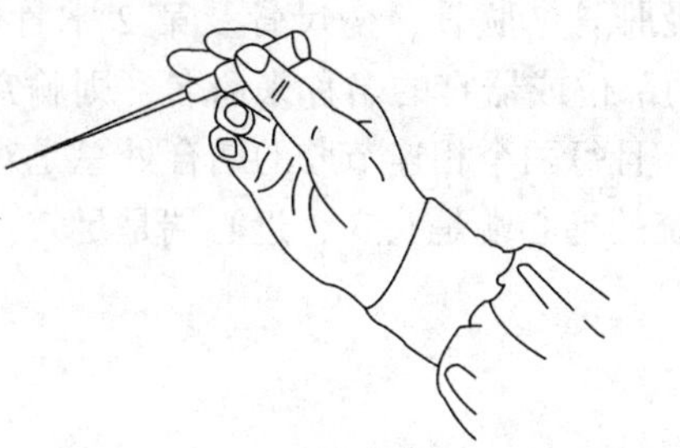

图 7–57　浮针单手进针

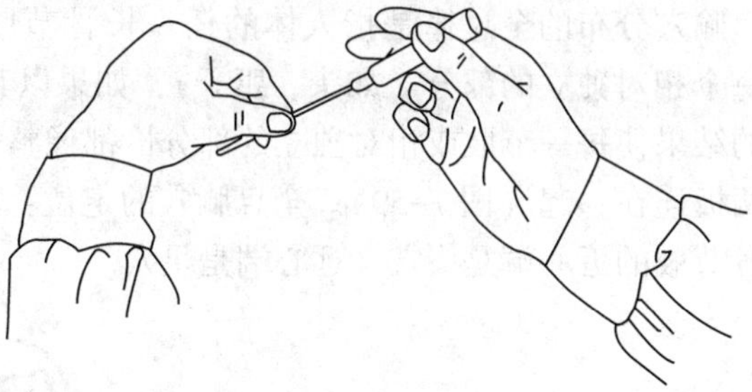

图 7–58　浮针双手进针

（5）扫散：以进针点为支点，手握针座，使针尖做扇形运动。扫散动作是浮针疗法的核心，也是其区别于其他疗法的重要特色。浮针疗法动作要柔和、有节律，扫散时间和次数视病情而定。如疼痛已经消失或不再减轻，则停止扫散。扫散时间一般为 2 min，约 200 次。如果扫散后，疼痛依旧存在，可再选更靠近病痛点的进针点重新进针。

（6）留针和出针：扫散完毕，抽出针芯，用胶布把软套管和针座固定于皮肤表面，以留针保持镇痛效应。进针点处可用无菌小干棉球覆盖后再用胶布贴敷，以防感染。

【适应证】　以疼痛性疾病为主，主要包括：四肢软组织伤痛，如网球肘、慢性膝关节炎、干性坐骨神经痛等；躯干非内脏病变引起的疼痛，如颈椎病、腰椎间盘突出症、慢性腰肌劳损、肌筋膜炎等；部分内脏痛，如急性胃炎、泌尿系统结石、胆结石、肾绞痛等；头面部疼痛，如三叉神经痛等。

【注意事项】

（1）过饥、过饱、劳累、精神紧张时不宜针刺。

（2）孕妇腰骶部、经期妇女不宜针刺。

（3）小儿囟门未闭，头部不宜进针。

（4）有出血倾向及皮肤感染者不宜针刺。

（5）糖尿病患者慎用。

（6）留针期间注意针刺部位卫生，以防感染。

（7）针刺应选择易于固定针体的部位。

（8）肢体水肿及腹部皮肤松弛的部位，进针时应注意及时调整针体，必要时改用他法。

## 第十四节　全息腧穴诊疗法

全息腧穴诊疗法是根据人体腧穴分布的全息规律来诊断、治疗疾病的一种方法。此法是在由张颖清教授所创立的全息生物学的基础上发展起来的。

全息生物学认为：生物体是由处于不同发育时期和具有不同特化程度的全息胚组成的。全息胚既是构成生物体的结构单位，同时又是相对独立的、向着新整体自主发育的单位。人体各发育程度高的全息胚都包含着整体的全部信息，是整体的缩影。这些全息胚与整体处于同一内环境中，且各部位与整体同名部位的生物学性质相似程度很高，当整体由于某种原因的刺激，某一部分发生疾病时，全息胚的同名部位也会产生某种病理反应。由此，根据某个发育程度高的全全息胚有无病理反应，可以得知整体同名部位是否发生病变。同理，刺激某个发育程度高的全息胚与整体患病部位同名的部位就会激发整体提高修复损伤的能力，使整体患病组织或器官得到修复和调整，从而达到治疗疾病的目的。

全息腧穴诊疗法操作简单、使用方便、适应范围广泛、疗效较高，不仅被临床医生所广泛应用，也可作为患者自我治疗与自我保健的方法。

## 一、全息腧穴定位规律

腧穴分布的全息律是指人体的任一长骨节肢（如股骨、胫腓骨、肱骨、桡尺骨及第 2 掌骨等）或每个相对独立的部分（如头、躯干），如果以其对应整体上的部位或器官的名称来命名，则腧穴排布的结果使每一节肢或相对独立的部分恰都像整个人体的缩影，且每两个相连节肢的结合处总是对立的两极连在一起（图 7-59）。全息腧穴的定位：上肢各节肢系统的远心端是头穴，近心端是足穴；下肢各节肢的近心端是头穴，远心端是足穴。

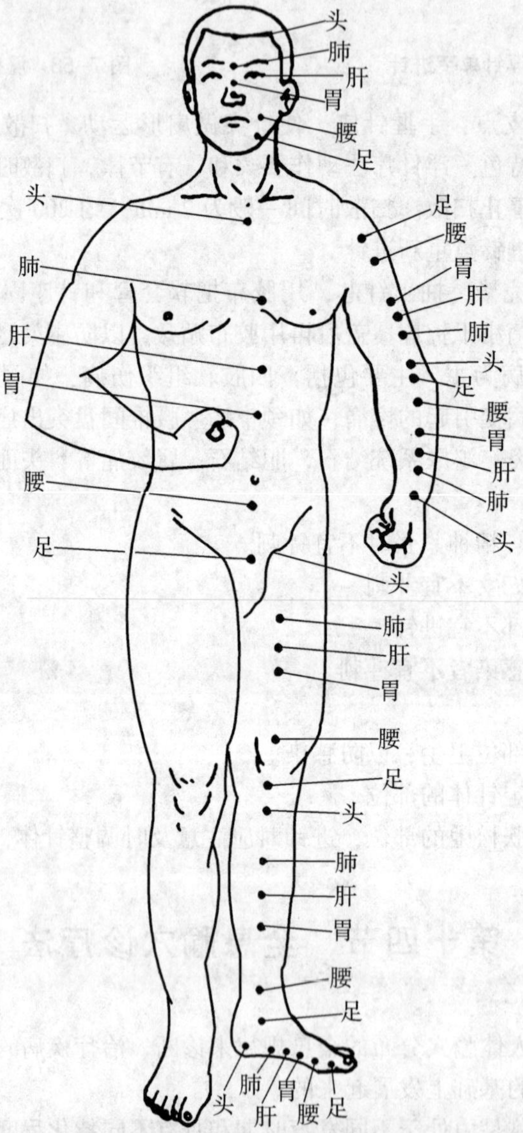


图 7-59　全身各部位的全息腧穴

### （一）第 2 掌骨侧全息腧穴定位

第 2 掌骨侧腧穴群位于手背的第 2 掌骨桡侧面（图 7-60）。从掌骨头后凹陷处开始，一直到掌骨基底部，大体上依次分布有头、颈、上肢、肺心、肝、胃、十二指肠、肾、腰、下腹、腿、足等 12 个穴区，恰似人体在第 2 掌骨侧的缩影。第 2 掌骨节肢的近心端（基底部）是足穴；远心端（掌骨头后凹陷处）是头穴；头穴与足穴连线的中点是胃穴；胃穴与头穴连线的中点为肺心穴；肺心穴与头穴连线分为 3 等份，从头穴端算起的中间两个等分点依次为颈穴和上肢穴；肺心穴和胃穴连线的中点为肝穴；胃穴与足穴的连线分为 6 等份，从胃穴端算起的 5 个等分点，依次为十二指肠穴、肾穴、腰穴、下腹穴、腿穴。

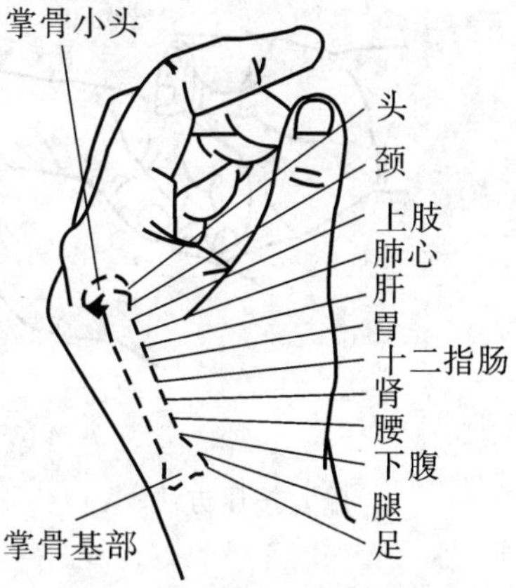


图 7-60　第 2 掌骨侧的全息腧穴

**（二）第 5 掌骨侧全息腧穴定位**（图 7-61）

头面：第 5 掌骨侧的远心端。

足：第 5 掌骨侧的近心端。

肾、腰脊：头面与足连线的中点。

心、肺、胸：头面与肾、腰脊连线的中点。

上肢：头面与心、肺、胸连线的中点。

肝、胆、脾、胃：心、肺、胸与肾、腰脊连线的中点。

膀胱、生殖器：肾、腰脊与足连线的中点。

肠：肾、腰脊与膀胱、生殖器连线的中点。

下肢：膀胱、生殖器与足连线的中点。

## 二、全息腧穴诊断

全息腧穴诊断主要采用按压法。测试者与患者对坐，用右手托着患者右手，患者右手自然放松，虎口朝上。按压腧穴时，可从头穴开始。测试者以左手拇指尖按在腧穴上，并略带揉的动作施力按压 1~3 次，当患者某穴有明显的酸、麻、胀、痛、重感觉时，应稍用力按压，这时患者会发生躲避反应，则此穴为压痛点。根据压痛出现的腧穴部位，可推断人体相应的器官或部位有无病变。

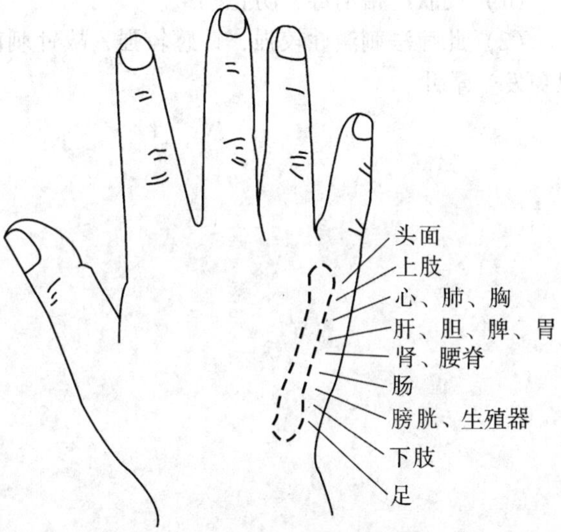


图 7-61　第 5 掌骨侧的全息腧穴

## 三、全息腧穴治疗

【操作方法】　以第 2 掌骨侧全息腧穴为例介绍如下。

1. 针具选择　选用 28~30 号、1~1.5 寸长的不锈钢毫针。

2. 寻找压痛点（敏感点）　即用以拇指尖端或直径为 3 mm 左右的圆头硬质小棒压迫的方法，在第 2 掌骨桡侧寻找对应疾病部位的最敏感点，并作出压迹，作为进针点。

3. 针刺方法　患者自然放松，使手部第 2 掌骨桡侧面向上。常规消毒后，将毫针垂直刺入选定的腧穴，进针深度约为 2 cm（图 7-62）。

一般情况下，只要腧穴定位准确，针刺入后均会产生较强的麻、胀、酸、重感，针感往往向手掌或沿手臂向上传导。若针刺入后仍没有较强的针感，可将针尖提至皮下，调整进针方向后再刺入，直到找到针感最强的点为止。如反复刺激几次仍找不到最强的点，或针下如刺棉絮感，则应将针拔出，重新找准腧穴位置再行进针。得气后留针 45 min 左右，其间每隔 5~10 min 行针一次，以增强针感。若在留针过程中，始终有较强的针感，可不行针。一般患者感觉患部有微热感时，疗效较佳。

4. 疗程与间隔　病程短或初病者，往往 1 次可治愈。如 1 次不愈者，可继续治疗，每日 1 次，7 次为一疗程，疗程间隔 2~3 d。

【适应证】　适用范围较广，一般针灸的适应证均可适用，尤其对于神经系统疾病和各种痛症疗效佳。

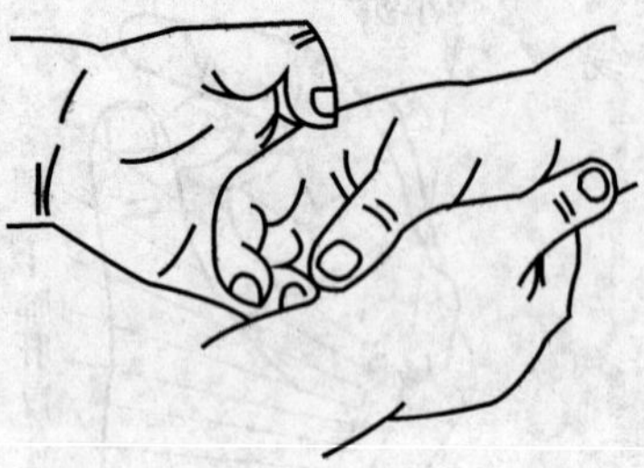

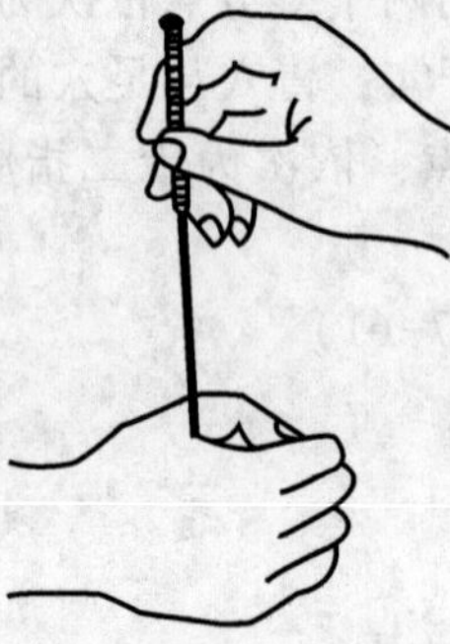

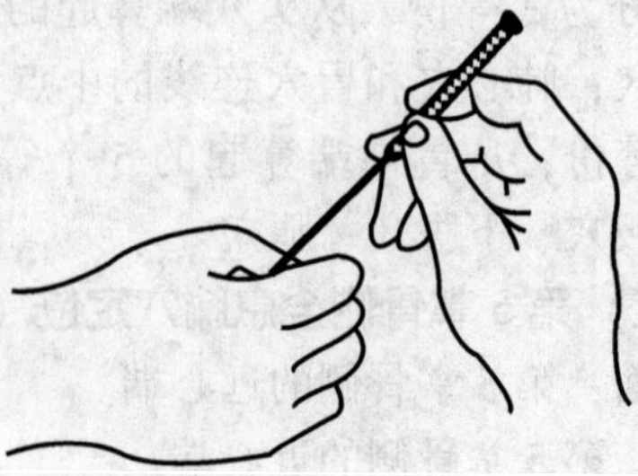

腧穴按压方法　　一般进针方法　　第2掌骨侧头穴进针法

图 7-62　第 2 掌骨侧腧穴针刺方法

【注意事项】

（1）皮肤严格消毒，防止感染。

（2）此疗法刺激性较强，针感较强，故针刺前应向患者说明，同时要掌握针刺强度，不可太过，以免发生晕针。

# 第八章　腧穴特种疗法

## 第一节　概　述

腧穴特种疗法是在传统针灸疗法的基础上，应用自然和人工的各种物理因素（如机械、电、声、光、热、磁等）及化学因素（如中、西药物）作用于腧穴，通过经络对机体的调整作用，达到预防和治疗疾病目的的医疗方法。因此，除传统的针法、灸法之外的各种通过刺激腧穴防治疾病的方法，一般都属于腧穴特种疗法的范畴。例如，将药物贴敷于腧穴以治疗或预防疾病者，称为腧穴贴敷疗法；将电脉冲作用于腧穴以治疗疾病者，称为腧穴电脉冲疗法；将激光作用于腧穴治疗疾病者，称为腧穴激光照射疗法；将磁场作用于腧穴以治疗或预防疾病者，称为腧穴磁疗法等。

由于腧穴特种疗法是在传统针灸疗法与现代理疗的基础上产生和发展起来的，所以说腧穴特种疗法是一种既古老又年轻的治疗方法，为现代针灸的发展增加了新的内容。

### 一、腧穴特种疗法的分类

1. 腧穴药物或化学刺激　如腧穴贴敷疗法、腧穴药物离子导入疗法等。
2. 腧穴电刺激　如腧穴电疗法等。
3. 腧穴光刺激　如腧穴激光照射疗法等。
4. 腧穴热刺激　如腧穴红外线照射疗法、腧穴微波照射疗法等。
5. 腧穴磁刺激　如腧穴磁疗法等。
6. 腧穴其他疗法　如小针刀疗法、腹针疗法、腧穴埋线疗法等。

这些刺激方法中也有部分交叉，如腧穴热电磁药熨疗法，既是腧穴热刺激、腧穴磁刺激，也是腧穴药物刺激。

### 二、腧穴特种疗法的特点

1. 有效　腧穴特种疗法是在充分发挥经穴与理化因子双重刺激作用下开展的治疗方法，经临床验证具有较好的疗效。

2. 简便　各种理化学因子及其剂量可根据具体情况随时调控，可实行定性和定量控制，操作简便，易学易用，便于临床推广应用。

3. 无痛　由于各种理化学因素作用于腧穴表面，所以患者不用担心会像金属针刺入皮肤那样产生疼痛，因而对敏感者及儿童尤其适宜。

4. 无菌　腧穴特种疗法一般不刺入皮肤，因此不需消毒，亦无感染之虞。

5. 安全　因为腧穴特种疗法不刺入体内，所以不会造成内脏损伤、出血、滞针及断针等意外事故。

## 第二节　腧穴贴敷疗法

腧穴贴敷疗法是指将药物贴敷在体表一定腧穴上，通过腧穴刺激和药物作用以治疗疾病的一种外治方法。本法的作用机制包括三个方面：一是腧穴作用；二是药效作用；三是综合作用。由于本法简便易行、疗效确切、无创无痛，临床应用广泛。

**【常用剂型及其制备】** 常用的剂型主要有鲜药泥剂、鲜药汁剂、药液剂、药糊剂、药膏剂和膏药等六种剂型。其制备方法有捣碓法、压轧法、煎煮法、调和法和熬制法等。

1. 鲜药泥剂　是将新采集的鲜生药，用水洗净后，切碎放入碓臼中，用碓锤反复捣击，将药捣烂为泥而成。由于药泥易变质，一般要现用现制。

2. 鲜药汁剂　是将新采集的鲜生药，洗净后切碎，先放入碓臼中捣烂成泥，再用纱布裹紧药泥挤出药汁而成。由于药汁易变质，应现用现制。

3. 药液剂　是将药物放入锅内，加水以浸没药料为度，用文火煎煮后，去渣取液而成。

4. 药糊剂　是将药物研成细末，加入水、油、酒、醋、蜜、茶等调和均匀制成糊状，或用鲜药汁与面粉调成糊状而成。

5. 药膏剂　是将药粉直接与油脂（如猪油、羊油、松脂、麻油、黄白蜡、蛋清、饴糖、凡士林等）调和均匀而成的硬糊剂。其柔软、滑润，穿透性强，涂展性好，对皮肤无刺激性。

6. 膏药　又称薄贴，是先将药物配合香油、黄丹或蜂蜡等基质炼制成硬膏，再将硬膏摊涂在一定规格的布、皮、桑皮纸上而成。其黏性较好，药效持久，便于收藏携带。

【操作方法】

1. 腧穴选择　与针灸取穴法相同，亦可采用辨证取穴、辨病取穴、局部取穴和远端取穴，一般选 2~4 穴为宜。

2. 药物组方　辨证用药，一般多选择芳香开窍、辛窜通络之品，如冰片、麝香、沉香、丁香、檀香、石菖蒲、川椒、白芥子、姜、葱、蒜、韭、肉桂等。有研究表明，芳香性药物敷于局部，可使皮质类固醇透皮能力提高 8~10 倍。有时甚至选用味厚力猛、有毒之品，如生南星、生半夏、甘遂、巴豆、斑蝥等，且多生用，可引起局部皮肤起泡，甚至化脓，具有“天灸”的特征。

3. 贴敷方法　贴敷前，先用温开水将局部洗净擦干，或用 75% 乙醇棉球将局部擦净。

（1）贴法：将已制备好的药物直接贴压于腧穴，然后外敷胶布粘贴；或先将药物置于粘于胶布上，再对准腧穴进行粘贴。适用于膏药、药膏剂、丸剂、饼剂、磁片的腧穴贴敷。

（2）敷法：将已制备好的药物直接敷在腧穴上，再外敷塑料薄膜，并以纱布、胶布固定即可（图 8-1、图 8-2）。适用于泥剂、糊剂、汁液剂的腧穴贴敷。

4. 贴敷时间　根据病症、药物特性及患者身体状况确定贴敷时间。一般老年人和儿童及病情轻、体质偏虚者贴敷时间宜短，出现皮肤过敏如瘙痒、疼痛者应即刻取下。

（1）刺激性小的药物，每次贴敷 4~8 h，可每隔 1~3 d 贴一次。

（2）刺激性大的药物，如蒜泥、白芥子等，应视患者的反应和发泡程度确定贴敷时间，约数分钟至数小时不等（多 1~3 h）。如需再贴敷，应待局部皮肤基本恢复正常后再敷药，或改用其他有效腧穴交替贴敷。

（3）敷脐：每次可贴敷 3~24 h，隔日 1 次。疗程，急性病多为 3~5 d，慢性病多为 5~10 d，疗程间隔 3~5 d。

（4）冬病夏治腧穴贴敷：从每年夏日的初伏到末伏，一般每 7~10 d 贴一次，每次贴 3~6 h，连续 3 年为一疗程。

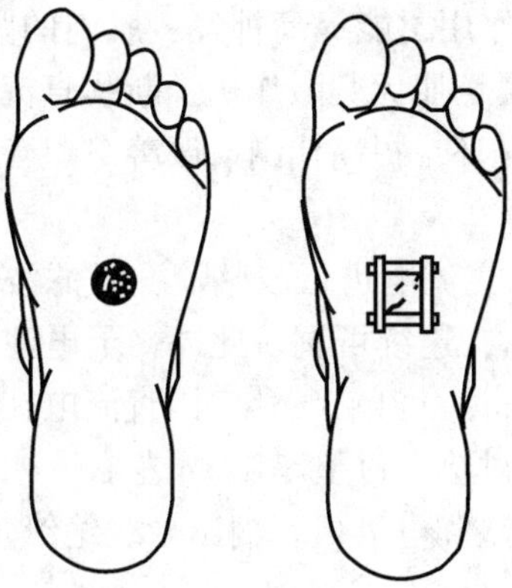

图 8-1　蒜泥贴敷涌泉

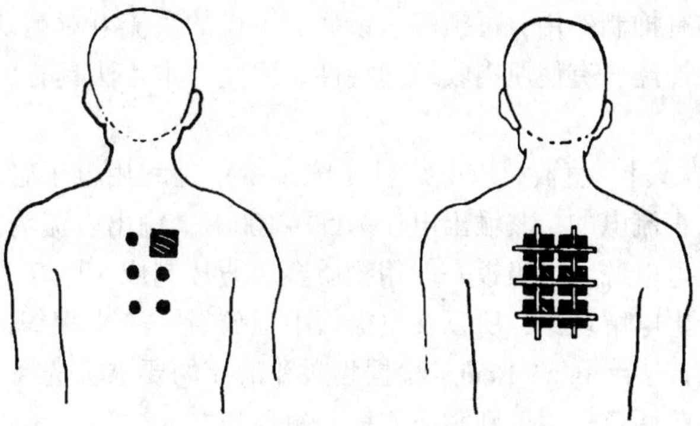

图 8-2　冬病夏治消喘膏贴敷法

【适应证】 常用于咳嗽、哮喘、感冒、腹泻、牙痛、口腔溃疡、咽喉炎、胃肠功能紊乱、月经不调、痛经、子宫脱垂、遗精、阳痿、急性乳腺炎、乳腺增生、跌打损伤、风湿性关节炎、颈椎病、肩周炎、腰椎间盘突出症、膝关节退行性骨关节病等，以及小儿遗尿、厌食、泄泻、夜啼、流涎等。

【注意事项】

（1）敷贴部位必须消毒，以免发生感染。

（2）贴敷腧穴要交替使用，不宜连续贴敷过久，以免药物刺激太久，造成皮肤溃疡，影响继续治疗。

（3）头面部、关节、心脏及大血管附近，不宜用刺激性太强的药物进行发泡，以免发泡遗留瘢痕，影响容貌或活动功能。

（4）对刺激性强、毒性大的药物，贴治腧穴不宜过多，每穴贴敷的面积不宜过大，贴敷的时间不宜过长，以免发泡面积过大或发生药物中毒。

（5）孕妇和幼儿应避免贴用刺激性强、毒性大的药物。

（6）对久病体弱及患严重心、肝疾病者，使用药量不宜过大（特别是利水药物和一些有毒药物），敷贴时间不宜过长，以免发生呕吐、眩晕等。

（7）对胶布过敏者，可改用肤疾宁、皮炎膏或用绷带固定等其他封固方法。

（8）贴药后，一旦出现过敏现象，应立即停用，并予以及时处理。

（9）贴药后当禁食生冷、肥甘、厚味、辛辣刺激之品及海鲜。

（10）有皮肤过敏或皮肤破损者，不宜用此法。

## 第三节　腧穴电疗法

腧穴电疗法是应用电能来刺激腧穴、经络治疗疾病的一种方法。因其电流形式、波形、频率、强度、持续时间等的不同，在人体内产生各种不同的复杂的物理、化学反应及其特有的生理反应和治疗作用。目前，常用的腧穴电疗法有直流电疗法、感应电疗法、电兴奋疗法、晶体管低周波脉冲调制电流疗法和共鸣火花电疗法。

### 一、直流电疗法

直流电疗法是使用低电压直流电通过人体一定部位以治疗疾病的方法，是最早应用的电疗法之一。目前，单纯应用直流电疗法的较少，但它是离子导入疗法和低频电疗法的基础。

直流电是指一种方向不变的电流，但是电流强度不同，电流的波形有所变化。把电流强度不随时间变化的直线形电流称为平稳电流或直流电；电流强度随着时间而改变的电流称为脉动直流电；周期性的通电和断电称为断续直流电。直流电阴极具有增加兴奋性的作用，能提高神经、肌肉的紧张度；阳极具有抑制作用，可镇静、镇痛。平稳的直流电对运动神经和骨骼肌无刺激作用；断续直流电能兴奋运动神经，有使肌肉收缩的特性。因此，本疗法具有促进血液循环、提高代谢、改善组织营养状态的作用。

【器具】 直流感应电疗机（图 8-3）是利用电子管或晶体管交流电进行波整流，经滤波电路输出平稳直流电的。其输出电压为 50~100 V，输出电流为 0~50 mA，连续可调。此外，干电池也可作为直流电电源。电极板一般用铅质金属薄片制成，厚 0.25~0.5 mm，大 1~3 $cm^2$。因直流电在接触部位会产生电解现象，所以在电极板下面放置一个由棉织品制成的衬垫。衬垫厚 1 cm 左右，四周应超过电极板边缘 0.5~1 cm。根据腧穴和治疗的要求，选择合适的衬垫和电极板。输出导线绝缘、柔软，分红、蓝两色，以区别阴、阳极，每条长 2 m。

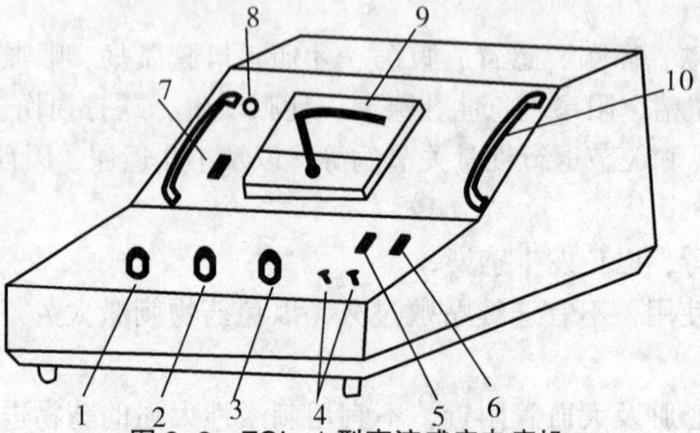


图 8-3 ZQL-1 型直流感应电疗机

1. 工作选择钮（分直流、断续直流、感应、断续感应四种） 2. 断续频率钮（50~140 次/min，十挡） 3. 输出调节 4. 输出插口 5. 极性换向开关 6. 电源开关 7. 电流量选择开关 8. 指示灯 9. 电流表 10. 提把

【操作方法】

1. 放置电极 为使电力线更好地通过病变部位或需要作用的部位，电极的放置常采用对置法和并置法。

（1）对置法：两个电极分别放置在身体某部位的内外两侧或者前后面，如膝关节内外侧对置、上腹部与腰部前后对置等。对置法多用于治疗头部、关节及内脏器官等部位的疾病。

（2）并置法：两个电极放在躯体的同一侧面，如左下肢前面的并置。并置法多用于治疗神经症和血管疾病。

2. 放置衬垫 先将衬垫用温水浸湿，拧出过多的水分，在治疗部位上与皮肤紧密接触；然后在衬垫上安放电极板，并加以固定。湿衬垫的作用：吸附和稀释电极下面的酸碱电解产物，避免发生直流电化灼伤；使皮肤湿润，降低皮肤电阻，使电极紧密接触皮肤、电流均匀分布。

3. 连接直流电疗机 通过导线与直流电疗机的输出端相连。

4. 剂量与疗程 输出电流强度以不引起局部疼痛为原则，当有针刺感时即停止增加电流。一般电流强度为 0.1~0.4 $mA/cm^2$，通电时间为 10~20 min，每日或隔日 1 次，10~15 次为一疗程。

【适应证】 神经损伤、慢性营养不良性溃疡、周围神经炎、神经痛、自主神经功能障碍、溃疡病、胸膜炎、慢性盆腔炎、前列腺炎、手术后肠粘连、慢性关节炎、慢性淋巴结炎、关节痛等。

【注意事项】

（1）治疗部位的皮肤必须保持清洁完整，如有破损而又必须在该处治疗时，则应在损伤处覆盖一胶布或塑料薄膜。

（2）通电前应检查治疗所需要的极性，即电极板与机器的极性是否一致。

（3）治疗时应慢慢调升电流强度，结束时则缓慢调低电流强度。

（4）治疗后衬垫应洗刷干净，并煮沸消毒，以消除电解产物，防止寄生离子影响治疗效果。

（5）如果发生灼伤，除应及时处理外，并找出原因，杜绝再次发生。

## 二、感应电疗法

感应电是在初级线圈通电和断电的过程中，因其磁场的变化而使其近旁的次级线圈发生感应，而产生的一种与初级线圈电流方向相反的电流，通过这种电流作用于腧穴来治疗疾病的方法称为感应电疗法。断续性的感应电流具有兴奋作用，能够改善组织的血液循环，提高新陈代谢，使肌肉组织收缩，增强周围血管的紧张度，促进感觉的恢复，解除皮肤神经痛。

【操作方法】 感应电疗法的操作方法与直流电疗法基本相似，唯因感应电流没有烧灼（电解）作用，所以电极下面的衬垫可以薄一些。电极板的安置：阳极导线连接 50~100 V 的电极板放置于腰背部或相应部位，阴极导线连接 1~3 V 的电极板置于腧穴位置上，或者将两个等大的小片状电极或点状断续电极分别置于相应的腧穴或治疗部位上进行断续刺激。其治疗剂量分为：弱刺激量——患者有通电感应，但无肌肉收缩反应；中刺激量——可见肌肉呈现微弱的收缩；强刺激量——可见肌肉出现强直收缩。脉冲为 50~100 次/s，持续时间为 1 ms，每次通电 20~40 min，每日或隔日治疗 1 次，10~15 次为一疗程。

【适应证】 皮肤知觉障碍、周围神经损伤、神经肌肉痛、弛张性瘫痪、内脏下垂（胃、子宫、肾、直肠）等。

【注意事项】 与直流电疗法相似。

## 三、电兴奋疗法

电兴奋疗法是以直流感应电作用于人体的一定部位来防治疾病的一种方法。

【器具】 电兴奋治疗机（图 8-4）。其感应电流具有波峰高低不齐，脉冲波的持续时间、周期及波距不等的特点。

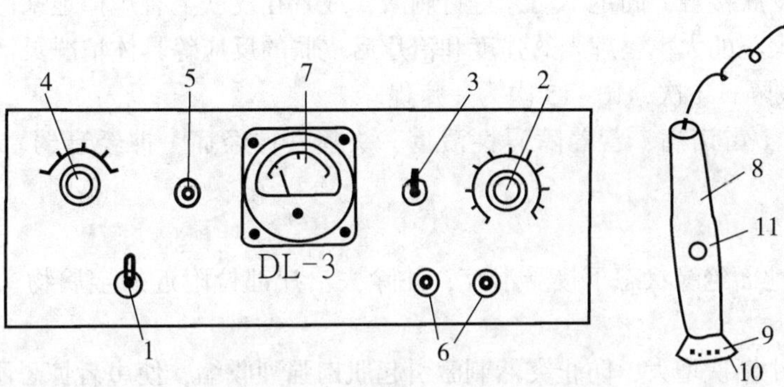


**图 8-4　DL-3 型电兴奋治疗机面板**

1. 电源开关　2. 定时器　3. 频率钮　4. 输出调节　5. 蜂鸣器　6. 电极插　7. 电流表　8. 手柄　9. 圆形金属电极板　10. 电极衬垫　11. 手动开关

【操作方法】 将电极用 3~5 层纱布包好，使用时用温水浸湿，根据病情性质的不同和治疗的需要，固定在腧穴上或上下移行滑动。治疗剂量以出现刺麻感、肌肉收缩或灼热感为度。一般感应电，头面部 5~30 min，腰背四肢 1~5 min；直流电，头面部 10~15 mA、0.2~0.3 s；腰背四肢部 25~50 mA、1~3 s。每日或隔日 1 次，连续 1~3 次，7~10 次为一疗程。

【适应证】 常用于治疗神经症、神经衰弱、癔症、头痛、急性腰扭伤、周围性神经瘫痪、腰腿痛、坐骨神经痛、胆道蛔虫病、肠胃功能紊乱、泌尿系统结石等。

【注意事项】 治疗前应做好解释工作，防止精神过度紧张，影响疗效。于第 2 腰椎以上部位通电治疗时，电极应放在同侧上下，禁忌脊椎横行通电，以免发生脊髓休克。

### 四、脉冲调制电流疗法

脉冲调制电流疗法属于低频低压脉冲电疗法。其经调制后的波组为锯齿波，可调频率范围为10~200次/min。其可输出的频率组合有：①可调波——频率可调，脉冲排列均匀。②疏密波——疏波与密波交替出现，各持续时间约为1.5 s，每分钟交替20次左右。③断续波——密波呈规律性间断出现，每分钟约交替20次。低频脉冲调制电流可兴奋神经，使肌肉收缩，因此，本疗法具有促进周围血液循环、改善神经肌肉的营养状态、加强代谢及提高痛阈以镇静止痛的作用。

【操作方法】 根据治疗部位选用直径1~5 cm的电极板，先放置浸湿的衬垫，然后固定电极板。电流的波形和频率当依病情性质而定。一般需要发生兴奋作用者，宜用频率较低的疏波、断续波，频率为1~30次/min；需要发生镇痛、镇静、抑制作用者，宜用频率较高的密波、疏密波，频率为31~180次/min。刺激强度以患者能够耐受为度。一般每次治疗15~25 min，每日或隔日治疗1次，10~15次为一疗程。

【适应证】 各种瘫痪（包括外周性、中枢性）、脑血管意外后遗症、胃及十二指肠溃疡、内脏下垂、软组织扭挫伤、关节炎、腰腿痛，以及呼吸停止等。

### 五、共鸣火花电疗法

共鸣火花电疗法是用火花振荡器所产生的高压、高频、低强度电流治疗疾病的方法。一般治疗电压为3万V，频率为15万~100万周次/s，电流在30 mA以下。共鸣火花治疗的电流是一种断续性减辐振荡电流，对血管运动功能有调整作用，能使感觉神经、运动神经、肌肉的兴奋性降低，改善局部血液循环，加强组织营养和代谢过程，具有明显的止痒镇痛效应。

【操作方法】 采取适当的体位，裸露治疗部位，擦干汗液，撒少许滑石粉，根据腧穴和治疗的需要，使电极直接与皮肤接触，固定不动，进行刺激，或者在皮肤上有规律地来回滑行移动。治疗剂量，以患者的感觉、火花的大小、辉光的强度和治疗后皮肤的反应等具体情况灵活掌握。每次治疗持续10~15 min，每日或隔日1次，10~15次为一疗程。

【适应证】 冻疮、雷诺病、营养障碍性溃疡、头痛、神经痛、神经衰弱、局部瘙痒、感觉异常等。

【注意事项】

（1）患者应在与地面绝缘状态下接受治疗，并除去治疗部位附近的金属物。治疗过程中不能与金属物体或他人接触。

（2）刺激量应由小渐次增大，防止突然刺激引起肌肉强烈收缩，使患者惊恐不安。

（3）局部皮肤有化脓性炎症反应、恶性肿瘤者等应禁用本法治疗。

## 第四节　腧穴激光照射疗法

腧穴激光照射疗法是在中医针灸理论基础上，应用激光束照射腧穴以治疗疾病的方法，又称激光针灸、激光针或光针。本法具有无痛、无菌、简便、安全、强度可调和适应范围广等特点。

【激光概述】

1. 激光的特性　激光是一种因受激辐射而发出的光，为20世纪60年代问世的新型光源。激光与普通光一样，也是以波的形式运动着的光子，因此同样具有反射、折射、衍射、干涉、偏振、透射、吸收，以及聚集、散焦等性能。同时激光是受激辐射光，故频率一致、方向一致、位相一致、偏振一致。与普通光不同，激光具有单色性好、相干性好、指向性好、亮度高等特性。

（1）单色性好：普通光源发出的光线是多色性的，即波长范围宽，光谱不纯，例如，太阳光谱范围是400~760 nm（可见光）。光线的光谱范围愈窄，单色性愈好。激光是同波长的单色光，是接近单一波长的光线，例如，氦氖激光器发出来的是波长为6 328 Å的红色光线，光谱范围宽度只有$10^{-8}$Å。

（2）相干性好：普通光是由物质中亿万个粒子发出的，彼此互不相关，发光是自发的、任意的，发出的光具有不同的频率，即使频率相同，而位相却毫无关联，很少甚至不存在恒定的位相关系，故不易显示相干现象，或相干性很差。由于激光是诱导辐射的，各发光点密切相关，可在较长时间内保持恒定的位相，频率又完全一致，故干涉效应特别明显和强烈，相干光的合成振幅因叠加而明显增大，使光强度极大地提高。

（3）指向性好：普通光是不平行的光线，发散角度大，向各个方向辐射。激光是由谐振腔轴线平行地发出的光线，它的单色能量可高度集中在发射方向上，发散角很小，几乎是一束平行的光线。

（4）亮度高：激光的亮度比太阳光亮得多，一台功率较大的红宝石巨脉冲激光器发出的激光的亮度比太阳表面的亮度高几十亿倍。可以说激光是目前世界上最亮的光。除核爆炸外，至今还找不到其他装置能够像激光器这样高度集中能量。聚集中等亮度的激光，在焦点范围内的温度可达几千度至几万度，在医学上可应用激光来进行切割、烧灼、凝固、炭化或汽化组织。

2. 激光的生物学效应

（1）热效应：是激光生物学中最重要的生物效应。激光治疗原理多基于热效应。组织对热的反应程度，根据温度的不同依次有温热、红斑、水疱、凝固、炭化、汽化、燃烧。

（2）光化作用：光能作为激活能在组织细胞内引起的化学反应即为光化作用。光化反应可表现为光致分解、光致氧化、光致聚合及光致敏化等类型。

（3）压强效应：激光高度集中的能量，能在人体组织中产生的高温、高压和高电场强度等特殊效应。

（4）电磁场作用：激光是电磁波，因此可以说激光对生物组织的作用也是电磁场对组织的作用，但多认为主要是电磁场的作用。电磁场作用可产生各种次级效应，包括电致伸缩、自聚焦、自俘获及受激布里渊散射等现象。

（5）生物刺激效应：实验室和临床实践证明，弱激光照射可导致生物机体内产生复杂的生物效应，可表现为兴奋或抑制。当弱激光照射生物组织时，不对其直接造成不可逆的损伤，而只产生类似于超声波、针灸、热疗等机械效应或热效应，称为激光的生物刺激效应。

【仪器及其应用】　激光针灸治疗仪实际上就是特制的各种激光发生器，是通过小功率激光发生器发出的弱激光照射腧穴而产生传统针灸治疗作用的仪器。

激光发生器由三个基本部分构成，即激光工作物质、激发能源（激发激光工作物质的能源）和光学谐振腔。激光工作物质包括固体（如红宝石激光、掺钕钇铝石榴石激光）、气体（如氦氖激光、二氧化碳激光、氪子激光等）、液体（如整合物激光、有机染料激光等）和半导体等，不同的工作物质产生不同波长和不同性能的激光。激发能源包括光能、电能、化学能和核能等，视激光工作物质而定。光学谐振腔由相互平行的两个反射面构成，其中一个为全反射面，一个为半反射面，激光由谐振腔的半反射面的一端辐射出来。

临床常见的激光针灸治疗仪有以下三种。

1. 氦氖激光针灸治疗仪　氦氖激光器是1961年成功运转的第一台气体激光器，激光工作物质是氦氖原子气体，功率一般为一至几十毫瓦，发射的激光为红色，波长为632.8 nm，发散角为1 mrad（毫弧），光点直径为1~2 mm，穿透组织深度为10~15 mm，主要作用基础是热效应、光化效应和电磁场效应。这种激光照射腧穴的刺激作用是局部的，又是全身的，所以它可代替针刺对腧穴起刺激作用。国内外资料表明，氦氖激光照射可激发多种酶的活性，加速血管的生长发育，促进毛发生长，加速创伤、溃疡愈合，加快烧伤面脱痂，促进切断的神经再生，降血压等。氦氖激光针灸治疗仪具有结构简单、制作方便、造价低廉、功率稳定和使用寿命长等优点（图8-5）。因此，在针灸临床上应用最为广泛，目前多用于治疗神经炎、神经痛、神经衰弱、原发性高血压、低血压、支气管哮喘、支气管炎、胃肠功能紊乱、皮肤及黏膜溃疡、伤口感染、扭挫伤、烧伤、冻伤、甲沟炎、疔疮、压疮、静脉炎、腔鞘炎、前列腺炎、口腔溃疡、咽炎、变态反应性鼻炎、中心视网膜炎、病毒性角膜炎、带状疱疹、湿疹、附件炎、肝炎、斑秃等。

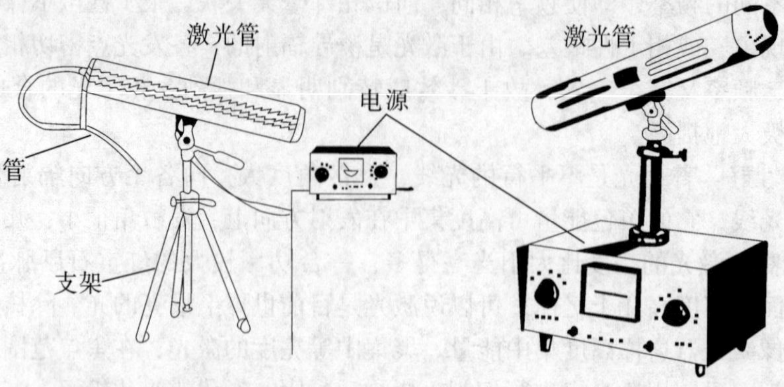


图 8-5 氦氖激光针灸治疗仪

2. 氪离子激光针灸治疗仪　激光工作物质是氪离子气体，功率大于氦氖激光针灸治疗仪，一般为 100 m W 左右，发射的激光为红色，波长为 647. 1 nm，与氦氖激光波长相近。因此，氪离子激光照射腧穴的深度和刺激作用较强。当其功率与氦氖激光针灸治疗仪相近时，其对生物组织的作用也相近。氪离子激光照射临床适用于某些要求进针深或需要较强刺激的疾病。

3. 二氧化碳激光治疗仪　激光工作物质是二氧化碳分子气体，功率我国多用 20 ~ 30 W，发射的激光波长是 10 600 nm，属于长波红外线波段。输出形式为连续发射或脉冲发射，发散角为 1 ~ 10 mrad，其穿透能力较差，一般进入皮肤深度只有 0. 2 mm，只对皮肤表层起作用，而且有较明显的热作用和刺激作用。强二氧化碳激光聚焦后，产生高温和高压，可使组织变性、凝固、坏死、炭化以至汽化，临床上多用于切割、烧灼等手术疗法，如切割肿瘤、热凝固神经末梢等。腧穴激光照射疗法采用的是弱二氧化碳激光散焦照射，既有热作用，又有刺激作用，故可用二氧化碳激光束做激光灸。这种照射具有调整经络的作用，并能扩张血管，改善血液循环，促进细胞吞噬作用，增强新陈代谢，改善组织营养和降低神经肌肉兴奋性等，临床多用于治疗神经炎、神经痛、腰肌劳损、扭挫伤、关节炎、烧伤、压疮、皮肤溃疡、湿疹、皮肤瘙痒症、神经性皮炎、足癣等。

4. 掺钕钇铝石榴石激光针灸治疗仪　激光工作物质是掺钕钇铝石榴石，功率仅次于连续型二氧化碳激光，可连续输出和脉冲输出。发射的激光波长为 1 064 nm，属于近红外波段，其对组织的穿透力强，并有被黑、蓝、红色素优先吸收的特性，进入皮下组织层时还有相当大的强度，可引起深部的强刺激反应，故可用于照射需深刺之腧穴。

【操作方法】 各种激光针灸治疗仪的操作方法基本相似，下面以常用氦氖激光针灸治疗仪和二氧化碳激光针灸治疗仪为例介绍如下。

1. 氦氖激光针灸治疗仪　①根据取穴部位，指导患者采用舒适稳定的体位，暴露治疗腧穴部位。②接通仪器电源，打开仪器电源开关，旋转电流调节钮至激光管最佳工作电流量，使激光管稳定发出红色激光，光斑圆整。③照射腧穴前，应先准确定位腧穴，必要时可用甲基紫做标记。④照射腧穴时，若以原光束直接照射，光束应垂直于体表腧穴，光斑圆整，照射距离一般为 20 ~ 100 cm，视病情及激光的功能而定（图 8-6）。若以光导纤维传输照射，激光输出端可直接接触腧穴部位皮肤照射。⑤照射剂量尚无统一标准，一般小功率氦氖激光器输出功率为 10 mW 以下，每穴可照射 3 ~ 10 min，每次选取 2 ~ 4 穴，每日照射 1 次，照射 10 次为一疗程，慢性顽固性疾病可照射 3 个疗程以上，疗程间隔 7 ~ 10 d。⑥激光器可连续工作 4 h 以上，连续治疗时，不必关机。

2. 二氧化碳激光针灸治疗仪　①打开仪器水循环系统，并检查水流是否通畅。水循环系统如有故障，不得开机。②指导患者采用舒适的体位，暴露治疗腧穴。③检查各机钮是否在零位，确定之后才可接通电源，依次开启低压、高压开关，并调至激光器最佳工作电流量。④缓慢调整激光器，以散焦光束照射治疗部位（激光灸）。照射时，应以有孔石棉板放置在激光器与腧穴之间，使散焦光束通过小孔照到腧穴上（仪器附有可见光引照光路系统）。⑤照射距离一般以 150~200 cm 为宜，使腧穴部位有舒适热感为度，勿使过热，以免烫伤。⑥每次治疗 10 min 左右，每日 1 次，7~12 次为一疗程，疗程间隔 7 d 左右。⑦治疗结束，按与开机相反的顺序关闭各机钮，但须注意，在关闭机钮 15 min 内勿关闭水循环。

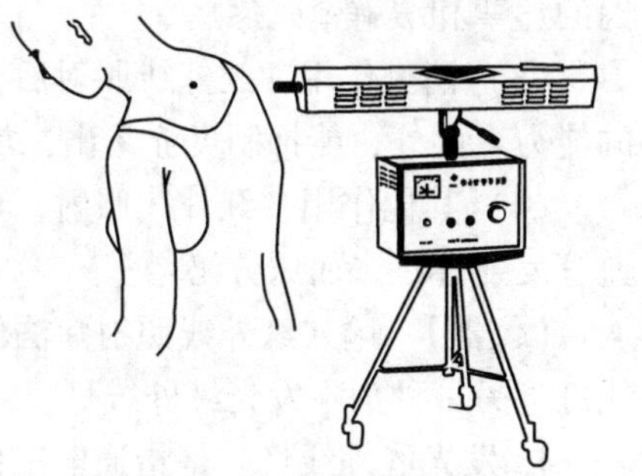

图 8-6　腧穴氦氖激光照射治疗

【注意事项】

（1）激光室内不宜放置能反光的物品，且光线要明亮充足，以使室内人员瞳孔缩小。

（2）激光治疗过程中，操作人员必须穿白色工作服，戴白色工作帽和有色护目镜，切不可直视光束，以免损伤眼睛。

（3）光束一定要垂直对准需要照射的病灶或腧穴，特别是治疗眼病，更要严格。

（4）加光导纤维的激光器，光导纤维的弯曲度不可太小，以免纤维折断。

（5）除治疗眼科疾病外，激光束应避免直射眼睛。

（6）照射时间应根据患者病情和体质情况加以确定。

（7）操作人员要定期做健康检查，特别是眼底视网膜检查。

## 第五节　腧穴红外线照射疗法

腧穴红外线照射疗法是应用红外线照射人体腧穴，产生热效应，达到温通经络、宣导气血作用而治疗疾病的一种方法。因其可代替艾灸，又称为红外线灸疗法。由于这种疗法具有无烟、无味、热作用较深、热量恒定、易于调节、操作简单方便等特点，适应证基本同艾灸疗法，所以应用广泛，尤其对于风、寒、湿证有明显的治疗作用。

【概述】

1. 红外线　发现红外线迄今已有两个世纪。红外线是可见光谱红光外一种人眼看不见的光线，是波长为 0.76~1 000 μm 的电磁波。

医用红外线是指光谱中波长为 0.76~400 μm 的一段红外电磁波，包括近红外线（短波红外线）和远红外线（长波红外线）两部分。

（1）近红外线：是指波长为 0.76~1.5 μm 的红外线，穿透能力较强，透入人体组织较深，可达 3~10 mm，具有明显的光电效应和光化学效应。

（2）远红外线：是指波长为 1.5~400 μm 的红外线，穿透能力较弱，只能透入人体组织 0.5~2 mm，多作用于人体皮肤表面。远红外线照射能引起组织分子和分子中的原子旋转或摆动加强，引起分子动能的改变，从而产生热效应。

2. 红外线照射的治疗作用

（1）祛风、散寒、除湿作用：红外线照射的热效应能使皮肤毛细血管扩张充血，使血流加快，同时由于组织温度升高，新陈代谢旺盛，加强组织的营养过程，加速组织的再生能力和组织细胞活力，从而加强了对风、寒、湿的耐力。

（2）解痉镇痛作用：红外线的热效应能降低神经末梢的兴奋性，对肌肉有松弛作用，可解除肌肉的痉挛和缓解牵张疼痛。

（3）消炎作用：红外线照射后，局部白细胞浸润，巨噬细胞吞噬能力增强，从而提高免疫系统的能力。此外，能抑制炎症渗出，加速肿胀的消散，因而表现为消炎作用。

（4）其他作用：红外线照射，可使排汗能力增强，体温升高，呼吸增强而加强氧代谢，能使肾血管反射性扩张而尿分泌增多。

【仪器】 腧穴红外线照射疗法使用的红外线治疗仪常见的有两种，一种为发光（可见光）红外线灯，另一种为不发光红外线灯。

1. 发光红外线灯　是指通电工作的同时发出近红外线、可见光甚至还有少量紫外线的光源。如普通照明用的白炽灯泡，可发出95%的红外线、4.8%的可见光和0.1%的紫外线。

还有一种特制的发光红外线灯，称为石英红外线灯，是将钨丝伸入充气的石英管中构成的。这种灯热效率高，有的在石英管壁上涂有反光涂料，使热效率更高，其加热和冷却的时间短，均不超过1 s。

发光红外线灯发射光线的波长范围为0.35~4 μm，属红外线范围者为0.76~4 μm的辐射波，其中绝大多数辐射波长为0.80~1.6 μm，因此主要为近红外线。其功率一般为150~1 500 W。

2. 不发光红外线灯　是指通电工作时不发光或仅呈暗红色的发射器，由电阻丝缠绕或嵌在耐火土、碳化硅等物质制成的棒或圆板上，外加反射罩而制成（图8-7）。电阻丝是用铁、镍、铬合金或铁、铬、铝合金制成的。反射罩多用铝或铜制成，能反射90%的红外线。这种发射器发出的红外线波长为0.77~7.5 μm，大部分辐射波波长为2~3 μm，属于远红外线。其功率为50~600 W，大者可达1 500 W。

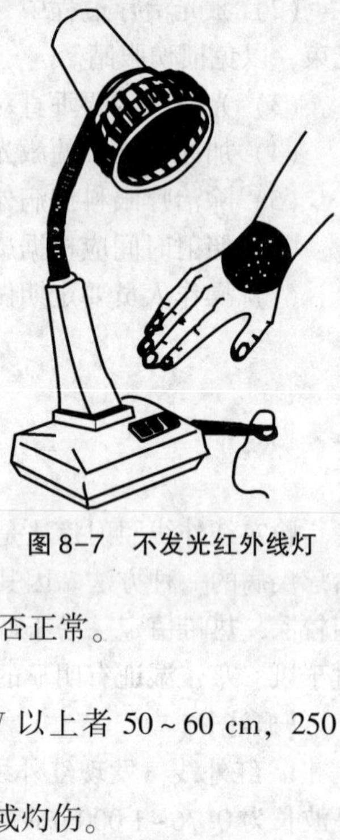

图8-7　不发光红外线灯

【操作方法】

1. 灯具选择　根据患者及其病变部位不同，可选择不同类型的红外线治疗仪。照射肩、手、足部的腧穴，可选用150~250 W的红外线灯。照射腰、背、腹、躯干或双下肢等的腧穴时，可选用500~1 000 W的红外线灯。治疗头面部或患者不适应强光刺激时，则宜采用不发光红外线灯。

2. 操作步骤

（1）患者取适当体位，裸露照射部位，并检查照射部位的温度感觉是否正常。

（2）开启电源，指示灯即发亮，预热3 min后进行照射。

（3）将灯具辐射头移至照射部位（腧穴）上方，距离一般是500 W以上者50~60 cm，250~300 W者30~40 cm，200 W以下者20 cm左右。

（4）通电工作3~5 min，应询问患者温热感是否适宜，以免强度不足或灼伤。

（5）照射时间应据部位、病情而定。一般为15~40 min，每日1~2次，10~20次为一疗程。

（6）治疗结束后将照射部位的汗液擦净，并嘱患者在诊室中休息10~15 min。

【适应证】 主要适用于风湿性及类风湿关节炎、慢性气管炎、胸膜炎、慢性胃炎、胃痉挛、慢性肠炎、慢性肾炎、胃肠神经症、神经炎、神经根炎、多发性末梢神经炎、软组织损伤、腰肌劳损、扭挫伤（急性期过后）、周围神经外伤、冻伤、烧伤创面、压疮、骨折恢复期、肌炎、滑囊炎、术后粘连、瘢痕挛缩、注射后硬结形成、慢性盆腔炎、外阴炎、乳头皲裂、产后缺乳、神经性皮炎、湿疹、瘙痒、皮肤溃疡等。

【注意事项】

（1）治疗过程中，不得移动体位，以防触碰灯具引起烫伤。

（2）大剂量红外线照射，可引起组织灼伤。在照射时，若患者感觉太热，应根据情况调整灯距。对皮肤知觉迟钝者及瘢痕、植皮部位或缺血肢体照射时，要经常询问和密切观察局部皮肤反应情况。

（3）红外线还能使眼水晶体及眼内液体温度升高，特别是波长1~1.9 μm的红外线对眼的作用更强，可引起视力障碍，如畏光、视物模糊，甚至引起白内障、视网膜剥离等疾患。照射眼周围腧穴时，须用纱布遮盖双眼。后脑部穴区不宜照射。

（4）在治疗时，若出现头晕、恶心欲呕、心悸、倦怠无力等情况，应立即停止治疗，进行观察，甚者宜进行必要处理。

（5）治疗后如发现皮肤有红紫斑，应考虑有过热烫伤的可能，可局部涂硼酸软膏或凡士林油，防止起疱。

（6）有出血倾向者及高热、活动性肺结核、闭塞性脉管炎、重度动脉硬化、心血管功能不全、恶性肿瘤等患者禁用。

## 第六节　腧穴微波照射疗法

腧穴微波照射疗法是应用微波照射人体腧穴或通过毫针向腧穴注入微波以治疗疾病的一种疗法。1947年微波开始用于临床治疗。我国从1964年开始将微波用于临床理疗，1972年以后普遍开展了微波疗法的应用和研究，并成功研制了微波针灸治疗仪。腧穴微波照射疗法操作简单、无痛、舒适、疗效显著，具有调和阴阳、扶正祛邪、疏通经络之功效。

【概述】

1. 微波　是指波长为1 mm~1 m、频率为300~300 000 MHz的一种特高频电磁波，根据波长范围，可分为分米波、厘米波、毫米波三个波段。目前医用微波的波长为12. 5 cm、频率为2 450 MHz，位于超短波和远红外线之间。微波具有一定的光学性能，能反射、折射和绕射，并可通过反射器和透镜进行聚焦。

微波辐射到人体时，一部分能量被吸收，富于水分的组织能强烈地吸收微波的能量；一部分能量则为皮肤及各种组织所反射。微波反射系数因物质构造不同而相差极大，例如，皮肤表面反射10%~60%，脂肪组织和肌肉界面反射30%；粗毛织品可吸收微波，而丝织品则能通过微波。

微波对组织的穿透能力与波长有密切关系，即波长越短，其穿透能力越强。在活体组织，波长30 cm的分米波，其有效作用深度达3~5 cm；波长69 cm的分米波，有效作用深度可达7~9 cm；当波长缩短至3 cm时，绝大部分能量都消耗在浅层皮肤上。

2. 微波的生物效应　主要为热效应和非热效应。

（1）热效应：微波辐射人体后，组织内电解质分子随微波频率迅速振动束缚电荷做相对移动，偶极子产生转动，互相摩擦，消耗能量而产生热量。产热多少与组织吸收微波的多少成正比。含水组织如肌肉、肺、肾、血液等吸收微波较多，产生的热量亦较多，而含水量少的组织如骨骼、脂肪等组织吸收微波较少，其产热量则较少。微波作用于人体组织后产生热量的多少及加热的深度，受多种因素的影响，如照射部位、辐射强度、照射时间、组织吸收程度及微波的波长等均可影响产热量。

（2）非热效应：许多实验和临床研究证明，微波除了热效应外，还有热外效应即非热效应。这种作用在较低强度（$<10\ W/cm^2$）作用时，表现特别明显。例如，反复接受强度不大、不引起明显温度升高的微波辐射后，能引起神经系统及其他方面的改变，如嗜睡、心动过缓、血压下降等。以脉冲持续时间为1/10 μs，平均功率远不足以引起热效应的微波作用于兔眼时，20 min后可出现严重的损害。用小剂量的微波辐射葡萄球菌、大肠杆菌及结核杆菌（水和肉汤培养基）1 min，使混悬液加温到34 ℃（不到细菌死亡温度），发现微生物分裂停止且出现时间也较一般加温后显著缩短。微波的热外作用不但存在，而且是明显的，但其产生的机制目前还不十分清楚，尚待深入研究。

3. 微波对人体的影响及治疗作用

（1）对人体的影响：大多数实验研究证明，微波对人体的某些系统和器官影响明显。对神经系统，小剂量辐射可加强兴奋过程，大剂量则抑制兴奋等；对心血管系统，可使心率减慢、血压下降等；对呼吸系统，小剂量辐射可见到实验动物呼吸变慢、肺轻度充血、肺泡间隙有少量白细胞浸润等；对消化系统，小剂量辐射能加强胃肠的吸收功能，调节分泌和排空功能；对眼，大剂量辐射可造成损害。

（2）治疗作用：微波辐射能使组织温度升高，血管扩张，局部血流加速，血管壁渗透性增高，从而增强代谢，改善营养，促使组织再生和渗出液吸收。因此，微波辐射的主要治疗作用为改善局部血液循环、解痉止痛、消炎和加速创口修复过程。

【器具】 微波针灸治疗仪是现代微波技术与中医针灸理论相结合的产物。其主要由微波发生器（磁控管）和辐射器两部分构成（图 8-8）。微波发生器是把直流电能变为超高频电磁能的一种变换器，其工作原理是通过磁场对运动电子的作用，产生电子轮辐，并使之与高频电磁场作能量交换，而产生超高频电磁波。辐射器采用圆柱形聚焦辐射器，可将微波能量集中于相当小的区域，从而加强刺激强度。

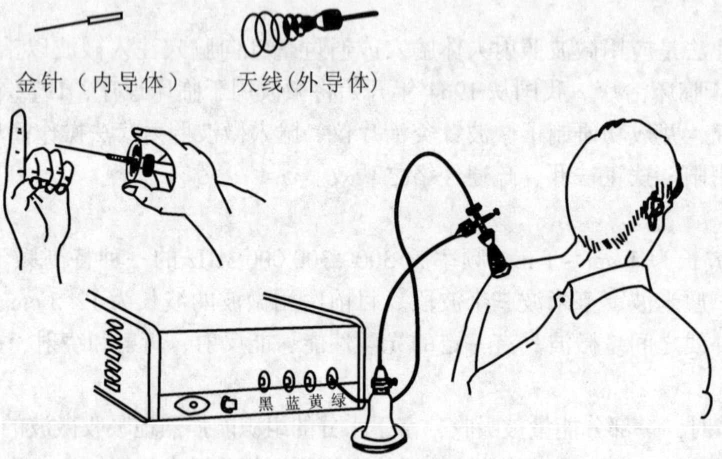


图 8-8 腧穴微波治疗

微波针灸仪的微波辐射强度一般分为强、中、弱三种剂量。强剂量输出功率为 90～120 W（1.5 W/$cm^2$），中剂量输出功率为 50～90 W（0.56 W/$cm^2$），弱剂量输出功率为 20～50 W（0.36 W/$cm^2$）。

【操作方法】

（1）检查微波针灸治疗仪各部件连接完好后，开启电源并预热 3 min。

（2）皮肤常规消毒后，将毫针刺入腧穴并使之得气。

（3）把天线连接到毫针柄上，并用支架固定好天线的位置。

（4）调整输出强度至治疗所需剂量，以患者有针感、无刺痛并能耐受为度。

（5）将定时器顺时针调至所需治疗时间，一般为 5～20 min。

（6）治疗结束后，将输出强度调至“0”位，关闭开关后取下天线，再将毫针缓慢退出。

（7）每日或隔日 1 次，急性病 3～6 次为一疗程，慢性病 10～20 次为一疗程。

腧穴微波照射治疗时，可将辐射器直接固定于腧穴皮肤表面。

【适应证】 主要适用于风湿性及类风湿关节炎、偏头痛、三叉神经痛、面神经麻痹、坐骨神经痛、偏瘫、软组织扭挫伤、肌炎、腱鞘炎、网球肘、肩周炎、乳腺炎、盆腔炎、附件炎、膀胱炎、胆囊炎、胸膜炎、慢性支气管炎、慢性前列腺炎、术后疼痛或肠粘连、鼻炎、中耳炎等。

【注意事项】

（1）天线的内外导体之间不要相碰，以免输出短路而损坏仪器。

（2）微波治疗一般应从小剂量开始，逐渐增加辐射剂量。

（3）对老年人及儿童要慎用微波治疗。因老年人血管功能差、弹性差、脆性大，儿童对热不敏感，易致烫伤。

（4）对温觉迟钝或丧失者，以及照射局部有严重血循环障碍者，微波治疗应慎用或用小剂量。

（5）眼、睾丸附近治疗时应戴防护眼镜或用防护罩遮盖。

（6）对成长中的骨和骨骺、颅脑、心区前后禁用大剂量照射。

（7）活动性肺结核、出血及有出血倾向、恶性肿瘤、高血压、高热、局部严重水肿和严重心脏病患者，以及孕妇子宫区禁止辐射。

## 第七节　腧穴磁疗法

腧穴磁疗法是应用磁场刺激经络、腧穴以防治疾病的一种方法，也被称为磁穴疗法、经络磁疗等，或简称磁疗。此法具有镇静止痛、消肿消炎和降压等作用。

【器具】

1. 磁体及其材质　根据形状不同，磁体可分为磁片、磁块、磁柱、磁珠。主要材质均为永磁铁氧体、稀土钴永磁合金、铝镍钴磁钢及钕铁硼永磁合金等。其中，磁片分大、中、小三种规格（图8-9），大号的直径在30 mm以上，中号的直径为10~30 mm，小号的直径在10 mm以下，多用于贴敷；磁柱多安装在磁疗机的机头上；磁珠多用于耳穴。

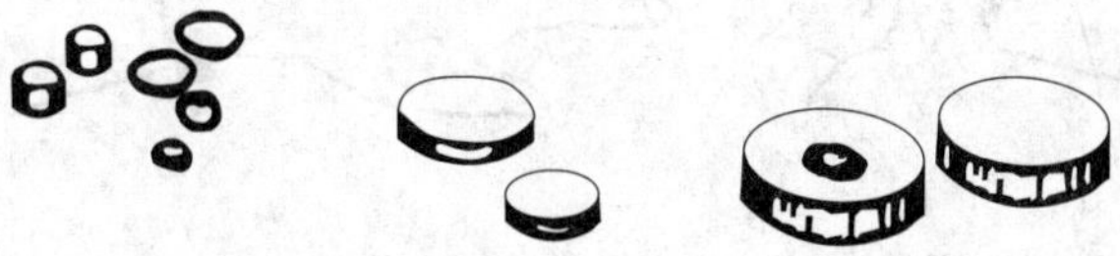

小块　　中块　　大块

图8-9　磁片

2. 磁疗机　包括有旋转磁疗机、电磁疗机、震动磁疗器等。

（1）旋转机磁疗机：有台式和便携式，分一用和多用。其原理比较简单，是用一只小电动机带动2~4块永磁体旋转，形成一个交变磁场或脉动磁场。

（2）电磁疗机：是目前临床上应用较多的一种磁疗机，其形式和型号有多种。其原理是由磁铁通以电流产生磁场，所产生的磁场可以是恒定磁场或交变磁场。磁头有多种形式，圆形的多用于胸腹部和肢体，凹形的常用于腰部，环形的常用于膝关节，条形的常用于会阴部。

（3）震动磁疗器：又称按摩磁疗器，是在电动按摩器的顶端打孔装入2~4个磁体改装而成。接通电源后，装入的磁体发生震动，形成脉动磁场。这种磁疗机对人体腧穴有磁疗和机械按摩两种作用。

【操作方法】

1. 静磁法　将磁片贴敷于腧穴或患部表面，产生恒定的磁场。此法操作简便、疗效持久，是临床最常用和最基本的方法，包括直接贴敷、间接贴敷法和磁针法。

（1）直接贴敷法：用胶布或伤湿止痛膏将磁片直接贴敷在腧穴或痛点上，或将磁珠贴敷于耳穴上（图8-10）。根据治疗部位不同，贴敷时可采用单置法、对置法或并置法（图8-11）。

1）单置法：将一块磁片或磁珠贴敷于一个腧穴或患部。适用于病变浅表的部位。

2）并置法：将两块磁片并列贴敷在一起。适用于病变面积较大的部位。操作时，若病变部位深，可同名极并列；若病变部位浅，可异名极并列，以使更多的磁力线穿过病变部位。

3）对置法：将两块磁片的异名极相对贴敷到腧穴上，把病变部位夹在中间，以使磁力线充分穿过治疗部位。多用于腕指等小关节部位，如内关和外关、阳陵泉和阴陵泉等穴。

（2）间接贴敷法：将磁片缝在衣服上或放入布袋、塑料膜内而制成磁带、磁衣、磁帽、磁袜等。

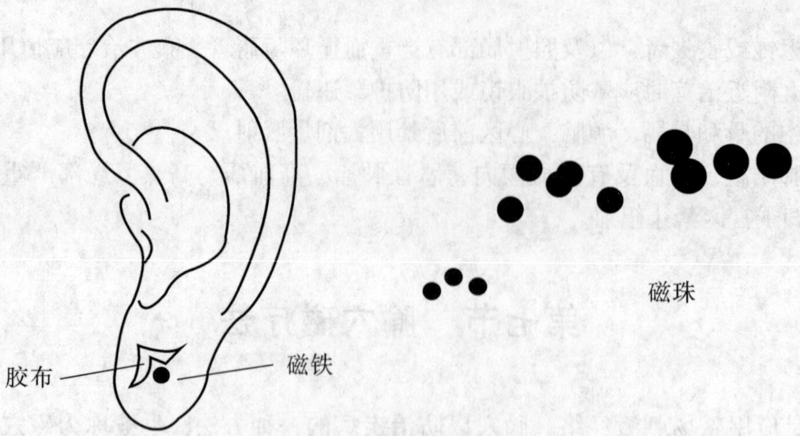


图 8-10　磁珠耳穴贴敷法

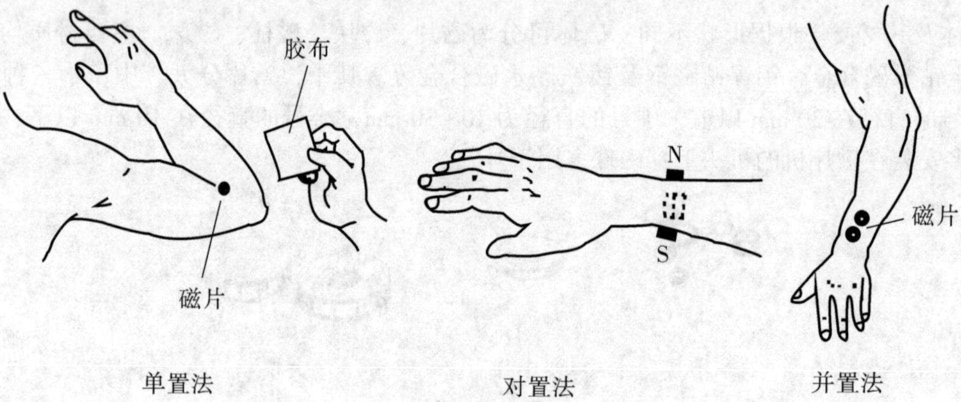


图 8-11　磁片贴敷法

穿戴时，磁片对准腧穴。常用于以下几种情况：①对胶布过敏或不便用胶布的部位；②磁块较大，不易用胶布固定时；③需长期磁疗的慢性病患者。

（3）磁针法：将皮内针或短毫针刺入体穴或痛点上，针的尾部伏在皮肤表面，其上再放一磁片，然后用胶布固定，这样可使磁场通过针尖集中射入深层组织。这种方法常用于五官科疾病，也可用于腱鞘炎及良性肿物等。

2. 动磁法

（1）脉动磁疗法：利用同名极旋转磁疗机发出脉动磁场进行治疗。操作时，患者取坐位或卧位，并暴露所选腧穴或患部。将磁头对准腧穴或患部，与皮肤间的距离尽量缩短或接触皮肤（机器磁头铁芯延长，铁芯端已无温热感，故可接触皮肤）。若病变部位较深，可用两个同名极旋转磁疗机对置于治疗部位；若病变部位呈长条形，部位也表浅，可将两个异名极旋转磁疗机顺发病区并置，神经、血管、肌肉等疾患常采用这种形式。打开电源开关，调节输出电压旋钮至所需电压值，每个腧穴或患部治疗 5~15 min，治疗完毕按与开机相反的顺序关闭机器，并将机头取下。每次治疗时间以 30 min 为宜，每日 1 次，10~15 次为一疗程，疗程间隔 5~10 d。

（2）交变磁疗法：一般使用电磁疗机产生的低频交变磁场进行治疗（图 8-12）。操作时，患者取坐位或卧位，并暴露所选腧穴或患部。将磁头对准腧穴或患部，使磁头与皮肤密切接触，如有空隙，将会增加磁场的衰减而影响治疗效果。由于磁头面积较大，原则上采取病变局部治疗，但最好为经穴与局部治疗相结合。打开电源开关，根据治疗需要调节磁场强度、脉冲频率或选择电压的弱、中、强挡。四肢及躯干的远心端，宜用较高磁场强度，老年人、小儿及体质较弱患者，宜用较低的磁场强度。治疗中应询问患者局部是否过热，如过热应用纱布等隔垫，磁头过热还可更换磁头，或降温后再用，以防止烫伤。每次治疗 15~30 min，治疗结束，按与开机相反的顺序关闭机器。每日 1 次，10~15 次为一疗程，疗程间隔 5~10 d。

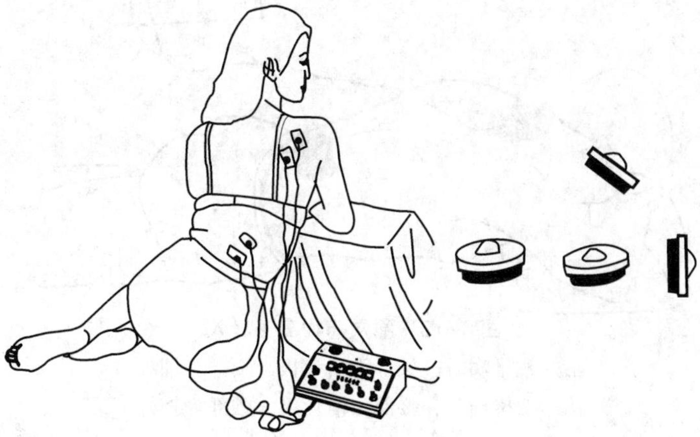

图 8-12　电磁治疗

磁疗机应避免空转，以减轻碳刷磨损。

【适应证】　主要用于高血压、冠心病、慢性支气管炎、支气管哮喘、慢性肠炎、胃炎、胃肠功能紊乱、风湿性及类风湿关节炎、神经性头痛、三叉神经痛、坐骨神经痛、偏头痛、肋间神经痛、神经衰弱、失眠、胆囊炎、胆石症、静脉炎、血栓闭塞性脉管炎、肾结石、术后瘢痕痛、颈椎病、肋软骨炎、骨关节炎、急慢性扭挫伤、肩周炎、腰肌劳损、腱鞘炎、滑囊炎、前列腺炎、乳腺炎、盆腔炎、痛经、单纯性消化不良、营养不良、遗尿症、神经性皮炎、湿疹、荨麻疹、皮肤瘙痒症、银屑病、带状疱疹、神经性耳聋、鼻炎、睑腺炎、急性结膜炎、牙痛等。

【注意事项】

（1）夏季贴敷磁片时，可在贴片和皮肤之间放一层隔垫物，以免汗液浸渍使磁片生锈。

（2）出现头晕、恶心、心悸、低热等反应时可暂停治疗。

（3）皮肤溃疡、出血及有出血倾向、急性危重疾病、高热或体质极度衰弱、白细胞总数在 $4\times10^{-9}$/L 以下者，孕妇的下腹部和腰骶部，以及磁疗不良反应显著而不能耐受者均禁用本法。

（4）手表等易磁化物不要接近磁片，以免被磁化。

## 第八节　腧穴药物离子导入疗法

腧穴药物离子导入疗法是根据病情需要，把某些相应的治疗药物通过直流电，将药物离子导入腧穴、经络或病变部位，以发挥药物和腧穴、经络的综合治疗作用的方法。本法一般采用直流电治疗机，药垫用无染色、吸水性强的铅质金属片，厚度为 0.25~0.5 cm，面积为 6~12 $cm^2$。

【操作方法】　先将所用药液均匀地直接涂在药垫上，置于腧穴或局部病变的皮肤处，此为治疗极，辅极放在颈部或腰部，然后接好两个电极板，打开直流电治疗机开关，进行导入（图 8-13）。输出电流强度应根据患者的耐受性、透入腧穴的深度及肌肉的厚薄而灵活运用，以不引起疼痛、患者仅有针刺样感觉为宜。通电治疗时间一般为 15~40 min，每日或隔日 1 次。

【适应证】　适用范围广泛，各科皆可应用，尤其对神经痛、关节炎、风湿病、慢性前列腺炎、慢性盆腔炎等疗效尤佳。

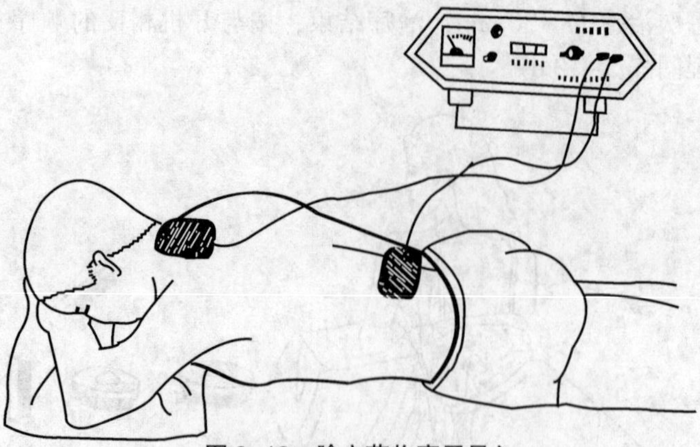

图 8-13　腧穴药物离子导入

治疗颈椎病时，颈部为治疗极，腰部为辅极，

治疗腰椎病时，腰部为治疗极，颈部为辅极。

## 第九节　腧穴热电磁药熨疗法

腧穴热电磁药熨疗法是由内蒙古自治区唐学正根据传统药熨、针灸理论结合现代电子技术研制而成的。一方面利用电热加温药物（以雷公藤为主，故又称雷公药熨），以达到传统药熨的作用；另一方面利用热能激发热能磁板，使其辐射出对人体有治疗作用的电磁波。因此，本法具有温热、药物透析及电磁波辐射等多种治疗效果。

【操作方法】 将药熨垫置于腧穴或患部，并进行固定，接通电源即可（图 8-14），每次治疗时间以 30~40 min 为宜。

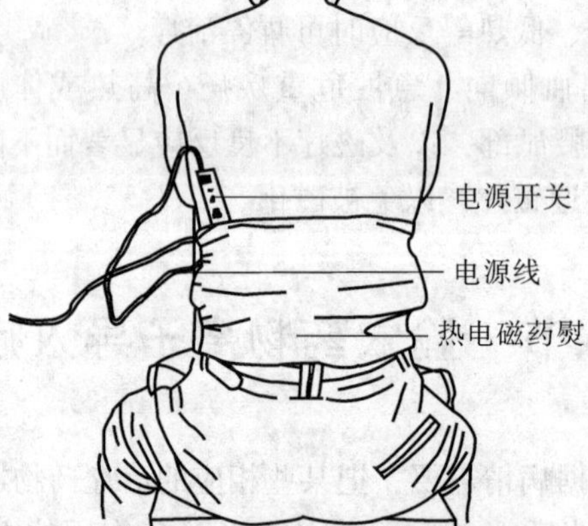


图 8-14　腧穴热电磁药熨

【适应证】 风湿痹痛、肩周炎、腰肌劳损、骨质增生、腹痛、痛经等多种虚寒性病症。

## 第十节　腧穴埋线疗法

腧穴埋线疗法是将羊肠线埋入腧穴内，利用羊肠线对腧穴的持续刺激作用治疗疾病的方法。本法由中医针灸与现代医疗技术相结合而成，20 世纪 60 年代已广泛应用于临床，疗效显著。

【器具】 主要包括无菌洞巾、注射器、镊子、埋线针（亦可用经改制的 12 号腰椎穿刺针，将针芯前端磨平）、持针器、0~1 号铬制羊肠线、0.5%~1%盐酸普鲁卡因注射液、手术剪刀、敷料等。

埋线针是特制的不锈钢针，长 12~15 cm，针尖呈三角形，底部有一缺口（图 8-15）。

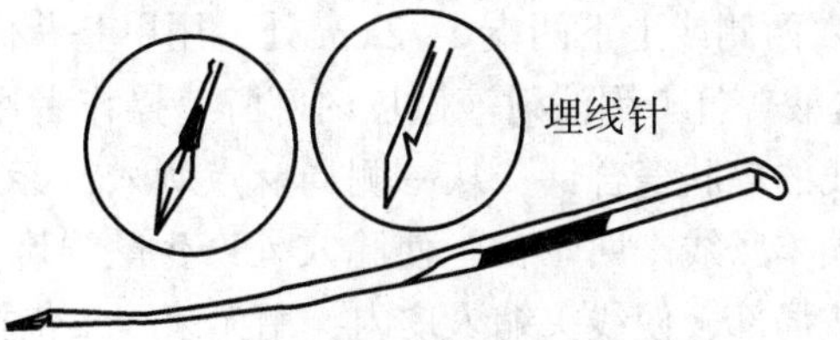


图 8-15　埋线针

【操作方法】

1. 注射针埋线法　取 1~2 cm 已消毒备用的羊肠线，放置在腰椎穿刺针套管或 9 号注射针头的前端，从针尾插入一段针芯（9 号注射针头可用 28 号 2 寸长的毫针剪去针尖作为针芯）。皮肤常规消毒后，操作者左手拇、示指绷紧或捏起进针部位皮肤，右手持针，快速穿入皮肤，其进针角度和深度要根据患者胖瘦及埋线部位确定，灵活采用直刺、斜刺或平刺。刺到所需深度，当出现针感后，边推针芯，边退针管，将羊肠线埋植于腧穴皮下组织或肌层内，针孔处覆盖无菌纱布或用创可贴固定（图 8-16）。

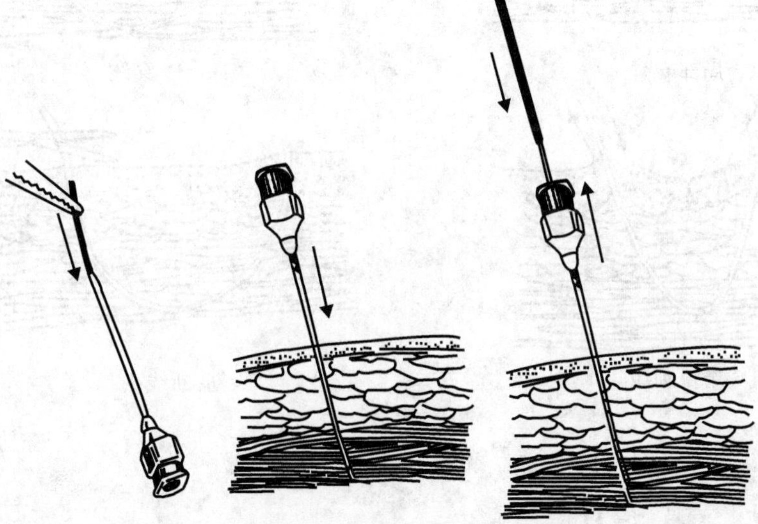

插入羊肠线　　刺入腧穴　　推针芯、退针头

图 8-16　注射针埋线法

2. 埋线针埋线法　取 2~4 cm 已消毒备用的羊肠线，置于埋线针针尖缺口上，两端用血管钳夹住，皮肤常规消毒后，操作者右手持针，左手持钳，针尖缺口向下以 15°~40°角刺入，当针头缺口进入皮内后，松开血管钳，右手持续进针直至羊肠线头完全埋入皮下，再进针 0.5 cm（或刺至需要深度），随后把针退出，用无菌棉球或纱布压迫针孔片刻，再用无菌纱布覆盖创口、固定（图 8-17）。

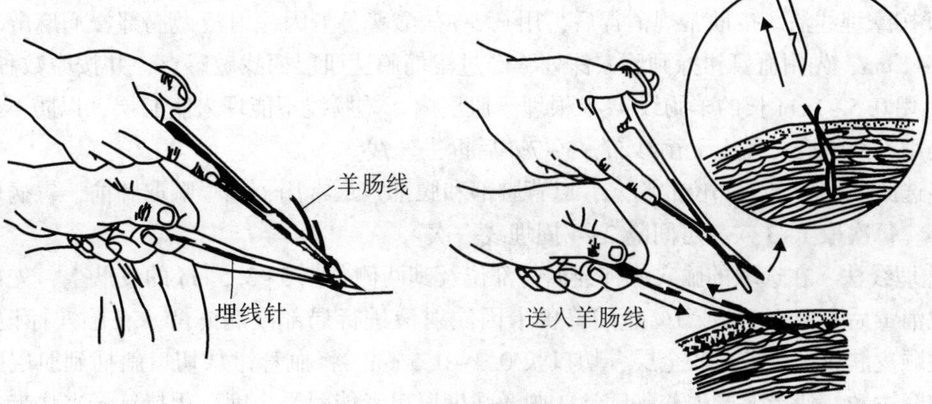


图 8-17　埋线针埋线法

3. 三角针埋线法　在腧穴两侧或上下两端 1~2 cm 处，用甲基紫做进出针点标记。皮肤常规消毒后，在标记处用 0.5%~1%盐酸普鲁卡因注射液做皮内麻醉，操作者用左手拇指和示指捏起两皮丘间皮肤，用持针器夹住带羊肠线的皮肤缝合针，从一侧局麻点刺入，穿过腧穴下方的皮下组织或肌层，从对侧麻醉点穿出，捏起两端羊肠线来回牵拉，使腧穴处产生酸、麻、胀感后，将羊肠线贴皮剪断，提起两针孔间皮肤，轻轻揉按局部，使线头缩入皮内，用无菌纱布包扎 5~7 d（图 8-18）。每次可取 1~3 穴，一般 20~30 d 埋线一次。

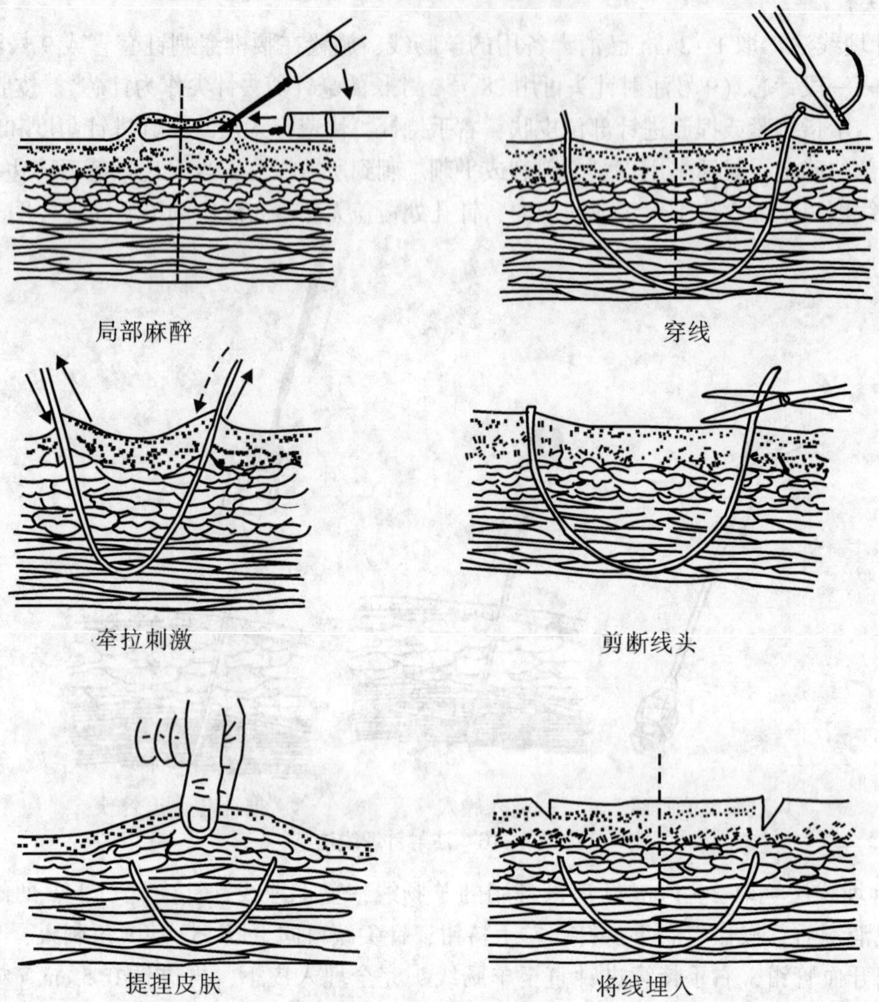


图 8-18　三角针埋线法

4. 切开按摩埋线法　皮肤常规消毒后，用 0.5%盐酸普鲁卡因注射液做局部浸润麻醉，用刀尖刺开皮肤 0.5~1 cm，先用血管钳探到腧穴深处，经过浅筋膜达肌层探找敏感点，并按摩数秒，休息 1~2 min；然后用 0.5~1 cm 长的羊肠线 4~5 根埋于肌层内。羊肠线不能埋入脂肪层，以防不易吸收或感染。切口处用丝线缝合，盖上无菌纱布，5~7 d 后拆去丝线。

埋线多选肌肉比较丰满部位的腧穴，以背腰部和腹部穴最常用，如哮喘取肺俞，胃病取脾俞、胃俞、中脘等。每次取 1~3 穴，可间隔 2~4 周埋线一次。

5. 结扎埋线法　在选取的腧穴或神经循行部位及其两侧各 1.5~3.5 cm 的皮肤上，先以甲基紫做标记。常规消毒后，用 0.5%或 1%盐酸普鲁卡因注射液进行局部浸润麻醉。在腧穴标记旁切口处，用手术刀尖顺皮肤纹理刺破皮肤全层，切口长 0.3~0.5 cm。将血管钳从切口斜插到肌层，找到敏感点后适当按摩拨动，使局部产生酸胀感觉，刺激强度以患者能耐受为度。用持针器夹住带羊肠线的大号三角缝合针，由切口进入，经深部肌层至对侧出针处穿出皮肤，然后回过来再由出针孔刺入，经浅肌层或筋膜层，由原切口处穿出。最后结扎羊肠线，剪去线头，将线埋入切口深处，局部按摩后消毒包扎（图 8-19）。结扎的松紧可灵活掌握，病程短、体质壮实者可稍紧，病程长、体质虚弱者及肌腱移行处可稍松，肌腱部腧穴则只穿线而不结扎。

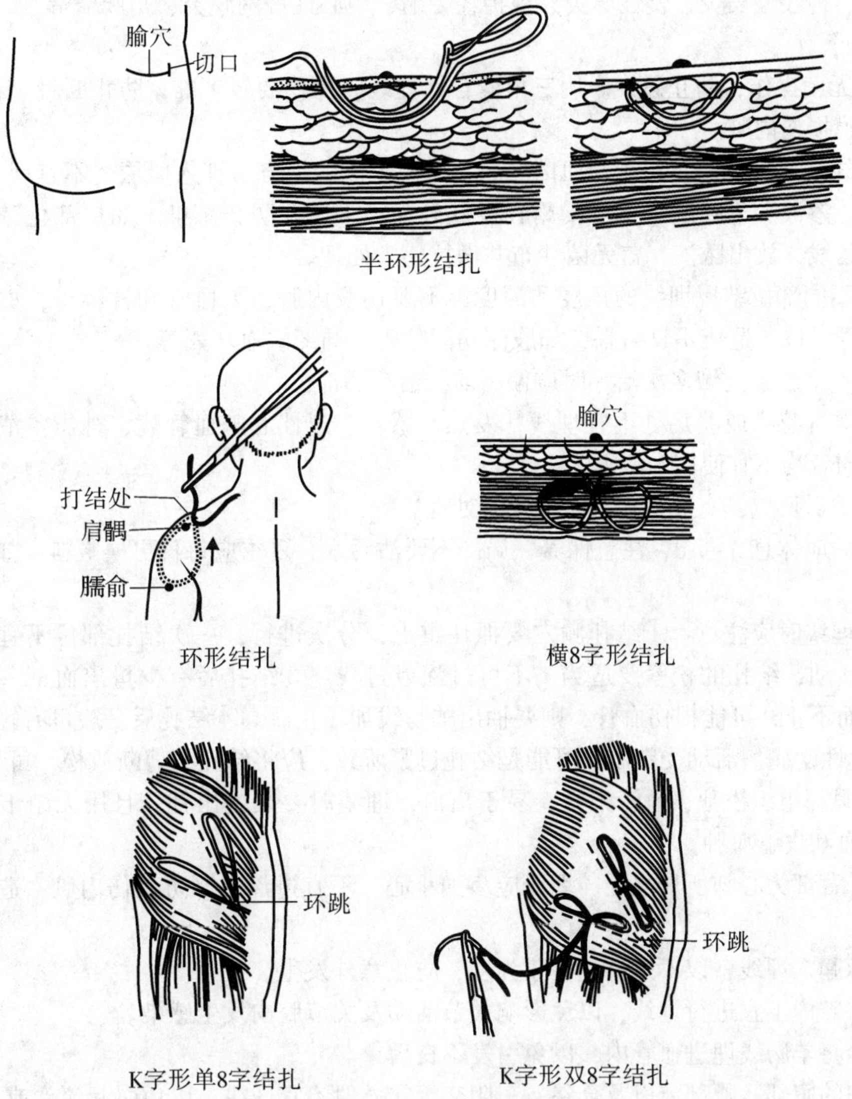


**图 8-19　结扎埋线法**

结扎时根据结扎部位及治疗要求的不同，可采用不同的结扎形式。常用的结扎形式有以下几种。

（1）半环形结扎：用于一般腧穴。

（2）环形结扎：用于三角肌，从臑俞向上经过肩髃绕一圈结扎。

（3）横 8 字形结扎：用于大椎、腰阳关等穴。

（4）K 字形单 8 字结扎：用于环跳，以环跳为中心，一端线拉向髂嵴方向，另一端线拉向下髎方向。

（5）K 字形双 8 字结扎：用于环跳。

【适应证】　适应范围甚广，根据文献记载及临床实践，可大致归类如下。

1. 各种疼痛性疾病　神经性疼痛，如头痛、偏头痛、三叉神经痛、肋间神经痛、带状疱疹所致的疼痛、坐骨神经痛及急慢性腰背肌肉劳损所致的疼痛等。

2. 各种功能紊乱性疾病　眩晕、舞蹈病、心律不齐、高血压、多汗、胃肠功能紊乱、神经衰弱、失眠、功能性子宫出血、月经失调、阳痿、遗精、性功能紊乱、不孕症、癔症、癫痫、精神分裂症、眼面肌痉挛、遗尿、营养不良及咽喉异常感等。

3. 各种慢性疾病　慢性支气管炎、支气管哮喘、慢性胃炎、胃及十二指肠溃疡、慢性肠炎、慢性肝炎、中风偏瘫、脊髓灰质炎后遗症、风湿性关节炎、骨质增生性关节炎、强直性脊柱炎、慢性荨麻疹、银屑病、神经性皮炎、慢性鼻炎、视神经萎缩、中心性视网膜炎、角膜翳等。

【注意事项】

（1）严格无菌操作，防止感染。用三角缝合针埋线时操作要轻、准，防止断针。在躯干部埋线，要防止刺破内膜损伤内脏。

（2）羊肠线最好埋在皮下组织与肌肉之间，肌肉丰满的地方可埋入肌层，不宜埋于脂肪组织中，以防脂肪液化、渗液。羊肠线头不可暴露在皮肤外面，术后要防止感染。如局部化脓流水或露出线头，可抽出羊肠线，放出脓液，盖无菌纱布并做抗感染处理。

（3）根据不同部位掌握埋线的角度和深度，不要伤及内脏、大血管和神经干，更不能直接结扎神经干和大血管，以免造成不良后果，如肢体功能障碍、局部缺血坏死等。

（4）在同一个腧穴上做多次治疗时应偏离前次治疗的部位。

（5）皮肤局部感染或溃疡处不宜埋线，发热、感冒、急性心脑血管病、神志不清、身体极度衰弱及有出血倾向者均不宜使用本法。

（6）注意术后反应，有异常现象时应及时处理。

（7）埋线后应休息 3~7 d，注意保养，局部不要沾污水，夏季应每日更换敷料。如有感染，应按炎症处理。

（8）结扎埋线时应注意：①结扎腧穴要抓住重点，分次进行，一次结扎部位不宜太多。②结扎不能妨碍正常活动，结扎的松紧要适当，不可过深或过浅。③结扎后有少量出血，一般加压包扎即可。若出血多而不止，可能损伤血管，则要抽出羊肠线加压止血。④结扎后一般可有轻度疼痛，持续 3~5 d，如持续性剧痛，活动受牵制，可能是结扎过紧所致，应将结扎线剪断放松，可不必抽线。

（9）头、眼部组织松弛，血管丰富，易于出血，埋线时要缓慢出针，且用无菌干棉球按压针孔片刻，防止出血和皮下血肿。

（10）胸、背部为心肺所居之处，埋线应多加小心，不宜过深，严防刺伤内脏，造成气胸、血胸等。

（11）督脉腧穴埋线，以不过脊髓硬膜为度，防止意外发生。

（12）关节腔内不宜进行埋线，以免影响关节活动及关节腔内发生感染。

（13）严禁将羊肠线埋进血管内，以免引发不良后果。

（14）孕妇的腹部、腰部，以及合谷、三阴交等穴一般不宜埋线，以免引起流产或早产。

（15）通过埋线治疗控制症状后，最好再埋线 1~2 次以巩固疗效。有的慢性病要继续埋线治疗 3~4 次。

## 第十一节　小针刀疗法

小针刀是由江苏金陵骨伤科医院朱汉章所创立的一种形状上既似针又似刀的针具。它是在古代九针中的镵针、锋针等基础上，结合现代医学外科用手术刀发展而成。小针刀疗法是在切开性手术法的基础上结合针刺方法，利用小针刀刺入深部病变处进行切割、剥离等不同形式的刺激，以达到止痛祛病目的的方法。本法虽然仅有 20 余年的发展史，但因操作独特、疗效显著，越来越为人们所重视。

【针具】　目前临床常用的小针刀是由特种医用合金不锈钢经特殊工艺制作而成的，长 10~15 cm，针体多为圆柱形，直径为 0.4~1.2 mm，质硬略有弹性，刀口小而锋利，尾部是一个能准确掌握刀口运行位置和方向的刀柄，刀口线与刀柄平面处于同一平面内（图 8-20）。小针刀主要分为Ⅰ型、Ⅱ

型、Ⅲ型三种型号。

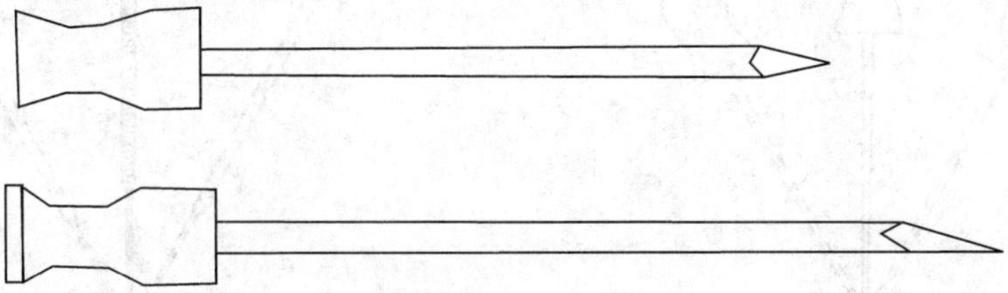

图 8-20　小针刀

【操作方法】

1. 消毒　选好治疗点后，局部皮肤常规消毒。

2. 局部麻醉　每个治疗点注射 2%盐酸利多卡因注射液 2~6 mL，深部组织或治疗较复杂的部位可适当增加注射剂量。

3. 持针　临床一般以右手持针操作，单手进针法是以右手拇、示指捏住针柄，中指、环指扶住针体（图 8-21）。双手进针法即以右手拇、示指捏住针柄，中指、环指扶抵针体上段，左手拇、示指捏住针体下尖段或尖部（图 8-22），多于针体较长时使用。

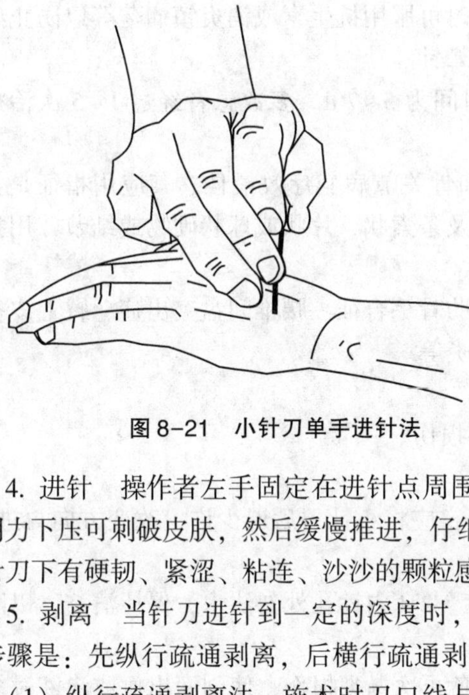

图 8-21　小针刀单手进针法

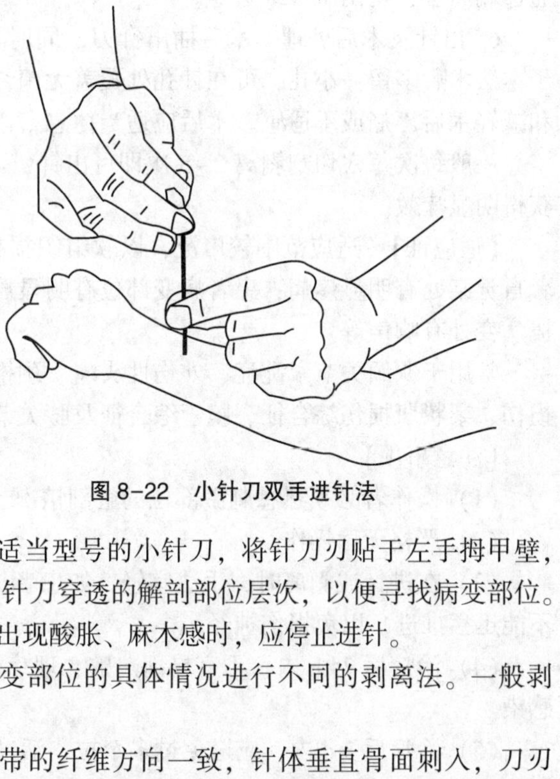

图 8-22　小针刀双手进针法

4. 进针　操作者左手固定在进针点周围，右手持适当型号的小针刀，将针刀刃贴于左手拇甲壁，稍用力下压可刺破皮肤，然后缓慢推进，仔细体会手下针刀穿透的解剖部位层次，以便寻找病变部位。当针刀下有硬韧、紧涩、粘连、沙沙的颗粒感，或患者出现酸胀、麻木感时，应停止进针。

5. 剥离　当针刀进针到一定的深度时，可根据病变部位的具体情况进行不同的剥离法。一般剥离步骤是：先纵行疏通剥离，后横行疏通剥离。

（1）纵行疏通剥离法：施术时刀口线与肌腱、韧带的纤维方向一致，针体垂直骨面刺入，刀刃接触骨面后，与刀口线一致进行来回摆动，并可按照病变部位粘连、瘢痕面积大小分几条线疏剥，但不可横行（垂直于刀口线方向）铲剥（图 8-23）。本法适用于肌腱、韧带在骨面附着点处发生粘连、出现瘢痕而引起的疼痛。

（2）横行疏通剥离法：施术时刀口线与肌肉、韧带的纤维方向一致，针体垂直骨面刺入，当针刃接触骨面后，针体左右来回摆动或撬动，尽量将粘连在骨面上的肌肉、韧带从骨面上铲起，当针下有松动感时出针（图 8-24）。本法适用于肌肉、韧带在损伤后与相邻的骨面发生粘连，当肌肉、韧带舒缩时因粘连受牵拉或刺激而引起疼痛及功能障碍者。

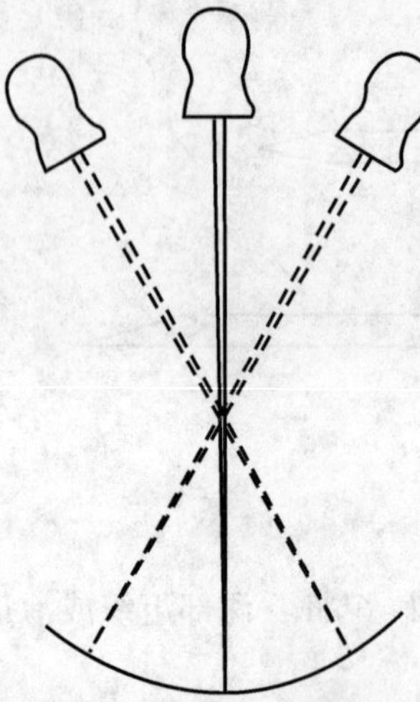

图 8-23　小针刀纵行疏通剥离法

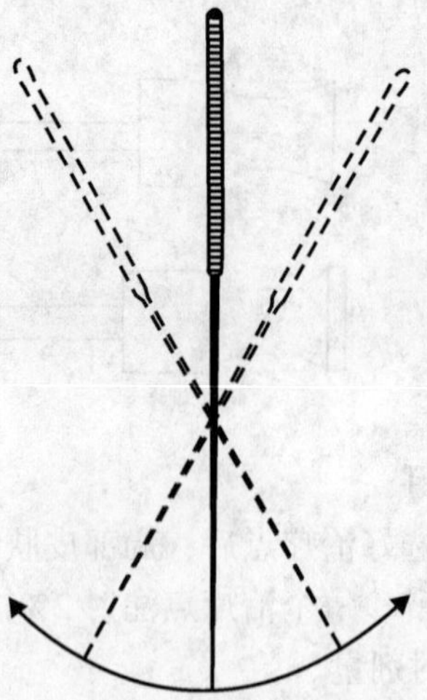

图 8-24　小针刀横行疏通剥离法

此外，还可根据病变局部的具体情况配合切开剥离法、铲磨削平法、瘢痕刮除法、骨痂凿开法、通透剥离法、切割肌纤维法等。

6. 出针及术后处理　术后抽出针刀，同时快速以无菌棉球较长时间压迫，以防止出血过多。由于本法术后多留一小孔，可在针孔处覆盖无菌纱布。必要时可服用抗生素或消炎镇痛药等以防止感染和减轻术后疼痛或不适感。术后应适当休息，以防止术后晕针。

一般每次每穴切割剥离 2~5 次即可出针，两次间隔时间为 5~7 d。多数患者经过 1~5 次治疗可获得明显疗效。

【适应证】　适应范围较广泛，以软组织损伤性病变和骨关节病变疗效最佳。其应用指征是：患者自觉某处有明显疼痛；患者病变部位有明显压痛，可触及条索状、片状或球状硬物或结节，用指弹拨病变处有响声等。

常用于颞颌关节紊乱症、外伤性头痛、颈椎病、肩胛肋骨综合征、腰椎间盘突出症、臀上皮神经损伤、梨状肌损伤综合征、腕管综合征及膝关节骨性关节炎等。

【注意事项】

（1）操作者必须熟悉刺激部位的解剖情况，防止意外损伤。

（2）严格无菌操作。

（3）在进针或剥离时，手法宜轻，如患者出现触电感，应将小针刀后退少许，改变方向再进针，不能迅猛推进，以免损伤神经。

（4）治疗后 24 h 内，不宜局部热敷、理疗及按摩治疗。2 d 内针孔处勿沾水，保持清洁，以防止感染。

（5）治疗后 3 d 内，应避免过多牵拉、活动患处，以免再次撕裂损伤，使创面出血或渗液过多而影响疗效。3 d 后始可适当活动或循序渐进地进行锻炼，以促进局部血液循环和功能恢复，防止术后产生新的粘连。

（6）凝血功能障碍、体质虚弱、严重高血压、晚期肿瘤、严重骨质疏松症、骨结核病及诊断不明确的患者，以及经期妇女、孕妇慎用或禁用本法。

## 第十二节　水针刀疗法



水针刀疗法是吴汉卿教授在南阳张仲景医圣祠内清朝年间“刀针”的基础上，与现代注射疗法及其他针刀疗法等相结合而发明的一种中医微创疗法。本法通过注射药物缓解无菌性炎症，通过微创分离病变组织的粘连、增生挛缩等以减缓神经血管的卡压，具有疗程短、见效快的特点。

【针具】　水针刀针具是古代九针与注射针具、针刀针具相结合的一种可注射针刺用具（图8-25）。该针具安全可靠，可以回抽检测，避免了对血管、神经的损伤。

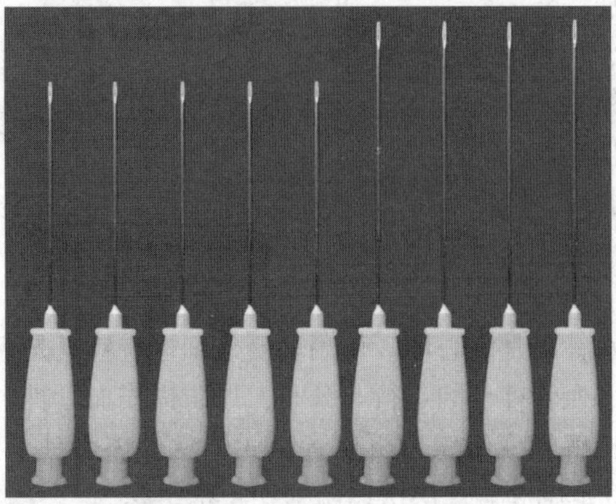

图8-25　一次性水针刀针具

【治疗点选择】　主要可选择以下几个部位。

（1）软组织损伤的瘢痕粘连点及无菌性炎症部位，触压这些部位可有压痛、酸胀、沉胀感，有阳性结节、弹响。

（2）肌肉肌腱的起始点、终止附着点、交会点、肌纤维起止处。

（3）肌肉筋膜受力点、牵拉点，如肩胛提肌终止受力点在第1~4颈椎横突点及肩胛骨内上角。

（4）全身骨关节骨突点为受力点，如枕外隆突、颞乳突骨、上项线、下项线、脊柱三突、髂嵴、髂后上棘、大粗隆、骶骨胛、尾骨尖，以及肩胛骨内上角、内下角、内缘、外缘等动痛点（软组织与骨端附着点活动时可出现痛点，即动痛点）。

（5）全身滑囊、关节囊分布点即静态张力点（静痛点），如肩峰下滑囊、三角肌下滑囊、大粗隆滑囊、坐骨结节滑囊等。

【常用药物】　多采用利多卡因、甾体类抗炎药、免疫抑制剂或安慰剂配伍使用。

【操作方法】

1. 筋膜扇形分离法　可选用扁圆刃水针刀，在病变结节处进扇行分离法，分离软组织结节，对于病变点有压痛无结节者，可在疼痛点远端，快速斜行进针达浅筋膜层，进行扇形分离。本法主要用于治疗软组织损伤疾病。

2. 筋膜弹割分离法　选取鹰嘴型水针刀，应用筋膜割拉松解、摇摆注药的针法。本法主要用于治疗四肢末端病变及胸腹部软组织损伤，如屈指肌腱鞘炎、类风湿关节炎等。

3. 一点三针分离法　选取樱枪型水针刀，采用一点进针法，进入囊腔后回抽滑液，注射磁化松解液，然后向三维方向通透分离。本法主要用于治疗滑囊炎、滑膜炎及滑膜积液。

4. 旋转分离法　选用勺状水针刀筋骨针或扁圆刃水针刀筋骨针，在颈椎或腰椎椎间孔外口、骶后孔等神经根出口处，沿神经根周围，进行旋转分离。本法主要用于治疗颈椎病、腰椎间盘突出症、神经卡压症等。

5. 骨膜扇行分离法　取扁圆刃水针刀筋骨针或马蹄刀，沿骨刺增生部位或肌腱牵张应力点，快速斜行进针，扇行推铲、扇行分离骨刺及肌腱牵拉部位，解除静态牵张力。本法主要用于治疗增生退变性疾病。

【适应证】　主要用于慢性软组织损伤、肌筋膜炎、外伤性滑囊炎、滑膜积液、骨骺炎、腱鞘炎、隐神经卡压症、臀上皮神经卡压症、颈椎病、肩周炎、腰椎间盘突出症、股骨头坏死症、强直性脊柱炎、风湿性及类风湿关节炎、痛风性关节炎、退行性骨关节炎、膝关节增生症、跟骨骨刺，以及脊柱相关疾病如颈源性头痛、颈源性心脏病、颈源性胃肠病、脊源性生殖病等。

【禁忌证】

（1）凝血机制不全。

（2）全身感染发热性疾病。

（3）施术部位有红、肿、灼热或有深部脓肿。

（4）传染性疾病，如骨结核、淋病等。

（5）急性心、脑、肾损伤。

（6）体内恶性病变，如骨癌、淋巴瘤等。

【注意事项】

（1）严格无菌操作。

（2）严防折针断针，因水针刀是空心体。使用前要仔细检查针具是否完好。

（3）事先明确治疗点局部血管神经的走行与分布，严防损伤血管神经。

（4）针法治疗时，逐层松解病变组织，听声音、凭感觉、体会针下的感觉，鉴别病变组织和正常软组织。治疗时不超过病灶范围和病灶层次以防损伤正常组织。

（5）阳性结节处进针时，应在原位按压，不可将阳性结节推到一旁，必须固定后再进针。

（6）水针刀注射药物要严格掌握药物的用法用量。一般来讲药物剂量的大小，要根据年龄的大小、体质强弱、注射部位的肌肉分部情况而定，年龄大、体质弱、四肢末梢处注射量要小，浓度宜低。

（7）对于老弱者、小儿、初次治疗者，取治疗点宜少而精，要先解除患者顾虑，一旦出现晕针，按一般晕针处理。

（8）孕妇不宜在腹部进行针法治疗。

## 第十三节　筋骨三针疗法

筋骨三针疗法是在水针刀疗法基础上，将古代九针与特种针法中的太极针法、针挑疗法相结合的一种中医微创疗法。本法既具有现代微创针刀的松解、分离、推铲等减压镇痛的刀法，又具有传统中医针灸的补法、泻法、平补平泻法及留针针法。因此，本法具有松解粘连、分离结节、调整阴阳、疏通经络的功效。

【针具】　筋骨针分为微型筋骨针与巨型筋骨针两种类型。

1. 微型筋骨针　又称为超微筋骨针，如针灸针粗细，直径为 0.3～0.6 mm，针体长度为 3 cm、6 cm、9 cm，分为扁圆刃筋骨针、锋勾型筋骨针、蹄型筋骨针、棱形筋骨针等（图 8-26）。其主要适用于年老体弱、疾病较轻者。

微型筋骨针针体细，治疗疾病时按筋骨三针法定位，采用快速无痛进针法（筋膜扇形分离法），微创伤，无痛苦，疗效确切，安全可靠。

2. 巨型筋骨针　针体比水针刀针具粗，分为扁圆刃筋骨针、椎间孔型筋骨针、圆头筋骨针、锋勾型筋骨针及马蹄型筋骨针等五种类型（图 8-27）。

【操作方法】

1. 丛性三针法　选用微型筋骨针，可以用单手或双手丛性三针法，主要用于治疗棘上韧带损伤、四肢骨突关节病变、顽固性软组织结节和顽固性肌筋膜炎。该针法一点代面、一点代区。

2. 双手松解针法　选用微型筋骨针，可以用双手单针、双手双针或双手丛性。该法主要用于治疗肌筋膜病变。

3. 筋膜环形撬拨法　选用椎间孔型筋骨针，在脊柱两旁神经根出口处，沿神经根方向以 60° 角进

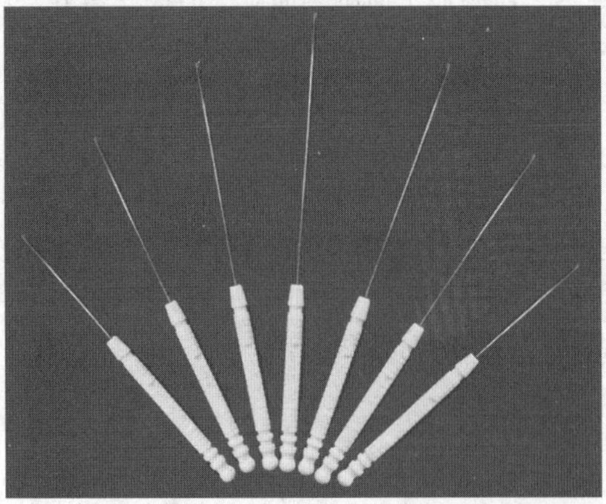

图 8-26　微型筋骨针

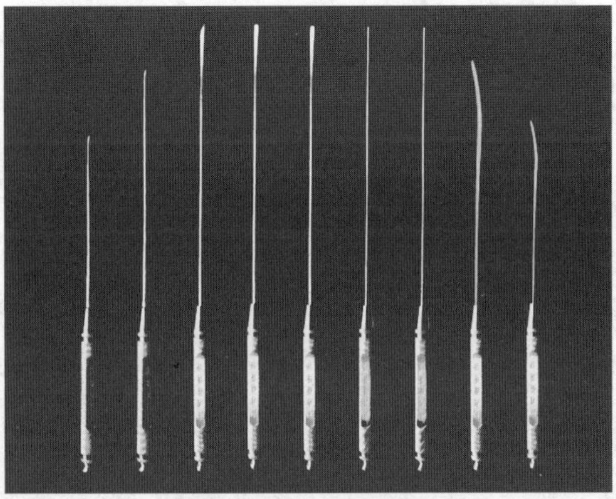

图 8-27　巨型筋骨针

针，环形撬拨，分离神经根周围的突出物、纤维隔及脂肪组织。该法主要用于治疗根性颈椎病或腰椎间盘突出症。

4. 筋膜弹拨分离法　选用樱枪型针具，在筋膜结节点及筋膜间隙高压点，快速纵行进针达肌筋膜层，然后进行快速纵横弹拨分离，若有结节，可轻快速松解 3~6 针。该法主要用于治疗软组织损伤、肌筋膜炎和肌腱韧带病变。

5. 骨膜交叉叩击法　选用微型筋骨针，在病变关节的交叉对应关节部位，快速进针达骨膜层，然后进行骨膜快速叩击法，每分钟 80~100 次。该法主要用于治疗类风湿关节炎或顽固性关节疼痛。

6. 经筋飞挑法　选用小号樱枪型针具，沿四肢及躯干部筋膜分布区或神经线路反射点，轻快飞挑。该法主要用于治疗神经根型颈椎病所引起的上肢及手部的疼痛、麻木，或腰椎间盘突出症和椎管狭窄症引起的下肢及足部的疼痛、麻木。

【适应证】

1. 微型筋骨针　主要适用于软组织损伤、肌筋膜炎、中风偏瘫后遗症、中风失语后遗症、小关节病变、肌腱韧带病变、年老体弱、畏惧针法患者。

2. 巨型筋骨针　主要适用于颈椎术后综合征、腰椎术后综合征、外伤后遗症、广泛的肌筋膜炎、强直性脊柱炎、股骨头坏死症、骨性关节炎、神经卡压症等。

【禁忌证】

(1) 体内恶性病变，如骨癌、淋巴瘤等。

(2) 施术部位有红、肿、灼热或有深部脓肿。

（3）施术部位有重要的神经、血管或主要脏器而施术时无法避开。

（4）凝血机制不全。

【注意事项】

（1）严格无菌操作。

（2）血管神经密集部位，巨型筋骨针治疗时松解范围不宜过大，严防损伤血管神经。

（3）关节屈侧部位、淋巴结密集处不宜用巨型筋骨针治疗，防止损伤淋巴管。

（4）孕妇不宜在腹部进行针法治疗。

（5）年老体弱者应用巨型筋骨针松解时针法要轻。

# 中篇

# 针灸学临床

# 第九章　针灸治疗作用

## 一、疏通经络

人体经络“内属于腑脏，外络于肢节”，遍布体内，纵横交织，有序出入，沟通开阖表里，联系上下，构成了人体气血运行的通路，维持着人体正常的生理功能。经络功能正常时，气血运行通畅，脏腑器官、体表肌肤及四肢百骸得以濡养而发挥各自正常的生理功能。若经络功能失常，气血运行受阻，导致经络不通，脏腑肢节失却温煦濡养，人体正常的功能活动就会受到影响，进而出现虚实寒热、气血瘀滞或阴阳偏颇等病理改变，导致疾病的发生。

针灸治疗疾病时，应根据经络、脏腑在生理病理上的相互联系和相互影响，选取合适的腧穴进行针刺或艾灸，发挥疏通经络、调和气血的作用，使经络通畅、营运有度、气血调和、阴阳平衡，从而达到治疗疾病的目的。

## 二、扶正祛邪

根据中医学理论，疾病发生与发展的过程是邪气与正气双方斗争、消长的过程。正气是维持人体生命能量的各种物质与功能及由这些物质和功能所产生的抗病能力，邪气是指一切致病因素。邪正斗争的胜负决定着疾病的进退。邪胜正则病进，正胜邪则病退，治病的原则是扶助正气或祛除邪气，改变邪正双方的力量对比，促使疾病朝痊愈方向转化。因此，扶正祛邪是针灸补泻的理论依据。

当人体遭受病邪（自然界的六淫和疫疠之邪，以及由病邪造成的有害产物，如痰浊、瘀血、水湿等）侵犯、外感起病之初，病邪虽盛，但正气尚未受到损害，足以奋起抗御病邪，此时的临床表现为实证，症见壮热烦躁、声高气粗、腹痛拒按、便闭尿赤、脉数有力。例如，急性阑尾炎在阑尾周围脓肿或并发局限性腹膜炎阶段，主要是湿热邪毒蕴结肠道，气滞血瘀，属邪盛而正未伤的实证，根据“实则泻之”的治则，可针刺上巨虚、阑尾穴、足三里，配曲池、支沟，进针得气后用紧提慢按的泻实手法。

当正气耗伤，机体功能状态趋向衰退，无力抗御病邪时，多为虚证，可表现为神疲倦怠、心悸气短、自汗盗汗、面白唇淡、脉细弱，常见于大病、久病消耗精气和各种体液，或大汗、大出血后耗伤阳气阴液的情况。例如，慢性肾盂肾炎患者病久耗伤正气，肾功能欠佳，小便中经常出现蛋白，症见面晄虚浮、胫踝水肿、低热起伏、头痛腰酸、倦息乏力。这是由肾阳不足或脾肾阳虚所致，属久病伤正的虚证，根据“虚则补之”的治则，可针刺脾俞、肾俞、志室、太溪、复溜、三阴交等穴，进针得气后用慢提紧按的补虚手法。

《素问·通评虚实论》所讲的“邪气盛则实，精气夺则虚”就是指上述两种情况。关于其治疗大法，《素问·三部九候论》说“实则泻之，虚则补之”。可见，补虚、泻实是扶正与祛邪治则的具体运用。

扶正是通过补法实现的。扶正，使正气增强，有助于机体抗御或祛除病邪；祛邪，可以排除病邪的侵害和干扰，有利于正气的保存和恢复。扶正与祛邪两者之间相互为用、相辅相成。

在临床上，应认真观察、正确分析正邪双方的消长和盛衰情况，判定补泻的主次先后。以支气管哮喘为例，不发作时着重扶正，调补脾胃，这是培土生金的治法。可取脾经三阴交、阴陵泉，胃经足三里、解溪，任脉中脘、下脘，膀胱经脾俞、胃俞等穴，针刺用补法；也可取任脉膻中、气海，膀胱经、脾俞、胃俞，加用灸法。发作时重在祛邪，用肃肺降气、祛痰平喘的治法，可取肺经尺泽、列缺，胃经丰隆，任脉天突，膀胱经肺俞，奇穴定喘等，针刺用泻法。如果发作时邪实又有正虚，应当扶正与祛邪兼顾，一般通过权衡正气与邪气的轻重来决定补泻的先后。邪实明显者，可先泻肺经尺泽、列缺，胃经丰隆，任脉天突（寒喘者，可先灸任脉膻中，后补任脉气海、肾经复溜）。正气虚严重者，可先补任脉气海、关元，肾经复溜，后泻肺经尺泽或列缺、膀胱经肺俞、奇穴定喘等穴。

## 三、调和阴阳

阴阳学说在中医学中的应用十分广泛，对认识疾病、辨证论治等许多方面具有重要的指导意义。疾病的发生，从根本上讲是阴阳的相对平衡遭到破坏，出现偏盛偏衰的结果。《灵枢·根结》说：“用针之要，在于知调阴与阳，调阴与阳，精气乃光，合行与气，使神内藏。”说明针灸治疗疾病有调和阴阳的作用。

六淫、七情等因素侵及人体，可导致阴阳偏盛偏衰，失去相对平衡，从而引起脏腑经络功能失常，针灸可以调理阴阳、补偏救弊，恢复阴阳的相对平衡，使机体恢复“阴平阳秘”的状态，从而达到治病的目的。《素问·至真要大论》所说治病的基本原则是“谨察阴阳所在而调之，以平为期”。大量研究表明，针灸是一种特异性刺激作用于机体所产生的自我调节作用的治疗方法。因此，针灸治病首先要仔细审察病变是在阴还是在阳，然后运用相应的措施进行治疗，予以调整。

### （一）阴阳偏盛

阴阳偏盛是指外感病中阴邪或阳邪过盛有余的病证，应当采用“损其有余”的治法。例如阳热亢盛，可见于因暑邪而引起的热病，临床表现为高热、面红、口干、脉数的实热证，针对这一系列热性证候，根据阳病治阳的治则，当用“热者寒之”、“热者疾之”的治法，取督脉水沟、大椎，胆经风池，大肠经合谷，胃经内庭等穴，用疾进徐出的针刺手法以泻其阳热。对感受寒邪引起的泄泻、腹痛里急、肠鸣濯濯、大便清稀、舌苔白、脉沉紧的实寒证，根据阴病治阴的治则，当用“寒者温之”、“寒则留之”的治法，取大肠募天枢、任脉神阙，用隔姜灸法，另取胃经上巨虚及脾经公孙、阴陵泉，用泻法以祛其寒。

### （二）阴阳偏衰

阴阳偏衰是指内伤病机体内阴或阳一方虚损不足的病证，应当采用“补其不足”的治法。阴虚不能制阳常表现为阴虚阳亢的虚热证，例如，高血压患者既有眩晕头痛、面红、目赤而糊、心烦不宁、急躁易怒等肝阳上亢症状，又有腰酸耳鸣、健忘失眠等肾阴不足之症，治法应为补阴潜阳，可选肾经太溪、照海，任脉关元等穴，施以补法。阳虚不能制阴，常发生阳虚阴盛的虚寒证，例如，慢性肠炎患者表现为大便时溏时泻、食谷不化、稍进油脂大便次数即明显增加、精神倦怠、四肢不温等脾阳虚弱的症状，治法应为温阳以制水湿，可灸膀胱经大肠俞、胃经天枢、任脉气海等穴，针刺胃经足三里、下巨虚，脾经三阴交，施以补法。如果是阴阳两虚，应当阴阳双补。但必须指出，由于阴阳有互根互用的关系，阳或阴的一方出现偏胜、偏衰时，常采用“从阴引阳”、“从阳引阴”的方法，最常用的就是以募穴、背俞穴调理脏腑气机。

# 第十章　针灸治疗原则

《灵枢·官能》曰："用针之服，必有法则。"针灸治疗原则是根据八纲的理论，结合疾病的病位、病性确定的治疗大法——是用针法，还是用灸法，或是针灸并用；是用补法，还是用泻法，或是补泻兼施。

针刺和艾灸虽同属于外治法，但毕竟是两种不同形式的施治方法。不同的施治方法，对机体产生的作用和效果也就不尽相同。例如，天枢用针刺的方法可以起到活血化瘀的作用，适用于治疗胃肠瘀血、痛经、闭经；用艾灸的方法则能够发挥益气止血的作用，适用于治疗胃肠出血、月经过多、崩漏。再如，关元、肾俞、带脉、三阴交四穴，针刺有清下焦、利湿热的功能，可治疗赤带；艾灸有温下焦、祛寒湿的作用，可治疗白带。

补泻手法不同，治疗效果也不相同。例如，补合谷、泻复溜可以发汗；反之，则可止汗。又如，补照海、泻申脉可治疗失眠；反之，却可治疗嗜睡。

## 第一节　治神守气

《素问·宝命全形论》曰："凡刺之真，必先治神……经气已至，慎守勿失。"旨在言明治神守气是针灸治病的基本原则。

### 一、治神

所谓治神，一是在针灸施治前后注重调治患者的精神状态，二是在针灸操作过程中，医者应专一其神、意守神气，患者应神情安定、意守感传。可见神贯穿于针灸治病的全过程之中。

《灵枢·官能》曰"用针之要，无忘其神……徐语而安静，手巧而心审谛者，可使行针艾"，《备急千金要方·大医精诚》也说"凡大医治病，必当安神定志"，都提示我们在施行针灸治疗之前，医者必须把针灸疗法的有关事宜告诉患者，使其对针灸治病有一个全面的了解和正确的认识，以便稳定情绪，消除紧张心理，这对于初诊和精神紧张的患者尤为重要。《素问·举痛论》曰："大惊大恐，必定其气乃刺也。"《针经指南》亦云："凡刺者，使本神朝而后入；即刺之，使本神定而气随；神不朝而勿刺，神已定而可施。"对于个别精神高度紧张、情绪波动较剧，以及大惊、大恐、大悲之人，应暂时避免针刺，以防神气散亡，造成不良后果。而对一些患疑难病症、慢性痼疾或因情志致病者，还应在针灸治疗期间多进行深入细致的沟通，辅以心理治疗，使他们能够充分认识机体状态、精神因素对疾病的影响和作用，鼓励他们树立并坚定战胜疾病的信心，积极配合治疗，加强各方面的功能锻炼，促使疾病好转和身体康复。正如《圣济经》中所云："治病之道，必观其态，必问其情，以察存亡得失之意。其为治也，告之以其败，语之以其善，导之以其所便，开之以其所苦……盖以神受则意诚，意诚则功效倍故也。"

### 二、守气

针灸治法所言之气主要是指经气。经气即经络之气，也称真气，是经络系统的运动形式及其功能的总称。《灵枢·刺节真邪》曰："用针之类，在于调气。"经气的虚实是脏腑、经络功能盛衰的标志。针灸治病十分注重调节经气的虚实，也就是发挥对脏腑、经络的调节作用。经气在针灸疗法中的体现有得气、气行、气至病所等形式。得气的快慢、气行的长短、气至病所的效应，与患者的体质、对针刺的敏感度，取穴的准确性，针刺的方向、角度、深度、强度及补泻手法等因素密切相关。在众多的因素中，医者的治神守气和患者的意守感传往往对得气、催气、行气和气至病所起着决定性的作用。

《灵枢·九针十二原》曰："粗守形，上守神。"守神也即守气，守气的过程也含有治神的内容，守气必先治神。《医宗金鉴·刺灸心法要诀》曰："凡下针，要病人神气定，息数均，医者也如之。"可见，治神绝非只是医者治患者之神，医者自身也有一个治神、正神的问题。《素问·诊要经终论》中早有"刺针必肃"之古训，医者在患者面前要庄重、严肃，不可轻浮、失态，对待患者要和蔼亲切、如待贵人，切忌冷漠粗暴、以貌取人。在针灸施术的整个过程中，注意力必须高度集中，取穴应认真、准确，操作应细心、谨慎，不可粗心大意、马虎从事，特别是在行针过程中要专心致志，做到"神在秋毫，意属病人"（《灵枢·九针十二原》），"必一其神，令志在针"（《灵枢·终始》），认真体验针下的感觉，仔细观察患者的神色和表情，耐心询问患者的主观感觉，既察言又观色。如气不至，则可恰当运用切、扪、循、按等行气辅助手法，或巧妙配合语言暗示，以诱发经气的出现。一旦针下气至，就要"密意守气"，做到"经气已至，慎守勿失……如临深渊，手如握虎，神无营于众物"（《素问·宝命全形论》）。对患者而言，针前应安定情绪，消除紧张心理，愉快地接受针灸治疗，能为守气打下良好的基础。在针灸施治过程中，患者也应平心静气、放松肌肉、全神贯注、意守病所。如能在医者进针、行针过程中配合做呼吸运动，其意守感传的效果会更好。西晋陈寿的《三国志·方技传》中记载的名医华佗在为人针灸治病时"下针言'当引某许，若至，语人'，病者言'已到'，应便拔针，病亦行瘥"，这里面就蕴含着治神守气的道理。

综上所述，治神与守气是充分调动医者、患者两方面积极性的关键措施。医者端正医疗作风，认真操作，潜心尽意；患者正确对待疾病，配合治疗，安神定志，意守感传，既体现了医者的良好医德，又贯穿心理疗法于其中，所以能更好地发挥针灸疗法的作用，提高治疗效果，同时还能有效地防止针灸异常现象和意外事故的发生。

## 第二节　清热温寒

寒与热是表示疾病性质的两条纲领。在诸多疾病的演变过程中，都会出现寒热的变化。由于外来之邪或属寒或属热，侵入机体后或从热化或从寒化，所以清热温寒也就成为治疗的根本大法之一。清法是通过针刺疏风散热、清热解毒、泄热开窍的一种治法，用于热证的治疗；温法是通过针灸温养阳气、温通经络、温经散寒的一种治法，用于寒证的治疗。《素问·至真要大论》曰："寒者热之，热者寒之，温者清之，清者温之。"《素问·五常政大论》曰："治热以寒，温而行之；治寒以热，凉而行之；治温以清，冷而行之；治清以温，热而行之。"以上都是关于清热温寒治疗原则的最早记录。

热证用清法，即以寒治热；寒证用温法，即以热治寒，均属于正治法。《灵枢·经脉》曰"热则疾之，寒则留之"，是针对热证和寒证制定的清热温寒的针刺手法。

### 一、清热

热指邪热亢盛，或为外感风寒、风热引起的表热证，或为脏腑阳盛郁结的里热证，或为气血壅盛于经络的局部热证。根据"热者寒之"、"热者疾之"的治疗原则，诸热证皆宜行清泻法，以毫针浅刺疾出或点刺出血。

《灵枢·经脉》曰："热则疾之。"《灵枢·九针十二原》进一步解释说："刺诸热者，如以手探汤。”“疾”与“急”通，有快速针刺之义；“以手探汤”形象地描述针刺手法的轻巧快速。以上指出了热证的治疗原则是浅刺疾出或点刺出血，手法宜轻而快，少留针或不留针，针用泻法，以清泄热邪。例如，风热感冒常取大椎、曲池、合谷、外关等穴，浅刺疾出即可达清热解表之目的。若伴有咽喉肿痛，可用三棱针在少商点刺出血，以加强泄热、消肿止痛的作用。

《灵枢·邪气脏腑病形》曰：“刺缓者，浅内而疾发针。”刺缓即刺热，热则脉缓。当然，任何一种治疗原则都不是绝对的，热证的浅刺疾出的治法也不例外。当热邪入里（“阴有阳疾”）时，就应该深刺留针，并可配合运用“透天凉”的复式针刺手法。

### 二、温寒

寒指阴寒过盛，或为外感风寒引起的表寒证，或为寒湿闭阻经络的寒痹证，或为脏腑功能衰退、阳气不足的里寒证。根据“寒者热之”、“寒者留之”的治疗原则，诸寒证皆宜用灸法施治。因为艾灸能温通经络、益阳祛寒。针刺则应深刺久留，以候阳气。《灵枢·邪气脏腑病形》曰：“刺急者，深内而久留之。”刺急即刺寒，寒则脉急。

《灵枢·经脉》曰：“寒则留之。”《灵枢·九针十二原》进一步解释说：“刺寒清者，如人不欲行。”“留”即留针之义，“人不欲行”也形象地描述了针刺手法应深而久留，指出了寒证的治疗原则是深刺而久留针，以达温经散寒的目的。因阳虚寒盛，针刺不易得气，故应留针候气。加艾施灸更是助阳散寒的直接措施，主要适用于以风寒湿痹为患的肌肉、关节疼痛及寒邪入里之证。阳气得复，寒邪乃散。若寒邪在表，留于经络，艾灸施治最为相宜。若寒邪在里，凝滞脏腑，则针刺应深而久留，或配合施行“烧火山”复式针刺手法，或加用艾灸，以温针法最为适宜。

《灵枢·禁服》曰：“脉血结于中，中有着血，血寒，故宜灸之。”这也是寒证用灸的一种。血寒是血脉中阳气不足、阴寒过盛，或寒邪直中血分，致血脉凝滞。例如，血寒导致胞脉闭阻引起的闭经、痛经，血寒导致血脉凝滞引起的寒痹、脱骨疽，皆属此类，在治疗上应遵循“血寒灸之”的原则施以灸疗，以扶阳祛寒、温通血脉。

### 三、温清并用

在临床上，热证和寒证的表现往往是错综复杂、变化多端的，诸如表热里寒或表寒里热、上热下寒或下热上寒、真寒假热或真热假寒等。所以，清热温寒治则的运用必须灵活掌握。单纯的热证和寒证就单用清热或温寒法；若是寒热相间，错杂而现，则必须温清并用以求治。例如，表热里寒，症见发热、口渴等外在热象，又有虽热却喜盖衣被、口渴但不欲饮（虽饮也仅求少量热饮）、小便清长等内在寒象，此乃内寒过盛、逼热外泄所致。治宜内温足阳明、太阴，针用补法或灸足三里、三阴交；外清手阳明、手太阴，毫针浅刺曲池、合谷、列缺。又如，上热下寒，症见心烦、口渴、咽干而痛等上热征象，又有腹痛喜按、便溏肢冷等下寒征象，此乃下焦阴寒过盛，致使阳热浮越于上。治宜温补下焦，引热下行，下灸气海、关元、三阴交，驱散寒邪；上针膻中、内关、列缺，清泻上焦。若见真寒假热，应在温寒的基础上佐以清热；若见真热假寒，则在清热的基础上佐以温寒。

## 第三节　补虚泻实

补虚泻实即扶正祛邪。补虚就是扶助正气，泻实就是祛除病邪。《素问·通评虚实论》曰：“邪气盛则实，精气夺则虚。”可见，虚指正气不足，实指邪气有余。虚者宜补，实者宜泻。《灵枢·经脉》曰：“盛则泻之，虚则补之……陷下则灸之，不盛不虚以经取之。”《灵枢·九针十二原》曰：“虚则实之，满则泄之，菀陈则除之，邪盛则虚之。”这些都是针对虚证、实证制定的补虚泻实的治疗原则。人体正气和病邪的盛衰决定着病证的虚实，针灸的补虚与泻实是通过针法和灸法激发机体本

身的调节功能，从而产生补泻作用。

## 一、虚则补之

“虚则补之”、“虚则实之”，是指虚证的治疗原则应该用补法。该原则适用于治疗各种慢性虚弱性病证，诸如精神疲乏、肢软无力、气短、腹泻、遗尿、产后乳少，以及身体素虚、大病或久病后气血亏损、肌肉酸软无力、肢体瘫痪失用等。补虚就是扶助机体的正气，增强脏腑组织的功能，补益人体的阴阳气血，以抗御病邪。在正邪交争的过程中，正气不足并成为矛盾的主要方面时，其证候表现为虚证。例如，大病、久病，或大汗、剧吐、久泻、久痢、大出血之后，阳气耗伤、损及阴血，均会导致正气虚弱、功能减退，表现为精神委靡、疲乏无力、形寒肢冷、面色苍白或萎黄、心悸气短或五心烦热、自汗盗汗、大便滑脱、小便失禁、遗精、阳痿、月经量少或色淡、性功能低下、舌淡、少苔或无苔、脉微弱无力。若偏于阳虚、气虚，针用补法，加灸；偏于阴虚、血虚，针用补法或平补平泻，血虚者可加灸。若阴阳俱虚，则灸治为上。《灵枢·官能》曰：“阴阳皆虚，火自当之。”常取关元、气海、命门、膏肓、足三里，以及有关脏腑经脉的背俞穴、原穴，针灸并用（皆宜补法），以达到振奋脏腑功能、促进气血化生、益气养血、强身健体的目的。

## 二、陷下则灸之

“陷下则灸之”属于“虚则补之”的范畴。《灵枢·禁服》曰：“陷下者，脉血结于中，中有着血，血寒，故宜灸之。”所谓“陷下”，有多种含义：一是指中气不足、失于固摄而导致脏腑功能低下或有关组织下垂；二是指血络空虚，《灵枢·经脉》曰“十五络者，实则必见，虚则必下，视之不见”，即是谓此；三是指脉象沉伏无力，唐代王冰在注解《灵枢·经脉》时说“脉虚气少，故陷下也”，明代张介宾注为“沉伏不起也”；四是指阳气暴脱、脉微欲绝之危象。针灸临床对于因脏腑、经络之气虚弱，中气不足，对气血和内脏失去固摄能力而出现的一系列气虚病证，如久泻、久痢、遗尿、崩漏、脱肛、子宫脱出及其他内脏下垂等，常灸百会、神阙、气海、关元、中脘、脾俞、胃俞、肾俞、足三里等穴，以补中益气、升阳举陷。对于失血过多、大汗不止、四肢厥冷、阳气暴脱、血压下降、脉微欲绝等虚脱危象，更应重灸上述腧穴，以升阳固脱、回阳救逆。

## 三、实则泻之

“盛则泻之”、“满则泄之”、“邪盛则虚之”都是泻损邪气的意思，可统称为“实则泻之”。实证治疗原则是用泻法或点刺出血。例如，对高热、中暑、昏迷、惊厥、痉挛及各种原因引起的剧痛等实热证，在正气未衰的情况下，取大椎、合谷、太冲、委中、水沟、十宣、十二井穴等，只针不灸，用泻法或点刺出血，即能达清泄实热之目的。若病属本虚标实，正气已衰退，则应泻实与补虚兼顾，或者先行补虚，而后泻实。例如，对邪实正虚的鼓胀病，一味泻实或单纯补虚都是片面的，唯有虚实同治、攻补兼施才是理想之策。

## 四、菀陈则除之

“菀陈则除之”是“实则泻之”的一种。“菀”同“瘀”，有瘀结、瘀滞之义。“陈”即“陈旧”，引申为时间长久。“菀陈”泛指络脉瘀阻之类的病变。“除”即“清除”，指清除瘀血的刺血疗法，与《素问·阴阳应象大论》所说的“血实者决之”含义相同，即瘀血闭阻或邪入营血、郁结不解、久痛入络形成的血实证，应用刺血之法活血化瘀、疏通经络。《素问·针解》曰：“菀陈则除之，是出恶血也。”王冰注云：“菀，积也；陈，久也；除，去也。言络脉之中血积而久者，针刺而除去之也。”指出由络脉瘀阻而引起的病证，应以三棱针点刺出血。例如，由于闪挫扭伤、毒虫咬伤、丹毒等引起的肌肤红肿热痛或青紫肿胀，即可选用局部络脉或瘀血部位施行三棱针点刺出血术，以活血化瘀、消肿止痛。对病情较重者，可以施行点刺出血后加拔火罐，这样可以排出更多的恶血，促使病愈。其他如腱鞘囊肿、小儿疳积的点刺放液治疗也属此类。

### 五、不盛不虚以经取之

“不盛不虚以经取之”，并非病证本身无虚实可言，而是脏腑、经络的虚实表现不甚明显或虚实兼而有之。主要是由于病变脏腑、经脉本身一时性的气血紊乱，而不涉及其他脏腑、经脉，属本经自病。《灵枢·禁服》曰：“不盛不虚，以经取之，名曰‘经刺’。”《难经·六十九难》曰：“不虚不实，以经取之者，是正经自生病，不中他邪也，当自取其经，故言以经取之。”都说明治疗应按本经循经取穴，以原穴和五输穴最为适宜。当针下得气后，再行均匀的提插捻转（即“平补平泻”）手法，使本经气血调和，脏腑功能恢复正常。在临床上，虚证和实证的表现是错综复杂、变化多端的，诸如表虚里实或表实里虚、上虚下实或上实下虚、真虚假实或真实假虚等。所以，补虚泻实治则的运用也必须灵活应变。单纯的虚证和实证，就单用补法或泻法。若是虚实夹杂，相兼出现，则必须补泻兼施以求治，并结合虚实程度的轻重缓急，决定补泻的先后多少——或先补后泻，或先泻后补；或上补下泻，或上泻下补；或左泻右补，或左补右泻。如阴虚不能制阳引起的肝阳上亢之证，本着育阴潜阳的治法，补太溪、复溜以滋养肾阴，泻太冲、行间以平降肝阳。又如胆虚肝实证患者，既有惊悸、失眠之主症，又有心烦易怒、两胁胀痛之兼症，治疗就应先取丘墟、胆俞补胆之虚，再取行间、期门泻肝之实。如此补泻兼施，治疗有序，必有捷效。再如针灸临床常见的面瘫、半身不遂等病症，也应根据不同病情，施行左补右泻或右补左泻之法，以调节机体左右经络的虚实，恢复相对平衡状态，促进疾病痊愈。

补虚泻实既是针灸治疗原则，又是针灸治病的重要方法。《灵枢·九针十二原》曰：“无实无虚，损不足而益有余，是谓甚病。”明确指出补泻不可误用，不可犯“虚虚实实”之戒，否则就会造成“补泻反则病益笃”（《灵枢·邪气脏腑病形》）的不良后果。

## 第四节　标本缓急

标与本是一个相对的概念，指在疾病的发展变化中各种矛盾的主次关系。标本含义颇广，可以说明疾病过程中各矛盾的本末、主次、先后关系。从病变部位来说，内为本、外为标；从邪正双方来说，正气为本、邪气为标；从病因与症状来说，病因为本、症状为标；从疾病来说，原发病为本、继发病为标。在针灸治疗中，要根据具体情况，处理好治标与治本的关系，确立相应的治疗原则。

### 一、治病求本

治病求本，就是针对疾病的根本原因进行治疗。临床症状只是疾病反映于外的现象，治疗要经过辨证，确立证型，最终找到疾病的本质，给予相应的治疗。《素问·阴阳应象大论》曰：“治病必求其本。”这是在大多数情况下治疗疾病所要坚持的基本原则。运用这一治则的关键在于抓住疾病的根本原因，如外感风寒引起的发热，阴虚是其本，发热是其标，此时用补阴的治法，则虚热亦可自退。还有根据症状出现的先后区分标本的，如梅尼埃病所表现的眩晕引起呕吐，眩晕是本，呕吐是标，应先治眩晕，可刺风池、印堂或神庭等穴，眩晕控制则呕吐随之而止。如为神经性呕吐，呕吐为本，眩晕为标，就应先治呕吐，可刺内关、中脘、足三里等，待吐止则眩晕也随之而愈。

### 二、急则治标

在某些特殊情况下，标病甚急，如不及时处理就可危及生命或影响疾病的治疗，此时治本不能救其急，应急治其标。如中风闭证，论其病因多数由于年老肾阴亏耗、肝阳上扰而发病，但此时病势危急，应当醒脑开窍，刺十宣、水沟、百会等穴，先治其标，待神志清醒，再调补肝肾、疏通经络以治其本。又如支气管哮喘发作时，痰涎上涌，呼吸困难，此时也要先治其标，以豁痰平喘，刺列缺、丰隆、天突、膻中等穴，待哮喘平息后，再调补肺肾、脾胃，以治其本。

### 三、缓则治本

在标病并不急迫的情况下，应遵循治病求本的原则，以治其本。如外感风寒引起的咳嗽，病因以风寒为本、症状咳嗽为标，可针刺大椎、风池、列缺以疏风散寒治其本，风寒去则咳嗽自愈。再如妇女更年期综合征，多数为肝肾阴亏，肾水亏不能涵养肝木，就容易导致肝阳上亢，当用缓则治其本的治则补益肝肾以潜其阳，可针刺复溜、三阴交、关元、肾俞、太冲等穴。

### 四、标本同治

病有标本缓急，所以治有先后，疾病在发展过程中出现标病与本病俱缓或俱急的状态时，可采用标本同治之法。例如高血压，如属于肾阴虚、肝阳亢，症见眩晕、头痛重并有漂浮感、耳鸣健忘、心悸失眠、舌质红、苔薄白或薄黄、脉弦细而数，可针刺太溪、照海、肾俞等穴补肾以治其本，同时针刺太冲、行间、风池等穴泻肝以治其标。另外，外感病中病邪由表传里出现表里同病，如感受寒邪引起发热、腹泻兼见时，在针泻合谷、曲池清热解表的同时，应针泻天枢、上巨虚以清其里。

## 第五节　三因制宜

中医学认为，人与自然界是统一的整体，季节、地理环境等因素的变化会直接影响到人，所以在疾病的治疗中也要充分考虑这些因素的作用；同时，人的个体差异也须在治疗方法上有所区别。三因制宜是指因时、因地、因人制宜，即根据季节（包括时辰）、地理和治疗对象的不同情况而制订治疗方案。三因制宜的核心是说明在针灸治疗中不能孤立地看待疾病，既要看到人的整体性，又要注意个体差异。人与自然有着密不可分的关系，将其作为一个整体才能收到较好的治疗效果。

### 一、因时制宜

因时制宜是指在针灸治疗时，根据患者所处的季节与时辰制订相应的治疗方案。四时气候的变化对人体的生理功能和病理变化有一定的影响，春夏之季，阳气升发，人体气血趋向体表，病邪伤人是在体表；秋冬之季，阴气渐盛，人体气血潜藏于内，病邪伤人多在深部。在治疗上春夏宜浅刺，秋冬宜深刺。历代医家还根据人体气血流注的盛衰情况及一日之内不同时辰的变化，提出子午流注、灵龟八法、飞腾八法等按时取穴的治疗方法。因时制宜还包括要根据病情选择有效的治疗时机，如疟疾多在发作前2~3 h针刺，痛经一般在月经来潮前1~2 d开始针刺，均是提高疗效的有效方法。

### 二、因地制宜

因地制宜是根据不同的地理环境制订治疗方案。由于地理环境、气候条件和生活习惯的不同，人体的生理活动和病理特点也有不同，所以治疗方法也有差别。《素问·异法方宜论》指出："北方者……其地高陵居，风寒冰冽，其民乐野处而乳食，脏寒生满病，其治宜灸焫。故灸焫者，亦从北方来。南方者……其地下，水土弱，雾露之所聚也，其民嗜酸而食，故其民皆致理而赤色，其病挛痹，其治宜微针。"即地高气寒之所，多用灸法；温暖潮湿之地，多用针法。

### 三、因人制宜

因人制宜指根据患者的体质、年龄、性别等的不同特点进行确定治疗原则。人的体质有强有弱，有的偏寒，有的偏热，对针刺的耐受各不相同，针刺时需要加以区别。男女性别不同，各有其生理特点，尤其是妇女患者，在经期、妊娠、产后等时期治疗时需要加以考虑。老年人气血衰少，生理功能减退，不宜强刺激；壮年气血旺盛，皮肤坚固，可深刺久留针；小儿气血未充，脏腑娇嫩，宜浅刺不留针。《灵枢·逆顺肥瘦》说："年质壮大，气血充盈，肤革坚固，因加以邪，刺此者，深而留之……婴儿者，其肉脆血少气弱，刺此者，以毫针，浅刺而疾发针，日再可也。"患者的个体差异，是决定手法轻重的重要因素。体质虚弱、皮肤薄嫩、对针刺敏感者，针刺手法宜轻；体质强壮、皮肤粗厚、针感较迟钝者，针刺手法宜重。

## 第六节　同病异治与异病同治

针灸治病是通过在经络腧穴上进行手法操作发挥机体的调节作用来实现的。正确运用各种治法，还须灵活掌握同病异治与异病同治的原则。同病异治是指同一疾病用不同的方法治疗，异病同治是指不同的疾病用同一方法治疗。这种治则是以中医学的病机异同为依据的。

### 一、同病异治

某些疾病，其发病部位和症状虽然相同，但病机不同，所以在治则和治法上也因之而异。同是胃病，有病邪阻滞、肝气犯胃、脾胃虚寒和瘀血凝滞等不同病因病机。因此，在治法上就有散寒止痛、消食导滞、疏肝理气、温补脾胃、祛瘀通络之异。如果感受寒邪，针用泻法，留针，加大壮隔姜灸以逐寒邪；饮食停滞者，针用泻法以导积滞；肝气瘀滞者，用平针法以疏肝理气；脾胃阳气不振者，针用补法，可留针，用小壮温灸；胃痛日久入络、血瘀气滞者，针用泻法，以理气活血化瘀。

### 二、异病同治

有些疾病，其发病部位和症状虽然不同，但主要病机相同，就可采用同一种方法治疗。例如，肝胆气火上逆引起的头痛和肝胆气机阻滞的胁痛，尽管发病部位不同，但都属于肝胆气机失调，均可选用手足厥阴经和手足少阳经的腧穴，如募穴、背俞穴，针用泻法以调其气机。又如，内脏下垂可发生于胃、肾、子宫、直肠等脏器，其部位和症状虽然不同，但病机均属于气虚下陷，因而在治疗时均可用补气升陷的治法。由上可见，同病异治、异病同治与病机是密切相关的。

# 第十一章　八纲脏腑经络证治

八纲脏腑经络证治是指用八纲辨证、脏腑辨证、经络辨证的方法，对临床疾病的病理变化和证候表现加以分析归纳，以明确疾病的病因、病机和疾病所在部位，以及疾病的性质和病情轻重程度，从而作出正确的诊断和采用对证的治疗方法。辨证和论治是中医诊治疾病过程中相互联系、不可分割的两个部分。辨证，就是分析辨别疾病的证候，辨明其内在联系，推断其原因、性质，以及正邪盛衰和病情的发展趋势等情况，从而作出诊断的过程。论治，则是根据辨证的结果，确定相应的治则、治法。只有辨证正确，采取恰当的治疗方法，才能取得治疗效果。

## 第一节　八纲证治

根据八纲辨证决定针灸的治疗原则，称为八纲证治。八纲是指阴、阳、表、里、寒、热、虚、实八类基本证候。它反映了疾病过程中各种错综复杂变化的几个主要方面，是一种通过对疾病的证候进行综合分析，判断疾病的大体部位、寒热性质及邪正盛衰等情况，并将其分属于八纲的辨证方法，是辨证的纲领。在八纲辨证中，阴阳是总纲，所有疾病的病理变化都可以归纳为阴阳的偏盛偏衰。

### 一、阴阳证治

阴阳是辨别疾病的总纲。《素问·阴阳应象大论》说："善诊者，察色按脉，先别阴阳。"尽管证候复杂多变，但疾病的性质不外阴阳两大类别。不同的病证，所表现的阴性或阳性征象不尽相同，但一般而言，表现为抑制、衰退、沉静、晦暗的，都归属于阴；表现为兴奋、亢进、躁动、明亮的，都归属于阳。凡符合阴的属性的证候称为阴证，如里证、虚证、寒证等；凡符合阳的属性的证候称为阳证，如表证、实证、热证等。分析疾病时，在辨别阴阳二纲的基础上还要与表里、虚实、寒热等纲领密切结合，对疾病进行具体归纳、分析，全面掌握病情的属性。疾病的发生，就是阴阳失去了相对的平衡，出现偏盛偏衰，或出现阴不制阳、阳不制阴的过程。针灸治疗是调整阴阳的偏盛偏衰，使其恢复相对平衡的过程。一般来说，阳证多为实证热证，宜针宜泻，以阳经穴为主；阴证多为虚证寒证，宜灸宜补，以阴经穴为主。阳证多针少灸，浅刺不留针，出针宜快；阴证多灸少针，深刺而久留，出针宜缓慢。阴阳证治见表 11-1。

表 11-1　阴阳证治

| 辨证 | 主要症状 | 舌象 | 脉象 | 刺灸法 |
|---|---|---|---|---|
| 阴证 | 面色苍白、暗淡，畏寒，口不渴，倦怠懒言，声音低微，大便泄泻，小便清长 | 舌质淡<br>舌苔白 | 沉细微弱 | 宜深刺，留针，或缓出针，或多灸少针 |
| 阳证 | 面色红、有光泽，发热，烦渴，呼吸急促，声音洪亮，便秘，小便短赤 | 舌质红<br>舌苔黄 | 洪大滑数 | 宜浅刺，不留针，或疾出针，或多针少灸 |

## 二、表里证治

表里是辨别疾病部位浅深和病势趋向的一对纲领。表里辨证适用于外感病，一般来说，外邪侵犯人体肌表，病在皮毛、肌腠、经络者属表证；病在脏腑、气血、骨髓者属里证。针灸治疗，表证宜疏风解表，多以阳经、肺经穴为主，手法应以浅刺疾出，或不留针。例如，风热感冒取大椎、合谷，浅刺疾出针，有疏风解表的作用。里证宜深刺久留，当随其病位所在选穴。例如，胸胁胀满疼痛者取内关，深刺而久留针。表里证治见表 11-2。

表 11-2　表里证治

| 辨证 | 主要症状 | 舌象 | 脉象 | 刺灸法 |
|---|---|---|---|---|
| 表证 | 恶寒或恶风，发热，肢体疼痛，无汗或有汗，鼻塞流涕 | 舌苔薄白 | 浮或浮数 | 宜浅刺，疾出针，或少灸 |
| 里证 | 高热，不恶寒，烦躁，神昏谵语，腹痛，呕吐，口渴，便秘或泄泻 | 舌质红、苔黄 | 沉或沉数 | 宜深刺，久留针，或多灸 |

## 三、寒热证治

寒热是辨别疾病性质的一对纲领，寒证与热证是阴阳偏盛偏衰的具体表现。一般来说，寒证是外感寒邪或机体功能活动衰退引起的阴盛或阳虚的表现，热证是外感热邪或机体功能活动亢进引起的阳盛或阴虚的表现。“阳盛则热，阴盛则寒”、“阳虚则寒，阴虚则热”即是指此意，针灸治疗应遵照“热者疾之”、“寒者留之”和“寒者温之”的原则。

一般寒证多以任脉、督脉、肾经、脾经穴为主，手法以温针久留或重灸为主。例如，胃寒痛取任脉中脘，留针加用灸法。热证多以督脉、大肠经、胃经穴为主，手法重刺疾出，或浅刺出血，一般不灸。例如，高热不退取十二井穴放血治疗，但对于真假寒热错杂的病证，当区别对待，真寒假热者，应从寒治；真热假寒者，当从热治；寒热错杂者，要根据病情综合施治，或针或灸。寒热证治见表 11-3。

表 11-3　寒热证治

| 辨证 | 主要症状 | 舌象 | 脉象 | 刺灸法 |
|---|---|---|---|---|
| 寒证 | 畏寒喜暖，口不渴或渴喜热饮，面色苍白，手足不温，蜷卧欲寐，脘腹冷痛，大便溏薄 | 舌质淡、苔白滑 | 迟或沉细微 | 宜深刺，留针，或少针多灸 |
| 热证 | 发热喜凉，口渴喜冷饮，面目红赤，神昏谵语，大便秘结，小便短赤 | 舌质红、苔黄燥 | 数或洪数，或滑数 | 宜浅刺，疾出针，或多针少灸，或刺出血 |

## 四、虚实证治

虚实是辨别邪正盛衰的一对纲领。虚证是指气血阴阳不足的证候，多见于慢性病证；实证是邪气亢盛的证候，多见于急性病证。《素问·通评虚实论》说：“邪气盛则实，精气夺则虚。”针灸治疗，应根据“盛者泻之”、“虚则补之”、“陷下则灸之”的原则，决定针灸的补泻。虚证多以任脉、督脉、脾经、肾经穴为主，多灸少针，手法用补。例如，肾虚腰痛取命门、肾俞，针刺用补法，加灸法。实证多以督脉、胃经、三焦经、大肠经穴为主，手法用泻，可少灸多针。亦因虚实有阴阳气血的不同，具体情况应灵活对待。如阴虚者针太溪，阳虚者灸关元，气虚者取气海，血虚者取膈俞。阴虚发热，宜用滋阴清热；阴盛寒实，宜温阳祛寒；虚实相兼，应补泻兼施。虚实证治见表 11-4。

表 11-4　虚实证治

| 辨证 | 主要症状 | 舌象 | 脉象 | 刺灸法 |
|---|---|---|---|---|
| 虚证 | 精神委靡，面色苍白，倦怠少气，纳呆神疲，形体消瘦，心悸气短，自汗盗汗，大便溏薄，小便频数或不禁 | 舌质淡<br>无苔或薄苔 | 无力 | 宜多灸，针补 |
| 实证 | 烦躁，胸腹胀满，疼痛拒按，大便秘结，或里急后重，小便不通，或淋沥涩痛 | 舌质红<br>苔厚腻 | 有力 | 宜浅刺，疾出针，或多针少灸，或针出血 |

## 第二节　脏腑证治

脏腑证治是以脏腑学说为基础，对错综复杂的病证进行综合分析，推断疾病的脏腑部位、病变性质、发病机制，并制订出相应的治疗方案的过程。由于各个脏腑的生理功能不同，所以它们在病变过程中所反映出来的症状和体征也各不相同。根据其生理功能，结合病因病机来判断其病理变化，是脏腑证治的方法和理论依据。

### 一、肺病证治

肺居胸中，为五脏六腑之华盖，主气，司呼吸，开窍于鼻，系于气管、咽喉，外合皮毛，又主治节，主宣发肃降、通调水道。肺为娇脏，不耐寒热，当外邪由口鼻或皮毛而入，首先犯肺，其病理改变主要是肺气宣降功能失常，症见胸闷、胸痛、咳嗽、气喘、咯血、鼻塞、流涕、鼻衄、咽喉肿痛、失声等。由于肺经与大肠经相表里，手少阴经脉上肺，足少阴肾经经肝、膈入肺中，足厥阴肝经上注肺，胃之大络络肺，肺经起于中焦，与脾经交会于中府穴，故肺经的证治与大肠、心、肝、肾、脾、胃的关系最为密切。

1. 风寒束肺　恶寒重，发热轻，头痛，全身酸痛，无汗，鼻塞，流清涕，咳嗽，痰涎清稀，舌苔薄白，脉浮紧。治宜祛风散寒、宣肺解表，针用泻法（体虚者平补平泻），寒邪较重者加灸。取穴以手太阴经和与其相表里的手阳明经及足太阳经穴为主，如中府、太渊、列缺、合谷、曲池、风门、肺俞、大椎等。

2. 热邪壅肺　发热重，恶寒轻，有汗，口渴，鼻干或流黄涕，鼻出血，咽喉肿痛，咳痰黄稠，大便秘结，小便黄赤，舌质红、苔黄，脉浮数。治宜祛风清热、宣肺解表，针用泻法，并可点刺出血。取穴以手太阴及手阳明经穴为主，如中府、太渊、尺泽、列缺、太白、三阴交、丰隆、足三里、肺俞、脾俞等。

3. 肺气不足　咳喘无力，少气懒言，气短不足以息，声音低微，面色苍白，倦息乏力，口渴舌淡，脉细。治宜补肺调气、健脾益气、温肾纳气，针灸并用，用补法。取穴以手足太阴、足少阴、任脉经穴及相应背俞穴为主，如太渊、三阴交、太溪、膻中、气海、关元、足三里、肺俞、脾俞、肾俞等。

4. 肺阴不足　干咳无痰或痰少而黏，痰中带血，咽干喉燥，声音嘶哑，形体消瘦，五心烦热，潮热盗汗，舌红少津，脉细数。治宜滋养肺肾之阴、清除虚热，多针少灸，用补法（阴虚火旺者用平补平泻法）。取穴以手太阴、足少阴经穴和相应背俞穴为主，如太渊、中府、尺泽、列缺、孔最、鱼际、太溪、照海、肺俞、肾俞、膏肓等。

### 二、大肠病证治

大肠为传导之官，其功能主要是传送食物的糟粕，使其变为粪便而排出体外。如果肠道感受外邪或为饮食所伤，致使传导功能失常，可出现肠道和大便异常的病症，如腹痛、肠鸣、泄泻、痢疾、便秘、痔疾、肠痈等。《灵枢·本输》说："大肠、小肠皆属于胃。" 胃、肠上下相连，在生理、病理方面息息相关。手太阴经脉络大肠，足太阴之络络肠胃，故大肠的病理变化与肺、脾、胃、小肠最为密切。针灸治疗上要选用足阳明胃经穴。

1. 大肠实证　多因饮食积滞、壅塞肠道而致。症见腹痛拒按，大便秘结或下痢不爽，舌苔黄腻，脉沉实有力。多见于暴饮暴食肠腑积热者。治宜消积导滞、通调腑气，针用泻法，宜取中脘、天枢、足三里、上巨虚、大横、内关、支沟等。

2. 大肠湿热　多因湿热下注大肠、气血瘀滞而致。症见腹痛，大便溏滞不爽、色黄味臭，肛门灼热，里急后重，下痢脓血，身热口渴，小便短赤，舌苔黄腻，脉滑数。如热结而为肠痈，则腹痛拒按、大便秘结、下肢屈而不伸。治宜清热燥湿、通肠导滞，针用泻法，宜取中脘、天枢、足三里、上巨虚、合谷、曲池等穴。

3. 大肠虚证　多因久泻、久痢而致。症见大便失禁，腹泻无度，肛门滑脱，腹痛隐隐，喜暖喜按，四肢欠温，舌质淡、苔白滑，脉细弱无力。多见于慢性腹泻、慢性痢疾、脱肛等。治宜补气升阳、止涩固脱，针灸并用，用补法，重灸。宜取气海、关元、中脘、百会、长强、足三里、脾俞、胃俞、大肠俞等穴。

4. 大肠寒证　多因外感寒邪或内伤生冷而致。症见腹痛、肠鸣、泄泻、舌苔白腻、脉沉迟。治宜温里散寒、止痛止泻，针灸并用，用泻法。宜取中脘、天枢、足三里、上巨虚、大肠俞等穴。

5. 大肠津亏　多因素体阴虚，或热病耗津、久病伤阴而致。症见大便干燥难以排出，且数日一行，状如羊屎，口干咽燥，舌质红、少津、苔黄燥，脉细涩。常见于热病后期和老年人习惯性便秘。治宜养阴增液、润肠通便，针用补法或平补平泻法。宜取合谷、足三里、上巨虚、内关、支沟、太溪、照海、大肠俞等穴。

## 三、胃病证治

胃主受纳，腐熟水谷，喜湿恶燥，以通降为顺。胃与脾相表里，共为后天之本，为五脏六腑之海，气血生化之源。故胃的病证主要与饮食有关，还应包括肠道病变在内。凡饮食不节（或不洁）、饥饱失常、寒热不当、辛辣刺激等因素，都能影响胃的和降，发生脘腹疼痛、恶心呕吐、呃逆、嗳腐吞酸、吐血、便血等症。

1. 食积伤胃　脘腹胀满，疼痛拒按，恶心呕吐，嗳腐吞酸，或兼腹泻，舌苔厚腻，脉滑。见于暴饮暴食、消化不良。治宜消食化积、调理胃肠，针用泻法。取穴以任脉和足阳明经穴为主，如中脘、建里、梁门、足三里、内关、公孙、内庭等。

2. 胃寒偏盛　胃脘冷痛，喜暖喜按，呕吐清水，遇寒则重、得热则减，舌苔白滑，脉沉弦紧。治宜温中散寒，针灸并用，用平补平泻法。取穴以足阳明、足太阴经穴，以及相应俞、募穴为主，如梁门、足三里、公孙、三阴交、中脘、脾俞、胃俞等。

3. 胃热炽盛　胃脘灼痛，嗳腐吞酸，胃中嘈杂，消谷善饥，口渴饮冷，口臭，大便秘结，牙龈红肿或出血，舌质红、苔黄，脉洪大滑数。治宜清泄胃热，针用泻法。取穴以手足阳明经穴为主，如合谷、曲池、内庭、足三里、支沟、中脘、大陵等。

4. 胃阴不足　胃脘嘈杂而痛，干呕呃逆，饥而不食，口干舌燥，大便干结，小便短少，舌质红、少津、少苔或无苔，脉细数。治宜养胃生津，针用补法（阴虚火旺者平补平泻）。取穴以手足阳明经穴及胃的募穴为主，如合谷、中脘、梁门、足三里、内关、公孙、廉泉、金津、玉液等。胃的病证除与脾、大小肠密切相关外，也时常受到肝的影响。由于足厥阴肝经挟胃，当肝气郁结之时，常常会横逆犯胃，出现胃痛连及两胁等症状，当疏肝理气、和胃止痛。

## 四、脾病证治

脾主运化，喜燥恶湿，代胃行其津液，其气以升为顺。脾主统血，主四肢、肌肉。故其病变以运化失常（消化不良、腹胀、腹泻）、血不归经（便血、月经过多、崩漏）及肢体病变（身重肢冷、肌肤肿胀、肢软无力）为主。

1. 脾气虚弱　食少纳呆，腹胀，肠鸣，便溏或腹泻，面色苍白或萎黄，倦怠乏力，少气懒言，舌质淡、苔白，脉弱无力。气虚下陷则伴久泻、久痢、脱肛、内脏下垂、子宫下垂，气不摄血则兼便血、月经过多或崩漏、肌衄。治宜补中益气，针灸并用，用补法。取穴以足太阴、足阳明经穴和相应背俞穴为主，如太白、三阴交、足三里、丰隆、脾俞、胃俞等。气虚下陷者，加气海、关元、百会，重用灸法；气不摄血者，加隐白、血海、膈俞，重用灸法。

2. 脾阳不足　腹痛绵绵，喜暖喜按，腹泻清冷，小便不利，白带清稀，肢体不温或水肿，舌质淡、苔白，脉沉迟无力。治宜温运脾阳，针灸并用，用补法。取穴以足太阴、足阳明经穴和有关背俞穴为主，如太白、三阴交、足三里、丰隆、关元、脾俞、胃俞、肾俞等。

3. 湿热困脾　腹胀，纳差，恶心呕吐，口渴不欲饮，体倦身困，头重如蒙，大便不爽，小便不利，目黄、身黄、尿黄，舌苔黄腻，脉濡数。治宜清热利湿，针用泻法。取穴以足太阴、足厥阴经穴为主，如太白、商丘、三阴交、阴陵泉、太冲、章门、期门、足三里、阳陵泉等。与脾相关的脏腑合病主要有脾胃不和、脾肾阳虚、肝木乘脾、心脾两虚、脾肺两虚等。

## 五、心（心包）病证治

心为五脏六腑之主，开窍于舌，经脉通过目系与大脑相联系，司神明（主思维、神智等大脑功能），主血脉（推动血液循环的心脏功能），是维持人体生命和精神思维活动的中心。心包为心脏的外围，具有保护心脏的作用。在生理上代心行事，病理上代心受邪，治疗上代心用穴。心和心包的病证以心脏、神志、血脉三方面为主。临床上一些心血管、血液、神经精神疾患及自主神经功能紊乱等，都与心、心包相关。血脉病方面的证候主要有吐血、衄血、斑疹及血液运行的失调等；神志病方面的证候主要有心悸、健忘、失眠、昏迷、谵语、癫狂等。

由于心（经）与小肠（经）相表里，心包（经）与三焦（经）相表里，足太阴经脉注于心，足少阴经脉络心，足三阴之络上走心包，足厥阴经脉布膻中，足三阳经别通于心，督脉贯心通脑，手少阴经脉又上肺，故心和心包病证治与小肠、三焦、肺、脾、肝、肾，以及足三阳经、督脉有关。

1. 心气不足　面色㿠白，心悸气短，自汗，体倦乏力，劳累后加重，舌质淡、苔白，脉弱无力、时见结代，甚则四肢厥冷、大汗不止、神昏虚脱。治宜温通心阳、调和气血，针灸并用，用补法，取穴以手少阴、手厥阴经穴，以及相应背俞、募穴为主，如神门、通里、内关、膻中、心俞、厥阴俞、足三里等。

2. 心血亏虚　面色苍白，心悸易惊，健忘，失眠或多梦，五心烦热，盗汗，舌质淡，或舌质红、少津，脉细弱或见结代。治宜益气养血、宁心安神，针灸并用，用补法（阴虚火旺者平补平泻）。取穴同心气不足者，加上溪、三阴交、脾俞、膈俞等。

3. 心火亢盛　胸中烦热，失眠，口渴，口舌生疮，吐血，鼻衄，小便赤涩，甚或尿血，或见肌肤疮疡，舌质红，脉数。治宜泻热降火、清心除烦，针用泻法，取穴以手足少阴、手厥阴经穴为主，如阴郄、少府、大陵、劳宫、内关、郄门、太溪、照海等。

4. 痰蒙心窍　心烦失眠，心神不宁，神志错乱，意识不清，如呆如痴，或喜怒无常，语无伦次，狂躁不安，甚者神昏，喉中痰鸣，舌质红、苔腻，脉弦滑。多见于癔症、癫狂、中风。治宜豁痰开窍、镇惊安神，针用泻法，或用三棱针点刺出血。取穴以手少阴、手厥阴经穴和督脉穴为主，如神门、少冲、中冲、内关、大陵、间使、水沟、大椎、合谷、太冲、丰隆、十二井穴等。

5. 心脉瘀阻　胸闷，心悸，心痛，痛引臂内或左肩胛区，发作时大喊、惊恐，四肢厥冷，口唇发绀，舌质紫暗或有瘀点、瘀斑，脉涩或结代。治宜活血化瘀、通络止痛，针用泻法。取穴以手少阴、手厥阴经穴，以及有关背俞、募穴为主，如神门、阴郄、内关、郄门、膻中、巨厥、心俞、厥阴俞、膈俞等。

## 六、小肠病证治

小肠与心相表里，上接幽门，与胃相通，下接阑门，与大肠相连。其生理功能主要是吸收食物中的精华，分清别浊，是胃腑降浊功能的延续。小肠的病理变化与心、脾、胃、大肠关系密切。如若小肠分清别浊的功能失调，主要导致清浊混淆、二便失常。因小肠与心互为表里，故二者在生理上相互联系，在病理上也相互影响。心热可下移于小肠而为尿血，小肠有热亦可上逆于心而使口舌生疮。

1. 小肠虚寒　小腹冷痛，喜暖喜按，肠鸣泄泻，小便频数，舌质淡、苔白，脉细弱或沉迟而紧。见于腹部受寒、消化不良。治宜温肠散寒、理气止痛，针灸并用，用补法。取穴以足阳明胃经穴（小肠下合于足阳明经）和有关背俞、募穴为主，如足三里、下巨虚、天枢、中脘、关元、脾俞、胃俞、小肠俞等。

2. 小肠实热　心烦，口渴，口舌生疮，小便短赤不爽甚至尿血，前阴刺痛，小腹胀痛，矢气则舒，舌质红、苔黄，脉滑数。治宜清热降火、通利小便，针用泻法。取穴以手足少阴经穴为主，如通里、少府、阴郄、太溪、照海、涌泉、支正、三阴交、关元、下巨虚等。

3. 小肠气滞　多因小肠感受寒凉而致气机凝滞。症见小肠凸起脐周或下坠于少腹及阴囊，少腹及阴囊坠胀绞痛，舌苔白滑，脉沉而弦紧。治宜温经散寒、理气止痛，针灸并用，用泻法。取穴以任脉和足阳明、足厥阴经穴为主，如关元、气海、太冲、大敦、归来、足三里、下巨虚等。

## 七、膀胱病证治

膀胱为津液之腑，主藏小便，在肾阳的温煦作用下产生气化作用，主尿液的排泄，其病变主要表现为小便异常。膀胱（经）与肾（经）相表里，足少阴经脉络膀胱；足太阳经别通于心，三焦主决渎（其下腧并太阳之正入络膀胱）；肺为水之上源，主通调水道；脾主运化水湿；小肠分清别浊。故膀胱病的证治与肾、肺、脾、心、三焦、小肠的关系甚为密切。

1. 膀胱虚寒　小便频数，清冷，或淋沥不尽、遗尿，或小便不利、水肿，舌质淡、苔润，脉沉细。治宜温阳化气、振奋膀胱，针灸并用，用补法。取穴以任脉、足太阳经穴为主，如中极、关元、气海、肾俞、膀胱俞、太溪、三阴交、足三里等。

2. 膀胱湿热　小便频数而急，短涩不利，或赤黄，或混浊，或见浓血，或夹杂沙石，阴中灼热而痛，舌质红、苔黄，脉数。治宜清热利湿、通调下焦，针用泻法。取穴以任脉、足太阳、足太阴经穴为主，如中极、关元、委中、委阳、肾俞、膀胱俞、小肠俞、三焦俞、三阴交、阴陵泉等。

## 八、肾病证治

肾藏精，主骨生髓，主纳气，开窍于耳和前后二阴。肾既主水又藏命门真火，故称为“水火之脏”，与人的生长发育关系最为密切，为先天之本。肾脏疾患以虚证为主，可分为肾阴亏虚和肾阳不足两大类。肾（经）与膀胱（经）相表里，足少阴经脉入肺中，络心，贯膈；任脉、督脉、冲脉、带脉均与肾相联系；阴维脉、阴跷脉均为足少阴经脉所发。故肾病证治与膀胱、心、肺、脾和奇经八脉的关系甚为密切。

1. 肾阴亏虚　头晕，目眩，耳鸣，咽干，舌燥，五心烦热，失眠，遗精，月经不调，盗汗，腰腿酸软，舌质红、少苔，脉细数。先天不足或后天精血亏损者可兼见发育不全、生殖功能低下，小儿可见骨弱、发育迟缓，成人可见早衰（男子精少不育，女子闭经不孕）。治宜补养精血、壮火制水，多针少灸，用补法（阴虚火旺者平补平泻）。取穴以足少阴经穴和有关背俞穴为主，如太溪、照海、涌泉、复溜、大赫、肾俞、心俞、关元、三阴交、次髎、秩边等。

2. 肾阳不足　面色淡白，形寒肢冷，遗精，早泄，阳痿，月经不调，腰腿酸软，大便溏薄或滑泻、五更泻，小便清长或遗尿，舌质淡、苔白，脉沉迟虚弱。肾不化水者兼见尿少、身肿；肾不纳气者伴有气短、喘息（呼多吸少、吸气困难，动则尤甚）。治宜温补肾阳、化水纳气，针灸并用，用补法。取穴以足少阴经、任脉和有关背俞穴为主，如太溪、复溜、大赫、气海、关元、肾俞、肺俞、三阴交、命门、足三里等。

## 九、三焦病证治

三焦的作用是支持诸气，司一身之气化，疏调水道，参与机体的水液代谢。上焦主宣发、敷布，中焦主受纳、运化，下焦主分清别浊。大凡机体脏腑的功能活动，诸如气血津液的运行敷布、水谷精微的消化吸收、水液的代谢等，都赖三焦的气化作用而维持正常活动。所以，三焦的气化功能，实质上包括人体上、中、下三个部分所属脏器的气化作用。若三焦发生病变，其影响的范围必然广泛，主要是气化功能失司，水道通调不利，以致水湿滞留体内，泛滥为患，临床以肌肤肿胀、腹满、小便不利等为主症。三焦病变与肺、脾、肾、膀胱等脏器有着密切的联系。例如，三焦气化失司可影响到肺气的宣降；三焦不利，可导致脾胃的升降失常；三焦化气行水功能失职，亦使肾和膀胱温化水液的功能受到影响。

1. 三焦虚寒　多因肾气不足、三焦气化失司、水湿内停而致。症见肌肤肿胀、腹中胀满、小便不利或遗尿、舌苔白滑、脉沉细而弱。治宜温通三焦、促进气化，针灸并用，用补法。取穴以任脉穴和有关背俞穴为主，如气海、关元、中脘、太溪、三阴交、肾俞、三焦俞、足三里等。

2. 三焦实热　多因实热蕴结于里，三焦化气行水的功能失调，以致水液滞留体内而致。症见身热口渴、气逆喘促、肌肤肿胀、大便干结、小便不利、舌苔黄、脉滑数。治宜通利三焦、化湿行水，针用泻法。取穴以任脉、手少阳经穴为主，如中脘、中极、水分、石门、阳池、支沟、阴陵泉、三阴交、委中、足三里等。

## 十、肝、胆病证治

肝为将军之官，主疏泄，性喜条达而恶抑郁，气病多实，以气郁阳亢、风火上逆为主，每由肾水不足、水不涵木而致。此外，肝藏血，开窍于目，主一身之筋，故目疾、筋病和妇女月经异常往往与肝有关。肝病的证候主要有胁肋胀痛、嗳气吐逆、头晕目眩、肢体拘挛、抽搐、妇人月经不调等。胆附于肝，主储存和排泄胆汁，受肝脏的疏泄功能调节，故胆病与肝病常常相互影响。例如，肝气郁结可以影响胆汁的疏泄，引起黄疸、口苦、呕吐苦水；胆汁的淤积也可导致肝失条达，出现头晕、目眩、胸胁疼痛，心烦不眠、口苦等，二者的临床表现多有共同之处。肝与胆相表里，足少阳经脉络肝，经别与心相通；足少阴经脉贯肝，肝肾同源；足厥阴经脉挟胃、络胆、上注肺。故肝胆病证治与肾、脾、胃、肺、心（心包）的关系十分密切。

1. 肝气郁结　情志抑郁，善太息，胸胁胀满，嗳气不舒，胃痛不欲食，女性伴月经不调、痛经、乳房胀痛，舌苔薄黄，脉弦。治宜疏肝理气，针用泻法。取穴以足厥阴经穴为主，如太冲、行间、章门、期门、内关、阳陵泉、足三里等。

2. 肝阳上亢　头痛，眩晕，目胀，胁肋胀痛，心烦易怒，舌质红，脉弦。治宜平肝潜阳，针用泻法。取穴以足厥阴、足少阴经穴和相应背俞穴为主，如太冲、行间、太溪、涌泉、照海、肝俞、肾俞、百会等。

3. 肝火上炎　面赤，头痛，眩晕，目赤肿痛，口苦咽干，心烦易怒，失眠，小便黄赤，甚至咯血、吐衄，舌质红、苔黄，脉弦。治宜泻肝降火，针用泻法（可行点刺出血）。取穴同肝阳上亢者，另加侠溪、太阳、印堂等。

4. 肝风内动　轻者头晕目眩、手足麻木、肢体震颤，重者高热神昏、四肢抽搐、项背强直、角弓反张、舌体偏斜，舌质红，脉弦。治宜熄风止痉，针用泻法。取穴以足厥阴经、督脉穴为主，如太冲、行间、水沟、百会、大椎、筋缩、合谷、后溪等。

5. 肝脉寒滞　少腹胀满，引睾而痛，睾丸肿胀下坠，阴囊冷缩，舌苔薄白，脉沉弦。治宜温经散寒，针灸并用，用泻法。取穴以足厥阴经穴为主，如太冲、行间、大敦、急脉、关元、归来、三阴交、阴陵泉等。

6. 肝血不足　面色无华，头晕目眩，目干涩而胀，视物昏花或近视、夜盲，耳鸣，指（趾）麻，月经量少甚至闭经，舌质淡、少苔，脉弦细。治宜补养肝血，针灸并用，用补法。取穴以足三阴经穴和有关背俞穴为主，如太冲、曲泉、太溪、照海、三阴交、血海、光明、肝俞、肾俞、足三里等。

7. 胆火亢盛　偏头痛，耳鸣，耳聋，口苦咽干，呕吐苦水，胁肋疼痛，舌质红，脉弦数。治宜清热利胆、平降胆火，针用泻法。取穴以足少阳、足厥阴经穴为主，如风池、日月、丘墟、阳陵泉、足临泣、侠溪、行间、太冲、期门、外关等。

8. 肝胆湿热　胸胁满闷，胀痛不舒，目黄、身黄、尿黄，外阴潮湿瘙痒，男子睾丸肿胀热痛，女子带下色黄腥臭，舌苔黄腻，脉弦数。治宜疏肝利胆、清热化湿，针用泻法。取穴以足厥阴、足少阳、足太阴经穴和相应背俞穴为主，如太冲、行间、章门、期门、日月、阳陵泉、阴陵泉、三阴交、肝俞、胆俞、脾俞、足三里等。

## 第三节　经络证治

经络证治是以经络学说为主要依据的辨证论治方法，主要是根据经络的循行分布、属络脏腑、联系器官、生理功能、主治特点等来确定疾病的经络归属，以选择相应的治疗方法。多用于肌肉、关节、组织、器官的病变。经络病证有广义、狭义之分。广义的经络病证包括经络所属的脏腑病证在内，合称脏腑、经络病证。狭义的经络病证则是指脏腑以外的肌肉、皮毛、筋脉、骨节及五官九窍的病证。常见的有局部红、肿、热、痛（拒按）、抽搐等实证，以及肢冷、麻木、痿软、瘫痪等虚证。

### 一、经络证治的方法

#### （一）辨证归经

辨证归经是以临床证侯表现为依据的归经方法，主要根据《灵枢·经脉》所载十二经络证候（“是动病”、“所生病”）予以归经。例如，症见“肺胀满，膨膨而喘咳，缺盆中痛，甚则交两手而瞀”或“咳，上气，喘渴，烦心，胸满，臑臂内前廉痛厥”等就归入手太阴肺经；症见“齿痛，颈肿。……目黄，口干，鼽，衄，喉痹，肩前臑痛，大指次指痛不用”等就归入手阳明大肠经；“舌本强”归足太阴脾经；“舌干”、“嗌干”归足少阴肾经等。有关原文详见《灵枢·经脉》。

#### （二）辨位归经

辨位归经是以病变部位为依据的归经方法。清代陈士铎的《洞天奥旨》说：“内有经络，外有部位，部位者，经络之外应也。”由于十二经脉在人体的分布既有明确的部位所在，又有一定的规律可循，所以根据病痛发生的不同部位来判断是何经的病证，在经络辨证中是至关重要的一环，临床应用十分普遍。例如，头痛根据经脉在头部的分布，可分属不同经脉，如前额为阳明之位，侧头为少阳分野，后枕为太阳所在，颠顶为厥阴所属；牙痛结合手阳明经入下齿龈、足阳明经入上齿龈而分别归入手、足阳明经；肢体风湿痹痛也可按照经脉的循行分布情况来明辨，如果风寒湿邪侵袭某一经脉，导致该经闭阻不通，则可沿经出现肌肉酸楚冷痛、关节屈伸不利。经脉不通则气血不行，气血不至则经脉失养，有时可出现肌肤麻木不仁、筋肉痿软瘫痪。一般而言，局部症见红肿、青紫、痉挛、发热、痛而拒按者属实，寒凉、麻木、痿弱、瘫痪、痛而喜按者属虚。在某一病变部位有数经分布时，还必须结合其他兼症考虑归经。例如，胁痛涉及足少阳、足厥阴、足太阴三经，兼有口苦、目黄者归足少阳胆经，伴心烦、易怒、呕逆者归足厥阴肝经，另见脘腹胀满、大便稀溏者归足太阴脾经。又如，舌体病变涉及手足少阴、足太阴三经，口舌生疮兼尿赤、尿道灼热而痛者归手少阴心经，舌干兼腰膝酸软、耳鸣者归足少阴肾经，舌体强痛兼腹胀、纳差者归足太阴脾经。

### （三）经络诊察归经

经络诊察归经是根据经络具有诊断疾病的作用而确立的归经方法，包括经络望诊、经穴触诊、经络电测定、知热感度测定等几种形式。

1. 经络望诊　主要是通过观察经脉循行部位的色泽、润燥及组织形态等方面的变化来分析病证的归经方法。脏腑有病时，能通过经络反映到体表的相应部位，出现种种特异的、可见的“经络现象”，故可以用来诊断疾病。例如，上肢内侧前缘出现“红线”（皮下出血线），则归入手太阴肺经，往往是呼吸道病变的反映；下肢内侧后缘出现脱毛，可归入足少阴肾经，提示泌尿生殖系统有病变；上肢外侧上缘或下缘出现丘疹、水疱（或疮疖），可归入手阳明大肠经或手太阳小肠经，往往提示肠道病变，多见于肠道梗阻。古代医家常按疮疡痈疖的发生部位归经论治，不但可以提高治疗效果，而且对判断预后也有一定的参考价值。

2. 经穴触诊　又称“经穴按压”、“经扪切诊”，是根据内脏有病会通过经脉的传导在体表出现各种不同病理反映区或反映点的原理，在一定的经络循行部位或有关腧穴上进行触扪、按压，寻找各种阳性反应点，以判断病在何经的方法，临床上分为循经按压和腧穴按压两个方面。

（1）循经按压：《灵枢·刺节真邪》曰“用针者，必先察其经络之虚实，切而循之，按而弹之，视其应动者，乃后取之而下之”，提出循经按压寻找异常反应点的方法。循经按压的方法，一般用拇指指腹沿经脉路线轻轻滑动，进行爪切、扪按，或用拇、示二指沿经轻轻撮捏，以探索肌肤浅层的异常反应。对肌肉丰满厚实的部位稍加用力，通过按压、揉动以探索肌肉深层的异常变化。循经按压所见的异常反应有循经疼痛（酸痛、抽痛、压痛）、敏感、麻木、寒凉、灼热，或肿块、结节、条索状反应物等。《素问·刺腰痛》所记“循之累累然”（结节状物）、“痛如小锤居其中”（肿块），《素问·骨空论》所记“坚痛如筋者”（条索状物）均属此类。不同性质的疾病有不同形式的阳性反应，阳性反应物所在的经脉即为病经。

（2）腧穴按压：《灵枢·百病始生》记载：“察其所痛，以知其应。”腧穴按压所见的异常反应有压痛、敏感、麻木、迟钝、舒适，或皮下组织隆起、结节、松软、凹陷等。《素问·刺腰痛》所记“在郄中结络如黍米”，就是穴处有结节出现的现象。这种异常反应在特定穴上最为明显，例如，背俞穴出现压痛、过敏、迟钝或有舒适感，常提示相应脏腑的病变，可归入相应经脉。中府压痛，提示肺经的病变；巨阙、膻中过敏或迟钝，可判为心经、心包经有病变；肾俞按之空软，表明肾经虚弱；膀胱俞下有结节、隆起，多为膀胱经病变，可见于膀胱结石；三阴交有压痛，病变在足三阴经，多见有月经不调、痛经等疾患；阳陵泉出现条索状物，可提示肝、胆经有病变；阑尾炎患者常在足三里与上巨虚之间的阑尾穴处有压痛，病归手足阳明经。

3. 经络电测定　是利用经络测定仪测量经络、腧穴皮肤导电量（或电阻值）的变化来分析脏腑、经络病变的诊断方法。后来演变为在经络腧穴的皮肤上观察引出的电流（或电位）的变化来判断受病脏腑、经络气血的盛衰虚实。实验表明，人体皮肤表面存在导电量较高（电阻值较低）的“良导点”和高电位的“活动点”。这些点的分布大体上与经穴的分布一致。皮肤的良导现象是经络通路的表现，经穴的电位变化是经络活动的反映。在病理情况下，脏腑、经络气血失于平衡，这些点的导电量或电阻值也会发生相应变化。这对于诊察脏腑、经络病变及选择最佳治疗腧穴都有重要的参考价值。测定时一般首选各经原穴或井穴〔指（趾）畸形或四肢缺失者改用背俞穴〕，根据测定结果分析脏腑、经络的虚实状况。正常情况下，十二井穴之间或各经左右两侧的电阻值是接近平衡的（5万～10万Ω），一般大于或小于其他经2万Ω以上，或本经左右相差2万Ω以上即是病态。当某些经穴的导电量高于其他经穴导电量平均值的1.2倍时，称为“高数”，其中的最高数常提示实性病变之所在；当某些经穴的导电量低于其他经穴导电量平均值的1/3时，称为“低数”，其中的最低数往往是虚性病变之所在；如果一侧同名经穴的导电量或电阻值是另一侧同名经穴数值的2倍以上者，表示该经脉存在左右失衡的病变。

4. 知热感度测定　在正常情况下，人体左右两侧对称经穴对灼热的感知程度大致相同。如果差异较大，说明该经脉气血失衡。测定时，一般首选各经的井穴〔足少阴肾经以至阴取代涌泉，指（趾）畸形或缺失者改用原穴或背俞穴〕。以点燃的线香或点状发热的电热器（也可采用特制的自动计数电热器）接近经穴部位的皮肤，同时可均匀地上下或左右小幅度移动，记下该穴感知灼热所用的时间和移动次数，以便左右对比（或不同经脉的同类特定穴对比），从中找出差距，以确定病变的脏腑、经脉。通过测定，凡数据相差1倍以上者为病态。偏高者（时间长、超过正常值的1/2以上）为功能减退，属虚；偏低者（时间短、不足正常值的一半以上）为功能亢进，属实。现已将知热感度测定法演变为对腧穴温度的测量，用特制的皮温计依次测定各井穴的温差（或左右对称井穴、背俞穴的温差）。研究表明，健康人与患者井穴、背俞穴的温度均有显著的差异，而井穴的温差比背俞穴的温差出现的频率高且明显。因此，测定井穴的温差对判断脏腑、经脉的失衡比测定背俞穴更有意义。知热感觉属于知觉神经的反应，是患者的主观反应，误差在所难免；而皮肤温度由自主神经支配，测定结果是客观的。因此，用敏感的腧穴测温仪测量腧穴的温差来判断经络失衡的情况是更可靠的方法。

## 二、经络证治的内容

### （一）十二经证治

十二经脉的证候表现可分为经脉所属脏腑的病变、经脉循行所过部位的病变和相应组织器官病变三个方面。各经的病变就是本经腧穴的主治范围。《灵枢·经脉》、《灵枢·邪气脏腑病形》和《素问·脏气法时论》等中的有关记载，为十二经脉的证治奠定了基础。

1. 手太阴肺经证治　咳嗽，气短，喘息，胸部胀闷，鼻塞，咽痛，恶寒发热，汗出恶风，小便频数、量少，上肢内侧前缘酸楚、疼痛、麻木。治宜宣肺调气、通经活络，虚补实泻，寒甚加灸。以本经穴为主，配以手阳明、足太阳经穴，如中府、太渊、少商、合谷、曲池、迎香、偏历、风门、肺俞、膻中、大椎等。

2. 手阳明大肠经证治　手三阳经证候以经脉循行所过部位病变和相应组织器官病证为主。本经症见上肢外侧前缘酸楚、疼痛、麻木、酸软无力、活动受阻、肌肉萎缩、瘫痪欠用，颈肿，肩痛，鼻塞，流涕，鼻衄，下齿疼痛，咽喉肿痛，面痛，面瘫，面肌痉挛，腹痛，肠鸣，泄泻，下痢，痔疮，便秘等。治宜通经活络、调整肠道，虚补实泻，寒甚加灸。以本经取穴为主，配以手太阴、足阳明经穴，如合谷、曲池、迎香、列缺、孔最、足三里、天枢、上巨虚、中脘、大肠俞等。

3. 足阳明胃经证治　胃脘胀痛，食欲减退，呕吐，腹痛，肠鸣，泄泻，痢疾，便秘，发热，下肢外侧前缘酸楚、疼痛、麻木、酸软无力、活动受限、肌肉萎缩、瘫痪失用，颈肿，咽喉疼痛，上齿疼痛，鼻病，目疾，面痛，面瘫，面痉挛，前额疼痛等。治宜调理肠胃、通经活络，虚补实泻，寒甚加灸。以本经取穴为主，配以足太阴经穴及本腑的募穴、背俞穴，如足三里、上巨虚、下巨虚、丰隆、头维、公孙、大横、三阴交、胃俞等。

4. 足太阴脾经证治　脘腹胀满，泄泻，食欲不振，黄疸，水肿，身重乏力，月经不调，崩漏，下肢内侧前缘酸楚疼痛、麻木，舌根强直。治宜健脾和胃、通经活络，虚补实泻，寒甚加灸。以本经取穴为主，配以足阳明经穴及本脏的募穴、背俞穴，如太白、隐白、公孙、三阴交、大横、梁门、水道、丰隆、足三里、章门、脾俞等。

5. 手少阴心经证治　胸痛，心悸，心痛，心烦，失眠，神志失常，咽干，口舌生疮，上肢内侧后缘酸楚疼痛、麻木，手心热痛。治宜调理心神、通经活络，虚补实泻、寒甚加灸。以本经及手厥阴经取穴为主，配以本脏的募穴、背俞穴，如神门、少海、大陵、内关、间使、郄门、巨阙、膻中、心俞、厥阴俞等。

6. 手太阳小肠经证治　上肢外侧后缘酸楚疼痛、麻木，肩胛痛，咽喉疼痛，颊肿，目黄，耳鸣，耳聋，少腹疼痛，肠鸣，泄泻，小便短赤。治宜通经活络、调理肠道，虚补实泻，寒甚加灸。以本经取穴为主，配以足阳明经穴和本腑的募穴、背俞穴，如后溪、腕骨、足三里、下巨虚、中脘、关元、小肠俞等。

7. 足太阳膀胱经证治　遗尿，小便不利，小腹胀满，神志失常，各脏腑病，五官病，下肢后侧酸楚疼痛、麻木，项背腰骶部疼痛，恶寒，发热，后枕部疼痛。治宜调理膀胱、通经活络，虚补实泻，寒甚加灸。以本经取穴为主，配以本腑募穴，如天柱、大杼、风门、委中、委阳、承山、昆仑、申脉、京骨、中极、关元、太溪、三阴交等。

8. 足少阴肾经证治　遗尿，小便不利，遗精，阳痿，月经不调，男子不育，女子不孕，虚喘，咯血，失眠，多梦，下肢内侧后缘酸楚疼痛、麻木，腰痛，足心热，咽干喉燥，近视，视物昏花，耳鸣，耳聋。治宜补肾培元、通经活络，针灸并用，多用补法。以本经取穴为主，配以任脉、足太阳经穴，如太溪、复溜、肾俞、次髎、秩边、命门、气海、关元、三阴交等。

9. 手厥阴心包经证治　除经脉病为沿上肢内侧正中酸楚疼痛、麻木之外，其余同手少阴心经证治。

10. 手少阳三焦经证治　上肢外侧正中酸楚疼痛、麻木，肩颈耳后疼痛，耳鸣，耳聋，偏头痛，咽喉疼痛，腹胀，水肿，遗尿，小便不利。治宜通经活络、疏调三焦，虚补实泻，寒甚加灸。以本经取穴为主，配以足少阳、足太阴经穴及本腑的募穴、背俞穴、下合穴，如阳池、中渚、外关、支沟、翳风、角孙、耳门、风池、阳陵泉、足临泣、三阴交、阴陵泉、石门、三焦俞、委阳等。

11. 足少阳胆经证治　黄疸，口苦，目黄，身黄，尿黄，惊恐失眠，下肢外侧正中沿经酸楚疼痛、麻木，胁肋疼痛，偏头痛，目疾，耳鸣，耳聋。治宜疏肝利胆、通经活络，虚补实泻，寒甚加灸。以本经取穴为主，配以手少阳、足厥阴经穴，如丘墟、侠溪、足临泣、日月、率谷、风池、听会、支沟、外关、期门、太冲、肝俞、胆俞等。

12. 足厥阴肝经证治　胁肋胀痛，黄疸，口苦，食欲减退，嗳气呕逆，心烦易怒，下肢内侧正中酸楚疼痛、麻木，疝气，面瘫，头晕目眩，头顶痛，近视，夜盲，视物昏花，目赤肿痛。治宜疏肝理气、通经活络，虚补实泻，寒甚加灸。以本经取穴为主，配以足少阳、足少阴经穴，如太冲、行间、侠溪、阳陵泉、光明、风池、日月、太溪、复溜、涌泉、足三里、百会、肝俞等。

#### （二）奇经八脉证治

女子经、带、胎、产、乳疾多从任、督、冲、带四脉论治，里证多从阴维脉论治，表证多从阳维脉论治，运动功能失调（如癫痫、狂证、癔症、失眠、多寐）多从督脉、跷脉论治。实则气滞血虚、脉络闭阻，治宜宣通；虚则气血不足、脉络失养，治宜温补，佐以宣通。另外，应重用八脉交会穴。

1. 任脉证治　《素问·骨空论》："任脉为病，男子内结七疝，女子带下瘕聚。"这是任脉病的辨证提纲，概括了以泌尿、生殖疾患为主的下焦病变，如尿频，遗尿，小便失禁，癃闭，男子疝气、遗精、阳痿、早泄、精衰不育，女子带下、崩漏、月经不调、腹内肿块、不孕等。此外还应有消化、呼吸、神经系统的部分病症，如腹痛、腹泻、喘息、胸闷、癫痫、癔症等。治宜调理三焦、宽胸和胃，胸部以针为主，腹部以灸为主或针灸并用，虚补实泻。常用穴有中极、关元、气海、神阙、中脘、膻中、天突，列缺（属手太阴肺经，为八脉交会穴之一，通于任脉）。

2. 督脉证治　《素问·骨空论》："督脉为病，脊强反折。……女子不孕，癃，痔，遗溺，嗌干。"这是督脉病的辨证提纲，以运动功能失调、神志疾患为主，兼有泌尿、生殖、消化系统病变。治宜疏调经气、安神定志，可针可灸，尤其适用于皮肤针和拔罐疗法，虚补实泻。常用穴有长强、腰阳关、命门、至阳、身柱、大椎、哑门、风府、百会、水沟、素髎、后溪。

3. 冲脉证治　《素问·骨空论》："冲脉为病，逆气里疾。"这是冲脉病的辨证提纲，包括胸痛，胸闷，气上冲心，呼吸不畅，脘腹胀痛，挛急不舒，女子月经不调、崩漏、带下、不孕，男子遗精、阳痿、不育等。治宜宽胸和胃、平气降逆，针灸并用、虚补实泻。交会穴有会阴、龈交（属任脉），气冲（属足阳明胃经），横骨、大赫、俞府（属足少阴肾经），公孙（属足太阴脾经，为八脉交会穴之一，通于冲脉）。

4. 带脉证治　《难经·二十九难》："带之为病，腹满，腰溶溶如坐水中。"这是带脉病的辨证提纲。实者症见湿热带下、肢体寒湿痹痛；虚者久带不愈、月经不调、子宫脱出、疝气、腰腹迟缓无力、下肢痿弱瘫痪。治宜清热利湿、调经止带，针灸并用，虚补实泻。交会穴有命门（属督脉），章门（属足厥阴肝经），带脉、五枢、维道、足临泣（属足少阳胆经穴，足临泣为八脉交会穴之一，通于带脉）。

5. 阴维脉证治　《难经·二十九难》："阴维为病，苦心痛。"这是阴维脉病的辨证提纲。阴维脉主一身之里，阴气内结，可出现胸胁支满、脘腹冷痛等里证、虚寒证。治宜温中散寒、理气止痛，针灸并用。交会穴有天突、廉泉（属任脉），筑宾（属足少阴肾经），期门（属足厥阴肝经），冲门、府舍、大横、腹哀（属足太阴脾经），内关（属手厥阴心包经，为八脉交会穴之一，通于带脉）。

6. 阳维脉证治　《难经·二十九难》："阳维为病，苦寒热。"这是阳维脉病的辨证提纲。阳维脉主一身之表，若阳气外盛，则可出现恶寒发热、头项强痛、一身尽痛等外感表证。治宜疏散表邪、调和营卫。风热者，只针不灸，浅刺疾出，用泻法；风寒者，针灸并用，用泻法。交会穴有哑门、风府（属督脉），风池（属足少阳胆经），头维（属足阳明胃经），外关（属手少阳三焦经，为八脉交会穴之一，通于阳维脉）。

7. 阴跷脉证治　《难经·二十九难》："阴跷为病，阳缓而阴急。"这是阴跷脉病的辨证提纲，包括指踝关节以上部位的皮肉和筋脉外侧弛缓、内侧拘急。跷脉主肢体运动和眼的开阖功能，故阴跷脉病症还有腰髋疼痛连及阴中、癫痫夜发、嗜睡多寐、喉痛、失音等。治宜疏调经气、醒脑开窍，可针可灸，泻阴补阳。交会穴有睛明（属足太阳膀胱经），交信、照海（属足少阴肾经，照海为八脉交会穴之一，通于阴跷脉）。

8. 阴跷脉证治　《难经·二十九难》："阳跷为病，阴缓而阳急。"这是阳跷脉病的辨证提纲，包括踝关节以上部位的皮肉和筋脉内侧弛缓、外侧拘急，胸背疼痛，角弓反张，失眠，狂躁，癫痫昼发等。治宜疏调经气、镇静宁神，只针不灸，泻阳补阴。交会穴有风府（属督脉），承泣、地仓（属足阳明胃经），风池（属足少阳胆经），睛明、仆参、申脉（属足太阳膀胱经，申脉为八脉交会穴之一，通于阳跷脉）。

### （三）络脉证治

从络脉与经脉的关系而言，经深络浅，经直络横。络脉病证有表浅性、区域性的特点，较少有全身性证候，而局部病证又是经脉病证的组成部分，所以十五络脉既有单独的病候体现，又可兼治表里两经的病变。

络脉瘀阻是络脉病证最基本的病理变化。瘀血可留滞于络脉，也可泛溢于络脉之外。主症可见络脉怒张或脉管下陷、局部红肿青紫、皮下出血，或五官九窍及内脏出血等。络脉病证在浅，一般从表论治。《素问·调经论》："病在血，调之络。"《灵枢·官针》："络刺者，刺小络之血脉也。"《灵枢·官针》还记载了赞刺、豹纹刺等刺法。三棱针点刺出血、皮肤针叩刺、挑刺疗法和刺血拔罐等就是直刺络脉或络脉的分布区（孙络、浮络之所在），以清除病邪的治疗手段，也是"菀陈则除之"这一治疗原则的具体实施，以局部选穴为主，一般只针不灸，用泻法。

### （四）经筋证治

经筋病证多表现为肌肉、肌腱、关节、韧带的运动功能失常，表现为筋脉的拘挛、抽搐、强直、弛缓、瘫痪等。例如，足阳明经筋"腹筋急，引缺盆及颊，卒口僻"，足太阴经筋"内踝痛，膝内辅骨痛，阴股引髀而痛，阴器扭痛"等。《灵枢·经筋》对经筋病证提出了"治在燔针劫刺，以知为数，以痛为腧"的治疗方法，说明经筋病证应以火针、温针治疗，以取阿是穴为主，见效即止，不可过度。除火针以外，《灵枢·官针》的"浮刺"、"分刺"、"恢刺"、"关刺"、"合谷刺"等均可用于经筋证治。在选穴方面，除阿是穴外，还可以结合十二经筋的循行分布，适当选择一些远部腧穴配合治疗。由于肝主筋，脾主四肢、肌肉，故足厥阴、足太阴经脉的原穴（太冲、太白）、背俞穴（肝俞、脾俞），以及督脉的筋缩、足少阳经的阳陵泉（筋之会穴），都是经筋病证应选的腧穴。

# 第十二章　针灸配穴处方

针灸处方是根据中医学基本理论、辨证施治原则，结合腧穴功能，选有协同作用的腧穴相配而成。历代针灸医家积累的丰富组方经验，也是针灸临床中一个十分重要的内容。

## 第一节　取穴原则

### 一、近部取穴

近部取穴是指在病变局部或临近部位选取腧穴的方法，是腧穴近治作用的临床应用。例如，眼部疾患，取睛明、风池、瞳子髎；牙痛，取颊车、下关；口㖞，取颊车、地仓；耳病，取听宫、翳风；鼻病，取迎香、印堂；咳嗽，取天突、肺俞；胃痛，取中脘、梁门、胃俞；腹痛，取天枢、气海；膀胱病，取中极、关元、次髎；肘痛，取曲池、天井、手三里；膝痛，取犊鼻、阳陵泉；腕痛，取阳池、外关；足踝痛，取昆仑、解溪等。若病痛的局部有炎性病灶、创伤、瘢痕，或该部位有重要脏器不能针刺，则须改用邻近腧穴进行针刺。

对于近部取穴，前人积累有丰富的经验，如《玉龙歌》说："眉间疼痛苦难当，攒竹沿皮刺不妨，若是眼昏皆可治，更针头维即安康。"又如《百症赋》说："悬颅、颔厌之中，偏头痛止。"再如《通玄指要赋》说："大抵脚踝痛，昆仑、解溪；股膝痛，阴市能医。"近代针刺麻醉多选近部穴，例如，颅脑手术取颧髎、甲状腺手术取扶突均有较好疗效。此外，内脏病变取相关夹脊穴等，均属近部取穴法范畴。

### 二、远部取穴

远部取穴是指选取离病变局部较远部位有关腧穴进行治疗的方法。一般多用肘膝以下的腧穴。例如，咳嗽、咯血，取尺泽或鱼际；口齿痛，取合谷或内庭；胃痛，取内关、足三里或公孙；腰背痛，取委中、昆仑。历代医籍中有大量的记载，如《肘后歌》说："头面之疾针至阴，腿脚有疾风府寻，心胸有病少府泻，脐腹有病曲泉针。肩背诸疾中渚下，腰膝强痛交信凭，胁肋腿痛后溪妙，股膝肿起泻太冲。阴核发来如升大，百会妙穴真可骇，顶心头痛眼不开，涌泉下针定安泰。"十四经穴，尤其是十二经脉在肘膝关节以下的腧穴，可循经远治，所谓"经脉所过，主治所及"，如《四总穴歌》所说："肚腹三里留，腰背委中求，头项寻列缺，面口合谷收。"为了临床取穴方便，对近、远部取穴举例如表 12-1 所示。

表 12-1　近、远部取穴举例

| 病位 | | 近部取穴 | 远部取穴 |
|---|---|---|---|
| 头部 | 前额 | 印堂、阳白 | 合谷、内庭 |
| | 颞部 | 太阳、率谷 | 足临泣、中渚 |
| | 后头 | 风池、天柱 | 后溪、束骨 |
| | 头顶 | 百会 | 太冲 |
| 眼部 | | 睛明、承泣、风池 | 合谷 |
| 鼻部 | | 印堂、迎香 | 合谷 |
| 口齿部 | | 颊车、下关、地仓 | 合谷 |
| 耳部 | | 翳风、听宫、听会 | 中渚、外关 |
| 舌部 | | 廉泉 | 合谷 |
| 咽喉部 | | 天容 | 合谷 |
| 气管 | | 天突 | 列缺 |
| 肺部 | | 肺俞、膻中、天突 | 列缺、尺泽 |
| 心脏 | | 心俞、厥阴俞、膻中 | 内关、神门、郄门 |
| 胃 | | 胃俞、中脘 | 内关、足三里 |
| 肝脏 | | 肝俞 | 太冲 |
| 胆 | | 胆俞 | 胆囊穴、阳陵泉 |
| 肠 | | 大肠俞、小肠俞、天枢 | 上巨虚、足三里 |
| 肾脏 | | 肾俞、志室 | 太溪 |
| 膀胱 | | 次髎、中极 | 三阴交 |
| 前阴 | | 中极、关元 | 三阴交 |
| 肛门 | | 长强、秩边 | 承山 |
| 上肢 | | 肩髃、曲池、合谷 | 夹脊（颈 5~胸 1）、颈臂 |
| 下肢 | | 环跳、委中、阳陵泉、悬钟 | 夹脊（腰 3~骶 1） |

## 三、随证取穴

随证取穴是根据临床辨证选取全身和局部的有效腧穴，也称经验取穴。它与近部和远部取穴不同。近部或远部取穴都是以病痛部位为依据的，随证取穴则是针对发热、自汗、盗汗、虚脱、失眠、多梦等全身证候而定的。例如，外感发热，取大椎、合谷、风池；昏迷急救，取水沟、素髎、内关；阴虚、发热盗汗，取阴郄、复溜；气郁胸闷气促，取膻中；血虚或慢性出血疾患，取膈俞等。临床常用的八会穴均属于随证取穴的范畴。

此外，按压痛点，也属于随证取穴法。在临床上运用，可弥补以上方法的不足。早在《黄帝内经》中就有“以痛为腧”和“在分肉间痛而刺之”的记载，阿是穴就是由此演变而来的。《肘后歌》说：“打仆伤损破伤风，先于痛处下针攻。”这些都是用压痛点治疗疾病的范例，现在临床仍广泛应用。现将临床常见症状随证取穴举例如表 12-2 所示。

表12-2 临床常见症状随证取穴

| 症状 | 选穴 | 症状 | 选穴 |
| --- | --- | --- | --- |
| 发热 | 大椎、曲池、合谷 | 咽下困难 | 天突、内关 |
| 昏迷 | 水沟、十宣 | 胸闷 | 中脘、内关、膻中 |
| 虚脱 | 百会、脐中、关元、足三里 | 恶心呕吐 | 内关、足三里 |
| 多汗 | 合谷、复溜 | 呃逆 | 膈俞、内关、劳宫 |
| 盗汗 | 后溪、阴郄 | 腹胀 | 天枢、气海、内关、足三里 |
| 失眠 | 神门、三阴交、太溪 | 胁肋痛 | 支沟、阳陵泉 |
| 多梦 | 心俞、神门、太冲 | 食谷不化 | 足三里、公孙 |
| 失音 | 廉泉、扶突、间使 | 癃闭 | 三阴交、阴陵泉 |
| 牙关紧闭 | 下关、颊车、合谷 | 遗精、阳痿、早泄 | 关元、三阴交 |
| 舌强失语 | 哑门、廉泉、合谷 | 遗尿 | 曲骨、三阴交 |
| 喉阻塞 | 天突、扶突、合谷 | 大便秘结 | 天枢、支沟 |
| 流涎 | 水沟、地仓、合谷 | 脱肛 | 长强、百会 |
| 心悸 | 内关、郄门 | 小腿抽筋 | 承山、阳陵泉、昆仑 |
| 胸痛 | 膻中、内关 | 皮肤瘙痒 | 曲骨、合谷、血海、三阴交 |
| 咳嗽 | 天突、列缺 | 虚弱 | 关元、足三里 |

## 第二节 配穴方法

配穴方法是在取穴原则的基础上，根据临床治疗各种病证的需要，选取主治相同或相近，具有协同作用的腧穴组成针灸处方。要在少而精的基础上，根据临床情况选择适当的配穴方法。

### 一、本经配穴法

本经配穴法是指某一脏腑、经脉发生病变时，循本经选取其局部与远部的腧穴组成处方。例如，肺病咳嗽，可取肺经局部腧穴肺募中府，同时循经远取尺泽、太渊。《灵枢·厥病》所载“厥头痛，项先痛，腰脊为应，先取天柱，后取足太阳”，为本经配穴法的临床应用典范。

### 二、表里经配穴法

本法是以脏腑经络的阴阳表里关系为依据的。当阴经有病时，配相表里的阳经腧穴；阳经有病时，配相表里的阴经腧穴。脏、腑有病时，也同样可配相表里经的有关腧穴。《灵枢·口问》载：“气客于胃……补足太阴、阳明。”《灵枢·五邪》：“邪在肾，则病骨痛阴痹……取之涌泉、昆仑。”据临床观察，外感咳嗽，针合谷以解表，配太渊可理肺止咳；腹痛呕吐，针灸足三里，配公孙可止痛止呕；肾虚失纳之气喘，灸肺俞，配太溪则可纳气平喘；胸胁胀痛，针刺阳陵泉，配太冲可理气止痛。这些说明经络脏腑表里经穴相配有较好效果。



表里配穴法是针灸临床常用的一种配穴方法，为历代医家所重视。例如，《百症赋》说“天府、合谷，鼻中衄血宜追”，“梦魇不宁，厉兑相谐于隐白”，“阴郄、后溪，治盗汗之多出”，“女子少气漏血，不无交信、合阳”，以及《杂病歌》说“腰连脚痛怎生医？环跳行间与风市”等，都属于表里经穴配伍。近代针刺麻醉也同样采用表里经配穴法，如肺切除术取三阳络透郄门、外关透内关等，均属于表里配穴法。

### 三、左右配穴法

左右配穴法是以经脉循行左右对称、络脉纵横交错特点为依据，选左右两侧腧穴配穴使用的方法。本法可加强治疗作用，有助于提高临床疗效。例如，左侧面瘫，取患侧的面部腧穴，又配健侧的合谷；偏头痛，既可取患部胆经有关腧穴，又可取健侧远端的阳陵泉、侠溪。远端穴也可左右并用，例如，胃痛临床常用足三里、内关、胃俞等左右同用，疗效优于单用一侧腧穴。左病取右、右病取左的缪刺和巨刺，既符合远部取穴的原则，又是一种左右取穴方法。缪刺和巨刺的区别就在于缪刺多用于病邪在络而未深入至经时，点刺络脉出血（如咽痛口干、心烦，点刺关冲出血），使邪随之而出，而巨刺是病邪深入至经，宜针刺对侧的经穴（如偏瘫、痹痛等，宜取健侧的曲池、合谷、阳陵泉、足三里等），以调整阴阳气血，使正得扶而邪祛。

### 四、前后配穴法

胸腹为前，背腰为后。此法是将胸腹部与背腰部的腧穴配合应用的方法。本法不限于俞募配穴法，属于《灵枢·官针》所载“偶刺”法的范畴。临床多用于治疗脏腑疾患。例如，失语可针哑门配廉泉；中风昏迷，针风府配水沟；风火头痛，针风池配太阳；命门火衰、肾阳虚微，症见阳痿早泄，灸命门配关元或针灸并用；痛经，针次髎配归来。

### 五、上下配穴法

上，指上肢和腰部以上；下，指下肢和腰部以下。上下配穴法是指将腰部以上（包括上肢）腧穴和腰部以下（包括下肢）腧穴配合应用的方法。《灵枢·终始》说：“病在上者，下取之；病在下者，高取之；病在头者，取之足；病在腰者，取之腘。”《黄帝内经》奠定了上下配穴、辨证分经施治的理论基础。例如，咽喉疼痛、牙痛，上肢取合谷，下肢配内庭，急性闪效。《百症赋》说：“观其雀目肝气，睛明、行间而细推；审他项强伤寒，温溜、期门而主之。……项强多恶风，束骨相连于天柱；热病汗不出，大都更接于经渠。……委阳、天池，腋肿针而速散；后溪、环跳，腿痛刺而即轻。”

现在临床上运用的八脉交会穴，也是前人总结上下配穴法的实践经验之一。就近代针刺麻醉配穴来说，临床施术也多采用上下配穴法。例如，胃部分切除术的针刺麻醉，上肢取内关，下肢配足三里或公孙；甲状腺摘除术，上取扶突，下配内庭等。

## 第三节 处方的组成

处方的组成就是选穴、配穴、针灸措施和补泻手法的结合。

### 一、影响针灸处方的因素

在针灸临床上，有时虽然使用同一个腧穴处方，但由于针灸的方法、施术的时间、针刺的深浅、补泻的手法不同，所产生的疗效也有所不同。这是影响针灸处方的基本因素。

#### （一）穴有主次，术有先后

针灸处方中，腧穴有主次之分，施术也有先后之别。主穴应每次必取，而且重点施术，配穴酌情选用。《灵枢·终始》曰：“病先起于阴者，先治其阴而后治其阳；病先起于阳者，先治其阳而后治其阴。”《素问·至真要大论》曰：“从内之外者，治其内；从外之内者，治其外；从内之外而盛于外者，先调其内而后治其外；从外之内而盛于内者，先治其外而后调其内。”《灵枢·五色》也说：“病生于内者，先治其阴，后治其阳，反者益甚；其病生于阳者，先治其外，后治其内，反者益甚。”说明施术的先后不同，其治疗作用也不相同。《灵枢·周痹》曰："痛从上下者，先刺其下以过之，后刺其上以脱之；痛从下上者，先刺其上以过之，后刺其下以脱之。"临床上一般针灸施术的顺序是先上后下、先阳后阴，特殊情况可灵活处理，不可胶柱鼓瑟，拘泥一是。

**（二）针所不为，灸之所宜**

针刺与艾灸虽然同属于外治法，但它们的作用不尽相同，临床上应有所区别。例如，实热证一般只针不灸，虚寒证就应少针多灸。因此，针灸临床上必须根据具体病证酌情施术，选择用针、用灸，或者针灸并用，决定多针少灸或者少针多灸，方能取得应有的疗效。

**（三）针刺深浅不同，治疗作用有别**

针刺深浅与处方作用的发挥有着密切的联系。针刺深浅不同，产生的疗效就会有显著差别。《素问·刺要论》曰："病有浮沉，刺有浅深。"《灵枢·官针》曰："疾浅针深，内伤良肉……疾深针浅，病气不泻。"因此，针灸临床按方施术，要因人、因病、因时、因针刺部位的不同而灵活掌握针刺的深浅。《灵枢·始终》的"春气在毫毛，夏气在皮肤，秋气在分肉，冬气在筋骨，刺此病者，各以其时为齐。故刺肥人者，以秋冬之齐；刺瘦人者，以春夏之齐"，"久病者，邪气入深，刺此病者，深内而久流之"，"脉实者，深刺之……脉虚者，浅刺之"，《灵枢·本输》的"甚者深取之，间者浅取之"，《灵枢·阴阳清浊》的"刺阴者，深而留之；刺阳者，浅而疾之"，《灵枢·邪气脏腑病形》的"刺急者，探内而久留之；刺缓者，浅内而疾发针"，《针经指南》的"春夏瘦而刺浅，秋冬肥而刺深"，《针灸聚英》的"肌肉厚实处则可深，浅薄处则宜浅"，《针灸大成》的"前面深似井，后面薄似饼，用针前面宜深，后面益浅"，都应作为临床针刺深浅的依据。

**（四）补泻手法不同，治疗效果有异**

补泻是针灸施治的基本法则，在同一个腧穴处方中，如果补泻手法不同，其治疗作用完全相反。例如，补合谷、泻三阴交有行气活血、通络化瘀之效，用以治疗气滞血瘀之经闭、痛经，并有堕胎作用；泻合谷、补三阴交则有调理气血、固经养胎之效，用以治疗月经过多、崩漏，且有保胎作用。又如汗证，先补合谷，次泻复溜，可以发汗；反之，则可以止汗。这都是补泻手法不同所产生的不同治疗结果。所以，《灵枢·邪气脏腑病形》告诫我们："补泻反则病益笃。"

**（五）知常达变，随证增减腧穴**

一个处方中的腧穴增加或减少，不仅关系到治疗效果，而且还会改变处方的主治。一般来说，处方中的主穴是基本不变的，治疗时随着病情的变化而加减腧穴。例如，实证哮喘以膻中、列缺、肺俞、尺泽为基本方，若属风寒太盛，便减去尺泽，增加风门；若属痰热，则减去列缺，增加丰隆；若属哮喘急性发作，则减去肺俞，增加孔最。

### 二、把握治疗时间

把握治疗时间也是针灸处方的重要因素，主要包括选择适宜的治疗时间、掌握好留针施灸时间、制订疗程时间和间歇时间、预测总体治疗时间等几个方面。

**（一）治疗时间**

选择适宜的治疗时间对有些病症能够更好地发挥治疗作用，提高疗效。例如，失眠症上午治疗就不如下午或晚间治疗效果好，睡前 1~2 h 治疗最佳。有些周期性发作的病症，如疟疾、癫痫、月经不调、痛经等，一定要在发作前施术，疗效才好。《素问·刺疟》曰："凡治疟，先发如食顷乃可以治，过之则失时也。"实践证明，针灸治疗疟疾的最佳时间是在规律性发作前 2 h 左右；癫痫应在发作前 5~7 d 开始针刺；月经不调和痛经则应该在月经来潮之前 3~5 d 开始治疗，直到月经干净为止；女子不孕最好能在排卵期前后连续针灸。

**（二）留针时间**

留针时间也是针灸处方中的重要内容。一般病证以留针 20~30 min 为宜。在留针时间内，每隔 5~10 min 行针一次，谓之"动留针"。对于不容易配合针刺操作的婴幼儿及肢体痉挛性疾病患者，不适合留针，可略施行针手法后旋即出针，防止发生弯针、断针事故。但对于一些急性痛症如急性阑尾炎、急性胆绞痛、肾绞痛等，则需要长久留针，少则1~2 h，多则10 h以上。

### （三）疗程时间

多数疾病如面瘫、风湿麻痹等，以针灸10次左右为一疗程；部分急性或简单的病症，如急性扭伤、牙痛、目赤肿痛等，以3~5次为一疗程；少数慢性病、疑难病和运动功能障碍性疾病，如肥胖症、男性不育、女子不孕、中风偏瘫、截瘫等，至少以1个月为一疗程。

### （四）间歇时间

《灵枢·经脉》曰："凡刺寒热者，皆多血络，必间日而一取之。"《灵枢·逆顺肥瘦》篇指出："婴儿者，其肉脆，血少气弱，刺此者，以豪刺，浅刺而疾发针，日再可也。"《灵枢·寿夭刚柔》记载："行先病而未入脏者，刺之半其日；脏先病者而形乃应者，刺之倍其日。"以上均说明有的病证（患者）治疗时间短，有的病证（患者）治疗时间长；有的2 d针1次，有的则1 d针2次。一般慢性病可每日或隔日治疗1次，但对于一些需要尽早控制的疾病，如急性传染病、剧烈疼痛等，则需要每日2次或每隔5~6 h针灸1次，不可间隔太长时间，否则不利于积累疗效。每个疗程之间应休息3~5 d，然后再继续下一个疗程。如此可以避免因连续刺激后机体产生耐针性，使兴奋性降低而影响疗效。针灸间隔时间还需要根据不同针灸方法而定。例如，埋针疗法、埋线疗法、针挑疗法和刺络出血较多者，可1周左右治疗1次。施行瘢痕灸法者，其间隔时间也应适当延长。

### （五）总体治疗时间

一个患者大约需要治疗多长时间，也是处方时需要考虑的问题，应该有一个大概的估计。大致来说，凡急性、简单的病症，如昏厥、急性扭伤、落枕、牙痛等，治疗时间较短，少则1次，多则3~5次即获痊愈。而慢性病、疑难病和肢体功能障碍性疾病，如肥胖症、男性不育、女子不孕、中风偏瘫、截瘫等，治疗时间较长，少则数月，多则数年。有些疾病在治愈后为巩固疗效、防止复发，还需要继续治疗3~5次。但对于左右经络失衡引起的病症，如面瘫、中风偏瘫、足内翻或足外翻等，经过治疗一旦达到了相对平衡，就应该收效即止，"已静勿动"，切不可贪效而多加治疗，以免"矫枉过正"，导致新的左右经络失衡。对于极少数疑难奇症的治疗，如果一时难以作出判断，不妨先试治5~10次，以观后效，再作出预测。

## 三、针灸处方符号

在针灸处方中，有主穴（起主导作用的腧穴）和辅穴（起辅助作用的腧穴）。对每一个腧穴都应标明是一侧还是双侧，是左侧还是右侧，是用针法还是灸法，平时用补法还是泻法。针法又有三棱针、皮肤针、电针、腧穴注射等的不同，灸法也有艾条灸、艾炷灸、温和灸、隔物灸、瘢痕灸的区别。此外，对每个腧穴的针刺深浅、留针或施灸时间、刺血疗法的出血量、艾炷灸的方法及壮数、电针的波型选择及腧穴注射的药物剂量等，均应在针灸处方中明确地表示出来。针灸处方中常用的符号如表12-3所示。

表12-3　针灸处方中常用的符号

| 针灸方法 | 符号 | 针灸方法 | 符号 |
|---|---|---|---|
| 针刺补法 | ⊤ | 艾条灸 | × |
| 针刺泻法 | ⊥ | 艾炷灸3壮 | $\triangle_3$ |
| 平补平泻 | 丨 | 温针灸 | ⇡ |
| 三棱针刺血 | ↓ | 拔罐法 | ○ |
| 皮肤针 | ※ | 电针 | IN |
| 皮内针 | Q | 腧穴注射 | IM |

# 第四节　特定穴的临床应用

特定穴是十四经腧穴中部分具有特殊治疗作用并有一定名称的腧穴，包括五输穴、原穴、络穴、背俞穴、募穴、八会穴、八脉交会穴、郄穴、下合穴、交会穴等。早在《黄帝内经》中就有特定穴的记载，如《灵枢》中的《九针十二原》、《本输》、《背腧》、《经脉》等篇对原穴、五输穴、下合穴、背俞穴、络穴等均有较详细的记述，《针灸甲乙经》明确记载了募穴、俞穴，《难经》补八会穴，元代《针经指南》又创八脉交会穴。历代医家不仅在临床上十分重视特定穴的应用，并在理论上对特定穴也进行了发展，使特定穴在临床上的应用越来越广泛。

## 一、五输穴的临床应用

五输穴是十二经分别自四肢末端起向肘膝关节方向依次排列的井、荥、输、经、合五个重要腧穴的总称。“五输”之名见于《黄帝内经》，《灵枢》中的《九针十二原》、《本输》、《根结》等篇，都有关于五输穴的内容。如《九针十二原》指出：“以上下所出为井，所溜为荥，所注为输，所行为经，所入为合，二十七气所行，皆在五输也。”《寿夭刚柔》、《顺气一日分为四时》等篇分述了五输穴的主病规律，《难经》第 62~79 难对其使用方法又作了进一步解释。《针灸甲乙经》补《黄帝内经》、《难经》手少阴心经五输穴之缺，形成了完整的五输穴理论。五输穴全部分布在肘膝关节以下，除近治作用外，还具有远治头身疾病的作用，是临床远部取穴的主要辅穴，应用非常广泛。十二经中每条经有 5 个腧穴属于五输穴，人体共有 60 个五输穴。五输穴不仅归属于十二经脉，而且具有自身的五行属性，并按“阴井木”、“阳井金”的规律配属。十二经脉五输穴穴名及其五形配属见表 12-4、表 12-5。

表 12-4　六阴经五输穴五行配属

| 六阴经 | 井（木） | 荥（火） | 输（土） | 经（金） | 合（水） |
|---|---|---|---|---|---|
| 手太阴肺经（金） | 少商 | 鱼际 | 太渊 | 经渠 | 尺泽 |
| 足少阴肾经（水） | 涌泉 | 然骨 | 太溪 | 复溜 | 阴谷 |
| 足厥阴肝经（木） | 大敦 | 行间 | 太冲 | 中封 | 曲泉 |
| 手少阴心经（火） | 少冲 | 少府 | 神门 | 灵道 | 少海 |
| 足太阴脾经（土） | 隐白 | 大都 | 太白 | 商丘 | 阴陵泉 |
| 手厥阴心包经（相火） | 中冲 | 劳宫 | 大陵 | 间使 | 曲泽 |

表 12-5　六阳经五输穴五行配属

| 六阳经 | 井（金） | 荥（水） | 输（木） | 经（火） | 合（土） |
|---|---|---|---|---|---|
| 手阳明大肠经（金） | 商阳 | 二间 | 三间 | 阳溪 | 曲池 |
| 足太阳膀胱经（水） | 至阴 | 足通谷 | 束骨 | 昆仑 | 委中 |
| 足少阳胆经（木） | 足窍阴 | 侠溪 | 足临泣 | 阳辅 | 阳陵泉 |
| 手太阳小肠经（火） | 少泽 | 前谷 | 后溪 | 阳谷 | 小海 |
| 足阳明胃经（土） | 厉兑 | 内庭 | 陷谷 | 解溪 | 足三里 |
| 手少阳三焦经（相火） | 关冲 | 液门 | 中渚 | 支沟 | 天井 |

### （一）按五输穴主治要点选用

五输穴是十二经脉之气出入之所，具有治疗十二经脉、五脏六腑病变的作用。《灵枢·邪气脏腑病形》载：“荥输治外经”，指出荥穴和输穴主要治疗经脉循行所过部位的病证；“合治内腑”，即合穴治疗内脏病证。《灵枢·顺气一日分为四时》载："病在脏者，取之井；病变于色者，取之荥；病时间时甚者，取之输；病变于音者，取之经；经满而血者，病在胃及以饮食不节得病者，取之合。"《难经·六十八难》补充说："井主心下满，荥主身热，输主体重节痛，经主喘咳寒热，合主逆气而泄。"结合临床实际，具体应用如下。

1. 井穴　"井主心下满"。根据五输穴理论，井穴是阴阳交汇、气血流注的起点。其主要作用有：①开窍泻实。凡经脉中气血失畅，气血闭结所致的中风卒倒、不省人事、昏厥、癫狂等症，以及急性热病之烦满躁动、咽喉肿痛、经脉所过之处红肿热痛等症，皆可施用泻法，刺井出血，有开窍醒神、清泄实热的作用。因脏之所藏者，精神气血魂魄也。井穴又为脏腑经脉之气循行交接之处，针刺能通贯经脉脏腑之气，而治急证热病。②通经宣痹。凡血少不容、气虚不煦而见肢体麻木不用、乳汁不通、溲涩不畅等，施以井穴放血、针刺、艾灸也有一定疗效。例如，拇指麻木不仁，可点刺少商少量出血。井穴应用范围较广，虚实寒热皆可施针，阳经井穴主要在于泻实祛邪，阴经井穴则能助气、行血、补虚。例如，涌泉治虚喘不能言，隐白治妇人漏血不止、足寒不温等。

2. 荥穴　"荥主身热"。凡各经热病初起，病变于色者，可取荥穴治疗，包括实热和虚热。例如，外感肺热，咳喘颊赤，可刺肺经荥穴鱼际；疟疾时冷时热，可刺小肠经荥穴前谷；阴血不足引起的掌中发热及全身虚热，可刺肺经荥穴鱼际，以清虚热、育阴血。

3. 输穴　"输主体重节痛"。凡寒湿留滞、经气不畅所致的一切肢体疼痛、时好时甚的各种疼痛疾病，以及由于气虚而水湿不化引起的肿满、倦怠、咳喘、溏泻、遗尿等，皆可选用输穴来进行治疗。例如，上肢内侧痹痛可取大陵、太渊，下肢痹痛可取太冲、太溪等，有益气化湿、通经活络、散瘀止痛之效。

4. 经穴　"经主咳喘寒热"。经穴有疏通经络、清热祛寒的功效，主治肺经受邪引起的寒热咳喘及风寒外邪入客经脉引起的身寒不能自温、经血不畅、妇人月事不通、血痔、诸节作痛等。另外，根据"病变于音者，取之经"的原则，各经病变累及某一脏器时，也可取该经经穴治疗之，以调整其偏盛偏衰。例如，脾脉上连舌本，散舌下，所以本经发生的舌本强痛，可取本经经穴商丘治疗；三焦火盛、胁痛目赤、大便不通者，可刺泻本经经穴支沟，以清泄三焦、通腑降逆。

5. 合穴　"合主逆气而泄"。合穴具有调脏腑、益精气的作用，凡是因脏腑不和（或邪克，或不足，或有余）出现的胀满、逆气、结滞、泄泻，用合穴均有一定的治疗效果，尤其对于胃肠疾病及慢性疾病，合穴具有健脾强胃、扶正培元、祛邪防病之效。例如，足三里可治一切胃肠疾病，阴陵泉有利尿作用，少海可治心脏疾病。

### （二）按五行生克关系选用

《难经·六十九难》提出"虚者补其母，实者泻其子"的观点，将五输穴配属五行，然后按"生我者为母，我生者为子"的原则，虚证用母穴，实证用子穴。这一取穴法也称为子母补泻取穴法。在具体运用时，分本经子母补泻和他经子母补泻两种方法。例如，肺经的实证应"泻其子"，肺在五行中属"金"，因"金"生"水"，"水"为"金"之子，故可选本经五输穴中属"水"的合穴即尺泽；肺经的虚证应"补其母"，肺属"金"，"土"生"金"，"土"为"金"之母，因此，应选本经属"土"的五输穴，即输穴太渊。以上都属于本经子母补泻法。同样用肺经实证来举例，在五行配属中肺属"金"，肾属"水"，肾经为肺经的子经，根据"实则泻其子"的原则，应在其子经（肾经）上选取"金"之"子"及属"水"的五输穴，即肾经合穴阴谷，这属于他经子母补泻法。各经五输穴子母补泻取穴详见表12-6。

表12-6　子母补泻取穴

| 经穴 | | 脏 | | | | | | 腑 | | | | | |
|---|---|---|---|---|---|---|---|---|---|---|---|---|---|
| | | 金 | 水 | 木 | 火 | 相火 | 土 | 金 | 水 | 木 | 火 | 相火 | 土 |
| 本经子母穴 | 经脉 | 肺经 | 肾经 | 肝经 | 心经 | 心包经 | 脾经 | 大肠经 | 膀胱经 | 胆经 | 小肠经 | 三焦经 | 胃经 |
| | 母穴 | 太渊 | 复溜 | 曲泉 | 少冲 | 中冲 | 大都 | 曲池 | 至阴 | 侠溪 | 后溪 | 中渚 | 解溪 |
| | 子穴 | 尺泽 | 涌泉 | 行间 | 神门 | 大陵 | 商丘 | 二间 | 束骨 | 阳辅 | 小海 | 天井 | 厉兑 |
| 他经子母穴 | 母经 | 脾经 | 肺经 | 肾经 | 肝经 | 肝经 | 心经 | 胃经 | 大肠经 | 膀胱经 | 胆经 | 胆经 | 小肠经 |
| | 母穴 | 太白 | 经渠 | 阴谷 | 大敦 | 大敦 | 少府 | 足三里 | 商阳 | 足通谷 | 足临泣 | 足临泣 | 阳谷 |
| | 子经 | 肾经 | 肝经 | 心经 | 脾经 | 脾经 | 肺经 | 膀胱经 | 胆经 | 小肠经 | 胃经 | 胃经 | 大肠经 |
| | 子穴 | 阴谷 | 大敦 | 少府 | 太白 | 太白 | 经渠 | 足通谷 | 足临泣 | 阳谷 | 足三里 | 足三里 | 商阳 |

### (三) 按时选用

天人相应是中医整体观念的重要内容，经脉的气血运行和流注也与季节和每日时辰的不同有密切关系。《难经·七十四难》云："春刺井，夏刺荥，季夏刺输，秋刺经，冬刺合。"这实质上是根据手足三阴经的五输穴均以井木为始，与一年的季节顺序相应而提出的季节选穴法。另外，子午流注针法是根据一日之中十二经脉气血盛衰开阖的时间而选用不同的五输穴，本针法将在附篇中介绍。

## 二、原穴与络穴的临床应用

原穴是脏腑原气所经过和留止的部位，是十二经脉在腕踝关节附近的一个重要腧穴。《难经·六十六难》说："脐下肾间动气者，人之生命也，十二经之根本也，故名曰原（气）。三焦者，原气之别使也，主通行三气，经历于五脏六腑。原者，三焦之尊号也，故所止辄为原（穴）。五脏六腑之有病者，皆取其原（穴）也。"十二经原穴，即肺经原穴太渊、心包经原穴大陵、肝经原穴太冲、脾经原穴太白、肾经原穴太溪、心经原穴神门、大肠经原穴合谷、胃经原穴冲阳、小肠经原穴腕骨、膀胱经原穴京骨、三焦经原穴阳池、胆经原穴丘墟。五脏原穴见于《灵枢·九针十二原》，六腑原穴见于《灵枢·本输》，《针灸甲乙经》补充了心经原穴，从而形成了完整的十二经原穴理论。

络穴是络脉所属的腧穴，也是经脉别出联系表里两经的部位，在四肢部肘膝关节以下。十二经脉各有一络穴，沟通表里两经，即肺经络穴列缺、大肠经络穴偏历、脾经络穴公孙、胃经络穴丰隆、心经络穴通里、小肠经络穴支正、肾经络穴大钟、膀胱经络穴飞扬、心包经络穴内关、三焦经络穴外关、肝经络穴蠡沟、胆经络穴光明。在躯干部的前后侧，又有任脉络穴鸠尾、督脉络穴长强、脾之大络大包，以上络穴合称十五络穴。

原穴、络穴可单独应用。原穴是脏腑原气所经过和留止之处。因此，脏腑发生病变时，就会相应地反映到原穴上来，诊察十二原穴的行气变化，便可推断脏腑的病情。《灵枢·九针十二原》说："五脏有疾也，应出十二原。十二原各有所出，明知其原，睹其应，而知五脏之害矣。"原气通过三焦布散于原穴，因此针刺原穴能通达三焦原气，具有调整脏腑经络的功能，借以发挥其维护正气、抗御病邪的作用，原穴在治疗内脏疾病上有重要的意义。《灵枢·九针十二原》说："十二原出于四关，四关主治五脏，五脏有疾，当取之十二原……凡此十二原者，主治五脏六腑之有疾者也。"例如，太溪主治肾不纳气之虚喘证、肾虚腰痛、阳痿遗精等。

络穴主治各络脉的病证，如手太阴肺经络穴，实则手掌发热，虚则气短，小便频数或遗溺，皆可取其络穴列缺来进行治疗。其余各络穴主治可参见《灵枢·经脉》。又因络穴是经脉别出联系表里两经的部位，故络穴又能疏调表里两经的经气，对于表病及里或里病及表的表里两经病证有独特疗效。例如，足太阴脾经络穴公孙，既能治疗腹痛、泄泻、多饮水肿之脾经病证，又能治疗胃痛、呕吐、饮食不化、发狂妄言之胃经病证。

原穴络穴配合应用称为原络配穴法，或主客配穴法，属表里（阴阳）配穴法的范畴。以原发疾病经脉的原穴为主，以相表里的经脉的络穴为客，二穴一主一客，相互配合，能通达内外、贯穿上下，对内脏、体表疾患均有较好的治疗效果。例如，太渊配偏历，主治咳嗽、气喘、上肢水肿；合谷配列缺，主治外感咳嗽、偏正头痛；冲阳配公孙，主治胃痛呕吐、肠鸣腹痛；太白配丰隆，主治胸腹胀闷、痰饮咳嗽；神门配支正，主治怔忡、惊悸、癫痫、目眩；腕骨配通里，主治头项强痛、舌强不语；京骨配大钟，主治头腰背痛、目疾、足痛；太溪配飞扬，主治头痛咽肿、咳嗽目眩；大陵配外关，主治胸胁疼痛、心烦吐血；阳池配内关，主治胸胁胀痛、头痛发热；丘墟配蠡沟，主治少腹疝痛、胁肋胀痛；太冲配光明，主治肝胆火旺、目赤肿痛等。

十二经脉原穴与络穴见表 12-7。

表 12-7　十二经脉原穴与络穴

| 经脉 | 原穴 | 络穴 | 经脉 | 原穴 | 络穴 |
|---|---|---|---|---|---|
| 手太阴肺经 | 太渊 | 列缺 | 手阳明大肠经 | 合谷 | 偏历 |
| 手厥阴心包经 | 大陵 | 内关 | 手少阳三焦经 | 阳池 | 外关 |
| 手少阴心经 | 神门 | 通里 | 手太阳小肠经 | 腕骨 | 支正 |
| 足太阴脾经 | 太白 | 公孙 | 足阳明胃经 | 冲阳 | 丰隆 |
| 足厥阴肝经 | 太冲 | 蠡沟 | 足少阳胆经 | 丘墟 | 光明 |
| 足少阴肾经 | 太溪 | 大钟 | 足太阳膀胱经 | 京骨 | 飞扬 |

## 三、背俞穴与募穴的临床应用

背俞穴是五脏六腑之气输注于背部的腧穴，又称俞穴。《类经图翼》说：“五脏居于腹中，其脉气俱出于背之足太阳经，是为五脏之俞。”背俞穴的上下排列与脏腑位置的高低顺序基本一致。《灵枢·背腧》记载了五脏背俞穴的名称和位置。《素问·气府论》提出“六腑之俞各穴”，但未列出穴名，《脉经》明确了肺、胃、肝、心、脾、大肠、小肠、膀胱、胆、胃等十个背俞穴的名称和位置。《针灸甲乙经》补充了三焦俞，《备急千金要方》补充了厥阴俞，从而形成了完整的背俞穴理论。

募穴是五脏六腑之气汇集于胸腹部的腧穴。募穴在胸腹部，属阴；俞穴在背部，属阳。《素问·奇病论》说：“胆虚气上溢而为之口苦，治之以胆募、俞。”《难经·六十七难》有“募在阴，俞在阳”的记载。《脉经》明确了期门、日月、巨阙、关元、章门、太仓（中脘）、中府、天枢、京门、中极等 10 个募穴的名称和位置。《针灸甲乙经》补充了石门，后人补充了膻中，五脏六腑十二募穴始臻完备，即肺募中府、胆募日月、肾募京门、肝募期门、脾募章门、大肠募天枢，以上均为双穴；其余的都分布于任脉，有心包募膻中、心募巨阙、胃募中脘、三焦募石门、小肠募关元、膀胱募中极，均为单穴。募穴的分布，有在本经者，有在他经者，都位于本脏腑的临近部位。

由于脏腑之气皆通于背俞，因此，背俞穴主要治疗相应脏腑的疾患。同时背俞穴对脏腑的影响较大，通过针刺背俞穴对脏腑功能的调整，还能治疗与脏腑相关的五官九窍、皮肉筋骨等的病证。例如，肝俞既能治疗肝病，又能治疗与肝脏有关的目疾、筋脉挛急等；肾俞既能治疗肾病，也可以治疗与肾有关的耳鸣、耳聋、阳痿及骨病等。背俞穴还可用于诊断疾病，当脏腑有疾时，在相应的背俞穴处可出现阳性反应区、反应点或阳性反应物等。因此，诊察按压背俞穴可以判断脏腑疾患。《灵枢·背腧》说：“欲得而验之，按其处，应在中而痛解，乃其俞也。”

募穴和脏腑的部位更为接近，所以脏腑有邪也多反映于募穴。滑伯仁在《难经本义》中指出：“阴阳经络，气相交贯，脏腑腹背，气相相通。”说明脏腑和背俞穴、募穴是相通的，病邪侵袭脏腑，募穴则出现各种反应，并可在其部位施行治疗。因此，募穴也用于治疗脏腑疾患。《难经·六十七难》说："阴病行阳，阳病行阴。"脏属阴，腹属阳，背为阳，腹为阴。五脏有病，常取背俞穴治疗；六腑病变，多用募穴治疗。此即《素问·阴阳应象大论》所说"从阴引阳，从阳引阴"。例如，肺病喘咳多取肺俞，肾虚腰痛、阳痿遗精多取肾俞，胃病多取中脘，大肠病多取天枢等。脏腑之气与俞募穴相通，五脏六腑发生病变时，经常同时取用背俞穴与募穴，称为俞募配穴法。俞募相配除了能治疗脏腑本身的疾病外，还可以治疗病理上与内脏器官相关联的疾患。例如，肝俞配期门，主治一切肝病、胁肋痛、呕吐、吞酸、黄疸、寒热往来等；心俞配巨阙，主治心痛、怔忡、惊悸、癫痫、失眠等；肺俞配中府，主治肺病、咳嗽、哮喘、咯血等；脾俞配章门，主治脾病、腹胀、水肿、胁痛、肠鸣、泄泻、黄疸等；肾俞配京门，主治遗精或白带、肾虚腰痛等；胆俞配日月，主治胀满、胁痛、呕吐、黄疸等；小肠俞配关元，主治小便癃闭、遗尿或消渴等；大肠俞配天枢，主治大便秘结或泄泻、腹胀、水肿等；膀胱俞配中极，主治小便不通或尿频、遗尿、五淋等；胃俞配中脘，主治胃痛、呕吐、消化不良等；三焦俞配石门，主治水肿、小便不利；厥阴俞配膻中，主治胸膈气闷、呼吸困难等。脏腑背俞穴与募穴见表12-8。

表12-8　六脏六腑背俞穴与募穴

| 六脏 | 背俞穴 | 募穴 | 六腑 | 背俞穴 | 募穴 |
|---|---|---|---|---|---|
| 肺 | 肺俞 | 中府 | 大肠 | 大肠俞 | 天枢 |
| 心包 | 厥阴俞 | 膻中 | 三焦 | 三焦俞 | 石门 |
| 心 | 心俞 | 巨阙 | 小肠 | 小肠俞 | 关元 |
| 脾 | 脾俞 | 期门 | 胃 | 胃俞 | 中脘 |
| 肝 | 肝俞 | 章门 | 胆 | 胆俞 | 日月 |
| 肾 | 肾俞 | 京门 | 膀胱 | 膀胱俞 | 中极 |

## 四、八脉交会穴的临床应用

八脉交会穴是十二经脉与奇经八脉相通的八个腧穴。它们分布在四肢的肘膝关节以下，既能治疗本经病证，又能治疗所通的奇经病证。奇经八脉与十二经脉的相互会通关系是：公孙通于冲脉，内关通于阴维脉，相合于胃、心、胸；临泣通于带脉，外关通于阳维脉，相合于肩、颈、耳后、颊、目外眦；后溪通于督脉，申脉通于阳跷脉，相合于肩胛、项、耳中、目内眦；列缺通于任脉，照海通于阴跷脉，相合于肺、胸膈、咽喉。

《医学入门》中说"周身三百六十穴，统于手足六十六穴，六十六穴又统于八穴"，说明了八脉交会穴的重要性。《针经指南》记载，八脉交会穴能治213种病证，所主这些病证，是根据循经所行、依经所属、按穴所会之脉、辨脉（奇经八脉）论证法则取穴的。

八穴单独应用既能治奇经病，又能治正经病。例如，公孙通冲脉，故公孙既能治足太阴脾经病，又能治冲脉病；内关通阴维脉，故内关既能治手厥阴心包经病，又能治阴维脉病。临床上八脉交会穴常上下组合，四组辨脉凭证应用，称为八脉交会配穴法。例如，内关配公孙，主治胃、心、胸病，如心痛、胃脘痛、痢疾、腹部胀痛、胸闷、心悸等；后溪配申脉，主治头项、耳、目、肩、小肠、膀胱病，如脊柱强痛、角弓反张、半身不遂、肢体活动困难、少腹痛、不眠、目内眦痛等；临泣配外关，主治目、耳、面颊、颈项、肩病及外感病，如耳鸣、耳聋、目眩、目外眦痛、偏头痛、耳后痛、肩臂痛、恶寒发热、疟疾等；列缺配照海，主治肺病、胸膈、咽喉病及神志病，如咳嗽、喘息、咽喉肿痛、咯血、腹中结块、失眠、阴虚内热及精神病等。

八脉交会穴还可左右对应配穴。例如，胃脘痛取左内关配右公孙，或右内关配左公孙。此法治疗慢性顽固性疾病有较满意的效果。后世医家将按时选用八脉交会穴，演变成"灵龟八法"和"飞腾八法"两种配穴法。

临床应用时，前人根据这八穴通于奇经八脉之理，以及彼此间的相互结合关系和主治上一致性的特点，将这八穴分为四组，分别称之为“父母”、“夫妻”、“男女”、“主客”。八脉交会穴的配伍及主治病证见表 12-9。

表 12-9　八脉交会穴及主治

| 穴名 | 别称 | 主治 | 相配合主治 |
|---|---|---|---|
| 公孙 | 父母 | 冲脉病证 | 心、胸、胃病 |
| 内关 | | 阴维脉病证 | |
| 后溪 | 夫妻 | 督脉病证 | 目内眦、颈项、耳、肩病 |
| 申脉 | | 阳跷脉病证 | |
| 足临泣 | 男女 | 带脉病证 | 目外眦、耳后、颊、颈、肩病 |
| 外关 | | 阳维脉病证 | |
| 列缺 | 主客 | 任脉病证 | 肺系、咽喉、胸膈病 |
| 照海 | | 阴跷脉病证 | |

为便于记忆，可熟背“八脉交会八穴歌”。

八脉交会八穴歌

公孙冲脉胃心胸，内关阴维下总同。临泣胆经连带脉，阳维目锐外关逢。

后溪督脉内眦颈，申脉阳跷络亦通。列缺任脉行肺系，阴跷照海膈喉咙。

## 五、八会穴的临床应用

八会穴是指脏、腑、气、血、筋、脉、骨、髓等精气会聚的八个腧穴。八会穴见于《难经·四十五难》：“腑会太仓（中脘），脏会季胁（章门），筋会阳陵泉，髓会绝骨，血会膈俞，骨会大杼，脉会太渊，气会三焦外一筋直两乳内（膻中）也。”《难经·四十五难》又说：“热病在内者，取其会之气穴也。”说明八会穴能够治疗某些热病。但临床应用，不限于热病，而着重在内证。

八会穴与其所属的八种脏器组织的生理功能有密切关系，这些腧穴对脏、腑、气、血、筋、脉、骨、髓等所发生的疾患有特殊的治疗作用。例如，章门主治五脏病，以肝、脾病为主；中脘主治六腑病，以胃和大肠病为主；膻中主治一切气病，如胸膈胀满、呼吸不利、呕逆、嗳气、噎膈、哮喘等；膈俞主治一切血证，如咯血、吐血、衄血、崩漏、便血、尿血、痔血及外伤出血等；阳陵泉主治筋病，如半身不遂、抽搐、瘫痪、痿证、疼痛等；大杼主治骨病，如周身关节疼痛、项背强急、角弓反张等；悬钟主治骨病，如下肢瘫痪、痿软、疼痛等；太渊主治一切脉病，如无脉症、心肺疾患等。八会穴常与郄穴配合应用，可与郄穴的应用互参。

## 六、郄穴的临床运用

郄穴是经气深聚的部位，郄有间隙、通透的意思，郄穴多分布在肘膝关节以下的筋骨间隙，故名。十二经及奇经八脉中的二维、二跷脉各有一郄穴，故又称“十六郄穴”。郄穴之名在《针灸甲乙经》中就有明确的记载。十二经郄穴分别是手太阴肺经孔最、手厥阴心包经郄门、手少阴心经阴郄、手阳明大肠经温溜、手少阳三焦经会宗、手太阳小肠经养老、足阳明胃经梁丘、足少阳胆经外丘、足太阳膀胱经金门、足太阴脾经地机、足厥阴肝经中都、足少阴肾经水泉。另有奇经四郄穴，即阴跷脉交信、阳跷脉跗阳、阴维脉筑宾、阳维脉阳交。

郄穴能治疗本经循行所过部位及其所属脏腑的急、重病痛及顽固性疾病和出血性疾病。例如，孔最治疗肺病咯血；梁丘治疗胃脘疼痛；郄门、阴郄治疗心胸疼痛，地机治疗顽固性痛经；养老治疗急性腰扭伤；筑宾治疗月经过多、子宫功能性出血与肾绞痛；中都主治崩漏、疝痛、少腹急痛；水泉主治心胸闷痛、足跟肿痛；温溜主治头痛、舌面肿痛、疔毒；外丘主治头项强痛、胸胁胀痛；金门主治小儿惊风、癫痫、耳聋；会宗主治手臂酸麻、胁肋疼痛等。

临床上郄穴常和八会穴配合运用。例如，肺经郄穴孔最配血之会穴膈俞，治疗肺结核咯血；胃经郄穴梁丘配腑会中脘，治疗胃痛吐酸等。临证时，可根据辨证和所涉及的脏腑经脉灵活配用。一般阴经郄穴多治血证，如中都治崩漏等；阳经郄穴多治急性疼痛，如颈项痛取外丘等。各经郄穴见表12-10。

表 12-10　十六经脉郄穴

| 经脉 | 郄穴 | 经脉 | 郄穴 |
|---|---|---|---|
| 手太阴肺经 | 孔最 | 手阳明大肠经 | 温溜 |
| 手厥阴心包经 | 郄门 | 手少阳三焦经 | 会宗 |
| 手少阴心经 | 阴郄 | 手太阳小肠经 | 养老 |
| 足太阴脾经 | 地机 | 足阳明胃经 | 梁丘 |
| 足厥阴肝经 | 中都 | 足少阳胆经 | 外丘 |
| 足少阴肾经 | 水泉 | 足太阳膀胱经 | 金门 |
| 阴维脉 | 筑宾 | 阳维脉 | 阳交 |
| 阴跷脉 | 交信 | 阳跷脉 | 跗阳 |

## 七、下合穴的临床应用

下合穴是指六腑在下肢的六个合穴（一腑一个合穴），故又称六腑下合穴。足太阳膀胱经合穴委中、足阳明胃经合穴足三里及足少阳胆经合穴阳陵泉本属足经，位于下肢。手三阳经在下肢也各有一个合穴，手太阳小肠经下合于足阳明经下巨虚，手阳明大肠经下合于足阳明经上巨虚，手少阳三焦经下合于足太阳经委阳。下合穴的记载见于《灵枢·邪气脏腑病形》：“六腑皆出足之三阳，上合于手者也。”因“大肠、小肠皆属于胃”，所以大肠、小肠的下合穴在胃经上。《针灸甲乙经》指出：“委阳、三焦下辅俞也……此太阳之别络也。”膀胱主藏津液，三焦主水液代谢，故三焦与膀胱关系密切，三焦的下合穴在膀胱经上。

下合穴是治疗六腑病证的主要腧穴。《素问·咳论》说：“治腑者治其合。”根据“合治内腑”的原则，按照疾病所属内腑的不同，可取其相应的下合穴治疗。例如，足三里治疗胃脘痛、腹胀、饮食不化；阳陵泉治疗呕吐、黄疸等；上巨虚治疗大肠病，如肠鸣、腹痛、泄泻、痢疾、肠痈（阑尾炎）等；委阳、委中主治三焦和膀胱病，如气化不畅、水道不利、小便癃闭或遗溺等。

## 八、交会穴的临床应用

交会穴具有治疗交会经脉疾病的特点。例如，三阴交本属足太阴脾经腧穴，它又是足三阴经的交会穴，因此，它不仅治疗脾经病证，也可治疗肾经和肝经病证。历代文献对交会穴的记载略有不同，但绝大部分内容出自《针灸甲乙经》，根据该书所载，列经脉交会穴于表 12-11。

**表 12-11　经脉交会穴**

| 腧穴 | 足太阴经 | 手太阴经 | 足厥阴经 | 手厥阴经 | 足少阴经 | 手少阴经 | 足太阳经 | 手太阳经 | 足少阳经 | 手少阳经 | 足阳明经 | 手阳明经 | 任脉 | 冲脉 | 督脉 | 带脉 | 阴维脉 | 阳维脉 | 阴跷脉 | 阳跷脉 | 备注 |
|---|---|---|---|---|---|---|---|---|---|---|---|---|---|---|---|---|---|---|---|---|---|
| 承浆 | | | | | | | | | | | √ | √ | ○ | | √ | | | | | | 《针灸大成》 |
| 廉泉 | | | | | | | | | | | | | ○ | | | | √ | | | | |
| 天突 | | | | | | | | | | | | | ○ | | | | √ | | | | |
| 上脘 | | | | | | | | √ | | | √ | | ○ | | | | | | | | |
| 中脘 | | | | | | | | √ | | √ | √ | | ○ | | | | | | | | 手太阳、手少阳、足阳明所生 |
| 下脘 | √ | | | | | | | | | | | | ○ | | | | | | | | |
| 阴交 | | | | | | | | | | | | | ○ | | √ | | | | | | |
| 关元 | √ | | √ | | √ | | | | | | | | ○ | | | | | | | | |
| 中极 | √ | | √ | | √ | | | | | | | | ○ | | | | | | | | |
| 曲骨 | | | √ | | | | | | | | | | ○ | | | | | | | | |
| 会阴 | | | | | | | | | | | | | ○ | √ | √ | | | | | | |
| 三阴交 | ○ | | √ | | √ | | | | | | | | | | | | | | | | |
| 冲门 | ○ | | √ | | | | | | | | | | | | | | | | | | |
| 府舍 | ○ | | √ | | | | | | | | | | | | | | √ | | | | |
| 大横 | ○ | | | | | | | | | | | | | | | | √ | | | | |
| 腹哀 | ○ | | | | | | | | | | | | | | | | √ | | | | |
| 中府 | √ | ○ | | | | | | | | | | | | | | | | | | | |
| 章门 | | | ○ | | | | | | | √ | | | | | | | | | | | |
| 期门 | √ | | ○ | | | | | | | | | | | | | | √ | | | | |
| 天池 | | | | ○ | | | | | | √ | | | | | | | | | | | |
| 横骨 | | | | | ○ | | | | | | | | | √ | | | | | | | |
| 大赫 | | | | | ○ | | | | | | | | | √ | | | | | | | |
| 气穴 | | | | | ○ | | | | | | | | | √ | | | | | | | |
| 四满 | | | | | ○ | | | | | | | | | √ | | | | | | | |
| 中注 | | | | | ○ | | | | | | | | | √ | | | | | | | |
| 肓俞 | | | | | ○ | | | | | | | | | √ | | | | | | | |
| 商曲 | | | | | ○ | | | | | | | | | √ | | | | | | | |
| 石关 | | | | | ○ | | | | | | | | | √ | | | | | | | |
| 阴都 | | | | | ○ | | | | | | | | | √ | | | | | | | |
| 腹通谷 | | | | | ○ | | | | | | | | | √ | | | | | | | |
| 幽门 | | | | | ○ | | | | | | | | | √ | | | | | | | |
| 照海 | | | | | ○ | | | | | | | | | | | | | | √ | | |

续表

| 腧穴 | 足太阴经 | 手太阴经 | 足厥阴经 | 手厥阴经 | 足少阴经 | 手少阴经 | 足太阳经 | 手太阳经 | 足少阳经 | 手少阳经 | 足阳明经 | 手阳明经 | 任脉 | 冲脉 | 督脉 | 带脉 | 阴维脉 | 阳维脉 | 阴跷脉 | 阳跷脉 | 备注 |
|---|---|---|---|---|---|---|---|---|---|---|---|---|---|---|---|---|---|---|---|---|---|
| 交信 | | | | | ○ | | | | | | | | | | | | | | √ | | |
| 筑宾 | | | | | ○ | | | | | | | | | | | | √ | | | | |
| 神庭 | | | | | | | √ | | | | √ | | | | ○ | | | | | | |
| 水沟 | | | | | | | | | | | √ | √ | | | ○ | | | | | | |
| 百会 | | | | | | | √ | | | | | | | | ○ | | | | | | |
| 脑户 | | | | | | | √ | | | | | | | | ○ | | | | | | |
| 风府 | | | | | | | | | | √ | | | | | ○ | | | √ | | | |
| 哑门 | | | | | | | | | | √ | | | | | ○ | | | √ | | | |
| 大椎 | | | | | | | √ | | | | | | | | ○ | | | | | | |
| 陶道 | | | | | | | √ | | | | | | | | ○ | | | | | | 《铜人腧穴针灸图经》 |
| 长强 | | | | | √ | | | | √* | | | | | | ○ | | | | | | *《铜人腧穴针灸图经》 |
| 睛明 | | | | | | | ○ | √ | | | √ | | | | | | | | √ | √ | 《素问》 |
| 大杼 | | | | | | | ○ | √ | | | | | | | | | | | | | |
| 风门 | | | | | | | ○ | | | | | | | | √ | | | | | | |
| 附分 | | | | | | | ○ | √ | | | | | | | | | | | | | |
| 跗阳 | | | | | | | ○ | | | | | | | | | | | | | √ | |
| 申脉 | | | | | | | ○ | | | | | | | | | | | | | √ | |
| 仆参 | | | | | | | ○ | | | | | | | | | | | | | √ | |
| 金门 | | | | | | | ○ | | | | | | | | | | | √ | | | |
| 臑俞 | | | | | | | | ○ | | | | | | | | | | √ | | √ | |
| 秉风 | | | | | | | | ○ | √ | √ | | √ | | | | | | | | | |
| 颧髎 | | | | | | | | ○ | | √ | | | | | | | | | | | |
| 听宫 | | | | | | | | ○ | √ | √ | | | | | | | | | | | |
| 瞳子髎 | | | | | | | | √ | ○ | √ | | | | | | | | | | | |
| 上关 | | | | | | | | | ○ | √ | √ | | | | | | | | | | |
| 颔厌 | | | | | | | | | ○ | √ | √ | | | | | | | | | | |
| 悬厘 | | | | | | | | | ○ | √ | √ | | | | | | | | | | |
| 曲鬓 | | | | | | | √ | | ○ | | | | | | | | | | | | |
| 率谷 | | | | | | | √ | | ○ | | | | | | | | | | | | |
| 浮白 | | | | | | | √ | | ○ | | | | | | | | | | | | |
| 头窍阴 | | | | | | | √ | | ○ | | | | | | | √ | | | | | |

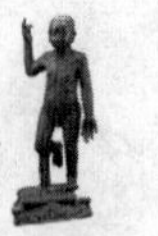

续表

| 腧穴 | 足太阴经 | 手太阴经 | 足厥阴经 | 手厥阴经 | 足少阴经 | 手少阴经 | 足太阳经 | 手太阳经 | 足少阳经 | 手少阳经 | 足阳明经 | 手阳明经 | 任脉 | 冲脉 | 督脉 | 带脉 | 阴维脉 | 阳维脉 | 阴跷脉 | 阳跷脉 | 备注 |
|---|---|---|---|---|---|---|---|---|---|---|---|---|---|---|---|---|---|---|---|---|---|
| 完骨 | | | | | | | √ | | ○ | | | | | | | √ | | | | | |
| 本神 | | | | | | | | | ○ | | | | | | | | | √ | | | |
| 阳白 | | | | | | | | | ○ | | | | | | | | | √ | | | |
| 头临泣 | | | | | | | √ | | ○ | | | | | | | | | √ | | | |
| 目窗 | | | | | | | | | ○ | | | | | | | | | √ | | | |
| 正营 | | | | | | | | | ○ | | | | | | | | | √ | | | |
| 承灵 | | | | | | | | | ○ | | | | | | | | | √ | | | |
| 脑空 | | | | | | | | | ○ | | | | | | | | | √ | | | |
| 风池 | | | | | | | | | ○ | | | | | | | | | √ | | | |
| 肩井 | | | | | | | | | ○ | √ | | | | | | | | √ | | | |
| 日月 | √ | | | | | | | | ○ | | | | | | | | | √ | | | |
| 环跳 | | | | | | | √ | | ○ | | | | | | | | | | | | |
| 带脉 | | | | | | | | | ○ | | | | | | | √ | | | | | |
| 五枢 | | | | | | | | | ○ | | | | | | | √ | | | | | |
| 维道 | | | | | | | | | ○ | | | | | | | √ | | | | | |
| 居髎 | | | | | | | | | ○ | | | | | | | | | | | √ | |
| 阳交 | | | | | | | | | ○ | | | | | | | | | √ | | | |
| 天髎 | | | | | | | | | | ○ | | | | | | | | √ | | | |
| 翳风 | | | | | | | | | √ | ○ | | | | | | | | | | | |
| 角孙 | | | | | | | | | √ | ○ | | √ | | | | | | | | | |
| 耳和髎 | | | | | | | | √ | √ | ○ | | | | | | | | | | | 《铜人腧穴针灸图经》 |
| 承泣 | | | | | | | | | | | ○ | | √ | | | | | | | √ | |
| 巨髎 | | | | | | | | | | | ○ | | | | | | | | | √ | |
| 地仓 | | | | | | | | | | | ○ | √ | | | | | | | | √ | |
| 下关 | | | | | | | | | √ | | ○ | | | | | | | | | | |
| 头维 | | | | | | | | | √ | | ○ | | | | | | | √ | | | |
| 气冲 | | | | | | | | | | | ○ | | | √ | | | | | | | 冲脉所起 |
| 臂臑 | | | | | | | | | | | | ○ | | | | | | | | | 手阳明络之会 |
| 肩髃 | | | | | | | | | | | | ○ | | | | | | | | √ | |
| 巨骨 | | | | | | | | | | | | ○ | | | | | | | | √ | |
| 迎香 | | | | | | | | | | | √ | ○ | | | | | | | | | |

注：○表示该穴所属经脉，√表示交会经脉。

# 第五节　逢时选穴法

逢时选穴法是以时间为主、以辨证为依据的一类治疗疾病的特殊针法，包括临床上所称的子午流注纳甲法、子午流注纳子法、养子时刻注穴法、灵龟八法、飞腾八法等。

这类针法源远流长，可以追溯到《黄帝内经》以前。但是，逢时刺灸的思想方法首载于《黄帝内经》，该书在“人与天地相应”思想的指导下，认为人与自然界息息相关，气候的变化对人体气血的运行有直接影响。正如《灵枢·顺气一日分为四时》曰：“春生夏长，秋收冬藏，是气之常也，人亦应之。以一日分为四时，朝则为春，日中为夏，日入为秋，夜半为冬。”人体气血随着宇宙天体的运行，也像日出日落、月圆月缺那样有盛有衰。如果患病，也会因时空变化而产生“旦慧、昼安、夕加、夜甚”的病情变化。因此，凡是人体内定时出现的生理、病理节律性变化，皆可纳入时间范围内进行探讨，从而得出“人与天地相参也，与日月相应也”（《灵枢·岁露论》）的结论，并相应地提出“知机之道者，不可挂以发，不知机道，叩之不发，知其往来，要与之期”（《灵枢·九针十二原》）和“刺之法，必候日月星辰、四时八正之气，气定乃刺之”（《素问·八正神明论》）的按时针刺原则。

继《黄帝内经》之后，历代对逢时选穴法均有阐述。如《难经·七十四难》说“春刺井者，邪在肝……”，又说“四时有数而并系于春夏秋冬者，针之要妙，在于秋毫”。将单纯按时之法发展至兼顾辨证。《难经》论述了五输穴、原穴、针法和经络，明确指出了五输穴配合天干及分属五行的属性、主治病症，并论述了“母子补泻法”，进一步丰富了逢时取穴针灸的内容。晋代皇甫谧的《针灸甲乙经》对五输穴做了重要补充。到了隋唐时代，已有医家将气血运行与干支相配。宋、金时期何若愚的《流注指微论》，阎明广注释的《子午流注针经》，使逢时选穴理论和使用方法更趋完善。元、明时期逢时辨证选穴针法更是盛极一时，诸如窦汉卿的《针经指南》、高武的《针灸聚英》、徐凤的《针灸大全》、杨继洲的《针灸大成》等书，对此都有进一步的发挥。

由于不同的逢时选穴法均是以干支为基础推算而逐日按时取穴的针法，年月干支与本法联系不大，日时干支与本法联系较密切，故将天干、地支的基础知识和日时干支的推算方法分别介绍于下。

干，是指天干，天干起于甲而终于癸，即甲、乙、丙、丁、戊、己、庚、辛、壬、癸十数。支，是指地支，地支起于子而终于亥，即子、丑、寅、卯、辰、巳、午、未、申、酉、戌、亥十二数。干支互配的方法是天干第一为甲，地支第一为子，二者相互配合，便成甲子、乙丑、丙寅、丁卯、戊辰……癸亥。由于天干是十数，地支是十二数，于是二者配合，以六轮天干、五轮地支，便成六十环周，称为一个甲子。这六十个不同干支配合的名称，是我国古代记载年、月、日、时的符号（表 12-12）。

表 12-12　干支配合六十环周

| | | | | | | | | | |
|---|---|---|---|---|---|---|---|---|---|
| 甲子 | 乙丑 | 丙寅 | 丁卯 | 戊辰 | 己巳 | 庚午 | 辛未 | 壬申 | 癸酉 |
| 甲戌 | 乙亥 | 丙子 | 丁丑 | 戊寅 | 己卯 | 庚辰 | 辛巳 | 壬午 | 癸未 |
| 甲申 | 乙酉 | 丙戌 | 丁亥 | 戊子 | 己丑 | 庚寅 | 辛卯 | 壬辰 | 癸巳 |
| 甲午 | 乙未 | 丙申 | 丁酉 | 戊戌 | 己亥 | 庚子 | 辛丑 | 壬寅 | 癸卯 |
| 甲辰 | 乙巳 | 丙午 | 丁未 | 戊申 | 己酉 | 庚戌 | 辛亥 | 壬子 | 癸丑 |
| 甲寅 | 乙卯 | 丙辰 | 丁巳 | 戊午 | 己未 | 庚申 | 辛酉 | 壬戌 | 癸亥 |

日干支推算方法：因为阴历大小月和闰月不固定，推算比较复杂，所以日干支用阳历进行推算。运用时有几个要素：①当年元旦干支的代数。②各月干支应加应减数。③闰年自 3 月起都加 1。④当天的日数。有了这四点，便可推算任何一天的干支。1980—2039 年 60 年的元旦干支如表 12-13。

表 12-13　1980—2039 年元旦干支

| 闰年 | | 平年 | | | | | |
|---|---|---|---|---|---|---|---|
| 年份 | 元旦干支 | 年份 | 元旦干支 | 年份 | 元旦干支 | 年份 | 元旦干支 |
| 1980 | 癸酉 | 1981 | 己卯 | 1982 | 甲申 | 1983 | 己丑 |
| 1984 | 甲午 | 1985 | 庚子 | 1986 | 乙巳 | 1987 | 庚戌 |
| 1988 | 乙卯 | 1989 | 辛酉 | 1990 | 丙寅 | 1991 | 辛未 |
| 1992 | 丙子 | 1993 | 壬午 | 1994 | 丁亥 | 1995 | 壬辰 |
| 1996 | 丁酉 | 1997 | 癸卯 | 1998 | 戊申 | 1999 | 癸丑 |
| 2000 | 戊午 | 2001 | 甲子 | 2002 | 己巳 | 2003 | 甲戌 |
| 2004 | 己卯 | 2005 | 乙酉 | 2006 | 庚寅 | 2007 | 乙未 |
| 2008 | 庚子 | 2009 | 丙午 | 2010 | 辛亥 | 2011 | 丙辰 |
| 2012 | 辛酉 | 2013 | 丁卯 | 2014 | 壬申 | 2015 | 丁丑 |
| 2016 | 壬午 | 2017 | 戊子 | 2018 | 癸巳 | 2019 | 戊戌 |
| 2020 | 癸卯 | 2021 | 己酉 | 2022 | 甲寅 | 2023 | 己未 |
| 2024 | 甲子 | 2025 | 庚午 | 2026 | 乙亥 | 2027 | 庚辰 |
| 2028 | 乙戌 | 2029 | 辛卯 | 2030 | 丙申 | 2031 | 辛丑 |
| 2032 | 丙未 | 2033 | 壬子 | 2034 | 丁巳 | 2035 | 壬戌 |
| 2036 | 丁卯 | 2037 | 癸酉 | 2038 | 戊寅 | 2039 | 癸未 |

各月干支应加应减数是根据日数与六十环周关系推算得出的（表 12-14）。现将各月干支加减的歌诀载录于下。

歌诀：一五双减一，二六加零六，三减二加十，四减一加五，七零九加二，八加一七走，十上加二八，十一各加三，十二加三九，闰从三月起，余数均加一。

表 12-14　各月干支加减

| 月份 | 1月 | | 2月 | | 3月 | | 4月 | | 5月 | | 6月 | | 7月 | | 8月 | | 9月 | | 10月 | | 11月 | | 12月 | |
|---|---|---|---|---|---|---|---|---|---|---|---|---|---|---|---|---|---|---|---|---|---|---|---|---|
| 平年 | 干减一 | 支减一 | 干加零 | 支加六 | 干减二 | 支加十 | 干减一 | 支加五 | 干减一 | 支减一 | 干加零 | 支加六 | 干加零 | 支加零 | 干加七 | 支加七 | 干加二 | 支加二 | 干加二 | 支加八 | 干加三 | 支加三 | 干加三 | 支加九 |
| 闰年 | 余数均加一 | | | | | | | | | | | | | | | | | | | | | | | |

平年日干支推算时，利用元旦干支的代数作为基数，加上所求的日数，然后再按各月不同或加或减，再除去干支的周转数，所余之数即为所求的日干支代数。

若逢闰年，因 2 月多 1 天，所以在运用上法推算时，从 3 月份起，应在各月干支加减后所求出的代数上加 1，再除去干支的周转数，所余之数即为闰年所求的日干支代数。

推算公式：

$$\text{求日干：}\frac{（\text{元旦天干代数}）+（\text{日数}）+（\text{各月天干加减数、闰年三月以后加一}）}{10}=\text{商……余数}$$

$$\text{求日支：}\frac{（\text{元旦地支代数}）+（\text{日数}）+（\text{各月地支加减数、闰年三月以后加一}）}{12}=\text{商……余数}$$

例如，2000 年元旦为戊午（查元旦干支表），戊的代表数是 5，午的代表数是 7，因为 2000 年是闰年，便可通过上述公式求出该年剩余 11 个月的 1 日干支（表 12-15）。

表 12-15　2000 年各月 1 日干支推算（闰年、元旦戊午）

| 日期 | 推算公式 | 日干支 |
|---|---|---|
| 2 月 1 日 | 干：5+1+0=6<br>支：7+1+6=14 | 己丑 |
| 3 月 1 日 | 干：5+1-2+1=5<br>支：7+1+10+1=19 | 戊午 |
| 4 月 1 日 | 干：5+1-1+1=6<br>支：7+1+5+1=14 | 己丑 |
| 5 月 1 日 | 干：5+1-1+1=6<br>支：7+1-1+1=8 | 己未 |
| 6 月 1 日 | 干：5+1+0+1=7<br>支：7+1+6+1=15 | 庚寅 |
| 7 月 1 日 | 干：5+1+0+1=7<br>支：7+1+0+1=9 | 庚申 |
| 8 月 1 日 | 干：5+1+1+1=8<br>支：7+1+7+1=16 | 辛卯 |
| 9 月 1 日 | 干：5+1+2+1=9<br>支：7+1+2+1=11 | 壬戌 |
| 10 月 1 日 | 干：5+1+2+1=9<br>支：7+1+8+1=17 | 壬辰 |
| 11 月 1 日 | 干：5+1+3+1=10<br>支：7+1+3+1=12 | 癸亥 |
| 12 月 1 日 | 干：5+1+3+1=10<br>支：7+1+9+1=18 | 癸巳 |

时干支推算方法：一日十二时辰，与十二地支数相符，故十二地支配十二时辰顺序固定不变。即子为 23~1 时，丑为 1~3 时，寅为 3~5 时……亥为 21~23 时。而十天干与时支的搭配排列从子开始，则 5 d 一轮转。要推算出时干，必须根据日干，按五子建元歌推算出子时的时干，然后按十二地支顺序向后推算。

五子建元歌：甲己还生甲，乙庚丙作初，丙辛生戊子，丁壬庚子头，戊癸起壬子，周而复始求。

歌诀的意思是：甲、己两日，其子时为甲子时，丑时为乙丑时，寅时为丙寅时；乙日、庚日的子时都是丙子时，以后的时辰便是丁丑、戊寅、己卯等；余可类推。

另外，也可记住下面这个简单的数式：

1（甲）2（乙）3（丙）4（丁）5（戊）
6（己）7（庚）8（辛）9（壬）10（癸）
1（甲）3（丙）5（戊）7（庚）9（壬）

数字的记法从左向右分 3 行记，即 1 2 3 4 5，6 7 8 9 10，1 3 5 7 9，然后再竖看。这个数式的意思如下：

1（甲）与 6（己）日子时的天干为 1（甲），其日子时的干支是甲子。

2（乙）与 7（庚）日子时的天干为 3（丙），其日子时的干支是丙子。

3（丙）与 8（辛）日子时的天干为 5（戊），其日子时的干支是戊子。

4（丁）与9（壬）日子时的天干为7（庚），其日子时的干支是庚子。

5（戊）与10（癸）日子时的天干为9（壬），其日子时的干支是壬子。

关于按时针刺的时间，一般以当地时间为准，换算公式如下：

当地地方时间 = 北京时间 +4 min×（当地经度 -120）

国外地区时间计算公式如下：

东经　当地地方时间 = 区时 +4 min×（当地经度 - 时区中央经线）

西经　当地地方时间 = 区时 -4 min×（当地经度 - 时区中央经线）

现根据这一类针法的有关古医籍记载，结合当前研究整理，将其编写于下。

## 一、子午流注纳甲法

子是地支第一数，午是地支第七数，子午是阴阳对立的两个名词，是古人用来记述年、月、日、时的符号。以年为例，子为农历11月，午为5月；以日为例，子为夜半，午为日中。除此外，古人还广泛利用它来说明事物的属性（阴阳）、方位（南北）、气候（寒温）等问题。从阴阳变化来看，子午是阴阳转化的起点和分界线。子时为阴盛之时，阴极生阳，是一阳初生的半夜；午为阳盛之时，阳极生阴，是一阴初生的中午。从方位看，“岁有十二月，日有十二辰，子午为经，卯酉为纬”（《灵枢·卫气行》）。经指南北（上下），纬指东西（左右）。再以气候而言，子时寒，午时热。因此，子午所涉及的时空概念是比较广泛的，以子午定名不仅单纯强调时间，而且还寓意着阳极生阴、阴极生阳和阴阳转化的起始、分界等深刻道理。

“流”指水流、流动，“注”指输注、注入。“流注”两字含义较广，从狭义上讲，是形容自然界水的流动转注；广义来看，它涉及宇宙万物的变化。在子午流注针法中，将人体的气血循环比喻成水流，有着像潮水一样定时涨落、盛衰开阖的变化，“所出为井，所溜为荥，所注为输，所行为经，所入为合”，在经脉中川流不息地循环输注，用以阐明十二经脉气血的流注过程。

子午流注针法的运用，可分为两种：一为按天干开穴的纳甲法，亦称纳干法；一为按地支开穴的纳子法，亦称纳支法。纳甲是指当日当时所开之经穴均按当日当时天干所代表之经和穴。

古人将气血每日在人体的循行周流情况比拟为水流，从子到午，或从午到子，随着时间先后不同，各经气血的盛衰也有固定的时间，气血应时而至为盛，过时而去为衰，逢时为开，过时为阖。子午流注纳甲法就是根据这一客观规律，遵照辨证施治原则，确定其病（证）应在何日取何经、何时取何穴为其诊治最佳期限，并在此期限内，以针刺来调和其阴阳、纠正机体偏盛偏衰的一种独特针法。

1. 基本内容　本法是在阴阳、五行、脏腑、经络理论指导下，以十二经肘、膝关节以下的五输穴为基础，以脏腑、阴阳、五行、经络、腧穴所代表的干支符号为运算工具，逐日按时开穴的一种针法。在这一结构中，除医学理论基础外，干支所代表的这个符号，变化甚为复杂，时而实指日时，时而实指阴阳、脏腑、五行，时而又实指经络腧穴。因此，运用此法，必须熟练掌握其具体搭配方法、演变规律，方可运用自如。现将有关部分分述如下。

（1）干支分属阴阳：干支分属阴阳是确定某日某时开某经某穴的基础。天干和地支原是代表年、月、日、时的符号，因日时有奇偶，故干支亦分属阴阳，它的分属规律是按各自的排列次序而定的。天干十数，以奇数1、3、5、7、9，即甲、丙、戊、庚、壬为阳；以偶数2、4、6、8、10，即乙、丁、己、辛、癸为阴。地支十二数，以奇数1、3、5、7、9、11，即子、寅、辰、午、申、戌为阳；以偶数2、4、6、8、10、12，即丑、卯、巳、未、酉、亥为阴。本法在阴阳分属基础上，奇干与奇支相配，偶干与偶支相合，详见表12-16。

表 12-16　天干地支分属阴阳

| 序号 | 1 | 2 | 3 | 4 | 5 | 6 | 7 | 8 | 9 | 10 | 11 | 12 |
|---|---|---|---|---|---|---|---|---|---|---|---|---|
| 天干 | 甲 | 乙 | 丙 | 丁 | 戊 | 己 | 庚 | 辛 | 壬 | 癸 | 甲 | 乙 |
| 地支 | 子 | 丑 | 寅 | 卯 | 辰 | 巳 | 午 | 未 | 申 | 酉 | 戌 | 亥 |

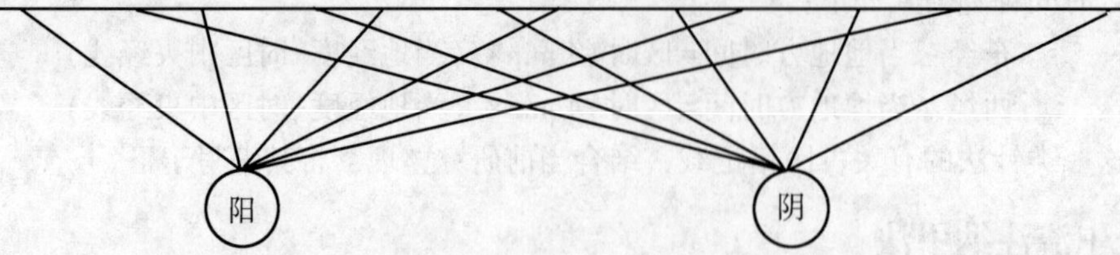


阳干与阳支相搭配，为阳日阳时之代表符号；阴干与阴支相搭配，为阴日阴时之代表符号。本法中所言的阳日阳时开阳经穴，阴日阴时开阴经穴，就是指天干、地支分属阴阳相互搭配而言。因此，必须牢记干支阴阳分属和互相搭配的规律，以利于推算。

（2）地支时辰与现代时间的分属：采用本法，一般仍沿用地支所代之时间取穴，故必须搞清地支所代之时辰与现代时间的分属。一昼夜 24 h，古人用十二时辰来表示，即一个时辰相当 2 h，它的分属是：夜间占 4 个时辰，计 8 h；黎明占 2 个时辰，计 4 h；白昼占 5 个时辰，计 10 h；黄昏占 1 个时辰，计 2 h。具体分属见表 12-17。

表 12-17　一昼夜与时辰时间分属

| | 昼夜 | | | | | | | | | | | |
|---|---|---|---|---|---|---|---|---|---|---|---|---|
| 分属 | 夜 | | 黎明 | | 白昼 | | | | | 黄昏 | 夜 | |
| 地支 | 子 | 丑 | 寅 | 卯 | 辰 | 巳 | 午 | 未 | 申 | 酉 | 戌 | 亥 |
| 时间 | 23~1 | 1~3 | 3~5 | 5~7 | 7~9 | 9~11 | 11~13 | 13~15 | 15~17 | 17~19 | 19~21 | 21~23 |
| 时辰 | 子时 | 丑时 | 寅时 | 卯时 | 辰时 | 巳时 | 午时 | 未时 | 申时 | 酉时 | 戌时 | 亥时 |

（3）天干分属脏腑经络：五行是确定值日经及其阴阳五行属性的关键，逐日按时循经取穴是以天干所代表的脏腑经络及其五行属性为准的。因此，必须牢记天干所分属的脏腑经络及其阴阳属性、五行相生规律的关系（表 12-18）。古时称之为十二经纳天干法，每个天干代表 1 个或 2 个脏腑及经脉，其关系是：甲为胆，乙为肝，丙为小肠，丁为心，戊为胃，己为脾，庚为大肠，辛为肺，壬为膀胱与三焦，癸为肾与心包。应记住下面的十二经纳天干歌诀：

甲胆乙肝丙小肠，丁心戊胃己脾乡。
庚属大肠辛属肺，壬属膀胱癸肾脏。
三焦阳府须归丙，包络从阴丁火旁。
阳干宜纳阳之府，脏配阴干理自当。

表 12-18　天干分属脏腑经络及其阴阳五行属性

| 天干 | 甲 | 乙 | 丙 | 丁 | 戊 | 己 | 庚 | 辛 | 壬 | 癸 |
|---|---|---|---|---|---|---|---|---|---|---|
| 五行 | 木 | | 火 | | 土 | | 金 | | 水 | |
| 脏腑经络 | 胆 | 肝 | 小肠<br>三焦 | 心<br>心包 | 胃 | 脾 | 大肠 | 肺 | 膀胱 | 肾 |
| 阴阳 | 阳 | 阴 | 阳 | 阴 | 阳 | 阴 | 阳 | 阴 | 阳 | 阴 |

（4）地支分属脏腑经络：地支分属脏腑经络是逢时辨证选穴的依据。人体气血昼夜之间随着时辰的不同，循行各经，而一昼夜十二时辰又是固定不变的，因此，将地支分属脏腑经络很符合气血按

十二经脉循行流注永远不变的规律。地支配脏腑，是以一天十二地支与脏腑相配，以十二时辰代表十二经来取穴。人体气血运行，从中焦开始，上注于肺经，经过大肠、胃、脾、心、小肠、膀胱、肾、心包、三焦、胆、肝，再流注于肺。这个流注是从寅时开始的，所以十二时便以肺寅大卯相配合。现将《针灸大成》所载其配属歌诀录于下：

肺寅大卯胃辰宫，脾巳心午小未中。

申膀酉肾心包戌，亥焦子胆丑肝通。

具体内容见表12-19。

表12-19　地支分属脏腑经络

| 地支 | 子 | 丑 | 寅 | 卯 | 辰 | 巳 | 午 | 未 | 申 | 酉 | 戌 | 亥 |
|---|---|---|---|---|---|---|---|---|---|---|---|---|
| 脏腑经络 | 胆 | 肝 | 肺 | 大肠 | 胃 | 脾 | 心 | 小肠 | 膀胱 | 肾 | 心包 | 三焦 |

（5）选定经穴——五输穴：五输穴是指十二经分布在肘、膝关节以下的五个特定穴，即井、荥、输（原）、经、合穴的简称。《灵枢·本输》明确指出各经的井、荥、输、经、合穴的名称、位置，并用自然界的水流现象来比拟气血在人体经脉中的运行，以此解释井出、荥流、输注（原过）经行、合入的意义，说明气血在人体内根流注入的变化，还首次提出“阴井木”、“阳井金”之说。《难经》又对荥、输、经、合的五行配属进行了补充，即“阴荥火，阳荥水；阴输土，阳输木；阴经金，阳经火；阴合水，阳合土”，为按时针法理论体系的形成提供了基础。子午流注纳甲法的选穴原则，就是根据五输穴所配属的阴阳五行、脏腑、经络、天干、地支，结合气血流注盛衰来决定所开之穴，故要对十二经的五输穴与脏腑、阴阳、五行的配属关系熟练记诵（本章第四节已有介绍，见表12-4、表12-5）。

2. 临床应用步骤

（1）首推日干，以求何经值日：日干时支是子午流注纳甲法之核心，这是因为日干上有经，时支上有穴之故。年月干支和日支时干与本法牵涉不大，故无须去求其年月干支和日支时干。日干推算在本节已有介绍，在此不再赘述。

（2）次推时支，以求开井穴时辰：从首推日干所得知其值日经的天干序及阴阳分属，然后结合人体十二经脉的气血流行，井、荥、输（原）、经、合的五行相生，以及阳日阳时开阳经穴、阴日阴时开阴经穴的规律顺次开穴。要解决这个问题，首先要推出值日经开井穴的时支，按照阳日阳时、阴日阴时开穴规律，依次得出开荥、输、经、合的时支。推算值日经开井穴的时支，以往需要在熟悉阳进阴退规律的基础上，再查子午流注按时开井穴表，才能推算出开井穴时支，这种方法甚为复杂，现在纵观干支配合开井穴序数之和都是12（癸日例外），从12中减去值日经天干序数，余数恰好是各值日经开井穴时支序数，可用这一规律，去求各经开井穴时支。以甲日戌时胆经值日开井穴为例，甲为天干1之序数，戌为地支11之序数，两者之和恰是12，从和数12之中减去胆值日经天干甲之序数1，余数11，11恰是地支戌的序数，求乙、丙、丁、戊、己、庚、辛、壬日天干所代之值日经开井穴时支的推算方法均与此同。还可以所推出的开井穴地支序数为基础，向后推延4个（或奇或偶）地支序数，即为开荥、输、经、合穴的时辰，如遇上例，则以甲日所推出开井穴时支为戌，因戌为甲日最后一个时辰阳支序数，可推到次日的子、寅、辰、午四个时支，余皆仿此。

癸日按开井穴规律，本应在癸丑时开井穴，因流注针法，每日不是阴交于阳，就是阳交于阴，每交1次，即差1个时辰，至交到癸日时，就差10个时辰，推到癸亥时开井穴，则不影响其再循环，故将癸日开井穴时辰定为癸亥。如采用上述方法，可按癸亥时开井穴的实际干支序数之和22进行推算，其余步骤与上法同。

（3）逐日按时顺次取穴：逐日是按照每日的日干，按时就是按照每日天干所分属的十二个时辰的干支，逐日按时取穴，就是说在上法推算出值日经天干序数和开井穴时支序数后，还要推算出值日经在一日中的时干所代之经开的五输穴。

关于逐日按时定穴的方法，徐凤在《针灸大全》中进行了总结，定名为《子午流注逐日按时定穴歌》，它为子午流注纳甲法逐日按时取穴奠定了基础，目前一般仍遵循此法。现按照此法剖析值日经在一日之中时干所代之经开的五输穴，就要本着阳日阳时开阳经穴，阴日阴时开阴经穴和经生经、穴生穴的五行相生规律顺序开穴。例如，甲胆主气日，从甲戌时开胆经足窍阴穴之后，再按照阳日阳时开阳经穴及经生经、穴生穴五行相生规律顺序开穴。那么，甲戌时下一个阳时，则在乙日丙子时开取小肠经荥穴前谷，因十天干的甲，在脏为木，属阳，其井穴足窍阴，在五行中属金，木能生火（经生经）、金能生水（穴生穴），故在丙子时，当开阳火小肠经荥水穴前谷，丙子下一个阳时为戊寅时，戊为阳土属胃，当开胃经输木陷谷，同开丘墟为返本还原（本是指本日值日经，原是指值日经原穴，因原穴是十二经出入之门户，因此，凡是逢开输穴时必开值日经原穴，各经皆仿此）。戊寅下一个阳时为庚辰，当开大肠经经火穴阳溪，庚辰下一个阳时是壬午，壬为阳水属膀胱，当开膀胱经合土穴委中。壬午下一个阳时为值日经最后一个时辰甲申，它与值日经第一个时辰甲戌同起于甲，逢此时称为天干重见。天干有 10 个数，地支有 12 个数，在十天干与每日十二时辰相配轮转中，起于甲必重见于甲，起于乙必重见于乙，其他丙、丁、戊、己、庚、辛、壬、癸无不如此。因此，凡遇天干重见时，五输穴已开过，此时可按气纳三焦及他生我的原则来开三焦经中的五输穴。三焦经原在十天干所代十二经之外，称为相火，附属于丙，因此，在逐日按时开穴中，三焦经并不单独配属一个天干，而是附属于五个阳干之中，其五输穴与值日经相配，成为一种母子关系。仍以上述甲胆主气日为例，本日所开的井穴是胆经足窍阴，胆经就是本日的值日经，当到乙日甲申时，甲天干仍然代表胆经，但这时五输穴已开过，无须重开，可开能生木的三焦经五输穴，即三焦经五输穴中荥水穴液门，这就叫气纳三焦。其余丙、戊、庚、壬四个阳干所代之经主气日皆可仿此类推。

又如，乙肝主气日，从乙酉时开肝经大敦穴之后，就要按照阴日阴时开阴经穴和经生经、穴生穴五行相生规律顺序开穴。如乙酉时下一个阴时是丁亥时，则开取心经荥火穴少府。因十天干的乙，在脏为本，属阴，其井穴大敦在五行中属木，以木能生火，故在丁亥时，当开阴火心经荥火穴少府。丁亥下一个阴时为己丑，己为阴土属脾，当开脾经输土穴太白，同开太冲为返本还原（诸阴经无原穴，以输代原）。再下为辛卯时，辛为阴金属肺，当开肺经经金穴经渠。再下一个阴时为癸巳，癸为阴水属肾，当开肾经合水穴阴谷。再下为乙未，它与值日经第一个时辰乙酉同起于乙，天干重见，在此时五输穴已开过，可按血归胞络及我生他的原则来开心包经五输穴。心包经与三焦经一样，不单独配属一个天干，而是附属五个阴干之中，其五输穴与各值日经相配，成为一种母子关系。仍以上述乙肝主气日为例，本日所开井穴是大敦，肝经也就是本日的值日经，当到丙日乙未时，乙天干仍然代表肝经，但是这时五输穴已开过，无须重开，可开水能生火的心包经五输穴，即心包经五输穴中荥火穴劳宫，这就叫血归包络。其余丁、己、辛、癸四个阴干所代之经主气日皆可仿此类推。

根据徐凤《子午流注逐日按时定穴歌》，将子午流注逐日按时开穴的方法列表如下（表 12-20）。

表 12-20　子午流注逐日按时开穴

| 主气日 | 时辰 | 时间 | 经脉 | 开穴 | 穴别 | 五行 | 备注 |
|---|---|---|---|---|---|---|---|
| 甲胆主气日 | 甲戌 | 19~21 | 胆 | 足窍阴 | 井 | 金 | |
| | 丙子 | 23~1 | 小肠 | 前谷 | 荥 | 水 | |
| | 戊寅 | 3~5 | 胃 | 陷谷 | 输 | 木 | 逢输还原，同开丘墟 |
| | 庚辰 | 7~9 | 大肠 | 阳溪 | 经 | 火 | |
| | 壬午 | 11~13 | 膀胱 | 委中 | 合 | 土 | |
| | 甲申 | 15~17 | 三焦 | 液门 | 荥 | 水 | 天干重见，气纳三焦，开他生我穴 |

续表

| 主气日 | 时辰 | 时间 | 经脉 | 开穴 | 穴别 | 五行 | 备注 |
|---|---|---|---|---|---|---|---|
| 乙肝主气日 | 乙酉 | 17~19 | 肝 | 大敦 | 井 | 木 | |
| | 丁亥 | 21~23 | 心 | 少府 | 荥 | 火 | 逢输还原，同开太冲 |
| | 己丑 | 1~3 | 脾 | 太白 | 输 | 土 | |
| | 辛卯 | 5~7 | 肺 | 经渠 | 经 | 金 | |
| | 癸巳 | 9~11 | 肾 | 阴谷 | 合 | 水 | |
| | 乙未 | 13~15 | 心包 | 劳宫 | 荥 | 火 | 天干重见，血归包络，开我生他穴 |
| 丙小肠主气日 | 丙申 | 15~17 | 小肠 | 少泽 | 井 | 金 | |
| | 戊戌 | 19~21 | 胃 | 内庭 | 荥 | 水 | 逢输还原，同开腕骨 |
| | 庚子 | 23~1 | 大肠 | 三间 | 输 | 木 | |
| | 壬寅 | 3~5 | 膀胱 | 昆仑 | 经 | 火 | |
| | 甲辰 | 7~9 | 胆 | 阳陵泉 | 合 | 土 | |
| | 丙午 | 11~13 | 三焦 | 中渚 | 输 | 木 | 天干重见，气纳三焦，开他生我穴 |
| 丁心主气日 | 丁未 | 13~15 | 心 | 少冲 | 井 | 木 | |
| | 己酉 | 17~19 | 脾 | 大都 | 荥 | 火 | 逢输还原，同开神门 |
| | 辛亥 | 21~23 | 肺 | 太渊 | 输 | 土 | |
| | 癸丑 | 1~3 | 肾 | 复溜 | 经 | 金 | |
| | 乙卯 | 5~7 | 肝 | 曲泉 | 合 | 水 | |
| | 丁巳 | 9~11 | 心包 | 大陵 | 输 | 土 | 天干重见，血归包络，开我生他穴 |
| 戊胃主气日 | 戊午 | 11~13 | 胃 | 厉兑 | 井 | 金 | |
| | 庚申 | 15~17 | 大肠 | 二间 | 荥 | 水 | 逢输还原，同开冲阳 |
| | 壬戌 | 19~21 | 膀胱 | 束骨 | 输 | 木 | |
| | 甲子 | 23~1 | 胆 | 阳辅 | 经 | 火 | |
| | 丙寅 | 3~5 | 小肠 | 小海 | 合 | 土 | |
| | 戊辰 | 7~9 | 三焦 | 支沟 | 经 | 火 | 天干重见，气纳三焦，开他生我穴 |
| 己脾主气日 | 己巳 | 9~11 | 脾 | 隐白 | 井 | 木 | |
| | 辛未 | 13~15 | 肺 | 鱼际 | 荥 | 火 | 逢输还原，同开太白 |
| | 癸酉 | 17~19 | 肾 | 太溪 | 输 | 土 | |
| | 乙亥 | 21~23 | 肝 | 中封 | 经 | 金 | |
| | 丁丑 | 1~3 | 心 | 少海 | 合 | 水 | |
| | 己卯 | 5~7 | 心包 | 间使 | 经 | 金 | 天干重见，血归包络，开我生他穴 |
| 庚大肠主气日 | 庚申 | 7~9 | 大肠 | 商阳 | 井 | 金 | |
| | 壬午 | 11~13 | 膀胱 | 足通谷 | 荥 | 水 | 逢输还原，同开阖谷 |
| | 甲申 | 15~17 | 胆 | 足临泣 | 输 | 木 | |
| | 丙戌 | 19~21 | 小肠 | 阳谷 | 经 | 火 | |
| | 戊子 | 23~1 | 胃 | 足三里 | 合 | 土 | |
| | 庚寅 | 3~5 | 三焦 | 天井 | 合 | 土 | 天干重见，气纳三焦，开他生我穴 |

续表

| 主气日 | 时辰 | 时间 | 经脉 | 开穴 | 穴别 | 五行 | 备注 |
|---|---|---|---|---|---|---|---|
| 辛肺主气日 | 辛卯 | 5~7 | 肺 | 少商 | 井 | 木 | |
| | 癸巳 | 9~11 | 肾 | 然谷 | 荥 | 火 | 逢输还原，同开太渊 |
| | 乙未 | 13~15 | 肝 | 太冲 | 输 | 土 | |
| | 丁酉 | 17~19 | 心 | 灵道 | 经 | 金 | |
| | 己亥 | 21~23 | 脾 | 阴陵泉 | 合 | 水 | |
| | 辛丑 | 1~3 | 心包 | 曲泽 | 合 | 水 | 天干重见，血归包络，开我生他穴 |
| 壬膀胱主气日 | 壬寅 | 3~5 | 膀胱 | 至阴 | 井 | 金 | |
| | 甲辰 | 7~9 | 胆 | 侠溪 | 荥 | 水 | 逢输还原，同开京骨、阳池 |
| | 丙午 | 11~13 | 小肠 | 后溪 | 输 | 木 | |
| | 戊申 | 15~17 | 胃 | 解溪 | 经 | 火 | |
| | 庚戌 | 19~21 | 大肠 | 曲池 | 合 | 土 | |
| | 壬子 | 23~1 | 三焦 | 关冲 | 井 | 金 | 天干重见，气纳三焦，开他生我穴 |
| 癸肾主气日 | 癸亥 | 21~23 | 肾 | 涌泉 | 井 | 木 | |
| | 乙丑 | 1~3 | 肝 | 行间 | 荥 | 火 | 逢输还原，同开太冲、大陵 |
| | 丁卯 | 5~7 | 心 | 神门 | 输 | 土 | |
| | 己巳 | 9~11 | 脾 | 商丘 | 经 | 金 | |
| | 辛未 | 13~15 | 肺 | 尺泽 | 合 | 水 | |
| | 癸酉 | 17~19 | 心包 | 中冲 | 井 | 木 | 天干重见，血归包络，开我生他穴 |

3. 临床应用原则

（1）根据病情，定时选取相应之开穴。遇有病情紧急之时，可先按时取所开之穴，然后再配与病情相应之穴。无论是定时开穴或按时开穴，都必须以病情为依据。

（2）根据“五门十变”原则，扩大开穴范围。天干逢五相合，即甲与己合、乙与庚合、丙与辛合、丁与壬合、戊与癸合。日随干支周转，五日为一周，十日为再周，一日有十二时辰，十日有一百二十个时辰，在一百二十个时辰中，开六十个输穴，仅占六十个时辰，其中余下六十个时辰无穴可开，在无穴可开之时，可根据“五门十变”的原则，取其相合之日、时所开之穴。例如，甲日乙亥时无穴所开，遇病情紧急时，可借取己日乙亥时的中封，余皆类推。

（3）根据病情配合适当手法。子午流注纳甲法是以时间为条件按时或定时选穴，进行针刺，以纠正阴阳的盛衰，使之达到相对平衡，如能根据病情配合适当补泻手法，则可相得益彰。常用的手法除捻转、提插、呼吸、开阖外，主要是采用迎随补泻法，因此法是建立在十二经脉气血流注的基础之上的，故运用得当即可相应提高针治的疗效。

4. 子午流注纳甲法应用举例

病案1　胃脘痛：谭某，女，19岁，1993年3月18日（戊戌日）午时诊。患者自述2 d前同学过生日，多食凉菜及喝大量汽水后，胃部不适，隐隐作痛。第二天因早晨出操感受凉气后，突发胃痛，痛剧难忍，额出冷汗，抱腹哭叫，同学给予654-2片口服后，又用热水袋热敷，稍有好转，但疼痛未止，要求针刺减轻其苦。患者面色苍白，两手抱腹，舌淡苔白，脉沉有力。取穴：戊戌日午时，按子午流注纳甲法的推算方法，当开胃经厉兑为时穴（主穴），配以足三里、中脘、胃俞。方法：先针时穴，后针病穴。找到较强的针感后不留针，施泻法，针后痛即止。为巩固疗效，嘱其次日（己亥日）巳时来诊。巳时当开隐白为时穴，配穴同前，2次痊愈。〔周延辉．试述子午流注纳甲法在临床的运用［J］．甘肃中医，1995，8（3）：32.〕

病案2　头痛：梁某，女，35岁，1993年10月18日（壬戌日）未时诊。患者自述头痛两月余，每遇受凉劳累加重，服去痛片等药可缓解。近日来头痛发作频繁，且服药不显。又于10月17日夜间突然头痛剧烈，痛时头晕、恶心、彻夜难眠，加倍服止痛药无效，故次日要求针灸治疗。舌苔薄白，脉浮紧。取穴：待申时取解溪为时穴，配以风池（双侧）、率谷（双侧）、攒竹（双侧）、合谷（双侧）、太阳（双侧）。方法：先针时穴，后针病穴。手法：施泻法不留针，太阳、攒竹点刺出血。针后痛即减，嘱其10月19日（癸亥日）午时来诊。患者自述前夜头已不痛，睡眠尚好，只感头晕。取穴：厉兑为时穴，配穴、手法同前。针2次后已基本痊愈。〔周延辉．试述子午流注纳甲法在临床的运用［J］．甘肃中医，1995，8（3）：32.〕

## 二、子午流注纳子法

纳子法是以地支为主的一种针刺方法，其命名是因截取地支之首字“子”代之整个地支，故称为纳子法，又称纳支法，它比纳甲法推算简易。此法以时辰为主，不论其时辰在一日中的阴阳所属和配合什么天干，都仅按照一天中的时辰顺序，配合十二经脉的气血流注，用井、荥、输、经、合的五行相生关系，通过虚则补其母、实则泻其子的方法，定时选取子母穴进行治疗。

1. 基本内容　主要包括时辰与时间的分属、时辰与脏腑经络的分属和补母泻子所选腧穴。前两部分已在纳甲法中做了叙述，现将补母泻子所选腧穴列表于下（表12-21）。

表12-21　十二经补母泻子配穴

| 经脉 | 五行 | 流注时间 | 病候举例 | 补法 | | 泻法 | | 补泻时辰已过 | |
|---|---|---|---|---|---|---|---|---|---|
| | | | | 母穴 | 时间 | 子穴 | 时间 | 本穴 | 原穴 |
| 肺 | 辛金 | 寅 | 咳嗽、心烦、胸满 | 太渊 | 卯 | 尺泽 | 寅 | 经渠 | 太渊 |
| 大肠 | 庚金 | 卯 | 牙痛、咽喉痛 | 曲池 | 辰 | 二间 | 卯 | 商阳 | 合谷 |
| 胃 | 戊土 | 辰 | 腹胀、腹痛 | 解溪 | 巳 | 厉兑 | 辰 | 足三里 | 冲阳 |
| 脾 | 己土 | 巳 | 腹胀满、腹泻 | 大都 | 午 | 商丘 | 巳 | 太白 | 太白 |
| 心 | 丁火 | 午 | 咽干、舌痛、掌热 | 少冲 | 未 | 神门 | 午 | 少府 | 神门 |
| 小肠 | 丙火 | 未 | 项强、颔肿 | 后溪 | 申 | 小海 | 未 | 阳谷 | 腕骨 |
| 膀胱 | 壬水 | 申 | 头痛、目眩、癫疾 | 至阴 | 酉 | 束骨 | 申 | 足通谷 | 京骨 |
| 肾 | 癸水 | 酉 | 心悸、腰痛 | 复溜 | 戌 | 涌泉 | 酉 | 阴谷 | 太溪 |
| 心包络 | 丁火 | 戌 | 痉挛、心烦、胁痛 | 中冲 | 亥 | 大陵 | 戌 | 劳宫 | 大陵 |
| 三焦 | 丙火 | 亥 | 耳聋、目痛 | 中渚 | 子 | 天井 | 亥 | 支沟 | 阳池 |
| 胆 | 甲木 | 子 | 头痛、胁痛 | 侠溪 | 丑 | 阳辅 | 子 | 足临泣 | 丘墟 |
| 肝 | 乙木 | 丑 | 胁痛、疝气 | 曲泉 | 寅 | 行间 | 丑 | 大敦 | 太冲 |

2. 临床应用

（1）补母泻子选穴：此法是以本经经脉的五行属性和五输穴的五行属性为基础，结合所确诊症状的虚实，推算其母子关系，按照“虚则补其母，实则泻其子”的原则进行按时取穴治疗。例如，手太阴肺经发生病变，肺属金，它的母穴是属土的太渊，子穴是属水的尺泽。如果肺经邪气实，就在肺气方盛的寅时，取尺泽用针刺泻法，这是因为气血寅时注入肺经，此时肺经气血方盛，肺属金，金能生水，本经合穴尺泽属水，为本经子穴，故凡属肺经实证，当在寅时泻其合水尺泽。如果肺经正气虚，则应在肺气方衰的卯时取太渊行补法，此时肺经气血方衰，肺属金、土能生金，本经输穴太渊属土，为本经的母穴，故凡属肺经虚证，当在卯时补其输土穴太渊。其他各经实证、虚证，皆可依此类推。

若遇补泻时辰已过，或不虚不实的病证，可取本经同一属性的经穴（又称本穴），或取本经原穴进行治疗。例如，肺经本穴是经渠，原穴是太渊，故肺经发生病变，补泻时辰已过，或不虚不实，则可取经渠和太渊治疗。大肠经病证可选取商阳（本穴）和合谷（原穴）进行治疗，其他各经病证治法可参见表12-22。

（2）按时循经选穴：它是根据时辰与脏腑经络的分属（一个时辰分属一经）原则，即寅分属肺，卯分属大肠，辰分属胃，巳分属脾，午分属心，未分属小肠……按时循经选穴。例如，肺经病证可在寅时选取肺经所属的经穴进行治疗，大肠经病证可在卯时选取大肠经所属经穴进行治疗，余皆仿此类推。

3. 子午流注纳子法应用举例

病案1　胃脘痛：患者，男，57岁。胃脘痛3 d，脘闷胀满，恶心欲吐，痛甚时不能进食，夜间影响睡眠。曾去外院诊治，肌内注射阿托品，口服庆大霉素注射液，开始时能缓解一会儿，后来无效。胃钡餐X线检查示胃窦炎。舌苔薄白，脉弦，属实证。来时正值上午8时，即泻双侧厉兑（胃属土，土生金，井穴厉兑属金，为本经的子穴，故泻之。又因气血辰时注入胃经，此时胃气方盛，所以当实证时在辰时泻其子穴厉兑），配取梁丘、足三里，针后疼痛明显减轻，中午能进食，次日早8时又发作，继用上方治疗，共治疗1周，病愈，至今未复发。〔刘佩云，郑彦立，闫立昱．浅谈“纳子法”的临床应用［J］．上海针灸杂志，2004，23（7）：33.〕

病案2　背痛：患者，女，32岁。自述每日凌晨3~5时，左胸脊背痛不能入睡，1周来，经多方治疗无效，故来求治。患者平素经常头晕头胀，舌质淡、苔薄白，脉弦。诊为胸痹。查心电图正常。寅时背痛，是肝火犯肺，肺旺于寅时不受邪，排邪外出使然。按补母泻子法，应在丑时泻行间，患者来门诊时，补泻时间已过，故取肝经的本穴、原穴治疗，即取井穴大敦、原穴太冲治疗。经治疗5 d而愈，未复发。〔刘佩云，郑彦立，闫立昱．浅谈“纳子法”的临床应用［J］．上海针灸杂志，2004，23（7）：33.〕

## 三、养子时刻注穴法

养子时刻注穴法首载于金代何若愚撰写的《流注指微针赋》。“养子”是指五行中的母子相生；“时刻”是指将一日十二时辰分为100刻（古人用铜壶滴漏方法记日，即一日为100刻），“注穴”则是指十二经气血流注、盛衰开阖、逐日按时开穴的一种针法。此法以时干为主，每一时辰相生养子五度，各注井、荥、输、经、合五穴，每穴约占1.666刻，合24 min开1穴，每100刻开60穴，加之逢输还原，共66穴。本法是逢时选穴法中的重要组成部分，由于它是以时干为主，每日各时辰均有开穴，因此便于临床运用。

1. 基本内容　本法是以时干所代表之经和以时支所代表之时间为内容的一种取穴法，即在每一时辰内相继开5个穴，每日各时辰均有穴所开。本法较之纳甲法和纳子法更便于临床应用，并易于掌握。现将本法按日按时所开之穴，按照日天干逢五相合的“五门十变”原则列表如下（表12-22）。

### 表12-22　养子时刻注穴法按日、时干开穴

| 日干 | 时辰 | 时间 | 分钟 | | | | |
|---|---|---|---|---|---|---|---|
| | | | 1~24 | 24~48 | 48~72 | 72~96 | 96~120 |
| 甲日与己日 | 甲子 | 23~1 | 足窍阴 | 前谷 | 陷谷、丘墟 | 阳溪 | 委中 |
| | 乙丑 | 1~3 | 大敦 | 少府 | 太白 | 经渠 | 阴谷 |
| | 丙寅 | 3~5 | 少泽 | 内庭 | 三间、腕骨 | 昆仑 | 阳陵泉 |
| | 丁卯 | 5~7 | 少冲 | 大都 | 太渊 | 复溜 | 曲泉 |
| | *戊辰 | 7~9 | 关冲 | 液门 | 中渚、阳池 | 支沟 | 天井 |
| | 己巳 | 9~11 | 隐白 | 鱼际 | 太溪 | 中封 | 少海 |
| | 庚午 | 11~13 | 商阳 | 足通谷 | 足临泣、合谷 | 阴谷 | 足三里 |
| | 辛未 | 13~15 | 少商 | 然谷 | 太冲 | 灵道 | 阴陵泉 |
| | 壬申 | 15~17 | 至阴 | 侠溪 | 后溪、京骨 | 解溪 | 曲池 |
| | *癸酉 | 17~19 | 中冲 | 劳宫 | 大陵 | 间使 | 曲泽 |
| | 甲戌 | 19~21 | 足窍阴 | 前谷 | 陷谷、丘墟 | 阳溪 | 委中 |
| | 乙亥 | 21~23 | 大敦 | 少府 | 太白 | 经渠 | 阴谷 |
| 乙日与庚日 | 丙子 | 23~1 | 少泽 | 内庭 | 三间、腕骨 | 昆仑 | 阳陵泉 |
| | 丁丑 | 1~3 | 少冲 | 大都 | 太渊 | 复溜 | 曲泉 |
| | 戊寅 | 3~5 | 厉兑 | 二间 | 束骨、冲阳 | 阳辅 | 小海 |
| | *己卯 | 5~7 | 中冲 | 劳宫 | 大陵 | 间使 | 曲泽 |
| | 庚辰 | 7~9 | 商阳 | 足通谷 | 足临泣、合谷 | 阳谷 | 足三里 |
| | 辛巳 | 9~11 | 少商 | 然谷 | 太冲 | 灵道 | 阴陵泉 |
| | 壬午 | 11~13 | 至阴 | 侠溪 | 后溪、京骨 | 解溪 | 曲池 |
| | 癸未 | 13~15 | 涌泉 | 行间 | 神门 | 商丘 | 尺泽 |
| | *甲申 | 15~17 | 关冲 | 液门 | 中渚、阳池 | 支沟 | 天井 |
| | 乙酉 | 17~19 | 大敦 | 少府 | 太白 | 经渠 | 阴谷 |
| | 丙戌 | 19~21 | 少泽 | 内庭 | 三间、腕骨 | 昆仑 | 阳陵泉 |
| | 丁亥 | 21~23 | 少冲 | 大都 | 太渊 | 复溜 | 曲泉 |
| 丙日与辛日 | 戊子 | 23~1 | 厉兑 | 二间 | 束骨、冲阳 | 阳辅 | 小海 |
| | 己丑 | 1~3 | 隐白 | 鱼际 | 太溪 | 中封 | 少海 |
| | *庚寅 | 3~5 | 关冲 | 液门 | 中渚、阳池 | 支沟 | 天井 |
| | 辛卯 | 5~7 | 少商 | 然谷 | 太冲 | 灵道 | 阴陵泉 |
| | 壬辰 | 7~9 | 至阴 | 侠溪 | 后溪、京骨 | 解溪 | 曲池 |
| | 癸巳 | 9~11 | 涌泉 | 行间 | 神门 | 商丘 | 尺泽 |
| | 甲午 | 11~13 | 足窍阴 | 前谷 | 陷谷、丘墟 | 阳溪 | 委中 |
| | *乙未 | 13~15 | 中冲 | 劳宫 | 大陵 | 间使 | 曲泽 |
| | 丙申 | 15~17 | 少泽 | 内庭 | 三间、腕骨 | 昆仑 | 阳陵泉 |
| | 丁酉 | 17~19 | 少冲 | 大都 | 太渊 | 复溜 | 曲泉 |
| | 戊戌 | 19~21 | 厉兑 | 二间 | 束骨、冲阳 | 阳辅 | 小海 |
| | 己亥 | 21~23 | 隐白 | 鱼际 | 太溪 | 中封 | 少海 |

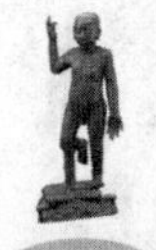

续表

| 日干 | 时辰 | 时间 | 分钟 | | | | |
|---|---|---|---|---|---|---|---|
| | | | 1~24 | 24~48 | 48~72 | 72~96 | 96~120 |
| 丁日与壬日 | 庚子 | 23~1 | 商阳 | 足通谷 | 足临泣、合谷 | 阳谷 | 足三里 |
| | *辛丑 | 1~3 | 中冲 | 劳宫 | 大陵 | 间使 | 曲泽 |
| | 壬寅 | 3~5 | 至阴 | 侠溪 | 后溪、京骨 | 解溪 | 曲池 |
| | 癸卯 | 5~7 | 涌泉 | 行间 | 神门 | 商丘 | 尺泽 |
| | 甲辰 | 7~9 | 足窍阴 | 前谷 | 陷谷、丘墟 | 阳溪 | 委中 |
| | 乙巳 | 9~11 | 大敦 | 少府 | 太白 | 经渠 | 阴谷 |
| | *丙午 | 11~13 | 关冲 | 液门 | 中渚、阳池 | 支沟 | 天井 |
| | 丁未 | 13~15 | 少冲 | 大都 | 太渊 | 复溜 | 曲泉 |
| | 戊申 | 15~17 | 厉兑 | 二间 | 束骨、冲阳 | 阳辅 | 小海 |
| | 己酉 | 17~19 | 隐白 | 鱼际 | 太溪 | 中封 | 少海 |
| | 庚戌 | 19~21 | 商阳 | 足通谷 | 足临泣、合谷 | 阴谷 | 足三里 |
| | 辛亥 | 21~23 | 少商 | 然谷 | 太冲 | 灵道 | 阳陵泉 |
| 戊日与癸日 | *壬子 | 23~1 | 关冲 | 液门 | 中渚、阳池 | 支沟 | 天井 |
| | 癸丑 | 1~3 | 涌泉 | 行间 | 神门 | 商丘 | 尺泽 |
| | 甲寅 | 3~5 | 足窍阴 | 前谷 | 陷谷、丘墟 | 阳溪 | 委中 |
| | 乙卯 | 5~7 | 大敦 | 少府 | 太白 | 经渠 | 阴谷 |
| | 丙辰 | 7~9 | 少泽 | 内庭 | 三间、腕骨 | 昆仑 | 阳陵泉 |
| | *丁巳 | 9~11 | 中冲 | 劳宫 | 大陵 | 间使 | 曲泽 |
| | 戊午 | 11~13 | 厉兑 | 二间 | 束骨、冲阳 | 阳辅 | 小海 |
| | 己未 | 13~15 | 隐白 | 鱼际 | 太溪 | 中封 | 少海 |
| | 庚申 | 15~17 | 商阳 | 足通谷 | 足临泣、合谷 | 阳谷 | 足三里 |
| | 辛酉 | 17~19 | 少商 | 然谷 | 太冲 | 灵道 | 阴陵泉 |
| | 壬戌 | 19~21 | 至阴 | 侠溪 | 后溪、京骨 | 解溪 | 曲池 |
| | 癸亥 | 21~23 | 涌泉 | 行间 | 神门 | 商丘 | 尺泽 |

注：* 表示天干重见。

2. 临床应用原则

（1）以时干为主，配合日干：根据每一时辰天干所代表之经的五行属性，以次相生养子五度，各注井、荥、输、经、合五穴，每穴占 1/5 时辰（24 min），其相生养子系按照阳时开阳经穴、阴时开阴经穴及经生经、穴生穴的原则，先开本时值时经的井穴，顺次流注，各经值时所开取的五输穴与纳甲法各值日经所开取的五输穴一致。在以时干为主的基础上，再配合日干，这样每日值日经始开井穴的时辰与纳甲法开穴相同，即甲日、甲戌时开胆经井穴，乙日、乙酉时开肝经井穴，丙日、丙申时开小肠经井穴，丁日、丁未时开心经井穴等，顺次按时开取各经值时所纳的五输穴。

（2）按“五门十变”原则，阴阳二经互配：按照十天干逢五相合，即甲与己合、乙与庚合、丙与辛合、丁与壬合、戊与癸合的“五门十变”的原则，刚柔相配、阴阳二经并行流注，交贯开穴的方式，以及阳日气先血后、阴日气后血先之理。在运用本法时，可根据上述原则在同一时辰内首取其值时经五输穴，继而顺次取其相合经五输穴，使阴阳并行，流注无休，来扩大养子时刻注穴流注范围。例如，甲日甲戌时为少阳胆经值时，在开取足窍阴、前谷、陷谷（并过丘墟）、阳溪、委中穴的同时，开取己日己巳时太阴脾值时经的隐白、鱼际、太溪、中封、少海穴。这一开取五输穴的方法，就是在甲与己合、阴阳相配、阳日气先血后的理论指导下制定出来的，其余皆可依此类推。

（3）气纳三焦与血归包络：在值日经所值的一日之中，遇时天干重见时，若属于阳时天干重见，可气纳三焦，注于三焦经中关冲、液门、中渚、阳池、支沟、天井六穴；若属于阴时天干重见，可血归包络，注于心包经中的中冲、劳宫、大陵、间使、曲泽五穴。

（4）开输穴同时开值时经原穴：原穴为阴阳二气出入之门户，不属五输穴相生范围，可在开输穴时，返本还原，同时开值时经的原穴。

（5）时干相同，开穴完全一致：本法每个时辰均有开穴，除气纳三焦、血归包络开穴外，凡时天干相同所开的穴均完全一致。

3. 养子时刻注穴法应用举例——椎动脉型颈椎病　胡某，男，42岁，1997年9月13日来诊。主诉：头晕、颈项强硬不适1年。常感颈项强硬不适，每于坐后起时感头晕，久视物后头晕感加重，尤以午后为重。曾在他院行针灸治疗，效果不佳。体格检查见颈5~6双侧有压痛，屈颈试验阳性，椎间孔挤压试验阳性；舌质淡红、苔薄，脉沉细。颈椎X线片示颈椎生理曲度变直，颈5~7前缘唇样骨质增生；CT示颈5~6椎间盘向后突出0.3 cm，椎管狭窄。诊为椎动脉型颈椎病。收治住院后给予养子时刻注穴法针刺治疗。戊日庚申时（16时）开足临泣，返本还原并开合谷穴，均取双侧。进针得气后行捻转补泻，并配合风池、颈夹脊。留针24 min，期间行针2次。次日查房时，患者自诉头晕感减轻，继续针刺，己日9时48分，开太溪穴，返本还原并开太白穴，仍配合风池穴，手法同前。经3次治疗后，患者自诉头晕及颈项强硬不适感已明显减轻。续针8次，患者自诉头晕及颈项强硬不适感基本消失而出院。〔赵天平，仇裕丰．养子时刻开穴法治疗椎动脉型颈椎病40例疗效观察［J］．中国针灸，2001，21（4）：203-204.〕

## 四、灵龟八法

灵龟八法又名“奇经纳卦法”、“奇经纳甲法”，它是运用古代哲学的九宫八卦理论，结合人体奇经八脉气血的会合，取其与奇经相通的八个腧穴，按照日时干支的推演数字变化而按时取穴的一种针刺方法。

1. 基本内容　本法是由九宫八卦、八脉交会八穴、八法逐日干支代数和八法临时干支代数四部分所组成的。

（1）九宫八卦：八卦是古人取阴阳之象，结合自然界的天、地、水、火、风、雷、山、泽所组成的，即乾为天作☰卦，坤为地作☷卦，坎为水作☵卦，离为火作☲卦，巽为风作☴卦，震为雷作☳卦，艮为山作☶卦，兑为泽作☱卦。

九宫是把八卦的名称、图像结合方位，配合九宫数而组成的。九宫数：戴九履一，左三右七，二四为肩，八六为足，五居于中。将九宫之数字配上一条与奇经八脉相通之腧穴，即成为：坎一联申脉，照海坤二五，震三属外关，巽四临泣数，乾六是公孙，兑七后溪府，艮八系内关，离九列缺主。由于八卦各有方位，配合九宫，每一宫再配上一条奇经及其配属的腧穴，这样八卦、九宫、八穴就有机地联系起来，其相互间关系如表12-23所示。八穴所配九宫之数字，在本法推算中占极为重要的位置。因此必须牢记每穴所配之九宫八卦数字，方可进行推算和运用此法。

表12-23　八卦、九宫、八穴的相互关系

| 八卦 | 乾 | 坎 | 艮 | 震 | 巽 | 离 | 坤 | 兑 |
|---|---|---|---|---|---|---|---|---|
| 九宫 | 六 | 一 | 八 | 三 | 四 | 九 | 二，五 | 七 |
| 八穴 | 公孙 | 申脉 | 内关 | 外关 | 足临泣 | 列缺 | 照海 | 后溪 |

（2）八脉交会八穴：八脉交会八穴的临床应用已在本章第四节介绍，在此不再赘述。

（3）八法逐日干支代数：八法逐日干支代数（表12-24）是灵龟八法的选穴依据。它是根据五行生成数与干支顺序的阴阳定出的，是推算灵龟八法腧穴的基本数字。

表 12-24　八法逐日干支代数

| 代数 | 10 | 9 | 8 | 7 |
| --- | --- | --- | --- | --- |
| 天干 | 甲己 | 乙庚 | 丁壬 | 戊癸，丙辛 |
| 地支 | 辰丑，戌未 | 申酉 | 寅卯 | 巳午，亥子 |

为了便于记忆，可熟背“八法逐日干支歌”。

甲己辰戌丑未十，乙庚申酉九为期。
丁壬寅卯八成数，戊癸巳午七相宜。
丙辛亥子亦七数，逐日干支即得知。

（4）八法临时干支代数：八法临时干支代数（表 12-25）是按照干支顺序的阴阳而定出来的。每日每个时辰的干支也各有一个代表数字，这个代数也是推算八法必须掌握的内容。

表 12-25　八法临时干支代数

| 代数 | 9 | 8 | 7 | 6 | 5 | 4 |
| --- | --- | --- | --- | --- | --- | --- |
| 天干 | 甲己 | 乙庚 | 丙辛 | 丁壬 | 戊癸 | 己亥 |
| 地支 | 子午 | 丑未 | 寅甲 | 卯酉 | 辰戌 | |

为便于记忆，可熟背“八法临时干支歌”。

甲己子午九宜用，乙庚丑未八无疑。
丙辛寅申七作数，丁壬卯酉六须知。
戊癸辰戌各有五，巳亥单加四共齐。
阳日除九阴除六，不及零余穴下推。

2. 临床应用原则

（1）首推八法所开之穴，次配相合之穴。首先定日、时干支，仍按子午流注针法中日、时干支推算法，推算出日、时之干支；然后按奇偶序数将天干分出阴阳，定出每日属性。阳日，即甲、丙、戊、庚、壬日；阴日，即乙、丁、己、辛、癸日。将日、时干支的数字共同加起来，得出四数之和，然后按照阳日用 9 除、阴日用 6 除的公式，求出其余数，将所余之数纳入九宫八卦后与奇经八脉所纳之数相合者，就是当时应开的腧穴。如遇到阳日除尽无余数时，当以 9 数计算，当开列缺；阴日除尽无余数当以 6 数计算，故当开公孙穴。其公式如下：

阳日：（日干+日支+时干+时支）÷9=商……余数

阴日：（日干+日支+时干+时支）÷6=商……余数

例如，欲求甲子日的甲子时应开的腧穴，按日干支代数甲为 10，子为 7；再按时干支代数甲为 9，子亦为 9。四数相加的总和为 35，由于天干的甲属阳，故用 9 除，所得余数是 8，8 为内关所应，故甲子日的甲子时应开内关穴。又如，乙丑日己卯时，其日上乙为 9，丑为 10，其时上己为 9，卯为 6，四数相加为 34，乙日为阴日，当将四数相加的和除以 6，其商为 5，余数为 4，四合巽卦，故当开足临泣。其余皆可仿此类推。

在推出开穴之后，临床运用时还根据八穴彼此之间相互通合和主治上的一致性，在取其开穴的同时，配其与所开穴相应八穴中的另一穴，即公孙配内关、足临泣配外关、后溪配申脉、列缺配照海。如上例所推甲子日甲子时应开内关，与此同时配取相应的公孙穴，以提高其治疗效果。其余皆仿此类推。

（2）依据病情定时选择相应之开穴。就是说在病情不太紧急的情况下，可预约患者在与其病情相适应的八法开穴的某日某时前来进行治疗，例如，头面疾患选取后溪、申脉或足临泣、外关的开穴时间，胃、心、胸诸疾则选公孙或内关的开穴时间进行治疗等，与此同时还可配以适当的经穴进行治疗。本法适用于慢性疾病。

(3) 按时开穴，配与病情相应之穴。就是根据患者前来就诊的时间择取所开的八法穴，再配以与病情相应的腧穴进行治疗的一种方法。例如，头项痛患者在乙丑日己卯时来诊，则开足临泣，配外关，再相应地选取风府治疗；厥心痛患者在丙寅日壬辰时来诊，则开内关，配公孙，再相应地选取厥阴俞、巨阙进行治疗。

(4) 流注、八法配合应用。子午流注纳甲法、子午流注纳子法、养子时刻注穴法和灵龟八法四法皆以“时穴”为主，它们都是建立在“人与天地相应”的理论基础上，依据气血流注盛衰的规律进行选穴的。其所选定之经穴皆为人体腧穴中的精华。正如李梴所说：“周身三百六十穴，统于手足六十六穴，六十六穴又统于八穴。”这说明五输穴、八法穴的重要意义，故在临床上配合应用，不仅不影响其流注，而且还扩大了治疗范围，使其相得益彰。其配合应用方式多种多样，如先开八法穴，再配纳甲按时取穴；或先开八法穴，再配纳子取穴；或先开八法穴，再配取养子时刻注穴；或先根据病情，预定八法开穴时间，再配纳甲定时取穴。总之，运用逢时选穴法必须辨证，根据病情适当配穴，才能更好地发挥逢时选穴的疗效。

3. 灵龟八法应用举例

病案1　小儿遗尿：杨某，女，6岁。1990年4月14日来诊。母代诉：自去年开始患遗尿病，每夜里遗尿1次，时而淋沥，小便失禁已半年之久，曾在本地医院和外地多方医治无效。化验尿常规、肾功能均正常。查体：发育中等，身体瘦弱，面色萎黄，精神尚好，脉沉细稍数，舌质红、少苔。证属脾肾两虚，三焦气化失司，选用灵龟八法按时开穴。针刺时间：4月14日10时，属己酉日，己巳时，为阴日，日干己数10，日支酉数9，时干己数9，时支巳数4，推算公式 $(10+9+9+4)\div6=5\cdots\cdots2$，余数是2，开照海、列缺，为主穴，配三阴交、关元、肾俞、膀胱俞，按上法每日针刺1次治疗，3个疗程痊愈，随访2年未复发。〔苏克．灵龟八法在临床上的应用验案［J］．内蒙古中医药，2006，(5)：15-16.〕

病案2　胃脘痛：黄某，男，42岁，干部。胃痛反复发作10余年，经胃镜检查为浅表性胃炎。2004年9月4日（丙戌日），上午10时初诊，诊时见舌淡红、苔薄白，脉弦，上腹压痛。按灵龟八法，针内关、公孙，先泻后补。15 min后，胃痛消失，嘱其9月6日，上午10：00来针。

9月6日，戊子日，上午10：00二诊，自述经前天针以后至今，胃痛未再发。灵龟八法：针公孙、内关。嘱其9月7日上午8时来针。

9月7日，己丑日，上午8：00，灵龟八法：针公孙、内关。嘱其9月8日下午3时来针。

9月8日，庚寅日，下午3：00，灵龟八法：针公孙、内关。嘱其9月9日上午10时来针。

9月9日，辛卯日，上午10：00，灵龟八法：针公孙、内关。嘱其9月10日下午5时来针。

9月10日，壬辰日，下午5：00，灵龟八法：针公孙、内关。经1周治疗后，胃痛消失，随访2年无复发。〔张福顺．子午流注针法在临床中的应用［J］．针灸临床杂志，2008，24（5）：19.〕

## 五、飞腾八法

飞腾八法是以八脉八穴为基础按时开穴的一种取穴方法。它的运用与灵龟八法略有不同。该法不论日干支和时干支，均以天干为主，配其相应的八脉交会穴，以其计算方法比较简便而闻名。

1. 基本内容　因本法不论日干支、时干支和其代数如何，均以天干所配之八穴八卦为治疗的主要条件，故其内容主要是天干所配属八穴八卦，运用此法必须牢记其配属关系（表12-26）。现将《针灸大全》所载“飞腾八法歌”附录于下。

壬甲公孙即是乾，丙居艮上内关然。
戊为临泣生坎水，庚属外关震相连。
辛上后溪装巽卦，乙癸申脉到坤传。
己土列缺南离上，丁居照海兑金全。

表12-26 天干八穴八卦配属

| 天干 | 壬甲 | 丙 | 戊 | 庚 | 辛 | 乙癸 | 己 | 丁 |
|---|---|---|---|---|---|---|---|---|
| 八卦 | 乾 | 艮 | 坎 | 震 | 巽 | 坤 | 离 | 兑 |
| 开穴 | 公孙 | 内关 | 足临泣 | 外关 | 后溪 | 申脉 | 列缺 | 照海 |
| 配穴 | 内关 | 公孙 | 外关 | 足临泣 | 申脉 | 后溪 | 照海 | 列缺 |

2. 临床运用原则

(1) 推出天干所配之穴：推出欲求之天干所配之穴。例如，日的天干是甲或是己，按“五子建元法”推算，即“甲己还生甲”的甲子时，应取公孙，因为该法只以天干为主，“壬甲公孙即是乾”，天干甲配乾卦公孙。甲戌、甲申、甲午时等皆取公孙。其他如戊申时取足临泣、庚子时取外关等。余皆类推。

(2) 按时开穴，配其合穴：在按时开穴的基础上，再配其相合之穴。例如，公孙合内关，申脉合后溪，照海合列缺，足临泣合外关等。应用时先针开穴，后针合穴，如戊申时取足临泣，配以外关。另外还可根据病情需要，定时进行选穴治疗。

3. 飞腾八法应用举例

病案1 黄褐斑：患者，女，39岁，会计，2000年1月8日9时初诊。10年前无明显诱因，面颊及唇周出现淡褐色斑，并逐渐加重，尤以近4年明显。曾自做面部按摩、面膜美容等，口服中成药治疗，疗效不显。现在症见面色灰黄，布满黄褐色斑，额部、眼周、双侧面颊及唇周颜色呈深褐色，失眠健忘，疲乏无力，右侧头部刺痛，胁肋胀痛，心烦易怒，此次月经提前1周来潮，色暗有血块，大便秘结，舌质暗红，少苔，脉沉弦细涩。诊断为黄褐斑，证属肝气郁结，气滞血瘀。治宜疏肝理气、活血化瘀，采用飞腾八法，即时开穴为后溪，配以申脉，再取太冲、三阴交平补平泻，留针20 min。然后取大椎穴，用三棱针点刺3针后拔火罐，出血1~2 mL，血色呈暗黑色。治疗3次后黄褐斑变浅，面色由灰黄渐显红色。治疗1个疗程后，色斑明显变浅，面色较前红润。治疗2个疗程后，患者大部分色斑消退，尤以额部、眼周围消退明显，但口周色斑仍较明显。5个疗程后患者颜面皮肤红润光泽，黄褐斑完全消退而告痊愈，伴随之头痛、失眠症状明显改善，心烦易怒症状消失，月经如时来潮，色红无血块。因患者久病阴虚耗伤，嘱患者口服六味地黄丸调养，并尽量避免夏日强烈日光照射。〔郝广义，王阳，朴联友. 飞腾八法配合刺血拔罐治疗黄褐斑80例 [J]. 上海针灸杂志，2007，26（4）：21.〕

病案2 单纯性肥胖：孙某，男，20岁，学生，2000年12月9日就诊。患者自幼肥胖，食欲好，食量大，主食约1 000 g/d，喜饮水，睡眠好，爱出汗，不擅运动，喜寒恶热。体格检查：身高1.9 m，体重130 kg，舌苔黄，脉洪大有力。B超示中重度脂肪肝。证属单纯性肥胖胃热炽盛型。治疗以飞腾八法即时开穴为主，当日壬辰时开主穴公孙，配合穴内关，辅以内庭、上巨虚。治疗1个疗程后体重下降2 kg，3个疗程后体重下降5.5 kg，5个疗程后体重下降8 kg，8个疗程后体重下降10.5 kg，B超示轻度脂肪肝。随诊1年，体重无反弹。〔朴联友，刘颖，张学丽. 飞腾八法治疗单纯性肥胖 [J]. 中国中医药信息杂志，2002，9（7）：57.〕

# 第十三章　常见病症的治疗

## 第一节　急　症

### 一、中暑

中暑是指在高温、高湿环境下，以体温调节中枢功能障碍，汗腺功能衰竭和水、电解质丢失过多为特征的一种疾病。本病多发于夏季，发作前多有高温下长时间过度体力劳作、长途行走史，有颅脑疾患者、年老体弱者、产妇及耐热能力差者，尤易发生中暑。本病属于中医学“暑证”的范畴，又名“中暍”、“中热”、“伤暑”、“暑风”、“暑痫”、“冒暑”等。

本病是盛夏暴发病证之一，多因暑邪袭人，猝然发病。

【临床表现】　根据临床病情轻重，中暑可分为以下几个类型。

1. 先兆中暑　在高温环境下，患者感全身疲乏无力，头昏口渴，胸闷心悸，大量汗出，动作不协调，注意力不集中，体温正常或略有升高，一般不超过 38 ℃。如及时转移到阴凉通风处，稍事休息，补充水和盐分，短时间内即可恢复。

2. 中暑轻证　有先兆中暑的症状，同时体温上升，常在 38.5 ℃以上，并伴有面色潮红、大量汗出、皮肤灼热或出现面色苍白、四肢湿冷、胸闷烦躁、恶心呕吐、血压下降、脉搏增快等呼吸及循环衰竭的早期症状。若及时处理，休息数小时后往往可以恢复。

3. 中暑重证　体温多在 40 ℃以上，除上述症状外，患者多出现突然剧烈头痛、恶心呕吐、烦躁不安、眩晕，甚至昏厥、痉挛抽搐、呼吸急促、血压下降、脉率增快、皮肤干燥、灼热无汗等症状。

【诊断要点】

（1）以高温（一般指室温或气温超过 35 ℃）环境中出现体温升高、肌肉痉挛和（或）晕厥为主要表现。

（2）排除其他疾病，如暑瘟、疫疟、中风、食物中毒及其他高热疾病等。

【辨证施治】

1. 辨证分型

（1）中暑轻证：身热汗出，头晕头痛，口渴烦躁，恶心呕吐，胸闷心悸，乏力倦怠。舌苔白腻，脉濡数。

（2）中暑重证：壮热烦渴，肌肤灼热，口唇干裂，神昏谵语，甚至拘挛抽搐。舌质红、苔黄，脉洪数。若气阴两虚，可见面色苍白，四肢厥冷，气短汗出，血压下降，神志昏蒙。舌质淡，脉细弱。

2. 针灸治疗

（1）中暑轻证：

治法：清热解暑、化湿和中，只针不灸，用泻法。以督脉及手阳明经穴为主。

主穴：大椎（GV14）、曲池（LI11）、合谷（LI4）、内关（PC6）。

方义：大椎属于督脉经穴，督脉为诸阳之会，总领一身之阳气，针泻大椎可疏利阳经之气，清热解表；曲池、合谷为手阳明经穴，阳明主肌表，原穴合谷可疏泄邪热、清热祛暑；合穴曲池可清营血之热、解暑泄热。三穴同用可疏通阳明、清热解暑。内关为手厥阴经络穴，又为八脉交会穴，通于阴维脉，长于清心除烦、化湿和中、降逆止呕、宽胸理气。

加减：恶心呕吐者，配中脘（CV12）、足三里（ST36），以健脾和胃、清化湿浊；头晕头痛者，配太阳（EX-HN5）、风池（GB20），以清暑泄热、化浊醒神；口渴引饮者，配金津（EX-HN12）、玉液（EX-HN13），以清热生津、除烦止渴。

操作：金津、玉液点刺出血，余穴常规刺法。

（2）中暑重证：

治法：清泄暑热、宁心开窍，只针不灸，用泻法；虚脱者，回阳救逆，针灸并用，补泻并施。以督脉、手厥阴经及足太阳经穴为主。

主穴：百会（GV20）、水沟（GV26）、十宣（EX-UE11）、曲泽（PC3）、委中（BL40）。

方义：百会、水沟穴属于督脉经穴，督脉上颠入脑，功能醒脑开窍、安神定志；十宣穴在四肢末端，为阴阳经交会之处，功能调节阴阳、开窍泄热；曲泽为手厥阴经合穴，委中为足太阳经合穴，合主逆气而泄，刺泻二穴浮络出血可清营凉血、泄热解暑。

加减：拘挛抽搐者，加曲池（LI11）、阳陵泉（GB34）、承山（BL57）、太冲（LR3），以舒筋通络、熄风解痉；热盛耗伤气阴而致虚脱者，加气海（CV6）、关元（CV4）、神阙（CV8），以扶阳益气、回阳固脱。

操作：百会、水沟施泻法；十宣、曲泽、委中用三棱针点刺放血；神阙、关元用艾炷隔盐灸或多壮重灸；余穴常规针刺。

【其他疗法】

1. 耳针疗法

处方：耳尖（$HX_{6,7i}$）、神门（$TF_4$）、心（$CO_{15}$）、枕（$AT_3$）、皮质下（$AT_4$）、肾上腺（$TG_{2p}$）。

操作：取双侧，毫针强刺激，留针 30 min，耳尖点刺放血。

2. 取嚏疗法

处方：诸葛卧龙丹。药物组成：麝香 3 g，灯草灰 30 g，猪牙皂 3 支，闹洋花 9 g，冰片 3 g，细辛 6 g，西牛黄 1.8 g。(《经验秘方类钞》)

操作：研细末，将少许吸入鼻中，取嚏开窍。

3. 刮痧疗法

处方：选取脊柱两侧肌肉、前胸、肘窝、腘窝等部位。

操作：用汤匙、大铜钱或者刮痧板蘸取食用油、盐汤、活络油等，刮上述部位，自上而下，刮至皮肤出现紫红色为度，用力要均匀，不可过量。也可用示指、中指屈曲，提捏印堂穴、颈项部至皮肤紫红为度。

【文献摘要】

《针灸大成》：中暑不省人事，水沟、合谷、内庭、百会、中极、气海……复刺中冲、行间、曲池、少泽。

《杨敬斋针灸全书》：中暑不省人事，百会、风门、水沟、承浆、中冲、合谷、少冲、气海、足三里、内庭、脾俞、中脘、阴谷、阴陵泉、三阴交。

《针灸逢源》：中暑，水沟、中脘、气海、曲池、合谷、中冲、足三里、内庭……中暑水沟百会搜，阳明合谷内庭求。

《神灸经纶》：中暑神昏……宜灸百会、中脘、足三里、脾俞、合谷、水沟、阴谷、三阴交。

【名家医案】 黄某，青年教师。因在盛暑烈日下长途坐火车，途中出现头晕头痛、心胸憋闷、昏睡、神志不清而急诊。诊断为中暑。治则：清泄暑热，开窍醒神。取内关穴，泻法刺之，患者自觉针后心胸憋闷减轻，不愿接受针刺第二个腧穴。但是观察 5 min 后，患者昏睡，神志不清，立即给予针刺心包经井穴中冲（双），用泻法刺出血后，患者立刻清醒，应针而愈。（胡熙明．针灸临证指南[M]．北京：人民卫生出版社，1991：82.）

【按语】 本病具有明显的季节性，与具体的炎热环境有关。因此，要注意防暑降温工作，避免在高温环境中过度劳作。本病发病急骤，且病情发展迅速，变化快，应及时抢救，首先必须迅速撤离高温环境，将患者移至阴凉通风处，再施以救治。针灸治疗中暑疗效明显，方法简单，操作方便，是急救的首选措施。但对于病情严重者，应严格观察病情的变化，除针灸外，可配合补液、乙醇擦洗、抗休克治疗等中西医结合疗法，采取综合治疗措施。夏季应保持室温，多喝水，保证室内空气的流通，同时注意劳逸结合。

## 二、昏厥

昏厥是由一过性脑缺血、缺氧所致的突发性、短暂性的意识丧失，患者常因位置觉丧失和肌张力消失而不能保持正常姿势，跌倒在地。本病常因精神刺激、惊恐或体位变动而诱发，多见于素体亏虚，气血虚弱或久病、产后失血过多患者。本病属于中医学“厥证”、“脱证”的范畴。

本病多由外感寒邪、暑热、疫疠之邪，内伤情志、饮食、劳倦，或者产后失血过多、病后气血未复及各种消耗性疾病导致气血亏虚、元气虚弱。每因操劳过度、骤然起立等致使经气一时逆乱，十二经气血不能上达于头，阳气不能通达于四肢而发病；或因情志的异常波动，或外伤剧烈疼痛，而致经气逆乱，上蒙清窍而突然昏倒。

【临床表现】 起始自觉头晕乏力、眼前发黑、泛泛欲呕，继而突然昏倒、不省人事、大汗淋漓、四肢厥冷、血压下降，短时间内可逐渐清醒。少数患者在晕厥前可有头痛、眩晕、恶心、苍白、出冷汗、肢端厥冷、周身乏力等症状。

【诊断要点】

（1）以突然昏倒、短暂性意识丧失为主要表现。醒后如常，无遗留症状。

（2）排除其他疾病（如中暑、眩晕、癫痫、虚脱、休克和昏迷等）。

【辨证施治】

1. 辨证分型

（1）实证：外伤或恼怒后出现突然昏仆，不省人事，两拳握固，牙关紧闭，面赤息粗，四肢厥逆。舌质红，脉沉伏或弦。

（2）虚证：操劳、惊恐，或久病、产后眩晕昏仆，面色苍白，气短息微，汗出肢冷。舌质淡，脉细数无力或脉微欲绝。

2. 针灸治疗

治法：实证者，治宜开窍醒神、苏厥降逆，只针不灸，用泻法；虚证者，治宜益气固脱、醒神救逆，针灸并用，用补法。以督脉及手厥阴经穴为主。

主穴：水沟（GV26）、内关（PC6）、中冲（PC9）、涌泉（KI1）、足三里（ST36）。

方义：水沟为督脉穴，督脉入脑上颠，功能开窍醒神、苏厥启闭；内关为手厥阴经之络穴，又为八脉交会穴，通于阴维脉，功能宁心安神、宽胸和胃；中冲为手厥阴经井穴，能调节阴阳经气逆乱，有泄热开窍、熄风解痉之功，是治疗晕厥的要穴；涌泉为足少阴经井穴，可激发肾经之气，并能引气下行，可开窍启闭、苏厥醒神；足三里为足阳明经合穴，功能益气生血、养神益智。

加减：实证者，加合谷（LI4）、太冲（LR3），以开窍醒神、苏厥降逆；虚证者，加百会（GV20）、气海（CV6）、关元（CV4），以益气固脱、醒神救逆。

操作：中冲用三棱针点刺放血；涌泉用强刺激，泻法；神阙、关元用艾炷隔盐灸；余穴常规刺法。

【其他疗法】

1. 耳针疗法

处方：心（$CO_{15}$）、神门（$TF_4$）、肾上腺（$TG_{2p}$）、皮质下（$AT_4$）。

操作：毫针刺法，强刺激，两耳交替取穴，间歇运针。本法适用于晕厥实证。

2. 三棱针疗法

处方：大椎（GV14）、十宣（EX-UE11）、太阳（EX-HN5）、委中（BL40）。

操作：用三棱针点刺上述腧穴，并使其出血数滴。本法适用于晕厥实证。

3. 指针疗法

处方：水沟（GV26）、合谷（LI4）、内关（PC6）、涌泉（KI1）。

操作：在没有针具或者紧急情况下，可用拇指重力按压或者掐按上述腧穴，直至患者出现疼痛感并苏醒。

【文献摘要】

《扁鹊心书》：气厥、尸厥，灸中脘五百壮。

《针灸大全》：吐血昏晕、不省人事，肝俞二穴、膈俞二穴、通里二穴、大敦二穴。

《针灸大成》：尸厥，列缺、中冲、金门、大都、内庭、厉兑、隐白、大敦。

《类经图翼》：厥逆，水沟（灸七壮，或针入至齿妙）、膻中（二十一壮）、百会（暴厥逆冷）、气海。

《神灸经纶》：扁鹊治虢太子疾，取三阳五会，更熨两胁下，即苏……厥逆昏沉，不省人事，脉伏绝者，气海、丹田、关元，用大艾炷灸二七壮，得手足温暖，脉至知人事，无汗要有汗即生。

【名家医案】 1929年夏，在无锡望亭治愈杨润生之小儿暑厥一症。四肢厥冷而牵引，两目上视，神昏不语，脉数无伦。为刺少商、关冲、尺泽、委中、涌泉、中脘数穴而苏，复与却暑丹二丸而愈。此丹先父梦琴公每喜用之。昔年先父梦琴公曾治巷路里赵某之子暑厥，背反张而不语，仅针大椎、中脘、气海三穴而立苏，亦与却暑丹而愈。却暑丹即《幼幼集成》上之太极丸。（承为奋，谢永光，梅焕慈，等．承淡安针灸选集［M］．上海：上海科学技术出版社，1986：42.）

【按语】 晕厥，即《黄帝内经》所称“薄厥”，后世有“郁冒”、“气厥”、“血厥”、“痰厥”、“食厥”、“暑厥”、“酒厥”、“昏厥”、“昏仆”等名称，在临床上晕厥须与神昏、眩晕、癫痫等病相鉴别。神昏是持久而不易迅速逆转的知觉丧失；眩晕是一种运动性幻觉，视物旋转不定，甚则不能站立，但无神志不清；癫痫是短暂的大脑功能障碍，出现突然和一过性症状，但发则四肢抽搐，口眼抽引，牙关紧闭，口吐白沫。晕厥的处理方法基本上分两种：①对因治疗，即根据不同病因采取相应措施。②辨证施治，通常功能性晕厥可分为气虚、血虚与阴虚肝旺三型，其他还可分为气血上逆、痰浊上蒙、暑邪中伤三型，气血上逆、痰浊上蒙者需要进一步检查来明确诊断，暑邪中伤者必须同时采取降温措施。癔症性晕厥者可同时用通关散吹鼻以开窍，频发体位性晕厥者应给以高盐饮食，排尿性晕厥患者夜间不宜起床排尿，应采取坐位排尿。

## 三、休克

休克是一种常见的急性临床综合征，是人体受到各种有害因素的侵袭后迅速出现的微循环障碍。本病相当于中医学中的“虚脱”，在临床常表现为亡阴、亡阳或阴阳俱亡证候，属于中医学“脱证”范畴。

本病多是由六淫邪气、疫疠之气、情志内伤、久病体虚、大吐、大泻、大量失血、药物过敏或中毒等导致脏腑阴阳失调，气血亏乏，元气虚衰，气血津液不能濡养周身，造成脏腑功能极度衰竭，阴不敛阳，阳不固阴，阴阳外越离绝，出现亡阴、亡阳或者阴阳俱亡之危象。

【临床表现】 发作前常有精神刺激、吐泻过度、大量失血或中毒等明显诱因。发作时面色苍白或发绀，恶心呕吐，表情淡漠或烦躁不安，甚至昏迷不醒，血压下降，四肢逆冷，大汗淋漓，少尿或无尿，脉细数无力或脉微欲绝。可兼见口唇发绀、面色晦暗、呼吸微弱，或烦躁不安、发热口渴、唇红舌干。

【诊断要点】

（1）神志改变，四肢不温，多汗。

（2）脉搏>100 次/min，细或不能触及。尿量<30 mL/h 或无尿。血压明显下降，收缩压<80 mmHg，脉压差<20 mmHg，或原有高血压患者，收缩压在原基础上下降 30%以上。

【辨证施治】

1. 辨证分型

（1）亡阴：面色发绀，发热，心悸不宁，虚烦躁扰，汗出如油，汗热味咸，呼吸急促，便干尿赤或无尿，口渴喜饮，唇干。舌质红、苔干黄或无苔，脉细数无力。

（2）亡阳：面色苍白，神志淡漠，四肢逆冷，冷汗淋漓，汗出如水，汗多味淡，呼吸微弱，下利清谷，尿少或失禁，口唇发绀。舌质淡、苔白，脉微欲绝。

（3）阴阳俱亡：面色苍白，二便失禁，昏迷不醒，手撒口张，瞳孔散大，气息微弱，周身俱冷，脉微欲绝。

2. 针灸治疗

治法：亡阴者，治宜滋阴敛汗、养阴固脱，只针不灸，用补法；亡阳者，治宜回阳固脱、苏厥救逆，针灸并用，用补法；阴阳俱亡者，治宜阴阳双补、固脱复脉，针灸并用，用补法。以督脉、任脉及手厥阴经穴为主。

主穴：素髎（GV25）、水沟（GV26）、百会（GV20）、神阙（CV8）、内关（PC6）。

方义：素髎、水沟、百会为督脉穴，督脉上颠入脑。素髎有升阳救逆、开窍醒神之功，急刺可回升血压；水沟为苏厥救逆要穴，急刺可回阳固脱；百会可升阳举陷、补虚固脱；神阙为任脉穴，可固护一身元气，重灸回阳固脱复脉。内关为手厥阴经穴，可调补心气，助气血运行以养神窍。

加减：亡阴者，加太溪（KI3）、涌泉（KI1）、三阴交（SP6），以养阴固脱；亡阳者，加气海（CV6）、足三里（ST36）、大椎（GV14）、命门（GV4），以回阳救逆；阴阳俱亡者，加关元（CV4）、神门（HT7）、命门（GV4），以固脱复脉；神昏者，加中冲（PC9）、涌泉（KI1），以苏厥醒神。

操作：大椎向上斜刺；神阙、关元用艾炷隔盐灸或多壮重灸；素髎从鼻尖端斜向上刺，持续运针至血压回升；涌泉强刺激，用泻法；余穴常规刺法。

【其他疗法】

1. 指针疗法

处方：素髎（GV25）、百会（GV20）、神门（HT7）、内关（PC6）、合谷（LI4）。

操作：拇指按压，强刺激，直至患者苏醒或症状改善。

2. 耳针疗法

处方：肾上腺（$TG_{2p}$）、皮质下（$AT_4$）、心（$CO_{15}$）、神门（$TF_4$）、枕（$AT_3$）。

操作：毫针中度刺激，两耳交替取穴，间歇运针。

3. 电针疗法

处方：主穴取水沟（GV26）、足三里（ST36）、涌泉（KI1），配穴取内关（PC6）、素髎（GV25）、太溪（KI3）。耳穴取肾上腺（$TG_{2p}$）、内分泌（$CO_{18}$）、皮质下（$AT_4$）、心（$CO_{15}$）。

操作：用疏密波或连续波，连续刺激，通电时间以收缩压升到 90 mmHg 以上、全身症状改善为度。

4. 艾灸疗法

处方：膻中（CV17）、百会（GV20）、气海（CV6）。

操作：用艾条以雀啄法熏灸，离穴区距离以患者能耐受为度，不计时间，至汗出脉动停止熏灸。亦可先针刺上述腧穴，施平补平泻法 2~3 min 后取针，再施灸法。如果血压停灸后下降，可反复施灸。

5. 腧穴注射疗法

处方：水沟（GV26）、复溜（KI7）、太溪（KI3）。

药物：0.5%盐酸普鲁卡因注射液。

操作：每穴注入 2~4 mL，总量不超过 10 mL。

【文献摘要】

《针灸资生经》：久冷伤惫脏腑，泄利不止，中风不省人事等，宜灸神阙。

《济生拔萃》：产后血晕不识人，支沟、(足) 三里、三阴交。

《扁鹊神应针灸玉龙经》：大便失血阳虚脱，脐心对脊效天然。

《针灸大成》：血迷血晕，水沟。

《类经图翼》：尸厥卒倒气脱，百会、水沟、合谷、间使、气海、关元。

【名家医案】 翁某，女，28 岁，因子宫破裂急诊入院。在全身麻醉下施行子宫次全切术，腹腔内出血 1 500 mL。于手术将终时，病情突变，呈潮式呼吸，全身发绀，四肢冰冷，脉细如丝，血压不能测得。即施行人工呼吸，加速输液，连续用急诊药，并无好转。0.5 h 后瞳孔散大，口吐泡沫，心搏缓慢无力。于是针灸百会、内关。不久口唇颜色转红，脉搏逐渐加强，瞳孔收缩，呼吸深长，呈叹息声，3 h 后脱险。(焦国瑞．针灸临床经验辑要［M］．北京：人民卫生出版社，2006：12.)

【按语】 虚脱是一种危重证候，为多种疾病发展到一定阶段的严重表现，应及时抢救。针灸对本病有一定疗效，但必须对原发病进行治疗。必要时可配合其他治疗方法，或采取中西医结合治疗的方法进行抢救。应密切观察病情的变化，详细记录病情发展，对重度患者要加强护理，同时积极治疗并发症。

## 四、高热

凡体温超过 39 ℃，称为高热，是临床常见急症之一。现代医学的急性感染、急性传染病、中暑、风湿热、恶性肿瘤等均可出现高热。本病在中医学中又称“壮热”、“实热”、“日晡潮热”、“身大热”、“灼热”等，均属于“发热”范畴。一般分为外感和内伤两大类，临床上尤多见于外感六淫邪气，特别是湿热火毒所致的疾患中，疠气、温毒等也可引起高热。

本病由外感六淫邪气从口鼻而入，卫气失宣，肺失清肃，经络瘀阻，腠理闭塞，郁而发热；或温邪疫毒侵袭人体，燔于气分，正邪相争，阳热亢盛；或外感暑热之邪，湿热中阻，下迫肠道，泌别失司，上蒸酿浊，蒙蔽心包，导致高热；或因内伤七情，五志过极，肝阳暴亢，心火亢盛，痰、火、气、血随逆乱之气上蒙清窍，窍闭神昏，阳气内阻不得外发，郁而发热。

【临床表现】 体温升高，超过 39 ℃，伴有面红目赤、呼吸急促、口渴喜饮、咽喉肿痛、皮肤蒸热、大便干结、小便短赤，舌质红、苔黄，脉洪数等症状。

【诊断要点】

(1) 体温超过 39 ℃。

(2) 实验室检查可见白细胞和中性粒细胞计数均升高。

(3) 通过热型的区分和对伴随症状的观察进一步明确病因。

【辨证施治】

1. 辨证分型

(1) 风热表证：发热汗出，微恶风寒，头身疼痛，鼻塞流涕，口干喜饮，咽痛咳嗽。舌边尖红、苔薄黄，脉浮数。

(2) 邪热蕴肺：发热不恶寒，咳嗽胸痛，咳痰黄稠，咽干唇燥，渴喜冷饮，鼻息气粗。舌质红、苔黄燥或黄腻，脉滑数有力。

(3) 气分实热：高热大汗，烦渴引饮，腹痛拒按，大便秘结，小便短赤。舌质红、苔黄，脉洪数。

(4) 热入营血：高热，夜间更甚，烦渴引饮，吐血，便血，衄血，斑疹隐隐，狂躁不安或神昏谵语，抽搐。舌质红绛或干，脉细数。

2. 针灸治疗

治法：风热表证者，治宜疏风清热、宣肺解表，只针不灸，用泻法；邪热蕴肺者，治宜清热肃肺、止咳化痰，只针不灸，用泻法；气分实热者，治宜清热理气、通腑解郁，只针不灸，用泻法；热入营血者，治宜清营凉血、开窍泄热，只针不灸，用泻法。以督脉、手太阴、手阳明经穴及井穴为主。

主穴：大椎（GV14）、曲池（LI11）、合谷（LI4）、十宣（EX-UE11）、十二井穴。

方义：大椎是督脉穴，为诸阳之会，总督一身之阳，针泻大椎可宣散全身阳热之气，为清热之要穴；曲池、合谷分别为手阳明经合穴、原穴，二穴合用，共奏宣肺解表、清肃肺热，以泄阳明实热之功；十宣、十二井穴皆在四肢末端，为阴阳经交接之处，点刺十二井穴，可开窍泄热、调节阴阳。

加减：风热表证者，加鱼际（LU10）、外关（TE5），以疏风清热、宣肺解表；邪热蕴肺者，加尺泽（LU5）、少商（LU11），以清热肃肺、止咳化痰；气分实热者，加内庭（ST44）、支沟（TE6），以清热理气、通腑解郁；热入营血者，加曲泽（PC3）、委中（BL40）、内关（PC6）、血海（SP10），以清营凉血、开窍泄热；抽搐者，加太冲（LR3），以熄风止痉；神昏者，加水沟（GV26）、内关（PC6），以开窍醒神。

操作：大椎刺络拔罐；十宣、十二井穴、少商、曲泽、委中点刺放血；余穴常规针刺，用泻法。

【其他疗法】

1. 耳针疗法

处方：耳尖（$HX_{6,7i}$）、肾上腺（$TG_{2p}$）、神门（$TF_4$）、耳背静脉。

操作：耳尖、耳背静脉用三棱针点刺放血；余穴用毫针浅刺，强刺激。

2. 刮痧疗法

处方：脊柱两侧和背俞穴。

操作：用刮痧板或瓷汤匙蘸取食油或清水，刮脊柱两侧和背俞穴，以皮肤紫红为度。

3. 腧穴注射疗法

处方：大椎（GV14）、曲池（LI11）、合谷（LI4）。

药物：柴胡注射液或阿尼利定注射液。

操作：每次选2穴，用柴胡注射液，每次注入总量0.5~1 mL；或用阿尼利定注射液，每穴每次注入0.1~0.2 mL即可，此法可达到退热的目的。

4. 腧穴贴敷疗法

处方：脚心。

药物：生附子63 g、面粉31 g、葱16 g。

操作：生附子研末，葱捣成泥状，和酒调面粉，包脚心，1 h后即可引热下行，高热自降。

【文献摘要】

《灵枢·热病》：热病而汗且出，及脉顺可汗者，取之鱼际、太渊、大都、太白。泻之则热去，补之则汗出，汗出太甚，取内踝上横脉以止之。

《针灸甲乙经》：热病汗不出，天柱及风池、商阳、关冲、液门主之。

《扁鹊神应针灸玉龙经》：伤寒一二日，发热如火，曲池、委中。

《针灸大成》：身热头疼，攒竹、大陵、神门、合谷、鱼际、中渚、液门、少泽、委中、太白。洒淅恶寒、寒慄鼓颔，鱼际。身热，陷谷、吕细（足寒至膝，乃出针）、（足）三里、复溜、侠溪、公孙、太白、委中、涌泉。伤寒汗不出，风池、鱼际、经渠（各泻）、二间。大热，曲池、（足）三里、复溜。

《针灸集成》：身热如火汗不出，命门、中脘、胆俞、孔最（三壮）、肺俞、太溪、合谷、支沟。

【名家医案】　杨某，男，35岁，头痛发热1 d就诊。患者因深秋之夜贪凉，翌日则病，头昏重痛，全身失和，恶风寒而汗不出，继之体温40 ℃，鼻塞声重，时流清涕，喉痒微咳，二便正常，饮食欠佳，口淡无味，苔薄白润，脉浮紧，要求针灸治疗。取合谷、太阳针刺泻法，发汗解表，疏头面风热；风门针后拔罐，疏风宣肺解表；大椎属督脉，为诸阳之会，针能固护卫气，灸能温散寒邪。经治1次，汗出热退，2次症状大减，3次诸症消失，而痊愈，实属针攻艾灼之力也。(胡熙明．针灸临证指南［M］．北京：人民卫生出版社，1991：96.)

【按语】 本病病因复杂，病证多变，预后亦相差很大。一般来说，邪在卫分、气分者，预后良好；邪入营血、导致脱证者，预后险恶。针灸治疗高热有很好的效果，可作为处理高热的应急措施之一，但须明确诊断，查明病因，针对病因治疗，切勿延误治疗时机。同时应采取综合疗法，如补充体液，保持水、电解质和酸碱平衡。本病极易伤津耗液，高热患者饮食上应以清淡、易消化食物为主，切忌油腻、辛辣厚味或鱼虾类食物。同时应保持空气新鲜、流畅，为患者创造一个整洁、清新、安静的环境。

## 五、抽搐

抽搐是指四肢肌肉不随意地抽动，或兼颈项强直、四肢抽搐、角弓反张、口噤不开等。属锥体外系疾病，可见于小儿惊厥、破伤风、颅脑外伤、颅内占位性病变、癫痫、癔症等。本症又名“瘛疭”，筋脉拘急挛缩者为“瘛”，筋脉松弛伸张者为“疭”，属于中医学“痉证”范畴。

本症的病因有很多，或因感受时邪，不得外发，郁闭于内，化火化热，邪热消灼津液，筋脉失于濡养而致；或因脉络郁阻，气血运行不利，筋脉失养而致；或因热极引动肝风，肝血不足，筋脉失养，刚劲太过，失去柔和之性而致；或因素体脾虚湿盛，聚液成痰，上蒙清窍而致；或因气血不足导致虚风内动而致。此外，金刃所伤、虫兽咬伤等也是引起抽搐的重要原因。

【临床表现】 四肢抽搐，可有短暂性的意识丧失、两目上翻或斜视、颈项强直、角弓反张、牙关紧闭、口吐白沫、二便失禁等，严重者可伴有神志昏迷。

【诊断要点】

(1) 以四肢肌肉抽动为主要表现。

(2) 颅脑CT、MRI、脑脊液等检查可明确病因。

【辨证施治】

1. 辨证分型

(1) 热极生风：起病急骤，四肢抽搐，颈项强直，甚至角弓反张，壮热头痛，汗大出，渴喜冷饮，神志昏迷。舌质红、苔黄，脉洪数。

(2) 痰热内盛：喉中痰鸣，牙关紧闭，惊厥神昏，壮热烦渴，四肢抽搐。舌质红、苔黄腻，脉滑数。

(3) 血虚风动：手足搐搦，纳呆，露睛，无热或低热。舌质淡，脉细无力。

2. 针灸治疗

治法：热极生风者，治宜清热定惊、熄风止痉，只针不灸，用泻法；痰热内盛者，治宜化痰熄风、开窍醒神，只针不灸，用泻法；血虚风动者，治宜养血和营、解肌止痉，针灸并用，用平补平泻法。以督脉及手足厥阴、手阳明经穴为主。

主穴：水沟（GV26）、内关（PC6）、合谷（LI4）、太冲（LR3）。

方义：水沟为督脉穴，督脉上巅入脑，针刺水沟可调神导气、醒脑开窍，为止抽搐的要穴；内关为手厥阴经络穴，又为八脉交会穴，通于阴维脉，针刺内关可活血通络、调理心气，可助水沟醒脑开窍；合谷为手阳明经原穴，功能祛风解表、通络镇痛；太冲为足厥阴经输穴、原穴，功能熄风定惊、开窍止痉；合谷、太冲二穴通用，称为开四关，为熄风止痉之首选穴。

加减：热极生风者，加大椎（GV14）、曲池（LI11），以清热定惊、熄风止痉；痰热内盛者，加中脘（CV12）、丰隆（ST40）、阴陵泉（SP9），以化痰熄风、开窍醒神；血虚风动者，加血海（SP10）、足三里（ST36），以养血和营、解肌止痉；神志昏迷者，加涌泉（KI1）、十宣（EX－UE11）、百会（GV20），以开窍醒神、熄风止痉；风邪甚者，加风池（GB20）、风府（GV16），以祛风通络、散邪止痉。

操作：大椎向上斜刺；涌泉用强刺激泻法，不留针；十宣可点刺放血；余穴常规针刺。

【其他疗法】

1. 耳针疗法

处方：肝（$CO_{12}$）、皮质下（$AT_4$）、心（$CO_{15}$）、脾（$CO_{13}$）、缘中（$AT_{2,3,4\,i}$）。

操作：每次选用 3~5 穴，毫针刺法，强刺激，留针 30~60 min，或者埋针数小时。

2. 电针疗法

处方：合谷（LI4）、太冲（LR3）、阳陵泉（GB34）。

操作：针刺得气后，接电针治疗仪，用连续波、快频率、强刺激 20~30 min。

【文献摘要】

《灵枢・热病》：风痉身反折，先取足太阳及腘中及血络出血；中有寒，取（足）三里。

《针灸甲乙经》：痉、身反折、口噤、喉痹不能言，足三里主之。

《备急千金要方》：五处、身柱、委中、委阳、昆仑主脊强反折，瘛疭癫疾头痛。

《扁鹊心书》：破伤风、牙关紧急、项背强直，灸关元穴百壮。

《针灸资生经》：肾俞、中膂俞、长强，主寒热痉反折……肝俞，主筋寒热痉、筋急手相引。

《针灸大成》：脊反折，哑门、风府。

《类经图翼》：角弓反张，百会、神门、间使、仆参（七壮）、命门。

《针灸集成》：角弓反张，天突（先针）、膻中、太冲、肝俞、委中、昆仑、大椎、百会。

【名家医案】 邵某，女，5 岁。患儿在 3 d 前出现上呼吸道感染症状，2 d 后息粗面赤，口渴索饮，在 1 h 前突然握拳戴目，扬手掷足，呼之不应，急诊求治。肛温 41.8 ℃，心音亢进。立即火针点刺大椎，当点刺至第 2 下时，患儿已渐平静，点至第 3 下时，双手已可放松，目睛转动，抽搐停止，体温已降至 40 ℃，其他检测未见明显异常，仍以上呼吸道感染论治，再熏灸大椎而退热解表，2 d 后一切恢复正常。（胡熙明. 针灸临证指南［M］. 北京：人民卫生出版社，1991：443.）

【按语】 针灸治疗本症有一定的疗效，有镇惊止痉功效，可用于急救。但是痉止后必须查明病因，及早作出诊断，针对病因治疗。患者在针刺时出现抽搐，应及时出针，以防止发生弯针、滞针、断针等现象。日常生活中患者应避风寒、劳逸适度、饮食起居有节，增强体质，减少和预防发作。

## 六、心绞痛

心绞痛是心脏冠状动脉供血不足，心肌急剧、短暂缺血与缺氧所引起的临床综合征。本病多见于 40 岁以上的男性，多因劳累、情志过极、饮食过饱、感受寒邪等引起。本病属于中医学“真心痛”、“心痛”、“胸痹”等范畴。

本病责之于“本虚标实”，本虚指正气内虚，年老体弱，先天不足，情志过极，思虑劳倦太过，导致心之阴阳气血不足；或劳逸过度，耗伤营血，心脉失养，发为心痛等。标实指寒邪入侵，气滞血瘀，饮食过度，肥甘厚味滋生痰浊，闭阻心络而导致疼痛。本病病位在心。

【临床表现】 典型心绞痛发作常见于情绪激动、劳累、受寒或饮食之后，胸骨体上、中段之后或心前区出现压榨性、窒息性或闷胀性疼痛，与呼吸无关。疼痛可放射至左肩、左上肢前内侧及环指和小指，同时伴有心悸、气短、面色苍白、四肢逆冷、大汗淋漓、恶心呕吐、有濒死感等症状，疼痛一般持续数分钟，休息或舌下含化硝酸甘油后可自行缓解。不典型的心绞痛，疼痛可位于胸骨下段、左心前区或上腹部，可放射至颈、下颌、左肩胛部或右前胸，疼痛可很轻或仅有左前胸不适或发闷感。

【诊断要点】

（1）以发作性心前区憋闷疼痛为主要表现。

（2）疼痛一般持续 1~5 min，很少超过 15 min。休息或舌下含化硝酸甘油几分钟内可缓解。

（3）常因操劳过度、抑郁恼怒、多饮暴食或感受寒冷而诱发。

（4）心绞痛发作时，心电图检查常见 ST 段压低。

【辨证施治】

1. 辨证分型

（1）寒凝心脉：心胸痛如缩窄，遇寒而作或加重，得热痛减，形寒肢冷，面色苍白，四肢厥冷，胸闷心悸，甚则喘息不得卧。舌质淡、苔白滑，脉沉迟或弦紧。

（2）痰浊内阻：心胸窒闷或如物压，气短喘促，昏困易睡，多形体肥胖，腹胀纳呆，喉中痰鸣，痰多口黏。舌苔黄腻，脉滑。痰浊化热则心痛如灼，心烦口干，痰多黄稠，大便秘结。舌质红、苔黄腻，脉滑数或濡数。

（3）心血瘀阻：心胸阵痛，如刺如绞，固定不移，入夜为甚，伴有胸闷心悸，心烦不安，面色晦暗，唇甲青紫。舌质紫暗，或有瘀斑，舌下络脉青紫，脉沉涩或结代。

（4）心气虚弱：心胸隐痛，反复发作，胸闷气短，动则喘息，心悸易汗，倦怠懒言，面色㿠白。舌质淡暗或有齿痕、苔薄白，脉弱或结代。

（5）心肾阴虚：心胸隐痛，久发不愈，心悸盗汗，心烦少寐，五心烦热，面色潮红，腰酸膝软，耳鸣头晕，气短乏力。舌质红、苔少，脉细数。

（6）心肾阳虚：胸闷气短，遇寒则痛，心痛彻背，虚烦不眠，形寒肢冷，喘不得卧，动则气喘，心悸汗出，腰酸乏力，面浮足肿。舌淡胖、苔白，脉沉细或脉微欲绝。

2. 针灸治疗

治法：寒凝心脉者，治宜温经通脉、散寒止痛，针灸并用，用泻法；痰浊内阻者，治宜化痰除湿，行气止痛，只针不灸，用泻法；心血瘀阻者，治宜行气通络、化瘀止痛，只针不灸，用泻法；心气虚弱者，治宜补心益气、通络止痛，针灸并用，用补法；心肾阴虚者，治宜滋阴益肾、养心止痛，只针不灸，用补法；心肾阳虚者，治宜温补心肾、通阳止痛，针灸并用，用补法。以手厥阴、手少阴经穴为主。

主穴：膻中（CV17）、阴郄（HT6）、内关（PC6）。

方义：膻中为手厥阴经募穴，又为八会穴之气会，功能调畅气机、宽胸散结，为治疗心胸疾病之要穴；阴郄为手少阴经郄穴，功能清心止汗、缓急止痛；内关为手厥阴经之络穴，又为八脉交会穴，通于阴维脉，功能宁心安神、调理心气、活血通络，为治疗心绞痛的特效穴。

加减：寒凝心脉者，加灸神阙（CV8）、关元（CV4），以温经通脉、散寒止痛；痰浊内阻者，加脾俞（BL20）、中脘（CV12）、丰隆（ST40）、阴陵泉（SP9），以化痰除湿、行气止痛；心气虚弱者，加气海（CV6）、足三里（ST36），以补心益气、通络止痛；心肾阴虚者，加心俞（BL15）、肾俞（BL23）、太溪（KI3），以滋阴益肾、养心止痛；心肾阳虚者，加心俞（BL15）、巨阙（CV14）、命门（GV4）、关元（CV4），以温补心肾、通阳止痛。

操作：膻中向下沿皮刺，神阙、关元可用重灸法以散寒止痛、温阳通络，余穴常规刺法。

【其他疗法】

1. 指针疗法

处方：心俞（BL15）、内关（PC6）、三阴交（SP6）、厥阴俞（BL14）、膈俞（BL17）、间使（PC5）、阿是穴。

操作：每次选用 3~4 穴，拇指按压，每穴 3~5 min。

2. 耳针疗法

处方：心（$CO_{15}$）、神门（$TF_4$）、交感（$AH_{6a}$）、小肠（$CO_6$）、内分泌（$CO_{18}$）。

操作：每次选 3~5 穴，毫针强刺激，每次留针 30~60 min。

3. 电针疗法

处方：内关（PC6）、膻中（CV17）、心俞（BL15）、厥阴俞（BL14）、足三里（ST36）。

操作：针刺得气后，接电针治疗仪，用连续波、快频率刺激，以患者能耐受为度，每次5~10 min。

4. 腧穴注射疗法

处方：内关（PC6）、膻中（CV17）、心俞（BL15）、厥阴俞（BL14）。

药物：复方丹参注射液。

操作：每次选用1~2穴，每次注入0.5~1 mL，隔日1次。

5. 腧穴贴敷疗法

处方：膻中（CV17）、心俞（BL15）、厥阴俞（BL14）、巨阙（CV14）。

药物：七厘散（血竭、儿茶、制乳香、制没药、红花、朱砂、冰片、麝香）。

操作：取七厘散少许，撒于麝香虎骨膏上，贴敷上述腧穴，隔日1次。

【文献摘要】

《针灸甲乙经》：实则心暴痛……内关主之。

《圣济总录·针灸门》：治胸痹心痛，穴天井、临泣、膻中，或灸百壮。

《针经摘英集·治病直刺诀》：如灸冷心痛，燔针针任脉巨阙穴。

《神应经》：心胸痛，曲泽、内关、大陵。

《席弘赋》：心痛手颤少海间，若要除根觅阴市。

《医学纲目》：心胸痛并气攻，劳宫、大陵、内关。

《杨敬斋针灸全书》：心气疾痛，心俞、内关、通里、大陵、中冲、膻中、上脘、鸠尾。

【名家医案】　贺某，男，54岁，1985年冬谈话间突然左心前区疼痛憋闷，胸有紧迫感，四肢凉，心乱不安，随即倒卧于床上，脉结代。证属心阳不振，气滞血瘀，脉道不通。治则：强心通脉，活血化瘀，取内关、膻中，然谷放血。下针后疼痛马上减轻，胸闷消失，然谷放血后心律不齐有所改善，但仍有三五不调。起针后0.5 h诸症状消失，骑车回家。一周后随访，诉类似症状未再发作。（胡熙明．针灸临证指南［M］．北京：人民卫生出版社，1991：200.）

【按语】　本病发病急，病情危重，须及时救治，慎重处理。针灸可缓解心绞痛、心律不齐，疗效显著，但病情缓解后要针对病因，采用综合疗法治疗。间歇期坚持治疗，对减少心绞痛发作、减轻症状及心电图的改变有很大的帮助。患者应在情志上勿大喜、大悲、过于激动，保持乐观、平静的心态；慎起居，保持充足的睡眠，适当活动；饮食要有节制，宜清淡，少肥甘油腻，忌食辛辣刺激之物；平时注意气候变化，避免寒冷刺激。

## 七、胆绞痛

胆绞痛是由于胆囊管或胆总管突然阻塞或化学刺激引起痉挛性收缩所致的一种急腹症，临床常见，也是消化系统发病率较高的疾病。本病常见于西医学的多种胆管疾患，如胆囊炎、胆石症、胆道蛔虫病、胆管炎等。胆绞痛的发生与肠道寄生虫、饮食习惯、情绪波动、细菌感染、地理环境、腹部受到震动等因素有关。患者常有饮食不节、情志内伤、跌仆闪挫或劳欲久病等病史。本病属于中医学“胁痛”范畴。

本病多是由于各种原因引起肝络失和所致，病理变化可以归结为“不通则痛”。或因情志不遂，肝郁气滞，气机不畅而作痛，气郁日久导致血瘀，亦可致痛；或因饮食内伤，脾失健运，痰湿内生，化热化石，或郁遏肝胆，或阻滞胆管，肝胆疏泄不畅，发为疼痛；或因肠道蛔虫妄动，误入胆道，气机受阻或逆乱，疏泄不通，气机严重郁滞，发为绞痛。

【临床表现】　突发性右上腹剧痛，持续性绞痛，阵发性加重，疼痛部位拒按，有压痛和叩击痛，疼痛可放射至右肩部或右肩胛骨处，可伴有恶心呕吐、腹胀黄疸等症状。疼痛剧烈时患者坐卧不安、捧腹弯腰，甚至倒地翻滚、大声喊叫、面色苍白、大汗淋漓，更甚者可发生晕厥、休克等现象。疼痛呈周期性发作，间隔时间为数分钟到数小时不等，一般持续10~120 min，以后逐渐减轻至消失，如持续绞痛5~6 h，就应考虑胆结石并发症的发生。

【诊断要点】

（1）以突发性右上腹剧痛、持续性绞痛、阵发性加重为主要表现。

（2）体格检查可见墨菲征阳性，可扪及肿大的胆囊及痛性包块。

（3）血常规检查：白细胞升高，中性粒细胞偏高。

（4）胆囊造影及B超检查可明确病因。

【辨证施治】

1. 辨证分型

（1）肝胆气滞：右胁胀痛，可向右肩部放射，右上腹压痛，可触到胆囊，但无明显的肌紧张，疼痛常由情志的波动而发生，伴见胸闷纳呆、恶心呕吐、心烦易怒、嗳气呃逆。舌苔薄白，脉弦紧。

（2）肝胆湿热：右胁疼痛，右上腹有触痛和肌紧张，伴见发热寒战、口苦咽干、恶心呕吐、面目身黄、小便短赤、大便秘结、大汗淋漓。舌苔黄腻，脉弦数。

（3）蛔虫妄动：右上腹及剑突下突发性钻顶样疼痛，辗转不宁，疼痛拒按，伴见寒热往来、恶心呕吐、手足冰凉、呕吐胆汁或蛔虫。舌苔薄白，脉弦紧。

2. 针灸治疗

治法：肝胆气滞者，治宜疏肝利胆、行气解郁，只针不灸，用泻法；肝胆湿热者，治宜清热利胆、祛湿止痛，只针不灸，用泻法；蛔虫妄动者，治宜驱杀蛔虫、行气止痛，只针不灸，用泻法。以足少阳经穴和相应的俞、募穴为主。

主穴：阳陵泉（GB34）、胆囊穴（EX-LE6）、肝俞（BL18）、胆俞（BL19）、日月（GB24）、期门（LR14）。

方义：阳陵泉是足少阳胆经的下合穴，“合治内腑”，功能疏肝利胆、理气止痛，为疏利胆腑之要穴；胆囊穴是经外奇穴，是胆囊病变在体表的反应点，功能解痉利胆、驱蛔止痛，为治疗胆系疾病的经验有效穴；肝俞、胆俞分别为肝、胆之背俞穴，期门、日月分别为肝、胆之募穴，肝俞配期门、胆俞配日月，俞募相配，可疏调肝胆气机，共奏疏肝利胆、解痉止痛之功。

加减：肝胆气滞者，配太冲（LR3）、侠溪（GB43），以疏肝利胆、行气解郁；肝胆湿热者，加阴陵泉（SP9）、三阴交（SP6），以清热利胆、祛湿止痛；蛔虫妄动者，加迎香（LI20）透四白（ST2）、鸠尾（CV15）透日月（GB24）、百虫窝（EX-LE3），以驱杀蛔虫、行气止痛；呕吐者，加内关（PC6）、足三里（ST36）以和胃理气、降逆止呕；黄疸者，加至阳（GV9），以清热祛湿、利胆退黄；发热者，加大椎（GV14）、曲池（LI11），以清热解表、行气利胆。

操作：大椎、曲池点刺放血，余穴常规刺法。

【其他疗法】

1. 耳针疗法

处方：肝（$CO_{12}$）、胰胆（$CO_{11}$）、脾（$CO_{13}$）、胃（$CO_4$）、腹（$AH_8$）、神门（$TF_4$）、交感（$AH_{6a}$）、耳迷根（$R_2$）。

操作：每次选用3~5穴，毫针强刺激，留针30 min，每日1次。

2. 电针疗法

处方：肝俞（BL18）、胆俞（BL19）、阳陵泉（GB34）、胆囊穴（EX-LE6）、足三里（ST36）、膈俞（BL17）。

操作：针刺得气后，接电针治疗仪，采用连续波、快频率、强刺激，以患者可以耐受为度，每次30~60 min，每日1次。

3. 刺络拔罐疗法

处方：①神道（GV11）、肝俞（BL18）、日月（GB24）。②灵台（GV10）、胆俞（BL19）、中脘（CV12）。

操作：每次选用一组腧穴进行治疗。常规消毒后，用三棱针在腧穴上进行点刺，然后在该腧穴上拔火罐，使之出血，留罐10~15 min。

4. 腧穴注射疗法

处方：期门（LR14）、日月（GB24）、阳陵泉（GB34）、胆囊穴（EX-LE6）、右上腹阳性反应点。

药物：654-2注射液。

操作：每穴注射0.5~1 mL，每日每穴1次。

5. 眼针疗法

处方：眼针双侧4区（肝、胆）、5区（中焦）。

操作：用0.5寸毫针在眼眶缘外0.2寸处沿皮浅刺，左眼用补法，右眼用泻法，留针5 min，每日1次。

6. 腧穴埋线疗法

处方：①鸠尾（CV15）、透巨阙（CV14）、幽门（KI21）。②日月（GB24）透期门（LR14）、腹哀（SP16）（均右侧）。③上脘（CV13）透中脘（CV12）、梁门（ST21）。④肝俞（BL18）、胆俞（BL19）（均右侧）。⑤阳陵泉（GB34）。

操作：根据病情每次选2~3组穴，局部严格消毒后以1%盐酸普鲁卡因注射液局部麻醉，采用特制埋线针，将消毒后的长0.5~1 cm的羊肠线送入腧穴肌层。鸠尾用平刺法，先透巨阙，再透幽门，均进针1.5~2寸；日月先平刺透期门，进针约1.5寸，再透腹哀以40°角刺入1.5寸；上脘透中脘、梁门，均以45°角进针1.5~2寸。余穴直刺，注意背部穴不可过深。推入肠线后要适当破坏穴下脂肪组织，然后从针孔挤出少许血液，贴压无菌敷料。7~15 d治疗一次，3~5次为一疗程。

【文献摘要】

《针经摘英集》：治胸胁痛不可忍，刺足厥阴经期门二穴……针入四分，次针章门二穴……针入六分，可灸七壮至七七壮，次针足厥阴经行间二穴，足少阳经丘墟二穴，足少阴经涌泉二穴。

《针经标幽赋》：胁疼肋痛针飞虎。

《普济方》：治胁支急痛。穴支沟。治胁痛。穴膈俞、中膂俞、窍阴、阳谷、颅囟。治胸胁痛不可忍。穴刺期门（针入四分，可灸七壮）、次针章门（针入六分，可灸七壮至七七壮）、行间、丘墟、涌泉。

《神应经》：胸胁痛，取天井、支沟、间使、大陵、（足）三里、太白、丘墟、阳辅。

《针灸聚英》：胁痛，肝火盛、木气实，有死血、痰注、肝急。针丘墟、中渎。

《针灸大成》：胁肋下痛，心脘刺痛，气海一穴、行间二穴、阳陵泉二穴。胁痛，阳谷、腕骨、支沟、膈俞、申脉。胁肋疼痛，支沟、章门、外关。……复刺后穴：行间（泻肝经治怒气）、中封、期门（治伤寒后胁痛）、阳陵泉（治挫闪）。

《东医宝鉴》：胁并胸痛不可忍，取期门、章门、行间、丘墟、涌泉、支沟、胆俞。胸胁胀痛，取公孙、（足）三里、太冲、三阴交。

《类经图翼》：胁肋胀痛，膈俞、章门七壮，阳陵泉、丘墟三壮。

《神灸经纶》：两胁胀满，胆俞、意舍、阴陵泉。

【名家医案】 唐某，女，40岁。左胁下疼痛3年，经常发作，绞痛难忍，大汗，近来更剧，伴恶心，呕吐。经胆囊造影后，诊断为“胆囊结石”，内有两枚1 cm×1 cm结石。因患者拒绝手术而来本院，舌苔白，脉细弦，证系肝郁气滞胆道失其通利，致成结石，不通则痛。治则：疏利肝胆，通调经脉。取丘墟透照海。经1个月治疗，共针12次，经复查，结石消失，胆囊大小恢复正常。（胡熙明．针灸临证指南［M］．北京：人民卫生出版社，1991：209.）

【按语】 针灸治疗本病有很好的疗效，特别是对于病程短、急性发作、无严重并发症者疗效更佳。在病情稳定后要查明引起本病的病因，针对病因进行治疗，可以提高疗效。患者平时要注意饮食的清淡，少食油腻高脂食物，避免剧烈运动，避风避寒，同时要积极调整心态，保持良好的精神状态。

## 八、泌尿系统绞痛

泌尿系统绞痛是一种肾、输尿管和尿道部位的阵发性和放射性剧痛。多由泌尿系统结石引起，可发生于泌尿系统任何部位。本病为泌尿系统常见病之一。多见于30~40岁男性，我国南方地区多发。本病属于中医学“淋证”范畴，相当于淋证中的“石淋”、“血淋”。

本病的病因病机主要是湿热之邪，流注下焦，燔灼尿液而为石。肾虚是本，湿热、瘀血、气滞是标。病位在肾与膀胱，与肝、脾关系密切。

【临床表现】 突然发作剧烈腰痛，如刀割样，并沿输尿管向下腹部、外阴部和大腿内侧放射，疼痛可因体位改变而缓解。发作时可伴恶心、呕吐、寒战、发热、面色苍白、出冷汗、排尿困难、尿痛、肾区叩击痛等，严重者出现脉弱而快、血压下降，甚则晕厥等症状。由于结石直接损伤肾和输尿管的黏膜，常在剧痛后出现镜下血尿或肉眼血尿，血尿的严重程度与损伤程度有关。肾和输尿管结石并发感染时尿中出现脓细胞，临床可出现高热、腰痛。如果结石造成梗阻，可引起肾积水、肾衰竭，严重者可导致尿毒症。

【诊断要点】

(1) 多有泌尿系统结石病史。

(2) 以腰部剧烈疼痛、放射痛为主要表现，可见排石或血尿。

(3) 尿常规检查可见红细胞，X线片显示结石阴影。

【辨证施治】

1. 辨证分型

(1) 湿热蕴结：腰痛如折，少腹急满，尿中有时夹有沙石，淋沥不畅，溺时涩痛，甚则尿中带血，身热不扬。舌质红、苔黄腻，脉滑数。

(2) 气滞血瘀：腰部胀痛、钝痛，或腰痛如掣如绞，痛引少腹如割，小便涩滞，尿中夹有血块，劳则尤甚。舌质红或紫暗、边有瘀点，苔黄，脉弦或沉涩。

(3) 脾肾亏虚：腰酸腿痛，少腹坠胀，迫切作痛，尿频或小便不利，神疲乏力，食欲不振，时有便溏。舌质淡、苔白，脉细弱无力。

2. 针灸治疗

治法：清热利湿，行气止痛。湿热蕴结者，清热利湿、通淋止痛，只针不灸，用泻法；气滞血瘀者，行气祛瘀、排石止痛，以针为主，酌情加灸，用泻法或平补平泻法；脾肾亏虚者，针灸并用，用补法或平补平泻法。以足太阴、足太阳经及相应俞、募穴为主。

主穴：中极（CV3）、膀胱俞（BL28）、肾俞（BL23）、三焦俞（BL22）、阴陵泉（SP9）、三阴交（SP6）。

方义：中极配膀胱俞为俞募配穴法，用以治疗膀胱腑病；肾俞、三焦俞位于肾区，既为背俞穴，可助阳化气，通调三焦而利水道，又为足太阳膀胱经穴，可疏利膀胱经气，调节膀胱气化功能；远取三阴交、阴陵泉以清利湿热、通淋止痛。

加减：尿路上段结石者，加天枢（ST25）、气海（CV6）、关元（CV4），以培补阳气；尿路中、下段和膀胱结石者，加次髎（BL32）、秩边（BL54）、水道（ST28），以通利下焦；血尿者，加血海（SP10）、太冲（LR3），以通淋止血；湿热较重者，加委阳（BL39）、合谷（LI4），以清利湿热。

操作：毫针刺法，施提插捻转泻法，尽量激发气至病所。留针40 min，中间行针2~3次，疼痛发作者可延长留针时间。每日针1次，10次为一疗程，如患者无特殊不适感，可连续治疗，中间不休息。如患者出现疲劳、下肢酸痛，可适当停针3~5 d，再继续治疗。

【其他疗法】

1. 腧穴注射疗法

处方：肾俞（BL23）、关元（CV4）、阴陵泉（SP9）。少腹疼痛、放射痛加交信（KI8），尿血加三阴交（SP6），小腹胀满、尿流中断加中极（CV3），呕吐加足三里（ST36），绕脐痛加腹结（SP14）。

药物：10%葡萄糖注射液、654-2 注射液或 2%利多卡因注射液。

操作：取上述任一种药液，共注入 2~8 mL。每日或隔日 1 次，30 次为一疗程。

2. 耳针疗法

处方：肾（$CO_{10}$）、输尿管（$CO_{9,10\,i}$）、膀胱（$CO_9$）、尿道（$HX_3$）、三焦（$CO_{17}$）、神门（$TF_4$）、皮质下（$AT_4$）、交感（$AH_{6\,a}$）。

操作：根据结石部位可选择相应的耳穴进行操作，每次选 2~4 穴。毫针刺法，持续捻转 3~5 min，每次留针 20~30 min，每日 1 次；或用埋针法，以揿针型皮内针刺入，胶布固定，并嘱患者每日自行压迫耳部埋针 3~4 次，每次每穴 1 min，每次埋 1 侧，两耳轮换，2 d 换针 1 次；或用压丸法，每次选 3~5 穴，嘱患者每日自行按压 3~4 次，每次每穴 3 min 左右，3 d 换贴 1 次，两耳交替使用。

3. 电针疗法

处方：肾俞（BL23）、膀胱俞（BL28）、中极（CV3）、阴陵泉（SP9）、三阴交（SP6）。

操作：针刺得气后，每次选 2 对腧穴接通电极，以连续波、快频率、强刺激 30~40 min，每日 1 次，必要时可每日 2 次。

4. 拔罐疗法

处方：中极（CV3）、肾俞（BL23）、膀胱俞（BL28）、阿是穴。

操作：拔罐于上述腧穴，留罐 10~15 min，急性期效果更好。

5. 针挑疗法

处方：膀胱俞（BL28）或阿是穴（痛点）。

操作：每次选取 1~2 点，每日挑刺 1 次，连续挑刺 2~3 d，至疼痛缓解。

【文献摘要】

《针灸甲乙经》：溺难，痛，白浊，猝疝，少腹肿……腹中填满，身热，厥痛，行间主之。

《备急千金要方》：腰痛小便不利，苦胞转，灸玉泉七壮。

《太平圣惠方》：中极，主淋、小便赤、尿道痛。

《铜人腧穴针灸图经》：水泉，小便淋沥，腹中痛。

《针灸资生经》：长强疗五淋，曲骨疗五淋，小便黄……中极治五淋，小便赤涩。

《神应经》：转胞不尿，淋沥，关元。……寒热气淋，阴陵。淋癃，曲泉、然谷、阴陵、行间、大敦、小肠俞、涌泉、气门（百壮）。

《针灸大全》：小便淋血不止，阴器痛，阴谷、涌泉、三阴交。

《神灸经纶》：淋痛，列缺、中封、膈俞、肝俞、脾俞、肾俞、气海、石门、间使、三阴交、复溜、涌泉。

【名家医案】 张某，男，38 岁。1979 年 6 月 29 日初诊。主诉：阵发性右腰腹绞痛半年，加重 1 个月。病史：患者平素喜食肥甘之品。半年前突然出现右腰腹绞痛，并向少腹、阴茎放散，经 X 线检查显示右肾区有 2 处 1 cm×0.6 cm 的结石阴影，曾住某院采用中、西药治疗，效果不显，且疼痛时轻时重，发作较频繁，特来我科就医。体格检查：精神弱，面容痛苦，面色晄白，舌质淡、苔白微腻，脉沉细。心肺正常，肝脾未触及，腹部微膨，轻度胀气，右上腹及中腹部有轻度压痛，右肾区有轻叩痛，血压 130/80 mmHg。尿常规检查：蛋白（+），红细胞（+），白细胞（+）。血常规检查：白细胞 $10.2\times10^9$/L，中性粒细胞 0.75。X 线检查：右肾区有两处 1 cm×0.6 cm 结石阴影。诊断：①中医：石淋。②西医：泌尿系统结石。辨证：患者平素喜食肥甘，酿湿生热，病延日久，湿热注于下焦，膀胱气化不利，清浊不分，熬煎成石，故见小便艰涩疼痛，腹痛，舌质淡、苔白微腻，脉沉细。治则：清利湿热，通淋化石。选穴：中极、膀胱俞、关元、京门，局部围刺。操作：中极、关元、膀胱俞用泻法，京门用平补平泻法。沿输尿管及结石部位围刺 5~6 针，均直刺 1 寸。治疗经过：

上穴每日针1次，留针1 h，中间行针2次，经4次治疗疼痛减轻，发作次数亦减少，7次后复查X线显示结石移位至输尿管中上1/3处。7次治疗疼痛基本消失，改隔日针1次，7次后尿中排出结石2块，大小约为0.4 cm×0.8 cm，表面凹凸不平，不光泽而质脆，为巩固疗效继续针3次，诸证消失，血、尿常规复查均正常、X线检查未见结石阴影，临床治愈。（天津中医学院第一附属医院针灸科．石学敏针灸临证集验［M］．天津：天津科学技术出版社，1990：408-409.）

【按语】 针灸对于本病急性期疗效较佳，针刺对尿路中、下段结石的排石效果较好，而上段尿路结石应综合治疗。结石患者应多饮水，使24 h尿量超过2 000 mL，并做高处向低处跳跃动作，以促排石；均衡饮食，适当进食含纤维食物，如苹果、梨、莲子、藕粉等；限食富含草酸食物，忌一切辛辣刺激之品；治疗期间避免过劳，禁房事。

## 九、胆道蛔虫病

胆道蛔虫病是由于肠道蛔虫钻入胆管所引起的一种急性病症，是肠道蛔虫病较严重的并发症。随着卫生条件的改善，其发病率明显下降。偏远地区和农村发病率高于城市，多发于儿童、青少年。中医学称之为“蛔厥”。

本病主要病机为饮食不节，损伤脾胃，恣食生冷等不洁饮食，使肠内蛔虫积聚。若遇过饥、食廪空虚、脏寒胃热等因素时，蛔虫上扰胆腑，阻碍了肝胆气血疏通，使肝胆气血瘀滞，不通则痛；正邪相争，病进则正不克邪，郁而化热，热与脾湿交蒸而成肝胆湿热证。湿热蕴结不散，热腐成脓，肝胆脓毒进而损伤血络，损伤脾胃出现更为复杂的病症。

【临床表现】 常有排蛔虫史，或有发热、腹泻、呕吐或驱虫史。临床可表现为突发性剑突下偏右或右上腹阵发性绞痛或钻顶痛，呈阵发性，疼痛可向背部放射。间歇期如常人或仅有隐痛。常伴恶心呕吐，或吐出蛔虫和胆汁。

疼痛发作时患者表情痛苦，辗转不安，甚至大汗淋漓。腹部柔软，剑突下偏右有深部局限性压痛及反跳痛，有时重压胆管区疼痛可减轻，患者自觉症状的严重程度与体征不相符合。颜面、巩膜可能有虫斑。

【诊断要点】

（1）以突发性右上腹或剑突下钻顶样剧痛为主症。

（2）血常规检查可见嗜酸性粒细胞明显升高。大便常规检查可见蛔虫卵。B超检查、胆管造影可见胆管内蛔虫及胆管轻度扩张。

【辨证施治】

1. 辨证分型

（1）肝郁气滞：上腹部绞痛，痛引肩背，时发时止，辗转不安，汗出肢冷，间歇期如常人，小便清长，无腹肌紧张。舌苔白，脉弦紧。

（2）肝胆湿热：上腹部持续性胀痛，阵发性加剧，寒热往来，口苦咽干，可有腹肌紧张拒按，纳差，吐黄苦水，或见身目发黄，尿黄便结。舌质红、苔黄腻，脉弦滑或弦数。

（3）脾胃虚寒：症见腹痛喜按，得热痛减，畏寒肚冷，便溏。舌苔白润，脉沉弱。

2. 针灸治疗

治法：解痉利胆，驱蛔止痛。肝郁气滞者，治宜疏肝行气、利胆驱虫，只针不灸，用泻法或平补平泻法；肝胆湿热者，治宜清热利湿、解毒驱虫，只针不灸，用泻法；脾胃虚寒者，治宜培补中土、温胆驱虫，针灸并用，用补法。以足阳明经及足少阳经穴为主。

主穴：迎香（LI20）透四白（ST2）、鸠尾（CV15）透日月（GB24）、胆囊穴（EX-LE6）、中脘（CV12）、阳陵泉（GB34）。

方义：迎香透四白为经验穴，鸠尾透日月疏通局部气血，胆囊穴为治疗胆腑疾病之经验穴，中脘和胃利胆，阳陵泉为足少阳之合穴、胆腑之下合穴。诸穴共奏驱蛔止痛之功。

加减：恶心呕吐者，加内关（PC6）、足三里（ST36），以和中止呕；发热寒战者，加曲池（LI11）、支沟（TE6）、外关（TE5），以和解少阳；肝胆气滞者，加太冲（LR3）、侠溪（GB43），以疏利肝胆；肝胆湿热者，加三阴交（SP6）、阴陵泉（SP9），以清利湿热；脾胃虚寒者，加脾俞（BL20）、胃俞（BL21），以培补中土。

操作：毫针强刺激，用泻法，久留针，每次留针 1～2 h，间歇行针以保持较强针感。

【其他疗法】

1. 耳针疗法

处方：肝（$CO_{12}$）、胰胆（$CO_{11}$）、艇中（$CO_{6,10\,i}$）、十二指肠（$CO_5$）、神门（$TF_4$）、交感（$AH_{6\,a}$）、耳迷根（$R_2$）。

操作：先刺右侧，疼痛未止再针左侧，强刺激捻转运针，留针 0.5～1 h，每 5～10 min 行针一次。或用压丸法，每日 1 次，每次按压 3 min 左右。

2. 腧穴注射疗法

处方：期门（LR14）、阳陵泉（GB34）、阿是穴、胆囊穴（EX-LE6）、鸠尾（CV15）。

药物：注射用水，维生素 $K_3$ 注射液、维生素 C 注射液或当归注射液。

操作：每次取 1～3 穴，阿是穴必取。阿是穴须用皮内注射针头刺入，将注射用水 0.3～0.4 mL 注入皮内；余穴可注射其他三种药液中的任一种。维生素 C 注射液每穴 0.3～0.5 g，维生素 $K_3$ 注射液每穴 0.5 mL，当归注射液每穴 0.3～0.5 mL，每日 1～2 次。

3. 电针疗法

处方：胆俞（BL19）、肝俞（BL18）、阳陵泉（GB34）、胆囊穴（EX-LE6）、期门（LR14）、日月（GB24）。

操作：常规针刺，用泻法，得气后，再接通电针治疗仪，采用疏密波，以患者有麻刺感并能耐受为度。通电 20～30 min，每日 1～2 次。

【文献摘要】

《素问·脏气法时论》：肝病者，两胁下痛引少腹。……取其经，厥阴与少阳。

《铜人针灸腧穴图经》：巨阙治蛔虫心痛，蛊毒。

《针灸资生经》：上脘主心痛有浊，多涎，不得反侧。

《普济方》：蛔虫钻心痛甚，足大踇指中节上，灸三壮即止。

《神应经》：胸胁满引腹，下廉、丘墟、侠溪、肾俞。

《针灸大全》：胁肋下痛，心脘刺痛，气海一穴、行间二穴、阳陵泉二穴。

《肘后歌》：伤寒腹痛虫寻食，吐蛔乌梅可难攻，十日九日必定死，中脘回还胃气通。

《类经图翼》：蛔心痛，巨阙二七壮，大都、太白、足三里、承山。

【名家医案】　李某，女，45 岁。1978 年 5 月 8 日初诊。主诉：右上腹部阵发性钻顶样疼痛 3 h。病史：患者于 3 h 前突然右上腹部阵发性钻顶样剧烈疼痛，并伴呕吐，吐出蛔虫 2 条，发作时屈膝抱腹，辗转翻滚，手足厥冷；在疼痛间歇时，剑突下有火烧感。体格检查：神志清楚，语言流利，中等形体，行动自如，舌质淡红、苔薄白，脉弦细。诊断：胆道蛔虫病。治则：安蛔驱蛔，理气止痛。取穴：鸠尾、阳陵泉、右上腹压痛点（一般在剑突下偏右方）。治法：毫针刺法，均用提插捻转泻法，持续行针 1 h。在治疗期间绞痛发作 1 次，又消失，继续留针加灸。又观察治疗 0.5 h 未再发作而起针。次日又用同样的方法针治 1 次，便出蛔虫数条，经追访未再复发。（张仁．实用急症针灸学［M］.2 版．北京：人民卫生出版社，2005：307.）

【按语】　针灸对本病效果较好，尤其是急性发作、病程较短者疗效更佳。应注意观察腹痛发作的程度及频率，随时检查腹部压痛和肌紧张的变化。疼痛缓解后，应立即服驱虫药，并注意大便次数和排出的蛔虫数量。急性症状消退后要注意残存的症状体征，必要时可做进一步检查。患者应注意饮食清淡，少食肥甘厚腻，并注意保暖。

## 十、胃肠痉挛

胃肠痉挛是由于胃肠平滑肌突发阵发性强烈收缩而引起的剧烈胃痛、腹痛，是临床常见的急腹症。肠痉挛好发于5~10岁儿童，有反复发作史。胃痉挛也常见于急性胃炎、胃溃疡、胃癌和胃神经症等疾病。本病属于中医学“胃脘痛”、“腹痛”范畴。

本病多因过食生冷、暴饮暴食、食后剧烈运动、局部受凉或精神刺激等，导致寒邪直中胃肠，寒凝气滞；或肝郁气滞，横犯胃肠，气血经脉受阻不通而出现痉挛性胃痛、腹痛。病位在胃、肠，病性属实或虚实夹杂。

【临床表现】 突然发作的阵发性腹痛，腹痛部位多见于剑突下或脐周的腹部区域。腹痛可持续数分钟或数十分钟不等，时作时止，而在间歇期间又无异常的体征。反复发作的腹痛，可迁延数日，腹痛的轻重程度也各不相同，严重者可以出现就地翻滚。

【诊断要点】

（1）以突然发作的阵发性腹痛为主要表现。

（2）有较少阳性体征。具有症状重、体征少的特点。

（3）消化道钡餐X线、纤维胃镜或内窥纤维肠镜等检查可明确病因。

【辨证施治】

1. 辨证分型

（1）食滞胃肠：暴饮暴食后脘腹疼痛剧烈、拒按，伴恶心呕吐，嗳腐吞酸，大便不爽。舌苔厚腻，脉滑或弦。

（2）寒客胃肠：过食生冷后脘腹拘急疼痛，按之则舒，得温痛减，遇寒更甚，伴面色苍白，汗出肢冷，大便溏薄。舌苔薄白，脉沉紧。

（3）肝气犯胃：脘腹胀痛，连及胸胁，痞塞满闷，与情志变化有关，嗳气泛酸，甚则呕吐，食少便滞。舌苔薄黄，脉弦细。

2. 针灸治疗

治法：调理肠胃、通经止痛。食滞胃肠者，治宜消食和胃，只针不灸，用泻法；寒客胃肠者，治宜温寒止痛，针灸并用，用补法；肝气犯胃者，治宜疏肝和胃，针灸并用，用泻法。以足阳明经及任脉穴为主。

主穴：中脘（CV12）、天枢（ST25）、关元（CV4）、梁丘（ST34）、足三里（ST36）。

方义：中脘为八会之腑会穴、胃腑之募穴，取之可通调腑气、和胃止痛；天枢为大肠募穴，关元为小肠募穴，配中脘为局部取穴，可疏通胃肠气机；梁丘为胃经郄穴，主急性疼痛性疾病；足三里乃胃之下合穴，“合治内腑”，故凡胃脘疼痛，不论寒热虚实，均可用之和胃止痛。

加减：饮食积滞者，加梁门（ST21）、建里（CV11），以消食和胃；寒客胃肠者，加灸神阙（CV8）、关元（CV4），以温寒止痛；肝气犯胃者，加太冲（LR3）、肝俞（BL18），以疏肝解郁；胃痉挛者，加内关（PC6）、公孙（SP4），以和胃解痉；肠痉挛者，加上巨虚（ST37）、下巨虚（ST39），以理肠解痉；恶心呕吐者，加内关（PC6）、膈俞（BL17），以降逆止呕。

操作：实则泻之，虚则补之。中脘、天枢、关元可用一般灸法或隔姜灸法，并可加拔火罐；梁丘与足三里采用泻法或平补平泻法。每日1~2次，每次留针20~30 min，间歇行针2~3次。余穴常规刺法。

【其他疗法】

1. 耳针疗法

处方：胃（$CO_4$）、腹（$AH_8$）、大肠（$CO_7$）、小肠（$CO_6$）、神门（$TF_4$）、交感（$AH_{6a}$）。

操作：每次选4~5穴，毫针浅刺强刺激，留针20~30 min，间歇行针2~3次；也可用压丸法。

2. 腧穴注射疗法

处方：中脘（CV12）、天枢（ST25）、梁门（ST21）、足三里（ST36）、上巨虚（ST37）。

药物：654-2注射液、维生素$K_3$注射液、当归注射液、丹参注射液或2%利多卡因注射液。

操作：任选一种药液，每穴注入2 mL，每日1次，每10次为一疗程。

3. 腧穴贴敷疗法

处方：中脘（CV12）、阿是穴（疼痛处）。

药物：艾叶30 g，荜茇、干姜各15 g，甘松、山柰、细辛、肉桂、吴茱萸、延胡索、白芷各10 g，大茴香6 g。

操作：以上各药共研为细末，取药粉2 g装入2 cm×3 cm细纱布袋内，置于中脘或疼痛处，用胶布或宽布腰带固定。

4. 电针疗法

处方：中脘（CV12）、天枢（ST25）、梁丘（ST34）、足三里（ST36）、上巨虚（ST37）、下巨虚（ST39）。

操作：提插捻转、平补平泻得气后，接通电针治疗仪，用连续波，频率为50 Hz，强度以患者耐受为宜。留针20~30 min。每日1次，10次为一疗程，疗程间隔3~5 d。

5. 艾灸疗法

处方：胃痉挛取主穴中脘（CV12），配穴梁丘（ST34）；肠痉挛取主穴神厥（CV8），配穴上巨虚（ST37）。

操作：将两支艾条点燃，对准患者腧穴，以患者觉得温热舒适，略有灼热感为度。如果患者感到热力透入腹腔，可将艾条缓慢上下、左右或回旋移动，以使温热呈持续性刺激。先灸主穴，疗效不佳时，再加配穴，每次30 min。本法适用于寒客胃肠型。

【文献摘要】

《灵枢·厥病》：厥心痛，腹胀胸满，心尤痛甚，胃心痛也，取之大都、太白。

《针灸甲乙经》：心腹中卒痛而汗出，石门主之……大肠寒中，大便干，腹中切痛，肓俞主之……腹中尽痛，外陵主之。

《备急千金要方》：巨阙、上脘、石门、阴跷主腹中满暴痛，汗出。

《卫生宝鉴》：肠中切痛而鸣、当脐痛，取巨虚上廉。

《针灸大成》：胃脘冷积作痛，中脘、上脘、足三里。

【名家医案】　李某，女，40岁。因外出游玩，过度疲劳，并受风寒外袭，致胃脘疼痛，逐渐加重，次日痛势更剧，曾服止痛药片无效，特来诊治。患者体形消瘦，面色苍白，手扪胃部，并诉按之痛减，且喜热敷，口泛清水，四肢清冷。诊脉沉细，舌质淡、苔白。证属脾胃虚弱，复受寒邪，阻遏脾胃阳气，气血运行不畅而发胃剧痛。治当先针中脘、内关和胃定痛。中脘针1寸，用提插补法，内关针0.8寸，用捻转补法，各留针15 min，痛停。再针脾俞、胃俞，各0.8寸，皆用提插补法，不留针。仅针1次即愈，随访年余未见复发。（胡熙明．针灸临证指南［M］．北京：人民卫生出版社，1991：152.）

【按语】　本病首先应明确诊断，采用中西医及针灸综合治疗，以免耽误时机。患者忌烟、酒、辛辣等刺激性食物，适当节制冷饮，多吃含纤维丰富的食物，少食易产气的食物；进食要有规律，避免暴饮暴食，饱食后不宜立即剧烈运动。

## 十一、子痫

子痫是妊娠高血压综合征最严重的阶段，可出现抽搐，甚至昏迷或死亡，是严重威胁母子生命的四大产科疾病之一。本病在产前、产程中或新产后均可发作，但以产前发作者多见。中医有“子冒”、“子肿”、“子晕”、“妊娠痉”、“妊娠风痉”、“儿晕”、“儿风”、“子痉”之称。

本病多由妊娠脏气本弱，因妊重虚，易见脾肾亏虚，而致水湿痰聚或阴虚阳亢，终致痰火、肝风为患。本病与肝、脾、肾关系密切，并涉及冲、任两脉。因平素饮食不节、劳倦过度、忧思气结损伤脾气，脾失健运，水湿停聚成痰，蕴而化火，痰火上扰，或素体肝肾阴虚，孕后血聚养胎，精血愈虚，精不养神，心火偏亢，血不荣筋，肝风内动，风火相煽，遂发子痫。

【临床表现】 发作前常有前驱症状，如头晕头痛、目眩眼花、面肿肢肿诸症。发作时突然昏不识人，四肢抽搐，颈项强直，目睛直视，牙关紧闭，口吐白沫，少顷即醒，醒后可复发，甚至昏迷不醒。血压升高，眼底可见视网膜小动脉痉挛，有视网膜水肿、出血、渗出，严重者有视网膜剥离。

【诊断要点】

(1) 以孕产妇抽搐、昏迷为主要表现。

(2) 有水肿、蛋白尿（尿蛋白≥2.0 g/24 h或++）和高血压（血压≥160/110 mmHg）等妊娠高血压综合征表现。

(3) 排除其他疾病（如脑炎、脑出血、低血糖、癔症等）。

【辨证施治】

1. 辨证分型

(1) 痰火上扰：突然倒仆，不省人事，四肢抽搐，牙关紧闭，喉中痰鸣或口吐白沫。舌质红绛、苔黄腻，脉弦滑数。

(2) 肝肾阴虚：先兆子痫，或子痫发后，抽搐已止，头目眩晕，心烦纳呆，口干咽燥，低热盗汗。舌赤少津，脉弦细数。

2. 针灸治疗

治法：醒脑宁神，熄风止痉。痰火上扰者，治宜清热健脾化痰，只针不灸，用泻法；肝肾阴虚者，治宜滋养肝肾、熄风止痉，针灸并用，用补法。以足少阳经穴为主。

主穴：水沟（GV26）、百会（GV20）、风池（GB20）、合谷（LI4）、太冲（LR3）。

方义：水沟为督脉要穴，可醒脑宁神；百会居于颠顶，为诸阳之会，并与肝经相通，针之可泻诸阳之气，平降肝阳；风池为治风要穴，能祛风利窍，主内、外风邪所致病证；合谷、太冲合称四关穴，可平肝熄风、镇静止痛。

加减：痰火上扰者，加足三里（ST36）、内庭（ST44）、丰隆（ST40），以健脾胃、化热痰；肝肾阴虚者，加太溪（KI3）、肝俞（BL18）、肾俞（BL23），以养阴血、潜肝阳；抽搐不止者，加大椎（GV14）、阳陵泉（GB34），以平肝阳、止风痉；牙关紧闭者，加下关（ST7）、颊车（ST6），以通关窍、开口噤。

操作：水沟施强刺激泻法；百会向后斜刺，施快速捻转泻法；风池要严格按照操作规范进针，平补平泻；合谷、太冲均用泻法；余穴常规针刺。

【其他疗法】

1. 耳针疗法

处方：内生殖器（$TF_2$）、交感（$AH_{6a}$）、内分泌（$CO_{18}$）、耳背沟（$P_S$）。

操作：按穴区寻找敏感点，强刺激针刺，同时可耳背静脉放血。尽快使血压下降至正常，使抽搐停止。本法适用于妊娠痫证晕厥抽搐发作。

2. 电针疗法

处方：合谷（LI4）、曲池（LI11）、阳陵泉（GB34）、三阴交（SP6）。

操作：针刺得气后，接通电针治疗仪，选用连续波，以局部得气、肌肉跳动为度，留针30~50 min。

3. 腕踝针疗法

处方：手上1、手上3。

操作：按腕踝针常规手法施术。

【文献摘要】

《诸病源候论》：体虚受风而伤太阳之经，停滞经络，后复遇寒湿相搏，发则口噤背强，名之为痉。妊娠而发者，闷冒不识人，须臾醒，醒复发。亦是风伤太阳之经作痉也。亦名子痫，亦名子冒也。

《古今图书集成医部全录》：妊孕寒热往来，咳嗽血痰，或呕吐不食无力……刺风门魄户各五分，支沟间使各透，如寒热未解，百节瘛疭昏愦，再取绝骨五分，太溪三分。

【按语】　针灸对本病有效，特别是急性昏迷、手足抽搐者，经针刺治疗可迅速缓解症状。但是如果病情严重或针灸治疗效果不佳者，应该立即采取综合方法治疗，甚至终止妊娠。对尚未出现昏迷、抽搐的先兆子痫患者，应予安慰解释，消除其恐惧心理。患者应保证居住环境安静、光线柔和，并有足够的睡眠和休息，保持大便通畅。对子痫患者要有专人护理，防止抽搐发作时跌伤及窒息。避免一切刺激，各种治疗操作应集中进行，尽量减少不必要的检查和治疗。以低盐、高蛋白、高维生素饮食为主，限制水分摄入。

## 第二节　内科疾病

### 一、心血管系统疾病

#### 心律失常

心律失常是指心脏收缩频率或节律的异常，又称心律紊乱。本病可分为快速性心律失常和慢速性心律失常两类，发病原因甚多，如心肌本身的病变、电解质紊乱、药物作用、缺氧、情绪激动、吸烟、喝浓茶及咖啡等，少数病因不明。本病属于中医学“心悸”、“怔忡”、“眩晕”、“昏厥”等范畴。

本病多与体质虚弱、情志刺激及外邪入侵等因素有关，可因思虑过度、情志刺激损伤心脾，气血生化乏源，心神失养，心气不足无以推动血液运行，血瘀心脉；脾虚生痰，肝郁痰滞而扰乱心神；或外感热邪，炼液成痰，痰郁化火，痰火内扰神明，心主不宁；或寒邪暴伤心阳；或痰瘀阻遏心窍；或久病体虚、年高营血枯涩、脉络不畅、瘀血内阻发为本病。本病病位在心，与肺、脾、肾、肝等脏腑有关。

【临床表现】　主要为心率快慢的异常和（或）心律的异常。阵发性心动过速以心动过速的时发时止为特征，常伴心慌不安、心率增快、心前区不适，甚至见血压下降、头晕、多尿或心力衰竭、休克等；前期收缩可无症状，亦可有心前区不适，甚则乏力、头晕；心房扑动或心房颤动可见心悸不安、胸闷等症；心室扑动和心室颤动可迅速出现阿-斯综合征；病态窦房结综合征可见头昏乏力、失眠、记忆力减退、反应迟钝，重则见阿-斯综合征；房室传导阻滞可见头昏、乏力、心悸、疲倦，甚则抽搐、口面青紫及心力衰竭表现。

【诊断要点】

（1）心悸、胸闷、气短或心胸疼痛，甚则肢冷汗出或晕厥，也可无任何症状。

（2）听诊可闻及心率过快、过缓或节律不规则等阳性体征。

（3）心电图呈心律失常改变。

（4）超声心动图、心电图运动负荷试验、放射性核素显影、心血管造影等有助于确诊或排除器质性心脏病。

【辨证施治】

1. 辨证分型

（1）心气不足：心悸气短，神疲乏力，动则尤甚，失眠多梦，头晕自汗，胸闷不畅。舌质淡红、苔薄白，脉细弱或结代。

（2）心脾两虚：心悸头晕，倦怠乏力，面色不华，纳差，腹胀便溏。舌质淡、苔薄，脉细或结代。

（3）心血瘀阻：心悸不安，胸闷不舒，绞痛时作，遇寒加重，或见唇甲青紫。舌质紫暗或瘀斑、苔白，脉结代。

（4）痰扰心神：心悸胸闷，眩晕恶心，失眠多梦，痰多口苦。舌质红、苔腻稍黄，脉滑或结代。

（5）邪毒侵袭：心悸不适，咽痛，恶寒发热。舌质淡红、苔白，脉浮数。

（6）心阳虚脱：大汗淋漓，面青唇紫，肢冷，气喘不能平卧。舌淡胖、苔白，脉细欲绝。

2. 针灸治疗

治法：心气不足、心脾两虚、心阳虚脱属虚证者，治宜健脾养心、补气活血、温通心阳，针灸并用，用补法；心血瘀阻、痰扰心神、邪毒侵袭属实证或虚实夹杂者，治宜祛瘀豁痰、清解热毒、安神养心，用泻法或平补平泻法。以背俞穴和手厥阴经穴为主。

主穴：内关（PC6）、神门（HT7）、心俞（BL15）、厥阴俞（BL14）。

方义：内关通阴维，善治心胸病，对心悸胸闷有良效；神门系少阴心经原穴，具有养心宁神之功，心悸不寐者更宜针之；心俞、厥阴俞分别是心、心包之背俞穴，善调补心之气血而治心之疾。四穴相配，以养心安神、行气通络、定悸止痛。

加减：心气不足者，加气海（CV6）、足三里（ST36），以补益心气；心脾两虚者，加脾俞（BL20）、膈俞（BL17），以健脾养心；心血瘀阻者，加血海（SP10）、郄门（PC4），以活血化瘀；痰扰心神者，加丰隆（ST40）、中脘（CV12），以化痰开窍；邪毒侵袭者，加合谷（LI4）、劳宫（PC8）、大椎（GV14），以祛除外邪；心阳虚脱者，加灸神阙（CV8）、关元（CV4），以益气固脱。

操作：内关、神门，虚证用轻捻补法，实证重捻强刺激，用泻法；心俞、厥阴俞用平补平泻法；气海、足三里、脾俞、中脘用补法；膈俞、血海、郄门、丰隆、合谷、劳宫、大椎用泻法；神阙、关元用大艾炷隔附子饼灸法，以肢体回暖为度。

【其他疗法】

1. 耳针疗法

处方：心（$CO_{15}$）、皮质下（$AT_4$）、交感（$AH_{6a}$）、神门（$TF_4$）、枕（$AT_3$）、肾（$CO_{10}$）。

操作：每次选 3~4 穴，常规消毒，进针后间歇捻针，留针 20~30 min，每日或隔日 1 次。亦可行埋针或压丸法，2~3 d 更换一次。

2. 腧穴注射疗法

处方：心俞（BL15）、厥阴俞（BL14）、神门（HT7）。

药物：丹参注射液或复方丹参注射液。

操作：每次 1~2 穴，轮流使用，每穴注入 0.5~1 mL，每周 2~3 次。本法较适用于伴有心绞痛发作患者。

3. 拔罐疗法

处方：心俞（BL15）、巨阙（CV14）、厥阴俞（BL14）、膻中（CV17）。

操作：留罐 5~10 min，每日 1 次，10 次为一疗程。

4. 三棱针疗法

处方：心俞（BL15）、厥阴俞（BL14）、膈俞（BL17）。

操作：在以上 3 穴用三棱针点刺出血，出血量每穴 5~10 mL。有出血倾向及禁忌证者慎用。

5. 皮肤针疗法

处方：项背部夹脊（EX-B2）、内关（PC6）、膻中（CV17）、人迎（ST9）。

操作：用皮肤针叩刺，中度刺激，每日治疗 1 次，10 次为一疗程。

6. 头针疗法

处方：双侧额旁 1 线。

操作：用 2 寸毫针由后向前平刺，施快速捻转手法，留针 30 min，隔日 1 次，10 次为一疗程。

【文献摘要】

《针灸甲乙经》：心痛善悲，厥逆，悬心如饥之状，心憺憺而惊，大陵及间使主之。

《备急千金要方》：通里，主心下悸。

《针灸集成》：心惕惕失智，内关、百会、神门。

《针灸大成》：心恍惚，天井、巨阙、心俞。太溪主心痛如锥刺，心脉沉，手足寒至节，喘息。

《神灸经纶》：怔忡健忘不眠，内关、液门、膏肓、解溪、神门。

【名家医案】　李某，男，50 岁。因事业失败，抑郁寡欢，久之得心悸之症，时时悸动，惕惕不能安睡，面色潮红，两脉尺部细弱，寸脉动甚。西医诊断：心律失常。中医诊断：心悸。因气郁而生痰火、干扰心君、神气失宁而致。治则：宽胸解郁，豁痰宁神。处方：心俞、巨阙、关元、内关、丰隆、行间。手法：提插补泻，行气法。内关穴用泻法后施行气法，使气行至胸中，心俞用阴中隐阳法，余穴均用提插补泻。三诊心悸大减，不复恐惧，连续针刺 1 个月而治愈。（吴绍德，王佐良，徐玉声，等. 陆瘦燕针灸论著医案选［M］. 北京：人民卫生出版社，1984：217-218.）

【按语】　针灸对功能性心律失常者有较好的疗效，但是在针灸治疗的同时应积极配合药物治疗。患者应注意调节情志，保持心情愉快，不要急躁，少虑忌悲；劳逸结合，注意休息，适度参加运动和体育锻炼，增强心脏功能；调理饮食，少食酸辣食品，少喝浓茶、咖啡等；起居有常，晚上睡觉不能过晚，保证足够的睡眠时间；注意寒暑变化，防止外邪诱发本病。器质性心律失常患者要首先采用中西医综合治疗，针灸可作为辅助治疗手段，帮助患者尽早恢复。

## 风湿性心脏病

风湿性心脏病是风湿热后遗留的以心瓣膜损害为主的心脏疾病，简称风心病。伴随风湿热的反复发作，心瓣膜逐渐粘连、增厚、硬化、钙化并兼有短缩、变形。乳头肌与腱索亦可缩短、粘连，表现为瓣膜口的狭窄或关闭不全，导致血流动力学障碍，甚至充血性心力衰竭。患者多有风湿热病史，以后出现心悸、喘咳、水肿等症状。常有心力衰竭、心房颤动、亚急性感染性心内膜炎、肺部感染等常见并发症。多见于 20~40 岁青壮年，近年来中老年病例有所增多。男女发病比例为 1∶(1.5~2)。本病属于中医学“心痹”、“心悸”、“怔忡”、“水肿”、“喘证”等范畴。

本病与正气不足、起居不慎、劳倦过度有关，可由正气不足、外邪入侵、心脉瘀阻、心气受损所致。

【临床表现】

1. 心脏炎　是急性风湿热的最常见表现，可单独或同时发生心肌炎、心内膜炎、心包炎。主要症状有心悸、胸闷、胸痛、发热，严重者可因心力衰竭而出现咳嗽、咯血、呼吸困难。瓣膜狭窄及关闭不全为心内膜炎的主要表现；心包炎以胸痛为主要症状，是全心炎及多发性浆膜炎的一部分。

2. 二尖瓣狭窄或关闭不全　二尖瓣狭窄在代偿期能胜任一般的体力劳动，无症状或只有轻微的症状；左心房衰竭期可有呼吸困难和发绀、咳嗽、咯血及声音嘶哑、吞咽困难等症状；右心房衰竭期体循环静脉瘀血、肝脾肿大并有压痛，下肢水肿和腹水。肺硬化时可出现呼吸困难和发绀。轻度二尖瓣关闭不全者可无自觉症状，当出现左心功能不全时，可出现疲倦、乏力和心悸，或因肺瘀血而发生劳累后呼吸困难，后期也可出现右心功能不全的症状。

3. 主动脉瓣狭窄或关闭不全　轻度主动脉瓣狭窄者可无症状，狭窄程度加重时，可出现疲乏，活动后呼吸困难，病变进一步发展，可出现眩晕或晕厥，以及心绞痛和左心力衰竭，甚至发生猝死。主动脉瓣关闭不全早期常无症状，或仅有心悸和头部搏动感，心前区不适，晚期产生肺瘀血和左心功能不全的症状，如劳累后气急或呼吸困难，少数患者可出现心绞痛和晕厥，甚至发生猝死。

【诊断要点】

（1）发病前 1~3 周约半数患者有扁桃体炎或咽炎等上呼吸道感染病史，起病时可见发热、汗多、疲乏、纳差、鼻衄、关节炎等。也有不典型者，症状不明显。

（2）有心脏瓣膜特殊损害体征。

（3）实验室检查提示链球菌感染阳性。

（4）X 线检查：二尖瓣狭窄者可见左房增大，肺动脉段突出，右室大、肺门阴影增深，肺瘀血。二尖瓣关闭不全者左房及左室增大。主动脉瓣关闭不全者左室增大，心影靴型。

（5）心电图检查：二尖瓣狭窄者可见二尖瓣型 P 波，电轴右偏、右束支传导阻滞、右室肥厚及相应心律失常图形。二尖瓣关闭不全、主动脉瓣关闭不全及狭窄者，可见左室肥厚劳损，或有电轴左偏。

（6）心脏彩色超声检查：可明确瓣膜受损程度及心肌壁厚度。

【辨证施治】

1. 辨证分型

（1）急性期：

1）外邪袭肺：恶寒发热，咽喉肿痛，鼻塞，流黄涕，咳嗽，痰黄而黏，口渴欲饮。舌尖红、苔薄微黄，脉浮数。

2）风湿犯心：心悸胸闷，气短乏力，关节红肿灼痛。舌质红、苔黄，脉数或结代。

3）热毒扰心：心悸不安，高热烦躁，入夜尤甚，神昏谵语，肌衄，鼻衄。舌红绛、苔黄少而干，脉数。

（2）慢性期：

1）心气虚弱：心悸气短，头晕目眩，面色无华，夜寐不宁，或下肢水肿。舌质淡、苔白，脉细数无力。

2）心血瘀阻：两颧紫红，唇甲青紫，心悸怔忡，咳嗽喘促，甚则咯血。舌质青紫或见瘀斑、苔白，脉结代。

3）心肾阳虚：面唇青紫，喘咳倚息不能平卧，动则加剧，心悸如脱，或左乳下惴惴而动，形寒怯冷，全身水肿或有腹水。舌淡胖、苔白滑，脉无力而涩或结代。

4）水气凌心：心悸气短，咳吐稀白或粉红色泡沫痰，胸脘痞满，渴不欲饮，小便短少，下肢水肿，形寒肢冷，兼有眩晕恶心。舌质淡、苔滑，脉弦或涩。

5）阳气虚脱：气促不能平卧，喉中痰鸣，脸色暗灰苍白，冷汗淋漓，四肢厥冷，二便失禁。舌淡胖、苔白，脉微细欲绝。

2. 针灸治疗

治法：急性期为邪毒扰心，属实证，治宜清解邪毒湿热、宽胸通络、宁心定悸，用泻法；慢性期为气虚血亏血瘀，治宜补气调血化瘀，用平补平泻法；伴心肾阳虚者，治宜温补心肾。以手少阴、手厥阴经穴及背俞穴为主。

主穴：内关（PC6）、郄门（PC4）、心俞（BL15）、厥阴俞（BL14）、膻中（CV17）。

方义：内关、郄门为手厥阴心包经腧穴，内关主心与心包两经之病，又通阴维主一身之里，郄门为心包经郄穴，善治急性痛症，两穴相配具有宽胸通络、宁心止悸的作用。心俞和巨阙、厥阴俞和膻中，均为俞募配穴法，善治心脏之疾，对急慢性心脏病皆能奏效。

加减：外邪袭肺者，加合谷（LI4）、劳宫（PC8），以祛除邪毒；风湿犯心者，加足三里（ST36）、阴陵泉（SP9），以散风除湿；气血亏虚者，加足三里（ST36）、关元（CV14），以补气生血；心血瘀阻者，加膈俞（BL17）、阴郄（HT6），以活血化瘀；心肾阳虚者，加肾俞（BL23）、命门（GV4），以温补心肾；阳气虚脱者，加灸神阙（CV8）、气海（CV6），以益气固脱。

操作：采用间歇捻转和提插运针法。急性期实证者以泻内关、郄门、膻中为主，辅以补心俞、厥阴俞，膻中向下平刺。慢性期虚证者宜补心俞、厥阴俞，内关、郄门、膻中用平补平泻法，阳气虚脱者隔附子饼灸神阙、气海。余穴用平补平泻法，留针 30 min。每日 1 次，10 次为一疗程。

【其他疗法】

1. 耳针疗法

处方：心（$CO_{15}$）、神门（$TF_4$）、交感（$AH_{6a}$）、皮质下（$AT_4$）、肾上腺（$TG_{2p}$）。

操作：每次选 3~4 穴，进针后间歇捻针，留针 30 min。每日 1 次，10 次为一疗程。

2. 腧穴注射疗法

处方：内关（PC6）、心俞（BL15）、厥阴俞（BL14）。

药物：复方丹参注射液。

操作：每次选 1~2 穴，每穴注射 0.5~1 mL。隔日 1 次，10~15 次为一疗程。

3. 艾灸疗法

处方：肩髃（LI15）、合谷（LI4）、阳陵泉（GB34）、足三里（ST36）、肾俞（BL23）。

操作：用艾条温和灸法，每日 1 次，每次 30 min。

4. 皮肤针疗法

处方：第 7 颈椎至第 12 胸椎膀胱经第 1 侧线、腰骶椎两侧及有异常表现的部位、胸腹部。

操作：取皮肤针用轻刺法先叩刺脊柱两侧 1~2 遍，再重点刺激第 7 颈椎至第 8 胸椎膀胱经第 1 侧线与腰骶椎 5 遍，然后对胸骨柄区、前肋间区、剑突、下腹部作局部刺激。每日叩打 1 次，10 次一疗程。

5. 腧穴埋线疗法

处方：心俞（BL15）、内关（PC6）、膻中（CV17）、足三里（ST36）。

操作：局部麻醉后，用埋线针将 4 根 1 cm 长的羊肠线分别埋于腧穴。心俞、内关刺入深度为 1 cm，膻中刺入深度为 0.5 cm，足三里刺入深度为 2 cm。15 d 治疗一次，3 次为一疗程。此法常用于病情稳定、不需要每日扎针者。

【文献摘要】

《针灸甲乙经》：心痛，衄哕呕血，惊恐畏人，神气不足，郄门主之。

《备急千金要方》：惊怖心忪，灸大横五十壮。

《神应经》：心胸痛，曲泽，内关，大陵。

《行针指要歌》：或针劳，须向膏肓及百劳。

《针灸大成》：三阴交，足太阴少阴厥阴之会，足痿不行……经脉虚耗不行者，补之，经脉益盛则通。

【名家医案】　韩某，女，30 岁。初诊时间为 1963 年 8 月 7 日。四肢关节疼痛 10 余年，手指不能屈曲，脊柱疼痛尤甚，近来出现胸痞气急，心悸，面肿，脉濡细数，舌绛苔薄。西医诊断：风湿性心脏病。中医诊断：痹阻心脉。此系风湿之邪流走关节，迁延不愈，脏腑受累所致。治则：振心宁神，蠲痹通络。处方：内关、郄门、手三里、合谷、足三里、太冲、大椎、大杼。用捻转补泻法。于 1963 年 8 月 9 日复诊，针刺后心悸较宁，睡眠尚酣，余留四肢酸软，不耐久坐，精神疲乏，脉濡细而数，舌质绛、苔薄。选穴：内关、郄门、手三里、足三里、太冲、合谷。于 1963 年 8 月 12 日复诊，心悸已宁，胸痞缓解，四肢酸痛好转，续治 3 次痊愈。（吴绍德，王佐良，徐玉声，等. 陆瘦燕针灸论著医案选［M］. 北京：人民卫生出版社，1984：216-217.）

【按语】　尽管针灸对本病症状改善有一定的作用，但还要以积极的综合治疗和手术为主。患者宜食清淡、易消化、富含维生素及含合理营养素的食物，保持大便通畅；忌烟，适量饮酒，少喝浓茶、咖啡等，以免诱发心脏不适；起居有常，晚上勿熬夜，保证足够的睡眠时间；天气变化时要及时加减衣服，防止感冒增加心脏负担；适当进行身体锻炼，提高抗病能力，心功能差的不要进行剧烈的运动；预防风湿热的复发，一旦有瓣膜损害，应积极控制风湿活动，以免加重病情。

## 高血压

高血压是指以动脉收缩压和（或）舒张压升高为特征，常伴有心脏、血管、脑、肾脏和视网膜等器官功能性或器质性改变的全身性疾病。世界卫生组织和国际高血压学会（WHO/ISH）提出的定义为：在未服用降压药物下，收缩压≥140 mmHg 和（或）舒张压≥90 mmHg，即为高血压。本病系由多种发病因素和复杂的发病机制所致。对于迄今原因尚未完全阐明的高血压，称为原发性高血压，占高血压患者的95%以上；病因明确、血压升高仅为某些疾病的一种表现者，称为继发性（症状性）高血压，占高血压患者的5%以下。本部分着重阐述前者。据普查，我国成人高血压患病率为18.8%，全国有高血压患者约1.6亿。本病发病率城市高于农村，北方高于南方。患病率与年龄呈正比，女性更年期前患病率低于男性，更年期后高于男性。本病属于中医学“头痛”、“眩晕”等范畴。

本病常与情志失调、饮食不节、久病过劳及先天禀赋异常等因素有关。诸因素导致机体阴阳失调，脏腑、经络、气血功能紊乱，产生风、火、痰、瘀而上扰清窍。例如，忧思郁怒和过度紧张，使肝气郁结，气郁化火，耗伤肝阴，则肝风内动；久病耗伤肾精或素体阳盛阴衰之人，阴亏于下，阳亢于上，清窍被扰；先天禀赋不足，肾精亏虚，髓海不足，脑失所养；饮食不节，嗜食肥甘厚味，损伤脾胃，以致脾失健运，聚湿生痰，痰湿阻窍，内风相挟上扰清窍。以上均可导致本病的发生。

【临床表现】　约半数患者无明显症状，只是在体检时才发现，少数患者则在发生心、脑、肾等器官的并发症时才得到明确诊断。常见的神经系统表现是头痛、头晕、头胀及头部或颈项板紧感，头痛多发生在早晨，位于前额、枕部或颞部。左心的舒张功能最先受到影响，多发生在高血压起病数年后，如心悸、阵发性夜间呼吸困难、气喘、咳嗽等。当心脏增大后，体检可发现心界向左、向下扩大；心尖搏动较强有力，有抬举样；心尖区和主动脉瓣区可听到Ⅱ~Ⅲ级收缩期吹风样杂音。肾脏表现：多尿、夜尿、口渴、多饮、蛋白尿、血尿等。约1%的患者可发展为急进型高血压，血压显著升高，舒张压多持续在130~140 mmHg或更高，头痛明显，病情严重，发展迅速，出现视网膜病变，肾功能很快衰竭。高血压危象：舒张压>140 mmHg，头痛、呕吐、嗜睡、失明、少尿、视盘水肿等，并发心、脑、肾等严重病变。

【诊断要点】

（1）收缩压≥140 mmHg和（或）舒张压≥90 mmHg。

（2）不同时间安静状态下测量3次，血压均高于正常值。

【辨证施治】

1. 辨证分型

（1）肝肾阴虚：五心烦热，眩晕耳鸣，或肢麻，腰膝酸软，失眠多梦。舌质红绛、少苔，脉细数。

（2）肝阳上亢：眩晕、头痛，面赤或面部烘热，烦躁易怒，口干，口苦。舌质红暗、苔白，脉弦数。

（3）肝火上炎：头痛头晕，目赤面红，口干溲黄，大便干，胁痛，急躁易怒。舌质红、苔黄，脉弦数。

（4）肝热风动：眩晕欲仆，口眼㖞斜，言语蹇涩，肢麻抽搐。舌质紫红、苔腻，脉弦。

（5）痰湿中阻：头重而眩，脘腹痞胀，呕吐痰涎，纳差。舌质淡、苔腻，脉滑。

（6）阴阳两虚：头晕眼花，耳鸣健忘，腰膝酸软，神疲乏力，足冷，夜尿频。舌质淡、苔白，脉沉细无力。

（7）冲任失调：头面烘热，汗出，头晕头痛，烦躁不宁，咽干口燥，足冷膝软，或有水肿，或月经紊乱。舌质红、苔薄，脉弦细或细数。

2. 针灸治疗

治法：调整阴阳，平肝益肾。肝阳上亢、肝风内动、肝火盛者，治宜清肝潜阳熄风，用泻法；肝肾阴虚、冲任失调者，治宜柔肝滋肾、调理冲任，用平补平泻法；痰湿内盛者，治宜祛痰化湿，用补泻相兼法；阴阳两虚者，治宜阴阳双补，针灸并用，用补法。以足少阳、手阳明、足厥阴经穴为主。

主穴：风池（GB20）、合谷（LI4）、曲池（LI11）、太溪（KI3）、太冲（LR3）。

方义：风池居于头部，位近髓海，善治内外之风，且能醒神开窍，又是足少阳经与阳维脉交会穴，配肝经原穴太冲，施泻法，以潜降肝阳，尤其对高血压引起的头胀头痛效果最佳。曲池、合谷属手阳明经穴，阳明经多气多血，泻之可以理气血、调冲任、泻阳邪。合谷配太冲名为四关穴，善平肝潜阳、熄风醒神，用之增加疗效。太溪为肾经原穴，补之能滋肾阴、潜肝阳。诸穴相配可平肝潜阳、滋肾柔肝而标本兼治。

加减：肝火炽盛者，加行间（LR2）、太阳（EX-HN5），以清肝泻火；阴虚阳亢者，加三阴交（SP6）、涌泉（KI1），以滋阴潜阳；痰湿内盛者，加足三里（ST36）、丰隆（ST40）、内关（PC6），以化痰健脾；阴阳两虚者，加气海（CV6）、关元（CV14），以滋阴壮阳；冲任失调者，加肝俞（BL18）、肾俞（BL23）、关元（CV14）、三阴交（SP6），以调理冲任。

操作：风池用捻转泻法；合谷、曲池用提插泻法；太冲用捻转泻法；太溪用捻转补法；行间、涌泉、丰隆、内关用泻法；太阳点刺放血；足三里、三阴交、肝俞、肾俞用补法；关元、气海用温和灸法，以局部感觉到热感向内渗透为度。

【其他疗法】

1. 耳针疗法

处方：皮质下（$AT_4$）、神门（$TF_4$）、心（$CO_{15}$）、肝（$CO_{12}$）、交感（$AH_{6a}$）、耳背沟（$P_S$）。

操作：每次选3~5穴，留针30 min，每日1次，10次为一疗程。也可以揿针埋藏，每次选2~3穴，埋针1~2 d，10次为一疗程。亦可用耳尖放血法或压丸法。

2. 腧穴注射疗法

处方：足三里（ST36）、合谷（LI4）、三阴交（SP6）、太冲（LR3）、曲池（LI11）。

药物：0.25%盐酸普鲁卡因注射液。

操作：每次选2穴，每穴注射1 mL，隔日1次，10次为一疗程。

3. 皮肤针疗法

处方：脊柱两侧、骶部、乳突区。

操作：以腰骶椎为重点叩刺部位，并兼叩颈椎、前额、四肢末端。用皮肤针轻刺激，先从腰骶部脊柱两侧自下而上，先内后外，再叩刺后颈部、乳突区、前臂掌面正中线。每日1次，10次为一疗程。

4. 腧穴埋线疗法

处方：曲池（LI11）、足三里（ST36）、心俞（BL15）、太冲（LR3）。

操作：局部麻醉后，用埋线针将1 cm长的3-0或4-0号羊肠线完全埋入腧穴皮下肌层，曲池、心俞、太冲刺入深度为1 cm，足三里刺入深度为2 cm，出针后用创可贴覆盖腧穴；每次埋2穴，15 d一次，四穴交替使用。

【文献摘要】

《针灸大成》：头风眩晕，合谷、丰隆、解溪、风池。

《类证治裁》：高年肾液已衰，水不涵木。

【名家医案】　王某，女，55岁。三年前虽患心脏性喘息，经治愈迄未复发。今年来不时跌仆，跌仆时自觉头晕脚软。经检查收缩压为190 mmHg。下肢清冷，睡眠、饮食尚佳，舌强，言语不利，二便失禁。西医诊断：原发性高血压，中医辨证：肝风内动。针肾俞、风市、阴陵泉、三阴交。针刺2 d后下肢似较灵活，其他无变化，大小便仍不能自禁，舌仍强硬，脉搏78次/min。针肾俞、风市、阳陵泉、三阴交，用轻刺激法，针后下肢较灵活，言语较清，二便较畅。照原穴针刺治疗1个月后，症状消失，血压得到了控制。（项平，夏有兵．承淡安针灸经验集［M］．上海：上海科学技术出版社，2004：136-137.）

【按语】　本病确诊后，主张终身服药，积极控制血压、血糖、血脂，预防并发症的发生。虽然针灸治疗对各级高血压均有降压作用，尤其对1级高血压效果最好，各级病变的临床症状亦可获得不同程度的改善，但是只能作为辅助治疗。顽固性高血压发展为高血压危象者，要积极进行西医综合治疗，以控制血压，防止脑血管意外的发生；如果患者血压超过200/120 mmHg时，要首选西医综合治疗，暂停针刺治疗。患者平素要保持心情舒畅，避免精神刺激和过度劳累；饮食宜低盐、清淡，如多吃水果和蔬菜，戒烟，适量饮酒；保持大便通畅，最好每日一解，防止中风的发生；注意养生保健，如打太极拳，练五禽戏，用艾条灸足三里、风市等，以保持血压的稳定。

## 心脏神经症

心脏神经症又称为功能性心脏不适，是神经功能紊乱所引起的心血管症状，而心脏并无器质性病变。多发生于青壮年，以20~40岁者居多。多见于女性，尤其是更年期妇女。本病的发生与体质、神经、遗传及外界环境等因素有关，患者家族中可能有神经症患者。随着社会竞争压力的增大，发病人数有增加的趋势。本病属于中医学的“郁证”、“心悸”等范畴。

本病多因素体亏虚、外邪入侵、七情太过而发病。素体气血亏虚，导致气血运行失调，心神失养。心主神明，为五脏六腑之大主，七情太过先伤心神，惊则气乱，恐则气下，思则气结，悲则气消，气为血之帅，气病血瘀，心失所养，心神不宁。久思伤脾，聚湿生痰，气血生化不足，心神失养。以上均可导致本病发生。

【临床表现】 主要为主观感受的心血管症状和神经系统失调症状，如心悸（心率为100~120次/min，或过早搏动）、呼吸困难（感觉气不够用而须作深呼吸或有叹息样呼吸）、心前区疼痛（与体力活动无关、情绪激动后可增重）、焦虑、紧张、嗜睡、头晕等。症状的发生与精神因素有关，在入睡前、刚醒时及情绪波动等状态下最易发作，过度劳累或情绪改变可加重症状。心前区痛的部位常不固定，多在左前胸乳部或乳下，也可在胸骨下或右前胸，以刺痛为主，每次数秒，或持续隐痛数小时或数天，体力活动当时常无疼痛发作，而在活动后或休息时出现疼痛。气短多在屋内人多或通风较差的地方发生，较长时间的叹息样呼气常导致血中二氧化碳浓度过低，出现四肢发麻、手足抽搐、头晕等呼吸性碱中毒症状。

【诊断要点】

（1）多见于女性。

（2）以心悸、心前区痛、气短或过度换气为主要表现。

（3）排除器质性心血管病变。

【辨证施治】

1. 辨证分型

（1）心脾两虚：头晕目眩，面色萎黄，心悸不寐，倦怠健忘，四肢酸软，腹胀便溏。舌质淡红、苔薄白，脉虚细。

（2）心血不足：心悸气短，易惊善恐，坐卧不宁，多梦易醒。舌质淡、苔薄白，脉虚数。

（3）阴虚火旺：五心烦热，盗汗，头昏耳鸣，急躁易怒，心悸不寐，口干喜冷饮。舌质红瘦、少苔或无苔，脉细数无力。

（4）气滞血瘀：胸胁胀痛或刺痛，善太息，喜怒无常，心悸在生气时加重。舌质暗或有瘀点、苔薄白，脉弦或涩。

2. 针灸治疗

治法：心脾气血不足者，治宜健脾养心、补气生血、养心安神，用补法；阴虚火旺者，治宜滋心肾之阴、降心之火，用平补平泻法；肝郁气滞者，治宜疏肝、柔肝、利胆，滋水涵木，用泻法。以任脉、督脉、手少阴经、手厥阴经穴为主。

主穴：心俞（BL15）、膻中（CV17）、内关（PC6）、神门（HT7）。

方义：心俞为心之背俞穴，能益心气、养心神；膻中为心包之募穴，又为气之会，能治疗各种气病，豁达胸膈；内关为心包之络穴，且通阴维脉，善治心之病，能调理胸膈之气机；神门系心之原穴，善养心安神定悸。四穴合用，局部与远端同时取穴，能够攻补兼施、调理气血、祛除病邪。



加减：心脾两虚者，加脾俞（BL20）、足三里（ST36），以健脾养心；心血不足者，加膈俞（BL17）、脾俞（BL20）、三阴交（SP6），以滋养心血；阴虚火旺者，加太溪（KI3）、照海（KI6）、列缺（LU7），以滋阴降火；气滞血瘀者，加合谷（LI4）、太冲（LR3）、大陵（PC7）、日月（GB24）、膈俞（BL17），以行气化瘀。

操作：心俞、脾俞等背俞穴以补法为主；膻中向下平刺，使针感向下传导，用泻法；内关、神门、大陵、三阴交用平补平泻法；足三里、太溪、照海、列缺用补法；膈俞、合谷、太冲、日月用泻法。留针 30 min，每日 1 次，10 次为一疗程。

【其他疗法】

1. 耳针疗法

处方：心（$CO_{15}$）、神门（$TF_4$）、脑干（$AT_{3,4i}$）、皮质下（$AT_4$）、脾（$CO_{13}$）。

操作：每次选 4 穴，双耳轮流使用，针刺得气后留针 30 min，隔日 1 次，10 次为一疗程。亦可用压丸法，每次选 3~4 穴，每 3 d 换一次，嘱患者每日定时按压数次，使局部产生酸胀感。

2. 头针疗法

处方：顶颞后斜线、额旁 1 线。

操作：平刺得气后留针 30 min，每日 1 次，10 次为一疗程。

3. 腧穴注射疗法

处方：心俞（BL15）、厥阴俞（BL14）。

药物：5% 当归注射液或 10% 丹参注射液。

操作：每次选 1 穴（双侧），取上述任一种药液，每侧注入 1 mL。隔日 1 次，10 次为一疗程。

4. 皮肤针疗法

处方：夹脊（EX-B2）、足太阳膀胱经第 1 侧线。

操作：用轻、中刺激手法，沿上述部位由上向下叩刺，以局部皮肤潮红为度。每日 1 次，10 次为一疗程。

5. 艾灸疗法

处方：内关（PC6）、心俞（BL15）、肝俞（BL18）、膻中（CV17）。

操作：用艾条温和灸或艾灸器灸，每次选 2 穴，每穴每次灸 30 min，以患者感到向体内透热为度，每日 1 次，10 次为一疗程。

【文献摘要】

《针灸甲乙经》：心痛善悲，厥逆，悬心如饥之状，心憺憺而惊，大陵及间使主之。邪在心，则病心痛，善悲，时眩仆，视有余不足而调其俞。心憺憺而善惊恐，心悲，内关主之。

《针经标幽赋》：胸满腹痛针内关，胁疼肋痛针飞虎。

【名家医案】 李某，男，38 岁，教师。1980 年 4 月 10 日初诊。主诉：心前区痛 3 d，加重 1 d。现病史：于 3 d 前，在一次运动后，突然感觉左侧胸痛。当日下午，到校医务室检查：心、肺未见异常，左侧胸部压痛不明显。即服止痛药，晚上休息尚可。次日，起床后未再运动，但仍感胸部闷胀，阵发性刺痛，还能忍受，就坚持工作。今日上午端着一盆水向外倒时，感到左侧胸痛厉害，当即坐在地下未动，由同事们护送来医院急诊科。在内科作心电图，报告未见异常。X 线检查：心、膈、肺未见活动性病变。诊断：心前区痛待诊。上午 8 时许注射镇痛剂（吗啡），患者当时感觉疼痛缓解了一会儿，10 时以后又发疼痛，患者要求转入针灸科治疗。体格检查：左肩关节内缘、前臂、左胸 3~6 肋间，沿乳中线内侧压痛，患者双手握固，汗出，六脉弦滑。中医辨证：气滞胸痛。治则：宽胸，顺气，止痛。选穴：左内关、膺窗、乳根。针法：取半卧位，左上肢伸展，伸手仰掌。先针内关穴，用迎而夺之，使针感经前臂向胸部传导。次针膺窗、乳根，捻转行针，以局部有酸麻胀感为度。注意针刺深度，不宜深刺。起针后，患者当即感觉疼痛明显减轻，嘱其回家休息，若疼痛复发，随时来医院找值班医师处理即可。4 月 15 日复诊时，患者述 4 月 10 日针后未发作疼痛，治愈。（申倬彬. 中国针灸奇案 [M]. 西安：陕西科学技术出版社，1990：22-23.）

【按语】 确诊本病前必须要做全面的心血管系统检查，以排除心血管的器质性病变。针灸对本

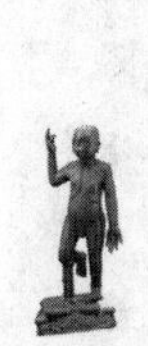

病有良好效果，毫针、耳针、头针、皮肤针轮换使用，可进一步提高疗效。患者应调理情志，舒畅心情，消除顾虑，正确看待此病；积极培养自己的爱好和兴趣，以充实生活，减缓心理压力；参加体育运动，增强体质，改善心血管功能。

## 肢端动脉痉挛症

肢端动脉痉挛症又称雷诺综合征，曾被称为雷诺病和雷诺现象，是血管神经功能紊乱所引起的肢端小动脉阵发性痉挛性疾病。情绪激动和寒冷刺激为其诱发因素。多发于 20~40 岁女性，男女发病比例为 1∶10。本病属于中医学“血痹”、“瘀血”范畴。

本病主要由于寒邪凝滞，或湿热外袭，或七情内伤，或正气亏虚而致血瘀脉络。寒邪凝于血脉，则血脉拘挛，而发生血瘀不行；湿热外袭，阻滞脉络，导致气血瘀滞；气血亏虚，血行不畅，导致气虚血瘀；情志所伤，肝郁气滞，气机失于疏泄开阖，出现气滞血瘀。以上均可导致本病的发生。

【临床表现】 昏厥常在冬季发病，起病缓慢。往往对称发作，以手指（小指和环指最先受累）最为多见。发作时出现手指肤色变白，继则发绀，先从指尖开始，逐渐波及整个手指和手掌。出现局部刺痛、麻木、发冷等症状，但桡动脉搏动正常。一般发作时间不超过 10 min，可以自行缓解，肤色转为潮红，然后变为正常色泽。局部加温、揉搓可使发作停止。病程长者，每次发作可持续 1 h 以上，常须将手浸入温水中才能缓解，更严重者可出现皮肤萎缩或增厚，指甲呈纵向弯曲畸形，末节溃疡坏疽。

【诊断要点】

（1）以肢端（手足）皮肤颜色间歇性发白、发绀和潮红的变化为主要表现。

（2）双侧对称发作，遇冷水可诱发，得温可缓解。

（3）腕踝部动脉搏动良好，无阻塞现象。

（4）排除如动脉炎等其他疾病。

【辨证施治】

1. 辨证分型

（1）寒凝经脉：肢端疼痛，受寒发作或加剧，肤色发青，得温则减轻。舌质淡、苔白，脉紧。

（2）湿热阻滞：肢端肿胀，肤色变白、潮红，麻木不适，受凉加重，便秘溲赤。舌质红、苔腻，脉滑数。

（3）情志内伤：情志改变可诱发指（趾）青紫、麻木、疼痛的发作，胸胁胀痛，女性可有月经不调。舌质暗、苔白，脉弦。

（4）肝郁气滞：肢端发白，刺痛，发作持续时间较长且不能缓解，局部萎缩。舌淡胖、边有瘀斑，苔白，脉缓弱或涩。

2. 针灸治疗

治法：以通经散寒、祛湿化瘀、疏通经络为大法。寒凝经脉者宜针灸并用，施泻法；湿热阻滞者用泻法；气虚血瘀者宜补气活血，以攻补兼施为主，用平补平泻法。以局部输、原穴为主。

主穴：阳池（TE4）、合谷（LI4）、大椎（GV14）、后溪（SI3）、丘墟（GB40）。

方义：阳池为三焦经之原穴，而三焦为全身气机之通道，故刺此穴能通调气血、疏通脉道、祛湿化瘀；合谷为手阳明经原穴，阳明为多气多血之经，刺之可以活血化瘀、疏经活络；大椎为诸阳经之会，也为督脉要穴，针之能振奋阳气、祛除寒邪；后溪为小肠经输穴，八脉交会穴之一，通于督脉，善通经活络；丘墟为胆经原穴，善调理肝胆气机，疏通局部脉络。诸穴相配，能够祛湿散寒、活血通经，达到治疗疾病的目的。

加减：寒凝者，加心俞（BL15）、至阳（GV9），以温经通脉；湿热者，加少泽（SI1）、阴陵泉（SP9）、关冲（TE1），以清利湿热；气滞者，加膈俞（BL17）、太冲（LR3），以行气去滞；气虚者，加足三里（ST36）、气海（CV6）、肾俞（BL23），以健脾益气；病在下肢者，加八风（EX-LE10）、足窍阴（GB44）、涌泉（KI1），以活血通脉；病在上肢者，加八邪（EX-UE9）、外关（TE5）、手三里（LT10），以疏调气血。

操作：大椎直刺，使针感向患肢传导，用泻法；后溪直刺，使针感向小指端传导；丘墟用捻转泻法；足三里、气海、肾俞用补法，也可加灸；余穴常规针刺，用平补平泻法。

【其他疗法】

1. 耳针疗法

处方：指（$SF_1$）、三焦（$CO_{17}$）、心（$CO_{15}$）、肝（$CO_{12}$）、肾上腺（$TG_{2p}$）。

操作：双耳交替使用，每次选5个耳穴，每隔10 min强刺激一次，留针1 h，每日1次，10次为一疗程。

2. 电针疗法

处方：外关（TE5）、曲池（LI11）、合谷（LI4）、八邪（EX-UE9）、三阴交（SP6）、足三里（ST36）。

操作：针刺得气后，接电针治疗仪，采用连续波，通电20 min，10次为一疗程。

3. 腧穴注射疗法

处方：上肢患病选外关（TE5）、曲池（LI11）、中渚（TE3），下肢患病选足三里（ST36）、三阴交（SP6）。

药物：丹参注射液。

操作：每穴注射1 mL，隔日1次，10次为一疗程。

4. 腧穴埋线疗法

处方：手三里（LI10）、外关（TE5）、足三里（ST36）、三阴交（SP6）、膈俞（BL17）。

操作：膈俞刺入深度为1 cm，其他腧穴刺入深度为2 cm，每次选2穴（双侧同用），各埋入1 cm 3号羊肠线，每15 d治疗一次，5次为一疗程。

5. 艾灸疗法

处方：少泽（SI1）、前谷（SI2）、关冲（TE1）、液门（TE2）、阳池（TE4）、中冲（PC9）、合谷（LI4）。

操作：用艾条进行温和灸，每日2次，每次30 min，以局部皮肤潮红为度，勿烫伤。

【文献摘要】

《灵枢·官针》：阴刺者，左右率刺之，以治寒厥；中寒厥，足踝后少阴也。

《灵枢·痈疽》：寒邪客于经络之中，则血泣，血泣则不通，不通则卫气归之。

《针灸甲乙经》：气在分肉间痛，上下筋痹不仁，中渎主之。

【名家医案】 倪某，男，54岁，于1962年3月4日初诊。自诉：四肢末端皮肤出现苍白，继则青紫、麻木、大便稀薄，日行2~3次，经治未见减轻。1961年冬天发展到两上肢前臂麻木，四肢末梢失去知觉。1962年经上海某医院诊为雷诺综合征，经针灸治疗数次后，转来本院针治。体格检查：患者四肢末端皮肤苍白、青紫，形体消瘦，面色萎黄，胃脘闷胀，大便溏薄，日行2~3次，舌质淡、苔薄白，脉细缓。此乃脾肾阳虚，寒邪乘虚客于经络，气滞血滞所致。治则：温补脾肾，通阳行瘀。灸穴：大椎、命门、膈俞、脾俞、胃俞、肾俞、中脘、关元、足三里。每次灸1组，隔日1次，每穴麦粒灸7~9壮，轮灸完7组为一疗程。针穴：合谷、太冲、手三里、三阴交。捻转提插得气后，留针，针尾烧艾3壮，隔日1次，12次为一疗程。治疗一疗程后，1962年冬天诸症有所改善，又来温针治疗一疗程。1963年夏天复按上穴施灸，冬天指端青紫基本好转，麻木消失，1975年10月随访治愈。（刘冠军．现代针灸医案选［M］. 北京：人民卫生出版社，1985：227.）

【按语】 针灸对本病有较好的疗效，无论是发作期还是缓解期均可进行针灸治疗。病变局部宜保暖，尤其在冬季，更要防止受寒；夏天可以进行冬病夏治，针、灸或局部用姜汁外涂，均有良好效果。患者应保持心情舒畅，防止精神紧张，做好劳逸结合；戒烟，少量饮酒，在缓解期体质偏阳虚的患者，可选择性温的食物如羊肉、牛肉等，以改善体质。中药温经通络、活血化瘀之品可作为预防用药。

## 二、呼吸系统疾病

### 急性上呼吸道感染

急性上呼吸道感染是指鼻腔、咽或喉部急性的炎症，是呼吸道最常见的一种传染病，常由病毒或细菌引起。全年皆可发病，尤以冬春季节多发，发病不分年龄、性别、地区。本病病情较轻，病程较短，一般预后良好。由于发病率高，具有一定的传染性，有时可导致严重的并发症，故应积极治疗。本病属于中医学“感冒”、“伤风”、“冒寒”范畴。

本病的发生多由人体体质虚弱，抵抗能力减弱，或因生活起居不当，寒热失调，以及过度劳累等而致营卫失和、腠理不固。当天气突变时，卫外之气失于调节，六淫、时兴病毒乘虚由口鼻、皮毛而入，引起一系列肺系病证。

【临床表现】 起病较急，可见恶寒、发热、鼻塞、流涕、喷嚏、头痛、咽痒、咽痛、周身不适等，也可出现呼吸不畅、声音嘶哑、流泪、味觉减退等症状。体格检查可见鼻腔黏膜充血、水肿，内有分泌物，咽部充血等。

【诊断要点】

（1）以恶寒发热、头痛、鼻塞、流涕、喷嚏为主症。咽部充血，扁桃体可红肿。

（2）实验室检查：若白细胞计数降低或正常，淋巴细胞比例升高，为病毒感染；若白细胞计数升高，中性粒细胞增多，为细菌感染。X 线片可正常。

【辨证施治】

1. 辨证分型

（1）风寒束表：恶寒重，发热轻，头痛无汗，肢节酸痛，鼻塞喷嚏，咽痒咳嗽，咳痰清稀，口淡不渴，或渴喜热饮。舌苔薄白，脉浮紧或浮缓。

（2）风热犯表：恶寒轻，发热重，头胀痛，鼻塞黄涕，咽痛咳嗽，咳痰黄黏，口干欲饮。舌边尖红、苔白或微黄，脉浮数。

（3）暑湿袭表：见于夏季，微恶风，头昏胀重，咳嗽痰黏，发热或热势不扬，无汗或少汗，胸闷脘痞，心烦口渴。舌苔黄腻，脉濡数。

2. 针灸治疗

治法：风寒束表者，治宜祛风散寒、宣通肺气，针灸并用，用泻法；风热犯表者，治宜疏风清热、解郁透表，只针不灸，用泻法；暑湿袭表者，治宜清暑祛湿、解表化浊，只针不灸，用泻法。以手阳明、手太阴经及督脉穴为主。

主穴：合谷（LI4）、列缺（LU7）、大椎（GV14）、风池（GB20）、太阳（EX-HN5）。

方义：感冒为外邪侵袭肺卫所致，手阳明、手太阴相为表里，大椎主一身之阳气，故临床取穴以此三经为主。合谷为手阳明经之原穴，可通经活络、清热解表，列缺为手太阴经之络穴，可止咳平喘、通经活络，二穴合用以祛邪解表。大椎为督脉经穴，灸该穴可通阳散寒，刺络放血可清泄邪热。风池为足少阳经与阳维脉的交会穴，可疏散风寒、疏风通络。太阳为经外奇穴，可清利头目、祛风止痛。

加减：风寒束表者，加风门（BL12）、肺俞（BL13），以祛风散寒、宣通肺气；风热犯表者，加鱼际（LU10）、曲池（LI11）、尺泽（LU5），以疏风清热、解郁透表；暑湿袭表者，加委中（BL40）、阴陵泉（SP9），以清暑祛湿、解表化浊；鼻塞者，加迎香（LI20），以宣通鼻窍；肢体酸困者，加身柱（GV12），以舒筋通络；咽喉肿痛者，加少商（LU11），以清咽利喉；体虚者，加足三里（ST36），以益气扶正。

操作：大椎用灸法或刺络放血，余穴常规针刺。

【其他疗法】

1. 刺络拔罐疗法

处方：大椎（GV14）、风门（BL12）、肺俞（BL13）、身柱（GV12）。

操作：诸穴用三棱针点刺出血，待血自然流出、颜色转淡时再拔罐，留罐10 min。本法适用于风热感冒。

2. 拔罐疗法

处方：大椎（GV14）、风门（BL12）、肺俞（BL13）、大杼（BL11）。

操作：常规拔罐，留罐10 min，或闪罐10 min。本法适用于风寒感冒。

3. 耳针疗法

处方：肺（$CO_{14}$）、气管（$CO_{16}$）、内鼻（$TG_4$）、咽喉（$TG_3$）、扁桃体（$LO_{7,8,9}$）、额（$AT_1$）。

操作：每次选用2~3穴，交替使用，中度刺激，捻针1~2 min，间歇留针30~60 min。

4. 皮肤针疗法

处方：足太阳膀胱经。

操作：沿膀胱经由上向下叩行3~5遍。本法适用于发热、身痛、汗不出者。

5. 针挑疗法

处方：督脉、任脉、足阳明胃经（胸腹部循行线）、足太阳膀胱经（背部循行线）、太阳（EX-HN5）、风池（GB20）、风府（GV16）、曲池（LI11）、手三里（LI10）、足三里（ST36）、犊鼻（ST35）、八邪（EX-UE9）、八风（EX-LE10）。

操作：用三棱针从上而下挑刺经络线上所选的腧穴，然后再挑刺所选头部及四肢腧穴。手法宜轻快，深约0.1寸，一般治疗1次即可。

加减：头痛甚者，加百会（GV20）；咳甚或鼻塞者，加迎香（LI20）、列缺（LU7）；胸闷呕吐者加内关（PC6）、公孙（SP4）、天突（CV22）；发热甚者，加十二井穴。

【文献摘要】

《素问·刺热论》：肺热病者，先淅然厥起毫毛，恶风寒……刺手太阴、阳明，出血如大豆立已。

《素问·骨空论》：风从外入，令人振寒、汗出、头痛、身重、恶寒，治在风府，调其阴阳，不足则补，有余则泻。

《灵枢·寒热病》：皮寒热者，不可附席，毛发焦，鼻槁腊，不得汗，取三阳之络，以补手太阴。

《伤寒论》：太阳病，初服桂枝汤，反烦不解者，先刺风池、风府。

《百症赋》：发热时行，陶道复求肺俞理。

《针灸大成》：身热头痛，攒竹、大陵、神门、合谷、鱼际、中渚、液门、少泽、委中、太白。

【名家医案】　张某，男，39岁。于1979年10月5日初诊。自述：头痛、发热、咳嗽、鼻塞、腰痛已4 d。体格检查：体温38.5 ℃，咽部充血，心肺无异常，肝脾未扪及，腹软，舌胖、苔薄黄微腻，脉象滑数。证属时行感冒（流行性感冒）。由时行疠气袭肺，客于肌表，以致身热内蕴，头痛发胀，腰酸肢楚，咳嗽，周身违和。治则：疏风清热解表。乃取大椎、风门、肾俞、肺俞、合谷，留针20 min，每日施治1次。经针灸1次后，患者身热减退，鼻塞已通，头痛亦除；经针灸2次后，诸恙消失而愈。（刘冠军. 现代针灸医案选［M］. 北京：人民卫生出版社，1985：2.）

【按语】　患者平素宜多运动，增强体质，提高机体的抗病能力；防寒保暖，避免受凉，老年人、儿童和体质较差的人更应该注意。卫生部门应控制流感的发生，重视推广对流感的预防和早期治疗，杜绝其流行的继续扩大。

## 急性气管支气管炎

急性气管支气管炎是一种由病毒或细菌感染、理化或过敏等因素引起的气管、支气管急性炎症。

本病是一种常见病、多发病，四季皆可发病，但多见于冬春季节，发病无年龄、性别、职业之分。病程较短，一般为1~2周，若病情迁延，可形成慢性支气管炎。本病属于中医学“感冒”、“咳嗽”范畴。

本病病因可分为外感和内伤两类。主要病机是邪气犯肺、肺气上逆。因肺处上焦，主气、司呼吸，开窍于鼻，外合皮毛，其气贯百脉而通他脏，不耐寒热，易受内外之邪侵袭而致宣肃失常、肺气上逆、冲击声门引发咳嗽。

【临床表现】 起病较急，往往先有上呼吸道感染的症状，如鼻塞、喷嚏、咽痛、声嘶等。咳嗽初起为咽痒干咳，伴有胸骨后发闷感，1~2 d后咳出少量黏痰或稀薄痰，以后咳出浓痰，偶伴有血丝。全身症状轻微，仅有轻度畏寒、发热、头痛及全身酸痛等。发热常在3~5 d后恢复正常。咳嗽、咳痰持续出现，2~3周后症状消失，很少超过1个月。伴有支气管痉挛时，患者常感胸骨后发紧闷痛，听诊呼吸音粗糙，偶可闻及干、湿啰音及哮鸣音。

【诊断要点】

(1) 以咳嗽、咳痰为主要表现，可伴上呼吸道感染症状。

(2) 肺部听诊可闻及啰音。

(3) 血常规检查：细菌感染时，白细胞总数和中性粒细胞增加；病毒感染时，淋巴细胞增加。

(4) X线胸片检查：肺部可表现为正常或仅有肺纹理的增粗，纹理周围模糊。

(5) 痰培养查找致病菌。

【辨证施治】

1. 辨证分型

(1) 风寒袭肺：咽痒，咳嗽声重，咳痰清稀，恶寒发热，鼻塞流涕，肢体酸困，头痛无汗。舌质淡、苔薄白，脉浮紧。

(2) 风热犯肺：咳嗽声粗，咳痰黄黏，但咳不爽，口干咽痛，恶风头痛，身热汗出。舌苔薄黄，脉浮数。

(3) 燥邪伤肺：干咳无痰，痰少而黏，不易咳出，咽干鼻燥。舌质红、少津，脉浮数或细数。

2. 针灸治疗

治法：风寒袭肺者，治宜疏风散寒、宣肺止咳，只针不灸，用泻法；风热犯肺者，治宜疏风清热、化痰止咳，只针不灸，用泻法；燥邪伤肺者，治宜清肺润燥、止咳化痰，只针不灸，用泻法。以手阳明、手太阴经穴为主。

主穴：合谷（LI4）、列缺（LU7）、肺俞（BL13）。

方义：合谷为手阳明经之原穴，功能通经活络、清热解表；列缺为手太阴经之络穴，功能祛风散寒、宣肺解表、通经活络、止咳平喘；阳明太阳互为表里经，合谷配列缺属原络配穴法，可增强宣肺解表的作用；肺俞可通调肺气，使肺气清肃有权、升降畅达。

加减：风寒袭肺者，加风门（BL12）、外关（TE5），以疏风散寒、解表止咳；风热犯肺者，加尺泽（LU5）、大椎（GV14）、曲池（LI11），以祛风邪热、泻肺化痰；燥邪伤肺者，加太渊（LU9）、太溪（KI3），以补肺益肾、生津润燥；咽喉肿痛者，加少商（LU11）点刺放血以泄邪热。

操作：常规针刺。大椎也可选用刺络拔罐法。

【其他疗法】

1. 电针疗法

处方：大椎（GV14）、肺俞（BL13）、合谷（LI4）、曲池（LI11）。

操作：针刺得气后，接电针治疗仪，采用连续波，通电15~20 min，每日1次，7次为一疗程。

2. 耳针疗法

处方：肺（$CO_{14}$）、神门（$TF_4$）、气管（$CO_{16}$）。

操作：针刺得气后，留针30 min，每日或隔日1次。也可用压丸法，嘱患者不时刺激，3 d后改用另一侧耳穴进行治疗。如兼有气喘者，可在上述腧穴基础上加肾上腺、交感、对屏尖。

3. 腧穴注射疗法

处方：肺俞（BL13）、定喘（EX-B1）、天突（CV22）。

药物：鱼腥草注射液。

操作：每次每穴注入 0.5 mL。每日或隔日 1 次。

4. 艾灸疗法

处方：肺俞（BL13）、列缺（LU7）、合谷（LI4）、风市（GB31）。

操作：用艾条在上述腧穴上施雀啄灸法，以皮肤潮红为度，每日 1 次，7 次为一疗程。

5. 拔罐疗法

处方：肺俞（BL13）、脾俞（BL20）。

操作：用闪火法拔一侧肺俞，5 min 后将罐下滑至脾俞，5 min 后起罐，以同样的方法拔另一侧腧穴，至脊柱两侧皮肤潮红或瘀血为度。每日 1 次，3 次为一疗程。

【文献摘要】

《针灸大成》：肺壅咳嗽，肺俞、膻中、支沟、大陵。

《类经图翼》：咳嗽，天突、俞府、华盖、乳根、风门、肺俞、身柱、至阳、列缺。寒痰嗽，肺俞、膏肓、灵台、至阳、合谷、列缺。热痰嗽，肺俞、膻中、尺泽、太溪。

【名家医案】 邵某，男，38 岁，1951 年 10 月 14 日初诊。主诉：5 d 前在工作中感觉疲乏无力，脊背及两肋部酸痛，继而畏寒，咽喉干燥发痒，阵发性干咳，经某诊所治疗无效，昨日开始鼻流清涕，咳出大量黏液性白痰、身体发热，饮食减退，由于夜晚咳嗽频仍，难以入眠，甚为痛苦。既往症与现病无关。体格检查：体温 38 ℃，脉浮数，呼吸每分钟 24 次，发育营养中等。眼结膜及上呼吸道均充血、全身淋巴结不肿大，肺部听诊有少量啰音，其他无特殊发现，实验室检查所见：红细胞 $4.46\times10^{12}$/L，血红蛋白：112 g/L，白细胞 $12.1\times10^{9}$/L，中性粒细胞 0.74，淋巴细胞 0.23、单核细胞 0.03。治疗经过：为针合谷、曲池、肺俞、风门、天突、丰隆，又于针后各穴均灸 5 min，针灸 5 次，咳嗽减轻，胃纳增加，继续又针 2 次，症状完全消失。（徐春为．针灸医案集要［M］．上海：千顷堂书局，1956：39.）

【按语】 患者应注意防寒保暖，积极预防上呼吸道感染；注意通风，保持空气清新，防止有害气体、酸雾和粉尘的外袭；预防流感的发生，积极治疗上呼吸道感染；积极参加户外活动，多锻炼身体，提高机体的抗病能力。

## 慢性支气管炎

慢性支气管炎是由感染或理化等因素长期刺激而致气管、支气管黏膜及其周围组织的慢性非特异性炎症。本病多发于秋冬两季，发病率随着年龄的增长而增加，老年患者较为多见，男性患者多于女性患者，患病率北方高于南方，农村高于城市。患者多有长期的吸烟、长期接触工业粉尘或刺激气体史，或有长期肺部疾病史。本病如不及时治疗，可导致慢性阻塞性肺气肿、慢性肺源性心脏病等，并可危及生命。本病属于中医学“内伤咳嗽”的范畴。

本病病位主要在肺，与肝、脾、肾三脏有关，是由脏腑功能失调，内邪干于肺所致。或肺阴素亏，虚火内炽，灼伤肺津；或饮食不调，过食辛辣，灼伤肺胃；或脾失健运，水湿不化，变生痰浊，上输于肺；或肝失条达，气郁化火，肺受燔灼；或肾气亏虚，摄纳无权，或命门火衰，蒸化无力，变生痰饮，上凌于肺等。以上皆可致肺失清肃，宣降失司，气逆而咳。病深者可致肺、脾、肾、心等亏虚，重者致肺胀而危及生命。

【临床表现】 反复发作咳嗽、咳痰，部分伴喘息，每年发作累及 3 个月，并持续 2 年或 2 年以上。每年冬季或受凉感冒后发病，发病缓慢，病程较长，症状逐渐加重。轻者仅在晨起或晚睡时加重，咳痰稀薄或白黏；病情较重者，终年咳嗽，秋冬加剧，咳痰黄脓，甚至痰中带血。可伴有恶寒发热、头身疼痛等全身症状。听诊两肺可闻及散在的干、湿啰音，喘息型支气管炎可闻及哮鸣音，长期发作者，可有肺气肿体征出现。

【诊断要点】

（1）以反复发作性的咳嗽、咳痰或伴喘息为主要表现。

（2）排除心肺其他疾病（如肺结核、肺癌）。

（3）X线检查可见两肺纹理增多、增粗或呈网状增生。

（4）肺功能测定可出现轻度的阻塞性通气功能障碍。

（5）痰培养、痰涂片查找致病菌。

【辨证施治】

1. 辨证分型

（1）痰湿壅肺：咳嗽、咳痰反复发作，咳声重浊，痰多质黏、色白或灰色，晨起咳嗽明显，胸脘痞闷，呕恶食少，神疲倦怠。舌苔白腻，脉濡或滑。

（2）肝火犯肺：气逆而咳，咳嗽阵作，咳时胸胁引痛，痰少质黏，咳之难出，口苦咽干，症状常随情绪的波动而变化。舌尖偏红、苔薄黄少津，脉弦数。

（3）寒湿困脾：咳嗽、咳痰经久不愈，痰多易咳，质薄清稀，呈泡沫状，神疲食少，渴喜热饮，但饮不多。舌质淡、苔薄白，脉细或濡。

（4）肺肾阴虚：干咳，咳声短，痰少、黏稠不易咳出，午后黄昏为剧，口燥咽干，动则气喘，潮热盗汗，五心烦热，两颧潮红，形体消瘦，腰膝酸软，神疲乏力。舌质红、少津，脉细数。

2. 针灸治疗

治法：痰湿壅肺者，治宜健脾化湿、祛痰止咳，用平补平泻法；肝火犯肺者，治宜平肝降火、清肺止咳，用泻法；寒湿困脾者，治宜散寒化湿、健脾化痰，用补法或平补平泻法；肺肾阴虚者，治宜滋阴润肺、益肾止咳，针灸并用，用补法。以手足太阴经穴为主。

主穴：肺俞（BL13）、太渊（LU9）、三阴交（SP6）。

方义：肺俞为肺之募穴，是肺脏经气输注于背部之腧穴，功能调理肺气、化痰止咳，肺气通调，清肃有权，咳嗽自止；太渊为手太阴肺经之原穴，是本脏原气经过和留止的腧穴，功能补肺益气、化痰止咳，肺俞、太渊两穴俞原合用，可清肺化痰；三阴交为肝、脾、肾三经之交会穴，功能疏肝健脾、理气化痰。

加减：痰湿壅肺者，加脾俞（BL20）、丰隆（ST40）、阴陵泉（SP9），以健脾化湿、祛痰止咳；肝火犯肺者，加行间（LR2）、太冲（LR3）、肝俞（BL18）、阳陵泉（GB34），以平肝降火、清肺止咳；寒湿困脾者，加中脘（CV12）、脾俞（BL20）、阴陵泉（SP9）以散寒化湿，健脾化痰；肺肾阴虚者，加肾俞（BL23）、太溪（KI3）、足三里（ST36）、定喘（EX-B1），以滋阴润肺、益肾止咳。

操作：主穴以补法为主，背俞穴、太溪、足三里亦用补法，丰隆、行间用泻法，余穴用平补平泻法。常规针刺。

【其他疗法】

1. 耳针疗法

处方：肺（$CO_{14}$）、气管（$CO_{16}$）、神门（$TF_4$）、肾上腺（$TG_{2p}$）、咽喉（$TG_3$）。

操作：针刺得气后，留针20 min。亦可用压丸法，双耳同时取穴，嘱患者每日按压2~3次针刺得气后，每日1次，5次为一疗程。

2. 腧穴贴敷疗法

处方：肺俞（BL13）、天突（CV22）、定喘（EX-B1）、膻中（CV17）。

药物：麻黄15 g、杏仁9 g、川乌9 g、细辛9 g、附子9 g、川椒9 g、白芥子9 g、樟丹120 g、香油500 g、樟脑9 g。

操作：中药除樟丹、樟脑外，余药入香油内，用火熬炭，去渣，入樟丹，以变色、滴水成珠为度，入樟脑，搅匀制药膏，针后贴于上述腧穴上，3 d 一次，10 次为一疗程。

3. 腧穴注射疗法

处方：定喘（EX-B1）、大杼（BL11）、风门（BL12）、肺俞（BL13）。

药物：维生素 $B_1$ 注射液或胎盘组织液。

操作：取上述任一种药液，每次 1~2 穴，选穴由上而下依次轮换，每穴注入药液 0.5 mL。隔日 1 次。

4. 艾灸疗法

处方一：大椎（GV14）、肺俞（BL13）、膏肓俞（BL43）。

操作：选用麦粒灸法，灸上述腧穴。3~5 d 一次，5 次为一疗程。

处方二：大椎（GV14）、风门（BL12）、肺俞（BL13）、厥阴俞（BL14）、心俞（BL15）。

操作：选用隔姜灸法，灸上述腧穴，每穴灸 3 壮，每周灸 3 次，在每年夏季三伏天灸治，共灸 12 次。

5. 腧穴埋线疗法

处方：肺俞（BL13）、脾俞（BL20）、肾俞（BL23）、膻中（CV17）。

操作：局部麻醉，用三角缝合针将 0 号羊肠线穿埋于腧穴下肌肉层，每月 2 次，3 个月为一疗程，可连续 2 个疗程。

【文献摘要】

《灵枢·经脉》：肺手太阴之脉……是动则病，肺胀满，膨膨而喘咳……是主肺所生病者，咳，上气，喘渴……

《针灸聚英》：咳嗽列缺与经渠，须用百壮灸肺俞，尺泽鱼际少泽穴，前谷解溪昆仑限，膻中七壮不可少，再兼三里实相宜。

《针灸大成》：久咳不愈，肺俞、足三里、膻中、乳根、风门、缺盆。

【名家医案】　陈某，女，40 岁。1989 年 8 月 18 日初诊。患者 3 年前感冒发热治愈后，经常咽干喉痒，出现干咳无痰，未引起重视。之后病情逐渐加重，特别是每逢进食辛辣之物咽干舌燥，甚至喉痛，干咳加重，经药物治疗效果不明显，近 3 个月咳嗽加重，痰少难咳，夜晚为甚，其舌质红、少苔，脉细数。诊为肺阴虚之咳嗽，取肺俞、大椎、风门为主穴，配尺泽、太渊、鱼际。主穴用平补平泻法，尺泽、鱼际用泻法、太渊用补法，每日 1 次，针后于主穴处拔罐，经一疗程 10 次治疗，诸症消失休息 1 周，又针治一疗程获满意疗效。（邵经明医案）

【按语】　年老体弱者应积极参加体育锻炼和耐寒锻炼，以增强体质，提高机体抗病能力预防本病发生。患者应注意防寒保暖，尤其是气候多变时，更应该避免受凉和过度劳累，预防感冒，减少本病的发生。戒烟，避免空气中有害气体和灰尘侵入，保持室内空气清新；积极治疗感冒的原发病，防止疾病进一步发展。

## 支气管哮喘

支气管哮喘是气道慢性炎症性疾病，常由于气管及支气管对各种刺激物的易感性增高，从而引起支气管平滑肌痉挛，黏膜充血、水肿和分泌增加而发病。本病可发于任何年龄和任何季节，尤以寒冷季节和气候骤变时多发，或接触某些过敏物质而诱发。本病属于中医学“哮证”、“喘证”、“痰证”范畴。

本病主要因痰饮伏肺而引发。凡感受风寒、风热，或触及花粉、烟尘、漆气、异味等均可致肺失宣肃，使津液凝聚酿为痰饮；饮食不当，脾失健运则聚湿生痰；每当气候突变，情志失调，劳累过度，食入海腥发物等而触引内伏之痰饮，痰随气升，气与痰结，壅塞气道，肺气上逆而发为哮喘。

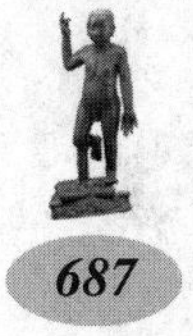

【临床表现】　多数支气管哮喘患者在发作前，常有鼻咽发痒、咳嗽、胸闷等症状，典型发作时突感胸闷，呼吸困难，喉间哮鸣，咳嗽多痰。患者多被迫采取坐位，两手前撑，两肩耸起，严重者可有唇、指发绀，颈静脉怒张，冷汗淋漓。发作时间不一，短者数分钟，长者数小时，甚至持续数日才逐渐缓解。发作停止前，先咳出大量黏液性痰，随即呼吸畅通，哮喘缓解。可有婴儿期湿疹史或家族过敏史。

发作时胸肺多数较为饱满，叩诊呈过度反响，听诊两肺布满哮鸣音。

【诊断要点】

（1）起病突然，胸部不适，气促，迅速发生。以发作性喉间哮鸣、呼吸困难，甚者喘息不得平卧为主要表现。

（2）心肺听诊：两肺布满哮鸣音，呼气延长，心率增快。

（3）血白细胞总数正常，嗜酸性粒细胞增高。

（4）可疑变应原皮肤试验常呈阳性。

（5）X 线检查：发作时可见两肺透亮度增加，呈过度通气状态；缓解期多无明显异常。

【辨证施治】

1. 辨证分型

（1）寒饮伏肺：遇寒触发，胸膈满闷，呼吸急促，喉中痰鸣，咳痰稀白，初起多兼恶寒发热，头痛无汗，鼻流清涕。舌质淡、苔白滑，脉浮等。

（2）痰热壅肺：喘急胸闷，喉中哮鸣，声高息涌，痰黄质稠，咳吐不爽，发热口渴。舌质红、苔黄腻，脉滑数。

（3）肺脾两虚：咳喘气短，动则加剧，咳声低怯，痰多清稀，自汗畏风，神疲乏力，食少便溏。舌质淡、苔薄白，脉濡细。

（4）肺肾阴虚：短气而喘，咳嗽痰少，头晕耳鸣，口干咽燥，潮热盗汗。舌质红、苔少，脉细数。

（5）心肾阳虚：喘促短气，呼多吸少，畏寒肢冷，尿少水肿，甚则喘急不安，心悸烦躁，冷汗淋漓，四肢厥冷，唇甲青紫。舌质紫暗或有瘀点、瘀斑，苔薄白，脉沉细或微弱结代。

2. 针灸治疗

治法：寒饮伏肺者，治宜温肺散寒、止哮平喘，针灸并用，用泻法；痰热壅肺者，治宜清热润肺、化痰平喘，只针不灸，用泻法；肺肾阴虚者，治宜滋阴润肺、平降喘逆，多针少灸，用补法或平补平泻法；肺脾气虚者，治宜培土生金、扶正固本，针灸并用，用补法；心肾阳虚者，治宜补益心肾、温阳平喘，针灸并用，用补法。以肺之背俞穴、督脉穴为主。

主穴：肺俞（BL13）、大椎（GV14）、风门（BL12）。

方义：肺俞是肺脏精气输注之处，可治呼吸道内伤外感诸疾。大椎属督脉经穴，是手足三阳经与督脉之交会处，又称诸阳经之会穴，有宣通一身阳气之功，故可宣阳解表、祛风散寒，又有宣肺平喘之效。风门属足太阳膀胱经穴，又是督脉与足太阳膀胱经之交会穴，针之可散风寒、泻邪热、调肺气、止咳平喘，灸之则有祛风散寒、温肺化痰、实腠固表之功。三穴同用，发作期可平喘，缓解期则有巩固疗效之作用。

加减：寒饮伏肺者，加太渊（LU9）、尺泽（LU5）、合谷（LI4）、定喘（EX-B1），以疏风散寒、化痰平喘；痰热壅肺者，加尺泽（LU5）、孔最（LU6）、天突（CV22）、膻中（CV17）、丰隆（ST40），以清肺化痰、降气平喘；肺脾气虚者，加脾俞（BL20）、中脘（CV12）、足三里（ST36），以健脾益肺、化痰平喘；肺肾阴虚者，加肾俞（BL23）、关元（CV4）、太溪（KI3），以滋阴益肺、补肾纳气；心肾阳虚者，加心俞（BL15）、肾俞（BL23）、内关（PC6）、关元（CV4），以温肾纳气、强心固脱。

操作：大椎向上斜刺，膻中向下沿皮刺，寒饮伏肺、心肾阳虚者主穴加灸；余穴常规针刺。对顽固性哮喘可施行瘢痕灸。严重发作者每日针刺 2 次或数次，缓解期每隔 1~2 d 治疗一次。

【其他疗法】

1. 耳针疗法

处方：对屏尖（$AT_{1,2,4i}$）、肾上腺（$TG_{2p}$）、气管（$CO_{16}$）、皮质下（$AT_4$）、交感（$AH_{6a}$）、枕

（$AT_3$）。

操作：发作期每次选 3~5 穴，毫针强刺激，留针 30 min，每日 1~2 次；缓解期用弱刺激或用压丸法，隔日 1 次，10 次为一疗程。

2. 皮肤针疗法

处方：两侧胸锁乳突肌、第 7 颈椎至第 2 腰椎旁开 1.5 寸处足太阳膀胱经、鱼际至尺泽手太阴肺经。

操作：每个部位各叩击 15 min，循序叩刺，以皮肤潮红或微渗血为度。本法适用于发作期。

3. 腧穴贴敷疗法

处方：肺俞（BL13）、膏肓俞（BL43）、膻中（CV17）、大椎（GV14）、天突（CV22）、肾俞（BL23）。

药物：白芥子 30 g、甘遂 15 g、细辛 15 g、麻黄 12 g、肉桂 6 g 共研为细末。

操作：每次选 3~5 穴，用生姜汁把以上药品调成糊状，制成药饼如蚕豆大，敷于腧穴上，用胶布固定。贴 30~60 min 后把药取掉，以局部红晕微痛为度。若起疱，消毒后挑破，涂甲基紫。本法在三伏天使用，适用于缓解期，有预防和减轻发作的作用。

4. 腧穴注射疗法

处方：发作期选天突（CV22）、定喘（EX-B1）、肺俞（BL13），缓解期选胸 1~7 夹脊（EX-B2）、肺俞（BL13）、膏肓俞（BL43）、脾俞（BL20）、肾俞（BL23）。

药物：0.1%肾上腺素注射液、胎盘组织液、黄芪注射液。

操作：根据病情选择上述任一种药液，每次选 3~5 穴，每穴注入药液 0.5~1 mL。每周 2~3 次。

5. 腧穴埋线疗法

处方：定喘（EX-B1）、身柱（GV12）、膻中（CV17）、天突（CV22）、肺俞（BL13）。

操作：局部麻醉后，用三角缝合针将 0 号羊肠线埋于穴下肌肉层，每 10~15 d 更换一次。

6. 腧穴割治疗法

处方：璇玑（CV21），膻中（CV17），鱼际（LU10），掌侧第 2、3 掌骨间隙，当示指与中指根部联合下 0.5~0.7 cm 处。

操作：局部皮肤常规消毒、麻醉后，用小尖头手术刀在割治部位皮肤划开 0.4~1 cm 长、0.4 cm 左右深的切口，挑挤出少量皮下脂肪，并剪去，注意切勿伤及神经和血管；然后用无菌凡士林纱布覆盖，包扎 5~7 d 后解除。7~10 d 割除一次，每次取 1 穴。第一次取璇玑、膻中，第二次取一只手的鱼际和掌侧第 2、3 掌骨间隙、当示指与中指根部联合下 0.5~0.7 cm 处，第三次取另一只手的鱼际和掌侧第 2、3 掌骨间隙、当示指与中指根部联合下 0.5~0.7 cm 处。

7. 艾灸疗法

处方：风门、肺俞、膏肓、脾愈、肾俞、关元、气海、足三里。

操作：每次选用 3~5 穴，灸至皮肤潮红为度。每日 1 次，连续灸治 3~6 个月。本法适用于缓解期。

【文献摘要】

《备急千金要方》：天府，主上气喘不得息……扶突，主咳逆上气，咽中鸣喘……天池，主上气喉鸣……肾俞、肺俞，主喘咳少气百病。

《针灸资生经》：凡有哮喘者，为按肺俞，无不酸痛，皆为缪刺肺俞，令灸而愈。

《针灸聚英》：喘，灸中府、云门、天府、华盖、肺俞。

《针灸大成》：哮吼嗽喘，俞府、天突、膻中、肺俞、足三里、中脘、膏肓、气海、关元、乳根……喘息不能行，中脘、期门、上廉。

《类经图翼》：诸喘气急，天突、璇玑、华盖、膻中、乳根、期门、气海、背脊中第七椎骨节下穴，灸三壮神效。

【名家医案】 张某，男，57岁。1987年6月3日初诊。主诉：咳嗽痰喘已20余年。现病史：1966年患感冒愈后，时有咳嗽，由于年轻体健，未重视治疗。自1971年以后，每年冬季，咳喘加重，吐痰量多，入夜喘甚，喉中痰鸣，倚息难卧。经胸部X线检查，诊断为慢性支气管炎合并肺气肿。经常服用中西药物，效果均不明显。故前来针灸治疗。体格检查：脉濡细，舌质淡、苔薄白，呼吸喘促，吐痰量多、清稀（日量800~1 000 mL）。听诊两肺可闻及哮鸣音。此乃肺脾两虚，诊断为喘息型慢性支气管炎合并肺气肿。治疗以大椎、肺俞、风门为主穴，配脾俞、中脘、足三里、丰隆、定喘。每日或隔日针灸1次，背部腧穴针后加拔火罐，中脘、足三里针灸并用（温针灸），从6月初到10月先后共针灸治疗40余次，诸症悉除，获得明显效果。（邵经明．针灸防治哮喘［M］．上海：上海翻译出版社，1988：41.）

【按语】 针灸治疗本病有较好的疗效，在急性发作期以控制症状为主，在缓解期以扶助正气、提高抗病能力、控制或延缓急性发作为主。哮喘发作持续24 h以上，或经针灸治疗12 h以上仍未能控制者，易导致严重缺氧、酸碱平衡破坏及电解质紊乱，出现呼吸、循环衰竭，宜采取中西医综合治疗。患者平时应积极锻炼身体，增强体质，提高抗病能力；认真查找过敏源，避免接触而诱发；防寒保暖，力戒烟酒，不吃或少食肥甘厚腻之品及海腥发物。

## 三、消化系统疾病

### 胃 炎

胃炎是由各种有害因素引起的胃黏膜炎症，是一种常见病，分为急性胃炎和慢性胃炎两种。男性患病率多于女性。本病属于中医学“胃脘痛”、“呕吐”、“泛酸”、“嘈杂”、“心下痞”、“痞满”等范畴。

本病的发生主要与感受邪气、饮食不节、情志不畅、脾胃虚弱等因素有关。其基本病机是胃气失和，胃络不通或胃失温养。

【临床表现】 急性胃炎起病急骤，常伴有剧烈的上腹部疼痛或不适、嗳气、恶心、呕吐，部分患者合并腹泻，甚则上消化道出血，严重时可出现发热、脱水、电解质紊乱、酸中毒，甚至休克。

慢性胃炎无典型及特异性症状，临床表现与病变程度也不尽一致，发病常与饮食不节、情志不畅或劳累受寒等有关。有症状者表现为反复或持续性上腹胃脘部近歧骨处疼痛、饱胀，其疼痛性质有胀痛、刺痛、隐痛、钝痛、烧灼痛、剧痛等不同。常伴脘腹胀满、嗳腐吞酸、恶心呕吐、不思饮食等症状，甚或出现呕血、便血。

【诊断要点】

（1）以胃脘部疼痛为主症。

（2）剑突下有压痛。

（3）大便或呕吐物隐血试验强阳性者，提示并发消化道出血。纤维胃镜检查可见胃及十二指肠黏膜充血、水肿、分泌增多，可伴有糜烂或点、片状出血灶等病变。

【辨证施治】

1. 辨证分型

（1）肝气犯胃：胃脘痞胀疼痛或攻窜胁背，嗳气频作，大便不畅，每因情志因素而诱发，心烦易怒，善太息。舌苔薄白，脉弦。

（2）寒邪犯胃：胃脘冷痛暴作，呕吐清水痰涎，畏寒喜暖，口不渴。舌苔白，脉弦紧。

（3）食滞胃肠：胃脘胀痛，嗳腐吞酸或呕吐不消化食物，吐后痛缓。舌苔厚腻，脉滑或实。

（4）气滞血瘀：胃痛较剧，痛如针刺或刀割，痛有定处，拒按，或大便色黑。舌质紫暗，脉涩。

（5）胃阴不足：胃痛隐作，灼热不适，嘈杂似饥，食少口干，大便干燥。舌质红、少津，脉细数。

（6）脾胃虚寒：胃痛绵绵，空腹为甚，得食则缓，喜热喜按，泛吐清水，神倦乏力，手足不温，大便多溏。舌质淡，脉沉细。

2. 针灸治疗

治法：寒邪犯胃、脾胃虚寒者，治宜温经散寒、通络止痛，针灸并用，虚补实泻；食滞胃肠者，治宜消食化积、行气止痛，只针不灸，用泻法；肝气犯胃者，治宜疏肝理气、和胃止痛，只针不灸，用泻法；胃阴不足者，治宜养阴清热、益胃止痛，只针不灸，用补法或平补平泻法；气滞血瘀者，治宜行气活血、化瘀止痛，只针不灸，用泻法。以手厥阴、足太阴、足阳明经及任脉穴为主。

处方：中脘（CV12）、内关（PC6）、公孙（SP4）、足三里（ST36）。

方义：胃为六腑之中心，以通降为顺。中脘为胃之募穴、腑之会穴，足三里乃胃之下合穴，故凡胃脘疼痛，不论其寒热虚实，均可用之以通调腑气、和胃止痛。内关为手厥阴心包经之络穴，沟通三焦，又为八脉交会穴，通于阴维脉，功擅化湿和中、降逆止呕、宽胸理气，取之可畅达三焦气机、和胃降逆止痛。公孙为足太阴脾经之络穴、八脉交会穴，通于冲脉，与内关相配，可调理脾胃而止痛，专治胃、心、胸病证。

加减：寒邪犯胃者，加神阙（CV8）、梁丘（ST34），以散寒止痛；食滞胃肠者，加梁门（ST21）、建里（CV11），以消食导滞；肝气犯胃者，加期门（LR14）、太冲（LR3），以疏肝理气；脾胃虚寒者，加神阙（CV8）、气海（CV6）、脾俞（BL20）、胃俞（BL21），以温中散寒；胃阴不足者，加胃俞（BL21）、太溪（KI3）、三阴交（SP6），以滋阴养胃；气滞血瘀者，加膈俞（BL17）、阿是穴，以化瘀止痛。

操作：常规刺法。寒邪犯胃和脾胃虚寒者，中脘、气海、神阙、足三里、脾俞、胃俞施行一般灸法或隔姜灸（中脘、气海还可施行温针灸），针后可加拔火罐。

【其他疗法】

1. 指针疗法

处方：中脘（CV12）、至阳（GV9）、足三里（ST36）。

操作：以双手拇指或中指点压、按揉，力度以患者能耐受并感觉舒适为度，同时令患者行缓慢腹式呼吸。连续按揉 3~5 min 即可止痛。

2. 耳针疗法

处方：胃（$CO_4$）、十二指肠（$CO_5$）、脾（$CO_{13}$）、肝（$CO_{12}$）、神门（$TF_4$）、交感（$AH_{6a}$）。

操作：每次选用 3~5 穴，毫针浅刺，留针 30 min，每日 1 次。也可用压丸法，嘱患者每日自行按压数次，以局部微痛发热为度。

3. 腧穴注射疗法

处方：按针灸治疗的基本处方取穴。

药物：根据辨证，分别选用当归注射液、丹参注射液、参附注射液或生脉注射液等，也可选用维生素 $B_1$ 注射液或维生素 $B_{12}$ 注射液。

操作：每次选 2~3 穴，每穴注入药液 1~2 mL，每日 1 次。

4. 腧穴埋线疗法

处方：主穴取胃俞（BL21）、中脘（CV12）、足三里（ST36）。肝气犯胃者配肝俞（BL18），脾胃虚弱者配脾俞（BL20），食滞胃肠者配天枢（ST25），胃阴不足者配三阴交（SP6），气滞血瘀者配膈俞（BL17）。

操作：将 0 号铬制羊肠线常规埋入腧穴。每 2 周治疗一次。本法对肝气犯胃型疗效最好。

5. 兜肚疗法

处方：艾叶 30 g，荜茇、干姜各 15 g，甘松、山柰、细辛、肉桂、吴茱萸、延胡索、白芷各 10 g，大茴香 6 g，共研为细末。

操作：用柔软的棉布折成兜肚形状，将上述药末均匀放入，紧密缝好，日夜兜于中脘穴或疼痛处。本法适用于脾胃虚寒所致的胃痛。

6. 芒针疗法

处方：膈俞（BL17）。

操作：患者取俯卧位，腧穴局部和医生双手严格消毒后，医生左手绷紧膈俞穴周围的皮肤，右手拇、示二指夹住针身前端，露出针尖，对准膈俞穴，迅速将针尖刺透皮肤，向肝俞、胆俞、脾俞、胃俞透刺。一侧针好后，再用同样手法针刺另一侧膈俞穴，留针 30 min，隔日 1 次，6 次为一疗程。

7. 皮肤针疗法

处方：①背部督脉及膀胱经第 1、2 侧线。②中脘（CV12）、内关（PC6）、足三里（ST36）。③阳性反应点：通过按压第 5~8 胸椎两侧，部分患者可出现酸痛、麻木的不同反应，如有此类反应出现，则为阳性反应点。

操作：轻轻叩打，以患者有轻度痛感、局部皮肤有潮红、不出血为度。每次 5~10 min，隔日 1 次，10 次为一疗程。

8. 温针灸疗法

处方：主穴取足三里（ST36）、内关（PC6），配穴取中脘（CV12）、天枢（ST25）。

操作：选定腧穴，皮肤常规消毒，以毫针直刺足三里 1~1.5 寸、内关 0.5~1 寸，然后取 1~2 cm 长的艾条，插在针柄上点燃，至艾条燃尽，去艾灰后起针。隔日治疗 1 次，10 次为一疗程，共治疗 3 个疗程。

9. 综合疗法

处方：①针刺取胸 9~12 和腰 1 夹脊（EX-B2）。②拔罐取脾俞（BL20）、胃俞（BL21）。③点穴疗法取脾俞（BL20）、胃俞（BL21）。

操作：①针刺胸 9~12 和腰 1 夹脊，针尖斜向脊柱，进针深度 1~1.2 寸，以患者感到局部酸、麻、胀、沉重或针感放射至胃部、腹部为佳。脾胃虚弱型配足三里（ST36），肝气犯胃型配太冲（LR3），留针 30 min，每日 1 次，10 次为一疗程，每个疗程后休息 3~5 d，再行第二个疗程。②背俞穴拔罐：用闪火法将适当大小的玻璃火罐拔于上述腧穴上，留罐 10~15 min，隔日 1 次，与点穴疗法交替应用。脾胃虚弱者，加大椎（GV14）、肾俞（BL23）、关元俞（BL26）；肝气犯胃者，加肝俞（BL18）、胆俞（BL19）。③点穴疗法：每穴按揉 5~10 min，隔日 1 次，5 次为一疗程。脾胃虚弱者，加足三里（ST36）；肝气犯胃者，加太冲（LR3）、肝俞（BL18）。

【文献摘要】

《针灸甲乙经》：胃胀者，中脘主之，亦取章门；胸胁背相引痛，心下溷溷，呕吐多唾，饮食不下，幽门主之；邪在肝，则病两胁中痛，寒中……可行间以引胁下，补（足）三里以温胃中；伤食，胁下满，不能转展反侧，目青而呕，期门主之；胁下支满，呕吐呃逆，阳陵泉主之；呕吐烦满，魄户主之；胃逆霍乱，鱼际主之。

《神应经》：腹寒不食，阴陵泉；胀而胃痛，膈俞；振寒不食，冲阳；胃热不食，下廉、胃俞、悬钟；不能食，少商、（足）三里、然谷、膈俞、胃俞、大肠俞；不嗜食，中封、然谷、内庭、厉兑、阴陵泉、肺俞、脾俞、胃俞、小肠俞。

《针灸大全》：脾胃虚寒、呕吐不已，内庭、中脘、气海、公孙。

《针灸大成》：胃脘冷积作痛，中脘、上脘、足三里。

《针灸逢源》：胃脘痛……内关、膈俞、胃俞、商丘。

《灸法秘传》：若饮食不思、灸其上脘；饮食减少，灸其中脘；饮食不化，灸其下脘或灸天枢；食不下欲干呕者，宜灸胆俞穴。

【名家医案】 施某，女，29 岁。胃脘痛 2 个月余，时轻时重，胸闷，易怒，两胁作痛，纳少，二便正常，苔白，脉滑数。证系肝气犯胃，木克脾土。治则：疏肝理气，健脾和胃。取穴：中脘、内关、足三里、合谷、太冲，留针 40 min，用泻法，共针 3 次而愈。（胡熙明．针灸临证指南［M］．北京：人民卫生出版社，1991：151.）

【按语】 针灸治疗本病具显著疗效，往往针灸 1 次或数次即可止痛止呕。但慢性胃炎须坚持治疗才能取得较好的远期疗效。一般实证易于治疗，而虚实夹杂或正虚邪实者，常反复发作，治疗则颇为棘手。如部分患者突然出现胃痛剧烈，拒按，大汗淋漓，四肢厥冷，吐血、便血，出血量多且不止，脉微欲绝，为虚脱危证，如不急加救治，则十分危险。胃痛初起，多与情志不遂、饮食不节有关，因此，在预防上要重视精神与饮食的调摄。患者应注意饮食调养，保持精神乐观，生活规律；先劳怒、戒烟酒，忌食辛辣、油腻及寒冷之品，避免粗糙刺激性食物，少量多餐，以清淡易消化的食物为宜，切忌暴饮暴食，这对减少胃病的复发和促进康复有重要的意义。对于胃痛持续不已者，应注意给予流质或半流质饮食，必要时禁食。部分患者特别是 40 岁以上者，若胃病呈慢性反复发作，经治疗未效，而体重又明显下降，且持续大便隐血试验阳性，应进一步检查以排除消化道肿瘤。

## 胃下垂

胃下垂是指胃（包括大弯和小弯）的位置低于正常，即人在站立时，胃的下缘达盆腔，胃的上界（胃小弯）位置在两侧髂嵴连线以下本病主要由于胃膈韧带和胃肝韧带无力或腹壁肌肉松弛所致，多发生于身体瘦弱、胸廓狭长或多产的女性。本病属于中医学“胃痛”、“胃缓”、“痞满”、“腹胀”等范畴。

本病主要由于素体脾胃虚弱或长期饮食不节、营养不良、劳倦过度、七情内伤或大病、久病、多产等损伤脾胃，脾虚气陷，肌肉不坚，无力托举胃体所致。

【临床表现】 形体消瘦，病情轻者可无明显症状，重者可有上腹坠胀、疼痛不适，多在食后、久立及劳累后加重，平卧后减轻或消失。站立时腹主动脉搏动明显，平卧或双手由下腹部向上托起则上腹坠胀减轻。常伴有胃脘饱胀、厌食、恶心、嗳气、腹泻或便秘等症状，甚至还可出现站立性昏厥、低血压、心悸、乏力、眩晕等表现，也可同时伴有肝、肾、结肠等脏器的下垂。

【诊断要点】

（1）食后、久立及劳累后有腹部胀痛或不适感。

（2）体格检查时可发现脐下有振水音，上腹部可扪及强烈的腹主动脉搏动。

（3）胃肠钡餐 X 线检查可见胃呈鱼钩形，站立时位置下移，紧张力减退，胃下极低于髂嵴连线 5 cm 以上。胃内常有较多潴留液，排空缓慢。

【辨证施治】

1. 辨证分型　中气下陷：脘腹胀满，坠胀不适，食后尤甚，平卧减轻，纳食减少，面色萎黄，形体消瘦，头昏目眩，神疲乏力，少气懒言，嗳气频频，或泛吐清水，大便不调。舌质淡、苔薄白，脉细无力。

2. 针灸治疗

治法：健脾益气、升阳举陷，针灸并用，用补法。以任脉、督脉、足太阳经穴及俞募穴为主。

主穴：中脘（CV12）、胃俞（BL21）、足三里（ST36）、脾俞（BL20）、气海（CV6）、百会（GV20）。

方义：胃下垂病变在胃，故取胃之背俞穴与胃之募穴中脘，形成俞募配穴，以健运中焦，调理气机；胃腑之下合穴足三里可补益胃气；脾俞、气海可健脾益气、补中和胃；百会可益气固脱、升阳举陷。上穴合用，以奏健脾益气、升阳举陷之功。

加减：痞满、恶心者，加公孙（SP4）、内关（PC6），以和胃降气；嗳气、喜叹息者加太冲（LR3）、期门（LR14），以疏肝理气。

操作：诸穴均常规针刺。主穴均用补法，配穴均用平补平泻法；上腹部和背部穴可针灸并用或针后加拔火罐。

【其他疗法】

1. 耳针疗法

处方：胃（$CO_4$）、脾（$CO_{13}$）、交感（$AH_{6a}$）、皮质下（$AT_4$）。

操作：毫针刺法，每日1次，留针20~30 min；也可用压丸法，每日按压3~5次，力量以患者能耐受为度。

2. 腧穴注射疗法

处方：中脘（CV12）、气海（CV6）、胃俞（BL21）、脾俞（BL20）、足三里（ST36）。

药物：黄芪注射液或生脉注射液。

操作：每次取1~3穴，取上述任一种药液，每穴注入1 mL，每日1次。

3. 腧穴埋线疗法

处方：中脘（CV12）、气海（CV6）、胃俞（BL21）、脾俞（BL20）、足三里（ST36）。

操作：行常规腧穴埋线，2周治疗1次。

【文献摘要】

《灵枢·邪气脏腑病形》：胃病者，腹中䐜胀、胃脘当心而痛、上支两胁、膈咽不能、食饮不下，取之三里也。

《针灸甲乙经》：腹满不能食，刺脊中……心腹胀满，噫、烦热、善呕、膈中不利，巨阙主之。

【名家医案】张某，男，52岁，1979年8月2日初诊。食后脘腹作胀，食欲不振，胃部牵引沉重，脘腹痞闷。医院钡餐透视显示：胃底在两髂连线下3 cm，曾服中药无效。体格检查：形体消瘦，面色萎黄，食欲不振，舌质淡、苔薄白，脉细而弦。诊断：胃下垂，脾胃气虚型。治则：补中益气，升提举陷。处方：水突（右）、滑肉门（双）、梁门（双）、中脘、气海。操作：用1.5寸毫针直刺水突1寸左右，施平补平泻法；滑肉门透梁门，留针30 min，加灸中脘、气海两穴，10次为一疗程，共治2个疗程而愈。（刘冠军，王富春，李影．中国当代名医针方针术集成［M］．长春：吉林科学技术出版社，1994：66.）

【按语】 针灸治疗本病有一定的疗效，但疗程较长，须坚持治疗。患者平时应注意饮食有节，一次进食量不宜多，少量多餐，食后平卧位休息30 min；忌烟酒、辛辣刺激物，增加营养；调畅情志，起居有时；平时要加强身体锻炼，特别是腹肌的锻炼。

## 肠　炎

肠炎是细菌、病毒、真菌和寄生虫等引起的胃肠炎、小肠炎和结肠炎。按病程长短、发病急缓，临床可分为急性和慢性肠炎两类。本病一年四季均可发生，但以夏秋两季多见。本病属于中医学“泄泻”范畴。

本病多由于感受时邪、饮食所伤、情志失调及脏腑虚弱等原因所致。其病机关键是脾胃受损，湿困脾土，肠道功能失司，清浊不可，相夹而下。因湿盛困脾者，多为急性腹泻；脾虚不运而致水湿内停则为慢性腹泻。临床又有虚实之分，若暴泻，则多属于实，久泻，则多属于虚，其虚实之间又可相互兼夹转化，如暴泻迁延日久，每可由实转虚而成久泻，久泻复受湿、食所伤，亦可急性发作，表现为虚中夹实的病候。

【临床表现】急性肠炎多在进食后数小时突然出现，腹泻每日数次至数十次，呈黄色水样便，夹未消化食物，一般无黏液脓血。腹痛多位于脐周，呈阵发性钝痛或绞痛。病变累及胃，有恶心呕吐、上腹不适等。伴发热、头痛、周身不适、四肢无力等全身症状。呕吐起病急骤，常先有恶心，继之则呕吐，呕吐物多为胃内容物。严重者可呕吐胆汁或血性物。腹泻表现为水样便，每天数次至数十次不等，伴有恶臭，多为深黄色或黄绿色便，很少带有脓血，无里急后重感。呕吐、腹泻严重者，可有脱水、酸中毒，甚至休克。体格检查时可有上腹部或脐周轻压痛、肠鸣音常明显亢进，一般急性肠炎者病程短，数天内可好转。

慢性肠炎常呈现间断性腹部隐痛、腹胀、腹痛、腹泻。遇冷、进油腻之物或遇情绪波动、或劳累后尤著。大便次数增加，日行几次或数十次，肛门下坠，大便不爽，面色不华，精神不振，少气懒言，四肢乏力，喜温怕冷。体格检查可见腹部、脐周或少腹部有轻度压痛、肠鸣音亢进、脱肛。慢性肠炎急性发作时，可见高热、腹部绞痛、恶心呕吐、大便急迫如水或黏液血便，甚至有失水、酸中毒或休克出血表现。

【诊断要点】

（1）以大便次数增多、便质清稀，甚至如水样或完谷不化为主症。

（2）常有外感或不洁饮食史。

（3）肠鸣音亢进。

（4）大便常规检查可见少量黏液及红细胞、白细胞。

【辨证施治】

1. 辨证分型

（1）寒湿困脾：大便清稀或如水样，腹痛肠鸣，畏寒食少。舌苔白滑，脉濡缓。

（2）肠道湿热：腹痛即泻，泻下急迫，粪色黄褐秽臭，肛门灼热，可伴有发热。舌质红、苔黄腻，脉濡数。

（3）食滞胃肠：腹满胀痛，大便臭如败卵，泻后痛减，纳呆，嗳腐吞酸。舌苔垢浊或厚腻，脉滑。

（4）肝郁气滞：腹痛肠鸣泄泻，每因情志不畅而发，泻后痛缓。舌质红、苔薄白，脉弦。

（5）脾气亏虚：大便溏薄，夹有不消化食物，稍进油腻则便次增多，伴有神疲乏力。舌质淡、苔薄白，脉细。

（6）肾阳亏虚：晨起泄泻，大便夹有不消化食物，脐腹冷痛，喜暖，形寒肢冷。舌淡胖、苔白，脉沉细。

2. 针灸治疗

治法：寒湿困脾、脾气亏虚、肾阳亏虚者，治宜健脾益肾、温化寒湿，针灸并用，虚补实泻；肝郁气滞、食滞胃肠、肠道湿热者，治宜行气化滞、通调腑气，只针不灸，用泻法。以任脉、足太阴经穴及俞募穴、下合穴为主。

主穴：天枢（ST25）、大肠俞（BL25）、上巨虚（ST37）、神阙（CV8）、三阴交（SP6）。

方义：本病病位在肠，故取大肠募穴天枢、大肠背俞穴而成俞募配穴，与大肠之下合穴上巨虚合用，调理肠腑而止泻。神阙居中腹，内连肠腑，急、慢性泄泻灸之皆宜。三阴交健脾利湿兼调理肝肾，各种泄泻皆可用之。五穴合用，标本兼治，泄泻自止。

加减：寒湿困脾者，配脾俞（BL20）、阴陵泉（SP9），以健脾化湿；肠道湿热者，配合谷（LI4）、下巨虚（ST39），以清利湿热；食滞胃肠者，配中脘（CV12）、建里（CV11），以消食导滞；肝郁气滞者，配期门（LR14）、太冲（LR3），以疏肝理气；脾气亏虚者，配脾俞（BL20）、足三里（ST36），以健脾益气；肾阳亏虚者，配肾俞（BL23）、命门（GV4）、关元（CV4），以温肾固本。

操作：神阙用隔盐灸或隔姜灸，余穴常规针刺。寒湿困脾、脾气亏虚者可施隔姜灸、温和灸或温针灸，肾阳亏虚者可用隔附子饼灸。

【其他疗法】

1. 耳针疗法

处方：大肠（$CO_7$）、小肠（$CO_6$）、腹（$AH_8$）、胃（$CO_4$）、脾（$CO_{13}$）、神门（$TF_4$）。

操作：每次选3~5穴，中度刺激，急性泄泻者留针5~10 min，每日1~2次。慢性泄泻者留针10~20 min，隔日1次，10次为一疗程。也可用压丸法，嘱患者每日自行按压数次。

2. 腧穴注射疗法

处方：天枢（ST25）、上巨虚（ST37）。

药物：维生素 $B_1$ 注射液或维生素 $B_{12}$ 注射液。

操作：取任上述一种药液，每穴每次注射 0.5~1 mL，每日 1 次。

3. 贴脐法

处方：神阙（CV8）。

药物：五倍子适量研末。

操作：用食醋将五倍子末调成膏状敷于脐内，外用伤湿止痛膏固定。2~3 d 换药一次。本法对于久泻患者有较好疗效。

4. 皮肤针疗法

处方：内关（PC6）、足三里（ST36）、关元（CV4）、天枢（ST25）、腰背部或下腹部阳性反应点。

操作：用皮肤针作中等强度叩刺，使局部皮肤明显潮红，隔日 1 次，多用于慢性泄泻。

5. 温针灸疗法

处方：主穴取足三里（ST36）、上巨虚（ST37）、下巨虚（ST39）、中脘（CV12）、天枢（ST25）、关元（CV4）、命门（GV4）。痛甚者配神阙（CV8）、梁门（ST21），泻下黏液者配公孙（SP4）、脾俞（BL20），大便血样者配隐白（SP1）、内庭（ST44）。

操作：主穴每次选择 3~5 穴，轮换选用。选 2 寸毫针，垂直进针，深度 1~1.5 寸，使针感向下腹、会阴部放射。得气后在针尾插上 2~3 cm 长的艾条 1 段，共燃 2 段后出针。

6. 腧穴埋线疗法

处方：主穴取大肠俞（BL25）、足三里（ST36）、上巨虚（ST37）。脾胃气虚者配脾俞（BL20）、胃俞（BL21），脾肾阳虚者配肾俞（BL23），肝郁气滞者配肝俞（BL18）、脾俞（BL20）。

操作：行常规腧穴埋线。本法适宜于慢性肠炎。

【文献摘要】

《灵枢·邪气脏腑病形》：大肠病者，肠中切痛而肠鸣濯濯，冬日重感于寒即泄，当脐而痛，不能久立，与胃同候，取巨虚上廉。

《神应经》：溏泄取太冲、神阙、三阴交。食泄取上下廉。

《类经图翼》：小儿泄泻，灸胃俞、水分、天枢、神阙。

《针灸逢源》：洞泄不止，取肾俞、中脘。

《神灸经纶》：虚寒久泻，灸关元、中极、天枢、三阴交、中脘、梁门、气海。老人虚泻，灸神阙、关元、脾俞、大肠俞。

【名家医案】 黄某，女，患者于前 1 日晚上开始先有恶寒发热，继则腹痛腹泻，质稀色黄，至就诊时已经 10 余次，便前腹中阵痛，泻后略减，脘腹作胀，不时恶心，小便短赤，口渴欲饮，舌苔黄腻，脉濡数。处方：曲池、合谷、天枢、上巨虚、阴陵泉、内庭。操作：用提插泻法留针 30 min，针后汗出，腹部较舒，入夜热退，腹泻已减，次日只针天枢、足三里、阴陵泉以健脾化湿。第 3 日症状全失，胃纳未旺，为针足三里、中脘两穴而愈。（胡熙明．针灸临证指南［M］．北京：人民卫生出版社，1991：167.）

【按语】 针灸治疗本病有显著疗效。一般来说，急性易治，慢性较难，但都有较好的疗效。若泄泻频繁，有严重脱水现象或由恶性病变所引起的腹泻则当采取综合疗法。患者发病期间应注意饮食，以清淡、富营养、易消化的食物为主，避免进食生冷不洁及肥甘厚味、荤腥油腻或清肠润滑的食物。急性泄泻患者要给予流质或半流质饮食，如淡盐汤、饭汤、米粥等以养胃气。若属于虚寒腹泻，可予淡姜汤饮用，以振奋脾阳，调和胃气。本病的预防也较重要，平时应慎防风寒湿邪侵袭，注意饮食卫生，注意调畅情志，保持乐观心志。

## 胆囊炎

胆囊炎分为急性和慢性两种。急性胆囊炎是由于胆囊管阻塞、化学性刺激和细菌感染引起的胆囊急性炎症性疾病；慢性胆囊炎大多为慢性起病，也可由急性胆囊炎反复发作，迁延日久导致。慢性胆囊炎大多为慢性结石性胆囊炎，少数为非结石性胆囊炎。本病多发生在40-65岁，女性高于男性，且以体型肥胖者为多见。一般病程长，反复发作，每因饮食不节、情志失调或劳累而诱发。本病属于中医学“胆胀”、“胁痛”、“黄疸”范畴。

本病主要由胆腑气机通降失常所致。外感湿热之邪，蕴结脾胃，熏蒸肝胆，胆腑疏泄通降失常，而致胆胀；或饮食不节，嗜酒肥甘，脾胃受损，健运失职，湿邪阻滞中焦，肝胆之气疏泄失常，导致胆胀；或忧思暴怒，肝气郁滞，气机不利，肝失疏泄，损及胆腑，胆汁失于通降，而成胆胀。肝胆气郁，则血行瘀滞，瘀血内阻，以致病情迁延难愈。由于气滞、热郁、瘀血、湿阻致使肝胆气郁，胆失通降者属实；由于疾病反复，邪恋不去，正气渐虚，致使肝肾阴亏或脾肾阳虚者属虚或虚实夹杂。本病病位在胆，与肝、胆、脾关系密切。

【临床表现】　急性胆囊炎的典型表现为急性发作的右上腹持续或阵发性绞痛，可向肩背部放射，胆囊区有压痛或反跳痛，肌紧张，伴发热，恶心呕吐或有黄疸及血白细胞增高。急性胆囊炎引起的腹痛持续时间往往较长，呼吸和改变体位常常能使疼痛加重。

慢性胆囊炎多数表现为胆源性消化不良、厌油腻食物、上腹部闷胀、嗳气、胃部灼热等，胆囊区可有轻度压痛或叩击痛。若胆囊积水，常能扪及圆形、光滑的囊性肿块。

【诊断要点】

（1）以右胁胀满疼痛为主要表现。

（2）右上腹有压痛，墨菲征阳性。

（3）多有饱餐油腻、恼怒、劳累等诱因。

（4）排除十二指肠溃疡穿孔、胰腺炎、肠梗阻、右肾结石及心绞痛导其他疾病。

【辨证施治】

1. 辨证分型

（1）肝胆气郁：右胁胀满疼痛，连及右肩，遇怒加重，胸闷，善太息，嗳气频作，吞酸嗳腐。舌苔白腻，脉弦大。

（2）气滞血瘀：右胁部刺痛较剧，痛有定处而拒按，面色晦暗，口干口苦。舌质紫暗或舌边有瘀斑，脉弦细涩。

（3）胆腑郁热：右胁部灼热疼痛，口苦咽干，面红目赤，大便秘结，小溲短赤，心烦燥热，失眠易怒。舌质红、苔黄厚而干，脉弦数。

（4）肝胆湿热：右胁胀满疼痛，胸闷纳呆，恶心呕吐，口苦心烦，大便黏滞，或见黄疸。舌质红、苔黄腻，脉弦或滑。

（5）阴虚郁滞：右胁隐隐作痛，或略有灼热感，口燥咽干，急躁易怒，胸中烦热，头晕目眩，午后低热。舌质红、少苔，脉细数。

（6）阳虚郁滞：右胁隐隐胀痛，时作时止，脘腹胀满，呕吐清涎，畏寒肢凉，神疲气短，乏力倦怠。舌质淡、苔白腻，脉弦弱无力。

2. 针灸治疗

治法：肝胆气郁、气滞血瘀者，治宜理气解郁、活血化瘀，只针不灸，用泻法；胆腑郁热、肝胆湿热者，治宜清热利湿、疏肝利胆，只针不灸，用泻法；阴虚郁滞、阳虚郁滞者，治宜滋阴清热、温阳益气，针灸并用，用补法。以任脉、手足少阳经穴及俞募穴为主。

主穴：支沟（TE6）、阳陵泉（GB34）、胆俞（BL19）、中脘（CV12）、胆囊穴（EX-LE6）、期门（LR14）。

方义：胁肋为少阳、厥阴二经之分野，故取手少阳之经穴支沟、足少阳之合穴阳陵泉，以疏调肝胆郁滞之经气；胆俞为胆之背俞穴，系胆腑经气转输之处，中脘为腑会，二穴合用，可通泻胆腑之气；期门为肝之募穴，胆囊穴为经外奇穴，二穴可加强疏肝利胆之作用。

加减：肝胆气郁者，加行间（LR2）、太冲（LR3），以疏肝理气；气滞血瘀者，加膈俞（BL17）、阿是穴以化瘀止痛；胆腑郁热者，加足临泣（GB41），以清泄胆腑郁热；肝胆湿热者，加三阴交（SP6）、阴陵泉（SP9），以清热利湿；阴虚郁滞者，加肝俞（BL18），以补益肝肾；阳虚郁滞者，加肾俞（BL23）、脾俞（BL20），以补脾肾之阳气。

操作：诸穴常规针刺。急性者每日1次，慢性者每日或隔日1次。

【其他疗法】

1. 耳穴疗法

处方：胰胆（$CO_{11}$）、肝（$CO_{12}$）、神门（$TF_4$）、交感（$AH_{6a}$）、内分泌（$CO_{18}$）、十二指肠（$CO_5$）。

操作：如为急性发作，宜强刺激，留针30~60 min；如为慢性胆囊炎，中度刺激，留针15~20 min。每日1~2次。亦可取单侧耳穴，用压丸法，嘱患者每日自行按压3~4次，每次按压1~2 min，两耳交替。

2. 腧穴注射疗法

处方：胆俞（BL19）、足三里（ST36）、中脘（CV12）、胆囊穴（EX-LE6）。

药物：当归注射液或10%葡萄糖注射液。

操作：每次选2~3穴，取任一种药液，每穴注射1~2 mL。隔日1次，7~10次为一疗程。

3. 电针疗法

处方：胆俞（BL19）、胆囊穴（EX-LE6）、日月（GB24）、中脘（CV12）、梁门（ST21）。

操作：胆俞接阴极，其余穴接阳极，用可调波，频率2~4 Hz，刺激由弱到强，以能耐受为度。每次30 min，每日1~2次。

4. 皮肤针疗法

处方：胁肋部痛点、胸7~10夹脊（EX-B2）。

操作：用皮肤针轻轻叩刺，并加拔火罐，每日或隔日1次。本法适用于慢性胆囊炎患者。

【文献摘要】

《备急千金要方》：肝俞、脾俞、志室主两胁急痛，肾俞主两胁引痛……支沟主胁腋急痛，腕骨、阳谷主胁痛不得意……阳辅主胸胁痛……胆俞、章门主胁痛不得卧，胸满呕无所出。

《神应经》：一切游走气攻胸胁疼痛，语言、咳嗽难，不可转侧，支沟，右疼泻左，左痛泻右，委中出血。

《针灸大全》：胸胁下痛，起止艰难，公孙、支沟二穴，章门二穴，阳陵泉二穴。

《针灸大成》：胁肋疼痛，支沟、章门、外关。……宜推详治之。复刺后穴：行间（泻肝经治怒气）、中封、期门（治伤寒后胁痛）、阳陵泉（治挫闪）。

《针灸逢源》：胸胁痛，支沟、天井、大陵、期门、三里、章门、丘墟、阳辅、行间。

《类经图翼》：心腹胸胁痛胀，胁肋胀痛，膈俞、章门七壮，阳陵泉、丘墟三壮。

【名家医案】 张某，女，64岁，1982年3月1日入院。患者脘腹及右胁痛2个月余，伴恶心呕吐，劳累、遇寒、情绪波动致使症状加重，痛时喜热喜按，饮食减少，大便成形，3~4 d一行，舌淡红，苔薄白，舌边有齿痕，脉沉细。胆囊造影提示胆囊壁增厚，收缩功能不良。诊断：胁痛。治则：疏肝利胆，理气止痛。处方：膈俞、胆俞、日月、阳陵泉、中脘、内关、公孙。操作：膈俞、胆俞针右侧，向脊柱方向斜刺1~1.5寸，用捻转泻法，施术1 min，使针感沿着背部向右胁肋部感传；日月针右侧，沿肋骨斜刺1~1.5寸，予以雀啄泻法，施术1 min，使针感抵右上腹；阳陵泉针双侧，直刺2~3寸，予捻转泻法，使针感沿经上传，施术1 min；公孙、内关行常规针刺，施泻法1 min，以局部酸胀为度；中脘用呼吸泻法，直刺2~3寸，施术1 min，共针12次，诸症消失。（天津中医学院第一附属医院针灸科．石学敏针灸临证集验［M］．天津：天津科学技术出版社，1990：379.）

【按语】 针灸疗法主要适用于慢性胆囊炎和急性单纯性胆囊炎。针灸治疗慢性胆囊炎有较好的效果，但是须坚持治疗，才能收到预期的疗效。而对于急性重症胆囊炎，针灸只能作为辅助手段之一，须采用中西医结合疗法综合治疗才能取得较好的疗效。患者平时要注意调节情志，保持精神乐观，戒烦躁，禁忧郁；调理饮食，勿过食肥甘厚味、辛辣酒类等；避免外邪，防止湿热侵袭；增强体质，避免外伤。

## 便　秘

便秘是粪便在肠内滞留过久，秘结不通，排便困难或欲大便而艰涩不畅的一种病症，分为器质性便秘和功能性便秘。器质性便秘是指由于消化道器质性病变而导致的便秘；功能性便秘是指无器质性病变，由于大肠及肛管功能活动异常而引起的便秘。本病属于中医学“大便难”、“脾约”、“后不利”、“秘涩”、“秘结”、“阴结”、“阳结”、“肠结”等范畴。

本病的病因有胃肠积热、气机郁滞、气血阴津亏虚、阴寒凝滞，病机为大肠传导失司，病位在大肠，与肺、脾、肾相关。肺与大肠相表里，肺热肺燥，肺失宣降，热移大肠，致大肠传导失常；脾主运化，职司水谷精微的吸收转输，脾病则气血乏源，转输不利，糟粕内停而致大便秘结；肾司二便、主开阖，寓元阴元阳，肾虚则阴亏肠燥，或阳衰寒凝，传导失常而形成大便秘结。

【临床表现】 多起病缓慢，逐渐加重，病程冗长。主要表现为大便干结不通，干燥如球；或排便次数减少，多间隔三五日或七八日，甚至半月不排便；或便质不干，但排出困难，努挣不下，排出不尽。常伴有腹部胀满，甚至腹痛、脘闷嗳气、食欲减退、心烦易怒、睡眠不安、头晕头胀等症状。发病和加重常与饮食、情志、劳倦损伤等诱因有关。

【诊断要点】

（1）以排便困难为主症。

（2）X 线检查可见胃肠道张力减退，钡剂排空延迟超过 24 h。

（3）排除大肠癌、直结肠等肠道器质性病变。

【辨证施治】

1. 辨证分型

（1）热秘：大便干结，小便短赤，面红身热，口干或口臭，喜冷饮，腹部胀满，按之作痛。舌苔黄燥，脉滑数。

（2）气秘：大便不畅，欲解不得，甚则少腹作胀，嗳气频作，胸胁痞满，纳食减少。舌苔白，脉弦。

（3）虚秘：气虚者虽有便意，但排出不畅，大便并不干硬，临厕努挣乏力，挣则汗出气短，面色㿠白，神疲气怯，舌质淡，苔薄白，脉弱；血虚者大便秘结，面色无华，头晕目眩，心悸，舌质红、苔少，脉细数。

（4）冷秘：大便秘结，腹中冷痛，面色苍白少华，时作眩晕，心悸，畏寒肢冷，小便清长。舌质淡、苔白润，脉沉迟。

2. 针灸治疗

治法：通调腑气、润肠通便。热秘者，治宜清热保津；气秘者，治宜顺气导滞；气虚者，治宜健脾益气；血虚者，治宜滋阴润燥；冷秘者，治宜温阳通便。热秘、气秘只针不灸，用泻法；虚秘、冷秘针灸并用，用补法。以手少阳、足少阴经穴及俞募穴下合为主。

主穴：天枢（ST25）、大肠俞（BL25）、上巨虚（ST37）、支沟（TE6）、照海（KI6）。

方义：方中天枢为大肠的募穴，大肠俞为大肠的背俞穴，二穴合用属俞募配穴法，再加大肠的下合穴上巨虚，“合治内腑”，三穴同用，疏理肠腑气机，润肠通便。取支沟可宣通三焦气机以通腑气，取照海养阴以增液行舟，二穴合用为治疗大便秘结之经验效穴。

加减：热秘者，加合谷（LI4）、曲池（LI11），可清泄阳明、泄热通便保津；气秘者，加中脘（CV12）、太冲（LR3）、气海（CV6），以疏肝理气、导滞排便；气虚者，加气海（CV6）、足三里（ST36）、脾俞（BL20），以健运脾胃、益气通便；血虚肠燥者，加太溪（KI3）、三阴交（SP6），以养血润燥、增液行舟；冷秘者，加肾俞（BL23）、命门（GV4），以补益肾气、温阳通便。

操作：诸穴常规针刺，冷秘者可采用温针灸、温和灸、隔姜灸等方法。

【其他疗法】

1. 耳针疗法

处方：大肠（$CO_7$）、直肠（$HX_2$）、交感（$AH_{6a}$）、皮质下（$AT_4$）。

操作：短毫针刺入，采用中度或弱刺激，每日 1 次。也可用压丸法，嘱患者每日自行按压数次，以局部微痛发热为度。

2. 腧穴注射疗法

处方：天枢（ST25）、大肠俞（BL25）、上巨虚（ST37）、支沟（TE6）、照海（KI6）。

药物：生理盐水、维生素 $B_1$ 注射液或维生素 $B_{12}$ 注射液。

操作：任选一种药液，每穴注入 0.5~1 mL，每日或隔日 1 次。

3. 按摩疗法

处方：关元（CV4）。

操作：以关元为中心，顺时针揉腹、揉脐。每日 1 次，每次 20 min。

4. 电针疗法

处方：大横（SP15）、腹结（SP14）、天枢（ST25）、水道（ST28）。

操作：针刺得气后，接电针治疗仪，8 个输出极分别连于两侧以上腧穴，采用疏密波，频率为 80~100 次/min，强度以患者能耐受为度。通电 30 min，每日 1 次，7 次为一疗程。

5. 贴脐法

处方：神阙（CV8）。

操作：采用生大黄粉 3 g，用 50%~60%白酒调成糊状，贴敷于神阙穴，外用敷料胶布（对胶布过敏者用绷带）固定，每日于局部用 50%~60%白酒约 5 mL 加湿 1 次，3 d 换药一次，5 次为一疗程。

【文献摘要】

《针灸资生经》：承山、太溪治大便难。

《针灸大全》：大便难、用力脱肛，取内关、照海、百会、支沟。

《杂病穴法歌》：大便虚秘补支沟，泻足三里效可拟。热秘气秘先长强，大敦阳陵堪调护。

《针灸大成》：大便秘结不通，章门、太白、照海。

【名家医案】 谢某，男，38 岁。20 年来经常 5~10 d 大便一次，如不服用通便药，半月也不大便，腹部无胀痛感，平时口干舌燥，或时有牙龈肿痛，大便后则消失，饮食如常，无任何病史。舌红少津，脉滑数。取穴：大肠俞、支沟，均用捻转提插泻法，每日针 1 次，3 次后大便已通，下颗粒状粪便，以后隔日针 1 次，又治 5 次后，已每日有大便，自针后牙龈未再发现肿痛，证明大肠功能已经基本恢复，肠热已清，故停针观察 1 周。随访 2 年，未再便秘。（胡熙明．针灸临证指南［M］．北京：人民卫生出版社，1991：190.）

【按语】 针灸治疗本病有较快的通便作用，尤其对功能性便秘有较好疗效。临床治疗时须先找出原因，明确辨证而分虚实论治。在全身治疗的同时，配合局部治疗，一般预后良好，如治疗多次无效者须查明原因。至于热病之后或患其他病的患者，由于水谷少进而不大便的，不必急于通便，只需扶养胃气，使饮食渐增，则大便自能正常。便秘的防治，自身调摄非常重要。患者平时应坚持体育锻炼，多食蔬菜水果，忌食辛辣、刺激性食物，养成定时排便习惯。

## 膈肌痉挛

膈肌痉挛是膈肌不自主的间歇性收缩运动。除单纯性膈肌痉挛外，本病多见于胃肠神经症、胃炎、胃扩张等。本病相当于中医学的“呃逆”，古称“哕”，又称“哕逆”，俗称“打嗝”。

本病的发生与饮食不节、情志失调、正气亏虚有关。本病病位在胃，与肺肝关系密切。若饮食不节，损伤脾胃，胃失和降，胃气上逆动膈而致呃逆；或恼怒抑郁，肝失疏泄，横逆犯胃，胃气上逆而致呃逆；或久病重病误用吐下，中气不足，胃阴亏虚，胃失和降而致呃逆。

【临床表现】 呃声频频，呈持续状态，不能自制。其呃声或高或低，或疏或密，间歇时间不定。常伴有胸膈痞闷、脘中不适、情绪不安等症状。发病和加重多与饮食、情志、体质等诱因有关。临证有虚实之分，实证呃声频频相连，声高而扬；虚证呃声时断时续，气怯声低。

【诊断要点】

（1）以喉间呃呃连声，声短而频，令人不能自制为主症。

（2）排除肝硬化晚期、尿毒症等器质性病变。

【辨证施治】

1. 辨证分型

（1）胃寒积滞：呃逆常因感寒或饮冷而发作，呃声沉缓有力，胸膈及胃脘不舒，得热则减，遇寒更甚，食纳减少，喜食热饮，口淡不渴。舌苔白润，脉迟缓。

（2）胃火上逆：呃声洪亮有力，冲逆而出，口臭烦渴，多喜冷饮，脘腹满胀，大便秘结，小便短赤。舌苔黄燥，脉滑数。

（3）肝郁气滞：呃逆连声，常因情志不畅而诱发或加重，胸胁胀闷，纳少，肠鸣矢气。舌苔薄白，脉弦。

（4）脾胃阳虚：呃逆断续而作，声音低怯。面色㿠白，气短神疲，畏寒肢冷，食少困倦。舌质淡、苔白，脉沉细。

（5）胃阴不足：呃声低微，短促而不得续，口干咽燥，心烦不安，胃中嘈杂，饥不欲食。舌体瘦，舌质红而干、有裂纹，脉细数。

2. 针灸治疗

治法：胃寒积滞、脾胃阳虚者，治宜温中散寒、通降腑气，针灸并用，虚补实泻；胃火上逆、肝郁气滞者，治宜疏肝理气、和胃降逆，只针不灸，泻法；胃阴不足者，治宜养阴清热、降逆止呃，只针不灸，平补平泻。以任脉、足太阳、足阳明及手厥阴经穴为主。

主穴：膈俞（BL17）、内关（PC6）、中脘（CV12）、天突（CV22）、膻中（CV17）、足三里（ST36）。

方义：本病病位在膈，故不论何种呃逆，均可用膈俞利膈止呃；内关通阴维脉，为手厥阴心包经络穴，可宽胸利膈，畅通三焦气机，为降逆要穴；中脘、足三里和胃降逆，不论胃腑寒热虚实所致胃气上逆动膈者用之均宜；天突位于咽喉，可利咽止呃；膻中位近膈，又为气会，功擅理气降逆，使气调则呃止。

加减：胃寒积滞、胃火上逆、胃阴不足者，加胃俞（BL21），以和胃止呃；脾胃阳虚者，加脾俞（BL20）、胃俞（BL21），以温补脾胃；肝郁气滞者，加期门（LR14）、太冲（LR3），以疏肝理气。

操作：诸穴常规刺法。胃寒积滞、脾胃阳虚者，诸穴可加灸；中脘、内关、足三里、胃俞亦可用温针灸，并可加拔火罐。

【其他疗法】

1. 指针疗法

处方：翳风（TE17）、攒竹（BL2）、鱼腰（EX-HN4）、天突（CV22）。

操作：任取一穴，用拇指或中指重力按压，以患者能耐受为度，连续按揉 1~3 min，同时令患者深吸气后屏住呼吸，常能立即止呃。

2. 耳针疗法

处方：胃（$CO_4$）、神门（$TF_4$）、肝（$CO_{12}$）、脾（$CO_{13}$）、心（$CO_{15}$）、交感（$AH_{6a}$）。

操作：以 0.5 寸毫针刺入耳穴皮下，以不刺透软骨为度，留针 40~50 min，留针期间捻转 2~3 次，每次 1~2 min。虚证用补法，实证用泻法。一般先刺一耳，若不效则刺双耳，一日连续针刺不超过2次。在捻转行针过程中患者耳部应有烧灼感，个别有疼痛感，留针期间有热胀感。

3. 艾灸疗法

处方：中脘（CV12）、气海（CV6）、关元（CV4）、足三里（ST36）（双侧）、三阴交（SP6）（双侧）。

操作：将艾条点燃后距腧穴皮肤2~3 cm，采用温和灸手法，按上述腧穴，从上到下依次熏灸，每穴2~3 min，以穴区有温热酸胀感、局部皮肤潮红为度。熏灸时要注意观察皮肤的变化，对于意识障碍或局部感觉迟钝的患者，可将示、中两指分张，置于施灸部位两侧，以免烫伤。每日1次。

4. 电针疗法

处方：①天突（CV22）、膻中（CV17）、中脘（CV12）、气海（CV6）、足三里（ST36）、攒竹（BL2）、百会（GV20）、内关（PC6）、神门（HT7）。②肝俞（BL18）、脾俞（BL20）、胃俞（BL21）、膈俞（BL17）。

操作：针刺得气后选其中的3~4个腧穴接电针治疗仪，通电20~30 min，每日1次，两组腧穴交替使用，6次为一疗程。

5. 腧穴注射疗法

处方：内关（PC6）、足三里（ST36）。

药物：654-2注射液、地西泮注射液、维生素$B_1$注射液、生理盐水。

操作：单侧内关穴取地西泮注射液10 mg，双足三里穴选取654-2注射液5 mg、维生素$B_1$注射液5 mg或生理盐水0.5 mL，注入药液的同时嘱患者深吸气，屏住呼吸片刻，后分次缓缓呼出，反复数次。一般1~2次即可治愈，如呃逆不止可继续注射3~5次，直至治愈。

6. 腧穴埋线疗法

处方：颈4夹脊（左侧）、内关（PC6）（双侧）、足三里（ST36）（双侧）、中脘（CV12）。

操作：用注射针埋线法，刺入2 cm左右，将3-0号羊肠线1~1.5 mm埋植在腧穴的皮下组织或肌层内。针毕用无菌棉签压迫针孔片刻，以创可贴覆之。

7. 闪罐配合刺络拔罐疗法

处方：肺俞（BL13）、膈俞（BL17）、肝俞（BL18）、章门（LR13）。

操作：取以上腧穴，用大号火罐顺序闪罐3~5 min，然后用三棱针点刺双侧膈俞，拔罐放血，出血量5~10 mL，留罐15 min。每日1次，3次为一疗程。一般治疗1~2个疗程。

8. 头针疗法

处方：额旁2线、内关（PC6）、足三里（ST36）。

操作：取双侧额旁2线，由前向后，捻转得气之后再针刺双侧内关、足三里。根据病情补虚泻实，额旁2线只捻转补泻，禁提插；内关、足三里可捻转提插补泻。留针30 min，每10 min行针一次，每日治疗1次。

【文献摘要】

《针灸资生经》：哕……灸中脘、关元百壮；未止，肾俞百壮。

《针灸正宗》：呃逆……针天突以降逆，针中脘以和胃。

《针灸学简编》：呃逆，寒证，上脘、章门、脾俞、内关；热证，内关、合谷、列缺、膈俞、足三里；虚证，中脘、期门、气海、脾俞；实证，上脘、足三里。

【名家医案】 杨某，男，30岁。午餐进食而出现持续性呃逆11 d，其声连连，响亮有力，昼夜不停。辨证：呃逆，胃火上逆。治则：通腑泻热止呃。处方：膻中、膈俞、中脘、内关、足三里。操作：用28号毫针强刺激泻法，留针30 min，3 min提插捻转1次。膻中、膈俞、中脘加拔火罐，共针2次而愈。（刘冠军，王富春，李影. 中国当代名医针方针术集成［M］. 长春：吉林科学技术出版社，1994：42.）

【按语】 针灸治疗本病有显著疗效，往往能针到呃止，手到病除。呃逆停止后，应积极查明并治疗引起呃逆的原发病。一过性呃逆，大多病情轻浅；持续性或者反复发作的呃逆，通过针灸也可治愈；如果在慢性消耗性疾病后期出现的呃逆，则为胃气将绝的证候，针灸疗效欠佳。要做好患者思想工作，帮助其克服恐惧心理。患者应避免精神刺激，保持心情舒畅。调摄饮食，避免进食过快，避免食用生冷、辛辣等刺激性食物。

## 黄疸

黄疸是由于血清中胆红素升高致使皮肤、黏膜和巩膜发黄的疾病。本病可见于病毒性肝炎、肝硬化、胆石症、胆囊炎、钩端螺旋体病、某些消化系统肿瘤及出现黄疸的败血症等。中医学认为本病症包括阳黄、阴黄与急黄，常与“胁痛”、“鼓胀”、“癥积”等证并见。本病属于中医学“黄疸”、“谷疸”、“疸黄”等范畴。

本病的发生与感受疫毒的湿热之邪、饮食所伤、肝胆湿热、脾胃虚弱等因素有关。其病机是湿邪阻滞，胆液不循常道外溢而发黄。其病位在肝、胆、脾、胃等。若中阳偏盛则湿从热化而成阳黄，中阳不足则湿从寒化而成阴黄。

【临床表现】 目黄、身黄、小便黄，尤以眼睛巩膜发黄最为明显。患病之初，可无黄疸，而以恶寒发热、纳呆、呕恶、身重肢倦等类似感冒症状为主，3~5 d后才逐渐出现黄疸。黄疸加深时，尿、痰、泪液及汗液可被黄染，唾液一般不变色。患者常有饮食不节、与肝炎患者接触史或使用化学制品、药物史。

【诊断要点】

（1）以目黄、身黄、小便黄为主症。

（2）肝脏、脾脏或胆囊肿大，伴有压痛或触痛。

（3）实验室检查：血清胆红素升高。

（4）排除肝、胆、胰等恶性病变。

【辨证论治】

1. 辨证分型

（1）阳黄：

1）湿热兼表：黄疸初起，目白睛微黄或不明显，小便黄，脘腹满闷，不思饮食，伴有恶寒发热，头身重痛，乏力。舌苔薄腻，脉浮弦或弦数。

2）热重于湿：初起目白睛发黄，迅速遍及全身，黄疸较重，色泽鲜明，壮热口渴，心中懊侬，呕恶纳呆，小便短赤，大便秘结，胁胀痛而拒按。舌质红、苔黄腻或黄糙，脉弦数或滑数。

3）湿重于热：身目发黄如橘，无发热或身热不扬，头重身困，嗜卧乏力，胸脘痞闷，纳呆呕恶，厌食油腻，口黏不渴，小便不利，便稀不爽。舌苔厚腻微黄，脉濡缓或弦或滑。

4）胆腑郁热：身目发黄，色鲜明，右胁剧痛且放射至右侧肩背，壮热或寒热往来。伴有口苦咽干，呕逆，尿黄，大便秘结或大便灰白。舌质红、苔厚而干，脉弦数或滑数。

5）疫毒发黄（急黄）：起病急骤，黄疸迅速加深，身目呈深黄色。壮热烦渴，呕吐频作，尿少便结，脘腹满胀疼痛，烦躁不安或神昏谵语，或衄血、尿血，皮下发斑，或有腹水，继之嗜睡昏迷。舌质红绛、苔黄褐干燥，脉弦数或洪大。

（2）阴黄：

1）寒湿证：身目俱黄，黄色晦暗不泽或如烟熏，痞满食少，神疲畏寒，腹胀便溏，口淡不渴。舌质淡、苔白腻，脉濡缓或沉迟。

2）脾虚证：多见于黄疸久郁者。症见身目发黄，黄色较淡而不鲜明，食欲不振，肢体倦怠乏力，心悸气短，食少腹胀，大便溏薄。舌质淡、苔薄，脉濡。

2. 针灸治疗

治法：湿热兼表者，治宜清热化湿，佐以解表；热重于湿者，治宜清热利湿，佐以通腑；湿重于热者，治宜除湿化浊、泄热除黄；胆腑郁热者，治宜疏肝泄热、利胆退黄；疫毒发黄者，治宜清热解毒、凉血开窍。寒湿证温中化湿、健脾和胃；脾虚证补养气血、健脾退黄。寒湿证可加用灸法，其他证型只针不灸，虚补实泻。以足少阳、足阳明、手足厥阴经穴及相应背俞穴为主。

处方：肝俞（BL18）、胆俞（BL19）、阳陵泉（GB34）、太冲（LR3）、至阳（GV9）、足三里（ST36）、中脘（CV12）、内关（PC6）。

方义：方取肝、胆之背俞穴肝俞、胆俞，胆之下合穴阳陵泉，肝经之原穴太冲，以疏调胆腑、利胆退黄；至阳为治疗黄疸的经验要穴，可宣通阳气以化湿退黄；足三里、中脘和胃消滞，健脾胃而化生气血；内关和胃降逆止呕。

加减：湿热兼表者，加大椎（GV14）、曲池（LI11）、合谷（LI4），以解表退热；湿重于热者，配阴陵泉（SP9），以健脾利湿；热重于湿者，加大椎（GV14），以清泻热毒；胆腑郁热者，加支沟（TE6）、日月（GB24），以疏肝泄热；疫毒发黄者，加水沟（CV26）、十宣（EX-UE11）、十二井穴，以泻热启闭；脾虚者，加脾俞（BL20）、三阴交（SP6），以健脾利湿。

操作：诸穴常规针刺，虚补实泻；阴黄者可加灸法。

【其他疗法】

1. 耳穴压丸疗法

处方：肝（$CO_{12}$）、胆（$CO_{11}$）、脾（$CO_{13}$）、胃（$CO_4$）。

操作：用王不留行贴压，嘱患者每日自行按压 3~5 次，每次 1~2 min，以局部发热为度。

2. 腧穴注射疗法

处方：胆俞（BL19）、阳陵泉（GB34）、阴陵泉（SP9）、至阳（GV9）。

药物：板蓝根注射液、维生素 $B_1$ 注射液或维生素 $B_{12}$ 注射液。

操作：取上述任一药液，每穴注射 0.5~1 mL，每日 1 次，7 次为一疗程。

【文献摘要】

《针灸甲乙经》：黄疸，刺脊中……黄疸，热中善渴，太冲主之。

《扁鹊神应针灸玉龙经》：浑身发黄，至阳灸，委中出血。

《针灸大全》：黄疸，四肢俱肿，汗出染衣，公孙……至阳一穴，百劳一穴，腕骨二穴，中脘一穴，足三里二穴。

《针灸逢源》：发黄身如烟熏、目如金色、口燥而热结，砭刺曲池出血，或用锋针刺肘中曲泽之大络，使邪毒随恶血而出，极效。遍身面目俱黄，小便黄赤或不利，脾俞、然谷、涌泉。

《神灸经纶》：黄疸，公孙、至阳、脾俞、胃俞。酒疸目黄面发赤斑，胆俞。

【名家医案】 李某，男，18 岁。1979 年 11 月 14 日初诊。自述：发病 20 d，尿黄、全身黄染 13 d。20 d 前因劳累引起腰痛，头昏，发冷，发热，腹胀，纳呆，厌食油腻，周身发软。此后出现尿黄，全身发黄，乏力。11 月 10 日经某医院肝功能检查，诊断为急性黄疸型肝炎。体格检查：发育中等，营养一般，巩膜、皮肤黄染；心肺（-），腹部柔软，肝肋下 1.5 cm、剑下 4 cm，光滑充实，触叩痛明显。取穴：足三里、中封、肝炎穴、合谷、后溪。每日 1 次，两侧交替进行。针刺 8 次后黄退，食量增加，精神好转，去合谷、后溪。12 月 14 日症状、体征全部消失，微感气短，加刺耳针 5 次痊愈。12 月 22 日复查肝功能、超声波均正常。（刘冠军．现代针灸医案选［M］. 北京：人民卫生出版社，1985：197.）

【按语】 针灸治疗急性黄疸性肝炎有显著疗效，但应注意隔离，以防传染。对于其他原因所致的黄疸，针灸治疗的同时还应同时配合其他治疗措施。黄疸消退后仍应调治，以免湿邪不清，肝脾未复，导致黄疸复发，甚或转成癥积、鼓胀。患者应注意饮食，避免不洁食物，进食清淡而易消化的饮食，禁食辛辣刺激、油腻之品，忌烟酒；注意起居有常，不妄作劳，顺应四时变化，以免正气损伤，邪气乘袭。在发病初期，疫毒发黄患者须绝对卧床，恢复期和久病转为慢性的患者，可适当参加体育活动。保持心情愉快舒畅，有助于病情康复。

## 四、神经系统及精神疾病

### 三叉神经痛

在三叉神经分布区内反复发作的阵发性、短暂性的剧烈疼痛，称为三叉神经痛。本病多发于面部一侧的额部、上颌部或下颌部。本病常反复发作，表现为慢性疾病，常于40岁后起病，女性多见。本病有原发性与继发性之别。原发性三叉神经痛的病因与发病机制尚未完全明确，多数人认为三叉神经根受到机械性牵拉和压迫是原发性三叉神经痛最可能的发病原因。继发性三叉神经痛常由颅内疾病和神经系统损害引起。本病属于中医学“头风”、“面痛”范畴。

本病多与外感风邪、情志不调、外伤等因素有关。风寒之邪侵袭面部阳明、太阳经脉，寒性收引，经脉凝滞，气血痹阻；或因风热毒邪侵袭面部，经脉气血壅滞，运行不畅；外伤或情志不调，或久病入络，使气血瘀滞。面部经络气血痹阻，经脉不通，产生面痛。眼部痛主要属足太阳经病证；上下颌部痛主要属手、足阳明和手太阳经病证。

【临床表现】　一侧面部三叉神经一支或几支分布区内突然发生剧烈疼痛，疼痛呈电击、刀割、撕裂或烧灼样，可伴有反射性面肌抽搐。每次发作历时数秒至2 min骤然停止，间歇期正常，无任何不适。一天可发作数次。发作常呈周期性，持续数天至数周，可自行缓解数月或更长时间，称为静止期。病程初期发作较少，静止期较长，随病情进展，发作加频，缓解期缩短。

疼痛常因说话、呵欠等张口动作，刷牙、洗脸等面部刺激，以及进食等诱发。通常疼痛发作自一侧的上颌支或下颌支开始，随病情发展而影响到同侧的其他分支。

【诊断要点】

（1）以三叉神经分布区反复发作性短暂的剧烈疼痛为主症。

（2）间歇期触压“扳机点”，如上下唇、鼻翼外侧、舌侧缘、颊黏膜、眼眶上缘等诱发区，常可引起疼痛发作。

（3）排除颅内占位性病变。

【辨证施治】

1. 辨证分型

（1）风寒证：有感受风寒史，面痛遇寒则甚，得热则轻，鼻流清涕。舌苔白，脉浮紧。

（2）风热证：痛处有灼热感，流涎，目赤流泪。舌苔薄黄，脉浮数。

（3）气血淤滞：多有外伤史，或病程日久，痛点多固定不移。舌质暗或有瘀斑，脉涩。

2. 针灸治疗

治法：疏通经络、祛风止痛，以针刺为主，用泻法。以足太阳及手足阳明经穴为主。

主穴：攒竹（BL2）、四白（ST2）、下关（ST7）、合谷（LI4）、地仓（ST4）、内庭（ST44）、太冲（LR3）。

方义：攒竹、四白、地仓、下关均为局部取穴，旨在疏通局部经络气血；合谷为手阳明经原穴，“面口合谷收”，与太冲相配可祛风定痉、通经止痛；内庭可清泄阳明风热。

加减：眼支痛者，加丝竹空（TE23）、阳白（GB14）；上颌支痛者，加颧髎（SI18）、迎香（LI20）；下颌支痛者，加承浆（CV24）、颊车（ST6）、翳风（TE17）；风寒者，加列缺（LU7），风热者，加曲池（LI11）、外关（TE5）；气血瘀滞者，加内关（PC6）、三阴交（SP6）。

操作：针刺时宜先取远端穴。面部诸穴均宜深刺透刺，但刺激强度不宜过大。风寒证酌情加用灸法，每日1次，10次为一疗程。

【其他疗法】

1. 耳针疗法

处方：额（$AT_1$）、颌（$LO_3$）、面颊（$LO_{5,6i}$）、神门（$TF_4$）、交感（$AH_{6a}$）。

操作：每次选 3~5 穴，毫针强刺激，留针 30 min，约隔 5 min 捻针 1 次。缓解期用弱刺激或压丸法，隔日 1 次，10 次为一疗程。

2. 腧穴注射疗法

处方：眼支痛，取攒竹（BL2）；上颌支痛，取四白（ST2）；下颌支痛，取下关（ST7）。

药物：2%盐酸普鲁卡因注射液或维生素 $B_{12}$ 注射液。

操作：选上述任一种药液，按发病部位注入上述患侧腧穴，每隔 2~3 d 注射一次。

3. 皮内针疗法

操作：在面部寻找“扳机点”，将揿针刺入，以胶布固定。2~3 d 更换一次。

4. 刺络拔罐疗法

处方：颊车（ST6）、地仓（ST4）、颧髎（SI18）。

操作：三棱针点刺，然后闪罐，拔出血液约 10 mL，隔日 1 次，5 次为一疗程。

【文献摘要】

《针灸大全》：两眉角痛不已，后溪、攒竹、阳白、印堂、合谷、头维。

《针灸甲乙经》：颔痛，刺足阳明曲周动脉见血，立已；不已，按经刺人迎，立已。

《备急千金要方》：攒竹、龂交、玉枕，主面赤、颊肿痛。

【名家医案】 温某，女，43 岁。1987 年 6 月 12 日就诊。右面部疼痛 4 个月。近 2 周发作频繁，疼痛难忍。4 个月来，患者右侧面部从下唇到鼻旁、目内眦，呈发作性放射样剧烈疼痛，持续 0.5~1 min 左右。经住院治疗症状改善。2 周前因感冒、发热致面痛复发，疼痛部位向前额窜痛、灼痛，发作频繁。可因风吹、说话、漱口、轻微碰触而诱发。经住院综合治疗不效。患者精神委靡，面容痛苦，少华。其疼痛部位为右侧三支混合作痛，鼻旁“扳机点”明显。舌质红、苔薄黄，脉弦数。问有尿黄、便秘。诊断：面痛（胃热型）。治则：清泻肝胃肠火，通经止痛。疼痛发作时，针丰隆（双）、迎香（右）、禾髎、承泣。间歇期时，毫针刺四关（合谷、太冲），粗毫针（26 号），行针得气后，皆用泻法，强刺留针 30 min，留针期间运针 3 次，两组腧穴操作相同。共 10 次获愈。（王雪苔，刘冠军．中国当代针灸名家医案［M］．长春：吉林科学技术出版社，1991：260.）

【按语】 针灸治疗本病有较好的疗效，尤其是对原发性三叉神经痛有较好的止痛效果。对于继发性三叉神经痛，如颅内疾病及神经系统损害引起者，疼痛多呈持续性而阵发性加剧，则应治疗其原发病。应注意排除脑部占位性病变。

## 特发性面神经麻痹

特发性面神经麻痹是指茎乳孔内面神经非特异性炎症所导致的周围性面瘫，又称贝尔麻痹或面神经炎。目前本病的病因尚不明了。近年对本病患者进行检查，发现其中 1/3 以上患者有一项或多项病毒抗体效价明显增高，提示与病毒感染有关。一般认为茎乳孔内的病毒感染，引起组织水肿或骨膜炎以压迫面神经，或因局部营养血管痉挛，导致神经组织缺血、水肿、受压而麻痹；亦有人认为局部组织水肿可能是免疫反应所致。本病可发于任何年龄，20~50 岁最多，男性略多于女性，常为单侧，起病急。本病属于中医学“口僻”、“口眼㖞斜”范畴。

本病多由劳累过度，正气不足，脉络空虚，卫外不固，风寒或风热之邪乘虚入中面部经络，以致气血阻滞，经筋受病，筋肉失于约束，而致口眼㖞斜。由于足太阳经筋为“目上冈”，足阳明经筋为“目下冈”，故眼睑不能闭合属于足太阳和足阳明经筋功能失调所致；口颊部主要为手太阳、手阳明、足阳明经筋所主，因此，口眼㖞斜主要系该三条经筋功能失调所致。

【临床表现】 起病迅速，常在 1~3 d 内达到高峰。患者常于晨起刷牙、洗脸时发现口角流涎和㖞斜。部分患者病初可伴有患侧耳后乳突区、耳内或下颌角的疼痛。患者患侧面部表情肌动作完全丧失，不能皱额、蹙眉、闭眼、鼓腮、示齿和吹哨等；额纹消失，眼裂增大，鼻唇沟变浅，口角下垂，口歪向健侧。由于健侧面肌收缩，使患侧症状更为显著。患侧眼睑闭合不全，流泪，流涎。因上下睑不能闭合，形成所谓“兔眼”。鼓气和吹哨时，因口唇不能闭合而漏气。少数患者经久不愈，可后遗患侧面肌痉挛。患者症状迁延不愈，后期可出现口角偏向患侧，患侧的鼻唇沟反而加深，眼睑缩小，称为“倒错”现象。部分患者患侧舌前 2/3 味觉减退，听觉过敏，唾液分泌减少，角膜反射减退或消失。

本病与中枢性面神经麻痹的主要鉴别要点在于：中枢性面神经麻痹患侧下面部表情肌运动障碍，上面部表情肌运动基本正常，且多伴有偏瘫。

【诊断要点】

（1）多有受风寒病史，部分患者发病前 3 d 有耳后疼痛先兆。

（2）以突然发生的一侧面部瘫痪、口眼㖞斜为主症。

（3）排除中枢性面神经麻痹。

【辨证施治】

1. 辨证分型

（1）风寒证：见于发病初期，多由面部受凉引起，起病急，常于晨起刷牙、洗脸时发现口角流涎和㖞斜，患侧眼睑闭合不全，额纹消失，眼裂增大，鼻唇沟变浅，口角下垂，口歪向健侧。舌质淡红、苔薄白，脉浮紧。

（2）风热证：见于发病初期，多继发于感冒发热，兼见舌质红、苔薄黄，脉浮数。

（3）气血不足：多见于恢复期或病程较长的患者，兼见肢体困倦无力，面色淡白，头晕等症。

2. 针灸治疗

治法：活血通络、疏调经筋，针灸并用，用平补平泻法。以手足阳明、手足少阳经穴为主。

主穴：阳白（GB14）、地仓（ST4）、颊车（ST6）、四白（ST2）、翳风（TE17）、颧髎（SI18）、合谷（LI4）。

方义：阳白为足少阳、手足阳明、阳维脉之会，可疏调额部经气。地仓为足阳明、任脉、阳跷脉之会，颊车为足阳明脉气所发，针刺时相互透刺，配合手太阳、手足少阳之会的颧髎穴以疏导面颊部经气。局部腧穴配以翳风，以及手阳明经原穴合谷，可祛风散寒、舒筋活络。

加减：风寒证者，加风池（GB20），以祛风散寒；风热证者，加曲池（LI11），以疏风泻热；抬眉困难者，加攒竹（BL2）；鼻唇沟变浅者，加迎香（LI20）；鼻唇沟㖞斜者，加水沟（GV26）；颏唇沟歪斜者，加承浆（CV24）；恢复期加足三里（ST36）、气海（CV6）。

操作：诸穴常规针刺。针刺得气后，面部腧穴平补平泻，恢复期可用灸法。急性期，面部腧穴手法不宜过重，肢体远端腧穴行泻法且手法宜重；恢复期，合谷行平补平泻法，足三里、气海用补法。

【其他疗法】

1. 皮肤针疗法

处方：阳白（GB14）、太阳（EX-HN5）、地仓（ST4）、颊车（ST6）、合谷（LI4）。

操作：用皮肤针叩刺上述腧穴，以局部微红为度，每日或隔日 1 次，10 次为一疗程。本法适用于恢复期及后遗症期。

2. 腧穴注射疗法

处方：①太阳（EX-HN5）、翳风（TE17）、温溜（LI7）。②地仓（ST4）、合谷（LI4）、迎香（LI20）。

药物：维生素 $B_1$ 注射液。

操作：每次选取 1 组腧穴，每穴注入 1 mL，每日 1 次。

3. 刺络拔罐疗法

处方：阳白（GB14）、颧髎（SI18）、地仓（ST4）、颊车（ST6）。

操作：先用三棱针点刺，然后拔罐。每周 2 次，适用于恢复期。

4. 电针疗法

处方：颊车（ST6）、阳白（GB14）、太阳（EX-HN5）、地仓（ST4）。

操作：针刺得气后，接通电针治疗仪，以连续波刺激 10~20 min，强度以患者感觉适度、面部肌肉跳动为宜。此法不适用于急性期。

【文献摘要】

《针灸甲乙经》：口僻不正，翳风主之。

《铜人腧穴针灸图经》：客主人，治偏风口㖞斜。

《玉龙歌》：口眼㖞斜最可嗟，地仓妙穴连颊车。

《普济方》：口㖞，温溜、偏历、二间、内庭。

《针灸大成》：口眼㖞斜，先刺地仓、颊车、水沟、合谷。如愈后隔一月或半月复发，可针听会、承浆、翳风。

《神应经》：口眼㖞斜，颊车、水沟、太渊、合谷、二间、地仓、丝竹空。

【名家医案】 王某，男，61 岁。1987 年 4 月 25 日初诊。自诉双侧面瘫 2 周。2 年前因事外出乘车，自觉面颊部受冷风吹袭，到家即觉右侧脸凉而发麻，晨起右眼闭合不方便，漱口时则口角流水，翌日左眼闭合不全，于某医院治疗，诊断为周围性面神经麻痹。曾用大量 B 族维生素和中药治疗无效。患者神情淡漠，面无表情，不会笑，面色黄，语言尚可，瞳孔等大同圆，光反应（+），双眼睑下垂，眼裂 0.3~0.4 cm，额纹消失，不能皱眉，不会鼓腮，不能吹气，鼻唇沟浅平，上唇下垂，两口角低下，舌质紫红、苔薄白，脉缓。诊断为风寒侵袭型面瘫。治则：益气和营，通经活络。选取印堂、攒竹、风池、地仓、颊车、合谷、足三里、气海。每日 1 次，7 次为 1 疗程。针治 13 次完全恢复正常。（王雪苔，刘冠军．中国当代针灸名家医案［M］. 长春：吉林科学技术出版社，1991：13.）

【按语】 针灸治疗本病具有良好效果，是目前治疗本病安全有效的首选方法。患者应注意避免局部受寒吹风，必要时可戴口罩、眼罩防护。因眼睑闭合不全，灰尘容易侵入，每日滴眼药水 2~3 次，以防感染。

## 面肌痉挛

面肌痉挛为半侧面肌的阵发性不自主不规则抽动，通常情况下，仅限于一侧面部，因而又称半面痉挛。多在中年起病，以往认为女性多发，近几年统计表明，发病与性别无关。少数病例发展到最后可出现轻度的面瘫。本病属于中医学“筋惕肉瞤”范畴。

本病外因为风寒之邪客于经脉，经气运行不畅，筋脉收引而致面部肌肉拘紧瞤动；内因与气血亏虚、脾虚湿阻、肝肾阴亏使筋脉失养有关。或气血亏虚，面部肌肉失养，血虚生风而致肌肉瞤动；或素体脾胃虚弱，或因病致虚，脾胃受纳运化功能失常，津液气血生化之源不足，长期导致湿从内生，阻滞经脉气血运行而致面肌瞤动；或年老体弱，肾精不足，阴液亏耗，水不涵木，阴虚阳亢，而致风阳上扰使面肌阵发抽搐。

【临床表现】 病程初期多为一侧眼轮匝肌阵发性不自主的抽搐，此后，逐渐缓慢地向面颊乃至整个半侧面部发展，逆向发展者极为罕见。抽搐的程度轻重不等，可因疲劳、激动、精神紧张、自主运动而加剧，但不能自行模仿或控制，严重时甚至可呈痉挛状态。神经系统检查无阳性体征。少数患者抽搐发作时可伴有轻度面部疼痛。

【诊断要点】

（1）以一侧面部不自主抽动为主症。

（2）排除乳突及颅骨疾患。

【辨证施治】



1. 辨证分型

（1）风寒阻络：患侧面肌拘紧，眼睑瞤动，常因阴雨天气症状加重。舌质淡红、苔薄白，脉缓或弦紧。

（2）气血亏虚：患侧眼睑瞤动，面肌抽搐，伴有心悸眩晕，乏力自汗，面色无华，纳呆，便溏。舌质淡，脉细弱。

（3）脾虚湿盛：患侧眼睑瞤动，面肌抽搐，气短乏力，纳呆神疲，面色不华，伴有胸脘痞闷，食欲不振，头晕目眩。舌质淡、苔白腻，脉弦滑。

（4）肝肾阴亏：患侧眼睑瞤动，面肌抽搐，时发时止，伴有耳鸣健忘，失眠多梦，腰膝酸软。舌质红、少苔，脉细数。

2. 针灸治疗

治法：风寒阻络者，治宜祛风通络，针灸并用，用泻法；气血亏虚者，治宜补气养血，针灸并用，用补法；脾虚湿盛者，治宜健脾化痰，针灸并用，用平补平泻法；肝肾阴亏者，治宜滋肾柔肝，针灸并用，用补法。以手足阳明、足厥阴、足太阳及足少阳经穴为主。

主穴：合谷（LI4）、太冲（LR3）、血海（SP10）、风池（GB20）、四白（ST2）、攒竹（BL2）、地仓（ST4）。

方义：合谷为手阳明大肠经之原穴，具有疏风解表、调理脏腑气血、活血镇痛的作用。太冲为足厥阴肝经原穴，可平肝熄风、清理头目、理气通络、镇痛止痉，合谷配太冲，有镇痛止痉等作用。血海能够调理血分，进而制止躁动之内风，气血充盈，经脉得以荣养，故内不生风。风池为手足少阳、阳维之会，可疏散风邪；四白、攒竹，可疏通局部经气；地仓，可调理阳明，以推动经气运行，以上各穴相配，起到疏通经络、平肝熄风、理气活血等作用。

加减：风寒阻络者，加外关（TE5）、列缺（LU7）、内庭（ST44）、后溪（SI3），以祛风通络；气血亏虚者，加百会（GV20）、足三里（ST36）、气海（CV6）、关元（CV4），以补气养血；脾虚湿盛者，加气海（CV6）、足三里（ST36）、三阴交（SP6）、阴陵泉（SP9）、丰隆（ST40）、中脘（CV12），以健脾化痰；肝肾阴亏者，加太溪（KI3）、三阴交（SP6），以滋肾柔肝。

操作：诸穴常规刺法。四肢部腧穴进针得气后，施以捻转提插补泻手法，促使经气感传，面部穴沿皮浅刺，施以补法或平补平泻法，不可过度提插捻转。留针 20~30 min。每日或隔日 1 次，10 次为一疗程。

【其他疗法】

1. 腧穴注射疗法

处方：翳风（TE17）、颊车（ST6）、四白（ST2）、太阳（EX-HN5）、地仓（ST4）、风池（GB20）。

药物：地西泮注射液、维生素 $B_1$ 注射液或维生素 $B_{12}$ 注射液。

操作：每次选 2~3 穴，取上述任一种药液，每穴注入 0.2~0.5 mL，每日或隔日 1 次，10 次为一疗程。

2. 耳针疗法

处方：面颊（$LO_{5,6\,i}$）、肝（$CO_{12}$）、神门（$TF_4$）、皮质下（$AT_4$）。

操作：毫针强刺激，留针 1 h，每日 1 次，10 次为一疗程。

3. 皮肤针疗法

处方：主穴取风池（GB20）、合谷（LI4）、太冲（LR3）、阿是穴（抽动点）。病位在眼支分布区配阳白（GB14）、鱼腰（EX-HN4）、太阳（EX-HN5），病位在上颌支分布区配颧髎（SI18）、迎香（LI20），病位在下颌支分布区配地仓（ST4）、颊车（ST6）、承浆（CV24）。

操作：腧穴常规消毒，先用轻度叩刺法，待患者适应后予以中度叩刺。注意叩刺眼部区域时，嘱患者闭眼，不要转动眼珠。叩刺以面部潮红，患者感受轻度的热、胀痛，表皮少许渗血为度。每次叩刺 5~10 min，隔日 1 次，10 次为一疗程。

【文献摘要】

《针灸大成》：风动如虫行，迎香。眼睑瞤动，头维、攒竹。

《针灸聚英》：杂病歌，假如唇动如虫行，水沟一穴治之宁。

【名家医案】 王某，女，43岁，于1979年2月7日初诊。自诉：右侧面肌痉挛4个月余。患者于10个月前患口眼㖞斜。在本地医院经针灸及维生素$B_1$注射液、维生素$B_{12}$注射液腧穴注射，口服维生素$B_1$、维生素$B_6$，口眼㖞斜好转。4个月前右侧下眼睑、面肌、口角抽动，次数频繁，尤以吃饭、说话、阴雨天明显。自觉右侧面肌拘紧，无疼痛，纳可，眠差梦多，心搏、二便正常。体格检查：额纹存在，闭目、皱眉、耸鼻力弱，口角向右拘紧。不能鼓腮，右侧面肌萎缩，示齿时口角向右歪，鼻唇沟存在。脉沉细无力，苔薄白，舌质红。证属风寒滞留、筋脉收引所致。治则：温散寒邪，舒筋缓痉。针取完骨同侧，行烧山火；外关双侧，同侧行气法；足三里双侧。每隔10 d火针点刺四白、颧髎一次。治疗4次后，痉挛次数明显减少，由发作频繁变成1 d跳动10次左右，每次持续1~2 min，但跳动力量加强。治疗10次后，眼睑、口角还抽动，但自己无感觉。治疗28次后，痉挛基本缓解，面部拘紧减轻。治疗30次后，阴雨天未出现痉挛。治疗34次后，停针观察。1980年1月随访：停针8个月，病情仍稳定。（刘冠军．现代针灸医案选［M］．北京：人民卫生出版社，1985：30-31.）。

【按语】 本病是一种比较顽固的疾病。针灸治疗面肌痉挛有一定疗效，但目前仍缺少对此病的规律性把握，且临床疗效有差异，须进一步研究探寻。现代医学对于面肌痉挛的病因尚无明确定论，主要有外周和中枢两大类病因学说。外周因素最常见的是血管压迫学说。其一，长期血管压迫使面神经髓鞘受损，神经纤维暴露，神经冲动短路，产生面肌痉挛；其二，血管搏动直接刺激面神经产生有节律的面肌痉挛。中枢性因素是脑桥的面神经运动核由于炎症等因素的影响，使神经节细胞出现异常的突触联系，产生局灶性癫痫样放电。在治疗方面，尚无更好的方法。

## 内耳眩晕症

内耳眩晕症又称梅尼埃病，是指以内耳膜迷路积水为主要病理学特征的一种内耳疾病。本病多见于中年人，常单耳发病，偶可见于双侧。本病属于中医学“眩晕”范畴。

本病病变部位主要在肝，与心、脾、肾有关。多因脏腑虚损，兼夹风、火、痰、湿等实邪而发病。

【临床表现】 典型症状为发作性眩晕，波动性、渐进性耳聋，耳鸣，以及耳胀满感。患者突然发生眩晕，自觉头晕眼花，视物旋转动摇，轻者平卧闭目片刻即安，重者如坐舟车、旋转起伏不定，以致站立不稳，呈间歇性、不规则发作，伴有恶心、呕吐、面色苍白、冷汗、耳鸣、耳聋、暂时性眼球震颤等。每次眩晕发作均使听力进一步减退，发作过后可有部分恢复。眩晕症状可持续数分钟至数小时，若反复发作，间歇期可有数日至数年不等。

【诊断要点】

（1）以反复发作的剧烈眩晕、耳鸣重听、恶心呕吐为主要表现。

（2）可引出规律性水平性眼球震颤。

（3）前庭功能减弱或迟钝，电测听有重震现象。

（4）排除其他疾病或原因引起的眩晕。

【辨证施治】

1. 辨证分型

（1）肝阳上亢：眩晕耳鸣，头痛且胀，每因烦劳或恼怒使头晕、头痛加剧，面红目赤，烦躁易怒，少寐多梦，口干口苦。舌质红、苔黄，脉弦数。

（2）痰浊上扰：眩晕，头重如裹，肢体困重，胸膈满闷，呕吐痰涎，嗜睡倦怠，食少多寐。舌胖、苔白滑或腻，脉濡滑。

(3) 气血亏虚：头目眩晕，每于劳倦时发作或加重，神疲懒言，倦怠乏力，面色少华，唇甲色淡，心悸失眠，纳呆食少。舌质淡嫩、苔薄，脉细弱。

(4) 肾精不足：眩晕耳鸣，精神委靡，形体消瘦，腰膝酸软，少寐多梦，健忘，男子兼见遗精阳痿，妇女兼见带下。

2. 针灸治疗

治法：发作期以平肝潜阳、化痰降浊为主，间歇期以调补气血、补肾填精为主。肝阳上亢者，治宜滋阴清热、平肝潜阳，只针不灸，用泻法；痰浊上扰者，治宜健脾燥湿、化痰降浊，多针少灸，用泻法；气血亏虚者，治宜健脾益气、补血养心，针灸并用，用补法；肾精不足者，治宜补肾填精益髓，针灸并用，用补法。以足少阳经及手足厥阴经穴为主。

主穴：风池（GB20）、内关（PC6）、太冲（LR3）、丰隆（ST40）、三阴交（SP6）。

方义：风池为足少阳胆经与阳维之会，具潜阳熄风止痉之功；内关可宽中豁痰、和胃降逆止呕；太冲为足厥阴肝经原穴，可平肝潜阳，降逆止眩；丰隆为足阳明胃经络穴，兼通脾胃，又可涤痰降浊；三阴交为足三阴经之交会穴，可调补三阴。诸穴共用，可平肝潜阳，涤痰止眩。

加减：肝阳上亢者，加百会（GV20）、太冲（LR3）；痰浊上扰者，加内关（PC6）、中脘（CV12）；气血亏虚者，加心俞（BL15）、脾俞（BL20）、膈俞（BL17）、足三里（ST36）、百会（GV20）；肾精不足者，加肾俞（BL23）、太溪（KI3）、行间（LR2）；耳鸣、耳聋者，加翳风（TE17）、听会（GB2）；呕吐者，加中脘（CV12）。

操作：诸穴常规针刺。针刺得气后行补泻手法，留针 20~30 min，发作期每日 1 次，间歇期隔日 1 次。10 次为一疗程。

【其他疗法】

1. 艾灸疗法

处方：百会（GV20）。

操作：悬灸或将艾柱置于百会穴上灸，每次 20~30 壮，至患者百会穴局部有麻木感或烧灼感为止，每日 1 次，10 次为一疗程。

2. 耳针疗法

处方：肾上腺（$TG_{2p}$）、内耳（$LO_6$）、神门（$TF_4$）、皮质下（$AT_4$）、肝（$CO_{12}$）、肾（$CO_{10}$）。

操作：毫针中度刺激，留针 30 min，每日或隔日 1 次。缓解期可用压丸法并结合体针治疗，10 次为一疗程。

3. 头针疗法

处方：晕听区。

操作：针与头皮呈 30°，斜刺进针 1.5~2 寸，捻转补法，留针 40~60 min，每日或隔日 1 次，10 次为一疗程。

【文献摘要】

《针灸聚英》：头晕，挟痰气，虚火妄动其痰，针上星、风池、天柱。

《针灸大全》：寒厥头晕及头目昏沉，大敦、肝俞、百会。

《针灸大成》：风眩，临泣、阳谷、腕骨、申脉。

【名家医案】 杨某，男，38 岁。1984 年 5 月 11 日初诊。主诉：头晕耳鸣 2 个月，加重 3 d。病史：患者 2 个月前突然出现眩晕，自觉天旋地转，不敢睁眼，右耳耳鸣，到某医院诊断为梅尼埃病，服用茶苯海明、地西泮、天麻丸等中、西药 20 余日，稍有好转。3 d 前又出现头晕、耳鸣、目眩、心烦、胸脘满闷、恶心呕吐，服药无效而来针灸治疗。体格检查：右耳轻度听力减退。一般状态良好，面色苍白，无眼球震颤。舌质淡红、少苔，脉弦数。诊断：眩晕（内耳性眩晕），痰浊中阻型。治则：健脾和胃，涤痰燥湿。取穴：印堂、内关、风池、听宫、足三里。操作：用平补平泻手法，中强刺激，得气后，留针 30 min。每日 1 次，针 6 次后，头晕、目眩明显减轻。针 12 次后，头晕、目眩已基本消失，仅时有耳鸣。又针 5 次诸症消失，临床痊愈。（王雪苔，刘冠军．中国当代针灸名家医案［M］. 长春：吉林科学技术出版社，1991：641.）

【按语】 针灸治疗本病疗效显著，本症亦为世界卫生组织推荐的针灸适应证之一。在本病发作时用针灸治疗，可使眩晕、恶心、呕吐等立即缓解，故在用针灸治疗时，发作期应先治其标，缓解期以治本为主，标本兼顾。眩晕发作时应先让患者平卧休息，若伴有呕吐，应防止呕吐物误入气管。患者日常应注意加强体育锻炼，饮食忌肥甘厚味、辛辣之品。

## 坐骨神经痛

坐骨神经痛是指在坐骨神经通路及其分布区内发生的疼痛。根据发病原因，本病可分为原发性坐骨神经痛和继发性坐骨神经痛，原发性坐骨神经痛（坐骨神经炎）与感染、受寒、损伤等有关；继发性坐骨神经痛为神经通路的临近组织病变产生机械性压迫或粘连所引起的脊髓蛛网膜病变、腰及臀部肌肉筋膜病变。按其受损部位，继发性坐骨神经痛又可分为根性坐骨神经痛和干性坐骨神经痛。本病是极为常见的周围神经病，男性青壮年较多，多单侧发病。本病属于中医学“痹症”范畴，《灵枢》称之为“周痹”。

本病由于腠理空虚，营卫不固，感受寒湿之邪，其邪凝滞，经脉受阻，气血运行不畅而为寒湿痹症；如素为阳盛之体，内有蕴热，感受风寒湿邪，易于化热，形成湿热痹证；或因腰部用力不当，如弯腰负重，或提举重物，或肩荷重担，挫闪损腰，均可导致局部损伤，以致气滞血瘀，经脉不通，不通则痛，而为瘀血阻络之证。如本病迁延日久，病邪固着，病势缠绵难愈，久病则气血不足，筋脉失养，以致出现臀肌或腓肠肌萎缩，则符合肌痹的临床特征。

【临床表现】 一侧腰部、臀部、大腿后侧、小腿后侧和外侧及足部发生烧灼样、放射样或针刺样阵发性或持续性疼痛。原发性坐骨神经痛发病突然，无腰部外伤史，无明显腰背痛，感觉障碍不显著；继发性坐骨神经痛，有原发病可查，常伴腰背痛、咳嗽、喷嚏，排便可使疼痛加重，腰椎旁有压痛及叩击痛，腰部活动受限，下肢有放射痛，感觉障碍明显，肌萎缩明显。

【诊断要点】

（1）沿坐骨神经分布区域内有传导性、放射性疼痛。

（2）常见压痛点有坐骨切迹、臀中点、腘窝点、腓点、踝点。

（3）拉赛格（Laseg）征阳性，跟腱反射减弱或消失。

【辨证施治】

治法：疏通经络，行气止痛。针灸并用，用泻法。以足太阳、足少阳经穴为主。

主穴：①足太阳经型：环跳（GB30）、阳陵泉（GB34）、秩边（BL54）、承扶（BL36）、殷门（BL37）、委中（BL40）、承山（BL57）、昆仑（BL60）。②足少阳经型：环跳（GB30）、阳陵泉（GB34）、风市（GB31）、膝阳关（GB33）、阳辅（GB38）、悬钟（GB39）、足临泣（GB41）。

方义：由于坐骨神经痛有沿足太阳、足少阳经放射疼痛两种情况，故循经取足太阳和足少阳经穴以疏导两经闭阻不通之气血，达到“通则不痛”的治疗目的。环跳为两经交会穴，一穴通两经；阳陵泉乃筋之会穴，可舒筋通络止痛，故可通用。

加减：有腰骶部疼痛者，加肾俞（BL23）、大肠俞（BL25）、腰阳关（GV3）、腰夹脊（EX-B2）、阿是穴，以疏调腰部经络之气；与天气变化有关者，加灸大椎（GV14）、阿是穴，以温经止痛；气滞血瘀者，加膈俞（BL17）、合谷（LI4）、太冲（LR3），以化瘀止痛。

操作：诸穴常规针刺，用提插捻转泻法，以出现针感沿腰腿部足太阳经、足少阳经向下放射为佳。急性期每日 2 次，15 d 为一疗程；缓解期每日 1 次，15 次为一疗程。

【其他疗法】

1. 电针疗法

处方：根性坐骨神经痛取腰 4～5 夹脊（EX-B2）、大肠俞（BL25）、关元俞（BL26）、阳陵泉

（GB34）、委中（BL40），干性坐骨神经痛取环跳（GB30）、秩边（BL54）、阳陵泉（GB34）、委中（BL40）、足三里（ST36）、昆仑（BL60）、侠溪（GB43）。

操作：进针得气后，将每对导线上下连接，用脉冲电针治疗仪，采用密波，电流量由小至大，每日1次，每次10~15 min，10次为一疗程，休息3 d。

2. 腧穴注射疗法

处方：腰4~5夹脊（EX-B2）、秩边（BL54）、环跳（GB30）。

药物：维生素 $B_1$ 注射液、维生素 $B_{12}$ 注射液或1%~2%盐酸普鲁卡因注射液。

操作：以上腧穴任选其一，维生素 $B_1$ 注射液或维生素 $B_{12}$ 注射液，每穴注入0.5~1 mL，每次2~3穴。疼痛剧烈者可用1%~2%盐酸普鲁卡因注射液5~10 mL注入相应腧穴。

【文献摘要】

《针灸甲乙经》：腰以下至足，清不仁，不可以坐起，尻不举，腰俞主之。髀痹引膝股外廉痛，不仁，筋急，阳陵泉主之。

《神应经》：腰脚痛，环跳、风市、阴市、委中、承山、昆仑、申脉。

《针灸大成》：腰脚疼痛，委中、水沟。

《普济方》：腰不遂，上髎、环跳、巨虚下廉。

【名家医案】 关某，男，50岁。因左腿疼痛半月余，于2003年1月9日入院。患者腰痛史10余年，每因劳累后可诱发加重，休息后可自行缓解，半月前出差，途中感受风寒，后出现腰臀部疼痛，向左下肢放射，活动受限，影响睡眠，单诊为坐骨神经痛，口服维生素 $B_{12}$ 及止痛片等药，左下肢疼痛更剧，痛如刀割，遂入院治疗。患者痛苦面容，强迫体位，喜卧健侧，左臀外侧及腘中均有压痛，左下肢直腿抬高试验（+），左侧屈踝试验（+），左侧分髋试验（+），病理反射未引出，血压130/80 mmHg，脉率80次/min，腰椎X线片示腰椎退行性骨关节病。舌暗红，苔白，脉弦。中医诊断：痹证。西医诊断：腰椎增生性关节炎，继发性坐骨神经痛。辨证：患者腰痛经久不愈，复感风寒之邪，邪侵肌表，太阳受之，故足太阳脉阻，气血痹阻，不通则痛，故见“腘如结”、“腰似折”等经脉病候。治则：祛风散寒，活血通络。取穴：大肠俞、秩边、环跳、委中、阳陵泉。治疗经过：每日针2次，经治疗3 d患者左下肢疼痛减轻，可以下床站立。1周后可以行走，左下肢直腿抬高试验（-），2周后腰及左腿疼痛消失，活动自如，痊愈出院。（石学敏．石学敏针灸全集［M］.2版．北京：科学出版社，2006：613-614.）

【按语】 本病如由肿瘤、结核等原因所引起者，应治其原发病；由腰椎间盘突出引起者，可配合牵引或推拿治疗。急性期应卧床休息2~3周，腰腿部注意保暖，睡硬板床。

## 外伤性截瘫

外伤性截瘫是指脊椎在外界暴力作用下，发生脊椎骨折或脱位导致脊髓损伤、神经功能障碍而引起的肢体瘫痪。本病属于中医学“痿证”范畴。

脊柱突然受外力所伤，致使脊柱骨折受损，由于督脉“贯脊络肾”，所以督脉受损后肾气损伤，瘀血阻滞不通，经络痹阻，督统失职，不能濡养而致瘫痪不仁。

【临床表现】 根据脊髓损伤部位的不同，出现损伤水平面以下的瘫痪。胸段损伤可引起双下肢痉挛性瘫痪；腰段以下损伤可出现下肢弛缓性瘫痪。同时伴有损伤水平面以下各种感觉缺失及尿潴留或尿失禁，大便秘结或失禁，患肢皮肤干燥、脱屑，汗腺分泌功能异常等。颈脊髓前方受压严重者，可引起前侧脊髓综合征，有时可出现四肢瘫痪，但下肢和会阴部仍有位置觉和深感觉。脊髓半横切损伤，损伤平面以下同侧肢体运动及深感觉消失，对侧肢体痛觉和温度觉消失。

【诊断要点】

（1）脊髓受损平面以下肢体瘫痪，多呈上运动神经元性损害，二便失禁。

(2) X线、CT检查明确病变部位，并排除其他原因（如脊椎结核、肿瘤等）引起的截瘫。

【辨证施治】

1. 辨证分型

(1) 经脉瘀阻：损伤肢体肌肉松弛，痿废不用，麻木不仁，二便不通。舌苔黄腻，脉弦细涩。

(2) 肝肾亏虚：损伤肢体肌肉萎缩，拘挛僵硬，麻木不仁，头晕耳鸣，腰膝酸软，二便失禁。舌红少苔，脉弦细。

2. 针灸治疗

治法：疏通督脉、调和气血。以针刺为主，用平补平泻法。以督脉和足三阳经穴为主。

主穴：损伤脊髓节段的上、下相应的1~2个棘突的督脉穴及其夹脊穴（EX-B2）、环跳（GB30）、委中（BL40）、阳陵泉（GB34）、足三里（ST36）、悬钟（GB39）、三阴交（SP6）。

方义：本病多系督脉受损，督脉“并于脊里”，取损伤脊柱上、下1或2个棘突的督脉穴及其夹脊穴可激发受损部位的经气，调和气血，可促进神经功能的恢复。夹脊穴夹督脉、循膀胱，有通调十二经脉、疏通诸经的作用，故取之有收行气血、营阴阳、濡筋骨之功。环跳、委中、阳陵泉、足三里，可调理经气、舒筋活络，对肢体运动功能的恢复有较好的作用。悬钟是髓会，是治疗下肢痿痹的常用穴。三阴交是足三阴经之交会穴，针灸可补肝肾、养气血、通经脉、强筋骨。

加减：经脉瘀阻者，加合谷（LI4）、太冲（LR3）、膈俞（BL17），以强化活血通络之力；肝肾亏虚者，加肝俞（BL18）、肾俞（BL23）、关元俞（BL26），以补益肝肾；上肢瘫痪者，加肩髃（LI15）、曲池（LI11）、手三里（LI10）、合谷（LI4）、外关（TE5），以疏通上肢经络之气；下肢瘫痪者，加秩边（BL54）、风市（GB31）、丰隆（ST40）、太冲（LR3），以疏通下肢经络之气；大便失禁者，加长强（GV1）、大肠俞（BL25），以调理肠道；小便失禁者，加中极（CV3）、关元（CV4）、肾俞（BL23）、膀胱俞（BL28），以补肾固涩；小便不通者，加气海（CV6）、关元（CV4）、阴陵泉（SP9），以调理膀胱、利尿通便。

操作：以针刺为主，用平补平泻法。督脉穴用28号2寸毫针，向下斜刺1.5寸左右，如进针有阻力突然消失的感觉或出现触电感向二阴及下肢放射，当终止进针，以免造成脊髓新的损伤；夹脊穴可刺向椎间孔，使针感向脊柱两侧或相应肢体放射，或使相应部位的体腔出现紧束感；关元、中极须在排空膀胱后针刺。

【其他疗法】

1. 电针疗法

处方：先选用同侧损伤节段上、下的常用穴1对，也可以取病损节段上左、右各1穴，以后按瘫痪神经及肌群选用局部穴。

操作：弛缓性瘫痪者，宜用疏波、中度刺激，以肌肉轻轻收缩为度；痉挛性瘫痪者，宜用密波、强刺激。

2. 腧穴注射疗法

处方：同“针灸治疗”。

药物：维生素$B_1$注射液或维生素$B_{12}$注射液。

操作：每次选2~3对腧穴，每日或隔日1次，取维生素$B_1$注射液或维生素$B_{12}$注射液，每穴注入0.5~1 mL。

【名家医案】 王某，女，28岁，工人。因双下肢瘫痪伴二便障碍16个月于2001年10月22日入院。患者于2000年6月14日晚不慎被汽车撞伤，伤后觉腹部及左脑部疼痛，双下肢无知觉，急送某医院。CT示第12胸椎、第1~2腰椎椎体爆裂性骨折，多处软组织挫伤。于6月19日行椎体骨折内固定术，术后予抗炎、止血、脱水治疗，病情稳定，仍遗留双下肢瘫痪，二便障碍，为进一步康复入院治疗。患者神志清醒，一般情况良好，双下肢瘫痪，浅感觉自胸11以下消失，深感觉自髋关节以下消失，右下肢缓慢抬离床面20°，左下肢微可内收，肌张力偏高，诸肌群肌肉萎缩，下腹壁反射及肛门反射消失，下肢腱反射减弱，病理反射未引出，尾骶部可见 3 cm×4 cm 压疮，二便失禁。舌红、苔薄白，脉沉细。中医诊断：痿证。西医诊断：第 12 胸椎、第 1~2 腰椎爆裂性骨折，伴双下肢瘫痪。辨证：患者腰部外伤，督脉受损。督脉为阳经之海，而络阴阳诸经，故不能“行气血，营阴阳，濡筋骨，利关节”，遂下肢筋骨失养，痿废弛软，麻痹不仁。治则：疏通督脉，强健腹膝。主穴：夹脊穴。配穴：阳明经排刺（自髀关至解溪）。二便功能障碍配关元、中极。操作：夹脊直刺 1.5 寸，刺至脊柱横突，施小幅度捻转，从上至下共 3 次；阳明经排刺，每穴间隔 1 寸，刺 0.5~0.8 寸，用捻转补法，从上至下反复 3 次，关元、中极针前排空尿液，直刺 1~1.5 寸，用提插之补法 1~3 min。治疗经过：患者经 1 个月治疗，左下肢可被动屈腿立于床上，右下肢直腿抬高 40°，不能伸展，肌张力明显减低，3 个月后肌肉萎缩好转，有排尿感，搀扶下可站立，继续治疗 1 年，双侧大腿外侧痛、温觉恢复，拄拐可短距离行走，显效出院。（石学敏．石学敏针灸全集［M］．北京：科学出版社，2 版．2006：740-741.）

【按语】 本病目前尚无满意的治疗方法，针灸对其中部分病例有一定的疗效。其恢复的程度视损伤的程度、年龄、体质、病程、治疗方法等多方面的因素而定。完全性截瘫患者应以针灸结合自主锻炼及被动锻炼。

## 神经性头痛

神经性头痛又称紧张性头痛、肌肉收缩性头痛。多由精神紧张、焦虑等因素，而导致颈项部、头部肌肉的持久收缩和相应动脉的扩张而引起。由于头痛的病因甚多，有时作为一个常见症状发生在多种急慢性疾病中，有时亦是某些相关疾病加重或恶化的先兆，所以诊治头痛应详细询问病史，仔细检查，探求病因。本病属于中医学“头痛”、“脑风”、“头风”范畴。

本病外感多因起居不慎，坐卧当风，其感受外邪，以风为主，多夹寒、热、湿邪。内伤可因情志、饮食、体虚久病所致。

【临床表现】 发病部位一般位于枕部或枕下部，但也可在颞部、前额部、顶部，甚至整个头部。头痛可为单侧，也可为双侧。多数患者感到紧箍样、压迫性钝痛，但也可不感觉疼痛，而仅有一种紧束感或压迫感。情绪不佳、紧张、失眠可使头痛加重。其持续时间多为 2~3 h，但也有达数日、数月甚至数年之久的。除头痛外，常伴有疲倦、不愉快等感觉。

【诊断要点】

（1）头部有持续性紧箍样、压迫性钝痛或有紧束感、压迫感。

（2）排除后颈凹肿瘤、小脑出血、脑桥出血、蛛网膜下腔出血、脑膜炎、颈椎病等疾病。

【辨证施治】

1. 外感头痛　一般发病较急，头痛连及项背。如风寒重兼见恶风畏寒，口不渴，舌苔薄白，脉浮紧；风热重则头痛而胀，发热，口渴欲饮，便秘溲黄，苔黄，脉浮数；若风湿重则头痛如裹，痛有定处，肢体困倦，舌苔白腻，脉濡。

治法：祛风散寒，化湿通络。以督脉及手阳明、足少阳经穴为主。

主穴：百会（GV20）、太阳（EX-HN5）、风池（GB20）、合谷（LI4）。

方义：风为百病之长，外感头痛多以风邪为主。百会位于颠顶，太阳散风通络，两穴相配，通络止痛；风池为足少阳与阳维脉交会穴，可祛风止痛；合谷通经止痛。

加减：前头痛者，加印堂（EX-HN3）；偏头痛者，加外关（TE5）；后头痛者，加天柱（BL10）；头顶痛者，加四神聪（EX-HN1）；风热者，加曲池（LI11）；风寒者，加风门（BL12），拔火罐；风湿者，加头维（ST8）、阴陵泉（SP9）。

操作：常规针刺，用泻法，风寒可配合灸法，每日 1 次，每次留针 20~30 min，10 次为一疗程。

2. 内伤头痛　头痛发病较缓，多伴头晕，痛势绵绵，时止时休，遇劳或情志刺激发作、加重。兼见头胀痛，目眩，心烦易怒，面赤口苦，舌质红、苔黄，脉弦数，为肝阳上亢头痛；头痛兼头晕耳鸣，腰膝酸软，神疲乏力，遗精，舌质红、苔少，脉细无力，为肾虚头痛；头部空痛兼头晕，神疲无力，面色不华，劳则加重，舌淡，脉细弱，为血虚头痛；头痛昏蒙，脘腹痞满，呕吐痰涎，舌苔白腻，脉滑，为痰浊头痛；头痛迁延日久，或头部有外伤史，痛处固定不移，痛如锥刺，舌质暗，脉细涩，为瘀血头痛。

(1) 实证：

治法：疏通经络，清利头窍。以督脉及足阳明、足少阳经穴为主。

主穴：百会（GV20）、头维（ST8）、风池（GB20）。

方义：百会、头维疏通头部经络气血；风池活血通经，清利头目，调和气血。

加减：肝阳上亢者，加太冲（LR3）、太溪（KI3）、侠溪（GB43）；痰浊头痛者，加太阳（EX-HN5）、丰隆（ST40）、阳陵泉（GB34）；瘀血头痛者，加血海（SP10）、膈俞（BL17）、内关（PC6）、阿是穴。

操作：毫针刺，用泻法。

(2) 虚证：

治法：疏通经络，滋养脑髓。以督脉及足阳明、足少阳经穴为主。

主穴：百会（GV20）、风池（GB20）、足三里（ST36）。

方义：百会疏调气血以养脑髓；风池活血通经，调和气血；足三里补益气血，滋养脑髓。

加减：血虚头痛者，加三阴交（SP6）、肝俞（BL18）、脾俞（BL20）；肾虚头痛者，加太溪（KI3）、肾俞（BL23）、悬钟（GB39）。

操作：毫针刺，风池用平补平泻法，余穴均用补法。

【其他疗法】

1. 耳针疗法

处方：皮质下（$AT_4$）、额（$AT_1$）、枕（$AT_3$）、肾（$CO_{10}$）、胰胆（$CO_{11}$）。

操作：在上述区域找敏感点，间歇运针。如头痛顽固者，用强刺激，捻转 5 min 左右，也可在找到敏感点后埋针 1~7 d。

2. 刺络拔罐疗法

处方：腰 1~骶 4 夹脊（EX-B2），结合叩刺患病局部，如头颠、两手掌及指端。头痛较重者，可选风池（GB20）、太阳（EX-HN5）、阳白（GB14）。

操作：叩刺至少量出血，后加拔火罐。

3. 腧穴注射疗法

处方：患侧风池（GB20）、天柱（BL10）、阳白（GB14）、攒竹（BL2）。

用药：维生素 $B_1$ 注射液、维生素 $B_{12}$ 注射液或 10%葡萄糖注射液。

操作：取上述任一种药液，每穴注入 0.5 mL，隔日 1 次，10 次为一疗程。

4. 头针疗法

处方：前头痛取对侧或双侧面部感觉区，后头痛取对侧或双侧下肢躯干头部感觉区。

操作：进针后快速捻转，留针 15~20 min，每日 1 次，10 次为一疗程。

【文献摘要】

《神应经》：头风，上星、前顶、百会、阳谷、合谷、关冲、昆仑、侠溪。

《针灸大成》：头风顶痛，百会、后顶、合谷。

《神灸经纶》：偏正头痛，脑空、风池、列缺、太渊、合谷、解溪，上穴均用灸法。

《针灸大全》：偏正头痛且两额角痛，后溪、头临泣、丝竹空、太阳、列缺、合谷。

《普济方》：风头眩主痛，天牖、风门、昆仑、关元、关冲。

【名家医案】 王某，女，34 岁。1986 年 7 月 12 日就诊。主诉右侧头痛 5 年。患者 1982 年始右侧头痛、时轻时重，原因不明，每日昏昏沉沉，影响生活、工作。曾做脑血流图，报告神经紧张度增高，饮食尚可，便秘，经用中西药、针灸治疗无效来诊。体格检查：面色潮红，语言爽朗。舌质红、苔腻，脉弦细。血压 120/90 mmHg。手足阳明经合谷、内庭压痛反应（+），肝经太冲压痛反应（+），胆经足临泣过敏压痛反应（+）。诊断为头痛（神经性头痛）。取穴：合谷、太冲、外庭、足临泣。采用毫针泻法，右侧点刺，左侧留针 15 min。每 5 min 一进三退捻转 1 次。患者在二诊后头痛头晕减轻，昏沉消失。三诊后头不觉痛。四诊便秘解。五诊全身松快，压痛反应减轻。继针 5 次反应消失而愈。随访数月，头痛未作。（王雪苔，刘冠军．中国当代针灸名家医案［M］．长春：吉林科学技术出版社，1991：40.）

【按语】　针灸治疗本病疗效较好。如治疗效果不显著，应进一步明确诊断，防止误诊。伴有发热的急性头痛、伴有意识障碍的头痛均应按急症全面检查，综合治疗。针刺治疗神经性头痛有立竿见影之效，中药治疗则有治本之功，尤其慢性头痛应以针灸结合中药进行治疗。

## 癫　痫

癫痫是一组由不同病因所引起的脑部神经元高度同步化异常放电所致，以发作性、短暂性、重复性及通常为刻板性的中枢神经系统功能失调为特征的综合征。根据所侵犯神经元的部位和发放扩散的范围，脑功能失常可表现为运动、感觉、意识、行为、自主神经功能等不同障碍，或兼而有之，常反复发作。癫痫是常见的神经系统疾病，其患病率为 5‰~10‰。

本病病因分先天因素和后天因素两种。本病病机复杂，大体概括为痰、热、惊、风、虚、瘀等致病因素，造成人体脏腑功能失调，痰浊阻滞，气机逆乱，痰凝气滞血瘀，肝风内动，风热痰瘀互结，闭阻窍络。心、肝、脾、肾损伤是癫痫的发病基础；痰浊蒙蔽清窍，壅塞经络为发病的直接原因。

【临床表现】　大多为间歇性、短时性和刻板性发作。患者多有家族史，每因惊恐、劳累、情志过激等诱发。临床常见发作类型有癫痫大发作、小发作、局限性发作、精神运动性发作。

1. 大发作　约半数患者有先兆症状：肢体麻木、疼痛、手指抽动、突感恐惧，历时数秒，继之发出尖叫，神志丧失而跌倒于地，肢体强直，两眼上翻或偏向一侧。经 30 s 左右，则四肢及面部肌肉强烈抽动，口吐白沫，1~2 min 停止之后渐渐进入深睡；2 h 后，意识清醒，则头昏、疲乏。癫痫大发作短期内呈持续性，患者始终处于昏迷状态，称为癫痫持续状态。常伴有体温升高，若不及时抢救，终止发作，患者将因衰竭而死亡。

2. 小发作　多见于儿童，有短暂的意识丧失，1~2 s 即过，长者可达数十秒。临床上常表现为面色苍白、动作中断、直视呆立不动、呼之不应、手持物落地。发作过后，可继续原来的活动。

3. 局限性发作　多为继发性癫痫。抽搐常限于一个肢体或一侧肢体，发作由手指、面部（尤其是口角）或足趾开始，逐渐向远端蔓延。

4. 精神运动性发作　常见于成年人，其特点为发作性精神活动障碍，持续数分钟至数小时不等，有时可长达数日后症状突然消失，过后患者对发作情况一无所知。

【诊断要点】

（1）有反复发作的癫痫症状。

（2）脑电图检查有癫痫波。

（3）排除癔症性抽搐与昏厥、低钙血症抽搐、破伤风抽搐等病症。

【辨证施治】

1. 发作期　对处于发作期的患者，首先应区分阳痫和阴痫。阳痫偏于实热，阴痫偏于虚寒。

（1）辨证分型：

1）阳痫：猝然仆倒嚎叫，声尖而高，瞬息不省人事，项背强直，手足抽掣有力。面色初为潮红或紫红，继之转为青紫或苍白，口唇暗青，两目上视，牙关紧闭，口中溢出大量白色涎沫，甚则二便自遗。移时苏醒，亦有醒后嗜睡或躁动不安、神志错乱。舌质红、苔白腻或黄腻，脉弦数或弦滑。

2）阴痫：发痫时面色晦暗青灰而黄，手足清冷，双目半开半合，或抽搐时作，或失神呆滞，不动不语，两眼发直或上视，手中物件掉落，也可伴有眼睑、颜面或肢体的颤动和抽动，发作后对上述症状全然不知，多一日频作十数次或数十次，舌质淡、苔白腻，脉沉细而迟。

（2）针灸治疗：

治法：发作期治疗以醒神开窍、止痉定痫为主，阳痫辅以清热化痰、熄风定痫，用泻法；阴痫辅以温阳除痰、顺气定痫，用补法，并可施灸。以督脉穴为主。

主穴：百会（GV20）、大椎（GV14）。

方义：癫痫发作期以神志不清、肢体抽搐为主，针刺选穴多以督脉穴为主，因督脉“入络脑”，“总督一身之阳气”，如督脉经气阻滞，则可发生项背强直、癫痫发作。百会是足太阳膀胱经与督脉交汇点，膀胱经与督脉交汇于百会后络于脑，循脊柱两侧下行，故取百会穴具有清脑醒神、熄风止痉的作用。大椎是手、足二阳经与督脉之会穴，能通调诸阳经之气，可清泄风阳、宁神醒脑、熄风安神、通督醒志而止抽搐。

加减：阳痫者，加合谷（LI4）、印堂（EX-HN3）、风池（GB20）以助清热之效，加阳陵泉（GB34）、太冲（LR3）以泻肝胆经气、制肝气横逆达熄风定痫之用。痰盛者，加丰隆（ST40）以涤痰。阴痫者，加气海（CV6）、足三里（ST36）、中脘（CV12）、鸠尾（CV15）艾灸，以温阳除痰、顺气定痫。

操作：诸穴常规针刺。进针后行捻转或提插补泻手法，阳痫行泻法，阴痫行补法。须灸治者行艾条熏灸，以皮肤红晕为度。复苏之后转入休止期治疗。

2. 休止期

（1）脾虚痰盛：痫止后食欲不振，腹部胀满，大便溏薄，精神疲惫，神疲乏力，形体瘦弱，咳痰或痰多，或恶心泛呕，或胸胁痞闷。舌质淡、苔白腻，脉濡滑或细弦。

治法：健脾化痰。以督脉、任脉、足阳明经及相应背俞穴为主。

主穴：脾俞（BL20）、肾俞（BL23）、关元（CV4）、足三里（ST36）、百会（GV20）、中脘（CV12）、丰隆（ST40）。

方义：本证之本在于脾虚失运，故取脾俞、肾俞培补元气。足三里可运化水谷、生精化血，对真元亦有裨益；百会、关元属任督二脉，能壮气以运血，使气血充盈、生化有源；取中脘、丰隆以涤痰浊。诸穴共伍，以奏健脾化痰之功。

加减：恶心泛呕者，配上脘（CV13）；胸闷者，配内关（PC6）；乏力、神疲者，配百会（GV20），加灸。

操作：百会沿皮刺。进针得气后行捻转补泻手法。百会加灸时，可用艾条熏灸。余穴常规针刺。每日 1 次，7~10 次为一疗程；疗程间隔 3~5 d。

（2）肝火痰热：素日心烦急躁，每因焦急郁怒诱发本病，痫止后，仍然烦躁不安，胸胁乳房胀痛，口苦而干，失眠，便秘溲赤，或咳痰胶稠。舌质偏红、苔黄，脉弦数。

治法：清肝泻火，化痰开窍。以手足厥阴、足少阳、足阳明及相应背俞穴为主。

主穴：风池（GB20）、肝俞（BL18）、肾俞（BL23）、行间（LR2）、侠溪（GB43）、丰隆（ST40）、内关（PC6）。

方义：风池能疏泄浮阳，配行间、侠溪，泻肝胆上亢之虚阳，是治标之法，更取背俞调补肝肾，而治其本。取丰隆以化痰浊，取内关以清心火。诸穴共伍，以达清肝泻火、化痰开窍之功。

加减：口苦者，配胆俞（BL19）、日月（GB24）；失眠者，配心俞（BL15）；大便秘结者，配支沟（TE6）。

操作：日月、风池斜刺，行间、侠溪、丰隆、内关、支沟直刺。进针得气后行提插捻转补泻手法，留针 30 min。每日 1 次，7~10 次为一疗程，疗程间隔 3~5 d。

（3）肝肾阴虚：痫病频发之后，神志恍惚，面色晦暗，头晕目眩，两目干涩，耳轮焦枯不泽，健忘失眠，腰膝酸软，大便干燥。舌质红、苔薄黄，脉沉细而数。

治法：滋养肝肾。以足少阴、足厥阴、足太阴及相应背俞穴为主。

主穴：太溪（KI3）、太冲（LR3）、肝俞（BL18）、肾俞（BL23）、三阴交（SP6）、膈俞（BL17）。

方义：久病不愈，肝肾阴虚，“五脏有疾也，当取之十二原”，肾为一身阴液之本，受五脏六腑之精而藏之，取肾经原穴太溪，补肾填精；肝藏血，主枢机，取肝经原穴太冲，养血柔肝，平肝熄风，配合肾俞、肝俞以滋肾益精血，平熄内风。三阴交为脾、肝、肾三经交会穴，能补助阴血，阴不足而阳偏亢之证皆可取本穴，配血会膈俞，则阴血可补，虚火可收。

加减：头晕，配百会（CV20）；健忘失眠，配神门（HT7）；大便干燥，配巨虚（ST37）。

操作：太溪、太冲、三阴交、神门、上巨虚直刺；百会沿皮刺。进针得气后行提插补泻手法，太冲、风池、上巨虚平补平泻，余穴行补法，留针 30 min。每日 1 次，7~10 次为一疗程，疗程间隔 3~5 d。

【其他疗法】

1. 针挑疗法

处方：长强上 0.5 寸、1 寸、1.5 寸 3 处作挑点。

操作：以三棱针挑断腧穴皮下纤维，每次挑 3 穴，10 d 一次，3 次为一疗程。每次挑点必须与前次的挑痕错开 1~2 cm。

2. 腧穴注射疗法

处方一：心俞（BL15）、意舍（BL49）、志室（BL52）。

药物：2%盐酸普鲁卡因注射液、50%医用乙醇或 5%γ-酪氨酸。

操作：取 2%盐酸普鲁卡因注射液或 50%医用乙醇，每穴注射 0.5~0.7 mL，内斜进针，得气后注入药液。隔日 1 次，双侧交替使用。注意：①大发作时用。②先做盐酸普鲁卡因皮肤试验，过敏者，改用盐酸利多卡因。③每穴斜刺针向督脉，不可过深，防止气胸。此外，对小发作患者，也可酌情选用 5%γ-酪氨酸，取穴同上，每穴注射 0.5 mL。

处方二：大椎（GV14）、心俞（BL15）、意舍（BL49）、腰奇（EX-B9）。

药物：当归注射液。

操作：每穴注射药液 0.5~0.7 mL，隔日 1 次，5~7 次为一疗程。

3. 腧穴埋线疗法

处方：大椎（GV14）、哑门（GV15）、翳明（EX-HN14）、神门（HT7）。

操作：局部麻醉后，用三角缝合针，将 2~3 cm 0 号羊肠线埋于穴下肌肉层，10~15 d 一次。

4. 耳针疗法

处方：神门（$TF_4$）、心（$CO_{15}$）、胃（$CO_4$）、皮质下（$AT_4$）。

操作：毫针强刺激，留针 30 min。发作期 1~2 次/d。休止期用揿针埋贴或王不留行贴压，春夏 3 d 换针一次，秋冬 7 d 换针一次，10 次为一疗程。

5. 头针疗法

处方：运动区、感觉区、足运感区、晕听区。

操作：平刺入针，快速捻转，每 3 min 捻转 1 次，捻 3 次后起针。隔日 1 次，5 次为一疗程。

6. 皮肤针疗法

处方：督脉大椎至长强段。

操作：用皮肤针轻叩，每个腧穴各叩击 15 min，循序叩刺，以皮肤潮红或微渗血为度。本法适用于休止期。

【文献摘要】

《古今医鉴》：痫者有五等，而类五畜，以应五脏。发则卒然倒仆，口眼相引，手足搐搦，背脊强直，口吐涎沫，声类畜叫，食倾乃苏，原其所由，或因七情之气郁结，或为六淫之邪所干，或因受大惊恐，神气不舍，或自幼受惊，感触而成，皆是痰迷神窍，如痴如愚。治之不须分五，俱宜豁痰顺气，清火平肝。

《杂病广要》：凡癫痫……皆由邪气逆阳分，而乱于头中也……其病在头巅。

《寿世保元》：盖痫疾之原，得之惊，或在母腹之时，或在有生之后，必因惊恐而致疾。盖恐则气下，惊则气乱，恐气归肾，惊气归心。并于心肾，则肝脾独虚，肝虚则生风，脾虚则生痰。蓄极而通，其发也暴，故令风痰上涌而痫作矣。

《针灸大成》：癫痫，攒竹、天井、小海、神门、金门、商丘、行间、通谷、心俞（百壮）、后溪、鬼眼。

《针灸聚英》：风痫常发，神道须还心俞宁。

《针灸大全》：鸠尾能治五般痫，鸠尾针癫痫已发。

《类经图翼》：风痫，百会、上星、身柱、心俞、筋缩、章门、天井、阳溪、合谷、足三里、太冲。

【名家医案】 季某，男，6岁。患癫痫已3年，有跌仆史和高热抽搐史，曾确诊为继发性癫痫，左颞中央癫痫波偏胜。初诊前半年期间每日早晨均有发作，药物不能控制。患儿形体肥胖，平时喜食厚味，舌苔白滑，脉弦滑。此痰浊内聚、脏腑失调、厥气挟风、卒逆窍络、蒙昧清神而致是证。针灸治疗宜醒脑宣络、豁痰开窍。取百会、神庭、四神聪、风府、天柱、风池、丰隆。针刺得气后留针15 min。辅以中药豁痰开窍之剂。经70余次治疗而愈，随访1年未发。（陆焱垚，王佐良，吴绍德. 陆瘦燕朱汝功针灸学术经验选［M］. 上海：上海中医药大学出版社，1994：264.）

【按语】 本病在发作期和休止期均是针灸疗法的适应证。治疗时，急则开窍醒神以治其标，控制其发作，缓则祛邪补虚以治其本，多以调气豁痰、平肝熄风、通络解痉、清肝泻火、补益心脾肝肾等法治之。突然发作以针刺等外治法开窍醒神以促进苏醒。其机制主要在于调达气机、制止逆乱。适当配服药物是必要的，例如，镇静药可协助针灸控制发作以治标，固本用滋补药可协助针灸促正气充沛，以防内风妄动，达到预防发作的目的。对于继发性癫痫，还应力争诊治原发病，以消除病因，求得根治。对于大发作而昏迷者，应采取抢救措施，以防意外。体质较弱，气不足，痰浊沉痼者，往往迁延日久，缠绵难愈，预后较差。若反复频繁发作，少数年幼患者智力发育则受到影响，出现智力减退，甚至成为痴呆。

## 脑血管意外

脑血管意外又称急性脑血管病、脑卒中，为脑血管的急性血液循环障碍而导致偏瘫、失语、昏迷等急性或亚急性脑损伤症状的疾病。以中年以上发病者，尤其是高血压型患者为多见。按疾病的性质，可将本病分为缺血性和出血性两大类。前者包括脑血栓形成和脑栓塞，后者包括脑出血和蛛网膜下腔出血。本病发病率、致残率、死亡率高，在世界上是造成死亡的第二位因素，在我国部分地区甚至是首位因素。本病相当于中医学的“中风”，中医文献记载的病名有“偏枯”、“偏风”、“风痱”、“半身不遂”、“仆击”、“薄厥”、“喑痱”、“卒中”、“类中”等。

本病的病机比较复杂，概而论之不外虚（阴虚、气虚）、火（肝火、心火）、风（肝风、外风）、痰（风痰、湿痰）、气（气逆）、血（血瘀）六端，此六端多在一定条件下相互影响，相互作用。病性多为本虚标实，上盛下虚。本虚为肝肾阴亏，气血衰少，在标为风火相煽，痰湿壅盛，瘀血阻滞，气血逆乱。而其基本病机为气血逆乱，上犯清窍引起昏仆不遂，发为中风。其病位在脑，与心、肾、肝、脾密切相关。本病常因气候骤变、烦劳过度、情绪激动、跌仆等诱发。

【临床表现】

1. 缺血性脑血管意外

（1）脑血栓形成：可能有前驱的短暂脑缺血发作史，常于安静状态下发病。发病可较缓慢，多逐渐进展或呈阶段性进行，症状常在几小时或较长时间内逐渐加重，呈恶化型卒中。一般发病后1～2 d内意识清楚或轻度障碍，而偏瘫、失语等局灶性神经功能缺失则比较明显，表现为颈内动脉系统和

(或）椎—基底动脉系统症状和体征。发病年龄较高，常伴有高血压、糖尿病等。腰椎穿刺脑脊液清晰，压力不高。CT 或 MRI 检查可明确诊断。

(2）脑栓塞：多为急骤发病，多数无前驱症状，一般意识清楚或有短暂性意识障碍。有颈内动脉系统和（或）椎-基底动脉系统的症状和体征。腰椎穿刺脑脊液一般不含血，若有红细胞可考虑出血性脑血管意外。栓子的来源可为心源性或非心源性，也可同时伴有其他脏器、皮肤、黏膜等栓塞症状。

2. 出血性脑血管意外

(1）脑出血：常于体力活动或情绪激动时发病。发作时常有反复呕吐、高血压性脑出血头痛和血压升高。病情进展迅速，常出现意识障碍、偏瘫或其他神经系统局灶症状。多有高血压病史。CT 应作为首选检查，可发现出血性病灶。腰椎穿刺脑脊液多含血且压力增高。

(2）蛛网膜下腔出血：发病急骤，常伴剧烈头痛、呕吐。一般意识清楚或有意识障碍，可伴有精神症状。多有脑膜刺激征，少数可伴有脑神经及轻偏瘫等局灶体征。腰椎穿刺脑脊液呈血性。CT 应作为首选检查，可见蛛网膜下隙、脑沟及脑池呈高密度“铸型”。全脑血管造影可帮助明确病因。

【诊断要点】

(1）以突然昏仆、不省人事、半身不遂、口舌㖞斜、言语謇涩或失语、偏身麻木，或不经昏仆而仅以㖞僻不遂为主要表现。

(2）病发多有情绪激动、过劳等诱因，病前常有头晕、头痛、一侧肢体麻木、语言欠流利、口角流涎、力弱等先兆症状（中风先兆）。

(3）患侧病理反射存在（巴宾斯基征、霍夫曼征等阳性），肌力下降。

(4）颅脑 CT 及 MRI 等检查可明确病因。

【辨证施治】 首先辨病位浅深和病情轻重。根据有无意识障碍分为中经络和中脏腑。中经络主要表现为半身不遂，病位浅，病情轻；中脏腑主要表现为昏迷等神志障碍，病位深，病情重。中脏腑又须辨闭证与脱证。闭证为邪闭于内，多属实证；脱证为阳脱于外，是五脏之气衰弱欲绝的表现，多属虚证。

1. 中经络

(1）辨证分型：

1）肝阳暴亢：半身不遂，偏身麻木，舌强言謇或失语，口舌㖞斜，眩晕头痛，面红目赤，口苦咽干，心烦易怒，便秘溲赤。舌质红或绛、苔黄或燥，脉弦有力。

2）风痰阻络：半身不遂，口舌㖞斜，舌强言謇或不语，肢体麻木或手足拘急，头晕目眩。舌质暗淡、苔白腻或黄腻，脉弦滑。

3）痰热腑实：半身不遂，口舌㖞斜，舌强言謇或不语，偏身麻木，口黏痰多，腹胀便秘，午后面红烦热，头晕目眩。舌质红或暗红或暗淡、苔黄腻或灰黑，脉弦滑。

4）气虚血瘀：半身不遂，舌㖞语謇，偏身麻木，肢体软弱，手足肿胀，面色淡白，气短乏力，心悸自汗。舌质暗淡、苔薄白或白腻，脉细缓或细涩。

5）阴虚风动：半身不遂，肢体麻木，舌强言謇，心烦失眠，眩晕耳鸣，手足拘挛或蠕动。舌质红或暗淡、苔少或光剥，脉细弦或数。

(2）针灸治疗：

治法：调和气血，疏通经络。肝阳暴亢者，清肝泻火、潜阳通络，用泻法；风痰阻络者，疏风化痰、通经活络，用平补平泻法；痰热腑实者，化痰通腑、通经活络，用泻法；气虚血瘀者，益气活血、疏通经络，补泻兼施；阴虚风动者，滋水涵木、潜阳熄风，补泻兼施。以手足阳明经穴为主。

主穴：半身不遂者取曲池（LI11）、合谷（LI4）、阳陵泉（GB34）、足三里（ST36）、肩髃（LI15）、外关（TE5）、解溪（ST41）、昆仑（BL60）、环跳（GB30），口角㖞斜者取颊车（ST6）、地仓（ST4）、下关（ST7）、合谷（LI4）、攒竹（BL2）、巨髎（ST3）、内庭（ST44），语言謇涩者取哑门（GV14）、廉泉（CV23）、金津（EX-HN12）、玉液（EX-HN13）、列缺（LU7）、通里（HT5）、照海（KI6）。

方义：半身不遂者取手足三阳经腧穴，尤以阳明经穴为主，阳明经为多气多血之经，阳明经气血通畅，经气旺盛，则运动功能易于恢复。故据上下肢经脉循行路线，分别选取手足三阳经之要穴，以疏通经脉、调和气血。口角㖞斜者重点在近部取穴，配合远部取穴。近取地仓、颊车、下关、攒竹、巨髎，针感直达病所，疏调局部经气；远取合谷、内庭以疏导阳明经气，使气血调和，筋肉得以濡养。语言謇涩者取金津、玉液，位于舌下，可治舌强；配廉泉、哑门可开关利咽；照海为八脉交会穴，合于喉咙，针之可疏经利咽；通里为手少阴心经之络穴，舌为心之苗，针之可治舌强不语；列缺为手太阴、手阳明、任脉之会，针之可通经活络。

加减：肝阳暴亢者，加太冲（LR3）、涌泉（KI1）；风痰阻络者，加风池（GB20）、阳陵泉（GB34）、丰隆（ST40）；痰热腑实者，加上巨虚（ST37）、照海（KI6）、内庭（ST44）；气虚血瘀者，加气海（CV6）、阴陵泉（SP9）、肩井（GB21）；阴虚风动者，加太溪（KI3）、三阴交（SP6）、内关（PC6）。

操作：金津、玉液以三棱针点刺；哑门注意针刺的方向和深度，防止伤及大脑；肩井可直刺，但不可过深，防止伤及肺脏；余穴以毫针直刺或斜刺。初病实证宜泻法，可单刺患侧；久病虚证宜补法，可刺灸双侧。诸穴均以得气为度，病程迁延日久者，可适当加大刺激量。留针 30 min，每日 1 次，10 次为一疗程，疗程间隔 3~5 d。

2. 中脏腑

（1）辨证分型：

1）阳闭：突然昏仆，不省人事，鼻鼾痰鸣，半身不遂，口㖞，面红目赤，肢体强直，口噤项强，两手握固，二便不通。舌质红绛、苔黄腻，脉弦滑数。

2）阴闭：神志昏蒙，半身不遂，肢体松懈，瘫软不温，甚则四肢逆冷，面白唇暗，痰涎壅盛。舌质暗淡、苔白腻，脉沉滑或沉缓。

3）脱证（元气败脱，神明散乱）：突然昏倒，不省人事，手撒肢逆，目合口张，面色苍白，瞳神散大，二便失禁，气息短促，汗出如油。舌质紫或萎缩、苔白腻，脉散或微。

（2）针灸治疗：

1）阳闭：

治法：清热豁痰，开窍启闭。以手足厥阴、足少阴经及督脉穴为主。

主穴：水沟（GV26）、十宣（EX-UE11）、涌泉（KI1）、内关（PC6）、太冲（LR3）、丰隆（ST40）。

方义：督脉“入于脑”，水沟属督脉，刺之可开窍醒神；十宣放血泄热，为急救常用之法，并可通调十二经脉气血以开关通窍；涌泉为肾之井穴，有引火归元之效，使虚阳下降，得归水位；内关为心包经之络穴，心包为心之外卫，既可代心受邪，又可代君行令，心主神明，故针内关可调神开窍，使心神复明；太冲可清肝熄风；丰隆豁痰。

加减：身热甚者，加风府（GV16）、大椎（GV14）。

操作：针用泻法。十宣、大椎用三棱针点刺出血，只针不灸；风府穴针尖向下颌方向缓慢刺入 0.5~1 寸，防止伤及大脑；余穴常规针刺。留针 30 min。每日一次，7~10 次为一疗程，疗程间隔 3~5 d。

2）阴闭：

治法：温阳化痰，醒神开窍。以督脉、任脉及足阳明、足厥阴经穴为主。

主穴：水沟（GV26）、百会（GV20）、大椎（GV14）、足三里（ST36）、太冲（LR3）、膻中（CV17）。

方义：水沟为开窍醒神急救效穴；百会为三阳五会，大椎为诸阳之会，合之可温阳散寒、扫除阴霾；太冲疏理气机，条达脾土，使水归正化，配以膻中理气宽胸、潜降逆气。

加减：痰涎壅盛者，加丰隆（ST40）、阴陵泉（SP9）。

操作：针用泻法。百会、膻中平刺，余穴常规针刺。留针 30 min。每日 1 次，7~10 次为一疗程，疗程间隔 3~5 d。

3）脱证：

治法：益气回阳固脱。以督脉、任脉及足阳明、手厥阴经穴为主。

主穴：关元（CV4）、神阙（CV8）、足三里（ST36）、水沟（GV26）、内关（PC6）。

方义：关元为任脉与足三阴经的交会穴，且又联系命门之真阳，故为阴中有阳之穴；神阙位于脐中，脐为生命之根蒂、真气所系，故取任脉的关元、神阙两穴重灸，以回阳救逆；阳明为多气多血之经，足三里为胃之合穴，能益气养血；水沟、内关开窍醒神。

操作：以大艾柱隔盐或隔附子饼灸关元、神阙，无问壮数，以神清、肢温、汗止为度；足三里可针灸并施；水沟、内关施平补平泻法。留针 30 min。每日 1 次，7~10 次为一疗程，疗程间隔 3~5 d。

【其他疗法】

1. 头针疗法

处方：运动区、足运感区、语言区、感觉区。

操作：沿皮下刺入 0.5~1 寸，频频捻针，同时宜做患肢主被动运动。本法多用于中风后遗症半身不遂的患者，一般每 1~2 d 一次。

2. 耳针疗法

处方：肾上腺（$TG_{2p}$）、神门（$TF_4$）、肾（$CO_{10}$）、脾（$CO_{13}$）、心（$CO_{15}$）、肝（$CO_{12}$）、眼（$LO_5$）、耳尖（$HX_{6,7i}$）、三焦（$CO_{17}$）、皮质下（$AT_4$）、瘫痪相应部位。

操作：每次取 3~5 穴，双侧用毫针中度刺激，闭证可耳尖放血。急性期每日可针数次。后遗症期隔日 1 次，10 次为一疗程。

3. 腧穴注射疗法

处方：肩髃（LI15）、曲池（LI11）、合谷（LI4）、阳陵泉（GB34）、足三里（ST36）、悬钟（GB39）。

药物：当归注射液、黄芪注射液、红花注射液、维生素 $B_{12}$ 注射液或维生素 $B_1$ 注射液。

操作：每次选 2~3 个穴，取上述任一种药液，每穴注入 0.3~0.5 mL。隔日 1 次，10 次为一疗程。本法适用于恢复期及后遗症期。

4. 皮肤针疗法

处方：选穴参见体针。

操作：用皮肤针叩刺至皮肤出现细小出血点，隔日 1 次。本法适用于恢复期及后遗症期。

5. 火针疗法

处方：百会（GV20）、尺泽（LU5）、委中（BL40）。

操作：点刺委中处浮络出血，每日 1 次，10 次为一疗程。本法适用于辨证为风痰上扰型的实证患者。

6. 巨针巨刺疗法

处方：肩髃（LI15）透曲池（LI11）、足三里（ST36）透悬钟（GB39）。

操作：用 1 尺长巨针，健侧取穴，腧穴常规消毒后，先直刺于皮下 2 mm 许，卧倒针身沿皮下刺，直达透穴部位。行针用刮法 50 次，同时嘱患者活动患肢，留针 30 min，行针 3 次，每日 1 次。本法取穴少，操作简单，刺激量大，见效快，可用于缺血性卒中患者。

7. 眼针疗法

处方：上焦区、下焦区、肝区、肾区。

操作：用32号0.5寸毫针，平刺或斜刺，得气后留针15 min。本法适用于中经络或后遗半身不遂初期的患者。

【文献摘要】

《灵枢·刺节真邪》：虚邪偏客于身半，其入深，内居营卫，营卫稍衰，则真气去，邪气独留，发为偏枯。

《金匮要略》：邪在于络，肌肤不仁；邪在于经，即重不胜；邪入于腑，即不识人；邪入于脏，舌即难言，口吐涎。

《景岳全书》：非风一证，即时人所谓中风证也。此证多见卒倒，卒倒多由昏瞆，本皆内伤积损颓败而然，原非外感风寒所致。非卒厥危急等，用盐炒干，纳于脐中令满，加上厚姜一片盖定，灸百壮至五百壮，愈多愈妙。

《针灸大成》：中风手足瘙痒，不能握物，取申脉、臑会、合谷、行间、风市、阳陵泉。

《证治准绳》：卒中暴脱，若口开手撒，遗尿者，虚极而暴脱也，脐下大艾灸之。

《针经摘英集》：中风口噤，牙关不开，刺水沟、颊车。

【名家医案】 徐某，男，50岁。形体肥胖，血压高，忽然左侧肢痿软，头昏而晕，两目模糊，言语略有不清，舌苔光剥，脉弦虚。乃肾阴久虚，肝阳亢盛所致，治拟抑肝阳、固肾元，水足火自灭也。处方：阴包（补法，右侧）、曲泉（补法，右侧）、中封（补法，右侧）、行间（泻法，双侧）、肾俞（补法，双侧）、关元俞（补法，双侧）、命门（补法，双侧）、关元（补法，双侧）。手法：捻转提插。针治二月而愈。（吴绍德，王佐良，徐玉声，等. 陆瘦燕针灸论著医案选［M］. 北京：人民卫生出版社，1984：209.）

【按语】 针灸疗法可用于本病急救，更是恢复期及后遗症期的主要治法之一，疗效确切。急性期以及早明确诊断、积极抢救生命为主，以康复治疗为辅。当病情稳定时，可开始积极系统的针灸治疗及康复治疗。应及时治疗，取穴少而精，针刺应在得气的基础上施以一定的补泻手法。双侧同时针刺，病至后期以透穴为主，针刺同时要配合肢体功能锻炼。应仔细观察患者的针刺反应与病情变化，及时调整治疗方案，多途径选择治疗方法，以提高临床疗效。

## 重症肌无力

重症肌无力是以神经—肌肉联结点传递障碍为主的自身免疫性疾病。本病自新生儿至老年均可发病，但多在20~40岁，40岁以前发病者女性明显多于男性，中年以后发病者以男性为多。本病发病率在1/10 000~1/40 000，部分患者兼有胸腺肿瘤或跟骨增生，采用免疫抑制剂治疗或胸腺切除后，部分可得到好转，故有人推测重症肌无力是一种机体免疫功能异常而产生的疾病。本病属于中医学“痿证”范畴。

本病因气血阴阳俱不足，兼挟湿邪为患，本虚标实，虚多实少，病变脏腑主要在脾、肾，尤以脾为重点。脾胃为后天之本，素体脾胃虚弱，或久病成虚，中气受损，则受纳、运化、输布的功能失常，气血津液生化之源不足，无以濡养五脏，运行血气，以致筋骨失养，关节不利，肌肉瘦削，肢体痿弱不用。患病日久，脾病及肝肾，脾运失司则无以输布津液，肾阳不足则无以温煦蒸腾，津液不能滋养肌肉筋骨，致肌肉痿软无力。

【临床表现】 受累骨骼肌（如眼肌、咀嚼肌、咽喉肌、肋间肌、四肢肌等）活动后极易疲劳，且朝轻暮重，经服用抗胆碱酯酶药物治疗或经休息后有一定程度的恢复。可以突然发生或起病隐渐，几乎所有的横纹肌均可受累，而心肌和平滑肌不受损害。根据受累肌肉的分布，可分为四个主要的临床类型。

1. 眼肌型　通常表现为一侧上睑下垂，若令患者向上凝视，上睑下垂更为明显。以眼睑下垂、眼球固定、复视或斜视等为主要临床表现。

2. 延髓型　也称球型，临床表现以吞咽困难，咀嚼无力为主，伴有饮水呛咳，声音嘶哑，吐字不清等症。

3. 躯干型　颈部伸肌受累，患者头向前倾，若胸锁乳突肌受累重于斜方肌，头可保持伸位。肋间肌和膈肌受累，可导致患者呼吸困难，如有喉肌麻痹，则呼吸困难更为明显，若不积极治疗，可导致患者死亡。

4. 全身型　开始即累及全身肌群，但发生和进行都很缓慢。在其病程中易发生肌无力危象。

【诊断要点】

（1）受累肌肉活动后极易疲劳，晨轻暮重，劳累则甚，休息后可减轻。

（2）对症状不典型者可做疲劳试验、新斯的明试验等帮助确诊。

（3）肌电图可见有不同程度去神经支配，出现复相棘波或干扰相。

【辨证施治】

1. 辨证分型

（1）脾气虚弱：眼睑下垂，四肢乏力，面色萎黄，形体消瘦，语声低微，食少纳呆，腹胀喜按，大便溏薄。舌质淡或淡胖、苔薄白，脉弱无力。

（2）气血两虚：神疲乏力，四肢软弱，行动困难，呼吸气短，头晕眼花，心悸失眠，面色苍白无华，手足麻木，指甲色淡。舌淡白而嫩，脉细无力。

（3）脾肾阳虚：四肢倦怠乏力，抬头困难，形寒肢冷，面色㿠白，颜面虚浮，腰膝酸软，少腹冷痛，下利清谷，小便清长。舌淡胖、边有齿痕，脉沉迟无力。

（4）肝肾不足：眼睑下垂，吞咽困难，咀嚼无力，头晕耳鸣，腰膝酸软。舌质红、苔薄白，脉沉细。

2. 针灸治疗

治法：脾气虚弱者，治宜健脾益气，针灸并用，用补法；气血两虚者，治宜补气益血，针灸并用，用补法；脾肾阳虚者，治宜温脾阳、益肾气，针灸并用，可重灸，用补法；肝肾不足者，治宜滋水涵木，濡养筋脉，针灸并用，补泻兼施。以任脉、足太阴经、足阳明经及背俞穴为主。

主穴：脾俞（BL20）、膈俞（BL17）、中脘（CV12）、血海（SP10）、三阴交（SP6）、足三里（ST36）、气海（CV6）、太溪（KI3）。

方义：因本病可累及全身肌肉，除按辨证选穴外，可根据出现症状的部位不同，采用对症局部取穴配合治疗。脾俞为脾经经气转输之处，补之以健脾益气；对胃募中脘与胃经合穴足三里施以针补或艾灸，可使脾阳得伸，运化有权；气海可益气升阳；三阴交可健脾助运；膈俞、血海补气活血；太溪为足少阴肾经原穴，可益肾养阴。

加减：眼肌型加攒竹（BL2）、鱼腰（EX-HN4）、太阳（EX-HN5）、四白（ST2），单纯上睑下垂加阳辅（GB38）、申脉（BL62）；吞咽困难加风池（GB20）、哑门（GV15）、天突（CV22）、廉泉（CV23）；咀嚼肌无力加下关（ST7）、合谷（LI4）；发音不清加哑门（CV15）、廉泉（CV23）；躯体型加肩髃（LI15）、曲池（LI11）、外关（TE5）、合谷（LI4）、环跳（GB30）、风市（GB31）、阳陵泉（GB34）、太冲（LR3）；抬头无力加风池（GB20）、天柱（BL10）、列缺（LU7）。

操作：廉泉针刺得气后即起针；余穴常规针刺。留针 30 min。每日 1 次，7~10 次为一疗程，疗程间隔 3~5 d。

【其他疗法】

1. 头针疗法

处方：双下肢无力为主者取双运动区上 1/5 ，加足运感区；双上肢无力为主者取双运动区中 2/5；吞咽困难、喑哑者取双运动区中 2/5。

操作：用 26 号不锈钢针斜刺于头皮下达所需深度，然后以 200 次/min 左右频率持续捻转 2~3 min，重复 1~2 次后出针。留针 30 min。每日 1 次，7~10 次为一疗程，疗程间隔 3~5 d。

2. 耳针疗法

处方：脾（$CO_{13}$）、肾（$CO_{10}$）、交感（$AH_{6a}$）、神门（$TF_4$）、缘中（$AT_{2,3,4i}$）、内分泌（$CO_{18}$）。

操作：每次选2~3穴，毫针强刺激，留针20 min，每日1次。或采用压丸法。

3. 皮肤针疗法

处方：脾俞（BL20）、胃俞（BL21）、肺俞（BL13）、肾俞（BL23）、手足阳明经。

操作：叩刺，轻度刺激，隔日1次。

【文献摘要】

《素问·太阳阳明论》：今脾病不能为胃行其津液，四肢不得禀水谷气，气日以衰，脉道不利，筋骨肌肉，皆无气以生，故不用焉。

《素问·逆调论》：营气虚则不仁，卫气虚则不用，营卫俱虚，则不仁且不用，肉加苛也．人身与志不相有也，三十日死。

《儒门事亲》：大抵痿之为病，皆因客热而成。……总因肺受火热叶焦之故，相传于四脏，痿病成矣；痿病无寒；若痿作寒治，是不刃而杀之。

《罗氏会约医镜》：火邪伏于胃中，但能杀谷，而不能长养气血；治者，使阳明火邪毋干于气血之中，则湿热清而筋骨自强，此经不言补而言取者，取去阳明之热邪耳。

《眼科锦囊》：上睑低垂轻证者，灸三阴交。

【名家医案】 王某，女，50岁。4年前，因患感冒发热，热退后继之食欲不振，神疲乏力，在不知不觉中两眼上睑下垂，遮盖瞳孔，不能睁眼视物，早轻晚重，纳呆，乏力，舌嫩无苔，脉虚无力。属眼肌型重症肌无力，为脾肾两虚，以脾虚为主。治则：以补脾通经络、宣调气血为主，兼补肾。取穴：风池、头临泣、阳白、太阳、攒竹、合谷、脾俞、肾俞、三阴交、足三里。用提插捻转手法，留针30 min，每10 min行针1次，连续治疗20次，上眼睑功能恢复正常。（刘福，金安德．张涛清针灸治验选［M］．兰州：甘肃科学技术出版社，1987：218.）

【按语】 本病是一种较为常见而难治的疾病，现代医学对其病因尚未完全阐明，目前多认为与自身免疫有关，迄今为止，既无特效的疗法，也无理想的药物，以致临床处理上颇为棘手。多采用抗胆碱酯酶药物治疗，对部分病例有效，但维持时间短暂，且有一定的不良反应。免疫抑制剂不仅不良反应大，效果也不满意。胸腺切除适应范围窄，疗效尚不能肯定。针灸治疗本病，不仅近期有疗效，且维持作用时间较长，显示了一定的优越性。本病主要责之于脾，但亦常累及肝肾，故治疗中在健脾益气养血的同时，应注意调理肝肾，以图根治。因本病临床过程缓慢，可有自然缓解期，虽然临床症状消失，亦不能肯定治愈，故应长期观察，根据不同情况，予以巩固治疗。

## 精神分裂症

精神分裂症是一种常见病因尚未完全阐明的精神病。一般认为是以一定遗传因素为基础，在机体内、外环境影响下，体内酶系统发生缺陷，导致生化代谢异常的一种疾病。发病以16~35岁的青壮年居多，男女间无明显差别，一般占精神病住院患者的60%~70%。病程迁延，进展缓慢。本病在我国古代文献中称“呆痴”、“花盘”、“花痴”、“心风”等，属中医学“癫狂”范畴。

癫证多静，属阴，包括思维紊乱、妄想幻觉、情感及行为障碍等，常以沉默痴呆、语无伦次、静而多喜为主要特征；狂证多动，属阳，主要表现为兴奋、狂躁、动作言语增多，以喧扰不宁、躁动打骂、动而多怒为主要特征。因二者症状难以截然分开，又可相互转化或夹杂出现，故常以“癫狂”并称。

本病发病的主要因素是阴阳平衡失调，不能相互维系，以致阴虚于下、阳亢于上、心神被扰、神明逆乱。

【临床表现】 本病的症状极其复杂多样，一般精神症状特征为思维联想散漫、分裂，感情迟钝、淡漠，意志活动低下，幻觉和感知综合障碍，妄想，以及紧张性木僵等。

早期症状以性格改变和类神经症症状最为常见：精神活动迟钝、冷淡，与人疏远，或寡言呆坐、漫游懒散、违拗；或性格反常，无故发怒、不能自制，敏感多疑，或幻想、自语、自笑、无端恐惧等。

本病临床可分为以下类型。

1. 单纯型　多数为孤僻、被动、活动减少，生活懒散，感情淡漠，行为退缩等。

2. 青春型　言语增多，内容离奇，思维零乱甚至破裂，情感喜怒无常，表情做作，行为幼稚、奇特，时有兴奋冲动，活动亢进，意向倒错，幻觉生动，妄想片段。

3. 紧张型　分兴奋和木僵两类，临床上后者居多。木僵多见动作缓慢，少语少动，或终日卧床，不食不动，缄默不语，对言语、冷热、疼痛等无反应。兴奋，以突然发生运动性兴奋为特点。行为冲动，伤人毁物，詈骂高喊，内容单调。

4. 妄想型　初起敏感多疑，渐为妄想，迫害自责，中伤他人和嫉妒，或出现幻觉。

【诊断要点】

（1）以基本个性改变，感知觉、思维、情感、行为障碍，精神活动与环境的不协调为主要表现。

（2）丧失自知力，或丧失工作和学习能力，或生活不能自理。

（3）症状至少持续 3 个月。

【辨证施治】

1. 辨证分型

（1）癫证：精神抑郁，表情淡漠，寡言呆滞，或多疑思虑、语无伦次，或喃喃自语、喜怒无常，意志消沉，纳呆，舌苔白腻，脉弦滑；或呆若木鸡，目瞪如愚，傻笑自语，生活被动，甚则目妄见，耳妄闻，自责自罪，面色萎黄，便溏溲清。舌质淡胖、苔白腻，脉滑或弱。

（2）狂证：烦躁易怒，自尊自大，狂言骂詈，不避亲疏，哭笑无常，登高而歌，弃衣而走，甚则终日不眠，面红唇焦，目有凶光，口渴冷饮，便秘，舌质红、苔黄腻，脉弦滑数。阴虚火旺者，兼见形瘦面红，双目失神，情绪焦虑，多言不眠，舌质红、苔光，脉细数。

2. 针灸治疗

（1）癫证：

治法：疏郁安神，豁痰开窍。以督脉、手厥阴、手少阴经穴为主。

主穴：百会（GV20）、四神聪（EX-HN1）、印堂（EX-HN3）透面针心区、内关（PC6）、通里（HT5）、神门（HT7）。

加减：相火旺者，加太冲（LR3）、蠡沟（LR5）；头痛者，加合谷（LI4）；肝脾不和，加足三里（ST36）、三阴交（SP6）；痰多者，加丰隆（ST40）；幻听者，加听宫（SI19）、翳风（TE17）。

方义：百会为诸阳之会，四神聪为经外奇穴，二穴皆位于颠顶，有醒脑开窍镇惊之效。印堂透面针心区，是取心脑相应之意，有清利脑窍之功。内关、神门、通里可调畅心气、宁心安神；泻太冲、蠡沟，清泄相火；足三里、三阴交调和肝脾；合谷、丰隆清阳明、豁痰浊；听宫、翳风疏导少阳。诸穴共奏醒神定志、豁痰通窍之效。

操作：进针得气后，采用提插捻转补法。癫证多虚，针刺宜浅，患者若配合，可留针 30 min。隔日 1 次，15 次为一疗程。

（2）狂证：

治法：清心泻火，豁痰宁神。以督脉、任脉及手少阳经穴为主。

主穴：水沟（GV26）透龈交（GV28）、大椎（GV14）、鸠尾（CV15）透上脘（CV13）、间使（PC5）透支沟（TE6）。

加减：酌情选配风府（GV16）、哑门（GV15）、丰隆（ST40）。

方义：泻督脉之水沟，透龈交以交通阴阳；鸠尾透上脘，豁痰镇静；大椎为诸阳之会，泻之可泄热定狂；间使透支沟，可清心除烦，配风府、哑门泻督脉之阳，可醒脑安神；泻胃经络穴丰隆，以和胃豁痰降浊。

操作：进针得气后用提插捻转泻法，针法宜深，宜重，不留针。每日1次，待狂躁稳定后可隔日1次，15次为一疗程。

【其他疗法】

1. 耳针疗法

处方：神门（$TF_4$）、心（$CO_{15}$）、脑干（$AT_{3,4i}$）、皮质下（$AT_4$）、交感（$AH_{6a}$）、肝（$CO_{12}$）、内分泌（$CO_{18}$）、胃（$CO_4$）、枕（$AT_3$）。

操作：每次选3~5穴，毫针强刺激，留针30 min，隔5 min捻针一次，隔日1次，10次为一疗程。

2. 电针疗法

处方：①水沟（GV26）、百会（GV20）。②大椎（GV14）、太冲（LR3）。

操作：每日针刺1~2次，每次取1组。针后接脉冲电治疗仪，电压6 V，用较高频率间断通电，患者局部肌肉抽搐，麻胀感应很强。施术时，应严密观察，根据患者情况，调节电量和通电时间。本法适用于表现高度兴奋躁动的狂证。一般在2~3 d内可控制症状，然后减少电针治疗次数。

3. 腧穴注射疗法

处方：心俞（BL15）、巨阙（CV14）、膈俞（BL17）、间使（PC5）、足三里（ST36）、神门（HT7）。

药物：氯丙嗪注射液。

操作：每次选用1~2穴，每日注射1次，每日用25~50 mg，各穴可交替使用。本法适用于狂证。

【文献摘要】

《神应经》：发狂，少海、间使、神门、合谷、后溪、复溜、丝竹空。如痴呆取神门、少商、涌泉、心俞。

《备急千金要方》：狂十三穴，水沟、少商、隐白、大陵、申脉（用火针）、风府、颊车（温针）、承浆、劳宫、上星、男取会阴女取玉门头（穴在阴道口端）、曲池（用火针）、海泉（出血）。以上十三穴依次针刺。发狂，曲池、绝骨、百劳、涌泉。

《扁鹊心书》：风狂（言语无伦、持刀上屋），巨阙灸二三十壮，心俞两侧各五壮。

【名家医案】 金某，男，55岁。初诊日期：1964年4月。家属代诉：5 d前与家人发生口角，自己生闷气，晚餐未进，彻夜不眠，自言自语，喋喋不休。次日突然发狂，急躁，悲哀，奔走，登高，不避亲疏，不知痛痒。家属将其锁在屋内，患者毁物砸窗。遂将其手足绑起悬梁，临诊探望时，仍被绑缚，双目直视，骂人，屎尿不避，净洁污秽不知，见人即挣扎欲打，喃喃自语，无法制止，昼夜不眠，3 d未进食，面红目赤。舌苔黄燥，脉洪大。辨证：五志过极，火郁痰凝，蒙蔽心窍。治则：醒神开窍，泄热镇静。处方：水沟重刺；合谷透劳宫，太冲透涌泉，重刺捻转不留针；十宣放血；百会、大椎、长强、委中重刺。手法：泻法。治疗经过：针后患者躁动缓和，遂松绑安卧，即刻入睡。次日晨起吃半碗粥，另加安眠药2片，很快入睡。下午复诊，取穴：水沟、合谷透劳宫、太冲透涌泉，内关、中脘、气海点刺不留针。按上法每日1次，针刺2次，患者能礼貌接待、让座，说话已有伦次，未再打人骂人。但双目时有发直发呆，尚能配合治疗。留针30 min。按此方治疗，隔日1次，连续4次。5月上旬复诊时，症状大减，问答贴切，饮食正常，每日可以入睡4~5 h。改用五脏俞加膈俞方，隔日1次，继针6次，诸症消失，精神恢复正常，追访数月，一切正常。（北京中医医院．金针王乐亭［M］. 北京：北京出版社，1984：179-180.）

【按语】 《难经》最早以阴阳为纲，提出“重阳者狂，重阴者癫”。故癫证属阴，多虚，狂证属阳，多实。在治疗上应以调整阴阳为施治大法。治癫取督脉，从阳引阴，治狂取任脉，从阴引阳，并随症选穴。由于本病病程迁延，时有反复，故辨证既明，须有方有守，才可取效。针刺对本病有一定疗效，但因症状复杂多变，故可配合中药治疗。癫证多因痰气互结为患，忧郁惶恐、持久未解时，采用甘麦大枣合温胆汤加减。血虚，加当归、白芍；气虚，加党参、白术；气郁，加柴胡、郁金；惊悸、少寐，加远志、夜交藤、珍珠母；烦心，加黄连；阴虚，去半夏，加生地、麦冬等。狂证多由痰火扰心所致，症见狂乱不休、便秘等，可配大承气合导痰汤加减。大便尚调者，以生铁落饮与导痰汤加减；癫狂互为转化者，运用龙胆泻肝汤化裁；妇女经闭发狂配当归桃仁承气汤；相火妄动加黄柏、知母等。本病治疗，无论在发作时或症状减轻、痊愈后，均应注意精神调养，避免情志刺激，防止复发。

## 神经衰弱

神经衰弱是一种常见的神经症，患者常感体力和脑力不足，易疲劳，工作效率低下，常有头痛等躯体不适感和睡眠障碍，但无器质性病变存在。本病多见于青壮年，以脑力劳动者居多。精神因素是诱发神经衰弱最重要的因素。与本病发病有关的精神因素包括工作和学习过度紧张、忙乱，休息和睡眠长期无规律等。躯体有消耗性疾患时也可助长神经衰弱的发生。本病属于中医学“不寐”、“心悸”等范畴。

肾气肾精亏虚是本病的基本病机。

【临床表现】

（1）基本特点是常感脑力和体力不足，工作效率低下，诉多种躯体不适和睡眠障碍，但无器质性病变存在，常诉说头晕、胸闷、心慌、腹胀、关节酸痛等，但检查无阳性体征。

（2）容易疲劳，精神活动能力减弱十分突出。患者常精神不足，容易疲劳，注意力不集中，记忆力下降，用脑稍久即感头痛、眼花，肢体乏力，不愿多活动。

（3）睡眠障碍。不易入睡，多噩梦，易惊醒，醒后难再入睡。有的睡眠时间充足，但仍不能解除疲乏，有的夜间不眠，白天嗜睡，一旦上床，又无法入眠。

（4）自主神经功能紊乱。可有心动过速、血压不稳定、多汗、肢冷、厌食、便秘或腹泻、尿频、月经不调、遗精、早泄、阳痿等症。

【诊断要点】

（1）以容易疲劳、睡眠障碍及自主神经功能紊乱为主要表现。

（2）病程有反复波动和迁延的倾向，波动常与精神因素包括心理反应有关。

（3）无器质性病变。

【辨证施治】

1. 辨证分型

（1）肝郁化火：心烦不能入睡，烦躁易怒，头痛面红，胸闷胁痛。舌质红、苔黄，脉弦数。

（2）痰热内扰：睡眠不安，心烦懊恼，胸闷脘痞，口苦痰多，头晕目眩。舌质红、苔黄腻，脉滑或滑数。

（3）阴虚火旺：心烦不寐，或时寐时醒，手足心热，头晕耳鸣，心悸健忘，颧红潮热，口干少津。舌质红、苔少，脉细数。

（4）心脾两虚：多梦易醒，或蒙眬不实，心悸健忘，头晕目眩，神疲乏力，面色少华。舌质淡、苔薄，脉细弱。

（5）心虚胆怯：夜寐多梦易惊，心悸胆怯。舌质淡、苔薄，脉弦细。

2. 针灸治疗

治法：调理跷脉，安神利眠。以相应八脉交会穴、手少阴经及督脉穴为主。

主穴：神门（HT7）、照海（KI6）、申脉（BL62）、印堂（EX-HN3）、四神聪（EX-HN1）。

方义：心藏神，神门为手少阴心经输、原穴；脑为元神之府，印堂可调理脑神，两穴相配可安神利眠；四神聪穴镇静安神；照海、申脉为八脉交会穴，分别与阴跷脉、阳跷脉相通，阴阳跷脉主睡眠，若阳跷脉功能亢盛则失眠，故补阴泻阳使阴、阳跷脉功能协调，不眠自愈。

加减：肝火扰心者，加行间（LR2）、侠溪（GB43）；痰热内扰者，加丰隆（ST40）、内庭（ST44）、曲池（LI11）；心脾两虚者，加心俞（BL15）、脾俞（BL20）、足三里（ST36）；心肾不交者，加太溪（KI3）、水泉（KI5）、心俞（BL15）、脾俞（BL20）；心胆气虚者，加丘墟（GB40）、心俞（BL15）、内关（PC6）；脾胃不和者，加太白（SP3）、公孙（SP4）、内关（PC6）、足三里（ST36）。

操作：诸穴常规针刺。神门、印堂、四神聪，用平补平泻法；对于症状较重的患者，四神聪可留针过夜；照海用补法，申脉用泻法；配穴按虚补实泻法操作。

【其他疗法】

1. 耳针疗法

处方：皮质下（$AT_4$）、神门（$TF_4$）、交感（$AH_{6a}$）、心（$CO_{15}$）、脾（$CO_{13}$）、肾（$AT_3$）。

操作：多用埋针法或压丸法，嘱患者每日压3次，每次每穴按压1 min左右，尤其是午睡或夜间睡眠前按压1次，使耳部稍有胀感即可。

2. 腧穴注射疗法

处方：心俞（BL15）、厥阴俞（BL14）、脾俞（BL20）、肾俞（BL23）、足三里（ST36）。

药物：10%的葡萄糖注射液、维生素$B_1$注射液、维生素$B_{12}$注射液、胎盘注射液。当归枣仁等中药注射液。

操作：每次选用1~2穴，取上述任一种药液，每穴注入2 mL。隔日1次，10次为一疗程。

3. 皮肤针疗法

处方：背部夹脊穴、头颈项、头颞部、手厥阴、手少阴、足少阴、四肢相应穴区。

操作：以轻度手法叩刺，使局部有红晕为度。隔日1次，10次为一疗程。

【文献摘要】

《扁鹊神应针灸玉龙经》：头眩风池吾语汝。

《针灸聚英》：目昏血溢，肝俞辨其实虚。

【名家医案】 韩某，女，40岁。初诊日期：1979年4月10日。主诉：胸胁胀闷已半年，去年10月份，因与同事发生口角，开始觉得胸中堵塞，服舒肝丸未见好转，日趋加重，胃脘及两胁发胀，背部酸沉，饥不欲食，不易入睡，不能仰卧，久立则心烦意乱、周身无力，头晕，大便干燥，小便正常。下肢有轻度水肿，体胖，舌质绛，苔白腻、中心稍黄，脉沉滑。辨证：肝失调达，木郁土壅。治则：疏肝健脾，宽胸理气。处方：上脘、中脘、下脘、气海、天枢、内关、足三里，隔日针治1次。手法：泻法。治疗3次，胸部堵闷减轻，胸胁仍胀，睡眠尚差。拟方如下：①“五脏俞加膈俞”方。②“老十针”方，即上脘、中脘、下脘、气海、天枢、内关、足三里。两组配方交替使用，每组方连刺2次，针治1个月，胸中堵闷已除，胁胀消失，睡眠纳食均好，劳累时头晕心烦。再以前方加百会、膻中、风池，继续治疗6次，诸症均除。（北京中医医院．金针王乐亭［M］．北京：北京出版社，1984：172.）

【按语】 本病症状较广泛，涉及心、肾、脾、胃、肝、胆等经，临床常见心脾气血不足，或阴虚火旺、心肾不交，也有肝郁气滞、痰浊内阻，甚至病久瘀血阻络者。治当辨别虚实，辨明病位。

## 老年痴呆

老年痴呆是由弥散性脑萎缩、脑功能失调引起的进行性智能衰退疾病。本病发病多在65岁以后，患病率随年龄的增长而增高。本病属于中医学“痴呆”、“文痴”、“善忘”、“郁证”、“癫狂”等范畴。

本病病位涉及五脏，尤其与肾、脾、心、肝有关，病变为虚实夹杂。

【临床表现】 起病缓慢，病情呈现进行性发展，主要表现包括精神变化、个性改变和行动异常。精神变化表现在记忆、理解、判断、计算、识别、语言等智能全面减退，认识能力障碍早于其他神经系统征象。患者有时不能正确回答自己和亲人的姓名及年龄，饮食不知饥饱，外出找不到家；缺乏学习能力和思维能力，对环境适应能力差，不能正确判断事物等。个性改变表现在丧失感情，有时以个人为中心，对周围事物逐渐淡漠，表现出自私、主观、急躁、固执、易激动或忧郁、意志薄弱。平时多疑，常有睡眠节律改变、白天卧床、夜出活动等。行动异常表现在病至后期呈现严重衰退，如弯腰俯身的体位、缓慢犹豫的动作、易摔跤与精神性行走不能等，甚至终日卧床不起，生活不能自理。本病患者外貌苍老，皮肤干燥多皱，色素沉着，发白齿落，肌肉萎缩，痛觉反应消失。神经系统检查无明显的阳性体征。

【诊断要点】

(1) 以记忆减退、理解和判断力障碍、性格改变、晚期步态不稳为主要表现。

(2) 病程至少 6 个月以上。

(3) 排除其他疾病导致的痴呆，如假性痴呆（抑郁性痴呆）、精神发育迟滞、归因于教育受限的认知功能低下及药源性智能损害等。

【辨证施治】

1. 辨证分型

(1) 痰浊阻窍：精神抑郁，表情呆钝，默默无言，或喃喃独语，闭户独居，不欲见人，脘腹胀满，口多痰涎。舌苔白腻，脉沉滑。

(2) 肾精亏虚：目光晦暗，言语迟钝，四肢麻木，举动不灵，头晕目眩，耳鸣耳聋，颧红，盗汗。舌质红、无苔，脉细数。

2. 针灸治疗

治法：补益肝肾，化痰通络。以督脉及足少阳、足少阴经穴为主。

主穴：四神聪（EX-HN1）透百会（GV20）、神庭（GV24）透上星（GV23）、本神（GB13）、风池（GB20）、太溪（KI3）、悬钟（GB39）、丰隆（ST40）、合谷（LI4）、太冲（LR3）。

加减：肝肾不足者，加肝俞（BL18）、肾俞（BL23）；痰浊上扰者，加中脘（CV12）、内关（PC6）；脾胃亏虚者，加足三里（ST36）、三阴交（SP6）；瘀血阻络者，加内关（PC6）、膈俞（BL17），或用大椎（GV14）点刺出血。

操作：每次选用 3~5 穴，常规针刺，根据虚实施行补泻手法，头部腧穴间歇捻转行针，或加用电针。留针 30~50 min。每日或隔日 1 次，30 次为一疗程。

【其他疗法】

1. 腧穴注射疗法

处方：风府（GV16）、风池（GB20）、肾俞（BL23）、足三里（ST36）、三阴交（SP6）。

药物：复方当归注射液、丹参注射液、胞磷胆碱注射液或乙酰谷酰胺注射液。

操作：取上述任一种药液，每穴注入 0.5~1 mL。隔日 1 次。

2. 头针疗法

处方：顶中线、顶颞前斜线、顶颞后斜线。

操作：将 2 寸长毫针刺入帽状腱膜下，快速行针，使局部有热感，或用电针刺激，留针 50 min。隔日 1 次，30 次为一疗程。

3. 耳针疗法

处方：皮质下（$AT_4$）、枕（$AT_3$）、颞（$AT_2$）、心（$CO_{15}$）、肝（$CO_{12}$）、肾（$CO_{10}$）、内分泌（$CO_{18}$）、神门（$TF_4$）。

操作：每次选用 2~4 穴，毫针轻刺激，留针 30~50 min。隔日 1 次，10 次为一疗程。

【文献摘要】

《医学入门》：神门专治心痴呆，水沟间使祛颠妖。

《扁鹊神应针灸玉龙经》：大钟一穴疗心痴。

《针经指南》：神门去心性之呆病。

【名家医案】 常某，男，66岁。2004年6月22日初诊。嗜睡、呆滞、记忆力差1个月。患者4月23日因感冒发热到附近医院静脉滴注氧氟沙星2 d、穿琥宁3 d后，发现右手指不能持物，神志不清，持续4~5 min后恢复正常，呈阵发性发作，持续时间最长10 min，共发作4次。经CT、MRI诊断为多发性梗死、血管性痴呆、短暂性脑缺血发作。予脑复素静脉滴注，注射盐酸罂粟碱，口服异山梨酯、长春西丁等，当时血压为（100~110）/(60~65) mmHg，右半身不遂逐渐加重，经治疗好转，但仍答非所问。既往有眼前发黑数分钟，呈阵发性，已有1年余。现症：精神差，答非所问，性格改变，记忆力差，语言差，大便常干，小便及饮食可，可以辨认方向，口臭；血压115/70 mmHg，心律80次/min；舌苔厚腻、有剥脱，脉弦滑。诊断：肝肾阴虚郁证（血管性痴呆）。治则：醒脑开窍，滋补肝肾，填精补髓，化瘀祛痰。处方：水沟、内关、三阴交、风池、百会、四神聪、丰隆、足三里。操作：水沟，向鼻中隔方向斜刺，0.5寸，施用雀啄泻法，以眼球湿润为度；内关，丰隆，太冲直刺1~1.5寸，施用提插泻法1 min；风池直刺1寸，百会、四神聪，向后平刺1寸，均用小幅度高频率（小于90°，120转/min以上）捻转补法；三阴交，1寸，施用提插补法1 min；足三里，1寸，施用捻转补法1 min。复诊：针刺治疗7次后，患者精神状态好转，嗜睡减轻，可以计算十位数以上加减法。经过15次治疗，患者精神状态好转，对答正确。继续巩固治疗5次，患者基本恢复正常。（贺兴东，翁维良，姚乃礼，等．当代名老中医典型医案集：针灸推拿分册［M］．北京：人民卫生出版社，2009：21.）

【按语】 针灸治疗本病近年来有较多的实践，表明针灸对本症有一定效果，可以减轻症状，减少西药用量，增强体质，减慢病程。实验表明，针灸有激发中枢5-HT能神经元功能，改善大脑皮层功能，通过改善血液循环，增强神经元能量代谢，增加乙酰胆碱酯酶活性等作用。针灸多用头针，与四肢腧穴相配，除手法行针外，头部还常用电针。本病较为顽固，疗程较长。本症的预防应重视治疗中年患有的高血压、高脂血症及脑动脉硬化，患者应坚持体育锻炼，保持良好的情绪，多参加集体活动，饮食忌油腻肥厚，戒烟酒，保持大便通畅。

## 癔 症

癔症又称歇斯底里，是神经症中较常见的一种病症。好发于青年人，以女性居多。在发病时，常可发现有明显的精神创伤为诱因，诸如自尊心受到损伤、人格受到侮辱或与他人发生争吵等所致的气愤、忧伤等心情。中医学无“癔症”名称，但在古代医籍中早有类似本病的记载，由于临床表现多变，故一般可纳入“脏躁”、“奔豚气”、“梅核气”、“郁证”和“厥证”等病证范畴。

本病多由情志所伤、肝郁气滞而使脏腑阴阳气血失调所致。

【临床表现】 表现复杂，包括精神症状、运动症状和感觉症状三个方面。精神症状表现为在兴奋时常哭笑无常，大吵大闹，手舞足蹈，甚至作戏剧样表演。在抑制时往往出现昏睡状态，也有突然出现木僵情况，但时间短，常可恢复正常。运动症状常见的有语言抑制、失音和肢体瘫痪，或见到肢体震颤和痉挛等，有的还可以出现眨眼、摇头等奇异动作。感觉症状，如突然失明耳聋、喉头有异物梗阻及自主神经紊乱的呕吐、呃逆等，但患者经详细的体格检查不能发现与症状相符的阳性体征。

【诊断要点】

（1）性格特殊，发病与精神因素密切相关。

（2）夸张，做作，易受暗示，喜欢博得别人的注意和同情，暗示可使症状减轻、缓解或发作加重。

（3）排除相类似的神经系统疾病、内脏器质性疾病、五官科疾病、低血糖昏迷、低血钙抽搐、散发性脑炎、反应性精神病及其他精神病。

【辨证施治】

1. 辨证分型

（1）肝郁气滞：精神抑郁，情绪不宁，多疑虑，善太息，胸肋胀痛或咽中梗阻，咯之不出，咽之不下，但吞咽饮食并不困难。舌苔白腻，脉弦滑。

（2）忧郁伤神：精神恍惚，心神不宁，悲忧喜哭，时时欠伸，舌质淡、苔白，脉弦细。或兼见脘痞食少，心悸不寐，神倦，面色无华，舌质淡，脉细弦为心脾两虚。或兼见眩晕耳鸣，面色泛红，手足心热，多汗，腰酸，健忘，难寐，舌质红、少苔，脉细数，为心肾阴虚。

2. 针灸治疗

（1）肝郁气滞：

治法：疏肝解郁，化痰宁心。以手足厥阴及手少阳经穴为主。

主穴：内关（PC6）、神门（HT7）、太冲（LR3）。

加减：酌情选配天突（CV22）、丰隆（ST40）、照海（KI6）。

方义：内关、神门宽胸理气、宁心安神，太冲疏泄肝气，丰隆和胃化痰，天突、照海调气利咽。诸穴配合共奏疏郁宁神之效。

操作：诸穴常规针刺。进针得气后，用提插捻转泻法。隔日 1 次，15 次为一疗程。

（2）忧郁伤神：

治法：滋阴益气，养心安神。以督脉、手厥阴、足太阳及相应背俞穴为主。

主穴：心俞（BL15）、肾俞（BL23）、水沟（GV26）、内关（PC6）、三阴交（SP6）。

加减：酌情选配间使（PC5）、后溪（SI3）、身柱（GV12）、滑肉门（ST24）、通里（HT5）、照海（KI6）、中渚（TE3）、听会（GB2）、合谷（LI4）、颊车（ST6）、中脘（CV12）、足三里（ST36）、太冲（LR3）、阳陵泉（GB34）、水沟（GV26）、中冲（PC9）、百会（GV20）、大陵（PC7）、劳宫（PC8）、涌泉（KI1）。

方义：本证临床表现多种多样，除取心俞、肾俞滋肾阴、益心气，水沟醒脑，内关、三阴交理气健脾外，尚应随证选穴。哭笑无常者，加间使、后溪；多语妄言者，加身柱、滑肉门；失语者，加通里、照海；耳聋者，加中渚、听会；口噤者，加合谷、颊车；呃逆者，加中脘、足三里；四肢震颤者，加太冲、阳陵泉；神志蒙眬者，加水沟、中冲；木僵者，加百会、大陵；昏倒不省人事者，加劳宫、涌泉。

操作：诸穴常规针刺。进针得气后行提插捻转泻法，留针 20~30 min。隔日 1 次，15 次为一疗程。

【其他疗法】

1. 腧穴注射疗法

处方：内关（PC6）、膻中（CV17）、足三里（ST36）、曲池（LI11）、阳陵泉（GB34）。

药物：维生素 $B_1$ 注射液或维生素 $B_{12}$ 注射液。

操作：每次选 1 穴，取上述任一种药液注入 1 mL。隔日 1 次，10 次为一疗程。

2. 耳针疗法

处方：主穴取心（$CO_{15}$）、皮质下（$AT_4$）、枕（$AT_3$）、缘中（$AT_{2,3,4\,i}$）、肝（$CO_{12}$）、内分泌（$CO_{18}$）、神门（$TF_4$），配穴取胃（$CO_4$）、交感（$AH_{6a}$）、咽喉（$TG_3$）、食道（$CO_2$）。

操作：每次选取 2~3 穴。主配穴交替使用，用强刺激手法，每次留针 20 min。10 次为一疗程，恢复期可用埋针法。

【文献摘要】

《扁鹊心书》：厥证，形无所知、其状若尸，由忧思惊恐，此证妇人多有之。灸中脘穴五十壮。

《普济方》：嗜卧，五里、太溪、大钟、照海、二间。

《神应经》：喜哭，百会、水沟。

《针灸大成》：咽中如梗，间使、三阴交。

【名家医案】 钱某，女，27岁。初诊日期：1967年9月。家属代诉：3 d前与其兄发生口角，当晚回宿舍，烦闷不语，欲哭，夜卧中哭醒，次日给予镇静剂，药后昏睡半日，醒后双手不时捻搓，喃喃自语，双目发呆，亲人问话也不理睬，拒绝服药。2 d来也不得眠，强迫进流食，大便3 d未解，尿黄、量少。月经昨日来潮，色正常。面色黄，默默发呆，脉沉弦。辨证：肝郁气结，痰扰神明。治则：疏肝解郁，清心安神。处方：合谷透劳宫、太冲透涌泉、水沟。留针30 min，起针后点刺环跳。手法：泻法。治疗经过：起针后约40 min，患者闭目不语，似醒非醒，约2 h进入熟睡。次日上午复诊时称，凌晨3点以后睡眠较好，晨起仍不答话，仍是哭泣，两目发直。改刺中脘、气海、内关、足三里、膻中，治疗3次，患者能自行回答问题，答话切题，但语言较少，前1 d约进食100 g面条。继用上穴治疗，治疗5次，精神好转，表情如常，目呆消失，自觉有胸闷。继用以上方再针3次痊愈。(北京中医医院．金针王乐亭［M］．北京：北京出版社，1984：178-179.)

【按语】 本病的临床表现多样复杂，除梅核气和脏躁症以外，还可出现类似厥证、奔豚气、暴病等病的症状。往往以痉挛发作为主症者居多，其次为意识障碍或功能障碍，故针刺手法采用多捻转、强刺激、久留针、长疗程，直至痉挛停止发作、主症改善。本病兼症较多，临床上要随症而施，灵活选穴。针灸对本病有独特的疗效，尤其是毫针和电针疗法更为突出。对癔症中多发症状，如肢体痉挛、不语、癔症大发作、抽搐等，每可针到病除。如癔症性截瘫，无论疗程长短，绝大多数经治疗后均能奏效。故针刺可作为鉴别诊断的手段。针刺时，周围人的影响很重要，治疗环境应尽可能安静，患者身边人员尽量要少。施术者必须做到首次治疗即产生效果，否则将影响其后疗效。针灸治疗本病的同时，还可配合理疗及中西药物治疗。患者应适当参加体力活动，保持身心愉快。

## 五、血液系统疾病

### 白细胞减少

白细胞减少是指外周血中的白细胞绝对计数持续低于$4.0\times10^9/L$，可分为原因不明性和继发性两类。多由理化因素（如各种放射性物质、化学品或药物）、感染、遗传及相关疾病通过人体变态反应和对造血细胞的直接毒性作用，或抑制骨髓的造血功能，或破坏周围血液的白细胞而引起。本病属于中医学“虚劳”、“虚损”范畴。

本病的发生与脾、肾关系最为密切。多由先天禀赋不足，后天失养，阴阳失调，脏腑虚损，营卫气血衰少，使脾、肾俱虚，肌体失养所致。

【临床表现】 原因不明性白细胞减少一般无明显症状，多数患者呈慢性良性过程，常在适当休息和治疗后，病情改善或恢复正常。持续性白细胞减少可有头晕眼花、神疲肢倦、少气懒言、腰酸背痛、嗜睡困倦、耳鸣健忘、自汗纳呆等。

继发性白细胞减少本身无特征性临床表现。由感染引起时，根据原发病的不同，而出现各种相应的症状和体征。例如，因各种物理因素引起者，多出现乏力、头晕、失眠等一系列神经症表现；因药物引起者，常在治疗原发疾病过程中发生。

【诊断要点】

(1) 以白细胞减少和神疲肢倦为主要表现。

(2) 实验室检查：白细胞总数低于$4.0\times10^9/L$，中性粒细胞低于$2.0\times10^9/L$，淋巴细胞相对增高，红细胞和血小板数正常或偏低；骨髓象正常或轻度增生，可有粒细胞成熟障碍。

【辨证论治】

1. 辨证分型

(1) 脾气虚弱：面色萎黄或淡白，头晕气短，神疲乏力，嗜睡困倦，纳少便溏，舌质淡、苔薄，脉细。

(2) 脾肾阳虚：除了脾气虚弱症状之外，还可见少气懒言，畏寒肢冷，自汗，腰膝酸软，男性遗精阳痿，女性月经不调，舌胖大、质淡、苔薄白，脉沉细。

2. 针灸治疗

治法：健脾益气，温肾固本。针灸并用，补法。以督脉、任脉及足太阳经穴为主。

主穴：气海（CV6）、大椎（GV14）、脾俞（BL20）、肾俞（BL23）、膏肓（BL43）、足三里（ST36）。

方义：取气海、大椎补气通阳，取脾俞、肾俞健运脾土、温补肾阳，膏肓、足三里为益气补虚之常用腧穴。诸穴合用，共奏健脾益气、温肾固本之功。

加减：脾气虚弱者，加中脘（CV12）、胃俞（BL21），以补胃健脾；脾肾阳虚者，加灸关元（CV4）、命门（GV4），以温肾固本。

操作：诸穴常规针刺，膏肓、大椎、关元、命门以灸法为主，每次灸 30 min 以上。

【其他疗法】

1. 耳穴压丸疗法

处方：脾（$CO_{13}$）、胃（$CO_4$）、肾（$CO_{10}$）、内分泌（$CO_{18}$）、皮质下（$AT_4$）。

操作：用王不留行贴压，嘱患者每日按压 3~5 次，每次 1~2 min，3~5 d 更换 1 次，两耳交替贴压。

2. 腧穴注射疗法

处方：血海（SP10）、足三里（ST36）。

药物：当归注射液或黄芪注射液。

操作：取上述任一种药液，每穴注射 0.5 mL。隔日 1 次。

3. 铺灸疗法

处方：督脉胸 10~腰 5、胸 10~腰 5 夹脊（EX-B2）。

药物：鲜生姜泥 250 g、艾绒 120 g。

操作：将姜泥铺在胸 10~腰 5 所属督脉及夹脊穴上，再将艾绒制成艾炷，置于姜泥上如长蛇状，分上、中、下段点燃，让其自然燃烧，待患者有灼热感时，将艾炷去掉，连续 2 壮。每 2 周灸治一次，6 次为一疗程。

4. 耳、体针结合疗法

处方：耳穴取肾上腺（$TG_{2p}$）、神门（$TF_4$）、肾（$CO_{10}$）、脾（$CO_{13}$），体针取足三里（ST36）、膈俞（BL17）、三阴交（SP6）、大椎（GV14）。

操作：常规消毒耳郭后用 0.5 寸毫针速刺，以不透耳郭为宜，间隔 5 min 捻针 1 次，30 min 后起针。体针采用捻转提插补法，每日 1 次。

【名家医案】 凌某，男，61 岁。患者失眠已 5 年，伴头痛头晕，精神疲乏，胃纳不佳，消化不良，时有便秘或便溏，连续 3 周检查白细胞均在 $3.2\times10^9$/L 左右。来诊时，脉左细弦，右弦滑，两尺脉均细弱，舌苔薄、质微红。此患者年近八八，肾气渐衰，劳心过度，心阳独亢，思虑损脾，土失健运，兼以木失滋荣，肝阳失潜，又药物损伤脾胃，因果相循，是以消化不良，精神疲惫。治则：益肾潜阳，补脾宁神，针、灸、中药综合治之。取穴：足三里、三阴交、阴郄、神门，行提插捻转补泻手法；灸中脘、气海、大椎、命门、脾俞、至阳、阳关、肾俞、血海、膈俞、绝骨各 5 壮，轮流施灸。陆氏认为肾亏脾虚，心肝之阳亢盛为本病之原因，初诊取三阴交、足三里施用补法，意在补肾健脾，泻心经之郄阴郄，潜降火邪，佐健脾补肾、益气宁神之中药而首战告捷。复诊在前方基础上加用胃募中脘、原气生发之海气海，灸之以温补脾肾之气。再灸大椎温阳，灸脾俞、命门温补脾肾。再诊更用至阳、阳关、肾俞，均为温阳益气之穴，用血海、膈俞养血以安神。绝骨髓会，髓者骨之充，骨者肾所主，灸绝骨补益骨髓，亦寓有益精强身之意。共治疗 25 次，复查血常规，白细胞已升至 $5.4\times10^9$/L。（陆焱垚，王佐良，吴绍德．陆瘦燕朱汝功针灸学术经验选［M］．上海：上海中医药大学出版社，1994：279-281.）

【按语】 针灸治疗本病效果较好，对继发性白细胞减少症，应注意同时治疗原发病。注重预防，避免滥用药物，控制放疗、化疗剂量，尽量减少理化因素的刺激。患者应尽量少去公共场所，注意保持皮肤和口腔卫生；适度锻炼，增强体质，提高抗病能力，预防感染。

## 特发性血小板减少性紫癜

特发性血小板减少性紫癜是由于免疫反应引起的血小板过度破坏，故又称免疫性血小板减少性紫癜。本病是一类较为常见的出血性疾病，其病因尚不明确，可能与感染、免疫、遗传、机体激素水平等因素及肝脾的作用有关。根据发病机制，诱发因素和病程，可分为急性型和慢性型两类。前者多见于儿童，男女发病率相近，可发展为慢性型。后者较常见，以青年女性为多。本病属于中医学“血证”中的“肌衄”、“紫癜”范畴。

本病可因感受外邪、饮食不节、劳倦过度、情志过极、久病或热病等，使热邪伤络，迫血妄行；或因气虚失摄，血溢脉外。

【临床表现】

1. 急性型　多见于儿童，发病前1~3周常有上呼吸道及其他病毒感染史。起病急，出血严重，突发广泛的皮肤黏膜血点或成片瘀斑，甚至皮下血肿，常伴有鼻出血、牙龈出血等。胃肠和泌尿道出血可见便血及尿血，偶见结膜下、视网膜出血。少数患者同时伴有内脏或颅内出血而出现严重不良后果。

2. 慢性型　多见于40岁以下的女性，病程为6个月以上，起病缓慢。出血症状轻，一般仅见皮肤瘀点或瘀斑反复发作性出现，或见鼻出血、齿龈出血、结膜下出血等其他出血倾向。女性患者可以月经过多或子宫出血为主要表现。长期反复大量出血而引起贫血者，可出现低热、乏力、头昏、失眠及脾肿大等。

【诊断要点】

（1）有广泛出血症状，见于皮肤、黏膜，重者累及内脏。

（2）脾脏不肿大或轻度肿大。

（3）血小板计数减少，出、凝血时间延长，束臂试验阳性。

（4）骨髓象检查：巨核细胞正常或增多，但有成熟障碍。

（5）排除继发性血小板减少症。

【辨证施治】

1. 辨证分型

（1）血热妄行：起病较急，皮肤出现青紫斑点和斑块，量多成片，或伴有鼻衄、齿衄、便血、尿血，女性月经过多，或伴有发热，口渴，烦躁不安，大便秘结，小便黄赤。舌质红、苔薄黄或黄燥，脉弦数或滑数。

（2）气不摄血：久病不愈，反复迁延，紫斑时隐时现，遇劳加重，神疲乏力，头晕目眩，面色苍白或萎黄，唇甲无华，食欲不振，心悸气短，震颤多汗。舌质淡、苔白，脉细数。

（3）阴虚火旺：皮肤紫斑较多，出血较严重，出血量多而色鲜红，时发时止，时轻时重，常有鼻衄，齿衄、女性月经过多；或见颧红，五心烦热，口渴，潮热盗汗，腰膝酸软，头晕乏力。舌质红、少苔，脉细数。

（4）瘀血内阻：病情迁延，皮肤瘀斑，色紫而暗，不易消退，时轻时重，或有腹部痞块；或见鼻衄、齿衄，女性可见月经量多，血色紫暗或有血块。舌质暗、有紫斑，脉细涩。

2. 针灸治疗

治法：血热妄行者，治宜清热凉血，只针不灸，用泻法；瘀血内阻者，治宜活血化瘀，只针不灸，用泻法；气不摄血者，治宜健脾益气，针灸并用，用补法；阴虚火旺者，治宜滋阴降火，只针不灸，用补法或平补平泻法。以足太阴及足阳明经穴为主。

主穴：血海（SP10）、三阴交（SP6）、足三里（ST36）。

方义：血海乃血之海，取之以泄血中之热，止血热妄行；三阴交为足三阴经之交会穴，足三里为足阳明胃经合穴，与三阴交相配，可益气养血，补脾统血。

加减：血热妄行者，加内庭（ST44）、委中（BL40），以清泻瘀热；气不摄血者，加脾俞（BL20）、气海（CV6），以益气统血；阴虚火旺者，加肝俞（BL18）、肾俞（BL23）、太溪（KI3）、太冲（LR3），以滋肾平肝；瘀血内阻者，加膈俞（BL17），以凉血化瘀、引血归经。

操作：诸穴常规针刺，虚补实泻，每日 1 次，每次留针 20 min。

【其他疗法】

1. 耳穴压丸疗法

处方：脾（$CO_{13}$）、肝（$CO_{12}$）、肾（$CO_{10}$）、三焦（$CO_{17}$）、皮质下（$AT_4$）、内分泌（$CO_{18}$）。

操作：每次选 3~5 穴，用王不留行贴压，中度刺激，嘱患者每日自行按压 3~5 次，每次 1 min。

2. 艾灸疗法

处方：八髎（BL31~34）、腰阳关（GV3）。

操作：采用艾条温和灸，每次 45 min，每日 1 次，10 次为一疗程。本法适用于气不摄血者。

【文献摘要】

《针灸甲乙经》：衄而不衃，血流，取足太阳；衃，取手太阳。不已刺腕骨下，不已刺腘中出血。鼻鼽衄，上星主之。

《百症赋》：刺长强与承山，善治肠风新下血。

《针灸大成》：鼻衄不止，合谷、上星、百劳、风府。……针前不效，复针后穴：迎香、人中、印堂、京骨。

【名家医案】 高某，女，38 岁。皮下经常出现瘀点、瘀斑，此起彼伏，反复发作，且月经量多，经期延长已 10 余年。曾经多家医院检查血小板计数在（40~70）×$10^9$/L 之间，诊断为血小板减少性紫癜，虽经中西医多方治疗，效果均不明显，故于 1990 年 7 月 5 日前来我院就诊。查其体质欠佳，面色㿠白，下肢及少腹部可见多处紫癜，性情易于急躁，头晕，失眠多梦，口苦胁痛，舌质淡红，脉弦数。此为肝郁化热所致。治则：疏肝清热，健脾止血。方用丹栀逍遥散加生地黄、侧柏炭、茜草、藕节，改散为汤，水煎服，每日 1 剂，2 次分服。每日针足三里、血海、三阴交、肾俞、太冲。服药 5 剂，针 5 次后，月经来潮，停药续针。患者自诉这次经量明显减少，经期 5 d，肢体及少腹部瘀点、瘀斑由紫色变淡，未再出现新瘀斑，经复查血小板计数已升至 120×$10^9$/L。为巩固疗效，休息 1 周后，按上穴又针 10 次，此后单用阿胶 12 g，每日 1 次，开水炖化冲服，连服月余，症状消失，逐渐康复。随访 2 年，体质健康，血小板计数在 180×$10^9$/L 以上，病情未见反复。〔邵素菊，邵素霞. 邵经明针药并治原发性血小板减少性紫癜［J］. 江西中医药，2000，31（4）：7，10.〕

【按语】 针灸治疗本病，对改善出血症状、增加血小板数量均有一定作用，但对于急性型患者，宜配合药物共同治疗。针灸治疗本病起针时应多按压针孔片刻，以防止患者出血。患者饮食要有规律，宜以高蛋白、高维生素为主，如豆类、瘦肉、蛋类等；多吃新鲜水果，忌油腻、不易消化的食物及辛辣、烟酒等刺激物；平时宜保持心情舒畅，避免精神过度紧张；缓解期可以适当参加体育锻炼，如散步、慢跑、打太极拳等，以增强体质，提高抗病能力，但同时要特别注意防止外伤的发生。

## 六、结缔组织及过敏性疾病

### 类风湿关节炎

类风湿关节炎是以慢性对称性关节炎症为主的一种自身免疫性疾病。本病有自发性反复发作和缓解的特点，与溶血性链球菌感染、内分泌失调、过敏、免疫、家族遗传等有关。本病可侵犯心血管、眼或其他脏器，但主要侵犯关节。本病好发于 20~45 岁中青年，尤以女性多见。本病属中医学“痹证”范畴，并有“历节风”、“白虎历节”、“骨痹”等名称。

本病多因机体虚弱，卫气不固，复感风寒湿邪，外邪乘虚而入，痹阻经络，气血运行不畅，日久气滞血瘀，湿聚成痰，痰瘀交阻，结于骨节所致。

【临床表现】 起病缓慢，一般先有几周至几个月的全身不适、低热、乏力和关节麻木、刺痛等前驱症状，继而出现一个或多个关节游走性疼痛，逐渐发展为对称性关节炎。关节受累常从四肢远端的小关节指间关节开始，以后再影响到掌指、趾、腕、踝、肘、膝、肩关节等。关节疼痛和强直在早晨醒后最为明显，随着病情的发展，关节僵硬而活动受限，出现杵状指样特征性改变，关节附近的肌肉萎缩，后期关节强硬、畸形，甚则关节固定于屈曲位。中后期 X 线检查可见病变病位的骨性改变，如肢体关节疼痛较剧、喜热恶寒、麻木重着、活动不利。

【诊断要点】

（1）以对称性、持续性关节僵硬、肿胀和疼痛为主要表现。

（2）受累关节常从指间关节开始，逐渐影响到腕、踝、肘、膝、肩关节等。

（3）血沉加快，类风湿因子阳性。

（4）排除其他关节病变，如慻强直性脊柱炎、感染性关节炎、痛风等。

【辨证施治】

1. 辨证分型

（1）风寒湿型：关节重着肿胀，疼痛较甚，环指或如锥刺、刀割，遇寒加剧，得热痛减，关节屈伸不利、活动障碍，有对称性的梭形、竹节样变形，或畏寒肢冷。舌质淡、体胖，苔白腻，脉沉弦紧。

（2）风湿热型：肢体酸重，晨僵持久，活动困难，痛甚者痛不可触，关节红肿热痛，出现对称性的梭形、竹节样变形。舌质红、苔黄腻或白腻而干，脉滑数或弦数。

2. 针灸治疗

治法：疏风通络，调和气血，健脾除湿，消肿止痛。以手足阳明、足厥阴经及相应背俞穴、合穴为主。

主穴：大杼（BL11）、肝俞（BL18）、筋缩（GV8）、委中（BL40）、阳陵泉（GB34）、足三里（ST36）、阴陵泉（SP9）、合谷（LI4）、太冲（LR3）、血海（SP10）、膈俞（BL17）。

方义：骨会大杼穴，配肝之背俞穴，以强筋壮骨；取血海、膈俞、委中，以行气活血，祛风通络而止痛；阳陵泉为筋之会穴，此穴有舒筋活络、通利关节的作用；合谷、太冲二穴相配称为“四关”，调和气血而止痛；取脾经之合穴阴陵泉、胃经之合穴足三里则重在健脾除湿。

加减：风寒湿型者，加风门（BL12）、关元（CV4），肾俞（BL23）、命门（GV4），以温阳祛风散寒；风湿热型者，加大椎（GV14）、曲池（LI11），以清热除湿；正虚邪恋者，加肾俞（BL23）、脾俞（BL20），以补益正气；发于上肢者，加天宗（ST11）、肩髃（LI15）、曲池（LI11）、阳溪（LI5）、阳池（TE4）、阳谷（SI5）、八邪（EX-UE9）、四缝（EX-UE10）；发于下肢者，加环跳（GB30）、内膝眼（EX-LE4）、犊鼻（ST35）、膝阳关（GB33）、昆仑（BL60）、解溪（ST41）、丘墟（GB40）、八风（EX-LE9）；发于颈项者，加颈 1~7 夹脊；发于颞颌关节者，加上关（GB3）、下关（ST7）。

操作：诸穴常规针刺，辨证补泻，给予中强刺激，留针期间可加温针；病情稳定者，每日针刺 1 次，重者每日 2 次或多次。肿胀关节局部可加用皮肤针叩刺出血；手指关节肿胀、屈伸不利时，加用三棱针点刺四缝穴。此外，尚可选用灸法加强整体治疗。

【其他疗法】

1. 电针疗法

处方：病变关节部位腧穴、阿是穴。

操作：每次选 2~4 穴，用电针治疗仪密波强刺激 30~40 min。每日或隔日 1 次，10 次为一疗程。

2. 耳针疗法

处方：神门（$TF_4$）、交感（$AH_{6a}$）、病变关节相应部位。

操作：每次选 3~5 穴，毫针强刺激，留针 20 min，每日 1 次。或采用耳穴压丸法刺激。

3. 皮肤针疗法

处方：病变关节部位。

操作：叩刺，强刺激，隔日 1 次。可以加拔火罐。

4. 腧穴注射疗法

处方：大椎（GV14）、身柱（GV12）、至阳（GV9）、命门（GV4）、腰阳关（GV3）、关元俞（BL26）、曲池（LI11）、外关（TE5）、足三里（ST36）、悬钟（GB39）、阿是穴。

药物：威灵仙注射液或凤仙透骨草注射液。

操作：每次选 3~6 穴，取上述任一种药液，每穴注射 0.5~1 mL，隔日 1 次。

5. 艾灸疗法

处方：膈俞（BL17）、肝俞（BL18）、脾俞（BL20）、命门（GV4）、膻中（CV17）、中脘（CV12）、气海（CV6）、足三里（ST36）。

操作：选前 4 穴或后 4 穴，两组交替使用，用隔附子饼灸，每穴灸 3~4 壮，每日或隔日 1 次。

【文献摘要】

《灵枢·四时气》：著痹不去，久寒不已，卒取其三里。

《针灸资生经》：委中、下廉疗风湿痹。

《普济方》：治历节风足指不得屈伸，头目眩，逆气，穴飞扬。

《备急千金要方》：历节疼痛，但于痛处灸二七壮佳。

《神应经》：风痹，取阳辅、阳关、委中、天井、尺泽、少海。

【名家医案】 吴某，女，43 岁。主诉：1968 年因居住环境潮湿，开始周身关节游走性疼痛，疲倦乏力，低热、手足麻木，至 1970 年开始手指关节和足趾关节疼痛、肿胀、双手指间关节和指掌关节强直变形，持物走路均感困难，经某医院诊断为类风湿关节炎，曾用中西药物治疗无效，1970 年 3 月来我院门诊就诊。体格检查：患者双手指间关节、指掌关节及踝关节、足趾关节肿胀，皮肤潮红，扪之灼手，压痛明显，活动受限，指间关节呈梭形，指掌关节呈半屈曲状态，手指偏向尺侧，肩、肘、膝诸大关节亦有疼痛，但不红肿，舌尖红、苔微黄，脉弦数。诊断为类风湿关节炎，辨为湿热痹，治则：清热除湿通络。取穴：风门、膈俞、肝俞、大椎、曲池、申脉、照海、环跳、肩髃、鹤顶、合谷、太冲。以上诸穴每次取 8~10 个，轮流交替针刺，隔日 1 次，连续治疗 1 年后，肩、肘、膝关节疼痛消失，指、趾、踝关节疼痛明显减轻，针治 2 年后，疼痛消失，关节外形及功能恢复正常，1977 年追访，疗效巩固。（刘福，金安德．张涛清针灸治验选［M］．兰州：甘肃科学技术出版社，1987：123.）

【按语】 本病早期治疗以局部取穴为主，晚期须整体与局部结合，扶正与祛邪兼顾，补泻并用。针灸对于长期使用类固醇激素治疗而形成“类固醇依赖性”的患者很难奏效，在撤停激素时要慎重、耐心，防止引起反跳现象，加重病情。在急性发作期，病情活动阶段的患者，应尽可能卧床休息，但必须注意休息时所采取的姿势，以免日久形成畸形，饮食宜增加蛋白质及维生素。一般严重患者卧床 1~2 周，中度患者卧床 3~7 d，视具体病情而定，受累关节经过休息可以减轻症状，又能使负重关节减轻负担。在病情稳定阶段，患者要坚持体育锻炼，以防止肌肉萎缩，维持和改善关节活动。

## 痛　风

痛风是嘌呤代谢紊乱及（或）尿酸排泄减少所引起的一种晶体性关节炎。本病可见于各种年龄，但中年以上者较多，男性多于女性。其分为原发性和继发性两大类。原发性痛风患者 10%~20% 有阳性家族史，仅 1% 左右的原发性痛风由先天性酶缺陷所致，其余的绝大多数病因不明。继发性痛风则由其他疾病或服用某些药物，肿瘤放疗、化疗等多种原因引起。据其临床表现，将其归属于中医学“痛痹”范畴，《医学正传》谓：“古之所谓痛痹者，即今之痛风也。”

本病多因饮食失节，沉湎醇酒，恣啖膏粱肥甘厚味，以致脏腑功能失调，日久酝酿而生。多数学者认为痛风为本虚标实之证。以脾肝肾功能失调为本，痰湿浊毒内停或再感外邪为标，以机体代谢失司、气血凝滞、痰瘀痹阻经络为其主要病机。

【临床表现】 主要有关节炎、痛风石及肾脏损害等表现。

（1）急性痛风性关节炎是最常见的首发症状，突然间蹞趾及跖趾剧烈疼痛，关节周围红肿发热数日至数周后逐渐消退，或反复发作导致关节畸形。半数以上患者首发关节为蹞趾、跖趾、踝、膝、指、腕、肘关节亦为好发部位，急性发作数日至数周可自行缓解。饮酒、湿冷、疲劳、外伤手术及感染都是诱发因素。

（2）痛风石为尿酸盐的沉积，它可沉积于任何部位，如皮下、耳轮、指间、掌指关节附近。

（3）历时较久的痛风患者，约1/3有肾脏损害，主要表现为蛋白尿及尿浓缩功能减退，并由慢性氮质血症发展到尿毒症症候群。原发性痛风患者20%~25%并发尿酸性尿路结石，有的甚至是痛风首发症状。

【诊断要点】

（1）突然起病，夜间多见，以男性为主。

（2）以受累关节红肿灼热、剧烈疼痛为主要表现。

（3）血尿酸增高：男性>0.38 mmol/L；女性更年期以前>0.31 mmol/L，更年期后同男性。

（4）关节腔液镜检可见尿酸盐针状结晶。

【辨证施治】

1. 辨证分型

（1）风湿热证：相当于急性关节炎期，关节红肿疼痛，痛不得近，入夜则甚，活动受限，局部按之焮热，喜凉恶热，或伴全身发热，汗出，疲乏，头昏，尿黄便干。舌质红，苔黄腻，脉滑稍数。

（2）痰瘀痹阻：多见于关节畸形的慢性关节炎期，表现为肌肉关节疼痛固定不移，呈梭形肿胀，僵硬，活动不利，皮下可触及硬结，或伴面部暗滞，脚部刺痛，初始腰痛如掣如绞。唇舌暗红，脉细涩或弦紧。

2. 针灸治疗

治法：风湿热证者，治宜清热祛风、除湿通络，只针不灸，用泻法，以督脉及手阳明经穴为主；痰瘀痹阻者，治宜祛痰化瘀、活血通络，多针少灸，用泻法或平补平泻法，以足太阳及足太阴经穴为主。

主穴：①辨证取穴：风湿热证，取大椎（GV14）、身柱（GV12）、曲池（LI11）；痰瘀痹阻，取膈俞（BL17）、脾俞（BL20）、血海（SP10）。②局部取穴：肩关节，取肩髃（LI15）、肩髎（TE14）、巨骨（LI16）、曲池（LI11）；肘关节，取曲池（LI11）、尺泽（LU5）、曲泽（PC3）、少海（HT3）；腕关节，取阳池（TE4）、阳溪（LI5）、大陵（PC7）、合谷（LI4）、外关（TE5）；掌指关节取八邪（EX-UE9）、合谷（LI4）、三间（LI3）；指关节，取四缝（EX-UE10）；髋关节，取环跳（GB30）、居髎（GB29）、阳陵泉（GB34）；膝关节，取内膝眼（EX-LE4）、犊鼻（ST35）、梁丘（ST34）、委中（BL40）、膝阳关（GB33）、曲泉（LR8）、阳陵泉（GB34）；踝关节，取昆仑（BL60）、太溪（KI3）、解溪（ST41）、丘墟（GB40）、然谷（KI2）；趾关节，取八风（EX-LE10）、内庭（ST44）、太冲（LR3）；脊柱关节，取大椎（GV14）、身柱（GV12）、腰阳关（GV3）、相应病变局部的夹脊穴。多关节受累者，可分批交替针刺，每次取6~10个腧穴。

方义：风湿热之邪乘虚外袭，或风寒湿痹延久化热，可先泻大椎、身柱、曲池，以清热祛风除湿，再泻病变关节部腧穴，以清泄局部风湿热邪，并能通调经络，行气活血；痹证日久、由气入血、气滞血凝、痰瘀形成，故泻膈俞、血海，活血化瘀；脾俞可健脾化痰。局部腧穴均有通经活血、消瘀利络作用。

加减：多汗者，加合谷（LI4）、复溜（KI7）；心烦者，加神门（HT7）；关节肿胀成梭形者，可在局部用三棱针点刺放血，瘀血化热引起低热者，可加大椎（GV14）。

操作：大椎、身柱、曲池、膈俞、脾俞、血海，用中强刺激泻法，不留针。若自觉皮肤有凉感者，可加灸；若皮肤焮热者，但针不灸；若指关节呈梭形肿胀，可在关节屈侧面横纹（如四缝穴等处）用三棱针点刺放血。关节周围腧穴及关节红肿部位腧穴，用轻中等刺激，留针 10~15 min，出针时摇大其针孔，令其出血。余穴用中强刺激，泻法，间歇留针 10~15 min，每日 1 次。

【其他疗法】

1. 刺络放血疗法

处方：病变关节局部腧穴。

操作：急性发作期于关节红肿处经消毒后，用三棱针点刺或散刺出血，可加拔火罐 5 min，3 d 一次，5 次为一疗程。

2. 艾灸疗法

处方：病损部位腧穴、肾俞（BL23）。

操作：适用于静止期，用艾条雀啄灸蹋趾及跖趾关节周围的腧穴，每穴 5 min，每日 1 次，10 次为一疗程。

3. 腧穴注射疗法

处方：病变关节相关腧穴。

药物：当归注射液或威灵仙注射液。

操作：取上述任一种药液，每穴注入 0.5~1 mL，隔日 1 次，10 次为一疗程。

4. 耳穴压丸疗法

处方：神门（$TF_4$）、内分泌（$CO_{18}$）、肾上腺（$TG_{2p}$）、相应肢体腧穴。

操作：用王不留行按压腧穴，双耳交替使用，隔日 1 次，10 次为一疗程。

【文献摘要】

《针灸资生经》：阳陵泉主足痹痛。

《针灸大成》：四肢风痛，取公孙、曲池、风市、外关、阳陵泉、三阴交、手三里。

《医学纲目》：白虎历节风痛，取两踝尖，在内外踝尖灸之，足蹋趾本节前骨痛，取太冲，弹针出血。

《针灸甲乙经》：痹、胫肿、足跗不收、跟痛，巨虚下廉主之。

【名家医案】　韩某，男，45 岁，1951 年 11 月 17 日初诊。主诉：有发作性足趾关节疼痛红肿已 3 年，每隔数月发作 1 次，每次发作，全身疲乏无力，有时手指关节亦受波及，不能动弹，按压有剧烈疼痛。此次系于日前在朋友家喜宴饮酒后发作，行动不便，痛苦非常。过去 3 年中多次就医，服阿司匹林及注射水杨酸钠等药均无显著疗效。个人喜爱烟酒，否认冶游性病史。体格检查：体温 37.4 ℃，脉搏 84 次/min，发育正常，营养良好，颈淋巴结肿大如蚕豆，心肺无异常，腹软，肝脾未扪及，膝反射亢进，两肘关节有压痛，局部无红肿及皮下结节，两足蹋趾、中趾均红肿有小结节，运动受限制。治疗经过：取曲池、阳陵泉、大椎、足三里，隔日针灸 1 次；另取大敦、内庭二穴，每日针刺 1 次。5 d 后，局部红肿结节消失，1 周后，运动自如，为防复发，又继续针灸 10 次停诊。（徐春为．针灸医案集要［M］．上海：千顷堂书局，1956：94.）

【按语】　本病治疗的重点在于清热化湿、通经活络，若久病累及肾脏，则须扶正祛邪并用。针灸对本病有很好的消肿、止痛、改善全身症状的作用，但本病不易根治，且反复性强，患者应坚持治疗。同时，应戒烟酒，不食含嘌呤高的各种动物内脏、肉汤，以及一些高蛋白及高脂肪的鱼类、豆类；多饮水，必要时与中西药物相配合，效果会更好。另外，痛风常伴发肥胖、高脂血症、高血压、冠心病、糖尿病等疾病。因高尿酸血症易累及肾脏，引起肾功能不全，故应及时治疗高尿酸血症。

## 七、内分泌系统疾病

### 单纯性甲状腺肿

单纯性甲状腺肿也称非毒性甲状腺肿，系由于甲状腺非炎症性或非肿瘤性原因阻碍甲状腺激素合成而导致的代偿性甲状腺肿大，在通常情况下，不伴有临床甲状腺功能亢进或减退的表现。甲状腺呈弥漫性或多结节性肿大，女性多见。可呈地方性分布，常为缺碘所致，称为地方性甲状腺肿，多见于山区、高原等地区。亦可散发分布，主要是因先天性甲状腺激素（TH）合成障碍或致甲状腺肿物质等所致，称为散发性甲状腺肿。多发生于青春期、妊娠期、哺乳期和绝经期女性。多数单纯性甲状腺肿的原因不清，但致甲状腺肿的发病机制可能是共同的：主要由于一种或多种因素影响或损害TH合成，TH分泌减少，导致促甲状腺激素（TSH）分泌增多，致使甲状腺组织代偿性增生，腺体肿大。本病相当于中医学“气瘿”范畴，若因甲状腺肿大较甚，压迫颈部血管而致颈浅静脉及毛细血管扩张充盈，则相当于“筋瘿”或“血瘿”范畴。

单纯性甲状腺肿的主要病因是情志不舒和饮食水土失宜。气滞、痰凝、血瘀三者合而为患，壅结颈前是本病的主要病机。

【临床表现】

1. 散发性甲状腺肿　腺体通常轻度肿大，呈弥漫性，质较软，晚期可有结节。一般无甲状腺功能紊乱，亦很少伴有压迫症状。

2. 地方性甲状腺肿　甲状腺大小不一，可分为Ⅰ～Ⅴ度。①Ⅰ度肿大：可扪及，直径小于 3 cm。②Ⅱ度肿大：可扪及，吞咽时视诊可见，直径为3~5 cm。③Ⅲ度肿大：不吞咽时即可发现，直径5~7 cm。④Ⅳ度肿大：明显可见，颈部变形，直径7~9 cm。⑤Ⅴ度肿大：极明显，直径超过9 cm，多数伴有结节。早期除甲状腺肿大外，往往无其他症状。久病者腺体肿大显著，可引起压迫症状，如咳嗽、呼吸困难、吞咽困难、声音嘶哑，严重者可出现霍纳（Horner）综合征（眼球下陷、瞳孔变小、眼睑下垂）。上腔静脉受压引起上腔静脉综合征，使单侧面部、头部或上肢水肿。胸廓入口处狭窄可影响头、颈和上肢的静脉回流，造成静脉充血，当患者上臂举起时这种阻塞表现加重，患者还可有头晕，甚至昏厥发生。甲状腺内的出血可造成伴有疼痛的急性甲状腺肿大，常可引起或加重阻塞、压迫症状。如胸骨后甲状腺过度肿大时，压迫颈内静脉或上腔静脉，造成胸壁静脉怒张或皮肤瘀点；压挤肺部，可造成肺扩张不全。舌下的甲状腺肿可使舌抬高，影响进食和说话。

成人在多结节性甲状腺肿基础上可发生甲状腺功能亢进症。在地方性甲状腺流行地区，如自幼碘缺乏严重，可出现地方性呆小病。地方性甲状腺肿患者（尤其当出现自主结节时）摄入碘过多，有时可诱发甲状腺功能亢进，称为碘甲状腺功能亢进症（简称碘甲亢）。另外，在缺碘严重的地区，甲状腺结节性肿大常伴程度不等的甲状腺功能减退。

【诊断要点】

（1）以甲状腺肿大，但甲状腺功能基本正常为主要表现。

（2）甲状腺素（$T_4$）正常或稍低，但三碘甲腺原氨酸（$T_3$）可略高以维持甲状腺正常功能，甲状腺$^{131}I$摄取率常高于正常，但高峰时间很少提前出现，$T_3$抑制试验呈可抑制反应。但当甲状腺结节有自主功能时，可不被$T_3$抑制。血清TSH常正常。

（3）甲状腺扫描可见弥漫性甲状腺肿，常呈均匀分布；结节性甲状腺肿可呈现有功能或无功能的结节。

【辨证施治】

1. 辨证分型

（1）气郁痰阻：颈前喉结两旁结块肿大，弥漫对称，肿块光滑、柔软，颈部觉胀，胸闷，喜太息，或兼胸胁窜痛，病情随情志波动。舌苔薄白，脉弦。

（2）痰结血瘀：颈前喉结两旁结块肿大，经久不消，按之较硬或有结节，胸闷，纳差。舌质紫暗或有瘀点、瘀斑，舌苔白腻，脉弦或涩。

2. 针灸治疗

治法：理气化痰，祛瘀散结。以颈部和任脉、手足阳明经穴为主。

主穴：阿是穴（肿块局部）、天突（CV22）、风池（GB20）、水突（ST10）、合谷（LI4）、足三里（ST36）、膻中（CV17）、丰隆（ST40）。

方义：针刺肿块局部可疏通局部经气血，以达降气化痰、消瘿散结之功。颈前属手足阳明和任脉的分野，故循经近取足阳明经水突、任脉天突，远取手阳明经原穴合谷、足阳明经合穴足三里，以通调三脉之经气，使气血流畅而化痰瘀之互结；邻近取足少阳经穴风池，以疏导少阳之郁滞；膻中为气会以行气化痰、散结消肿；丰隆运脾化痰消瘿。

加减：吞咽困难者，加廉泉（CV23）；声音嘶哑者，加扶突（LI18）。

操作：风池、合谷、足三里、丰隆、膻中、廉泉诸穴，留针，用泻法，强刺激。肿块局部根据肿块大小施行围刺法，注意勿伤及颈总动脉和喉返神经。余穴常规刺法，但须严格掌握针刺的角度和深度，以免伤及神经和血管。扶突一般不使用电针，以免引起迷走神经反应。廉泉向舌根斜刺 0.5~0.8 寸。余穴常规针刺。在肿块局部针刺时，患者必须采取卧位，因留针过程中，有时可出现头昏、面色苍白、心率减慢、血压下降的情况。一般出针后，平卧休息片刻症状即可恢复。

【其他疗法】

1. 皮肤针疗法

处方：阿是穴、胸 5~11 夹脊、脊柱两侧膀胱经和翳风（TE17）、肩井（GB21）、曲池（LI11）、合谷（LI4）、足三里（ST36）等穴。

操作：反复轻叩，以皮肤潮红为度，隔日 1 次。

2. 耳针疗法

处方：甲状腺、颈椎（$AH_{13}$）、神门（$TF_4$）、内分泌（$CO_{18}$）、皮质下（$AT_4$）、交感（$AH_{6a}$）、对屏尖（$AT_{1,2,4i}$）、颈（$AH_{12}$）。

操作：每次选 2~3 穴，毫针浅刺，留针 30 min。也可埋针或用压丸法。

3. 电针疗法

处方：肿块局部阿是穴 4 处。

操作：针刺得气后，同侧接正、负极，用疏密波中度刺激 20~30 min，隔日 1 次。

【文献摘要】

《针灸甲乙经》：瘿，天窗及臑会主之。瘤瘿，气舍主之。

《备急千金要方》：天府、臑会、气舍，主瘿瘤气咽肿……脑户、通天、消泺、天突，主颈有大气……通天主瘿，灸五十壮。

《外台秘要》：灸瘿法，灸耳后发际，有一阴骨，骨间有一小穴，亦有动脉，准前灸，大效。臑会主项瘿气瘤，臂痛气肿。

《针灸资生经》：臑会治项瘿气瘤。……浮白疗瘿……肺俞疗瘿气。诸瘿，灸风池百壮，或两耳后发际百壮。

《百症赋》：瘿气须求浮白。

《针灸大全》：五瘿，列缺、扶突、天突、天窗、缺盆、俞府、膺俞、膻中、合谷、十宣（出血）。

《类经图翼》：天突治一切瘿瘤，初起者灸之妙。

【名家医案】　马某，女，33 岁，于 1979 年 5 月 14 日初诊。现病史：颈部肿物 3 月余。伴有心慌心悸，胸闷气短，失眠多梦，周身肿胀感，肿物于月经期明显增大，纳可，二便调。病后曾去某院检查，诊为“甲状腺瘤，冷结节”，服中药治疗未见明显效果。体格检查：颈部肿物 4 cm×4 cm，质硬，随吞咽上下移动，舌质淡，脉沉细。辨证：证系肝郁气滞，痰湿凝聚，结于颈部发为瘿瘤。治则：疏肝理气，散结消肿。治疗经过：取瘿瘤局部及大椎、膻中、合谷、足三里，每周1~2次，留针30 min。手法：从瘤旁刺入，深度为肿物的一半，稍停片刻，施慢提紧按法30~50次，提插毕即起针。针后肿物当即变软，如若消失，待2~3 d后气瘿又凝聚，但随着针刺次数增加肿物逐渐缩小而消失。合谷施行气法，针入2~3分深，轻轻捻针，针感即沿经到达大椎，再由大椎到颈部肿物，到达后患者自觉肿物内热感。此法到了肿物摸不清时尤为重要，因为此时针刺局部有刺伤内脏之虑，故局部停针而只针合谷。经治26次后肿物缩小为2 cm×2 cm，33次后为1.5 cm×1.5 cm，35次肿物消失，共治疗38次，诸症消失。（于书庄．于书庄针灸医集［M］．北京：北京出版社，1992：430.）

阎某，女，40岁，1987年3月4日初诊。主诉：咽喉部有一椭圆形肿块，如拇指大，已半年余。病史：患者于半年前偶然发现咽喉部有一椭圆形肿块，逐渐增大至如拇指大。自发病以来，自觉胸痛，项背部牵痛，转动尤甚。性情急躁易怒，饮食尚可，二便正常。体格检查：颈部活动自如，无颈静脉怒张，颈部可触及拇指大小一肿物，按之不痛，表面平滑，活动度良好。双目有神，发育良好，步态正常。舌质红、苔薄黄，脉弦。诊断：瘿瘤（单纯性甲状腺肿大），痰气郁结型。治则：解郁化痰，散结消瘿。取穴：丰隆、合谷。操作：两穴均用平补平泻手法，隔日针刺1次。针刺10次后，颈部略感舒适，肿块较前稍软。按上穴继续针刺10次后，颈部肿块渐平软，胸部疼痛已愈。以后又加刺肝脾俞、血海，连续针刺20余次，颈部肿块完全消失，其他兼症随之痊愈。（王雪苔，刘冠军．中国当代针灸名家医案［M］．长春：吉林科学技术出版社，1991：610.）

【按语】 针灸治疗本病疗效较好，若能同时加用碘剂治疗，则疗效更佳。在本病流行地区，除改善饮用水源外，应以食用碘化食盐作为集体性预防，最好用至青春期以后。平时应多食海带、紫菜等含碘食物。发育期的青少年、妊娠期和哺乳期的妇女更应注意补碘。而对弥漫性甲状腺肿伴甲状腺功能亢进的患者，则不宜高碘饮食。患者平时宜保持乐观情绪，心情舒畅，避免不良精神刺激、郁怒动气，对疾病的恢复有较重要的作用。甲状腺明显肿大而出现压迫症状时可考虑手术治疗。针刺肿块局部时，应注意勿刺伤气管、喉部及大血管。出针后用无菌棉球按压针孔片刻，以防出血形成血肿。

## 甲状腺功能亢进症

甲状腺功能亢进症（简称甲亢）系指由多种病因导致体内TH分泌过多，引起以神经、循环、消化等系统兴奋性增高和代谢亢进为主要表现的一组疾病的总称。根据病因可分为以下几类。

（1）甲状腺性甲亢，包括：①弥漫性毒性甲状腺肿，即Graves病，简称GD，又称弥漫性甲状腺肿伴功能亢进症、突眼性甲状腺肿。②自主性高功能甲状腺结节或腺瘤。③多结节性甲状腺肿伴甲亢，又称毒性多结节性甲状腺肿。④碘甲状腺功能亢进症。⑤甲状腺滤泡样或乳头样癌。

（2）垂体性甲亢。

（3）异位促甲状腺激素综合征。

（4）卵巢甲状腺肿。

（5）甲状腺毒症。

在临床上以GD最常见，占所有甲亢患者的80%~85%，且针灸治疗GD的疗效较好，故以GD为例介绍如下。本病属于中医学“瘿病”范畴。

本病的发病原因是多方面的，主要与情志及体质因素有关。本病初起多实，以气滞、痰凝、血瘀、肝火为主要病机，中期多虚实夹杂，久病则以阴虚为主。病位在颈前，与肝、肾、心、脾、胃多个脏腑密切相关。

【临床表现】 典型表现有高代谢综合征、甲状腺肿和眼征。老年和儿童患者的表现常不典型。

1. 甲状腺毒症表现

（1）高代谢综合征：由于甲状腺激素分泌增多和交感神经兴奋性增高，促进物质代谢，加速氧化，使产热、散热明显增多，患者常有疲乏无力、不耐热、多汗、皮肤温暖潮湿、低热（危象时可有高热)、心动过速、胃纳亢进等症状，但体重下降。

(2) 精神神经系统：可有多言好动、失眠紧张、焦虑烦躁、思想不集中、记忆力减退等，甚至躁狂症，也有寡言抑郁、神情淡漠者。手和眼睑震颤，有时出现幻觉，腱反射活跃。

(3) 心血管系统：心悸、气促是大部分甲亢患者的突出主诉。体征如下。①心动过速：是心血管系统最早最突出的表现，绝大多数为窦性心动过速，心率多在90~120次/min。②心律失常：房性期前收缩最常见，也可见室性或交界性期前收缩、阵发性或持续性心房颤动和扑动，偶见房室传导阻滞。③心音改变：心尖部第一心音亢进，常有收缩期杂音，偶在心尖部可听到舒张期杂音。④心脏扩大：多见于久病及老年患者。当心脏负荷加重、合并感染或应用β受体阻滞剂时，可诱发充血性心力衰竭。⑤收缩压升高、舒张压下降和脉压增大为甲亢的特征性表现之一。

(4) 消化系统：大便溏稀、次数增加，甚至呈顽固性腹泻或脂肪痢。TH对肝脏也可有直接毒性作用，致肝大，少数可出现肝功能异常，氨基转移酶升高或伴黄疸。

(5) 血液和造血系统：周围血液中白细胞总数偏低，淋巴细胞百分比和绝对值、单核细胞增多，血小板寿命缩短，有时可出现皮肤紫癜。

(6) 运动系统：主要表现为肌肉软弱无力、肌肉萎缩。少数患者可表现为甲亢性肌肉病变，包括急性甲亢性肌病、慢性甲亢性肌病、甲亢伴周期性麻痹、甲亢伴重症肌无力。甲亢时由于代谢亢进可致骨骼脱钙，尿中钙离子排泄增加而发生骨质疏松。

(7) 生殖系统：女性患者常有月经稀少、月经周期延长，甚至闭经。男性多阳痿，偶见乳腺发育。

(8) 内分泌系统：TH分泌过多除可影响性腺功能外，肾上腺皮质功能于本病早期常较活跃，血ACTH、皮质醇及24 h尿17-羟皮质类固醇升高，而在重症（如危象）患者中，其功能可呈相对减退，甚或不全。

(9) 皮肤、毛发及肢端表现：皮肤光滑细腻，缺乏皱纹，触之温暖湿润。部分患者有典型对称性黏液性水肿，多见于小腿胫前下1/3部位，称为胫前黏液性水肿，是本病的特异性表现之一。初起时呈暗紫红色皮损，皮肤粗厚，以后呈片状或结节状叠起，最后呈树皮状，可伴继发感染和色素沉着。少数患者可见指端软组织肿胀，呈杵状，掌指骨骨膜下新骨形成，以及指或趾甲的邻近游离边缘部分和甲床分离，称为指端粗厚，为GD的特征性表现。

2. 甲状腺肿　甲状腺多呈弥漫性、对称性肿大，质软，吞咽时上下移动，少数患者的甲状腺肿大不对称或不明显。由于甲状腺的血流量增多，故在上、下叶外侧可听到血管杂音，可扪及震颤（以腺体上部较明显）。甲状腺呈弥漫性、对称性肿大伴杂音和震颤为本病的一种较特异性的体征，对诊断本病具有重要意义。

3. 眼部表现　甲亢时引起的眼部改变大致分为两种类型：一类由甲亢本身所引起，由交感神经兴奋眼外肌群和上睑肌所致；另一类为GD所特有，为眶内和球后组织体积增加、淋巴细胞浸润和水肿所致，又称GD眼病。

单纯由甲亢引起的眼部改变主要有：①轻度突眼，伴上眼睑挛缩。②眼裂增宽。③上眼睑移动滞缓，即眼睛向下看时上眼睑不能及时随眼球向下移动，可在角膜上缘看到白色巩膜。④瞬目减少和凝视。⑤惊恐眼神。⑥向上看时，前额皮肤不能皱起。⑦两眼内聚减退或不能。

患者有明显的自觉症状，常有畏光、流泪、复视、视力减退、眼部肿痛、刺痛、异物感等。视野缩小，斜视，眼球活动减少甚至固定。眼球明显突出，两侧多不对称。结膜、角膜外露而引起充血、水肿、角膜溃疡等。重者可出现全眼球炎，甚至失明。

【诊断要点】

(1) 以高代谢综合征、甲状腺弥漫性肿大、眼球突出和其他浸润性眼征、胫前黏液性水肿为主要表现。

(2) 血清总甲状腺素（$TT_4$）、血清游离甲状腺素（$FT_4$）增高，TSH减低。

(3) 促甲状腺激素受体抗体（TSHRAb）、甲状腺刺激抗体（TSAb）、甲状腺过氧化酶抗体（TPOAb）、甲状腺球蛋白抗体（TgAb）阳性。

(4) 排除其他原因引起的甲亢。

【辨证施治】 一般而言，本病初起多实，多见气滞、痰凝、血瘀、肝火等实证；中期多为阴虚阳亢之虚实夹杂；病至后期则转化为气阴两虚及脾肾阳虚。

1. 辨证分型

(1) 气郁痰结：颈部瘿肿，精神抑郁或急躁易怒，失眠，胸闷不舒，气短，纳呆，脘腹胀满。舌苔白腻，脉弦滑。

(2) 肝火亢盛：颈前轻度或中度肿大，形体消瘦，心烦易怒，怕热多汗，面部烘热，食欲亢进，口苦口干，目胀眼突，手、舌震颤。舌质红，苔薄黄，脉弦数。

(3) 气阴两虚：瘿肿日久，肿势加重，颈部明显增粗或结块，心悸乏力，胸闷气短，汗多纳差，大便稀溏，呼吸不利，声音嘶哑。舌苔薄白，脉细或细数无力。

(4) 脾肾阳虚：此证少见，常见于老年或淡漠型甲状腺功能亢进患者。表现为瘿肿质软，表情淡漠甚或呆滞，神疲乏力，畏寒肢冷，纳差，腹胀便溏，头晕目眩，腰膝酸软，或面浮足肿。舌质淡，舌体胖、边有齿印，舌苔薄白或薄腻，脉沉细弱或沉迟。

2. 针灸治疗

治法：气郁痰结者，治宜疏肝理气、化痰散结，只针不灸，用泻法；肝火亢盛者，治宜清肝泻火、散结消瘿，只针不灸，补泻兼施；气阴两虚者，治宜益气养阴、理气化痰，以针刺为主，用平补平泻法；脾肾阳虚者，治宜温补脾肾、散结消瘿，针用补法，并可用温针灸及隔物灸法。以颈部和手、足阳明经穴为主。

主穴：瘿肿局部、合谷（LI4）、足三里（ST36）、三阴交（SP6）。

方义：采用远近配穴法，取瘿肿局部可疏通局部经气，以化痰消瘀。手、足阳明经均行于颈部，取手阳明经原穴合谷、足阳明经合穴足三里，以通达阳明之经气，阳明经多气多血，气血运行通畅，则能行气活血、消肿散瘀。三阴交为足三阴经之会，能调节肝、脾、肾三经之经气，有健脾助运、理气通经之功。

加减：气郁痰结者，加肝俞（BL18）、太冲（LR3），以疏肝解郁；加丰隆（ST40）、膻中（CV17），以理气化痰散结；加天突（CV22），以通调其所属任脉之经气，疏泄局部壅滞，有化瘀散结之功；加内关（PC6），通阴维脉以宽胸理气。诸穴合用，以疏肝行气化痰。肝火亢盛者，加太冲（LR3）、间使（PC5），以泻肝火、除烦热；加太溪（KI3）、复溜（KI7），以滋肾水、熄风火；加内庭（ST44），以清泄阳明、消胃热；加风池（GB20），以疏肝熄风。诸穴合用，以滋肾养阴、清肝泻火消瘿。气阴两虚者，加关元（CV4），以补气培元；加照海（KI6）、复溜（KI7），以滋阴益肾。三穴合用，以益气养阴。脾肾阳虚者，加大椎（GV14），以宣通一身之阳气；加命门（GV4）、关元（CV4）、肾俞（BL23）、脾俞（BL20），以温补脾肾。眼球突出者，加风池（GB20）、攒竹（BL2）、阳白（GB14）、丝竹空（TE23），以疏导局部经气、行瘀化痰。失眠多梦者，加神门（HT7），以宁心安神。咽干多饮者，加承浆（CV24）、廉泉（CV23），以滋阴利咽。腹胀便溏者，加大肠俞（BL25）、脾俞（BL20），以理气健脾助运。

操作：根据肿块大小，在瘿肿局部施行围刺法，注意勿伤及颈总动脉及喉返神经。余穴常规刺法，但须严格掌握针刺的角度和深度，以免伤及神经和血管。在肿块局部针刺时，患者必须采取卧位。

【其他疗法】

1. 电针疗法

处方：甲状腺外侧、太阳（EX-HN5）、内关（PC6）、神门（HT7）。

操作：用输出功率为25 W的直流电脉冲理疗仪，以电极板代替针刺，将高频或音频的两端置于肿大的甲状腺外侧，强刺激。两组低频输出线，一组置于太阳穴，弱刺激；另一组置于内关、神门穴，中等刺澈。若合并其他症状，再辨证论治。每日 1 次，每次 30~40 min。

2. 耳针疗法

处方：内分泌（$CO_{18}$）、颈椎（$AH_{13}$）、皮质下（$AT_4$）、交感（$AH_{6a}$）、神门（$TF_4$）。

操作：每次选 2~3 穴，中度刺激，留针 20 min。也可埋针或用压丸法。

3. 腧穴埋线疗法

处方：腺内（喉结与天突连线的上 1/3 处旁开 0.1 寸）。

操作：局部麻醉后用 0 号羊肠线 4~5 cm 埋于穴下，深约 0.5 cm。每 2 个月一次。对甲状腺肿大明显者，可一次一侧埋入 2~3 根线。

4. 皮肤针疗法

处方：颈部和甲状腺局部及脊柱两侧的膀胱经。

操作：用皮肤针叩击颈部和甲状腺局部及脊柱两侧的膀胱经，待症状好转，叩击点可改为第 8~12 胸椎及腰骶部两侧和甲状腺局部。隔日叩击 1 次。

【文献摘要】

《备急千金要方》：瘿恶气，灸天府五十壮；瘿上气、短气，灸肺俞、云门五十壮；瘿劳气，灸冲阳随年壮；瘿气面肿，灸通天五十壮；瘿，灸中封随年壮。

《针灸资生经》：瘿恶气，大椎横三间寸灸之。风池、耳上发际、大椎各百壮；大椎两边各寸半下各三十；又臂臑随年壮，凡五处，共九穴。又垂两手两腋上纹头各三百壮，针亦良。

【名家医案】 耿某，女，24 岁。1958 年 5 月初诊。主诉：多汗心悸，多食易饥，手发抖 5 个月。病史：患者于 1958 年 1 月两腕关节患腱鞘囊肿，心情忧虑，恐影响职业。同年 5 月双手发抖加重，性情急躁，多食易饥，多汗心悸，体重减轻，月经量少，颈部逐渐增大，衣领不能扣上，呼吸有时不适。基础代谢率+30.3%，服药未收效。症状日益加重，不能工作，北京某医院建议手术治疗，患者不同意而前来就诊。体格检查：发育正常，营养中等，脉搏 90 次/min，血压 86/60 mmHg，体重 53 kg，甲状腺呈弥漫性肿大，腺质柔软，吞咽时肿块随之上下移动，颈围 32 cm，两手发抖，心肺除心率较速外未见异常，脾肝未触及。无病理反射，基础代谢率+30%。脊柱两侧检查：第 4~7 颈椎及第 6~10 胸椎两侧可摸到条索，有压痛，第 2~4 腰椎两侧可摸到泡状软性物。舌质红、苔薄，脉细弦小数。诊断：瘿气（甲状腺功能亢进），气郁型。治则：疏肝理气，消瘿散结。取穴：脊柱两侧、颈部、甲状腺局部、阳性物处。配穴：风池、内关、天突、中脘、心俞、肝俞、胆俞。操作：用皮肤针叩打。经治 7 次，甲状腺缩小，已能扣上衣领，手发抖减轻，其他症状亦好转。7 月 6 日检查基础代谢率为+20.2%。治疗 14 次后，甲状腺已不肿。治疗 15 次后于 7 月 31 日再检查基础代谢率已降至正常（-7%）。共治疗 22 次，上述诸症先后消失。停诊后继续观察基础代谢率的变化，1958 年 9 月 29 日为+7%，1960 年 3 月 4 日为+3.3%。患者无不适感，体格检查正常，精神愉快。1981 年 2 月 9 日，患者来院医治眼肌疲劳症。告知甲亢自治愈停诊至今，无任何不适，检查未见异常。观察 21 年，疗效巩固。（王雪苔，刘冠军．中国当代针灸名家医案［M］．长春：吉林科学技术出版社，1991：521.）

【按语】 针灸治疗本病有较好的疗效，若能同时配合药物治疗，则疗效更佳。当临床症状缓解后，应继续针灸治疗，逐渐停药，一般能稳定病情，避免反复发作。患者精神状态与病情有密切关系，平时保持情绪乐观，心情舒畅，避免不良精神刺激，有助于提高疗效。患者应注意休息，加强饮食调配，忌食刺激性食物，摄入足够的维生素及高蛋白等营养丰富的饮食。针刺治疗局部选穴应注意勿刺伤气管、喉部及大血管。出针后用无菌棉球按压针眼片刻，以防出血形成血肿。甲状腺显著肿大出现压迫症状，经针灸及药物治疗无效者，可考虑手术治疗。出现高热、呕吐、烦躁、谵妄甚至昏迷等症状时，应考虑甲状腺危象的可能，须采取综合抢救措施。

## 甲状腺功能减退症

甲状腺功能减退（简称甲减）症，是由多种原因引起的甲状腺激素合成、分泌或生物效应不足所致的一组内分泌疾病。按起病年龄可将其分为三型：功能减退始于胎儿或新生儿者，称为呆小病；起病于儿童者，称为幼年型甲减；起病于成年者，称为成年型甲减。重者可引起黏液性水肿，更为严重者可引起黏液性水肿昏迷。本病女性较男性多见，新生儿发病率约为 1/4 000。引起甲减的病因有多种，可分为：①原发性甲减，即甲状腺腺体本身病变引起的甲减，占全部甲减的 95%以上，且 90%以上原发性甲减是由自身免疫、甲状腺手术和甲状腺功能亢进$^{131}$I 治疗所致。②中枢性甲减，即由下丘脑和垂体病变引起的促甲状腺激素释放激素（TRH）或者促甲状腺激素（TSH）产生和分泌减少所致的甲减。③甲状腺激素抵抗综合征，即由甲状腺激素在外周组织实现生物效应出现障碍引起的综合征。本病在中医学中并无专门病名，相当于中医学“虚劳”、“水肿”和“肤胀”等范畴。

本病多因先天不足所致，病机关键在于脾肾阳虚，随着病情的发展，可出现阴阳两伤，最终导致阴阳离绝之危候。病位在甲状腺，与心、脾、肾关系密切。

【临床表现】

1. 成人甲减及黏液性水肿

（1）低代谢综合征：疲乏，行动迟缓，嗜睡，记忆力明显减退，注意力不集中。周围血循环差和热能生成减少，以致怕冷、无汗，体温低于正常。

（2）黏液性水肿面容：面部表情淡漠，面颊及眼睑虚肿，面色苍白（贫血），或带黄色，或带陈旧性象牙色。由于交感神经张力降低，对 Muller 肌的作用减退，故眼睑常下垂或眼裂狭窄。部分患者伴轻度突眼，可能与眼眶内球后组织黏液性水肿有关。鼻、唇增厚，舌大而发音不清，言语缓慢，音调低哑，头发干燥、稀疏、脆弱，睫毛和眉毛（尤以眉梢为甚）脱落，甚至可发生秃头症。男性胡须生长缓慢。

（3）皮肤改变：皮肤苍白，或因轻度贫血和甲状腺激素缺乏使皮下胡萝卜素转变为维生素 A，同时维生素 A 生成视黄醛的功能减弱，致血浆胡萝卜素含量升高，而使皮肤呈现特殊的蜡黄色，且皮肤粗糙、少光泽、干而厚、冷、多鳞屑和角化。有非凹陷性黏液性水肿，有时下肢可出现凹陷性水肿。皮下脂肪因水分的积聚而增厚，致 2/3 患者体重增加。指甲生长缓慢且厚脆、表面常有裂纹。腋毛和阴毛脱落。

（4）精神神经系统：反应迟钝，嗜睡，理解力和记忆力减退。视力、听觉、触觉、嗅觉均迟钝，伴有耳鸣、头晕。有时可出现神经质，或可发生妄想、幻觉、抑郁或偏狂。严重者可有精神失常，呈木僵、痴呆、昏睡状。20%~25%重病者可发生惊厥。偶有共济失调或眼球震颤等。

（5）肌肉与关节：主要表现为肌肉软弱乏力，偶见重症肌无力，可有暂时性肌强直、痉挛、疼痛。咀嚼肌、胸锁乳突肌、股四头肌及手部肌肉可出现进行性肌萎缩。肌肉收缩后弛缓延迟，握拳后松开缓慢。深腱反射的收缩期多正常或延长，但弛缓期呈特征性延长，常超过 350 ms（正常 240~320 ms），其中跟腱反射的半弛缓时间延长更为明显，对本病有重要诊断价值。黏液性水肿患者可伴有关节病变，偶有关节腔积液。

（6）心血管系统：心动过缓，心音低弱，心排血量减低。由于组织耗氧量和心排血量的减低相平行，故心肌耗氧量减少，较少发生心绞痛和心力衰竭。心力衰竭一旦发生，因洋地黄在体内的半衰期延长，且由于心肌纤维延长伴有黏液性水肿，故疗效常不佳且易中毒。心脏扩大较常见，常伴有心包积液，经治疗后可恢复正常。久病者易发生动脉粥样硬化及冠心病。

（7）消化系统：常有厌食、腹胀、便秘，严重者可出现麻痹性肠梗阻或黏液性水肿巨结肠。由于胃酸缺乏或维生素 $B_{12}$ 吸收不良，可出现缺铁性贫血或恶性贫血。肝功能可有异常。



（8）内分泌系统：性欲减退。男性出现阳痿，女性多有月经过多、经期延长及不孕症。如原发性甲减伴自身免疫性肾上腺皮质功能减退和 1 型糖尿病，则为多发性内分泌功能减退综合征

（Schmidt 综合征）。

（9）呼吸系统：呼吸浅而弱，对缺氧和高碳酸血症引起的换气反应减弱。肺功能改变可能是甲减患者昏迷的主要原因之一。

（10）黏液性水肿昏迷：为黏液性水肿最严重的表现，多见于年老且长期未获治疗者，大多在冬季寒冷时发病。诱发因素为严重躯体疾病、TH 替代中断、寒冷、感染、手术，以及使用麻醉、镇静药物等。昏迷前常有嗜睡病史，昏迷时四肢松弛，反射消失，体温很低（可在 33 ℃以下），呼吸浅慢，心动过缓，心音微弱，血压降低，休克，并可伴发心肾功能衰竭，常危及生命。

2. 呆小病婴儿　婴儿初生时体重较重，不活泼，不主动吸奶，逐渐发展为典型呆小病，一般起病越早病情越严重。表现为患儿体格、智力发育迟缓，表情呆钝，发音低哑，颜面苍白，眶周水肿，眼距增宽，鼻梁塌陷，唇厚流涎，舌大外伸，前后囟增大且关闭延迟，四肢粗短，出牙、换牙、骨龄、行走、性器官发育均延迟，心率慢。

3. 幼年型甲减　临床表现随起病年龄而异，幼儿发病者除体格发育迟缓和面容改变不如呆小病显著外，其余均和呆小病相似。较大儿童及青春期发病者，大多似成人黏液性水肿，但伴有不同程度的生长阻滞和青春期延迟。

【诊断要点】

（1）以低代谢综合征、黏液性水肿面容、肌肉软弱乏力、性欲减退为主要表现。

（2）小儿以发育迟缓、特殊面容和体征或生长阻滞和青春期延迟为主要表现。

（3）血清 $F_4$、$FT_4$ 均低下，TSH 升高。

（4）X 线检查，患儿骨龄明显落后于实际年龄。

【辨证施治】

1. 辨证分型

（1）气血两虚：神疲乏力，少气懒言，头晕健忘，反应迟钝，纳呆，便溏，手足欠温，阳痿，月经量少或闭经。舌质淡、苔薄，脉细弱。

（2）脾肾阳虚：形寒肢冷，面色㿠白，神情淡漠，消瘦神疲，少腹冷痛，腰膝酸冷，小便频数或小便不利、面浮肢肿，甚或阳痿，或宫寒不孕、带下清稀。舌淡胖、边有齿痕，舌苔白腻，脉沉迟而弱。

（3）阳气衰微：常见于黏液性水肿昏迷者，表现为嗜睡、神昏肢厥、呼吸低微、身体水肿、尿少、木僵。舌淡胖，脉微欲绝。

2. 针灸治疗

治法：温补脾肾、扶正培元、调益气血、温经散寒，针灸并用，以补法为主。以任、督两脉及背俞穴为主。

主穴：大椎（GV14）、肾俞（BL23）、命门（GV4）、关元（CV4）、气海（CV6）、脾俞（BL20）、足三里（ST36）。

方义：大椎属督脉，为诸阳之会，配肾俞、命门、关元有培元固本、温阳益气之功效。取肾俞、脾俞针而补之，并加灸法，能温补脾肾以开化源。关元、命门为任、督脉要穴，补法加灸，能益命火而振奋元阳。气海属肓之原穴，足三里为足阳明胃经之合穴，两穴可补元气而助脾运。

加减：水肿尿少者，加阴陵泉（SP9）、三阴交（SP6），以运脾利水；狂躁者，加百会（GV20）、风府（GV16），以安神定志；痴呆者，加百会（GV20）、四神聪（EX-HN1）、心俞（BL15），以开窍醒神；手足麻痛者，加合谷（LI4）、曲池（LI11）、阳陵泉（GB34）、承山（BL57），以舒筋通络；心律不齐者，加内关（PC6）、神门（HT7），以宁心安神；腹胀鼓肠者，加天枢（ST25）、大肠俞（BL25）、上巨虚（ST37），以行气导滞；甲状腺肿大者，加水突（ST10）、气舍（ST11），以消瘿散结；神志昏迷者，加水沟（GV26）、百会（GV20），以醒脑开窍。

操作：以上诸穴均用温补手法，刺激可较强，在留针过程中可加用艾条温灸，或针后用隔附子饼灸或隔姜片灸。甲状腺肿大者，水突、气舍用平补平泻法，轻刺激。神志昏迷者，水沟、百会用补法，强刺激，百会同时用艾条做雀啄灸法。余穴均常规刺法。

【其他疗法】

1. 隔附子饼灸法

处方：命门（GV4）、肾俞（BL23）、脾俞（BL20）。

操作：用大艾炷隔附子饼灸，或用温补肾阳的中药粉铺于腧穴（约 1 cm 厚）并施灸，温度以患者舒适为宜，或自感有热气向肚腹内传导为度。每穴 3~5 壮，隔日 1 次。

2. 耳针疗法

处方：内分泌（$CO_{18}$）、皮质下（$AT_4$）、三焦（$CO_{17}$）、颈椎（$AH_{13}$）。

操作：每次取 2~3 穴，隔日 1 次。或用压丸法。

【文献摘要】

《千金翼方》：瘿瘤，风池、耳上发际、大椎累积灸百壮，大椎旁过半略下方三十壮，臂臑随年壮。

【名家医案】 冯某，男，12 岁。初诊日期：1981 年 6 月 14 日。主诉（其母代诉）：智力差，语言不清，行走不稳 10 年。病史：患者足月顺产，2 岁后发现发育缓慢，至今行走不稳，智力低下，语声低微不清，常痴笑，反应迟钝，经某医院诊断为“呆小病”，经中西药治疗无效，今来我院门诊就医。体格检查：痴呆面容，发育不良，反应迟钝。上身长于下身，头大而圆，毛发稀少质软，皮肤细而油腻，胸廓窄小，腹部膨隆，躯体脂肪丰厚，肌肉发育极差。脑神经检查阴性，四肢生理反射存在，病理反射未引出。共济运动差，指鼻试验阳性。心音有力，心律齐，心率 68 次/min，各瓣膜未闻及病理性杂音。两肺呼吸音清，未闻及干、湿性啰音。肝、脾未触及。血压 100/75 mmHg，体温 36.9 ℃。舌质淡，脉细弱。诊断：①中医：五迟。②西医：呆小病。辨证：患者先天不足，肝肾亏损，精气虚耗，发为五迟。肾为先天之本，作强之官，技巧出焉，肾气不足，作强失司，则行走不稳。气血不足，心失所养，神明无主，故呆傻痴笑。心神不明，机关不利，则语声低微不清。精血不足，毛皮失养，则肤嫩、发少。脉细弱无力为精血不足之象，体小头大为肾不主骨之征。治则：培补肝肾，养血益心。选穴：夹脊穴、风池、百会、上星、足三里、三阴交、关元、气海、太溪。操作：夹脊穴自第 1 颈椎至第 5 腰椎后正中线旁开 0.5 寸，向椎体方向稍斜刺，进针 1.5 寸，施捻转补法，每穴 1 min；百会、上星向后沿皮刺，进针 1 寸，施平补平泻手法 1 min；风池向喉结方向斜刺 2 寸，施捻转补法 1 min；足三里、三阴交、太溪直刺 1~1.5 寸，施捻转补法 1 min；关元、气海直刺 1.5 寸，温针灸。治疗经过：上穴每日针治 1 次，10 次为一疗程。经 8 个疗程治疗，患者语言较清，能回答简单问题，能识别各种常见生活用品，走路稳健，共济运动基本恢复。（石学敏．石学敏针灸全集［M］．2 版．北京：科学出版社，2006：842.）

【按语】 对较严重的甲减患者，针灸治疗的同时，应配合用温肾助阳的中药及甲状腺素等西药口服。甲减患者皮肤的修复功能较差，在施用温针或灸法治疗时，要防止烫伤。

## 糖尿病

糖尿病是一种常见的以血浆葡萄糖水平增高为特征的内分泌代谢性疾病。目前将本病分为 1 型糖尿病、2 型糖尿病、特殊类型糖尿病和妊娠期糖尿病。本病是一种慢性进行性疾病，1 型起病较急，2 型一般起病徐缓，难以估计时日。中年以上 2 型糖尿病患者约占 90%，食欲良好，体态肥胖，精神体力一如常人，往往因体检或检查其他疾病，或妊娠检查时偶然发现。不少患者可先发现并发症，如高血压、动脉硬化、肥胖症、心脏病及高脂血症，或屡发化脓性皮肤感染及尿路感染等。1 型患者有时因生长迟缓、体力虚弱、消瘦或有酮症等明显症状而易被发现。本病的基本病理生理为绝对或相对胰岛素分泌不足和胰高血糖素活性增高所引起的代谢紊乱，包括糖、蛋白质、脂肪、水及电解质代谢等，严重时常导致酸碱平衡失常。本病病程长，久病者病变常累及全身，伴发脑、心血管、肾、视网膜、神经、皮肤及足等病变。严重病例或应激时可发生酮症酸中毒、高渗性昏迷、乳酸性酸中毒而威胁生命，常易并发化脓性感染、尿路感染、肺炎、肺结核等。本病病因尚不完全清楚，目前认为可能与遗传、自身免疫、病毒感染及肥胖、妊娠、应激等因素有关。本病属中医学“消渴”范畴，根据病机及症状的不同，《黄帝内经》还有消瘅、肺消、膈消、消中等名称的记载。

本病的病因比较复杂，禀赋不足、饮食失节、五志过极、劳欲过度等原因均可导致消渴。消渴病的病位主要在肺、胃（脾）、肾，其病机主要在于阴津亏损、燥热偏胜，而以阴虚为本、燥热为标，两者互为因果。

【临床表现】

1. 代谢紊乱综合征

（1）多尿、烦渴、多饮：由于尿糖含量高，尿渗透压升高，肾小管对水的重吸收减少，尿量增多。多尿失水，患者烦渴，致饮水量及次数随之增多，饮水量可与血糖浓度及尿量和失糖量成正比。当胰岛素缺乏及酮症酸中毒时，钠、钾离子重吸收更困难，多尿加重，常使血浆浓缩，影响渗透压，可造成高渗性昏迷等严重后果。

（2）善饥多食：由于糖分未能充分利用，伴高血糖刺激胰岛素分泌，患者食欲常亢进，易有饥饿感，食量增加。但有时患者食欲忽然降低，应注意是否有感染、发热、酸中毒，或已诱发酮症等并发症。

（3）疲乏、体重减轻、虚弱：由于代谢失常、能量利用减少、脂肪分解增多、蛋白质代谢呈负氮平衡、失水和电解质紊乱，患者感到疲乏、虚弱无力，尤其是幼年（或1型）及重症（或2型）患者消瘦明显。幼儿久病，生长发育受抑制，身材矮小，脸色萎黄，毛发少光泽，体力多虚弱。但中年以上2型轻症患者常因多食而肥胖。

（4）皮肤瘙痒：多见于女性阴部，由尿糖刺激局部所致。有时并发白色念珠菌等真菌性阴道炎，瘙痒更加严重。失水后皮肤干燥，亦可发生全身瘙痒，但较少见。

2. 反应性低血糖　有的2型糖尿病患者进食后胰岛素分泌高峰延迟，餐后3~5 h血浆胰岛素水平不适当地升高，其所引起的反应性低血糖可成为这些患者的首发表现。

3. 其他症状　有四肢酸痛、麻木、腰痛、性欲减退、阳痿、不育、月经失调、便秘、视力障碍等。有时有顽固性腹泻，大便呈稀糊状。有时有直立性低血压、大汗淋漓、大小便失禁等表现，许多症状都由并发症与兼病所致。

【诊断要点】

（1）以多饮、多食、多尿、消瘦“三多一少”症状为典型表现。

（2）实验室检查：任意时间血浆葡萄糖≥11.1 mmol/L，或空腹血糖（FPG）≥7.0 mmol/L，或口服葡萄糖耐量实验（OGTT）2 h PG≥11.1 mmol/L。

【辨证施治】

1. 辨证分型

（1）上消：烦渴多饮，口干舌燥，尿频量多。舌边尖红、苔薄黄，脉洪数。

（2）中消：多食易饥，胃中嘈杂，烦热，汗多，形体消瘦，大便干结，尿多混黄。舌苔黄而燥，脉滑数。

（3）下消：

1）肾阴亏虚：尿频量多，混浊如脂膏，渴而多饮，头晕，视物模糊，颧红，虚烦，多梦，遗精，腰膝酸软，皮肤干燥，全身瘙痒。舌质红、少苔，脉细数。

2）阴阳两虚：小便频数，混浊如膏，甚至饮一溲一，面色黧黑、憔悴，耳轮焦干，腰膝酸软，四肢乏力欠温，阳痿不举。舌质淡、苔白而干，脉沉细无力。

2. 针灸治疗

治法：上消者，治宜清热润肺、生津止渴。中消者，治宜清胃泻火、和中养阴。以上二者均只针不灸，用泻法或平补平泻法。下消肾阴亏虚者，治宜滋阴益肾、培元固本；阴阳两虚者，治宜益肾固摄、阴阳双补。以针为主，酌情加灸，用补法。以相应背俞穴为主。

主穴：肺俞（BL13）、脾俞（BL20）、胃俞（BL21）、肾俞（BL23）、胃脘下俞（EX-B3）、足三里（ST36）、三阴交（SP6）、太溪（KI3）。

方义：消渴是由肺燥、胃热、肾虚所致，故取肺俞以清热润肺、生津止渴，取脾俞、胃俞以清胃泻火、和中养阴。足三里为胃经合穴，善调腑气，泻之可清胃热而治消谷善饥，温灸或针补可助阳而治肠鸣腹痛。三阴交为足三阴经交会穴，可调脾养阴滋肾。太溪为肾经原穴，与肾俞合用以滋阴益肾、增液润燥。胃脘下俞属奇穴，有调节胰腺功能的作用，临床经验证实其为治疗消渴之效穴。诸穴合用，共奏滋阴生津、清热润燥之功。

加减：上消者，加鱼际（LU10）、太渊（LU9）、少府（HT8），以泻心火、清肺热；中消者，加中脘（CV12）、内庭（ST44），以清降胃火；下消肾阴亏虚者，加太冲（LR3）、复溜（KI7）、照海（KI6），以滋肝肾之阴；阴阳两虚者，加阴谷（KI10）、气海（CV6）、关元（CV4）、命门（GV4），以补肾阴肾阳；口干舌燥者，加金津（EX-HN12）、玉液（EX-HN13），既能清热，又能使津液上升，为治口干之验穴；心悸者，加内关（PC6）、心俞（BL15）；视物模糊者，加太冲（LR3）、光明（GB37），以清肝明目；肌肤瘙痒者，加大椎（GV14）、风市（GB31）、血海（SP10）、曲池（LI11）、蠡沟（LR5），以凉血润燥；手足麻木者，加八邪（EX-UE9）、八风（EX-LE10），以通经活络。

操作：肺俞、心俞、胃脘下俞、脾俞、胃俞等均向脊柱方向斜刺，不可直刺、深刺，以免伤及内脏。余穴常规刺法，留针 30 min。每日 1 次或隔日 1 次。

【其他疗法】

1. 皮肤针疗法

处方：第 3 胸椎至第 2 腰椎两侧。

操作：以第 7~10 胸椎两侧为重点叩刺部位，用皮肤针轻度或中度叩刺。隔日 1 次。

2. 耳针疗法

处方：胰（$CO_{11}$）、内分泌（$CO_{18}$）、三焦（$CO_{17}$）、肾（$CO_{10}$）、心（$CO_{15}$）、肝（$CO_{12}$）、肺（$CO_{14}$）、胃（$CO_4$）、神门（$TF_4$）、渴点（屏尖，$TG_{1p}$）、饥点（外鼻，$TG_{1,2i}$）、耳迷根（$R_2$）等。

操作：每次选 3~4 穴，毫针轻度刺激，留针 30 min。也可加用电针治疗仪或用压丸法。

3. 腧穴注射疗法

处方：心俞（BL15）、肺俞（BL13）、脾俞（BL20）、胃俞（BL21）、肾俞（BL23）、胃脘下俞（EX-B3）、足三里（ST36）、三阴交（SP6）、太溪（KI3）、关元（CV4）等。

药物：当归注射液、黄芪注射液、小剂量胰岛素或生理盐水。

操作：每次选 2~4 穴，先小幅度快速提插，得气注入上述任一药液，每穴 0.5~2 mL，隔日 1 次。

4. 艾灸疗法

处方：主穴分 8 组。①足三里（ST36）、中脘（CV12）。②身柱（GV12）、命门（GV4）、脾俞（BL20）。③气海（CV6）、关元（CV4）。④脊中（GV6）、肾俞（BL23）。⑤梁门（ST21）、华盖（CV20）。⑥大椎（GV14）、肝俞（BL18）。⑦中极（CV3）、行间（LR2）、腹哀（SP16）。⑧肾俞（BL23）、肺俞（BL13）、膈俞（BL17）。

操作：选用炷底直径为 1.5 cm、高为 2 cm、重 0.5 g 的艾炷，直径为 2 cm、厚 3~4 mm 的鲜姜片。每次选用上述任一组穴，轮流使用，每次每穴灸 10~30 壮，隔日 1 次，25 次为一疗程。

5. 电针疗法

处方：胰俞（EX-B3）、肺俞（BL13）、脾俞（BL20）、肾俞（BL23）、三焦俞（BL22）、三阴交（SP6）。



操作：针刺得气后，加用电针治疗仪，选用断续波或疏密波，刺激量以患者能忍受为度，每次通电 20~30 min。隔日 1 次。

【文献摘要】

《针灸甲乙经》：消渴、身热、面赤黄，意舍主之。消渴嗜饮，承浆主之。……消渴，腕骨主之。黄疸，热中善渴，太冲主之。……消瘅，善喘，气走喉咽而不能言，手足清，溺黄，大便难，嗌中肿痛、唾血，口中热，唾如胶，太溪主之。消渴黄瘅，足一寒一热，舌纵烦满，然谷主之。阴气不足，热中，消谷善饥，腹热身烦，狂言，三里主之。

《备急千金要方》：消渴，小便数，灸两手小指头及两足小趾头，并灸项椎佳。消渴咽喉干，灸胃脘下俞三穴百壮，穴在背第八椎下横三寸间寸灸之……消渴口干不可忍者，灸小肠俞百壮，横三间寸灸之……凡消渴病经百日以上者，不得灸刺。灸刺则于疮上漏脓水不歇……亦忌有所误伤，但作针许大疮，所饮之水皆于疮中变成脓水而出，若水出不止者必死，慎之慎之。初得患者，可如方灸刺之佳。

《千金翼方》：消渴口干不可忍，小肠俞百壮……消渴口干烦闷，灸阳池五十壮。

《圣济总录》：渴饮病，兼身体疼痛，灸隐白二穴，在足大趾内侧，去爪甲角如韭叶，各三壮。

《扁鹊心书》：上消病日饮水三五升，乃心、肺壅热，又吃冷物伤肺、肾之气，灸关元一百壮，可以免死，或春灸气海，秋灸关元三百壮，口生津液……中消病多食而四肢羸瘦、困倦无力，乃脾、胃、肾虚也，当灸关元穴五壮。

《针灸玉龙经》：意舍消渴诚非虚。

《普济方》：消渴，承浆、意舍、关冲、然谷。

《神应经》：消渴，水沟、承浆、金津、玉液、曲池、劳宫、太冲、行间、商丘、然谷、隐白。

《百症赋》：行间涌泉，主消渴之肾竭。

《针灸大成》：消渴，金津、玉液、承浆。问曰：此症从何而得？答曰：皆为肾水枯竭，水火不济，脾胃俱败，久而不治，变成背疽，难治矣。复刺后穴：海泉、人中、廉泉、气海、肾俞。

《针灸图翼》：消渴，肾俞、小肠俞。

《针灸集成》：肾虚消渴，然谷、肾俞、腰俞、肺俞、中膂俞在第二十一椎下两旁各二寸挟脊起肉端，灸三壮……食渴，中脘、三焦俞、胃俞、太渊、列缺，皆泻。

《神灸经纶》：消渴，承浆、太溪、支正、阳池、照海、肾俞、小肠俞、手小指头，用灸法。

【名家医案】曹某，女，35 岁，1983 年 9 月 12 日初诊。主诉：口渴、纳食多、小便多 3 个月。病史：患者 3 个月前因工作关系，与同事发生口角，以后闷闷不乐，遇事感厌烦、易怒，自从精神受刺激后，开始口渴，每昼夜要喝水 5~6 热水瓶，小便次数每昼夜 12~15 次，饮食由原每顿 150~200 g，骤增至 300~350 g，还感觉吃不饱，中间要吃零食。经市立医院查尿糖（+++），空腹血糖 7.77 mmol/L，餐后 2 h 血糖 11.1 mmol/L，诊断为糖尿病，口服苯乙双胍，每日 3 次，每次 25 mg，服药后，开始 20 d 内效果明显，每日饮水量减少 2~3 瓶，饮食自控，小便次数亦由原来的 12~15 次减为 8~10 次，餐后 2 h 血糖降为 9.99 mmol/L，尿糖变为（++）。后继续服用苯乙双胍，效果不显著，待 3 个月时检查症状与血糖、尿糖测定和 2 个月前相差无几，遂前来要求进行针灸配合治疗。检查：表情郁闷不快，少言语，形体较消瘦，无力运动，面色黄、少华。舌质红、苔薄黄，脉细数。诊断：消渴（糖尿病）。治则：润肺，清胃，滋肾。取穴：肺俞、脾俞、肾俞、尺泽、足三里、太溪。操作：隔日 1 次，每次留针 20 min，均用平补平泻法，10 次为一疗程。第 1 个疗程时，苯乙双胍仍和以前剂量一样服用，针至第 1 个疗程结束时，患者症状明显好转，口不渴，小便每昼夜减为 6~8 次，尿糖（+~++），空腹血糖 7.21 mmol/L，餐后 2 h 血糖 8.88 mmol/L。第 2 个疗程开始嘱患者停服苯乙双胍，针灸取穴除上方原穴外，加用胰俞（第 8 胸椎棘突旁开 1.5 寸）、三阴交二穴，仍用平补平泻法，留针 20 min。第 2 个疗程结束，患者症状又有减轻，接着又进行第 3 个疗程，取肺俞、脾俞、胰俞、尺泽、三阴交，用平补平泻法，同时取肾俞、足三里、太溪，针灸并用，用补法，均留针 20 min。待第 3 个疗程结束，患者症状全部消失，血糖与尿糖均恢复正常，又予上穴原法巩固 5 次而停止治疗，至今已 10 个多月，未见复发。（王雪苔，刘冠军．中国当代针灸名家医案［M］．长春：吉林科学技术出版社，1991：635-636.）

张某，男，35 岁，1962 年 9 月 18 日初诊。糖尿病 1 年半。食量显著增加，24 h 要喝 20 杯水，小便频数，大便干，神乏无力，自汗，头昏，曾在北京某医院检查，诊断为糖尿病，并住院治疗，症状缓解后出院，每日仍注射胰岛素并控制饮食，但病症复现，要求用梅花针治疗。检查：120/80 mmHg，空腹血糖 14.99 mmol/L，尿糖（++++）。第 5~12 胸椎两侧可摸到条索及压痛，下颌部有结节并有压痛。脉细数尺弱，舌质淡、苔薄、少津。证属胃燥阴伤，属中消。治则：清胃养阴。根据病证，选用后颈部、骶部、乳突区、第 5~12 胸椎两侧、曲池、内关、足三里、大椎、中脘、阳性物处。采用梅花针治疗，胰岛素和饮食控制照常。经治疗 14 次后，空腹血糖降至 6.77 mmol/L，尿糖阴性，症状好转。完全停用胰岛素，进普通饮食，经查，空腹血糖波动，升为 8.22 mmol/L。后又恢复注射胰岛素一半量，结果空腹血糖保持在 6.66~7.22 mmol/L。共治疗 77 次，症状消失，血糖保持在正常值范围，尿糖阴性，无不适感，停诊观察。（钟梅泉，钟禧嘉，叶仲琨．中国梅花针［M］．2 版．北京：人民卫生出版社，1998：212-213.）

【按语】 针灸治疗本病，对非胰岛素依赖型早、中期患者及轻型患者效果较好。对胰岛素依赖型患者效果较差，须配合内服药物以提高疗效。若本病迁延日久，阴损及阳，气阴两伤或阴阳俱虚，变证百出，则应积极配合药物进行综合性针对性治疗。本病针灸疗程一般较长，多数需要 3~4 个月的治疗，且疗程与疗效多成正比，不要过早停止治疗。糖尿病患者糖脂代谢紊乱，免疫能力低下，极易并发感染，且针刺后血肿不易吸收，因此，在针刺过程中应注意严格消毒，选穴不宜过多，针刺不宜过深；如并发周围神经病变，皮肤的感觉较为迟钝，施灸时要掌握好时间和距离，以防引起烫伤，诱发感染。严格掌握适应证，若患者出现恶心、呕吐、腹痛、呼吸困难、嗜睡，甚至出现血压下降、循环衰竭、昏迷、呼吸深大而快、呼气中有酮味（如烂苹果味），是糖尿病急性代谢紊乱引起的酮症酸中毒，病情凶险，不宜立即进行针刺，而应采取中西医结合方法及时抢救。

## 肥胖症

肥胖症是指体内脂肪堆积过多或分布异常、体重增加，是包括遗传和环境因素在内的多种因素相互作用所引起的慢性代谢性疾病，可分为单纯性与继发性两类。无明显内分泌、代谢病病因可寻者称为单纯性肥胖症。根据发病年龄及脂肪组织病理学特征，单纯性肥胖症可分体质性肥胖症和获得性肥胖症两型。体质性肥胖症：与遗传有关，有肥胖家族史；自幼肥胖，一般从出生后半年左右起由于营养过度而肥胖直至成年，全身脂肪细胞增生肥大；限制饮食及加强运动疗效差，对胰岛素不敏感。获得性肥胖症：起病于 20~25 岁，由于营养过度及遗传因素而肥胖；以四肢肥胖为主，脂肪细胞单纯肥大而无明显增生；控制饮食和运动的疗效较好，对胰岛素的敏感性经治疗可恢复正常。继发于神经-内分泌代谢紊乱基础上的肥胖症称为继发性肥胖症，包括下丘脑病、垂体病、胰岛病、甲状腺功能减退症、肾上腺皮质功能亢进症、性腺功能减退症所致的肥胖症及其他如水钠潴留性肥胖和痛性肥胖（Dercum 病）等。单纯性肥胖症是肥胖症中最常见的一种，是糖尿病、冠状动脉粥样硬化性心脏病、脑血管疾病、高血压、高脂血症等多种疾病的危险因子。临床上所称的肥胖症大多指单纯性肥胖症。肥胖可见于任何年龄，幼年型者自幼肥胖；成年型者多起病于 20~25 岁，但临床以 40~50 岁的中壮年女性为多，60~70 岁或以上的老年人亦不少见。

本症多因年老体弱、过食肥甘、缺乏运动、先天禀赋不足等，导致气虚阳衰、痰湿瘀滞而成。热量摄入多于热量消耗、脂肪合成增加是肥胖的物质基础。此外，肥胖症的发生还与性别、地理环境等因素有关。

【临床表现】 轻度肥胖者多无明显症状，中、重度肥胖症可引起气急、关节痛、肌肉酸痛、消化不良、体力活动减少，以及焦虑、抑郁等。按脂肪组织块的分布，通常分为两种体型。中心性肥胖者脂肪主要分布在腹腔和腰部，多见于男性，故又称为内脏型、苹果型、男性型；而女性脂肪主要分布在腰以下，如下腹部、臀部、大腿，又称为梨型、女性型。临床上肥胖症、血脂异常、高血压、冠心病、糖耐量异常或糖尿病等疾病常同时发生，并伴有高胰岛素血症，即代谢综合征。肥胖症还可伴随或并发睡眠中阻塞性呼吸暂停、胆囊疾病、高尿酸血症、痛风、骨关节病、静脉血栓、生育功能受损，并可增加麻醉和手术的危险性。此外，肥胖症患者恶性肿瘤发生率升高：肥胖妇女子宫内膜癌发生率比正常妇女高，绝经后乳腺癌发生率随体重增加而升高，胆囊和胆管癌也比较常见；男性结肠癌、直肠癌和前列腺癌发生率较非肥胖者高。肥胖症患者皮肤上可有淡紫纹或白纹，分布于臀外侧、大腿内侧、膝关节、下腹部等处，皱褶处易磨损，引起皮炎、皮癣。平时汗多怕热，抵抗力较低而易感染。另因长期负重，易患腰背痛、关节痛。

【诊断要点】　根据体征及体重即可诊断。

1. 体重　超过标准体重 10%为超重或过重。超过标准体重 20%即为肥胖症，超过标准体重的 20%~30%为轻度肥胖，超过标准体重的 30%~50%为中度肥胖，超过标准体重的 50%为重度肥胖。

2. 体重指数（BMI）　主要反映全身性超重和肥胖。1997 年，WHO 公布：正常 BMI 为 18. 5~24. 9，≥25. 0 为超重，25. 0~29. 9 为肥胖前期，30. 0~34. 9 为Ⅰ度肥胖（中度），35. 0~39. 9 为Ⅱ度肥胖（重度），≥40. 0 为Ⅲ度肥胖（极重度）。

2. 腰围（WC）　是反映脂肪总量和脂肪分布结构的综合指标。WHO 建议男性 WC>94 cm、女性 WC>80 cm 为肥胖。我国根据 20 世纪 90 年代的汇总分析结果，将男性 WC≥85 cm、女性 WC≥80 cm 作为腹部脂肪蓄积的诊断界线。

3. 腰臀比（WHR）　是腰围与臀围的比值。WHR 也被作为测量腹部脂肪的方法。WHR>1. 0 的男性和 WHR>0. 85 的女性被定义为腹部脂肪堆积。

4. CT 或 MRI　用 CT 或 MRI 扫描第 4~5 腰椎间水平计算内脏脂肪面积，以腹内脂肪面积≥100 $cm^2$ 作为判断腹内脂肪是否增多的切点，是评估体内脂肪分布最准确的方法。

【辨证施治】

1. 辨证分型

（1）胃肠腑热：体质肥胖，上下匀称，按之结实，食欲亢进，消谷善饥，口干欲饮，怕热多汗，急躁易怒，腹胀便秘，小便短黄。舌质红、苔黄腻，脉滑有力。

（2）脾胃虚弱：肥胖以面、颈部为甚，按之松弛，食欲不振，神疲乏力，形寒怕冷，心悸气短，嗜睡懒言，面唇少华，大便溏薄，小便如常或尿少身肿。舌质淡、边有齿痕、苔薄白，脉细缓无力或沉迟。

（3）真元不足：肥胖以臀部、下肢为甚，肌肤松弛，神疲乏力，喜静恶动，动则汗出，面色㿠白，畏寒怕冷，头晕腰酸，月经不调或阳痿早泄。舌质淡嫩，舌体边有齿痕，舌苔薄白，脉沉细迟缓。

2. 针灸治疗

治法：胃肠腑热者，治宜清胃泻火、通利肠腑，只针不灸，用泻法；脾胃虚弱者，治宜益气健脾、祛痰利湿，针灸并用，用补法；真元不足者，治宜温肾壮阳、健脾利湿，针灸并用，用补法。以足太阴、足阳明经穴为主。

主穴：中脘（CV12）、天枢（ST25）、大横（SP15）、曲池（LI11）、支沟（TE6）、内庭（ST44）、丰隆（ST40）、上巨虚（ST37）、阴陵泉（SP9）。

方义：肥胖之症，多责之脾胃肠腑。中脘乃胃募、八会穴之腑会，曲池为大肠经的合穴，天枢为大肠经的募穴，上巨虚为大肠经的下合穴，四穴合用可通利肠腑、降浊消脂。大横为脾经腹部腧穴，健脾助运。丰隆为胃经络穴，阴陵泉为脾经合穴，两穴合用以分利水湿、蠲化痰浊。支沟为三焦经的经穴，疏调三焦之气。内庭为胃经荥穴，清泻胃腑。诸穴共用有健脾胃、利肠腑、化痰浊、消浊脂之功。

加减：胃肠腑热者，加合谷（LI4），以清泻胃肠；加三阴交（SP6），以疏肝抑脾利湿。脾胃虚弱者，加脾俞（BL20）、胃俞（BL21）、足三里（ST36），以健运脾胃、利湿化痰。真元不足者，加肾俞（BL23）、命门（GV4）、关元（CV4），以益肾培元，治其本；再配三阴交（SP6）、太溪（KI3），以健脾益肾、利湿消肿，治其标。少气懒言，加太白（SP3）、气海（CV6），以补中益气。心悸者，加神门（HT7）、心俞（BL15），以宁心安神。胸闷者，加膻中（CV17）、内关（PC6），以宽胸理气。嗜睡健忘者，加百会（GV20），以升举清阳、醒脑提神；并加照海（KI6）、申脉（BL62），以调理阴阳。

操作：脾胃虚弱、真元不足者，可选灸天枢、上巨虚、阴陵泉、三阴交、气海、命门、关元、脾俞、足三里、肾俞等穴。余穴视患者肥胖程度及取穴部位的不同而比常规刺深 0.5~1.5 寸。

【其他疗法】

1. 皮肤针疗法

处方：按“针灸治疗”选穴，或取肥胖局部阿是穴。

操作：用皮肤针叩刺。实证重度叩刺，以皮肤渗血为度；虚证中度刺激，以皮肤潮红为度。隔日 1 次。

2. 耳针疗法

处方：口（$CO_1$）、胃（$CO_4$）、脾（$CO_{13}$）、肺（$CO_{14}$）、三焦（$CO_{17}$）、饥点（外鼻，$TG_{1,2i}$）、神门（$TF_4$）、内分泌（$CO_{18}$）、皮质下（$AT_4$）等。

操作：每次选 3~5 穴，毫针浅刺，中度刺激，留针 30 min，每日或隔日 1 次。或用压丸法、埋针法，更换和留置的时间根据季节而定，其间嘱患者餐前或有饥饿感时，自行按压 2~3 min，以增强刺激。

3. 电针疗法

处方：按针灸主方及加减选穴。

操作：针刺得气后接电针治疗仪，用疏密波强刺激 30~40 min。隔日 1 次。

【文献摘要】

《备急千金要方》：身肿身重，关门主之。

《针灸聚英》：遍身肿满疾久缠，更兼饮食又不化，肾俞百壮病即痊。

【名家医案】 李某，男，17 岁。因全身性肥胖 10 年，于 1999 年 5 月 26 日来针灸专家门诊就医。患者 7 岁患病毒性感冒，用青霉素和链霉素疗效不佳，改用红霉素和糖皮质激素治疗病愈后进食增多，肥胖逐年加重。就诊时证候：形体肥胖、食欲旺盛（进食量约 0.75 kg/d），烦热多饮，疲乏无力，大便溏薄，腰膝酸软，眼睑色暗，性情急躁，活动心悸气短，舌质红、苔黄，脉弦数。身高 180 cm，体重 138 kg，体重指数 42.59，体脂百分率 47.44%，肥胖度 91.67%。实验室检查：总胆固醇（TC）7.18 mmol/L，三酰甘油（TG）2.62 mmol/L，高密度脂蛋白胆固醇(HDL-C) 1.06 mmol/L，低密度脂蛋白胆固醇（LDL-C）5.59 mmol/L。诊断：肥胖症并发高脂血症。证型诊断：虚实夹杂，实为胃肠实热，虚为肝肾阴虚兼有肺脾气虚。治则：清泻胃肠实热，兼补益肝肾、健脾补肺。体穴：主穴取内庭、足三里、肝俞、肾俞、三阴交、照海、太溪、太冲；配穴取天枢、曲池、合谷、列缺、阴陵泉、上（下）巨虚、丰隆、复溜。耳穴：主穴取外鼻（饥点）、胃、肝、肾、脾、内分泌；配穴取胆、膀胱、三焦、皮质下。患者经过 10 个月治疗，诸症消失，体重明显减轻，身高 183 cm，体重 88 kg，体重指数 26.28，体脂百分率 30.47%，肥胖度 17.8%。实验室检查：TC 4.63 mmol/L，TG 1.42 mmol/L，HDL-C 1.46 mmol/L，LDL-C 2.88 mmol/L。（徐恒泽，赵京生．名医针刺经验用典[M]．北京：科学技术文献出版社，2005：523-524.）

【按语】 针灸对单纯性肥胖症有较好疗效。在取得疗效后应巩固治疗 1~2 个疗程，以防体重回升反弹。指导患者改变不良的饮食和生活习惯，自觉限制食量，少吃零食，但也不宜过度节食；食物宜清淡，少食高脂、高糖及煎炸之品；用餐时须细嚼慢咽；生活有规律，忌过度睡眠；保持良好的精神状态，坚持适度的体力劳动和进行适当的体育锻炼，以增加热量的消耗。

## 八、泌尿生殖系统疾病

### 睾丸炎

睾丸炎通常由其邻近附睾发生的细菌和病毒性炎症引起，又称为附睾-睾丸炎，是常见的男性生殖系统疾病之一，也是男性不育症常见病因之一。本病的发病率为12%~18%，好发于青壮年。多在机体免疫力下降时，由感染、外伤、肿瘤引起，通过上行感染、淋巴感染及经附睾直接蔓延三种途径发病。常见的致病菌为葡萄球菌、链球菌、大肠杆菌或流行性腮腺炎病毒等。急性化脓性睾丸炎属中医学“子痈”范畴；腮腺炎性睾丸炎中医学则多称之为“卵子瘟”。

本病病位在外肾，多为外感湿热、瘟毒下注、痰气交阻，湿热之邪壅滞于下，结于肾，发为此疾。热盛肉腐化为脓，瘟毒久滞并能耗损肝肾之阴，致生子痿（睾丸萎缩）之变。急性患者每与湿热蕴结、火毒炽盛蕴结而成痈脓有关；慢性患者则表现为痰瘀互阻于阴部。

【临床表现】

1. 急性非特异性睾丸炎　多继发于尿道、前列腺或精囊感染，起病突然，一侧或双侧睾丸肿胀疼痛，有时呈剧痛，可向腹股沟、下腹部、会阴部放射，阴囊皮肤红肿，睾丸肿大明显并有触痛，甚至拒按，如有脓肿形成，可扪及波动感，并伴有发热、恶寒、全身酸痛不适，或恶心、呕吐等全身症状。

2. 急性腮腺炎性睾丸炎　多于腮腺炎发生后3~4 d出现，表现为腮腺肿大，一侧或双侧睾丸肿大，触痛明显，阴囊呈红斑、水肿，偶见鞘膜积液，可伴高热、虚脱等全身症状，1/3患者有睾丸萎缩现象。

3. 慢性非特异性睾丸炎　常由急性期治疗不彻底而引起，表现为患侧睾丸肿胀疼痛，并向阴囊、大腿根部及腹股沟区域放射，有下坠感。睾丸慢性肿大，质硬而表面光滑，有轻触痛，失去了正常的敏感度。

【诊断要点】

（1）一侧或双侧睾丸肿胀疼痛，可向下腹部、会阴部放散。

（2）体检可以触及一侧或双侧睾丸肿大，局部观察阴囊皮肤呈红色、水肿。

（3）实验室检查：血常规检查可见白细胞和中性粒细胞增高；尿常规检查可见镜下血尿和白细胞。急性期尿内可查到致病菌，必要时可做梅毒血清试验，以排除梅毒瘤。

【辨证施治】

1. 辨证分型

（1）湿热蕴盛：睾丸肿胀疼痛，阴囊红肿，扪之灼热，恶寒发热，全身酸楚，小便黄赤，大便秘结，口干口苦。舌质红、苔黄腻，脉滑数。

（2）瘟毒流注：睾丸肿胀疼痛，扪之灼热，阴囊皮色多不变，发热午后为甚，精神委靡。舌质淡红、苔薄，脉浮数。

（3）气滞血瘀：睾丸肿痛，甚则阴囊皮肤青紫、瘀斑，痛引少腹，影响直立或行走，继则睾丸疼痛加重，身伴寒热，小便黄赤，大便秘结，口干而苦。舌质淡红，边尖或有紫斑、瘀点，脉涩或数。

（4）痰气交阻：睾丸肿胀疼痛，阴囊有下坠感，可扪及肿块或硬结，压痛明显，小腹、少腹牵掣不舒，时或坠痛。舌质淡红、苔薄，脉弦涩。

（5）肝肾阴虚：睾丸日渐萎缩，质地松软，时有酸胀不适感，精神委靡，体倦乏力，或见阳痿、早泄、性欲减退，或有午后低热、易汗。舌质淡红、苔薄少，脉细数。

2. 针灸治疗

治法：湿热蕴盛者，治宜清热利湿；瘟毒流注者，治宜清热解毒、化湿利尿；气滞血瘀者，治宜行气化瘀；痰气交阻者，治宜化痰理气、通络止痛。以上均只针不灸，用泻法。肝肾阴虚者，治宜滋养肝肾、通络活血，只针不灸，用补法。以足厥阴、足太阴经穴为主。

主穴：三阴交（SP6）、行间（LR2）、太冲（LR3）、关元（CV4）、三阳络（TE8）。

方义：三阴交、关元均为足三阴经之会，为清热利湿、通理下焦之要穴；行间、太冲均为肝经腧穴，二者合用可清泻肝经湿热，通调肝经瘀浊之气；三阳络从阳引阴，有活血化瘀、行气止痛之功，尤宜于阴部疾患的治疗。

加减：湿热蕴盛者，加大敦（LR1）、阴陵泉（SP9）、曲池（LI11），以清热利湿；瘟毒流注者，加大椎（GV14）、中极（CV3）、蠡沟（LR5），以清热解毒、化湿利尿；气滞血瘀者，加冲门（SP12）、合谷（LI4）、血海（SP10），以行气化瘀；痰气交阻者，加丰隆（ST40）、气海（CV6），以化痰理气、通络止痛；肝肾阴虚者，加太溪（KI3）、肾俞（BL23）、肝俞（BL18），以滋养肝肾、通络活血。

操作：大敦、行间，可点刺放血；关元、中极，可反复提插探寻，使针感放散至龟头及会阴部为佳。余穴均常规刺法。

【其他疗法】

1. 耳针疗法

处方：外生殖器区（$HX_4$）、神门（$TF_4$）、睾丸点。

操作：毫针中度刺激，隔日1次。也可埋针或用压丸法。

2. 腧穴注射疗法

处方：三阴交（SP6）。

药物：鱼腥草注射液。

操作：单侧取穴，双侧交替，每穴注射药液0.5~1 mL，隔日1次。

3. 艾灸疗法

处方：阳池（TE4）。

操作：每次灸3壮。每日1次，连灸1周。

【文献摘要】

《针灸聚英》：有因寒、因气、因湿热痰积流下。灸大敦、三阴交、小腹下横纹斜尖灸一壮。斜太冲、大敦、绝骨。

《针灸大成》：㿗疝，曲泉、中封、太冲、商丘。

【名家医案】 吕某，男，10岁，发热4 d，双侧腮颊肿胀觉痛2 d，两侧睾丸痛，持续性发热，二腮颊肿胀而痛，左侧尤甚，张口咀嚼困难，并牵及耳后和下颌。咽干，口燥喜凉饮，食欲不振，小溲黄赤，舌质红、苔黄腻，脉弦数。西医诊断为急性传染性腮腺炎合并急性睾丸炎。治则：清热解毒，疏风通络，消肿散结。取穴：①耳尖、商阳、大敦。②大椎、曲池、风池、颊车透大迎。均用泻法，治疗6次诸症悉除，针曲池、足三里，以善其后。（高忻洙，张载义，等. 古今针灸医案医话荟萃［M］. 合肥：安徽科学技术出版社，1990：136.）

【按语】 本病针灸的疗效尚属满意，不仅能迅速止痛，而且对消除肿胀也有一定效果。患者应多吃新鲜蔬菜和瓜果，增加维生素C等成分的摄入，以提高身体抗炎能力；少吃辛辣刺激性食物，以免因此而引起发炎部位分泌物增加、炎症进一步浸润扩散和症状加重。戒除不良嗜好，如烟、酒等。养成良好的生活习惯，避免熬夜，并节制房事。平时多锻炼身体，提高身体免疫力。

## 男性性功能障碍

男性的正常性功能包括性兴奋（即性欲）、阴茎勃起、性交、性高潮、射精五个环节。这些过程的出现是一个极其复杂的生理反射过程，是依靠神经系统、内分泌系统、循环系统、感觉器官，以及健康的精神、心理状态的共同作用，通过健全的性器官来完成的。其中某一环节发生障碍，就会引起性行为和性感觉的反常和缺乏，当影响到性功能完善时，通常称为男性性功能障碍。性功能障碍按临床表现可分为四大类。①性欲障碍：性欲减退、性厌恶、性欲亢进。②勃起障碍：阳痿、阴茎异常勃起。③射精障碍：早泄、不射精、逆行射精、遗精。④感觉障碍：性交疼痛、射精痛。本篇仅就遗精、阳痿、早泄这三种临床最常见的男性性功能障碍疾病进行论述。

Ⅰ. 遗精

遗精是指不因性生活而精液频繁遗泄的病症，又称遗泄、失精。有梦而遗精，醒后方知，称为梦遗；无梦而自遗，甚至清醒时精液流出，称为滑精。本病常见于西医学的前列腺疾患、包茎、包皮过长、尿道炎、神经衰弱等疾病。未婚或已婚但无正常性生活的男子每月遗精 2~4 次者属正常的生理现象。

本病病位主要在肾，与心、肝两脏亦有联系，多由房事不节、先天不足、用心过度、思欲不遂、饮食不节等导致肾之封藏失职所致。

【临床表现】　梦遗以青年居多，睡眠中阳高易举，复值性梦，则易精泄。久遗不止、次数繁多者可致头晕耳鸣、精神不振、腰酸膝软、心悸健忘等。滑精以体质虚弱者居多，滑泄不分昼夜，遇色动念则精液出，常有精神委靡、形瘦神疲、失眠多梦、心悸心慌，伴发阳痿等。

【诊断要点】

（1）已婚男子遗泄，每周超过 1 次以上，或未婚男子遗泄每周超过 2 次以上。

（2）通过直肠指诊、前列腺 B 超及精液常规等检查，进行病因诊断。

【辨证施治】

1. 辨证分型　根据病因、起病缓急、病程长短、肿势及伴随症状等进行辨证。

（1）阴虚火旺：夜寐不实，多梦遗精，阳兴易举，心中烦热，头晕耳鸣，小便短赤。舌质红、苔黄，脉细数。

（2）湿热下注：有梦遗精频作，尿后有精液外流，小便短黄而混或热涩不爽，口苦烦渴。舌质红、苔黄腻，脉滑数。

（3）心脾两虚：遗精遇思虑或劳累过度而作，头晕失眠，心悸健忘，面黄神倦，食少便溏。舌质淡、苔白，脉细弱。

（4）肾虚不固：遗精频作，甚则滑精，腰酸膝软，头晕目眩，耳鸣，健忘，心烦失眠。肾阴虚者，兼见颧红、盗汗，舌质红、苔少，脉弦数；肾阳虚者，可见阳痿早泄，精冷，畏寒肢冷，面色㿠白，舌质淡、苔白滑，舌尖边齿印，脉沉细。

2. 针灸治疗

治法：阴虚火旺者，治宜清心安神、滋阴清热，只针不灸，用补法或平补平泻法；湿热下注者，治宜清热利湿，只针不灸，用泻法；心脾两虚者，治宜调补心脾、益气摄精，针灸并用，用补法；肾虚不固者，治宜补肾益精、固涩止遗，针灸并用，用补法。以任脉、足太阴经穴为主。

主穴：会阴（CV1）、关元（CV4）、肾俞（BL23）、次髎（BL32）、三阴交（SP6）。

方义：肾气不固为本病症结所在，故治疗应先以调肾为要。会阴为冲、任、督脉交会之所，可调整气血、交通阴阳，使精关得固；关元可培补元气，调补肝、脾、肾；肾俞益肾助阳以固精；次髎补益下焦、调肾固精；三阴交系足太阴、厥阴、少阴之会，善健脾胃、益肝肾而固摄精关。

加减：肾虚不固者，加志室（BL52）、太溪（KI3），以补肾益精、壮阳固涩。心脾两虚者，加心俞（BL15）、脾俞（BL20），以补益心脾、益气摄精。阴虚火旺者，加太溪（KI3）、神门（HT7），以滋阴降火、宁心安神。湿热下注者，加中极（CV3）、阴陵泉（SP9）、委阳（BL39），以清利湿热。

操作：会阴单针不灸，单捻转不提插，刺激强度以患者能耐受为度；中极针刺以使针感下达阴部为佳；次髎宜刺入骶后孔中。余穴均常规刺法。

【其他疗法】

1. 耳针疗法

处方：肾（$CO_{10}$）、外生殖器（$HX_4$）、内分泌（$CO_{18}$）、神门（$TF_4$）、心（$CO_{15}$）、肾上腺（$TG_{2p}$）。

操作：每次选2~4穴，毫针中度刺激，留针15~30 min，每日或隔日1次。或用压丸法，每日自行按压3次，每次10~15 min，3 d更换一次，10~15次为一疗程。

2. 隔物灸法

处方：神阙（CV8）、关元（CV4）、足三里（ST36）。

操作：采用隔生姜或独头大蒜灸法，每次每穴灸3~5壮。每日或隔日1次，10~14次为一疗程。

3. 腧穴注射疗法

处方：关元（CV4）、中极（CV3）、气海（CV6）、志室（BL52）。

药物：维生素$B_1$注射液、维生素$B_{12}$注射液。

操作：每次取1穴，各穴轮流使用。每次注射上述任一药液0.5 mL。隔日1次，10次为一疗程。

4. 皮肤针疗法

处方：关元（CV4）、中极（CV3）、三阴交（SP6）、太溪（KI3）、心俞（BL15）、肾俞（BL23）、志室（BL52）或腰骶两侧夹脊穴及足三阴经膝关节以下的腧穴。

操作：用皮肤针叩打至皮肤轻度红晕。每日1次。

5. 腧穴埋线疗法

处方：关元（CV4）、中极（CV3）、肾俞（BL23）、三阴交（SP6）。

操作：每次选2穴，埋入羊肠线。每月1~2次。

【文献摘要】

《针灸大成》：遗精白浊，肾俞、关元、三阴交……梦遗失精，曲泉（百壮）、中封、太冲、至阴、膈俞、脾俞、三阴交、肾俞、关元、三焦俞。

《医学纲目》：遗精白浊，心俞、肾俞、关元、三阴交……复刺后穴，命门、白环俞。

《针灸逢源》：遗精，膏肓俞、脾俞、肾俞、中极（以上灸随年壮）、三阴交、曲泉（兼膝胫冷痛者效）、中封。

《备急灸方》：治男子遗精白浊起止不可者，灸法；先点丹田穴，更向上去些，小灸七壮（脐下一寸为丹田）。

《扁鹊神应针灸玉龙经》：胆寒由是怕心惊，遗精白浊实难禁，夜梦鬼交心俞治，白环俞治一般针。

【名家医案】 王某，男，28岁，遗精、滑精1年余，加重3个月。曾服用金锁固精丸、封髓丹、桑螵散合水陆二仙丹等药物，均未获效。病初之时，睡眠不安，阳事易举，入梦遗泄。近3个月来，遗精频繁，每周3~5次，且白天思念即下，夜间无梦自遗，伴腰膝酸软、头晕耳鸣、形体消瘦、神疲乏力、食欲不振，舌质红、少苔，脉细数。诊为遗精、滑精（肾精亏耗、心肾不交）。治则：补北泻南，益肾固精。取心俞、肾俞、神门、太溪、气海、关元、三阴交、志室，均平补平泻，隔日治疗1次。经针5次后，梦遗已止，但仍思念滑泄。经针10次后，无梦自泄1次，思念滑泄如故。加取会阴穴，用毫针直刺2寸深，亦用平补平泻手法。针2次后，梦遗止，滑精亦停。又针刺4次以巩固疗效。共针16次后，诸症消而获痊愈。（王雪苔，刘冠军．中国当代针灸名家医案［M］．长春：吉林科学技术出版社，1991：228.）

【按语】 本病多属功能性，但对于器质性疾病引起者应同时治疗原发病。针灸治疗过程中，应注意多与患者进行心理沟通，鼓励患者消除紧张、烦躁等情绪，以利于疾病尽快治愈。避免过度脑力劳动，适当进行体育锻炼，节制性欲，戒除手淫。睡眠养成侧卧习惯，被褥不宜过厚，衬裤不宜过紧。

Ⅱ. 阳痿

阳痿又称勃起功能障碍，是指男性在性生活时，阴茎不能勃起，或勃而不坚，或坚而不久，不能完成正常的性生活，或阴茎根本无法插入阴道进行性交的病症，亦称阴痿、阴器不用、阳事不举等，是最常见的男性性功能障碍性疾病。本病的发生与年龄增长呈正相关，可分为原发性阳痿、继发性阳痿和境遇性阳痿三类。其发生既可因精神心理因素引起，也可因器质性病变如内分泌性、神经性疾病及其他全身疾患等引起。

本病的病因包括外邪侵袭、情志内伤和脏腑虚损三类，发病与脏腑功能失调、阴阳失衡均有关联。

【临床表现】　阴茎不能勃起或勃起不坚、时间短暂，无法进行满意的性交活动，常伴性欲锐减，甚至无性欲，精神不振，心悸易惊，抑郁胆怯、多疑等症状。

根据阴茎勃起的程度将阳痿分为三度：0 度，系阴茎任何时候都不能勃起；1 度，系有时能勃起，但性交时消失；2 度，系勃起无力，不能完成性交。在体征方面，功能性阳痿多无明显体征，器质性阳痿可因其原发疾病的不同而出现神经系统、内分泌系统或心血管系统方面的体征。

【诊断要点】

（1）以性生活时阴茎不能勃起，或勃而不坚，不能进行正常性生活为主要表现。

（2）排除性器官发育不全和药物引起者。

【辨证施治】

1. 辨证分型

（1）命门火衰：阳痿不举，面色㿠白，头晕目眩，精神委靡，腰膝酸软，畏寒肢冷，耳鸣。舌质淡、苔白，脉沉细。

（2）心脾两虚：阳痿，精神不振，失眠健忘，胆怯多疑，心悸自汗，纳少，面色无华。舌质淡、苔薄白，脉细弱。

（3）湿热下注：阴茎痿软，勃而不坚，阴囊潮湿气臊，下肢酸重，尿黄，解时不畅，余沥不尽。舌质红、苔黄腻，脉沉滑数。

（4）惊恐伤肾：精神抑郁或焦虑紧张，心悸易惊，夜寐不宁。舌质红、苔薄白，脉细弦。

（5）肝郁不舒：阳痿不举，情绪抑郁或烦躁易怒，胸脘不适，胁肋胀闷，食少便溏。舌苔薄，脉弦。

2. 针灸治疗

治法：命门火衰者，治宜温补肾阳；心脾两虚者，治宜补益心脾、益气养血。以上均针灸并用，用补法。惊恐伤肾者，治宜益肾宁神，以针刺为主，用补法或平补平泻法；湿热下注者，治宜清利湿热，只针不灸，用泻法；肝郁不舒者，治宜疏肝解郁，只针不灸，用泻法或平补平泻法。以任脉、督脉穴为主。

主穴：关元（CV4）、命门（GV4）、肾俞（BL23）、三阴交（SP6）。

方义：阳痿的产生与任、督、冲脉及足厥阴、足太阴等多条经脉相关。关元属任脉，为足三阴、任脉之会，有培补元气、温肾助阳之功；命门、肾俞可补益元气、培肾固本；三阴交是足太阴、厥阴、少阴之会，可补益肝、脾、肾，又可清利湿热、强筋起痿。

加减：命门火衰者，加志室（BL52）、气海（CV6）、太溪（KI3），以温养肾气；心脾两虚者，加心俞（BL15）、脾俞（BL20）、足三里（ST36），以补益心脾；惊恐伤肾者，加百会（GV20）、神门（HT7），以宁神定志；湿热下注者，加阴陵泉（SP9）、阳陵泉（GB34）、曲骨（CV2），以清利湿热；肝郁不舒者，加太冲（LR3）、膻中（CV17），以疏肝解郁、宽胸理气。

操作：关元针尖向下斜刺，针感以向前阴部传导为佳。命门火衰者，关元、气海、命门、肾俞、志室可采用隔附子饼灸法；惊恐伤肾者，可加灸百会；湿热下注者，可由阴陵泉向阳陵泉透刺。余穴常规刺法。

【其他疗法】

1. 腧穴注射疗法

处方：气海（CV6）、关元（CV4）、中极（CV3）、曲骨（CV2）、足三里（ST36）、命门（GV4）。

药物：鹿茸精注射液。

操作：取上述药液，命门注射 1 mL，余穴各注射 0.5 mL。隔日 1 次，15 次为一疗程。

2. 耳针疗法

处方：肾（$CO_{10}$）、皮质下（$AT_4$）、外生殖器（$HX_4$）、神门（$TF_4$）、内分泌（$CO_{18}$）。

操作：每次选 2~4 穴，毫针中度刺激，留针 15~30 min，每日或隔日 1 次。或用压丸法，每日自行按压 3 次，每次 10~15 min。3 d 更换一次，10~15 次为一疗程。

3. 电针疗法

处方：①关元（CV4）、中极（CV3）、归来（ST29）、足三里（ST36）、三阴交（SP6）。②肾俞（BL23）、次髎（BL32）、下髎（BL34）、太溪（KI3）。

加减：湿热下注者（伴慢性前列腺炎），加会阴（CV1）；性欲淡漠者，加阴廉（LR11）、百会（GV20）；失眠者，加内关（PC6）、神门（HT7）；肝郁者，加行间（LR2）、太冲（LR3）。

操作：上述腧穴针刺得气后，接通电针治疗仪，选用疏密波，强度以患者能耐受为度，使刺激持续作用于阴茎、睾丸部，一般刺激 30 min。两组主穴隔日交替使用，10 次为一疗程。

4. 头针疗法

处方：生殖区。

操作：用毫针沿皮刺入生殖区，行捻转手法，留针 30 min，每隔 5 min 捻转一次。每日 1 次，6 次为一疗程。

【文献摘要】

《黄帝明堂经》：曲泉，立丈夫癞疝、闭癃、阴痿……阴谷，主男子女蛊、阴痿不用。

《针灸大成》：阴痿丸骞，阴谷、阴交、然谷、中封、太冲。

《类经图翼》：阳不起，灸命门、肾俞、气海、然谷。

《神灸经纶》：阳痿，命门、肾俞、气海、然谷、阴谷，均灸。

【名家医案】 陶某，男，55 岁。阳痿半月。患者于半月前与爱人行房中发生争吵，遂致阳痿、卵缩。此后一直心情不畅，胸闷气短，头晕，腰酸，口干不欲饮，纳谷不佳，眠差，每夜睡 2~3 h，舌边尖红，脉弦小数，尺脉无力。诊为阳痿（肝郁肾虚）。治则：疏肝解郁，益肾助阳。取百会、关元、内关、三阴交、太冲。在初次接诊过程中，先给患者做了必要的解释工作，告知其病属功能性、一时性障碍。次日复诊，患者告知针治当日下午已能正常行房，上方继用，4 次告愈。（王宏才，郑真真，王惠珠．针灸名家医案解读［M］．北京：人民军医出版社，2008：85.）

【按语】 针灸治疗本病，对于功能性者有较好疗效，因器质性病变所导致者，应治疗原发病。本病的发生与恣情纵欲有关，故应努力戒除手淫及节制房事。注重心理调节，尤其应克服悲观情绪，树立战胜疾病的信心，适当进行体育锻炼，夫妻双方暂时分床和相互关怀体贴。由于器质性病变引起的阳痿应注意同时治疗原发疾病。

Ⅲ. 早泄

早泄是指在性伴侣没有性功能障碍的情况下，射精早于个人期望，射精可发生于插入阴道以前或插入阴道后很短时间内，过快射精使本人或伴侣不能满意，属于男性性功能障碍。本病在成年男性的发病率为 35%~50%，常与遗精、阳痿等病并见。约 80%的早泄患者是由于过度紧张或兴奋、过度疲劳、郁闷等精神心理因素引起的，也有患者是因外生殖器先天畸形、尿道炎、脑血管意外等器质性疾病引起，某些全身性疾病、体质衰弱也可导致早泄。

本病多因先天禀赋不足、房事不节、过频手淫或妄想不遂，致肾气亏虚、封藏失司或肾阴不足、心阴暗耗、水火失济；饮食不节，或忧思过度，伤及心脾，致固摄无权、精失闭藏；平素性情急躁、情志不畅，使肝气郁结，或气郁日久化火，复感湿邪，酿生湿热，循经下注精室，扰动精关，致精液闭藏无权所致。

【临床表现】 性交过程中，男子性器官尚未接触或刚接触阴道时，便发生射精，以致影响双方满足感，甚至影响生育。早泄一般有以下几类表现：一是习惯性早泄，症状有性欲旺盛、阴茎勃起有力、交媾迫不及待，大多见于青壮年人；二是年老性早泄，由性功能减退引起；三是偶见早泄，大多在身心疲惫、情绪波动时发生。

【诊断要点】

（1）以过早射精为主要表现。

（2）排除器质性病变引起者。

【辨证施治】

1. 辨证分型

（1）肾虚不固：泄后疲乏，腰膝酸软，性欲减退，小便频数。舌质淡、苔薄，脉弱。

（2）心脾两虚：肢体倦怠，面色少华，心悸气短，失眠多梦。舌质淡、少苔，脉细无力。

（3）阴虚火旺：遗精，阴茎易举，腰膝酸软，五心烦热，潮热盗汗。舌质红、少苔，脉细数。

（4）肝经湿热：阴部潮湿，口苦纳呆，少腹胀痛，小便黄赤。舌质红、苔黄腻，脉弦数。

（5）肝郁气滞：精神抑郁，焦躁不安，少腹不舒，牵引睾丸，胸闷叹息，少寐多梦。舌边红、苔薄白，脉弦。

2. 针灸治疗

治法：肾虚不固者，治宜益肾固精；心脾两虚者，治宜补益心脾。以上均针灸并用，用补法。阴虚火旺者，治宜滋阴降火，只针不灸，用平补平泻法；肝经湿热者，治宜清泄肝经湿热；肝郁气滞者，治宜疏肝解郁，只针不灸，用泻法。以任脉、足太阴经穴为主。

主穴：关元（CV4）、肾俞（BL23）、志室（BL52）、三阴交（SP6）。

方义：关元为任脉与足三阴之会，又为元气出入之要塞，有培补元气、固精强身之功；志室别名精宫，乃肾精所藏之处，肾俞为肾之背俞穴，二者相配有补肾固精之效；三阴交为足三阴经之会，可补肾调肝脾而固摄精关。

加减：肾虚不固者，加命门（GV4）、太溪（KI3）、气海（CV6），以补肾固精；心脾两虚者，加心俞（BL15）、脾俞（BL20）、足三里（ST36）、神门（HT7），以补益心脾、宁心安神；阴虚火旺者，加太溪（KI3）、太冲（LR3）、照海（KI6），以养阴清热；肝经湿热者，加阴陵泉（SP9）、蠡沟（LR5），以清热利湿；肝郁气滞者，加太冲（LR3）、膻中（CV17），以理气解郁。

操作：关元针尖向下斜刺，针感以向前阴部传导为佳。肾虚不固者，关元、肾俞、命门、志室、气海等穴可施灸法。余穴均常规刺法。

【其他疗法】

1. 耳针疗法

处方：内生殖器（$TF_2$）、外生殖器（$HX_4$）、神门（$TF_4$）、内分泌（$CO_{18}$）、皮质下（$AT_4$）、心（$CO_{15}$）、肾（$CO_{10}$）。

操作：每次选2~4穴，毫针中度刺激。或用皮内针埋藏、压丸法，3~5 d更换一次。

2. 腧穴埋线疗法

处方：系带穴（包皮系带的中点）、关元（CV4）、单侧三阴交（SP6）、单侧肾俞（BL23）。

操作：以0.2%盐酸利多卡因溶液作局部浸润麻醉，然后将羊肠线埋入穴下肌肉层。每月1~2次。

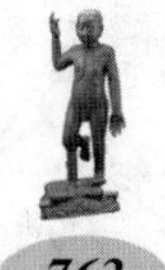

3. 腧穴注射疗法

处方：气海（CV6）、命门（GV4）、肾俞（BL20）、然谷（KI2）、三阴交（SP6）、关元（CV4）、脾俞（BL20）、丰隆（ST40）。

药物：20%人胎盘组织液或10%鹿茸精注射液。

操作：每次选4~6穴，交替使用，每穴注射0.5~1 mL。每日1次，10次为一疗程。

4. 温针灸疗法

处方：关元（CV4）、气海（CV6）、足三里（ST36）、三阴交（SP6）、太溪（KI3）、肾俞（BL23）、志室（BL52）。

操作：太溪、关元、气海、足三里、三阴交均常规刺法。关元、足三里加用温针灸，每10 min行捻转补法1 min，留针30 min。起针后嘱患者俯卧，取志室、肾俞，针刺得气后用温针灸，留针30 min。10次为一疗程。

5. 脐穴贴敷疗法

处方：神阙（CV8）。

药物：露蜂房、白芷各10 g。

操作：上述药物研末，醋调成饼，临睡前敷神阙穴，用胶布固定，次晨取下。每日1次。

【文献摘要】

《针灸正宗》：病早泄……非灸关元、气海、中极、肾俞无功效也，且须灸至百壮。

《实用针灸疗法》：早泄，取①肾俞、气海、三阴交。②关元、归来、阴陵泉。中度刺激，留针3~4 min。肾俞、气海、关元、归来，宜针后加灸。

【名家医案】 患者，男，39岁。2年前性生活时觉阴茎勃起时间短，力度不够，射精无力，腰膝酸软，神疲乏力，性欲低下，夜尿每晚3~4次，畏寒肢冷，眠差。查见患者形体瘦弱，面色略显苍白，四肢欠温，舌质淡、苔薄白，脉细弱。诊断为早泄（脾肾阳虚）。治则：补肾填精助阳。取关元、气海、足三里、三阴交、太溪、肾俞、志室，捻转补法，关元、足三里加用温针灸，每10 min各腧穴行捻转补法1 min，留针30 min。起针后嘱患者俯卧，取志室、肾俞，得气后用温针灸，留针30 min，10次为一疗程。治疗期间嘱其暂停同房，经10次治疗后，患者自觉精神状态较好，夜尿从每晚3~4次减至0~1次，睡眠每晚可达5~7 h，腰膝酸软明显减轻。1周后随访，患者在1周内有2次性生活，自觉较以前勃起时间有所延长。因患者急于回莫斯科工作，给其灸条数根，嘱其每日灸关元、足三里各1次，每穴5 min，以巩固疗效。〔古英，唐祥燕．温针灸治疗早泄［J］. 上海针灸杂志，2003，22（12）：43.〕

【按语】 本病的发生多与精神情志有关，因此在针灸治疗过程中，应对患者进行必要的心理疏导、性行为指导治疗。治疗期间节制房事。

## 附　慢性前列腺炎

慢性前列腺炎是前列腺体和腺管的慢性炎症，大多由细菌或病毒等感染引起，亦有因自身免疫引起的病例和其他不明原因的病例。本病好发于20~40岁的青壮年男性，易反复发作，是男性生殖系统最常见的炎症疾病之一。本病属中医学“淋证”、“浊证”、“血精”等范畴。

本病病位在下焦，主要涉及心、肾、脾、膀胱等脏腑。相火妄动，所愿不遂，或忍精不泄，肾火郁而不散，离位之精化成白浊；或房事不洁，精室空虚，湿热从精道内侵，湿热壅滞，气血瘀阻而成。病久伤阴，肾阴暗耗，可出现阴虚火旺证候。亦有体质偏阳者，久则火势衰微，易见肾阳不足之象。本病病性为本虚标实，本虚为肾气亏虚，脾胃不足；标实为湿热下注，痰瘀内结，败精滞留。

【临床表现】

（1）尿频、尿急、尿道灼痛等尿道刺激征，清晨尿道口有黏液、黏丝或脓性分泌物，尿混浊或大便后尿道口有白色液体流出。

（2）后尿道、会阴、阴囊部及肛门不适，有时阴茎、睾丸或腹股沟部疼痛。

（3）可有射精痛、血精、早泄、阳痿等性功能障碍的表现。

（4）自主神经功能紊乱，如乏力、头晕、头痛、失眠、抑郁等。

【诊断要点】

(1) 以尿道刺激征及排出血色分泌物为主要表现。

(2) 直肠指诊：前列腺体轻度增大或缩小，表面软硬不均，有轻压痛，或前列腺体表面欠光滑，可触及硬结样凸起，但不坚硬，中央沟存在。

(3) 前列腺液检查：白细胞>10/HP 或成堆，卵磷小体显著减少或消失。

【辨证施治】

1. 辨证分型

(1) 湿热下注：小便混浊或夹凝块，小便末或努挣大便时有白浊从尿道滴出，小便频急，尿道热痛，尿中带血，少腹、腰骶、会阴、睾丸胀痛不适，口干苦而黏。舌苔黄腻，脉弦滑而数。

(2) 肾阴不足：小便末或大便时尿道口有白浊滴出，会阴肿胀，腰膝酸软，头晕眼花，潮热盗汗，夜眠遗精，或有血精。舌质红、少苔，脉细数。

(3) 下元虚衰：小便淋涩夹精，腰膝酸冷，阳痿，早泄，遗精，神疲乏力，畏寒，稍劳即有精浊溢出。舌质淡胖、苔薄白，脉沉弱。

(4) 气滞血瘀：小便涩滞，小腹、腰骶、睾丸、会阴坠胀隐痛，或见血尿、血精，前列腺肿大坚硬。舌质紫暗或见瘀斑，脉多沉涩。

(5) 脾虚气陷：小便混浊，反复发作，经久不愈，小腹坠胀，面色无华，神疲。舌质淡、苔白，脉沉细。

2. 针灸治疗

治法：湿热下注者，治宜清热利湿，只针不灸，用泻法；肾阴不足者，治宜滋阴清热，只针不灸，用平补平泻法；肾阳虚衰者，治宜温肾壮阳，针灸并用，用补法；气滞血瘀者，治宜行气活血化瘀，只针不灸，用平补平泻法；脾虚气陷者，以健脾益气、分清别浊为主，针灸并用，用补法或平补平泻法。以任脉、足太阴经穴为主。

主穴：关元（CV4）、三阴交（SP6）、秩边（BL54）、阴陵泉（SP9）。

方义：关元位于小腹部，是任脉与足三阴经的交会穴，三阴交为足三阴经的交会穴，二穴相配，可通调肝、脾、肾三脏，主治各种泌尿生殖病；秩边通利膀胱气机，泌清别浊；阴陵泉健脾利湿。

加减：湿热下注者，加中极（CV3）、曲骨（CV2）、膀胱俞（BL28），以清热利湿；阴虚火动者，加照海（KI6）、太溪（KI3），以滋阴益肾；下元虚衰者，加肾俞（BL23）、命门（GV4）、太溪（KI3），以补肾固摄；气血瘀滞者，加太冲（LR3）、血海（SP10）、次髎（BL32），以活血化瘀；脾虚气陷者，加气海（CV6）、脾俞（BL20）、百会（GV20），以益气升阳。

操作：关元可直刺或向下斜刺，使针感向下腹部及会阴部放射。中极宜向上斜刺透关元或向下斜刺透曲骨，不可直刺，以免伤及膀胱。秩边宜深刺，以针感传至前阴部或尿道为佳。下元虚衰者，可隔附子饼灸关元、肾俞、命门。脾虚气陷者，可灸百会、气海。余穴均常规刺法。

【其他疗法】

1. 三棱针疗法

处方：以第 5 腰椎棘突为中心，上、下、左、右各 1 寸为针刺区。

操作：以三棱针点刺放血，并加拔火罐。

2. 腧穴注射疗法

处方：主穴取关元（CV4）、曲骨（CV2）、会阳（BL35）。配穴取肾俞（BL23）、上髎（BL31）、命门（GV4）、足三里（ST36）。

药物：复方麝香注射液 1 支或鱼腥草注射液 2 支。

操作：每次取主穴 2 个，配穴 2~3 个交替使用。取上述任一药液，每穴注入 1 mL。每日 1 次，10 次为一疗程。

3. 芒针疗法

处方：气海（CV6）、关元（CV4）、秩边（BL54）、归来（ST29）、肾俞（BL23）、三阴交（SP9）。

操作：气海、关元以泻法为主，要求针感传至前阴。秩边可向水道方向透刺。余穴均常规刺法。

【名家医案】 郭某，男，29岁，睾丸坠痛4个月。症见阴茎发胀发堵，睾丸坠痛，有时尿痛、尿急，有尿不净的感觉，大便后尿道口常有白色分泌物，伴有阳痿、早泄、头昏失眠，精神不振，面色无华，舌苔薄白，脉沉细。指诊检查：前列腺肥大，硬度中等，有轻度压痛。前列腺液检查：白细胞1 520个/Hp，卵磷脂小体60%。西医诊断为慢性前列腺炎；中医辨证系房劳过度、下元虚损。治则：固肾培元。取穴：①肾俞、上髎、会阳。②气海、关元、三阴交。每日1次，两组腧穴轮换交替使用。针治10次时，自觉症状好转，检查无变化。针治达30次时，自觉症状完全消失，精神恢复正常。指诊检查：前列腺正常。前列腺液检查：白细胞2~4/HP，卵磷脂小体80%。即停诊，随访复查，未再复发。（郑魁山．郑氏针灸全集［M］．北京：人民卫生出版社，1999：644.）

【按语】 针灸治疗本病有较好疗效，但须长期坚持治疗，可配合自我按摩会阴等穴以辅助治疗。患者应清心寡欲、节制房事。治疗期间禁止性生活。不饮酒，不吃辣椒等刺激性食物，多喝水，不久坐，适量运动，注意个人清洁卫生，勿过劳，免着凉。保持大便通畅，保持心情舒畅，及时排解自己的不良情绪。

## 男性不育症

凡处在生育年龄的夫妇，婚后同居2年以上，未采用避孕措施而未受孕，其原因属于男方者，称为男性不育症。男性不育症可分为绝对不育和相对不育两类。绝对不育是指完全没有生育能力；相对不育是指具有一定的生育能力，但因某种原因阻碍受孕或降低生育能力。据统计，男性不育症占所有不孕症的35%~50%。许多全身性和局部性疾病都可导致男性不育症。按病因不同可将其归纳为三类，即性功能障碍、精液异常、生殖器官异常（包括结构和功能异常）等。其中，以性功能障碍和精液异常所致者最多见。本病属中医学“无子”、“精冷”、“精少”等范畴。

本病的产生与肝、脾、肾三脏和冲、任、督、带四脉关系密切，其中与肾脏关系最为密切。大多由精少、精弱、死精、无精、精稠、阳痿及不射精等引起。肾气虚弱、肝郁气滞、湿热下注、气血两虚均可引起不育。肾元虚衰是本病的基本病机，真精不足是其直接病因。

【临床表现】

（1）生育年龄的夫妇婚后同居2年以上，未采取避孕措施而未能怀孕。

（2）内分泌疾病和染色体异常所致的先天性疾病，表现为性成熟障碍、男性化不足、乳房增生、睾丸萎缩、小阴茎、性欲低下、早泄和阳痿等。

（3）睾丸先天性异常，如无睾丸、隐睾和睾丸发育不全等。

（4）精索静脉曲张，表现为阴囊坠胀痛、阴囊内可触及成团的曲张静脉、主动脉试验（+）。

（5）生殖道感染。

（6）性功能障碍。

【诊断要点】

（1）因男子的原因而未能怀孕。

（2）排除全身性疾病及生殖器官的器质性病变。

【辨证施治】

1. 辨证分型

（1）肾阳虚惫：婚后不育，腰膝酸软，性欲低下，阳痿早泄，遗精尿频，神疲乏力，头昏目眩，精液稀少，精子数少，活动力弱。偏阳虚者，兼见面色晄白、畏寒肢冷。舌质淡、苔白，脉沉迟。

（2）肾阴虚损：不育，腰酸腿软，五心烦热，虚烦不寐，精子量少、活动力差，精液黏稠。舌质红、少苔，脉细数。

(3) 气血亏虚：面色萎黄，少气懒言，形体衰弱，心悸失眠，头晕目眩，纳呆便溏，精液量少，精子不足、活动力差。舌质淡、苔薄，脉沉细无力。

(4) 肝郁血瘀：婚久不育，抑郁沉闷，胸胁胀满，口苦目眩，不能射精。舌质暗红，可见瘀点，舌苔薄，脉涩或弦。

(5) 痰湿内蕴：体态虚胖，素多痰湿，面色㿠白，神疲气短，肢体困倦，头晕心悸，精液黏稠不化，或射精障碍。舌质淡、苔白腻，脉沉细。

2. 针灸治疗

治法：肾阳虚惫者，治宜温肾益精，针灸并用，用补法；肾阴虚损者，治宜益阳生精，只针不灸，用补法；气血亏虚者，治宜气血双补，针灸并用，用补法；肝郁血瘀者，治宜疏肝行气、活血通络，只针不灸，用平补平泻法；痰湿内蕴者，治宜燥湿化痰、利气通窍，只针不灸，用泻法。以足少阴经、足太阴经穴为主。

主穴：肾俞（BL23）、命门（GV4）、关元（CV4）、太溪（KI3）、太冲（LR3）。

方义：肾俞、命门、关元为温补肾之真阴真阳之要穴，肾元充足，精可自生；太溪为肾之原穴，可滋补肾阴、生精益髓；太冲为肝之原穴，可疏调气机、通窍畅精。

加减：肾阳虚惫者，加足三里（ST36），以后天养先天；肾阴虚损者，加气海（CV6）、石门（CV5），以益阳生精；气血亏虚者，加脾俞（BL20）、三阴交（SP6）、足三里（ST36），以气血双补；肝郁血瘀者，加大敦（LR1）、行间（LR2）、阴廉（LR11）、冲门（SP12），以疏肝行气、活血通络；痰湿内蕴者，加丰隆（ST40）、蠡沟（LR5）、阴廉（LR11），以燥湿化痰、利气通窍。

操作：肾俞、命门、关元，隔附子饼灸或艾条灸。冲门稍向内下斜刺，以出现电击感并向尿道根部放射和阴廉局部产生酸、胀、重感为度。余穴常规刺法。

【其他疗法】

1. 耳针疗法

处方：肾（$CO_{10}$）、肝（$CO_{12}$）、脾（$CO_{13}$）、内生殖器（$TF_2$）、外生殖器（$HX_4$）、内分泌（$CO_{18}$）、皮质下（$AT_4$）、神门（$TF_4$）。

操作：诸穴毫针刺1分半左右，不宜刺透耳壳，留针15~30 min，留针期间可捻针1~2次，每日或隔日针1次。亦可用压丸法，每3 d更换一次。

2. 皮内针疗法

处方：关元（CV4）、三阴交（SP6）。

操作：将颗粒型皮内针埋藏于上述二穴内。埋针时间一般是2~3 d，秋冬季可适当延长。

3. 电针结合药饼灸疗法

处方：关元（CV4）、大赫（KI12）、三阴交（SP6）。

操作：关元、大赫行烧山火补法，使针感放射至龟头、会阴部，得气后通电30 min。留针期间在关元、大赫（双侧）三穴围成的三角区中，敷以10 g新鲜丁桂散干粉，于干粉上放置1枚药饼（由附子、肉桂制成），行隔药饼灸3壮。隔日1次，15次为一疗程，疗程间隔10 d。

4. 腧穴埋线疗法

处方：关元（CV4）透中极（CV3）、三阴交（SP6）、命门（GV4）。

操作：将羊肠线埋于诸穴。每隔15 d埋线一次。

【文献摘要】

《素问·厥论》：前阴者，宗筋之所聚，太阴阳明之所合也。

《灵枢·刺节真邪论》：茎垂者，身中之机，阴精之候，津液之道也。

《妇人大全良方》：凡欲求子，当先察夫妇有无劳伤痼疾而依方调治，使内外平和，则有子矣。

【名家医案】 马某，男，35岁。结婚8年未育，精液化验检查确诊为无精症。患者症见腰膝酸软，心悸少寐，头晕目眩，面色㿠白，健忘，食欲不振。舌质淡嫩，脉沉细。治则：补肾壮阳，益精安神。取穴：①神门、太溪，肾俞、精宫、石关、肝俞、太冲、蠡沟。②足三里、三阴交、血海、气海、关元、中极、命门。操作：两组交替使用，用徐疾补泻法，以深刺久留、轻刺重灸为原则，10 次为一疗程，并嘱戒房事。4 个疗程后诸症悉除，复查精液计数达 $10^8$/mL 以上，活动力正常，1972 年 6 月生一男婴。（王雪苔，刘冠军．中国当代针灸名家医案［M］．长春：吉林科学技术出版社，1991：232.）

【按语】 针灸治疗本病有较好效果，必要时可配合中药治疗、节欲保精。若青春发育期误犯手淫恶习，应及早戒除。青年夫妇的性生活一般以每周 1～2 次为宜。育龄夫妇应起居有常，加强锻炼，清心寡欲，保持心情舒畅。某些全身性疾病及生殖器官的疾病，均可导致不育症，故应及时治疗原发疾病。

## 尿石症

尿石症是泌尿系统各部位结石病的总称，是泌尿系统的常见病。其形成是由于体内代谢的钙质残渣不能随尿排出体外，而积于肾、输尿管或膀胱，日久晶体成为坚石。通常分为上尿路（肾、输尿管）结石和下尿路（膀胱、尿道）结石。本病的形成与环境因素、全身性病变及泌尿系统疾病有密切关系。本病属于中医学“石淋”、“砂淋”、“血淋”、“腰痛”等范畴。

本病由肾虚邪热煎水而成，病位在肾和膀胱，涉及肝和脾。

【临床表现】 根据结石所在部位不同，尿石症可分为肾结石、输尿管结石、膀胱结石和尿道结石。其共同症状为血尿、阵发性绞痛及胀痛。

1. 肾结石　疼痛位于腰部，可为隐痛、刺痛或持续性钝痛，多在劳累后出现，常伴有肉眼血尿。肾绞痛发生时，疼痛从腰部向下腹部放射，患者坐卧不安，汗出，持续数分钟至数小时不等，发作后或有小的沙粒状结石排出。有个别患者病情相对稳定，长期无明显症状。

2. 输尿管结石　90%以上的结石原发于肾，下移至输尿管狭窄处而滞留。结石堵塞在输尿管中上段者，出现腰部绞痛，向同侧阴部及大腿内侧放射，可伴有恶心、呕吐、冷汗等，严重时发生休克。发病时可见肉眼血尿。结石堵塞在输尿管下段者，可引起尿频、尿急、尿痛等膀胱刺激征。

3. 膀胱结石　排尿时出现下腹部疼痛，向外生殖器处放射，同时排尿不畅或排尿突然中断，经活动或改变体位后又能排尿。多伴有终末肉眼血尿及尿频、尿急等症状。

4. 尿道结石　结石多来自膀胱，好发于男性。突然坠入尿道的结石可引起疼痛、排尿困难，甚至尿潴留。

此外，尿路结石合并感染时，还可见有发热、恶寒、脓尿等症状。

【诊断要点】

（1）发作时以腰腹绞痛为主要症状。

（2）尿常规检查有红细胞。

（3）肾脏 B 超检查、X 线腹部平片或肾盂造影等检查可见尿路结石。

【辨证施治】

1. 辨证分型

（1）下焦湿热：腰腹疼痛如绞，牵引少腹，连及外阴，小便混赤，淋沥涩痛，或排尿中断；或尿中带血，夹有沙石；或见寒热口苦、恶心呕吐；或兼大便秘结。舌苔黄腻，脉弦滑或滑数。

（2）气滞血瘀：腰腹隐痛、钝痛；或排尿突然中断；或排尿时疼痛剧烈，上连腰腹，或腰痛如掣如绞，引少腹，频频发作，甚则尿血。舌有薄苔或有紫气，脉弦紧。

（3）肾阳虚衰：时有腰腹胀痛，腰腿酸重，精神不振，四肢不温，尿频或小便不利，面色㿠白。舌质淡、苔白，脉沉细弱。

（4）肾阴不足：腰膝酸软，五心烦热，失眠多梦，时有低热、盗汗，遗精早泄，尿频，尿急，尿痛不甚，尿后余沥。舌质红、苔薄，脉细数。

2. 针灸治疗

治法：补肾理气，通淋排石。针对不同证型，治法又有所区别。下焦湿热者，治宜清热利湿、通理下焦；气滞血瘀者，治宜通调气机、活血化瘀。以上均只针不灸，用平补平泻法。肾阳虚衰者，治宜温补肾阳、行气活血，针灸并用，用补法；肾阴不足者，治宜滋阴补肾、清泄相火，只针不灸，用补法以足太阴经穴及俞募穴为主。

主穴：肾俞（BL23）、京门（GB25）、三焦俞（BL22）、石门（CV5）、三阴交（SP6）。

方义：肾俞、京门、三焦俞、石门皆属俞募配穴法，前两穴分别为肾的俞、募穴，功可强腰益肾、增强肾的推动力；后两穴分别为三焦的俞、募穴，可通利三焦水道、调畅气机。三阴交为脾、肝、肾三经交会穴，可通利小便、疏调气机。

加减：下焦湿热者，加阴陵泉（SP10）、中极（CV3），以清化湿热；气滞血瘀者，加气海（CV6），以行气化瘀；肾阳虚衰者，加关元（CV4）、命门（GV4），以温肾阳；肾阴虚衰者，加太溪（KI3），以滋肾阴。上尿路结石者，加天枢（ST25）；下尿路结石者，加秩边（BL54）透水道（ST28）。血尿者，加血海（SP10）；恶心呕吐者，加内关（PC6）、中脘（CV12）；大便秘结者，加支沟（TE6）、天枢（ST25）。

操作：针刺中极前应排空小便，不可进针过深，以免刺伤膀胱。三焦俞宜深刺，且可选用强刺激手法。关元、命门用灸法。余穴均常规刺法。

【其他疗法】

1. 电针疗法

处方：肾俞（BL23）或膀胱俞（BL28）、关元（CV4）或水道（ST28）。

操作：取患侧上下两个腧穴，肾俞或膀胱俞为阴极，关元或水道为阳极，得气后用可调波，强度由弱到强，以患者能耐受为度，持续 30 min，每日 2 次。若绞痛发作，则以痛止为度。

2. 耳针疗法

处方：肾（$CO_{10}$）、输尿管（$CO_{9,10\,i}$）、膀胱（$CO_{9}$）、三焦（$CO_{17}$）、肾上腺（$TG_{2\,p}$）、交感（$AH_{6\,a}$）。

操作：每次选患侧 2~4 穴，用泻法，留针 30 min，每日 1~2 次。

3. 腧穴注射疗法

处方：肾俞（BL23）、关元（CV4）、阳陵泉（GB34）、足三里（ST36）、三阴交（SP6）、交信（KI8）、腹结（SP14）。

药物：10%葡萄糖注射液。

操作：每次选取患侧 2~4 穴，根据腧穴局部肌肉丰满情况，每次注射 10%葡萄糖注射液 2~8 mL。

【文献摘要】

《针灸资生经》：石淋，灸关元或期门，或大敦各三十壮。长强疗五淋，曲骨疗五淋，小便黄……中极治五淋，小便赤涩。

《针灸编翼》：砂石淋，灸关元、期门、大敦……茎痛不得溺，内有如砂石作痛者，取行间、三阴交。

《备急千金要方》：石淋：脐下三十六种病不得小便，灸关元三十壮，又灸气门三十壮………石淋，小便不得，灸水泉三十壮。足大敦是也。……关元主胞闭塞、小便不通，劳热石淋。……下三十六疾不得小便，并灸足太阳……复溜主淋……悬钟主五淋……大敦、气门主五淋不得尿。

【名家医案】　颜某，男，26 岁。左侧少腹与腰部发作性疼痛 1 年有余。患者于 1981 年 5 月因左少腹与腰部剧烈疼痛而入当地医院检查治疗。经肾盂造影，发现左侧输尿管下段有 1 cm×0. 6 cm 大小密度不同的阴影，左侧肾盂积水，确诊为输尿管下段结石，经反复治疗未愈。症见左侧少腹与腰部常隐隐作痛，局部有轻压痛，活动后加重，小便清长，有时色黄不畅，面色少华，精神较差，饮食欠香，口淡无味，口不渴，舌质淡、苔薄白，舌脉沉细少力。尿常规检查：蛋白微量，红细胞 0～3/HP，pH 弱酸性。处方：①肾俞、膀胱俞、次髎、委阳。②气海、水道、照海。以上两组腧穴交替使用，各穴针刺较深，用捻转手法，针腰腹各穴，使针感向四周传运，并加艾条灸，以皮肤淡红色为度，下肢各穴针刺得气后，针尖向上下斜刺，使针感向上下放散，留针 30 min，然后出针。治疗 10 次后，患者于 7 月 10 日少腹与腰部疼痛加重，小便不畅，按照以往观察经验，认定为排石先兆，仍按原方并加强手法，继续治疗。至 7 月 15 日，患者小便时少腹有下坠感，小便中断，经努责后，排出结石一块，其大小与造影报告相符合。经 X 线摄片复查，证实结石与肾盂积水均消失，治愈出院。（高忻洙，张载义，等．古今针灸医案医话荟萃［M］．合肥：安徽科学技术出版社，1990：132.）

【按语】 针灸治疗本病具有一定的排石作用，但是排石效果又取决于结石的位置、大小，治疗取穴，针刺手法，治疗时间等因素。患者平时应多喝水，饮水注意水质的硬度，不要喝水质过硬的水，多做跳跃运动。可以配合中药溶石排石，针药结合对本病疗效较好。

## 尿潴留

尿潴留是指膀胱内积有大量尿液而不能排出，也称癃闭。多见于老年男性、产后妇女及手术后患者。本病属于中医学的“小便不通”、“癃闭”范畴。“癃”与“闭”是两个不同的概念，“癃”者，病势缓，小便点滴而下；“闭”者，病势急，小便不通，欲溲不下。

本病的病位在膀胱，膀胱气化不利是导致本病的直接原因，而膀胱的气化功能又与三焦密切相关，尤以下焦最为重要。造成膀胱和三焦气化不利的原因多为湿热下注、肝郁气滞、尿路阻塞和肾气亏虚。

【临床表现】 小便不利，点滴不畅，或小便闭塞不通，尿道无涩痛，常伴小腹胀满。病情严重时，可见头晕、心悸、喘促、水肿、恶心呕吐、视物模糊，甚至昏迷抽搐等尿毒内攻症状。

【诊断要点】

（1）以排尿困难为主症。

（2）男性直肠指诊检查可有前列腺肥大，或膀胱区叩诊明显浊音。

（3）排除泌尿系统器质性病变。

【辨证施治】

1. 辨证分型

（1）湿热下注：小便量少难出，点滴而下，严重时点滴不出，小腹胀满，口苦口黏，口渴不欲饮，大便不畅。舌质红、苔黄腻，脉沉数。

（2）肝郁气滞：小便不通或通而不畅，小腹胀急，胁痛，口苦。舌苔薄白，脉弦。

（3）瘀浊闭阻：小便滴沥不畅，或时而通畅时而阻塞，小腹胀满疼痛。舌质紫暗或有瘀点，脉涩。

（4）肾气亏虚：小便不通或滴沥不畅、排出无力，腰膝酸软，精神不振。舌质淡，脉沉细弱。

（5）外伤阻滞：因跌打损伤，瘀血凝滞，或肿块、结石阻塞压迫尿路，小便难以排出，而成癃闭，兼见少腹胀满。舌质紫暗，脉涩。

2. 针灸治疗

治法：调理膀胱，行气通闭。湿热下注、肝郁气滞、瘀浊闭阻者，以针刺为主，用泻法；肾气亏虚者，针灸并用，用补法。以任脉、足太阴及足及阳经穴为主。

主穴：关元（CV4）、三阴交（SP6）、阴陵泉（SP9）、膀胱俞（BL28）。

方义：关元、三阴交均为足三阴经交会穴，可调理肝、脾、肾，助膀胱气化；阴陵泉健脾渗湿、通利小便；膀胱俞疏调膀胱气化功能。

加减：湿热下注者，加中极（CV3）、行间（LR2），以清利湿热。肝郁气滞者，加太冲（LR3）、支沟（TE6），以疏理气机。瘀浊阻塞者，加血海（SP10）、膈俞（BL7），以化瘀散结。肾气亏虚者，加肾俞（BL23）、太溪（KI3），以补肾利尿。外伤者，加横骨（KI11）。腰部外伤者，加八髎（BL31~BL34）。

操作：针刺中极、曲骨时针尖向下，不可过深，以免伤及膀胱。余穴均常规刺法。

【其他疗法】

1. 神阙灸

处方：神阙（CV8）。

操作：将食盐炒黄，待冷后放于神阙穴填平，再用2根葱白压成0.3 cm厚的饼置于盐上，艾炷置葱饼上施灸，至温热入腹内有尿意为止。

2. 耳针疗法

处方：膀胱（$CO_9$）、肾（$CO_{10}$）、三焦（$CO_{17}$）、尿道（$HX_3$）。

操作：每次选1~3穴，毫针中度刺激，留针40~60 min。或用压丸法。

3. 电针疗法

处方：双侧维道（GB28）。

操作：针尖向曲骨沿皮刺2~3寸，脉冲电刺激15~30 min。

【文献摘要】

《灵枢·四时气》：小腹痛肿，不得小便，邪在三焦约，取之太阳大络，视其络脉与厥阴小络结而血者，肿上及胃脘，取三里。

《针灸资生经》：曲泉，主癃闭……行间，主癃闭、茎中痛……胞肓、秩边，主癃闭下重、不得小便。

《备急灸法》：转胞不得溺，取关元、曲骨……转胞、小便不通、烦闷气促，用盐填脐中，大艾炷灸三七壮，未通更灸，已通即住。

《针灸大成》：小便不通，阴陵泉、气海、三阴交……复刺阴交、大陵。

【名家医案】 周某，男，2岁半。29 h未小便。患儿哭闹不安，膀胱明显膨胀至与脐平，尿道口红肿明显，舌质红、苔黄，脉弦数。诊断：癃闭（急性尿潴留），湿热下注。治则：清热利湿，开关通闭。取双足五里穴，行提插补泻之泻法，不留针。针刺双侧足五里穴后，患儿立即解出大量小便。尿常规检查：蛋白（±），白细胞0~1/HP，红细胞（-），管型（-）。查膀胱，胀满疼痛消失，未再哭闹不安。留院观察，于4 h后又自动解出大量小便，告之痊愈。（王雪苔，刘冠军．中国当代针灸名家医案［M］. 长春：吉林科学技术出版社，1991：147.）

【按语】 本病病因明确并有条件时，应立即解除病因，恢复排尿。例如，尿道结石时，立即手术取石或将结石上推入膀胱。针灸治疗小便不通疗效满意。若膀胱充盈过度，经针灸治疗1 h后仍不能排尿者，应及时采取导尿措施。应在无菌条件下导尿，需保留尿管者可保留导尿管。小便不通患者往往伴有精神紧张，在针灸治疗的同时，应解除精神紧张，反复做腹肌收缩、松弛的交替锻炼。急性小便不通兼见哮喘、神昏时，应采取综合治疗措施。

## 小儿遗尿

小儿遗尿是指5岁以上幼童，不能自主控制排尿，经常入睡后小便自遗，醒后方知的一种病症，可分为原发性遗尿和继发性遗尿两种。前者指夜间不能控制排尿或不能从睡眠中醒来的自觉排尿，常有家族史，男性较多，大多为功能性；后者常伴有全身或肾系疾患。

尿液的生成与肺、脾、肾三脏对水液代谢的调节作用密切相关。遗尿主要是由于肾和膀胱的气化功能失常、膀胱不约所致，亦与肺、脾的宣散转输和肝的疏泄有关。

【临床表现】 睡中遗尿，常发生于晚上睡眠后相对固定的时间，以前半夜为多，轻者每夜或隔数夜1次，重者则每夜尿床2~3次，严重者午睡时也可遗尿。过度兴奋、疲劳或躯体疾病等常导致遗尿次数增多，少数患者白天清醒状态下也可遗尿。常伴有夜惊、睡行等睡眠障碍，或有明显的情绪和行为异常，如抑郁、自卑、多动、易怒或性格异常等。

【诊断要点】

（1）以睡中遗尿为主症。

（2）发病年龄在5周岁以上。

（3）X线检查，排除隐性脊柱裂。

【辨证施治】

1. 辨证分型

（1）肾气不足：睡中遗尿，尿量多，尿色清，面色淡白，精神不振，形寒肢冷，腰腿疲软。舌质淡、苔白，脉沉迟无力。

（2）肺脾气虚：睡中遗尿，尿频而量多，疲劳后加重，面色无华，神疲乏力，食欲不振，大便溏薄。舌质淡、苔薄白，脉缓细。

（3）肝经湿热：睡中遗尿，尿黄量少，性情急躁，夜梦纷纭或夜间磨牙，手足心热，面赤唇红，口渴饮水。舌质红、苔黄，脉弦数。

2. 针灸治疗

治法：肾气不足者，治宜温补肾阳、固涩小便；肺脾气虚者，治宜补肺健脾、固摄止遗。以上均针灸并用，用补法。肝经湿热者，治宜清肝泻热、固涩止遗，只针不灸，用泻法。以足太阴经穴及俞募穴为主。

主穴：中极（CV3）、膀胱俞（BL28）、三阴交（SP6）。

方义：中极、膀胱俞分别是膀胱的募穴和俞穴，合而为用属俞募配穴，可调理膀胱，以助对尿液的约束能力；三阴交为足三阴经交会穴，可疏调脾、肝、肾而止遗尿。

加减：肾气不足者，加关元（CV4）、肾俞（BL24），以补肾培元。肺脾气虚者，加肺俞（BL13）、脾俞（BL20）、足三里（ST36）、气海（CV6），补肺脾之气，以增强收涩固脱之力。肝经湿热者，加太冲（LR3）、阴陵泉（SP9）、行间（LR2），以清利湿热、调理膀胱。

操作：中极、关元针刺以针感下达阴部为佳。肾俞、关元可行温针灸或隔附子饼灸。余穴常规刺法。

【其他疗法】

1. 头针疗法

处方：顶中线（MS5）、额旁3线（MS4）。

操作：沿百会达前顶穴方向缓缓进针，针尖斜刺至头皮帽状腱膜层，深度为1~1.4寸，留针2~12 h，留针期间嘱患者配合反复做收腹、提肛、憋尿动作，每日或隔日1次。

2. 耳针疗法

处方：肾（$CO_{10}$）、膀胱（$CO_9$）、肝（$CO_{12}$）、皮质下（$AT_4$）、内分泌（$CO_{18}$）、缘中（$AT_{2,3,4\,i}$）、尿道（$HX_3$）

操作：每次选用3~4穴，毫针浅刺，或用埋针法、压丸法。

3. 腧穴注射疗法

处方：关元（CV4）。

药物：阿托品注射液、注射用水。

操作：取阿托品注射液0.5 mL（0.25 mg），加注射用水至2 mL，每次注入关元穴1~2 mL（<10岁0.25 mg，>10岁0.5 mg），每日1次。

4. 皮内针疗法

处方：关元（CV4）、肾俞（BL23）、三阴交（SP6）、太溪（KI3）。

操作：选用颗粒型皮内针，沿皮下快速刺入 1 cm，针柄留于体外，用软胶布固定，施以平补平泻手法，按压腧穴 1 min，每晚睡前按压针柄 3~5 次，夏季 3 d、冬季 5 d 更换一次。

5. 腧穴激光照射疗法

处方：关元（CV4）、中极（CV3）、足三里（ST36）、三阴交（SP6）。

加减：睡眠不易唤醒者，加耳穴心（$CO_{15}$）、肾（$CO_{10}$）、膀胱（$CO_{9}$）。

操作：用氦氖激光束每穴照射 5 min，耳穴照射 3 min，每日 1 次。

【文献摘要】

《针灸甲乙经》：遗溺，关门、神门及委中治之。

《备急千金要方》：尿床，垂两手两髀上，尽指头上有陷处，灸七壮。又灸脐下横纹七壮。

《针灸资生经》：小儿遗尿，灸脐下寸半随年。又灸大敦三壮。曲泉、阴谷、阴陵泉、复溜（此诸穴断小便大利，不损阳气，亦云止遗尿）。

《针灸集成》：遗尿，气海百壮，大敦三壮。

《神灸经纶》：小便失禁，气海（兼小儿遗尿）、关元、阳陵泉、大敦、行间。

【名家医案】 李某，男，13 岁。自幼经常尿床，每夜尿床 2~3 次，常有自卑感，检查腹软无压痛，脊柱无异常，脉细无力。诊为遗尿（肾气不固）。治则：补肾益气，固涩小便。取中极、关元、百会、三阴交。操作：毫针刺，百会穴用平补平泻手法，留针 20 min。每日 1 次。患儿针刺治疗后，当晚即未再尿床，而且能于睡眠中醒来自己解小便。按上法共针治 5 次痊愈，随访至今未复发。（王雪苔，刘冠军. 中国当代针灸名家医案［M］. 长春：吉林科学技术出版社，1991：149.）

【按语】 针灸治疗本病疗效确切，但对某些器质性病变引起的遗尿应治疗原发病。治疗期间嘱家属密切配合，晚上控制患儿少饮水，定时叫醒患儿小便，使其逐渐养成自觉起床排尿的习惯。鼓励患儿消除自卑、怕羞心理，树立战胜疾病的信心。由于本病复发率高，故在临床治疗控制症状后，应继续坚持治疗一段时间，且注意随访观察远期疗效。

## 第三节　骨伤科疾病

### 一、骨关节炎

骨关节炎是关节软骨退行性改变致软骨丢失、破坏，伴有关节周围骨质增生反应的疾病，又称骨关节病、退行性关节炎、增生性关节炎、肥大性关节炎、老年性关节炎，是一种最常见的关节病变。以手的远端和近端指间关节，以及膝、肘、肩和脊柱关节容易受累，而腕、踝关节则较少发病。可从 20 岁开始发病，但大多数无症状，一般不易被发现。患病率随着年龄增长而增加，女性比男性多见。据世界卫生组织统计，55 岁以上的人群发病率为 80%。本病属于中医学“痿证”、“痹证”、“劳伤”等范畴。

本病多因年老体衰，气血渐亏，肝、脾、肾亏虚，局部劳损，关节退化，风、寒、湿及瘀血客于局部，致经络痹阻不通，筋失于血之濡养，骨不滋润，筋骨痿弱、关节不利，为本虚标实之证。其中，膝关节最易受急慢性损伤和风、寒、湿邪的侵袭，产生膝关节骨性关节炎。此处以膝关节骨性关节炎为主介绍如下。

【临床表现】 膝关节疼痛，夜间痛甚，屈伸功能受限，有摩擦音。晨起或起立时疼痛、发僵明显，活动片刻可缓解，但活动多时又加重。局部肿胀，部分患者关节腔有积液，行走活动受限。膝关节功能障碍，影响正常的生活或工作。

【诊断要点】

（1）膝关节疼痛 1 个月以上，晨僵≤30 min，活动受限，有弹响声。

（2）X 线片示关节边缘骨赘，髌骨、股骨髁增生，关节间隙狭窄，髁间棘变尖，软组织肿胀。

（3）关节液检查符合骨关节炎，膝眼饱满，浮髌试验阳性。

【辨证施治】

1. 辨证分型

（1）风寒湿痹：膝关节窜痛，活动不利，遇寒加重，得温痛减，动则痛剧，日轻夜重。舌质淡、苔薄白，脉弦滑或弦紧。

（2）经脉失养：膝关节酸痛乏力日久，肌肉挛缩，活动不利，关节僵直，动作受限，酸痛，局部得温则减，受凉加剧。舌质淡或有瘀点，脉细弱。

2. 针灸治疗

治法：以经络辨证和脏腑辨证为依据，治宜除湿散寒、祛风活血、通络止痛。发作期以活血通络、祛风散寒除湿为主，缓解期以补气益血、补益肝肾、健脾除湿、强筋壮骨为主，兼顾治标和治本。多取足三阴、足三阳经穴，其中以足太阴经和足阳明经穴为主。局部取穴，配合使用特定穴。

主穴：阳陵泉（GB34）、血海（SP10）、梁丘（ST34）、内膝眼（EX-LE4）、犊鼻（ST35）、阿是穴。

方义：筋会阳陵泉，取之可柔筋；血海、梁丘，补益气血，气行则血行，血行则痛止；内膝眼、犊鼻、阿是穴，疏通局部气血以止痛。

配穴：风寒湿痹者，加阴陵泉（SP9）；经脉失养者，加悬钟（GB39）、大杼（BL11）、足三里（ST36）、三阴交（SP6）。并可根据肝、脾、肾偏虚状况分别选用三阴交（SP6）、太溪（KI3）、肾俞（BL23）、肝俞（BL18）、脾俞（BL20）等。

操作：内膝眼、犊鼻可相互透刺，血海、梁丘针尖可斜向膝关节方向。局部有酸、麻、沉、胀感则疗效显著。急性期用泻法，缓解期用平补平泻法或补法。留针 30~40 min，10 min 行针一次。每日 1 次，10 次为一疗程。

【其他疗法】

1. 艾灸疗法

处方：阿是穴、足三里（ST36）。

操作：①艾条灸，每次每穴 15~20 min，以局部皮肤红润、有温热感、无灼痛为宜，每日 1 次，7 次为一疗程。灸疗时，膝关节可配合做小范围有规律的缓慢运动。②温针灸，每次每穴 3 壮，每日 1 次，7 次为一疗程。

2. 拔罐疗法

处方：膝关节局部及附近肌肉丰厚处。

操作：在上述部位拔罐，留罐 5~15 min。隔日 1 次，3 次为一疗程。多在针刺后配合使用，有时可见罐内有少量渗液。

3. 电针疗法

处方：同“针灸治疗”。

操作：每次选用 1 对同经腧穴加电针，采用疏密波，刺激强度不宜太大，使患者局部有麻胀感或肌肉产生微小颤动而不感到疼痛为度，留针 30 min。每日 1 次，10 次为一疗程。

4. 腧穴注射疗法

处方：阿是穴、内膝眼（EX-LE4）、犊鼻（ST35）。

药物：当归注射液或威灵仙注射液。

操作：取上述任一药液，每穴注入 0.5~1 mL。

【文献摘要】

《席弘赋》：最是阳陵泉一穴，膝间疼痛用针烧。……脚痛膝肿针三里，悬钟二陵三阴交。

【名家医案】 沈某，女，76 岁。初诊：右膝关节酸痛月余，肿胀发热，屈伸不利，得温痛不减，大腿小腿肌肉瘦削。脉弦细带数，舌苔腻。年逾古稀，气血已虚，风湿之邪，乘隙内注，郁久化热，经气受阻，流行不畅，络道阻塞，痹闭不通。治拟祛风通络、和气血、利关节为法。针灸方法：右膝关刺，阴3阳4（内侧取血海、曲泉、阴陵泉，外侧取膝阳关、阳陵泉、足三里、委中）。连续10 d，每日针治1次，遂痊愈。（杨依方，徐明光，葛林宝．杨永璇针灸医案医话［M］．上海：上海科学技术出版社，2002：54-55.）

【按语】 本病严重影响患者的日常生活和工作，其治疗手段繁杂，但到目前为止，仍然缺乏更有效的保守治疗方法。针灸治疗本病的疗效确切、简便、易行，且选取腧穴多在膝关节及以下部位。在众多治疗方法中，温针、电针使用较多，常配合推拿、中药内服外用等以提高疗效。其他部位的骨关节炎，可参照膝关节骨关节炎进行辨证配穴，主穴改为患处局部腧穴和阿是穴即可。注意防寒湿、保暖，使膝关节得到很好的休息，多晒太阳。科学合理地进行功能锻炼，尽量减少上下台阶、跑步等使膝关节负重的运动，避免、减少关节软骨的磨损，股四头肌功能训练是较好的方式。

## 二、软组织扭伤

软组织扭伤是指四肢关节或躯体部的软组织（如肌肉、肌腱、韧带、筋膜、脂肪垫、软骨和血管等）损伤，而无骨折、脱臼、皮肉破损等情况，又称伤筋。

本病多发生于踝、膝、腰、髋、腕、肘等部位，其中，踝关节扭伤是软组织扭伤中发生率最高的，膝关节扭伤主要是指膝关节侧副韧带损伤，髋关节扭伤多发生在5~10岁人群。

本病多由剧烈运动或负重持重时姿势不当，或不慎跌仆、冲撞、牵拉和过度扭转等原因，引起某一部位的皮肉筋脉受损，以致经络不通、经气运行受阻、瘀血壅滞局部而成。

【临床表现】 扭伤部位疼痛，关节活动不利或不能，继则出现肿胀，伤处肌肤发红或青紫。兼见皮色发红多为皮肉受伤，青色多为筋伤，紫色多为瘀血留滞。

1. 踝关节扭伤　有明显的外翻或内翻扭伤史。扭伤后踝部骤然疼痛，活动功能受限，活动时疼痛加剧，踝部内外侧或前外侧、足背部肿胀，皮下瘀斑。韧带牵拉试验阳性。X线片有时可见移位现象。

2. 膝关节侧副韧带损伤　有明显的膝部扭伤史。扭伤后膝部内侧或外侧肿胀、疼痛，功能障碍，股骨内上髁、外上髁或腓骨小头处关节间隙压痛。侧向试验阳性。X线片检查，可见膝外侧关节间隙增宽或腓骨小头撕脱骨折。

3. 腰扭伤　有腰部扭伤史。扭伤后立即出现腰部剧烈疼痛，呈持续性，休息后减轻、但不消除，咳嗽、喷嚏、用力排便等腹压增大时疼痛加剧，腰部僵直，活动功能受限。腰部肌肉紧张痉挛，压痛点多在棘突旁骶棘肌处。直腿抬高试验阳性，但加强试验阴性，骨盆旋转试验阳性，骶髂关节分离试验阳性。X线片检查，一般无骨折或脱位等异常改变。

4. 腕关节扭伤　有腕关节扭伤史。扭伤后腕部肿胀、疼痛，活动功能受限，活动时疼痛加剧。在韧带撕裂部有明显压痛。伤侧腕韧带牵拉试验阳性。X线片检查一般无异常改变。

5. 肘关节扭伤　有明确的肘部扭伤史。扭伤后肘部肿胀、疼痛，活动功能受限，活动时疼痛加剧。严重者关节不稳，侧向试验阳性。X线片检查一般无异常改变。

【诊断要点】

（1）有明显的扭伤史。

（2）局部疼痛、肿胀，活动受限。

（3）韧带牵拉试验阳性。

（4）排除骨折、脱位。

【辨证施治】

1. 辨证分型　首先根据症状部位分别诊断，主要包括踝关节扭伤、膝关节侧副韧带损伤、腰扭伤、髋关节扭伤、腕关节扭伤、肘关节扭伤、肩关节扭伤等。此外根据症状分清新伤、旧伤。

2. 针灸治疗　适用于腰扭伤、髋关节扭伤、腕关节扭伤、肘关节扭伤、肩关节扭伤等。此外，应根据症状分清新伤、旧伤。

治法：以受伤局部取穴为主，配合远端取穴。肿胀及瘀血明显者可用刺络放血法，属陈旧伤者可用灸法。以局部穴为主。

主穴：①踝部，阿是穴、申脉（BL62）、丘墟（GB40）、昆仑（BL60）、照海（KI6）、解溪（ST41）。②膝部，阿是穴、内膝眼（EX-LE4）、犊鼻（ST35）、膝阳关（GB33）、梁丘（ST34）、血海（SP10）。③腰部，阿是穴、肾俞（BL23）、腰阳关（GV3）、委中（BL40）、水沟（GV26）、后溪（SI3）。④腕部，阿是穴、阳溪（LI5）、阳池（TE4）、外关（TE5）。⑤肘部，阿是穴、曲池（LI11）、小海（SI8）、天井（TE10）、手三里（LI10）。

方义：取局部腧穴和阿是穴可祛瘀消肿、通络止痛。

配穴：可根据受伤部位的经络所在，配合循经远端取穴。

操作：根据损伤部位选取适合体位，毫针常规刺法。急性期用泻法，留针15~20 min即可；恢复期用补法或平补平泻法，留针30 min。每5~10 min行针一次，每日1次，5次为一疗程。

【其他疗法】

1. 艾灸疗法

处方：同“针灸治疗”。

操作：每次选2~3穴。①艾条灸，每次每穴15~20 min，以患部皮肤红润、有温热感、无灼痛为宜，每日1次，7次为一疗程。灸疗时，患部可配合做小范围有规律的缓慢运动。②温针灸，每次每穴3壮，每日1次，7次为一疗程。

2. 耳针疗法

处方：神门（$TF_4$）、扭伤部位相应耳穴敏感点。

操作：用压丸法，间歇性按压，每日按压3~5次。每5 d更换一次，6次为一疗程。

3. 拔罐疗法

处方：患部局部及附近肌肉丰厚处。

操作：拔罐后留罐5~15 min。急性期多在针刺后或三棱针点刺后配合使用。

4. 皮肤针疗法

处方：阿是穴、损伤局部腧穴。

操作：将颗粒型皮内针埋入上述腧穴，每5~7 d换埋针一次。本法主要用于恢复期。

【文献摘要】

《肘后歌》：打仆伤损破伤风，先于痛处下针攻。脚膝经年痛不休，内外踝边用意求，穴号昆仑并吕细，应时消散即时瘳。

《类经图翼》：腰挫闪痛，岂止艰难，脊中、肾俞三壮，命门、中膂俞、腰俞俱七壮。

【名家医案】 姜某，男，45岁。2004年9月5日就诊。主诉：右踝关节剧烈疼痛1 d。病史：1 d前因行走不慎外翻扭伤右踝关节，疼痛剧烈，行走不便。检查见右踝关节外侧肿胀、青紫，压痛较剧烈，X线摄片排除骨折。诊断为右踝关节扭挫伤。治则：活血止痛，化瘀消肿。取穴：解溪、昆仑、丘墟、悬钟。针刺得气后行捻转手法，接电针治疗仪，刺激30 min，每日1次，配合外敷中药。4 d后关节肿胀消失，踝关节在正常活动范围内无明显压痛，行走自如。（王洪峰．针医百案［M］．北京：科学技术文献出版社，2007：215.）

【按语】 本病系针灸治疗传统适应证之一，方法多样，以刺灸法为主，疗效确切。扭伤后24 h内应冰敷以加强止血、减少渗出，24 h后热敷以帮助活血化瘀。若伴随有韧带断裂，应配合外科处理。

## 三、腰痛

腰痛是以腰部一侧或两侧疼痛为主要症状的一种病症。本病常见于腰部软组织损伤、肌肉风湿、腰椎病变、椎间盘病变及部分内脏病变等。引起腰痛的原因复杂，此处仅以腰肌劳损、肌肉风湿病为例进行介绍。

本病多由感受风寒或久居湿地，寒湿之邪客于经络，经络受阻而发病；或闪错撞击或陈伤积累，气血凝滞，络脉不和而致；或久病肾亏、年老体弱或劳欲太过，耗损肾气，筋骨失养所致。

【临床表现】 自觉一侧或两侧腰部疼痛，常可放射到下肢。有受寒史者，遇天气变化或阴雨风冷时加重，腰部冷痛重着、酸麻，或拘挛不可俯仰，或疼痛连及下肢；有劳损或陈伤史者，晨起、劳累、久坐时加重，腰部两侧肌肉触之有僵硬感，痛处固定不移；起病缓慢，腰部隐隐作痛、缠绵难愈者，常酸胀乏力、痛无定处、喜按喜暖。

【诊断要点】

(1) 以腰部疼痛为主症。

(2) 有受寒、劳损或陈伤史。

(3) 排除内脏、妇科病症，以及结核、肿瘤等。

【辨证施治】

1. 辨证分型

(1) 寒湿腰痛：腰痛重着，痛连臀腘，转侧不利，遇阴雨天加重。舌苔白腻，脉沉迟。

(2) 肾虚腰痛：腰痛喜揉喜按，反复发作，遇劳则甚，腰膝酸软。阳虚则手足不温，腰背少腹冷痛，少气乏力，舌质淡，脉沉细；阴虚则五心烦热，口干咽燥，失眠，健忘，耳鸣，舌质嫩红，脉细数。

(3) 瘀血腰痛：多有腰部外伤史，腰痛如刺，痛处固定拒按，日轻夜重，转侧不利。舌质紫暗或有瘀斑，脉沉涩。

(4) 湿热腰痛：腰痛，痛处有热感，热天或雨天加重，活动后可减轻，小便短赤。舌苔黄腻，脉濡数或弦数。

此外，疼痛在腰脊正中部，为督脉病证；疼痛部位在腰脊两侧，为足太阳经病证。

2. 针灸治疗

治法：急性腰痛以通络行气止痛治标为主，慢性腰痛以祛寒除湿、活血化瘀或清利湿热治本为主。以局部取穴和循经取穴为主，多用督脉、足太阳经、足少阴经穴。急性期以泻法为主，恢复期可用平补平泻法。

主穴：委中（BL40）、肾俞（BL23）、大肠俞（BL25）、腰阳关（GV3）、阿是穴。

方义：委中是腰背足太阳经两分支在腘窝的汇合点，可疏调腰背部经脉之气血；肾俞可壮腰益肾；大肠俞、腰阳关、阿是穴可疏通局部经络气血、通经止痛。

配穴：寒湿腰痛者，加命门（GV4）、阴陵泉（SP9）。肾虚腰痛者，加太溪（KI3），其中肾阳虚者可另加关元（CV4）、气海（CV6），肾阴虚者可另加照海（KI6）。瘀血腰痛，加膈俞（BL17）、血海（SP10）。湿热腰痛者，加阴陵泉（SP9）、三阴交（SP6）。

操作：俯卧位，局部常规消毒后，常规刺法。留针 30 min，每 5~10 min 行针一次，每日 1 次，10 次为一疗程。

【其他疗法】

1. 温针灸

处方：同“针灸治疗”。

操作：每穴每次 3 壮，每日 1 次，7 次为一疗程。

2. 耳针疗法

处方：腰骶椎（$AH_9$）、臀（$AH_7$）、神门（$TF_4$）、肾（$CO_{10}$）。

操作：毫针强刺激，留针 10~20 min，每日 1 次，10 次为一疗程。亦可用压丸法，左右耳交替，间歇按压，每日 3~5 次。每 5 d 更换一次，6 次为一疗程。

3. 拔罐疗法

处方：腰部督脉及足太阳膀胱经两条侧线。

操作：在上述部位反复走罐 5~10 次，至皮肤潮红或出现丹痧，然后留置在阿是穴或两侧肾俞，留罐 5~15 min。隔日 1 次，3 次为一疗程。

4. 腧穴注射疗法

处方：阿是穴、肾俞（BL23）、委中（BL40）、昆仑（BL60）。

药物：盐酸利多卡因注射液、当归注射液、维生素 $B_{12}$ 注射液。

操作：取上述任一药液，注入上穴，每穴 1 mL。

【文献摘要】

《素问·刺腰痛》：足太阳脉令人腰痛，引项脊尻背如重状，刺其郄中。太阳正经出血……少阳令人腰痛，如以针刺其皮中，循循然不可以俯仰，不可以顾，刺少阳成骨之端出血，成骨在膝外廉之骨独起者……足少阴令人腰痛，痛引脊内廉，刺少阴于内踝上二痏。

《丹溪心法》：腰痛，血滞于下，委中刺出血，仍灸肾俞、昆仑。

《席弘赋》：气滞腰痛不能立，横骨、大都宜救急。

《针灸大全》：肾虚腰痛，举动艰难，取足临泣、肾俞、脊中、委中。

【名家医案】 梅某，男，46 岁。初诊：劳损有年，近因闪挫致腰痛。经治 1 周，效果不显，转来针治。神色委顿，行动转侧困难，咳则引痛。脉细滑，舌苔薄腻。病在督脉，有损阳脉之海。用宣通散瘀法。针灸方法：取水沟、双侧委中、双侧气海俞，均用捻转泻法。气海俞针后加拔火罐。每隔 1 d 针治一次，症情逐渐好转，共针治 4 次痊愈。（杨依方，徐明光，葛林宝．杨永璇针灸医案医话［M］．上海：上海科学技术出版社，2002：47.）

【按语】 针灸治疗本病因病因不同，疗效常有差异：对风湿性腰痛和腰肌劳损疗效最好；对腰椎病变和椎间盘突出引起的腰痛可明显缓解症状；对腰部小关节周围的韧带撕裂疗效较差。内脏疾患引起的腰痛要以治疗原发病为主，因脊柱结核、肿瘤等引起的腰痛则不属针灸治疗范围。患者应避免诱发因素，防止受凉及坐卧潮湿之地，宜卧硬板床休息；合理进行功能锻炼，避免腰肌萎缩。

## 附 腰椎间盘突出症

腰椎间盘突出症又名腰椎间盘纤维环破裂症，是由于腰椎间盘的退变与损伤，导致脊柱内外力学平衡失调，使椎间盘的髓核自破裂口突出，压迫腰脊神经根而引起腰腿痛的一种病症，是临床常见的腰腿痛病症之一。本病易发生于 20~40 岁，男性多于女性。本病发生的原因有内因和外因两个方面，内因主要是腰椎间盘自身的退行性改变及解剖学上的薄弱点，外因是外伤、慢性劳损、寒凉刺激等。本病属于中医学“腰腿痛”、“痹证”范畴。

本病多因脾肾虚弱、督脉失养，加之跌打损伤、感受外邪，导致气滞血瘀、经脉受阻而发痛。其外因为感受风、寒、湿邪，以及外伤、劳损等；其内因则以脾肾虚弱为主。在病因和发病机制上，脾肾虚弱是本，外邪、外伤、劳损为标，两者相互影响，但脾肾虚弱是关键。

【临床表现】 腰部疼痛，疼痛程度轻重不一，较重者坐立、翻身均感困难，经休息后症状多数可减轻，咳嗽、打喷嚏时可使腰痛加剧。一侧下肢坐骨神经区域放射痛，常在腰痛减轻或消失时出现，亦有与腰痛同时出现，疼痛由臀部向下放射至大腿后侧、小腿外侧，有的可放射至足背外侧足跟和足掌，影响站立和行走。在椎旁有明显压痛，局部肌肉防御性紧张。多数患者可出现不同程度的腰脊柱侧弯。腰部活动功能障碍，多以后伸障碍明显。病程较久者常有主观麻木感。

【诊断要点】

（1）以腰痛伴下肢放射痛为主症。

（2）腰脊柱侧弯，腰部活动受限。

（3）直腿抬高试验、加强试验阳性。

【辨证施治】

1. 辨证分型

(1) 气滞血瘀：有明显外伤史。伤后即感腰部刺痛，痛有定处，并向下肢放射，腰部板硬，俯仰旋转受限，痛处拒按；日久未愈，可见下肢疼痛麻木，甚至肌肉萎缩。舌质暗红或有瘀斑，脉涩或弦数。

(2) 风寒湿困：腰腿冷痛重着，转侧不利，静卧痛不减，受寒及阴雨加重，肢体发凉。舌质淡、苔白或腻，脉沉紧或濡缓。

(3) 肝肾亏虚：腰腿酸痛，疲软乏力，劳累更甚，卧则痛减，缠绵数年，时轻时重。肾阳虚者，面色㿠白，畏寒肢冷，少气懒言，小便清长，或有阳痿、早泄，妇女带下清稀，舌质淡、苔白，脉沉迟；肾阴虚者，形体消瘦，心烦少眠，多有头晕目眩、耳鸣耳聋、潮热盗汗、口干咽燥，舌质红、苔白，脉细数等。

2. 针灸治疗

治法：多以补肾强腰、散寒除湿、活血化瘀、温阳通络为主。急性期以泻法为主，恢复期可用平补平泻法。以局部取穴和循经取穴为主，多用足太阴经和督脉穴。

主穴：命门（GV4）、肾俞（BL23）、大肠俞（BL25）、委中（BL40）、环跳（GB30）。

方义：命门为督脉穴，可补肾强腰、散寒逐瘀、通络止痛；肾俞、大肠俞、委中为足太阳膀胱经穴，上下配穴可活血化瘀、温经止痛；环跳为足太阳膀胱经与足少阳胆经的交会穴，温针能疏通二经之瘀滞，行气活血止痛。

配穴：大腿外侧痛者，加风市（GB31）；小腿胀痛者，加承山（BL57）；足跟痛者，加昆仑（BL60）、太溪（KI3）；足内侧、脚趾疼痛麻木者，加公孙（SP4）、太冲（LR3）。

操作：患者先取俯卧位，局部常规消毒后，取 1.5 寸毫针直刺肾俞、大肠俞、命门、委中约 1 寸。再取侧卧屈股位，患侧朝上，取 3 寸毫针直刺环跳穴 2.5 寸左右，以局部有强烈酸、麻、重、胀等感觉，并向下肢放散传导为佳。留针 30 min，每 5~10 min 行针一次，每日 1 次，10 次为一疗程。

【其他疗法】

1. 艾灸疗法

处方：肾俞（BL23）、命门（GV4）、环跳（GB30）、阳陵泉（GB34）。

操作：每穴用艾条温和灸 5~10 min，每日 1 次，10 次为一疗程。

2. 耳针疗法

处方：腰骶椎（$AH_9$）、臀（$AH_7$）、坐骨神经（$AH_6$）、神门（$TF_4$）。

操作：毫针强刺激，留针 10~20 min，每日 1 次，10 次为一疗程。亦可用压丸法。每 5 d 贴敷一次，6 次为一疗程。

3. 电针疗法

处方：大肠俞（BL25）、肾俞（BL23）、环跳（GB30）、承扶（BL36）、殷门（BL37）、委中（BL40）、风市（GB31）、阳陵泉（GB34）、足三里（ST36）、昆仑（BL60）。

操作：俯卧位，局部常规消毒，进针得气后，同名经同侧两穴接电针治疗仪，用连续脉冲波，电流以患者适宜为度，留针 30 min，每日 1 次，10 次为一疗程。

4. 腧穴注射疗法

处方：肾俞（BL23）、大肠俞（BL25）、关元俞（BL26）。

药物：当归注射液或维生素 $B_{12}$ 注射液。

操作：取上述任一药液，每穴注入 0.8~1 mL。隔日 1 次，5 次为一疗程。

【文献摘要】

《针灸大全》：肾虚腰痛，举动艰难，刺足临泣、肾俞、脊中、委中。

《针经摘英集》：久虚腰痛，重不能举，刺而复发者，刺委中。

【名家医案】 程某，男，40岁。初诊日期：1963年4月。患者3个月前突然感觉腰痛，放射至足部，不能着地步行，大声咳嗽则疼痛剧烈，翻身亦感困难。睡眠欠佳，纳食不香，二便正常。经治不愈。患者面色黄，舌苔薄白，脉沉紧。检查腰两侧有压痛，叩击时左下肢疼痛明显，放射至左侧小腿，肌肉松弛，无明显肌肉萎缩现象。辨证为脾肾两虚，经脉失养。治则：健脾补肾，濡养经脉。处方：肾俞、环跳、委中、足三里、阳陵泉。用补法。治疗2次，腰腿痛减轻，能翻身。治疗5次，左下肢能着地走动数步。共治10次而痛解。（北京中医医院．金针王乐亭［M］．北京：北京出版社，1984：127.）

【按语】 本病患者应卧硬板床休息，避免腰部着凉或居住潮湿之地。在症状消失后，应鼓励患者适当做腰背肌锻炼。临床上对腰椎间盘突出症病程较长、缠绵难愈，虽经保守治疗，但症状逐渐加重者，或患者症状比较严重，影响生活者可考虑手术治疗。

## 四、肩关节周围炎

肩关节周围炎简称肩周炎，是肩部肌肉、肌腱、滑囊、关节囊等软组织的退行性改变及慢性非特异性炎症，又称疼痛性肩关节挛缩症。此病女性发病率略高于男性。中医学称本病为“五十肩”、“漏肩风”、“冻结肩”或“肩凝症”。

本病的发生与气血不足、外感风寒湿邪及外伤劳损有关。脉络不通是其主要病机。

【临床表现】

1. 疼痛 早期呈阵发性疼痛，常因天气变化及劳累而诱发，以后逐渐发展为持续性疼痛，并逐渐加重，昼轻夜重，患者夜不能寐，不能向患侧侧卧。肩部受到牵拉时，可引起剧烈疼痛。此外，在肩关节周围有广泛的压痛，并可向颈部及肘部放射。

2. 功能活动受限 肩关节各向的主动和被动活动均受限，特别是当肩关节外展时，出现典型的“扛肩”现象，梳头、洗脸、穿脱衣服等动作均难以完成。

【诊断要点】

（1）以肩关节疼痛和功能活动受限为主要症状。

（2）有慢性劳损、感受风寒或外伤史。

（3）X线摄片检查排除骨骼病变。

【辨证施治】

1. 辨证分型

（1）风寒湿痹：肩部窜痛，遇寒加重或日轻夜重，得温痛减，肩酸痛不举，动则痛剧。舌质淡、苔薄白，脉弦滑或弦紧。

（2）经脉失养：肩痛日久，肩臂肌肉挛缩，关节僵直，动作受限，酸痛乏力，局部得温痛减、受凉加剧。舌质淡或有瘀点，脉细或弱。

2. 针灸治疗

治法：舒筋活血、滑利关节、通络止痛。近部取穴与远端配穴相结合，远端配穴以经络、证型、兼证为依据。

主穴：肩髃（LI15）、肩髎（TE14）、肩贞（SI9）。

方义：肩部近取肩髃、肩髎、肩贞，谓“肩三针”，可疏通局部经络气血、滑利关节。

加减：风寒湿痹者，加曲池（LI11）、外关（TE5）；经脉失养者，加气海（CV6）、足三里（ST36）、三阴交（SP6）；肩内侧痛，加尺泽（LU5）、阴陵泉（SP9）；肩外侧痛，加合谷（LI4）、阳陵泉（GB34）；肩后痛，加后溪（SI3）、条口（ST38）、承山（BL57）；肩部肿胀疼痛明显，加大椎（GV14）、曲池（LI11）。

操作：主穴毫针刺，行平补平泻法；条口透刺承山，用提插捻转泻法，强刺激1~2 min；大椎、曲池可用三棱针点刺出血，加拔火罐，余穴常规刺法。留针30 min，每10 min行针一次。每日1次。

【其他疗法】

1. 药饼灸疗法

处方：阿是穴。

操作：取大活络丸压成约0.5 cm厚的药饼，用米醋或黄酒（均温热）浸湿，贴敷阿是穴，药饼上放艾炷点燃，待烟尽局部产生灼热感难以忍受时，可以痛点为中心左右前后移动药饼，共灸3~5壮，每壮灸完，药饼均用黄酒或米醋重新浸湿。每日1次，10次为一疗程。

2. 耳针疗法

处方：主穴取肩（$SF_{4,5}$）、锁骨（$SF_6$）、神门（$TF_4$）；配穴取肝（$CO_{12}$）、脾（$CO_{13}$）、皮质下（$AT_4$）。

操作：主穴取2~3穴，酌加配穴。探得敏感点或阳性反应物后，用毫针快速刺入，得气后，行捻转手法，中度刺激约0.5 min。在行针过程中，令患者活动患肩。隔日1次，5次为一疗程。亦可用压丸法。

3. 电针疗法

处方：同“针灸治疗”。

操作：选择疏密波，刺激强度以患者能够耐受为度，通电30 min。每日1次，10次为一疗程。

4. 腧穴注射疗法

处方：同“针灸治疗”。

药物：复方丹参注射液。

操作：每穴注入上述药液0.5 mL。每日1次，5次为一疗程。

5. 小针刀疗法

处方：阿是穴。

操作：可用少量1%盐酸利多卡因溶液做局部麻醉，然后手执小针刀，使刀刃线与肌纤维方向平行，快速垂直进针，至皮下后调整针尖，于索状坚韧处做切开剥离，再于肩峰下滑囊处做通透剥离，快速出针，针孔处贴创可贴。

【文献摘要】

《疡科心得集》：风寒湿三气杂至，合为痹也……漏肩风，肩骱酸楚，或疼痛漫肿。

《针灸集成》：肩痛累月，肩节如胶连接不能举，取肩下腋上，兼刺筋结处。

【名家医案】 朱某，女，53岁。初诊：素有关节疼痛病史；近月来右肩骤然酸痛，逐渐加重，以致抬举不利，舌苔薄白腻，脉弦数。此风寒外邪，乘袭络脉，营卫不和，发为肩臂痹痛。先祛风散寒、温通经络，以缓其痛。针灸方法：右肩髃用扬刺法，温针加拔火罐。二诊：第2日，针灸方法同上，续治5 d，每日1次，即告平复。（杨依方，徐明光，葛林宝．杨永璇针灸医案医话［M］．上海：上海科学技术出版社，2002：47.）

【按语】 肩关节的运动比较复杂，在运动时形成一完整的统一体，因此在处理肩部损伤时必须有整体观念。要求患者在治疗的同时配合适当的肩部功能锻炼，应循序渐进，持之以恒，可根据自身的具体情况，选择恰当的锻炼方法。

## 五、腱鞘囊肿

腱鞘囊肿是指发生于关节囊或腱鞘附近的囊肿。本病常见于腕背部、腕关节掌侧面、手指背面和掌面，足背部、膝的侧面和腘窝等处也有发生。本病好发于青壮年，女性多见。本病与急慢性外伤有一定的关系。本病属于中医学“筋结”、“筋瘤”范畴。

本病属寒证、实证，病位在经筋。多由长期劳动，或被重物砸伤致关节或肌腱损伤，外伤筋膜，气滞血瘀于局部，邪气所居，郁滞运化不畅，水液积聚于骨节经络而成，病变部位在关节腔或腱鞘附近，属气血郁结或寒湿阻滞，气血瘀滞，久之结而成节。

【临床表现】 局部有一圆形或椭圆形的小肿块，表面光滑，直径1~5 cm不等，逐渐发生，成长缓慢，无明显压痛，但有酸胀感，与皮肤无粘连，大者有波动感，小者只有硬韧感。检查时，可见囊中沿平行方向不能推动。患腕局部有酸胀疼痛感，有时会向囊肿周围放散。如果囊肿与腱鞘相连，活动增多可使内压增大，患部远端会出现软弱无力的感觉。

【诊断要点】

(1) 以圆形或椭圆形光滑囊性肿块，无压痛、有酸胀感为主要表现。

(2) 多发于腕背、足背、腘窝等部位。

(3) 排除软骨瘤、动脉瘤、纤维瘤、脂肪瘤等。

【辨证施治】

针灸治疗

治法：以局部祛风散寒、温经通络、祛瘀散结为主。多取病变局部腧穴或阿是穴，采用多针浅刺或围刺等方法，用泻法。以阿是穴为主。

主穴：阿是穴。

方义：针刺局部阿是穴可活血化瘀、软坚散结，减少渗出，有利于囊液吸收、排出。

操作：先在囊肿顶部中点垂直刺入1针，后沿囊肿边缘做对称斜刺4针，使五针成梅花状，五针均刺于囊肿的中心，以刺破囊壁为度。期间留针30 min，每隔5 min提插捻转一次。出针后用乙醇棉球在针孔周围挤压，把液体挤出囊外，后用绷带做环形加压包扎。嘱患者针后24 h内勿沾水及局部过度用力，3 d后取下绷带。一次未愈者，每隔6 d再如上法治疗。

【其他疗法】

1. 温针灸疗法

处方：阿是穴。

操作：先在囊肿正中直刺1针，深度以达囊肿底为限。再从囊肿边缘上、下、左、右向囊肿中心斜刺4针，做提插捻转得气后，囊肿正中一针施以温针。留针30 min。每日1次，7次为一疗程。

2. 三棱针疗法

处方：阿是穴。

操作：用无菌三棱针从囊肿侧面向囊肿中心快速点刺，要刺破囊壁，然后用双手拇指、示指挤出囊内胶冻状液体，尽量挤尽，用无菌纱布覆盖，加压包扎1 d。每隔6 d治疗1次。

3. 火针疗法

处方：阿是穴。

操作：取单头火针在酒精灯上灼烧针尖部，至针尖通红白亮时，迅速刺入囊肿最高点，然后立即出针，再用双手拇指、示指用力挤压囊肿，将囊内透明胶冻样液体尽可能挤出，最后在针孔处用无菌纱布包扎2~3 d，以防感染。

4. 小针刀疗法

处方：阿是穴。

操作：先寻找压痛点，然后使针刀刀口线倾斜，由下向上刺入压痛点，中心点先行刺入后，再横行剥离两三刀，出针刀，无血溢出时，一手按压手指，使之屈腕明显，另一手由上向下推挤凸出点，使似晶状体液体溢出后，用创可贴包扎。

【文献摘要】

《儒门事亲》：以铍针十字刺破，按出黄胶脓三两匙，立平，瘤核更不再作。

【名家医案】 孙某，女，56岁。初诊：右手腕关节背侧，有腱鞘囊肿一枚，如桂圆大，已数月，推之能动，压之酸楚。治则：疏泄瘀滞，温通经络。针灸方法：囊肿局部，用直入一、旁入二的齐刺法，加温针。共针4次，囊肿逐渐缩小而转软痊愈，随访无复发。（杨依方，徐明光，葛林宝．杨永璇针灸医案医话［M］．上海：上海科学技术出版社，2002：52.）

【按语】　本病针灸治疗的目标在于多种方法综合运用，寻求进一步减小治疗痛苦、减少复发的方法。治疗时要避开血管、神经和肌腱，以防出血太多，造成组织坏死或肌腱粘连。针刺时要刺到囊肿基底部，以免复发，但不能透过囊的下层，以免伤及骨膜。治疗期间，发生囊肿的关节应避免用力及寒冷刺激，注意减少患处关节的活动。

## 附　腱鞘炎

凡是因腱鞘发生变性和增厚，滑膜与肌腱发生水肿和创伤性炎性改变时，肌腱受到增厚的腱鞘压迫并呈葫芦样肿大，肌腱通过狭窄的骨纤维管发生交锁或弹响等症状，即为腱鞘炎，又称狭窄性腱鞘炎。本病常见于急性损伤和慢性劳损，受凉常是致病的重要诱因。好发于家庭妇女及长期从事手腕部操作的人，女性多于男性。本病属于中医学“筋痹”范畴。

本病多由外伤或劳损伤及经筋，或寒湿侵及脉络，经脉受阻，气血运行不畅，气滞血瘀所致。

【临床表现】

1. 桡骨茎突部狭窄性腱鞘炎　腕部有明显劳损史。桡骨茎突部疼痛，压痛明显，活动或劳累后加重。拇指屈伸时，会发生响声，即“弹响指”。握拳尺偏试验阳性。X线片检查，一般无异常发现，极个别病例于桡骨茎突处有轻度脱钙，少数病例有钙沉着现象。

2. 拇指屈肌腱鞘炎　有手部劳损史。手指活动不灵活，拇指掌骨头和掌侧面有局限性疼痛和压痛，晨起、活动或劳累后加重。可在拇指掌指关节掌侧触到肥厚的腱鞘结节，状如豌豆，并有压痛。后期拇指不能自由伸屈，常须用另一手协助扳动，可出现弹响或交锁现象，即“弹响指”或“扳机指”。

3. 肱二头肌长头腱鞘炎　大多呈慢性发病过程，多有明显劳损史。开始表现为肩部酸、胀、困不适，逐渐加重，出现肩前部疼痛，休息后减轻，活动后加重，有时向三角肌放射。肱骨结节沟处有明显压痛，少数患者可触及局部条索状物。举臂和屈肘抗阻力试验阳性。X线片检查，一般无异常发现，严重时有骨质疏松，肌腱呈硬化阴影。

【诊断要点】

（1）以病变部位疼痛和压痛、活动受限为主要表现。

（2）排除骨骼病变。

【辨证施治】

1. 辨证分型　根据不同的症状、体征和病变部位，区分桡骨茎突部狭窄性腱鞘炎、拇指屈肌腱鞘炎和肱二头肌长头腱鞘炎等不同证型对症治疗。

2. 针灸治疗

治法：祛寒除痹，疏通经络，行气活血。一般以病变处的压痛点（即阿是穴）或腧穴为主穴。急性期用泻法，强刺激；非急性期用平补平泻法。

主穴：①桡骨茎突部狭窄性腱鞘炎，阿是穴、阳溪（LI5）、列缺（LU7）、合谷（LI4）。②拇指屈肌腱鞘炎，阿是穴、合谷（LI4）、鱼际（LU10）、孔最（LU6）。③肱二头肌长头腱鞘炎，阿是穴、肩髃（LI15）、肩髎（TE14）、臂臑（LI14）。

配穴：合谷（LI4）、三阴交（SP6）、阳陵泉（GB34）。

方义：通过针刺局部腧穴，可疏通经络、行气活血化瘀，以缓解局部疼痛。

操作：诸穴均常规刺法，留针30 min，每日1次。

【其他疗法】

1. 温针灸疗法

处方：同“针灸治疗”。

操作：每次每穴灸2~3壮。每日1次，5次为一疗程。

2. 小针刀疗法

处方：阿是穴。

操作：患肢屈时，手指功能位，拳眼向上置于治疗台。刀口线与前臂纵轴平行，针刀体与皮面垂直刺入，在腱鞘内进行纵行疏通剥离1次，再横行剥离1次，严重者可将刀身倾斜，将腱鞘从骨面上剥离铲起，硬结较大者，术者左手拇指固定住硬结，针刀稍提起，在硬结上切1~3刀，出针刀后用无菌敷料覆盖。

3. 腧穴注射疗法

处方：阿是穴。

药物：醋酸泼尼松龙注射液、维生素$B_1$注射液、维生素$B_{12}$注射液或2%盐酸利多卡因注射液。

操作：取上述任一药液，每次取2~3个阿是穴，每穴注入药液0.8~1 mL，隔日1次。

【文献摘要】

《医学纲目》：腕痛取阳溪、曲池、腕骨。

《针灸资生经》：阳溪疗腕臂外侧痛不举，列缺疗腕劳。

【名家医案】 患者，女，45岁。右手腕疼痛已有2个月，近1个月疼痛加重。检查见右桡骨茎突部有轻度漫肿，按压痛剧，令握拳外展时桡骨茎突部出现剧痛，并向前臂及手部放射，拇指运动乏力，当拇指活动时患部出现摩擦音，诊断为桡骨茎突狭窄性腱鞘炎。取患侧阿是穴、阳溪、列缺、合谷，用平补平泻法，针后加灸，并于最为肿胀疼痛的腱鞘内注射药物（醋酸泼尼松龙、维生素$B_1$、维生素$B_{12}$、盐酸利多卡因），经治2次后痊愈。〔邢锐，李骁飞，潘尚．温针灸配合水针治疗手腕部腱鞘炎的临床体会［J］．上海针灸杂志，2007，26（6）：15-16.〕

【按语】 针灸治疗本病简便有效。腱鞘炎患者应避免患部的过度活动，不宜用冷水洗东西，要注意保暖。自我保健与预防也很重要，可常常用健侧手掌掌面擦热患部，在压痛点做环状揉动，常做患部外展、背伸的功能活动，以防止肌腱和腱鞘粘连。

## 六、肱骨外上髁炎

肱骨外上髁炎是以肘后外侧痛，前臂旋前及提、拉、端物等疼痛加重为特征的一种疾病，又称“网球肘”。多数患者发病缓慢，一般无明显外伤史，多见于需反复作前臂旋转、用力伸腕的成年人，好发于右侧，是骨伤科临床常见病。本病属于中医学“肘痛”、“肘部伤筋”等范畴。

本病发生的内在因素是正气亏虚，外邪入侵或外伤是外因。本病主要由肘部筋脉受损，气血运行不畅，气滞血瘀，局部失却濡养所致。

【临床表现】 患者肘后外侧酸痛，尤其在旋转背伸、提、拉、端、推等动作时更为剧烈，同时沿伸腕肌向下放射。局部有压痛，可微呈肿胀。前臂旋转及握物无力。劳累或受寒时可加重。

【诊断要点】

（1）肱骨外上髁处及肱桡关节处有明显压痛，沿伸腕肌行走方向有广泛压痛。

（2）网球肘试验（Mill试验）伸肌紧张（抗阻力）试验均阳性。

（3）排除骨端病变。

【辨证施治】

1. 辨证分型

（1）风寒阻络：肘部酸痛麻木，屈伸不利，遇寒加重，得温痛缓。舌苔薄白或白滑，脉弦紧或浮紧。

（2）湿热内蕴：肘外侧疼痛，有热感，局部压痛明显，活动后疼痛减轻，伴口渴不欲饮。舌苔黄腻，脉濡数。

（3）气血亏虚：起病日久，肘部酸痛反复发作，提物无力，肘外侧压痛，喜按喜揉，并见少气懒言、面色苍白。舌质淡、苔白，脉沉细。

（4）瘀血阻络：肘外侧疼痛日久，逐渐加重，拒按，活动后疼痛加重。舌质暗或舌下瘀青，脉涩。

2. 针灸治疗

治法：以活血行瘀、疏筋通络为主。以患侧阿是穴及手少阳经、手阳明经穴为主，多用平补平泻法。受寒重者可配用灸法。

主穴：阿是穴、外关（TE5）、曲池（LI11）、手三里（LI10）。

方义："以痛为腧"，针刺阿是穴可疏通局部；外关是三焦经要穴，曲池是大肠经要穴，二穴相配可疏通经脉、散寒祛湿；手三里可补益局部气血。上穴伍用使气血行而瘀阻自去，瘀去则疼痛自止。

加减：疼痛放射到肘内侧者，加尺泽（LU5）、少海（HT3）。

操作：患者正坐，屈患肘呈 120°，桡侧在上放平，医者用左手拇指在患肘周围触压，寻找一敏感压痛点，即阿是穴。常规刺法，留针 30 min，每 5~15 min 行针一次，每日 1 次，10 次为一疗程。

【其他疗法】

1. 隔姜灸疗法

处方：阿是穴、曲池（LI11）。

操作：每穴灸 5~7 壮，以使皮肤红润而不起泡为度。隔日 1 次。

2. 电针疗法

处方：曲池（LI11）、手三里（LI10）。

操作：用电针治疗仪规律波通电 20 min，强度以患者能耐受为度。每日 1 次，10 次为一疗程。

3. 皮肤针疗法

处方：肱骨外上髁局部手三阳经皮部。

操作：用皮肤针叩刺上述部位，使其微出血。隔日 1 次，5~7 次为一疗程。

4. 腧穴注射疗法

处方：阿是穴。

药物：当归注射液。

操作：取上述药液，每次注入 0.5 mL。每日 1 次，5 次为一疗程。

5. 小针刀疗法

处方：阿是穴。

操作：找准阿是穴，用甲基紫先行做压痛点标记，麻醉后，从标记处进针，垂直刺入，经皮肤达病处，倾斜刀柄 30°，将附着在外上髁上的伸肌总腱平行于肌腱方向剥离，并往返剥离数次，上下左右松解粘连，出刀后指压以防止出血，贴创可贴，2~3 d 内避免沾水。

【文献摘要】

《针经摘英集》：治肩臂疼痛不可忍，刺曲池穴，得气，先泻后补之。灸亦良，可灸三壮。

《针灸聚英》：火针以火烧之可用……其功能治风邪入舍于筋骨间不出者，宜用之。

【名家医案】 蔡某，男，57 岁。初诊：右肘酸痛年余，持重物则疼痛加剧，伸屈不便，肘端按之更痛。舌苔薄腻，脉弦细。劳伤筋膜，风寒入络，气血凝滞。拟宣通气血、疏散风寒。针灸方法：右侧曲池用合谷刺，捻转补泻法，留针 20 min。配合中药熏洗。经针治后，疼痛即减轻，以后每隔 1 d，用上针法治 1 次，共针治 4 次，即获痊愈。（杨依方，徐明光，葛林宝．杨永璇针灸医案医话［M］．上海：上海科学技术出版社，2002：48.）

【按语】 针灸治疗本病，对病程短的患者可配合局部封闭疗法，病程较久的患者可配合中草药熏洗。注意在治疗期间，腕部不宜做背伸活动。治疗期间应适当使患臂休息，避免患臂用猛力扭转，减少患部活动，以利于炎症早日吸收，治愈后仍须注意保护患肢，避免再度劳伤，否则易复发。注意局部保暖。

## 七、臂丛神经痛

由发出臂丛神经的神经根及神经丛、神经干原发或继发病变所产生的疼痛，称为臂丛神经痛。临床上最常见的臂神经受损部位乃颈胸神经根，其次是臂丛，周围神经干极为少见。常见的原因有炎症、感染、压迫（肿瘤或结核等）、损伤（颈椎损伤、脱位和骨折等）及其后遗症等。中医学称之为“肩臂痛”，大多认为属于“痹证”范畴。

本病是由于风寒湿邪闭阻经络、痰湿流注经络、外伤瘀血内停经络等，使气血运行不畅而致，不通则痛。

【临床表现】 急性或亚急性起病。常先见于一侧肩、颈部疼痛，数日后向上臂、前臂及手部延伸，渐波及同侧整个上肢达到高峰。疼痛从开始的间歇性逐渐转为呈持续性或阵发性加剧，常呈放射性，有针刺、烧灼或酸胀感。上部臂丛炎引起的疼痛以颈、肩及上肢外侧为主，下部臂丛炎则累及锁骨上下凹、上肢内侧及腋下。疼痛可因上肢运动、牵拉或某种姿位而加重。肩胛带肌无力或完全麻痹。部分患者可无或仅有轻微运动障碍。肌肉萎缩呈局限性，亦可广泛地波及颈、背、前胸及上肢。肌束颤动少见。后期腱反射减弱或消失。感觉障碍及自主神经症状少见。

【诊断要点】

（1）以肩部及上肢疼痛为主症。

（2）刺激和压迫臂丛疼痛加剧。

（3）肌电图检查见臂丛神经受损。

【辨证施治】

1. 辨证分型

（1）风湿痹阻：颈肩臂疼痛，游走不定，肌肤不仁，或有寒热表现及局部肿胀。舌苔薄白或白腻，脉濡缓或浮缓。

（2）寒湿侵袭：突然肩、颈及上肢剧痛，屈伸不利，遇寒更甚，得热痛减，手指肿胀，口不渴。舌体胖大、质淡、苔白腻，脉弦紧或滑或缓。

（3）瘀血阻络：肩、颈、上肢疼痛不移，痛处拒按，日久不愈，肢体麻木，面色黯滞。舌质紫暗或有瘀点瘀斑，脉弦细或涩。

（4）湿热浸淫：肩、颈及上肢疼痛，关节沉重不利，有灼热感，局部红肿，口干渴而不欲饮。舌质偏红、苔黄腻，脉数。

2. 针灸治疗

治法：散寒除湿、活血化瘀、疏通经络。局部取穴与循经取穴相结合，急性期多用泻法，宜强刺激；恢复期用平补平泻法，刺激强度不宜过大。对于年老及正气不足的患者，尚可配合使用温通补益的方法。以手少阴及手阳明经穴为主。

主穴：极泉（HT1）、天鼎（LI17）。

方义：极泉、天鼎为局部取穴，深部为臂丛神经所在，针刺能改善臂丛神经的病理状况，疏通肩臂经气，是治疗肩臂痛的有效腧穴。

加减：疼痛以肩胛部、肩部为主者，加肩髃（LI15）、肩髎（TE14）、天宗（SI11）、秉风（SI12）。疼痛向桡侧放射者，加手三里（LI10）、曲池（LI11）、列缺（LU7）、内关（PC6）。疼痛向上肢背侧放射者，加臑会（TE13）、三阳络（TE8）、外关（TE5）。

操作：诸穴常规刺法，留针 30 min，每 10~15 min 行针一次，以捻转手法为主。每日 1 次。

【其他疗法】

1. 电针疗法

处方：风池（GB20）、颈椎夹脊（EX-B2）、肩井（GB21）、肩中俞（SI15）、肩外俞（SI14）、肩髃（LI15）、胸夹脊（EX-B2）、肩胛骨内侧缘压痛点、天宗（SI11）、曲池（LI11）。

操作：诸穴常规刺法，得气后接通电针治疗仪，用连续波刺激 20~30 min，每日 1 次，10 次为一疗程。

2. 温针灸疗法

处方：大椎（GV14）、阿是穴。

操作：针刺得气后调整针感，使产生麻胀感并沿上肢扩散至双手。将艾粒挂在针尾，点燃。每穴3壮，隔日1次，5次为一疗程。

3. 腧穴注射疗法

处方：肩井（GB21）、肩髃（LI15）、阿是穴。

药物：复方丹参注射液或维生素 $B_{12}$ 注射液。

操作：每次选患侧2~3穴，取上述任一药液，每穴注入0.8~1 mL，隔日1次，7次为一疗程。

4. 腧穴埋线疗法

处方：肩外俞（SI14）、颈夹脊。

操作：用2%盐酸利多卡因溶液做穴位局部浸润麻醉，埋入羊肠线，每14 d治疗一次。

【文献摘要】

《针灸资生经》：手麻痹不仁，曲池、臑会、支沟、腕骨、肘髎主之。

《神应经》：肩膊烦痛，肩髎、肩井、曲池。

【名家医案】　患者，男，34岁。1998年4月就诊。半个月前因连续跑车出现左侧前臂与上臂肌肉酸痛，经中西药及理疗等治疗无效并逐渐加重，尤夜间为甚而彻夜不眠，见其左臂吊于胸前，表情痛苦，X线片示正常，且不能承受颈椎牵引，查病位无红、肿、痛，只感其左侧颈部及斜方肌僵硬。辨其病情属局部劳损并感受风寒，由寒凝气滞、络脉不通所致，故采用散寒通络之法，针其左侧风池、天柱、天宗、肩井、曲池、手三里、外关、合谷，并对风池、肩井、曲池等穴进行轮流温灸，拔针后对僵硬肌群行走罐以梳理经络。1次症减，续疗1周后诸症全消。〔任世昌．臂丛神经痛2例治验［J］．现代中西医结合杂志，2005，14（9）：1119.〕

【按语】　本病患者应适当休息患肢，予以肾上腺皮质激素、止痛药和镇静药等，并辅以物理治疗。对肋骨锁骨综合征患者，将肩部保持上举和适当休息可缓解症状，严重病例出现手术指征可采用手术治疗。

## 八、肋间神经痛

肋间神经痛是指由肋间神经受损引起的疼痛。原发性肋间神经痛极少见，临床上通常见到的是继发性肋间神经痛，由邻近器官和组织的病变引起，多与病毒感染、毒素刺激、机械损伤及异物压迫等有关，是带状疱疹常见的后遗症，中老年患者尤为多见，且病程长，疼痛剧烈，病情顽固。本病多属于中医学中的“胁痛”范畴。

肝脉“布胁肋”，胆脉“循胁里，过季胁”，所以本病多与肝、胆有关。其病机为情志抑郁、气机阻滞或瘀血痹阻脉络，经络阻滞不通，不通则痛。

【临床表现】　一个或几个肋间部位经常性疼痛，时有发作性加剧，多为刺痛或灼痛，并沿肋间神经分布。有时呼吸动作可激发疼痛，咳嗽、喷嚏时疼痛加重。疼痛剧烈时可放射至同侧的肩部或背部，有时呈带状分布。检查时可发现相应皮肤区感觉过敏和相应肋骨边缘压痛，在肋间神经穿出背部、胸侧壁、前胸处尤为显著。有些患者可发现各种原发病变的相应症状和体征。

【诊断要点】

（1）以经常性肋间疼痛、发作性加剧为主要表现。

（2）疼痛沿肋间神经分布。

（3）做超声波等检查排除肝胆疾病。

【辨证施治】

1. 辨证分型

（1）风热阻络：胁痛，发热，口渴引饮，面赤，咽干。舌质红、苔薄，脉浮数。

（2）肝郁气滞：胁胀痛，走窜不定，常因情志变动而痛有增减，胸闷不舒，嗳气频作，饮食减少。舌苔薄，脉弦。

（3）瘀血停着：胁肋刺痛，痛处不移，按之痛剧，入夜更甚，胁肋下或见癥块。舌质紫暗或有瘀点，脉沉涩。

2. 针灸治疗

治法：通络止痛为大法。治宜疏泄少阳、厥阴气机。风热阻络，当清热疏风；肝郁气滞，当疏肝理气；瘀血停着，当活血化瘀。本病多实证，多用泻法。以足厥阴、足少阴、手少阳经穴为主。

主穴：太冲（LR3）、阳陵泉（GB34）、内关（PC6）。

方义：太冲为足厥阴肝经之输穴、原穴。"输主体重节痛"，原穴为"脏腑原气经过和留止"的部位，故取太冲施泻法，可以通胁部壅滞的气机，调畅肝经气血而止痛。阳陵泉为胆经合穴，肝胆相表里，取其疏泄肝经阳气而止痛之功，配内关可宽胸解郁、行气止痛。

加减：风热阻络者，加风池（GB20）、曲池（LI11）、外关（TE5）。肝郁气滞者，加蠡沟（LR5）、行间（LR2）。瘀血停着者，加期门（LR14）、膈俞（BL17）。发热者，加曲池、合谷（LI4）。脘闷纳差者，加中脘（CV12）、上脘（CV13）。痛剧者，加迎香（LI20）透四白（ST2）、水沟（GV26）、合谷。

操作：太冲针刺得气后轻插重提 3~5 次，使针感沿经络循行至病所，然后用捻转补泻法，同时让患者做缓缓深度呼吸，刺激强度依患者体质强弱而定。阳陵泉施以泻法，局部以酸胀感为主，针感向病所扩散为佳。余穴常规刺法。留针 30 min，每隔 10 min 行针一次。每日 1 次。

【其他疗法】

1. 耳穴压丸疗法

处方：神门（$TF_4$）、交感（$AH_{6a}$）、胸椎（$AH_{11}$）、皮质下（$AT_4$）。

操作：用耳穴压丸法，嘱患者每日按压 3 次，每次每穴 2~3 min，刺激强度以自觉热胀为宜。每 5 d 更换一次，6 次为一疗程。

2. 电针疗法

处方：主穴取期门（LR14）、支沟（TE6）、阳陵泉（GB34）、足三里（ST36）；配穴取太冲（LR3）、至阳（GV9）、肝俞（BL18）、肾俞（BL23）、行间（LR2）、丘墟（GB40）。

操作：取主穴 2~3 穴，配穴 1~2 穴。诸穴常规刺法，施捻转手法，先补后泻，运针 10 min，再接通电针治疗仪，负极接主穴，正极接配穴，用密波或疏密波，强度以患者能耐受为度，通电 5~20 min。每日 1 次。

3. 皮肤针疗法

处方：主穴取夹脊（EX-B2）、膀胱经背部循行线；配穴取病变区肋间隙、胆经胁部循行段。

操作：在上述主穴部位反复以中等强度叩刺 5 遍。然后令患者侧卧，使患部朝上，沿病变区肋间隙和胆经胁肋部循行段，叩刺 5 遍，再在疼痛区上下各一肋间隙叩刺 2 遍，均采用中等强度。隔日 1 次，5 次为一疗程。

4. 腧穴注射疗法

处方：夹脊（EX-B2）。

药物：当归注射液、维生素 $B_{12}$ 注射液。

操作：取任一药液，选 3 个相应的夹脊穴，每穴常规注入药液 1 mL。每日 1 次，两侧交替使用。

5. 拔罐疗法

处方：阿是穴、夹脊（EX-B2）。

操作：将罐吸附于上述部位，留罐 10~15 min，待皮肤瘀血呈紫红色时取罐。隔日治疗 1 次，6 次为一疗程，疗程间隔 3~5 d。

【名家医案】 许某，男，67 岁。初诊：右侧胁肋疼痛 3 个月，起于盛怒之下，负重以后，痛引胸胁，不得俯仰，转侧活动均感剧痛，呼吸咳嗽时疼痛尤甚。当第5、6肋间压痛明显。脉弦滑，舌质红、苔薄黄。诊为暴怒气逆、操劳负重、肝气郁结、厥阴之络失宣所致。治则：疏泄肝胆。针灸方法：右侧行间、支沟、阳陵泉用呼吸、徐疾泻法，痛点加拔火罐。针下痛止，呼吸舒畅，起居活动如常，1次而愈。（杨依方，徐明光，葛林宝．杨永璇针灸医案医话[M]．上海：上海科学技术出版社，2002.）

【按语】 针灸治疗本病，较早的报道见于20世纪50年代中期。目前，针灸对本病的平均有效率在90%左右。继发性肋间神经痛应重视病因的治疗，可配合其他疗法综合治疗。在预防和康复方面，应注意保持情志愉快，避免外邪侵袭，防止过劳、跌仆等，饮食应少食肥甘厚腻、辛辣之品，以防湿热内生。无论外感还是内伤胁痛，只要治疗调养得法，一般预后良好。

## 九、颈椎病

颈椎病又称“颈椎综合征”，是增生性颈椎炎、颈椎间盘脱出以及颈椎间关节、韧带等组织的退行性改变刺激和压迫颈神经根、脊髓、椎动脉和颈部交感神经等而出现的一系列综合症候群。其部分症状分别见于中医学的“项强”、“颈筋急”“颈肩痛”、“头痛”、“眩晕”等病症中。好发于40~60岁中年人。西医学认为，本病是由于颈椎间盘慢性退变（髓核脱水、弹性降低、纤维环破裂等）、椎间隙变窄、椎间孔相应缩小、椎体后缘唇样骨质增生等压迫和刺激颈脊髓、神经根及椎动脉而致。

本病多因年老体衰、肝肾不足、筋骨失养，或久坐耗气、劳损筋肉，或感受外邪、客于经脉，或扭挫损伤、气血瘀滞、经脉痹阻不通所致。

【临床表现】 发病缓慢，以头枕、颈项、肩背、上肢等部疼痛及进行性肢体感觉或运动功能障碍为主症。轻者头晕，头痛，恶心，颈肩疼痛，上肢疼痛、麻木无力；重者可导致瘫痪，甚至危及生命。其病变好发于第5~6颈椎间盘，其次是第6~7、第4~5颈椎间盘。颈椎病按其受压部位的不同，一般可分为神经根型、脊髓型、交感型、椎动脉型、混合型等。开始常以神经神压迫和刺激症状为主要表现，以后逐渐出现椎动脉、交感神经及脊髓功能或结构上的损害，并引起相应的临床症状。

X线颈椎摄片可见颈椎体有唇状骨刺突出，小关节及椎间孔周围骨质密度增加，颈椎前突出生理曲度消失。

【诊断要点】

（1）以颈项僵硬、疼痛和活动障碍为主要症状。

（2）X线片示有颈椎生理曲度改变或椎间关节不稳等表现。

（3）排除颈部其他疾患，如落枕、肩周炎、风湿性肌纤维组织炎、神经衰弱及其他非颈椎间盘退行性变等所致的颈肩部疼痛。

【辨证施治】

1. 辨证分型

（1）风寒痹阻：夜寐露肩或久卧湿地而致颈强脊痛，肩臂酸楚，颈部活动受限，甚则手臂麻木发冷，遇寒加重。或伴形寒怕冷、全身酸楚。舌苔薄白或白腻，脉弦紧。

（2）劳伤血瘀：有外伤史或久坐低头职业者，颈项、肩膀疼痛，甚则放射至前臂，手指麻木，劳累后加重，项部僵直或肿胀，活动不利，肩胛冈上下窝及肩峰有压痛，舌质紫暗有瘀点，脉涩。

（3）肝肾亏虚：颈项、肩臂疼痛，四肢麻木乏力。伴头晕眼花、耳鸣、腰膝酸软、遗精、月经不调。舌红、少苔，脉细弱。

2. 针灸治疗

治法：祛风散寒、疏筋活络，针灸并用，泻法与平补平泻。以颈项局部取穴为主。

主穴：大椎（GV14）、天柱（BL10）、后溪（SI3）、颈夹脊等。

方义：大椎是督脉穴，为诸阳之会，针灸能激发诸阳经经气，通经活络；后溪、天柱分别属于手足太阳经，天柱不局部取穴，后溪又为八脉交会穴之一，与督脉相通，二穴配伍可疏调太阳、督脉经气，通络止痛；颈夹脊穴具有疏理局部气血而止痛的作用。诸穴远近相配，共奏祛风散寒、疏筋活络、理气止痛之功。

加减：风寒痹阻者加风门（BL12）、风府（GV16）祛风通络，劳损血瘀者加膈俞（BL17）、合谷（LI4）、太冲（LR3）活血化瘀、通络止痛；肝肾亏虚加肝俞（BL18）、肾俞（BL23）、足三里（ST36）补益肝肾、生血养筋；根据压痛点所在取肩井（GB21）、天宗（SI11）疏通经气、活络止痛；上肢及手指麻痛甚至加曲池（LI11）、合谷（LI4）、外关（TE5）疏通经络、调理气血；头晕、头痛、目眩者加百会（GV20）、风池（GB20）、太阳（EX-HN5）祛风醒脑、明目止痛；恶心、呕吐加天突（CV22）、内关（PC6）调理胃肠。

操作：大椎穴直刺 1~1.5 寸，使针感向肩臂部传导；夹脊穴直刺或向颈椎斜刺，施平补平泻法，使针感向项、肩臂部传导；余穴常规针刺。

【其他疗法】

1. 耳针疗法

处方：颈椎（$AH_{13}$）、神门（$TF_4$）、枕（$AT_3$）、肾（$CO_{10}$）。

加减：伴头晕或头痛者，加缘中（$AT_{2,3,4i}$）、心（$CO_{15}$）、肝（$CO_{12}$）；伴耳鸣者，加外耳（$TG_{1u}$）、内耳（$LO_6$）、内分泌（$CO_{18}$）；伴恶心、呕吐者，加胃（$CO_4$）、交感（$AH_{6a}$）；伴视力减退者，加额（$AT_1$）、眼（$LO_5$）或屏间前（$TG_{21}$）、屏间后（$AT_{11}$）；伴有神经衰弱症状者，加心（$CO_{15}$）、神门（$TF_4$）。

操作：用耳穴压丸法，左右耳交替按压，每日 3~5 次。每 5 d 更换一次，6 次为一疗程。

2. 拔罐疗法

处方：患处皮部。

操作：采用药罐法。先以当归 60 g、红花 50 g、桂枝 50 g、独活 50 g、黄芪 50 g、木瓜 50 g，用 2 000 mL 水浸泡 2 h 后，煎煮 1 h，取汁 500 mL；再加水 2 000 mL，煎煮取汁 500 mL。将两次煎汁混合，再煎煮浓缩成 500 mL 备用。将上述药液 60 mL 倒入罐内，令患者自然舒适坐位，然后用抽气法将药罐吸于皮肤上，以第 7 颈椎及双侧肩胛骨内上角为中心，在患处皮部共吸附 3~5 罐，每次留罐 10~15 min。每日 1 次，5 次为一疗程。

3. 电针疗法

处方：同“针灸治疗”。

操作：毫针刺法得气后，接通电针治疗仪，采用疏密波刺激，每次 30 min，每日 1 次。

4. 小针刀疗法

处方：相应部位颈夹脊。头痛、头晕者，取颈 2~4 夹脊及颈百劳（EX-HN15）。上肢疼痛、麻木，肩背部疼痛者，取曲垣（SI13）、天宗（SI11）、肩井（GB21）、肩中俞（SI15）、阿是穴。

操作：选准部位，垂直迅速进针刀。当针刀穿过筋膜时遇有阻力，可切割并左右剥离 1~4 次，压痛点在颈部棘间韧带。术后贴创可贴。每次可选 3~5 处进行治疗，10 d 治疗一次。

【文献摘要】

《针灸大全》：颈项拘急引肩背痛，取后溪、承浆、百会、肩井、中渚。

《医学纲目》：颈项痛，后溪……项强，承浆、风府。

【名家医案】 李某，女，45 岁。主诉：颈项痛伴右上肢麻痛 1 周余。现病史：1 周前长时间低头工作后致颈项痛，后牵及右上肢憋胀疼痛和麻木，颈部活动后加重，右上肢被迫取上举姿势后症状稍缓解，影响睡眠，未予系统治疗。体格检查：痛苦面容，颈部肌肉僵硬疼痛，活动受限，叩顶试验（+），右臂丛牵拉试验（+），舌质红、苔薄腻，脉弦滑。颈椎 CT 检查示：颈椎生理曲度变直，$C_5$~$C_6$、$C_6$~$C_7$ 椎间盘膨出，同节段硬膜囊前脂肪间隙消失。诊断：中医为痹证，西医为颈椎病（神经根型）。治疗：取俯卧位，颈椎排刺第 1 侧线，左侧颈 5~7 夹脊用 75 mm 针深刺，进针 50~65 mm，施捻转泻法，右侧相同夹脊用 40 mm 毫针针刺，配左侧肩贞、曲池、外关、养老、合谷常规刺法，配

TDP 照射，留针 30 min，每日 1 次，12 次为一疗程；取颈部压痛点，刺络放血加拔罐，出血量 3~5 mL，隔日 1 次。3 次后疼痛明显缓解，经治疗 2 个疗程后症状完全消失，随访半年未复发。〔耿巧，张会芝，廉玉麟．廉玉麟主任医师分型治疗颈椎病经验介绍［J］．中国针灸，2006，265（6）：443-445.〕

【按语】 针灸较适用于颈椎病退变过程中的颈椎失稳期和骨赘刺激期，对于骨赘压迫期，则需要采取综合治疗措施。有手术指征者，尚需进行手术治疗。养成良好的工作、生活习惯及自主功能锻炼，对于本病的康复有重要意义。

## 十、落枕

落枕又称“失枕”，是指由于睡姿不当引起颈项部软组织损伤的一种常见病症。本病多发于青壮年，成年人经常发作多为颈椎病的前驱症状。

本病多由于睡眠枕头过高或过低、躺卧姿势不良等使头项部较长时间处于过屈或过伸状态，以致发生痉挛而致；或睡眠时露肩当风，颈项部感受风寒湿邪，气血运行不畅，经络痹阻拘急所致。

【临床表现】 睡起突感颈后部、上背部疼痛不适，以一侧为多，或两侧俱痛，或一侧重、一侧轻，患者头向患侧倾斜，下颌转向健侧，仰头、点头及转头等颈部活动受限，向患侧活动功能障碍尤为明显，甚者疼痛牵涉及头部及上臂部。

【诊断要点】

（1）睡起突感颈项疼痛、僵硬、转侧不利。

（2）颈部肌肉挛缩、有压痛，可有条索状物。

（3）排除颈椎病变。

【辨证施治】

治法：舒筋活络，温经通络，行气止痛。选用局部腧穴和远端腧穴，以泻法为主，刺激强度宜大。以督脉、足少阳、手太阳经穴及阿是穴为主。

主穴：大椎（GV14）、阿是穴、后溪（SI3）、悬钟（GB39）、外劳宫（落枕穴，EX-UE8）。

方义：取足少阳胆经之悬钟，能疏通经络、宣通气血；后溪通于督脉，针之可疏通项背经气；落枕穴是治疗落枕的经验效穴，有活血通络、解痉镇痛作用。以上三穴合用，并配合颈部活动，更有利于滑利关节、缓解痉挛，达到活血散寒之目的。大椎穴属于督脉，位于项背部，与阿是穴合用可疏通局部经气，使脉络通畅，通则不痛。

加减：病及督脉、太阳经者，加风府（GV16）、天柱（BL10）、肩外俞（SI14）；病及少阳经，加风池（GB20）、肩井（GB21）；向肩胛区放射痛者，加天宗（SI11）、秉风（SI12）。

操作：患者端坐，放松全身肌肉。先针后溪、外劳宫、悬钟，使之产生酸、麻、胀、沉感，如能使针感上行，效果更佳。在行针的同时，嘱患者向前、后、左、右活动颈项部，直至疼痛大减或消失；活动自如后再常规针刺其他腧穴。留针 20~30 min，每日 1 次。

此外，临床采用独穴治疗落枕，也常可收到奇效，常用独穴有外劳宫（EX-UE8）、外关（TE5）、阳池（TE4）、中渚（TE3）等。

【其他疗法】

1. 艾灸疗法

处方：阿是穴。

操作：用艾条在患侧颈部行悬起灸法，以温和灸与回旋灸为主，要求患侧肌肤有灼热感，但要注意防止灰渣掉落，以免烫伤皮肤，灸 30 min。

2. 拔罐疗法

处方：阿是穴、风池（GB20）至肩井（GB21）皮部。

操作：将罐吸附于风池穴，沿胆经拉至肩井穴，反复拉行 2~5 次，至皮肤潮红或出现丹痧，然后取下罐。隔日 1 次，3 次为一疗程。

【文献摘要】

《灵枢·经筋》：足少阳之筋……颈维急。

《灵枢·杂病》：项痛不可俯仰，刺足太阳，不可以顾，刺手太阳也。

《针灸大全》：颈项拘急引肩背痛，取后溪。

【名家医案】 王某，男，33岁。初诊：前夜入寐，枕席不平，致后项不适，晨起即感牵强，既不能抬头仰视，亦不敢左旋顾盼，强为之则疼痛难忍。舌苔薄腻，脉缓。症属落枕，多因由气血失于宣通，络道受阻。拟用宣散温通法。针灸方法：取右天柱、右肩井、右风门，均用捻转泻法，双合谷用提插泻法。肩井针后加艾条熏灸，风门针后加拔火罐。针治后，立即痊愈。（杨依方，徐明光，葛林宝．杨永璇针灸医案医话［M］．上海：上海科学技术出版社，2002：45.）

【按语】 针灸治疗落枕疗效快而显著。平素应注意睡眠枕头高低适宜，勿过高，亦不要过低。天冷时颈部宜保暖，避免外感风寒之邪。如反复发作，应当检查以排除颈椎病。

## 十一、颞颌关节紊乱症

颞颌关节紊乱症（TMD）是指累及下颌关节和（或）咀嚼肌的一组症候的总称，是口腔颌面部的一种常见病、多发病。本病多为单侧，女性多于男性。中医学虽无颞颌关节紊乱症病名，但对其早有论述，称为“错骨缝”。本病属于中医学“痹证”范畴。

本病多因风寒湿邪侵袭或局部外伤、关节劳损，使气血运行不畅，瘀滞脉道，筋骨失养所致。

【临床表现】 颞颌关节周围区及咀嚼肌附着区酸胀或疼痛，可有轻重不等的压痛，尤以咀嚼及张口时明显。张口时出现弹响，响声可发生在下颌运动的不同阶段，可为清脆的单响声或碎裂的连响声。张开口幅度受限，两侧面颊不对称，臼齿不能咬紧，言语不够清晰流利。严重者开口困难，不能嚼物，只能进食流质或半流质食物，部分患者病史较长。此外，还可伴有颈部疼痛、头晕、耳鸣等症状。

【诊断要点】

（1）以颞颌关节局部酸胀或疼痛、运动时弹响、张口受限为主要表现。

（2）X线检查示髁状突位置异常。

（3）排除肿瘤、颞下颌关节炎、耳源性疾病、颈椎病等疾病。

【辨证施治】

治法：治宜祛风散寒、疏通经络、解痉止痛。以阳经穴为主，其中从手足阳明、手太阳及手少阳经穴为主。局部取患侧穴，远端双侧同取。

主穴：下关（ST7）、颊车（ST6）、听宫（SI19）、翳风（TE17）、合谷（LI4）、阿是穴。

方义：下关是手三阳经和足少阳经的经筋所过处，又是足阳明经之筋所结之处，针刺下关、颊车可调理阳明经经气，有通经活络、开关止痛之功效；听宫、翳风位居颞颌关节处，通经活络利关节；合谷活血止痛。

加减：伴有气血偏虚，见面色少华，体倦乏力、舌苔薄白，脉细软者，可加用足三里（ST36）。

操作：常规针刺，用平补平泻法。留针30 min，每隔10~15 min行针一次。每日1次。

【其他疗法】

1. 艾灸疗法

处方：下关（ST7）、阿是穴。

操作：①艾条灸，取艾条点燃，温灸患处。每穴10~15 min，以患部皮肤红润，患者局部有温热感、无灼痛为宜，每日1次，7次为一疗程，灸疗时，颞颌关节可配合做小范围有规律的缓慢运动。②温针灸，针刺得气后，将艾粒放置于针尾点燃，每次3壮，每日1次，7次为一疗程。

2. 腧穴贴敷疗法

处方：阿是穴。

操作：取中华跌打丸1丸，用40%乙醇或姜汁调成糊状，敷在患侧颞颌关节阿是穴处4~6 h。每周 2 次。

3. 耳针疗法

处方：主穴取颞颌点（$AT_2$）（多数患者在耳屏处软骨弯曲部的外缘突出有一敏感点）；配穴取神门（$TF_4$）、皮质下（$AT_4$）、心（$CO_{15}$）、肝（$CO_{12}$）。

操作：采用耳穴压丸法，每日按压 3~5 次。每 5 d 更换一次，6 次为一疗程。

4. 电针疗法

处方：下关（ST7）、听宫（SI19）、率谷（GB8）（患侧）。

操作：诸穴常规刺法，下关、听宫二穴接通电针治疗仪，采用疏密波，刺激强度适中，留针 30 min。每日 1 次，10 次为一疗程，疗程间隔 1 d。

5. 火针疗法

处方：下关（ST7）（患侧）。

操作：用钨合金火针烧刺，隔日 1 次，5 次为一疗程。

6. 腧穴注射疗法

处方：下关（ST7）、颊车（ST6）、阿是穴、合谷（LI4）。

药物：丹参注射液。

操作：局部取患侧腧穴，每穴注射药液约 1 mL。每日 1 次，5 次为一疗程。

【文献摘要】

《针灸甲乙经》：失欠……下关主之。颊肿，口急，颊车痛，不可以嚼，颊车主之。

《针灸大成》：颊车主中风牙关不开，口噤不语……牙车疼痛。

【名家医案】　荆某，女，51 岁。2006 年 4 月 15 日初诊。主诉：右侧下颌部疼痛半年，加重 1 周。病史：患者右侧面颊部疼痛有半年余，张口时下颌关节部疼痛，咀嚼困难，不能吃硬物，疼痛常牵及颧部，近日因外出受风导致疼痛加剧。检查下颌关节紧，周围有压痛，外观无红肿，活动下颌关节时可出现弹响，X 线检查无异常发现。舌苔薄白，脉弦细。治法：疏风散邪，通络止痛。取穴：翳风、下关、颊车、合谷。针刺得气后行平补平泻法，留针 20~30 min。每日 1 次，针 2 次后，疼痛减轻，又连续针 5 次后，疼痛消失，下颌关节活动自如。（王洪峰．针医百案［M］. 北京：科学技术文献出版社 . 2007.）

【按语】　本病多属功能性紊乱，器质性改变较少见。全国第二届颞颌关节紊乱症专题研讨会将其分为咀嚼肌紊乱疾病、结构紊乱疾病、炎性疾病及骨关节病四类。现代医学认为该病为肌肉和筋膜等组织的无菌性炎症、痉挛及关节盘移位。针灸治疗本病疗效较好。在治疗期间，应注意局部保暖，避免吃硬性食物，避免大声谈笑。

## 十二、足跟痛

足跟痛是指一侧或两侧跟骨结节周围疼痛、行走困难的一种常见病症，常伴有跟骨结节部骨骨增生。本病多见于 40~60 岁的中老年人、肥胖者及产后受风者。

足跟部是足少阴肾经经脉和经筋循行分布的部位，肾脏亏虚、经脉失养是本病发生的主要内因；劳损或外伤经筋，或寒湿入络则是常见的外因。久行久立、局部挫伤、负重行走等损伤经筋，气血凝滞，脉络痹阻，不通则痛。

【临床表现】　一侧或两侧足跟或足底部疼痛，晨起站立时较重，行走片刻可略减轻，行走站立过久或负重行走时疼痛加重，不红不肿，步履困难。病变部位不同，其临床表现亦有所不同。

1. 跟腱止点滑囊炎　跟腱附着部肿胀、有压痛，走路多时可因鞋的摩擦而产生疼痛。冬天比夏天严重，疼痛与天气变化有关。

2. 跟骨下脂肪垫炎　站立或行走时跟骨下方疼痛，有僵硬肿胀及压痛，但无囊性感。

3. 跟骨骨骺炎　多见于 6~14 岁的儿童。足跟部疼痛，走路可出现跛行，运动后疼痛加剧，跟骨结节后下部疼痛，有轻微肿胀。X线片显示跟骨骨骺变扁平，骺线增宽。

4. 跖筋膜炎　站立或走路时，跟骨下面疼痛，疼痛可沿跟骨内侧向前扩展到足底，尤其在早晨起床以后或休息后刚开始走路时疼痛明显。

【诊断要点】

（1）以足跟疼痛、行走困难为临床表现。

（2）患足跖面的跟骨结节处及足跟底前内侧压痛，局部不红肿。

（3）X线片多显示跟骨结节前方骨赘形成。

【辨证施治】

1. 辨证分型

（1）肾脏亏虚：足跟酸痛或隐痛，喜按，乏力，行走困难。偏阳虚者，腰膝酸软，畏寒肢冷，腹胀便溏，舌质淡、苔薄白，脉细无力；偏阴虚者，腰膝酸软，头晕目眩，耳鸣，健忘，潮热，唇红颧赤，五心烦热，舌质红、少苔，脉细数。

（2）寒湿痹阻：足跟酸痛沉重，拒按，遇寒凉加重，得温则减，步履不变，恶风畏寒，舌质淡红或暗淡、苔薄白或白腻，脉沉紧或弦缓。

（3）气滞血瘀：足跟胀痛或刺痛，痛有定处，拒按，行走受限。舌质暗，脉弦数。

2. 针灸治疗

治法：急性期以行气活血、通经止痛为主，刺激量宜大，多行各种补泻手法；缓解期以补益肾气为主，多行平补平泻手法。以局部取穴为主，多取阿是穴及足少阴经经过局部或附近的腧穴。

主穴：阿是穴、昆仑（BL60）、太溪（KI3）、仆参（BL61）、水泉（KI5）、然谷（KI2）。

方义：太溪是足少阴经的输穴、原穴，又是回阳九针穴之一，与足太阳经穴昆仑相配，可补肾壮骨、活血通络，再结合疼痛部位取足少阴经仆参、水泉、然谷和阿是穴疏通局部经络，以疏调局部气血，缓急止痛。

加减：老年患者，加养老（SI6）。偏阳虚者，加命门（GV4）、关元（CV4）。偏阴虚者，加照海（KI6）、劳宫（PC8）。

操作：阿是穴可用多针齐刺，进针速度要快；太溪行烧山火手法，以足底产生温热感为度；仆参、然谷针尖刺入跟下；昆仑、水泉施平补平泻手法。中度刺激，留针30 min。每日1次。

【其他疗法】

1. 隔药饼灸疗法

处方：阿是穴。

操作：将附子、肉桂等中药研粉用95%乙醇调成糊状备用。以纱布条围成一圆形箍，面积略大于疼痛面积，置于痛处（足底痛者可令患者取俯卧位，患足搁起，架于高度适宜的物体上，使足底面呈水平）。将药粉糊置于圆形箍中，厚度为1～1.5 cm，再做一直径与高度均约5 cm的圆锥形艾团，点燃，吹熄明火，将其放置在药粉糊（即药饼）上。在艾团燃烧的过程中，患者每次感觉灼热时，医者要立即将艾团取下，待患者感觉药饼温度降下来时，再将艾团放置到药饼上继续加热。如此反复，直到艾团完全燃尽，一次治疗即完成。每日治疗1次。注意：①艾团放置在药饼上以前，一定要将艾团上的明火吹熄，否则，明火遇到药饼里的乙醇会立即燃烧，发生烫伤。②治疗过程中，不要急于求成而灸量过大，以免发生烫伤。③糖尿病、高血压患者慎用此法，病情严重者禁用。

2. 小针刀疗法

处方：阿是穴。

操作：以盐酸利多卡因局部麻醉，进针刀时，刀口线和足纵轴垂直，进针达骨刺尖部，做横行切开剥离3～4下，切割时病理点会有挡刀感和阻力，松解后即可出针，刀口处贴创可贴，压迫1～2 min。术毕，用手握患足掌部，使足背屈伸2～3次，同时另一手拇指向前后左右方向推顶跖长韧带和跖腱膜2～3次即可。

3. 腧穴贴敷疗法

处方：阿是穴。

操作：用醋调川芎粉贴敷，暖水袋中装入 32 ℃左右热水，将患侧足跟踩于其上，每晚治疗 20~40 min。10 次为一疗程，可连用 3 个疗程，治疗期间可配合热水烫脚。

【文献摘要】

《肘后歌》：脚膝经年痛不休，内外踝边用意求，穴号昆仑并吕细，应时消散即时瘳。

《玉龙歌》：脚背痛起丘墟穴，斜针出血即时轻，解溪再与商丘识，补泻行针要辨明。

【名家医案】　患者，女，62 岁。2000 年 1 月 21 日初诊。患者于 1999 年 5 月到省外旅游后，感右足跟疼痛，劳累及活动后加重。1999 年 11 月参加老年登山比赛，下山后感右足跟剧烈疼痛，不能站立，跛行，经 X 线跟骨摄片未见异常。诊断为跟腱滑囊炎、跖筋膜劳损。予理疗及中西药物治疗 3 周，无效。于 2000 年 1 月 21 日来我科治疗。症见足跟下及足心胀裂感，晨起站立时较重。检查见右足跟部轻度肿胀，内侧压痛明显，足趾背伸时足底疼痛加剧，舌质暗红夹瘀、苔薄白，脉沉紧。辨证为肝肾亏虚，筋脉失养，气血凝滞，脉络痹阻。采用“跟痛六平穴”针刺 5 次，配合“骨痛灵洗方”熏洗，10 d 后疼痛肿胀消失，行走如常，随访半年未复发。〔谭保华，徐杰．管遵惠治疗足跟痛的经验［J］. 针灸临床杂志，1999，15（2）：5-6.〕

【按语】　针灸对本病有一定疗效，常须配合其他疗法。若是由跖筋膜炎所引起的足跟痛，常采用矫形鞋垫，以垫高跖骨头近端，使跖骨头持重减少，并做跖趾关节跖屈及背伸运动。患者应注意适当休息，减少负重，控制剧烈运动。

## 第四节　外科疾病

### 一、急性阑尾炎

阑尾炎是外科常见病。急性阑尾炎多由于阑尾管腔阻塞，细菌入侵所致；慢性阑尾炎大多数由急性阑尾炎转变而来。本病属于中医学“肠痈”的范畴。

本病是热毒内聚、瘀结肠中而生痈脓的一种病症，病因不外乎气滞、血瘀、湿阻、热腐等几个方面。饮食失节、饱食后剧烈运动、寒温失调，均导致肠腑传导功能失常而发为本病。随着病情的发展，其病机也可向热毒炽盛或邪毒内陷的方面发展。

【临床表现】　急性阑尾炎以转移性右下腹痛为主要症状。典型的腹痛发作始于上腹，逐渐移向脐部，6~8 h 后移向右下腹并局限在右下腹，伴纳差、呕吐、恶心、便秘或腹泻、乏力。体温随着症状加重而升高，右下腹麦氏点有压痛及反跳痛。

【诊断要点】

（1）以转移性右下腹痛、麦氏点压痛及反跳痛为主要症状，伴全身毒血症表现。

（2）伴全身毒血症表现。

（3）血常规检查可见白细胞计数和中性粒细胞比例增高。

【辨证施治】

1. 辨证分型

（1）瘀滞型：本病初起，腹痛阵作，按之加剧，腹皮微急，脘腹胀闷，嗳气纳呆，恶心欲吐，大便正常或秘结，微发热恶寒。舌质暗红或有紫斑、苔薄白或薄黄，脉弦紧。

（2）蕴热型：腹痛较瘀滞证剧烈，且持续不止，腹皮绷急、拒按，右少腹或可扪及包块，壮热，自汗，大便短，小便短赤。舌质红、苔黄糙，脉弦数或滑数。

（3）气滞血瘀型：腹痛隐隐，按之痛甚，脘腹胀满，泛酸。舌质正常或有紫气，脉细涩。

2. 针灸治疗

治法：清热导滞，通腑散结。以足阳明经穴为主。

处方：阑尾（EX-LE7）、上巨虚（ST37）、天枢（ST25）、曲池（LI11）、阿是穴。

方义：本病病位在大肠，据《黄帝内经》“合治内腑”的原则，取大肠之下合穴上巨虚及治疗肠痈之经验穴阑尾，合用以理气散结，疏导阳明之腑气。曲池为手阳明大肠经之合穴，可清泻肠腑邪热。天枢为大肠之募穴，配阿是穴作用可直达病所，导滞散结。

加减：气滞血瘀者，加合谷（LI4）、中脘（CV12），以行气活血、通腑止痛；瘀滞化热者，加大肠俞（BL25）、合谷（LI4），以清热化瘀、行气导滞；热盛酿脓者，加大肠俞（BL25）、支沟（TE6），以清热解毒、导滞散结；壮热者，加大椎（GV14），以清热泻火；恶心呕吐者，加内关（PC6）、足三里（ST36），以宽胸利膈、降逆止呕。

操作：诸穴均常规针刺，用泻法，留针60~120 min。每日2次。

【其他疗法】

1. 腧穴贴敷疗法

处方：阿是穴。

药物：芒硝30 g、生大黄粉10 g、冰片5 g、独头大蒜1枚。

操作：上述药物混匀，共捣烂成膏状，贴敷于阿是穴，每日数次。

2. 耳针疗法

处方：阑尾（$CO_{6,7\,i}$）、大肠（$CO_7$）、交感（$AH_{6\,a}$）、神门（$TF_4$）。

操作：毫针强刺激，每日1~2次。

3. 腧穴激光照射疗法

处方：阑尾（EX-LE7）、阿是穴。

操作：用氦氖激光束，每穴照射5~10 min。每日2次。

【文献摘要】

《备急千金要方》：肠痈，屈两肘，灸肘尖、锐骨各百壮。

《圣济总录》：肠痈，灸两手肘尖上各十七壮，左右同。

《针灸大成》：肠痈痛，太白、陷谷、大肠俞。

【名家医案】 杨某，男，25岁。主诉：右下腹痛半日。患者早餐后即打篮球，腹痛始于脐周，后转移至右下腹，伴低热、恶心而来诊。体格检查：患者表情痛苦，间歇呼吸性腹痛，体温37.8 ℃，心肺正常，腹肌微紧，肝脾未扪及，肠鸣音稍亢进，右下腹触痛明显，未及包块，反跳痛（+），双下肢足三里及上巨虚出现过敏性压痛，大便未解，小便短赤，舌质红、有瘀点，舌苔薄黄腻，脉滑数。血常规：白细胞总数$12\times10^9$/L，中性粒细胞0.82，淋巴细胞0.15，其他0.03。诊断：肠痈（急性阑尾炎），肠络瘀滞型。治则：行气散瘀，通络止痛。取穴：天枢、上巨虚、足三里。配穴：曲池。上穴均用毫针泻法。运针后右腹痛缓解，留针1 h。二诊：精神明显改善，诉经针刺后夜间只现短暂右腹疼痛2次，大便已解，脉静身凉。右下腹按之尚痛，复查血常规：白细胞总数$9\times10^9$/L，中性粒细胞0.76，淋巴细胞0.18，其他0.06。针刺后阳明气机得疏，瘀滞得除，故热退，腹痛减。仍宗原法，取刺上巨虚、大肠俞，右侧耳穴阑尾点埋针。嘱病者每隔1 h按压埋针处10 min。三诊：病容若失，起立、步行自觉右下腹微胀，但无疼痛。舌尖稍红、苔薄黄润，脉转缓。病势已去，再泻刺足三里、天枢，疏通阳明气机。四诊：神态安宁，步行已无不适，右下腹按之柔软，无痛。舌质淡、苔白润，脉缓。复查血常规：白细胞总数$8.0\times10^9$/L，中性粒细胞0.72，淋巴细胞0.26，其他0.02。阳明气机通畅，肠络瘀滞消散，“通则不痛”，故诸症尽除。取上巨虚、三阴交平补平泻，进一步调和脾胃，巩固疗效。五诊：腹痛未现，复检血常规正常。除去右侧阑尾埋针。经追踪观察3个月，前症未现，临床治愈。（陈秀华，符文彬．陈全新针灸经验集［M］．北京：人民卫生出版社，2004.）

【按语】 针灸对本病未化脓者疗效较好，如已化脓、穿孔，须转外科手术治疗。治疗期间应以清淡流质饮食为主。

## 二、丹毒

丹毒是指皮肤及其网状淋巴管的急性炎症。生于下肢者称为“流火”；生于头面者称为“抱头火丹”；新生儿多生于臀部，称为“赤游丹”。多发生在皮肤损伤、足癣、溃疡等情况下，为皮内淋巴管性乙型溶血性链球菌侵袭所致。常见于儿童和老年人，春秋季多发。

本病属火毒为病，多因血分有热，外受火毒，热毒搏结，蕴阻肌肤，不得外泻；或皮肤黏膜有损伤，火毒之邪乘虚而入引起。同时可夹有风热、肝火、湿热、新生儿胎热火毒等。

【临床表现】　多数发生于下肢，其次为头面部。开始可见恶寒、发热、头痛、纳呆等全身症状。病损局部皮肤发红，压之退色，放手即恢复，皮肤稍隆起，与正常组织分界清楚，自觉灼热，触之稍硬，红肿蔓延，中央红色渐消退，一般不化脓。严重者红肿局部可见有瘀点、紫癜，逐渐转为暗红色或橙黄色。5~6 d 后发生脱屑，逐渐痊愈。新生儿丹毒常呈游走性。局部淋巴结肿大。

【诊断要点】

（1）好发于颜面、小腿处。

（2）常有头痛、发热、恶寒、纳呆等及全身不适等前驱症状。

（3）皮肤突发灼热疼痛，色如涂丹，压之退色，放手即恢复。局部淋巴结肿大。

（4）多有搔抓、划伤等损伤史或有足癣。

（5）血常规检查可见白细胞总数及中性粒细胞增高。

（6）排除接触性皮炎、鼻窦炎等疾病。

【辨证施治】

1. 辨证分型

（1）风热上扰：通常发于头面部，病损局部焮红灼热、肿胀疼痛，甚则发生水疱。伴恶寒发热、骨节疼痛、纳差、小便赤、便秘、眼睑肿胀难睁。舌质红、苔薄黄，脉浮数。

（2）湿热蕴结：多发生于下肢。病损局部焮红肿胀、灼热疼痛，亦可见水疱、紫斑，甚至结毒化脓、皮肤坏死。伴发热、心烦、口渴、胸闷、关节肿痛、小便黄赤。舌苔黄腻，脉浮数，反复发作后可形成象皮肿。

（3）胎火蕴毒：常见于新生儿。多发于脐周、臀腿之间。皮损局部红肿灼热，呈游走性，伴壮热、烦躁、呕吐。舌质红、苔黄，指纹紫黑。

2. 针灸治疗

治法：泻火解毒、凉血化瘀，只针不灸，用泻法。以皮损局部和手阳明经穴为主。

主穴：合谷（LI4）、曲池（LI11）、血海（SP10）、委中（BL40）、阿是穴。

方义：合谷、曲池均为手阳明经穴，能清泻阳明之热毒；血海为足太阴经穴，泻之可活血化瘀；委中为足太阳经合穴，别称“血郄”，配阿是穴散刺出血，可清泻诸阳及血分之郁热，凉血解毒，寓“菀陈则除之”之意。

加减：风热上扰者，加大椎（GV14）、风门（BL12），以疏风散邪；湿热蕴结者，加阴陵泉（SP9）、内庭（ST44）、丰隆（ST40），以清热化湿；胎火蕴毒者，加中冲（PC9）、水沟（GV26），以凉血解毒；胸闷心烦者，加内关（PC6）、膻中（CV17），以宽胸散结；呕吐者，加内关、中脘（CV12），以和胃止呕。

操作：委中、阿是穴可用三棱针点刺出血，并可在刺络的基础上加拔火罐（面部禁用）；余穴常规针刺，用提插捻转泻法。每日 1~2 次。

【其他疗法】

1. 耳针疗法

处方：神门（$TF_4$）、肾上腺（$TG_{2p}$）、皮质下（$AT_4$）、枕（$AT_3$）。

操作：毫针中度刺激。或用压丸法。

2. 电热针疗法

处方：阿是穴。

操作：电热针通电烧红，直刺患部中心2~3针，待针孔周围皮肤泛白即出针。每日1次，3~5次为一疗程。

3. 刺络拔罐疗法

处方：阿是穴。

操作：患处中心用三棱针点刺4~5点，加拔火罐放血10~15 mL。每日1~2次，5次为一疗程。

【文献摘要】

《针灸大成》：浑身发红丹，百会、足三里、曲池、委中。

《窦氏外科全书》：丹毒，用温水洗患处，三棱针刺毒上二三十针，或磁锋砭之亦妙。

《肘后备急方》：丹毒，须针镵去血。

【名家医案】 易某，女，30岁。1962年6月4日来院就诊。主诉寒战、发热、右小腿红肿灼热疼痛5 d。5 d前开始头昏、周身不适，继之憎寒身热、头痛、苦楚，右小腿下1/3胫侧处有一10 cm×16 cm大之红斑，色鲜红如火，边缘清楚，稍高出表面，按之红色消失，灼热肿胀，疼痛剧烈，表面紧张而光滑，经多方治疗，诸症未减，故专程来院就诊。检查：右腹股沟淋巴结肿大，行走极为困难，体温39.6 ℃，肌肤灼热，小便短赤。舌质红，脉洪数。诊断为丹毒。证属外感暑热，湿热相持，流注下肢。治则：清热解毒，利湿祛风。取合谷（双侧）、外关（双侧）、委中（双侧）、血海（双侧）。先将局部严格消毒，用梅花针叩刺出血，委中以三棱针点刺出血，合谷、外关、血海三穴以重泻手法施针治之，每次留针30 min，每3 min行针得气一次。经连续施术治疗5次后，上述诸症完全消失，一切恢复如前，停止治疗而告痊愈。（周志杰．实用针灸医案选［M］．西安：陕西科学技术出版社，1988.）

【按语】 针灸治疗本病有较好的疗效，多用于下肢丹毒。头面部及新生儿病情较重者，应采用综合疗法。治疗中被污染的火罐等应严格消毒，专人专用，防止交叉感染。

## 三、血栓闭塞性脉管炎

血栓闭塞性脉管炎是一种累及血管的炎症性、节段性和周期性发作的慢性闭塞性脉管疾病。本病好发于嗜好吸烟的男性青壮年，北方较南方多见。本病主要侵袭四肢中、小动静脉，尤其是下肢血管。病因尚未完全明了，但与患者自身免疫功能紊乱、性激素和前列腺素失调，以及遗传因素有关。大量吸烟、居住寒冷潮湿的环境，以及慢性损伤和感染也可导致本病的发生。本病早期的肢端麻木、酸痛发凉多属于中医学“痹证”范畴；后期患肢肢端坏死、脱落多属于中医学“脱疽”、“脱骨疽”等范畴。

本病的病因分为内、外因两种。内因主要是七情内伤，肝血不足，或房劳不节，耗伤肾精，正气虚衰，不能抵御外邪。外因主要是寒湿之邪阻于四肢之末等阳气不易到达之处，凝聚不化，瘀阻经络，痹塞不通，气血运行不畅。内因与外因常相互结合而发病。

【临床表现】

1. 初期 由于局部缺血或血液供给不足，表现为患肢发凉、怕冷和麻木感，足和小腿酸痛，并出现间歇性跛行，受累动脉搏动减弱或消失。有些患者可出现游走性血栓性静脉炎，下肢浅静脉变成短而硬的索状柱，皮肤发红、压痛，经过一定时间消失后，又在另一处出现。

2. 中期 由于病变逐渐加重，营养障碍，血液供应更为不足，在休息时患肢即发生持续性疼痛，入夜尤甚，往往因疼痛剧烈不能睡，迫使患者屈膝抱足而坐，小腿与足部皮肤苍白，肌肉萎缩，趾甲变厚，足背和胫后动脉搏动减弱或摸不到。

3. 后期　由于患肢动脉完全闭塞而发生干性坏疽。多由踇趾尖端开始向上蔓延，或累及其他足趾。坏死组织可自行脱落而留下残端溃疡，久不能愈合。如受感染，则转为湿性坏死，创口流稀薄脓液或紫黑血水，疼痛剧烈，并伴轻重不同的全身症状，如发热、口干、食欲不振等。久病患者则伴见面色萎黄、形体消瘦、神倦乏力等虚弱表现。

【诊断要点】

（1）以间歇性跛行、静息痛及游走性血栓性静脉炎为主要表现。

（2）患肢发凉、怕冷、麻木，或肢端典型溃痛，或坏死。

（3）受累动脉搏动减弱或消失。

（4）辅助检查可见受累动脉血管管腔狭窄、血栓形成或闭塞。

（5）排除闭塞性动脉硬化症、糖尿病阴性坏疽、雷诺病等。

【辨证施治】

1. 辨证分型

（1）寒湿阻络：相当于初期。患肢酸痛、麻木、发凉、怕冷、喜暖恶凉、遇冷痛剧，轻度间歇性跛行，短暂休息后可缓解。检查可见患肢皮肤干燥，皮色苍白，温度稍低，足背或胫后动脉搏动减弱，部分患者小腿出现游走性红硬条索。舌苔白腻，脉沉细。

（2）气滞血瘀：相当于中期。上述诸症加重，并出现静息痛，疼痛剧烈，不能安卧，步履艰难、乏力。患肢肤色由苍白转暗红，可见游走性红斑、结节或硬索，趾甲肥厚、生长缓慢，足背动脉和胫后动脉搏动消失，病程日久则肌肉萎缩。舌苔白腻，脉沉细而迟。

（3）热毒蕴结：相当于后期。诸症继续加重，患肢疼痛剧烈难忍，皮肤紫暗而肿，溃破腐烂，创面肉色不鲜，指、趾端发黑、干瘪。伴发热、口干、便秘、尿黄赤。舌苔黄腻，脉弦数。

（4）气阴两伤：相当于疾病后期。患肢皮肤暗红，肉枯筋痿，疼痛剧烈，不得安卧，趺阳脉消失，伴面色萎黄、形瘦、神疲、心悸气短。舌质淡，脉沉细而弱。

2. 针灸治疗

治法：寒湿阻络、气滞血瘀者，治宜温经通络、化滞行瘀，针灸并用，用泻法；热毒蕴结者，治宜清热解毒、化瘀散结，只针不灸，用泻法；气阴两伤者，治宜补气养阴、调和气血，针灸并用，用补法。以任脉、足太阴、足太阳、足阳明及足少阴经穴为主。

主穴：关元（CV4）、膈俞（BL17）、足三里（ST36）、三阴交（SP6）、血海（SP10）、阳陵泉（GB34）。

方义：关元为任脉与足三阴经的交会穴，可调补脾、肝、肾，益气养血。膈俞为血会，可养血和血、化瘀通络。足三里为足阳明经合穴，阳明经多气多血，再配用足太阴经之血海、三阴交可通行气血、化瘀止痛。阳陵泉为筋之会穴，可舒筋通络、化瘀止痛。

加减：寒湿阻络者，加商丘（SP5）、阴陵泉（SP9），以温经散寒。气滞血瘀者，加合谷（LI4）、太冲（LR3），以活血散瘀。热毒蕴结者，加曲池（LI11）、大椎（GV14）、委中（BL40），以清热解毒，也可加阿是穴，用皮肤针刺络出血，以清泻热毒。气阴两伤者，加气海（CV6）、太溪（KI3），以益气养阴。疽生于手者，加八邪（EX-UE9）。疽生于足者，加八风（EX-LE10），以活血通络。

操作：诸穴均常规刺法。

【其他疗法】

1. 耳针疗法

操作：心（$CO_{15}$）、肝（$CO_{12}$）、肾（$CO_{10}$）、交感（$AH_{6a}$）、肾上腺（$TG_{2p}$）、皮质下（$AT_4$）、三焦（$CO_{17}$）、肢体相应点。



操作：每次选 3~5 穴，毫针强刺激。也可用 0.5% 盐酸普鲁卡因注射液 0.2 mL 封闭交感、肾上腺点。

2. 腧穴注射疗法

处方：关元（CV4）、膈俞（BL17）、足三里（ST36）、三阴交（SP6）、血海（SP10）、阳陵泉（GB34）。

药物：当归注射液或丹参注射液。

操作：选2~3穴，取上述任一药液，每穴注入0.5 mL。每日1次。

3. 腧穴埋线疗法

处方：丰隆（ST40）、承山（BL57）。

操作：将2 cm长的0号羊肠线埋入穴内。每2周一次。

【名家医案】 刘某，男，64岁。左腿疼痛2年余，加重半年。于1992年5月23日来诊。患者退休前曾在天津市市政工程处工作30余年，因长年户外工作加之劳累过度，平素即有腿疼病。1990年4月，左腿因外伤而致疼痛加重，行走时疼痛加剧，遂前往天津某医院，诊为“急性深静脉炎”，经住院治疗2个月，症状缓解出院。患者退休后时感左腿胀痛不适，劳累、天气变化时加重，服中药数十剂及针灸按摩治疗均无效。半年前发觉肿胀加重，以膝关节以下为甚，皮肤发亮，按之无凹陷，肢凉麻木，久行久站后加重，左膝关节肿大变形，之后须扶杖而行，舌质暗、苔薄白，脉沉细，偶有结代。诊断为血栓性静脉炎后期。予以火针治疗。选用中等火针行速刺法，漫刺左腿膝关节以下部位，针深约1寸，并酌加阴陵泉、阳陵泉、足三里、三阴交、太溪、太冲等穴。针后当即从针孔中流出大量液体，1 h后流出约150 mL。嘱患者回家保护好针孔，隔3 d来诊。二诊时，针孔仍在流水，患者述自针后液体始终未中断，视其针孔周围有散在脓点，为预防感染加服头孢唑林，火针治疗同前。本患者共用火针治疗30余次，终而告愈。（刘保延．火针［M］．北京：中医古籍出版社，1994.）

【按语】 针灸治疗本病，在缓解疼痛方面可以获得较好效果。在治疗过程中，除辨证明确、处方恰当外，具体操作上有几点值得注意：一是针刺腧穴，应从少到多，开始时只取1~3穴，即可显著改善症状，连续治疗后疗效往往变差，此时必须增加腧穴才能见效。二是处方要不时更换，因固定腧穴连续针刺后疗效即逐渐降低，此时必须不时变动处方，或多个处方轮流交替使用。三是针刺手法应由轻到重，不论行补法或泻法，开始时只需较轻刺激即可控制疼痛，改善足背动脉的搏动情况，但连续治疗后，必须不断增加刺激量才能获得效应。四是留针时间要由短到长，随着针刺次数的增加，留针时间也要不断延长，才能保持疗效。针灸治疗血栓闭塞性脉管炎，对于皮肤未溃烂者止痛效果明显，如已发生溃烂，则须配合外科处理。患者应注意患肢保暖，避免感受风寒湿邪；戒烟，忌食辛辣刺激性食物。

## 四、疝气

疝气是腹内脏器在腹腔压力突然增高时，从腹壁间隙、缺损或薄弱部位突出而形成的包块。其临床常见的有脐疝、腹股沟疝、切口疝、手术复发疝、白线疝、股疝等。本病常见于小儿和老年人，中医学称之为“小肠气”、“偏坠”等。

本病病位在任脉和足厥阴肝经。任脉为病，内结七疝；足厥阴经脉过阴器，抵少腹，其病则颓疝、少腹肿。寒湿之邪凝滞二脉，蕴结化热，或肝脾二经湿热下注等，均可发为本病。劳累过度，气虚积弱，筋脉弛缓，失于摄纳，亦可发病。年老体弱，小儿形体未充等，也可导致小肠脱入阴囊而发病。

【临床表现】 早期肿块较小，仅有轻微的局部坠胀感。随着疝内容物增多，除可看到或摸到肿块外，多出现少腹肿胀疼痛、痛引睾丸，或睾丸、阴囊肿胀疼痛，且常因久立、劳累、咳嗽、愤怒等诱发或加重。易复性疝容易回纳入腹腔。难复性疝不能回纳或不能完全回纳入腹腔，但并不引起严重症状。嵌顿性疝的肿块突然增大，并伴有明显疼痛、触痛，平卧或用手推送均不能回纳，亦会出现相应的全身症状。嵌顿内容物为大网膜，局部疼痛常较轻微；如为小肠、结肠，不仅局部疼痛明显，还可出现腹部绞痛、恶心、呕吐、肛门排便排气不畅、腹胀等肠梗阻症状；如为膀胱，则可出现明显的泌尿系统症状，如尿频、尿急、尿痛、血尿、腰痛等症状。绞窄性疝症状多较严重，继发疝囊严重感染时，可引起疝外被盖组织的蜂窝织炎，积脓的疝囊穿孔可发生肠瘘，严重者可发生脓毒症。

【诊断要点】

(1) 以少腹肿胀疼痛、痛引睾丸，或睾丸、阴囊肿胀疼痛为主要症状。

(2) 增大腹腔压力可诱发或加重肿块，平卧或用手推送可使肿块回纳腹腔。

(3) 排除睾丸、精索鞘膜积液及隐睾、急性肠梗阻、肿瘤等疾病。

【辨证施治】

1. 辨证分型

(1) 寒疝：少腹、睾丸及阴囊牵掣绞痛或肿胀冷痛，形寒肢冷，面色苍白。舌质淡、苔白，脉弦紧或沉伏。

(2) 湿热疝：睾丸或阴囊肿大、疼痛、灼热、拒按。伴恶寒发热、肢体困重、便秘、溲赤。舌苔黄腻，脉濡数。

(3) 狐疝：少腹与阴囊部牵连坠胀疼痛，控引睾丸，阴囊时大时小，立时睾丸下坠、阴囊肿大，卧则睾丸入腹、阴囊肿胀自消，重症者以手上托方能回复。伴纳差、气短、神疲乏力。舌质淡、苔白，脉沉细。

2. 针灸治疗

治法：寒疝，治宜温经通络、散寒止痛，针灸并用，用泻法；湿热疝，治宜清热化湿、消肿散结，只针不灸，用泻法；狐疝，治宜补气升陷、活络止痛，针灸并用，用补法。以足厥阴经穴为主。

主穴：太冲（LR3）、大敦（LR1）、关元（CV4）、归来（ST29）、三阴交（SP6）。

方义：疝气为病，与肝经、任脉密切相关。任脉过阴器，足厥阴经脉入毛中、绕阴器、抵少腹，足阳明经筋结于阴器，故取任脉关元，足厥阴经井穴大敦、原穴太冲，足阳明经归来，以及脾、肝、肾三经交会穴三阴交，以疏肝理气、消肿散结、疏调任脉、行气止痛。

加减：寒疝者，加灸神阙（CV8）、气海（CV6），以温经散寒。湿热疝者，去关元，加中极（CV3）、阴陵泉（SP9），以清热化湿。狐疝者，加下巨虚（ST39）、三角灸，升陷止痛。恶寒发热者，加合谷（LI4）、外关（TE5），以清热散寒。食少纳差、疲乏无力者，加足三里（ST36）、大包（SP21），以健胃益气。

操作：诸穴均常规刺法。大敦可点刺出血。

【其他疗法】

1. 耳针疗法

处方：外生殖器（$HX_4$）、神门（$TF_4$）、交感（$AH_{6a}$）、小肠（$CO_6$）、肾（$CO_{10}$）、肝（$CO_{12}$）。

操作：每次选2~3穴，毫针中度刺激。

2. 腧穴注射疗法

处方：太冲（LR3）、归来（ST29）。

药物：复方氯丙嗪或维生素 $B_{12}$ 注射液。

操作：取上述任一药液，每穴注入0.5 mL。

【文献摘要】

《世医得效方》：诸疝取关元，灸三七壮，大敦七壮。

《神应经》：寒疝腹痛，取阴市、太溪、肝俞。

《医学纲目》：诸疝大法，取大敦、行间、太冲、中封、蠡沟、关元、水道。

《针灸聚英》：疝，有因寒、因气、因湿热痰积流下，灸大敦、三阴交、小腹下横纹斜尖，灸一壮，针太冲、大敦、绝骨。

《针灸大成》：若卒患小肠疝气，一切冷气，连脐腹结痛，小便遗溺。大敦二穴……

【名家医案】 无锡望亭尚家桥俞长志，年近五十，患少腹痛，自觉有气攻少腹，惨痛欲死，冷汗淋漓，六日未食。奄然待毙，延余诊之。曰："此冲疝也。"在脐上用三角灸法，及灸关元与太冲，其痛立止。处金铃子散方，以善其后。（承为奋，谢永光，梅焕慈，等．承淡安针灸选集［M］．北京：北京科学技术出版社，1986.）

【按语】 针灸治疗本病有一定疗效，但狐疝如小肠坠入阴囊发生嵌顿，以及睾丸积水而久不能回纳的病例，应采用手术治疗。治疗期间应避免劳累，调摄营养。

## 五、急性乳腺炎

急性乳腺炎即乳腺的急性化脓性感染，是由细菌感染引起的乳腺管内和周围结缔组织炎症。本病好发于产后3~4周内的初产妇。本病属于中医学"乳痈"范畴，其中发于妊娠期的称为"内吹乳痈"，发于哺乳期的称为"外吹乳痈"。

本病与足阳明胃经和足厥阴肝经关系密切，因为足阳明经直接经过乳房，足厥阴经布胸胁，至乳下胃贯乳房。凡忧思恼怒、肝郁化火，恣食辛辣厚味、湿热蕴结于胃络，乳房不洁、火热邪毒内侵，均可导致乳络闭阻，郁而化热，积脓成痈。

初产妇精神紧张或愤怒郁闷，致肝气郁结，横逆犯胃，乳络不通，乳头堵塞，排乳不畅，即酿为乳痈；或外感风邪客热，蕴积乳络，乳汁排泄不畅，酿热腐肉化脓而为病；或小儿吮乳，每每吮破乳头影响正常授乳，导致乳汁蓄积而为乳痈；断奶不得法，乳汁瘀积不散，也可酿为乳痈。另外，妊娠期胎气上冲，结于阳明之络，可形成内吹乳痈。女子不在哺乳期而给儿女假吸，男子胃火炽盛，壅于乳房，也可形成乳痈。

【临床表现】 起病急，初期乳房肿胀、疼痛，哺乳时乳汁分泌不畅，乳房肿块或有或无，皮肤微红或赤红，或伴有全身不适、发冷。继之，局部乳房变硬，肿块渐大，跳痛，皮肤红肿发热，形成脓肿，按之有波动感。患侧腋窝淋巴结肿大、有压痛。可伴有高热、寒战、头痛、口渴、便秘等全身症状。浅表脓肿，常可自行破溃；脓肿深者，全乳房肿胀、疼痛，高热，但局部皮肤红肿及波动不明显。有时一个乳房内可同时或先后存在数个脓腔。

【诊断要点】

（1）以乳房红肿热痛和全身毒血症为主要表现。

（2）血常规检查可见白细胞及中性粒细胞计数明显升高。

（3）脓肿形成有波动感时，局部穿刺可抽出脓液。

（4）排除其他病变（肿瘤、浆细胞性乳腺炎等）。

【辨证施治】

1. 辨证分型

（1）气滞热壅（初期）：患侧乳汁瘀积，乳房局部皮肤微红，肿胀热痛，触之有肿块。伴发热、口渴、纳差。舌苔黄，脉数。

（2）热毒炽盛（成脓期）：乳房内肿块逐渐增大，皮肤灼热焮红，触痛明显，持续性、波动性疼痛加剧。伴高热、口渴、小便短赤、大便秘结。舌质红、苔黄腻，脉洪数。

（3）正虚邪恋（溃脓期）：经10 d左右脓肿形成，触之有波动感，经切开或自行破溃出脓后，寒热渐退，肿消痛减，疮口渐愈合；如脓肿破溃后形成瘘管，或脓流不畅、肿势和疼痛不减，病灶可能波及其他经络，形成"传囊乳痈"。伴有全身乏力、面色少华、纳差。舌质淡、苔薄，脉弱无力。

2. 针灸治疗

治法：初期清热散结、通乳消肿，成脓期泻热解毒、通乳透脓，均以针刺为主，用泻法。以任脉、足阳明、足厥阴及足少阳经穴为主。

主穴：膻中（CV17）、乳根（ST18）、期门（LR14）、肩井（GB21）。

方义：膻中、乳根均位于乳房局部，膻中为气会，乳根属于胃经，刺之可宽胸理气，消除患部气血之阻遏；期门邻近乳房，又为肝之募穴，善疏肝理气、化滞消肿；肩井清泻肝胆之火，为治疗乳房肿痛的经验效穴。

加减：气滞热壅者，加合谷（LI4）、太冲（LR3）、曲池（LI11），以疏肝解郁、宽胸理气、清泻阳明之热毒；热毒炽盛者，加内庭（ST44）、大椎（GV14），以清泻阳明之火毒壅滞；正虚邪恋者，加胃俞（BL21）、足三里（ST36）、三阴交（SP6），以补益脾胃之气血、扶正祛邪。乳房胀痛甚者，加少泽（SI1）、足临泣（GB41），以通乳止痛；恶寒、发热者，加合谷、外关（TE5）、曲池，以疏风清热；烦躁、口苦者，加行间（LR2）、内关（PC6），以清心除烦。

操作：膻中向患侧乳房横刺。乳根向上刺入乳房底部，不可直刺、深刺，以免伤及内脏。期门沿肋间隙向外斜刺或刺向乳房，不能直刺、深刺，以免伤及内脏。肩井不可向下深刺，以免伤及肺尖，针尖应向前或后下方刺入。余穴常规针刺。病情较重者每日针刺2次。

【其他疗法】

1. 挑治疗法

处方：在肩胛骨下部或脊柱两旁找压之不退色的瘀血点。

操作：用三棱针挑破，使之出血少许。若背部瘀血点不明显，可在患侧膏肓上2横指处挑治。

2. 刺络拔罐疗法

处方：大椎（GV14）、胸4夹脊、乳根（ST17）（患侧）。

操作：在所取穴处用三棱针点刺出血，后加拔火罐。每日1次。

3. 耳针疗法

处方：胸（$AH_{10}$）、内分泌（$CO_{18}$）、肾上腺（$TG_{2p}$）、胸椎（$AH_{11}$）。

操作：毫针浅刺，捻转数分钟，留针20~30 min。每日1次。

4. 腧穴注射疗法

处方：同“针灸治疗”。

药物：维生素$B_1$注射液、维生素$B_6$注射液。

操作：取维生素$B_1$注射液4 mL加维生素$B_6$注射液2 mL混合，每次选3~5穴，每穴注入1 mL。

【文献摘要】

《备急千金要方》：神封、膺窗，主乳痈、寒热、短气卧不安。

《针灸资生经》：膺窗、足临泣、神封、乳根、足三里、下巨虚、天溪、侠溪，均治乳痈。

《针灸大全》：乳痈红肿痛、小儿吹乳，列缺、中府、膻中、少泽、大敦。

《针灸大成》：乳痈，膻中、大陵、委中、少泽、俞府。

《杨敬斋针灸全书》：乳痈红肿痛，肩井、乳根、合谷、少泽、鱼际、太溪、足临泣。

【名家医案】　范某，女，30岁。主诉：左乳房肿痛7 d。病史：患者1周前左乳房发生肿胀疼痛，疼痛牵引左上肢，曾到外科就诊，拟注射青霉素，并建议切开治疗，但因青霉素试验过敏，不能应用，故来针灸科求治。检查：发育正常，舌质红、苔黄，心肺未见著变，肝脾未触及，左乳房于乳头外侧红肿，触之发硬，肿块如鸡卵大小，未有波动感，脉数。诊断：乳痈（急性乳腺炎），肝郁胃热型。治则：疏肝清胃，通络散结。取穴：大椎、身柱、心俞、肝俞、膈俞、屋翳、肩井、极泉、内关、阿是穴。操作：大椎、身柱、心俞、肝俞、膈俞、屋翳均用三棱针点刺出血后，拔火罐15 min，每次选2~3穴，各穴交替使用，每日1次。肩井、极泉、内关用毫针泻法针刺，每日1次，留针30 min。阿是穴隔蒜灸，每次灸5壮，每日1次。以上方法治疗7次而愈。（王雪苔，刘冠军．中国当代针灸名家医案［M］．长春：吉林科学技术出版社，1991.）

【按语】　针灸治疗本病初期效果良好，若配合按摩、热敷，疗效更佳。溃脓期应切开排脓，综合治疗。饮食应清淡，忌辛辣油腻之品。注意乳房的清洁卫生，保持心情舒畅。

## 六、乳腺增生

乳腺增生是指由于内分泌障碍，使乳腺实质增生过度和复旧不全的一类疾病。主要由女性激素代谢障碍，尤其是雌、孕激素比例失调或部分乳腺实质成分中女性激素受体的质和量的异常所致。部分患者的病情与月经周期有关。本病属于中医学“乳癖”、“乳痰”、“乳核”范畴。

本病多因情志忧郁、冲任失调、痰瘀凝结而成。

【临床表现】 单侧或双侧乳房出现单个或多个大小不等、形态不一、质韧、边界不清、推之可动的肿块，多位于外上象限，伴胀痛或触痛，腋下淋巴结不大。与月经周期及情志变化密切相关，往往在月经前疼痛加重，月经来潮后减轻或消失。

【诊断要点】

（1）以乳房疼痛、有结节，腋下淋巴结不大为主要表现。

（2）无炎症表现，以多发、质韧、边界不清、推之可动为特征。

（3）排除生理性乳房疼痛及乳腺癌、乳腺纤维腺瘤等其他乳腺疾病。

【辨证施治】

1. 辨证分型

（1）肝郁气滞：乳房肿块和疼痛随喜怒消长，伴急躁易怒、胸闷胁胀、心烦、口苦、喜叹息、经行不畅。舌苔薄黄，脉弦滑。

（2）痰湿阻络：乳房肿块坚实，胸闷不舒，恶心欲呕，头重身重。舌苔腻，脉滑。

（3）冲任失调：多见于中年妇女，乳房肿块和疼痛在月经前加重，经后缓解，伴腰酸乏力、神疲倦怠、月经失调、月经色淡量少。舌质淡，脉沉细。

2. 针灸治疗

治法：肝郁气滞、痰湿阻络者，治宜疏肝理气、理冲任、软坚散结，以针刺为主，用平补平泻法。以足阳明经穴为主。

主穴：膻中（CV17）、乳根（ST18）、屋翳（ST15）、期门（LR14）、丰隆（ST40）。

方义：本病病位在乳，涉及肝、胃两经。膻中、乳根均位于乳房局部，膻中为气之会穴，乳根属于胃经，刺之可宽胸理气，消除患部气血之瘀阻。屋翳宣畅乳部经气，散结化滞。期门邻近乳房，又为肝之募穴，善疏肝理气、化滞散结。丰隆为胃经之络穴，功善除湿化痰、通络消肿。

加减：肝郁气滞者，加太冲（LR3）、肩井（GB21），以疏肝胆之气、解郁止痛；痰湿阻络者，加内关（PC6）、中脘（CV12）、足三里（ST36），以化痰通络、消肿止痛；冲任失调者，加关元（CV4）、三阴交（SP6）、肝俞（BL18）、肾俞（BL23），以补益肝肾、调理冲任。

操作：膻中向患侧乳房横刺，乳根向上刺入乳房底部，屋翳、期门沿肋间隙向外斜刺或刺向乳房，三穴均不能直刺、深刺，以免伤及内脏。余穴常规刺法。

【其他疗法】

1. 皮内针疗法

处方：屋翳（ST15）。

操作：将皮内针由内向外平刺入皮下，以患者活动两臂不觉胸部疼痛为准，用胶布固定，留针2~3 d，留针期间每日按压2~3次。

2. 耳针疗法

处方：内分泌（$CO_{18}$）、交感（$AH_{6a}$）、皮质下（$AT_4$）、胸（$AH_{10}$）、肝（$CO_{12}$）。

操作：毫针中度刺激。或用压丸法。

3. 腧穴注射疗法

处方：参考针灸治疗取穴。

药物：当归注射液、丹参注射液或维生素 $B_1$ 注射液。

操作：取上述任一药液，每次选 2～3 穴，每穴注入药液 0.5 mL 左右。上述药液可交替使用，10 次为一疗程，疗程间隔 5～7 d。

【名家医案】 宁某，女性，33 岁，初诊日期 1997 年 5 月。患者主因发作性鼻塞、鼻痒、流涕 3 年前来就诊，经一疗程的治疗，鼻炎症状基本缓解，因针灸在她身上产生了满意的疗效，因此患者提出要求治疗其原已患有的乳腺增生病。患者诉两年前开始无明显诱因地出现两乳胀痛，发病初表现为经前及经期疼痛，以后逐渐发展至整个月经周期均痛，经前加重，并且逐渐出现两乳肿块，曾间断服用中药百消丹及汤药 1 年，未获得明显疗效。就诊所见：两乳丰满，两乳外侧均可触及核桃大的块状肿物，压痛以右乳为甚，肿块质地中等，推之可移动，压痛明显。月经经期基本正常，经血中常带有血块，平常性格较急躁，舌质偏暗，脉弦。诊断：中医，乳癖（肝气郁结）；西医，乳腺增生。治则：疏肝理气，化郁散结。治疗：取患处（围刺）、膻中、天井、期门、三阴交，以泻法为主，留针 30 min，每周 3 次。疗效：一诊后胀痛即消失，肿块变软，患者自扪之甚感诧异；三诊后症状体征均消失。为巩固疗效令患者继续针数次。此后患者间断来诊 2～3 次。1 年后随访，病情未见复发。（田从豁．田从豁临床经验［M］．北京：华文出版社，2000.）

【按语】 针刺对本病有较好的疗效，能使乳房的肿块缩小或消失。应及时治疗月经失调及子宫、附件的慢性炎症。少数患者有癌变的可能，必要时应手术治疗。保持心情舒畅。控制脂肪类食物的摄入。

## 七、痔疮

凡是直肠下段黏膜和肛管皮肤下的静脉丛瘀血、扩张和屈曲所形成的柔软静脉团都称为“痔”，是最常见的肛肠疾病。根据痔核的位置可分为内痔、外痔、混合痔三种。生于齿线以上者为内痔；生于齿线以下者为外痔；内、外痔兼有者为混合痔。临床以内痔为多。本病以久坐办公的成人多见。

本病多因脏腑本虚，兼久坐久立、负重远行，或饮食失调、嗜食辛辣肥甘，或长期便秘、泻痢，或劳倦、胎产等，导致肛肠气血不调、络脉瘀滞、蕴生湿热而成。

【临床表现】

（1）内痔：便血，Ⅰ期痔核不脱出，Ⅱ期脱出可自行还纳，Ⅲ期脱出不可自行还纳。

（2）外痔：自觉肛门坠胀、疼痛，有异物感。

（3）混合痔：具有内痔、外痔的双重特点。

【诊断要点】

（1）痔核脱出、出血、疼痛、异物感。

（2）排除直肠脱垂、下消化道出血、肿瘤等疾病。

【辨证施治】

1. 辨证分型

（1）气滞血瘀：肛内有肿物脱出，肛管紧缩，坠胀疼痛，甚或嵌顿，肛缘水肿，触痛明显，大便带血。舌质暗红、苔白或黄，脉弦细涩。

（2）湿热瘀滞：便血鲜红，便时肛内有肿物脱出，可自行还纳，肛门坠胀或灼热疼痛，腹胀纳呆。舌质红、苔黄腻，脉滑数。

（3）脾虚气陷：便时肛内有肿物脱出，不能自行还纳，便血色淡，肛门下坠，少气懒言，面色少华，纳少便溏。舌质淡、苔白，脉细弱。

2. 针灸治疗

治法：气滞血瘀、湿热瘀滞者，治宜行气活血、清热利湿，只针不灸，用泻法；脾虚气陷者，治宜健脾益气、升阳举陷，针灸并用，用补法。以督脉和足太阳经穴为主。

主穴：长强（GV1）、会阳（BL35）、百会（GV20）、承山（BL57）、二白（EX-UE2）。

方义：长强属督脉，会阳属足太阳经，为近部取穴，可疏导肛门瘀滞之气血。百会属督脉，位于颠顶，功擅升举下陷之气，亦是下病上取之意。足太阳经别自尻下别入肛门，取足太阳之承山可清泻肛肠湿热、消肿止病、凉血止血。二白为经外奇穴，是古今治疗痔疮的经验效穴，《玉龙歌》中曰“痔漏之疾亦可憎，表里急重最难禁，或痛或痒或下血，二白穴在掌后寻”。

加减：气滞血瘀者，加白环俞（BL30）、膈俞（BL17），以疏通肠络、化瘀止痛；湿热瘀滞者，加三阴交（SP6）、阴陵泉（SP9），以清热利湿；脾虚气陷者，加气海（CV6）、脾俞（BL20）、足三里（ST36），以补中益气、升阳固脱。肛门肿痛者，加秩边（BL54）、飞扬（BL58），以行气止痛；便秘者，加大肠俞（BL25）、上巨虚（ST37），以通调腑气；便后出血者，加孔最（LU6）、膈俞，以清热止血。

操作：长强沿尾骶骨内壁进针，会阳常规针刺，均要求针感扩散至肛门周围。承山向上斜刺，使针感向上传导。百会可用艾条温和灸 10~15 min。

【其他疗法】

1. 三棱针疗法

处方：龈交（GV28）。

操作：点刺出血。

2. 挑治疗法

处方：第 7 胸椎至腰骶椎旁开 1~1.5 寸范围内。

操作：寻找痔点（红色丘疹，1 个或者数个不等），用粗针逐一挑破，并挤出血或黏液。每周 1 次。

3. 耳针疗法

处方：直肠（$HX_2$）、肛门（$HX_5$）、神门（$TF_4$）、皮质下（$AT_4$）、脾（$CO_{13}$）、三焦（$CO_{17}$）。

操作：每次选 3~5 穴，毫针中度刺激。

4. 腧穴埋线疗法

处方：一侧关元俞（BL26）、大肠俞（BL25）、承山（BL57）。

操作：在上述腧穴埋入羊肠线。每 20~30 d 一次。

【文献摘要】

《针灸甲乙经》：肠澼，便血，会阳主之。

《针灸资生经》：痔若未深，尾闾骨下近谷道（肛门）灸，一穴七壮，大称其验。

《针灸大成》：脱肛久痔，二白、百会、精宫、长强……五痔，承山、委中、飞扬、阳辅、复溜、侠溪、气海、会阳、长强。

《类经图翼》：痔漏，命门、肾俞、长强（五痔便血最效，随年壮灸之）、三阴交（痔血）、承山（久痔）。

【名家医案】 王某，男，46 岁。1988 年 6 月 20 日初诊。主诉：大便带血伴肛门不适 2 年。患者便秘多年，于 2 年前发现便后出血少许，血色鲜红，呈点滴状，并感肛门部有肉赘脱出。经当地医院检查诊为内痔便血，伴有外痔。经以痔核丸、消痔丸、槐角丸及各种止血药治疗，便血时止时发，不能彻底治愈。西医曾建议采用注射或手术治疗，患者疑虑术后再发，迟迟未做。近 2 个月来便后出血较前增多，经人介绍，遂来我处就诊。患者面色黄白，身体较瘦，舌质暗红、苔薄黄，两脉细涩。实验室检查：血红蛋白 100 g/L，红细胞 $3.8\times10^{12}$/L。肛门视诊：齿线下 4 点处可见约黄豆大外痔 2 个。肛镜检查：窥视截石位 3、5、11 点处有 3~5 个暗红色圆形结节，表面充血，呈颗粒状。诊断为痔疮（气血瘀结型）。治则：消瘀祛滞，温通经络。取穴：阿是穴。操作：令患者左仰卧位，暴露肛门部，局部常规消毒，铺无菌孔巾。嘱患者深呼吸，用肛门镜扩肛，观察暴露痔核部位，病位暴露后，固定肛门镜，然后向患处吹入 1 g 麻沸散，等待 3~5 min。操作者持火鍉针在酒精灯上烧至白亮，然后迅速将火鍉针伸入肛管内烧灼痔核（勿伤周围正常组织）。要仔细检查是否已将内痔全部点灼，如内痔已全部点灼即可退出肛镜。换用火铍针割除外痔，先用组织钳将外痔夹起，撒上麻沸散，然后将火铍针在酒精灯上烧至白亮，割除外痔，动作要轻慢，以避免出血。经过以上方法治疗后，嘱患者2周后复查。患者来诊时诉说仍有很少量便血，肛门不适感已明显减轻。又过1周后复查已无便血，肛门不适感消除，随访1年未复发。（王雪苔，刘冠军．中国当代针灸名家医案［M］．长春：吉林科学技术出版社，1991.）

【按语】 针灸对本病疗效较好，可减轻痔疮疼痛和出血等症状。养成定时排便习惯，保持大便通畅，可减少痔疮的发生。平时应多饮开水，多食新鲜蔬菜、水果，忌食辛辣刺激性食物。

### 附　痔疮手术后排尿困难

痔疮手术后容易引起排尿困难，此病属于中医学“癃闭”范畴。因膀胱气化不利所致的尿液排出困难，以小便不利、点滴而出，甚至小便不通、欲解不得为主症。

肛门神经、会阴神经受共同起源于第2~4骶神经前股合成的阴部神经支配；肛门和尿道部肌肉在会阴部有广泛联系，所以肛门部的手术损害很容易引起膀胱颈及尿道括约肌痉挛，产生反射性排尿困难和尿潴留。一方面，肛门括约肌收缩或痉挛引起的剧痛，直接反射性引起或加重尿道括约肌痉挛而致排尿困难；另一方面，因肛门疼痛，患者不敢增大腹压用力排尿。

本病的针灸治疗方法如下。

治法：益气行水，疏利气机，通调水道。以任脉、足阳明、足太阳及足太阴经穴为主。

主穴：中极（CV3）、关元（CV4）、水道（ST28）、膀胱俞（BL28）、阴陵泉（SP9）、三阴交（SP6）。

方义：中极穴属任脉，为膀胱之募穴，配关元、水道局部取穴，可以疏通局部经脉，缓解疼痛；膀胱俞属足太阳膀胱经脉，为膀胱的俞穴，与中极俞募相配，是治疗尿潴留的特效穴；阴陵泉为脾经腧穴，有健脾利水，助膀胱气化之功；三阴交，脾、肝、肾三经脉气交相贯通于此，足三阴经皆循行于少腹或阴器，故取之以通调下焦之气机，使小便恢复正常。

操作：患者仰卧位，针刺关元、中极，针尖成45°角向下斜刺，得气后捻转提插，针感向下传导至会阴部；再针双侧阴陵泉、三阴交，得气后大幅度捻转。余穴常规刺法。

## 八、直肠脱垂

直肠脱垂是指直肠黏膜部分或全层脱出肛门之外。中医学称之为“脱肛”。本病常见于小儿、老人和多产妇女，主要与解剖缺陷、组织薄弱及腹压增高有关。

本病虚证多因小儿气血未充、肾气不足，老人气血衰弱、中气不足，多产妇女耗精伤血、肾气亏损。另外，久泻、久痢或久咳也致脾气亏虚、中气下陷。实证多因湿热蕴结，下注大肠，络脉瘀滞。因大肠与肺相表里，脾为肺之母，肾开窍于二阴，所以，其病位虽然在大肠，但与肺、脾、肾等脏腑密切相关。

【临床表现】 轻者排便时直肠脱出，便后可自行回纳；重者稍劳、咳嗽亦可脱出，便后需用手帮助回纳，伴神疲乏力、食欲不振、排便不尽和坠胀感。

本病可分为三度：Ⅰ度脱垂为直肠黏膜脱出，呈淡红色，长3~5 cm，触之柔软无弹性，不易出血，便后可自然恢复；Ⅱ度脱垂为直肠全层脱出，色淡红，长5~10 cm，呈圆锥状，表面为环状而有层次的黏膜皱襞，触之较厚，有弹性，肛门松弛，便后有时需用手回复；Ⅲ度脱垂为直肠及部分乙状结肠脱出，长达10 cm以上，呈圆柱形，触之甚厚，肛门松弛无力。

【诊断要点】

（1）以直肠脱出肛外，肛门松弛为特征。

（2）排除其他疾病。

【辨证施治】

1. 辨证分型

（1）脾虚气陷：脱肛遇劳即发，便时肠端脱出，色淡红。伴有肛门坠胀、神疲乏力、食欲不振、面色萎黄，头晕心悸。舌质淡、苔薄白，脉细弱。

（2）肾气不固：脱肛每遇劳累即发或加重，肠端脱出，肛门坠胀、松弛，腰膝酸软，头晕耳鸣。舌质淡、苔薄白，脉沉细。

（3）湿热下注：多见于痢疾急性期或有炎症时，肛门红肿痛痒，大便时肛门灼热、坠痛，肠端脱出，色紫暗或深红。舌质红、苔黄腻，脉弦数。

2. 针灸治疗

治法：脾虚气陷、肾气不固者，治宜补中益气、培元固本，针灸并用，用补法；湿热下注者，治宜清利湿热、提托止痛，只针不灸，用泻法。以督脉和足太阳经穴为主。

主穴：长强（GV1）、百会（GV20）、承山（BL57）、大肠俞（BL25）。

方义：长强为督脉之别络，位近肛门，局部取穴可增强肛门约束力；百会位于颠顶，为督脉与足太阳经之会，气属阳，流于督，针灸并用能使阳气旺盛，有升阳举陷之功；足太阳经别自尻下别入肛门，取足太阳之承山清泻肛肠湿热、消肿止痛；肛门为大肠的连属部分，大肠俞为大肠腑气转输之处，又隶属于膀胱经，可调节、充实肠腑之气。

加减：脾虚气陷者，加脾俞（BL20）、气海（CV6）、足三里（ST36），以调补脾胃、益气固摄；肾气不固者，加气海、关元（CV4）、肾俞（BL23），以补益肾气、培元固本；湿热下注者，加三阴交（SP6）、阴陵泉（SP9），以清热除湿、疏调肛门气机而固脱。

操作：百会针用补法，并用温和灸或雀啄灸法。长强斜刺，针尖向上与骶骨平行刺入 1 寸左右，要求针感放射至肛门周围，注意不要刺穿直肠。余穴常规刺法。

【其他疗法】

1. 皮肤针疗法

处方：肛门周围外括约肌部位。

操作：轻轻叩刺，每次 10~15 min。

2. 挑治疗法

处方：第 3 腰椎至第 2 骶椎之间足太阳经第一侧线。

操作：任选 1~2 个反应点进行挑治，每周治疗 1~2 次。

3. 耳针疗法

处方：直肠（$HX_2$）、大肠（$CO_7$）、皮质下（$AT_4$）、神门（$TF_4$）。

操作：毫针中度刺激。也可埋针或用压丸法。

4. 腧穴注射疗法

处方：按针灸处方取穴。

药物：生理盐水或维生素 $B_1$ 注射液、维生素 $B_{12}$ 注射液。

操作：取上述任一药液行常规腧穴注射。

5. 腧穴埋线疗法

处方：承山（BL57）（两侧交替）、长强（GV1）、提肛穴（坐骨结节与肛门连线中点）。

操作：在上述腧穴埋入羊肠线。每 20~30 d 一次。

【文献摘要】

《针灸大全》：病寒冷脱肛，灸脐中……大肠虚冷、脱肛不收，取内关、百会、命门、长强、承山。

《医学纲目》：脱肛，取大肠俞、百会、长强、肩井、合谷、气冲。

《类经图翼》：凡脱肛者，皆因阳气下陷。胃俞、长强……又洞泄寒中脱肛者，灸水分百壮。

《针灸逢源》：脱肛由气血虚而下陷，灸脐中随年壮、长强三壮、水分百壮。

【名家医案】　赵某，男，39岁。1956年5月8日初诊。自诉：脱肛已16年，因患痢疾所致。嗣后，痢疾经治虽愈，但每次大便时肛门即脱出，须用草纸包裹以手抵托才能复位。近几年来，症情加剧，稍有劳累肛即滑脱，痛苦异常。曾服补中益气汤30多剂，亦未见效。检查：面色萎黄，形体消瘦，精神委颓，头晕眼花，心悸不宁，脉象细弱，舌质淡、苔薄白。察其肛门脱垂不收，由于暴露及衣服摩擦，局部呈轻度红肿。据此证情，推断由患痢体弱、虚坐努责太过、大肠筋脉弛缓而致脱肛之候。治则：补中益气，提气升陷。乃取支沟以疏调三焦之气，继取气海、关元、足三里以益中气，更取百会以提气举陷，独取长强以敛肛门而收脱。诸穴合用，其奏提肛固脱之效。隔日施术1次，每次留针20 min，同时加灸。经针灸4次后，临厕大便甚为通畅，已不脱肛。继针5次后，即使挑担负重亦不滑脱。再针3次以巩固之。共针灸12次而获痊愈。（刘冠军．现代针灸医案选［M］．北京：人民卫生出版社，1985.）

【按语】　针灸治疗对Ⅰ度直肠脱垂疗效显著，重度脱肛应采取综合治疗。积极治疗原发病如慢性腹泻、久咳、便秘等，以降低腹压。配合腹肌功能锻炼，经常做提肛练习。治疗期间宜清淡饮食，避免烟、酒和辛辣食物的不良刺激。

## 第五节　皮肤科病

### 一、荨麻疹

荨麻疹俗称“风疹块”，是一种常见的、由各种原因引起的以风团为特征的血管性反应性皮肤病，多由变态反应机制引起炎症递质释放所致。引起荨麻疹的因素很多，主要有：食物，如鱼、虾、蟹、蛋、牛奶、肉类等动物蛋白性食物，以及番茄、韭菜、大蒜等植物性食品；药物，如菌苗、异种血清、输血、抗生素、呋喃唑酮（痢特灵）、阿司匹林等；吸入物，如花粉、灰尘、动物皮屑、羽毛、烟雾、真菌孢子、喷雾剂、寄生虫、细菌、病毒等；虫咬，如昆虫等动物叮咬或刺螫（常引起丘疹型荨麻疹）；接触，如皮肤和某些药物、化学制品、漆树或荨麻等接触；物理因素，如日光、寒冷、湿热、摩擦和压力等；精神因素，如精神紧张或兴奋等；某些内脏或全身性疾病，如肝炎、阿米巴病、风湿热、类风湿关节炎、系统性红斑狼疮、过敏性紫癜、某些内分泌疾病、体内恶性肿瘤等；月经、妊娠等生理改变。本病属于中医学“瘾疹”、“风疹”、“风瘙瘾疹”等范畴。

本病主要是由风、寒、热等邪客于肌肤所致，多因禀赋不足，风邪为患，其发病不外内因和外因。根据病程长短，本病可分为急性和慢性两种。

【临床表现】

1. 寻常性荨麻疹　皮损常突然发生，为局限性红色或苍白色大小不等的风团，境界清楚，形态不一，可为圆形、类圆形或不规则形，皮损可随搔抓而增多、增大，亦可相互融合成地图形或环形。自觉灼热、剧痒。皮损大多持续半小时至数小时，自然消退，消退后不留痕迹，有时此起彼伏，一日内可反复发作多次。部位不定，可泛发全身或局限于某部，如发生于胃肠，则可有恶心、呕吐、腹痛、腹泻等症状。喉头黏膜受侵时则出现胸闷、气喘、呼吸困难，严重者可引起窒息而危及生命。根据病程长短，可分为急性和慢性两型，急性荨麻疹经数日至数周消退，原因较易追查，除去原因后，迅速消退；慢性荨麻疹反复发作，常经年累月不愈，病因不易追查。

2. 皮肤划痕症　又称人工荨麻疹，患者皮肤对外界机械性刺激非常敏感，皮肤上通常无风团。若用指甲或钝器划皮肤时，在受刺激部位很快出现条状隆起性划痕，故外伤、衣服摩擦、束带、搔抓等均可引起风团和瘙痒。

3. 血管性水肿　又称巨大荨麻疹，皮损为急性局限性肿胀，边界不清，呈正常皮色或微红，瘙痒轻微。常发于眼睑、口唇、耳垂、外阴等组织较疏松的部位，或口腔、舌、喉等黏膜部位。

4. 日光性荨麻疹　常见于暴露日光后数分钟内，在暴露部位开始出现瘙痒和红斑，迅速形成风团，通常数分钟至 1 h 后消退，但亦可持续较长时间。

5. 寒冷性荨麻疹　当接触冷水或其他冰冷物体后，受冷区回暖时出现瘙痒性水肿和风团，0. 5~1 h 消失。多发于露出部皮肤，如颜面和手部，严重者其他部位亦可累及。

6. 胆碱能性荨麻疹　皮损特点为直径 1~3 mm 的小型风团，周围有红斑，疏散分布，伴有瘙痒。常在受热、情绪激动、运动、食辛辣饮食等以后发生，发生时伴有出汗，常感头昏、头胀。

【诊断要点】

（1）以风团瘙痒为主要表现。

（2）查找致敏原。

（3）排除其他疾病。

【辨证施治】

1. 辨证分型

（1）风寒束表：症见疹块微红或瓷白，大小不等，或融合成片，以露出部位如头面、手足为重，吹风着凉更甚，得热则缓，冬重夏轻，舌质淡、苔薄白，脉浮紧。夹湿者，多见局部水肿，阴湿天气易发，舌苔白腻，脉濡或滑。

（2）风热客表：症见发病急骤，风团色红，灼热剧痒，口渴心烦，遇热加重，得冷则减，常伴恶寒发热、咽喉肿痛，或兼胃病呕吐、腹痛腹泻，舌质红、苔薄白或薄黄，脉浮数。夹湿者，皮疹周边红晕，中间有小水疱，偶见大疱，瘙痒颇甚，抓破后有脂水渗出，舌质红、苔黄腻，脉滑数。

（3）脾胃湿热：症见发病急骤，皮疹色红，成块连片，脘腹疼痛，恶心呕吐或肠鸣泄泻，小便短赤。舌质红、苔黄腻，脉滑数。

（4）气血两虚：症见荨麻疹反复发作，疹块色淡，缠绵不愈，劳累则甚，并伴面白少华、神疲力乏、纳呆寐差、心悸气短等。舌质淡胖，脉细弱。

（5）冲任失调：风疹多在月经前 2~3 d 发生，经净后自消，下次月经来潮前复发作。常伴月经不调，经行腹痛，色紫多块。舌质淡红、有瘀斑瘀点，或舌质紫暗，舌苔薄白，脉弦细。

2. 针灸治疗

治法：风寒束表者，治宜散寒解表，针灸并用，用泻法；风热客表者，治宜疏风清热，只针不灸，用泻法；脾胃湿热者，治宜清泻湿热、通调腑气，只针不灸，用泻法；气血两虚者，治宜养血润燥、祛风止痒，以针刺为主，用平补平泻法；冲任失调者，治宜调理冲任、补益肝肾止痒，以针刺为主，用补法。以手阳明、足太阴经穴为主。

主穴：曲池（LI11）、合谷（LI4）、血海（SP10）、三阴交（SP6）、膈俞（BL17）。

方义：曲池、合谷，属手阳明经穴，通经络、行气血、疏风清热；血海属足太阴经穴，有养血、凉血之功；膈俞属血会，能活血止痒，与血海相配，寓“治风先治血，血行风自灭”之意；三阴交属足太阴经，乃足三阴经之会，可养血活血、润燥止痒。

加减：风寒束表者，加风门（BL12）、肺俞（BL13），以疏风散寒、调和肺卫；风热客表者，加大椎（GV14）、风门（BL12），以疏风清热、调和营卫；脾胃湿热者，加内关（PC6）、天枢（ST25）、足三里（ST36），以清泻湿热、通调腑气；气血两虚者，加风门、脾俞（BL20）、足三里，以益气养血、润燥祛风；冲任失调者，加关元（BL26）、肝俞（BL18）、肾俞（BL23），以调理冲任；喉头肿痒、呼吸困难者，加天突（CV22）、天容（SI17）、列缺（LU7）、照海（KI6），以清利咽喉。

操作：诸穴均常规刺法。风寒束表者，可在风门（BL12）、大椎（GV14）加用灸法；冲任失调者，可于每次月经来潮前 3~5 d 开始治疗。急性者，每日治疗 1~2 次；慢性者，隔日 1 次。

【其他疗法】

1. 耳针疗法

处方：肺（$CO_{14}$）、肝（$CO_{12}$）、脾（$CO_{13}$）、肾上腺（$TG_{2p}$）、神门（$TF_4$）、内分泌（$CO_{18}$）、风溪（$SF_{1,2i}$）。

操作：每次选用 2~3 穴，毫针强刺激，留针 30~60 min。慢性荨麻疹亦可用揿针埋针 2~3 d。

2. 腧穴注射疗法

处方：风门（BL12）、膈俞（BL17）、曲池（LI11）、血海（SP10）、风市（GB31）、足三里（ST36）。

药物：苯海拉明注射液、生理盐水或注射用水。

操作：取苯海拉明注射液 50 mg，用生理盐水或注射用水稀释成 4 mL，每次选用 2 穴，每穴注射入 0.5~1 mL。每周 2~3 次。

3. 皮肤针治疗

处方：风池（GB20）、血海（SP10）、曲池（LI11）、风市（GB31）、颈 3~骶 4 夹脊。

操作：重度叩刺，至皮肤隐隐出血为度，每日或隔日 1 次。

4. 头针疗法

处方：感觉区、血管舒缩区、足运感区。

操作：常规进针后快速捻转 2~3 min，间歇留针 20~30 min，每隔 10 min 行针一次。

【文献摘要】

《备急千金要方》：瘾疹，灸曲池二穴，小儿随年壮，发即灸之，神良。

《针灸资生经》：曲泽治风疹。肩髃治风热瘾疹。合谷、曲池疗大小人遍身风疹。瘾疹，曲池灸随年壮。

《扁鹊神应针灸玉龙经》：曲池、绝谷、委中出血，治风疹瘾毒。

【名家医案】　宁某，女，42 岁。主诉：风疹瘙痒已 5 年，全身瘙痒，反复发作，时隐时现，每年夏秋季较重，皮疹突然产生，又很快消失，此起彼伏，反复绵延，大小不等，随之融合成片，终日瘙痒难忍，先后服中西药、打针治疗均不能解除。近来又复发，口苦咽干，大便干，小便黄，烦躁，遇风和阳光瘙痒加剧，不敢出门，患者全身遍布潮红色形状不规则的风团及抓痕，丘疹密集于颈项、胸、腋、臀、上下肢，下腹部有压痛，舌质红、苔黄腻，脉浮数。诊断为荨麻疹，辨为风热证。取穴：曲池（LI11）、血海（SP10）、风池（GB20）、膈俞（BL17）、膻中（CV17）、大椎（GV14）、肩髃（LI15）、神阙（CV8）（拔火罐）。治则：疏通经络，祛风清热，活血止痒。进针得气后，行平补平泻手法，每日针刺 1 次，留针 20 min。经针治 3 次，瘙痒减退，7 次后疹退痒止，为巩固疗效，又间隔 2 d 针刺一次，连针 1 周而病愈，追访 2 年再未复发。（刘福，金安德. 张涛清针灸治验选［M］. 兰州：甘肃科学技术出版社，1987.）

【按语】　针灸治疗本病效果良好，一般通过 1~4 次治疗即能退疹止痒。对慢性荨麻疹应查明原因，针对慢性感染灶、肠道寄生虫、内分泌失调等原因给予相应治疗。若出现胸闷、呼吸困难等，应采取综合治疗。在治疗期间应避免接触过敏性物品及药物。忌食鱼腥、虾蟹、酒类、咖啡、葱蒜等刺激性饮食，保持大便通畅。若发生喉头水肿，出现呼吸困难，甚至有窒息危险时，应及时采用中西医结合手段急救治疗。

## 二、湿疹

湿疹是由各种内外因素引起的一种具有明显渗出倾向的，呈多形性皮疹倾向的，湿润、剧烈瘙痒、易于复发和慢性化的过敏性炎症性皮肤病。本病病因复杂，目前多认为是过敏性疾病，属迟发型变态反应，病原可以是吸入的物质、摄入的食物、病灶感染、内分泌及代谢障碍，外界因素如寒冷、湿热、油漆、毛织品等刺激均可导致发病。湿疹又称“湿疮”，属于中医学“癣疮”范畴。因其症状及病变部位的不同，名称各异。例如：浸淫遍体、渗液极多者，称为“浸淫疮”；身起红粟、瘙痒出血者，称为“血风疮”；发于面部者，称为“面游风”；发于耳部者，称为“旋耳风”；发于乳头者，称为“乳头风”；发于脐部者，称为“脐疮”；发于肘、膝窝处者，称为“四弯风”；发于手掌者，称为“鹅掌风”；发于小腿者，称为“湿毒疮”；发于肛门者，称为“肛圈癣”。

本病由禀赋不足，风、湿、热阻于肌肤所致。

【临床表现】 皮疹呈多形性损害，如丘疹、疱疹、糜烂、渗出、结痂、鳞屑、肥厚、苔藓样变、皮肤色素沉着等。根据湿疹症状和发病缓急可分为急性、亚急性和慢性三期。急性湿疹起病急，自觉灼热，剧烈瘙痒，皮损呈多形性，如潮红、丘疹、水疱、糜烂、渗出、痂皮、脱屑，常数种形态同时存在，常对称分布，以头、面、四肢远端、阴囊等处多见，也可泛发全身，可发展成亚急性或慢性湿疮，时轻时重，反复不愈。亚急性湿疮皮损渗出较少，以丘疹、丘疱疹、结痂、鳞屑为主，有轻度糜烂面，颜色较暗红，亦可见轻度浸润，剧烈瘙痒。慢性湿疮多局限于某一部位，境界清楚，有明显的肥厚浸润，表面粗糙，或呈苔癣样变，颜色褐红或褐色，常伴有丘疱疹、痂皮、抓痕，倾向于湿润变化，常反复发作，时轻时重，有阵发性瘙痒。病程较长，可迁延数月或数年。

【诊断要点】

（1）以多形性皮疹、湿润、剧烈瘙痒为主要表现，常对称分布。

（2）反复发作，易慢性化。

（3）排除其他病变。

【辨证施治】

1. 辨证分型

（1）湿热浸淫：发病急，皮损潮红灼热，瘙痒无休，渗液流汁。伴身热、心烦口渴、大便干、小便短赤。舌质红、苔薄白或黄，脉滑或数。

（2）脾虚湿蕴：发病较缓，皮损潮红、瘙痒，抓后糜烂渗出，可见鳞屑。伴纳少、神疲、腹胀便溏。舌质淡胖、苔白或腻，脉弦缓。

（3）血虚风燥：病久，皮损色暗或色素沉着，剧痒，或皮损粗糙肥厚。伴口干不欲饮、纳差腹胀。舌质淡、苔白，脉细弦。

2. 针灸治疗　治疗要标本兼顾，注意化湿祛风、清热解毒，对慢性湿疹要兼养阴、健脾。

治则：湿热浸淫者，治宜清热化湿，只针不灸，用泻法；脾虚湿蕴者，治宜健脾利湿，针灸并用，用补法；血虚风燥者，治宜养血润燥，以针刺为主，用平补平泻法。以手足阳明、足太阴及阿是穴为主。

处方：曲池（LI11）、足三里（ST36）、三阴交（SP6）、阴陵泉（SP9）、阿是穴。

方义：曲池为手阳明经的合穴，既能清肌肤湿邪，又可化胃肠湿热。足三里既能健脾化湿，又能补益气血，标本兼顾。三阴交（SP6）、阴陵泉运脾化湿，除肌肤之湿热。阿是穴疏调局部经络之气，祛风止痒。

加减：湿热浸淫者，加脾俞（BL20）、水道（ST28）、肺俞（BL13），以清热利湿；脾虚湿蕴者，加太白（SP3）、脾俞（BL20）、胃俞（BL21），以健脾利湿；血虚风燥者，加膈俞（BL17）、肝俞（BL18）、血海（SP10），以养血润燥；痒甚而失眠者，加风池（GB20）、百会（GV20）、四神聪（EX-HN1）等。

操作：皮损局部用皮肤针重叩出血后，再拔火罐。余穴常规法，留针 15 min。急性期每日治疗 1 次，慢性期隔日 1 次。

【其他疗法】

1. 皮肤针疗法

处方：夹脊（EX-B2）、足太阳经第一侧线。

操作：轻叩夹脊及足太阳经第一侧线，以皮肤红晕为度。每日 1 次。

2. 耳针疗法

处方：急性湿疹，取肺（$CO_{14}$）、神门（$TF_4$）、肾上腺（$TG_{2p}$）、耳背静脉。慢性湿疹，加肝（$CO_{12}$）、皮质下（$AT_4$）。

操作：耳背静脉点刺出血，余穴均用毫针常规刺法，快速捻转，留针 1~2 h。

3. 腧穴注射疗法

处方：曲池（LI11）、足三里（ST36）、血海（SP10）、大椎（GV14）。

药物：维生素 $B_1$ 注射液、维生素 $B_{12}$ 注射液、板蓝根注射液或 2.5%枸橼酸钠注射液。

操作：每次选 2 穴，取维生素 $B_1$ 注射液、维生素 $B_{12}$ 注射液或板蓝根注射液，每穴注入 1~2 mL，或自血加入 2.5%枸橼酸钠注射液。隔日 1 次。

【文献摘要】

《马丹阳天星十二穴并治杂病歌》：曲池，善治……发热更无休，遍身风癣癞。

《类经图翼》：血海，主……两腿疮疡湿，湿不可当。

【名家医案】　王某，男，21 岁。1969 年 10 月 3 日初诊。两腘窝处反复发作皮肤潮红、起水疱、瘙痒、渗液已 8 个月，患部瘙痒难忍，抓后渗液、糜烂。曾服中药、外涂药膏未收效。检查：双腘窝区满布大小不一的水疱、丘疹，有的融合成片，周围皮色变深，稍增厚。诊断为慢性湿疹。脉细缓，舌苔薄腻。腰骶部有条索、结节。取脊柱两侧、患部、曲池、小腿内侧。重点叩打腰骶部阳性物处、患部、合谷、足三里，采用中度或较重刺激。按上法采用梅花针治疗 1 次后，瘙痒减轻，渗液少；治 4 次后症状明显好转，痒止，水疱消退；治 8 次后，症状全消。共治 12 次，皮色基本正常，无不适感停诊。随访 3 个月，未见复发。（钟梅泉．中国梅花针［M］．北京：人民卫生出版社，1984.）

【按语】　针灸治疗本病效果明显，可以提高机体免疫能力，是治疗本病的有效方法，特别是缓解症状较快，但根治较为困难。患处应避免搔抓，忌用热水烫洗或用肥皂等刺激物洗涤，忌用不适当的外用药。避免外界刺激，回避致敏因素，不穿尼龙、化纤内衣和袜子。忌食鱼虾、浓茶、咖啡、酒类等。畅达情志，避免精神紧张，防止过度劳累。

## 三、痤疮

痤疮是由于毛囊和皮脂腺阻塞、发炎引起的一种慢性炎症性皮肤病，又称青春痘。其发病机制尚未完全清楚，初步认为与遗传因素密切相关，与内分泌因素、皮脂分泌过多、毛囊内微生物、精神因素和消化功能等也有一定的关系。本病多见于 15~30 岁的青年男女，青春期以后大多自然痊愈或减轻；好发于颜面、胸背等处，常对称分布，可少而稀疏或多而密集。中医学称之为“粉刺”。

本病由肺经血热郁于肌肤，熏蒸面部而发；或冲任不调，肌肤疏泄失畅而致；或恣食膏粱厚味、辛辣之品，使脾胃运化失常，湿热内生，蕴于肠胃，不能下达，上蒸头面、胸、背部而成。

【临床表现】　有皮脂过多现象，毛孔多较粗大。损害主要发生于面部，尤其是前额、双颊部、颈部，其次是胸部、背部及肩部。初起为粉刺，黑头为开放性粉刺，顶端为黑色，略高于皮面或与皮面平行，可挤出乳白色微弯的脂栓；白头为封闭性粉刺，约针尖大，无黑头，不易挤出脂栓。痤疮粉刺在发展过程中可演变为炎性丘疹、脓疱、结节、脓肿、囊肿、瘢痕等，往往数种皮损同时存在。炎性丘疹一般有粟粒至绿豆大小，呈淡红色至暗红色，顶略尖而微硬。脓疱多位于丘疹顶端，因炎症较重或化脓感染而形成。结节呈紫红色或暗红色，可高出皮面，亦可部位较深仅能扪及，以后逐渐吸收或化脓破溃，最后产生瘢痕。囊肿大小不等，色暗红或正常，较大者压之有波动感，并可排出胶冻状或血性分泌物，而表面炎症反应往往不重，或有 1~2 个扩大的毛孔或黑头；病程缓慢，时轻时重，常可持续到中年，病情才逐渐缓解而痊愈，留下或多或少的凹坑状萎缩性瘢痕或瘢痕疙瘩性损害。

【诊断要点】

（1）以毛囊溢脂、炎症为主要表现。

（2）多发于青春期男女之面部及胸背部，常对称分布。

（3）病程缓慢，时轻时重。

【辨证施治】

1. 辨证分型

（1）肺经风热：丘疹多发于颜面、胸背上部，色红，或有痒痛。舌质红、苔薄黄，脉浮数。

（2）湿热蕴结：丘疹红肿疼痛或有脓疱，伴口臭、便秘、尿黄。舌质红、苔黄腻，脉滑数。

（3）痰湿凝滞：丘疹以脓疱、结节、囊肿、瘢痕等多种损害为主，伴纳呆、便溏。舌质淡、苔腻，脉滑。

（4）冲任失调：女性患者经期皮疹增多或加重，经后减轻，伴月经不调。舌质红、苔腻，脉浮数。

2. 针灸治疗

治法：肺经风热、湿热蕴结、痰湿凝滞者，治宜清热化湿、凉血解毒；冲任失调者，治宜行气活血、调理冲任。以上均只针不灸，用泻法。以病变局部和手阳明经穴为主。

主穴：阳白（GB14）、颧髎（SI18）、大椎（GV14）、合谷（LI4）、曲池（LI11）、内庭（ST44）。

方义：本病好发于颜面部，取阳白、颧髎，疏通局部经气，使肌肤疏泄功能得以调畅。大椎清热泻火、凉血解毒。阳明经多气多血，其经脉上走于面，取合谷、曲池、内庭，可清泻阳明邪热。

加减：肺经风热者，加少商（LU11）、尺泽（LU5）、风门（BL12），以清泄肺热；湿热蕴结者，加足三里（ST36）、三阴交（SP6）、阴陵泉（SP9），以清热化湿；痰湿凝滞者，加脾俞（BL20）、丰隆（ST40）、三阴交（SP6），以利湿化痰；冲任不调者，加血海（SP10）、膈俞（BL17）、三阴交（SP6），以调理冲任。

操作：诸穴均常规针刺，用泻法。大椎点刺出血。隔日1次。

【其他疗法】

1. 挑治疗法

处方：背部第1~12胸椎旁开0.5~3寸范围内的丘疹样阳性反应点。

操作：用三棱针挑刺，挑断皮下部分纤维组织，使之出血少许。每周1~2次。

2. 刺络拔罐疗法

处方：大椎（GV14）、肺俞（BL13）、膈俞（BL17）、太阳（EX-HN5）、尺泽（LU5）、委中（BL40）。

操作：每次选2穴，用三棱针快速点刺腧穴处瘀血的络脉，使其自然出血，待血色转淡后，再以闪火法拔罐。2~3 d一次。

3. 耳针疗法

处方：肺（$CO_{14}$）、脾（$CO_{13}$）、大肠（$CO_{7}$）、内分泌（$CO_{18}$）、肾上腺（$TG_{2p}$）、耳尖（$HX_{6,7i}$）。

操作：毫针中度刺激，留针15~20 min。也可用压丸法或腧穴激光照射疗法。

【文献摘要】

《针灸聚英》：合谷……兼治头上诸般病。

【名家医案】顾某，女，1989年6月4日初诊。主诉：面部痤疮2个月。病史：2个月前，患者前额及口唇四周先后出现10多个散在的米粒大小的丘疹，呈深红色，自觉麻痒微痛，1周后有的成为脓疮，脓头破溃后干燥结痂，脱落后留有色素沉着，随即其他部位又出现新的丘疹。曾在哈尔滨市多家医院就诊，均诊断为痤疮。曾口服头孢氨苄，内服中药及局部贴敷乳酸依沙吖啶纱条均未见效。伴有胃中嘈杂感、不欲饮食、大便秘结等症状，因用药物治疗无效而来我院求治于针灸科。检查：前额及口唇四周有散在的米粒大小的毛囊丘疹，初起如粟，色深红，有的已成为脓疮，破溃处有少许脓性分泌物，周围皮肤有暗紫色的色素沉着。舌质红、苔黄，脉弦数。诊断：痤疮，火毒炽盛型。治则：清泻阳明火热。取穴：大椎（GV14）、委中（BL40）、曲池（LI11）、合谷（LI4）、足三里(ST36)。操作：大椎、委中，用三棱针点刺放血，每日1次；其他腧穴，用毫针针刺，施捻转补泻手法之泻法，留针30 min，每日1次。针刺3次后胃中嘈杂感消失，食欲增加；1周后丘疹变小变平，表面干燥，色泽由红变紫，由紫变淡，脓疮破溃后结痂；2周后有少部分丘疹消失，结痂脱落；1个月后丘疹全部消失。（王雪苔，刘冠军．中国当代针灸名家医案［M］．长春：吉林科学技术出版社，1991.）

【按语】 针灸对本病有一定的疗效，部分患者可达到治愈目的。轻症者注意保持面部清洁卫生即可。本病治疗期间禁用化妆品及外搽膏剂，应用硫黄肥皂温水洗面，以减少油脂附着面部堵塞毛孔。本病应注意与酒渣鼻和溴、碘引起的痤疮样药疹相鉴别。酒渣鼻的发病年龄比痤疮大，皮疹只发生于面部中央，常伴毛细血管扩张；溴、碘引起的痤疮样药疹有服药史，皮疹为全身性，无典型的黑头粉刺，好发于各种年龄。严禁用手挤压丘疹，以免引起继发感染，遗留瘢痕。忌食辛辣、油腻及糖类食品，多食新鲜蔬菜及水果，保持大便通畅。

## 四、斑秃

斑秃是指头皮部毛发突然发生斑状脱落的病症。本病的病因可能与高级神经活动障碍有关，可由中枢神经功能紊乱、内分泌失调、毛发乳头供血障碍、营养不良所致。本病相当于中医学中的“鬼舐头”或“油风”范畴。

本病主要由于房劳过度，肾精亏损，或思虑伤脾，气血生化无源而致毛发失养脱落；或肝肾阴虚，精血不足，血虚生风而致毛发失养脱落；或情志不畅，肝气郁结而致血瘀气滞，瘀血不去，新血不生，血不养发而脱落；或精神刺激、心火亢盛而致血热生风，风动发脱。

【临床表现】 患部头发突然间成片脱落，呈圆形、椭圆形或不规则形，边界清楚，小如指甲，大如钱币，一个至数个不等，皮肤光滑而有光泽。少数患者可出现头发全秃，甚至眉毛、胡须、腋毛、阴毛亦脱落。

【诊断要点】

(1) 以头发突然间发生斑片状脱落为主要表现。

(2) 脱发处头皮正常，无炎症及自觉症状。

(3) 本病应与麻风脱发、脂溢性脱发、黄癣秃、假性秃等相鉴别。

【辨证施治】

1. 辨证分型

(1) 血热生风：头部突然脱发，进展迅速，头发常是大把脱落，甚至可发生在眉毛、胡须部位，偶有头皮瘙痒。可伴有头部烘热、心烦易怒、急躁不安。舌质微绛、苔薄黄，脉弦数。

(2) 气滞血瘀：头发呈斑块状脱落，继而可出现头发全秃。头发脱落前，常可有头痛、偏头痛或头皮刺痛等自觉症状，面色晦暗。舌质暗或有瘀点、瘀斑，脉弦涩。

(3) 肝肾不足：多见于40岁以上者，平素头发焦黄或花白，发病时头发常以均匀的方式大片脱落，病情严重时可出现阴毛、腋毛乃至毫毛的脱落。伴头晕目眩、耳鸣、失眠多梦、健忘。舌质红、少苔，脉沉细。

(4) 血虚生风：脱发往往渐进加重，范围由小到大，在脱发区还能见到少数散在的参差不齐的残存头发，但轻触即脱落，头皮松软光亮。伴有唇白、心悸、气短语微、头晕、嗜睡、倦怠无力等全身症状。舌质淡白、苔薄白，脉细弱。

2. 针灸治疗

治法：气血两虚、肝肾不足者，治宜补益肝肾、养血生发，针灸并用，用补法或平补平泻法。血热生风、瘀血阻络者，治宜行气活血、化瘀通窍，只针不灸，用泻法。以病变局部和肝经、肾经的背俞穴为主。

主穴：阿是穴、百会（GV20）、通天（BL7）、大椎（GV14）、肝俞（BL18）、肾俞（BL23）。

方义：百会、通天、阿是穴，均为局部取穴，可疏通局部经络气血。大椎属督脉，为诸阳之会穴，可激发诸阳经之气，补气生血。肝俞、肾俞，滋补肝肾、养血生发。

加减：气血两虚者，加气海（BL24）、血海（SP10）、足三里（ST36），以补气养血；肝肾不足者，加命门（GV4）、太溪（KI3），以补益肝肾；血热生风者，加风池（GB20）、曲池（LI11），以祛风泻热；瘀血阻络者，加膈俞（BL17）、太冲（LR3），以活血祛瘀。脱发病灶在前头者，加上星（GV23）、合谷（LI4）、内庭（ST44）；病灶在侧头者，加率谷（GB8）、外关（TE5）、足临泣（GB41）；病灶在头顶者，加四神聪（EX-HN1）、太冲（LR3）、中封（LR4）；病灶在后头者，加天柱（BL10）、后溪（SI3）、申脉（BL62）。

操作：脱发区从病灶部位四周向中心沿皮刺。肝俞不可直刺、深刺。余穴常规刺法。

【其他疗法】

1. 皮肤针疗法

处方：阿是穴、夹脊（EX-B2）或相关背俞穴。

操作：先从脱发边缘呈螺旋状向中心区叩刺，再叩刺夹脊或背俞穴，范围在 0.5~1 cm，至局部皮肤微出血。隔日 1 次。脱发区在叩刺后用生姜片外擦或外搽斑蝥酊剂、墨旱莲酊剂、侧柏叶酊剂，能提高生发效果。

2. 腧穴注射疗法

处方：阿是穴、头维（ST8）、百会（GV20）、风池（GB20）。

药物：维生素 $B_{12}$ 注射液或三磷酸腺苷二钠注射液。

操作：取上述任一种药液，每穴注射 0.5 mL。隔日 1 次。

【文献摘要】

《医宗金鉴》：此证毛发干焦，成片脱落，皮红光亮，痒如虫行，俗名鬼剃头。……若耽延年久，宜针砭其光亮之处，出紫血，毛发庶可复生。

【名家医案】 王某，女，36 岁。患者头发成片脱落 1 年余。1981 年 4 月，患者因事与邻居大吵生气后，出现头发成片脱落，伴有失眠头昏，睡则多梦，胸闷，腰腿酸软，食欲不振，口苦便干，于 1982 年 7 月 5 日来刺血科治疗。检查：精神抑郁，头发花斑秃，患处皮肤光滑无痂痕，诊断：斑秃。治疗：点刺太阳（EX-HN5）、曲泽（PC3）。效果：点刺出血后睡眠、食欲渐趋于正常，胸闷腰酸等症状亦相继消失，脱发处长出新发，5 个月后头发全部长齐。追访：满头黑发，身体健康，精神愉快。（王秀珍，郑佩，孟雷．刺血疗法［M］．合肥：安徽科学技术出版社，1986.）

乔某，女性，21 岁，1992 年初秋初诊。患者主因斑秃反复发作 4 年，加重 1 年，前来就诊。患者 4 年前中考时精神过度紧张，出现失眠，随后后枕及头顶出现两处片状脱发，经中西药治疗，数月后长出新发。1 年前由于交男友之事与同事发生矛盾，心情郁闷，脱发复发，起初于顶枕部出现 2~3 片伍分硬币大圆形脱发，以后逐渐发展至全头。虽经各大医院诊治，均未取得满意疗效。就诊时所见：全头满布圆形或椭圆形片状脱发，全头 20~30 片，大小不等，有的皮肤光亮，有的可见细小绒毛，有的可见黑白相间的软发。因正常毛发所剩无几，患者不得已将头剃秃，佩戴假发。患者诉平素睡眠很差，经常失眠，夜间梦多，近 1 年来月经常错后，经量少。舌质淡红，舌体偏瘦，脉细数。因久病不愈，影响美观，精神非常焦虑。诊断：中医诊为斑秃，血虚风燥；西医诊为斑秃，圆形脱发。治则：养血熄风，养心安神。治法：①梅花针叩刺斑秃局部，并于局部涂擦姜汁。每周 3 次，10 次为一疗程。②毫针刺神庭（CV24）、内关（PC6）、神门（HT7）、血海（SP10）、三阴交（SP6）、膻中（CV17）、太冲（LR3）。每周 3 次，10 次为一疗程。疗效：第 1 个疗程后，原来已萎缩的毛囊均已饱满，原来有绒毛的脱发区有白发生出。第 2 个疗程后，斑秃处相继生出黑发。3 个疗程后所有斑秃处均已生出粗黑毛发。1 年后随访，患者一头乌黑亮泽的齐肩短发。5 年后医者在街上见到患者，得知病情未再复发。（田从豁．田从豁临床经验［M］．北京：华文出版社，2000.）

【按语】 针灸治疗本病有较好效果，但对毛发全脱者则疗效欠佳。注意将本病与脂溢性脱发相鉴别，脂溢性脱发多从额部开始，延及前头和颅顶部，伴有脂溢，患部毛发稀疏，均匀不一，常有瘙痒及脱屑。治疗期间及平时宜保持心情舒畅，忌烦恼、悲观、忧愁。

## 五、神经性皮炎

神经性皮炎是一种皮肤神经功能障碍性疾病。根据皮损范围大小，临床分为局限性神经性皮炎和播散性神经性皮炎两种。本病和大脑皮质兴奋与抑制过程平衡失调有关。精神因素被认为是本病的主要诱因，情绪紧张、神经衰弱、焦虑都可促使皮损发生或复发。本病属于中医学“银屑病”、“顽癣”等范畴。

本病多因情志不遂，肝郁不舒，以致气血运行失调，瘀血凝滞于皮肤，郁久化热，耗血伤阴，化燥生风，肌肤失养而发；或因风热之邪外袭肌肤、凝聚不散所致；或因硬衣领等外来刺激所引起；或因久病耗伤阴液，营血不足，血虚生风，皮肤失去濡养而成。

【临床表现】

1. 限局性神经性皮炎　皮损多发于颈侧、项部、额部，其次为骶尾、肘窝、腘窝，也可见于腰背、两髋、会阴部、腹股沟、上眼睑及四肢伸侧等处。常呈对称分布，亦可沿皮肤皱褶或皮神经分布，呈线状排列。初起时，局部皮肤只间歇发痒，由于搔抓，皮肤迅速呈苔藓化，患部皮肤肥厚，皮纹加深，皮肤表面被互相交叉的皮纹划成很多的斜方形、多角形或菱形小面，上被少许鳞屑。损害范围不定，呈圆形、卵圆形、不规则形或线形。有时患部有密集或散列的扁平丘疹样损害，表面坚硬光泽或附有少量鳞屑。皮损以中央最著，愈近边缘愈轻微，境界不清。搔抓和摩擦可引起皮肤抓破、血痂及脓疮等继发性损害，有时因为强烈外用药的刺激而发生皮炎。本病呈慢性，时轻时重，一般夏季加重，冬季缓解，有阵发性剧痒。皮损发展扩大至一定程度后就长期不变，也有的在数周内痊愈，不留痕迹，但容易复发。

2. 播散性神经性皮炎　又称泛发性神经性皮炎，好发于头面部、颈项、四肢、肩背及腰部等处。初起时，皮肤多处瘙痒，搔抓后逐渐发生圆形或多角形扁平丘疹，融合成片，反复搔抓刺激后，形成苔藓样改变。自觉奇痒无比，夜间尤甚，精神紧张或情绪波动时病情加重。病程缓慢，反复发作，常迁延数年之久，虽经治愈，但易于复发。

【诊断要点】

(1) 以皮肤肥厚、皮沟加深、苔藓样改变和阵发性剧烈瘙痒为特征。

(2) 皮损如牛项之皮，顽硬且坚，抓之如枯木。

(3) 好发于颈项部，其次发于眼睑、四肢伸侧及腰背、骶、髋等部位，呈对称分布，或呈线状排列。亦可泛发于全身。

(4) 多见于情志不遂、夜寐欠安之成年人。病程较长。

(5) 组织病理检查示表皮角化过度，棘层肥厚，表皮突延长，可伴有轻度海绵形成。真皮部毛细血管增生，血管周围有淋巴细胞浸润。或可见真皮成纤维细胞增生，呈纤维化。

【辨证施治】

1. 辨证分型

(1) 血虚风燥：丘疹融合，成片成块，表面干燥，色淡或灰白，皮纹加深，上覆鳞屑，剧烈瘙痒，夜间尤甚，女性或兼有月经不调。舌质淡、苔薄，脉濡细。

(2) 阴虚血燥：皮损日久不退，呈淡红或灰白色，局部干燥肥厚，甚则泛发全身，剧烈瘙痒，夜间尤甚。舌质红、少苔，脉弦数。

(3) 肝郁化火：皮损色红，心烦易怒或精神抑郁，失眠多梦，眩晕，口苦咽干。舌质红，脉弦数。

(4) 风热蕴阻：皮疹呈淡褐色，皮损成片，粗糙肥厚，阵发性剧痒，夜间尤甚。舌苔薄黄，脉浮数。

2. 针灸治疗

治法：血虚风燥、阴虚血燥者，治宜养血祛风、滋阴润燥，以针刺为主，用平补平泻法；肝郁化火、风热蕴阻者，治宜祛风清热、凉血化瘀，只针不灸，用泻法，可点刺出血。以足少阳、手阳明经穴及病变局部阿是穴为主。

主穴：风池（GB20）、大椎（GV14）、曲池（LI11）、委中（BL40）、膈俞（BL17）、阿是穴。

方义：风池位于项后，是神经性皮炎的好发部位，可祛风解表，宣通局部气血。大椎为督脉与诸阳经之会，能清泻热毒。曲池既可疏风清热，又能清血分之郁热。委中点刺出血，可祛风清热、凉血解毒。膈俞为血会，可祛风清热、活血止痒。皮损局部围刺可疏通局部经气，祛风解毒化瘀。

加减：血虚风燥者，加脾俞（BL20）、血海（SP10），以养血疏风；阴虚血燥者，加太溪（KI3）、血海（SP10），以滋阴润燥；肝郁化火者，加行间（LR2）、侠溪（GB43），以疏肝泄热；风热蕴阻者，加合谷（LI4）、外关（TE5），以祛风清热。

操作：皮损局部，取4~6个点用毫针围刺，针尖沿病灶基底部皮下向中心平刺，留针30 min。还可用多个艾炷直接灸，将艾绒捏成火柴头大小若干粒，先在皮损局部涂以大蒜汁，置艾炷于其上，每炷间距1.5 cm，点燃烧净后，除去艾灰，覆盖无菌敷料即可。

【其他疗法】

1. 皮肤针疗法

处方：皮损局部，配背俞穴、次髎（BL32）、夹脊（EX-B2）。

操作：在皮损局部，皮肤针由外向内螺旋式叩刺。轻者，中度叩刺，以微有血点渗出为度；角化程度严重者，重度叩刺，以渗血较多为宜。配穴轻度叩刺，以局部出现红晕为度。每3 d治疗一次。

2. 耳针疗法

处方：肺（$CO_{14}$）、神门（$TF_4$）、肾上腺（$TG_{2p}$）、皮质下（$AT_4$）、内分泌（$CO_{18}$）、肝（$CO_{12}$）。

操作：毫针浅刺，留针30 min。也可用埋针法或压丸法。

3. 腧穴注射疗法

处方：曲池（LI11）、足三里（ST36）、大椎（GV14）、肺俞（BL13）、百会（GV20）。

药物：维生素$B_{12}$注射液或盐酸异丙嗪注射液。

操作：每次选2~3穴，每穴注入0.5 mL，两种药液交替使用。隔日1次，10次为一疗程。

【文献摘要】

《针灸甲乙经》：痂疥，阳溪主之。

《针灸资生经》：举体痛痒如虫啮，痒而搔之，皮便脱落作疮，灸曲池二穴，随年壮。发即灸之，神良。

《针灸大成》：疥癣疮，曲池、支沟、阳溪、阳谷、大陵、合谷、后溪、委中、三里、阳辅、昆仑、行间、三阴交、百虫窠。

【名家医案】 张某，男，25岁。患者双下肢小腿膝关节稍下对称出现约3.5 cm×4.5 cm的神经性皮炎的皮损2年，瘙痒，经多种治疗未愈。针灸取神门、血海、风市、心俞、阳陵泉、足三里、皮损局部，常规针刺，平补平泻。皮损局部用4~5根毫针由边缘向中心进行围刺，留针30 min，每5 min行针一次。起针后加拔火罐至局部发红发紫流血水为佳。每日1次，15次为一疗程。经治1个疗程后瘙痒消失，2个疗程后皮肤恢复正常。（吴绪平.100种病证针灸治疗验方精粹［M］. 北京：中国医药科技出版社，1997.）

【按语】 针灸对本病有较好的近期疗效，能通过调整神经系统的兴奋、抑制功能，起到明显的镇静、止痒的作用。患者应保持精神平和，皮损处避免搔抓，忌用热水烫洗和用刺激性药物外搽。多食新鲜蔬菜、水果，忌食辛辣、海腥刺激之品，力戒烟酒。

## 六、扁平疣

扁平疣是发生于皮肤浅表的硬性扁平赘疣，是一种常见的病毒感染性皮肤病，由 HPV（人乳头瘤病毒）感染引起，病毒类型主要为 HPV-3，HPV-5，HPV-8，HPV-11 型，主要的传染途径是直接接触，外伤亦是感染本病的一个原因，病程与机体免疫有重要关系。本病好发于青少年的面部、前臂和手背。中医学称本病为“扁瘊”、“疣疮”、“疣目”。

本病多因风热毒邪蕴结于肺、胃，脾湿痰瘀阻于经络、郁于肌肤所致。

【临床表现】　粟粒到黄豆大扁平隆起的丘疹，表面光滑，质硬，正常肤色或淡褐色，圆形或椭圆形，数目少则十数个，多则上百个，散在分布或簇集成群，或相互融合，有的因搔抓面在抓痕处发生新的损害，形成一串同样的皮疹。一般无自觉症状，偶有微痒。本病常对称发生于颜面和手背，有时亦见于前臂、肩胛、膝部等处。病程呈慢性，可在数周或数月后突然消失，但也有的长年不愈。若突然瘙痒加重，疣体增多、增大、颜色变红，不久即可自然消失，愈后不留痕迹。

【诊断要点】

（1）常对称发生于颜面和手背，为粟粒到黄豆大的扁平隆起的丘疹，表面光滑、质硬，微痒。

（2）组织病理检查：表皮棘层肥厚，乳头瘤样增生和角化过度，伴角化不全。棘层上部和颗粒层有空泡化细胞，核深染，嗜碱性。

（3）排除瘊子、汗管瘤。

【辨证施治】

1. 辨证分型

（1）肺胃蕴热：扁平疣色褐，散在分布，搔抓后呈条状结节，似串珠状。伴发脂溢及粉刺、唇干口渴。舌质红、苔黄，脉浮数。

（2）脾湿痰瘀：扁平疣多发于面部，数量少，高出皮肤，多呈皮色，时有痒感。伴纳呆脘胀。舌质淡、苔腻，脉沉数。

2. 针灸治疗

治法：肺胃蕴热者，治宜疏风清热、泻肺胃之火，只针不灸，用泻法；脾湿痰瘀者，治宜祛湿化痰、疏通经络气血，针灸并用，用泻法。以病变局部和手阳明经穴为主。

主穴：合谷（LI4）、曲池（LI11）、太冲（LR3）、三阴交（SP6）、疣体局部。

方义：取合谷、曲池，以泻阳明、太阴之风热。合谷配太冲（LR3）称为“四关”，调和气血、疏肝理气。三阴交，滋养脾肝肾、调肌肤气血。取疣体局部，以通行气血、祛瘀除疣。

加减：肺胃蕴热者，加尺泽（LU5）、内庭（ST44），以清热凉血、和营祛疣；脾湿痰瘀者，加商丘（SP5）、阴陵泉（SP9），以健脾祛湿、化痰通络。

操作：诸穴均常规针刺。疣体局部严格消毒后用短粗毫针平刺其基底部，并从中央直刺一针，留针 20 min，出针时挤出少量血液。每日 1 次。

【其他疗法】

1. 皮肤针疗法

处方：背腰部、足太阳经第一侧线。

操作：从上而下用中度叩刺，以皮肤潮红为度。每日 1 次。

2. 火针疗法

处方：疣体局部。

操作：用烧红的火针迅速刺入疣体 2~3 mm，几秒后退出，再烧红针头复刺，反复进行 2~3 次。每日 1 次。术后 1 d 内局部勿沾水，防止感染。

3. 耳针疗法

处方：肺（$CO_{14}$）、神门（$TF_4$）、肝（$CO_{12}$）、肾上腺（$TG_{2p}$）、皮质下（$AT_4$）、内分泌

( $CO_{18}$ )、生疣部位相应耳穴。

操作：每次选 3~4 穴，毫针中度刺激，留针 15 min。每日 1 次。

3. 腧穴注射疗法

处方：按生疣部位，取患侧曲池（LI11）、足三里（ST36）。

药物：板蓝根注射液。

操作：每穴注入药液 1 mL。隔日 1 次。

【文献选要】

《医宗金鉴》：赘疣诸痣灸奇穴，更受紫白二瘢风，手之左右中指节，屈节尖上宛宛中。

《针灸资生经》：着艾炷疣上灸之，三壮即除。支正治生疣目。

【名家医案】 赵某，女，31 岁。面部、手背簇生扁平丘疹 3 年余。曾用中西药治疗无效。近 1 周来面部作痒，扁平丘疹有增多趋势。伴口干、大便结。检查：额部、两侧面颊、手背密集簇生扁平丘疹，表面光滑，色淡红稍光亮，丘疹大者如粟粒，小者如针头，舌质红、苔薄黄，脉稍数。诊为扁平疣（风热型）。取面部生疣区、印堂、颧髎、风池、曲池、合谷、足三里、三阴交。局部围刺，余穴常规针刺，留针 30 min。每日 1 次。经 10 次治疗，疣赘全部消失。4 个月后随访，未见复发和新生。［徐之珍．围针结合体针治疗扁平疣 38 例［J］．针灸临床杂志，1999，15（4）：37.］

【按语】 针灸是一种简便有效的治疗扁平疣的方法。针灸治疗后，有的患者可能会出现疣疹加重现象，色泽转红，瘙痒加剧，呈急性发作状态，这是一种正常现象，为气血旺盛流畅的表现，无须改变治法，应坚持继续治疗。治疗期间，忌食辛辣、海腥之品，禁止抓破皮肤。

## 七、皮肤瘙痒症

皮肤瘙痒症是指皮肤无原发性损害，仅以皮肤瘙痒为主的神经功能障碍性皮肤病。临床上分全身性瘙痒症和局限性瘙痒症两大类。其发病原因十分复杂，局限性瘙痒多与局部摩擦刺激、细菌、寄生虫或神经症有关；全身性瘙痒多与慢性疾病如糖尿病、肝胆病、尿毒症、恶性肿瘤等有关。部分病例与工作环境、气候变化、饮食、药物过敏有关。瘙痒的程度与下述因素有关。①个体差异：大部分患者感觉极为剧烈，持续时间长，部分患者感觉轻微，持续时间短暂。②身体各部位的痒阈不同：耳道、眼睑、鼻孔、肛周、生殖器区域和腋窝对瘙痒特别敏感。③精神因素的影响：精神创伤和紧张降低痒阈，与注意力分散程度有关。④环境因素的影响：如温度、湿度、工作或居住环境中的生物或化学物质刺激等，一般在就寝脱衣时最为严重。本病好发于下肢，病程较长，冬季发病，春天好转。本病属于中医学“风痒”、“痒风”、“风瘙痒”、“血风疮”等范畴。

本病多因肝肾阴虚、血虚化风生燥、肌肤失养而成，或因风湿、风热蕴于肌肤不得疏泄而致。

【临床表现】

1. 全身性瘙痒症 多见于成人，最初瘙痒仅局限于一处，进而逐渐扩展至身体的大部分或全身。瘙痒常为阵发性，尤以夜间为重，严重者呈持续性瘙痒伴阵发性加剧；有时瘙痒呈游走性，部位不定。饮酒和浓茶、吃海鲜食物、情绪变化、被褥温暖及搔抓摩擦，甚至某些暗示，都可促使瘙痒发作或加重。瘙痒的程度因人而异，有的轻微，时间也较短暂，有的剧烈，难以忍受，常不断搔抓，直至皮破血流有疼痛感觉为止。由于反复搔抓，导致皮肤出现抓痕、表皮剥脱、血痂、色素沉着、湿疹或苔藓样变等继发性损害，有时可引起继发性感染。有继发感染时，可发生脓疱疮、毛囊炎、疖病、淋巴管炎及淋巴结炎等。由于瘙痒剧烈，长期不得安眠，可有头晕、精神忧郁及食欲不振等神经衰弱的症状。

2. 局限性瘙痒症 瘙痒局限于某一部位，亦可同时数处发病。以肛门、阴囊及女阴等部位最为多见。

3. 精神性瘙痒症 在有瘙痒症状的患者中，20%~40%可能为精神性瘙痒症。可为全身性或局限性，局限性中以肛门、生殖器和头皮瘙痒最常见；全身性精神性瘙痒症的瘙痒呈阵发性，常与情绪状态一致，入睡时加重，但极少使患者从睡眠中惊醒，如果转移患者注意力，可使瘙痒减轻。临床体征常较轻。

【诊断要点】

(1) 先有皮肤瘙痒而无原发皮疹。

(2) 经常搔抓后常出现表皮剥蚀、血痂、抓痕等继发性损害。

(3) 应与湿疹、皮炎、荨麻疹、疥疮、脂溢性皮炎等相鉴别。

【辨证施治】

1. 辨证分型

(1) 脾虚卫弱：阵发性瘙痒，遇风触冷瘙痒加剧，食欲不振，气短无力。舌质淡、苔白，脉细弱。

(2) 肝肾亏损：以夜间瘙痒为主，皮肤干燥多屑、肥厚呈草席状，腰酸膝软，夜寐不安。舌质淡、苔黄，脉沉细。

(3) 气血两燔：皮肤弥漫性潮红，瘙痒剧烈，抓痕血迹斑斑，烦热口渴，小便短赤。舌质红、苔黄，脉数。

2. 针灸治疗

治法：脾虚卫弱、肝肾亏损者，治宜健脾化湿、滋养肝肾、养血润肤，针灸并用，用补法；气血两燔者，治宜清热凉血、疏风止痒，以针刺为主，用泻法。以手阳明、足太阴经穴为主。

主穴：曲池（LI11）、血海（SP10）、风市（GB31）、膈俞（BL17）。

方义：曲池为手阳明大肠经的合穴，既清肌肤之热，又清胃肠湿热，起到搜风止痒的作用。血海可养血润燥、祛风止痒。风市乃祛风之要穴。膈俞属血会，能活血止痒，配血海，寓“治风先治血，血行风自灭”之意。

加减：脾虚卫弱者，加脾俞（BL20）、肺俞（BL13），以健脾固卫；肝肾亏损者，加肝俞（BL18）、肾俞（BL23）、太溪（KI3），以补益肝肾；气血两燔者，加大椎（GV14）、外关（TE5）、合谷（LI4），以清营凉血。

操作：膈俞向下或朝脊柱方向斜刺1寸左右。余穴常规刺法。

【其他疗法】

1. 耳针疗法

处方：神门（$TF_4$）、交感（$AH_{6a}$）、肾上腺（$TG_{2p}$）、内分泌（$CO_{18}$）、肺（$CO_{14}$）、痒点。

操作：常规针刺，留针30 min。

2. 腧穴注射疗法

处方：肩髎（TE14）、血海（SP10）、风门（BL12）、曲池（LI11）、足三里（ST36）。

药物：0.1%~0.25%盐酸普鲁卡因注射液。

操作：每次选2~3穴，每穴缓慢注射药液2 mL。隔日1次。

【名家医案】　宁某，女，54岁。1953年8月1日初诊。主诉全身瘙痒3年，经多方调治未效，日渐加重，奇痒难忍，尤以清晨5时左右为重。检查：神清语明，皮肤干涩，其色苍淡，无丘疹，全身可见指甲搔痕。脉浮无力，舌质淡红、苔薄白。诊断为皮肤瘙痒症，属风热型。治则：补肺固表，疏风止痒。取穴：太渊、曲池、外关。操作：毫针刺法。太渊、曲池，均以呼吸法补之；外关，先补后泻。（王雪苔，刘冠军．中国当代针灸名家医案［M］．长春：吉林科学技术出版社，1991.）

【按语】　避免过度搔抓，以防抓破皮肤，继发感染。避免用碱性强的肥皂洗浴，且忌热水烫洗。内衣要穿柔软宽松的棉织品或丝织品，不宜穿毛织品。忌食辛辣刺激性食物及浓茶，少食鱼、虾等海味发物，多吃蔬菜、水果。力戒烟酒。

# 第六节　妇产科病

## 一、妇科疾病

### 经前期紧张综合征

经前期紧张综合征是指女性在行经前反复出现的以躯体、精神及行为方面异常改变为特征的综合征。月经来潮后，症状自然消失。根据其临床表现，可归属于中医学“经行头痛”、“经行乳房胀痛”、“经行发热”、“经行呕吐”、“经行泄泻”、“经行情志异常”等范畴。

妇女以血为本，月经的产生与肝、脾、肾三脏的关系尤为密切。肝藏血，脾统血，主运化，乃气血化生之源；肾藏精，精化血。若肝、脾、肾三脏功能失调，遇情志内伤、肝气郁结或痰火内扰等则易导致经前期紧张。

【临床表现】　本病以月经来潮前出现的精神异常改变为主要临床表现，包括：①情志淡漠，全身乏力，容易疲劳，身体困倦，嗜睡，抑郁不乐，孤独感，焦虑，易悲伤，注意力不能集中，判断力下降，甚至表现为性格偏执、妄想，个别患者甚至产生自杀意念，有的则为精神容易紧张，时常烦躁，遇事挑剔、争吵、哭闹、情绪不能自控等。②乳房胀痛，乳头胀硬痒痛，或有硬结，甚者不能触衣，经后痛减渐至消失。可伴见颜面、眼睑、四肢等体表部位的水肿，或盆腔坠胀、腰骶疼痛、腹胀腹泻、恶心呕吐、尿频等；有的患者可伴见头痛，常呈双侧性头痛，个别为偏头痛。③神经系统症状，如心悸、潮热、汗出、头晕、眩晕等。④食欲改变等。

【诊断要点】

（1）多见于25~45岁的女性，症状伴随月经周期而发作，出现多在月经来潮前7~14 d，在经前的2~3 d症状会明显加重，在月经来潮后诸症明显减轻或消失。

（2）有一定的诱发因素，如家庭不和睦或工作紧张等。

【辨证施治】　本病的发生多由情志因素所致，以在月经来潮前后出现的有规律的情志异常改变为主要辨证要点。临床当根据各证的不同表现辨其虚实。虚证多为肝肾阴虚或心脾两虚；实证多为肝郁或血瘀。由于该病的发生与月经周期有密切的关系，所以，治疗时应根据经前、经期、经后的生理特性的不同综合分析。

1. 辨证分型

（1）肝郁气滞：经前乳房、乳头胀痛，胸闷胁胀，恶心欲呕，精神抑郁，头晕目眩，烦躁易怒，或少腹胀痛。舌质红或紫暗，脉弦。

（2）肝肾阴虚：经前、经期头晕头痛，烦躁失眠，口干不欲饮，烘热汗出，腰酸腿软，肢体麻木，口舌糜烂。舌质红、少苔，脉细数。

（3）心脾两虚：经行或经后发热，形寒，自汗，神疲肢软，少气懒言，心悸怔忡，失眠多梦，经行感冒，或发风疹。舌质淡、苔薄，脉细弱。

（4）瘀血阻滞：经前、经期身痛，腰膝关节酸痛，得热痛减，经行量少、色暗，或有血块，颠顶胀痛。舌质红、苔白，脉沉紧或沉涩。

2. 针灸治疗

治法：肝郁气滞者，治宜疏肝解郁、理气止痛，只针不灸，用泻法；肝肾阴虚者，治宜滋肾养肝、清热降火，只针不灸，用补法；心脾两虚者，治宜健脾升阳，针灸并用，用补法；瘀血阻滞者，治宜温经通络、活血散瘀，针灸并用，用泻法。以肝经、脾经穴及背俞穴为主。

主穴：百会（GV20）、肝俞（BL18）、期门（LR14）、三阴交（SP6）。

方义：百会乃督脉之穴，居颠顶之位，督脉由此入脑，刺之可安志宁神。肝俞、期门，俞募相配，可疏肝理气、调畅情志。三阴交调理冲任及足三阴经气，乃治疗妇科病之常用要穴。

加减：肝郁气滞者，加气海（CV6）、膻中（CV17）、太冲（LR3）、膈俞（BL17），以疏肝解郁、理气通经；肝肾阴虚者，加太溪（KI3）、肾俞（BL23）、神门（HT7），以滋补肝肾、养血安神；心脾两虚者，加脾俞（BL20）、足三里（ST36）、神门，以益气健脾、宁心定志；瘀血阻滞者，加膈俞、血海（SP10）、次髎（BL32）、气海，以理气通经、化瘀止痛。

操作：百会用补法。肝俞、期门用泻法。肾俞、脾俞、足三里用补法并加灸。余穴常规操作。

【其他疗法】

1. 皮肤针疗法

处方：带脉沿线及下腹部任脉、脾经、肝经和下肢足三阴经循行线。

操作：在上述穴线上轻轻叩刺，以局部皮肤潮红为度。于月经来潮前 10 d 开始治疗，每日 1 次，每次选两条经脉，月经来潮后停止治疗。

2. 耳针疗法

处方：肝（$CO_{12}$）、肾（$CO_{10}$）、肾上腺（$TG_{2P}$）、心（$CO_{15}$）、内生殖器（$TF_2$）、皮质下（$AT_4$）、内分泌（$CO_{18}$）。

操作：毫针中度刺激，留针 15~30 min。也可用埋针或压丸法，每次选 4 个腧穴。

3. 腧穴注射疗法

处方：肝俞（BL18）、膈俞（BL17）、脾俞（BL20）、三阴交（SP6）、太冲（LR3）。

药物：黄芪注射液。

操作：每次取 3 个腧穴（左右交替选用），用 2 mL 注射器吸取黄芪注射液 0.5~1 mL，腧穴处皮肤常规消毒后进针，小幅度快速提插捻转 3~5 min，得气后回抽无血时，将药液以中等速度注入腧穴，快速拔针，用无菌干棉球按压针孔 1~2 min。于每次月经来潮前 1 周开始治疗，隔日 1 次。

【文献摘要】

《卫生宝鉴》：今邪逐血，并归于肝经，聚于膻中，结于乳下，故触之则痛，非药可及，故当刺期门也。

《奇经八脉考》：后部如内者，足少阴肾也。动苦少腹痛，与心相引，背痛，小便淋，女人月水来上抢心胸，胁满，股里拘急。

【名家医案】 前某，24 岁，未婚。1936 年 4 月 15 日来诊。主诉：自初潮以来 8 年中，每逢月经即腹痛呕吐，每每连续一天半，无法忍受。病史：10 年前患阑尾炎，施手术而愈。此外，患者还有心脏瓣膜障碍。腹诊：气海、大巨等，下腹部概有压痛，而在左大巨部分压痛较显著，还可触得略成块状物，中脘亦有相当压痛，腰部肾俞、京门有压痛，压痛最强者为骶骨部，小肠俞和十八椎下似肿起。听诊：心脏二尖瓣闭锁不全，但代偿功能无障碍。据称走路和体力劳动均不受影响。治疗：腹部取中脘、水分、大巨、气海；腰背部取身柱、天髎、心俞、脾俞、肾俞、京门、小肠俞、十八椎下、次髎；手足部取左阳池、曲池、足三里、太溪、三阴交。上述腧穴各灸 5 壮。治疗经过：经 1 个月灸治，患者痛苦消失，检查下腹部和骶骨部压痛亦完全消失。嘱其继续灸治，连续 3 个月余，效果均佳，逐渐中止灸治。（代田文志．针灸临床治疗学［M］．胡武广，译．北京：人民卫生出版社，1957：227.）

【按语】 针灸治疗本病有较好的疗效，可以从整体上调节神经内分泌的平衡。一般于经前 5~7 d 症状尚未发时开始治疗，可收到更好的防治效果。除针灸治疗外，还应重视心理治疗，尤其在经期，应保持情绪舒畅，使气血调和。在经前、经期勿过食寒凉，以免损伤脾阳；亦勿食辛辣之品，以防伤阴。经前、经期注意避免感受风寒或风热，勿居潮湿之地，勿冒雨涉水。经期不宜过度消耗脑力和体力。

## 闭经

闭经系女子年逾18周岁月经未至，或正常月经周期建立后，又停经3个月以上的月经病。前者属于原发性闭经，后者属于继发性闭经。由于气候、地区或其他生活条件的改变，有些妇女偶发一两次月经不潮，或初潮少女月经周期不准，或偶见闭经者不做病论；妊娠期、哺乳期、绝经期后的停经均属正常生理现象，亦不做病论。对先天性生殖器官缺如或后天所致生殖器官损伤而药物治疗无效者，不在本节论治范围。闭经首见于《黄帝内经》，古今名称不一，有“不月”、“月水不来”、“月事不通”、“经水不行”等。

本病多由于冲任气血失调而致，有虚、实两个方面。虚者由于肝血虚少或肾水不足，导致冲任失养，胞宫无血可下；或饮食劳倦、损伤脾胃而致化源不足，血海空虚，冲任失养，无血可行。实者多因邪气阻隔冲任，或寒邪凝滞，或气滞血瘀，或痰湿阻滞，致冲任不通、胞脉壅塞而经闭。有先天因素，也有后天获得，可由月经不调发展而来，也有因他病致闭经者。

【临床表现】 发育正常的女子年龄超过18岁仍不见月经来潮，或已形成月经周期，但又连续中断3个月以上，同时可有头晕、纳差、肢软、失眠，以及胸胁、小腹胀满等伴随症状。

【诊断要点】

（1）具有闭经的典型临床症状。

（2）排除妊娠期、哺乳期、绝经期等生理性停经。

【辨证施治】

1. 辨证分型

（1）肾气不足：年逾18周岁，月经未至或来潮后复闭。素体虚弱，头晕耳鸣，第二性征不足，腰腿酸软，腹无胀痛，小便频数。舌质淡红、苔薄白，脉沉细。

（2）气血亏虚：月经周期后延，经量偏少，继而闭经。面色不荣，头晕目眩，心悸气短，神疲乏力。舌质淡、边有齿痕、苔薄，脉沉细。

（3）阴虚内热：月经先多后少，渐致闭经。五心烦热，颧红面赤，潮热盗汗，口干舌燥。舌质红或有裂纹、少苔，脉细数。

（4）痰湿阻滞：月经停闭。形体肥胖，神疲嗜睡，头晕目眩，胸闷泛恶，多痰，带下量多。舌苔白腻，脉濡或滑。

（5）血寒凝滞：经闭不行。小腹冷痛，得热痛减，四肢欠温，大便不实。舌苔白，脉沉紧。

（6）血瘀气滞：月经闭止。胸胁胀满，小腹胀痛，精神抑郁。舌质紫暗、边有瘀点、苔薄，脉沉涩或沉弦。

2. 针灸治疗

治法：肾气不足者，治宜益气补肾，针灸并用，用补法；气血亏虚者，治宜益气养血，针灸并用，用补法；阴虚内热者，治宜养阴清热，只针不灸，用补法；痰湿阻滞者，治宜化痰除湿，只针不灸，用泻法；血寒凝滞者，治宜温经散寒，针灸并用，治宜泻法；血瘀气滞者，治宜理气活血、化瘀通络，只针不灸，用泻法。以任脉、督脉穴为主。

主穴：归来（ST29）、三阴交（SP6）、肾俞（BL23）、脾俞（BL20）。

方义：肾藏精，为先天之本；脾乃气血化生之源，为后天之本。脾肾功能正常、气血充足，则全身气血旺盛而经血自行。故取脾俞、肾俞，以补脾益肾；针胃经之归来穴，主通经而兼充胃气；三阴交，通调肝、脾、肾三脏之气，兼顾冲、任二脉。

加减：肾气不足者，加命门（GV4）、肝俞（BL18）、关元（CV4），以调理气机、补益肝肾；气血亏虚者，加足三里（ST36）、中脘（CV12）、血海（SP10），以培补气血；阴虚内热者，加曲池（LI11）、中极（CV3）、肝俞、太溪（KI3），以滋阴清热；痰湿阻滞者，加丰隆（ST40）、阴陵泉（SP9）、地机（SP8）、足三里，以健脾利湿；血寒凝滞者，加关元、命门，以温阳散寒；血瘀气滞者，加血海、膈俞（BL17）、太冲（LR3）、合谷（LI4），以活血化瘀、理气通络。

操作：肾俞、命门、关元、足三里加用灸法。余穴常规操作。

【其他疗法】

1. 耳针疗法

处方：内生殖器（$TF_2$）、内分泌（$CO_{18}$）、肝（$CO_{12}$）、肾（$CO_{10}$）、脾（$CO_{13}$）、皮质下（$AT_4$）、交感（$AH_{6a}$）。

操作：根据病情选 3~5 穴轮流使用，用压丸法。每周 2 次，10 次为一疗程。

2. 皮肤针疗法

处方：闭经时间短者，取第 5~12 腰椎两侧腰部、骶部、下腹部、带脉区、中脘（CV12）等处；闭经时间较长者，叩打腰部、骶部、下腹部、带脉区、腹股沟，以及中脘、关元（CV4）、三阴交（SP6）等穴。

操作：采取轻度或中度刺激，治疗宜选在月经周期前进行，效果较佳。经治疗月经来潮后，为巩固疗效，宜继续治疗一段时间，可取脊柱两侧、带脉区，重点叩刺腰、骶部。

3. 腧穴注射疗法

处方：三阴交（SP6）、血海（SP10）、膈俞（BL17）、肝俞（BL18）、关元（CV4）、足三里（ST36）。

药物：红花注射液或黄芪注射液。

操作：根据病情每次选 3~5 穴。虚证选黄芪注射液，每穴注入 1 mL；实证用红花注射液，每穴注入 1 mL。隔日 1 次，5 次为一疗程。

【文献摘要】

《神应经》：女子月经不来，曲池、支沟、三里（足）、三阴交。

《针灸大成》：女子血不通，会阴主之；月水不通……气穴主之。

《针灸甲乙经》：若血闭不通，逆气胀，血海主之。

【名家医案】　钱某，女，31，已婚，初诊日期 1981 年 7 月 6 日。主诉：月经不潮 3 年。现病史：患者于 1977 年正常分娩后，哺乳 1 年余，曾行经 3 个月，以后开始闭经，每次行经须注射孕酮，妇科检查无阳性发现，自觉头晕、心烦、神怠体倦、纳食差、大便干结。体格检查：形体消瘦，肌肤不润，面气不荣，神倦，腹软无抵抗，无癥瘕痞块，舌苔剥，脉细弱。诊断：中医，经闭；西医，继发性闭经。辨证：患者产后、哺乳，耗伤精血，致阴虚发热，热烁血枯，经水不行。治则：滋阴清热，益气养血。选穴：归来、三阴交、脾俞、关元、肝俞、膈俞。操作：归来向内斜刺 2~2.5 寸，施提插补法 1 min；关元直刺 1~1.5 寸，施提插补法 1 min；三阴交直刺 1~1.5 寸，施捻转补法 1 min；肝俞、脾俞、膈俞均向脊柱方向斜刺 1~1.5 寸，施捻转补法 1 min；血海直刺 1~1.5 寸，施先补后泻手法 1 min。每日 1 次，留针 20 min。治疗经过：针 3 次后月经来潮，量少、色粉红；10 次后头晕、腰酸等症状减轻；20 次后月经正常来潮。继针 5 次以巩固疗效，追访半年，月经正常。〔石学敏．中国针灸奇术［M］．天津：天津科技翻译出版公司，1992：518.〕

【按语】　本病有因功能性或器质性疾病所致之分，又有因生殖系统疾病或全身性疾病，或先天发育不全所致之分，针灸效果各不一样。因此，必须进行认真检查，以明确发病原因，采取相应的治疗，可在针灸的基础上配合中西药物结合治疗，以增强疗效。本病要注意与早期妊娠相鉴别。嘱患者保持心情舒畅，因精神因素造成的闭经，虽为暂时性功能变化，但也要引起重视；注意劳逸结合，重视经期、产褥期卫生；注意计划生育，正确掌握口服避孕药的用法、用量；加强营养，增强体质。

## 痛　经

痛经是指在经期前后或行经期间出现小腹及腰骶部疼痛，甚者疼痛剧烈难以忍受，同时伴随月经周期而发作的妇科常见病。本病分为原发性痛经与继发性痛经两种，原发性痛经多见于生殖器官无明显器质性改变的月经痛；继发性痛经多由生殖器官的器质性病变引起，常见于子宫内膜异位症、急慢性盆腔炎、子宫颈狭窄或阻塞等。本病以未婚青年女性多见。本病属中医学“月水来腹痛”、“经行腹痛”、“经期腹痛”、“经痛”等范畴。

本病的发生与冲任、胞宫的周期性生理变化密切相关。主要病机为气血运行不畅。病因为经期受寒或冒雨涉水，导致寒邪客于胞宫；或情志不畅，肝郁气滞，导致血行受阻，冲任失常，经血瘀滞于胞宫，“不通则痛”；或因禀赋不足、肝肾亏虚、房劳过度等导致经亏血少，经行之后血海空虚，胞脉失养，“不荣则痛”。

【临床表现】 本病大多出现于月经来潮的第1~2日。常表现为下腹部阵发性绞痛、刺痛、灼痛、隐痛、坠痛等，疼痛可向阴道、肛门及腰部放射，持续约数小时，偶有持续1~2 d者，随后逐渐减轻或消失。可伴有恶心、呕吐、尿频、便秘或腹泻等症状，当经血外流通畅后疼痛症状逐渐消失。疼痛剧烈时，可见颜面苍白、手足冰冷、头面冷汗淋漓，甚至发生昏厥等全身症状，亦有部分患者在月经前1~2 d即感下腹部疼痛，接近月经来潮时症状加剧。

【诊断要点】

（1）经期或经行前后小腹疼痛，痛及腰骶，甚则昏厥。呈周期性发作。

（2）好发于未婚青年女性。

（3）须排除盆腔器质性疾病所致的腹痛。

【辨证施治】

1. 辨证分型

（1）气血瘀滞：经前或经期小腹胀痛拒按，或伴乳胁胀痛。经行量少不畅，色黑有块，块下痛减。舌质紫暗或有瘀点，脉沉弦或涩。

（2）寒湿凝滞：经行小腹冷痛，得热则舒。经量少，色紫暗有块。伴形寒肢冷、小便清长。舌暗、苔白，脉细或沉紧。

（3）肝郁湿热：经前或经期小腹疼痛，或痛及腰骶，或感腹内灼热。经行量多质稠，色鲜或紫，有小血块。时伴乳胁胀痛、大便干结、小便短赤，平素带下黄稠。舌质红、苔黄腻，脉弦数。

（4）气血不足：经期或经后小腹隐痛喜按。经行量少质稀。伴形寒肢疲、头晕目花、心悸气短。舌质淡、苔薄，脉细弦。

（5）肝肾亏损：经期或经后小腹绵绵作痛。经行量少，色红无块。伴腰膝酸软、头晕耳鸣。舌质淡红、苔薄，脉细弦。

2. 针灸治疗

治法：急性期以缓解疼痛为主，缓解期以调经通经为主。气滞血瘀者，治宜理气通络、化瘀止痛，只针不灸，用泻法；寒凝血瘀者，治宜温经散寒、活血止痛，针灸并用，用泻法；肝郁湿热者，治宜疏肝理气、清热化湿，只针不灸，用泻法；气血不足者，治宜健脾益气、养血调经，针灸并用，用补法；肝肾亏虚者，治宜滋肾养肝、调补冲任，只针不灸，用补法。以任脉、肝经、脾经穴为主。

主穴：三阴交（SP6）、地机（SP8）、关元（CV4）。

方义：三阴交为肝、脾、肾三经之会，调理三脏之经气，气行则血行，“通则不痛”。地机，乃脾经之郄穴，主治血证，调经通经而止痛。关元为足三阴经与任脉之会，可通调三阴经与任脉之经气，使气血调畅而止痛。

加减：气滞血瘀者，加膈俞（BL17）、肝俞（BL18）、太冲（LR3），以理气通络、活血祛瘀；寒凝血瘀者，加命门（GV4）、腰阳关（GV3）、膈俞、肝俞，以温阳散寒、理气化瘀；肝郁湿热者，加合谷（LI4）、太冲、肝俞、水道（ST28），以疏肝解郁、清热利湿；气血不足者，加足三里（ST36）、脾俞（BL20）、气海（CV6），以健脾益气、化生气血；肝肾亏虚者，加肝俞、肾俞（BL23）、太溪（KI3），以滋补肝肾。

操作：背俞穴可直刺或斜刺，不可深刺，以免伤及内脏。寒凝血瘀、气血亏虚者主穴加灸，其他腧穴常规刺法。于月经来潮前3~5 d开始针治，每日1次，严重发作者每日针刺2次，一直针至月经来潮。

【其他疗法】

1. 耳针疗法

处方：内生殖器（$TF_2$）、内分泌（$CO_{18}$）、肾（$CO_{10}$）、交感（$AH_{6a}$）、盆腔（$TF_5$）。

操作：每次2~3穴，毫针中度刺激，留针15~20 min。痛甚者，可用压丸法。

2. 皮肤针疗法

处方：腰骶部夹脊、水道（ST28）、关元（CV4）、气海（CV6）。

操作：毫针中度刺激，以皮肤潮红为度。

3. 腧穴注射疗法

处方：肝俞（BL18）、肾俞（BL23）、脾俞（BL20）、气海（CV6）、关元（CV4）、归来（ST29）、足三里（ST36）、三阴交（SP6）。

药物：黄芪注射液、红花注射液或胎盘组织液或维生素$B_{12}$注射液。

操作：每次选2~3穴，取上述任一药液注射，每穴1~2 mL。每3 d一次，10次为一疗程。

【文献摘要】

《针灸甲乙经》：小腹胀满，痛引阴中，月水至则腰脊痛，胞中瘕，子门有寒，引髌髀，水道主之。

《针灸大成》：妇血积痛，败血不止，肝俞、肾俞、膈俞、三阴交。

《针灸薪传集》：经期腹痛，血海、膈俞、曲池、足三里、三阴交。……经后腹痛，气海、关元、足三里、三阴交、公孙、太冲。

【名家医案】 侯某，女，33岁，已婚。初诊日期1980年4月6日。主诉：经期腹痛2年余。现病史：患者于1978年去农村探亲，经期不避生冷瓜果，引起腹痛，经水中断。而后每逢经水来潮，即感腹痛难忍，喜暖畏寒，经色暗红，夹有血块，曾经服中西药物治疗，均未根治，要求针灸治疗。体格检查：面色萎黄，腹部平坦，无压痛及癥瘕痞块，舌质淡，脉沉细。中医诊为经期腹痛（血寒）；西医诊为继发性痛经。辨证：经期恣食生冷，致寒凝胞宫，阻断经水，血脉凝阻而痛，经水未尽，寒邪未除，冲任不调，血行不畅，故经期腹痛，经水量多而有瘀块。治则：通调冲任，温经散寒。选穴：三阴交、关元、归来。操作：关元直刺1~1.5寸，施提插补法，使少腹胀，并有温热感，施术1 min，针后加灸3壮；归来向内斜刺2~2.5寸，施提插补法，使针感传少腹，施术1 min；三阴交直刺1~1.5寸，施捻转补法1 min。每日1次，每次留针20 min。治疗经过：针1次后，腹痛止，经行转畅，经色变红，3次后血块消失，5次后经水净，自觉精神好转，观察3个月，经期正常，无腹痛发作，痊愈。追访半年未复发。（石学敏．中国针灸奇术［M］．天津：天津科技翻译出版公司，1992：522.）

【按语】 针灸对原发性痛经有较好的疗效，不仅镇痛作用明显，而且可以改善全身症状，调整内分泌及月经周期；对继发性痛经，运用针灸减轻症状后，应明确诊断，针对原发病治疗。一般在来潮前5~7 d开始治疗，每日或隔日1次，直至经行停止。注意经期卫生，避免重体力劳动、剧烈运动和精神刺激，避免受凉和过食生冷。处于青春期的女子应消除经前恐惧心理，学习有关女性生理卫生知识。注意增强营养，补充维生素和矿物质。

## 功能性子宫出血

功能性子宫出血是指妇女在非经期出现的阴道出血。本病是妇科疾病中的疑难重症之一，可危及生命。其发病急，大量出血、暴下如注者称为“崩”；病势缓，出血少、持续淋漓不断者称为“漏”。正如《济生方》说“崩漏之病，本乎一证，轻者谓之漏下，甚者谓之崩中”。本病属于中医学“崩漏”范畴。

本病病位在胞宫，涉及肝、脾、肾三脏及冲、任二脉。其可由外感和内伤两方面导致。其主要致病因素为热、虚、瘀，但因发病机制复杂，各因素之间常是因果相干，气血同病，多脏受累。其主要病机是冲、任二脉损伤，不能制约经血。

【临床表现】 以月经周期紊乱、经量过多、经期延长，甚至不规则的阴道出血为主，同时可伴有头晕、失眠健忘、纳呆、下腹疼痛，甚至虚脱等全身症状。

【诊断要点】

(1) 行经无周期可循。

(2) 经量或暴下如注，或漏下不止，或两者交替出现。

(3) 须与胎漏、异位妊娠、产后出血、赤带，以及癥瘕、外伤引起的阴道出血相鉴别。

【辨证施治】 本病虚证多而实证少，热证多而寒证少，临床当辨其虚、实、寒、热。出血势急者多属气虚，淋漓不断者多为血滞。本病在青春期患病者大多为先天发育不足，在育龄期患病者多因肝郁血热，而更年期患者多由肝肾亏虚或脾气虚弱所致。因其发病有病势缓急之不同，出血又有新旧之差异，所以在治疗时当本着“急则治其标，缓则治其本”的原则，急性期当以止血“治标”为主，在缓解期当根据患者的具体病因“求本”治疗。

1. 辨证分型

(1) 血热内扰：经血量多，或淋漓不净，色深红或紫红，质黏稠，夹有少量血块。面赤头晕，烦躁易怒，口干喜饮，便秘尿赤。舌质红、苔黄，脉弦数或滑数。

(2) 气不摄血：经血量多，或淋漓不净，色淡质稀。神疲懒言，面色萎黄，动则气促，头晕心悸，纳呆便溏。舌质淡胖或边有齿印、苔薄润，脉芤或细无力。

(3) 肾阳亏虚：经血量多，或淋漓不净，色淡质稀。精神不振，面色晦暗，肢冷畏寒，腰膝酸软，小便清长。舌质淡、苔薄润，脉沉细无力，尺部尤弱。

(4) 肾阴亏虚：经血时多时少，色鲜红。头晕耳鸣，五心烦热，夜寐不安。舌质红或有裂纹、苔少或无苔，脉细数。

(5) 瘀滞胞宫：经漏，淋漓不绝，或骤然暴下，色暗或黑，夹有瘀块，小腹疼痛，块下痛减。舌质紫暗或边有瘀斑，脉沉涩或弦紧。

2. 针灸治疗

治法：血热内扰者，治宜清热凉血，只针不灸，用泻法；气不摄血者，治宜补气摄血，针灸并用，用补法；肾阳亏虚者，治宜补阳益肾，针灸并用，用补法；肾阴亏虚者，治宜滋阴补肾，只针不灸，用补法；瘀滞胞宫者，治宜活血化瘀，针灸并用，用泻法。以任脉、脾经穴为主。

主穴：三阴交（SP6）、隐白（SP1）、气海（CV6）、血海（SP10）。

方义：本病的发生与肝、脾、肾关系密切。三阴交为足三阴经之会，有健脾胃、理肝肾、益冲任之功。脾主统血，隐白为足太阴脉气始发，刺灸之，有健脾统血之效，为治疗崩漏的要穴。气海可调补下焦气机，灸之益气摄气。血海功善调理血证。诸穴合用，功效益彰。

加减：血热内扰者，加行间（LR2）、水泉（KI5），以滋阴清热；气不摄血者，加百会（GV20）、关元（CV4）、足三里（ST36）、脾俞（BL20）、胃俞（BL21），以益气养血、健脾固脱；肾阳亏虚者，加肾俞（BL23）、命门（GV4）、关元，以补益肾阳；肾阴亏虚者，加太溪（KI3）、肾俞、神门（HT7），以滋阴补肾；瘀滞胞宫者，加肝俞（BL18）、膈俞（BL17）、中极（CV3）、地机（SP8）、太冲（LR3），以调畅气机、化瘀通滞。

操作：常规刺法。

【其他疗法】

1. 耳针治疗

处方：内生殖器（$TF_2$）、神门（$TF_4$）、内分泌（$CO_{18}$）、肾（$CO_{10}$）、肝（$CO_{12}$）、脾（$CO_{13}$）。

操作：每次选穴 3～5 穴，毫针中度刺激。也可用埋针法或压丸法，左右两耳交替使用。隔日

1 次，10 次为一疗程。

2. 腧穴注射疗法

处方：气海（CV6）、关元（CV4）、中极（CV3）、肾俞（BL23）、关元俞（BL26）。

药物：黄芪注射液。

操作：每次选穴 3 穴，每穴注射药液 1 mL。每日 1 次，5 次为一疗程。

3. 三棱针疗法

处方：腰骶部督脉或膀胱经上反应点。

操作：在上述部位用三棱针将白色纤维挑断。每次选 2~4 个点，每月 1 次，连续挑治 3 次。

4. 电针疗法

处方：关元（CV4）、中极（CV3）、子宫（EX-CA1）。

操作：针刺后接电针治疗仪 20~30 min，频率为 1~2 Hz，强度以阴道和肛门有收缩上拉感为度。每日 1 次，10 次为一疗程。

5. 皮肤针疗法

处方：腰骶部、带脉区、百会（GV20）、小腿内侧、下腹部、腹股沟、中脘（CV12）、第 7~12 胸椎两侧。

操作：出血期取腰骶部、带脉区、百会、小腿内侧；出血停止后取带脉区、下腹部、腹股沟、中脘、第 7 胸椎至第 12 胸椎两侧、腰骶部、小腿内侧。出血期一般不宜叩打腹股沟和下腹部。

【文献摘要】

《针灸经验方》：崩漏，太冲、血海、阴谷、三阴交、肝俞、肾俞、支沟。

《针灸资生经》：交信、阴谷、太冲、三阴交治女子漏血不止。

《针灸大成》：血崩漏下，中极、子宫。

《普济方》：治崩中漏下，石门、气海。

【名家医案】 李某，31 岁。自诉：身体尚健，17 岁初潮，经量偏多，每次 7~8 d。今月经已半月，开始量多，后仍淋漓不断，伴有倦怠乏力、少气懒言、食欲不振、头晕眼花、心烦不安、多梦。妇科诊断为功能性子宫出血，服药效果不明显。检查：面色微黄，舌质淡、苔少，脉细数。观其脉皆属虚象，肝不藏血，而脾又失于统摄，故经水淋漓不断，此属漏证。治则：清热健脾止血。处方：针刺合谷清热调气，针刺阳陵泉健脾调中，针刺三阴交滋阴养肝、健脾止血。三阴交得气后令针感顺经传至膝腘部。首次针后症状如故，血量未减，觉体力稍增，再次针后血量显著减少，血色变淡黄色，3 针后血止，他症也除。（刘冠军．现代针灸医案选［M］．北京：人民卫生出版社，1985：342.）

【按语】 绝经期妇女反复多次出血，须作妇科检查以明确诊断，排除癌性病变；大量出血出现虚脱时，应及时采取抢救措施。患者应重视经期卫生，尽量避免或减少宫腔手术；早期治疗有出血倾向的月经病，防止发生崩漏；增加营养，调畅情志，劳逸结合。崩漏一旦发生，必须及时治疗，尽早治愈，以防止其复发。

## 慢性盆腔炎

慢性盆腔炎为女性内生殖器和其周围的结缔组织及盆腔腹膜的慢性炎症性病变，是妇科的常见病。本病由各种化脓菌感染引起，其炎症可以局限于一个部位，亦可在几个部位同时发生。本病属于中医的“热入血室”、“带下病”、“癥瘕”、“不孕”等范畴。

在分娩及流产或在经期时，血室开放；或在妇科手术时消毒不严、操作不当；或房事不洁等，导致湿热、湿毒之邪气乘虚而入，直犯阴中，外来邪气与冲任气血相搏蓄于胞宫，耗伤气血，从而出现发热、腹痛、带下等急性症状表现。若邪毒留恋日久，久居于胞宫、胞脉，可致瘀血内阻而发为本病。临床表现多虚实夹杂，反复发作，缠绵难愈。

【临床表现】 下腹坠胀疼痛及（或）腰部疼痛，常在劳累或性交后，或排便时，或月经前后症状有所加剧，有时可伴有肛门下坠感。急性期主要以发热、腹痛、带下增多为主要特征，慢性期则主要以腹痛包块、带下量多、月经失调、痛经、不孕为临床特征，也可出现精神不振、失眠、头痛、食欲不振等全身症状。

【诊断要点】

（1）有盆腔炎反复发作史，有生产、流产、妇科手术、经期不洁等病史，或邻近器官的炎症病变。

（2）可见反复的下腹及腰骶部酸痛、带下增多或不孕症等。

（3）妇科检查有双侧附件增厚、压痛或有肿块。

（4）B超检查示盆腔有炎症包块；或子宫输卵管碘油造影示输卵管部分或完全堵塞，或呈油滴状集聚；或腹腔镜检有明显炎症、粘连。

【辨证施治】

1. 辨证分型

（1）湿热壅阻：低热起伏，少腹隐痛，或腹痛拒按，带下增多，色黄黏稠或臭秽，尿赤便秘，口干欲饮。舌质暗红、苔黄腻，脉弦数。

（2）气滞血瘀：少腹胀痛或刺痛，带下增多，经行腹痛，血块排出则痛减，经前乳胀，情志抑郁。舌质暗红、有瘀点或瘀斑，舌苔薄，脉弦弱。

（3）肝郁脾虚：少腹疼痛，隐隐而作，缠绵不休，带下量多，大便时结时溏，时有低热。舌苔薄，脉虚弦。

（4）肾虚瘀滞：少腹疼痛，带下增多，腰脊酸楚，头晕目眩，神疲乏力；舌质暗或有瘀点、苔薄，脉沉细。或为午后潮热，盗汗，手足心热，月经量少，甚至闭经，或月经失调；舌质红、苔少或薄黄，脉沉细数。

2. 针灸治疗

治法：湿热壅阻者，治宜清利湿热、行气活血，只针不灸，用泻法；气滞血瘀者，治宜活血化瘀、行气止痛，只针不灸，用泻法；肝郁脾虚者，治宜疏肝解郁、健脾益气，针灸并用，用平补平泻法；肾虚瘀滞者，治宜补肾益气、化瘀行滞，针灸并用，补泻兼施。取穴以任督二脉及脾经、肝经穴为主。

主穴：中极（CV3）、三阴交（SP6）、命门（GV4）、次髎（BL32）。

方义：中极乃足三阴经与冲任二脉之会，可调理冲任及三阴之经气，清理下焦。三阴交，为足三阴之会，调理三阴经兼理冲任，二穴相配用，可健脾益气、补益肝肾。命门为督脉要穴，可强腰脊、益肾气。次髎为调理任带之经验穴。诸穴合用，可调理下焦气血，达清热祛湿、活血止痛之功。

加减：湿热壅阻者，加阴陵泉（SP9）、蠡沟（LR5）、带脉（GB26）、血海（SP10），以清利湿热、凉血活血；气滞血瘀者，加气海（CV6）、血海、太冲（LR3）、膈俞（BL17），以理气活血、化瘀止痛；肝郁脾虚者，加肝俞（BL18）、期门（LR14）、脾俞（BL20）、足三里（ST36），以补脾益气、疏肝解郁；肾虚瘀滞者，加肾俞（BL23）、太溪（KI3）、行间（LR2）、血海，以培补肾气、祛瘀化滞。

操作：肾俞、足三里、命门，虚证加灸。命门进针时针尖微向下，使针感达骶部。余穴常规操作。

【其他疗法】

1. 腧穴注射疗法

处方：带脉（GB26）、水道（ST28）、曲骨（CV2）、归来（ST29）、阴陵泉（SP9）、中极（CV3）、关元（CV4）、次髎（BL32）、三阴交（SP6）、足三里（ST36）。

药物：丹参注射液。

操作：每次选5~6穴，交替使用，每穴注入1~3 mL。每日1次，10次为一疗程。

2. 耳针疗法

处方：盆腔（$TF_5$）、内生殖器（$TF_2$）、内分泌（$CO_{18}$）、肾上腺（$TG_{2p}$）。

操作：每次选 3~4 穴，中度刺激，留针 20 min，每日 1 次。或耳穴埋针。10 次为一疗程。

3. 皮肤针疗法

处方：腰骶部足太阳经、夹脊（EX-B2）、下腹部相关腧穴、侧腹部足少阳经腧穴。

操作：中度叩刺，以皮肤潮红为度。

4. 腧穴激光照射疗法

处方：子宫（EX-CA1）、气海（CV6）、中极（CV3）、水道（ST28）、归来（ST29）、维道（GB28）、次髎（BL32）、白环俞（BL30）。

操作：每次选 4 穴行激光照射，输出功率 3~5 W，光斑直径 0.2~0.3 cm，照射距离 2~5 cm。10 次为一疗程。

【文献摘要】

《针灸甲乙经》：女子赤白沥，心下积胀，次髎主之。

《针灸大成》：赤白带下，带脉、关元、气海、三阴交、白环俞、间使。

《针灸集成》：赤白带下，曲骨（七壮）、太冲、关元、复溜、三阴交、天枢（百壮）。

《类经图翼》：命门主治带下淋浊赤白，皆灸之，千金云。

【名家医案】 邓某，女，37 岁，已婚，初诊：1982 年 4 月 3 日。主诉：白带量多近半年。现病史：平素脾胃虚弱，纳差，曾流产 1 次，近半年来白带量多，伴腰痛，带下清稀，腥秽难闻，腹部喜暖，形寒肢冷，曾服中药 20 剂不效而来就医。体格检查：面色不华微黄，四末不温，舌淡苔白，脉沉细。妇科检查：两侧附件增厚粘连，两侧腹部有压痛。中医诊断：带下。西医诊断：盆腔炎。辨证：带下清稀，腰酸，喜暖，平素纳差，此为脾肾阳虚，湿浊下注，气虚不能摄液，故带下不止。治则：健脾益肾，行气摄液。选穴：肾俞、脾俞、三阴交、关元、带脉。操作：肾俞、脾俞向脊柱方向斜刺 1~1.5 寸，施捻转补法 1 min；三阴交直刺 1 寸，施捻转补法 1 min；关元直刺 1~1.5 寸，施提插补法 1 min；带脉向前斜刺 1 寸，施捻转补法 1 min。每日 1 次，每次留针 20 min。治疗经过：针 5 次后带下减少，12 次后带止，再 3 次，诸症均消失，经妇科检查，附件炎症消失，痊愈。（石学敏．中国针灸奇术［M］．天津：天津科技翻译出版公司，1992：528.）

【按语】 针灸治疗本病效果较好，可配合口服中药，配合中药外敷、灌肠，可提高疗效。急性发作期应联合应用足量敏感抗生素进行治疗。针刺时应避免直接刺在炎症部位或包块上。注意个人卫生，保持外阴清洁，尤其是经期、孕期及产褥期的卫生。解除思想顾虑，加强营养，增强体质，劳逸结合，提高机体抵抗力。

## 附　带下病

带下有生理性和病理性之分，生理性带下是妇女阴道分泌的一种白色、无味、黏稠液体，一般量不多，在行经期或经前，或妊娠期带下量可稍有增多，为肾气充盛、脾气健运的保护机制，此属正常生理现象。明代《沈氏女科辑要笺正》中说："带下女子生而即有，津津常润，本非病也。"带下病是以带下增多或其色、质、味发生异常改变为主要临床表现，伴或不伴有全身症状的一种疾病，常与生殖系统的局部炎症、肿瘤或身体虚弱等因素有关。

本病的发生多由冲任之脉不固，带脉失约，水湿浊液下注所致。致病因素主要责之于湿邪，湿邪影响冲任，阻滞气机的正常运行，使带脉失约、任脉失固。外感湿毒之邪化热，或脾运失常，水湿内停，郁久化热；素体肾气不足，下元亏虚，或产后房劳，胞脉空虚，使带脉失约而为病。

【临床表现】 带下量增多，质清稀如水，或黏稠，或如豆渣，或似泡沫，色或白或黄，或兼赤兼绿，无臭或臭秽。伴神疲、头晕、耳鸣、五心烦热、腹胀痛、腰酸、阴户瘙痒、大小便异常等全身症状。

【诊断要点】

(1) 带下量多，绵绵不绝；或带下量虽不多，但色黄或赤，或青绿，质稠浊或清稀如水，气腥秽或恶臭。

(2) 须与输卵管和子宫体、子宫颈的恶性肿瘤相鉴别。如为无色带下，有恶臭之气，年龄又在40岁以上者，应考虑癌变，须早作诊断，及早治疗。

【辨证施治】

1. 辨证分型

(1) 脾虚湿困：分泌物色白或淡黄，量多如涕，无臭，绵绵不断。恶心纳少，腰酸神疲。舌质淡胖、苔白腻，脉缓弱。

(2) 肾阴亏虚：分泌物色黄或兼赤，质黏无臭。阴户灼热，五心烦热，腰酸耳鸣，头晕心悸。舌质红、少苔，脉细数。

(3) 肾阳亏虚：分泌物量多，清稀如水或透明如蛋清，绵绵不绝。腰酸腹冷，小便频数清长，夜间尤甚。舌质淡、苔薄白，脉沉迟。

(4) 湿热下注：分泌物量多，色黄或兼绿，质黏稠，或如豆渣，或似泡沫，气秽或臭。阴户灼热瘙痒，小便短赤，或伴有腹部掣痛；舌质红、苔黄腻，脉濡数。兼肝胆湿热者，乳胁胀痛，头痛口苦，烦躁易怒，大便干结；舌质红、苔黄，脉弦数。

2. 针灸治疗

治法：脾虚湿困者，治宜健脾利湿，针灸并用，补泻兼施；肾阴亏虚者，只针不灸，用补法；肾阳亏虚者，针灸并用，用补法；湿热下注者，只针不灸，用泻法。以任脉、脾经穴为主。

主穴：带脉（GB26）、中极（CV3）、三阴交（SP6）、白环俞（BL30）。

方义：带下病总属肝、脾、肾失调，任、带失约。带脉为足少阳、带脉两经交会穴，可协调冲任，有理下焦、调经血、止带下的功效。三阴交配中极可调理肝、脾、肾及任脉。白环俞可调下焦之气，利下焦湿邪，有利湿止带作用。

加减：脾虚湿困者，加气海（CV6）、足三里（ST36）、阴陵泉（SP9），以健脾利湿；肾阴亏虚者，加太溪（KI3）、肾俞（BL23），以滋阴补肾；肾阳亏虚者，加肾俞、命门（GV4）、关元（CV4）、次髎（BL32），以益肾壮阳、补益元气；湿热下注者，加行间（LR2）、阴陵泉，以清利湿热。

操作：气海、足三里、肾俞、命门、关元、次髎等穴加用灸法。余穴常规操作。

【其他疗法】

1. 耳针疗法

取穴：内生殖器（$TF_2$）、内分泌（$CO_{18}$）、三焦（$CO_{17}$）、脾（$CO_{13}$）、肾（$CO_{10}$）、肝（$CO_{12}$）。

操作：每次选穴3~5穴，毫针中度刺激。或用压丸法。隔日1次，10次为一疗程。

2. 刺络拔罐疗法

取穴：十七椎（EX-B8）、八髎（BL31、BL32、BL33、BL34）、血海（SP10）。

操作：寻找瘀血络脉后，用三棱针点刺出血，再加拔火罐，出血量为3~5 mL，留罐15 min，起罐后消毒针口。每隔1~2周治疗一次。

3. 腧穴注射疗法

取穴：中极（CV3）、水道（ST28）、气冲（ST30）、八髎（BL31、BL32、BL33、BL34）、白环俞（BL30）、膀胱俞（BL28）、血海（SP10）、三阴交（SP6）。

药物：鱼腥草注射液或当归注射液。

操作：每次选2穴，每穴注入药液2 mL。隔日1次，5次为一疗程。

【文献摘要】

《针灸资生经》：崩中带下，因产恶露不止，妇人断续最要穴，针中极四度即有子，若未有，更针，入八分，留十呼，得气即泻，灸亦佳，不及针。日灸三十至三百止。

《针灸大成》：带下，益刺后穴，气海、三阴交（补多泻少）。

《类经图翼》：淋带赤白，命门、神阙、中极各灸七壮。

【名家医案】　张某，44岁，1978年6月20日初诊。主诉：近半年来白带增多，清稀色白，自觉腰酸腿重，食欲不振，常见头晕、腹胀、四肢无力。检查：脉沉迟，舌质红、苔白滑。证属：寒湿带下。辨证：冲脉不固，带脉失去约束之能，故带下增多；色白清稀、味腥，为寒。脾虚不运、水湿下注也为带下之原因。食欲不振、腹胀亦为脾虚之证。治则：健脾利湿，调补冲任。治疗：针关元、足三里、阴陵泉，隔日1次，足三里针后加灸。针后第3日白带即减少，连针8次，痊愈。本病属寒湿带下，取阴陵泉清利脾湿、足三里健脾胃、关元补冲任，故可治愈。（毕福高．针灸治验［M］．郑州：河南科学技术出版社，1980：108.）

【按语】　针灸治疗本病疗效较好，但年龄超过40岁者，若出现黄带或赤带，应注意排除癌变。带下病如果治疗及时，一般预后良好；若治疗不及时或不彻底，会导致病程迁延，日久可导致月经异常或癥瘕、不孕症等。患者当保持情志调畅，饮食有节，可以适当增加豆制品饮食；节制房事，注意经期及产褥期的卫生，保持外阴清洁。

## 月经不调

月经的周期、经色、经量及经质发生异常，称为月经不调。其含义有广义与狭义之分，广义的月经不调泛指一切月经病；狭义的月经不调仅指月经的周期、经色、经量、经质出现异常改变。本病主要由神经内分泌功能失调和器质性病变或药物引起，也与不良的生活方式和习惯有关。本病属于中医学“月经先期”（或称“经期超前”、“经早”）、“月经后期”（或称“经期错后”、“经迟”）、“月经先后无定期”（或称“月经愆期”、“经乱”）等范畴。

本病的病因多为外邪侵袭、内伤饮食、情志所伤、房事不节及劳倦过度等。本病的主要病机是肝、脾、肾等脏腑功能失调，冲任损伤，气血不和，导致肾-天癸-冲任-胞宫轴功能失调，从而引起月经紊乱，或先期或后期，或先后不定期。

【临床表现】　月经先期以月经周期提前7 d以上为主症，甚者半月一行，连续在2个月经周期以上，同时可伴随有经色、经量、经质的异常改变，以及头晕、心慌、烦闷不适等全身症状。月经后期是指月经周期延后7 d以上，甚者延后半月以上来潮一次，并连续2个月经周期以上，可伴有小腹痛、腰酸等全身症状。月经先后无定期属于月经周期严重紊乱，临床表现为月经周期前后错杂、更迭不定，没有一定的规律可循，严重者可向崩漏或闭经转化。

【诊断要点】

1. 月经先期

（1）月经周期提前7 d以上，甚者半月一行，连续2个月经周期以上。

（2）月经周期提前半月，应与经间期出血及青春期、更年期月经先期相鉴别。

2. 月经后期

（1）月经周期延后7 d以上，连续2个月经周期以上。

（2）育龄妇女月经周期延后，应与妊娠及青春期、更年期月经后期相鉴别。

（3）做妇科检查、B超或气腹造影，以排除子宫及卵巢的器质性疾病。

3. 月经先后无定期

（1）月经周期或前或后，均逾7 d以上，并连续2个月经周期以上。

（2）月经周期紊乱应与青春期、更年期月经紊乱相鉴别。

（3）做妇科检查、B超等排除器质性病变。测基础体温，做阴道涂片、宫颈黏液结晶检查，以了解卵巢功能情况。

偶尔错后或提前3~5 d，而无其他不适症状，则不诊断为本病，须注意鉴别。

【辨证施治】

1. 辨证分型

(1) 月经先期:

1) 气不摄血:月经提前,质稀色淡。神疲乏力,气短懒言,小腹空坠,纳少便溏。舌质淡,脉弱。

2) 血热内扰:月经提前,量多,色红或紫暗,质黏,夹有小血块。烦热口干,尿黄便艰。舌质红、苔黄,脉滑数。

(2) 月经后期:

1) 血寒凝滞:月经周期延后,量少,色暗有块。小腹冷痛,得热减轻,畏寒肢冷。舌苔白,脉沉紧。

2) 肝血亏虚:月经周期延后,量少,色淡有块。小腹隐痛,头晕眼花,心悸少寐,面色苍白或萎黄。舌质淡红,脉细弱。

3) 肝气郁滞:月经周期延后,量少,色暗红或有小血块。小腹胀痛或胸腹、两胁、乳房胀痛。舌苔正常,脉弦。

(3) 月经先后无定期:

1) 肝气郁滞:月经周期不定,经量或多或少,色紫红有块,经行不畅。胸胁、乳房及小腹胀痛,脘闷不舒,时叹息。舌苔薄白或薄黄,脉弦。

2) 肾气不足:月经周期不定,量少,色淡暗,质稀。神疲乏力,腰骶酸痛,头晕耳鸣。舌质淡,少苔,脉细尺弱。

2. 针灸治疗

(1) 月经先期:

治法:气虚者,治宜益气,针灸并用,用补法;血热者,治宜清热养阴,只针不灸,补泻兼施。以任脉及足太阴经穴为主。

主穴:血海 (SP10)、关元 (CV4)、公孙 (SP4)。

方义:脾胃乃气血生化之源,主统血。冲脉为血海,任脉主胞宫。脾胃功能正常,气血充盛,冲任调和,则月事按时而下。血海调理血分,亦清亦补。关元乃足三阴经与任脉的交会穴,可调理肝、脾、肾三脏兼冲、任二脉。公孙为脾之络穴,又为八脉交会穴,通冲脉,刺之可健脾胃,使脾胃之气充实,冲任调和。

加减:气不摄血者,加气海 (CV6)、脾俞 (BL20)、足三里 (ST36),以补脾益气、固摄血液;血热内扰者,加行间 (LR2)、地机 (SP8)、太溪 (KI3),以滋阴清热凉血。

操作:血海、公孙,在实证中用泻法,在虚证中用补法;气海、脾俞、足三里、关元、太溪用补法;行间、地机用泻法。虚证者,气海、关元、足三里加灸。

(2) 月经后期:

治法:血寒凝滞者,治宜散寒通滞,针灸并用,用补法;肝血亏虚者,治宜滋养肝血,只针不灸,用补法;肝气郁滞者,治宜疏肝理气通滞,只针不灸,用泻法。以任脉及足太阴经穴为主。

主穴:血海 (SP10)、气海 (CV6)、三阴交 (SP6)、中极 (CV3)。

方义:肝藏血,脾统血,肾主生殖,三脏协调作用,冲任功能正常,则月事按时而下。三阴交为足三阴经之会,调理三脏功能。中极为足三阴经与任脉的交会穴,与三阴交合用可兼理足三阴经及冲任二脉之气。气海、血海合用调理气血。

加减:血寒凝滞者,加关元 (CV4)、命门 (GV4)、肾俞 (BL23)、蠡沟 (LR5),以温肾阳、散凝滞;肝气郁滞者,加肝俞 (BL18)、期门 (LR14)、太冲 (LR3),以疏肝解郁;肝血亏虚者,加肝俞、足三里 (ST36)、脾俞 (BL20)、水泉 (KI5),以滋阴生血。



操作:气海、关元、血海在虚证中用补法,在实证中用平补平泻。三阴交、中极、肝俞用平补平泻法。命门、肾俞用补法加灸。脾俞、足三里、水泉用补法。期门、太冲、蠡沟用泻法。

（3）月经先后无定期：

治法：肝气郁滞者，用疏肝理气通滞，只针不灸，用泻法；肾气不足者，治宜益气补肾，针灸并用，用补法。以足太阴经穴及相应背俞穴为主。

主穴：脾俞（BL20）、肾俞（BL23）、肝俞（BL18）、三阴交（SP6）。

方义：肝藏血，主疏泄，为全身气机之总枢。脾统血，又为气血生化之源，为后天之本。肾藏精，主生殖，乃先天之本。取肝、脾、肾之背俞穴及三阴交，意在调理肝、脾、肾三脏功能，使冲任调和、带脉固约有度，则月事正常。

加减：肝气郁滞者，加期门（LR14）、阴廉（LR11），以疏泄气机；肾气不足者，加京门（GB25）、关元（CV4）、太溪（KI3），以补冲任、调气血。

操作：脾俞、肝俞、肾俞、带脉用平补平泻法。期门、阴廉用泻法。京门、关元、太溪用补法。虚证者在肾俞、关元加灸。

【其他疗法】

1. 耳针疗法

处方：皮质下（$AT_4$）、内生殖器（$TF_2$）、内分泌（$CO_{18}$）、肾（$CO_{10}$）、肝（$CO_{12}$）、脾（$CO_{13}$）。

操作：每次选2~4穴，毫针中度刺激。或用耳穴贴压法。10 d为一疗程。

2. 皮肤针疗法

处方：夹脊（EX-B2）或背俞穴，下腹部任脉、肾经、脾经，下肢足三阴经。

操作：用皮肤针叩刺，至局部皮肤潮红。隔日1次，5次为一疗程。

3. 腧穴注射疗法

处方：关元（CV4）、三阴交（SP6）、气海（CV6）、血海（SP10）、肝俞（BL18）、脾俞（BL20）、肾俞（BL23）。

药物：丹参注射液。

操作：每次选2~3穴，每穴注入药液0.5 mL。隔日1次，5次为一疗程。

【文献摘要】

《针灸薪传集》：月经不调，中极、血海、地机、三阴交。又法：血海、三阴交、归来、关元。先期针、后期灸。

《百症赋》：月潮违限，天枢、水泉细详。

《针灸甲乙经》：月事不利，行间主之。女子胞中痛，月水不以时休止，天枢主之。

【名家医案】 胡某，26岁，已婚，就诊于1985年3月27日。主诉：月水前至已4年。现病史：9年前身弱多病，时常腹泻，渐渐月水超前，量不多，色淡质稀，白带稀薄，小腹有下坠感，畏寒，纳少，时有便溏，神疲乏力，少气懒言，面色萎黄。舌质淡、苔薄白，脉细弱。检查：左大横穴、双三阴交穴，足三里穴，均有明显压痛。证属：久泻伤脾，中气虚弱，统摄无权，冲任不固。治则：健脾升提，调补冲任。操作：灸气海5壮，灸大横5壮，均隔姜灸（姜片厚3 mm，不扎孔）；针双侧地机、三阴交、足三里，留针20min。复诊：自述针灸后腹部舒适。仍用原法治疗5次，隔日1次。再诊：自述腹泻明显好转，纳谷香，余症均减，经计算，经水5 d后应至。治法同前，3 d后诉说经水已至，色正常。又治疗20次，月经周期28~31 d，色、量均正常，面色红，精神充沛，已正常工作。（刘冠军．现代针灸医案选［M］. 北京：人民卫生出版社，1985：340.）

【按语】 针灸对本病有很好的疗效，一般在经前5~7 d开始治疗，至下次月经来潮前再治疗，连续治疗3~5个月，直到病愈。若经行时间不能掌握，可于月经净止之日起针灸，隔日1次，直到月经来潮时为止，连续治疗3~5个月。注意经期卫生，少进生冷及刺激性饮食；调畅情志，保持心情舒畅；经期适当减轻体力劳动强度。适当节制房事及生育、人工流产，以免损伤肾气，使封藏失职。

## 附 无排卵型月经不调

无排卵型月经不调是指在没有内生殖器器质性病变但无排卵的情况下，月经周期、经期或经量的异常。多见于青春期和更年期妇女。本病属中医学“崩漏”、“月经不调”、“闭经”、“不孕”等范畴。

本病与肾经和冲、任脉紧密相关，和肝、脾二经及督脉亦有较多关联。本病的关键病机应责之肝肾之郁。肝为藏血之脏，主疏泄，司血海，肝的功能正常，则气机条达，血液运行有序，血海按时满溢，月经应期而至。肾藏精，为冲任之本，肾气充盛，冲任各司其职，血海蓄溢有常，月经如期。肝为肾之子，若子病及母，致气血功能失调，冲任功能紊乱，血海蓄溢失常，则月经或先或后。

【临床表现】 月经周期不定，短则10余日，长则数月以上，甚至闭经；经期短者1 d，长者持续不断，可达1个月以上；经量或很少或极多，甚至引起贫血。亦有表现为月经周期、经期和经量均正常者。不论其月经不调属于何种形式，基础体温均为单相。阴道脱落细胞涂片和宫颈黏液检查无正常的周期变化。月经前或出血前子宫内膜呈增生期，或增生过长变化。已婚者有不孕史。

【诊断要点】

(1) 在治疗前明确无内生殖器器质性病变，并有基础体温、阴道脱落细胞涂片、宫颈黏液结晶或子宫内膜显示无排卵现象的依据。

(2) 具有月经周期、经期和经量异常等月经不调表现。

【辨证施治】

1. 辨证分型

(1) 肝肾失养：月经不调，基础体温单相，腰酸，乏力，不孕。舌质淡、苔薄，脉细。

(2) 肝脾不和：形体消瘦，胸闷厌食，便秘，精神抑郁，烦躁易怒。舌质红、苔薄，脉细弦。

(3) 痰湿互阻：形体肥胖，多痰，两侧卵巢对称性增大。舌质淡胖、苔白腻，脉濡滑。

2. 针灸治疗

治法：肝肾失养者，治宜补益肝肾、调养冲任；肝脾不和者，治宜疏肝健脾、调养冲任；痰湿互阻者，治宜健脾化痰、补肝肾、调冲任。以任脉及足太阴经穴为主。

主穴：关元（CV4）、三阴交（SP6）、子宫（EX-CA1）。

方义：关元是任脉要穴，冲脉起于关元之下，针刺关元以启动或加速冲脉之气血运行，治绝嗣不生之病。子宫为经外奇穴，主治妇人久无子嗣。三阴交为脾经穴，主活血，是肾、肝、脾三经的交会穴，是妇科常用穴，有理气化瘀之功效。

加减：肝肾失养者，加中极（CV3），以补益肝肾、调养冲任；肝脾不和者，加足三里（ST36）、内关（PC6）、太冲（LR3），以疏肝健脾、调养冲任；痰湿互阻者，加阴陵泉（SP9）、丰隆（ST40），以健脾化痰、补肝肾、调冲任。

操作：进针得气后，用提插补法，留针30 min或通电针30 min。肝脾不和者待精神渐增、胃纳好转后减去足三里、太冲、内关，体质恢复后再单按调养冲任原则加以治疗。从月经第14天开始，每日治疗1次，连续3次为一疗程。如无排卵，则1周后可再重复1个疗程。

【其他疗法】

1. 腧穴埋线疗法

处方：三阴交（SP6）。

操作：于月经第3~7日，将1 cm长的0号肠线埋入三阴交穴。在月经第14日肌内注射绒毛膜促性腺激素3 d。

2. 耳针疗法

处方：子宫、内分泌（$CO_{18}$）、肾（$CO_{10}$）、肝（$CO_{12}$）。

操作：于月经第14~16日进行治疗，留针30 min，每日1次，两侧耳穴交替使用，共3 d。亦可用压丸法，每日压迫4~5次，隔日两耳交替，每次10 min，共3 d。

【文献摘要】

《针灸大成》：月经不调，气海、中极、带脉、肾俞、三阴交。下经若冷，来无定时，关元。女子月事不来，面黄干呕，妊娠不成，曲池，支沟，三里，三阴交。

《扁鹊神应针灸玉龙经》：女子经候不匀调，中极、气海与中髎。

【按语】 针灸治疗本病效果较好，但对先天性卵巢发育不良、卵巢早衰等卵巢因素引起的月经失调，目前针刺研究提示无效。目前已知针刺后手部皮肤温度上升者，亦即交感神经系统受抑制者效果较好，对因自主神经系统紊乱而引起的无排卵型月经失调，针刺亦可起调节治疗作用。实践已证实，针刺的促排卵作用连续使用则效果不持久，如与中西药结合进行，则效果可能提高。

## 不孕症

育龄期妇女结婚2年以上，或有孕育史，而后2年以上，夫妇同居，配偶生殖功能正常，未采取避孕措施而不能受孕，称为不孕症。如果在婚后从来未妊娠过，称为原发性不孕症；若曾经有过妊娠，而后2年以上未再受孕，称为继发性不孕症。导致本病的原因有输卵管、卵巢、子宫、宫颈、阴道等因素，而以输卵管因素最常见。中医称本病为“绝子”、“无子”、“断绪”等。

本病多由血瘀、痰湿、肝郁、肾虚等原因，导致冲任及胞脉功能失调所致。不孕症的发生与肾及冲任密不可分，同时又与天癸、胞脉功能失调，脏腑气血不和，从而影响胞脉的正常生理功能有关。由于女子先天性的生理缺陷而导致的螺、纹、鼓、角、脉五种情况，古人称之为“五不女”，为器质性病变，非针灸所能及，故未列入此处的讨论范围。

【临床表现】 育龄妇女，未避孕，配偶生殖功能正常，婚后有正常性生活，同居2年以上而未怀孕；或曾有生育或流产，而又2年以上未怀孕。可有月经紊乱、闭经、痛经、经量过多或过少、经期延长、腹痛、白带增多，以及头晕耳鸣、乏力、胸闷等全身症状，亦有不伴随任何症状的。

【诊断要点】

(1) 育龄妇女在配偶生殖功能正常而又未避孕的情况下，婚后2年内或末次妊娠后2年内不能怀孕。

(2) 排除生殖系统的病变及先天性生理缺陷和畸形。

【辨证施治】

1. 辨证分型

(1) 肾阳亏虚：婚后不孕，经行量少色淡，头晕耳鸣，腰酸肟寒，小腹冷感，带下清稀，性欲淡漠，有时便溏。舌质淡胖、苔白，脉沉细尺弱。

(2) 肾阴亏虚：婚后不孕，经行先期，量少色红，五心烦热，咽干口渴，头晕心悸，腰酸腿软。舌质红、少苔，脉细数。

(3) 痰湿内阻：婚后不孕，月经后期，量少色淡，形体肥胖，胸闷口腻，带多黏腻。舌苔白腻，脉弦滑。

(4) 肝气郁滞：婚后不孕，月经不调，量或多或少，色紫红，有血块，情志不畅，经前胸闷急躁，乳房作胀，行经少腹疼痛。舌苔薄黄，脉弦。

(5) 瘀滞胞宫：婚后不孕，经行后期量少，色紫有块，小腹疼痛，临经尤甚。舌边或有紫斑、苔薄黄，脉弦或涩。

2. 针灸治疗

治法：肾阳亏虚者，治宜补肾温阳、调补冲任，针灸并用，用补法；肾阴亏虚者，治宜滋阴补肾，只针不灸，用补法；痰湿内阻者，治宜祛湿化痰，只针不灸，用泻法；肝气郁滞者，治宜疏肝理气、调理气血，只针不灸，用泻法；瘀滞胞宫者，治宜化瘀通络，只针不灸，用泻法。以肾经、肝经及任脉穴为主。

主穴：肾俞（BL23）、子宫（EX-CA1）、关元（CV4）、三阴交（SP6）。

方义：肾为先天之本，主藏精，主生殖，故取肾之背俞穴肾俞，补肾填精，使肾气充实，真阴充足，任脉通，太冲脉盛，月事正常，则易摄精成孕。关元为任脉与足三阴经交会穴，具有补益精血之效。三阴交为足三阴经交会穴，主调理肝、脾、肾三经又兼顾冲、任二脉。子宫是治疗不孕的经验要穴。

加减：肾阳亏虚者，加脾俞（BL20）、足三里（ST36）、命门（GV4）、百会（GV20），以温补肾阳；肾阴亏虚者，加太溪（KI3），命门，照海（KI6），以滋补肾阴；痰湿内阻者，加脾俞、阴陵泉（SP9）、丰隆（ST40），以化痰祛湿；肝气郁滞者，加肝俞（BL18）、太冲（LR3）、期门（LR14），以疏肝解郁、调畅气机；瘀滞胞宫者，加气海（CV6）、膈俞（BL17）、归来（ST29），以活血化瘀、理气通络。

操作：足三里、命门、肾俞、关元加用灸法。余穴常规刺法。

【其他疗法】

1. 耳针疗法

处方：内生殖器（$TF_2$）、皮质下（$AT_4$）、肾（$CO_{10}$）、肝（$CO_{12}$）、内分泌（$CO_{18}$）。

操作：每次选 2~4 穴，毫针中度刺激。或用压丸法。在月经周期第 12 天开始，连续 3 d。

2. 腧穴注射疗法

处方：肾俞（BL23）、子宫（EX-CA1）、关元（CV）、三阴交（SP6）。

药物：当归注射液或绒毛促性腺激素。

操作：每次 2 穴，取上述任一药液，每穴注入药液 1~2 mL。治疗从月经周期第 12 天开始，每日 1 次，5 次为一疗程。

3. 腧穴埋线疗法

处方：关元（CV4）、三阴交（SP6）。

操作：任选一穴，埋入羊肠线。每月 1 次，3 次为一疗程。

【文献摘要】

《针灸甲乙经》：绝子，灸脐中，会有子。……女子绝子，衃血在内不下，关元主之。

《备急千金要方》：肾俞主下元虚，令任有子效多奇。

《针灸大成》：女人子宫久冷，不受胎孕，中极、三阴交、子宫。

【名家医案】 韩某，28 岁。主诉：结婚 6 年未孕，月经错后，曾做刮宫病理检查未见异常，用雌激素亦未效。检查：一般妇科检查均正常；碘油造影显示双侧输卵管近端不通。证属：阻塞型不孕。治疗：取中极、归来、三阴交。近端不通，取子宫、中极、归来，进针 3~4 寸，三阴交进针 2 寸，均施提插捻转平补平泻法，使腹部及会阴皆有针感，留针 15 min。经 11 次治疗，碘油造影显示双侧输卵管已通，24 h 拍气腹腔有碘油显影。追访时已怀孕 7 个月。输卵管不通畅多由气机不畅，血脉凝滞，或寒邪阻于胞宫，或痰湿内阻，阻碍气血所致。今取中极、子宫意在行血气、通胞宫，且中极是任脉、足三阴之会，可以补肝肾、调任脉，任脉通则月经按时而下，受孕机会增加，用归来行血祛瘀，佐三阴交调和足三阴经之经气，兼补脾益血，气血旺盛则血行，故能消除瘀阻，而能受孕。（刘冠军．现代针灸医案选［M］. 北京：人民卫生出版社，1985：351.）

【按语】 针灸治疗不孕症对神经内分泌功能失调所导致者有良好疗效。引起不孕的原因有很多，男女双方的因素皆有，故男女双方皆应查明原因，以便有针对性地治疗。针灸治疗时应重视排卵期的治疗，即从月经周期第 12 日开始，连续治疗 3~5 d，以促排卵。治疗期间应注意调节情志，保持心情舒畅；同时注意经期卫生、节欲、蓄精，掌握排卵日期，以利于受精。提倡婚前检查，预先发现先天性生殖器畸形，对于可在婚前纠正者即应进行治疗。若婚后暂无生育愿望或计划，应采取避孕措施，尽量避免流产，以防发生生殖系统炎症而致继发性不孕。戒除酗酒及过度吸烟的恶习，性生活适度。

## 更年期综合征

更年期综合征是由雌激素水平下降引起的一系列症状。更年期妇女，由于卵巢功能减退，垂体功能亢进，促性腺激素分泌过多，引起自主神经功能紊乱，从而出现一系列程度不同的症状，如月经变化、面色潮红、心悸失眠、乏力、抑郁、多虑、情绪不稳定、易激动、注意力难以集中等，称为更年期综合征。大多数妇女由于卵巢功能减退比较缓慢，机体自身调节和代偿足以适应这种变化，或仅有轻微症状。本病属于中医学“绝经前后诸症”范畴。

本病由肾气不足，天癸衰少，以致机体阴阳平衡失调所致。

【临床表现】 最常见的是月经紊乱，如经期延长，间歇性闭经，行经期短渐致停闭或月经突然停止、不再反复等，一般持续两年以上，但既往的月经周期规律正常。可伴有精神紧张、恐惧感、情绪易激动、易怒或抑郁寡言、多疑猜忌，以及头晕耳鸣、心悸失眠、烦躁易怒、烘热汗出、皮肤感觉异常、性欲降低等全身症状。

【诊断要点】

（1）发病年龄一般在45~55周岁绝经前后。

（2）常以心悸失眠、烦躁易怒、烘热汗出、手足心热为主要临床表现。

（3）须与神经症、闭经、早孕、功能性子宫出血等疾病相鉴别。

【辨证施治】

1. 辨证分型

（1）肝肾阴虚：经行先期，量多色红，或淋漓不绝。烘热汗出，五心烦热，口干便艰，腰膝酸软，头晕耳鸣。舌质红、少苔，脉细数。兼肝火旺者多见烦躁易怒；兼心火旺者可见心悸失眠。

（2）肾阳亏虚：月经后延或闭阻不行，行则量多，色淡质稀，或淋漓不止。神萎肢冷，面色晦暗，头目眩晕，腰酸尿频。舌质淡、苔薄，脉沉细无力。兼脾阳虚者可见纳少便溏、面浮肢肿；兼心脾两虚者可见心悸善忘、少寐多梦。

2. 针灸治疗

治法：肝肾阴虚者，治宜滋养肝肾，只针不灸，用补法；肾阳亏虚者，治宜温肾扶阳，针灸并用，用补法。以肝经、肾经及任脉穴为主。

主穴：百会（GV20）、关元（CV4）、肝俞（BL18）、肾俞（BL23）。

方义：百会为督脉穴，居颠顶，能清利脑窍。关元为任脉穴，补元气，调冲任，和肝肾之背俞穴肝俞、肾俞同用，可调理肝肾、益精血、充脑髓、强腰壮膝。

加减：肝肾阴虚者，加心俞（BL15）、太溪（KI3）、太冲（LR3）、血海（SP10），以滋补肝肾、清热凉血；肾阳亏虚者，加命门（GV4）、脾俞（BL20）、足三里（ST36）、三阴交（SP6），以补脾益肾。

操作：关元、肾俞、脾俞、足三里、命门加灸。余穴常规刺法。

【其他疗法】

1. 耳针疗法

处方：内分泌（$CO_{18}$）、神门（$TF_4$）、交感（$AH_{6a}$）、皮质下（$AT_4$）、心（$CO_{15}$）、肝（$CO_{12}$）、肾（$CO_{10}$）、脾（$CO_{13}$）、内生殖器（$TF_2$）。

操作：每次选3~5穴，埋针或压丸。隔日1次，两耳交替，2周为一疗程。

2. 腧穴埋线疗法

处方：肾俞（BL23）、关元（CV4）、血海（SP10）、三阴交（SP6）。

操作：腧穴局部浸润麻醉后，埋入0号羊肠线。每2周埋线一次。

3. 腧穴注射疗法

处方：肝俞（BL18）、肾俞（BL23）、三阴交（SP6）。

药物：黄芪注射液或当归注射液。

操作：取单侧腧穴，每次每穴注射药液 1 mL。每日 1 次，5 次为一疗程。休息 2 d 进行下一个疗程，一般治疗 1~3 个疗程。

4. 走罐疗法

处方：背部膀胱经、督脉腧穴及夹脊穴。

操作：在上述部位行走罐法，以循经皮肤潮红或紫红为度。每次 10~15 min，隔日 1 次，5 次为一疗程。

【文献摘要】

《医学纲目》：妇人天癸已过期，经脉不匀，或三四月不行，或一月再至，腰腹疼痛。素问云：七损八益，谓女子七数尽，而经不根据时者，血有余也，不可止之，但命得根据时不腰痛为善。妇人五旬经断后再行，或多或少，或瘀或红，并下腹中气满如胎孕，天枢、中脘、气海各五分，立愈。

【名家医案】 齐某，女，50 岁。主诉：近 1 年来，月经先后无定期，情绪容易波动，脾气急躁易怒，常因小事与人争吵，经期两胁及乳房胀痛，喜叹息，烦躁不安，夜寐惊梦，腹胀纳呆，大便不爽。诊断：更年期综合征。治则：理气解郁，和胃化痰。取穴：太冲、太溪、肝俞、肾俞、膻中、足三里、丰隆。操作：先针背俞穴，再刺其他腧穴，留针 30 min，每日 1 次。疗效：经治疗 18 次，诸症消失，后随访一直未发。（王雪苔，刘冠军. 中国当代针灸名家医案［M］. 长春：吉林科学技术出版社，1991：248-249.）

【按语】 更年期是妇女一生必经生理过程，因此此期妇女应建立良好的、客观的、积极的心态对待这一特殊的生理过程，掌握必要的保健知识，保持心情舒畅，注意劳逸结合，使阴阳气血平和。注意饮食有节，加强营养，增加蛋白质、维生素、钙等的摄入。维持适度的性生活。定期咨询和做必要的妇科检查，以便及时治疗和预防器质性病变。劳逸结合，保证睡眠时间及质量，注意锻炼身体，加强人际交往，避免忧郁烦躁。

## 二、产科疾病

### 妊娠呕吐

妊娠呕吐多发生于妊娠第 5~6 周，出现恶心、呕吐、不能进食等症状，至妊娠 12 周多可自愈，个别严重者可发展成妊娠剧吐。因恶心、呕吐多在清晨空腹时较严重，故又称晨吐。发生于妊娠中、晚期剧吐者，虽属少见，但病情严重，预后多不良。妊娠呕吐的原因目前尚不十分清楚，多认为与血中人绒毛膜促性腺激素（HCG）水平增高关系密切，也可能与大脑皮质及皮质下中枢功能失调，致使下丘脑自主神经系统功能紊乱有关。本病属于中医学“恶阻”、“病儿”、“阻病”等范畴。

本病的病位在冲、任二脉及肝、胃，病性可为实证或虚实兼见，病因主要是冲脉之气上逆，胃失和降。

【临床表现】 妊娠呕吐多见于年轻初孕妇。一般在停经 40 d 前后出现。

轻症表现为反复呕吐、厌食、择食、软弱无力。可伴有失眠或便秘，体温、脉搏正常，体重减轻不明显，尿酮体阴性。

重症表现为呕吐频繁，不能进食、进水，吐出食物、黏液甚至胆汁或咖啡色血渣。由于严重呕吐，引起失水及电解质紊乱；由于长期饥饿，引起代谢性酸中毒。患者全身乏力，消瘦明显，精神委靡，全身皮肤和黏膜干燥，眼球深陷，体重急剧下降，脉搏增快，体温升高，小便量少，常出现酮体。病情继续发展，可出现黄疸、意识模糊或昏睡状态。

【诊断要点】

（1）首先需确定是否为妊娠，并排除葡萄胎引起剧吐的可能。

（2）呕吐厌食或食入即吐，一般发生于妊娠早期的 3 个月内。

(3) 若仅见恶心吐涎、择食嗜酸，属于早孕反应。为辨别轻重，可检查尿酮体、血二氧化碳结合力，以及钾、钠、氯等电解质，必要时做非蛋白氮、胆红素测定及眼底检查。

(4) 急性胃肠炎、慢性胃炎急性发作、病毒性肝炎、神经性呕吐等病也有呕吐症状，首先排除合并妊娠，再进行相应的病史、症状的了解及检查，加以鉴别。

【辨证施治】

1. 辨证分型

(1) 肝胃不和：妊娠初期，呕吐酸水或苦水，恶闻油腥，胸满胁痛，心烦口苦，嗳气叹息，头胀而晕。舌质淡红、苔微黄，脉滑。

(2) 痰湿阻滞：妊娠早期，呕吐痰涎，口淡而腻，不思饮食，胸腹满闷。舌质淡、苔白腻，脉滑。

(3) 脾胃虚弱：妊娠初起，呕吐不食，或吐清水，头晕体倦，脘痞腹胀。舌质淡、苔白，脉缓滑。

(4) 气阴两虚：妊娠剧吐，甚至吐苦黄水或兼血水，频频发作，持续日久，以致精神萎靡，嗜睡消瘦，双目无神，眼眶下陷，肌肤干皱失泽，低热口干，尿少便艰。舌质红、少津、苔薄黄或光剥，脉细滑数无力。

2. 针灸治疗

治法：肝胃不和者，治宜清肝和胃、降逆止呕，只针不灸，用平补平泻法或泻法；痰湿阻滞者，治宜健脾化痰、降逆和胃，只针不灸，用平补平泻法或泻法；脾胃虚弱者，治宜健脾和中、调气降逆，针灸并用，用补法；气阴两虚者，治宜补气养阴、降逆和胃，多针少灸，用补法或平补平泻法。以任脉、足阳明、手足厥阴及足太阴经腧穴为主。

主穴：内关（PC6）、中脘（CV12）、足三里（ST36）、公孙（SP4）。

方义：内关为八脉交会穴，通阴维脉，为疏肝和胃、和中理气、降逆止呕之要穴。中脘为胃之募穴，足三里为胃之下合穴，二穴相配和胃降逆。八脉的交会穴公孙，既可健脾和胃、化痰祛湿，又可降冲气上逆。四穴合用，可起到调理冲任、和胃降逆之功效。

加减：肝胃不和者，加太冲（LR3）、阳陵泉（GB34），以疏肝理气、和胃降逆；痰湿阻滞者，加阴陵泉（SP9）、丰隆（ST40），以健脾化痰、和胃降逆；脾胃虚弱者，加脾俞（BL20）、胃俞（BL21），以健脾和中、调气降逆；气阴两虚者，加三阴交（SP6）、上脘（CV13）、脾俞（BL20）、胃俞（BL21），以补气养阴、降逆和胃。

操作：内关、中脘、足三里、公孙针以平补平泻法为主，刺激强度不要过大，间歇小幅度捻转行针。太冲、阳陵泉针用泻法或平补平泻法。阴陵泉、丰隆针用泻法或平补平泻法。脾俞、胃俞不可深刺，以免伤及内脏，针用补法。三阴交、上脘针用补法。每穴留针 20 min。每日治疗 1 次，治疗 1 周后改为隔日 1 次。脾胃虚弱者，中脘、足三里可加用艾条温和灸，每穴灸 5 min。

【其他疗法】

1. 耳针疗法

处方：胃（$CO_4$）、脾（$CO_{13}$）、肝（$CO_{12}$）、神门（$TF_4$）、交感（$AH_{6a}$）。

操作：重症者可采用毫针轻度刺激，留针 15 min，每日治疗 1 次；轻症者可采用压丸法，隔日治疗 1 次。10 次为一疗程。

2. 腧穴注射疗法

处方：足三里（ST36）、中脘（CV12）、膈俞（BL17）、肝俞（BL18）、脾俞（BL20）、胃俞（BL21）。

药物：生理盐水或维生素 $B_6$ 注射液。

操作：每次选用 2 穴，每穴注入药液 1~2 mL，隔日治疗 1 次或每周 2~3 次。注射时手法要轻，将药液缓慢轻轻注入。

【文献摘要】

《针灸大全》：呕吐痰涎，眩晕不已，取公孙、丰隆、中魁、膻中。胃脘停痰，口吐清水，取公孙、巨阙、厉兑、中脘。

《胎产心法》："恶阻者，谓有胎气，恶心阻其饮食。妊娠禀受怯弱，中脘宿有痰饮，便有阻病，其证颜色如故，脉息平和，但觉多卧少起，肢体沉重，头目昏眩，恶闻食气，喜啖酸咸，或嗜一物，或大吐，或时吐痰与清水，甚者或作寒热，心中愦闷，呕吐痰水，胸膈烦满，恍惚不能支持，此皆胃气弱而兼痰与气滞者也。亦有素本不虚，而一受胎孕，则冲任上壅，气不下行，故呕逆者。又有由经血既闭，水渍于脏，脏气不宣通，故心烦愦闷，气逆而呕吐，及三月余，而呕吐渐止。"

【名家医案】 孙某，女，27 岁。自诉：妊娠已 3 个多月，从 20 d 前即开始厌食、恶心、呕吐，逐渐加重，近日尤甚，不能进食，食入即吐，最后只吐胆汁。经门诊治疗无效，故住院。但住院后经药物治疗仍不好转，反而加剧，尿内酮体增高，只能靠输液维持体内营养。妇科医生动员其终止妊娠，但患者不同意，故请针灸科会诊治疗。检查：体质消瘦，轻度脱水，舌质红、无苔，心肺未见著变，肝脾未触及，脉滑。诊为恶阻。此因气血内聚养胎，血海不泄，冲任脉气较盛，冲脉属于阳明，故其气上逆犯胃，胃失和降，则恶心呕吐。且兼素有肝郁气滞、痰湿内蕴，故呕恶尤甚。治则：调气降逆，健脾和胃。取内关、公孙，调脾胃、阴维、冲脉之气而降逆止呕；中脘、足三里用补法；脾俞、胃俞用补法，健脾胃而和中。结果：经上法治疗 2 次，呕吐停止，又继续巩固治疗 3 次而愈。一个月后随访未发。（刘冠军．现代针灸医案选［M］．北京：人民卫生出版社，1985.）

【按语】 针灸治疗妊娠呕吐效果较好，经数次治疗即可收效。妊娠早期，胞胎未固，针刺时取穴不宜过多，手法不宜太重，以免影响胎气。对有习惯性流产的孕妇慎用针刺。虽然古典针灸医籍中记载过一些腧穴孕妇禁针禁灸，但不能一概而论，关键在于根据患者的体质类型，准确选穴和使用适当的方法。患者宜保持安静，注意卧床休息。切忌恣食生冷油腻之品，宜少食多餐，调养胃气。对妊娠呕吐重症，如出现脱水、代谢性酸中毒、黄疸等，应该中西医综合治疗。

## 胎位异常

胎位是指胎儿先露的指定部位与母体骨盆前后左右的关系，正常的胎位多为枕前位。分娩时枕前位（正常胎位）约占 90%，而胎位异常约占 10%。胎位异常是指妊娠 30 周后经产前检查发现胎儿臀位、横位、枕后位、颜面位等，其中臀位最为常见。胎位异常是造成难产的主要原因之一。西医学认为胎位异常，多由产妇腹壁松弛、早产儿等原因使胎儿在宫腔中活动度过大，或孕妇腹壁过紧、羊水过少使胎儿转动不便所致。此外，骨盆狭窄、子宫或胎儿畸形、肿瘤等原因也可使胎头固定受到影响。中医学称本病为"胎不正"。

妇人以血为本，孕妇气血充沛、气机通畅，则胎位正常。若孕妇体质虚弱、正气不足，则无力安正胎位；孕妇情志抑郁、气机不畅，也可使胎位难以回转成正位。

【临床表现】 本病在临床上孕妇多无自觉症状。在临产时常表现为宫颈扩张缓慢、宫缩乏力、产程延长，或胎膜早破、脐带脱出、胎儿窘迫或死亡，有的可发生子宫破裂或产道损伤。

【诊断要点】 本病主要通过产科腹部检查、肛门检查、阴道检查、B 超检查等发现确诊。

【辨证施治】

1. 辨证分型

（1）气虚：多由体质虚弱、气血不足、腹部肌肉乏力过于松弛所致。妊娠中后期出现胎位不正、少气乏力、头晕体倦。舌质淡、苔白，脉缓滑。

（2）气滞：多由孕妇情志抑郁、气机不畅所致。妊娠中后期出现胎位不正、情志不畅、胸腹胀满。舌质暗或见瘀点瘀斑、苔白，脉弦滑。

2. 针灸治疗

治法：调节经气，纠正胎位。气虚者，治宜补气养血，多用灸法；气滞者，治宜行气调经，多用针法。以足太阳经穴为主。

主穴：至阴（BL67）。

方义：至阴穴具有通窍活络、舒筋转胎的功效，为矫正胎位异常的经验效穴。近年来研究显示，针灸至阴穴矫正胎位的机制可能在于其兴奋垂体-肾上腺皮质系统，使肾上腺皮质激素分泌增加，通过雌激素-前列腺素的环节，提高子宫的紧张性，加强其活动，从而促进胎动，矫正胎位。

加减：气虚者，加足三里（ST36），以补益气血；气滞者，加三阴交（SP6）、太冲（LR3），以行气通经。

操作：三阴交针尖向上斜刺 0.8~1 寸，力求针感循经上传；余穴常规刺法。留针 20 min，每日 1 次，6 次为一疗程。

【其他疗法】

1. 艾灸疗法

处方：至阴（BL67）。

操作：以艾条温和灸双侧至阴穴 15~20 min，每日 1~2 次，至胎位转正为止。也可用艾炷灸，用黄豆大艾炷放置于双侧至阴穴，燃至局部有灼热感，即去除艾灰，每次灸 7~9 壮，每日 1 次，至胎位转正为止。

2. 腧穴激光照射疗法

处方：至阴（BL67）。

操作：用氦氖激光束，直接照射腧穴，电流量为 6 mA，距离皮肤 25~30 cm，每侧照射 5~8 min。每日 1 次，3~5 次为一疗程。

3. 耳穴压丸疗法

处方：内生殖器（$TF_2$）、交感（$AH_{6a}$）、皮质下（$AT_4$）、腹（$AH_8$）。

操作：用王不留行贴敷上述耳穴。嘱患者每日自行按压 2~3 次，每次 10~15 min，以有明显痛感，但能耐受为度。每隔 2~3 d 更换一次，双侧交替使用。

【文献摘要】

《千金翼方》：横产手出，针太冲入三分，急补百息，去足大趾奇一寸。

《太平圣惠方》：妇人横产先手出，诸般符药不捷，灸妇人右脚小趾尖头三壮，炷如小麦大，下火立产。

《类经图翼》：子鞠不能下，至阴三棱针出血，横者即转也。

《针灸大成》：横生手先出者，灸至阴可以立产。

【名家医案】 某女，34 岁。1988 年 4 月 6 日会诊。主诉：产科检查胎位不正（横位），已近临产，不愿手术治疗。病史：该患者前已顺产 3 胎，第 4 胎已近临产，住某医院待产，产科检查为横位，已准备好手术治疗，因该患者不愿接受，临时邀余在产科手术室会诊。检查：患者神志清楚，腹部隆起，腹诊胎儿头朝右，脚朝左。舌苔薄润，脉滑数。诊断：胎位不正（横位）。治则：调气血，理胞宫。取穴：至阴（双）、三阴交（双）。操作：先灸双侧至阴穴约半小时，未见胎儿转动，立即改用针法，取双侧至阴、三阴交，四穴轮番不停捻转，经数分钟后双手同步大幅度捻转三阴交，持续 20~25 min，见孕妇腹壁不断蠕动，经该院产科医师检查，胎位已矫正，即停止治疗。嘱回产科病房待产，后据报告患者于 4 月 13 日顺产一婴，母子均好。（王雪苔，刘冠军. 中国当代针灸名家医案[M]. 长春：吉林科学技术出版社，1991.）

【按语】 针灸是一种简单有效的矫正异常胎位的疗法，对孕妇、胎儿均无不良影响。据国内大量文献报道，艾灸至阴穴矫正胎位成功率颇高，一般在 71%~95.95%，明显超过国外资料中的胎位自然恢复率，而且大多数治疗 1~4 次即可矫正。经产妇与初产妇矫正胎位的疗效无明显差异，但胎次在 6 次以上者，其成功率显著下降。横位成功率高于臀位。针灸时孕妇感到胎动活跃者效果较好。

针灸矫正胎位应注意治疗时机。妊娠 7~8 个月（30~32 妊娠周）是转胎最佳时机，此时孕妇羊水较多，胎头没有固定，有一定活动度。8个月后，胎头固定，胎儿部分入盆，则会影响疗效。过早矫正胎位，因胎儿活动度大，还有可能复发，如果再次针灸，仍可有效。产前3周内一般不宜针灸，以免出现羊水早破、脐带扭曲、胎盘剥离等意外。

胎位异常原因较多，因子宫畸形、骨盆狭窄、肿瘤或胎儿本身的因素，或习惯性早产、妊娠毒血症等，不宜采用针灸。孕妇可配合采用膝胸卧位增加转胎的机会，每日2~3次，每次10~15 min。孕妇应保持乐观情绪，避免精神过度紧张；生活要有规律，保证充足的睡眠；饮食多样化，避免偏食。

## 滞　产

滞产是指产妇临产后总产程超过24 h。滞产发生的原因有产力异常、产道异常、胎儿发育异常、胎位异常等原因。本病属于中医学“难产”范畴。

本病发生的主要机制是气血虚弱或气滞血瘀。气血虚弱者，多因体质虚弱，正气不足；或产时用力过早，耗伤气血；或临产胞水早破，浆血干枯。气滞血瘀者，可因临产恐惧，过度紧张；或妊娠期间过度安逸，气血运行不畅；或临产感受寒邪，寒凝气滞，气机不利。

【临床表现】 协调性宫缩乏力者，可表现为阵缩微弱无力，持续时间短，间歇时间长，在收缩的高峰期子宫不隆起，用手按子宫底部肌壁仍可出现凹陷，先露下降及子宫颈扩张缓慢，产程延长。不协调性宫缩乏力者，可自觉宫缩很强，持续腹痛，拒按，宫缩后腹痛也不能完全缓解，急躁不安，呻吟不止，或伴有疲劳、食欲减退、肠胀气、尿潴留等，但一般对胎儿影响不大。临床检查可见宫颈口不能如期扩张，胎先露部位不下降，产程延长。

【诊断要点】

（1）有发生滞产的原因，如产力、产道、胎位异常等。

（2）产程于某一阶段停滞。

（3）总产程超过24 h。

【辨证施治】

1. 辨证分型

（1）气血虚弱：产时腹部阵痛微弱，坠胀不甚，腹痛时间短，间歇时间长，产程进展缓慢，或下血量多，色淡，面色苍白，神疲倦怠，心悸气短。舌质淡、苔薄，脉大而虚或沉细而弱。

（2）气滞血瘀：产时腰腹剧痛，拒按，阵痛间歇不均，产程进展缓慢，或下血量少，色暗红，面色青暗，精神紧张，烦躁不安，脘腹胀满，时欲呕恶。舌质暗红、苔薄白，脉沉实或弦紧而至数不均。

2. 针灸治疗

治法：气血虚弱者，治宜益气养血、催生下胎，用补法；气滞血瘀者，治宜理气行血、调气催产，用泻法。以手阳明经及足太阴经穴为主。

主穴：合谷（LI4）、三阴交（SP6）。

方义：合谷补气，三阴交滋阴养血活血，二穴为传统的下胎对穴，至今临床仍在沿用，是从古至今针灸下胎使用频率最高的腧穴。现代实验研究证实合谷、三阴交确为针灸催产的有效腧穴，但二者的催产机制有所不同。合谷主要是通过内分泌机制增强子宫收缩力，而三阴交具有良好的增强宫缩的即时效应，故提示其催产机制与神经反射有关。

加减：气血虚弱者，加足三里（ST36）、至阴（BL67）、气海（CV6），以补益气血；气滞血瘀者，加太冲（LR3）、昆仑（BL60）、独阴（EX-LE11），以理气行血、调气催产。

操作：先针合谷，行补法，留针20~40 min；再加针三阴交、至阴，得气后持续行针5 min。足三里、气海行补法或灸法，灸治时间不限，至娩下胎儿为止。太冲、昆仑针用泻法，灸独阴10~15 min。也可在合谷、三阴交连接电针，双侧同名穴相连，采用簇型波或断续波，频率20~100 Hz，合谷先通电刺激20~40 min，再加针三阴交，通电刺激5 min。

【其他疗法】

1. 耳针疗法

处方：内生殖器（$TF_2$）、交感（$AH_{6a}$）、皮质下（$AT_4$）、肾（$CO_{10}$）。

操作：毫针浅刺，中度刺激手法，每隔 3~5 min 捻转行针一次，直至胎儿娩出为止。

2. 腧穴注射疗法

处方：合谷（LI4）、三阴交（SP6）。

药物：催产素、0.5%盐酸普鲁卡因注射液。

操作：先用 0.5%盐酸普鲁卡因注射液，取一侧腧穴，每穴注射 1 mL，随后注入催产素 10 u，5 min 后仍不见宫缩明显改善者，用对侧腧穴重复注射 1 次。

3. 腧穴贴敷疗法

处方：神阙（CV8）、涌泉（KI1）。

操作：将蓖麻叶捣烂做成药饼，或用巴豆 2 粒，去壳，加麝香 0.3 g 研成药饼，贴于腧穴上，再盖上敷料，产后去除药贴。

【文献摘要】

《针灸甲乙经》：女子字难，若胞不出，昆仑主之。

《备急千金要方》：难产针两肩井，入一寸，泻之，须臾即分娩。

《千金翼方》：产难，月水不禁，横生胎动，皆针三阴交。

《太平圣惠方》：关元……若怀胎必不针，若针而落胎，胎多不出，而针外昆仑立出。

《普济方》：冲门、合谷、气冲、三阴交、肩井治难产。

《针灸大全》：妇人难产不能分娩，三阴交穴，合谷穴，独阴二穴，列缺二穴。

《针灸大成》：妇女难产，独阴、合谷、三阴交。又难产，合谷（补）、三阴交（泻）、太冲。

《妇人大全良方》：妇人以血为主，惟气顺则血和，胎安则产顺。今富贵之家，过于安逸，以致气滞而胎不转动，或为交合，使精血聚于胞中，皆致产难。若腹或痛或止，名曰弄胎。稳婆不悟，入手试水，致胞破浆干，儿难转身，亦难生矣。凡产直候痛极，儿逼产门，方可坐草。时当盛暑，倘或血运血溢，当饮清水解之。冬末春初，产室用火和暖下部，衣服尤当温厚，方免胎寒血结。若临月洗头濯足，亦致产难。

【名家医案】　孙某，女，36 岁。1980 年 4 月 9 日初诊。主诉：临盆过早，分娩困难。病史：患者系初产妇，临盆 1 d，浆水已下，阵痛减弱，产妇气逆不舒，精神疲惫无力，拟施剖宫产，患者顾虑其头盆不称，分娩困难。检查：形体瘦弱，发育矮小，大汗淋漓，烦躁焦虑。舌质淡，脉沉细。诊断：滞产。治则：补气活血，健运胞宫。取穴：合谷（双）、三阴交（双）。操作：以毫针用补法刺合谷，粗针泻法刺三阴交，留针 20 min。结果：停针 1 h 后，腹中阵痛加剧，交骨顿开，顺利分娩。（王雪苔，刘冠军．中国当代针灸名家医案［M］. 长春：吉林科学技术出版社，1991.）

【按语】　针灸治疗产力异常引起的滞产疗效较好，如因子宫畸形、骨盆狭窄等引起难产，应作其他处理。滞产的临床证候不外气血虚弱和气滞血瘀，针灸治疗都可发挥良好的双向调节作用。针灸可明显延长宫缩时间，缩短宫缩间歇时间，从而推进产程，并能促使不协调的无效宫缩变成协调而规则的有效宫缩。针灸可避免催产素引起的子宫急剧收缩，对孕妇和胎儿的调整作用缓和，无不良影响。针灸催产的同时，能轻微降低血压，预防产后大出血。同时针灸在分娩中具有良好的镇痛作用，效果迅速、显著、安全可靠。针后由于产妇疼痛减轻，不适感消失，缓解了产妇的恐惧与紧张，消除了过度疲劳，有利于产后体力恢复。针刺时不可刺激过重，可让产妇结合运针屏气用力，医患配合以提高催产效果。

## 附　胎盘滞留

胎盘滞留是指胎儿娩出后，经过 30 min 以上胎盘不能自然娩出或娩出胎盘不完整，是产后出血的重要原因之一。中医称之为“胞衣不下”、“息胞”、“儿衣不下”。

引起本病的原因主要是气虚和血瘀导致胞宫活动力减弱，不能促使胞衣排出。气虚者，多因体质虚弱，元气不足；或产程过长，用力过度，耗伤气血，无力送出胞衣。血瘀者，多因产时调摄失宜，感受寒邪，致气血凝滞；或败血瘀滞胞中，不能排出。

【临床表现】 胎儿娩出后，经过 30 min 以上胎盘不能自然娩出，或娩出胎盘不完整。若胎盘完全粘连或完全植入而又未发生剥离，一般不出血。只有当胎盘部分或完全剥离时，或部分残留时才有出血；有时出血较多，积在宫腔内，即隐性出血，可表现为子宫底升高，宫体增大，或按压宫底时有大量血及血块流出。

【诊断要点】

(1) 胎儿娩出 30 min 以上胎盘不能或不能完全自然娩出。

(2) 胎盘娩出前的出血首先考虑胎盘滞留性出血。

(3) 根据胎盘未娩出或娩出后胎盘的检查及出血表现可诊断是否为胎盘滞留。

(4) 排除凝血障碍及软产道裂伤。

【辨证施治】

1. 辨证分型

(1) 气虚：产后胞衣不下，少腹微胀，按之不痛，有块不坚，阴道出血量多，色淡。伴面色晄白、神疲肢倦、畏寒喜热。舌质淡、苔薄白，脉虚弱。

(2) 血瘀：产后胞衣不下，小腹冷痛，拒按，按之有块而硬，阴道出血量少，色暗红。舌质微紫，脉沉弦而涩。

2. 针灸治疗

治法：气虚者，治宜补气养血，用补法并灸；血瘀者，治宜行气活血、温经祛瘀，用泻法并灸。以手阳明经及足太阴经穴为主。

主穴：合谷（LI4）、三阴交（SP6）、独阴（EX-LE11）。

方义：合谷补气，三阴交穴是足三阴经的交会穴，具有养血活血之功效，二穴合用可益气活血通经，促使胞衣排出。独阴为经外奇穴，是治疗胞衣不下的经验穴。

加减：气虚者，加足三里（ST36）、关元（CV4），以益气养血；血瘀者，加中极（CV3）、肩井（GB21）、昆仑（BL60），以活血化瘀。

操作：先针合谷，行补法，留针 20~40 min；再加针三阴交，得气后持续行针 5 min。足三里、关元，行补法或采用灸法，灸治时间不限，以娩出胎盘为止。中极、肩井、昆仑针用泻法。用独阴艾条温和灸 10~15 min。也可在合谷、三阴交连接电针，双侧同名穴相连，采用簇型波或断续波，频率 20~100 Hz。

【其他疗法】

1. 耳针疗法

处方：内生殖器（$TF_2$）、交感（$AH_{6a}$）、皮质下（$AT_4$）、腹（$AH_8$）。

操作：毫针浅刺，中度刺激手法，每隔 3~5 min 捻转行针一次，直至胎盘娩出为止。

2. 隔盐灸法

处方：神阙（CV8）。

操作：隔盐灸 3~7 壮。

【文献摘要】

《千金翼方》：胞衣不出，或腹中积聚，皆针胞门入一寸，先补后泻，去关元左二寸。又针章门入一寸四分。

《针灸大成》：胞衣不下，中极、肩井。

《类经图翼》：胞衣不下，三阴交、昆仑。

《针灸集成》：胞衣不下，足小趾尖三壮，中极、肩井。

【名家医案】 秦某，女，29岁。1992年10月27日晚娩出一男婴，产程12 h，阴道出血量约300 mL。产后1 h胎盘无娩出。询问病史该患者属第3胎生产，平素体虚，有胎盘滞留史。现面色苍白，腹微胀，按之不痛。自觉心慌气短，神疲乏力，畏寒喜暖，舌质淡，脉细微乏力。测血压90/45 mmHg，心率126次/min，符合中医胞衣不下气虚型证候。治疗取合谷、三阴交、关元、独阴，配足三里、神阙，主穴用平补平泻法，关元、足三里用温针灸法，神阙隔盐灸3~7壮，施术10 min时，患者宫缩开始，强度增强20 min后，胎盘从阴道自然娩出完整。〔赵爱君，林宪军．针灸并施治疗胎盘滞留48例［J］．针灸临床杂志，1997，13（10）：13.〕

【按语】 胎盘滞留或胎盘残留在临床多伴有不同程度的阴道出血，如在短时间内出血不多，可用针灸治疗；如出血量大，则易导致出血性昏厥，应及时采用综合治疗方法；若出血量甚少或无阴道出血，则多为宫腔内积血或植入性胎盘，不宜采用针灸治疗，原则上应手术治疗。注意产后出血的调护。

## 恶露不绝

胎儿娩出后，随子宫蜕膜，特别是胎盘附着处蜕膜的脱落，含有血块、坏死蜕膜组织等物的余血和浊液经阴道排出，称为恶露。恶露可分为血性恶露、浆性恶露及白色恶露三种。正常血性恶露约持续3 d，逐渐转为浆性恶露，2周后变为白色恶露，持续2~3周干净。若产后血性恶露持续半月以上，仍淋漓不断者，称为恶露不绝，亦称恶露不尽、恶露不止。

本病主要是冲任为病，气血运行失常所致，因冲为血海，任主胞胎，恶露为血所化生，而血源于脏腑，注于冲任。若脏腑受病，冲任不固，则可导致恶露不绝。

【临床表现】 产妇分娩3周以后，仍有血性或浆性恶露淋漓不断，或突然大量出血，伴色、质、气味异常，或腰酸、下腹痛等。

【诊断要点】

（1）注意临床表现，产后正常的血性或浆性恶露一般3周内完全排尽。如果超过这段时间仍然淋漓不断者，为恶露不绝。

（2）妇科检查：有血性分泌物从宫腔排出，子宫较正常产褥子宫大而软，多为后倾屈位，常有轻度压痛，宫颈软，宫口多未关闭。注意有无残留组织及阴道血肿。

（3）辅助检查：做盆腔B超探查了解子宫复旧情况及宫内有无残留物，有无合并子宫肌瘤等；做诊断性刮宫送病理检查；做血常规检查及凝血试验，注意血红蛋白及白细胞有无异常及凝血异常。

【辨证施治】

1. 辨证分型

（1）气虚失摄：产后恶露过期不止，量多，或淋漓不断，色淡红，质稀薄，无臭气。小腹下坠，神倦懒言，面色㿠白。舌质淡，脉濡弱。

（2）血热妄行：恶露过期不止，量较多，色深红，质黏稠，有臭秽气。面色潮红，口干咽燥。舌质红，脉虚细而数。

（3）瘀阻胞脉：产后恶露淋漓涩滞不爽，量少，色紫暗有块。小腹疼痛拒按。舌质紫暗或有瘀点、瘀斑，脉弦涩或沉实有力。

2. 针灸治疗

治法：气虚失摄者，治宜补气摄血，针用补法，加灸；血热妄行者，治宜养阴清热止血，针刺补泻兼施；瘀阻胞脉者，治宜理气活血、化瘀止血，针用泻法，可加灸。以任脉、足太阴经穴为主。

主穴：关元（CV4）、中极（CV3）、三阴交（SP6）。

方义：关元、中极属任脉，通于胞宫，有调理冲任之功，三阴交穴为足三阴经之交会穴，三者合用，能固摄冲任而摄血止血。

加减：气虚失摄者，加足三里（ST36）、气海（CV6）、脾俞（BL20），以补益中气、健脾摄血；血热妄行者，加血海（SP10）、太冲（LR3），中都（LR6）、阴谷（KI10），以疏肝清热、养阴理血而止血；瘀阻胞脉者，加石门（CV5）、地机（SP8），以活血化瘀、调血止血。

操作：关元、中极、三阴交均施平补平泻法。足三里、气海针感要求向下传导，或加灸。脾俞向脊柱方向斜刺 0.5~1 寸，针用补法，或用温针法。血海、太冲、中都、阴谷直刺 1~1.5 寸，针用泻法。石门、地机针用泻法。

【其他疗法】

1. 耳针疗法

处方：内生殖器（$TF_2$）、交感（$AH_{6a}$）、皮质下（$AT_4$）、内分泌（$CO_{18}$）。

操作：毫针浅刺，中度刺激，每日 1 次，每次留针 15~20 min。也可用压丸法。

2. 灯火灸法

处方：三阴交（SP6）、关元（CV6）、隐白（SP1）。

操作：取 10~15 cm 长的灯芯草蘸麻油少许，点燃后对准腧穴快速点灸，听到“啪”的一声爆响时迅速移开，若无此声，当即重复 1 次。灸后皮肤略有发黄，或偶起小疱。每穴灸 1~2 壮，每日 1 次。此法适用于气虚失摄引起的恶露不绝。

3. 拔罐疗法

处方：第 1 腰椎至骶尾部督脉及两侧膀胱经内侧循行线。

操作：在上述部位行走罐法，以局部皮肤潮红为度。也可在以上部位采用排罐法，留罐 10~15 min。每日或隔日 1 次。此法适用于瘀阻胞脉型产后恶露不绝。

4. 三棱针疗法

处方：大椎（GV14）、十二井穴。

操作：先在腧穴附近用力向点刺部位推按，使血液积聚，然后常规消毒，用三棱针点刺，挤压针孔，使出血数滴，直至血色变浅为止，用无菌干棉球擦拭，按压针孔止血。此法适用于血热妄行所致的产后恶露不绝。

【文献摘要】

《针灸资生经》：气海、中都治恶露不止。

《针灸聚英》：产后恶露不止，及诸淋注，灸气海。

《杂病歌》：因产恶露或不止，气海、关元必有功。

《针灸集成》：因产恶露不止，中极、阴交（百壮）、石门（七壮至百壮）。

【名家医案】 费扎娅·拉古，女，21 岁，苏丹民主共和国赤道省朱巴市居民。1976 年 11 月 29 日来院就诊。主诉（翻译代诉）：两下肢疼痛，活动困难 5 d。病史：1 个月前在朱巴医院顺产，产后 5 d 出院。因子宫复旧不全，医生嘱咐可再来清宫。但回家后在空调下休息，不慎受寒而致腰痛腹痛，近 5 d 腿痛难移动，昼夜呻吟，故专程来中国医疗队诊治。检查：面容憔悴，口唇微干，身微热，恶露未净。舌质淡、苔白，脉沉紧。诊断：恶露不尽。辨证：寒客经脉，瘀阻不通。取穴：合谷（双侧）、太冲（双侧）、归来（双侧）、血海（双侧）、关元。合谷、太冲、归来、血海四穴施泻法针刺之，每次留针 30 min，每 5 min 行针得气一次。关元穴施艾灸 30 壮。经连续施术治疗 5 次后，诸症皆除。（周志杰．实用针灸医案选［M］．西安：陕西科学技术出版社，1988：191-192.）

【按语】 针灸治疗恶露不绝有效。恶露属瘀浊败血之物，如果停蓄体内，可引起产后血晕、产后发热、儿枕痛，甚至形成癥瘕、血鼓等，故应及时治疗。产后应注意精神调摄，注意休息，保持情绪安定，饮食宜清淡而富含营养，忌食生冷，避风寒，勿过劳及行房事。

## 产后宫缩痛



妇女产后，在产褥早期子宫阵发性收缩多不引起明显腹痛，当子宫强直性收缩引起子宫肌层缺血缺氧时，出现下腹部疼痛，称为产后宫缩痛。一般于产后 1~2 d 出现，持续 3~4 d 后自然消失。多见于经产妇，常发生于哺乳时，一般不需治疗。若腹痛较重，或持续时间较长，应给予治疗。本病属于中医学“产后腹痛”或“儿枕痛”范畴。

本病的病因主要是气血运行不畅，迟滞而痛。导致气血运行不畅的原因有血虚、寒凝和血瘀。

【临床表现】　产妇分娩 1 周后，仍感小腹疼痛；或分娩后虽不足 1 周，但小腹阵发性疼痛较重，多为下腹部抽掣样疼痛或痉挛性收缩样疼痛。可伴有大量汗出，夜间尤甚，在哺乳时疼痛加重；或伴有头晕心悸、四肢不温、胸胁胀痛、大便燥结、恶心呕吐等症。疼痛时子宫变硬，恶露增加。

【诊断要点】

（1）产妇新产后下腹部阵痛剧烈，哺乳时疼痛加剧。

（2）多见于经产妇，特别在急产后。

（3）必要时做 B 超检查，探测子宫大小及宫内有无积血、组织残留等。

【辨证施治】

1. 辨证分型

（1）血虚：产后小腹隐隐作痛，腹软喜按，恶露量少，色淡，质清稀，头晕耳鸣，大便燥结。舌淡苔薄，脉虚细。

（2）寒凝：产后小腹冷痛拒按，得热疼痛稍减，恶露量少，涩滞不畅，色紫暗有块，面色青白，四肢不温。舌质暗淡、苔白滑，脉沉紧。

（3）血瘀：产后小腹胀痛，痛连胸胁，或小腹部可摸到硬块，恶露量少，涩滞不畅，色紫暗有块，面色晦暗。舌质紫、夹有瘀点或瘀斑，脉弦涩。

2. 针灸治疗

治法：血虚腹痛者，治宜补气益血、调理冲任以止痛，针用补法，并灸；寒凝腹痛者，治宜助阳散寒、温通胞脉以止痛，针用泻法，针灸并用；血瘀腹痛者，治宜行气化瘀、通络止痛，针用泻法，酌灸。以任脉、足太阴经穴为主。

主穴：关元（CV4）、气海（CV4）、三阴交（SP6）。

方义：关元、气海属任脉，通于三阴，针灸可调理冲任之气血，疏通腹部经络而达止痛之功效；三阴交为足三阴经之会，可补脾健胃、养血活血。三穴合用可起到通调冲任、疏通胞络的作用，能有效缓解产后腹痛。

加减：血虚者，加足三里（ST36）、膈俞（BL17），以补养气血、调补脾胃、益气血化生之源；寒凝者，加灸肾俞（BL23）、神阙（CV8），以温肾壮阳、培补元气、温通胞脉；血瘀者，加血海（SP10）、太冲（LR3），以活血通滞、疏肝理气、行气化瘀。

操作：关元、气海，血虚者针用补法，或艾条温和灸，或艾炷灸 7~9 壮；寒凝者针用泻法或平补平泻法，针上加灸或艾条温和灸，或艾炷灸 7~9 壮；血瘀者针用平补平泻法。三阴交，血虚者针用补法；寒凝者针用泻法，或施温针法；血瘀者针用泻法。足三里针用补法，或艾条温和灸，或施温针法。膈俞针用补法。肾俞针用补法，或艾条温和灸，或施温针法。神阙隔姜灸 7~9 壮。血海、太冲针用泻法。

【其他疗法】

1. 耳针疗法

处方：内生殖器（$TF_2$）、腹（$AH_8$）、肝（$CO_{12}$）、肾（$CO_{10}$）、神门（$TF_4$）、交感（$AH_{6a}$）、内分泌（$CO_{18}$）。

操作：毫针浅刺，中度捻转手法，每日 1 次，留针 30~60 min，间歇行针。也可用埋针法或压丸法。

2. 艾灸疗法

处方：气海（CV6）、关元（CV4）、三阴交（SP6）。

操作：用艾条温和灸，每穴灸 30~60 min。或用艾炷隔姜灸，每穴灸 7~9 壮。或用艾条雀啄灸，气海、关元以热气直入小腹为度，三阴交以出现循经向上感传为度。

3. 腧穴注射疗法

处方：关元（CV6）、三阴交（SP6）。

药物：0.25%盐酸普鲁卡因注射液。

操作：取上述药液，每穴注入 1~2 mL。

4. 拔罐疗法

处方：关元（CV6）、足三里（ST36）、腰骶部。

操作：采用单纯拔罐法或留针拔罐法，留罐 10~15 min。每日 1 次。

【文献摘要】

《针灸资生经》：阴交治产后恶露不止，绕脐冷痛。

《针灸大成》：妇人产后脐腹痛，恶露不已，照海、水分、关元、膏肓、三阴交。产后血块痛，气海、三阴交。

《针灸集成》：产后腹痛，气海百壮。

《类经图翼》：产后腹痛，恶露不已……先以照海为主，后随证加穴分治。

《万氏妇科》：腹中有块，上下时动，痛不可忍，此由产前聚血，产后气虚，恶露未净，新血与故血相搏而痛。

《医宗金鉴》：产后腹痛，若因去血过多而痛者，为血虚痛；若因恶露去少及瘀血壅滞而痛者，为有余痛；若因伤食而痛者，必恶食胀闷；若因风寒乘虚入于胞中而作痛者，必见冷痛形状。

《景岳全书》：产后腹痛，最当辨察虚实。血有留瘀而痛者，实痛也；无血而痛者，虚痛也。大都痛而且胀，或上冲胸胁，或拒按而手不可近者，皆实痛也，宜行之散之；若无胀满，或喜揉按，或喜热熨，或得食稍缓者，皆属虚痛，不可妄用推逐等剂。

【名家医案】 于某，女，28 岁。产后小腹疼痛，拒按，胸胁胀痛，面色青白，四肢不温，舌质暗、苔白滑，脉弦涩。诊断为血瘀型产后腹痛。选太冲、灵台、气海、上巨虚穴，留针 30 min，隔 10 min 运针一次，每日针 1 次，7 次为一疗程。治疗后随访观察 1 个月，未复发。〔白文胜. 针灸治疗产后腹痛 52 例［M］. 针灸临床杂志，1997，13（12）：41-42.〕

【按语】 本病根据证候特点，可针可灸，方法正确均有良效，多数治疗 1~3 次皆可获效。尤其对疼痛急性发作难忍者，多立即见效。选穴多用腹部任脉穴及三阴交等，操作关键除得气、补泻外，还应特别注意留针时间。本病多采用长时间留针，如 1 h 左右，若疼痛剧烈、精神紧张，还可适当延长留针时间。针灸不仅有明显的止痛作用，还能改善其他兼症，如提高食欲、改善睡眠、减少出汗等，无不良反应。患者应注意生活调理，忌食生冷，防止感受风寒，避免忧思或郁怒。

## 缺　乳

产后乳汁甚少，或全无，不能满足婴儿需要，称为缺乳。缺乳的原因很多，如精神状况不佳，内分泌失调、包含结构不合理、产妇体质差等。本病不仅出现在产后，在哺乳期亦可出现。中医称之为"乳少"、"乳汁不足"或"乳汁不行"。

乳汁由气血化生，资于冲任，赖于肝气疏泄与调节。若素体脾胃虚弱，或孕期、产后调摄失宜，或产后思虑过度伤脾，则气血化生不足，导致气血虚弱型缺乳。若产妇素性忧郁，或产后为七情所伤，情志抑郁，肝失条达，气机不畅，乳络滞涩，乳汁运行受阻，也会导致缺乳。本病病位在肝、胃，病性有虚有实。

【临床表现】 产后开始哺乳时即感觉乳房不胀，乳汁稀少，以后稍多，但不够喂养婴儿；或产后哺乳即全无乳汁；或新产后哺乳正常，因突然高热或情志所伤，乳汁骤减。缺乳多发生在产后第 2、3 日至半个月之内，也可发生于整个哺乳期。临床以新产后缺乳最为常见。由于导致缺乳的原因不同，还可能兼有肠胃功能异常、营养不良或情志抑郁、情绪焦躁等表现。

【诊断要点】

(1) 根据缺乳或乳少的临床表现即可明确诊断。

(2) 了解产妇的授乳方法是否正确，产后休息、营养及情绪状况，了解婴儿是否能正常吸吮等。

(3) 局部乳房检查，排除乳房缺陷，如小乳头、深凹乳头、鳞状乳头等。

(4) 应与乳痈所致的缺乳相鉴别。乳痈初起，恶寒发热，乳房红肿热痛，继则化脓破溃成痈，缺乳者则无此兼证。

【辨证施治】

1. 辨证分型

(1) 气血虚弱：产后乳汁不行，或行亦甚少，乳汁清稀，乳房柔软无胀感，面色苍白，头晕眼花，唇爪无华，精神倦怠，食少便溏。舌质淡、苔白或少苔，脉虚细。

(2) 肝郁气滞：产后乳汁不行，或分泌少，乳房胀满而痛，胸胁闷胀，情志抑郁不乐，胃脘胀满，食欲减退。舌色正常、苔薄，脉弦。

2. 针灸治疗

治法：气血虚弱者，治宜益气补血，佐以通乳，针用补法，可加灸；肝郁气滞者，治宜疏肝解郁，佐以通络，针用泻法。以阳明经穴及经验穴为主。

主穴：乳根（ST18）、膻中（CV17）、少泽（SI1）。

方义：乳房为阳明经所过，取乳根可疏通局部阳明经气而催乳，膻中为气会，既能补气，又能调畅气机，以助催乳之效；少泽为生乳催乳之经验效穴。三穴合用，共奏催乳通乳之功效。

加减：气血虚弱者，加足三里（ST36）、脾俞（BL20）、胃俞（BL21），以益气补血、生乳催乳；肝郁气滞者，加内关（PC6）、太冲（LR3），以疏肝解郁、理气催乳。

操作：乳根针尖向乳头方向斜刺，针用平补平泻法，使乳房局部产生酸胀感。膻中针尖先向下平刺0.5寸，待得气后将针退至皮下，再向两侧乳房横刺，每方向进针0.5~0.8寸，力求使乳房有酸胀感。少泽针尖向腕部斜刺或直刺0.1寸，针用平补平泻法。足三里针用补法，或艾条温和灸，或施温针法。脾俞、胃俞向脊柱方向或向下斜刺0.5~1寸，针用补法，或艾条温和灸，或施温针法。内关、太冲针用泻法。

【其他疗法】

1. 耳针疗法

处方：胸（$AH_{10}$）、内分泌（$CO_{18}$）、肝（$CO_{12}$）、脾（$CO_{13}$）、神门（$TF_4$）、交感（$AH_{6a}$）。

操作：毫针浅刺，中度捻转手法，每日1次，每次留针15~30 min，间歇行针。也可用埋针法或压丸法。

2. 皮肤针疗法

处方：肺俞（BL13）至三焦俞（BL22）、乳房周围、肋间部。

操作：从上至下垂直叩刺肺俞至三焦俞经穴，反复4~5次。再在双侧乳房做放射性叩刺，在乳晕部做环形叩刺，整个乳房每次可叩刺10 min左右。肋间部向左右侧散刺，每斜行叩刺5~7次。采用轻刺激手法，以产妇痛感不甚或无、局部皮肤略见潮红为度。每日治疗1次。

3. 腧穴注射疗法

处方：乳根（ST18）、膻中（CV17）、足三里（ST36）、脾俞（BL20）、肝俞（BL18）。

药物：当归、黄芪或胎盘等注射液，维生素$B_1$注射液。

操作：采用当归、黄芪或胎盘等注射液，每穴注入药液0.5~1 mL。也可用维生素$B_1$注射液100 mg。每穴注入0.5 mL。每日1次。

【文献摘要】

《针灸甲乙经》：乳难，太冲及复溜主之。

《千金翼方》：妇人无乳法，初针两手小指外侧近爪甲深一分，两手腋门深三分，两手天井深六分。

《杂病歌》：无乳膻中少泽烧。

《针灸大成》：妇人无乳，少泽、合谷、膻中。

《神灸经纶》：产后无乳，前谷。

《景岳全书》：妇人乳汁，乃冲任气血所化，故下则为经，上则为乳。若产后乳迟乳少者，由气血之不足。而犹或无乳者，其为冲任之虚弱无疑也。

《三因极一病证方论》：产妇有二种乳脉不行。有气血盛而壅闭不行者；有血虚气弱涩而不行者。虚当补之，盛当疏之。

《傅青主女科》：妇人产后绝无点滴之乳，人以为乳管之闭也，谁知是气与血之两涸乎！夫乳乃气血之所化而成也，无血固不能生乳汁，无气亦不能生乳汁。然二者之中，血之化乳，又不若气之所化为尤速。新产之妇，血已大亏，血本自顾不暇，又何能以化乳？乳全赖气之力，以行血而化之也。今产后数日，而乳不下点滴之汁，其血少气衰可知。气旺则乳汁旺，气衰则乳汁衰，气涸则乳汁亦涸，必然之势也。世人不知大补气血之妙，而一味通乳，岂知无气则乳无以化，无血则乳无以生，不几向饥人而乞食，贫人而索金乎？治法宜补气以生血，而乳汁自下，不必利窍以通乳也。

【名家医案】 刘某，29岁，经产妇，二胎二产。主诉：产后无乳。曾用多种方法治疗无效，产后34 d就诊。检查：发育正常，营养中等，面色苍白，两乳柔软下垂无胀痛，手挤压无乳汁外溢，舌淡苔白，脉虚弱。诊断：气血双亏型缺乳症。治疗：主穴取膻中、乳根、液门、通里；配穴取公孙、足三里、三阴交，按摩加膻中、玉堂、步廊、膺窗、天池、神藏、天溪。常规消毒后，用1.5~2寸28号毫针，快速进针透过皮肤，胸乳部穴向乳头横刺1~1.5寸，得气后留针20 min。针用补法。每日1次，7次为一疗程。按摩时，用拇指及四指按揉，双手拇指轻轻推摩等手法，可顺经络方向施行之。每日1次，每次15 min。结果：施治3次后乳汁增多，5次后婴儿够吃，不再喂其他食品，7次后痊愈。（王庆文，陈德成．中国针灸配穴疗法［M］．贵阳：贵州科学技术出版社，1995：647.）

【按语】 凡非乳腺器质性病变所致之缺乳，针灸均有满意的疗效，尤其对肝郁气滞型效果比气血虚弱型效果更佳。早期干预本病的针灸效果佳。在缺乳发生半个月内治疗效果较好，若时间延长，则疗效不佳。乳房局部腧穴宜用细针浅刺，不可乱用提插，宜捻转，轻刺激。采用皮肤针疗法叩刺乳房时，应避免刺激过重而导致乳房局部皮肤破损。针灸多选用阳明经穴及经验穴，如乳根、膻中、少泽等，治疗方法多用针刺法，或针灸并用。针灸的同时应配合饮食疗法，如给予高蛋白流质食物猪蹄汤、鲫鱼汤等以生乳催乳。嘱产妇在哺乳期保持心情舒畅，切忌暴怒或忧郁，避免过度疲劳，保证充足睡眠。指导产妇掌握正确的哺乳方法。产后12 h即可开始哺乳，第1~2天可每6 h喂乳一次，每次2~4 min，第3天以后，每3~4 h喂乳一次，每次10 min，夜间减少喂乳次数。合理、按时哺乳，每次注意排空乳房中乳汁，如此可维持大量乳汁分泌。

## 第七节　儿科疾病

### 一、小儿惊风

小儿惊风是由多种原因引起的中枢神经系统功能暂时紊乱的一组综合征。其主要发病原因为接触传染病患者和饮食不洁。发病年龄多在1~5岁，年龄越小，发病率越高。因其发病突然，变化迅速，证情凶险，被列为中医儿科临床四大证之一。

本病在临床上根据发病缓急、病情轻重的不同而分为急惊风与慢惊风。急惊风多因外感时邪，或暴受惊恐，或内蕴痰热积滞，而致热闭心窍，热盛动风，风痰内结，肝风内动，气机逆乱。慢惊风则多由禀赋不足，或久病正虚、脾肾阳虚、化源不足，或肝肾阴虚、虚风内动而致。

【临床表现】

1. 急惊风　来势急暴，但在发病之前，一般都有呕吐、发热、烦躁不宁、睡卧惊惕，或摇头弄舌、时发惊啼等先兆症状，不过为时短暂，不易察觉。发病后的主要症状是高热持续、神志昏迷、两眼窜视、牙关紧闭、颈项强直、四肢抽搐等。

2. 慢惊风　起病缓慢，时惊时止，症见形神疲惫、嗜睡、面色苍白或萎黄、体温下降、四肢厥冷或手足心热、呼吸微弱、囟门低陷、摇头拭目、似搐非搐。

【诊断要点】

（1）突然发病，以抽搐和意识障碍为主症。

（2）急惊风：来势迅猛，伴高热，抽搐时间可由数秒至数分钟。慢惊风：来势缓慢，无热或低热，反复抽搐。

（3）有接触传染病患者或饮食不洁致病史。

（4）结合脑脊液、血液或粪便检查等确诊。

（5）应将本病与癫痫相鉴别。癫痫多见于5岁以上儿童及成人，一般不发热，多有反复发作病史，发作时常先有畜样叫声，抽搐发作时口吐白沫，常伴有大小便失禁；脑电波可见癫痫波形。

【辨证施治】

1. 辨证分型

（1）急惊风：起病急骤，四肢抽搐，角弓反张，牙关紧闭，甚则神昏不语。若兼见发热、头痛、咳嗽、咽红，或恶心呕吐，或口渴烦躁，舌苔薄黄，脉浮数，为外感时邪；若兼见发热、呕吐、腹胀、便秘、喉间痰鸣、神呆，舌苔厚腻而微黄，脉数，为内蕴痰热；若形体较弱，四肢欠温，夜卧不宁，或昏睡不醒，醒后哭啼易惊，舌苔薄，脉沉，指纹青紫，为暴受惊恐。

（2）慢惊风：起病缓慢，时惊时止，囟门低陷，呼吸微弱，嗜睡露睛，时有抽搐。若兼见面色萎黄，四肢厥冷，大便稀薄，色青带绿，足跗及面部微肿，舌质淡、苔薄，脉沉迟无力，为脾肾阳虚；若兼见面色潮红，手足心热，大便干结，舌光少苔或无苔，脉沉细而数，为肝肾阴虚。

2. 针灸治疗

（1）急惊风：

治法：清热豁痰，醒脑开窍，镇惊熄风。以督脉、足厥阴经穴为主。

主穴：水沟（GV26）、印堂（EX-HN3）、太冲（LR3）、合谷（LI4）。

方义：水沟属督脉，可醒脑开窍。印堂为镇惊安神要穴。太冲为肝经原穴，有清肝熄风之功，配合谷为四关穴，谓之开四关，擅长镇惊熄风。

加减：外感时邪者，加曲池（LI11）、大椎（GV14）、十宣（EX-UE11）；暴受惊恐者，加神门（HT7）、涌泉（KI1）；内蕴痰热者，加丰隆（ST40）、中脘（CV12）；口噤者，加颊车（ST6）。

操作：水沟刺向鼻中隔，强刺激。太冲、大椎可点刺出血。印堂可在针刺之后行灯火灸。余穴常规针刺。

（2）慢惊风：

治法：健脾益气，补益肝肾，镇惊熄风。取穴以督脉、任脉、足阳明、足厥阴经穴为主。

主穴：百会（GV20）、印堂（EX-HN3）、太冲（LR3）、足三里（ST36）、气海（CV6）。

方义：百会、印堂可醒脑开窍。足三里健脾益胃、补益气血。气海益气培元，使气血壮而正气复。太冲平肝熄风。

加减：脾肾阳虚者，加神阙（CV8）、关元（CV4）、肾俞（BL23）、脾俞（BL20）；肝肾阴虚者，加太溪（KI3）、肝俞（BL18）、肾俞。

操作：印堂、太冲针用泻法，余穴可用补法。脾肾阳虚者可施以灸法。

【其他疗法】

耳针疗法

处方：交感（$AH_{6a}$）、神门（$TF_4$）、皮质下（$AT_4$）、心（$CO_{15}$）、肝（$CO_{12}$）、脾（$CO_{13}$）、肾（$CO_{10}$）。

操作：急惊风毫针刺用强刺激，慢惊风毫针刺用中度刺激。或用压丸法。

【文献摘要】

《类经图翼》：急慢惊风，百会（五七壮）、囟会、上星、率谷（三壮）、水沟、尺泽（慢惊）、间使、合谷、太冲（五七壮）。

《普济方》：治小儿惊悸，药力不到者，但看两脚面中间陷处有大冲脉，灸百会穴。

《名医类案》：慢惊风，灸百会、三里二七壮。

《神应经》：水沟，治小儿急慢惊风，可灸三壮，炷如小麦。

《神灸经纶》：小儿急慢惊风，印堂穴灸三壮，炷如麦粒。

【名家医案】 李某，男，2岁。其母代诉：患儿感冒高热，咳嗽，2 d后突然四肢抽搐，持续不止已半日。检查：体温40.1 ℃，神志昏迷，两目上视，牙关紧闭，角弓反张，颈项强直，四肢抽搐，口唇和三关纹青紫。证系外感实邪，入内化火，热极化风。采用祛邪清热、开窍醒神、熄风镇痉之法治之。先针水沟，向鼻中隔斜刺，以泪出为度；合谷向两掌之间斜刺，配风府、大椎、后溪、申脉，用泻法；十宣、大敦点刺出血。针后抽搐停止，观察2 h，未抽搐，体温降至38 ℃。为巩固疗效，每日1次，连接针治3 d，未再抽搐，体温降至正常。（郑魁山．郑氏针灸全集［M］. 北京：人民卫生出版社，1999：392-393.）

【按语】 针灸治疗本病有较好的疗效。惊风发作时应采用侧卧位，在患儿牙齿间垫上纱布，或用压舌板缠上多层纱布塞入牙齿间，以防止其咬伤舌头。注意吸痰，保持呼吸道通畅，必要时给予吸氧。

## 二、婴儿腹泻

婴儿腹泻是以大便次数增多、粪质稀薄或如水样为特征的一种小儿常见病。发于婴幼儿者称为婴幼儿腹泻。本病以2岁以下的小儿最为多见。虽一年四季均可发生，但以夏秋季节发病率为高，秋冬季节发生的泄泻容易引起流行。

小儿脾常不足，感受外邪，内伤乳食，或脾肾阳虚，均可导致脾胃运化功能失调而发生泄泻。

【临床表现】

1. 轻型腹泻 主要是大便次数增多，量少，质稀，呈黄色或黄绿色，混有少量黏液；其次偶有小量呕吐或溢乳，食欲减退，体温正常或偶有低热。面色稍苍白，精神尚好，无其他周身症状。体重不增或稍降。体液丢失在50 mL/kg以下，临床脱水症状不明显。预后较好，病程为3~7 d。在佝偻病或营养不良患儿，腹泻虽轻，却色黄，常有黏液，有恶臭，大便性状和次数不稳定，迁延日久，营养情况越恶化，常继发泌尿道、中耳或其他部位感染。

2. 重型腹泻 可由轻型腹泻加重而成。大便次数明显增多。开始转为重型时，便中水分增多，偶有黏液，呈黄色或黄绿色，有腥臭味，如换尿布不及时，常腐蚀臀部皮肤，使表皮剥脱而发红。

但随着病情加重和摄入食物减少，大便臭味减轻，粪块消失而呈水样或蛋花汤样，色变浅，量增多。患儿常伴有食欲低下、呕吐、不规则低热，重者高热，体重迅速降低，明显消瘦。少数重症患儿起病急，高热达39~40 ℃，频繁呕吐、泻水样便，迅速出现小便短少、烦渴神疲、皮肤干瘪、囟门凹陷、目眶下陷、啼哭无泪等脱水征，以及口唇樱红、呼吸深长、腹胀等水和电解质紊乱的症状。近10余年来，由于能提早就诊，严重的重型腹泻已明显减少。

【诊断要点】

（1）具有婴儿腹泻的典型临床表现。

（2）有乳食不节、饮食不洁或感受时邪病史。

（3）大便镜检可有脂肪球或少量白细胞、红细胞。

（4）大便病原体检查可有致病性大肠杆菌，或病毒检查阳性等。

【辨证施治】

1. 辨证分型

（1）伤食泻：大便稀溏，夹有乳凝块或食物残渣，气味酸臭，或如败卵，脘腹胀满，便前腹痛，泻后痛减，腹痛拒按，嗳气酸馊，或呕吐，不思乳食，夜卧不安。舌苔厚腻，或微黄。

（2）风寒泻：大便清稀，多泡沫，臭气不甚，肠鸣腹痛，或伴恶寒发热，鼻流清涕，咳嗽。舌质淡、苔薄白。

（3）湿热泻：大便水样或如蛋花汤样，泻下急迫，量多次频，气味秽臭，或见少许黏液，腹痛时作，食欲不振，或伴呕恶，神疲乏力，或发热烦闹、口渴，小便短黄。舌质红、苔黄腻，脉滑数。

（4）脾虚泻：大便稀溏，色淡不臭，多于食后作泻，时轻时重，面色萎黄，形体消瘦，神疲倦怠。舌质淡、苔白，脉缓弱。

（5）脾肾阳虚泻：久泻不止，大便清稀，完谷不化，或见脱肛，形寒肢冷，面色㿠白，精神委靡，睡时露睛。舌质淡、苔白，脉细弱。

2. 针灸治疗

治法：伤食泻者，治宜消食导滞，只针不灸，用泻法；风寒泻者，治宜疏风散寒、化湿和中，针灸并用，用平补平泻法；湿热泻者，治宜清热利湿，只针不灸，用泻法；脾虚泻者，治宜健脾益气、助运止泻，针灸并用，用补法；脾肾阳虚泻者，治宜补脾温肾、固涩止泻，针灸并用，用补法。以阳明经穴为主，辅以太阴经及任、督脉穴。

主穴：足三里（ST36）、天枢（ST25）、中脘（CV12）、曲池（LI11）。

方义：中脘、天枢分别为胃和大肠的募穴，是腑气募集之所。曲池、足三里是手足阳明的合穴，"合治内腑"。

加减：伤食泻者，加上巨虚（ST37）、建里（CV11）、气海（CV6），以理气导滞、通调胃肠气机，使食滞得化，则泄泻可止；风寒泻者，另灸脾俞（BL20），以温散寒湿、健运脾胃；湿热泻者，加内庭（ST44），该穴为足阳明胃经的荥穴，"荥主身热"；虚寒泻者，加脾俞、肾俞（BL23）、章门（LR13），以健脾温肾、助运化。

操作：毫针针刺，属实者用泻法，属虚者用补法，每日 1 次，10 次为一疗程。

【其他疗法】

1. 腧穴注射疗法

处方：足三里（ST36）。

药物：维生素 $B_1$ 注射液或维生素 $B_{12}$ 注射液。

操作：取上述任一药液，每次注入 0.5~1 mL（根据患儿年龄大小酌定用量，最大不得超过上述量）。每日或隔日 1 次。

2. 耳穴压丸疗法

处方：胃（$CO_4$）、脾（$CO_{13}$）、三焦（$CO_{17}$）、大肠（$CO_7$）、小肠（$CO_6$）。

操作：每次取 2~3 穴，每穴贴王不留行 1 个，每日按压 5~10 次，每次 1 min，隔日更换 1 次。

3. 艾灸疗法

处方：胸椎部位。

操作：温灸患儿第 1~12 胸椎部位，热度以脊背部皮肤微微发红为宜。如艾灸器太热，可加厚纱布，以免烫伤皮肤。艾灸 30~50 min。多数 2 次痊愈，个别 3 次以上痊愈。不愈者，可配合针刺治疗。此法用于单纯性消化不良。

4. 腧穴激光照射疗法

处方：天枢（ST25）、中脘（CV12）、气海（CV6）。

操作：每穴照射 3 min，每日 1 次。

5. 捏脊疗法

操作：先在患儿背上从上至下轻轻按摩 2~3 遍，然后将两手半握，以拇、示指从患儿骶骨处向上捏起皮肤，示指向下推，拇指向上拉，使皮褶向上移，如此两手交替往上捏至大椎穴部，共做 3~6 遍。每捏 2~3 下，即以拇、示指将皮肤向上提 1 次，提捏后用拇指揉按肾俞穴 3~5 次。每日 1 次，3~5 次即愈。

【文献摘要】

《类经图翼》：泄泻，胃俞、水分、天枢、神阙。

《扁鹊心书》：吐泻，脉沉细，手足冷者，灸脐下一百五十壮。

《神灸经纶》：虚寒灸泻，关元、中极、中脘、梁门。如腹痛、手足冷加天枢，腹满加三阴交，手足厥冷加气海，均用灸法。

【名家医案】 韦某，男，10 个月。1985 年 9 月 9 日初诊。10 多天来，大便稀如水祥，呈绿色，有时夹有黏冻状物。每日 4~5 次，饭后即泻，未发热，原在太原市儿童医院儿科诊治，诊为婴儿腹泻。予以新霉素、胃蛋白酶，服用 3 d 不效，遂来诊治，当时患儿伴有烦躁不安。检查：心肺（-），腹软，肝脾不大。此为湿盛而致。处方：大肠俞（双侧）、肾俞（双侧）、天枢（双侧）、水分、气海。治疗经过：上穴用火针，针后随访，一次痊愈。（陈佑邦，邓良月．当代中国针灸临证精要［M］．天津：天津科学技术出版社，1987：96.）

【按语】 适当控制饮食，减轻胃肠负担，吐泻严重及伤食泻患儿可暂时禁食 6~8 h，以后随着病情好转，逐渐增加饮食量。忌食油腻、生冷及不易消化的食物。勤换尿布，保持皮肤清洁干燥。每次大便后，宜用温水清洗臀部，并扑上爽身粉，防止发生红臀。提倡母乳喂养，不宜在夏季及小儿生病时断奶，遵守添加辅食的原则，注意科学喂养。注意饮食卫生，食品应新鲜、清洁，避免食用变质食品，勿暴饮暴食。饭前、便后要洗手，餐具要卫生。

## 三、小儿疝气

小儿疝气是指腹腔脏器或组织通过先天或后天形成的薄弱点、缺损或孔隙进入另一部位，向体表突出的病症，其内容物多为小肠。本病包括小儿脐疝和腹股沟疝两种。小儿脐疝是因脐环闭锁不全或脐部瘢痕组织不够坚韧，在啼哭或便秘等腹内压增加的情况下腹内容物突出脐部。腹股沟疝是因患儿腹壁肌肉薄弱或发育不全，先天性鞘状突未闭或闭锁不全形成孔隙，当小儿啼哭或便秘等使腹内压增高时腹内容物自此向体表突出于腹股沟，形成腹股沟肿块者为腹股沟直疝，经腹股沟环进入阴囊者为腹股沟斜疝。

小儿脐疝是圆形或卵圆形疝囊突出于脐部，属于中医学“脐突”范畴；腹股沟疝是疝囊突出于腹股沟或阴囊，属于中医学“狐疝”范畴。

本病因小儿先天不足、本藏虚弱，复因风寒之气侵袭脐腹、内食生冷或卧湿地致寒邪凝滞而成；或因乳食蕴郁化热，复被寒邪束于外，邪气乘虚流入厥阴，阴阳失和，气滞不行，经脉阻塞牵引睾丸少腹绞痛。

【临床表现】

1. 脐疝 脐部突出，呈圆形或卵圆形，用手按之，可以回纳，但是啼哭或咳嗽时又可重复突出。

2. 腹股沟疝 腹股沟或阴囊肿块，有坠胀感、触痛，初起以手按之还纳腹中，在久立、啼哭或咳嗽时肿块出现或增大，平卧、睡眠后肿块变小或消失。如果手按不能还入腹中，腹中绞痛，则已成嵌顿，病情危急。

【诊断要点】

（1）出生后腹股沟部有肿块，可看到或摸到，有些甚至主降到阴囊内。

（2）通常在小孩哭闹、咳嗽、便秘等增加腹壁压力时，囊肿突出体表或逐渐增大，在平躺或用手按压时回纳。

（3）如果疝块无法回纳发生嵌顿时，会出现腹痛、恶心、呕吐、发热、厌食、烦躁不安，甚至肠管缺血坏死等严重并发症。

【辨证施治】

1. 辨证分型

（1）寒滞厥阴：腹股沟或脐膨大冷痛，引及少腹，形寒肢冷，甚则手足麻木，面色苍白。舌质淡、苔薄白，脉沉弦或沉细。

（2）湿热积聚：脐或腹股沟处膨大胀痛，连及少腹，嗳气吞酸，手足沉重，小便短赤，大便秘结。舌质红、苔黄腻，脉弦数或濡数。

2. 针灸治疗

治法：寒滞厥阴者，治宜温经散寒、行气止痛，针灸并用，用补法；湿热积聚者，治宜清化湿热、消肿止痛，只针不灸，用泻法。以任脉及足厥阴、足太阴、足阳明经穴为主。

主穴：大敦（LR1）、太冲（LR3）、百会（GV20）、关元（CV4）、归来（ST29）、三阴交（SP6）。

方义：足厥阴经之大敦、太冲，疏肝缩筋、理气止痛。百会为诸阳之会，可升提阳气。关元为足三阴经与任脉的交会穴，可培补元气、疏通气血。阳明经合于宗筋。归来为治疝要穴。三阴交可通足三阴经的气血。因足三阴经皆循行于少腹，诸穴共用可疏通经脉，使疝块顺利还纳。

加减：寒滞厥阴者，加神阙（CV8），以培元阳、解寒凝；湿热聚积者，加四满（KI14）、水分（CV9），以消肿止痛。

操作：神阙用艾条灸 30 min 左右。百会、关元针后行温和灸，以皮肤红润为度。余穴用小幅度的提插捻转针法。症状未控制前，每日 2 次；待缓解后每日 1 次，5 次为一疗程。

【其他疗法】

1. 热敷疗法

处方：疝块局部。

操作：用热毛巾温敷疝块局部 15~30 min，可促使疝块还纳。

2. 手法还纳法

（1）脐疝：使患儿平卧，揉按其中脘、神阙，分别推按腹部两侧数十次，可助脐疝还纳腹中。

（2）腹股沟疝：使患儿侧卧于健侧，臀部垫高过于头，助手将患者患侧腿抬起，医者用手捏住疝块，轻轻捻挤，可使疝块还纳。

3. 厚垫压迫法

（1）脐疝：回纳疝块后，用一大于脐环、外包纱布的硬币抵住脐环，然后用胶布或绷带加以固定，勿使其移动。

（2）腹股沟疝：采用棉线束带或绷带压住腹股沟管深环，防止疝块突出，并可帮助疝孔闭合，给发育中的腹肌以加强腹壁的机会。

【文献摘要】

《针灸甲乙经》：卒疝，少腹疼，照海主之。

《外台秘要》：卒疝暴痛，灸大敦，男左女右，三壮而已。

《子午流注针经》：稽夫大敦去七疝之偏坠。

《针灸聚英》：大敦、照海，患寒疝而善蠲。

《席弘赋》：若是七疝小腹痛，照海阴交曲泉针，又不应时求气海，关元同泻效如神。

《针灸大成》：肾胀偏坠，关元灸三七壮、大敦七壮。寒疝股痛，阴市、太溪、肝俞。卒疝，丘墟、大敦、阴市、照海。癫疝，涌泉、中封、太冲、商丘。阴疝，太冲、大敦。

【名家医案】 李某，男，9岁。于1975年10月27日初诊。主诉：左阴囊部肿胀已4个月。病史：今年夏收中，学校组织小学生拾麦，因气候炎热，走路过多，回家后即感觉左侧睾丸肿痛，请厂内卫生所医生检查，认为是睾丸炎，即给予抗生素和解热镇痛药。服后，痛稍有缓解，肿块依然不消。后又到本院外科检查，诊断为鞘膜积液，建议用手术治疗。其父母担心小孩年龄小，怕以后影响生育，故要求中医保守治疗，由外科转入针灸科开始用针灸治疗。体格检查：左侧睾丸上方，靠近耻骨下缘，有约6 cm×3 cm×3 cm大的包块，按之柔软，有波动感。透光实验（+），深按感觉疼痛。辨证：水疝。治则：行气消水，活血止痛。选穴：三阴交、气冲（左）、阴廉，并于肿块处行“五虎擒羊法”（于肿块四周各刺1针，中央刺1针，共刺5针，由此而得名）。针法：先循经刺三阴交，使经气向前阴传导，以达到行气消水的作用；次针气冲、阴廉，以助三阴交的作用；然后再针局部，活血、止痛、消肿。起针后，局部按摩，并嘱咐加疝气带压迫。按以上方法，共治疗4次，肿块消散。（申倬彬．针灸实验录［M］．西安：陕西科学技术出版社，1983：119.）

【按语】 针灸治疗小儿疝气疗效可靠，但应注意，待疝块还纳后，要用厚垫压迫固定，防止其再次脱出，且可促使疝口闭合。本病多因患儿体虚、先天不足，加之患有咳嗽、便秘等疾病，使腹压增加，而导致腹内容物突出体表而形成疝气。所以，治疗引发疝气的疾病，增强体质才是治疗小儿疝气的根本。

## 四、小儿直肠脱垂

小儿直肠脱垂是指直肠黏膜、肛管、直肠和部分乙状结肠向下移位，脱出肛门外的一种疾病。本病多见于5岁以前的小儿，男女发病率均等，无季节性。中医学称本病为“小儿脱肛”。

本病病因主要有正气亏虚、饮食所伤两个方面。小儿脏腑娇嫩，形气未充，或禀赋怯弱，加之久泻伤脾，中气不足，气虚下陷，无力收摄，导致肛门失约而脱出；或小儿脾常不足，运化力弱，又饮食不节，恣食辛辣厚味，以致湿热滋生蕴积胃肠，胃火过盛，热注大肠，下迫肛门而为脱肛。

【临床表现】 发病初期，小儿排便时有肿物脱出肛门，状如球形、表面呈放射状纵沟者为不完全性直肠脱垂；若脱出物呈圆锥形，黏膜皱襞呈环状排列，则为完全性直肠脱垂。多数便后可自行回缩至肛门内。反复发作后，每次便后均须用手托回，并常有少量黏液从肛门流出。甚者在哭闹、咳嗽用力等腹内压增加的情况下即脱出。若久未复位，则可出现直肠充血、水肿、溃疡、出血等症状，以致复位困难，甚至肠管坏死。

【诊断要点】

（1）有肿物自肛门脱出。

（2）直肠指诊时感到肛门括约肌松弛无力。乙状结肠镜检查可见远端直肠充血、水肿。

（3）排除内痔脱出等其他疾病。

【辨证施治】

1. 辨证分型

（1）中气下陷：逐渐发病，由轻到重，大便后或咳嗽、打喷嚏时直肠脱出，一般不能自行还纳，需用手托回。脱出物微红，无肿痛。患儿神疲倦怠，气短乏力，面色少华，口唇淡白，纳少便溏。舌质淡、苔薄白，指纹淡，脉缓弱。

（2）湿热下注：发病突然，多于排便后直肠脱出，肛门肿痛，脱出直肠的黏膜充血、水肿，甚至糜烂。患儿烦热哭闹，口舌干燥，喜食生冷，热泻或便秘，小便黄。舌质红、苔黄腻，指纹暗紫，脉滑数。

2. 针灸治疗

治法：中气下陷者，治宜补中益气、升陷固脱，针灸并用，用补法；湿热下注者，治宜清热化湿、疏导大肠，只针不灸，用泻法。以督脉及足太阳经穴为主。

主穴：百会（GV20）、长强（GV1）、大肠俞（BL25）、承山（BL57）。

方义：百会为督脉与手足三阳经的交会穴，统于督脉，灸之有升阳益气、举陷固脱的作用。长强为督脉之别络，位近肛门，针刺本穴可增强肛门的约束功能。足太阳经脉循尾骶，承山配大肠俞可促进直肠回收。数穴合用，可起到举陷固脱的作用，使陷者可举，脱肛自收。

加减：中气下陷者，加气海（CV6）、关元（CV4）、足三里（ST36）及肛周3点、9点，以补虚培元、升陷固脱；湿热下注者，加曲池（LI11）、上巨虚（ST37）、阴陵泉（SP9），以清化湿热、疏通大肠。

操作：中气下陷者，各穴均用捻转补法，不留针，针后再施以灸法；湿热下注者，阴陵泉速刺进针，捻转补泻，不留针，余穴均施以捻转泻法，不用灸法。每日1次，5次为一疗程。

【其他疗法】

1. 艾灸疗法

处方：长强（GV1）、百会（GV20）、神阙（CV8）。

操作：长强、百会用艾条点灸，以红润为度，再用艾炷置神阙穴行无瘢痕灸，5~20壮。每日1次，5次为一疗程。

2. 耳针疗法

处方：直肠（$HX_2$）下段、神门（$TF_4$）、皮质下（$AT_4$）、大肠（$CO_7$）、脾（$CO_{13}$）。

操作：点刺进针，以不透耳郭软骨为度，留针30 min，每日1次，10次为一疗程。或用压丸法，每日按压3~5次，每次每穴按压1~2 min，3~5 d换一次，5次为一疗程。

3. 针挑疗法

处方：在第3腰椎至第2骶椎之间，脊椎中线旁开1.5寸的纵行线上，任选一点。

操作：挑治，15 d一次，一般需2~3次。

4. 腧穴注射疗法

处方：长强（GV1）。

药物：维生素$B_1$注射液。

操作：取维生素$B_1$注射液，每次0.2~0.3 mL注入长强穴，隔日1次，3次为一疗程。

5. 腧穴贴敷疗法

处方：百会（GV20）。

操作：取蓖麻子10粒，煮半熟的粳米适量，共捣烂为泥，敷于百会（应剪去头发）4 h，一次无效，隔5~7 d再如法敷药。

6. 腧穴埋线疗法

处方：承山（BL57），长强（GV1），肛门3点、9点外周0.5寸远处。

操作：在诸穴呈内斜方向各埋入一段羊肠线（长0.5~1 cm），20~30 d可重埋一次。

【文献摘要】

《针灸聚英》：脱肛起百会、尾翳之所。

《席弘赋》：小儿脱肛患多时，先灸百会次鸠尾。

《针灸大成》：脱肛，百会、长强。

《类经图翼》：脱肛，百会三壮……小儿亦然。胃俞、长强又有洞泄寒中脱肛者，须灸水分百壮。

【名家医案】 何某，男，8岁。代诉：脱肛2周，始于间歇腹泻1个月后。早期于大便时下脱，可自行回复，但以后需外托纳回，近日发展至下蹲、奔跑亦脱出，经治疗效果不显。现患儿面色萎黄，轻度消瘦，神疲，食欲不振，心肺正常，腹微胀，下蹲时直肠下脱约1.5 cm，轻触痛，外托可纳回，脉细弱，舌质淡、苔白腻。脉证相参：脱肛始自久泻后，乃脾阳失运，致中气下陷，大肠腑气收摄无力而成病。治宜调补胃肠气机与升阳并进，取足阳明及督脉穴为主，刺用补法，针灸并施。一诊：针足三里、大肠俞、隔姜灸大椎5壮（刺大肠俞针尖向下，以针感向骶及肛门扩散为佳）。针后肛门垫一小纱布块，外用丁字带固定。二诊：经针灸后食欲较前改进，神疲减，大便时脱肛改善，奔跑时无明显不适，脉细，舌苔薄白。刺后胃肠气机稍复，仍按前法取长强、上巨虚以旺盛大肠腑气，灸百会5壮以升阳。三诊：神情较活跃，思食，除大便后肛门尚微下脱外（可自行回复），余无不适，脉细，舌苔薄润。脾胃受纳与运化功能渐复，阳气得补，大肠腑气得调益，故脱肛能收摄。由于患儿脱肛虽愈但体质尚虚弱，按上法针灸一次后嘱其家属每日用艾卷温灸脾俞、胃俞、足三里，以补益后天生化之源而终止针刺。2周后复诊，神情活泼，面色泛红，体力增加，食欲佳，脱肛未现，病已愈。（陈秀华，符文彬．陈全新针灸经验集［M］．北京：人民卫生出版社，2004：145-146.）

【按语】 小儿脱肛的治疗宜标本兼顾。此病多为脾胃虚弱、气虚下陷所引起。取长强、百会，意在“下固上提”，属治标之法。若欲治其本，补气健脾、养后天之气才是关键。小儿脱肛后应注意护理：祛除引起脱肛的原因，积极治疗增加腹压引起脱肛的疾病，如便秘、腹泻、百日咳等；注意饮食营养，身体虚弱的患儿要给予充足的营养食物。湿热引起脱肛的患儿，要养成良好的饮食习惯，均衡营养。

## 五、小儿麻痹后遗症

小儿麻痹后遗症亦称脊髓灰质炎后遗症，是指小儿麻痹症急性期出现的瘫痪在18~24个月仍不能恢复的病症。

本病多发于5岁以下儿童，6个月~2岁者发病率最高。近年来，由于重视预防，发病率明显降低。本病属于中医学“痿躄”、“痿证”范畴。

本病多因感受风湿热邪，时疫之毒入侵，流注经络，阻滞血脉，经气不疏，筋脉失养而致；或病久不愈，累及肝肾，精血亏损而致。

【临床表现】

1. 肌肉萎缩　受累肌肉明显萎缩，患肢短小、细瘦、关节松弛且不稳定、活动困难。

2. 骨骼畸形　常见畸形有足部的马蹄足内翻或外翻、高弓足、仰趾、爪形趾；膝部的膝内翻或外翻、反屈；髋部的挛缩屈曲、外尿、外旋或松弛不稳，甚至形成髋关节脱位；脊柱以侧凸为主。

【诊断要点】

（1）有小儿麻痹症病史。

（2）以四肢瘫痪、肌肉萎缩、骨骼发育畸形为主要症状。

（3）瘫痪呈不对称性、弛缓性。

（4）仅运动功能丧失，感觉及大小便功能正常。

（5）排除其他弛缓性麻痹。

【辨证施治】

1. 辨证分型

（1）气虚血痹：小儿麻痹发病之后肢体瘫痪，肌肉萎缩，皮肤瘀斑，关节纵缓不收或畸形，面色淡白，冷汗淋漓，气短乏力。舌质淡、苔薄白，脉迟或涩。

（2）肝肾亏损：小儿麻痹发病之后长期瘫痪，肌肉明显萎缩，关节纵缓不收，骨骼畸形。舌质淡、苔薄白，脉沉细。

2. 针灸治疗

治法：气虚血痹者，治宜补气活血、疏通经络，针灸并用，用补法；肝肾亏损者，治宜补益肝肾、强筋壮骨，针灸并用，用补法。以手足阳明经穴及相应背俞穴为主。

主穴：脾俞（BL20）、肝俞（BL18）、肾俞（BL23）、足三里（ST36）、曲池（LI11）。

方义：脾俞、肝俞、肾俞三穴相配，具有补气活血、补益肝肾之功。曲池、足三里分别为手、足阳明经穴，阳明经多气多血又主宗筋，有“治痿独取阳明”之意。

加减：气虚血瘀者，加气海（CV6）、血海（SP10）、三阴交（SP6），以补气活血、疏通经络；肝肾亏损者，加太溪（KI3）、悬钟（GB39）、阳陵泉（GB34），以补益肝肾、强筋健骨。下肢麻痹，加腰夹脊（EX-B2）、髀关（ST31）、伏兔（ST32）；足下垂，加解溪（ST41）；足外翻，加三阴交（SP6）；上肢麻痹，加颈夹脊、肩髃（LI15）、手三里（LI10）、合谷（LI4）；腕下垂，加外关（TE5）；腹肌麻痹，加胸夹脊（EX-B2）、带脉（GB26）。

操作：肝俞、肾俞向脊柱方向进针，深0.3~0.5寸，施捻转补法。其余各穴进针得气后，用提插捻转补法配合艾灸，留针20~30 min。隔日1次，10次为一疗程。

【其他疗法】

1. 耳针疗法

处方：神门（$TF_4$）、肝（$CO_{12}$）、肾（$CO_{10}$）、皮质下（$AT_4$）。

操作：毫针刺法，每日或隔日1次，每次留针30 min。

2. 皮肤针疗法

处方：背部督脉穴、夹脊穴、背俞穴、手足三阳经穴。

操作：根据瘫痪部位选用相应部位，用轻刺激循经叩刺，每次20~30 min，隔日1次，10次为一疗程。

3. 腧穴注射疗法

处方：根据瘫痪部位，依“针穴治疗”选取。

药物：10%葡萄糖注射液、维生素$B_{12}$注射液、盐酸呋喃硫胺注射液（长效维生素$B_1$）、加兰他敏注射液、当归注射液。

操作：每次选2~4穴，选上述任一种药液每穴注射1~2 mL。隔日1次，10 d为一疗程。

4. 腧穴埋线疗法

处方：以四肢及腰骶部腧穴为主，一次选用1~2穴或神经运动点。

操作：常规消毒，局部浸润麻醉，做一3~5 mm长的切口，将血管钳插入穴内，进行局部刺激，再用三角缝合针，将0号羊肠线埋于腧穴下肌肉层，每20 d更换一次。

【文献摘要】

《针灸甲乙经》：痿厥、身体不仁、手足偏小，先取京骨，后取中封、绝骨，皆泻之。

《备急千金要方》：冲阳、三里、仆参、飞扬、复溜、完骨主足痿失履不收。天井、外关、曲池主臂痿不仁。

《针灸聚英》：有湿热、有痰、有无血而虚、有气弱、有瘀血，针中渎、环跳，灸三里、肺俞。

《针灸大成》：悬钟环跳，华佗刺躄足而立行。

《针灸逢源》：痿躄，足不能行，三里、三阴交、复溜、行间。

【名家医案】 阿里，男，5岁，北也门人。因发热后右侧下肢不能走路，臀及右下肢肌肉轻度萎缩，患肢发凉无力，腰关节轻度屈曲，足稍下垂，足跟不着地，足向外翻，走路经常跌跤。经几个医院检查与治疗，诊为小儿麻痹后遗症，右下肢麻痹，合并足下垂、足内翻。证属热邪伤津，阴虚内热，筋脉失养，宗筋弛缓。治则：调脾胃，润宗筋。处方：上下闪电穴、曲池、外关、合谷、髀关、足三里、阳陵泉、殷门、箕门、解溪、三阴交、肩髎、落地、太溪、昆仑、合阳、大椎。治疗经过：用触针法进针，用补法和平补平泻法，不留针或留针20 min，或配合电针。每日1次，10次为一疗程，共治疗8个疗程，患肢或肌肉已恢复正常，能任意行走，活动恢复正常，痊愈。（陈佑邦，邓良月．当代中国针灸临证精要［M］．天津：天津科学技术出版社，1987：340.）

【按语】 针灸治疗小儿麻痹后遗症的效果主要取决于病变时间长短及严重程度，越早治疗越好。在进行针灸治疗的同时，患者应配合肢体功能锻炼，有助于及早恢复肢体功能。若病程在2年以上，关节出现畸形者，宜配合手术治疗，不可单用针灸。小儿麻痹症只要诊断及时，积极采取中西结合的治疗措施，约50%患者可不留后遗症，有后遗症患者经综合治疗后部分患者也可以痊愈，90%的患者对针灸治疗有效。由于近年来对小儿麻痹的被动免疫手段的普及，该病发病率已明显降低。

## 六、小儿食积

小儿食积是指因喂养不当，乳食内积，脾胃受损，运化失常而引起的胃肠疾病。食积与伤食、疳积等有密切关系。若伤于乳食，经久不愈，可变为食积；积久不消，迁延失治，可转化为疳积。

本病多由喂养不当，乳食无度，或过食生冷肥甘，脾胃受损，运化失常，升降失调，致使乳食停滞，积而不消而致；或因小儿脾胃素弱（或病后体弱），脾气虚损，不能运化水谷而致。

【临床表现】 患儿可见突然呕吐，泄泻，嗳气吞酸，或因腹胀腹痛而躁扰不安，或午后、夜间面颊潮红，腹热腹胀，睡中头额汗出，大便秘结，口热口臭，手足心热，或有低热，或有食后腹痛，痛则欲便，便后痛减。

【诊断要点】

（1）以腹泻或便秘、呕吐、腹胀、嗳气酸馊为主要症状。

（2）大便检查：有未消化的食物或脂肪球。

（3）有伤乳、伤食史。

【辨证施治】

1. 辨证分型

（1）乳食内积：食欲不振，脘腹胀满，嗳腐酸馊，腹痛胀满拒按，烦躁多啼，夜卧不安，小便短黄或如米泔，大便溏泄秽臭，低热。指纹紫滞，舌质红、苔黄腻，脉滑数。

（2）脾虚夹积：食欲不振，腹满喜俯卧，面色萎黄，神疲乏力，不思乳食，大便稀溏。指纹淡滞，舌苔白腻，脉细而滑。

2. 针灸治疗

治法：健脾和胃，化积消滞。以足阳明、足太阴经穴为主。

主穴：天枢（ST25）、足三里（ST36）、阴陵泉（SP9）。

方义：天枢为大肠募穴，可调理肠腑、荡积去滞；足三里为胃之下合穴，能通调肠道、健脾和胃；阴陵泉为脾经合穴，健脾胃而利湿浊。三穴合用，积滞得消，中焦始运。

加减：乳食内积者，加中脘（CV12）、梁门（ST21）；脾虚夹积者，加脾俞（BL20）、胃俞（BL21）、四缝（EX-UE10）。烦躁不安者，加神门（HT7）、三阴交（SP6）；呕吐者，加内关（PC6）；腹胀者，加气海（CV4）；发热者，配大椎（GV14）、曲池（LI11）。

操作：毫针刺法，天枢平补平泻，足三里、阴陵泉用补法。

【其他疗法】

皮肤针疗法

处方：脾俞（BL20）、胃俞（BL21）、胸7~腰5夹脊（EX-B2）。

操作：从上而下轻轻叩打，至皮肤潮红。每日1次，每次10~20 min。

【文献摘要】

《张氏医通》：食滞中宫，热气上炎，亦令头汗。

《医学正传》：痛甚欲大便，去后痛减者，是食积也。

【名家医案】 患儿，女，1岁。主诉：腹泻消瘦20 d。于本月4日开始腹泻，呕吐，精神委靡不振，哭闹，口干，舌质红，有芒刺。诊断为单纯性消化不良，即中医食积。治则：健脾，消积。取穴：四缝消积，中脘、内关、足三里、脾俞、胃俞健脾。四缝用三棱针点刺挤出黄白色黏液，余穴毫针刺法，不留针。每日1次。（王凤仪．针灸医案选［M］．哈尔滨：黑龙江人民出版社，1978：102.）

【按语】 现代研究表明：针灸可增强胃肠的蠕动功能及小肠的吸收功能，有助于积食的消化吸收，并对机体各种消化液的分泌有促进作用。小儿食积应与疳证相鉴别，疳证以形体消瘦及伴有明显的脾胃症状和精神症状为主要特征。给小儿喂食应定时定量，不宜让其过食肥腻生冷之品。

## 七、小儿脑瘫

小儿脑瘫即小儿脑性瘫痪，是指出生前至新生儿期因各种原因导致非进行性脑损伤，出现中枢性运动功能障碍而发展为瘫痪的疾病。本病属于中医学“五迟”、“五软”范畴。

本病多因先天禀赋不足，肝肾亏虚，精血不足，脑髓失充，五脏六腑、筋骨肌肉、四肢百骸失养，心神受损而致；或胎中受邪，难产产伤，或病后失调，或感受热毒，损伤脑络，耗气伤阴，痰瘀阻络，筋脉受伤而致。

【临床表现】

（1）运动发育推迟和瘫痪肢体主动运动减少。6 个月内的婴儿可见明显的左右肢体反应和运动不对称，6 个月后的婴儿可见坐、立、行走的时间比正常同龄小儿延迟。

（2）四肢肌张力增高或减低。

（3）肢体姿势异常。

（4）原始反射消失延迟，可出现踝阵挛和巴宾斯基（Babinski）征阳性。

（5）有的伴有智力低下、癫痫、言语障碍、听力低下、视觉异常。

【诊断要点】

（1）以运动发育迟缓和姿势异常为主要表现。

（2）有难产、产伤史等。

（3）引起运动障碍的病变在脑部，症状在婴幼儿期出现，病程呈非进行性。

（4）脑 CT 及 MRI 检查：大脑两侧皮层沟、侧裂、纵裂增宽及脑室增大。

（5）排除进行性疾病所致的中枢性运动障碍及正常小儿暂时性的运动发育迟缓。

【辨证施治】

1. 辨证分型

（1）肝肾亏虚：筋骨瘦弱，屈伸不利，步态不稳，生长发育迟缓，智能低下，或急躁易怒。舌质淡，脉弦或弦细。

（2）痰瘀阻络：肢体瘫痪，手足软而不用，肢体麻木，神志迟钝，或有失语。舌质淡紫或边有瘀点、苔黄腻，脉弦滑或涩。

2. 针灸治疗

治法：滋养肝肾，化痰通络，健脑益聪。以督脉、足阳明经穴为主。

主穴：百会（GV20）、大椎（GV14）、四神聪（EX-HN1）、足三里（ST36）、悬钟（GB39）、合谷（LI4）。

方义：百会、大椎同属督脉，督脉入络于脑，且百会为诸阳之会，二穴健脑调神开窍。四神聪位于巅顶，健脑益智、定惊安神。足三里培补后天，生化气血，滋养筋骨、脑髓。悬钟为髓之会，填精益髓、强壮筋骨。阳明经多气多血，合谷调理气血、通经活络。

加减：肝肾亏虚者，加肝俞（BL18）、肾俞（BL23）；痰瘀阻络者，加膈俞（BL17）、血海（SP10）、丰隆（ST40）。语言不利者，加通里（HT5）、廉泉（CV23）、金津（EX-HN12）、玉液（EX-HN13）；头项倾斜、软者，加天柱（BL10）；上肢瘫者，加肩髃（LI15）、曲池（LI11）；下肢瘫者，加环跳（GB30）、阳陵泉（GB34）；腰部瘫软者，加腰阳关（GV3）、命门（GV4）。

操作：毫针刺法，主穴用补法或平补平泻法，配穴按虚实补泻操作。

【其他疗法】

1. 耳针疗法

处方：枕（$AT_3$）、心（$CO_{15}$）、肝（$CO_{12}$）、脾（$CO_{13}$）、肾（$CO_{10}$）、皮质下（$AT_4$）、神门（$TF_4$）、肢体相应部位。

操作：每次取 3~4 穴，用毫针中度刺激，每日或隔日 1 次，10 次为一疗程。或用压丸法，两耳交替使用。

2. 头针疗法

处方：额中线、顶颞前斜线、顶颞后斜线、顶旁 1 线、顶旁 2 线、顶中线、颞后线、枕下旁线。

操作：每次取 2~3 线，平刺进针，间歇行针，可留针 30~60 min。每日 1 次。

3. 腧穴注射疗法

处方：足三里（ST36）、阳陵泉（GB34）、丰隆（ST30）、肩髃（LI15）、曲池（LI11）、手三里（LI10）、合谷（LI4）。

药物：5%当归注射液、维生素 $B_1$ 注射液或维生素 $B_{12}$ 注射液。

操作：每次选 2~4 穴，取上述任一种药液，每穴注射 0.5~1 mL，隔日 1 次。

【名家医案】 张某，男，5 岁。两下肢瘫痪，不会走路。患儿 1987 年 4 月生，第一胎，体重 3.5 kg，难产剖腹，产期有缺氧、胎儿窒息史，第 3 个月发热，第 7 个月癫痫样发作，4 年来，一直靠西药控制其症状，大小便至今还不能自理，曾针灸、中西药治疗，效果不理想。诊见：形体消瘦，神色呆滞，智力低下，右手足瘫痪，颈腰软，语言障碍，吞咽困难，口角流涎，对痛反应迟钝，脉细弱，舌质淡、苔白。诊断：小儿脑瘫（重度新生儿窒息）。治疗：①八脉交会穴，按时取穴，采用灵龟八法腧穴开阖规律所选取的治疗腧穴。②脑点（耳穴）、合谷或足三里，均取双侧，如灵龟八法开穴在足部，乃配手部合谷穴；若开穴在手部，乃配下肢足三里穴。③佐以辨证配穴，语言障碍，加廉泉；口角流涎，加地仓；智力障碍、癫痫，加神门、通里；颈软，加大椎、风池；腰软，加肾俞；足外翻，加太溪；足内翻，加昆仑等。按上述顺序，每日或隔日 1 次，手法以补法为主，静以久留半小时以上。针至 10 次，神色呆滞、颈腰软、口角流涎均见好转；针至 20 次，能靠学步车学走路但不稳，右上肢瘫痪好转，有力；针至 33 次，智力提高，能“笑”，能学说“爸爸”，扶持下地学走路好转，较稳；针至 39 次，吞咽困难好转，对痛的反应明显改善，不要针灸能“摇头”表示了；针至 47 次，患儿很活泼，连续能听音学语，说“拜拜”、“安哥”等，右上肢活动也明显改善；针至 53 次，下肢瘫痪明显好转；针至 100 次，只捏持其一个手指患儿就能走路了，智力也明显提高，懂得多了。因期满回国，嘱继续针灸治疗，患儿瘫痪肢体能恢复，智力可以继续提高。（刘智斌，郭遂成，高新彦 . 古今名医针灸医案赏析［M］. 北京：人民军医出版社，2008：326. ）

【按语】 针灸治疗本病较轻者有一定疗效。要重视早期治疗，耐心护理患儿，对其加强智力培训和功能训练。现代研究表明：针灸治疗对改善脑代谢有积极作用，可以增加脑血流量，纠正缺血缺氧状态，有利于脑组织恢复。对于脑瘫患儿，应做好瘫痪护理，防止其瘫痪肢体的肌肉挛缩、畸形；重视其心理护理，增强其克服困难的信心。

## 八、注意缺陷障碍

注意缺陷障碍又名脑功能轻微失调、儿童多动症，是一种较常见的儿童行为障碍综合征。以学龄期儿童表现较为突出。本病属于中医学“脏躁”、“烦躁”、“健忘”、“失聪”等范畴。

本病多由先天禀赋不足，肾精虚衰，阴虚阳亢，虚风内动，或髓海空虚，元神失养所致；或心脾两虚，气血生化不足，心神失养所致。其病机在于脏腑阴阳失调，即阴静不足、阳动有余。

【临床表现】 注意力涣散、不易集中，上课不能专心听讲，难以完成作业，而对无关紧要的刺激给予过多的关注；活动过多，不能控制自己，坐立不稳，无目的活动增多；情绪不稳，行为易冲动，不顾后果，做事欠考虑；学习成绩不良；少数可有头面部、躯干或四肢的不自主运动，表现为挤眉弄眼、歪头斜颈、耸肩扭胯等，或有吸吮手指等不良习惯。

【诊断要点】

（1）注意障碍和活动过多同时存在。

（2）智力正常或基本正常，但学习、行为及情绪方面有缺陷。

（3）排除其他器质性病变及行为异常。学龄期儿童急性起病的多动行为，常常是某些器质性疾病如脑炎、风湿性舞蹈病或精神病的表现，不要轻易诊为本病而贻误治疗。

【辨证施治】

1. 辨证分型

（1）阴虚阳亢：注意力不集中，多动多语，行为异常，烦躁易怒，五心烦热，盗汗多梦，面颊潮红。舌质红、苔黄，脉细数或弦细。

（2）心脾两虚：注意力不集中，记忆力差，行为异常，任性冲动，神疲乏力，少寐多梦，面色无华，纳少便溏。舌质淡、苔白，脉细缓。

2. 针灸治疗

治法：育阴潜阳，补益心脾，安神定志。以督脉、足少阴经穴及背俞穴为主。

主穴：百会（GV20）、印堂（EX-HN3）、四神聪（EX-HN1）、三阴交（SP6）。

方义：百会为诸阳之会，配印堂、四神聪，醒脑开窍，安神定志，益肾健脑。三阴交调补肝、脾、肾三脏之气。诸穴合用，使阴阳调和、神安志定。

加减：阴虚阳亢者，加太冲（LR3）、太溪（KI3）；心脾两虚者，加心俞（BL15）、脾俞（BL20）、神门（HT7）。记忆力差者，加悬钟（GB39）；烦躁不安者，加照海（KI6）、神庭（GV24）；盗汗者，加阴郄（HT6）；纳少者，加中脘（CV12）、足三里（ST36）。

操作：主穴毫针刺法，用平补平泻法；配穴按虚实补泻操作。

【其他疗法】

1. 耳针疗法

处方：心（$CO_{15}$）、肝（$CO_{12}$）、肾（$CO_{10}$）、缘中（$AT_{2,3,4\,i}$）、神门（$TF_4$）。

操作：每次取3~4穴，用毫针轻度刺激。或用压丸法，两耳交替使用。

2. 皮肤针疗法

处方：胸7~腰5夹脊（EX-B2）、百会（GV20）、印堂（EX-HN3）、三阴交（SP6）、阳陵泉（GB34）。

操作：用皮肤针轻度叩刺，以皮肤红润为度，每次20 min，每日1次。

【名家医案】 患者，男，8岁。1995年8月初诊。其母代诉：患儿在幼儿园时，曾因任性、孤僻中途休学。一年级时，上课喜做小动作，不耐端坐。曾被某医院诊为多动症，经中西药叠治罔效。症见：形体消瘦，面黄少华，好动寡言，胆怯心悸，多梦易惊，纳呆挑食，大便溏，小便清长。舌质淡、苔薄，脉弦细。辨证：胆气虚弱。治则：温胆安神。治法：用1寸28号毫针针刺双侧头窍阴、足窍阴穴，施平补平泻手法，皆不留针，然后用艾条围绕双耳旁穴做回旋灸，同时嘱助手于双侧足窍阴上做隔姜灸，约20 min，每日1次，10次为一疗程。1个疗程后，症状基本能自控。3个疗程痊愈，访1年未发。（刘智斌，郭遂成，高新彦．古今名医针灸医案赏析［M］．北京：人民军医出版社，2008：328.）

【按语】 针灸治疗本病效果较好，能明显减轻症状。针灸治疗本病以体针和耳针配合应用为好。耳穴压丸，患儿易于配合、接受。现代研究表明：本病患儿血清儿茶酚胺呈高活动状态，高水平的儿茶酚胺递质水平与患儿异常行为有一定关联，针灸可调整儿茶酚胺水平而治疗本病。

# 第八节　眼科疾病

## 一、睑腺炎

睑腺炎是一种常见的毛囊皮脂腺及周围结缔组织或睑板腺急性化脓性炎症。凡睫毛无囊或其所属皮脂腺的化脓性炎症为外睑腺炎，又称麦粒肿，而睑板腺的化脓性炎症为内睑腺炎。本病可单眼或双眼发病，前者多见，且有惯发性，以青少年为多发人群。素体虚弱、屈光不正、卫生习惯不良者及糖尿病患者常易患本病。中医学称本病为“针眼”、“偷针”、“眼丹”、“土疳”等。

本病病位在睑腺，内因多为脾胃功能失调，外因多为外感风热邪毒。

【临床表现】

1. 外睑腺炎　初起时睑缘部痛痒，眼睑红肿胀痛，在近睑缘处可触及到硬结，状如麦粒，推之不移，压之疼痛。数日后，少数可自行消散，但多数成脓。成脓则红肿热痛加剧，硬结变软，表面出现黄色脓点，脓头在睫毛根部，终则溃破，脓液排出后，红肿迅速消退，疼痛减轻。炎症重者可引起眼睑和邻近球结膜水肿和耳前淋巴结肿痛，如致病菌毒性强，可伴有恶寒、发热、口渴、口臭、便秘、舌苔黄腻等症状。若病变发生于近眦部位，尤其是外眦部，则红肿热痛较剧，并可引起临近白睛红肿，状若鱼鳔，甚至脱于睑裂之外。

2. 内睑腺炎　因睑腺板被坚固的板纤维包围，病变部位较深，故眼睑红肿不是很明显。腺体化脓后，在充血的结膜面透露出灰色脓头，多数穿破结膜流入结膜囊，也有的从睑板腺开口处排出，偶有穿破皮肤排出者，脓排出后，红肿则迅速消退。若脓液不能自行穿破，则在结膜面呈圆形隆起，眼睑肿胀加重，炎症扩散，侵犯整个睑板形成眼睑脓肿。

【诊断要点】

（1）以睑缘红肿胀痛，出现硬结或黄色脓头为主要表现。

（2）排除急性泪囊炎等其他病变。

【辨证施治】

1. 辨证分型　本病主要通过观察疖肿的色泽、范围及其兼症来辨清证型。

（1）外感风热：针眼初起，痒痛微作，局部硬结微红肿，触痛明显。伴有头痛发热、全身不适。舌苔薄黄，脉浮数。

（2）热毒炽盛：胞睑红肿，硬结较大，灼热疼痛，有黄白色脓点，白睛赤肿，口渴喜饮，便秘溲赤，舌质红、苔黄或腻，脉数。

（3）脾虚湿热：针眼反复发作或久不消散，但红、肿、热、痛等症状不甚，脓汁亦不多，伴有面色少华，胃纳不佳，好偏食，气短乏力，腹胀便结。舌质红、苔薄黄，脉细数。多见于儿童。

2. 针灸治疗

治法：对未成脓者，应尽早消退红肿，使其消散；对已成脓者，当促其溃脓，或用针破、切开等方法排脓。外感风热者，治宜疏风清热，只针不灸，用泻法；热毒炽盛者，治宜泻热解毒，只针不灸，用泻法；脾虚湿热者，治宜健脾利湿，多针少灸，补泻兼施或用平补平泻法。以眼区局部取穴为主。

主穴：睛明（BL1）、攒竹（BL2）、太阳（EX－HN5）、鱼腰（EX－HN4）。

方义：睛明、攒竹为足太阳经穴，亦为眼区局部腧穴，长于清泻郁热、通络散结。太阳为经外奇穴，位于眼区，点刺出血可清热解毒、活血消肿。鱼腰可疏调眼部气血，为治疗眼病的有效奇穴。

加减：外感风热者，加风池（GB20）、外关（TE5）、合谷（L14），以疏风清热、调和营卫；热毒炽盛者，加曲池（LI11）、内庭（ST44）、行间（LR2）、支沟（TE6），以清热解毒、消肿止痛；脾虚湿热者，加脾俞（BL20）、足三里（ST36）、阴陵泉（SP9）、曲池（LI11），以健脾益气、清热利湿。

操作：睛明出针后压迫针孔 1～2 min，以防出血。合谷用泻法，使患者有酸胀感。行间、内庭强刺激。脾俞重泻，不可深刺，以免伤及内脏。足三里施补法。余穴常规刺法。

【其他疗法】

1. 耳针疗法

处方：眼（$LO_5$）、肝（$CO_{12}$）、脾（$CO_{13}$）、耳尖（$HX_{6,7i}$）。

操作：毫针强刺激，留针 20 min，间歇运针 2 次，每日 1 次。亦可在耳尖、耳背小静脉刺络放血。也可用埋针法，每日自行按压 3～5 次，每次 1～3 min。屡发者可用压丸法，两耳隔日交替使用。

2. 皮肤针疗法

处方一：眼区、后项部第 1～4 颈椎两侧、风池（GB20）、合谷（LI4）、背部红色反应点。

操作：眼区患部轻度刺激，余穴予以强刺激，背部红色反应点处重刺出血。适用于急性期。

处方二：眼区、后项部、背部第 1～12 胸椎两侧、肺俞（BL13）、心俞（BL15）、肝俞（BL18）、脾俞（BL20）。

操作：眼区患部轻度刺激，余穴施以中度刺激。适用于惯发者调理治疗。

3. 针挑疗法

处方：肩胛区第 1～7 胸椎两侧的淡红色疹点或敏感点。

操作：用三棱针点刺疹点出血，挤出黏液或血水，直至挤尽为止。亦可挑断疹点处的皮下纤维组织，每 3 d 挑治一次。

4. 刺络拔罐疗法

处方：大椎（GV14）。

操作：用三棱针快速刺入腧穴 0.5 cm 深，出血后在腧穴上拔罐。

5. 三棱针疗法

处方：耳尖（EX－HN6）或太阳（EX－HN5）、曲池（LI11）、足中趾尖部。

操作：诸穴以三棱针点刺放血数滴。每日或隔日 1 次，3 次为一疗程。注意防止局部感染。

6. 眼针疗法

处方：选局部眼区或上焦、脾胃区、心区、肝区。

操作：局部常规消毒后，针尖朝向病灶，在皮部针刺，勿触及眼球，进针 0.2～0.3 寸，留针 30 min，每日 1 次。

7. 腧穴注射疗法

处方：耳垂眼区。

药物：维生素 $B_{12}$ 注射液。

操作：在患眼同侧耳垂眼区，用 4 号针头，皮下注射上述药液 0.3～0.5 mL。每日 1 次，3 次为一疗程。

8. 艾灸疗法

处方一：胃脘下俞（EX－B3）。

操作：用麦粒大小的艾炷，灸至局部皮肤潮红而中心呈白色为度，灸 3 壮。隔日 1 次，3 次为一疗程。

处方二：后溪（SI3）。

操作：左侧病灸右侧穴，右侧病灸左侧穴。用麦粒大小的艾炷，连灸 3 壮。隔日 1 次，3 次为一疗程。

【文献摘要】

《针灸易学》：偷针，视其背上有点刺破出血，皆治……小骨空、合谷、攒竹、二间、后睛明、行间、光明、太阳。

《证治准绳》：土疳症谓睥上生毒，俗呼偷针眼是也，有一目生又一目者，有止生一目者……谨按世传眼眦初生小疱，视其背上，即有细红点如疮，以针刺破眼时即瘥，故名偷针，实解太阳经结热也，人每试之有验。

《菉竹堂集验方》：病人背上膏肓穴处有红点，用针挑即愈。

《太平圣惠方》：可针破捏去之。凡针，须翻眼皮里针之。若于外畔，恐作瘢痕。

【名家医案】 王某，男，23岁。主诉：右上眼睑红肿、疼痛3 d，伴发热头痛。检查：右眼球结膜充血，睫毛毛囊皮脂腺红肿明显，扪之有0.3 cm×0.4 cm微硬结节，触之疼痛，尚未成脓，体温38.2 ℃。血常规检查：白细胞$12.8\times10^9$/L，中性粒细胞0.81，淋巴细胞0.19，诊为麦粒肿。治疗：让患者屈肘拱手位，行常规消毒后，用三棱针迅速点刺左侧曲池穴1～2 mm深，然后用手轻轻捏挤，使之出血2～3滴，用无菌棉球擦去，反复挤二三次。次日，右上眼睑红肿基本消退，体温恢复正常，发热头痛症状减轻，依上法再刺右侧曲池穴1次，第3日诸症悉除，眼睑硬结全部消失，血常规检查正常。随访1年未复发。〔邓存国，田文继．曲池穴点刺放血治疗麦粒肿［J］．中国针灸，2007，27（6）：461.〕

【按语】 针灸治疗本病，炎症初期，可以促进其吸收、消肿，并且有止痛作用。若已化脓，针灸可以促进其成熟；脓已穿破，可使排脓减少。针灸疗效以未化脓者效果最好，其中对早期化脓者用点刺疗法效果亦佳。本病在脓肿尚未成熟前切忌挤压，以免感染沿静脉途径扩散到颅内，引起海绵窦栓塞、败血症等并发症。本病具有疮痈病变过程的一般规律，化脓后脓溃流出即愈，预后良好。脓未溃之时可做热敷，以干净毛巾浸入热水后拧干敷患处，每次15～20 min，每日2次。注意儿童及体质虚弱之人的调养。此外，月经不调妇女，以及患有近视或远视者易患本病，应及早调治。患者应忌食辛辣油腻之品，多吃蔬菜水果；平时注意用眼卫生，不用脏手脏帕擦眼部；保证睡眠充分，保持大便通畅；加强体育锻炼，增强体质，防止发病。凡患者用过的洗漱用具应经常消毒，与他人分开。流行季节时，健康人可常用治疗本病的眼药水滴眼，用菊花、桑叶、夏枯草煎汤代茶。对于屡发患者，洗脸时热敷眼部和用千里光30 g煎汤代茶饮用，可起到预防作用。

## 二、近视

近视是指在无调节状态下，远距离的物体发出的平行光线经眼的屈光系统屈折后，焦点落在视网膜之前，不能在视网膜上清晰成像的一种屈光不正眼病。本病多见于青少年，是眼科常见病症之一。凡由睫状肌痉挛引起的近视称为调节性近视、功能性近视或假性近视。若日久失治，则睫状肌痉挛可发展到眼轴变长，而成为器质性近视、真性近视。

本病古称"能近怯远症"，从清代黄庭镜《目经大成》开始称为"近视"。其中由先天生成，近视程度较高，刚又称近觑，俗称觑觑眼。近视以看近物清晰、视远物模糊为主要特征，一般外眼无明显异常。若近视较甚，则每觉眼前黑花飘动，如蚊蝇飞舞。高度近视者，须移近所视之物，方可辨明，目珠常微向前突，喜眯眼视物，且容易并发其他内障眼病，以致视近物亦不清晰。

本病病因病机有全身因素及局部因素两个方面，心、肝、肾亏虚，禀赋不足为全身因素；而用眼不当造成的目筋挛急、目络瘀阻为局部因素。两者常同时存在。

【临床表现】 远视力减退，近视力可正常。视近物清晰，视远物模糊。远视力下降程度与有无散光及其度数有关。

轻度近视一般眼底检查无变化，中、高度轴性近视由于眼轴加长，巩膜向后扩张，可在视盘颞侧形成环形斑；或引起脉络膜萎缩，色素上皮改变，脉络膜血管暴露；或形成豹纹眼底，黄斑部萎缩、色素沉着，视网膜剥离等。中度以上近视还可见到玻璃体混浊、液化。高度近视者因眼轴延长而致眼球稍突出，同时伴前房较深和瞳孔较大，且对光反射略迟钝。



过度近距离用眼，易导致肌性眼疲劳，出现视物有双影、眼胀、头痛、恶心等症。部分患者因调节与集合失调，日久则集合功能不全而引起外斜视。病理性近视（用镜片矫正视力很难接近正常者）

除高度近视外，伴见飞蚊症、夜盲、弓形盲点。若合并高度散光，可出现双眼多视或单眼复视，外观表现有假性眼球突出、角膜色素沉着和摆动性眼球震颤等。

【诊断要点】

（1）以视近物清晰、视远物模糊为主要表现。

（2）常规检查视力，远视力不良（不到5.0）而近视力正常。

（3）排除其他疾病如高血压、糖尿病、动脉硬化等引起的视力减退。

【辨证施治】

1. 辨证分型

（1）肝肾亏虚：视物昏暗，眼前黑花飞舞，双目干涩，头晕耳鸣，夜寐多梦，失眠健忘，腰膝酸软。舌质偏红、少苔，脉细。

（2）脾气虚弱：倦怠乏力，头晕心悸，视物易疲劳，目喜垂闭，食欲不振，腹胀腹泻，面色不华或淡白。舌质淡、苔白，脉弱。

（3）心阳不足：面白神疲，畏寒肢冷，心悸气短，失眠健忘。舌质淡、苔薄，脉弱。

2. 针灸治疗

治法：肝肾亏虚者，治宜补益肝肾、养精明目，用补法；脾气虚弱者，治宜补中益气、养血明目，用补法；心阳不足者，治宜温补心阳、安神明目，用补法。以眼区局部和足太阳、足阳明、足少阳经穴为主。

主穴：睛明（BL1）、承泣（ST1）、四白（ST2）、太阳（EX－HN5）、风池（GB20）、光明（GB37）、翳明（EX－HN14）。

方义：足三阳经在经脉循行上均与眼睛有着密切联系。睛明、承泣、四白、太阳均位于眼区局部，能够通经活络、益气明目，是治疗眼部疾病的常用腧穴。风池为足少阳与阳维脉之交会穴，内与眼络相连，光明为足少阳胆经络穴，与肝相通，两者相配，可疏调眼络、养肝明目。翳明为治疗眼病的经验效穴。

加减：肝肾亏虚者，加肝俞（BL18）、肾俞（BL23）、太冲（LR3）、太溪（KI3），以补肾填精、养肝明目；脾气虚弱者，加脾俞（BL20）、胃俞（BL21）、足三里（ST36）、三阴交（SP6），以健脾益气、养血明目；心阳不足者，加心俞（BL15）、膈俞（BL17）、内关（PC6）、神门（HT7），以温补心阳、安神明目。

操作：风池切忌向上深刺，以免刺入枕骨大孔。光明针尖朝上斜刺，使针感能够上传。风池、翳明两穴针感须扩散至颞及前额或致眼区。心俞、膈俞、肝俞、肾俞、脾俞、胃俞等穴均可直刺或斜刺，但不可深刺，以免伤及内脏。余穴常规刺法。配穴均用补法。

【其他疗法】

1. 耳针疗法

处方：眼（$LO_5$）、肝（$CO_{12}$）、屏间前（$TG_{21}$）、屏间后（$AT_{11}$）、心（$CO_{15}$）、神门（$TF_4$）。

操作：每次选2～3穴，毫针中度刺激，留针20～60 min，间歇运针。隔日1次，10次为一疗程，疗程间隔1周。或用揿针埋藏或压丸法，每日自行按压3～4次，每次每穴按压20下，2～3 d更换一次，双耳交替，持续15～20 d。

2. 电针疗法

处方：合谷（LI4）、太阳（EX－HN5）、四白（ST2）、攒竹（BL2）、鱼腰（EX－HN4）。

操作：诸穴针刺得气后，将电针治疗仪电极一端接于合谷，另一端交替接于其他各穴，每穴刺激3～5 min。每日1次，7次为一疗程，疗程间隔3 d。连续治疗4个疗程，疗效不显著时应停止使用。

3. 皮肤针疗法

处方一：按部位治疗。主要取后颈部、眼区、风池（GB20）周围等部位，随症加刺其他部位。神经衰弱，重点加刺骶部；并发气管炎、消化不良，则加刺胸、腰部和上腹部。

处方二：按经穴治疗，主穴为正光（位于眶上缘内1/4与外3/4交界处，即攒竹与鱼腰穴之间的中点，当眶上缘下方）；配穴为风池（GB20）、大椎（GV14）、内关（PC6）、心俞（BL15）、肝俞（BL18）、胆俞（BL19）、肾俞（BL23）、中脘（CV12）、期门（LR14）。或主穴为睛明（BL1）、鱼腰（EX－HN4）、四白（ST2）、风池（GB20）；局部配穴为攒竹（BL2）、丝竹空（TE23）、承泣（ST1）、太阳（EX－HN5）、瞳子髎（GB1）；循经取穴为胆经的光明（GB37）、丘墟（GB40），肾经的水泉（KI5），脾经的大都（SP2），胃经的足三里（ST36），大肠经的三间（LI3）、合谷（LI4）。

操作：在刺激眼区时，应轻度刺激，沿眶上缘和眶下缘密刺3～4排，睛明、鱼腰、太阳、四白重点刺激。余穴以中度刺激为宜，按部位治疗时，以14～21次为一疗程，前7次每日1次，以后隔日1次。按经穴治疗时，以12～16次为一疗程，隔日1次。若疗效不显，均可再进行一疗程。

4. 头针疗法

处方：枕上旁线、枕上正中线。

操作：毫针刺法，进针后持续捻转2～3 min，捻转速度为200次/min左右，留针20～30 min，间歇行针2～3次。每日1次。

5. 腧穴激光照射疗法

处方：睛明（BL1）、承泣（ST1）、光明（GB37）。

操作：用3～5 mW氦氖激光束垂直照射穴区，每穴照射3～5 min。每日或隔日1次，10次为一疗程，可持续1～2个疗程。

6. 腧穴磁疗法

处方：眼（$LO_5$）及其周围。

操作：将直径1～3 mm的磁珠用胶布固封于上述腧穴，一般每次只贴一耳，每次贴磁珠以3～5粒为宜，5～7 d后换贴另一耳。

7. 腧穴电疗法

处方：眼（$LO_5$）、屏间前（$TG_{21}$）、屏间后（$AT_{11}$）、合谷（LI4）、风池（GB20）。

操作：将正极用清水湿润后，先后置于耳穴眼、屏间前、屏间后；负极不湿润，轮流置于合谷、风池。每穴刺激1～2 min后，再于眼周围腧穴按摩1～2 min。每日1次，15次为一疗程，疗程间隔1周。

【文献摘要】

《诸病源候论》：劳伤脏腑，肝气不足，兼受外邪，使精华之气衰弱，故不能远视。

《针经标幽赋》：取肝俞与命门，使瞽士视秋毫之末。

《医学纲目》：目昏暗，灸三里，针承泣，又取肝俞、瞳子髎。

《针灸甲乙经》：青盲，远视不明，承光主之。目瞑，远视䀮，目窗主之。远视䀮䀮，昏夜无见……刺承泣。

《备急千金要方》：阳白主……远视䀮䀮，昏夜无所见。

《铜人腧穴针灸图经》：上星，治……不能远视。

《针灸资生经》：水泉治妇人䀮䀮不能远视。

《太平圣惠方》：天府，远视䀮䀮。肝俞，目䀮䀮无远视也。

《循经考穴编》：攒竹，目难远视，宜先泻后补。

《针灸秘验》：近视针内睛明，深入一寸……再针肝俞，以求巩固。第二个方法，针翳明，配以光明，谓之二明。

【名家医案】 张某，男，19岁，学生。主诉：视物不清，头昏1周。现病史：患者因高考临近，学习紧张，每日读书近12 h，1周来感到视物不清，头昏，双目酸胀、干涩，视物稍久即眼痛头痛。为缓解疲劳，减轻症状，患者特来我院针灸科就诊。体格检查：患者神清，发育正常，营养中等，皮肤、巩膜无黄染，浅表淋巴结未触及。双眼外观无异常，双侧瞳孔等大等圆，光反射存在，眼球无震颤，眼底检查无异常。双眼视力为0.5。心、肺无异常发现，肝、脾无肿大，四肢肌力均Ⅴ级，生理反射存在，病理反射未引出，血压110/70 mmHg。诊断为近视。辨证：患者近日劳逸失调，用眼过度，肝血亏耗，不能上荣于目，眼部气虚血乏，故而视物不清，双眼酸胀、干涩；血不上荣于脑，故而头晕、头痛。治则：益气活血，增视明目。治疗：取双侧太阳、攒竹、四白、手三里、百会、风池。太阳向眼球方向斜刺0.5寸，施捻转平补平泻法1 min；攒竹向下斜刺0.3寸，不施手法；四白向下斜刺0.3～0.5寸，施捻转平补平泻法1 min；手三里直刺0.5寸，施平补平泻法1 min；百会向后平刺0.3寸，不施手法；风池施捻转补法2 min，以患者有明显针感为度，留针20 min。治疗3次后，患者感到眼睛较前舒服，无酸胀、干涩，头昏减轻。针刺6次后患者头昏、头痛消失，眼睛视物明显清楚。继续治疗5次，患者视力达到1.0，症状消失，因高考停止治疗。（石学敏．石学敏针灸全集［M］．2版．北京：科学出版社，2006：910.）

【按语】　因先天眼球发育不良所致本病者，非针灸适应证。其他原因所致近视者，皆可获得一定疗效。针灸对轻度（小于－3D）、中度（－3D～－6D）近视疗效肯定。对假性近视疗效显著，能在较短时间内纠正眼睫状肌的痉挛，使视力明显改善，但往往效果不能巩固，还需要一段时间的巩固治疗；对真性近视，只能改善症状，尽量使其近视度数不发展。年龄越小，治愈率越高。多数患者一经配镜矫正，针灸效果往往不如不戴眼镜者为好。患者应采取正确的阅读及书写姿势，切勿卧床、走路、乘车时看书，或在光线昏暗、过强处看书；注重用眼卫生，劳逸结合，控制视近时间，在用眼时间较长后，应闭目养神或向远处眺望；多行室外活动，加强身体锻炼，坚持做眼保健操等。科学用眼可以预防本病的发生和进展，也可提高治疗效果，缩短疗程，防止复发。近视眼与遗传有明显关系，如男女双方均为高度近视，则婚后子女的遗传概率很高，所以有条件的地方应建立眼科遗传咨询门诊。

## 三、急性结膜炎

急性结膜炎是由化学、物理等因素刺激，或细菌、病毒等微生物侵犯而发生的眼结膜炎症反应。本病好发于春夏季节，具有传染性和流行性。凡患者接触过的水、毛巾、脸盆等用具均是传播媒介，故本病集体活动环境中容易暴发流行。本病属中医学"目赤肿痛"范畴，亦称为"暴风客热""天行赤眼"、"暴发火眼"等，俗称"红眼病"。

本病的病因病机有内外两个方面：一方面，风热毒邪，侵犯肺经，致使经气不利，疫毒壅滞脉络而导致肺所主之气轮发病；另一方面，素有五脏积热，火毒循经上扰，复感疫毒，内外合邪，交攻于目而发病。总之，本病多由风热外袭，里热炽盛，内外合邪，火热循经上攻于目，壅滞脉络而致，与肝、胆、心、胃关系密切，六淫之中责之于风热。

【临床表现】　常一眼先发或双眼齐发，发病迅速，潜伏期为1～2 d，发病后3～4 d症状达到高潮。初起患眼红赤涩痒，有异物感和烧灼感，眼睑肿胀难睁。分泌物初为水样浆液性，随着病情加重，逐渐变为黏液脓性，黏着睑缘及睫毛，每于睡起时封闭眼裂。严重病例可有眼睑水肿、球结膜水肿和点状或片状结膜下出血。有时炎症侵犯角膜，会在角膜周边部并发卡他性角膜溃疡，出现怕光、流泪、眼痛、视力障碍等症状。

【诊断要点】

(1) 以球结膜红肿疼痛、羞明、有异物感为主症。

(2) 起病急，多发于春夏季节，常有与患者接触史，多呈暴发流行。

(3) 排除其他结膜充血性病变，如沙眼急性感染、电光性眼炎等。

【辨证施治】

1. 辨证分型

(1) 风热外袭：初起自觉眼部不适，继而胞睑微肿，白睛红赤，涩涩热痒，羞明流泪，眵多清稀，重者两目灼痛，头额胀痛。舌质红、苔薄白或薄黄，脉浮数。

（2）热毒炽盛：发病迅速，胞睑红肿，白睛赤肿，白睛点状或片状出血，甚至鲜红满布，羞明刺痛，热泪流溢，眵多胶黏。舌质红、苔黄，脉数。日久不愈，每易并发黑睛星翳，兼有头痛、心烦、口渴或尿赤便结。

2. 针灸治疗

治法：急则治标，重在解毒散邪。风热外袭者，治宜清热散风、消肿止痛，只针不灸，用泻法；热毒炽盛者，治宜清热泻火、散邪解毒，只针不灸，用泻法。以眼周局部腧穴为主。

主穴：睛明（BL1）、攒竹（BL2）、瞳子髎（GB1）、鱼腰（EX－HN4）、太阳（EX－HN5）、合谷（LI4）。

方义：阳明、太阳、少阳的经脉均循行于目。睛明为足太阳、阳明经之交会穴，攒竹正在目上，为足太阳经腧穴，两穴皆能宣泄眼部之郁热。瞳子髎为足少阳胆经腧穴，可疏泄肝胆之火。太阳、鱼腰为经外奇穴，也是治疗眼病的常用有效穴。上述眼周局部诸穴合用有通络明目之功效。手阳明经原穴合谷可调阳明经气，疏泄风热。

加减：风热外袭者，加少商（LU11）、尺泽（LU5）、风池（GB20）、外关（TE5）、大椎（GV14），以疏风散寒、化痰平喘；热毒炽盛者，加曲池（LI11）、行间（LR2）、侠溪（GB43）、支沟（TE6）、内庭（ST44），以泻火解毒、清热明目。

操作：太阳、少商和大椎可点刺放血。余穴常规刺法。

【其他疗法】

1. 耳针疗法

处方：耳尖（$HX_{6,7i}$）、眼（$LO_5$）、肝（$CO_{12}$）、耳背血络。

操作：取单侧或双侧耳，选取耳背明显血管以三棱针点刺出血；耳尖先捻刺 1 min 左右，出针后，挤出如豆大 1～2 滴血；眼区、肝区敏感点，捻刺后，留针 30 min。每日 1 次，7 次为一疗程。

2. 皮肤针疗法

处方一：攒竹（BL2）、丝竹空（TE23）、太阳（EX－HN5）、风池（GB20）。

操作：攒竹、丝竹空轻度叩刺，其他腧穴重度叩刺。每日 1 次，5 次为一疗程。

处方二：眉弓上下眼睑、前额、颞侧部。

操作：用轻度刺激，中等速度，频率以每 10 s 刺激 15 次为宜。每日 1 次，3 次为一疗程。

处方三：眼眶周围、颞侧部。

操作：用中度刺激，快速度，以每秒刺激 4 次为宜。每日 1 次，3 次为一疗程。

3. 针挑疗法

处方：第 1～7 胸椎两侧旁开 3 寸处。

操作：在上述区域查找淡红色或暗褐色、摸之碍手、略带光泽、压之不退色的粟米样疹点进行挑治。单眼患病挑对侧，双眼患病挑明显阳性点。3 d 挑治一次，3 次为一疗程。

4. 腧穴注射疗法

处方一：太阳（EX－HN5）、风池（GB20）、光明（GB37）。

药物：维生素 $B_1$ 注射液。

操作：取上述药液，每穴注射 0.5～1 mL，隔日 1 次。

处方二：合谷（LI4）、风池（GB20）、攒竹（BL2）、丝竹空（TE23）、睛明（BL1）、瞳子髎（GB1）。

药物：注射用水或 0.3%～0.5% 盐酸普鲁卡因注射液。

操作：每次选 2～3 穴，取上述任一种药液，每穴注射 0.5 mL。每日 1 次，5 次为一疗程。

5. 艾灸疗法

处方：合谷（LI11）、风池（BL20）、太阳（EX－HN5）、少商（LU11）、肝俞（BL18）、胆俞（BL19）、上星（GV23）、大陵（PC7）、足三里（ST36）、光明（GB37）、行间（LR2）。

操作：每次选2～4穴，采用常规温和灸法，每次每穴施灸5～15 min。每日1次，3次为一疗程。

6. 壮医药线灸疗法

处方：攒竹（BL2）、鱼腰（EX－HN4）、睛明（BL1）、曲池（LI11）、手三里（LI10）、合谷（LI4）、风池（GB20）、大椎（GV14）、神门（$TF_4$）、眼（$LO_5$）。

操作：眼区穴、小儿及病轻者用轻手法快速加压，体穴、耳穴及重症者用重手法缓慢加压。每穴1壮。初诊10～15 min后再灸1次，以后每日1次，3次为一疗程。

7. 灯火灸疗法

处方：患侧耳背上三角窝处，对光反照，可见一明显的小血管向耳背部分叉，在血管上部和分叉处各取一点。

操作：局部常规消毒后，取灯芯草一根，蘸上植物油点燃后迅速灼所取点上，每点各灼一下。

8. 腧穴激光照射疗法

处方：翳风（TE17）、太阳（EX－HN5）、鱼腰（EX－HN4）、四白（ST2）、印堂（EX－HN3）。

操作：用5 mW的氦氖激光束直接照射诸穴，每穴照射5 min。每日1次，7次为一疗程。

【文献摘要】

《医学纲目》：眼赤肿疼痛，阳谷（一分，泻之，灸）、至阴。

《审视瑶函》：暴赤肿痛眼，宜先刺合谷、三里、太阳、睛明。不效，后再刺攒竹、太阳、丝竹空。

《玉龙歌》：眉目疼痛不能当，攒竹沿皮刺不妨。若是目疼亦同治，刺入头维疾自康。……眼睛红肿痛难熬……但刺睛明鱼尾穴，太阳出血自然消。

《备急千金要方》：阳谷、太冲、昆仑，主目急痛赤肿。

《针灸聚英》：凡目暴赤肿起，羞明隐涩，泪出不止，暴寒目匡匡，大热之所为也，在针则神庭、上星、囟会、前顶、百会。

《胜玉歌》：目内红肿苦皱眉，丝竹攒竹亦堪医。

《针灸大成》：眼赤暴痛，合谷、三里、太阳、睛明。问曰：此症从何而得？答曰：时气所作，血气壅滞，当风睡卧，饥饱劳役，故得此症，复刺后穴，太阳、攒竹、丝竹空。

《医学入门》：眼红或瞳仁肿痛，流泪出血，烂弦风，俱泻足临泣或太冲、合谷。赤眼肿痛，迎香出血，立愈，甚者更泻太冲。

【名家医案】　李某，男，28岁。1993年9月26日初诊。主诉：眼涩难睁，畏光流泪，恶寒头痛2 d。刻下：双眼睑红肿，结膜充血，眵泪胶黏，口苦咽干，小便短赤，舌质红、苔薄白，脉浮数。治疗取穴为耳尖、太阳、攒竹。用三棱针点刺，每穴挤出绿豆大血珠1滴。用盐酸吗啉胍眼药水、0.25%氯霉素眼药水、醋酸可的松滴眼液交替点眼。次日又依法针刺1次，患者痊愈。（白峻峰，吴德福. 三棱针放血治疗急性传染性结膜炎120例观察［J］. 中国针灸，1997，3：169.）

【按语】　针灸治疗本病疗效显著，缓解病情快，可明显缩短病程。本病为眼科常见的急性传染病，传染迅速，常可引起流行，故患者应注意与家庭及集体人员的隔离，避免到公共场所去，尤其禁止游泳或洗浴等。患者的洗漱用具、手帕等物品应严格消毒，防止进一步扩散。凡已发现患本病者，应注意眼部的卫生，睡眠要充足，减少视力活动；注意调畅情志，忌发怒；勿食辛辣海腥之物。集体场所人员可用治疗性眼药水滴眼，或用野菊花、金银花、大青叶煎水代茶饮，以作预防。

## 四、麻痹性斜视

麻痹性斜视是由于中枢神经核、周围神经及眼外肌本身的器质性病变，致使一条或数条眼外肌完全性或部分性麻痹，从而引起眼肌运动失调，眼球向麻痹肌作用相反的方向偏斜的疾病。本病分为先天性麻痹性斜视和后天性麻痹性斜视两种类型。中医学称之为“通睛”、“风牵偏视”、“睊目”等。



本病的病因病机可概括为：脾胃之气不足，络脉空虚，风邪乘虚侵袭，而致目系拘急；或先天不足，精血亏虚，使目系失养，缓而不收，维系失调；或肾阴亏虚，肝风内动，牵引目系，使眼目经筋纵缓失衡；或因外伤气血瘀滞，使经筋弛缓，目珠维系失衡。

【临床表现】 一眼或双眼目珠偏斜，或偏左或偏右，或偏上或偏下，程度不一。轻者偏斜一侧，黑睛尚见；重者斜翻于眦部之内，黑睛几乎不见，反露白睛。发病急骤者，常有视一为二、头晕目眩、恶心呕吐、步履不稳、视物昏花、倾头瞻视等。

【诊断要点】

（1）以复视、一眼或双眼目珠偏斜为主症。

（2）呈代偿性头位。

（3）第二斜视角大于第一斜视角，即麻痹眼固视时出现的斜视度数大于健眼固视时的斜视度数。

（4）排除眼底和颅内病变。

【辨证施治】

1. 辨证分型

（1）风邪袭络：多发病急骤，可见一目偏斜，倾头瞻视，视物昏花，视一为二，伴有眼痛，上睑下垂，头痛发热，恶心呕吐，步履不稳。舌质红、苔薄，脉弦。

（2）先天不足：偏于气血不足，则面色㿠白或萎黄，体倦乏力，舌质淡，脉弱；偏于阳虚，则形寒肢冷，精神委靡，舌质淡、无苔，脉沉细。

（3）肝风内动：头晕目眩，耳鸣，面赤心烦，肢麻震颤。舌质红、苔黄，脉弦。

（4）瘀血阻滞：有头部外伤，或眼部直接受击之外伤病史，伤后眼偏斜，可见胞睑、白睛瘀血，头痛眼胀，恶心呕吐。舌质红、苔薄，脉弦。

2. 针灸治疗

治法：风邪袭络者，治宜疏风散邪、通络牵正，只针不灸，用平补平泻法或泻法；先天不足者，治宜益气温阳、通络散邪，针灸并用，用补法；肝风内动者，治宜滋水涵木、平肝熄风，针灸并用，补泻兼施；瘀血阻滞者，治宜活血化瘀、通络止痛，用平补平泻法。以足少阳胆经、足太阳膀胱经穴为主。

主穴：攒竹（BL2）、丝竹空（TE23）、太阳（EX－HN5）、风池（GB20）。

方义：攒竹、丝竹空为眼周围穴，二穴配用具有调和局部气血、通经活络、疏风解表之功。风池为足少阳胆经、阳维脉之交会穴，有通经活络、调和气血、祛风散邪的作用。太阳为经外奇穴，可疏通眼部经络，为治疗眼疾的常用穴。

加减：风邪袭络者，加睛明（BL1）、外关（TE5）、合谷（LI4），以疏风散邪、通络牵正；先天不足者，加足三里（ST36）、气海（CV6）、关元（CV4）、肾俞（BL23）、脾俞（BL20），以健脾补肾、益气温阳；肝风内动者，加太溪（KI3）、肾俞（BL23）、肝俞（BL18）、太冲（LR3）、足临泣（GB41），以补益肝肾、平肝熄风；瘀血阻滞者，加太冲（LR3）、丰隆（ST40）、血海（SP10）、合谷（LI4），以活血化瘀、通络止痛。

操作：攒竹、丝竹空采用透刺法，从丝竹空向攒竹方向平刺。足三里、气海、关元用补法，可配合艾灸。余穴常规刺法。针刺眼周腧穴时手法要轻柔。

【其他疗法】

1. 电针疗法

处方一：内直肌麻痹以攒竹（BL2）为主，外直肌麻痹以丝竹空（TE23）为主，上直肌麻痹以睛明（BL1）为主，下直肌麻痹以承泣（ST1）为主。配合合谷（LI4）、曲池（LI11）、足三里（ST36）、三阴交（SP6）。

操作：针刺得气后，接通电针治疗仪通电 30 min。每日 1 次，6 次为一疗程。

处方二：外直肌麻痹取瞳子髎（GB1），内直肌麻痹取攒竹（BL2）透睛明（BL1），下直肌麻痹取球后（EX－HN7）。配承泣（ST1）、肝俞（BL18）、脾俞（BL20）、肾俞（BL23）。

操作：针刺得气后，接通电针治疗仪，通电 20 min，电针强度和频率以患者能忍受为度。每日 1 次，6 次为一疗程。

2. 耳针疗法

处方：皮质下（$AT_4$）、枕（$AT_3$）、肝（$CO_{12}$）、肾（$CO_{10}$）、脾（$CO_{13}$）、胃（$CO_4$）。

操作：毫针刺法，忌穿透腧穴，留针 30 min。隔日 1 次，15 次为一疗程，疗程间隔 4 ~ 5 d。

3. 皮肤针疗法

处方一：颈夹脊、颞侧、眼区。

操作：先用体针治疗，针后用皮肤针叩刺，均用补法。每日 1 次，6 次为一个疗程。

处方二：斜视对侧的腧穴。

操作：在眼眶周围用皮肤针叩刺，重点为斜视对侧的腧穴。隔日 1 次，6 次为一疗程。

4. 皮内针疗法

处方一：肝（$CO_{12}$）、肾（$CO_{10}$）、眼（$LO_5$）。

操作：诸穴埋入揿钉型皮内针，每周更换 1 次。注意防止耳穴局部感染。

处方二：内斜选太阳（EX－HN5）、瞳子髎（GB1）、丝竹空（TE23），外斜选攒竹（BL2）、鱼腰（EX－HN4）、印堂（EX－HN3）。

操作：每次选取 1 ~ 2 穴，埋入皮内针，连续埋针 5 d 更换一次。注意防止胶布脱落或局部皮肤感染。

5. 头针疗法

处方：以眼球协同运动中枢（相当于前额入发际 2 cm，中线旁开 2 cm，针尖向额中回方向刺）及视区（枕骨粗隆旁开 1 寸、上下 4 cm 为进针部位，针尖向下）为主穴。以眼肌麻痹所在部位附近的腧穴为辅助穴。

操作：进针得气后，加电脉冲刺激，频率为 50 ~ 100 次/min。眼周腧穴直刺，不提插捻转，留针 30 min。每日或隔日 1 次，10 次为一疗程，疗程间隔 4 ~ 5 d。

6. 胡桃壳眼镜灸疗法

处方：将白菊花 40 g 及鲜核桃壳皮置于 500 mL 温水中浸泡 24 h 后备用。

操作：每次 15 ~ 20 min，每日 1 次，7 次为一疗程。

7. 腧穴贴敷疗法

处方：太阳（EX－HN5）、翳风（TE17）、颊车（ST6）、地仓（ST4）。

药物：红蓖麻仁 100 g、川乌 5 g、草乌 5 g、冰片 2 g、麝香 2 g。

操作：将上述药物研末后捣烂如泥，每次选 1 ~ 2 穴贴敷，隔日更换 1 次。

【文献摘要】

《针灸甲乙经》：腹胀睥睨，喉中鸣，少商主之。眲目，水沟主之。

《针灸资生经》：口眼㖞，承泣、四白、巨髎、上关、大迎、颧骨、强间、风池、迎香、水沟主口㖞僻不能言。

《秘传眼科龙目论》：风牵㖞偏外障，宜令火针出泪，又针睛明穴。

《审视瑶函》：口眼㖞斜，宜先刺颊车、合谷、地仓、水沟，如不愈，再刺地仓、合谷、承浆、瞳子髎。

《针灸配穴》：内斜，球后、合谷。外斜，风池、睛明。

《千金翼方》：眼㖞通睛，针客主人（一名上关），入一分，久留之，得气即泻。亦宜灸，日三七壮至二百壮，炷如竹筋大。

【名家医案】 王某，男，58 岁。于 2005 年 7 月 6 日就诊。主诉：双眼视一为二，伴头晕目眩，时有恶心 1 个月，加重 1 周。患者 1 年来反复感冒，1 个月前出现发热、咽痛、全身不适。经治疗，感冒症状消失后，便发现右眼球斜向颞侧，经中西药治疗效果不显，近 1 周来，复视明显加重。头颅核磁共振检查示头颅无异常。右眼球活动障碍，右眼向内侧看时活动明显受限，右眼球向外眦方向偏斜，纳食欠佳，倦怠乏力，面色萎黄，舌质淡、苔薄白，脉沉细弱。诊断为外斜视。患者脾胃气虚，经脉空虚，风邪乘虚侵袭，目系拘急，经络不通，形成眼肌麻痹，故成斜视。治则：补气益血，活血通络。主穴取睛明、阳白、太阳、球后、攒竹、合谷，风邪袭络加风池、外关，配以脾俞、胃俞、足三里，足三里加温针灸。经治疗25次，复视消失，斜视得到纠正而愈。〔李玲．针灸治疗麻痹性斜视68例［J］．上海针灸杂志，2008，27（3）：47.〕

【按语】 针灸对本病有一定的治疗作用，病程越短者疗效越好。因此应及早治疗，若迁延失治，经络气血凝定，则难以治愈。如属共同性斜视可以佩戴眼镜矫正，同时给予针灸治疗，以提高疗效。如治疗半年以上未见好转，可考虑手术治疗。眼肌麻痹针刺治愈后，远期疗效稳定。多数报道认为眼周邻近取穴效果较好。患者饮食宜富含营养，忌食肥甘厚腻之品，以免助湿生痰，加重病情；要避风寒，注意休息，治疗期间勿过度用眼；针刺治疗的同时，应配合做患眼的矫正训练，这样有助于巩固双眼视觉。

## 五、视神经炎

视神经炎是指各种原因引起的视神经通路上的炎症，是眼科常见病。本病有急、慢性之分，但以慢性多见。急性视神经炎常与颅内及眼眶的急性炎症有关。慢性视神经炎多与维生素缺乏、糖尿病、病后营养不良等有关，也可因酒精中毒引起，个别为遗传因素所致。轻者如治疗及时可恢复正常视力，重者可导致失明。本病好发于青壮年，40岁以下患病者占80%。习惯上按侵及部位可将本病分为视盘炎和球后视神经炎，但视盘炎往往波及其附近的视网膜和球后的视神经部位，属于中医学“暴盲”范畴。

本病多由暴怒惊恐，情志过伤，气机逆乱，血随气逆，壅滞目络，或情志抑郁，肝失条达，气机壅滞，血随气凝，致目系脉络阻塞；或嗜好烟酒，恣食肥甘，痰热内生，上壅目窍；或劳倦内伤，暗耗真阴，肝肾阴亏，不能上荣于目；或阴虚阳亢，阳升风动，上扰清窍；或气血虚衰，不能上达于目，目窍失于濡养；或脾肾阳虚，水湿内停，清阳不升，目窍失荣而致。

【临床表现】 急性视神经炎起病急骤，视力急剧下降，甚至失明。慢性视神经炎视力逐渐下降，疼痛不明显。视盘炎多单侧发病，其最具特征性的表现为视力急剧减退，出现中心暗点，盲点轻度扩大，畏光，患眼运动时有明显的眼球疼痛。急性球后视神经炎常伴有前额隐痛、眼眶深部钝痛、转动眼球时有牵引样疼痛。慢性球后视神经炎多累及双眼，起病缓慢，病程较长，除视力下降、视野向心性缩小外，可无其他症状。

眼底检查，视盘炎早期可见视盘充血、水肿、境界不清、附近视网膜水肿、静脉曲张等；晚期可见视盘苍白，呈萎缩现象。球后视神经炎眼底多无改变，或仅有视盘的轻度充血，边界稍模糊，但视野出现中心盲点与生理性盲点相连而呈哑铃状缺损，或扇形缺损、弧形暗点、向心性缩小等。当视力高度减退时，瞳孔扩大，对光反应消失。如尚有部分视力，则瞳孔收缩无力，在光源持续照射下，又可自行扩大。

【诊断要点】

（1）以视力下降和眼球疼痛甚至失明为主症。

（2）瞳孔对光反射迟钝或消失。

（3）视野检查：有中心暗点或视野向心性缩小。

（4）眼底检查：视盘炎者视盘充血、水肿、边界模糊，表面或其同围有小出血点，视网膜静脉增粗。球后视神经炎者眼底无异常改变。

（5）排除肿瘤等其他病变引起的视力下降和视野缺损等。

【辨证施治】

1. 辨证分型

（1）气滞血瘀：暴怒、惊恐之后突然发病，视力急剧下降，情志郁结，头晕头痛，胸胁胀痛。

舌质紫暗、苔薄，脉弦或涩。

（2）痰热上壅：视力下降，兼有头眩而重，胸闷烦躁，食少恶心，痰稠口苦，小便色黄。舌质红、苔黄腻，脉弦滑。

（3）阴虚阳亢：视力下降，头晕耳鸣，面时潮红，烦躁易怒，少寐多梦，手足麻木，口苦，舌质红、苔黄，脉弦。或兼腰膝酸软、遗精、神疲、舌质绛、脉细。

（4）气血亏虚：眼症同前。兼有神疲乏力、气短懒言、头晕心悸、面色无华、舌质淡润、脉细弱。

（5）脾肾阳虚：眼症同前。兼见体倦乏力，形寒肢冷，溺清便溏或夜尿频繁，舌质淡、苔薄，脉沉细弱。

2. 针灸治疗

治法：气滞血瘀者，治宜行气活血、疏通目络，只针不灸，用泻法或平补平泻法；痰热上壅者，治宜涤痰开窍、活血通络，只针不灸，用泻法；阴虚阳亢者，治宜平肝潜阳、滋阴熄风，多针少灸，用补法或平补平泻法；气血亏虚者，治宜补益气血、健脾养胃，针灸并用，用补法；脾肾阳虚者，治宜固肾健脾、扶正培元，针灸并用，用补法或平补平泻法。以眼区局部腧穴为主。

主穴：睛明（BL1）、球后（EX－HN7）、瞳子髎（GB1）、太阳（EX－HN5）、风池（GB20）、光明（GB37）。

方义：睛明、球后、瞳子髎均为眼区局部腧穴，可疏通局部经气。太阳为治疗眼疾的有效奇穴。风池为足少阳胆经与阳维脉交会穴，功善清理头目，光明同为胆经腧穴，两穴配合可加强活血明目的作用。

加减：气滞血瘀者，加合谷（LI4）、膈俞（BL17）、太冲（LR3），以行气通络、活血化瘀；痰热上壅者，加大椎（GV14）、曲池（LI11）、丰隆（ST40）、内庭（ST44），以清热涤痰、通络开窍；阴虚阳亢者，加行间（LR2）、太溪（KI3）、照海（KI6）、肝俞（BL18）、肾俞（BL23），以滋阴潜阳、平肝熄风；气血亏虚者，加脾俞（BL20）、胃俞（BL21）、足三里（ST36）、气海（CV6）、三阴交（SP6），以补益脾胃、养血明目；脾肾阳虚者，加脾俞（BL20）、肾俞（BL23）、关元（CV4）、命门（GV4）、足三里（ST36），以补肾健脾、益气温阳。

操作：常规刺法。太阳、大椎、曲池可点刺出血。

【其他疗法】

1. 耳针疗法

处方一：眼（$LO_5$）、肝（$CO_{12}$）、肾上腺（$TG_{2p}$）、神门（$TF_4$）、枕（$AT_3$）。

操作：每次选 2～3 穴，毫针中度刺激，留针 20 min。每日 1 次，20 次为一疗程。

处方二：屏间前（$TG_{21}$）、屏间后（$AT_{11}$）、肝（$CO_{12}$）、耳尖（$HX_{6,7i}$）。

操作：耳尖部以三棱针点刺出血少许，其他耳穴以毫针刺，留针 15 min，左右耳交替进行。每日 1 次，10 次为一疗程。

处方三：主穴取肝（$CO_{12}$）、眼（$LO_5$）。风热者加耳尖（$HX_{6,7i}$），阳亢者加肝（$CO_{12}$），痛甚者加神门（$TF_4$）。

操作：在上述耳穴压痛点明显处压丸，每穴每次按压 4 min，每日按压 5 次，两耳交替进行。隔日换贴 1 次，10 次为一疗程。

2. 皮肤针疗法

处方：攒竹（BL2）、鱼腰（EX－HN4）、丝竹空（TE23）、太阳（EX－HN5）、四白（ST2）。

操作：用皮肤针轻度叩刺，以局部皮肤充血潮红为度。每日 1 次，5 次为一疗程。

3. 三棱针疗法

处方：太阳（EX－HN5）、耳尖（EX－HN6）、耳背小静脉。

操作：用三棱针点刺，使之出血 1～2 滴。隔日 1 次，5 次为一疗程。

4. 头针疗法

处方：双侧视区。

操作：毫针刺，进针后，以200次/min的速度捻转0.5~1 min，留针5~10 min，然后左右捻转2次缓慢出针。每日或隔日1次，15次为一疗程，疗程间隔3 d。

5. 腧穴注射疗法

处方一：承泣（ST1）、球后（EX-HN7）、风池（GB20）、翳明（EX-HN14）、大椎（GV14）、哑门（GV15）。

药物：维生素$B_1$注射液或维生素$B_{12}$注射液。

操作：每次选2穴，局部常规消毒后，取上述任一种药液，每穴注射0.5 mL。隔日1次，20次为一疗程。

处方二：①球后（EX-HN7）、合谷（LI4）；②光明（GB37）、风池（GB20）。

药物：维生素$B_1$注射液或维生素$B_{12}$注射液。

操作：每日选1组腧穴，取上述任一药液，每穴注射0.5 mL。两组腧穴交替使用，每日1次，10次为一疗程。

处方三：球后（EX-HN7）。

药物：根据不同病情选择不同药物，络阻血瘀初期用阿托品注射液，后期可用复方丹参注射液、当归注射液、维生素$B_{12}$注射液等；血溢目窍初期不用本法，后期瘀血不化者可用复方丹参注射液；目系猝病可用复方丹参注射液、地塞米松磷酸钠注射液、维生素$B_{12}$注射液。

操作：取适宜药液，7号球后注射针头，嘱患者眼球转向内上方，垂直刺入腧穴1 cm，再沿眶壁走向斜向鼻上方进针至3 cm，回抽无血时缓慢注入药液1~2 mL，出针后令患者闭眼，用无菌棉球压迫针孔5 min。隔日1次，10次为一疗程，疗程间隔5~7 d。

6. 腧穴激光照射疗法

处方：睛明（BL1）、球后（EX-HN7）、翳明（EX-HN14）、风池（GB20）、光明（GB37）、太冲（LR3）。

操作：每次选1~2个局部穴及1个远道穴，用2 mW氦氖激光束，每穴照射5 min。每日1次，20次为一疗程。

7. 刺络拔罐疗法

处方：①大椎（GV14）、肝俞（BL18）、心俞（BL15）；②身柱（GV12）、肾俞（BL23）、胆俞（BL19）。

操作：每次选1组腧穴，用刺络拔罐法。隔日1次，5次为一疗程。

【文献摘要】

《儒门事亲》：在针则神庭、囟会、前顶、百会，血之翳者，可使立退，痛者可使立已，昧者，可使立明。

《针灸大成》：目昏血溢，肝俞辨其虚实。

《针灸资生经》：养老、合谷、曲差、五处治目不明……攒竹、肾俞、昆仑疗目。

【名家医案】贺某，男，22岁，大学生。1988年2月2日初诊。主诉：双眼视力减退4个月。现病史：4个月前感冒发热，以后双眼视力逐渐下降，以致坐在教室前排座位仍看不清黑板上的字。眼科检查：视力，左0.1，右0.1；眼底，双侧视盘淡红。诊断为视神经炎。收住院治疗2个月，出院时视力双眼0.2，眼底双侧视盘仍淡红，故来我院针灸治疗。检查：视力，右0.1，左0.2；眼底，双侧视盘淡红，并有渗出。诊断：双眼视神经炎。治疗：针双球后、太阳、翳明，取得针感后留针30 min。针20次后，视力：右0.2，左0.3。针40次后，视力：右0.3，左0.3。针60次后，视力：右0.4，左0.7。眼底检查同治疗前，双侧视盘仍淡红。（葛书翰. 新编快速针灸疗法［M］. 沈阳：辽宁科学技术出版社，1997：246.）

余某，女，6岁。1986年8月16日初诊。患者突然失明已20 d，服用中西药均未见效。眼外观正常，纳差泛恶，大便干结，小便黄赤，舌苔黄腻，脉滑数。诊为痰热上壅所致。针睛明、球后，进针得气后轻轻捻转；配脾俞、中脘、丰隆、阴陵泉，诸穴持续行针，数分钟后出针。10 余次后，纳差好转，已不泛恶，大小便复常，已可分清五指。守原方连针 20 余次，视力复常而愈。3 个月后追访，视力一直正常。（张文进，张彦丽，张彦芳，等. 五百病症针灸辨证论治验方［M］. 郑州：河南科学技术出版社，2002：415.）

【按语】 针灸治疗本病有较好疗效，对有病因可查者应针对病因治疗。针灸治疗本病以儿童视盘炎疗效显著，急性视神经炎疗效次之，慢性视神经炎效果最差。本病易引起视神经萎缩，故在治疗早期宜采取综合措施，针灸治疗可作为一种辅助手段配合治疗。部分患者有自愈倾向，特别是年轻患者，一般在数周或数月内自行好转，视力恢复到正常或接近正常。本病用激素治疗可缩短病程，加速视力恢复。哺乳期妇女患本病应断奶。患者饮食应清淡，忌辛辣、烟酒等热燥性食品，多吃新鲜蔬菜豆类；急性期应卧床休息，禁止看书报和电视；避免情绪激动和精神紧张。

## 六、中心性视网膜炎

中心性视网膜炎，或称中心性浆液性脉络膜视网膜病变，是由于视网膜色素上皮屏障功能失常，形成黄斑部视网膜神经上皮浅脱离的一种常见眼底病变。本病多见于 20～45 岁的青壮年男性，男女患病之比为（7～10）：1。单眼发病者多，少数双眼先后发病，发病与感冒、工作劳累、精神紧张、睡眠不足，或过度吸烟、饮酒等有关，易复发，病程经数月有自愈趋势。经反复发作，黄斑有水肿，色素上皮细胞破坏和视网膜下纤维增生者视力难以恢复。本病属于中医学“目黑候”、“视惑”、“视瞻昏渺”、“目茫茫候”等范畴。

本病多由劳神过度，心营暗耗，神气耗散，心血不充，目窍失养；或肝肾阴虚，虚火上炎；或肝肾精血不足，目失涵养；或脾失健运，津液运化失常，聚湿生痰，清阳不升，浊阴不降；或肝经郁热，玄府阻闭，经气不利，气血瘀滞而致。

【临床表现】 眼睛外观多无异常，患者自觉视力下降，对青、黄色色觉障碍，随着反复发作，视力下降逐渐加重，出现中心暗点，表现为眼前中心部有一灰色或深灰色的圆形影子挡住视线，视物可变暗、变形、变小或变大，多伴有眼胀、头痛等症。

【诊断要点】

（1）以视力下降、视物变形、眼前出现固定暗影为主要表现。

（2）眼底检查：黄斑部水肿，中心凹光反射消失。

（3）眼底荧光血管造影检查：黄斑区的色素上皮有荧光素的渗漏点及感觉层视网膜脱离。

【辨证施治】

1. 辨证分型

（1）肝肾亏虚：眼无外部异常，视力渐降，眼内干涩，头晕耳鸣，遗精腰酸。舌质红、苔薄，脉细数。

（2）心营亏虚：除眼症外兼有面白无华、眩晕心烦、怔忡健忘、多梦难寐。舌质淡白，脉虚弱。

（3）肝经郁热：黄斑区色暗红，血管痉挛明显，兼情志不舒，头晕目眩，胁痛，口苦咽干。舌质红、苔黄。脉细数。

（4）脾虚湿滞：眼底水肿及渗出物虽然较轻，但消退较难，兼见气弱懒言、肢软嗜卧、纳少便溏。脉濡弱。

2. 针灸治疗

治法：肝肾亏虚者，治宜补益肝肾、养血明目，针灸并用，用补法；心营亏虚者，治宜养心补血、宁神开窍，针灸并用，用补法；肝经郁热者，治宜疏肝解郁、泻热化湿，只针不灸，用泻法或平补平泻法；脾虚湿滞者，治宜益气健脾、祛湿化浊。以眼区局部和足少阳胆经穴为主。

主穴：睛明（BL1）、承泣（ST1）、球后（EX－HN7）、瞳子髎（GB1）、光明（GB37）、风池（GB20）、太冲（LR3）。

方义：睛明、承泣、球后、瞳子髎均为眼部腧穴，可疏通局部气血。睛明又为足太阳膀胱经之起始穴，膀胱经与肾经表里相连，肾乃先天经气之所在，承泣为足阳明胃经起始穴，阳明经乃多气多血之经，二穴同用，引先后天之精上达目窍，为治疗本病之要穴。风池为足少阳胆经与阳维脉交会穴，功善清理头目，光明同为胆经腧穴，两穴配合可加强活血明目的作用。目为肝之窍，太冲为足厥阴肝经的原穴，与光明原络互用，可养肝明目。

加减：肝肾亏虚者，加肝俞（BL18）、肾俞（BL23）、三阴交（SP6）、太溪（KI3），以补益肝肾、滋阴养血；心营亏虚者，加神门（HT7）、内关（PC6）、心俞（BL15）、三阴交（SP6），以养心安神、滋阴明目；肝经郁热者，加行间（LR2）、侠溪（GB43）、阳陵泉（GB34），以清热泻火、疏肝解郁；脾虚湿滞者，加脾俞（BL20）、足三里（ST36）、阴陵泉（SP9）、丰隆（ST40），以补脾益气、祛湿化浊。

操作：诸穴常规刺法。每日1次，10次为一疗程，疗程间隔3～5 d。

【其他疗法】

1. 电针疗法

处方一：翳风（TE17）、曲鬓（GB7）、丝竹空（TE23）。

操作：针刺上述腧穴得气后，施以平补平泻手法，然后接通电针治疗仪，用疏密波通电20～30 min，强度以患者耐受为度。每周3次，10次为一疗程，疗程间隔3 d。

处方二：新明Ⅰ（翳风前上0.5寸，紧贴耳垂皮肤皱褶中点处）。

操作：针刺新明Ⅰ时，针尖向前上方呈60°角，刺入1寸左右，针尖达耳屏切迹前至下颌骨后，待得气后，接通电针治疗仪，每次20 min。每日1次，10次为一疗程。

2. 耳针疗法

处方一：眼（$LO_5$）、屏间前（$TG_{21}$）、屏间后（$AT_{11}$）、心（$CO_{15}$）、肝（$CO_{12}$）、脾（$CO_{13}$）、肾（$CO_{10}$）、交感（$AH_{6a}$）。

操作：每次选2～4穴（双侧均用），先用毫针刺入0.2～0.3寸，行快速捻转0.5～1 min，局部明显有热胀感、麻痛感后出针，每日1次。或埋入揿针，5～7 d重复一次。30 d为一疗程，疗程间隔7 d。

处方二：眼（$LO_5$）、肝（$CO_{12}$）、肾（$CO_{10}$）、神门（$TF_4$）。

操作：用毫针中度刺激，留针15～30 min。或埋入揿针。或压丸。

3. 头针疗法

处方：双侧视区。

操作：针尖向下，平刺进针1.5～2寸，快速捻转，不少于1 min，使局部有强烈胀、麻、痛之感，留针20 min。每日1次，10次为一疗程，疗程间隔3 d。

4. 腧穴注射疗法

处方：睛明（BL1）、球后（EX－HN7）、三阴交（SP6）、光明（GB37）、足三里（ST36）。

药物：复方丹参注射液或复方当归注射液。

操作：每次选2～3穴，远近腧穴配用，取上述任一种药液，每穴注射0.5 mL。每日或隔日1次，10次为一疗程。

5. 腧穴埋线疗法

处方：肝俞（BL18）、肾俞（BL23）、臂臑（LI14）。

操作：在上述腧穴处埋入羊肠线。每半月1次，2次为一疗程。

6. 腧穴激光照射疗法

处方：主穴取球后（EX－HN7）、臂臑（LI14）；配穴取睛明（BL1）、太阳（EX－HN5）。

操作：用2 mW氦氖激光束照射，每穴10 min。每日1次，10次为一疗程，疗程间隔3 d。

7. 腧穴磁疗法

处方：眼部。

操作：用低频交变磁场，磁场强度 3 000 Gs，令睁开患眼，磁头紧贴患眼，每次 10 min。每日 1 次，10 次为一疗程。

【文献摘要】

《儒门事亲》：目忽暴盲不见物，乃刺其鼻中攒竹与顶前五穴，大出血，目立明。

《针灸甲乙经》：目赤黄，颧髎主之。

《审视瑶函》：内障眼先宜刺临泣、睛明、合谷、瞳子髎，如不效，刺光明、风池。

《铜人腧穴针灸图经》：颅息，治瞻视不明，不宜针，即可灸七壮。

【名家医案】罗某，女，52 岁，干部。1992 年 12 月 18 日初诊。主诉：10 月初突然视物不清，眼前出现黑影，10 d 后看不见报纸上的文字，迎面来人分不清男女。经眼底检查，诊断为双侧中心性视网膜炎，晶状体、玻璃体混浊。经中西药治疗 3 个月无效，故来我科就诊。用经络诊疗器在双眼睛明穴、球后穴、眼针穴的肝区、肾穴探测变阻点各 1 个，用 1 个组合电极（将 8 个电极组合在一起），每极贴上胶布（1 cm × 1 cm）固定于上述 8 个变阻点，选疏密波、低频率脉冲电流刺激，每次 1 h，每日1 次，10 次为一疗程。第 1 次治疗后，患者可辨男女；5 次后，能看清手指螺纹，眼前黑影减少；10 次后，经眼底检查晶状体、玻璃体不混浊，黄斑区尚残留一点陈旧渗出灶；1 个月后，黄斑区渗出灶消失，眼底正常。〔程大胜．经络电冲击疗法治愈中心性视网膜炎 1 例［J］. 上海针灸杂志，1996，15（2）：47.〕

【按语】 针灸治疗对本病有一定的疗效，但疗程较长。多数人认为本病的发生与机体抵抗力低下有关，有自愈倾向。目前尚无理想药物治疗，抗炎药物无确实效果，激素有加剧病情及使病程迁延而更危险，应当禁用；血管扩张剂使用广泛，但效果也不明确。患者出门应戴墨镜或变色眼镜，减少强光对黄斑的刺激；注意休息，减少用眼；避免过度兴奋与紧张，忌劳神过度和愤怒忧思。

## 七、青光眼

青光眼是由于眼压升高而引起视盘损害和视野缺损的一种眼病。本病会引起视盘凹陷、视神经萎缩及视野缺损，最后导致失明，是主要的致盲眼病之一。其可分为原发性、继发性和先天性青光眼。继发性青光眼是一些眼部疾病和某些全身性疾病在眼部出现的并发症；先天性青光眼是常染色体隐性遗传为主的遗传性眼病；原发性青光眼根据房角宽窄可分为闭角型和开角型青光眼，后者即慢性单纯性青光眼。慢性单纯性青光眼急性发作期属中医学“偏头风”范畴，到后期称为“青风内障”或“绿风内障”等。现将慢性单纯性青光眼介绍如下。

本病的病因病机为：忧郁愤怒，肝气郁结，郁而化火，肝胆风火上扰；或肝郁脾虚，疏泄失常，痰浊上逆；或劳倦太过，真阴耗损，阳失所制，化火动风交织于目。

【临床表现】 多为单眼发病，一般自觉症状不明显，但敏感者每当用眼过度、失眠、疲劳后，即出现视力疲劳、眼胀、虹视、头痛等症状，眼底可见青光眼杯。一般表现为头痛目胀不明显，视力缓降或丧失于不知不觉中，眼压在 24 h 内波动大于 8 mmHg。

【诊断要点】

（1）以眼压升高、视野缺损、视盘凹陷为主要表现。

（2）视盘呈苍白色变，形成典型的青光眼杯。

（3）周边视野开始在鼻侧缩小缺损，继之向心性缩小，呈管状视野。

【辨证施治】

1. 辨证分型

（1）肝阳暴亢：急性发作，眼压甚高，头目剧痛，眼部重度充血，视力急降甚或失明，性情急躁易怒，小便黄，大便结。舌质红、苔黄，脉弦数。

（2）痰火瘀滞：眼压高，头目疼痛较甚，视力下降，眩晕，胸脘满闷，恶心呕吐，小便黄，大便结。舌质红、苔黄腻，脉滑数。

（3）肾阳不足：眼压偏高，头目胀痛，瞳孔散大，视物昏蒙，精神倦怠，纳差食少，畏寒肢冷，夜尿频繁。舌质淡、苔白，脉细无力。

（4）肝肾阴虚：眼压偏高，头目胀痛，瞳孔散大，视物昏蒙，眩晕耳鸣，口燥咽干，心烦失眠，腰膝酸软。舌质红、少苔，脉细数。

2. 针灸治疗

治法：肝阳暴亢者，治宜清热泻火、平肝熄风，只针不灸，用泻法；痰火瘀滞者，治宜清热泻火、化痰通络，只针不灸，用泻法；肾阳不足者，治宜温阳补肾、扶正培元，针灸并用，用补法；肝肾阴虚者，治宜补益肝肾、滋阴潜阳，针刺为主，用补法或平补平泻法。以眼区局部腧穴为主。

主穴：睛明（BL1）、太阳（EX－HN5）、球后（EX－HN7）、风池（GB20）、太冲（LR3）。

方义：睛明、球后、太阳均为眼区局部腧穴，既能疏通局部经气，又可清除眼部郁热。风池为足少阳胆经与阳维脉之交会穴，与眼络相通，可泻肝胆之火，清理头目。太冲乃肝经原穴，能够疏调眼部气机，降低眼压。

加减：肝阳暴亢者，加行间（LR2）、侠溪（GB43）、印堂（EX－HN3），以清热泻火、平降肝阳；痰火瘀滞者，加丰隆（ST40）、行间（LR2）、膈俞（BL17）、大都（SP2），以清热泻火、化痰通络；肾阳不足者，加肾俞（BL23）、命门（GV4）、关元（CV4），以温补肾阳、扶正培元；肝肾阴虚者，加肝俞（BL18）、肾俞（BL23）、照海（KI6）、太溪（KI3），以滋阴潜阳、补肝益肾。

操作：太阳、太冲可点刺出血，余穴常规刺法。留针 30 min，每 10 min 行针一次。每日 1 次，10 次为一疗程。

【其他疗法】

1. 电针疗法

处方：患侧睛明（BL1）、双侧行间（LR2）、双侧三阴交（SP6）。

操作：用 1% 注射用盐酸丁卡因溶液点眼麻醉后，使患者静卧 15 min，用修氏眼压计测量眼压，然后进行针刺治疗。针刺上述腧穴得气后，接通电针治疗仪 20 min。隔日 1 次，15 次为一疗程。

2. 耳针疗法

处方一：交感（$AH_{6a}$）、耳下脚端、神门（$TF_4$）、眼（$LO_5$）。

操作：毫针刺法，中度刺激，留针 15～30 min。每周 3 次，左右交替，12 次为一疗程。

处方二：敏感点、肝（$CO_{12}$）、眼（$LO_5$）、屏间前（$TG_{21}$）、屏间后（$AT_{11}$）、降压点。

操作：毫针刺法，强刺激，留针 30 min。隔日 1 次，20 次为一疗程。

处方三：交感（$AH_{6a}$）、皮质下（$AT_4$）、屏间前（$TG_{21}$）、屏间后（$AT_{11}$）、肝（$CO_{12}$）、肾（$CO_{10}$）、眼（$LO_5$）。

操作：毫针刺法，留针 20 min。每周 3 次，左右交替，12 次为一疗程。

3. 皮肤针疗法

处方一：太阳（EX－HN5）、风池（GB20）、翳明（EX－HN14）、背部膀胱经。

操作：用皮肤针中度刺激，反复叩刺上述部位 4～5 遍，至局部皮肤潮红或微渗血为度。每日 1 次，10 次为一疗程。

处方二：攒竹（BL2）、鱼腰（EX－HN4）、太阳（EX－HN5）、阳白（GB14）、三阴交（SP6）、行间（LR2）、背俞穴。

操作：用皮肤针叩刺眶周腧穴及心俞至肾俞区域，往返 5 遍，使之微微见红，每日 1 次，10 次为一疗程。毫针刺三阴交、行间，施泻法，每周 3 次，每次 20 min。

处方三：颈后部膨隆处。

操作：用皮肤针叩刺，轻挤，待有少许黄水样液体渗出，用无菌纱布擦干，反复数次，至黄水样液体不再渗出为止。严重时可每日 2 次，轻者每日 1 次，注意防止感染。

4. 针挑疗法

处方：胸段夹脊（EX－B2），上、下眼睑针挑点。

操作：用左手向上拉紧患者上睑或下睑，右手持三棱针，针尖对准针挑点，左手放松，眼皮便会下沉在针尖上，右手稍加力一推，针尖便可过皮，然后进行挑治。每日1次，5次为一疗程。

5. 艾灸疗法

处方：翳风（TE17）、阳白（GB14）、太阳（EX－HN5）、合谷（LI4）。

操作：采用艾条温和灸法，每穴灸3～5 min，至局部皮肤稍红润温暖为宜。每日或隔日1次，10次为一疗程。

6. 电针疗法

处方：主穴取太阳（EX－HN5）、风池（GB20）、印堂（EX－HN3）、鱼腰（EX－HN4）；配穴取光明（GB37）、太冲（LR3）、内关（PC6）、肾俞（BL23）。

操作：每次以主穴为主，酌加配穴1～2个，采用电针治疗仪，每次通电20～30 min。每日1次，10次为一疗程。

7. 头针疗法

处方：枕上线、额中线、额旁一线、顶颞前斜线下2/5。

操作：每次取2～3穴，交替使用。毫针刺法，期间可行针3～4次，每次持续1 min，捻转频率为180次/min；如用电针治疗仪，可持续用连续波，频率为240次/min，强度以患者能耐受为度。留针30 min。每日或隔日1次，7次为一疗程，疗程间隔3～5 d。

【文献摘要】

《针灸甲乙经校释》：目痛不明，龈交主之。

《备急千金要方》：期门，主目青而呕。

《秘传眼科龙目论》：青风内障，此眼初患之时，微有痛涩，头旋脑痛，或眼先见有花无花，瞳仁不开不大，渐渐昏暗，或因劳倦，渐加昏重……皆因五脏虚劳所作。络却……足太阳脉气所发，治青风内障，目无所见，可灸三壮。

《审视瑶函》：大骨空，主治内障久痛。

【名家医案】　钱某，女，58岁。1999年8月2日初诊。自述近1周来，突然视力下降，视月光时似有黄绿色彩环包裹，头痛，眼球胀痛难忍，时有恶心欲吐，头重足轻，故前往某医院眼科诊治。经查：触压眼球较硬，球结膜充血，角膜水肿混浊，瞳孔散大，有绿色反射，眼压为42 mmHg，确诊为原发性急性充血性青光眼。刻诊：双眼球胀痛，头后部疼痛，恶心欲吐，头重如裹，心烦，纳差，大便略干，小便短赤，舌质红、苔黄微腻，脉弦略滑。取穴：太阳、鱼腰、百会、风池。操作：局部常规消毒，太阳、鱼腰、百会穴以毫针点刺出血，风池穴用1.5寸毫针对准同侧颧骨直刺1寸，找到强烈的针感，且针感向头顶、前额和眼眶周围扩散，不留针。配合中药清肝胆之风火。针1次后头痛、目胀痛减轻，4 d后诸症消失，经查眼压降为24 mmHg，瞳孔恢复到2 mm左右。（康风珍．毫针刺配合中药治疗青光眼验案三则［J］．甘肃中医，2000，5：53.）

【按语】　针灸治疗本病有一定疗效，具有良好的镇痛作用和一定的降低眼压作用。原发性青光眼如能早期诊治，大多数是完全可以治愈的。若治之不力或误治，则有失明之虞。针刺治疗时，应注意观察眼压的变化，如果眼压急剧升高，必要时应在眼科协同下配合用药或手术。患者应合理用眼，注意眼睛的休息，不要长时间在暗室逗留；不宜戴黑色墨镜，宜选择绿色太阳镜；合理安排生活，保证睡眠充足，心情舒畅；忌食辛辣之品，少饮酒，多吃水果、蔬菜，保持大便通畅；不喝浓茶、咖啡，不要一次大量饮水。

# 第九节　耳鼻喉科疾病

## 一、耳病

### 耳鸣与耳聋

耳聋与耳鸣是指听觉异常、听力下降的两种病症。耳聋常由耳鸣发展而来，两者的病因病机基本一致，故常合而述之。耳鸣发病率较高，成人中20%有不同程度的耳鸣，其发病率随年龄增高而逐渐增高，70%～80%患者发生在40岁以上，低年龄组女性多于男性，而高年龄组男性多于女性。对于耳鸣，中医学称之为“聊秋”；耳聋，按病因病机可有“风聋”、“火聋”、“毒聋”、“劳聋”、“虚聋”、“久聋”、“暴聋”、“厥聋”、“卒聋”等称谓。

本症的发生可分为内因、外因两方面。内因多为恼怒、惊恐，久则化火化风循经上扰，以致少阳经气闭阻；或饮食劳倦及过食寒凉，损伤脾胃，脾气不健，气的生化之源不足，经脉空虚，不能上奉于耳；或因素体衰弱，或久病过劳，导致肾虚气弱，肝肾亏损，精气不能上濡于耳。外因多为外邪侵袭少阳，循经壅遏清窍，亦有因突然暴响震伤耳窍引起或幼儿因热病后遗，或先天不足而聋致哑。

【临床表现】　耳鸣时自觉耳内鸣响，有如蝉鸣，或如风声、雷鸣、潮声、哨音、汽笛声等，可为持续性或间歇性，声大时难以忍受。耳聋表现为不同程度的听力减退或完全丧失，有的听力逐渐减退而至全聋，有的突然出现耳聋。耳鸣和耳聋均可发生于一侧或两侧，约80%耳鸣患者可伴见耳聋。

【诊断要点】

（1）以耳内鸣响、听力减退或丧失为主症。

（2）听力检查多为感音性听力下降，甚至丧失。

【辨证施治】

1. 辨证分型

（1）风邪侵袭：最初多见感冒症状，继之突发性耳鸣、耳聋，耳区有憋胀阻塞感。可伴有头痛、恶风、发热、口干等。舌质红、苔薄白或薄黄，脉浮数。

（2）肝火上扰：耳鸣如闻潮声，耳聋时有时无，每于郁怒之后症状突发或加重。兼见耳胀、耳痛感，或有头痛眩晕、面红耳赤、口苦咽干、心烦易怒、小便黄、大便秘结。舌质红、苔黄，脉弦数。

（3）痰火郁结：两耳蝉鸣不息，闭塞如聋，听音不清。伴头昏沉重、胸闷脘满、咳嗽痰多、口苦或淡而无味、二便不畅。舌质红、苔黄腻，脉弦滑。

（4）脾胃虚弱：耳鸣时轻时重，遇劳或蹲下站起时加重，休息可减，久延则成耳聋。伴倦怠乏力、食少腹胀、大便时溏、面色萎黄。唇舌淡红、苔薄白或微腻，脉细弱。

（5）肾精亏虚：耳内常闻蝉鸣之声，夜间尤甚，以致听力渐降而成耳聋。兼见失眠、头晕、腰膝酸软、男子遗精、女子带下过多、食欲不振。舌质红、苔少，脉细弱或细数。

2. 针灸治疗

治法：风邪侵袭、肝火上扰、痰火郁结者，治宜疏风泻火、疏肝祛痰，只针不灸，用泻法；脾胃虚弱者，治宜健脾益气、和胃升阳，针灸并用，用补法；肾精亏虚者，治宜滋养肝肾、益精填髓，以针为主，用补法或平补平泻法。以取耳之局部和手、足少阳经腧穴为主。

主穴：耳门（TE21）、听会（GB2）、翳风（TE17）、率谷（GB8）、中渚（TE3）。

方义：手、足少阳经均过耳部，耳门、听会、率谷、翳风分属手、足少阳经穴，具有宣调耳部经气、聪耳启闭之功，为治疗耳疾局部之要穴。中渚为循经远端取穴，可疏通肝胆之经气，起到通上达下的作用。

加减：风邪侵袭者，加风池（GB20）、外关（TE5）、合谷（LI4），以疏风清热、疏肝开窍；肝火上扰者，加行间（LR2）、侠溪（GB43），以疏肝解郁、泻热止鸣；痰火郁结者，加丰隆（ST40）、内庭（ST44），以清火化痰、和胃降浊；脾胃虚弱者，加足三里（ST36）、脾俞（BL20）、气海（CV6），以补脾益胃、濡养耳窍；肾精亏虚者，加太溪（KI3）、肾俞（BL23）、关元（CV4），以补肾益精、育阴潜阳。

操作：诸穴均常规刺法，留针 30 min。每日 1 次，10 次为一疗程，疗程间隔 3 ~ 4 d。

【其他疗法】

1. 耳针疗法

处方：外耳（$TG_{1u}$）、内耳（$LO_6$）、肾（$CO_{10}$）、肝（$CO_{12}$）、神门（$TF_4$）、皮质下（$AT_4$）。

操作：一般性耳鸣、耳聋者，毫针中度刺激；暴耳聋者，毫针强刺激。留针 15 ~ 20 min。每日 1 次，10 ~ 15 次为一疗程。也可用耳穴压丸或埋针法。

2. 腧穴注射疗法

处方：翳风（TE17）、听会（GB2）、中渚（TE3）、听宫（SI19）、下关（ST7）、侠溪（GB43）。

药物：654 -2 注射液、维生素 $B_{12}$注射液、丹参注射液或当归注射液。

操作：将上述腧穴分成两组，每次选 1 组，两组交替使用。取上述任一种药液，面部每穴注射 0.5 ~ 1 mL，肢体每穴注射 1 ~ 2 mL。每日或隔日 1 次，10 次为一疗程，疗程间隔 5 ~ 7 d。

3. 头针疗法

处方：颞后线。

操作：毫针刺，快速捻转 1 min 左右，留针 30 min。每 2 ~ 3 d 一次。

【文献摘要】

《素问·缪刺论》：邪客于手阳明之络，令人耳聋，时不闻音，刺手大指次指爪甲上，去端如韭叶各一，立闻，不已，刺中指爪甲上与肉交者，立闻，其不时闻者，不可刺也。

《灵枢·口问》：耳者，宗脉之所聚也……脉有所竭者，故耳鸣。补客主人、受大指爪甲上与肉交者也。

《针灸甲乙经》：聋，耳中巅溲，巅溲者若风，听会主之。

《备急千金要方》：上关、下关、四白、百会、颅息、翳风、耳门、颔厌、天窗、阳溪、关冲、液门、中渚主耳鸣聋。

《针经摘英集》：治耳聋耳鸣，刺手少阳经翳风二穴……令病人揲钱二十四文，口咬侧卧取之，针透口中，令病人闭口鼻摇头，其怒气从耳中出；次针足少阳经听会二穴。

《针灸资生经》：商阳、阳谷、百会治耳鸣耳聋。束骨、翳风、上关、后溪、颅囟治耳聋。肾俞治耳聋肾虚。听会治耳聋、耳中如蝉声。听宫治耳聋如物填塞，无所闻……耳门、翳风、脑空疗耳鸣聋。……肩贞主耳聋。

《神应经》：重听无所闻，耳门、风池、侠溪、翳风、听会、听宫。

《针灸大成》：耳鸣，百会、听宫、听会、耳门、络却、阳溪、阳谷、前谷、后溪、腕骨、中渚、液门、商阳、肾俞……耳内虚鸣，肾俞、足三里、合谷……耳聋气闭，听宫、听会、翳风。

《类经图翼》：上星，治风聋，二七壮……翳风，耳痛而聋，灸七壮。

《针灸逢源》：新聋多热，取少阳、阳明……久聋多虚，补足少阴，液门、中渚、外观、翳风、耳门、后溪、听宫、侠溪。

《神灸经纶》：耳聋，肾俞、窍阴、上星（风聋二七壮）、翳风（痛聋七壮）、听宫、外关、偏历、合谷、阳维（穴在耳后，引耳前弦上是穴。千金治耳风雷鸣，灸五十壮）。

《针灸集成》：耳聋，先刺百会，次刺合谷、腕骨、中渚、后溪、下三里、绝骨、昆仑，并久留针，肾俞二七壮，至随年为壮。

【名家医案】 吴某，女，56 岁。初诊：双耳听力减退已十余年。自诉在童年患伤寒症后，两耳完全失聪，待体力复原，亦随之复聪。每逢疲劳或情绪抑郁，听觉即感减退。近十年来时常耳鸣，鸣声不断，对面谈话，往往不易听清，屡治未见显效。脉滑，舌苔薄白。经旨以肾开窍于耳，胆脉络于耳。凡本虚失聪，其治在肾；郁气阻窍，其治在胆。今下虚上实，清窍遂失舒畅，宜治少阳。针灸方法：风池、听宫、翳风、宫墙、合谷（均双）用输刺法。2 诊：第 3 日，听力好转，耳鸣亦减，此法应手，续进。针灸方法同上。3 诊：第 5 日，病情稳定。针灸方法同上方，加曲池、足三里（均双），余依上法。4 ~ 7 诊：连续 4 次，上方隔日针治 1 次。8 诊：第 15 日，今晨听收音机，已能辨别声响之高低，耳鸣见减，与人谈话，亦能辨别语音。针灸方法同上。续治数次，均以原方每隔 2 ~ 3 d 针治一次，听力逐渐好转，耳聋基本痊愈，耳鸣亦减至极少发作，电听力测验接近正常。嘱其停针，注意饮食起居，以防感冒阻食等情。随访未复发。（杨依方，徐明光，陈慰苍，等. 杨永璇中医针灸经验选 [M]. 上海：上海科学技术出版社，1984. 67.）

## 中耳炎

中耳炎是中耳部常见、多发的炎症性疾病，一般可分为化脓性和分泌性两类，二者又可各分为急性和慢性两种。化脓性中耳炎是一种中耳黏膜及鼓膜的化脓性疾病，一般为急性发病，部分病例可转为慢性，其发病多由细菌感染所致。婴幼儿咽鼓管比成人短粗而平，因吸乳过急，乳汁流于咽鼓管，更易感染发病。中医学称之为“聤耳”、“脓耳”。分泌性中耳炎又称非化脓性中耳炎，主要与咽鼓管功能障碍、感染和免疫反应等有关，属于中医学“耳胀”、“耳闭”范畴。本病冬春两季多见，以成人较多发，儿童患者常因未被注意而延误治疗，转为慢性，是儿童常见的致聋原因之一。

化脓性中耳炎多由外感风热邪毒，或肝胆之火，结于耳窍，壅聚不散，化腐生脓；或因鼻咽部炎症感染、擤鼻方法不当、婴儿哺乳体位不当、鼓膜受伤、污水入耳等而致。分泌性中耳炎多因外感风热，循经上扰，闭塞经气，日久则气血瘀滞，毒邪阻塞耳窍；也有因肝肾不足或脾虚，精气不能上注于耳，以致外邪稽留日久而成。

【临床表现】 急性化脓性中耳炎最初可见耳痛、听力减退、发热、鼓膜表面标志消失和全身不适等症。随病情加重，可有耳部钻痛和刺痛，听力随病变加剧而成耳聋，常伴有耳鸣，鼓膜弥漫充血，膨隆外凸，发热持续不退。一旦鼓膜穿孔流脓，则耳痛减轻，体温下降，全身情况大为改善。如果持续 3 个月以上，即转为慢性，主要以耳道流脓和听力下降为主症。依其病理损害可分为单纯型、骨疡型和胆脂瘤型三型，前者较轻，后两型较重。耳科检查和听力检查有助于分类诊断。

急性分泌性中耳炎主要以耳闷胀、耳聋为主，伴有持续性或间歇性的耳痛、耳鸣，重者可见眩晕。耳闷在打呵欠、打喷嚏、擤鼻或改变头位时可有片刻好转。听力检查为传导性耳聋，鼓膜检查为鼓膜内陷、鼓室积液。慢性分泌性中耳炎以耳鸣、传导性耳聋为主症，重者有时可出现混合性耳聋，鼓膜内陷甚为显著，积液黏稠，常须切开鼓膜吸净积液后听力方能得到改善。

【诊断要点】

（1）急性发作以耳内疼痛、流脓、耳鸣或耳胀闷、听力减退为主症，慢性多以流脓、耳鸣或耳聋为主症。

（2）耳镜检查：鼓膜松弛部充血，或内陷，或膨出，正常标志难以辨识。

（3）听力检查：可提示传导性耳聋，且多以低频为主。

【辨证施治】

1. 辨证分型

（1）风热侵袭：耳痛、耳闷、听力下降。伴见头痛发热、咽干咽痛、倦怠乏力。舌质红、苔薄白或薄黄，脉浮数。

（2）肝胆火盛：起病较急，耳内剧痛，痛如锥刺，疼痛牵连至头部，常于剧痛之后，耳膜穿孔，流出脓液，耳痛及其他症状也随之减缓。伴见发热面红、口苦咽干、小便黄赤、大便秘结。舌质红、苔黄腻，脉弦数。

（3）脾虚湿困：耳内流脓，脓质清稀，甚如水样，时轻时重，缠绵日久。伴见头晕头重、四肢倦怠、纳少腹胀、大便时溏。舌质淡、苔白腻而润，脉濡。

（4）肾元亏损：耳内流脓，脓液秽臭，状如腐渣，日久不愈，时流时止，反复发作。伴见腰膝酸软、头晕神疲。舌质红或淡，脉细弱。

2. 针灸治疗

治法：风热侵袭、肝胆火盛者，治宜疏风清热、泻肝胆火、解毒排脓，只针不灸，用泻法；脾虚湿困者，治宜健脾渗湿、补托排脓，针灸并用，用补法；肾元亏损者，治宜补肾培元、祛湿化浊，只针不灸，用平补平泻法。以耳区局部及手少阳经穴为主。

主穴：耳门（TE21）、听会（GB2）、翳风（TE17）、风池（GB20）、合谷（LI4）、外关（TE5）。

方义：耳门、听会、翳风、风池为耳部局部取穴，又为手足少阳经穴，而手足少阳均行于耳周，入耳中，故选此三穴可以疏利少阳、行气通窍。合谷与外关均具有清热解毒之功，而外关又为手少阳经之络穴，并可疏通少阳经气，和解少阳。上穴同用，共奏清热解毒、行气开窍之效。

加减：风热侵袭者，加曲池（LI11）、大椎（GV14），以疏风清热；肝胆火盛者，加行间（LR2）、侠溪（GB43），以清泻肝胆；脾虚湿困者，可取用阴陵泉（SP9）、三阴交（SP6），以健脾祛湿；肾元亏损者，加太溪（KI3）、肾俞（BL23），以培元固本。头痛者，加太阳（EX－HN5），以疏经通络。

操作：诸穴常规刺法，灸法可用温和灸。急性期每日1次，10次为一疗程；缓解后隔日1次，5～7次为一疗程。

【其他疗法】

1. 耳针疗法

处方：内耳（$LO_6$）、外耳（$TG_{1u}$）、耳尖（$HX_{6,7i}$）、神门（$TF_4$）、肾上腺（$TG_{2p}$）、内分泌（$CO_{18}$）、枕（$AT_3$）、肝（$CO_{12}$）、胰胆（$CO_{11}$）、脾（$CO_{13}$）、三焦（$CO_{17}$）。

操作：每次选3～5穴，多用平补平泻法或补法，留针15～20 min。每日或隔日1次，每次取一侧耳穴，10次为一疗程。也可用压丸法或磁珠贴敷法。

2. 腧穴注射疗法

处方：听宫（SI19）、翳风（TE17）、风池（GB20）。

药物：当归注射液、丹参注射液或维生素$B_{12}$注射液。

操作：取上述任一种药液，每次每穴注射1～2 mL。隔日1次，10次为一疗程。

3. 腧穴激光照射疗法

处方：主穴取听会（GB2）、翳风（TE17）、足三里（ST36）、丘墟（GB40）；配穴取耳门（TE21）、曲池（LI11）、太溪（KI3）、阿是穴。

操作：以主穴为主，酌加配穴。先用2%过氧化氢溶液清洗净耳内脓液并拭干，采用氦氖激光束照射，每穴5 min。阿是穴可配光导纤维。每日1次，10次为一疗程。慢性中耳炎急性发作者，宜在痊愈后，再巩固治疗2～3次。

【文献摘要】

《备急千金要方》：聤耳脓出，上关，日三壮至二百壮。

《针灸大成》：聤耳生疮，出脓水，翳风、合谷、耳门。复刺后穴，听会、三里。

《玉龙歌》：耳聋气闭痛难言，须刺翳风穴始痊。

《杨敬斋针灸全书》：耳聋气闭：听会、翳风、合谷。

《类经图翼》：聤耳，听宫、颊车、合谷。

【名家医案】　黄某，男，成年。感冒后，续发化脓性中耳炎（右侧），鼓膜穿孔，外耳道亦肿胀，听力障碍。用大号熏灸器，罩在外耳道口（包括耳门、听会、听宫）灸之，第1次约灸30 min，热感充满耳中，未向他处传布。停灸后，耳中分泌物增多。第2次再灸，约10 min后灸感呈线状向肩部扩布，随即沿腋后线下行抵腰，约当带脉穴稍下方斜折向后，经臀，沿下肢外侧在足背外侧抵第四趾。当灸感到达四趾后，患者感到足趾异常舒适而不断做屈伸运动。针感在趾尖稍稍停留，又回传循原路入耳中，耳内并感到有响声，热感也增加，不到半分钟又回到四趾，如此来回5次，停灸后又有很多脓水外流。第3次来灸时，耳道已干燥，着灸未及10 min，感传来回于耳中及四趾的速度有如闪电，次数已无法分清。共5次，听力基本恢复而停灸。（周楣声．灸绳［M］．青岛：青岛出版社，1998：34.）

【按语】 针灸治疗虽然对各类型的中耳炎均有效，尤其是急性期未化脓前，消炎止痛效果较为明显，但是也应积极综合治疗，以免延误病情。

## 聋 哑

聋哑是指因聋致哑、又聋又哑的病症。一般情况下，聋哑患者在学语前或学语时曾患有引起耳聋的疾病，导致无法学习言语或巩固已掌握的言语，而造成既聋又哑的状态，所以聋哑患者的智力和构语器官功能均正常。导致聋哑的病因包括先天遗传性和非遗传性耳聋，严重的、累及两耳的感染性耳聋和中毒性耳聋，以及由其他各种原因引起的两侧严重耳聋。临床上以后天性聋哑多见。

本病多由先天禀赋不足，或因后天感受温热及湿热毒邪，误治失治，邪毒壅滞经络，气机阻滞，窍闭不通，以致幼小失聪，不能学习语言，遂成聋哑。也有因跌仆损伤，巨声震荡致听力丧失，不能学习语言而成聋哑者。

【临床表现】 两侧严重耳聋，对声响无反应。部分可存在残余听力，或只能听见汽笛、雷鸣、放炮等声音。虽不会说话，但哭笑声正常。

【诊断要点】

（1）以听力丧失或尚存部分残余听力、不会说话为主症。

（2）通过耳部检查及听力检查确定病变类型。

【辨证施治】

1. 辨证分型

（1）脾胃虚弱：耳聋，不会说话，或听力微弱。兼见面色萎黄、纳少腹胀、倦怠乏力。舌质淡、苔白，脉细弱。

（2）肾精亏损：严重耳聋，不会说话。兼见头晕目眩、腰膝酸软。舌质淡、苔白，脉细无力。

2. 针灸治疗

治法：通络开窍益聪。脾胃虚弱及肾精亏损两型均针灸并用，用补法。以手、足少阳经穴为主。

主穴：耳门（TE21）、听会（GB2）、翳风（TE17）、哑门（GV15）、中渚（TE3）、外关（TE5）。

方义：耳门、听会、翳风、中渚、外关均系手足少阳经腧穴，根据“经脉所过，主治所及”的原理，取用上述诸穴，可起到疏通经气、活络通窍的作用。哑门是督脉腧穴，为疗喑哑病症之要穴。

加减：脾胃虚弱者，加足三里（ST36）、脾俞（BL20）、胃俞（BL21），以培补元气、充养耳络；肾精亏损者，加肾俞（BL23）、太溪（KI3）、三阴交（SP6），以益肾填精、上充耳窍。智能低下者，加神门（HT7）、百会（GV20）、心俞（BL15），以醒神益智。

操作：诸穴常规刺法，留针30 min，期间间歇行针2次。每日1次，10次为一疗程，疗程间隔5 d。

【其他疗法】

1. 腧穴注射疗法

处方：翳风（TE17）、听宫（SI19）、合谷（LI4）、外关（TE5）、通里（HT5）。

药物：维生素 $B_1$ 注射液、维生素 $B_{12}$ 注射液、当归注射液或654－2注射液。

操作：取上述任一种药液，每穴注射0.5～1 mL，隔日1次。

2. 皮内针疗法

处方：听会（GB2）、听宫（SI19）、翳风（TE17）、瘈脉（TE18）。

操作：每次选1~2穴，埋入揿钉型皮内针。耳后穴一般埋24 h，耳前穴可埋12 h。

【文献摘要】

《针灸甲乙经》：舌缓，喑不能言，刺哑门。喑不能言，合谷、涌泉、阳交主之。

《针灸大成》：耳聋气闭，听宫、听会、翳风……复刺后穴，三里、合谷。

《百症赋》：耳聋气闭，全凭听会、翳风。

《席弘赋》：耳聋气痞听会针，迎香穴泻功如神。

【名家医案】　朱某，男，7岁。初诊：两耳听力极微，发音简单不清。家长陈述，患儿自幼寄养人家，不明发病原因。1周岁后，发现患儿听觉失灵，只会发极简单模糊语音，神色呆滞。脉细数，舌苔薄。经初步检查，两耳无流脓史，鼓膜正常；铃声测验，无一般反应；电听力测验，微有残余听力。此为从外不能达内，经络之气不通于窍，故予随证施治，使清明灵敏之能上贯空窍，且观成效，再商进退。针灸方法：翳风、听宫、宫墙、中渚（均双）及百会，均用输刺法。留针30 min。2~7诊：连续6次，上方每间隔1 d针治1次。8诊：第15日，听力似有进步，仍予原治，使其继续疏通经气，做较长时期治疗，当可有望。但从虚从实，尚未敢作断言，体格检查均为一般范围，指征不著，无以定论。针灸方法同上。9~17诊：连续9次，上方每间隔1 d针治1次。18诊：第35日，听觉较前进步，并能听音学话。针灸方法同上。19~32诊：连续14次，上方每间隔1 d针治1次。33诊：第65日，听力发音，均有好转。针灸方法同上。续治3次，均间隔1 d，上方针治1次。效果逐渐提高。嘱停百日，继续观察。再复诊：间隔4个月。4个月来，听力语言，都有改观，但神色仍呆滞，治疗虽有进步，奏效颇缓。针灸方法同上。续针19次，均间隔1 d，原方针治1次。患儿精神渐见活泼，听觉与日俱进，语言渐利，但词汇颇少，当系知识迟开之故。病情基本痊愈，嘱今后多加训练，自能好转，停针。经随访，疗效巩固。（杨依方，徐明光，陈慰苍，等．杨永璇中医针灸经验选[M]．上海：上海科学技术出版社，1984：68－69.）

【按语】　针刺治疗本病，对有残余听力者有一定疗效，对全聋哑者效果较差。患者在针刺后听力稍有恢复时，即应开始并坚持语言训练。有其他耳疾者，应做相应治疗，必要时配用中西医其他疗法。

## 二、鼻病

### 鼻窦炎

鼻窦炎是指鼻窦黏膜发生的急慢性化脓性炎症，临床上以上颌窦炎、筛窦炎及额窦炎发病率最高，蝶窦炎少见。本病属于中医学“鼻渊”范畴。

本病的发生与肺经受邪关系密切。其急者，多因风寒袭肺，蕴而化热，或感受风热、湿热，乃致肺气失宣，客邪上干清窍发为本病；或因风邪解后，余热未清，酿为浊液，壅塞鼻窍，化为脓涕，发为本病；或因肝胆火盛，木火刑金，酿液为涕，壅于鼻窍，发为本病。本病日久，损及肺脾，肺脾不足，又可导致缠绵不愈。

【临床表现】　主要为鼻道积脓。急性期常见持续性鼻塞、大量黏性脓涕不易擤尽、鼻窦区疼痛及周身不适、烦躁或精神不振、头痛、畏寒发热等症状。慢性期通常多见鼻塞、流脓涕、嗅觉障碍、局部疼痛和头痛等，可伴头晕、食欲不振、易倦、记忆力减退、失眠或精神抑郁等全身症状。

前组鼻窦炎相应部位皮肤可见红肿及压痛。额窦压痛点位于眼眶内上角，前组筛窦压痛点位于眼眶内侧壁，上颌窦压痛点位于尖牙窦。鼻前镜检查可见有脓液，鼻腔上部见有多发性息肉，筛泡肿大，中鼻甲水肿、肥大或呈息肉样变及中鼻道内息肉等变化，下鼻甲萎缩。

【诊断要点】

（1）以鼻塞、流脓涕、头痛及局部疼痛为主症。

（2）有急性鼻炎、上呼吸道感染和急性传染病病史。

（3）鼻腔黏膜充血，鼻甲肿大，嗅裂或中鼻道、总鼻道有大量黄脓浊涕，擤尽后再现。体位引流可见相应窦腔开口的鼻道有脓液出现。

（4）血常规检查可见白血细胞增多、中性粒细胞比例增大。X 线摄片可见相应窦腔模糊，透光度降低，久病者窦壁黏膜肥厚或呈息肉样变。

【辨证施治】

1. 辨证分型　本病急性发作时，多为实证，转为慢性时，则多为虚证。

（1）肺经风热：涕黄浊量多，间歇或持续鼻塞，嗅觉减退，鼻黏膜充血鲜红。伴有发热、头痛、胸闷、咳嗽痰多。舌质红、苔薄黄，脉浮数。

（2）胆经郁热：鼻流浊涕黄稠如脓样、有臭味，鼻塞严重，嗅觉迟钝，鼻黏膜红赤。全身症见头痛较剧、耳鸣目眩、口苦咽干、寐少梦多、烦躁易怒。舌质红、苔黄，脉弦数。

（3）脾虚湿滞：鼻流脓涕、色黄量多不止，鼻塞重而持续，嗅觉迟钝。可伴见头重头痛、四肢困倦、纳呆便溏。舌质淡红，脉濡弱。

2. 针灸治疗

治法：肺经风热及胆经郁热者，治宜疏风清热、利胆解郁，只针不灸，用泻法；脾虚湿滞者，健脾益气、利湿祛涕，多针少灸，用补法或平补平泻法。以手阳明经穴为主。

主穴：迎香（LI20）、印堂（EX－HN3）、合谷（LI4）、风池（GB20）。

方义：肺开窍于鼻，手阳明与手太阴相为表里，其脉上挟鼻孔，故合谷、迎香可通过疏调手阳明经气，达到清泄肺热的目的，其中迎香又是治疗鼻塞、不闻香臭的有效经验穴。印堂位于督脉而近鼻部，可疏调局部经气以通鼻窍，配风池疏风利窍作用更明显，二者共奏疏调肺胆、通鼻利窍之作用。

加减：肺经风热者，加列缺，以疏风清热、宣肺利窍；胆经郁热者，加侠溪、太冲，以清胆泄热、解郁通窍；脾虚湿滞者，加足三里、脾俞，以健脾益气、祛浊化湿。头痛者，加太阳、百会，以宣调经气、清理头窍；发热、恶寒者，加大椎、曲池，以解表通阳、清热解毒；心烦口苦者，加外关、阳陵泉，以泻肝胆、宁神志。

操作：从迎香沿鼻唇沟透刺上迎香，针印堂使酸胀感扩散至鼻部，均用平补平泻法。合谷、风池和列缺用捻转泻法。余穴常规刺法，以补虚泻实为原则。每日或隔日 1 次，10 次为一疗程，疗程间隔 3～5 d。

【其他疗法】

1. 耳针疗法

处方：外鼻（$TG_{1,2i}$）、内鼻（$TG_4$）、肺（$CO_{14}$）、肾上腺（$TG_{2p}$）、额（$AT_1$）。

操作：每次取 3～5 穴，中度刺激，留针 15～20 min。每日 1 次，10～15 次为一疗程。或埋入揿针型皮内针，2～3 d 换一次针。也可用压丸法。

2. 艾灸疗法

处方：百会（GV20）、前顶（GV21）、上星（GV23）、迎香（LI20）。

操作：艾条悬灸至患者自觉发热，局部皮肤潮红。

3. 腧穴注射疗法

处方：肺俞（BL13）、印堂（EX－HN3）、迎香（LI20）、合谷（LI4）。

药物：鱼腥草注射液、5% 葡萄糖注射液或维生素 $B_{12}$ 注射液。

操作：任选一种药液，每次每穴注射 0.5 mL，隔日 1 次。

4. 三棱针疗法

处方：印堂（EX－HN3）、迎香（LI20）、曲差（BL4）。

操作：用三棱针点刺诸穴，各出血 1～3 滴。

【文献摘要】

《针灸资生经》：曲差、上星、迎香、素髎、水沟、龈交、通天、禾髎、风府，主鼻塞、喘息不利、鼻歪僻多涕、鼽衄有疮。……厉兑、京骨、前谷，主鼻不利涕黄。

《医学纲目》：鼻流清浊涕，灸上星二壮。又取水沟、风府；不愈又取百会、风池、风门、大杼。

《针灸大成》：鼻渊鼻痔，上星、风府……更刺后穴，禾髎、风池、水沟、百会、百劳、风门。

《类经图翼》：鼻渊，上星、曲差、印堂、风门、合谷。

【名家医案】 史某，男，37岁，工人。初诊日期：1984年8月1日。主诉：鼻流脓涕3年。病史：患者嗜烟酒，辛辣之品，性情急躁易怒，3年前因感冒后遗有流涕，渐至加重，时有鼻塞不通，涕流黏稠，色黄兼脓，腥秽难闻，伴头痛、口苦胁痛，经服消炎解毒等中西药物治疗不愈，遂来针灸治疗。体格检查：鼻额部有压痛，语带鼻音稍重浊，涕浊色黄，有秽气，舌质红、苔黄，脉弦数。印象：①鼻渊（中医）。②慢性鼻窦炎（西医）。辨证：患者嗜烟酒，秉体素热，性情急躁，愤怒无度，肝胆火盛，肝胆二经皆上循头颠，连于足太阳及督脉以通于鼻窍，故肝胆火盛，因势上炎而成鼻渊。治则：清泻肝胆，通利清窍。选穴：风池、迎香、合谷、行间。操作：风池向对侧眼球方向斜刺1～1.5寸，针感循头至额中，施捻转泻法1 min；迎香向内斜刺0.3～0.5寸，施捻转泻法1 min；合谷直刺1寸，施捻转泻法1 min，行间直刺0.5～0.8寸，施捻转泻法1 min。每日1次，每次留针20 min。治疗经过：经针刺2次后涕减，变稀薄；4次后涕清色白，涕量减少，鼻可嗅味，头痛止；针10次后，诸症消失，痊愈。（天津中医学院第一附属医院针灸科．石学敏针灸临证集验［M］．天津：天津科学技术出版社，1990：437－438.）

【按语】 针刺能够明显改善本病的临床症状，尤其在慢性期间应积极治疗，并清除引流障碍因素。

## 鼻出血

鼻出血是一种鼻腔局部病变或某些全身性疾病的症状，也是五官科常见的急症之一。本病可发生于任何年龄，男性和女性发病率无明显差异，以15～25岁和45～65岁两个年龄组发病率较高，婴幼儿较少见。本病属于中医学“鼻衄”范畴，严重出血不止者又可称之为“鼻洪”、“鼻大衄”。

本病多因外感风热燥邪，肝、脾、肾功能失调，或跌仆、金刃损伤所致。风热燥邪外袭，循经上犯鼻窍，伤及脉络，血溢鼻道，可致衄血。过食辛辣厚味，胃腑积热，火热内炽，或情志不舒，肝郁化火，以致循经上犯鼻窍，伤及阳络，可致血涌。若素体阴虚或久病耗阴、燥邪伤阴，肺阴不足，可致鼻窍失养或虚火上炎，燥火灼伤脉络，终致血溢脉外而成衄血。另外，忧思伤脾、饮食不节，脾气受损，脾虚血失统摄，血离脉道，渗溢鼻窍，亦可见鼻衄。

【临床表现】 多为单侧出血，亦可从一侧鼻腔经鼻咽流向对侧而呈双侧出血。可为间歇性反复出血，亦可呈持续性出血。出血量多少不一，轻者仅见涕中带血，或点滴而出，重者血流如注。伴面色苍白、血压下降、脉搏微弱、头晕等症状。反复出血可致贫血或休克。

【诊断要点】

（1）以鼻腔出血为主症。

（2）鼻腔检查：多可发现出血点或弥漫性渗血。

（3）排除全身性疾病。

【辨证施治】

1. 辨证分型

（1）肺经热盛：鼻腔出血，点滴而出，血色鲜红，兼见发热头痛、咳嗽痰黄、鼻腔干燥。舌质红、苔薄黄，脉浮数或数。

（2）胃热炽盛：鼻血量多，色鲜红或深红，伴见口渴引饮、口臭鼻干、大便燥结、小便短赤。舌质红、苔黄厚，脉洪大而数。

（3）肝火上逆：出血急骤，量多，色深红，伴见头痛眩晕、口苦咽干、胸胁胀满、急躁易怒、面红目赤。舌质红、苔黄，脉弦数。

（4）肝肾阴虚：出血量少，时作时止，伴见口干少津、目眩耳鸣、心悸、失眠、五心烦热。舌质红少津、苔少，脉细数。

（5）脾虚气弱：鼻血渗渗而出，量或多或少，色淡红，伴见面色不华、神疲懒言、纳差便溏。舌质淡、苔薄，脉缓弱。

2. 针灸治疗

治法：肺经热盛、胃热炽盛、肝火上逆者，治宜清热泻火、凉血止血，只针不灸，用泻法；肝肾阴虚者，治宜滋养肝肾、养血止血，只针不灸，用平补平泻法；脾虚气弱者，治宜健脾益气、摄血止血，针灸并用，用补法。以鼻腔局部和手阳明经穴为主。

主穴：迎香（LI20）、印堂（EX－HN3）、上星（GV23）、合谷（LI4）。

方义：手阳明经挟鼻孔而过迎香，故取之作为临床治疗鼻病的要穴。印堂虽为经外奇穴，但其居于督脉循行路线上，上星属于督脉经穴，由于督脉下行鼻柱，故此二穴可清鼻咽之火、泄阳经之热。合谷为手阳明经原穴，具有清除头面火热的作用。

加减：肺经热盛者，加少商（LU11）、尺泽（LU5），以清肺泄热；胃热炽盛者，加内庭（ST44）、厉兑（ST45），以清胃泻火；肝火上逆者，加行间（LR2）、风池（GB20），以清泻肝火；肝肾阴虚者，加太溪（KI3）、太冲（LR3），以养阴清热；脾虚气弱者，加足三里（ST36）、关元（CV4），以培补后天。

操作：迎香用平补平泻法。上星用捻转泻法。热盛时，井穴少商、历兑可用三棱针点刺放血。余穴常规刺法。

【其他疗法】

1. 耳针疗法

处方：内鼻（$TG_4$）、肾上腺（$TG_{2p}$）、神门（$TF_4$）、额（$AT_1$）。

操作：用毫针强刺激，第1次用患侧耳穴，以后两耳交替针刺。每日1～2次，6次为一疗程。

2. 指针疗法

处方：印堂（EX－HN3）、上星（GV23）、昆仑（BL60）、太溪（KI3）。

操作：拇、示指同时按揉印堂和上星，1～2 min后可见缓解或停止。或者用两手拇、示指同时对掐昆仑和太溪，止血效果也较为理想。

3. 皮肤针疗法

处方：迎香（LI20）、风池（GB20）、百会（GV20）、内关（PC6）、鼻部、颈1～4夹脊、胸3～10夹脊。

操作：鼻部、迎香、百会用皮肤针轻度叩刺，其余部位中度叩刺。

4. 腧穴激光照射疗法

处方：迎香（LI20）、上星（GV23）、合谷（LI4）、鼻孔黏膜。

操作：采用3～7 mW氦氖激光束照射上述部位各5 min，每日1次。

5. 腧穴贴敷疗法

处方：涌泉（KI1）。

操作：先令患者双足浸于温水中约5 min，然后将蒜泥加盐少许贴敷于两涌泉穴。

【文献摘要】

《灵枢·杂病》：衄而不止，衄血流，取足太阳……不已，刺腘中出血。

《针灸甲乙经》：血溢鼻口，天府……鼻鼽衄，上星、譩譆、天牖、风池……鼽衄有痈，迎香……衄血不止，承浆、委中。

《千金翼方》：鼻衄不止，灸涌泉二穴百壮……衄时痒，便灸足大趾节横理三毛中十壮，剧者百壮，衄不止灸之。

《针灸资生经》：衄血，灸百会、上星。

《世医得效方》：鼻出血不止，名脑衄，灸上星五十壮。

《百症赋》：天府、合谷，鼻中衄血宜追。

《杂病穴法歌》：衄血上星与禾髎。

【名家医案】　沈某，女，50岁，未婚。1982年11月25日就诊，主诉：鼻出血4 d。病史：患有甲状腺功能亢进。性情急躁，心悸。4 d前夜间突然鼻出血，量多不止，急经某院就诊，于鼻腔填塞纱条止血，返家后2 h，血自口内溢出不止，又到部队医院就诊，考虑后鼻道出血，仍予肾上腺素纱条填塞，注射止血药物，返家后仍间断出血，收入我院内科病房，次日夜间，纱条脱出，鼻腔大量出血，滴药止血不住，服清热凉血中药无效，请我科会诊。体格检查：面黄无华，焦急病容，鼻血色红，量多，无凝块，出血时如泉涌，舌质淡，脉芤。初步诊断：鼻出血。辨证：患者宿疾甲状腺功能亢进，平时多虑善怒，气机冲逆，统藏失司，迫血妄行，逆从鼻出，衄而不止。治则：益气统血止衄。选穴：风池（双侧）。操作：风池向对侧眼球方向刺1～1.5寸，施捻转之补法，针感鼻咽部有堵闷感，捻转至血止为度。治疗经过：出血当时，予针风池，随捻转针感达鼻咽部，渐渐血止，继续捻1 min，当未再出血，取出纱条，次日仍未出血。又针1次，捻转1 min，此后未再出血而愈。追访1年未再发作。（天津中医学院第一附属医院针灸科．石学敏针灸临证集验［M］．天津：天津科学技术出版社，1990：439－440.）

【按语】　针灸治疗单纯性鼻出血有一定疗效。鼻出血止后，应详查病因，积极治疗原发病，尤其对中老年人更应重视。出血量大时，应急则治其标，以止血为要，可配合冷敷法或局部填塞止血。对于血液病引起的鼻出血应禁用针刺和刺血，可用艾灸或药物贴敷等疗法。

## 三、咽喉病

### 咽喉炎

咽喉炎为咽喉部的常见病，是咽喉黏膜的炎症性改变，有急性和慢性之分。急性咽喉炎是咽黏膜、黏膜下组织和淋巴组织的急性炎症，多发于冬春季节，为上呼吸道感染病变，多见于某些传染病的前驱症状，也可由急性鼻炎、鼻窦炎、扁桃体炎继发而致。慢性咽喉炎是咽黏膜、黏膜下组织和淋巴组织的弥漫性炎症，为上呼吸道慢性炎症的一种，常由急性咽喉炎反复发作演变而来，病程长、病情顽固，不易治愈，可因气候变化、发音过度、饮酒吸烟、吸入刺激气体而诱发。本病属于中医学“喉痹”、“喑哑”、“咽嗌痛”、“嗌干”等范畴。

本病多由内外因共同作用发展而来。外因多为气候异常，起居不慎，肺卫不固，风、湿、热毒乘虚而入。喉为肺之系，邪气入侵，内伤及肺，肺失清肃，咽喉脉络闭阻，热邪上蒸，搏结于喉而发病。内因多为肺胃素有积热，过食辛辣刺激，吸烟，过度饮酒，热邪壅盛于内，不得宣泄，上壅于咽喉而发病；或素体肺肾阴虚，久病虚弱，肝肾受损，津液不足，咽喉脉络失养等，致虚火循经上行，灼伤咽喉而发病。

【临床表现】

1. 急性咽喉炎　起病较急，患者自觉咽喉有干燥、灼热、刺激性痒感或咽喉疼痛，吞咽时疼痛明显，似有异物存在，咳嗽，咳痰，痰多黏稠，声音嘶哑，甚至失声。检查：口咽及鼻咽黏膜充血肿胀，腭弓、悬雍垂水肿，咽喉壁淋巴滤泡和咽侧索红肿，严重者淋巴滤泡中央可有渗出物，咽腔黏膜充血、肿胀，声带呈淡红色或深红色。全身症状较轻，可伴有发热、怕冷、头身疼痛、全身乏力、食欲不振等症状。

2. 慢性咽喉炎　起病较慢，病程较长，患者自觉咽喉干燥灼热，发痒有异物感，微痛不适，干咳或咳少量黏痰，咳时易引起恶心干呕，声音低沉、粗糙、嘶哑，甚至失声，常有“清嗓子”的习惯。检查：咽喉部黏膜充血、增厚，甚至黏膜干燥无光泽，声带闭合不全等。

【诊断要点】

（1）有上呼吸道感染病史或急性传染病史。

（2）有咽喉部感染的典型症状和体征。

（3）排除血液病等严重的全身性疾病。

【辨证施治】

1. 辨证分型

（1）风热外袭：咽喉红肿疼痛，吞咽痛甚，干燥灼热，咳嗽吐痰，痰黄而黏，自觉喉间有异物感，声音嘶哑，兼见恶寒发热、头身疼痛。舌质红、苔薄黄，脉浮数。

（2）胃火炽盛：咽喉灼热疼痛剧烈，吞咽不利，咳嗽吐痰，痰黄涎多，口渴欲饮，兼见发热不恶寒、头痛、前额痛甚、溲赤便秘。舌质红、苔黄厚，脉数有力。

（3）肝肾阴虚：咽喉微痛不适，干痒无痰，晨起较轻，午后或入夜较重，兼见腰膝酸软、五心烦热、两颧潮红、失眠盗汗、头晕目眩、精神疲乏。舌质红、少苔，脉细数。

2. 针灸治疗

治法：风热外袭者，治宜疏风清热、消肿止痛，只针不灸，用泻法；胃火炽盛者，治宜清泻胃火、利咽消肿，只针不灸，用泻法；肝肾阴虚者，治宜滋阴降火、清咽润喉，只针不灸，补泻并用。以手太阴、手阳明、手少阳经穴为主。

（1）实证：以手足阳明、手太阴及手少阳经穴为主。

主穴：合谷（LI4）、少商（LU11）、尺泽（LU5）、关冲（TE1）、内庭（ST44）。

方义：合谷为手阳明大肠经之原穴，针刺泻之可清热泻火、解毒消肿。少商为手太阴肺经之井穴，点刺出血可清泄肺热、清利咽喉，为治疗咽喉疾患之要穴。尺泽为手太阴肺经之合穴，针刺泻之可解表清热、通利咽喉，取“实则泻其子”之意。关冲为手少阳三焦经之井穴，点刺出血可泻热开窍、清利喉舌。内庭为足阳明胃经之荥穴，针刺泻之可清泻胃火、解热消肿。

加减：风热外袭者，加风池（GB20）、外关（TE5），以疏风清热、利咽消肿；胃火炽盛者，加鱼际（LU10）、厉兑（ST45），以清泻胃火、消肿止痛。

操作：少商、关冲用三棱针点刺出血，余穴常规刺法，留针 30 min。每日 1 次，10 次为一疗程。

（2）虚证：以手足太阳经穴为主。

主穴：太溪（KI3）、照海（KI6）、鱼际（LU10）。

方义：太溪为足少阴经之原穴，针用补法，可滋阴降火、清泄虚热。照海为足少阴经与阴跷脉之交会穴，二脉均循行于咽喉，可滋阴清热、疏调经气。鱼际为手太阴经之荥穴，可清肺泻火、利咽消肿。

加减：夜间发热者，加复溜（KI7）、三阴交（SP6），以滋阴清热、消肿止痛。

操作：诸穴常规刺法，留针 30 min。每日 1 次，10 次为一疗程。

【其他疗法】

1. 耳针疗法

处方：咽喉（$TG_3$）、耳尖（$HX_{6,7i}$）、扁桃体（$LO_{7,8,9}$）、轮 1～4（$HX_{9\sim12}$）、神门（$TF_4$）、心（$CO_{15}$）、肺（$CO_{14}$）、肾（$CO_{10}$）。

操作：每次选 3～4 穴，交替使用，针刺得气后给予中度刺激，每次留针 30 min，每隔 10 min 行针一次，每日 1 次或隔日 1 次，10 次为一疗程。或采用压丸法，隔日更换 1 次。

2. 三棱针疗法

处方：①少商（LU11）、商阳（LI1）、鱼际（LU10）；②耳尖（$HX_{6,7i}$）、轮 1～4（$HX_{9\sim12}$）、耳背静脉。

操作：每次选 1 组腧穴，用三棱针轮流点刺出血，每 3 d 一次，7 次为一疗程。

3. 腧穴注射疗法

处方一：扶突（LI18）、廉泉（CV23）。

药物：10%葡萄糖注射液、维生素 $B_1$ 注射液或维生素 $B_{12}$ 注射液。

操作：选上述任一种药液，每次每穴注射 0.5 ~1 mL。每日 1 次，10 次为一疗程。小儿不宜用，以免发生不良反应。

处方二：合谷（LI4）。

药物：0.5% ~1%盐酸普鲁卡因注射液。

操作：每次注射上述药液 0.5 mL，每日 1 次，10 次为一疗程。小儿不宜用，以免发生不良反应。

处方三：大椎（GV14）、曲池（LI11）。

药物：维生素 $B_{12}$ 注射液。

操作：每次每穴注射上述药液 0.5 mL，每日 1 次，10 次为一疗程。小儿不宜用，以免发生不良反应。

4. 腧穴激光照射疗法

处方：合谷（LI4）、廉泉（CV23）。

操作：用氦氖激光束在距离上述腧穴 20 cm 处照射，每穴 1 min。每日 1 次，10 次为一疗程。

【文献摘要】

《灵枢·寒热病》：暴喑气鞕，取扶突与舌本出血。

《灵枢·杂病》：喉痹不能言，取足阳明；能言，取手阳明。

《针灸甲乙经》：喉痹，完骨及天容、气舍、天鼎、尺泽、合谷、商阳、阳溪、中渚、前谷、商丘、然谷、阳交悉主之。

《针灸资生经》：三里、温溜、曲池、中渚、丰隆，主喉痹不能言。

《针灸聚英》：喉痹，针合谷、涌泉、天突、丰隆。

《医学纲目》：喉痹，取丰隆、涌泉、关冲、少商、隐白、太冲。

《针灸大成》：咽喉肿痛，闭塞，水粒不下，合谷、少商兼以三棱针刺手大指背，头节上甲根下，排刺三针。

《神灸经纶》：咽喉肿痛，阳溪、少海、液门。

【名家医案】 杨某，女，21 岁，工人。初诊日期：1985 年 3 月 18 日。主诉：声音嘶哑，咽痛 3 d。病史：患者 3 d 前因夜班工作劳累，睡眠不足，突感咽喉发紧而干，津液少，自觉有热，进食水果后即感症状加重，发音困难乃至嘶哑，经西医院诊为急性喉炎，服抗生素无效，即来我科就诊。体格检查：体态中等，焦急面容，声音嘶哑而低，体温正常，会厌部充血、水肿，悬雍垂居中而充血，舌质红、苔薄黄，脉浮数。印象：①中医为急喉喑。②西医为急性喉炎。辨证：患者夜班劳累，睡眠不足，内有蕴热，感受风邪，复食生冷，致寒热交作，壅阻吸门，气机不畅，故见厌咽红肿、声音嘶哑。治则：疏风解表、清热利咽。处方：曲池、列缺、大椎。操作：曲池直刺 1 ~1.5 寸，施提插泻法 1 min；列缺屈腕斜刺 0.5 ~0.8 寸，施捻转泻法 1 min；大椎用三棱针点刺 2 ~3 点，加火罐，放血 3 ~5 mL。留针 15 min，每日 1 次。治疗经过：经上法治疗 1 次后，觉咽喉紧迫感减轻，声音嘶哑好转；3 次后诸症缓解而告痊愈。（天津中医学院第一附属医院针灸科. 石学敏针灸临证集验［M］. 天津：天津科学技术出版社，1990：443.）

【按语】 针刺治疗本病有较好的疗效，急性咽喉炎一般治疗 1 ~2 次即可收效，慢性咽喉炎的疗程较长。若为扁桃体周围脓肿需转科治疗。针刺治疗急性扁桃体炎应用强刺激，治疗慢性扁桃体炎应用中等刺激，一般急性较慢性容易见效。若急性扁桃体炎发生于小儿，常可伴有呼吸困难，甚至出现危象，临床不容忽视。若见咽喉水肿，应中西医结合治疗。患者平时应忌食辛辣刺激之物，保持室内空气流通，避免吸烟饮酒及有害气体对咽喉的不良刺激；多饮水，合理发音，减少或避免过度讲话；多注意保暖休息，增强机体抗病能力。

## 梅核气

梅核气是指以自觉咽部有异物感，但不影响进食为特征的病症。因其表现如有梅核阻塞于咽部，故称为梅核气。本病多见于中年妇女，相当于西医学的“咽部神经症”。

本病的发生主要是由于情志不舒，肝失疏泄，气机不畅，肝气循经上逆，结于咽喉部；或因肝郁及脾，脾失健运，津液不能正常的输布，聚集成痰，痰气交阻，上逆阻于咽喉而发病。本病主要与肝、脾两脏相关，治疗重在疏肝解郁、健脾理气化痰。

【临床表现】 自觉咽部有异物存在，咳之不出，咽之不下，时发时止或持续存在，空咽涎液时异物感十分明显，而吞咽食物时反而不明显。患者常企图以咳嗽、咳痰或频做吞咽动作来清除之。常伴有精神不振、失眠，甚至心胸懑闷、呼吸急促、脘痞纳呆、神疲倦怠、消瘦乏力等。常因情志不畅而诱发或加重。

【诊断要点】

（1）以咽部有异物感，但不影响饮食为主要表现。

（2）咽喉检查无异常发现。

（3）症状的轻重与情志变化有关。

（4）排除咽喉、食管及其他有关器官的器质性病变。

【辨证施治】

1. 辨证分型

（1）痰气郁结：咽中如有物阻塞，吞之不下，咳之不出，精神抑郁，胸部闷塞，胁肋胀满，时欲太息。舌苔白腻，脉弦滑。

（2）心肝郁热：咽中异物感明显，胸中烦热，心烦急躁，易怒多疑，失眠多梦。舌边尖红、苔黄腻，脉滑数。

（3）阴虚气郁：咽中如有物梗阻，异物感时轻时重，五心烦热，胸闷不舒，头晕目眩，腰酸膝软。舌红少津，脉细数。

2. 针灸治疗

治法：痰气郁结者，治宜理气解郁、化痰利咽，只针不灸，用泻法；心肝郁热者，治宜疏肝清心、解郁利咽，只针不灸，用泻法；阴虚气郁者，治宜滋阴解郁、疏肝益肾，只针不灸，用补法或平补平泻法。以足厥阴、足阳明经穴为主。

主穴：太冲（LR3）、丰隆（ST40）、合谷（LI4）、天突（CV22）。

方义：太冲为足厥阴肝经之原穴、输穴，可疏肝理气、解郁通滞。丰隆为足阳明胃经穴，为化痰之要穴，能祛痰除湿、和胃化浊。太冲、丰隆二穴同用，共奏疏肝理气、散结化痰之功。合谷为手阳明大肠经之原穴，手阳明经从缺盆上走颈，针刺泻之可通咽利喉、散结行气。天突为任脉之经穴，为任脉与阴维脉之会，能降逆下气、化痰利咽。

加减：痰气郁结者，加中脘（CV12）、足三里（ST36）、阴陵泉（SP9），以理气解郁、化痰利咽；心肝郁热者，加行间（LR2）、少冲（HT9），以疏肝清心、解郁利咽；阴虚气郁者，配太溪（KI3）、复溜（KI7）、三阴交（SP6），以滋阴解郁、疏肝益肾；胁肋胀满者，配内关（PC6）、膻中（CV17），以宽胸理气、散结消痞。兼有胁肋胀满者，配阳陵泉（GB34）、章门（LR13），以疏肝解郁、化痰除胀。兼有月经不调者，配三阴交（SP6），以健脾化湿、疏肝调经。

操作：少冲三棱针点刺出血，余穴常规刺法，得气后行提插捻转泻法，留针 30 min。隔日 1 次，10 次为一疗程。

【其他疗法】

1. 耳针疗法

处方：颈（$AH_{12}$）、咽喉（$TG_3$）、肝（$CO_{12}$）、脾（$CO_{13}$）、胃（$CO_4$）、神门（$TF_4$）、皮质下

（$AT_4$）。

操作：每次选3穴，交替使用，针刺得气后行重度刺激。隔日1次，10次为一疗程。

2. 水针疗法

处方：合谷（LI4）、内关（PC6）、廉泉（CV23）。

药物：5%葡萄糖注射液或维生素 $B_1$ 注射液、维生素 $B_{12}$ 注射液。

操作：选上述任一药液，每穴注射0.5～1 mL。隔日1次，10次为一疗程。

3. 腧穴埋线疗法

处方：气海（CV6）、丰隆（ST40）。

操作：用6号穿刺针将铬制羊肠线注入腧穴1～1.5 cm。15 d埋线一次，3次为一疗程。

4. 针挑疗法

处方：肺俞（BL13）、肝俞（BL18）、膻中（CV17）、颈3～6夹脊、阿是穴。

操作：诸穴每隔3 d挑治一次，5次为一疗程。

【文献摘要】

《备急千金要方》：少府、蠡沟，主嗌中有气如息肉状。

《神应经》：梅核气，取间使、三间。

《针灸大成》：梅核气，取膻中、气海、下三里，并可灸之。

【名家医案】 许某，女，62岁。初诊：4年以来，胸中阻窒不舒，咽中常感有物如炙脔，阻隔不能言喻，但吞咽毫无妨碍。经五官科检查，无病灶发现。脉弦细带数，舌苔薄，舌质绛。此为七情郁结，痰滞喉头，病无大害，宜情绪怡悦为上。用疏化顺气法。治疗：取合谷、阳陵泉、丰隆、太冲（均双侧）及天突、膻中，用开阖补泻法。天突、膻中不留针，其余留针5 min。2诊：第3日，即间隔1 d。自诉针后见效，咽喉核气较松，胸脘较畅。针灸方法：同上加太溪（双侧，泻法），余如上方。3诊：第5日，即间隔1 d。咽喉核气阻窒略松，旧有手指麻木，兼治之。针灸方法：同上加内关、足三里（均双侧，泻法），余如上方。4～7诊：连续4 d，上方每间隔1 d针治1次。8诊：第15日，即间隔1 d。脉形细软，咽喉核气虽减未消，手指麻木转缓。针灸方法：廉泉、天突（均泻法），用开阖补泻法，不留针；外关、足三里（均双侧）、膻中（泻法），用捻旋补泻法；中魁，双留针10 min。9诊：第17日，即间隔1 d。病情显著好转，梅核气已不发作，手麻亦减。针灸方法：同上方去廉泉加扶突双（泻法），用开阖补泻法，不留针。余依上法。10～11诊：连续2次，上方每间隔2 d针治1次。12诊：第26日，即间隔2 d。梅核气已消失，胸脘亦舒，指麻尽减。针灸治疗：同上方去扶突加上都（双侧泻法），用捻旋补泻法。余依上方。经治后，诸恙悉平，停针。随访未复发。（杨依方，徐明光，陈慰苍，等．杨永璇中医针灸经验选［M］．上海：上海科学技术出版社，1984.）

【按语】 本病作为一种情志病，针灸治疗能奏效，但关键是消除患者的心理问题，调畅情志。患者平时应保持良好的心态，解除思想上的顾虑，增强治疗的信心；饮食宜清淡，忌食辛辣刺激之物。如果有明显的器质性改变，应及时诊治，以免延误病情。

## 急性扁桃体炎

急性扁桃体炎是咽部淋巴组织的急性感染性疾病，是一种常见的咽部疾病，同时伴有局部和全身并发症，如急性颈淋巴结炎、急性中耳炎、急性肾炎等。本病的主要致病菌为乙型溶血性链球菌。本病多发于冬春季节，常在吸烟过度、体质虚弱、过度劳累、受冷或受湿后诱发；有时又为急性传染病如麻疹及猩红热等的前驱症状。急性扁桃体炎常在慢性扁桃体基础上反复发作。本病以儿童较为多见，青年次之。本病属于中医学“蛾风”、“喉蛾”、“风热乳蛾”等范畴。

本病主要涉及肺、胃，由风热外感者，病在表，病情轻；由肺胃热毒所致者，病在里，邪热深，病情重。其反复发作，经久不愈者，往往可引起肺肾阴虚，成为虚火乳蛾，时发时止，经久不愈。

【临床表现】主要为咽喉、腭扁桃体的改变。起病较急，咽腔充血、红肿、疼痛，吞咽或咳嗽时加重。扁桃体肿大，局部有压痛，伴有恶寒高热、面颊红赤、头痛、全身不适、恶心呕吐、溲赤便干、舌苔黄厚。小儿急性扁桃体炎可引起昏睡或抽搐。咽痛往往开始于一侧，继而波及对侧。咽部检查可见扁桃体充血、肿胀，表面可有脓性分泌物覆着。

【诊断要点】

（1）以扁桃体肿大、疼痛及恶寒高热为主症。

（2）双颌下淋巴结肿大伴压痛。

（3）白细胞总数明显增高、中性粒细胞亦增高。咽拭子细菌培养阳性，免疫学检查可见血清抗“O”效价明显升高。

【辨证施治】

1. 辨证分型

（1）风热犯肺：咽喉红肿疼痛，干燥灼热，吞咽不利，当吞咽或咳嗽时疼痛明显，咳嗽声嘶。伴有恶寒发热、头身疼痛、四肢疲倦、咳嗽、鼻塞。舌边尖红、苔薄黄，脉浮数。

（2）肺胃热盛：咽喉红肿，疼痛剧烈，痛可连及耳根及颌下，咽喉有梗阻感，吞咽困难，痰涎较多，质稠黄黏，口渴引饮，头痛以前额疼痛明显，腹胀便秘，小便短赤。舌质红、苔黄，脉滑数。

2. 针灸治疗

治法：风热犯肺者，治宜疏风清热、消肿利咽，只针不灸，用泻法；肺胃热盛者，治宜清泄胃热、解毒利咽，用泻法。以手太阴肺经、手阳明经腧穴为主。

主穴：少商（LU11）、鱼际（LU10）、合谷（LI4）、人迎（ST9）、天容（SI17）。

方义：少商为手太阴肺经之井穴，点刺出血可清泄肺热、消肿止痛，为治疗喉痹的要穴。鱼际为手太阴肺经之荥穴，可清肺经之火。合谷为手阳明大肠经之原穴，手阳明经从缺盆上走颈，功能通咽利喉、清热解毒。人迎、天容分别为足阳明胃经和手太阳小肠经腧穴，均位于咽喉两侧，局部取穴，能清利咽喉、消壅导滞。

加减：风热犯肺者，加曲池（LI11）、廉泉（CV23）、大椎（GV14），以疏风清热、消肿利咽；肺胃热盛者，加内庭（ST44）、丰隆（ST40）、尺泽（LU5），以清泄胃热、解毒利咽。

操作：少商用三棱针点刺出血，余穴常规针刺，得气后行提插捻转泻法，留针 30 min。隔日 1 次，10 次为一疗程。

【其他疗法】

1. 耳针疗法

处方：咽喉（$TG_3$）、扁桃体（$LO_{7,8,9}$）、肺（$CO_{14}$）、胃（$CO_4$）、神门（$TF_4$）、轮 1 ~ 4（$HX_{9\sim12}$）

操作：每次选 2 ~ 4 穴（每次扁桃体穴必用），交替使用，毫针刺，得气后中度刺激，留针 30 min，每 10 min 行针一次，每日或隔日 1 次。或采用压丸法，每次每穴自行按压 4 ~ 6 次，隔日 1 次，10 次为一疗程。

2. 腧穴注射疗法

处方：合谷（LI4）、照海（KI6）、翳风（TE17）、曲池（LI11）、行间（LR2）、足三里（ST36）。

药物：鱼腥草注射液或维生素 $B_1$ 注射液。

操作：每次选 2 ~ 3 穴，选上述任一种药液，每穴注射 0.3 ~ 0.5 mL。每日 1 次，重者每日 2 次，10 次为一疗程。

3. 三棱针疗法

处方：少商（LU11）、商阳（LI1）、耳背静脉分支与降压沟相交处。

操作：诸穴用三棱针点刺，挤出 3 ~ 5 滴血。

4. 灯火灸疗法

处方：角孙（TE20）。

操作：火灸至局部皮肤微红为止，一般1次即可，重者次日可重复操作1次。

【文献摘要】

《备急千金要方》：嗌偏肿不可咽，前谷、照海、中封。

《铜人腧穴针灸图经》：喉肿生疮不得下食，天突。

《针灸资生经》：双乳蛾症，少商、金津、玉液；单乳蛾症，少商、合谷、涌泉。

《玉龙歌》：乳蛾之症少人医……如若少商出血后，即时安稳免灾危。

《类经图翼》：乳蛾，天柱、廉泉、天突、阳谷、合谷、后溪。

《针灸逢源》：双乳蛾……金津、玉液、少商；单乳蛾，海泉（在舌下中央脉上）。

【名家医案】 康某，男，31岁。1982年12月14日初诊。患者感冒发热2 d，体温38.1 ℃，咽喉肿痛，吞咽食物则疼痛加剧，周身酸痛，食欲下降，大便干结，舌边尖红、苔薄黄，脉浮数。检查：咽部充血，两侧扁桃体红肿。证属风热乳蛾。取穴：商阳、关冲、少商、天容、合谷、曲池、陷谷。商阳、关冲、少商以三棱针点刺放血；天容向舌根部直刺0.5～1寸，泻法，酸胀感扩散到舌根部或咽喉部；余穴均以毫针刺，用泻法。留针15 min，每3 min行针一次，日针1次，针治1次后热退，咽喉肿痛明显减轻，共针3次而愈。（方吉庆，王洁，徐宗兰．急症针灸集验［M］．济南：山东科学技术出版社，1988.）

【按语】 针灸治疗本病效果很好，尤其止痛消肿作用明显。患者应忌食辛辣刺激之物，禁烟限酒，饮食宜清淡，平时多饮水，保持口腔卫生；防寒保暖，预防感冒；注意通风，保持室内空气流通。

## 四、口腔病

### 口腔溃疡

口腔溃疡又称口疮，是口腔黏膜常见的溃疡性疾病。其具有周期性、复发性、自限性的特征，多见于青壮年，女性为多。本病属于中医学“口疳”范畴。

本病的发生，实证者多是由于过食辛辣厚味或嗜好饮酒而致心脾积热，复感风、火、燥邪，邪毒化火，循经上攻于口腔，加之口腔不洁，黏膜破损，热毒侵入，致使黏膜腐烂而致；虚证者，多是由于素体阴亏，或久病伤劳过度，耗伤真阴，虚火内盛，上炎口腔而致。

【临床表现】

1. 轻型口腔溃疡　初起病变处敏感或出现针尖样大小或稍大的充血区，局部有灼热不适感，逐渐扩大为直径2～4 mm、圆形或椭圆形、边界清晰的浅小溃疡，中央凹陷，表面覆有淡黄色假膜，溃疡周围黏膜充血呈红晕状，基底柔软，扪之不硬，有较剧烈烧灼感，经7～10 d溃疡可逐渐自愈，不留瘢痕。

2. 口腔溃疡性口炎　溃疡数目明显增多，可达10余个或更多，分布广泛、散在，黏膜充血明显。有剧烈疼痛及伴有头痛、发热、局部淋巴结肿大等症状，其他症状与轻型口腔溃疡表现相似。

3. 复发性坏死性黏膜腺周围炎　又称为腺周口疮或巨型口疮，溃疡常单个发生，好发于唇内侧及口角区黏膜，亦可发生在舌腭弓、软腭等部位，直径可扩大为1～2 cm，并向深层发展，累及黏膜腺，溃疡为紫红色或暗红色，边缘不规则，呈瓣状隆起，中央凹陷，状似“弹坑”。在反复发作的过程中，溃疡部位可从口角区向舌腭弓、软腭、悬腭垂移行。溃疡局部有剧烈疼痛，可伴局部淋巴结肿大、发热等全身症状。病程较长，常在月余以上，愈合遗留瘢痕，严重者可形成组织缺损或畸形。

【诊断要点】

（1）以口腔黏膜溃疡、灼热疼痛为主症。

（2）排除其他疾病。

【辨证施治】

1. 辨证分型　本病总因火邪为患，辨证应分实火和虚火。

（1）热毒炽盛：唇、颊、上腭黏膜及舌面上有绿豆或黄豆大小的黄白色溃疡点，呈圆形或椭圆形，中央凹陷，周围黏膜充血水肿，炽灼疼痛，溃疡点数目较多，或融合成小片，进食时疼痛加剧。常伴有发热口渴、溲赤便干。舌质红、苔黄，脉数。

（2）阴虚火旺：溃疡面如绿豆或黄豆状，表面灰白，周围黏膜淡红或不红，溃疡点较少，但易反复发作，或此起彼伏，迁延难愈。伴有心烦失眠、潮热盗汗、神疲乏力、口燥咽干不欲饮、腰膝酸软、食少便溏。舌质红、少津，脉细数。

2. 针灸治疗

治法：热毒炽盛者，治宜清热解毒、消肿止痛，只针不灸，用泻法；阴虚火旺者，治宜滋阴降火、养阴清热，只针不灸，用补法或平补平泻法。以手足阳明经穴为主。

主穴：合谷（LI4）、足三里（ST36）、廉泉（CV23）、颊车（ST6）、承浆（CV24）、迎香（LI20）、三阴交（SP6）。

方义：合谷为手阳明大肠经之原穴，针刺泻之可清热泻火、解毒消肿，取"面口合谷收"之意。足三里为足阳明胃经之合穴，泻之可清脾胃之火，补之可健脾和胃，使气血生化有源。廉泉、颊车、承浆、迎香皆为局部取穴，分别治疗舌下、颊黏膜、下唇、上唇处的口疮，以泻局部热毒。三阴交为足三阴经之交会穴，泻之可清肝、脾、肾三脏之实热，补之可补脾益肾、疏肝和胃。

加减：热毒炽盛者，加金津（EX－HN12）、玉液（EX－HN13）、少商（LU11）、少府（HT8）、劳宫（PC8），以清热解毒、消肿止痛；阴虚火旺者，加神门（HT7）、复溜（KI7）、太溪（KI3）、照海（KI6），以滋阴降火、养阴清热。

操作：金津、玉液采用三棱针点刺出血，余穴常规刺法。每日 1 次，10 次为一疗程。

【其他疗法】

1. 耳针疗法

处方：口（$CO_1$）、舌（$LO_2$）、神门（$TF_4$）、心（$CO_{15}$）、肾（$CO_{10}$）、脾（$CO_{13}$）、胃 $CO_4$）、交感（$AH_{6a}$）。

操作：快速进针，得气后手法以轻捻转、强刺激为主，留针 30 min，每 10 min 行针一次。每日 1 次，10 次为一疗程。

2. 腧穴注射疗法

处方一：曲池（LI11）、颊车（ST6）、手三里（LI10）、牵正。

药物：维生素 $B_1$ 注射液。

操作：每次选 2 穴，交替使用，每穴注射药液 0.5 mL，隔日 1 次。

处方二：三阴交（SP6）、极泉（HT1）。

药物：转移因子。

操作：每支转移因子用 2 mL 无菌注射用水稀释。得气后留针 3 min，回抽无血后，缓慢地注入药物。每周 1～2 次，4 次为一疗程。根据情况可治疗 1～6 个疗程。

3. 皮肤针疗法

处方：第 1～4 颈椎两侧、颊区、口区、下颌部。

操作：用皮肤针在第 1～4 颈椎两侧用中度刺激叩刺皮肤，在颊区、口区、下颌部行轻度刺激，至皮肤潮红为度。每日 1 次，10 次为一疗程，疗程间隔 5～7 d。

4. 腧穴贴敷疗法

处方：涌泉（KI1）。

药物：吴茱萸粉。

操作：将吴茱萸粉加醋调成糊状，贴敷于双侧涌泉。2 d 换药一次。

5. 三棱针疗法

操作：嘱患者漱口后，用硝甲酚汞（米他酚）溶液或汞溴红（红汞）在局部溃疡面上进行消毒，然后在溃疡面上进针，出血即可。小的溃疡面采用单刺，大的溃疡面可刺 2 ~4 次，每日 1 次。

【文献摘要】

《针灸资生经》：承浆，口齿疳蚀生疮……小儿口有疮蚀，龈烂臭秽冲人，灸劳宫各三壮。

《神应经》：口有疮蚀龋，臭秽气冲人，灸劳宫。

《肘后歌》：狐惑伤寒满口疮，须下黄连犀角汤，虫在脏腑食肌肉，须要神针刺地仓。

《杂病穴法歌》：口舌生疮舌下窍，三棱刺血非粗卤。

《针灸大成》：口内生疮，海泉、水沟、承浆、合谷……复刺后穴，金津玉液、长强。

《类经图翼》：口舌疮痛糜烂疳蚀，颊车、地仓、廉泉、承浆、天突、金津、玉液（上二穴刺出血）、合谷、阳陵泉（治胆热口苦善太息）。

《针灸集成》：口疮，取承浆、合谷、水沟、长强，又取金津、玉液，各出血。又取委中，泻后溪，此二穴乃心火肾水二经之表，胆俞、小肠俞，各灸七壮。又刺太冲、劳宫。

【名家医案】 马某，男，49 岁，工人。1999 年 6 月 1 日初诊，自述口腔溃疡间歇性发作 6 年。发作时疼痛难忍，不能入睡，不能漱口，只能喝冷粥，时有面部、颈部、肛门起红疱，肿痛难忍，时起时消。辨证系内热久郁，耗伤肾阴，脾胃湿热，熏蒸舌本。治则：清热养阴，健脾化湿。取翳风、列缺，用泻法，照海用补法，留针 20 min；下关、颊车、地仓、三阴交用平补平泻法，留针 20 min。两组腧穴交替使用，每日 1 次。治疗 3 次后疼痛减轻，24 次后口腔溃疡和疼痛完全消失，检查恢复正常，停诊观察。2000 年 6 月 2 日随访，治愈后未复发。（郑魁山．针灸集锦［M］. 兰州：甘肃科学技术出版社，1988：501 －502.）

【按语】 本病比较顽固，此起彼伏，病因尚不十分明确，针刺治疗可以取得一定疗效。若伴有肝炎或者其他消化道疾病者，应对症治疗，以加强疗效。

## 牙　痛

牙痛是指牙齿因某种原因引起的疼痛，可由牙齿、牙周组织或神经疾患等引起，也可以是全身疾患如高血压、糖尿病等的局部反应，是口腔科常见病症之一。根据引起疼痛原因的不同，牙痛可表现为自发性疼痛、刺激性疼痛、剧痛、隐痛或咬合痛，其性质为阵发性、放射性或持续性，可见于龋齿、牙髓炎、根尖周围炎、冠周炎、牙周炎和牙本质过敏等。本病属于中医学“牙宣”、“骨槽风”等范畴。

本病多由胃火、风火、肾阴不足所致。手足阳明经分别入上下牙齿，大肠与胃有积热，加之嗜食辛辣之品，或风热邪毒入侵经络，引动胃火，上蒸牙床，伤及龈肉，经络闭阻，可发为实火牙痛。肾主骨，齿为骨之余，素体亏虚、先天不足、年老体衰或久病失养均可致肾阴亏虚，肾水不能上济，虚火上炎，灼炽牙龈，加之牙髓空虚、牙失荣养，使牙齿松动而痛。本病亦可因多食酸甘之物，口齿不洁，垢秽蚀齿而致。

【临床表现】 牙齿疼痛，遇冷、热、酸、甜刺激诱发或加重，牙龈红肿，甚至面颊部肿胀、影响咬嚼等。伴有口臭、牙龈出血或龈齿间溢脓、牙齿松动，或牙龈萎缩、牙根宣露、牙垢、牙石。急性发作时，伴有发热。

【诊断要点】

（1）以牙齿疼痛为主症。

（2）口腔检查可见牙龈红肿或萎缩，易出血，牙根宣露。

（3）牙根周围 X 线片可见牙槽嵴吸收、牙间隙增宽等表现。

（4）排除急性心肌梗死、三叉神经痛等疾病。

【辨证施治】

1. 辨证分型

（1）风热侵袭：牙痛呈阵发性，牙龈红肿，牙痛遇风发作，得热痛增，得冷痛减。伴见恶寒发热、口渴。舌边尖红，脉浮数。

（2）胃火炽盛：牙痛剧烈，牙龈红肿疼痛明显、甚至出血，疼痛常连及腮颊。伴见口渴，口臭，溲赤便干。舌质红、苔黄，脉洪数。

（3）虚火上炎：牙齿隐痛，时作时止，按之痛减，牙龈微有红肿、甚至萎缩，牙齿浮动，咬牙无力。伴见腰膝酸软、神疲倦怠、五心烦热、头晕耳鸣。舌质红、少津，脉细数。

2. 针灸治疗

治法：风热侵袭者，治宜疏风清热、解毒消肿，只针不灸，用泻法；胃火炽盛者，治宜清胃泻火、凉血止痛，只针不灸，用泻法；虚火上炎者，治宜滋肾养阴、降火止痛，只针不灸，用补法或平补平泻法。以手、足阳明经穴为主。

主穴：合谷（LI4）、下关（ST7）、颊车（ST6）。

方义：合谷为手阳明大肠经之原穴，大肠经入下齿中，选取合谷为远部取穴，能疏通经络、祛风止痛，为治疗牙痛之要穴。下关、颊车为局部选穴，泻之可疏通局部壅滞之气血、祛除邪热、消肿止痛。

加减：风热侵袭者，加外关（TE5）、风池（GB20）、曲池（LI11），以疏风清热、解毒消肿；胃火炽盛者，加内庭（ST44）、劳宫（PC8）、足三里（ST36）、二间（LI2），以清胃泻火、凉血止痛；虚火上炎者，加太溪（KI3）、行间（LR2）、照海（KI6），以滋肾养阴、降火止痛。

操作：主穴用泻法，配穴太溪、足三里、照海用补法，余穴均用泻法。每日1次，10次为一疗程。

【其他疗法】

1. 电针疗法

处方：合谷（LI4）、下关（ST7）、颊车（ST6）。

操作：风热侵袭者，加曲池（LI11）；胃火炽盛者，加内庭（ST44）；虚火上炎者，加太溪（KI3）。针刺得气后连接电针治疗仪，用脉冲电连续刺激30 min，刺激量以患者可以承受为度。每日1次，10次为一疗程。

2. 腧穴注射疗法

处方：合谷（LI4）、下关（ST7）、颊车（ST6）。

药物：维生素 $B_1$ 注射液或0.5% ~1%盐酸普鲁卡因注射液。

操作：选上述一种药液，每次每穴注射0.5 ~1 mL。每日1次，10次为一疗程。

3. 皮肤针疗法

处方：耳前、颈椎、大小鱼际、合谷（LI4）、阿是穴。

操作：皮肤常规消毒后，用皮肤针在上述部位进行叩刺，以皮肤潮红为度。隔日1次，5次为一疗程。

4. 手针疗法

处方：牙痛点、咽喉点。

操作：采用缪刺法，交叉取穴。若双侧牙痛，两侧同时进针，强刺激，得气后留针30 min。每日1次，10为一疗程。

5. 腕踝针疗法

处方：前部牙痛取上1，后部牙痛取上2。

操作：取患侧腧穴，待针刺入后出现松软感，留针30 min。每日1次，10次为一疗程。

【文献摘要】

《针灸甲乙经》：失欠，下齿龋，下牙痛、䪼肿，下关主之。

《针灸大成》：上片牙痛及牙关不开，太渊、颊车、合谷、吕细；下片牙痛，颊项红肿痛，阳溪、承浆、颊车、太溪。

《针灸资生经》：大迎、颧髎、听会、曲池主齿痛恶寒；翳风治牙车痛；商阳治齿痛恶寒；上关疗风牙痛、牙车不开。

《针灸聚英》：牙痛，合谷、内庭、浮白、阳白、三间。

《类经图翼》：肾虚牙痛出血不止，颊车、合谷、足三里、太溪。

【名家医案】　杨某，男，30岁。1999年6月12日初诊。主诉10 d前开始左侧上牙痛。曾在当地私人诊所服止痛药无效，3 d前出现牙龈红肿疼痛。检查：左上侧牙龈充血红肿，触之易出血，牙周袋探有少量脓性分泌物。舌质红、苔黄厚，脉数。辨证系饮食不节，胃火炽盛，上蒸口齿。治则：清胃泻火，消肿止痛。穴取下关、颊车、合谷、厉兑。厉兑点刺放血，余穴均用泻法，留针30 min。每日1次，针治3次后牙痛消失，牙龈充血红肿基本消失，触之无明显出血，牙周袋亦无脓性分泌物。再针治2次后，症状完全消失，治愈停诊。半年后随访，未复发。（郑魁山. 针灸集锦［M］. 兰州：甘肃科学技术出版社，1988：502.）

【按语】　针刺治疗本病，在即时止痛方面具有很好的疗效。牙痛发作时，治疗效果较好，牙痛程度轻者较牙痛程度重者疗效好。针感越强，疗效越佳。由于引起牙痛的原因较为复杂，因此临床治疗时应明确诊断，针对病因进行彻底的治疗。患者平时应注意口腔卫生，避免冷、热、酸、甜等刺激，以防复发。

## 第十节　传染性疾病

### 一、病毒性传染病

#### 流行性感冒

流行性感冒简称流感，是一种流行性感冒病毒所引起的呼吸道传染病。流感一年四季均可发生，以冬春季常见。流感的传染源主要是患者和隐性感染者。流感病毒易发生变异，传染性强，主要借空气和飞沫传播，易引发流行。中医学根据发病情况不同，将其轻者称为“伤风”；重者称为“重伤风”；如果病情较重，且在一个时期内广泛流行，不分男女老幼，症候类似，称为“时行感冒”。

本病分为风寒和风热两大类。不论风寒还是风热，均是在人体虚弱、抵抗力低下、气候骤变、寒暖失常、肌表对寒暖之调节失司、卫气不固之时，六淫之邪乘虚而入所致。若风寒犯人，束于肌表，则腠理闭塞，阳气郁阻，肺气失宣而发病；若风热袭人，则腠理疏泄，热邪灼肺，肺失清肃，亦可发病。

【临床表现】

1. 典型感冒　起病急，畏寒高热，显著乏力，头痛身痛，咽部干痛，胸骨下有烧灼感，多无鼻塞流涕，可有鼻衄，腹泻呈水样便。急性热病面容，面颊潮红，结膜外眦充血，咽轻度充血，肺部可闻及干鸣。发热多于1～2 d达高峰，3～4 d退热，但乏力可持续1～2周或以上。

2. 轻型流感　起病急，发热不高，全身与呼吸道症状都较轻，病程2～3 d。

3. 流感病毒性肺炎（肺炎型流感）　主要发生于老年，幼儿，较重的慢性心、肺、肾及代谢性疾病患者，以及用免疫抑制剂治疗者。初起如典型流感，1～2 d迅速加重，高热，剧咳，咳血性痰，继之呼吸急促、发绀，两肺满布湿性啰音，而无肺实变征。X线检查，两肺呈弥漫性结节性阴影，近肺门处较多，周围较少。

【诊断要点】

（1）以畏寒高热、头痛乏力、口干咽痛、肌肉酸痛等为主要症状。

（2）全身症状重，呼吸道症状轻。

（3）发病急，有流行趋势。

（4）通过病原学检查如病毒抗原检测等确定病因。

（5）排除其他疾病，如流行性脑脊髓膜炎、流行性乙型脑炎、流行性腮腺炎，以及普通感冒、呼吸道感染（包括急性咽炎、扁桃体炎、鼻炎、细菌性肺炎、肺结核等）、结缔组织病、肺栓塞和肺部肿瘤等。

【辨证施治】

1. 辨证分型

（1）风寒感冒：发热轻，恶寒重，头痛，四肢酸痛，鼻塞流涕，喉痒，咳嗽，咳痰清稀，无汗。舌质淡、苔薄白，脉浮紧。

（2）风热感冒：发热重，恶寒轻，头胀痛，鼻干咽痛，咳嗽痰稠，口渴欲饮。舌质红、苔薄黄，脉浮数。夹暑湿，则发热较高，有汗而热不解，身重倦怠，口渴，小便短赤，舌苔黄腻，脉多濡数；夹燥，则发热，微恶风寒，头痛干咳，咽干口燥，烦热口渴，舌质红而少津，脉细数。

2. 针灸治疗

治法：风寒感冒者，治宜疏风散寒、宣肺解表，毫针浅刺，用泻法；体虚者用平补平泻法并可加灸；风热感冒者，治宜宣散风热、清肃肺气，毫针浅刺，用泻法。以足少阳、手太阴、手阳明、手少阳及督脉穴为主。

主穴：风池（GB20）、大椎（GV14）、列缺（LU7）、合谷（LI4）、外关（TE5）。

方义：风邪与寒、热之邪夹杂伤表，故取风池、大椎、外关疏风祛邪解表。合谷祛风清暑、解表清热，列缺宣肺止咳，二穴相配乃原络配穴之法，可加强宣肺解表作用。

加减：风寒者，加风门（BL12）、肺俞（BL13），以祛风散寒；风热者，加曲池（LI11）、尺泽（LU5），以疏散风热；夹暑湿者，加曲泽（PC3）、委中（BL40）、阴陵泉（SP9）、足三里（ST36），以祛湿；邪盛体虚，加肺俞（BL13）、足三里（ST36），以扶正祛邪。鼻塞流涕，加迎香（LI20），以宣肺通窍；头痛，加印堂（GV29）、太阳（EX－HN5），以祛风止痛；咽喉肿痛，加少商（LU11），以清热利咽。

操作：风寒者，大椎、风门、肺俞针灸并用；风热者，大椎用三棱针点刺出血。足三里用补法或平补平泻法；少商用三棱针点刺出血；余穴常规针刺，用泻法。伤风每日 1 次，重伤风每日 1～2 次。

【其他疗法】

1. 腧穴注射疗法

处方：风池（GB20）、定喘（EX－B1）、曲池（LI11）、尺泽（LU5）。

药物：维生素 $B_1$ 注射液、当归注射液或板蓝根注射液。

操作：每次选 1 穴，交替使用。每次取上述一种药液，每穴左右侧均注射，维生素 $B_1$ 注射液或当归注射液 0.3～0.5 mL/次，板蓝根注射液 2 mL/次。每日 1～2 次，3～5 d 为一疗程。

2. 耳针疗法

处方：肺（$CO_{14}$）、气管（$CO_{16}$）、内鼻（$TG_4$）、咽喉（$TG_3$）、扁桃体（$LO_{7,8,9}$）、额（$AT_1$）。

操作：每次选 2～3 穴，交替使用，毫针中度刺激，捻针 1～2 min，间歇运针，留针 30～60 min。

3. 皮肤针疗法

处方：足太阳膀胱经。

操作：对于发热、身痛、汗不出者，用皮肤针沿足太阳膀胱经由上向下叩刺 3～5 遍。

【文献摘要】

《灵枢·寒热病》：振寒洒洒，鼓颔，不得出……取太阴。

《素问·刺热论》：肺热病者，先凄凄然厥，起皮毛恶风寒……刺手太阴、阳明。

《伤寒论》：太阳病，初服桂枝汤，反烦不解者，先刺风池、风府。

【名家医案】 张某，男，39 岁。头痛、发热、咳嗽、鼻塞、腰痛 4 d。检查：体温 38.5 ℃，咽部充血，心肺无异常，肝脾未触及，腹软，舌苔薄、黄腻，脉滑数。证属时行感冒（流行性感冒）。治则：疏风解表。针大椎、风门、风池、肺俞、合谷、肾俞、足三里，每日1次。2次而愈。（肖少卿．实用针灸治病法精华［M］．太原：山西科学技术出版社，1992：97－98.）

【按语】 针灸治疗本病疗效较明显。若出现高热持续不退、咳嗽加剧、咳吐血痰等症时，宜尽快采取综合治疗措施。本病流行期间应保持居室内空气流通，少去公共场所，并可灸大椎、足三里等穴进行预防。

## 流行性腮腺炎

流行性腮腺炎是由流行性腮腺炎病毒所致的急性呼吸道传染病。一般预后良好，但有时会并发脑炎，青春发育期则可并发睾丸炎或卵巢炎。本病一年四季均可发生，冬春季节易于流行，学龄儿童发病率高。患者及隐性感染者为本病传染源，流行性腮腺炎病毒主要通过空气飞沫传播。中医称本病为“痄腮”，考诸古籍，曾有“颔肿”、“时行腮肿”、“赤痄痛”、“温毒”、“蛤蟆瘟”等名。

本病病因可分为外因与内因。外因是感受风热、温毒等邪气，亦有因感受寒邪而得者，即所谓初感虽属风寒，但郁久可以化热而成本病。内因为积热，《医门法律》说“腮肿亦名痄腮，因风热或膏粱积热而作”，指出本病的发生除外因外，与内有积热有关。

外感风热、风寒或温热毒邪，侵袭少阳、阳明脉络，或素有积热，蕴结于内，因外邪触发而流窜于少阳、阳明经络，致使经气痹阻，气血留滞，发于耳下腮颊之间，焮热漫肿，坚硬作痛而成本病。

【临床表现】 本病潜伏期为14～24 d，平均为18 d。

1. 前驱期 多数患者可无前驱症状，而以耳下腮部肿胀为最早症状。部分患者在腮腺肿大前1～2 d，有发热、倦怠、食欲不振或呕吐、头痛、咽痛等。

2. 腺肿期 腮腺肿胀一般先见于一侧，1～2 d后再波及对侧，亦有两侧同时发病者。肿大从耳垂下开始向周围蔓延，2～3 d达高峰，肿胀甚时，脸面变形，局部疼痛，张口及咀嚼时更甚，肿大部灼热、有触痛。持续4～5 d，以后逐渐减退，整个过程1～2周。

3. 并发症 本病并发症较多，以脑炎、睾丸炎较多见。脑炎一般都在腮腺肿大后3～10 d出现，其主要症状为发热、头痛、颈项强直、呕吐、嗜卧、谵妄等。多数症状较轻，能完全恢复，重症者亦可见惊厥、昏迷。睾丸炎与附睾炎及卵巢炎多见于青春期，约在腮肿后1周出现，亦有与腮肿同时出现的。睾丸炎和附睾炎症状为高热、寒战、恶心、呕吐、下腹痛，以及睾丸肿胀、疼痛、压痛，多为一侧。卵巢炎较少见，临床症状亦较轻，仅感下腹部疼痛、下腰部酸痛、下腹部有轻度触痛、月经周期失常等。

此外，还可并发急性胰腺炎、肾炎、心肌炎等，但均少见。

【诊断要点】

（1）以发热，耳下腮部漫肿、疼痛为主症。

（2）根据发热的高低，以及耳下腮部肿胀、疼痛的轻重，区别轻症和重症。

（3）应注意并发症的产生，如出现高热、嗜睡等症，可能为并发脑炎前兆；如出现少腹疼痛、睾丸作痛等症，则为并发睾丸炎。

（4）与化脓性腮腺炎（发颐）相鉴别，化脓性腮腺炎多发于热性病后，且均为一侧，没有传染性，病情较重。

【辨证施治】

1. 辨证分型

（1）风热轻证：恶寒，微热，头痛，全身不适，一侧或双侧耳下腮部漫肿，疼痛，咀嚼不便，或咽红作痛。舌苔薄白或薄黄，脉浮数。

（2）毒热亢盛：壮热不退，烦渴欲饮，头痛，腮部肿胀，疼痛拒按、咀嚼困难，咽喉红肿疼痛。舌质红、苔黄，脉滑数。

（3）热郁肝经：睾丸肿胀作痛，多发于一侧，少有两侧者，少腹部亦掣痛，甚者有寒战、高热、渴饮、呕吐、腹痛、小便短涩等。舌质红、苔黄，脉弦数。

（4）邪毒内陷：在前驱期或腮肿期，突然高热，头痛剧烈，颈项强硬，嗜卧，甚则神志昏迷、四肢抽搐。舌质红或绛、苔黄，甚而少苔，脉大而数或细数。

2. 针灸治疗

治法：泻火解毒，消肿止痛。只针不灸，用泻法。以手足阳明及手少阳经穴为主。

主穴：颊车（ST6）翳风（TE17）、外关（TE5）、合谷（LI4）。

方义：颊车、翳风为局部取穴，分属于足阳明经和手少阳经，可疏调少阳、阳明经气。合谷、外关为手阳明经、手少阳经远端腧穴，可清泻阳明、少阳之郁热，通络消肿。

加减：风热壅遏者，加风池（GB20）；邪毒亢盛者，加大椎（GV14）、曲池（LI11）、关冲（TE1）；热郁肝经者，加大敦（LR1）、曲泉（LR8）、归来（ST29）；邪毒内陷者，加水沟（GV26）、劳宫（PC8）、阳陵泉（GB34）。

操作：颊车沿面部向前平刺0.8～1寸；翳风向下斜刺0.8～1寸；余穴常规针刺，用泻法。留针30 min，高热患者适当延长留针时间，每隔5～10 min行针一次。每日1～2次。

【其他疗法】

1. 灯火灸疗法

处方：角孙（TE20）。

操作：先将病侧腧穴处头发剪去，再点灸。据报道，一般轻症治疗1次即可消肿，如未全消，次日可重复1次。

2. 耳针疗法

处方：平喘穴（腮腺）、颊（$LO_{5,6\,i}$）、皮质下（$AT_4$）、阿是穴。

操作：用细针浅刺，强刺激，留针20 min，反复行针。每日1次。

3. 皮肤针疗法

处方：合谷（LI4）、二间（LI2）、列缺（LU7）、外关（TE5）、翳风（TE17）、胸1～4夹脊（EX－B2）。

操作：用皮肤针在各穴叩击，反复进行，以皮肤隐隐出血为度。每日1次。

【文献摘要】

《针灸甲乙经》：颊肿，口急，颊车痛，不可以嚼，颊车主之。

《针灸大成》：颊肿，颊车。颐颔肿，阳谷、腕骨、前谷、商阳、丘墟、侠溪、手三里。

【名家医案】 贺某，男，8岁。两腮肿胀5 d，伴发热、烦躁。检查：体温38 ℃。诊为腮腺炎。取角孙、率谷、悬颅、天容、耳和髎、太阳（均双侧）。先用皮肤针叩刺上穴，再叩刺局部肿胀处，微出血，然后用多头火针点刺上穴，1次即愈。（师怀堂．中医临床新九针疗法［M］．北京：人民卫生出版社，2000.）

【按语】 针刺治疗本病效果明显，有并发症者应及时对症治疗。本病传染性很强，患病儿童应注意隔离。发病期间，患者宜清淡饮食，多饮水，保持大便通畅。

## 带状疱疹

带状疱疹系由水痘带状疱疹病毒感染所致的病毒性皮肤病。由于疱疹沿神经分布，排列呈带状而得名。本病多见于成人，以春、夏、秋季节多发。本病在中医学中名称很多，因其疱疹沿身体一侧呈带状分布，宛如蛇行，故有“甑带疮”、“火带疮”、“蜘蛛疮”、“蛇窠疮”、“蛇串疮”等名称，又因其常发于腰胁间，故又有“缠腰火丹”之称。

本病多因情志不遂，肝气郁结，郁久化火，肝胆火甚而致；或因饮食不节，脾失健运，蕴湿化热，湿热搏结，不得疏泄所致；或因感受风火、湿毒之邪，郁于少阳、厥阴经脉，导致肌肤营卫壅滞而发病。

【临床表现】　发疹前常有发热、倦怠、食欲不振等轻重不一的前驱症状，局部先感皮肤灼热，感觉过敏和神经痛，继则皮肤潮红，在红斑上出现簇集性粟粒大小丘疹，迅速变为小疱，疱膜紧张发亮，中心凹陷，呈脐窝状，不相融合，皮疹沿神经呈不规则带状分布，多为单侧性，不超过体表正中线，常见于肋间神经及三叉神经支配区，亦可侵犯眼、鼻、口腔及阴部黏膜，一般数日后干燥结痂，痂落后不留瘢痕，仅有暂时性色素沉着。严重者可发生大疱、血疱或坏疽。病变附近淋巴结往往肿大。一般经2~3周自愈，老年人常于皮肤损害消退后遗留较长时间的神经痛。

【诊断要点】

（1）以沿单侧神经干路呈带状排列的成群水疱伴灼热疼痛为主症。

（2）疼痛常沿受累神经支配区域放射，水疱之间皮肤正常。

（3）发疹前有发热、倦怠等前驱症状。

（4）与小疱性湿疹、单纯性疱疹相鉴别。前者皮疹呈多形性，无一定好发部位，多对称分布、自觉剧痒；后者好发于皮肤黏膜交界处，不沿神经分布，自觉轻度灼痒。

【辨证施治】

1. 辨证分型

（1）肝胆风火：皮损鲜红，疱壁紧张，灼热刺痛。伴口苦咽干，渴喜冷饮，食欲减退，烦躁易怒，便短赤，大便干结。舌质红、苔薄黄或黄腻，脉弦数。

（2）脾经湿热：皮损淡红，起黄白水疱，或起大疱，疱壁疏松，易于穿破，渗水糜烂。并伴纳谷不香，腹胀便溏。舌质淡红、苔黄腻，脉滑数。

（3）气滞血瘀：皮疹消退后，仍然局部疼痛不止，以致夜寐不宁，精神委顿。舌质暗或舌尖有瘀点、苔薄白，脉弦细。

2. 针灸治疗

治法：肝胆风火型，治宜清泻肝胆、凉血解毒，用泻法；脾经湿热型，治宜健脾利湿、清热解毒，用泻法；气滞血瘀型，治宜行气活血、疏经通络，用泻法。

主穴：与皮损部位相应之同侧夹脊（EX-B2）、皮损局部。

方义：取与皮损部位相应之同侧夹脊及皮损局部围刺，以调畅患处气血，疏通经气、泄热解毒。

加减：肝胆风火型，加阳陵泉（GB34）、曲泉（LR8）、行间（LR2）、侠溪（GB43）、血海（SP10），以清泻厥阴之郁火、疏泄少阳之风热；脾经湿热型，加膈俞（BL17）、血海（SP10）、阴陵泉（SP9）、三阴交（SP6）、足三里（ST36）、内庭（ST44），以凉血化瘀、利湿泻火；气滞血瘀型，加阳陵泉（GB34）、太冲（LR3），以行气活血。

操作：诸穴强刺激。与皮损部位相应之夹脊穴，即皮损如在第5肋间，则取同侧胸4、5夹脊。皮损局部围针法，即在皮损之头、尾各刺1针，两旁则根据皮损之大小，各选1~2点，取1寸长毫针向皮损中央做沿皮平刺，留针30 min，出针时均应摇大针孔，略加挤压，令稍出血。在留针过程中，用艾条温灸水疱，或在疼痛局部加拔火罐。

【其他疗法】

1. 皮肤针疗法

处方：皮疹周围与皮损部位相应之夹脊（EX-B2）。

操作：用重叩刺法，至皮肤微微出血，每日1次。

2. 腧穴注射疗法

处方：疱疹两端阿是穴与皮损部位相应之夹脊（EX-B2）或背俞。

药物：醋酸泼尼松龙25 mL、维生素$B_{12}$注射液100 μg、1%盐酸普鲁卡因注射液4~6 mL，或用当归注射液、丹参注射液。

操作：疱疹两端阿是穴采用向疱疹中部斜刺，夹脊或背俞均直刺。选上述任一药液，每穴注射

1 mL，每日1次。

【名家医案】 刘某，女，41岁。2 d前感觉腰背部刺痛，渐之有米粒大小的几簇密集丘疹、水疱出现，疼痛向胸腹部蔓延。自服消炎及止痛药物无效。刻诊：腰背腹部出现大片疱疹，面积约40 cm×20 cm。体温37.5 ℃，口苦，便干，舌质红、苔薄黄，脉弦数。证属邪客少阳，治宜疏利少阳。针刺外关、足临泣，同时在皮损局部刺络拔罐。次日复诊，疼痛减轻，原刺络拔罐部位已结痂，剩余疱疹已干枯，且面积缩小。仍按原法治疗2次而愈。〔王国明，宋永强．针刺治疗带状疱疹56例临床观察［J］．针灸临床杂志，2000，16（5）：16.〕

【按语】 针灸治疗本病镇痛作用显著，可缩短病程，痊愈后多无后遗疼痛。患者在治疗期间应忌食辛辣食物，以及鱼虾、牛肉、羊肉等发物。

## 二、细菌性传染病

### 流行性脑脊髓膜炎

流行性脑脊髓膜炎简称流脑，是由脑膜炎双球菌引起的一种中枢神经系统急性传染病。15岁以下儿童发病率最高，冬春季节易流行，患者和带菌者是传染源，致病菌借空气与飞沫传播，经上呼吸道侵入人体。中医学无此病名，归属于“痉病”、“惊风”及温病的“春温”范畴。

本病是由于人体正气虚弱，复感冬春温热毒疫之邪所致。

【临床表现】 主要表现为突然高热、剧烈头痛、喷射状呕吐、皮肤黏膜瘀点或紫癜，以及颈项强直、嗜睡、昏迷、谵妄等症状。儿童可有惊厥，囟门隆起。

本病潜伏期一般为2～3 d，短者数小时，长者1周左右。

1. 普通型　占90%的病例。按其发展过程分为四个阶段，但有时临床难以明确划分。

（1）上呼吸道感染期：主要表现为咽痛、鼻咽部黏膜充血。此期1～2 d。

（2）败血症期：多突然发热，伴头痛、呕吐、寒战、全身乏力、肌肉酸痛、神志淡漠等。此期主要而显著的体征为瘀点，见于约85%的患者。

（3）脑膜炎期：脑膜炎症状可与败血症症状同时出现，但大多数败血症患者于24 h左右出现高热持续不退、头痛加剧、呕吐频繁、烦躁不安，重者可有昏迷、惊厥、谵妄等表现。

婴幼儿因颅骨缝和囟门未闭，中枢神经系统发育不成熟，脑膜炎的临床表现可不典型。患儿往往拒食、嗜睡、尖叫、呕吐、双眼凝视、惊厥、囟门紧张或隆起等。

（4）恢复期：体温降至正常，皮肤瘀点、瘀斑消失。

2. 暴发型　此型较为少见，但病情凶险，若不及时抢救，多于24 h内危及生命。临床又可分为以下三型。

（1）休克型：曾称华－弗综合征，多见于儿童，成人亦非罕见。起病急，以高热、寒战、头痛、呕吐开始，中毒症状严重，精神极度委靡，可有意识障碍或惊厥。皮肤瘀点、瘀斑迅速增多并融合成片，甚至坏死。休克是本型的重要特征。

（2）脑膜脑炎型：大多见于儿童，突出表现为剧烈头痛，反复惊厥，并迅速进入昏迷。

（3）混合型：兼有上述两种暴发型的临床表现，病情最重，病死率高。

3. 慢性败血症型　少见，主要见于成人。以发热、皮疹、关节病变为特征。发热后常见斑丘疹或多形性皮疹，也有瘀点或结节性皮疹，病程可长达数周至数月。易误诊为风湿热或疟疾。

4. 轻型　多见于流行后期，有上呼吸道感染症状，体温不高，出血点细小，有轻度头痛或呕吐，脑脊液轻度改变，病程短，易漏诊。

【诊断要点】

（1）以高热、头痛、呕吐为主要症状。

（2）在冬春季节流行。

（3）实验室检查：血白细胞总数增高伴核左移，脑脊液呈化脓性改变，皮肤瘀点或脑脊液沉渣涂片可找到革兰阳性双球菌，血培养、脑脊液培养阳性。免疫学特异性抗原阳性有助于早期诊断。

（4）排除其他类似疾病，如流行性乙型脑炎、化脓性脑膜炎、病毒性脑膜炎、结核性脑膜炎及流行性腮腺炎并发脑膜炎等。

【辨证施治】

1. 辨证分型

（1）卫气同病：恶寒发热，头痛项强，咽红疼痛，呕吐，神疲乏力，四肢酸痛，皮肤可见出血点，幼儿前囟隆起，烦躁抽搐。舌质红、苔薄白或白黄，脉滑数。

（2）气营两燔：高热烦躁，剧烈头痛，呕吐，神昏谵语，颈项强直，皮肤有斑片状出血点。舌质红、苔黄，脉洪数。

（3）热盛风动：高热烦躁，剧烈头痛，呕吐频繁，神昏，反复抽搐，两目上视或斜视。呼吸快慢、深浅不一，痰涎壅盛。舌质红绛，脉细数或弦滑。

（4）邪陷正脱：面色苍白，汗出肢冷，皮下斑片状出血，色紫暗，唇周、肢端青紫。舌质紫红，脉微细。

2. 针灸治疗

治法：以清热解毒，清气、清营凉血，清心开窍，凉肝熄风为主，出现内闭外脱等证宜开闭救逆、扶正祛邪。以督脉、手足阳明及手厥阴经穴为主。

主穴：大椎（GV14）、曲池（LI11）、内关（PC6）、足三里（ST36）、水沟（GV26）、百会（GV20）。

方义：卫主一身之表，肺主气，时行疫气从口鼻而入，侵袭肺卫客于肌表，当以宣肺清热治之。大椎为手足三阳经及督脉的交会穴。曲池为阳明经之合穴，是清热有效穴。足三里可和胃、止呕。内关可镇静。百会为诸阳之会，可升阳醒脑。水沟为急救要穴。

加减：卫气同病，加风门（BL12）、肺俞（BL13）、少商（LU11）、太阳（EX－HN5）、印堂（GV29）、尺泽（LU5）等，以宣肺清热、宁心安神、泻火降逆；气营两燔，加关元（CV4）、气海（CV6）、十宣（EX－UE11）、涌泉（KI1），以清泻血热、醒脑安神；热盛风动，加印堂（GV29）、尺泽（LU5）、十二井穴、委中（BL40）、涌泉（KI1）、膻中（CV17）、中脘（CV12），以清血热、缓筋急并镇惊安神；邪陷正脱，加涌泉（KI1）、神阙（CV8）、气海（CV6），以清心开窍、固肾培元。

操作：大椎直刺，肺俞、风门45°角斜刺，在得气基础上施以提插捻转泻法，深度一般为0.5～0.8寸，视患者胖瘦而定；十二井穴、委中、少商、尺泽、太阳、十宣、涌泉可点刺出血；印堂15°角斜刺向下进针；气海用补法。余穴常规刺法。

【其他疗法】

1. 耳针疗法

处方：肺（$CO_{14}$）、神门（$TF_4$）、皮质下（$AT_4$）、颈椎（$AH_{13}$）、胸椎（$AH_{11}$）、腰骶椎（$AH_9$）、相应区（如肩、肘、腕、膝、踝等）。

操作：每次选3～4穴，两耳交替针刺或压丸。每日1次。

2. 皮肤针疗法

处方：上肢瘫者，取患侧手阳明大肠经及手太阳小肠经的皮部，督脉颈部至第4胸椎；下肢瘫者，取患侧足阳明胃经、足太阴脾经、足厥阴肝经、足少阳胆经的皮部，以及督脉和足太阳膀胱经的腰骶部；腹肌瘫者，取患侧足阳明胃经、足太阴脾经、足少阳胆经等皮部在腹部区域。

操作：用皮肤针沿经叩刺。每日1次，每次3～4遍，刺激不宜过强。

3. 腧穴注射疗法

处方：同“针灸治疗”。

药物：10%葡萄糖注射液、维生素 $B_1$ 注射液、维生素 $B_{12}$ 注射液或当归注射液。

操作：每次酌选 2 ~ 4 穴，肌肉丰厚处的腧穴可选用 10% 葡萄糖注射液，每穴 2 mL。其他腧穴可根据病情选用维生素 $B_1$ 注射液、维生素 $B_{12}$ 注射液和当归注射液中的任一种，每穴注射 0.5 ~ 1 mL。每日或隔日 1 次，10 ~ 20 次为一疗程。

4. 头针疗法

处方：运动区、感觉区、足运感区。

操作：进针后采用小幅度捻转约 240 次/min，或用电脉冲刺激。每日 1 次，10 次为一疗程。

5. 腧穴激光照射疗法

处方：用穴同“针灸治疗”。

操作：每次选 3 ~ 5 穴，常用氦氖激光束照射，每穴 3 ~ 5 min。每日 1 次，10 次为一疗程。

6. 电针疗法

处方：①环跳、秩边或阴廉；②合阳、足三里；③委中、落地。

操作：三组腧穴交替运用，每次通电 30 s，反复通电 3 ~ 4 次。

【文献摘要】

《素问·缪刺论》：邪客于足太阳之络，令人拘挛背急，引胁而疼，刺之从项始，数脊椎，夹脊、疾按之压手如痛，刺之旁三痏立已。

《灵枢·热病》：风痉，身反折，先取足太阳及腘中，及血络，出血。

【按语】 针灸治疗本病效果较好，中西医结合治疗可提高治愈率和减少后遗症。儿童可注射流脑疫苗进行预防。流行期成人及儿童可内服磺胺类药物，多晒衣服，注意室内通风，用药物漱口、滴鼻，多食大蒜等，均可减少发病。

## 百日咳

百日咳是由百日咳嗜血杆菌所致的小儿常见的一种急性呼吸道传染病。因反复发作，病程较长，可持续至 3 个月以上，故名百日咳。好发于冬春季节，5 岁以下的幼儿易于感染，年龄越小，得病后病情往往越重，10 岁以上则较少见。患者为本病传染源，致病菌主要通过空气飞沫传播。中医学称本病为“顿咳”，古代医籍中称本病为“疫咳”、“天哮”等。

本病的病因为外感时行毒邪及内有伏痰。邪毒从口鼻而入，郁于肺经，化火生痰，交阻于肺，肺失清肃，气逆上冲而发病。

【临床表现】 本病分为潜伏期、炎症期、痉咳期、恢复期。

1. 潜伏期　一般为 7 ~ 14 d。

2. 炎症期　初起与普通感冒相似，症见咳嗽、喷嚏、轻度恶寒发热等，一般经过 2 ~ 3 d 即消退，但咳嗽反见加重，显示与一般感冒不同。咳嗽常日轻夜重，并不断加剧，逐渐趋向于阵发性和痉挛性。此期一般为 7 ~ 10 d。

3. 痉咳期　主要是明显的阵咳和痉挛性咳嗽。痉咳发作时，表现为紧接不断的咳嗽，常咳至数十声后，发出一种鸡鸣样长吸气声，如此反复多次，一次比一次剧烈，最后咳出大量黏稠痰液为止。痉咳的次数，轻症每昼夜 5 ~ 6 次，一般为 10 余次，重症可多至 40 ~ 50 次。此期一般为 2 ~ 6 周，重症者可达 2 个月以上。

4. 恢复期　痉咳减轻、消失，鸡鸣样吸气声消失。此期一般为 2 ~ 3 周，亦有更久的，但终可痊愈。

【诊断要点】

(1) 以咳嗽日轻夜重且逐渐加重或呈阵发性痉挛性咳嗽，咳末有鸡啼声为主要表现。

(2) 当地有百日咳流行史或有与百日咳患儿接触史。

(3) 细菌培养有百日咳嗜血杆菌生长。

(4) 排除其他疾病，如急性支气管炎，肺炎及气管支气管异物等。

【辨证施治】

1. 辨证分型　本病初咳期具有外邪束肺症状，痉咳期多见痰热阻肺症状，久咳体弱的婴幼儿则常见肺脾两虚症状。

（1）外邪束肺：初起与感冒相似，其症为喷嚏，流涕，或有恶寒发热，咳嗽日渐加剧，夜间为甚。属于风热者，多兼面赤唇红，咳嗽痰稠，咽红苔黄，脉浮数有力；属风寒者，多兼面色白，咳嗽痰稀，唇淡苔白。一般患儿体质壮实者，多偏于热证；体质较弱，阳气不足者，多偏于寒证。

（2）痰热阻肺：咳嗽阵作，日轻夜重，咳时连声不已，连续几十声后，伴有深吸气样鸡鸣声。咳剧时，面赤握拳，弯腰曲背，目睛红赤，涕泪交流，反复发作，吐出痰液或食物后，痉咳方可暂停，同时伴有胸胁疼痛，头额出汗，眼胞水肿，或双目出血、鼻血或痰中带血。舌质偏红、苔黄腻，脉滑数。

（3）肺脾两虚：咳声无力，食少纳呆，气短声怯，大便易溏，面目虚浮，唇白舌淡，脉细无力者，为肺脾气虚之象；如表现为干咳少痰，手足心热，颧赤盗汗，舌质红、少苔，脉细数无力者，为肺脾阴虚之象。

2. 针灸治疗

治法：外邪束肺者治宜解表宣肺，用泻法，不留针。痰热阻肺者，治宜清热化痰、肃肺降逆，用泻法。肺脾两虚者，治宜补益肺脾，捻转补法，轻刺即出。以足太阳经穴为主。

主穴：风门（BL12）、肺俞（BL13）。

方义：本病初期，属邪束于表，痰阻于肺，故取风门以解表祛风；肺俞为肺之背俞，泻之可肃肺利气，用补法亦可补肺。

加减：外邪束肺者，加合谷（L14）、列缺（LU7），以解表宣肺。痰热阻肺者，加尺泽（LU5）、孔最（LU6），以清泻肺热；加足三里（ST36）、丰隆（ST40）泻之，以祛痰热。肺脾两虚者，加脾俞（BL20），以补脾。

操作：主穴浅刺，用捻转泻法，上下肢各穴可行提插泻法，婴幼儿浅刺即出针，稍大儿童、能配合者可留针 5～10 min。每日 1 次。属风热者，单用针法；属风寒者，针刺风门后加艾条灸法。属虚证者，用捻转补法，轻刺即出。

【其他疗法】

1. 耳针疗法

处方：肺（$CO_{14}$）、支气管、平喘、神门（$TF_4$）、交感（$AH_{6a}$）。

操作：每次选 2～3 穴，用浅刺法，捻转后出针，两耳交替使用。每日 1 次。

2. 拔罐疗法

处方：风门（BL12）、肺俞（BL13）、脾俞（BL20）、胃俞（BL21）、中府（LU1）、膻中（CV17）。

操作：用小火罐吸拔，背胸部交替使用，每日 1 次，适宜于轻症。亦可配合针刺治疗，针刺后加拔火罐，以提高疗效。

3. 皮肤针疗法

处方：肺俞（BL13）、风门（BL12）、胸 1～4 夹脊（EX－B2）、合谷（L14）、尺泽（LU5）、足三里（ST36）、丰隆（ST40）、天突（CV22）。

操作：用皮肤针叩刺上述部位，反复几遍，以局部皮肤潮红为度。每日 1 次。

4. 针挑疗法

处方：身柱（GV12）。

操作：用三棱针挑刺腧穴局部出血，并用口径较小的火罐拔 5～10 min。隔日 1 次。

【名家医案】　李某，女，5 岁。顿咳 10 余天，咳时面赤唇紫、涕泪俱下，气噎呕吐，阵发不休，脸面水肿，咳声如鸬鹚音，虽曾服药顿咳如故。舌苔白、质淡，脉浮数。证属寒邪感于肺而聚于胃，故咳吐交错，只当宣肃肺胃。针治方法：用半刺法取四缝穴（左侧）刺出黄白黏液，少商（左侧）

刺出血，合谷、内关、太渊（均左侧）。上方隔日治疗1次，左右轮取。经2次针治后，四缝即出血水，顿咳渐减，气噎呕吐止。4次后咳嗽已少，阵咳时间短而少，面肿亦退。6次咳嗽已止，无其他疾苦，再予巩固治疗而痊愈。（胡熙明．针灸临证指南［M］．北京：人民卫生出版社，1991.）

【按语】 近年来，由于预防工作的普遍开展，小儿百日咳已较少见。门诊所见一般都在痉咳期，临床多表现为痰热症状，应用清泻肺热的针刺疗法多能较快地缓解症状，只要痉咳好转，便可顺利地恢复健康。

## 细菌性痢疾

细菌性痢疾简称菌痢，俗称痢疾，是由痢疾杆菌引起的一种常见肠道传染病。本病传染源是患者及带菌者排出的粪便，致病菌主要经粪—口途径传播。无论男女老幼，对本病普遍易感，儿童较成人多见，占发病总数的一半以上，尤其中毒性菌痢，较多发生于儿童。本病全年均有发生，7~9月呈季节性流行高峰。中医学据痢疾的不同临床表现给予不同的命名，如“肠澼”、“滞下”、“小肠泄”、“大肠泄”、“水谷痢”、“赤白痢”、“热痢”、“冷痢”、“赤痢”、“脓血痢”、“白痢”、“噤口痢”、“休息痢”、“疫痢”、“疫毒痢”、“奇恒痢”等。

本病病因为外感暑湿或风冷之邪，或饮食不节、嗜食生冷，病机主要责之脾胃不和。

【临床表现】 潜伏期为数小时至1周，大多数为1~2 d。根据本病的发病特点和主要表现，通常可分为急性与慢性两种。

1. 急性菌痢　根据患者全身中毒与肠道症状的严重程度，临床可分为以下四种类型。

（1）轻型：全身症状轻微，多无全身中毒症状。或有低热，有急性发作的腹泻，每日3~5次，左下腹压痛，里急后重，无脓血，多为稀便或稍带白色黏液，病程持续3~8 d，有可能自愈。

（2）普通型：起病急，早期可有中等度全身中毒症状，如畏寒、发热（体温可达39 ℃）、头痛、乏力、食欲不振、恶心、呕吐，继之阵发性腹痛及腹泻、脓血便、里急后重、左下腹压痛等肠道症状。脓血便每日可至数十次，严重病例可引起脱水，致中毒和电解质紊乱。儿童可发生惊厥。病程持续10~15 d后有可能变为慢性菌痢。

（3）重型：起病急骤，早期可有严重的中毒症状。体温升高，恶心、呕吐，大便频频以至失禁，带血脓黏液便，里急后重显著，腹痛剧烈，全腹压痛，尤以左下腹为重，极度衰竭，四肢厥冷，意识模糊，谵语或惊厥，血压下降以致周围循环衰竭，危及生命。

（4）急性中毒型：大多发生在2~7岁体质较好的儿童，成人偶尔可发生。以精神委靡、惊厥、昏迷、嗜睡、谵语、四肢冷等神经、精神症状开始。起病急骤，可在腹痛、腹泻尚未出现时即有高热，可达40 ℃以上。

2. 慢性菌痢　病程在2个月以上，菌痢反复发作或迁延不愈者都列为慢性期，称为慢性菌痢，临床可分为以下三型。

（1）慢性迁延期：既往有菌痢史，常有不同程度的腹痛、腹胀，便秘与腹泻交替或经常腹泻。大便间歇或经常带有黏液或脓血，腹部有压痛。乙状结肠触诊有明显柔韧感（粗厚可触及）。

（2）慢性隐伏型：既往有菌痢史，临床症状已经消失2个月以上，但粪便培养有痢疾杆菌及黏膜病变，临床不易发现。

（3）急性发作型：半年内有菌痢史，常由饮食不洁或生冷食物为诱因激起急性发作，症见腹痛，腹泻，发热，大便频繁、呈脓血便。一般病情较轻，恢复多不彻底。

【诊断要点】

（1）以下痢脓血、里急后重，伴发热、腹痛为主要表现。

（2）病原学检查：大便常规检查找到吞噬细胞，大便细菌培养阳性。

（3）以发病时间的长短来区别急性或慢性痢疾。

（4）注意鉴别中毒性痢疾。

【辨证施治】

1. 辨证分型

（1）湿热痢：腹痛，里急后重，下痢赤白，肛门灼热，小便短赤。舌质红、苔黄腻，脉滑数。

（2）疫毒痢：发病急骤，壮热，口渴，头痛烦躁，甚则昏迷惊厥，或腹痛剧烈，里急后重，痢下鲜紫脓血。舌质红绛、苔黄燥，脉滑数。

（3）寒湿痢：下痢赤白黏冻，白多赤少，或纯为白冻伴有腹痛，里急后重，饮食乏味，中脘满闷，头身重困。舌质淡、苔腻，脉滑缓。

（4）噤口痢：下痢，腹痛，食入即吐，或纳则胃痛、呕逆，或口干舌燥、干呕呃逆、脘痞不畅。舌苔厚腻或黄腻，脉细数或滑数。

（5）虚寒痢：常见腹部隐痛，下痢稀薄而黏冻，食少神疲，口淡不渴，喜暖怕凉，或清晨鸡鸣而泻。舌质淡、苔薄白，脉细弱。

（6）休息痢：下痢时发时止，日久不愈，发作时便下脓血，里急后重，腹部疼痛。舌质淡，脉弱或弦滑。

2. 针灸治疗

治法：清热化湿解毒，调气行血。实证用泻法，虚证用补法，偏寒者加灸。以任脉及足阳明经穴为主。

主穴：天枢（ST25）、下脘（CV10）、关元（CV4）、足三里（ST36）、神阙（CV8）。

方义：天枢为足阳明胃经穴，又为大肠之募，可疏调肠腑、理气消滞。关元、下脘为任脉经穴，前者为足三阴经与任脉交会穴，又为小肠之募穴，后者为足太阴脾经与任脉交会穴，二穴共用可疏通肠胃、理气导滞、清利湿热。足三里为足阳明胃经合穴，又为胃腑下合穴，可调理脾胃。神阙为任脉经穴，可温通元阳，化湿热、祛积滞。诸穴共奏清热除湿、理气导滞之功。

加减：湿热痢，加曲池（LI11）、水分（CV9），以清热利湿；疫毒痢，加大椎（GV14）、十宣（EX－UE11），以泻热解毒；寒湿痢，加气海（CV6）、阴陵泉（SP9），以温阳化湿；噤口痢，加中脘（CV12）、内关（PC6），以和胃降逆；虚寒痢，加脾俞（BL20）、肾俞（BL23），以温补脾肾；休息痢，加脾俞（BL20）、胃俞（BL21）、次髎（BL32）、大肠俞（BL25），以增强人体正气、驱除下焦邪气。

操作：腹部腧穴针感向四周扩散，下肢腧穴针感向上下传导。关元用平补平泻法，神阙隔盐大艾炷（2 g）灸2壮，大椎、十宣点刺出血，气海艾灸，脾俞、胃俞、肾俞用补法，余穴常规针刺用泻法。留针30 min，每隔10 min行针一次。一般每日1次，若大便次数在10次以上者，可每日上、下午各1次，连续5～9 d。

虚寒痢以艾灸为主，取神阙、关元隔盐大艾炷灸3壮。天枢、足三里施补法。每日1次，连续7～14 d，治愈为止。

【其他疗法】

1. 耳针疗法

处方：大肠（$CO_7$）、小肠（$CO_6$）、质下（$AT_4$）、交感（$AH_{6a}$）、神门（$TF_4$）。适用于慢性菌痢。

操作：诸穴中度刺激，留针15～20 min，每日1～2次。或用压丸法，每日按压5～6次。

2. 腧穴注射疗法

处方：天枢（ST25）、关元（CV4）、气海（CV6）、足三里（ST36）。适用于急慢性菌痢。

药物：穿心莲注射液。

操作：取上述药液，加入少许0.5%～1%盐酸普鲁卡因注射液，每次每穴注射0.5～1 mL。每日2次，连续7 d为一疗程。

【文献摘要】

《针灸甲乙经》：病下血，取曲泉、五里……泄注肠澼便血，会阳主之……肠澼切痛，四满主之……便脓血……腹中痛，腹哀主之……肠澼……中郄主之。

《针灸大成》：赤痢，内庭、天枢、隐白、气海、照海、内关。白痢，外关、隐白、天枢、申脉。

【名家医案】　一人休息痢已半年，元气将脱，六脉将绝，十分危笃。予为灸命关三百壮，关元三百壮，六脉已平，痢已止。两胁刺痛，再服草神丹、霹雳汤，方愈。一月后，大便二日一次矣。（草神丹：川附子5两，吴茱萸、肉桂各2两，琥珀、辰砂各5钱，麝香2钱。霹雳汤：川附子5两，桂心、当归各2两，甘草1两）。（窦材．扁鹊心书［M］．李晓露，于振宣，点校．北京：中医古籍出版社，1992.）

【按语】　针灸治疗本病有良好的疗效。动物实验表明，针灸治疗痢疾有抗炎、灭菌、防毒、解毒、提高免疫力等功效。对中毒性痢疾，应运用中西医结合的方法及时控制高热惊厥，纠正循环与呼吸衰竭，采取积极的抢救措施。

## 三、结核病

### 肺结核

肺结核是由结核杆菌引起的一种慢性消耗性呼吸道传染病。本病的传染源是排菌肺结核患者的痰液，致病菌的传播方式主要是飞沫或尘埃吸入。本病具有强烈的传染性，人群普遍易感。由于病变在肺，由“痨虫”引起，故中医学称之为“肺痨”、“传疰”、“传尸”、“骨蒸”。

本病的致病因素有内因和外因。内因是指正气不足、气血虚弱；外因是指感染痨虫。其病初起，病位主要在肺系，后可累及脾、肾等脏。

【临床表现】

1. 全身症状

（1）发热：大多为午后低热，多为38 ℃以下。重症患者，肺部病灶进展播散时，可有不规则高热、畏寒，体温可在39 ℃以上。患者常感手足心燥热、面颊潮红。

（2）疲乏、无力：休息后亦不能缓解。

（3）盗汗：以颈部、腋部和阴部出汗较多，严重者可湿透内衣。

（4）食欲不振及消瘦：由于食欲不振，逐渐消瘦，体重减轻。

（5）月经不调：女性患者可出现月经减少、经期不规则，甚至闭经。

2. 呼吸系统症状

（1）咳嗽、咳痰：多为干咳或少量的白色黏痰，继发感染时咳大量黏液脓性痰。

（2）咯血：约1/3患者有不同程度的咯血，咯血量的多少因血管损伤部位、大小不同而异，痰中带血可因炎性病灶的毛细血管损伤所致，较大量的咯血就可能有小血管乃至大血管损伤存在，重症大咯血甚至可发生失血性休克或血块阻塞引起窒息等。

（3）胸痛：当结核病变累及壁层胸膜时，使胸膜产生炎症或粘连，可出现胸痛，并随呼吸、咳嗽或体位变动而加剧。

（4）呼吸困难：一般患者无呼吸困难，只有大量胸腔积液、自发气胸或肺部病灶范围广泛，以及并发肺心病、呼吸衰竭、心力衰竭者才会出现呼吸困难，甚至发绀。

【诊断要点】

（1）以咳嗽、咯血、低热、盗汗及消瘦等为主要表现。

（2）有肺结核患者接触史。

（3）X线检查表现典型，如哑铃状阴影、钙化结节、有环形边界的不规则透光区或空洞形成等。

（4）痰中查找结核菌。因患者咳痰时呈间歇排菌，故须连续多次查痰。

【辨证施治】

1. 辨证分型

（1）肺阴亏虚：干咳少痰，咳声短促，或痰中有时带血，色鲜红，午后手足心热，皮肤干燥，或有少量盗汗，口干咽燥，胸部隐隐作痛。舌边尖红、苔薄，脉细数。

(2) 阴虚火旺：呛咳气急，痰少质黏或吐稠黄痰，时时咯血，量少，色鲜红，午后骨蒸、潮热，颧红，口渴，心烦，失眠，盗汗量多，性急善怒，或胸胁掣痛，男子可见遗精，女子月经不调，形体日渐消瘦。舌质红绛而干、苔薄黄或剥，脉细数。

(3) 气阴耗伤：咳嗽无力，气短声低，咳痰清稀、色白，偶或夹血，或咯血，血色淡红，午后潮热，伴有畏风、怕冷、自汗与盗汗并见、纳少神疲、面色㿠白、颧红。舌质光淡、边有齿印、苔薄，脉细弱而数。

(4) 阴阳两虚：咳逆喘息少气，咳痰色白或夹有血丝、色暗淡，潮热，自汗、盗汗可并见，声嘶失音，面浮肢肿，心悸，唇紫，形寒肢冷，或见五更泻，大肉瘦削，男子遗精、阳痿，女子经少、经闭。舌淡胖、边有齿痕，或舌质光淡、隐紫少津，脉细而数或虚大无力。

2. 针灸治疗

治法：滋阴润肺，补虚培元。阴虚火旺者用平补平泻法，阳虚者多用灸法。以督脉、足太阳及足阳明经穴为主。

主穴：肺俞（BL13）、大椎（GV14）、膏肓（BL43）、足三里（ST36）。

方义：取肺俞以补肺疏邪。大椎为诸阳之会，以治骨蒸潮热。膏肓是古人主治诸虚百损的要穴。足三里为胃之合穴，调补脾胃，以补肺气，取培土生金之意。

加减：阴虚发热盗汗者，加手少阴郄穴阴郄（HT6），以滋阴清热。咯血，加肺之募穴中府（LU1）及郄穴孔最（LU6），以清肺热而止血；加血会膈俞（BL17），以引血归经。阳虚者，加肾俞（BL23）、关元（CV4），以培元固本；加膻中（CV17），以温补宗气。

操作：肺俞用补法，肾俞、关元用灸法，余穴常规刺法。留针 20 ~ 30 min，每日 1 次，10 次为一疗程。

【其他疗法】

耳针疗法

处方：肺（$CO_{14}$）、胃（$CO_{4}$）、脾（$CO_{13}$）、屏间前（$TG_{21}$）、屏间后（$AT_{11}$）、神门（$TF_{4}$）。

操作：一般采用毫针刺法或配合电针治疗仪，隔日 1 次，10 次为一疗程。还可耳穴注射盐酸普鲁卡因加链霉素或盐酸普鲁卡因加异烟肼。

【文献摘要】

《针灸资生经》：三里治五劳羸瘦、七伤虚乏……肺俞治寒热喘满、虚损口干，传尸骨蒸劳，肺痿咳嗽，膏肓治羸瘦虚损，梦中失精。

《针灸聚英》：骨蒸痨热灸四花穴。

《百症赋》：劳瘵传尸，魄户膏肓之路。

《针灸大成》：传尸骨蒸、肺痿，膏肓肺俞四花穴。

【按语】 本病是慢性衰弱病，针刺手法应用补法。但是在治疗过程中亦常出现实象与虚实互见的症状，针刺手法亦当随之改变。例如，潮热高时，对退热腧穴宜酌用泻法，以制阳亢；咳嗽剧烈时，止咳腧穴可酌用泻法，以平咳逆；咯血较多时，对止血腧穴应用泻法，加强针感，以止血等。症状缓解后仍应用补法。

## 颈淋巴结结核

颈淋巴结结核是由结核杆菌侵入颈淋巴结而引起的慢性化脓性疾病。本病多发于儿童或青年，病程缓慢。中医学称之为“瘰疬”。

感染毒气病邪为本病的重要致病因素。肝气郁结，脾失健运，痰湿凝结，或肺肾阴虚，痰火凝结，阻于经脉，结于颈项，而成此病。

【临床表现】

1. 局部症状 本病多发于颈项、耳前、耳后，重者可延及颌下、锁骨上和腋下，或一侧或两侧。

初起淋巴结肿大，如豆粒、果核，少则一个，多则累累如串珠，不发红，不痛，推之可移动。后逐步发展至淋巴结周围，核块与周围软组织粘连时，则推之不动。化脓时，则肿块增大、疼痛，按之柔软，有波动感。如继发感染则红肿焮热，疼痛加重，溃烂后流稀薄脓液，日久则形成瘘管，愈合甚慢，或长久不愈，或此愈彼溃。当瘘管长期不愈时，常有少许脓性分泌物排出，日久可引起附近皮肤并发瘰疬性皮肤结核。

2. 全身症状　多出现于化脓期和溃疡期，表现为午后潮热、两颧发红、面色少华、五心烦热、夜间盗汗、饮食减少、身体瘦弱等。

【诊断要点】

（1）以淋巴结肿大，呈串珠状，或溃烂形成瘘管为主要表现。

（2）有结核病接触史，或有结核病史。

（3）淋巴结穿刺，可发现结核病变，或找到结核杆菌。

（4）须与颈部急性化脓性淋巴结炎相鉴别，从其发病较急、局部淋巴结急性炎症及血常规检查白细胞计数增高等方面予以鉴别。

【辨证施治】

1. 辨证分型

（1）气郁痰结：耳前、耳后颈项及腋下等处结核肿胀，质地坚实，推之不移，不红不痛，无明显全身症状。多见于初期，但亦有病史较长而不出现全身症状者。一般舌、脉无异常。

（2）阴虚内热：潮热，盗汗，面色少华或潮热颧红，五心烦热，失眠，口干咽燥，舌质红而少苔，脉细数。多见于中后期瘰疬化脓或溃烂时，但也有未化脓而出现阴虚内热症状者，与原有结核病有关。

（3）气血两虚：瘰疬久延，局部溃烂，脓水淋漓，久不愈合，全身虚热不退，自汗盗汗，形体消瘦，饮食少进，面色无华，精神委靡，舌质红或淡而少苔，脉细弱。多见于久病而成劳瘵者。

2. 针灸治疗

治法：气郁痰结者，治宜疏肝解郁、软坚消结，针灸并用，用平补平泻法，以手足少阳及奇穴为主；阴虚内热者，治宜养阴清热，根据辨证用补法或泻法，以督脉、手厥阴、足太阴、足少阴及足太阳经穴为主；气血两虚者，治宜补益气血，用补法，以任脉、足阳明、足太阴及足太阳经穴为主。

主穴：气郁痰结者，选百劳（EX－HN15）、天井（TE10）、肘尖（EX－UE1）、支沟（TE6）、阳陵泉（GB34）；阴虚内热者，选大椎（GV14）、间使（PC5）、三阴交（SP6）、太溪（KI3）、膏肓（BL43）；气血两虚者，选肝俞（BL18）、脾俞（BL20）、膈俞（BL17）、膏肓（BL43）、气海（CV6）、足三里（ST36）、三阴交（SP6）。

方义：气郁痰结证，取手少阳合穴天井、经穴支沟及足少阳之阳陵泉，以疏经气而解郁结；取百劳，以消局部肿胀；肘尖为手少阳、手太阳等经所过，通过针刺或艾灸可以疏通经络气血，而促使瘰疬消散。阴虚内热证，取大椎、间使，以退虚热；取三阴交、太溪，壮水制阳，以治阴虚内热；取膏肓，可治虚损之证，为治瘰疬之效穴。气血两虚证，取肝俞、脾俞、膈俞等背俞穴，配以气海，以培补气血、从本图治；取足三里、三阴交，以调脾胃而畅气血生化之源；取膏肓，以治劳瘵。

操作：气郁痰结证，百劳、天井、肘尖三穴可先针刺，然后用灸，或单用小艾炷直接灸，每次5～7壮；支沟、阳陵泉二穴行平补平泻法。阴虚内热证，针用补法，但内热重时，可适当用泻法以清热，如大椎、间使用提插泻法，三阴交、太溪等则用提插补法，膏肓用平补平泻法。气血两虚证，针用补法，各穴刺激宜轻，缓慢行针，以得气为度。

【其他疗法】

1. 火针疗法

处方：瘰疬局部。

操作：火针可从肿块一侧穿至对侧即出，每隔7～10 d一次；亦可直刺瘰疬中心，刺入即出，每次刺1~3处。本法系民间传统疗法，用于瘰疬未化脓时效果较好。

2. 针挑疗法

处方：①背部第7颈椎、两肩胛骨下角、两侧腋后线区域内的结核反应点。②双上髎及其连线中点，双次髎及其连线中点，双中髎及其连线中点，双下髎及其连线中点。③大椎下7、8寸，旁开1、2寸，各取2穴，共8穴，再加双侧臂臑（LI14）。

操作：常规挑刺，每隔1~2周一次。

【文献摘要】

《素问·骨空论》：鼠瘘寒热，还刺寒府，寒府在膝外解营（足少阳胆经膝阳关穴）。

《针灸资生经》：瘰疬，灸章门、临泣、支沟、阳辅百壮，又肩井随年壮，又以艾炷绕四畔周匝，七壮即止。

【名家医案】 刘某，女，22岁。颈生瘰疬，已有数年，扪之坚硬，皮肉浮动而瘰疬不移，逐渐增大，惧而求治。乃用火针。左手拇指、示指二指捏住瘰疬，右手持火针，在酒精灯上烧红后立即从捏着瘰疬的两指间刺入瘰疬，不可穿透。初次针瘰疬两侧面，第二次则针上下面，每隔3 d一次，每次三四针，七次愈。（胡熙明．针灸临证指南［M］．北京：人民卫生出版社，1991.）

【按语】 针灸对本病是一种有效的治疗措施，其中灸法和火针疗法效果显著。对全身症状如潮热、盗汗等中毒症状较重者疗效明显。除针灸外，应配合药物治疗，养阴清热、舒肝化痰之剂颇为有益，抗结核药物的应用亦不可少。

## 四、寄生虫性传染病

### 阿米巴痢疾

阿米巴痢疾亦称肠阿米巴病，是由溶组织阿米巴原虫侵入结肠引起的一种消化道传染病。其表现为肠炎或痢疾，易复发而变为慢性，或使感染者成为无症状的带菌者。本病可见于世界各地，而以热带和亚热带地区多发，国内华北地区比华中、华南地区的发病率高；夏秋季发病较高。一般为散发性，男性多于女性，幼婴至老年均可发病，以20~40岁的青壮年为多发。中医学无此病名，但其临床表现为肠炎者，属于中医学的“泄泻”范畴；表现为痢疾者，中医学则称之为“痢疾”或“下痢”。

本病的病因分外感和内伤两大类。如久延不愈或反复发作，则成为正虚邪实、虚实夹杂证。

【临床表现】 潜伏期从数日至2周，偶有长达数月或数年者。根据症状轻重不同，可分为轻型、痢疾型、暴发型和慢性型。临床常以无症状而带包囊者和轻型者为多见，典型病例较少见。

1. 轻型 大便稀，一日数次，或大便正常，仅感腹部隐痛和作胀，或轻度腹泻与便秘交替发作，粪便中常夹有黏液和少量血液，实验室检查可找到包囊和少数滋养体。

2. 痢疾型 发病缓慢，开始轻度腹泻，逐渐增多，每日从3~5次至10余次不等，大便呈果酱样，含血液和黏液，有腐败恶臭，实验室检查可找到大量滋养体，一般不发热或伴低热，里急后重多不明显，下腹有压痛。

3. 暴发型 恶寒高热，急骤发作，腹痛腹泻，便次每日达10~20次或以上，呈水样或血水样，并伴呕吐，甚至谵妄等，易继发肠出血和肠穿孔。

4. 慢性型 多由痢疾型迁延而成。病情反复发作，间歇期可无症状，在饮食失常、劳累等情况下出现腹泻或痢疾样大便。

【诊断要点】

（1）以腹痛、腹泻、排果酱样腥臭粪便为主要表现。

（2）粪便中找到阿米巴滋养体或包囊。

（3）须与血吸虫病、肠结核及结肠癌等相鉴别。

【辨证施治】

1. 辨证分型

(1) 肝脾不和：大便不实或泄泻，便中央有黏液或见少量血液，每日3~5次，腹中隐痛，或见腹胀，或腹泻与便秘交替发作，食欲不振，肢倦少力。舌苔薄白，脉软弱或弦。多见于轻型。

(2) 湿热内蕴：腹痛、腹泻，每日数次至10余次，大便稀溏如果酱样，夹有黏液和脓血，秽臭异常，或伴有发热和里急后重，少腹部有压痛，小便短赤，口渴欲饮，食欲不振。舌苔黄腻，脉滑数。多见于痢疾型。

(3) 热毒内陷：起病急骤，恶寒高热，烦躁不安，口渴引饮，大便泄泻，所下为水样或血水样便，每日多达几十次，并见呕吐，皮肤干燥，甚则神志昏糊，谵言妄语。舌质红绛，脉滑数或细数。见于暴发型。

(4) 脾胃虚弱：大便不实，或溏或泻，便中夹有黏液或血液，每日3~5次，反复发作，轻重不定，腹部或痛或胀，食欲不振，神倦肢乏，面色萎黄。舌质淡、苔腻，脉弱。见于慢性型。

2. 针灸治疗

治法：肝脾不和者，治宜疏肝理气、健脾利湿，用平补平泻法，以任脉、足阳明及足厥阴经穴为主。湿热内蕴者，治宜清热化湿、通腑导浊，用泻法，以任脉、足太阳、足阳明及足厥阴经穴为主。热毒内陷者，治宜宣泄解毒、清心宁神，用泻法，以督脉、手厥阴、足阳明及十二井穴为主。脾胃虚弱者，治宜调补脾胃、宣化湿浊，用补法，以足太阳及足阳明经穴为主。

主穴：肝脾不和者，选天枢（ST25）、气海（CV6）、足三里（ST36）、太冲（LR3）；湿热内蕴者，选大肠俞（BL25）、天枢（ST25）、阴陵泉（SP9）、气海（CV6）、上巨虚（ST37）；热毒内陷者，选水沟（GV26）、劳宫（PC8）、十二井穴、天枢（ST25）、足三里（ST36）；脾胃虚弱者，选脾俞（BL20）、胃俞（BL21）、天枢（ST25）、足三里（ST36）。

方义：肝脾不和证，取太冲，以疏调肝气；取足三里，以调理脾胃；取大肠之募天枢，以调整大肠的传导功能；取气海，以调理气机，使肝气调畅、脾运正常。上穴兼施，则诸症自愈。湿热内蕴证，取天枢，以清泻热邪、宣化秽浊；取气海，以理气缓痛；取阴陵泉，以理脾化湿。热毒内陷证，泻劳宫并点刺各经井穴出血，以清心营之邪热；刺水沟，以清神志；取天枢、足三里，以宣泄肠中热毒之邪。脾胃虚弱证，便泻反复者，取脾俞、胃俞和足三里，以调补之；取天枢，以调理肠道而止腹泻。

操作：湿热内蕴及热毒内陷证各穴均宜用提插泻法，反复行针，加强针感，身热盛者宜久留针以加强退热作用。水沟、劳宫宜深刺；十二井穴用三棱针点刺出血；脾俞、胃俞均用补法，针后加艾条灸；余穴用提插结合捻转泻法，反复行针，并久留针。腹胀腹泻较重时，天枢、足三里可适当轻泻。

【其他疗法】

艾灸疗法

处方：天枢（ST25）、气海（CV6）、足三里（ST36）。

操作：选麦粒大小艾炷，用无瘢痕灸法，每穴5壮，每日1次，连续1~3个月。适用于慢性型。

【文献摘要】

《针灸甲乙经》：肠鸣澼泄，下髎主之。便脓血、寒中、食不化、腹痛，腹哀主之。

《针灸资生经》：丹田，主泻痢不禁。曲泉，治泄水下利脓血。

《针灸大成》：痢疾，曲泉、太溪、太冲、丹田、脾俞、小肠俞。溏泄，太冲、神阙、三阴交。

【名家医案】 某女，患大便脓血7 d，同时有一女婴泄泻3 d，两人分别服药及输液治疗7 d与3 d而毫无起色，女婴双上肢因反复输液而水肿。在征得其主管医生同意后，停止输液及服药，用灸架熏灸命门，女青年熏灸2次约（3 h），女婴熏灸2次（约2 h），晚间开始灸治，次晨两人泻痢完全停止，又观察1 d而出院。（胡熙明．针灸临证指南［M］．北京：人民卫生出版社，1991.）



【按语】 本病初期与轻型较易治疗，对于痢疾型及慢性型者，根治较难，必须长期治疗才能治愈。暴发型症情严重，必须中西医结合进行抢救，不能单用针灸治疗。患者的粪便、用具和食具应予消毒，以防传染。注意日常生活，防止暴饮暴食和大量饮汤。保持人体和胃肠道功能的正常，对预防感染和本病复发有一定作用。

## 疟疾

疟疾是由于疟原虫寄生于人体所引起的疾病，以周期性的发冷、发热、出汗和退热为特征。本病由蚊传播，多发于夏秋季节，其他季节亦可发生，我国长江流域以南，气温高、湿度大的地区多见。本病分为间日疟、三日疟、恶性疟、卵圆疟四种。中医学分类中除包括这四种类型外，其他的分类如按寒热之轻重者，按病因之不同者，则与中医学辨证施治有关。

古人把外感风、寒、暑、湿之邪作为致疟的原因之一，还认为疟疾与痰和食有关，疟疾的发生是由于脾胃虚弱，痰湿内生，食积内停，同时感受疟邪而致，深得致疟之因。身体虚弱是感受疟邪的主要原因，故有“无虚不成疟”之说。另外，瘴毒致疟说也颇有影响。

【临床表现】 典型疟疾急性发作一般分为发冷期、发热期、出汗期三个阶段。

1. 发冷期 发冷，寒战，面色苍白，发绀，皮肤呈鸡皮样，全身紧束痉痛，其持续时间为0.5～2 h，继则体温迅速上升。

2. 发热期 寒战后进入高热，体温常可达40 ℃或更高，皮肤灼热，头痛，全身酸痛，或伴恶心呕吐，小儿患者易发惊厥、谵妄。此期一般持续4～6 h。

3. 出汗期 热退后常大量出汗，出汗后体温下降，一般持续2～3 h，最后各种症状完全消失，多感疲倦乏力。

疟疾的整个发作时间为6～10 h。其间隔时间为：间日疟隔48 h又发作；三日疟隔72 h发作一次。周期性可因同种疟原虫两重或三重感染，或不同疟原虫混合感染而受到扰乱。部分有前驱期症状如低热、寒意、头痛背痛、乏力等，3～5 d后才转为周期性发作。

恶性疟多见凶险发作，临床上有脑型和胃肠型两种。脑型：起病时有高热、头痛剧烈、恶心呕吐，继则出现神志昏迷、言语谵妄、四肢抽搐等症，甚则发作休克。胃肠型：起病多有寒战高热、头痛等症，继则出现弥漫性腹痛，痛势剧烈，伴呕吐、腹泻等，大便中常带血液及黏液，颇似急性菌痢或急腹症。

【诊断要点】

（1）以寒战、高热、出汗间歇性定时发作为主要表现。

（2）多次发作可出现脾大和贫血。

（3）有疟疾流行区住宿史。

（4）血涂片可查到疟原虫。

（5）用抗疟药做假定性治疗，3 d内症状可得到控制。

【辨证施治】

1. 辨证分型

（1）邪伏少阳：先有寒战，继则高热，汗出热退，每日或间一两日发作一次，伴有头痛、全身酸痛或恶心呕吐等。其热邪偏盛者，寒轻热重，口渴欲饮，舌苔黄腻，脉弦数；其寒邪偏盛者，寒多热少，口不渴，舌苔白腻，脉弦缓。多见于间日疟和三日疟。

（2）热毒内炽：发病急骤，热重寒轻，或壮热不退，汗出不畅，或寒热往来一日数发，面红渴饮，呕恶频作，小便短赤。邪热内陷心包，则见烦躁不安、谵言妄语、嗜卧或惊厥。舌质红绛，苔黄腻或灰黑，脉洪数或弦数。多见于恶性疟和脑型疟疾。

（3）正虚邪恋：疟疾迁延不愈，遇劳则发，发时寒热不著，或夜热早凉，面色萎黄，倦怠无力，饮食减少，自汗或盗汗。舌质淡或红，脉细弱或弦数。多见于慢性久疟体质衰弱者。

（4）痰瘀痞结：寒热时作或不作，左胁下有痞块（脾脏肿大），质地由软转硬，有隐痛或触痛，面色萎黄，肌肉消瘦，食欲不振，精神倦怠，甚者出现严重贫血现象。舌质淡，脉弦细。

2. 针灸治疗

治法：邪伏少阳者，治宜和解截疟，用泻法，以督脉、手厥阴及手少阳经穴为主；热毒内炽者，治宜清热解毒截疟，如邪热内陷，宜清心开窍，用泻法，以督脉、手太阴、足太阳、手阳明及手厥阴经穴为主；正虚邪恋者，治宜益气养阴、调和营卫，用补法，以足太阳、足太阴及督脉经穴为主；痰瘀痞结者，治宜调补气血、软坚化积，用先补后泻法，以足太阳、足厥阴、足阳明及经外奇穴为主。

主穴：邪伏少阳者，选大椎（GV14）、间使（PC5）、中渚（TE3）；热毒内炽者，选尺泽（LU5）、委中（BL40）、曲池（LI11）、陶道（GV13）、间使（PC5）；正虚邪恋者，选肝俞（BL18）、脾俞（BL20）、大椎（GV14）、足三里（ST36）、三阴交（SP6）；痰瘀痞结者，选膈俞（BL17）、脾俞（BL20）、痞根（EX－B4）、章门（LR13）、太冲（LR3）、丰隆（ST40）。

方义：邪伏少阳而寒热往来者，大椎、间使有控制寒热作用，为截疟效穴，加中渚以和解少阳。疟邪与热毒内炽，而见高热烦渴者，宜先刺尺泽、委中出血，以清泻气营之邪热；取曲池，以清阳明而治高热；取陶道、间使，既能退热，又能截疟。久疟气血两虚者，故取肝俞、脾俞，培补藏血统血之脏以扶正；取足阳明之足三里、足太阴之三阴交，以资生化之源；取大椎，以治疟。疟疾多痰，痰瘀互结，形成痞块者，取血之会膈俞以化瘀；取丰隆以去痰；取痞根、章门以消痞块；胁下属肝，故泻太冲以助消痞之功；取脾俞，调补中气、资化源以生气血。

加减：邪伏少阳，其热邪盛、身热高者，加曲池（LI11）、合谷（LI4），以泻热邪；其寒邪盛、恶寒重者，加至阳（GV9），以温阳而去寒邪。

操作：邪伏少阳证，针刺大椎宜较深，反复行针，使针感向胸椎放散；热毒内炽证，尺泽、委中等穴均用粗针刺血；余穴均行提插捻转泻法，反复行针后留针 30 min。正虚邪恋证，针刺大椎宜强刺激；余穴均行轻度提插或捻转补法。痰瘀痞结证，主穴宜补泻兼施，丰隆、太冲二穴可用泻法；痞块大者，可在局部用隔姜灸，根据痞块大小取 3～5 点，每点各灸 5～7 壮。

【其他疗法】

皮肤针疗法

处方：大椎（GV14）、陶道（GV13）、风府（GV16）、身柱（GV12）、间使（PC5）、太溪（KI3）、合谷（LI4）、太冲（LR3）、大杼（BL11）、胸 5 至骶夹脊（EX－B2）等穴。

操作：在发作前用皮肤针反复叩击。

【文献摘要】

《针灸大成》：疟疾，刺百会、经渠、前谷；温疟，刺中脘、大椎；疟疾发寒热，刺合谷、液门、商阳；脾寒发疟，刺大椎、间使、乳根。

《针灸聚英》：先寒后热，刺绝骨、百会、膏肓、合谷；热多寒少，刺后溪、间使、百劳、曲池；寒多热少，刺后溪、百会、曲池。

【名家医案】 赵某，男，45 岁。每年秋天发生疟疾，脾脏肿大三横指。每日发作 1 次，每次延长 0.5 h 左右。按延迟时间提前 1 h 针刺大椎，当日未发病。第 2、3 日按延迟时间提前 1 h 针刺大椎各 1 次，3 个月后随访未见复发，脾脏缩小到两横指。（胡熙明．针灸临证指南［M］．北京：人民卫生出版社，1991.）

【按语】 治疗疟疾的腧穴以大椎应用最多。关于针刺治疗疟疾的时间，一般认为在疟疾发作前 1～2 h 治疗效果最佳。

# 第十一节　职业病及其他

## 一、放射病

放射病是指由于机体受到电离辐射而引起的一种全身性疾病。机体在短时间内受到大剂量( >1 Gy)电离辐射引起的全身性损伤，称为急性放射病；较长时间超过允许剂量的电离辐射引起的全身性损伤，称为慢性放射病。根据放射线对人体的作用，放射可分为外照射和内照射。其中以外照射多见，引起外照射的有 $\gamma$ 线、中子和 X 线。此病见于接受过量射线的工作人员、因放射保护失控而过量接受射线者、大剂量照射治疗的患者及核武器爆炸的罹难者。其病理改变主要有造血功能障碍、内脏出血、组织坏死、感染及胃肠道损害等，最后导致代谢功能紊乱、全身衰竭。随着医学的发展和肿瘤疾病的增多，放射病的发病率也有上升的趋势。本病在中医学古文献中未见记载。

本病的重心在肾，“肾主骨生髓、藏精”，当放射性物质进入人体后，肾脏受损，阴精、阳气暗耗，导致肾之阴阳俱虚而致病。

【临床表现】

1. 急性放射病　多发生于战争时的核爆炸和工作中的意外事故。其临床可分为下列四期。

（1）初期：以神经和胃肠道功能损害为主，表现为醉酒状、头晕、乏力、食欲减退、恶心呕吐、腹泻及血白细胞升高。

（2）假愈期：初期症候消失，但造血功能障碍加重，血白细胞和淋巴细胞进行性减少。

（3）极期：初期症状再现，造血功能明显抑制，出现发热、出血、电解质紊乱、全身衰竭。

（4）恢复期：症状减轻，体温下降，出血停止，造血功能逐渐恢复。局部照射可出现皮肤红斑、水疱及不易愈合的溃疡，多伴有脱发。

2. 慢性放射病　起病慢，病程长，多数患者有乏力、头昏、睡眠障碍、记忆力减退与心悸等自主神经系统功能紊乱表现。有的出现牙龈渗血、鼻出血、皮下瘀点、瘀斑等出血倾向。男性患者还可能有性功能减退；女性患者则可能有月经失调，如经期延长、周期缩短或月经减少、甚至闭经等。早期无特殊体征，仅出现一些神经反射和血管神经调节方面的变化。病情明显时可伴有出血倾向及毛细血管扩张、脆性增加。长期从事放射诊断、骨折定位和镭疗的医务人员，可见毛发脱落，手部皮肤干燥、皲裂、角化过度及指甲增厚，甚至出现长期不愈合的溃疡和在放射性皮肤溃疡基础上的癌变，细胞类型多数是鳞状上皮细胞。少数眼部接受放射剂量较多的患者可出现晶状体后极后囊下皮质混浊或白内障。

【诊断要点】

（1）有放射性物质接触史。

（2）符合放射病的临床表现及实验室检查结果。

（3）排除引起前述临床表现的其他疾病。

【辨证施治】

治法：调补脾肾，化生气血，针灸并用，用补法。以手足阳明、足太阴及督脉穴为主。

主穴：合谷（LI4）、曲池（LI11）、足三里（ST36）、三阴交（SP6）、大椎（GV14）。

方义：取大椎、合谷、曲池、三阴交、足三里，意在扶助正气、补益脾肾。

加减：头昏失眠，加印堂（EX－HN3）、太阳（EX－HN5），以醒脑安神；呕吐腹泻，加内关（PC6）、中脘（CV12），以调脾胃功能；阳痿或月经不调，加关元（CV4）、太溪（KI3），以补助肾阳；视力减退，加睛明（BL1）、光明（GB37），以利眼明目。



操作：诸穴常规针刺，得气后用烧山火法，留针 20 min。睛明用捻转补法，切忌大幅度提插。每日 1 次，10 次为一疗程。

【其他疗法】

艾灸疗法

处方：大椎（GV14）、膏肓俞（BL43）、足三里（ST36）。

操作：诸穴瘢痕灸，每穴每次5壮。每日1次，10次为一疗程。

【按语】 放射病目前缺乏有效的治疗方法，针灸治疗对于轻症有显著的疗效，对重症患者配合应用也有一定的疗效。对进行放射治疗的患者配合针刺治疗，有预防和减轻放射反应的作用。针灸治疗期间，患者应注意休息、补充营养。

## 二、慢性疲劳综合征

慢性疲劳综合征是一组以持续6个月以上的慢性、反复发作性极度疲劳为主要特征的综合征。本病在世界各国均有发生，以发达国家多见，并以女性患者居多。疲劳在中医古籍中常被描述成“懈怠”、“懈惰”、“四肢沉重”、“四肢劳倦”、“四肢瘫软”、“四肢不用”等。本病属于中医学“虚劳”范畴。

目前，本病病因不明，缺乏特殊意义的检查指征，现代手段检查无任何器质性病变。

本病的病机非常复杂，总的来说，主要责之于劳役过度、情志内伤、复感外邪等，导致肝、脾、肾功能失调而发病。

【临床表现】 以主观感觉为主，多表现为神经系统、心血管系统、运动系统的疲劳，持续或复发作达6个月以上。兼见：①短期记忆力减退或者注意力不能集中；②咽痛；③淋巴结痛；④肌肉酸痛；⑤不伴有红肿的关节疼痛；⑥新发头痛；⑦睡眠后精力不能恢复；⑧体力或脑力劳动后疲劳持续超过24 h。以上症状休息后常不能缓解。

【诊断要点】

（1）排除其他疾病的情况下疲劳持续6个月以上。

（2）休息后疲劳不能明显缓解。

（3）工作、教育、社会或个人活动水平较前明显下降。

【辨证施治】

针灸治疗

治法：疏肝健脾、补肾益精，针灸并用，用补法。以督脉、任脉、手足少阳、足厥阴及足太阴经穴为主。

主穴：百会（GV20）、神门（HT7）、太溪（KI3）、太冲（LR3）、三阴交（SP6）、足三里（ST36）、气海（CV6）、关元（CV4）。

方义：百会为诸阳之会，属督脉腧穴，有益脑安神之效。神门、太溪分别为心经和肾经原穴，二穴相配，可交通心肾。太冲、足三里、三阴交，有疏肝健脾、益气养血之效。气海、关元为任脉腧穴，属于补益穴，有益气健体之效。

加减：心悸，加心俞（BL15）、内关（PC6）；注意力不集中，加四神聪（EX－HN1）。肾虚，加肾俞（BL23）；脾虚，加脾俞（BL20）、中脘（CV12）；肝郁，加期门（LR14）。

操作：百会向前平刺，余穴直刺，留针30 min，每10 min行针一次。每日1次，10次为一疗程。

【其他疗法】

1. 耳针疗法

处方：肝（$CO_{12}$）、脾（$CO_{13}$）、肾（$CO_{10}$）、心（$CO_{15}$）、皮质下（$AT_4$）、交感（$AH_{6a}$）、内分泌（$CO_{18}$）、神门（$TF_4$）。

操作：每次选3～5穴，用压丸法，每30 min按压一次，每次持续30 s。两耳交替，每隔3～5 d更换一次。

2. 艾灸疗法

处方：百会（GV20）、关元（CV4）、足三里（ST36）、五脏背。

操作：诸穴施以温针灸或艾条温和灸。艾条温和灸以局部皮肤微红为度。

3. 拔罐疗法

处方：足太阳膀胱经背部第一侧线。

操作：在上述部位施以走罐法。

4. 皮肤针疗法

处方：督脉、夹脊、背俞。

操作：用皮肤针轻叩上述部位，每次15～20 min，以皮肤微红为度，隔日1次。

【名家医案】 李某，男，41岁。2004年9月6日就诊。主诉：失眠2周，头痛1周余。现病史：患者为公安干警，由于工作压力过大，2周前出现失眠、夜不能寐，继而出现头痛、疲乏困倦、急躁易怒。检查：血压140/80 mmHg。舌边尖红、苔黄腻略干，脉弦滑。诊断：慢性疲劳综合征（肝阳上亢）。治疗：膏肓俞、膈俞、胆俞。施“强通法”。操作方法：用左手捏住应刺部位，右手持三棱针迅速刺入皮内0.1～0.2寸深后立即将针退出，同时用右手挤压局部使血液尽快流出，后在三穴加拔罐，使血液能够充分流出。留罐时间视出血量而定，多在5～10 min。出血量以10～15 mL为佳。若出血量过少，治疗效果往往不佳。每周治疗1次，一般1～3次即可取得满意疗效。治疗1次后，患者自觉轻松，睡眠症状有所缓解；治疗3次后，睡眠症状完全改善，情绪亦已平稳，后以中药调治而愈。（王宏才，郑真真，王惠珠．针灸名家医案解读［M］．北京：人民军医出版社，2008.）

【按语】 本病在针灸治疗的同时，应配合综合疗法。患者应保持情绪乐观，生活要有规律，适当参加体育锻炼。

## 三、戒断综合征

戒断综合征是指长期吸烟、饮酒或吸毒之人，在产生依赖性即成瘾后，突然中断上述行为而出现的一系列瘾癖症候群。中医学无此病名，但在“咳嗽”、“郁证”、“多寐”，“痫证”、“虚损”等病症中有类似表现。

烟、酒、毒品中含有有害物质，长期吸烟、饮酒或吸毒，外源性成瘾物质大量进入体内，与中枢内阿片类受体相结合，致使体内内源性阿片类物质的分泌受到抑制。一旦外源性成瘾物质停止供应，内源性阿片类物质的分泌不能满足人体需要，则诱发出一系列难以忍受的戒断现象。

### 戒烟综合征

戒烟综合征是指长期吸烟者在戒断时出现的一系列瘾癖症状，如戒烟后产生的烟瘾、情绪烦躁、恶心、流涎、疲倦不适等。中医学中无此病名，但类似于“大烟瘾”、“多寐”、“虚损”等范畴。

长期吸烟，烟毒循经传导到相关脏腑，可导致脏腑功能不和。胃失和降则恶心。吸烟与肺脾密切相关，“烟为辛热之魁”，吸烟易耗伤肺阴、伤肺气，肺阴虚日久可累及肾而出现睡眠障碍，同时子病及母，常导致脾土亦虚，出现神疲乏力、纳食乏味、厌食、动则汗出等症状。嗜烟成性，体内阴阳由于逐渐适应而趋于稳定平衡，戒烟后阴阳平衡暂时性失控，以致虚火浮越，故出现口舌溃烂、心烦失眠等心肾阴阳升降失常的症状。

【辨证施治】

针灸治疗

治法：宣肺化痰、宁心安神，以针为主，用泻法或平补平泻法。以督脉及手少阴、手太阴、足阳明、手足厥阴经穴为主。

处方：百会（GV20）、神门（HT7）、内关（PC6）、尺泽（LU5）、丰隆（ST40）、合谷（LI4）、太冲（LR3）、甜美穴（肺经列缺与大肠经阳溪之间连线的中点）。

方义：长期吸烟，累及心、肺、脾等脏。百会属督脉经穴，乃“三阳五会”、“诸阳之会”，能开窍安神、宁心除烦。神门为五输穴之输穴，五行属土，又为手少阴心经之原穴，具有宁心安神、通经活络之功；心包经之络穴内关，为八脉交会穴，能镇静安神。尺泽、丰隆、合谷，可宣肺化痰、疏通头部经脉、调和气血与口味。太冲为足厥阴肝经的原穴，五行属土，可平肝潜阳、抑木扶土。甜美穴，为戒烟的经验穴，能改变吸烟时的欣快口感，产生口苦、咽干、恶心欲呕等不适感，使吸烟者对烟草产生厌恶而停止吸烟。诸穴合用，共奏戒烟及宣肺化痰、宁心安神之功。

加减：胸闷、气促、痰多，加膻中（CV17），以宽胸理气、行气化痰。咽部不适，加三阴交（SP6）、颊车（ST6），以养阴生津；加天突（CV22）、列缺（LU7）、照海（KI6），以化痰利咽。心神不宁、烦躁不安，加水沟（GV26），以宁心安神定志。精神委靡，加脾俞（BL20）、足三里（ST36），以健脾化痰、振作精神。肌肉抖动，加水沟（GV26），以镇痉宁神。

操作：甜美穴直刺 0.3 寸，以针后患者觉双手沉重感为佳，与列缺、丰隆、合谷、内关均用捻转泻法。神门用平补平泻法。施针时嘱戒烟者做深长呼吸，留针 30 min，每日 1 ~2 次，10 d 为一疗程。

【其他疗法】

1. 耳针疗法

处方：口（$CO_1$）、内鼻（$TG_4$）、神门（$TF_4$）、皮质下（$AT_4$）、交感（$AH_{6a}$）、戒烟 1 区（肺与气管之间）、戒烟 2 区（肾上腺点周围）。

操作：以上诸穴以毫针强刺激，留针 15 min，每日 1 次，两耳交替应用。也可用揿针或王不留行、小菜籽等贴压上述腧穴，用胶布固定，留针 3 ~5 d，每日按压 3 ~5 次，每次 3 ~5 min。如出现吸烟要求时，应及时按压，可抑制吸烟的欲望。

2. 电针疗法

处方：百会（GV20）、神门（HT7）、内关（PC6）、尺泽（LU5）、丰隆（ST40）、合谷（LI4）、甜美穴。

操作：上述诸穴用毫针刺后接通电针治疗治疗仪，以疏密波强刺激 20 ~30 min。每日 1 次。

3. 皮肤针疗法

处方：手太阴肺经或百会（GV20）、神门（HT7）、内关（PC6）、尺泽（LU5）、丰隆（ST40）、合谷（LI4）、甜美穴。

操作：用皮肤针中度叩刺手太阴肺经前臂内侧前缘所过部位或上述诸穴。每日 1 ~2 次或于烟瘾发作时叩刺。

4. 腧穴激光照射疗法

处方：主穴取口（$CO_1$）、肺（$CO_{14}$）；配穴取肝（$CO_{12}$）、皮质下（$AT_4$）、内分泌（$CO_{18}$）。

操作：每次仅取主穴，如疗效不显可加 1 个配穴，一般每次不超过 3 个穴，用氦氖激光束照射，距离 35 ~70 cm，每穴照射 1 ~3 min。每日 1 次，5 次为一疗程。

【文献摘要】

《针灸学简编》：百会系手、足三阳经和督脉之会穴，具有清热开窍、健脑宁神、回阳固脱、平肝熄风作用。

《备急千金要方》：治喉咙、胸胁支满方，灸尺泽百壮。

《玉龙歌》：痰多宜向丰隆寻。

【名家医案】 韩某，女，63 岁。1995 年 2 月 18 日初诊。主诉：吸烟 35 年。现病史：每日吸烟 35 支以上。自知吸烟有害，无奈多次戒烟未能成功。偶闻针灸可以戒烟，故来一试。诊断：戒烟综合征。治疗：甜美穴（戒烟新穴）。进针时令患者吸气屏住呼吸至进针完才呼气，适当捻针。针 10 min后，再试抽香烟 1 支，患者感觉烟没有任何味道，并不欲再吸完此烟。留针 20 min 后收针。取耳穴口、肺、三焦、内分泌，用王不留行贴压。嘱每日自行按压数次。第 4 日复诊告之，她已完全放弃吸烟，只是戒烟后若有所失，其双手不知如何是好。再针如前法，嘱其不必担心。1 周后告知，感觉正常，心情良好。随访 1 个月未见复发。（王宏才，郑真真，王惠珠. 针灸名家医案解读［M］. 北京：人民军医出版社，2008.）

【按语】针灸（尤其耳针）戒烟效果较好，对自愿接受戒烟治疗者，大多可以达到预期效果。对于烟龄较长、平时每日吸烟量较大或因职业及环境造成吸烟习惯者，效果较差。戒烟的远期疗效较近期疗效差。吸烟是由口入肺，故现多依脏腑经络理论从肺经或耳穴肺、神门，或鼻针肺点着手，以调整肺气为主导。戒烟后出现心烦意乱、饮食不香等戒烟综合征，可辅以镇静安神药。

## 戒酒综合征

戒酒综合征是指长期大量饮酒者突然停止饮酒后出现的谵妄、乏力、汗出、反射亢进、幻觉、四肢抖动等瘾癖症状，亦称酒精精戒断综合征。中医学无此病名，但可归属于“多寐”、“虚损”等范畴。

酒为谷气，味甘，性热，入心肝二经，适量饮酒对身体无害，且可畅通血脉、御寒气、行药势；嗜酒过度，不仅助湿生热，酿成痰浊，亦可导致全身多器官的损害。《脾胃论·论饮酒过伤》曰：“夫酒者，大热有毒，气味俱阳，乃无形之物也。酒性大热，以伤元气。”

【辨证施治】

针灸治疗

治法：调和气血，宁心安神，以针刺为主，用平补平泻法。以手少阴、足阳明、足太阴经穴及相应背俞穴为主。

主穴：百会（GV20）、神门（HT7）、脾俞（BL20）、胃俞（BL21）、足三里（ST36）、三阴交（SP6）。

方义：百会内通于脑，有镇静宁神之功。神门乃手少阴心经原穴，有宁心安神之功。脾俞、胃俞分别为脾和胃的背俞穴，功能健脾和胃、利湿升清；配足太阴脾经三阴交、足阳明胃经足三里，以调理脾胃、补中益气、通经活络、疏风化湿、调和气血、扶正祛邪。诸穴合用共奏宁心安神、调畅气机、气血通畅之效。

加减：烦躁不安、抑郁，加水沟（GV26）、心俞（BL15）、内关（PC6），以镇静宁心安神；腹痛、腹泻，加天枢（ST25）、上巨虚（ST37），以调理肠道；恶心、呕吐，加内关（PC6）、中脘（CV12），以和胃止呕；头昏、腰膝酸软，加肝俞（BL18）、肾俞（BL23），以补益肝肾。

操作：诸穴常规刺法。每日1~2次，10次为一疗程，疗程间隔1~3 d。

【其他疗法】

1. 耳针疗法

处方：胃（$CO_4$）、口（$CO_1$）、内分泌（$CO_{18}$）、皮质下（$AT_4$）、神门（$TF_4$）、咽喉（$TG_3$）、肝（$CO_{12}$）。

操作：每次选3~5穴，毫针浅刺，留针30 min，每日1次。或压丸，每日自行按压3~5次，每隔2~3 d更换一次。如酒瘾发作时，可随时按压耳穴。

2. 电针疗法

处方：百会（GV20）、神门（HT7）、脾俞（BL20）、胃俞（BL21）、足三里（ST36）、三阴交（SP6）。

操作：诸穴毫针刺后接通电针治疗仪，用连续波强刺激40~60 min。每日1次，10次为一疗程。

【文献摘要】

《百症赋》：脾虚谷以不消，脾俞、膀胱俞觅。胃冷食而难化，魂门、胃俞堪责。

《胜玉歌》：头痛眩晕百会好。

《天星十一穴歌诀》：足三里，能通心腹胀，善治胃中寒，肠鸣并积聚……

【名家医案】安德烈，男，60岁，摩尔曼斯克市人。于1994年9月18日就诊。饮酒史32年。初为借酒消愁，现每日必饮，每饮必醉，饮酒量平均每天达1500毫升左右，家人极为不满。自己也有心戒酒，曾求助本市其他医院，均未成功。听说中国针灸医师为很多人戒除了烟、酒，特要求试治。针刺中脘、足三里、三阴交、神门、百会，留针 30 min，每日 1 次；结合耳穴胃、心、神门、内分泌，用王不留行贴压；同时每日口中含化六神丸。治疗 1 次后，饮酒量减半，信心大增。连治 6 次，完全戒除。嘱再治 4 d，完成一疗程，以资巩固。自此后，每见他人饮酒，不但毫无酒瘾，反生厌恶之感，至 1995 年 3 月。〔周国平，王泽涛．针刺与含化六神丸戒酒 188 例临床观察［J］．针灸临床杂志，1997，13（12）：16.〕

【按语】 针灸疗法戒酒效果明显，对自愿接受戒酒治疗者，大多可以达到预期的效果。对于饮酒时间较长、饮酒量较大或因职业及环境造成饮酒习惯者，效果较差。应用耳穴压丸或埋针戒酒时，要求在酒瘾发作时自行按压已贴好的耳穴以加强刺激，使酒瘾消失，并根据戒断后产生的各种不适症状，分别选穴处理，以巩固疗效。

## 戒毒综合征

戒毒综合征是指吸毒者长期吸食麻醉药品（阿片类、古柯类、大麻类）和精神药品（镇静剂、中枢兴奋剂、致幻剂）等毒品成瘾者，戒断时出现的渴求使用毒品、恶心或呕吐、肌肉疼痛、流泪流涕、瞳孔扩大、毛发竖立或出汗、腹泻、打呵欠、发热、失眠等瘾癖症候群。中医学中无此病名，但与之相似的病名有“脱瘾”、“阿片成瘾”、“发瘾”、“瘾发”等。

阿片类毒品多辛香、味苦、性温，辛香可开泄气道，苦温可助火升阳。吸毒者引邪入内，毒邪随气机升降出入，气滞痰凝，气、痰、火相应为病，使五脏六腑阴阳失调、功能紊乱；久服则成瘾，导致肾阴肾阳俱衰。阿片类毒品能提携阳气，一旦停服，就出现各种脱毒戒断症状。

【辨证施治】

1. 辨证分型

（1）肝风扰动：性情暴躁，烦扰不安，抽搐谵妄，毁衣损物，碰伤头身，彻夜不眠，眼红口苦，泪涕齐下，腹痛腹泻。舌质红、苔黄，脉弦滑数。

（2）脾肾两虚：精神疲乏，肢体困倦，委靡不振，口流涎沫，不思饮食，头晕不寐，心悸气促，腹痛，腹泻，汗出流泪，肌肉震颤，甚或发抖，虚脱，卧床不起，遗矢遗尿。舌质淡、苔白，脉沉细弱。

（3）心肾不交：精神恍惚，烦扰不安，眠而易醒，头晕心悸，口淡乏味，不思饮食，四肢无力。舌淡红、苔薄白，脉弦细。

2. 针灸治疗

治法：肝风扰动者，治宜清肝泻火、熄风除痰，只针不灸，用泻法；脾肾两虚、心肾不交者，治宜健脾补肾、交通心肾，针灸并用，用补法或平补平泻法。以督脉及手厥阴、手少阴、手阳明经穴为主。

主穴：水沟（GV26）、大椎（GV14）、内关（PC6）、合谷（LI4）、神门（HT7）、足三里（ST36）。

方义：水沟为督脉与手足阳明经交会穴，属十三鬼穴之一，可开窍苏厥、清心泻火。大椎属督脉，为诸阳之会，可升阳益气、退热补虚。内关为手厥阴心包经之络穴，通于阴维脉，可宁心安神、宽胸降逆、和胃止呕；合谷为手阳明大肠经之原穴，可和胃通肠。神门为手少阴心经之原穴，可安神宁心、清火凉营。足三里为足阳明胃经之合穴，可调理肠胃、扶正培元。以上诸穴配伍，标本兼顾，能激发经气，共奏补益正气、调整阴阳、戒除毒瘾、扶正祛邪之效。

加减：肝风扰动者，加太冲（LR3）、行间（LR2）、侠溪（GB43），以泻胆之火、镇肝熄风；脾肾两虚者，加脾俞（BL20）、肾俞（BL23）三阴交（SP6），以健脾益肾、调和气血；心肾不交者，加心俞（BL15）肾俞（BL23）、太溪（KI3），以交通心肾、调和阴阳。毒瘾发作初期，还可用四关穴通关达窍，加阳陵泉（GB34）以舒筋止搐。腹痛、腹泻，加天枢（ST25）、上巨虚（ST37），以调和胃肠气机；烦躁惊厥，加中冲（PC9）、涌泉（KI1），以加强镇惊宁神之力。

操作：诸穴进针后作大幅度捻转2～5 min，留针10～20 min，期间同法行针1～2次。每日1次，10次为一疗程，连续治疗1～3个疗程。

【其他疗法】

1. 皮肤针疗法

处方：督脉、膀胱经之背俞和夹脊（EX－B2）。

操作：用皮肤针重度叩刺，然后加拔火罐或行走罐法。每日或隔日1次，10次为一疗程，疗程间隔3～5 d。

2. 耳针疗法

主穴：肺（$CO_{14}$）、口（$CO_{1}$）、内分泌（$CO_{18}$）、肾上腺（$TG_{2p}$）、皮质下（$AT_{4}$）、神门（$TF_{4}$）。

加减：肝胆火盛者，加耳尖（$HX_{6,7i}$）、肝（$CO_{12}$）；脾肾两虚者，加脾（$CO_{13}$）、肾（$CO_{10}$）、艇中（$CO_{6}$）、腰骶椎（$AH_{9}$）；心肾不交者，加心（$CO_{15}$）、肾（$CO_{10}$）、交感（$AH_{6a}$）；肢体抽搐者，加膝（$AH_{4}$）、风溪（$SF_{1,2i}$）；腹痛、腹泻者，加交感（$AH_{6a}$）、腹（$AH_{8}$）、胃（$CO_{4}$）、大肠（$CO_{7}$）。

操作：每次选3～5穴，毫针浅刺，留针30～60 min，每日1～2次。或用压丸法，每2～3 d更换一次。

3. 电针疗法

处方：水沟（GV26）、风池（GB20）、内关（PC6）、合谷（LI4）、劳宫（PC8）、丰隆（ST40）。

操作：诸穴毫针刺后接通电针治疗仪，用疏密波强刺激40～60 min，以患者能耐受为度。每日1次，10次为一疗程。

【文献摘要】

《灵光赋》：水沟、间使治邪癫。

《杂病穴法歌》：一切内伤内关穴，痰火积块退烦潮。

《针灸甲乙经》：五脏六腑之胀，皆取三里。

《通玄指要赋》：三里却五劳之羸瘦。

【名家医案】 许某，男，27岁。1993年11月14日来诊。主诉：二醋吗啡（海洛因）成瘾。现病史：因受人引诱吸食海洛因，初以尝试为乐趣，继而成瘾，每日吸食2～3次，每次1 g左右，已有6年吸食病史。近两年自悟觉醒，视为犯罪行为，自己要求戒除，先后两次服药戒除未成功，今要求针灸治疗。自觉头昏目眩、全身无力、鼻塞不通、食欲欠佳、失眠健忘，每晚需服30片地西泮方能入睡。检查：形体消瘦，精神委靡不振，双目无神，面色晦暗，涕泪俱下不止。舌质淡红、苔薄白，脉沉弱。诊断：戒毒综合征（阳虚毒陷）。治则：回阳鼓毒外出。取支沟、百会，施平补平泻法，留针50 min。5 min后鼻塞已通，头脑清楚，涕泪停止。每隔10 min指刮针柄1次，每次9刮（9为阳数，寓意通阳）。针后自觉神清气爽，有类似吸食二醋吗啡样舒适轻松感。当晚未服任何药物熟睡至零点，突然醒来毒瘾发作，全身关节痛，烦躁不安，涕泪俱下，其友给予安慰、按摩，口服艾司唑仑4片勉强睡至天亮。二诊：取百会、支沟、曲池、合谷、太冲、三阴交，手法同上，针后约10 min心烦意乱、全身痛，经调整针感和精神安慰，数分钟后恢复平静，留针2 h，留针期间小睡2次，2 h后头晕身痛诸症消失，腹中饥饿、肠鸣，自觉神清气爽。用上法共治疗10次，患者精神振奋，双目有神，回归工作岗位。（王宏才，郑真真，王惠珠．针灸名家医案解读［M］．北京：人民军医出版社，2008.）

【按语】 针刺戒毒简便、易行、经济、痛苦小、损伤轻、不良反应少，且疗效不低于其他戒毒疗法。在进行戒毒治疗前要详细了解患者吸毒的原因和方式，有的放矢地进行宣传教育和心理疏导。针刺的同时配合心理疗法可提高疗效。

## 四、竞技紧张综合征

竞技紧张综合征包括比赛紧张综合征和考场紧张综合征，是在竞技前或竞技过程中由于精神紧张出现的神经、消化、心血管等系统的一系列症状，常见于运动员和学生。本病所属诸症可以分列于中医学中的“心悸”、“健忘”、“失眠”等范畴。

本病发病虽与多个脏腑异常有关，但总的来说责之于心、脑的生理功能失调。

【临床表现】 在竞技前或竞技过程中（如考试或比赛）出现心悸、气短、气急，头晕、头痛、烦躁、多汗、口干、呕吐、恶心、腹痛、腹泻、视物模糊、手抖、智力低下、思维僵化，甚则运动员在比赛中出现血压升高、昏厥，女性还会有痛经，也有的发生精神变态等，考生考前往往伴发失眠多梦、健忘、纳呆、神疲乏力、记忆力下降、书写困难、尿频、尿急等神经衰弱征象等。

【诊断要点】 在竞技前或竞技中出现精神紧张或神经衰弱症状。

【辨证施治】

1. 辨证分型

（1）心脾两虚：失眠，梦多易醒，心悸，健忘，倦怠疲乏，纳谷无味，面色少华。舌质淡、苔薄白，脉细弱。

（2）心肾不交：虚烦不眠，或稍寐即醒，五心烦热，心悸汗出，口干咽燥，健忘，或伴有腰膝酸软、遗精。舌质红、苔少，脉细数。

（3）痰热内扰：睡眠不实，心烦懊侬，胸脘痞闷，痰多，头晕目眩，口苦。舌苔腻，脉滑。

（4）肝郁气滞：头昏少寐，胸胁隐痛，善太息，情志不畅，抑郁少欢，闷闷不乐，或手抖，思想僵化，腹部隐痛，月经不调或经行腹痛，纳谷不香，脘痞嗳气。舌苔薄，脉细弦。

2. 针灸治疗

治法：心脾两虚者，治宜补益心脾、安神定志，针灸并用，用补法；心肾不交者，治宜滋阴降火、宁心安神，多针少灸，用补法或平补平泻法；痰热内扰者，治宜化痰清热、和胃安神，只针不灸，用泻法；肝气郁滞者，治宜疏肝解郁安神，多针少灸，用泻法。以手少阴、手厥阴、足太阴经穴及奇穴为主。

主穴：百会（GV20）、四神聪（EX－HN1）、神门（HT7）、内关（PC6）、三阴交（SP6）、足三里（ST36）。

方义：取百会、四神聪，以镇静安神、开窍醒脑；取手少阴心经原穴神门，以调理心经经气而宁心安神，神门与内关相配以镇静安神而宁心；取三阴交，以调理脾肾气机而协调阴阳；取足三里，以调节全身气血、稳定情绪、振奋精神。六穴合用，可使脾胃调和、心肾相交而得安眠。

加减：心脾两虚者，加心俞（BL15）、脾俞（BL20），以健脾宁心而安神；心肾不交者，加太溪（KI3）、大陵（PC7）；肝郁气滞者，加太冲（LR3），以疏肝解郁；痰热内扰者，加中脘（CV12）。头痛眩晕，加印堂（EX－HN3）、太阳（EX－HN5）；烦躁、手抖，加水沟（GV26）、合谷（LI4）；肌肉震颤，加太冲（LR3）、阳陵泉（GB34）；书写困难、视力模糊，加刺风池（GB20）或灸百会（GV20）；血压升高，加大椎（GV14）、人迎（ST9）；昏厥，加素髎（GV25）、水沟（GV26）。

操作：百会朝四神聪方向以苍龟探穴术沿皮刺，或四神聪由前、后、左、右向百会沿皮刺。内关进针后略加捻转即可，针感切勿太强。水沟强刺激不留针。人迎避开颈动脉直刺，稍提插，不留针。风池朝鼻尖方向刺入1寸左右。百会、三阴交、足三里针刺后加灸。预防时，在考试前日晚针刺，第2日早晨起床前起针，同时每晚用艾条温和灸三阴交15～20 min，直至考试完毕。

【其他疗法】

1. 皮肤针疗法

处方：头皮及风池（GB20）。



操作：用皮肤针呈网状叩刺，至局部皮肤潮红为度，每日1次。

2. 耳针疗法

处方：神门（$TF_4$）、心（$CO_{15}$）、皮质下（$AT_4$）、交感（$AH_{6a}$）、枕（$AT_3$）、脑干（$AT_{3,4i}$）、脾（$CO_{13}$）、肝（$CO_{12}$）。

操作：每次选2～3穴，以毫针中度刺激或加用电针治疗仪，每日或隔日1次。也可用压丸法，每2～3 d更换一次。

3. 头针疗法

处方：额中线（MS1）、额旁2线（MS3）、颞后线（MS11）。

操作：以毫针刺，留针30 min，每隔5 min快速捻转一次；或接电针治疗仪，通电30 min。

4. 电针疗法

处方：百会（GV20）、四神聪（EX－HN1）、神门（HT7）、内关（PC6）、三阴交（SP6）、足三里（ST36）。

操作：诸穴毫针刺，得气后接通电针治疗仪，用疏密波中度刺激，每次30～40 min。每日1次。

5. 腧穴埋线疗法

处方：心俞（BL15）、厥阴俞（BL14）、肝俞（BL18）。

操作：每次选1～2穴，埋入0号羊肠线约1 cm。每7～10 d埋线一次。

【文献摘要】

《针灸大成》：怔忡，神门、心俞、百劳。

【名家医案】 耿某，女，17岁。1980年7月14日初诊。主诉：精神异常2周。现病史：因参加高中升学考试，学习负担过重，精神紧张，适逢经期，遂见精神异常，神志时清时寐，易惊，甚则烦躁不安。曾服地西泮及中药治疗，效不显。现不思饮食，大便未见异常。检查：舌质红、苔厚微黄，脉弦数。诊断：癔症（痰热内结）。治则：理气解郁，化痰开窍。治疗：针刺百会、四神聪、水沟、膻中、内关、神门、大陵、三阴交、太冲。另服安宫牛黄丸，每日1粒。二诊：加丰隆、攒竹。七诊：精神已恢复，原方去水沟加后溪，继续调治。十三诊：诸症均有好转，处方调整为百会、四神聪、膻中、内关、神门、三阴交、太冲。又治疗3次，精神已基本恢复正常，遂停止治疗。（王宏才，郑真真，王惠珠．针灸名家医案解读［M］．北京：人民军医出版社，2008.）

【按语】 针灸治疗和预防本病，不但可使精神紧张得到改善，而且可以改善睡眠，增进记忆力，增强食欲，振奋精神，保持良好的竞技状态，甚至治疗后头脑较往日更清醒，即使长期紧张用脑也不觉疲倦；无不良反应，不影响运动员药物检测结果。竞技前施行耳穴压丸，竞技中如果出现紧张症状时可自行按压贴穴以加强刺激，增强镇静安神效果。临床观察表明，耳穴压丸法对预防本病有效；而针刺法以考试前8 h左右施行疗效最好，超前治疗疗效反而较差。本病的发生不仅仅是精神紧张所致，体质虚弱也是一个重要因素，而且学生平时多有神经衰弱，而考前阶段的持续性紧张和脑力、体力消耗，使体虚更为明显，因此，考试前一段时间用灸法为主，可改善全身功能状态。

## 五、雀斑

雀斑又称夏日斑，是一种好发于面、颈、手背等部位的黄褐色小斑点，因其状如雀卵上的斑点，故名。本病发病率较高，皮肤色浅者及女性多见，其发生发展多与日晒有关，有遗传倾向，属常染色体显性遗传。中医学亦称本病为"雀斑"。

本病多因禀赋素虚，肾水不足，肾水不能上荣于面部，面部火郁而为斑。此外，风邪外搏，卫气失固，血气与风邪相搏，不能荣润肌肤，也可产生雀斑。

【临床表现】 本病常于5岁左右开始发病，随年龄增长而数目增多，青春期达到最高峰，到老年逐渐减少。好发于面部，以鼻梁和颊部为多，也见于颈部、手背、胸部、四肢伸侧等处。皮疹为针头至米粒大小、浅褐色或深褐色斑点，表面光滑，呈圆形或椭圆形，夏季日晒后皮疹增多变黑，冬季皮疹变淡，数目也减少。

【辨证施治】

针灸治疗

治法：活血养血、祛瘀消斑，针灸并用，用泻法。以足太阴、手足阳明经穴及局部阿是穴为主。

主穴：阿是穴、曲池（LI11）、血海（SP10）、足三里（ST36）、三阴交（SP6）。

方义：阿是穴疏通局部气机，行气活血消斑。曲池、足三里为阳明经合穴，阳明经为多气多血之经，针之可养血活血、化瘀消斑。血海可行气活血。三阴交为肝、脾、肾三经交会穴，针之可补益肝肾、健脾活血。

加减：肾水不足者，加肾俞（BL23）、太溪（KI3）；肝郁者，加肝俞（BL18）、太冲（LI3）。

操作：诸穴毫针刺，留针 30 min，每隔 10 min 行针一次。每日 1 次，10 次为一疗程。

【其他疗法】

1. 艾灸疗法

处方：神阙（CV8）、肾俞（BL23）、曲池（LI11）、三阴交（SP6）。

操作：每次神阙、肾俞二选一，曲池、三阴交二选一，交替使用。神阙、肾俞用温灸盒灸法，每穴 30 min；曲池、三阴交用温和灸法，每穴灸 5 ~ 10 min。每日 1 次，10 次为一疗程。

2. 耳针疗法

处方：肺（$CO_{14}$）、肾（$CO_{10}$）、肝（$CO_{12}$）、肾上腺（$TG_{2p}$）、面颊（$LO_{5,6i}$）、皮质下（$AT_4$）、交感（$AH_{6a}$）、内分泌（$CO_{18}$）。

操作：每次选 3 ~ 5 穴，两耳交替，用压丸法，每日按压 5 次，每次每穴按压 2 min。

3. 火针疗法

操作：将火针置于酒精灯上烧红，迅速准确地点刺病灶局部，以雀斑完全消失为宜。根据患者雀斑数目多少，分期分批治疗。术后保持创面清洁，以防感染。

【名家医案】 李某，女，28 岁，未婚。1984 年 8 月 20 日就诊。患者面部出现雀斑多年，经中西医多方治疗未效，且雀斑逐渐扩散至整个面部。症见：面、额部遍布淡褐色及深褐色雀斑，大小不一，无自觉症状，舌质稍红、苔薄白，脉细。取耳穴心、肺，体穴四白、合谷、颧髎，均双侧交替使用，留针 30 min，每隔 10 min 行针一次，针后用艾条灸面部至微红，治疗 2 个疗程，面部雀斑明显消退约 90%，面色红润。观察半年，未见复发。〔张京．雀斑证治体验［J］．实用中医内科杂志，1994，8（1）：46.〕

【按语】 本病治疗期间避免日光和含有紫外线的光线照射，同时避免使用刺激性化妆品。

## 六、黄褐斑

黄褐斑又称肝斑、蝴蝶斑，是面部黑变病的一种，是发生于颜面部的常见色素沉着性皮肤病。本病患者以女性居多，大多原因不明。本病属中医学“面尘”、“面黑皮干”、“黎黑斑”等范畴。

本病的发生与肝、脾、肾功能失调密切相关。情志不舒，肝气郁结，气血运行不畅，不能上达于面部；或饮食不节，恣食肥甘厚味，脾胃受损，运化失职，水湿内潴，精微不布，颜面失养；或肾阴亏虚，肾之本色上泛于面部，均可导致黄褐斑。

【临床表现】 黄褐斑大小不等、形状不一，边界清楚，常对称分布于面颊部，在鼻部及其两侧常相互融合，呈蝴蝶状，也可累及前额部、颧部和口唇周围。表面平滑，无皮屑，不痒不痛。其色泽随季节变化，一般冬季浅、夏季深。有些女性患者在月经前期加重。

【辨证施治】

针灸治疗

治法：活血养血、化瘀消斑，针灸并用，用平补平泻法。以手足阳明、足太阴经穴及局部阿是穴为主。

主穴：三阴交（SP6）、血海（SP10）、曲池（LI11）、膈俞（BL17）、足三里（ST36）、阿是穴

（斑局部）。

方义：三阴交为肝、脾、肾三经交会穴，针之可补益肝肾、活血化瘀。血海、膈俞，针之可活血消斑。曲池、足三里为阳明经合穴，阳明经多气多血，针之活血养血。阿是穴，针之可疏通局部气血，化瘀消斑。

加减：气滞血瘀者，加太冲（LR3）；肝肾亏虚者，加肾俞（BL23）、肝俞（BL18）、太溪（KI3）；脾虚湿盛者，加阴陵泉（SP9）、水分（CV9）。

操作：诸穴毫针刺，留针 30 min，每隔 10 min 行针一次。每日 1 次，10 次为一疗程。

【其他疗法】

1. 耳针疗法

处方：内分泌（$CO_{18}$）、交感（$AH_{6a}$）、皮质下（$AT_4$）、面颊（$LO_{5,6i}$）、肝（$CO_{12}$）、脾（$CO_{13}$）、肾（$CO_{10}$）。

操作：每次选 3～5 穴，用压丸法，每次每穴按压 30 s，每日多次按压，3～5 d 后换另一侧耳，两耳交替。

2. 腧穴注射疗法

处方：曲池（LI11）、血海（SP10）、足三里（ST36）、三阴交（SP6）。

药物：当归注射液或复方丹参注射液。

操作：取上述任一种药液，每穴注射 0.5～1 mL。隔日 1 次，10 次为一疗程。

3. 刺络拔罐疗法

处方：大椎（GV14）、肺俞（BL13）。

操作：以大椎为三角形顶点，两肺俞为另两点，形成三角形，以皮肤针在三角形区域内叩刺，每次选取 1～2 个叩刺点，每个叩刺点形成 15 个小出血点，叩刺后拔火罐。隔日 1 次，10 次为一疗程。

4. 艾灸疗法

处方：神阙（CV8）、面部皮损区、曲池（LI11）、大椎（GV14）、三阴交（SP6）。

操作：神阙用回旋灸法；面部皮损区用雀啄灸。曲池、大椎、三阴交每次三选一，交替施温和灸，每穴施灸 5～7 min。每日 1 次，10 次为一疗程。

【文献摘要】

《证治准绳》：针灸面尘，皆取肝胆二经。经云：肝足厥阴之脉，是动病甚则嗌干，面尘脱色；又云：胆足少阳之脉，是动病甚则面微有尘，皆视盛虚热寒陷下取之也。

【名家医案】　郑某，女，38 岁。1971 年 6 月 9 日初诊。主诉：颜面、耳后皮肤出现小片黑斑 10 年。于 10 年前野营训练，时值盛夏，每日劳累，归营后觉全身皮肤发痒，继而额面、耳后皮肤出现小片黑斑，逐渐扩大，4 个月后延及全身。以后冬季皮肤色素加深，肤色如漆，夏季则灼热奇痒难忍，尤怕日晒，常伴心烦易怒、失眠多梦、头晕耳鸣、月经量少、性欲减退。多方治疗无效，且日渐加重。检查：神情焦躁，面颊、耳后皮肤粗糙呈古铜色，躯干、四肢呈深褐色，有白色网状斑点对称分布，无银屑及渗液，雌激素水平偏低。诊断为黧黑斑（皮肤黑变病），风热型。治则：活血祛风，调理腠理。取穴：风岩（乳突下平线后 0.5 寸）、大椎、曲池、血海、足三里、三阴交、行间、肺俞、心俞、肝俞、肾俞。操作：用平补平泻法，留针感而不留针。取穴：肺俞、心俞、肝俞、肾俞。取当归注射液或复方丹参注射液，每次取 2 对穴，每穴注射 0.5 mL，每日 1 次，10 次为一疗程，疗程间隔 3～5 d。历经 1 年又 4 个月的治疗，患者肤色复常，诸症消失。追踪随访 14 年未复发。（王雪苔，刘冠军．中国当代针灸名家医案［M］．长春：吉林科学技术出版社，1991.）

【按语】　针灸治疗本病有一定疗效，但治疗周期较长。在针灸治疗的同时，宜多食富含维生素 C 的食物，尽量减少阳光直射面部和使用刺激性化妆品，积极治疗引起黄褐斑的原发病。

## 七、衰老

衰老是一种复杂的自然现象，是生物体随着时间的推移自发的必然过程，表现为结构和功能衰退、适应性和抵抗力减退。在病理学上，衰老是应激和劳损、损伤和感染、免疫反应衰退、营养不足、代谢障碍，以及疏忽和滥用化妆品积累的结果。养成良好的生活习惯，采取良好的保健措施，可以有效地延缓衰老，提高生活质量。

人体的生长、发育、衰老与脏腑功能和经络气血的盛衰关系密切。机体气血不足，经络之气运行不畅，脏腑功能减退，阴阳失去平衡，均会导致和加快衰老。

【临床表现】 主要表现为记忆力下降，反应迟钝，腰膝酸软，发脱齿摇，失眠健忘，神疲乏力，动作缓慢，寒冷刺激易感冒，纳差，腹胀腹泻等。

【辨证施治】

针灸治疗

治法：益气养血、滋养肝肾、调补脏腑，针灸并用，用补法。以督脉、任脉及足太阳、足阳明、足厥阴经穴为主。

主穴：足三里（ST36）、肾俞（BL23）、百会（GV20）、三阴交（SP6）、关元（CV4）、太冲（LR3）。

方义：足三里为足阳明胃经合穴，阳明经为多气多血之经，针之能补益气血。肾俞具有补肾益精之效。百会为督脉要穴，入络于脑，针之可益智健脑、抗衰老；三阴交为肝、脾、肾三经交会穴，针之能补益肝肾，健脾养血。关元为任脉强壮穴，针之可补益脏腑、补肾填精。太冲为足厥阴肝经之输穴、原穴，针之可疏肝养肝。

加减：心肺气虚者，加心俞（BL15）、肺俞（BL13）；脾气虚衰者，加脾俞（BL20）、胃俞（BL21）；肝肾不足者，加命门（GV4）、气海（CV6）、太溪（KI3）。

操作：百会平刺，余穴直刺，留针 30 min，每隔 10 min 行针一次。可配合灸法，以局部皮肤潮红为度。

【其他疗法】

1. 耳针疗法

处方：心（$CO_{15}$）、肝（$CO_{12}$）、脾（$CO_{13}$）、肾（$CO_{10}$）、脑干（$AT_{3,4\,i}$）、内分泌（$CO_{18}$）、皮质下（$AT_4$）、交感（$AH_{6\,a}$）、三焦（$CO_{17}$）、胃（$CO_4$）。

操作：每次选 3 ~ 5 穴，用压丸法，每次每穴按压 30 s，每日多次按压，3 ~ 5 d 后取下，两耳交替进行。

2. 皮肤针疗法

处方：督脉及膀胱经第一、二侧线。

操作：用皮肤针轻度叩刺，以皮肤微红为度。

【文献摘要】

《针灸资生经》：若要安，丹田三里不曾干。

【按语】 针灸抗衰老具有良好的疗效，灸法的作用尤为突出。坚持长期治疗，同时配合饮食疗法、体育锻炼等，可有效延缓衰老。

## 八、术后胃肠功能紊乱

术后胃肠功能紊乱是指手术后出现的一系列胃肠功能抑制综合征。

手术创伤，加之卧床日久，“久卧伤气”，导致气血虚弱，脾胃升清降浊功能失调，气机不畅，运化无力，则产生恶心、呕吐、食欲不振、腹胀、腹痛、腹泻等临床症状。

【临床表现】 手术后数日开始出现不同程度的腹胀、腹痛、恶心、呕吐、呃逆、食欲不振、大便失调等胃肠道症状，以肠道症状最常见。

【诊断要点】

(1) 有手术史。

（2）典型症状常发生于手术后数日，术前不曾有类似症状。

（3）胃肠道常无器质性改变。

（4）排除其他胃肠道疾病，如慢性胃炎、炎症性肠炎、结肠癌、痢疾等。

【辨证施治】

1. 辨证分型

（1）脾胃失和：胃脘胀满，嗳气频频，恶心，呕吐，食欲不振，腹胀，腹痛，便秘或腹泻，矢气。舌质淡、苔白腻，脉沉缓。

（2）肝胃不和：呕吐吞酸，嗳气频作，胸胁闷胀或痛。舌边红、苔白腻，脉弦。

2. 针灸治疗

治法：脾胃失和者，治宜理气醒脾，针灸并用，用平补平泻法；肝胃不和者，治宜疏肝和胃，针灸并用，用平补平泻法。以任脉及手足阳明、手厥阴经穴为主。

主穴：内关（PC6）、中脘（CV12）、曲池（LI11）、足三里（ST36）。

方义：内关为手厥阴肝经之络穴、八脉交会穴，针之可宽胸和胃；中脘为腹会穴，针之可调理中焦、和脾胃；曲池为手阳明大肠经之合穴，针之可增加肠道动力；足三里为足阳明胃经之合穴，针之可醒脾补气，以助气血生化之功。诸穴共用，可调理胃肠气机、健脾和胃。

加减：脾胃失和者，加公孙（SP4）、合谷（LI4）、梁门（ST21），以调理脾胃；肝胃不和者，加膻中（CV17）、太冲（LR3），以疏肝和胃。

操作：诸穴毫针刺，得气后行补泻手法，留针 20～30 min。每日 1 次，10 次为一疗程。

【其他疗法】

耳针疗法

处方：胃（$CO_4$）、大肠（$CO_7$）、食道（$CO_2$）、肝（$CO_{12}$）、脾（$CO_{13}$）、交感（$AH_{6a}$）、皮质下（$AT_4$）。

操作：诸穴毫针刺，中度刺激，留针 30 min，每日或隔日 1 次。缓解期用耳穴压丸法并结合体针治疗，10 次为一疗程。

【文献摘要】

《针灸大成》：食不下，内关、鱼际、三里；腹痛，内关、三里、中脘；胸满支肿，内关、膈俞。

《八脉八穴症治歌》：中满心胸痞胀，肠鸣泄泻脱肛，食难下膈酒来伤……结胸里急难当，伤寒不解结胸膛，疟疾内关独当。

《针经标幽赋》：胸腹满痛刺内关。

【名家医案】　王某，女，34 岁。1960 年 5 月 27 日入院。自诉：1960 年 6 月 10 日因“葡萄胎、妊娠中毒症”行子宫切除术。6 月 13 日腹胀厉害，腹部隆起，曾给予 3 次灌肠、肛管排气均无效。治取三阴交、足三里、天枢、建里，施平补平泻法，留针 15 min。针后约半小时即排便，腹胀缓解。到 6 月 15 日腹胀消失。（刘冠军．现代针灸医案选［M］．北京：人民卫生出版社，1985.）

【按语】　针灸治疗本病有较好疗效。针灸治疗的同时，患者应注意培养规律的生活起居及饮食习惯，增强体育锻炼以提高身体素质。

## 九、放疗、化疗反应

放射治疗（简称放疗）、化学药物治疗（简称化疗）是治疗恶性肿瘤的重要手段，由于其缺乏特异性选择作用，在消灭癌细胞的同时，也损伤了机体的正常细胞和组织，产生了诸多的毒副反应，即放疗与化疗反应。

长期的放疗、化疗损伤人体正气，导致气血虚弱，胃肠功能失调，脾失健运，不能升清，或胃失和降，气机上逆而发病。

【临床表现】　主要表现为口腔溃疡、厌食、恶心、呕吐、嗳气、呃逆、大便失调、头晕乏力、心悸不宁、毛发脱落，以及免疫力降低、容易感染等症状。血常规检查可见白细胞、血小板减少，后期可见血红蛋白量减少。

【辨证施治】

1. 辨证分型

（1）肝胃不和：恶心，呕吐，嗳气，呃逆，纳呆，腹泻或便秘。舌质淡、苔白腻，脉弦。

（2）气血亏虚：头晕乏力，气短懒言，面色苍白，心悸不宁，毛发脱落，纳呆，容易感冒。舌质淡、苔白，脉细弱。

2. 针灸治疗

治法：肝胃不和者，治宜芳香化浊、和胃降逆，针灸并用，用平补平泻法；气血亏虚者，治宜补气养血，针灸并用，用补法。以足阳明、足太阴、手厥阴及相应背俞穴为主。

主穴：内关（PC6）、膈俞（BL17）、足三里（ST36）、三阴交（SP6）、悬钟（GB39）。

方义：内关为手厥阴肝经之络穴，可降逆止呕、宽胸理气。足三里为足阳明胃经之合穴，可益气醒脾，助气血生化。膈俞为血会，悬钟为髓会，二者合用可补血生髓，精血互生。三阴交为足太阴脾经穴，可滋补肝肾、健脾养血。

加减：肝胃不和者，加合谷（LI4）、曲池（LI11）、中脘（CV12）、脾俞（BL20）、胃俞（BL21）；气血亏虚者，加中脘（CV12）、脾俞（BL20）、肾俞（BL23）。

操作：诸穴毫针刺，得气后行补泻手法，留针 20 ~ 30 min。每日 1 次，10 次为一疗程。

【其他疗法】

1. 耳针疗法

处方：胃（$CO_4$）、脾（$CO_{13}$）、食道（$CO_2$）、肝（$CO_{12}$）、肾（$CO_{10}$）、皮质下（$AT_4$）、神门（$TF_4$）。

操作：每次选一侧耳穴，用压丸法，每日按压 5 ~ 10 次，每次 1 min，3 d 后换另一侧。

2. 电针疗法

处方：足三里（ST36）、三阴交（SP6）、中脘（CV12）、内关（PC6）。

操作：针刺得气后用低频或高频电脉冲交替的疏密波，每次 30 min，10 次为一疗程。

3. 腧穴注射疗法

处方：足三里（ST36）、内关（PC6）。

药物：维生素 $B_{12}$ 注射液或黄芪注射液。

操作：取上述任一种药液，每穴注射 0.5 ~ 1 mL。隔日 1 次，10 次为一疗程。

【名家医案】 宋某，男，46 岁。1998 年 5 月 5 日初诊。主诉发音不出近半月。2 个月前在外院诊断为鼻咽癌，后经放疗病情已基本控制，但继之出现发音困难，声音低微、嘶哑，来诊时主要靠书写交流。此乃放疗后所致咽喉部气血运行不畅，瘀血内阻。治宜活血化瘀。取“咽四穴”、合谷。每日 1 次，每次留针 30 min。针后患者即觉咽喉部明显轻松感，发音比来时稍清楚，病家大悦。治疗 1 个疗程（10 次）后症情明显好转，已基本能用较低而沙哑的声音与人交谈。经治 3 个疗程，发音基本正常。（徐恒泽，赵京生．名医针刺经验用典［M］．北京：科学技术文献出版社，2005.）

【按语】 针灸在治疗放疗、化疗引起的毒副反应方面有一定疗效。临床如果根据具体情况配合中药治疗，效果更佳。

# 第十四章　针刺麻醉

## 第一节　概　述

针刺麻醉是在中医学的基础上，应用针灸方法刺激腧穴，激发机体改变原有的功能状态，提高机体痛阈、耐痛阈，增强神经、循环、消化及免疫等重要生命系统的适应调节能力，使患者（含动物）能够在清醒状态下安全接受外科手术的一种麻醉方法。

### 一、针刺麻醉的起源与发展

针刺麻醉源于针刺镇痛，应用针灸方法消除或减轻各类疼痛在我国已有两千多年的历史，早在《黄帝内经》中就有关于针刺治疗头痛、牙痛、关节痛等的记载，《难经》、《针灸甲乙经》、《针灸大成》等中对针刺镇痛亦有论述。但针刺作为麻醉方法用于外科手术首创于1958年8月，上海市第一人民医院耳鼻喉科医生尹惠珠在没有使用麻醉剂的情况下，仅针刺双侧合谷穴成功完成了一例扁桃体切除手术。之后短短的十几天里，尹惠珠和她的同事们一道又为47例患者实施了同样的手术。1959年1月，尹惠珠在《上海中医药杂志》上首次发表了关于针刺麻醉的论文《针刺应用于临床局部麻醉的初步观察》。1959年春，国家卫生部在西安市召开了全国第一次针刺麻醉现场会议。1959年12月，西安市第四医院编写并出版了世界上第一部有关针刺麻醉的专著《针灸麻醉》（陕西人民出版社出版）。自此以后，针刺麻醉迅速在全国开展起来，手术种类涉及90余种，基本上都是中小型手术。20世纪60年代，上海成立了针灸经络研究所，开展针刺麻醉的相关研究。1969年9月，国家卫生部在天津召开了全国医药卫生会议，制定了推广全国的针刺麻醉操作管理规范，临床应用针刺麻醉的病种进一步扩大，几乎遍及各种常见手术，在国内掀起了针刺麻醉热潮。1971年后，由于美国记者James Reston及美国时任总统尼克松的经历与报道，美国很快出现了“针灸热”。随之，针刺麻醉也传到了国外不少国家。

1986年，中国针灸学会针刺麻醉研究会成立大会暨学术讨论会在上海召开，会上肯定了针刺腧穴的镇痛作用，并分析了腧穴的特异性及其物质基础。针刺麻醉机制研究的重大突破、内源性吗啡样物质的发现，推动了针刺麻醉的应用和研究。据统计，1971—1992年有关针刺麻醉临床应用和原理研究的论文已超过3 000篇。

虽然20世纪80年代后期以后针刺麻醉的应用逐渐衰退，但对针刺麻醉理论的探讨和试验从未间断。近年来，随着针刺麻醉临床工作的深入，理论研究也渐趋活跃，针刺麻醉又开始受到人们的重视，尤其是上海中医药大学附属曙光医院、上海交通大学医学院附属仁济医院在心脏和颅部手术过程中成功地应用针刺复合麻醉，并被国内外主要媒体报道后，针刺麻醉再次引起人们的关注。目前除中国外，临床应用针刺麻醉的国家有30多个，从事针刺麻醉原理研究较多的国家有瑞典、加拿大、日本、美国、新加坡等。

## 二、针刺麻醉分类

### （一）按针刺部位分类

1. 针刺经穴麻醉　也称体针刺麻醉，是以中医学传统的经络脏腑学说为指导，循经或局部取穴，然后施行针刺，应用不同针刺手法或不同的电刺激参数以达到麻醉目的的方法。这是当前应用较为普遍的针刺麻醉方法。

2. 耳针刺麻醉　是针刺耳部腧穴以达到麻醉效果的方法。本法操作方便，与手术互不干扰，是针刺麻醉的重要组成部分。

3. 鼻针刺麻醉　是以针刺鼻部腧穴为主达到麻醉效果的方法。本法是在鼻针疗法的基础上发展起来的。据中医文献记载，鼻和脏腑、四肢百骸及全身气血的运行有密切的关系。《灵枢·五色》载："五色独决于明堂。明堂者，鼻也。"《疮疡全书》载："鼻居面中，为一身之血运。"由此说明，针刺鼻部腧穴有调节人体气血运行的作用。针刺时，选取鼻部腧穴，以及手术涉及的部位或脏腑在鼻部的相应代表点。

4. 头针刺麻醉　是以针刺人体各部位在头皮上的相应代表区为主达到麻醉效果的方法。针刺时，主要选取手术部位的相应代表区，并配以少量体穴。如胃切除术取头针感觉区上1/5及胃区，配合足三里腧穴注射。

5. 面针刺麻醉　是以针刺面部腧穴为主达到麻醉效果的方法。本法是在面针疗法和体针刺麻醉的基础上发展起来的。针刺时，可根据手术切口部位所涉及的脏腑选取相应的面部腧穴，如心脏手术可取膺乳点；还可根据中医脏象学说选取有关腧穴，如取心点作为镇静安神之穴。

6. 督脉（或脊中穴）针刺麻醉　是从督脉上的脊中穴进针到达脊髓硬膜外腔，通以电流以达到麻醉效果的方法。本法操作上有一定的难度，但对某些手术效果尚好。

### （二）按针刺方法分类

1. 手法运针针刺麻醉　针刺麻醉的手法运针和针灸治疗疾病的手法运针没有原则差别，体针针刺麻醉多采用各种捻转或提插手法，或捻转和提插相结合的手法，但针刺麻醉的手法一般较针灸治疗疾病的手法运针为强，运针频率较高，捻转提插的幅度也较大。

2. 电针（包括声电针）针刺麻醉　进针得气后，将毫针连接到电针治疗仪，由后者输出的脉冲电流通过毫针刺激腧穴以维持针感、达到麻醉效果的方法，称为电针针刺麻醉。

3. 指压麻醉　主要运用手指按压人体经络腧穴以起到镇静、镇痛作用，使患者能够接受手术的方法，称为指压麻醉。本法主要适用于小型、时间较短的外科手术。

其他还有腧穴激光照射麻醉，其与指压麻醉虽不用针，但刺激的部位仍然是经络腧穴，所以也可归属于针刺麻醉的范畴。

### （三）针药复合麻醉的分类

针药复合麻醉是以针刺为主，辅以小剂量麻醉药物（剂量小至单独使用不能满足外科手术需要）进行术前麻醉的方法。本法以针刺麻醉为主，基本上仍能保持针刺麻醉的特点，可应用于病灶复杂、手术大、镇痛要求高，或耐受力低、经术前预测针刺麻醉效果不佳等病例，这在很大程度上扩大了针刺麻醉的适应证。临床上常用的针药复合麻醉方法有以下几种。

1. 针刺－硬膜外阻滞复合麻醉　多用于腹腔手术，如胃大部切除术。心肺功能严重不全、大量失血、严重脱水者禁用或慎用。

2. 针刺－气体复合麻醉　可用于体外循环心内直视手术。在腧穴刺激的同时，给予吸入氧化亚氮－氧气的50%容量混合气体。本法镇痛效果好，由于吸入的麻醉气体剂量很小，对生理功能的抑制性影响较轻，术中和术后的循环系统功能稳定，外周血流情况良好。

3. 针刺－氯胺酮复合麻醉　即针刺配合小剂量（每千克体重0.5 mg）的氯胺酮，通常能产生完全的镇痛效应并伴有浅睡眠，常用于肺切除、胃切除等手术。严重高血压、心功能不全及颅内、眼内高压者禁用。

4. 针刺－硫喷妥钠复合麻醉　系针刺合并硫喷妥钠肌内注射。一般针刺时患儿往往不能配合，为此可先行肌内注射2.5%硫喷妥钠作为基础麻醉，再行腧穴刺激。硫喷妥钠可引起呼吸抑制，麻醉过程中应予密切监护，6个月以下婴儿不宜采用此法。

5. 针刺－局部复合麻醉　系在腧穴针刺的基础上，多次小剂量注药做局部浸润或阻滞。本法适用于通常情况下仅用针刺麻醉或局部麻醉即能完成的手术。

上述无论哪一种形式的复合麻醉，首先均应保持针刺麻醉的特点，否则就失去了针药复合的意义；其次是能节约麻醉药用量，为手术创造了比单纯针刺麻醉更为优良的条件，无痛率明显提高。这样不仅充分发挥了针刺麻醉的优越性，同时也有利于针刺麻醉的推广应用。

## 三、针刺麻醉的作用特点及手术评级标准

### （一）作用特点

在外科手术中，不仅存在着因手术创伤而引起的疼痛问题，而且在某些情况下，还存在着内脏牵拉反应、创伤性休克、手术感染和术后康复等问题。不仅要求使患者能安全度过手术关，还要求术后不出现不良反应和并发症。通过多年来的临床观察与原理研究，总结出针刺麻醉的作用有：①镇痛作用；②抗内脏牵拉反应；③抗创伤性休克；④抗手术感染；⑤促进术后创伤组织的修复。

针刺麻醉在具备以上五个方面的作用外，还有以下特点。

1. 使用安全　针刺麻醉属于非药物麻醉，避免了药物麻醉中用药过量或患者对药物过敏而发生的意外。据不完全统计，自1958年针刺麻醉问世以来，我国已用针刺麻醉进行了200余万例外科手术，尚未见到因针刺麻醉本身而造成意外死亡的报道。

2. 患者合作，提高手术效果　针刺麻醉与药物麻醉抑制中枢或阻断外周神经活动而取得镇痛效应的原理不同。在针刺麻醉过程中，患者除了痛觉以外，其他感觉和运动功能基本完好，处于清醒状态，这对手术过程中需要及时查看患者感觉或运动机能状态是十分有利的，便于护理。

3. 对正常生理干扰较轻，主动对抗手术中的不利因素　针刺除具有一定的镇痛作用外，对机体各种机能具有调整作用，能增强循环、消化、免疫等系统的适应调节能力，在临床中表现出具有一定的抗创伤性休克、抗手术感染和促进术后康复等作用。一般来说，采用针刺麻醉，术中患者血压、脉搏、呼吸都比较平稳，术后少有药物麻醉所出现的头痛、胃肠功能紊乱、尿潴留等不良反应，且各种脏器功能恢复较快，伤口感染率低、愈合早。

4. 有一定的生理限度和个体差异性　针刺对机体的作用不仅有生理限度，并且有明显的个体差异。这一特点导致了针刺麻醉的一些不足之处，如镇痛不全、肌肉松弛不够和内脏牵拉反应。此外，针刺麻醉的临床麻醉效果也难以预测，给手术和麻醉医生带来一些情绪上的紧张。

5. 方便、经济　针刺麻醉临床操作简便，易于掌握，不需要特殊的器械设备，并且费用低廉，可在一定程度上减轻患者的经济负担。

总之，针刺麻醉具有安全有效、经济、术中对患者生理干扰少、术后患者伤口愈合早、疼痛轻、并发症少等优点。但是，针刺麻醉的镇痛有一定限度，为了克服这一缺陷，近期多采用针药复合麻醉。至于针刺麻醉对某些手术的肌肉松弛不够满意、出现牵拉反应等，则是目前亟待研究并加以解决的问题。

### （二）手术评级标准

手术评级标准是依据患者的临床表现、生命体征、手术情况和辅助用药四个方面来制定的，具体如下。

Ⅰ级（优）：患者表现为安静、无痛状态；其生命体征基本平稳；手术顺利；术中使用少量镇痛药物，不使用麻醉药物。

Ⅱ级（良）：患者偶有轻微疼痛表现，或轻度呻吟；呼吸、脉搏、血压有轻度变化；手术基本顺

利；少量使用镇痛药及麻醉药。

Ⅲ级（尚可）：患者有疼痛表现，用药后可缓解；呼吸、脉搏、血压有轻度变化；手术尚可完成；镇痛药及麻醉药用量较大。

Ⅳ级（失败）：患者疼痛剧烈；呼吸、脉搏、血压变化剧烈；须改换麻醉方式；超量使用镇痛药及麻醉药。

## 四、影响针刺麻醉效果的因素

在患者的病灶、病情、手术方式相同的情况下，针刺麻醉的效果往往存在很大差异，针刺麻醉在临床上是否能取得最佳的效果主要受以下因素的影响。

1. 个体差异性　实践中观察到，同一种手术，在腧穴配方、刺激参数、辅助用药、术者相对固定的情况下，针刺麻醉效果往往因人而异，这是由个体机能状态所决定的。患者体质的强弱、神经类型和心理状态与针刺麻醉的效果均有一定关系。例如，根据正常人体和针刺麻醉患者的测试，痛阈、耐痛阈、触觉阈和两点辨别阈等知觉阈存在很大的个体差异。腧穴针刺可以提高痛阈和耐痛阈，但不同个体对针刺的耐受力和反应形式各异，针刺的效应也各不相同，一般说来，基础知觉阈值较高、耐针力强、针刺后痛阈和耐痛阈大幅度升高者，针刺麻醉效果较好；基础知觉阈低、耐针力差、不能忍受长时间较强的针刺刺激，以及针刺后痛阈和耐痛阈升高不明显，甚至反而下降者，针刺麻醉效果则较差。

2. 腧穴相对特异性　临床及实验研究表明，腧穴具有相对特异性，中医理论中腧穴是从属于经络的，不同的腧穴与脏器的联系途径、生理功能、病理反应等都不相同。因此，应继续研究和寻找有效腧穴，以提高针刺麻醉效果，对不同部位的手术需要采用不同的腧穴处方。

3. 刺激参数的影响　针刺麻醉效果与刺激参数有一定关系。针刺腧穴使患者出现酸、麻、胀、重的感觉，称之为针感，中医学称之为得气。得气便意味着针刺信号已经进入意识状态，只有在这种情况下针刺腧穴才有可能调动人体的调整机能。如果不产生针感，就不能发挥镇痛和调整的作用。因此，在针刺麻醉过程中，必须随时调整刺激参数，使患者保持良好的针感。此类参数包括腧穴刺激的方式、强度、频率、诱导时间等多个方面。另外，刺激条件又以其他影响因素的不同而有差异，有时还需要根据手术过程中不同时期而改变刺激的条件。

4. 针刺麻醉辅助用药　针刺麻醉尚存在镇痛不全、内脏牵拉反应和肌肉紧张。即使是针刺麻醉效果为Ⅰ级的病例，在手术中也并非完全无痛。因此，为了减轻患者对麻醉及手术的恐惧和紧张，常选用镇痛药、镇静药或者神经安定药和局部麻醉药，以协同针刺提高镇痛效果。但应注意用药的种类、剂量和时间，以及用药的部位均需灵活掌握，尽量避免用药品种过多、过量。在保持针刺麻醉固有特点的情况下，使用辅助药物还是比较合理的。

5. 手术操作方案和技巧　这也是针刺麻醉成败的关键问题之一。由于针刺麻醉的生理效应是有限度的，因此，需要手术医师的充分配合，在保证手术质量的前提下，要设法缩短手术时间并减少手术对组织的创伤和刺激。在手术技巧上尽量做到稳、准、轻、巧。

6. 心理因素　临床上普遍注意到，对手术治疗有充分的思想准备、对针刺麻醉信任、情绪较稳定的患者，针刺麻醉效果往往较好；相反，顾虑重重、情绪紧张就可能削弱针刺麻醉效果。由于针刺麻醉下的患者是处于清醒状态的，而针刺镇痛等作用又有一定的生理限度，所以术前给患者说明手术过程可能出现的情况、针刺麻醉的优越性等，以消除患者的紧张状态、稳定情绪，无疑是必要的。术中医务人员的态度和语言也会影响到患者的精神状态，从而影响麻醉效果。

## 第二节　操作方法概要

### 一、手术前准备

1. 选择适宜病例，根据病情确定手术方案　在不同的手术中，针刺麻醉效果是有差别的。根据当前临床实践的情况来看，针刺麻醉效果稳定，Ⅰ、Ⅱ级率可达80%以上者有甲状腺摘除手术、颞顶枕区及后颅窝手术、前颅凹颅脑手术、颈椎前路骨科手术、肺叶切除术、剖宫产、腹式子宫全切除术、输卵管结扎术、胃大部切除术、全喉切除术、上颌窦根治术、斜视矫正术、拔牙等。其他病种的手术一般也能显示出针刺麻醉的优越性，但其效果尚不稳定，在采用针药复合麻醉方法后，效果满意。但是对四肢骨科和会阴部的一些手术效果较差。麻醉前还应充分了解患者心、肺、肝、肾、脑等重要器官的功能状况，对于功能不良，以及年老体弱、病情危重者，特别是对麻醉药物过敏而不能采用药物麻醉的患者，针刺麻醉则是当前较为理想的麻醉方法。

手术前，参加手术的医务人员就患者的病情、病史、思想情况一起进行分析讨论，统一认识，确定针刺麻醉手术方案，充分估计术中可能出现的各种情况，准备采取相应的措施。

2. 取得患者的密切配合　针刺麻醉患者是在清醒情况下施行手术的，为了取得满意的效果，必须充分调动患者的主观能动性并取得密切的配合，因此手术前要做好解释工作，向患者说明选用针刺麻醉的依据，以及针刺麻醉的特点、方法、过程、效果和配合要点（如开胸时做腹式深呼吸等），争取患者的密切配合，为顺利完成针刺麻醉手术做好准备。

3. 改善患者的全身情况　针刺麻醉和其他麻醉一样，要求对病情有正确的估计，积极改善患者的全身情况，包括贫血，以及水、电解质与酸碱平衡失调等，并选择适宜的手术时机。如遇休克患者，应在综合抗休克治疗措施基础上进行针刺麻醉手术。

4. 术前试针　为了术中取得更好的麻醉效果，还可于术前在患者身上选穴进行1～3次试针，以了解患者得气情况和对针刺的耐受力，以便在手术时采用适当的刺激方法，给予适当的刺激量。另一方面，试针还可使患者体会针感，以消除对针刺麻醉的紧张心理。

### 二、疗效预测指标

选择适宜病例，进行术前效果预测，是提高针刺麻醉效果的一种手段。所谓针刺麻醉效果的术前预测，是指在手术前测定针刺麻醉诱导前后某些生理生化指标的变化，据此估计针刺麻醉效果，作为麻醉的依据之一。临床常用的预测指标有以下几种。

1. 皮肤感-知觉阈　包括触觉阈、痛阈和耐痛阈、两点辨别阈等，测定部位一般选择在手术切口部位，也可另取一些部位作为对照。在安静、无任何外界干扰，室内温度和相对湿度基本恒定的环境下，被测者经静卧休息后，由经过训练的、手法熟练的操作者按规定的操作顺序进行测试，并注意避免任何暗示。一般来说，基础阈值高，针刺诱导后阈值升高幅度大者，其针刺麻醉效果也较好。

2. 自主神经系统机能状态　常用的指标有呼吸波、指端脉搏波、心率、皮肤交流电反射等，这些生理指标可直接或通过换能装置连接至生理记录仪显示记录。针刺麻醉效果较好者，针刺后呼吸、心率均匀平稳以至减慢，脉搏波幅增高，皮肤电趋于稳定，幅度减小；针刺效果差者，则出现相反的变化。

3. 其他　如测定血液中与痛有关的化学物质（钾离子、组胺、缓激肽等）的含量变化，应用某些心理学指标预测，以及经络敏感性测定等。

以上单项指标均有局限性，不能全面反映机体的机能状态，应同时测定多项生理指标，结合年龄、性别、心理因素，以及病种和手术类别进行综合预测评定。当前有将几项指标预测的结果，分为不同等级制定出预测评级标准的，其方法是：对针刺麻醉效果预先评级，然后与针刺麻醉手术的实际评级进行比较，计算预测符合率，有的用判别分析法和数学多元回归法综合判定。多项指标符合率一般较单项指标为高，但不及单项指标方法简便易行。

### 三、优选腧穴

确定针刺麻醉方案后，优选腧穴是针刺麻醉的第一步骤。选择腧穴多以中医学理论为主要根据，结合现代生理解剖知识和患者病情的需要而定，大致可分为以下几种。

1. 循经取穴法　又可分为同经取穴和异经取穴。一般根据“经脉所过，主治所及”的原理，先选取与手术切口部位和手术所涉及的经络脏腑表里有关系的经脉，再在这些经脉上选取最佳腧穴。如胃大部切除术多选胃经上的腧穴，而输卵管结扎术则选足太阴脾经上的三阴交穴效果较好。

2. 辨证取穴法　取穴时主要结合手术类别、手术过程可能出现的各种症状，以及对手术疾病有特殊疗效的主治腧穴。如胃大部切除术中常见恶心呕吐、心律不齐等症状，采用宁心安神的腧穴配合，效果则可提高。

3. 局部取穴法　根据“以痛为腧”的原则，针刺麻醉时可以选取某些压痛明显和切口旁的部位进行针刺。也可以根据神经走向和按神经节段分布施针，督脉针即是此法之一。

4. 按神经学说选穴　常用的选法主要有如下两种：①同节段（或近节段）选穴，如甲状腺手术选扶突、合谷、内关等穴。②按神经干分布选穴或直接刺激神经干，骨科手术应用得较多，如选极泉穴或臂丛穴（腋窝腋动脉搏动处的两侧各刺一针）进行某些上肢手术；刺激第3、4腰神经及股神经、坐骨神经等进行某些下肢手术；在颧髎穴刺激三叉神经第二支，进行某些头部手术或颅脑手术等。

5. 耳针、鼻针与头针取穴法　按耳针、鼻针、头针等取穴原则，根据不同病种选取最佳腧穴进针，进行针刺麻醉。

### 四、确定手法

针刺麻醉采用的手法一般也与针刺治疗疾病一样，进针后必须出现针感（即得气），然后进行手法运针或给予电脉冲刺激。

1. 手法运针　是针灸治疗的传统方法，针刺麻醉时体针多用小幅度、高频率的捻转加提插手法；耳针只能捻转，不能提插。运针频率以120～200次/min为宜，捻转角度一般是90°～360°，提插幅度在5～10 mm。操作时，要求术者手法娴熟，用力均匀平稳，根据术者的指下感觉和患者的感觉调整刺激强度。

2. 电针　其麻醉效果常取决于电刺激的参数。电刺激参数中主要的因素是刺激电脉冲的波形、频率和强度。波形有双相尖波、方波、正弦和锯齿波。电脉冲可以连续给予，也可以断续或疏密的方式给予。电刺激频率一般常用2～8 Hz的低频率或40～200 Hz的高频率，也可采用两种频率施于不同部位，或间断使用。电针刺激强度以患者能耐受的中等刺激强度为宜。

3. 腧穴注射　选穴方法同体针。常用药物有维生素$B_1$注射液、哌替啶注射液、10%葡萄糖注射液、当归注射液、延胡索注射液等。哌替啶注射液可用生理盐水稀释。根据肌肉厚薄不同，每穴可注入药液2～5 mL，耳穴每穴仅注入0.1～0.2 mL即可，手术中还可补加注射1～2次。本法常和手法运针或电针配合使用。

4. 诱导和留针　在手术开始前，对腧穴预先进行一段时间刺激，称为诱导。诱导时间一般在20～30 min。诱导可分普遍诱导和重点诱导两种，前者是对所有腧穴按照处方顺序进行普遍运针，时间稍长；后者是对重点腧穴进行运针，在术前5 min进行。手术过程中，刺激一般须较轻；但对某些敏感部位手术时，可加强针刺感应；某些手术刺激较轻的步骤，可暂停运针或通电，予以静留针，如脑外科切开脑膜后就可静留针一段时间。

### 五、合理使用辅助药物

针刺麻醉辅助用药的目的主要是为了更好地镇静和镇痛、保护呼吸循环功能，使患者在最安全和最有利的条件下进行手术。针刺麻醉辅助用药可分为以下两大类。

1. 术前辅助用药　主要有镇痛药、镇静与抗焦虑药和抗胆碱药。

（1）镇痛药：常用的有哌替啶、吗啡、苯巴比妥钠等。这类药物的主要作用是缓解和抑制疼痛。

（2）镇静与抗焦虑药：常用的有氟哌利多、氟哌啶醇、地西泮等。这类药物有较强的镇静、抗焦虑作用，与镇痛药合用，可增强镇痛效果。

（3）抗胆碱药：常用的有654－2、阿托品、东莨菪碱等。这类药物主要有抑制唾液腺、汗腺和呼吸道、胃肠道腺体分泌的作用，有利于呼吸道的通畅。

2. 术中辅助用药　在针刺诱导期，患者仍表现烦躁不安、精神紧张或切皮时镇痛不全时，应考虑给予镇痛药、镇静与抗焦虑药。但要注意，不应使患者处于催眠状态，否则会导致不能清楚地反映感觉及主动配合手术，反而对针刺麻醉效果产生不良影响。

在切口局部出现镇痛不全或事先估计可能出现镇痛不全时，可做局部浸润或阻滞，药物用量尽可能减少，以避免引起不良反应而影响针刺麻醉效果。常用局部浸润或阻滞药物有低浓度盐酸普鲁卡因注射液、盐酸利多卡因注射液或注射用盐酸丁卡因等。

### 六、手术后工作

针刺麻醉虽然没有明显的麻醉后遗症，手术后并发症也很少，患者恢复快，护理也因此而较为简便，但是决不能放松手术后的医疗护理工作。手术后，要继续为患者解决手术后的困难，并具体指导患者怎样进行调养，争取尽快恢复健康。

手术后止痛或其他术后治疗，亦可采用针灸疗法。

及时进行手术后讨论，认真总结该次手术的经验教训，评定针刺麻醉效果并及时填写和整理各种记录表格，核对术中记录。

## 第三节　组方与手法

### 一、甲状腺摘除术

一般甲状腺手术均可选用针刺麻醉，针刺麻醉曾用于甲状腺瘤摘除、甲状腺囊肿摘除、甲状腺全切除、甲状腺次全切除及甲状腺腺癌根治术等，手术效果均较满意。1975—1976年的13 314例临床总结报告，Ⅰ、Ⅱ级率平均为85.3%，成功率为95.4%。针刺麻醉可作为甲状腺手术的常用麻醉方法之一。但伴有气管压迫、气管软化、难度较大的甲状腺手术及估计术中难以配合针刺麻醉者（如小儿）应根据具体情况慎用。

【腧穴处方与刺激参数】

1. 腧穴处方　①合谷（LI4）、内关（PC6）（双侧）。②扶突（LI18）（双侧）。③耳穴颈（$AH_{12}$）、神门（$TF_4$）、肺（$CO_{14}$）、交感（$AH_{6a}$）（患侧）。④扶突（LI18）加足三里（ST36）、太冲（LR3）（双侧）。⑤合谷（LI4）、内关（PC6）加扶突（LI18）腧穴注射（双侧）。以上五组腧穴可根据麻醉医师经验选用。

2. 刺激参数　①、⑤组2～8 Hz，②、③、④组40～80 Hz，诱导15～30 min。扶突穴可用单针或双针，进针后通过调整针位，使麻木区与手术部位相符合，再将针固定。

【辅助用药】

1. 术前用药　术前1 h，肌内注射苯巴比妥钠0.1 g或口服地西泮10 mg。切皮前20～30 min肌内注射，或切皮前15 min静脉滴注哌替啶1～1.5 mg/kg。

2. 术中用药　切皮或分离上下极、结扎甲状腺上下血管时，可用少量0.5%～1%盐酸普鲁卡因注射液局部浸润。如手术时间超过 2 h 或针刺麻醉效果欠佳者可追加半量。

【注意事项】

（1）术中应根据手术步骤随时调节电针的刺激强度，以维持针感。

（2）严密注视患者各种反应及血压、脉搏、呼吸等变化，注意保持呼吸道通畅。

（3）扶突穴和耳穴进针均不宜过深。

（4）术中患者取头部后仰位，在满足手术需要的情况下应尽量使患者舒适，特别是巨大甲状腺腺瘤可因头部过度后仰而造成呼吸道梗阻。

（5）甲状腺癌根治术如气管受压，或肿物延伸至纵隔及个别精神极度紧张不能合作者，可不必勉强应用针刺麻醉。由于切口长、手术时间长，应适量辅以镇痛药，如 0.1% 盐酸普鲁卡因局部浸润，1% 盐酸普鲁卡因注射液 0.5～1 mL 局部神经阻滞，或 0.25% 盐酸普鲁卡因注射液加 1% 盐酸利多卡因注射液 4～5 mL 于手术侧第 4 颈神经根阻滞。也可用氟哌啶醇 0.05～0.1 mL/kg 及哌替啶 1 mg/kg。

## 二、颈椎手术

颈椎病以中老年人居多。颈椎手术分前路和后路两种术式。前路手术的病例如颈椎骨折脱位、颈椎结核、颈椎椎体肿瘤、外伤性或先天性畸形引起的寰椎脱位及不稳等。后路手术的病例有发育性颈椎椎管狭窄、继发性颈椎椎管狭窄（如颈椎后纵韧带骨化）、枕颈部先天畸形（如颅底凹陷合并脊髓压迫）及椎管内肿瘤等。颈椎手术针刺麻醉效果稳定，Ⅰ、Ⅱ级率可达 91%，特别是前路手术，选用针刺麻醉较为适宜。

【腧穴处方与刺激参数】

1. 腧穴处方

（1）颈椎前路手术：双侧扶突（LI18）、右侧合谷（LI4）及外关（TE5）；髂骨取骨区切口旁针。

（2）颈椎后路手术：双侧合谷（LI4）、外关（TE5）。

2. 刺激参数　电脉冲连续波刺激，扶突及髂骨旁针各为 100 Hz，合谷及外关为 2～4 Hz，诱导 20～30 min。

【辅助用药】

1. 术前用药　术前酌情给以东莨菪碱，切皮前静脉滴注哌替啶 1 mg/kg 或芬太尼 0.1 mg、氟哌啶 5 mg（呼吸功能差者慎用）。精神紧张或伴有心血管疾病者，术前可肌内注射苯巴比妥钠或地西泮。颈椎后路手术皮肤切口大、出血多者，常用 0.25%～1.25% 盐酸普鲁卡因注射液（内加肾上腺素数滴）局部浸润。

2. 术中用药　常因剥离骨膜有痛感，可追加哌替啶或局部麻醉药。

【注意事项】

（1）保持呼吸道畅通，对呼吸应加以仪器监护，呼吸出现抑制应加压给氧。凡高位颈脊髓病并有不全瘫痪，或胸式呼吸受抑制时，应于手术前教会患者练习腹式呼吸。

（2）维持循环稳定，渗血较多时应及时输液输血。应用骨水泥固定时可致血压骤然下降、心率加快，应及时给升压药，以保持血压稳定。

（3）预防脊髓水肿。椎板减压术或椎板开门成形术中，可使用地塞米松磷酸钠注射液 20 mg 静脉滴注，以预防脊髓水肿。

## 三、肺切除手术

肺切除手术是最早用针刺麻醉的较大手术之一。全国针刺麻醉肺切除协作组严格按照针刺麻醉肺切除适应证选择的 171 例中，Ⅰ、Ⅱ级者 147 例，占 86%；Ⅲ级者 24 例，占 14%。肺切除手术复杂，为不影响麻醉效果及手术的进行，严格选择针刺麻醉的适应证非常重要。对于一些病变复杂、粘连较多和手术操作难度大的病例，可选用针药复合麻醉和全身麻醉。

【适应证与禁忌证】

1. 适应证　①肺部比较单纯的球形病灶、空洞及支气管扩张、良性肿瘤或早期周围性肺癌。②肺部病灶虽较广泛，但估计肺门和胸腔粘连较少，手术能在 2 ~ 3 h 内完成者。③药物过敏或肝、肾功能较差的病例。④患者愿意接受针刺麻醉手术，术前预测效果良好。

2. 禁忌证　①有严重心血管疾病或未经控制的高血压、糖尿病患者。②心肺功能严重损害者。③精神状态不正常者。

【腧穴处方与刺激参数】

1. 电针　三阳络（TE8）透郄门（PC4）、翳风（TE17）、督脉穴。电刺激频率为 200 ~ 2 000 Hz。

2. 手法捻转与电针组合　手捻三阳络、郄门穴，配以任、督脉电针刺激。针刺手法为提插结合捻转，连续运针，紧密配合手术，随时调节针刺强度，辨证施术。针刺手法频率为 100 ~ 200 次/min，提插幅度为 0.5 ~ 1 cm，捻转角度为 180° ~ 360°。

3. 根据手术步骤对症选穴

（1）镇痛：①切皮，后溪（SI3）、束骨（BL65）、支沟（TE6）、足临泣（GB41）、内关（PC6）、太冲（LR3）。②剥骨膜，支沟（TE6）、足临泣（GB41）、内关（PC6）、太冲（LR3）。③置引流，合谷（LI4）、陷谷（ST43）、支沟（TE6）、足临泣（GB41）。

（2）抗呼吸衰竭：郄门（PC4）、后溪（SI3）、内关（PC6）、太冲（LR3）。

（3）止咳：鱼际（LU10）、太白（SP3）。

（4）镇静：太阳（EX－HN5）、印堂（EX－HN3）、翳风（TE17）。

以上各组腧穴均采用手法捻针，辨证施针。

【辅助用药】

1. 术前用药　术前 1 h 皮下或肌内注射苯巴比妥 0.1 g、阿托品 0.4 mg，手术前 10 min 静脉滴注哌替啶 50 ~ 75 mg。

2. 术中用药　切皮前一般用生理盐水或加少量肾上腺素做皮下浸润，精神紧张者可用 0.25% 盐酸普鲁卡因注射液皮下浸润；剥离骨膜时，可用 1% 盐酸普鲁卡因注射液做肋间神经阻滞；处理肺门时，可用少量盐酸利多卡因注射液进行肺门封闭；术中可追加哌替啶半量。

【注意事项】

（1）术前应进行呼吸锻炼，提高肺活量和最大通气量。

（2）进胸腔时先切小口，让空气徐徐进入，同时以面罩供氧，患者做慢而深的腹式呼吸，开胸与关胸时操作要柔和，避免用电灼、电刀、钝性分离和强烈牵拉。

（3）不插管或插管均可，但须密切注意患者情况。

（4）保持呼吸道通畅。频繁出现呛咳反射和吞咽动作时，应进行封闭肺门或气管表面麻醉等处理。

## 四、胃大部切除术

腹部手术应用针刺麻醉较为困难，除了镇痛不全外，针刺麻醉还存在着牵拉反应和肌肉松弛不够满意等问题。但是，腹部手术也最能体现针刺麻醉安全、对生理干扰少、术后恢复快等特点。近几年我国已经取得了一些克服上述问题的经验，针刺麻醉效果有所提高。胃大部切除术，如果诊断明确，病灶不十分复杂，不需要进行广泛腹部探查者，Ⅰ、Ⅱ级率近于 80%，有的可以达到更好的效果。

【腧穴处方与刺激参数】

1. 腧穴处方　①内关（PC6）、足三里（ST36），切口旁针（均为双侧）。②足三里（ST36）、内关（PC6）、脾俞（BL20）、心俞（BL15）（均为双侧）。③水沟（GV26）、承浆（CV24）、足三里（ST36）、脾俞（BL20）、内关（PC6）、心俞（BL15）（均双侧）。④至阳（GV9）穴（硬膜外腔电针）。⑤耳针，胃（$CO_4$）、神门（$TF_4$）、交感（$AH_{6a}$）、肺（$CO_{14}$）（双侧或左侧）。⑥腧穴激光照

射足三里（ST36）与硬膜外小剂量麻醉药相结合。

2. 刺激参数　手法要求快速提插捻转，也可利用电针治疗仪，捻转角度 180°～360°，提插幅度 3～10 mm，频率 100～200 次/min；利用电针治疗仪则远心端腧穴用低频 5～200 Hz，近心端腧穴（背俞穴和切口旁针等）用高频 1 200～3 000 Hz。至阳（GV9）进针法如同连续硬膜外麻醉法，将导管电极插入硬膜外腔，频率为 80～100 Hz。诱导时间约 30 min。

【辅助用药】

1. 术前用药　切皮前 30 min，肌内注射苯巴比妥钠 0.1 g、阿托品 0.5 mg 或东莨菪碱 0.3 mg。切皮前 10 min，静脉滴注哌替啶 1～1.5 mg/kg 或芬太尼 0.1 mg。腧穴激光照射与小剂量药物复合麻醉时，可于硬膜外腔注入 1% 盐酸利多卡因注射液和 0.15% 注射用盐酸丁卡因 5 mL。

2. 术中用药　在切、缝腹膜时，痛觉敏感者，可用 0.5% 盐酸普鲁卡因注射液 2～3 mL 局部浸润，有明显镇痛效果；关腹时，肌肉紧张者，可在腹直肌鞘内注射 1% 盐酸普鲁卡因注射液 5～10 mL；在结扎胃左右动脉、剥离溃疡外周粘连或游离十二指肠等处时，手术刺激较大，内脏痛与内脏反应明显，酌情用 0.5% 盐酸普鲁卡因注射液 5～10 mL 局部浸润，可以明显减轻症状。遇有胸闷、心悸、情绪烦躁、恶心呕吐者，可先针刺内关或给予氟哌啶 2.5 mg 和芬太尼 0.05 mg。病灶较深或关腹肌肉紧张时，可静脉缓慢注射粉肌松 0.6～0.7 mg/kg 或加拉碘铵 40 mg。使用肌肉松弛剂时要严密观察患者呼吸情况。若术前预测针刺麻醉效果不佳，或遇胃体横位、溃疡位置高或粘连程度严重等情况，估计手术难度大者，应用针刺复合小剂量药物连续硬膜外腔阻滞，可取得较好的效果。

【注意事项】

（1）术者操作更要稳、准、轻、快。

（2）切、缝腹膜和结扎胃左右动脉时，手术刺激要尽量减小，以免影响针刺麻醉的效果，乃至影响手术的进程。

（3）尽量不用开腹器，如非必需不要做腹内探查。

## 五、脾切除术

脾切除术采用针刺麻醉在血吸虫病地区应用较多，据统计，成功率达 93% 左右，针刺麻醉效果尚为满意。脾切除术虽然在“挽脾”等重要手术步骤上，对腹肌松弛的要求比较高，而针刺麻醉的肌松效果尚不能令人满意，若此时给予必要的肌松剂辅助，针刺麻醉效果优良率就会大大提高。

【腧穴处方与刺激参数】

1. 腧穴处方　①地机（SP8）透阳陵泉（GB34）或足三里（ST36）、大包（SP21）、脾俞（BL20）、大肠俞（BL25），均为双侧。②足三里（ST36）、内关（PC6）、鸠尾（CV15）、章门（LR13）。③耳针，脾（$CO_{13}$）、肺（$CO_{14}$）、神门（$TF_4$）、交感（$AH_{6a}$）。④鼻针，耳、脾、肺、胃。

2. 刺激参数　体针腧穴，电针治疗仪选用连续波频率 10～20 Hz。鼻针或耳针腧穴，电针治疗仪选用连续波频率 3～4 Hz。一般电流强度 4～8 mA，诱导时间 30 min。

【辅助用药】

1. 术前用药　术前 30 min 肌内注射苯巴比妥钠 0.1 g、东莨菪碱 0.3 mg、哌替啶 50 mg。

2. 术中用药　术中处理腹膜、内脏神经比较丰富的部位时，可预先应用少量 0.5%～1% 盐酸普鲁卡因注射液局部浸润；患者精神紧张及腹壁痛觉明显时，可静脉滴注哌替啶 50 mg 或氟哌利多 2.5 mg和芬太尼 0.1 mg；内脏牵拉反应严重时，可静脉滴注甲氧氯普胺（灭吐灵）10～20 mg；腹肌紧张，可静脉滴注粉肌松 32 mg。

【注意事项】　挽脾是针刺麻醉下行脾切除术成败的关键。一般采用先挽出脾脏、后分离韧带，这样效果较好。但是在可能的情况下，还应先分离一部分韧带，特别要先分离脾、胃韧带，一旦发生意外出血时，便于迅速控制脾蒂以止血。如果脾缩小，暴露有困难时，则可挽出脾脏而后分离韧带。对于脾蒂有炎症而短脆者，在挽脾时，要细心防止脾蒂断裂。对于巨大脾脏，可先结扎脾动脉，让脾血回流，以缩小脾脏，并使脾脏柔软，这样操作比较方便而且安全。

## 六、阑尾切除术

阑尾切除术是最常见的外科手术。采用针刺麻醉施行阑尾切除术具有安全、有效、无不良反应、恢复快等优点，据报道，针刺麻醉与硬膜外麻醉相比成功率无显著差异，但术中血压较硬膜外麻醉平稳，术后在促进胃肠功能恢复、早期排气和组织愈合等方面明显优于硬膜外麻醉。阑尾切除术虽属小手术，但“三关”俱全，临床多采用针药复合麻醉。

【腧穴处方与刺激参数】

1. 腧穴处方　①足三里（ST36）、内关（PC6）（双侧或右侧），切口旁压痛敏感点。②耳针，阑尾（$CO_{6,7\,i}$）透小肠（$CO_6$）、肺（$CO_{14}$），或加神门（$TF_4$）、交感（$AH_{6\,a}$）。

2. 刺激参数　电脉冲采用频率为3～15 Hz的连续波，强度以患者能耐受为度，诱导时间为30～40 min。

【辅助用药】　术中恰当用药是关键。切皮时，皮下注射0.5%～1%盐酸普鲁卡因注射液2～3 mL做局部浸润；切腹膜时，加注射用盐酸丁卡因1～2 mL，可防止臌肠。在钳夹阑尾系膜血管前，于其根部近端用0.5%盐酸普鲁卡因注射液0.5～2 mL做系膜封闭。患者精神紧张时，可于进腹腔前静脉注射稀释于25%～50%葡萄糖20 mL的芬太尼或氟哌利多2.5 mg。可缓慢静脉注射甲氧氯普胺20 mg（加10%葡萄糖液20 mL），以防牵拉反应。

【注意事项】

（1）诊断须明确，特别要估计到有关阑尾位置变异、粘连程度和有无穿孔等，必要时术前备好管，以便复合小剂量硬膜外阻滞用药。

（2）切腹膜不出现疼痛是个关键步骤。

（3）钳夹阑尾前做系膜封闭。

## 七、疝修补术

经过全国各地多年临床实践，针刺麻醉应用于疝修补术的麻醉效果得到不断提高。1975年全国疝修补术针刺麻醉临床研究协作组统计3 015例，成功率89.8%。按统一规定的三组腧穴处方，各组平均Ⅰ、Ⅱ级率分别为62.6%、59.7%和66.2%。

【腧穴处方与刺激参数】

1. 腧穴处方　①足三里（ST36）、公孙（SP4）（均双侧）。②足三里（ST36）、公孙（SP4）、横骨、维道（GB28）（均患侧）。③肝俞（BL18）、肾俞（BL23）、横骨（KI11）、维道（GB28）（均患侧）。④五枢（GB27）透维道（GB28）、足三里（ST36）及耳穴神门（$TF_4$）透交感（$AH_{6\,a}$）（双侧）。

2. 刺激参数　电针治疗仪选用连续波，频率：足三里、公孙、肝俞、肾俞为4～7 Hz，横骨、维道及切口局部腧穴等自10 Hz开始，逐渐增至100 Hz。刺激强度由弱至强，以患者能适应为度。同时根据手术创伤情况而增减刺激量，如切皮、暴露腹股沟管、切开疝囊前壁、游离近端疝囊和缝皮等手术步骤时，应加大刺激强度，创伤轻时刺激强度亦随之减弱，避免始终只用一个强度刺激。诱导时间为20～30 min。

【辅助用药】

1. 术前用药　术前1 h肌内注射苯巴比妥钠0.1 g或地西泮10～15 mg。

2. 术中用药　切皮前10～15 min，必要时静脉滴注哌替啶1～1.5 mg/kg或芬太尼2～3μg/kg。分离疝囊时如有牵拉，可追加上述剂量的一半。

## 八、前列腺切除术

前列腺切除术的麻醉是泌尿科手术难度较大的一种。前列腺位于骨盆深处，手术野不易暴露，患者多为老年人，常伴有心血管系统疾患或其他重要脏器病损。以往在全身麻醉或硬膜外麻醉下做前列腺手术对全身影响较大，有时甚至发生意外。针刺麻醉对机体生理机能干扰少、术中比较平稳安全、术后恢复快、并发症少，对于年老体弱不能耐受药物麻醉的患者，针刺麻醉提供了一个较好的麻醉方法。

【腧穴处方与刺激参数】

1. 腧穴处方　①次髎（BL32）、带脉（GB26）透五枢（GB27）至维道（GB28）、切口旁针、腰俞（GV2）、命门（GV4）。②次髎（BL32）、足三里（ST36）、三阴交（SP6）、带脉（GB26）透五枢（GB27）至维道（GB28）、腰俞（GV2）、命门（GV4）。

2. 刺激参数　电针治疗仪选用连续波。背部和腹部腧穴及切口旁针的频率用 80～100 Hz，下肢腧穴的频率用 40～50 Hz。刺激强度从弱渐强，调节到患者能耐受的最强刺激量。术中切忌始终应用同等量刺激，这样会使患者对电刺激产生耐受性。要依手术步骤调节电脉冲强度。如切、缝皮时，腹部切口旁针应给予强刺激，使下腹部有麻木感；切、缝肌肉及剥离前列腺时，背部腧穴应用强刺激，可减轻牵拉反应。诱导时间为 20～30 min。

【辅助用药】　术前 1 h 肌内注射苯巴比妥钠 0.1 g、阿托品 0.3～0.5 mg。术前 30 min 肌内注射哌替啶1 mg/kg和氟哌啶醇 3～5 mg。

## 九、妇产科手术

针刺麻醉在妇产科主要用于剖宫产、腹式输卵管结扎、腹式子宫全切除和卵巢囊肿摘除术。

### （一）剖宫产

针刺麻醉是当前广泛应用于剖宫产术的麻醉方法之一，有较好的效果，普遍用于一般产妇。但由于针刺麻醉尚存在不同程度的镇痛不全、肌肉紧张及内脏牵拉反应，造成了某些产妇精神紧张及临产者手术操作的困难和不适，因而术前仍应选择适宜的病例。

【腧穴处方与刺激参数】

1. 腧穴处方　①三阴交（SP6）、外麻点、切口旁针。②水沟（GV26）、承浆（CV24）、切口旁针。③脊中（GV6）、命门（GV4），腰俞（GV2）。④椎板、腰俞（GV2）、次髎（BL32）。

2. 刺激参数　均用电脉冲刺激，选用连续波。三阴交、外麻点频率为 2 Hz；切口旁针为800 Hz；水沟、承浆为 35 Hz。诱导时间一般为 15～30 min。

【辅助用药】　术前 10 min 静脉注射哌替啶 50 mg；皮肤切口局部予以 0.5% 盐酸普鲁卡因注射液 10～25 mL；腹膜用 1% 注射用盐酸丁卡因 2 mL 的棉球涂抹；必要时，在胎儿娩出后再追加哌替啶 25～50 mg 或其他镇静剂。

### （二）腹式输卵管结扎

针刺麻醉为腹部输卵管结扎术的常用麻醉方法之一，在临床上应用较广。

【腧穴处方与刺激参数】

1. 腧穴处方　①次髎（BL32）（双侧）、水沟（GV26）、承浆（CV24）。②耳穴脑点（耳屏的内侧）透肺（CO14）、神门（TF4）、切口旁针。③次髎（BL32）（双侧）、三阴交（SP6）（双侧）。④水沟（GV26）、承浆（CV24）。⑤三阴交（SP6）不留针。⑥气冲（ST30）透气冲（左右）、外陵（ST26）透外陵（左右），采用横刺，不留针。⑦改良次髎。⑧耳穴，肺（CO$_{14}$）、神门（TF$_{4}$）、内分泌（CO$_{18}$）（均单侧）。

2. 刺激参数　一般采用电针治疗仪连续波，刺激强度以患者能耐受为度。在进腹提取输卵管后结扎输卵管时可留针停电，缝腹膜后再通电刺激 10 min。刺激频率，耳针 25～50 Hz，水沟、承浆2～7 Hz，三阴交 3～7 Hz，次髎 70 Hz。

【辅助用药】　术前用药可肌内注射苯巴比妥钠 0.1～0.2 g、阿托品 0.25 mg 或东莨菪碱 0.3 mg。术中应密切观察患者反应，出现疼痛时，给予少量哌替啶或 0.5% 盐酸普鲁卡注射液因切口局部浸润。

### (三)腹式子宫全切除术

【腧穴处方与刺激参数】

1. 腧穴处方 ①脊中(GV6)、命门(GV4)、腰俞(GV2)。②筋缩(GV8)或至阳(GV9)、腰俞(GV2)、次髎(BL32)(双侧)。③足三里(ST36)、三阴交(SP6)、次髎(BL32)、切口旁针(均为双侧)。④头针伏脏(中焦透下焦)、倒脏(下焦透中焦)。⑤改良次髎。

2. 刺激参数 采用电针治疗仪电脉冲连续波刺激,频率为100 Hz,强度以患者能耐度为度,诱导30 min。

【辅助用药】 术前1 h苯巴比妥钠0.1 g肌内注射,术前30 min东莨菪碱0.3mg肌内注射或静脉滴注。术前15 min给予哌替啶1 mg/kg。术中根据患者情况可增加哌替啶至2 mg/kg。手术时间超过2 h,再追加原剂量的1/2量。术中根据镇痛程度及腹肌松弛情况,用氟哌替啶醇5 mg、加拉碘铵40~80 mg、芬太尼0.1 mg,亦可局部注射0.5%盐酸普鲁卡因注射液5~10 mL或1%利多卡因注射液10 mL。

### (四)卵巢囊肿摘除术

多年来经过腧穴筛选,合理使用辅助药物,改进手术操作等,针刺麻醉下行卵巢囊肿手术取得了较好的效果。如北京医科大学第三附属医院应用针刺麻醉行卵巢囊肿手术150例成功率94%,Ⅰ、Ⅱ级率达80%。

【腧穴处方与刺激参数】

1. 腧穴处方 ①内麻点(双侧)、三阴交(SP6)(双侧)、切口旁针。②内麻点(双侧)、三阴交(SP6)(双侧)、切口旁针、腰1夹脊(针透向腰4夹脊),或次髎(BL32),或公孙(SP4)。

脊中与命门的进针方法:患者取侧卧位,用26号毫针双手进针,进皮肤后必须缓慢均匀地捻转,以测试针尖到达部位,必须刺入黄韧带处。

2. 刺激参数 电脉冲刺激,内麻点、三阴交为2~3 Hz;切口旁针、夹脊、次髎为100 Hz。切口旁针在切皮时增加刺激强度,进腹腔后停止,以免因刺激强度过大时引起腹肌紧张,缝皮前刺激强度再增大。

【辅助用药】 对精神紧张或伴有心血管病患者,酌情于手术前肌内注射苯巴比妥钠0.1~0.2 g、阿托品0.25 mg或东莨菪碱0.3 mg。切皮前静脉注射哌替啶1 mg/kg,或用芬太尼0.1 mg、氟哌利多5 mg。镇痛不全亦可用0.5%盐酸普鲁卡因注射液局部浸润,腹膜及内脏牵拉痛可用1%注射用盐酸丁卡因1~2 mL喷洒或棉球涂抹。

### 附 几个特殊腧穴及其针法

1. 内麻点 位于下肢胫侧,胫骨内上髁与内踝高点连线中点,胫骨内缘后约1横指处,直刺1~1.5寸。

2. 外麻点 位于下肢外侧,胫骨前嵴外1寸或腓骨小头与外踝高点连线中点。

3. 椎板穴 于第7~8、9~10胸椎棘突间隙正中,两侧旁开1.5~2 cm进针。针法:快进针,过皮肤、皮下组织到椎板,然后针尖向内上方倾斜,与脊柱呈40°~60°角,找到椎间隙,止于黄韧带。

4. 改良次髎 从髂后上棘向内1横指处进针,针体与皮肤呈15°角,针尖向下向内进针3.5~4寸,有紧滞感为度,通电后肛门上有麻胀感,诱导时间15 min,频率50~100 Hz。

## 十、骨科手术

目前针刺麻醉应用于四肢骨科尚不理想,原因在于骨科病种复杂,手术部位涉及躯干、四肢,术式变化亦颇不一致。以脊柱手术为例,颈椎手术分前、后暴露两种术式;胸椎手术也分为侧前方和经胸入路两种手术;胸腰段和腰椎手术也分为肾切口入路、经腹腔入路和腰背部直切口等多种手术暴露途径;腰骶部手术也因病变部位不同分经腹膜外入路和后暴露等手术方式。某些矫形手术在原畸形基础上矫正术式更无法统一。有些手术的皮肤切口可达6~7个部位,故对麻醉效果要求甚高,尤其有的手术时间可长达十余小时。近年来随着显微外科技术的开展，针刺麻醉应用于断肢再植手术也屡见报道。多年来针刺麻醉应用于四肢骨科手术虽取得了一定的效果，但它还不能适应所有的手术，因此，必须根据病种、病情等进行严格选择。

【腧穴处方】 四肢骨科闭合复位术的针刺麻醉，以简便易行为原则，因骨折类型不一，整复手法的难易程度相差悬殊。有的关节脱位复位术只需做腧穴按摩即可；骨折整复术难度较大，需经电针刺激诱导 20～30 min 后方可进行。但针刺麻醉的腧穴选择要结合整复术的特点，腧穴组合要少而精。骨科手术针刺麻醉常用腧穴如表 14－1 所示。

表 14－1 骨科手术针刺麻醉常用腧穴

| 手术部位 | | 手术名称 | 常用腧穴 | |
|---|---|---|---|---|
| 上肢手术 | 锁骨部位 | 锁骨切开复位内固定术及肩锁关节切开复位术等 | 主穴 | 颈夹脊 |
| | | | 配穴 | 耳穴：神门、肺、肾、锁骨 |
| | 肩部 | 肩关节脱位切开复位术、病灶清除术 | 主穴 | 颈夹脊 |
| | | | 配穴 | 天鼎、手三里 |
| | 上臂部位 | 肱骨干切开复位术、肿瘤刮除术 | 主穴 | 天鼎、缺盆 |
| | | | 配穴 | 内麻点（患侧） |
| | 肘关节 | 肘关节各部位骨折切开复位术、关节成形术、病灶清除术 | 主穴 | 天鼎、极泉 |
| | | | 配穴 | 皮神经 |
| | 前臂部位 | 前臂骨折切开复位术、腕关节融合术 | 主穴 | 天鼎、腋平 |
| | | | 配穴 | 皮神经或内麻点 |
| | 手部 | 游离肌腱成形术、肌腱粘连松解术、指间关节融合术、人工关节置换术、清创术 | 主穴 | 腋平、天鼎 |
| | | | 配穴 | 曲池透少海、小海 |
| 下肢手术 | 髋部 | 三翼钉内固定术、麦氏截骨术 | 第一组主穴 | 腰俞、命门、气海俞、夹脊 |
| | | | 第一组配穴 | 次髎、脾关、风市、经带 |
| | | | 第二组穴 | 环跳、冲门、闭孔、居髎 |
| | 膝关节 | 半月板摘除术、游离体摘除术、韧带修补术 | 第一组主穴 | 气海俞、大肠俞 |
| | | | 第一组配穴 | 股门、箕门（膝内侧手术）<br>风门、股门（膝外侧手术） |
| | | | 第二组穴 | 督脉穴 |
| | 小腿部位 | 胫腓骨骨折复位术、清创术、截肢术 | 主穴 | 腰 3～4 夹脊 |
| | | | 配穴 | 冲门、风市（小腿前内侧）<br>环跳、承山（小腿后外侧） |
| | 足踝部位 | 三关节融合术、肌腱移植术、跟腱延长术 | 主穴 | 腰 4～5 夹脊 |
| | | | 配穴 | 上泉、次髎、阳陵泉、足三里 |
| 脊柱手术 | 颈椎 | 颈椎前路手术、前路植骨术、病灶清除术 | 主穴 | 扶突（双侧） |
| | | | 配穴 | 合谷、外关（右侧） |
| | | 颈椎后路手术 | 主穴 | 合谷、外关（右侧） |
| | | | 配穴 | 耳穴：肺、颈椎、交感、神门 |

续表

| 手术部位 | | 手术名称 | 常用腧穴 | |
|---|---|---|---|---|
| 脊柱手术 | 胸椎 | 胸椎结核经胸病灶清除术 | 主穴 | 心俞、膈俞 |
| | | | 配穴 | 中府、章门 |
| | | 胸 12～腰 1、腰 1～2 结核病灶清除术 | 主穴 | 胸 9～11 夹脊 |
| | | | 配穴 | 耳穴：神门、肺、胸椎透腰椎、交感 |
| | 腰椎 | 椎板减压、脊髓探查术 | 主穴 | 胸 12～腰 2 夹脊（双侧） |
| | | | 配穴 | 次髎、中髎（双侧） |
| | | 腰椎间盘纤维环破裂症、髓核摘除术 | 主穴 | 委中、殷门（均双侧） |
| | | | 配穴 | 神门、肺、腰椎、肾 |

【注意事项】

（1）术前准备与麻醉前用药和其他针刺麻醉手术大致相同。

（2）对比较复杂的脊柱、四肢手术如腰背筋膜剥离术、各大关节置换术、髋关节成形或离断术，以及半骨盆截除术等，由于手术复杂，创伤严重，针刺麻醉下一般难以完成。

（3）对重症高血压、心力衰竭或有严重心律失常者，一般不宜选用针刺麻醉。因为针刺麻醉存在镇痛不全，而且循环往往处于兴奋状态，术中可因血压严重升高而发生意外。

（4）对严重创伤、失血性休克的患者，应积极采取综合性的抗休克措施，先抢救休克，然后再考虑选择何种麻醉方法。

（5）小儿骨科手术的针刺麻醉适应证更应严格，即使采用针刺麻醉，亦应在基础麻醉下方能完成。

# 下篇

# 针灸学荟萃

# 第十五章 《黄帝内经》、《难经》文摘

## 第一节 经 络

经脉者，所以行气血而营阴阳，濡筋骨，利关节者也。(《灵枢·本脏》)

经脉者，所以能决死生，处百病，调虚实，不可不通。(《灵枢·经脉》)

夫十二经脉者，人之所以生，病之所以成，人之所以治，病之所以起，学之所始，工之所止也，粗之所易，上之所难也。(《灵枢·经别》)

经脉为里，支而横者为络，络之别者为孙。(《灵枢·脉度》)

夫十二经脉者，内属于腑脏，外络于肢节。(《灵枢·海论》)

经有十二，络有十五，凡二十七气，相随上下。(《难经·二十七难》)

经脉十二，络脉三百六十五，此皆人之所明知，工之所循用也。(《素问·征四失论》)

余闻肠胃受谷，上焦出气，以温分肉，而养骨节，通腠理。中焦出气如露，上注溪谷，而渗孙脉，津液和调，变化而赤为血，血和则孙脉先满溢，乃注于络脉，皆盈，乃注于经脉。阴阳已张，因息乃行，行有经纪，周有道理，与天合同，不得休止。(《灵枢·痈疽》)

十二经脉，三百六十五络，其血气皆上于面而走空窍，其精阳气上走于目而为睛，其别气走于耳而为听，其宗气上出于鼻而为嗅，其浊气出于胃，走唇舌而为味。(《灵枢·邪气脏腑病形》)

手之三阴，从脏走手；手之三阳，从手走头；足之三阳，从头走足；足之三阴，从足走腹。(《灵枢·逆顺肥瘦》)

足阳明太阴为表里，少阳厥阴为表里，太阳少阴为表里，是谓足之阴阳也。手阳明太阴为表里，少阳心主为表里，太阳少阴为表里，是谓手之阴阳也。(《灵枢·九针论》)

足太阳与少阴为表里，少阳与厥阴为表里，阳明与太阴为表里，是谓足阴阳也。手太阳与少阴为表里，少阳与心主为表里，阳明与太阴为表里，是谓手之阴阳也。(《素问·血气形志》)

六腑皆出足之三阳，上合于手者也。(《灵枢·本输》)

欲知皮部，以经脉为纪者，诸经皆然。(《素问·皮部论》)

凡十二经络脉者，皮之部也。(《素问·皮部论》)

邪客于皮则腠理开，开则邪入客于络脉，络脉满则注入经脉，经脉满则入舍于脏腑也。(《素问·皮部论》)

人头者，诸阳之会也，诸阴脉皆至颈、胸中而还，独诸阳脉皆上至头耳。(《难经·四十七难》)

脉有奇经八脉者，不拘于十二经……有阳维，有阴维，有阳跷，有阴跷，有冲，有督，有任，有带之脉。凡此八脉者，皆不拘于经，故曰奇经八脉也。(《难经·二十七难》)

督脉者，起于下极之俞，并于脊里，上至风府，入属于脑。任脉者，起于中极之下，以上毛际，循腹里，上关元，至喉咽。冲脉者，起于气冲，并足阳明之经，夹脐上行，至胸中而散也。带脉者，起于季胁，回身一周。阳跷脉者，起于跟中，循外踝上行，入风池。阴跷脉者，亦起于跟中，循内踝上行，至咽喉，交贯冲脉。阳维阴维者，维络于身，溢蓄不能环流灌溉诸经者也。故阳维起于诸阳会也，阴维起于诸阴交也。(《难经·二十八难》)

心者血，肺者气，血为荣，气为卫，相随上下，谓之荣卫，通行经络，营周于外。(《难经·三十二难》)

## 第二节　腧　穴

凡三百六十五穴，针之所由行也。(《素问·气穴》)

人有大谷十二分，小溪三百五十四名，少十二俞，此皆卫气之所留止，邪气之所客也，针石缘而去之。(《素问·五脏生成论》)

节之交，三百六十五会，知其要者，一言而终，不知其要，流散无穷。所言节者，神气之所游行出入也，非皮肉筋骨也。(《灵枢·九针十二原》)

所出为井，所溜为荥，所注为输，所行为经，所入为合，二十七气所行，皆在五输也。(《灵枢·九针十二原》)

阴井木，阳井金；阴荥火，阳荥水；阴输土，阳输木；阴经金，阳经火；阴合水，阳合土。(《难经·六十四难》)

井主心下满，荥主身热，输主体重节痛，经主喘咳寒热，合主逆气而泄。此五脏六腑井荥输经合所主病也。(《难经·六十八难》)

荥、输治外经，合治内府。(《灵枢·邪气脏腑病形》)

肝出于大敦，大敦者，足大趾之端及三毛之中也，为井木；溜于行间，行间，足大趾间也，为荥；注于太冲，太冲，行间上二寸，陷者之中也，为输；行于中封，中封，内踝之前一寸半，陷者之中，使逆则宛，使和则通，摇足而得之，为经；入于曲泉，曲泉，辅骨之下，大筋之上也，屈膝而得之，为合。足厥阴也。(《灵枢·本输》)

心出于中冲，中冲，手中指之端也，为井木；溜于劳宫，劳宫，掌中中指本节之内间也，为荥；注于大陵，大陵，掌后两骨之间方下者也，为输；行于间使，间使之道，两筋之间，三寸之中也，有过则至，无过则止，为经；入于曲泽，曲泽，肘内廉下陷者之中也，屈而得之，为合。手少阴也。(《灵枢·本输》)

脾出于隐白，隐白者，足大趾之端内侧也，为井木；溜于大都，大都，本节之后，下陷者之中也，为荥；注于太白，太白，腕骨之下也，为输；行于商丘，商丘，内踝之下，陷者之中也，为经；入于阴之陵泉，阴之陵泉，辅骨之下，陷者之中也，伸而得之，为合。足太阴也。(《灵枢·本输》)

肺出于少商，少商者，手大指端内侧也，为井木；溜于鱼际，鱼际者，手鱼也，为荥；注于太渊，太渊，鱼后一寸陷者中也，为输；行于经渠，经渠，寸口中也，动而不居，为经；入于尺泽，尺泽，肘中之动脉也，为合。手太阴经也。(《灵枢·本输》)

肾出于涌泉，涌泉者，足心也，为井木；溜于然谷，然谷，然骨之下者也，为荥；注于太溪，太溪，内踝之后，跟骨之上，陷中者也，为输；行于复留，复留，上内踝二寸，动而不休，为经；入于阴谷，阴谷，辅骨之后，大筋之下，小筋之上也，按之应手，屈膝而得之，为合。足少阴经也。(《灵枢·本输》)

胆出于窍阴，窍阴者，足小趾次趾之端也，为井金；溜于侠溪，侠溪，足小趾次趾之间也，为荥；注于临泣，临泣，上行一寸半陷者中也，为输；过于丘墟，丘墟，外踝之前下，陷者中也，为原；行于阳辅，阳辅，外踝之上，辅骨之前及绝骨之端也，为经；入于阳之陵泉，阳之陵泉，在膝外陷者中也，为合，伸而得之。足少阳也。(《灵枢·本输》)

手太阳小肠者，上合手太阳，出于少泽，少泽，小指之端也，为井金；溜于前谷，前谷，在手外廉本节前陷者中也，为荥；注于后溪，后溪者，在手外侧本节之后也，为输；过于腕骨，腕骨，在手外侧腕骨之前，为原；行于阳谷，阳谷，在锐骨之下陷者中也，为经；入于小海，小海，在肘内大骨

之外，去端半寸陷者中也，伸臂而得之，为合。手太阳经也。(《灵枢·本输》)

胃出于厉兑，厉兑者，足大趾内次趾之端也，为井金；溜于内庭，内庭，次趾外间也，为荥；注于陷谷，陷谷者，上中趾内间上行二寸陷者中也，为输；过于冲阳，冲阳，足跗上五寸，陷者中也，为原，摇足而得之；行于解溪，解溪，上冲阳一寸半陷者中也，为经；入于下陵，下陵，膝下三寸，胻骨外三里也，为合；复下三里三寸，为巨虚上廉，复下上廉三寸，为巨虚下廉也；大肠属上，小肠属下，足阳明胃脉也。大肠、小肠，皆属于胃，是足阳明也。(《灵枢·本输》)

大肠，上合手阳明，出于商阳，商阳，大指次指之端也，为井金；溜于本节之前二间，为荥；注于本节之后三间，为输；过于合谷，合谷，在大指歧骨之间，为原；行于阳溪，阳溪，在两筋间陷者中也，为经；入于曲池，在肘外辅骨陷者中，屈臂而得之，为合。手阳明也。(《灵枢·本输》)

膀胱出于至阴，至阴者，足小趾之端也，为井金；溜于通谷，通谷，本节之前外侧也，为荥；注于束骨，束骨，本节之后陷者中也，为输；过于京骨，京骨，足外侧大骨之下，为原；行于昆仑，昆仑，在外踝之后，跟骨之上，为经；入于委中，委中，腘中央，为合，委而取之。足太阳也。（灵枢·本输》

三焦者，上合手少阳，出于关冲，关冲者，手小指次指之端也，为井金；溜于液门，液门，小指次指之间也，为荥；注于中渚，中渚，本节之后陷者中也，为输；过于阳池，阳池，在腕上陷者之中也，为原；行于支沟，支沟，上腕三寸，两骨之间陷者中也，为经；入于天井，天井，在肘外大骨之上陷者中也，为合，屈肘乃得之。(《灵枢·本输》)

腑会太仓，脏会季胁，筋会阳陵泉，髓会绝骨，血会鬲俞，骨会大杼，脉会太渊，气会三焦外一筋直两乳内也。热病在内者，云其会之气穴也。(《难经·四十五难》)

胃合于三里，大肠合入于巨虚上廉，小肠合入于巨虚下廉，三焦合入于委阳，膀胱合入于委中央，胆合入于阳陵泉。(《灵枢·邪气脏腑病形》)

三焦下俞，在于足大趾之前，少阳之后，出于腘中外廉，名曰委阳，是太阳络也，手少阳经也。三焦者，足少阳、太阴之所将，太阳之别也，上踝五寸，别入贯腨肠，出于委阳，并太阳之正，入络膀胱，约下焦，实则闭癃，虚则遗溺，遗溺则补之，闭癃则泻之。(《灵枢·本输》)

十二原者，五脏之所以禀三百六十五节气味也。五脏有疾也，应出十二原。而原各有所出，明知其原，睹其应，而知五脏之害矣。阳中之少阴，肺也，其原出于太渊，太渊二。阳中之太阳，心也，其原出于大陵，大陵二。阴中之少阳，肝也，其原出子太冲，太冲二。阴中之至阴，脾也，其原出于太白，太白二。阴中之太阴，肾也，其原出于太溪，太溪二。膏之原，出于鸠尾，鸠尾一。肓之原，出于脖胦，脖胦一。凡此十二原者，主治五脏六腑之有疾者也。(《灵枢·九针十二原》)

肺之原出于太渊，心之原出于大陵，肝之原出于太冲，脾之原出于太白，肾之原出于太溪，少阴之原出于兑骨，胆之原出于丘墟，胃之原出于冲阳，三焦之原出于阳池，膀胱之原出于京骨，大肠之原出于合谷，小肠之原出于腕骨。(《难经·六十六难》)

五脏募皆在阴，而俞在阳者，何谓也？然。阴病行阳，阳病行阴，故令募在阴，俞在阳。(《难经·六十七难》)

胸中大俞在杼骨之端，肺俞在三焦之间，心俞在五焦之间，膈俞在七焦之间，肝俞在九焦之间，脾俞在十一焦之间，肾俞在十四焦之间，皆挟脊相去三寸所，则欲得而验之，按其处，应在中而痛解，乃其腧也。(《灵枢·背腧》)

帝曰，水俞五十七处者，是何主也？岐伯曰：肾俞五十七穴，积阴之所聚也，水所从出入也。尻上五行行五者，此肾俞，故水病下为胕肿大腹，上为喘呼不得卧者，标本俱病。故肺为喘呼，肾为水肿，肺为逆不得卧。分为相输，俱受者，水气之所留也。伏兔上各二行行五者，此肾之街也。三阴之所交结于脚也，踝上各一行行六者，此肾脉之下行也，名曰太冲。凡五十七穴者，皆藏之阴络，水之所客也。(《素问·水热穴论》)

帝曰：夫子言治热病五十九俞……愿闻其处，因闻其意。岐伯曰：头上五行，行五者，以越诸阳之热逆也，大杼、膺俞、缺盆、背俞，此八者，以泻胸中之热也；气街、三里、巨虚上下廉，此八者，以泻胃中之热也；云门、髃骨、委中、髓空，此八者，以泻四肢之热也，五脏俞傍五，此十者，以泻五脏之热也。凡此五十九穴者，皆热之左右也。(《素问·水热穴论》)

肉之大会为谷，肉之小会为溪。肉分之间，溪谷之会，以行营卫，以会大气。(《素问·气穴论》)

## 第三节 刺灸法

语徐而安静，手巧而心审谛者，可使行针艾，理血气而调诸逆顺，察阴阳而兼诸方。(《灵枢·官能》)

用针之理，必知形气之所在，左右上下，阴阳表里，血气多少，行之逆顺，出入之合，谋伐有过，知解结，知补虚泻实，上下气门，明通于四海，审其所在，寒热淋露，以输异处，审于调气，明于经隧，左右肢络，尽知其会，寒于热争，能合而调之，虚与实邻，知决而通之，左右不调，把而行之，明于逆顺，乃知可治，阴阳不奇，故知起时，审于本末，察其寒热，得邪所在，万刺不殆，知官九针，刺道毕矣。(《灵枢·官能》)

凡将用针，必先诊脉，视气之剧易，乃可以治也。(《灵枢·九针十二原》)

凡刺之道，必通十二经络之所终始，络脉之所别处，五输之所留，六腑之所与合，四时之所出入，五脏之所溜处，阔数之度，浅深之状，高下所至。(《灵枢·本输》)

小针之要，易陈而难入，粗守形，上守神。神乎，神客在门，未睹其疾，恶知其原？刺之微，在速迟。粗守关，上守机。机之动，不离其空。空中之机，清静而微。其来不可逢，其往不可追。知机之道者，不可挂以发。不知机道，叩之不发。知其往来，要与之期。粗之暗乎，妙哉！工独有之。往者为逆，来者为顺，明知逆顺，正行无问。逆而夺之，恶得无虚？追而济之，恶得无实？迎之随之，以意和之，针道毕矣。(《灵枢·九针十二原》)

所谓易陈者，易言也。难入者，难著于人也。粗守形者，守刺法也。上守神者，守人之血气有余不足，可补泻也。神客者，正邪共会也。神者，正气也。客者，邪气也。在门者，邪循正气之所出入也。未睹其疾者，先知邪正何经之疾也。恶知其原者，先知何经之病，所取之处也。刺之微在数迟者，徐疾之意也。粗守关者，守四肢而不知血气正邪之往来也。上守机者，知守气也。机之动不离其空者，知气之虚实，用针之徐疾也。空中之机清静以微者，针以得气，蜜意守气勿失也。其来不可逢者，气盛不可补也。其往不可追者，气虚不可泻也。不可挂以发者，言气易失也。扣之不发者，言不知补泻之意也，血气已尽而气不下也。知其往来者，知气之逆顺盛虚也。要与之期者，知气之可取之时也。粗之暗者，冥冥不知气之微密也。妙哉！工独有之者，尽知针意也。往者为逆者，言气之虚而小，小者逆也。来者为顺者，言形气之平，平者顺也。明知逆顺正行无问者，言知所取之处也。迎而夺之者，泻也；追而济之者，补也。(《灵枢·小针解》)

皮肉筋脉，各有所处，病各有所宜，各不同形，各以任其所宜。(《灵枢·九针十二原》)

九针之宜，各有所为，长短大小，各有所施也。不得其用，病弗能移。疾浅针深，内伤良肉，皮肤为痈；病深针浅，病气不泻，支为大脓。病小针大，气泻太甚，疾必为害；病大针小，气不泄泻，亦复为败。(《灵枢·官针》)

九针之名，各不同形：一曰镵针，长一寸六分；二曰员针，长一寸六分；三曰鍉针，长三寸半；四曰锋针，长一寸六分；五曰铍针，长四寸，广二分半；六曰员利针，长一寸六分；七曰毫针，长三寸六分；八曰长针，长七寸；九曰大针，长四寸。

镵针者，头大末锐，去泻阳气。员针者，针如卵形，揩摩分间，不得伤肌肉，以泻分气。鍉针者，锋如黍粟之锐，主按脉勿陷，以致其气。锋针者，刃三隅，以发痼疾。铍针者，末如剑锋，以取大脓。员利针者，大如氂，且员且锐，中身微大，以取暴气。毫针者，尖如蚊虻喙，静以徐往，微以久留之而养，以取痛痹。长针者，锋利身薄，可以取远痹。大针者，尖如梃，其锋微圆，以泻机关之水也。(《灵枢·九针十二原》)

病在皮肤无常处者，取以镵针于病所，肤白勿取；病在分肉间，取以员针于病所；病在经络痼痹者，取以锋针；病在脉，气少，当补之者，取以鍉针于井荥分输；病为大脓者，取以铍针；病痹气暴发者，取以圆利针；病痹气痛而不去者，取以毫针；病在中者，取以长针；病水肿不能通关节者，取以大针。病在五脏固居者，取以锋针，泻于井荥分输，取以四时。(《灵枢·官针》)

黄帝曰：针之长短有数乎？岐伯曰：一曰镵针者，取法于巾针，去末寸半，卒锐之。长一寸六分，主热在头身也。二曰圆针，取法于絮针，蜷其身而卵其锋，长一寸六分，主治分间气。三曰鍉针，取法于黍粟之锐，长三寸半，主按脉取气，令邪出。四曰锋针，取法于絮针，蜷其身，锋其末，长一寸六分，主痈热出血。五曰铍针，取法于剑锋，广二分半，长四寸，主大痈脓，两热争者也。六曰圆利针，取法于氂针，微大其末，反小其身，令可深内也，长一寸六分，主取痈痹者也。七曰毫针，取法于毫毛，长一寸六分，主寒热痛痹在络者也。八曰长针，取法于綦针，长七寸，主取深邪远痹者也。九曰大针，取法于锋针，其锋微员，长四寸，主取大气不出关节者也。(《灵枢·九针论)》

刺痈者用铍针，刺大者用锋针，刺小者用圆利针，刺热者用镵针，刺寒者用毫针也。(《灵枢·刺节真邪》)

凡用针者，虚则实之，满则泻之，宛则除之，邪胜则虚之。(《灵枢·九针十二原》)

凡刺有九，以应九变。一曰输刺，输刺者，刺诸经荥输脏腧也。二曰远道刺，远道刺者，病在上，取之下，刺腑腧也。三曰经刺，经刺者，刺大经之结络经分也。四曰络刺，络刺者，刺小络之血脉也。五曰分刺，分刺者，刺分肉之间也。六曰大泻刺，大泻刺者，刺大脓以铍针也。七曰毛刺，毛刺者，刺浮痹皮肤也。八曰巨刺，巨刺者，左取右，右取左。九曰焠刺，焠刺者，刺燔针则取痹也。(《灵枢·官针》)

凡刺有十二节，以应十二经。一曰偶刺，偶刺者，以手直心若背，直痛所，一刺前，一刺后，以治心痹，刺此者，傍针之也。二曰报刺，报刺者，刺痛无常处也，上下行者，直内无拔针，以左手随病所按之，乃出针复刺之也。三曰恢刺，恢刺者，直刺傍之，举之前后，恢筋急，以治筋痹也。四曰齐刺，齐刺者，直入一，傍入二，以治寒气小深者；或曰三刺，三刺者，治痹气小深者也。五曰扬刺，扬刺者，正内一，傍内四，而浮之，以治寒气之博大者也。六曰直针刺，直针刺者，引皮乃刺之，以治寒气之浅者也。七曰输刺，输刺者，直入直出，稀发针而深之，以治气盛而热者也。八曰短刺，短刺者，刺骨痹，稍摇而深之，致针骨所，以上下摩骨也。九曰浮刺，浮刺者，傍入而浮之，以治肌急而寒者也。十曰阴刺，阴刺者，左右率刺之，以治寒厥；中寒厥，足踝后少阴也。十一曰傍针刺，傍针刺者，直刺傍刺各一，以治留痹久居者也。十二曰赞刺，赞刺者，直入直出，数发针而浅之出血，是谓治痈肿也。(《灵枢·官针》)

所谓三刺则谷气出者，先浅刺绝皮，以出阳邪；再刺则阴邪出者，少益深，绝皮致肌肉，未入分肉间也；已入分肉之间，则谷气出。故《刺法》曰：始刺浅之，以逐邪气，而来血气；后刺深之，以致阴气之邪；最后刺极深之，以下谷气。此之谓也。(《灵枢·官针》)

凡刺有五，以应五脏。一曰半刺，半刺者，浅内而疾发针，无针伤肉，如拔毛状，以取皮气，此肺之应也。二曰豹文刺，豹文刺者，左右前后针之，中脉为故，以取经络之血者，此心之应也。三曰关刺，关刺者，直刺左右尽筋上，以取筋痹，慎无出血，此肝之应也。或曰渊刺，一曰岂刺。四曰合谷刺，合谷刺者，左右鸡足，针于分肉之间，以取肌痹，此脾之应也。五曰输刺，输刺者，直入直出，深内之至骨，以取骨痹，此肾之应也。(《灵枢·官针》)

持针之道，坚者为宝。正指直刺，无针左右。神在秋毫，属意病者，审视血脉者，刺之无殆。(《灵枢·九针十二原》)

持针之道，欲端以正，安以静，先知虚实，而行疾徐。左手执骨，右手循之，无与肉果。泻欲端

以正，补必闭肤，辅针导气．邪得淫泆，真气得居。(《灵枢·邪客》)

黄帝曰：刺之有道乎？岐伯答曰：刺此者，必中气穴，无中肉节。中气穴则针染（一作游）于巷；中肉节即皮肤痛。(《灵枢·邪气脏腑病形》)

知为针者，信其左；不知为针者，信其右。当刺之时，必先以左手压按所针荥俞之处，弹而努之，爪而下之，其气之来，如动脉之状，顺针而刺之。(《难经·七十八难》)

刺针必肃，刺肿摇针，经刺勿摇，此刺之道也。(《素问·诊要经终论》)

刺诸热者，如以手探汤；刺寒清者，如人不欲行。(《灵枢·九针十二原》)

脉实者，深刺之，以泄其气；脉虚者，浅刺之，使精气无得出，以养其脉，独出其邪气。(《灵枢·终始》)

夫实者，气入也；虚者，气出也。气实者，热也；气盛者，寒也。入实者，左手开针空也；入虚者，左手闭针空也。(《素问·刺志论》)

刺虚则实之者，针下热也，气实乃热也；满而泄之者，针下寒也，气虚乃寒也。菀陈则除之者，出恶血也。徐而疾则实者，徐出针而疾按之；疾而徐则虚者，疾出针而徐按之。(《素问·针解》)

刺实者，刺其来也；刺虚者，刺其去也。此言气存亡之时，以候虚实而刺之。是故谨候气之所在而刺之，是谓逢时。在于三阳，必候其气在于阳而刺之；病在于三阴，必候其气在阴分而刺之。(《灵枢·卫气行》)

九针之名，各不同形者，针穷其所当补泻也。刺实须其虚者，留针阴气隆至，乃去针也。刺虚须其实者，阳气隆至，针下热乃去针也。经气已至，慎守勿失者，勿变更也。深浅在志者，知病之内外也。近远如一者，深浅其候等也。如临深渊者，不敢堕也。手如握虎者，欲其壮也。神无营于众物者，静志观病人，无左右视也。义无邪下者，欲端以正也。必正其神者，欲瞻病人目，制其神，令气易行也。(《素问·针解》)

泻曰：必持内之，放而出之，排阳得针，邪气得泄。按而引针，是谓内温，血不得散，气不得出也。补曰随之，随之意若妄之。若行若按，如蚊虻止，如留如还。去如弦绝，令左属右，其气故止，外门已闭，中气乃实，必无留血，急取诛之。(《灵枢·九针十二原》)

泻实者，气盛乃内针，针与气俱内，以开其门，如利其户，针与气俱出，精气不伤，邪气乃下，外门不闭，以出其疾，摇大其道，如利其路，是谓大泻，必切而出，大气乃屈。(《素问·调经论》)

补虚……持针勿置，以定其意，候呼内针，气出针入，针空四塞，精无从去，方实而疾出针，气入针出，热不得还，闭塞其门，邪气布散，精气乃得存，动气候时，近气不失，远气乃来，是谓追之。(《素问·调经论》)

所谓迎随者，知荣卫之流行，经脉之往来也，随其逆顺而取之，故曰迎随。(《难经·七十二难》)

迎而夺之者，泻其子也，随而济之者，补其母也。假令心病，泻手心主俞，是谓迎而夺之者也；补手心主井，是谓随而济之者也。(《难经·七十九难》)

虚者补其母，实者泻其子，当先补之，然后泻之，不实不虚，以经取之者，是正经自生病，不中他邪也，当自取其经，故言以经取之。(《难经·六十九难》)

当补之时，从卫取气；当泻之时，从营置气。其阳气不足，阴气有余，当先补其阳，而后泻其阴，阴气不足，阳气有余，当先补其阴，而后泻其阳。荣卫通行，此其要也。(《难经·七十六难》)

泻必用方，方者，以气方盛也，以月方满也，以日方温也，以身方定也，以息方吸而内针，乃复候其方吸而转针，乃复候其方呼而徐引针，故曰泻必用方，其气而行焉。补必用圆，圆者行也；行者移也。刺必中其营，复以吸排针也。(《素问·八正神明论》)

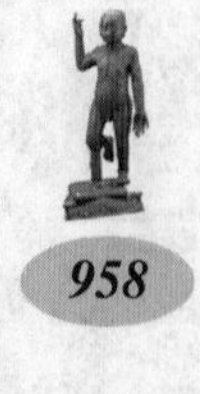

泻必用圆，切而转之，其气乃行，疾而徐出，邪气乃出，伸而迎之，摇大其穴，气出乃疾。补必用方，外引其皮，令当其门，左引其枢，右推其肤，微旋而徐推之，必端以正，安以静，坚心无解，欲微以留，气下而疾出之，推其皮，盖其外门，真气乃存，用针之要，无忘其神。(《灵枢·官能》)

刺之而气不至，无问其数；刺之而气至，乃去之，勿复针。针各有所宜，各不同形，各任其所为。刺之要，气至而有效，效之信，若风之吹云，明乎若见苍天，刺之道毕矣。（《灵枢・九针十二原》）

黄帝曰：针已出而气独行者，何气使然？岐伯曰：其阴气多而阳气少，阴气沉而阳气浮者内藏，故针已出，气乃随其后，故独行也。黄帝曰：数刺乃知，何气使然？岐伯曰：此人之多阴而少阳，其气沉而气往难，故数刺乃知也。（《灵枢・行针》）

得气因推而内之，是谓补；动而伸之，是谓泻。（《难经・七十八难》）

黄帝曰：补泻奈何？岐伯曰：徐入徐出，谓之导气，补泻无形，谓之同精，是非有余不足也，乱气之相逆也。（《灵枢・五乱》）

吸则内针，无令气忤；静以久留，无令邪布。吸则转针，以得气为故。候呼引针，呼尽乃去，大气皆出，故命曰泻。必先扪而循之，切而散之，推而按之，弹而怒之，抓而下之，通而取之，外引其门，以闭其神。呼尽内针，静以久留，以气至为故，如待所贵，不知日暮，其气以至，适而自护，候吸引针，气不得出，各在其处，推阖其门，令神气存，大气留止，故命曰补。（《素问・离合真邪论》）

五脏者，故得六腑与为表里，经络肢节各生虚实。其病所居，随而调之。病在脉调之血；病在血，调之络；病在气，调之卫；病在肉，调之分肉；病在筋，调之筋；病在骨，调之骨，燔针劫刺其下及与急者；病在骨，焠针药熨；病不知所痛，两跷为上；身形有痛，九候莫病，则缪刺之；痛在于左，而右脉病者，巨刺之。必谨察其九候，针道备矣。（《素问・调经论》）

病在脏者，取之井；病变于色者，取之荥；病时间时甚者，取之输；病变于音者，取之经；经满而血者，病在胃；及以饮食不节得病者，取之于合。（《灵枢・顺气一日分为四时》）

治脏者治其俞；治腑者治其合；浮肿者治其经。（《素问・咳论》）

诸井者，木也；荥者，火也。火者，木之子，当刺井者，以荥泻之。故经言补者不可以为泻，泻者不可以为补。此之谓也。（《难经・七十三难》）

从腰以上者，手太阴、阳明皆主之；从腰以下者，足太阴、阳明皆主之。病在上者，下取之，病在下者，高取之；病在头者，取之足，病在腰者取之腘。病生于头者，头重，生于手者，臂重，生于足者，足重，治病者先刺其病所从生者也。（《灵枢・终始》）

凡刺之禁：新内勿刺，已刺勿内；已醉勿刺，已刺勿醉；新怒勿刺，已刺勿怒；新劳勿刺，已刺勿劳；已饱勿刺，已刺勿饱；已饥勿刺，已刺勿饥；已渴勿刺，已刺勿渴；大惊大恐，必定其气，乃刺之；乘车来者，卧而休之，如食顷，乃刺之；出行来者，坐而休之，如行十里顷，乃刺之。凡此十二禁者，其脉乱气散，逆其营卫，经气不次，因而刺之，则阳病入于阴，阴病出于阳，则邪气复生，粗工勿察，是谓伐身，形体淫泆，乃消脑髓，津液不化，脱其五味，是谓失气也。（《灵枢・终始》）

针所不为，灸之所宜。（《灵枢・官能》）

阴阳皆虚，火自当之。（《灵枢・官能》）

经陷下者，火则当之，结络坚紧，火所治之。（《灵枢・官能》）

以火补者，毋吹其火，须自灭也；以火泻者，疾吹其火，传其艾，须其火灭也。（《灵枢・背腧》）

无刺熇熇之热，无刺漉漉之汗，无刺浑浑之脉，无刺病与脉相逆者。（《灵枢・逆顺》）

# 第十六章　历代针灸歌赋选录

## 第一节　综合类

### 一、流注指微针赋

《流注指微针赋》为金代何若愚所作。金代贞元癸酉年阎明广作注，并首载于《子午流注针经》。后来被元代窦桂芳的《针灸四书》收集。然而，在《针灸大成》、《针灸聚英》、《针灸大全》则更名为《流注指微赋》，且文字也有出入。今以《黄帝明堂灸经　灸膏肓腧穴法　子午流注针经　针经指南》为底本，将其辑录如下。

疾居荣卫，扶救者针。观虚实与瘦肥，辨四时之浅深。见取穴之法，但分阴阳而溪谷；迎随逆顺，须晓气血而升沉。

原夫指微论中，颐义成赋；知本时之气开，说经络之流注。每披文而参其法，篇篇之旨审寻，复按经而察其言，字字之功明谕。疑隐皆知，实虚总附，移疼住痛之有神，针下获安。暴疾沉疴至危笃，刺之勿误。

详夫阴日血引，值阳气留口温针，阳日气引，虚阴血暖牢寒濡。深求诸经十二作数，络脉十五为周；阴俞六十脏主，阳穴七十二腑收。

刺阳经者，可卧针而取；夺血络者，先俾指而柔。逆为迎而顺为随，呼则泻而吸则补。浅恙新疴，用针之因；淹疾延患，着灸之由。躁烦药饵而难拯，必取八会；痈肿奇络而蓄邪，歼馘砭瘳。

况乎甲胆乙肝，丁火壬水。生我者号母，我生者名子。春井夏荥乃邪在，秋经冬合方刺矣。犯禁忌而病复，用日衰而难已。孙络在于肉分，血行出于支里。闷昏针运，经虚补络须然；痛实痒虚，泻子随母要旨。

想夫先贤迅效，无出于针；今人愈疾，岂离于医。徐文伯泻孕于苑内，斯由其速；范九思疗咽于江夏，闻见言稀。大抵古今遗迹，后世皆师。王纂针魅而立康，獭从彼出；秋夫疗鬼而获效，魂免伤悲。

既而感指幽微，用针真诀。孔窍详于筋骨肉分，刺要察于久新脏腑寒热。接气通经，短长依法，里外之绝，羸盈必别。勿刺大劳，使人气乱而神隳；慎妄呼吸，防他针昏而闭血。又以常寻古义，由有藏机。遇高贤真趣，则超然得悟；逢达人示教，则表我扶危。男女气脉，行分时合度。养子时刻，注穴必须依。兮评定疗病之宜，神针法式。广搜难素之秘密文辞，深考诸家之肘函妙臆。故称庐江流注之指微，以为后学之规则。

### 二、针经标幽赋

本赋为金元时期针灸学家窦汉卿所著，最早载于窦汉卿《针经指南》，其后被元明时期许多医籍收录；如元代王国瑞的《扁鹊神应针灸玉龙经》、《针灸大全》、《针灸大成》等书。今以《黄帝明堂灸经　灸膏肓腧穴法　子午流注针经　针经指南》为底本，将其辑录如下。

拯救之法，妙用者针。察岁时于天道，定形气于予心。春夏瘦而刺浅，秋冬肥而刺深。不穷经络阴阳，多逢刺禁；既论脏腑虚实，须向经寻。

原夫起自中焦，水初下漏，太阴为始，至厥阴而方终；穴出云门，抵期门而最后。正经十二，别络走三百余支；正侧仰伏，气血有六百余候。手足三阳，手走头而头走足；手足三阴，足走腹而胸走手。

要知迎随，须明逆顺。况夫阴阳气血多少为最。厥阴太阳，少气多血；太阴、少阴少血多气；而又气多血少者，少阳之分；气盛血多者，阳明之位。

先详多少之宜，次察应至之气。既至也，量寒热而留疾；轻滑慢而未来，沉涩紧而已至。既至也，量寒热而留疾；未至也，据虚实而候气。气之至也，如鱼吞钩饵之沉浮；气未至也，如闲处幽堂之深邃。气速至而速效，气迟至而不治。

观夫九针之法，毫针最微，七星上应，众穴主持。本形金也，有蠲邪扶正之道；短长水也，有决凝开滞之机；定刺象木，或斜或正；口藏比火，进阳补羸。循机扪而可塞以象土，实应五行而可知。然是一寸六分，包含妙理；或细桢于毫发，同贯多歧。可平五脏之寒热，能调六腑之虚实。拘挛闭塞，遣八邪而去矣；寒热痹痛，开四关而已之。凡刺者，使本神朝而后入；既刺也，使本神定而气随。神不朝而勿刺，神已定而可施。定脚处，取气血为主意；下手处，认水木是根基；天地人三才也，涌泉同璇玑、百会；上中下三部也，大包与天枢、地机。阳跷、阳维并督脉，主肩背腰腿在表之病；阴跷、阴维、任、冲、带，去心腹胁肋在里之疑。二陵、二跷、二交，似续而交五大；两间、两商、两井，相依而别两支。

大抵取穴之法，必有分寸；先审自意，次观肉分。或伸屈而得之，或平直而安定。在阳部筋骨之侧，陷下为真；在阴分郄腘之间，动脉相应。取五穴用一穴而必端，取三经用一经而可正。头部与肩部详分，督脉与任脉易定。明标与本，论刺深刺浅之经；住痛移疼，取相交相贯之径。

岂不闻脏腑病，而求门、海、俞、募之微；经络滞，而求原、别、交、会之道。更穷四根、三结，依标本而刺无不痊；但用八法、五门，分主客而针不无效。八脉始终连八会，本是纪纲；十二经络十二原，是为枢要。一日取六十六穴之法，方见幽微；一时取一十二经之原，始知要妙。

原夫补泻之法，非呼吸而在手指；速效之功，要交正而识本经。交经缪刺，左有病而右畔取；泻络远针，头有病而脚上针。巨刺与缪刺各异，微针与妙刺相通。观部分而知经络之虚实，视沉浮而辨脏腑之寒温。且夫先令针耀，而虑针损；次藏口内，而欲针温。目无外视，手如握虎；心无内慕，如待贵人。左手重而多按，欲令气散；右手轻而徐入，不痛之因。空心恐怯，直立侧而多晕；背目沉掐，坐卧平而少昏。推于十干、十变，知孔穴之开阖；论其五行、五脏，察日时之旺衰。伏如横弩，应若发机。阴交阳别而定血晕，阴跷、阳维而下胎衣。痹厥偏枯，迎随俾经络接续；漏崩带下，温补使气血依归。静以久留，停针待之。必准者，取照海治喉中之闭塞；端的处，用大钟治心内之呆痴。

大抵疼痛实泻，痒麻虚补。体重节痛而俞居，心下痞满而井主。心胀咽痛，针太冲而必除；脾冷胃疼，泻公孙而立愈。胸满腹痛刺内关，胁疼肋痛针飞虎。筋挛骨痛而补魂门，体热劳嗽而泻魄户。头风头痛，刺申脉与金门；眼痒眼痛，泻光明与地五。泻阴郄止盗汗，治小儿骨蒸；刺偏历利小便，医大人水蛊。中风环跳而宜刺，虚损天枢而可取。

由是午前卯后，太阴生而疾温；离左酉南，月朔死而速冷。循扪弹努，留吸母而坚长；爪下伸提，疾呼子而嘘短。动退空歇，迎夺右而泻凉；推内进搓，随济左而补暖。

慎之！大患危疾，色脉不顺而莫针；寒热风阴，饥饱醉劳而切忌。望不补而晦不泻，弦不夺而朔不济。精其心而穷其法，无灸艾而坏其皮；正其理而求其原，免投针而失其位。避灸处而加四肢，四十有九；禁刺处而除六腧，二十有二。

抑又闻高皇抱疾未瘥，李氏刺巨阙而后苏；太子暴死为厥，越人针维会而复醒。肩井、曲池，甄权刺臂痛而复射；悬钟环跳，华佗刺躄足而立行。秋夫针腰俞而鬼免沉疴；王纂针交俞而妖精立出。取肝俞与命门，使瞽士视秋毫之末；刺少阳与交别，俾聋夫听夏蚋之声。

嗟夫！去圣逾远，此道渐坠。或不得意而散其穴，或愆其能而犯禁忌。愚庸智浅，难契于玄言；

至道渊深，得之者有几？偶述斯言，不敢示诸明达者焉，庶几乎童蒙之心启。

## 第二节　腧穴类

### 一、《天星十一穴歌诀》与《马丹阳天星十二穴并治杂病歌》

《天星十一穴歌诀》乃金代道教代表人物之一、针灸家马钰（号丹阳，顺化真人）根据针灸临床经验所撰。本歌诀首载于元代王国瑞《扁鹊神应针灸玉龙经》，至明代，针灸家徐凤在本歌诀基础上经过增删，特别是增加“太冲”一穴内容后，以《马丹阳天星十二穴并治杂病歌》之名称，收入其《针灸大全》一书，其后，《针灸聚英》转载此歌时题名为《薛真人天星十二穴歌》，附注为“马丹阳歌”，《针灸大成》转载此歌时题名为《马丹阳天星十二穴治杂病歌》。各书所载之本歌文字也有出入，特别是《天星十一穴歌诀》与其后诸书的记载颇有不同。今以《四库全书》所收之《扁鹊神应针灸玉龙经》中所载《天星十一穴歌诀》、《针灸大全》（人民卫生出版社1987年排印本所载《马丹阳天星十二穴并治杂病歌》为底本，将其辑录如下。

#### 天星十一穴歌诀

三里内庭穴，曲池合谷彻。委中配承山，下至昆仑绝，环跳与阳陵，通里与列缺。合担用法担，合截用法截。专心常记此，莫与闲人说。三百六十法，不如十一穴。此法少人知，金锁都关鐍。将针治病人，有如汤沃雪。非人莫传与，休把天机泄。

**三里**

三里在膝下，三寸两筋间。能除心腹胀，善治胃中寒，肠鸣并积聚，肿满膝胫酸，劳伤形瘦损，气蛊病诸般。人过三旬后，针灸眼能宽。取穴当举足，得法不为难。

**内庭**

内庭足两间，胃脉是阳明。针治四肢厥，喜静恶闻声，遍身风瘾疹。伸欠及牙疼，疟病不思食，针着便惺惺。

**曲池**

曲池曲肘里，曲著陷中求。善治肘中痛，偏风手不收，挽弓开未得，筋缓怎梳头，喉闭促欲绝，发热竟无休，遍身风瘾疹，针灸必能瘳。

**合谷**

合谷名虎口，两指歧骨间。头疼并面肿，疟疾病诸般，热病汗不出，目视暗漫漫，齿龋鼻衄衄，喉禁不能言。针著量深浅，令人便获安。

**委中**

委中曲腘里，动脉偃中央。腰重不能举，沉沉压脊梁，风痹髀枢痛，病热不能凉，两膝难伸屈，针下必安康。

**承山**

承山名鱼腹，腨下分肉间。可治腰背痛，久痔大便难，脚气膝下肿，战栗腿疼酸，霍乱转筋急，穴中刺必安。

**昆仑**

昆仑足外踝，后向足跟寻。腨肿腰尻痛，脚胯痛难禁，头疼肩背急，气喘上冲心，双足难行履，动作即呻吟。要得求安乐，须将穴下针。

**环跳**

环跳在髀枢，侧身下足舒，上足曲求得，针得主挛拘，冷风并湿痹，身体或偏枯，呆痴针与灸，用此没疏虞。

**阳陵**

阳陵居膝下，一寸外廉中。膝腿难伸屈，拘挛似老翁，欲行行不得，冷痹及偏风。诚记微微刺，方知最有功。

**通里**

通里腕侧后，度量一寸中。善呻并数欠，懊侬及心忪，实在四肢肿，喉间气难通。虚则不能语，苦呕痛连胸。肘膊连臑痛，头腮面颊红。针入三分妙，神功甚不穷。

**列缺**

列缺腕侧上，手指头交叉。主疗偏风患，半身时木麻，手腕全无力，口噤不开牙。若能辨补泻，诸病恰如拿。

### 马丹阳天星十二穴并治杂病歌

三里内庭穴，曲池合谷接。委中配承山，太冲昆仑穴。环跳与阳陵，通里并列缺。合担用法担，合截用法截，三百六十穴，不出十二诀。治病如神灵，浑如汤泼雪。北斗降真机，金锁教开彻，至人可传授，匪人莫浪说。

三里足膝下，三寸两筋间。能除心腹痛，善治胃中寒。肠鸣并泄泻，肿满脚胫酸。伤寒羸瘦损，气蛊疾诸般。人过三旬后，针灸眼重观。取穴举足取，去病不为难。

内庭次趾外，胃脘属阳明。善疗四肢厥，喜静恶闻声。耳内鸣喉痛，数欠及牙疼。虚疾不思食，针后便惺惺。

曲池曲肘里，曲骨陷中求。能治肘中痛，偏风半不收。弯弓开不得，臂痪怎梳头。喉闭促欲死，发热更无休。遍身风疙瘩，针后即时瘥。

合谷在虎口，两指歧骨间。头疼并面肿，疟疾热又寒。体热身汗出，目暗视蒙眬。牙疼并鼻衄，口噤更难言。针入看深浅，令人病自安。

委中曲腘里，动脉正中央。腰重不能举，沉沉挟脊梁。风痫及筋转，热病不能当。膝头难伸屈，针入即安康。

承山在鱼腰，腨肠分肉间。善理腰疼痛，痔疾大便难。脚气足下肿，两足尽寒酸。霍乱转筋急，穴中刺便安。

太冲足大指，节后三寸中。动脉知生死，能除惊痫风。咽喉肿心胀，两足不能动。七疝偏坠肿，眼目似云蒙。亦能疗腰痛，针下有神功。

昆仑足外踝，后跟微脉寻。膊重腰尻痛，阳踝更连阴。头疼脊皆急，暴喘满中心。踏地行不得，动足即呻吟。若欲求安好，须寻此穴针。

环跳在足髀，侧卧下足舒。上足屈乃得，针能废毒躯。冷风并冷痹，身体似缠拘。腿重腨痛甚，屈伸转侧嘘。有病须针灸，此穴最苏危。

阳陵泉膝下，外廉一寸中。膝肿并麻木，起坐腰背重。面肿胸中满，冷痹与偏风。努力坐不得，起卧似衰翁。针入五分后，神功实不同。

通里腕侧后，掌后一寸中。欲言言不出，懊侬在心中。实则四肢重，头腮面颊红。平声仍欠数，喉闭气难通。虚则不能食，咳嗽面无容。毫针微微刺，方信有神功。

列缺腕侧上，次指手交叉。专疗偏头患，偏风肘木麻。痰涎频壅上，口噤不开牙。若能明补泻，应手疾如拿。

## 二、四总穴歌

四总穴歌，原载于明代朱权所著的《乾坤生意》，以后《针灸聚英》、《针灸大全》、《杨敬斋针灸全书》、《针灸大成》都将它收入书中。四总穴是依据《灵枢·终始》“从腰以上者，手太阴阳明皆主之；从腰以下者，足太阴阳明皆主之”演变而来的。四总穴分治头项、面口、肚腹、腰背等部的疾患，在实践中确有针感强、疗效好、治疗范围广泛等优点。另外，四总穴又是远道取穴的典范。

**四总穴歌**

肚腹三里留，腰背委中求，
头项寻列缺，面口合谷收。

## 第三节　刺灸法类

### 一、金针赋

本赋首载于《针灸大全》卷五，名《梓岐风谷飞经撮要金针赋》。本赋作于明代正统四年（1439年），作者是一位自号“泉石心”、隐居于西河的针灸家。赋中不仅阐述了作者关于针法的学术观点，还详细介绍了多种具体行针手法，内容十分丰富，引起了许多后世针灸医家的重视。例如，明代针灸家杨继洲不但将本赋收入其《针灸大成》一书，还为之作了详细注解；另一位明代针灸家吴昆则针对该赋中的一些学术观点作《修金针赋》（《针方六集》），阐述了不同见解。这种研讨和争论，推动了针灸医学的发展，所以，本赋是对后世影响深远的一篇针灸名作。据《针灸大全》所载，将本赋辑录如下。

观夫针道，捷法最奇。须要明于补泻，方可起于倾危。先分病之上下，次定穴之高低。头有病而足取之，左有病而右取之。男子之气，早在上而晚在下，取之必明其理；女子之气，早在下而晚在上，用之必识其时。午前为早属阳，午后为晚属阴，男女上下，凭腰分之。手足三阳，手走头而头走足；手足三阴，足走腹而胸走手。阴升阳降，出入之机。逆之者为泻为迎，顺之者为补为随。春夏刺浅者以瘦，秋冬刺深者以肥。更观原气之厚薄，浅深之刺尤宜。

原夫补泻之法，妙在呼吸手指。男子者，大指进前左转，呼之为补，退后右转，吸之为泻，提针为热，插针为寒；女子者，大指退后右转，吸之为补，进前左转，呼之为泻，插针为热，提针为寒。左与右有异，胸与背不同，午前者如此，午后者反之。是故爪而切之，下针之法；摇而退之，出针之法；动而进之，催针之法；循而摄之，行气之法。搓则去病，弹则补虚。肚腹盘旋，扪为穴闭。沉重豆许曰按，轻浮豆许曰提。一十四法，针要所备。补者一退三飞，真气自归；泻者一飞三退，邪气自避。补则补其不足，泻则泻其有余。有余者为肿为痛，曰实；不足者为痒为麻，曰虚。气速效速，气迟效迟。死生富贵，针下皆知。贱者硬而贵者脆，生者涩而死者虚。为之不至，必死无疑。

且夫下针之法，先须爪按重而切之，次令咳嗽一声，随咳下针。凡补者呼气，初针刺至皮内，乃曰天才；少停进之针，刺至肉内，是曰人才；又停进针，刺至筋骨之间，名曰地才。此为极处，就当补之。再停良久，却须退之针至人之分，待气沉紧，倒针朝病，进退往来，飞经走气，尽在其中矣。凡泻者吸气，初针至天，少停进针，直至于地，得气之泻，再停良久，却须退针，复至于人，待气沉紧，倒针朝病，法同前矣。其或晕针者，神气虚也，以针补之，以袖掩之口鼻气回，热汤与之，略停少刻，依前再施之。

及夫调气之法，下针至地之后，复人之分。欲气上行，将针右捻，欲气下行，将针左捻。欲补先呼后吸，欲泻先吸后呼。气不至者，以手循摄，以爪切掐，以针摇动，进捻搓弹，直待气至。以龙虎升腾之法，按之在前，使气在后；按之在后，使气在前，运气走至疼痛之所，以纳气之法，扶针直插，复向下纳，使气不回。若关节阻涩，气不过者，以龙虎龟凤通经接气。大段之法，驱而运之，仍以循摄爪切，无不应矣。此通仙之妙。

况夫出针之法，病势既退，针气微松；病未退者，针气如根，推之不动，转之不移，此为邪气吸拔其针，乃真气未至，不可出之。出之者其病即复，再须补泻，停以待之，直候微松，方可出针豆许，摇而停之。补者吸之去疾，其穴急扪；泻者呼之去徐，其穴不闭。欲令腠密，然后吸气。故曰：下针贵迟，太急伤血；出针贵缓，太急伤气。以上总要，于斯尽矣。

考夫治病之法有八：一曰烧山火，治顽麻冷痹，先浅后深，用九阳而三进三退，慢提紧按，热至，紧闭插针，除寒之有准。二曰透天凉，治肌热骨蒸，先深后浅，用六阴而三出三入，紧提慢按，徐徐举针，退热之可凭。皆细细搓之，去病准绳。三曰阳中隐阴，先寒后热，浅而深，以九六之法，则先补后泻也。四曰阴中隐阳，先热后寒，深而浅，以六九之方，则先泻后补也。补者直须热至，泻者务待寒侵，犹如搓线，慢慢转针。法浅则用浅，法深则用深，二者不可兼而紊之也。五曰子午捣臼，水蛊膈气，落穴之后，调气均匀，针行上下，九入六出，左右转之，十遭自平。六曰进气之诀，腰背肘膝痛，浑身走注疼，刺九分，行九补，卧针五七吸，待气上行亦可。龙虎交战，左捻九而右捻六，是亦住痛之针。七曰留气之诀，痃瘕癖癥，针刺七分，用纯阳，然后乃直插针，气来深刺，提针再停。八曰抽添之诀，瘫痪疮癞，取其要穴，使九阳得气，提按搜寻，大要运气周遍。扶针直插，复向下纳，回阳倒阴。指下玄微，胸中活法，一有未应，反复再施。

若夫过关过节催运气，以飞经走气，其法有四：一曰青龙摆尾，如扶船舵，不进不退，一左一右，慢慢拨动。二曰白虎摇头，似手摇铃，退方进圆，兼之左右，摇而振之。三曰苍龟探穴，如入土之象，一退三进，钻剔四方。四曰赤凤迎源，展翅之仪，入针至地，提针至天，候针自摇，复进其原，上下左右，四围飞旋。病在上吸而退之，病在下呼而进之。

至夫久患偏枯，通经接气之法，已有定息寸数。手足三阳，上九而下十四，过经四寸；手足三阴，上七而下十二，过经五寸。在乎摇动出纳，呼吸同法，驱运气血，顷刻周流，上下通接，可使寒者暖而热者凉，痛者止而胀者消，若开渠之决水，立时见功，何倾危之不起哉？虽曰，病有三因，皆从气血。针分八法，不离阴阳。盖经络昼夜之循环，呼吸往来之不息。和则身体康健，否则疾病而生，譬如天下国家地方，山海田园，江河溪谷，值岁时风雨均调，则水道疏利，民安物阜。其或一方一所，风雨不均，遭以旱涝，使水道涌竭不同，灾伤遂至。人之气血，受病三因，亦犹方所之于旱涝也。盖针砭所以通经脉，均气血，蠲邪扶正，故曰捷法，最奇者哉。

嗟夫轩岐古远，卢扁死亡，此道幽深，非一言而可尽，斯文细密，在久习而能通。岂世上之常辞，庸流之泛术，得之者若科之及第，而悦于心。用之者如射之发中，而应于目。述自先贤，传之后学，用针之士，有志于斯。果能洞造玄微，而尽其精妙，则世之伏枕之疴，有缘者遇针，其病皆随手而愈矣。

## 二、补泻雪心歌

《补泻雪心歌》首载于《针灸聚英》。原书对作者及歌诀问世时间未作记载。本歌诀专论针刺补泻手法，“雪心”，意指内心清朗明晰，借喻掌握此歌诀，就可以理解补泻之法。今以《针灸聚英》（上海科技出版社1961年版）为底本，将其全文辑录如下。

行针补泻分寒热，泻寒补热须分；别捻针向外泻之方，捻针向内补之诀。泻左须将大指前，泻右大指当后拽；补左大指向前搓，补右大指往下曳。如何补泻有两般，盖是经从两边发；补泻又要识迎随，随则为补迎为泻，古人补泻左右分，今人乃为男女别；男女经脉一般生，昼夜循环无暂歇。两手阳经上走头，阴经胸走手指辍；两足阳经头走足，阴经足走腹中结。随则针头随经行，迎则针头迎经夺，更有补泻定吸呼，吸泻呼补真奇绝。补则呼出却入针，要知针用三飞法；气至出针吸气入，疾而一退急扪穴。泻则吸气方入针，要知阻气通身达；气至出针呼气出，徐而三退穴开禁。莫向人前容易说。



## 三、行针总要歌

本歌诀出自《针灸大成》，原书未述其编写时间及作者。歌中所记述的取穴方法和针灸施治过程中的一些基本问题，对目前针灸疗法的临床应用仍有现实的参考价值。今以《针灸大成》（人民卫生出版社 1980 年第 2 版）为底本，将其辑录如下。

黄帝金针法最奇，短长肥瘦在临时，但将他手横纹处，分寸寻求审用之。身体心胸或是短，身体心胸或是长，求穴看纹还有理，医工此理要推详，定穴行针须细认，瘦肥短小岂同群，肥人针入三分半，瘦体须当用二分。不肥不瘦不相同，如此之人但着中，只在二三分内取，用之无失且收功，大饥大饱宜避忌，大风大雨亦须容。饥伤荣气饱伤腑，更看人神俱避之。妙针之法世间稀，多少医工不得知，寸寸人身皆是穴，但开筋骨莫狐疑，有筋有骨傍针去，无骨无筋须透之。见病行针须仔细，必明升降阖开时，邪入五脏须早遏，祟侵六脉浪翻飞，乌乌稷稷空中堕，静意冥冥起发机，先补真阳元气足，次泻余邪九度嘘，同身逐穴歌中取，捷法昭然径不迷。百会、三阳顶之中，五会、天满名相同，前顶之上寸五取，百病能祛理中风，灸后火燥冲双目，四畔刺血令宣通，井泉要洗原针穴，针刺无如灸有功。前顶寸五三阳前，甄权曾云一寸言，棱针出血头风愈，盐油揩根病自痊。囟会顶前寸五深，八岁儿童不可针，囟门未合那堪灸，二者须当记在心。上星会前一寸斟，神庭星前发际寻，诸风灸庭为最妙，庭星宜灸不宜针。印堂穴并两眉攒，素髎面正鼻柱端，动脉之中定禁灸，若燃此穴鼻鼾酸。水沟鼻下名人中，兑端张口上唇宫，龈交二龈中间取，承浆下唇宛内踪，炷艾分半悬浆灸，大则阳明脉不隆。廉泉宛上定结喉，一名舌本立重楼，同身捷法须当记，他日声名播九州。

## 第四节　证治类

### 一、流注通玄指要赋

《流注通玄指要赋》系金元时期的针灸学家窦汉卿所撰，首载于其《针经指南》（初刊于 1295 年）一书中。《普济方》亦全文收载了此赋。《针灸大全》、《针灸聚英》、《针灸大成》等针灸名著则简称其为《通玄指要赋》予以转载，杨继洲还为之作了注解。

本赋总结了当时对主要常见病的针灸治疗经验，强调经络理论对临床的指导作用，并着重归纳了四肢肘、膝以下部位一些腧穴的主治病证。

今以《黄帝明堂灸经　灸膏肓俞穴法　子午流注　针经针经指南》（旧题《针灸四书》）为底本，参考《普济方》、《针灸大成》等书，将其辑录如下。

必欲治病，莫如用针。巧运神机之妙，工开圣理之深。外取砭针，能蠲邪而扶正；中含水火，善回阳而倒阴。

原夫络别支殊，经交错综，或沟池溪谷以歧异，或山海丘陵而隙共。斯流派以难揆，在条纲而有统。理繁而昧，纵补泻以何功；法捷而明，曰迎随而得用。

且如行步难移，太冲最奇。人中除脊膂之强痛，神门去心性之呆痴。风伤项急，始求于风府；头晕目眩，要觅于风池。耳闭须听会而治也，眼痛则合谷以推之。胸结身黄，取涌泉而即可；脑昏目赤，泻攒竹以偏宜。

但见两肘之拘挛，仗曲池而平扫；四肢之懈惰，凭照海以消除。牙齿痛，吕细堪治，头项强，承浆可保。太白宣通于气冲，阴陵开通于水道。腹膨而胀，夺内庭以休迟；筋转而疼，泻承山而在早。

大抵脚腕痛，昆仑解愈；股膝疼，阴市能医。痫发癫狂兮，凭后溪而疗理；疟生寒热兮，仗间使以扶持。期门罢胸满血膨而可已，劳宫退胃翻心痛以何疑。

稽夫大敦去七疝之偏坠，王公谓此；三里却五劳之羸瘦，华佗言斯。

固知腕骨祛黄，然骨泻肾。行间治膝肿目疾，尺泽去肘疼筋紧。目昏不见，二间宜取；鼻窒无闻，迎香可引。肩井除两臂难任，丝竹疗头疼不忍。咳嗽寒痰，列缺堪治；眵矇冷泪，临泣尤准。髋骨将腿痛以祛残，肾俞把腰疼而泻尽。以见越人治尸厥于维会，随手而苏；文伯泻死胎于阴交，应针而陨。

圣人于是察麻与痛，分实与虚，实则自外而入也，虚则自内而出欤。故济母而裨其不足，夺子而平其有余。观二十七之经络，一一明辨；据四百四之疾症，件件皆除。故得夭枉都无，跻斯民于寿域，几微已判，彰往古之玄书。

抑又闻心胸病，求掌后之大陵；肩背患，责肘前之三里。冷痹肾败，取足阳明之土；连脐腹痛，泻足少阴之水。脊间心后者，针中渚而立痊；胁下肋边者，刺阳陵而即止。头项痛，拟后溪以安然；腰背疼，在委中而已矣。夫用针之士，于此理苟明者焉，收祛邪之功，而在乎捻指。

## 二、玉龙歌

《玉龙歌》最早载于元代王国瑞撰《扁鹊神应针灸玉龙经》一书之首，名为《一百二十穴玉龙歌》，明代的《针灸大成》简称之为《玉龙歌》。由于歌名“玉龙”与书名“玉龙”互相照应，所以推测《玉龙歌》也是王国瑞所编。据《扁鹊神应针灸玉龙经》书后元代周仲良写的《后序》解释：“名玉龙者，盖以玉为天地之精，龙之神变极灵，此书之妙用，亦犹是也。”可见“玉龙”二字，不过是表示针灸的神妙而已。诸书所载《玉龙歌》的文字和病证编排顺序稍有不同，今以《四库全书》所收的《扁鹊神应针灸玉龙经》为底本，参考《针灸大成》等书，稍加校正，去掉注解，将其辑录如下。

扁鹊授我玉龙歌，玉龙一试痊沉疴，玉龙之歌世罕得，流传千载无差讹。吾今歌此玉龙诀，玉龙一百二十穴，医者行针殊妙绝，但恐时人自差别。补泻分明指下施，金针一刺显明医，伛者立伸偻者起，从此名扬天下知。

**中风**

中风不语最难医，发际顶门穴要知，更向百会明补泻，即时苏醒免灾危。

**口眼㖞斜**

中风口眼致㖞斜，须疗地仓连颊车，㖞左泻右依师语，㖞右泻左莫教差。

**头风**

头风呕吐眼昏花，穴在神庭刺不差，子女惊风皆可治，印堂刺入艾来加。

**偏正头风**

头风偏正最难医，丝竹金针亦可施，更要沿皮透率谷，一针两穴世间稀。

**头风痰饮**

偏正头风有两般，风池穴内泻因痰，若还此病非痰饮，合谷之中仔细看。

**头项强痛**

项强兼头四顾难，牙痛并作不能宽，先向承浆明补泻，后针风府即时安。

**牙疼（附：呕吐）**

牙疼阵阵痛相煎，针灸还须觅二间，翻呕不禁兼吐食，中魁奇穴试看看。

**乳蛾**

乳蛾之症更稀奇，急用金针病可医，若使迟延难整治，少商出血始相宜。

**鼻渊**

鼻流清涕名鼻渊，先泻后补疾可痊，若更头风并眼痛，上星一穴刺无偏。

**不闻香臭**

不闻香臭从何治，须向迎香穴内攻，先补后泻分明记，金针未出气先通。

**眉目间痛**

眉目疼痛不能当，攒竹沿皮刺不妨，若是目疼亦同治，刺入头维疾自康。

**心痛**

九般心痛及脾疼，上脘穴中宜用针，脾败还将中脘泻，两针成败免灾侵。

**三焦**

三焦邪气壅三焦，舌干口苦不和调，针刺关冲出毒血，口生津液气俱消。

**上焦热**（附：心虚胆寒）

少冲穴在手少阴，其穴功多必可针，心虚胆寒还泻补，上焦热涌手中寻。

**痴呆**

痴呆一症少精神，不识尊卑最苦人，神门独治痴呆病，转手骨开得穴真。

**赤目**

眼睛红肿痛难熬，怕日羞明心自焦，但刺睛明鱼尾穴，太阳出血病全消。

**目病隐涩**

忽然眼痛血贯睛，隐涩羞明最可憎，若是太阳除毒血，不须针刺自和平。

**目热**

心血炎上两眼红，好将芦叶搐鼻中，若还血出真为美，目内清凉显妙功。

**目烂**

风眩烂眼可怜人，泪出汪汪实苦辛，大小骨空真妙穴，灸之七壮病除根。

**目昏**

肝家血少目昏花，肝俞之中补更佳，三里泻来肝血益，双瞳朗朗净无瑕。

**耳聋**（附：红肿生疮）

耳聋气闭不闻音，痛痒蝉吟总莫禁，红肿生疮须用泻，只从听会用金针。

**聋痄二症**

若人患耳即成聋，下手先须觅翳风，顶上倘然生痄子，金针泻动号良工。

**喑哑**

哑门一穴两筋间，专治失音言语难，此穴莫深唯是浅，刺深反使病难安。

**痰嗽喘急**

咳嗽喘急及寒痰，须从列缺用针看，太渊亦泻肺家疾，此穴仍宜灸更安。

**咳嗽腰痛**（附：黄疸）

忽然咳嗽腰膂痛，身柱由来穴更真，至阳亦医黄疸病，先泻后补妙通神。

**伤风**

伤风不解咳频频，久不医之劳病终，咳嗽须针肺俞穴，痰多必用刺丰隆。

**咳嗽鼻流清涕**

腠理不密咳嗽频，鼻流清涕气昏沉，喷嚏须针风门穴，咳嗽还当艾火深。

**喘**

哮喘一症最难当，夜间无睡气遑遑，天突寻之真妙穴，膻中一灸便安康。

**气喘**

气喘吁吁不得眠，何当日夜苦相煎，若取璇玑真个妙，更针气海保安然。

**哮喘痰嗽**

哮喘咳嗽痰饮多，才下金针疾便和，俞府乳根一般刺，气喘风痰渐渐磨。

**口气**

口气由来最可憎，只因用意苦劳神，大陵穴共人中泻，心脏清凉口气清。

**气满**

小腹胀满气攻心，内庭二穴刺须真，两足有水临泣泻，无水之时不用针。

**气**（附：心闷、手生疮）

劳宫穴在掌中心，满手生疮不可禁，心闷之疾大陵泻，气攻胸腹一般针。

**肩肿痛**

肩端红肿痛难当，寒湿相搏气血狂，肩髃穴中针一遍，顿然神效保安康。

**肘挛筋痛**（二首）

两肘拘挛筋骨痛，举动艰难疾可憎，若是曲池针泻动，更医尺泽便堪行。

筋急不和难举动，穴法从来尺泽真，若遇头面诸般疾，一针合谷妙通神。

**臂痛**

两胛疼痛气攻胸，肩井二穴最有功，此穴由来真气聚，泻多补少应针中。

**肩背痛**

肩臂风连背亦痛，用针胛缝妙通灵，五枢本治腰疼病，入穴分明疾顿轻。

**虚**

虚羸有穴是膏肓，此法从来要度量，禁穴不针宜灼艾，灸之千壮亦无妨。

**虚弱夜起**

老人虚弱小便多，夜起频频更若何，针助命门真妙穴，艾加肾俞疾能和。

**胆寒心惊鬼交白浊**

胆寒原是怕心惊，白浊遗精苦莫禁，夜梦鬼交心俞泻，白环俞泻一般针。

**劳证**

传尸劳病最难医，涌泉穴内没忧疑，痰多须向丰隆泻，喘气丹田亦可施。

**盗汗**

满身发热病为虚，盗汗淋漓却损躯，穴在百劳椎骨上，金针下著疾根除。

**肾虚腰痛**

肾虚腰痛最难当，起坐艰难步失常，肾俞穴中针一下，多加艾火灸无妨。

**腰脊强痛**

脊膂强痛泻人中，挫闪腰疼亦可针，委中也是腰疼穴，任君取用两相通。

**手腕疼**

腕中无力或麻痛，举指酸疼握物难，若针腕骨真奇妙，此穴尤宜仔细看。

**臂腕痛**

手臂相连手腕疼，液门穴内下针明，更有一穴名中渚，泻多勿补疾如轻。

**虚烦**

连月虚烦面赤妆，心中惊恐亦难当，通里心原真妙穴，神针一刺便安康。

**腹中气块**

腹中气块最为难，须把金针刺内关，八法阴维名妙穴，肚中诸疾可平安。

**腹痛**

腹中疼痛最难当，宜刺大陵并外关，若是腹痛兼闭结，支沟奇穴保平安。

**吹乳**

妇人吹乳痛难熬，吐得风痰疾可调，少泽穴中明补泻，金针下了肿全消。

**白带**

妇人白带亦难治，须用金针取次施，下元虚惫补中极，灼艾尤加仔细推。

**脾疾反胃**

脾家之疾有多般，反胃多因吐食餐，黄疸亦须腕骨灸，金针中脘必痊安。

**腿风**

环跳为能治腿风，居髎二穴亦相同，更有委中出毒血，任君行步显奇功。

**膝腿无力**

膝疼无力腿如瘫，穴法由来风市间，更兼阴市奇穴妙，纵步能行任往还。

**腿痛**

髋骨能医两腿疼，膝头红肿一般同，膝关膝眼皆须刺，针灸堪称劫病功。

**膝风**

红肿名为鹤膝风，阳陵二穴便宜攻，阴陵亦是通神穴，针到方知有俊功。

**脚气**

寒湿脚气痛难熬，先针三里及阴交，更兼一穴为奇妙，绝骨才针肿便消。

**脚肿**

脚跟红肿草鞋风，宜向昆仑穴上攻，再取太溪共申脉，此针三穴并相同。

**脚背痛**

丘墟亦治脚跗疼，更刺行间疾便轻，再取解溪商丘穴，中间补泻要分明。

**脚疾**

脚步难移疾转加，大冲一穴保无他，中封三里皆奇妙，两穴针而并不差。

**疟疾**

疟疾脾寒最可怜，有寒有热两相煎，须将间使金针泻，泻热补寒方可痊。

**时疫疟疾**

时疫疟疾最难禁，穴法由来用得明，后溪一穴如寻得，艾火多加疾便轻。

**瘰疬**

瘰疬由来瘾疹同，疗之还要择医工，肘尖有穴名天井，一用金针便有功。

**痔瘘**

九般痔疾最伤人，穴在承山妙入神，纵饶大痛呻吟者，一刺长强绝病根。

**大便闭塞**

大便闭塞不能通，照海分明在足中，更把支沟来泻动，方知医士有神功。

**身痛**

浑身疼痛疾非常，不定穴中仔细详，有筋有骨须浅刺，灼艾临时要度量。

**惊痫**

五痫之证不寻常，鸠尾之中仔细详，若非名师真老手，临时犹恐致深伤。

**水肿**

病称水肿实难调，腹胀膨脝不可消，先灸水分通水道，后针三里及阴交。

**疝气**（三首）

由来七疝病多端，偏坠相兼不等闲，不问竖痃并木肾，大敦一泻即时安。

竖痃疝气发来频，气上攻心大损人，先向阑门施泻法，大敦复刺可通神。

冲心肾疝最难为，须用神针病自治，若得关元并带脉，功成处处显良医。

**痔漏**

痔漏之疾亦可针，里急后重最难禁，或痒或痛或下血，二白穴从掌后寻。

**泄泻**

脾泄为灾若有余，天枢妙穴刺无虞，若兼五脏脾虚证，艾火多烧疾自除。

**伤寒**

伤寒无汗泻复溜，汗出多时合谷收，六脉若兼沉细证，下针才补病痊瘳。

**伤寒过经**

过经未解病沉沉，须向期门穴上针，忽然气喘攻胸胁，三里泻之须用心。

**脚细筋痛**

脚细拳挛痛怎行，金针有法治悬钟，风寒麻痹连筋痛，一刺能令病绝踪。

**牙痛**

风牙虫蛀夜无眠，吕细寻之痛可蠲，先用泻针然后补，方知法是至人传。

**心腹满痛**（附：半身麻痹、手足不仁）

中都原穴是肝阴，专治身麻痹在心，手足不仁心腹满，小肠疼痛便须针。

**头胸痛、呕吐、眩晕**

金门申脉治头胸，重痛虚寒候不同，呕吐更兼眩晕苦，停针呼吸在其中。

**小肠疝气连腹痛**

水泉穴乃肾之原，脐腹连阴痛可蠲，更刺大敦方是法，下针速泻即安然。

**脾胃虚弱**

咽酸口苦脾虚弱，饮食停寒夜不消，更把公孙脾俞刺，自然脾胃得和调。

**臂细、筋寒、骨痛**

臂细无力转动难，筋寒骨痛夜无眠，曲泽一针依补泻，更将通里保平安。

## 三、针灸歌

《针灸歌》见于元代王国瑞《扁鹊神应针灸玉龙经》。关于本歌诀的作者和问世时间，该书均未述及，仅在歌诀结尾有“此法传从窦太师”之语。歌中归纳了针灸治疗常见病症的许多取穴、配穴经验，内容丰富，故以《四库全书》所收《扁鹊神应针灸玉龙经》一书为底本，将其辑录如下。

中风瘫痪经年月，曲鬓七处艾且热。耳聋气闭听会中，百会脱肛并泻血。承浆暴哑口㖞斜，耳下颊车并口脱。偏正头疼及目眩，囟会神庭最亲切。

风劳气嗽久未痊，第一椎下灸两边。肺疼喘满难偃仰，华盖中府能安然。喉闭失音并吐血，细寻天突宜无偏。瘰疬当求缺盆内，紫宫吐血真秘传。

霍乱吐泻精神脱，艾灸中脘人当活。食积脐旁取章门，气癖食关中脘穴。脐上一寸名水分，腹胀更宜施手诀。关元气海脐心下，虚惫崩中真妙绝。

呕吐当先求膈俞，胁痛肝俞目翳除。肩如反弓臂如折，曲池养老并肩髃。泄泻注下取脐内，意舍消渴诚非虚，气刺两乳中庭内，巨阙幽门更为最。

忽然下部发奔豚，穴号五枢宜灼艾。肺俞魄户疗肺痿，疟灸脾俞寒热退。膏肓二穴不易求，虚惫失精并上气。

五痔只好灸长强，肠风痔疾尤为良。肠痛围脐四畔灸，相去寸半当酌量。赤白带下小肠俞，咳逆期门中指长。大敦二穴足大指，血崩血衄宜细详。

项强天井及天柱，鼻塞上星真可取。人门挺露号产癀，阴跷脐心二穴主。妇人血气痛难禁，四满灸之效可许。脐下二寸名石门，针灸令人绝子女。

肩髃相对主瘘留，壮数灸之宜推求。腹连殗殜骨蒸患，四花一灸可无忧。环跳取时须侧卧，冷痹筋挛足不收。转筋速灸承山上，太冲寒疝即时瘳。

脚气三里及风市，腰痛昆仑曲脉里。复溜偏治五淋病，涌泉无孕须怀子。阴中湿痒阴跷间，便疝大敦足大指。癫邪之病及五痫，手足四处艾俱起。

风拄地痛足胻疼，京历付阳与仆参。心如锥刺太溪上，睛痛宜去灸拳尖。历节痛风两处穴，飞扬绝骨可安痊。脾虚腹胀身浮肿，大都三里艾宜燃。

赤白痢下中膂取，背脊三焦最宜主。臂疼手痛手三里，腕骨肘髎与中渚。巨骨更取穴譩譆，肩背痛兼灸天柱。腰俞一穴最为奇，艾灸中间腰痛愈。

醉饱俱伤面目黄，但灸飞扬及库房。额角偏头疼灌注，头风眼泪视睆睆。伤寒热病身无汗，细详孔最患无妨。寒气绕脐心痛急，天枢二穴夹脐旁。

女人经候不匀调，中极气海与中髎。月闭乳痈临泣妙，瘕聚膀胱即莫抛。乳汁少时膻中穴，夜间遗溺觅阴包。足疼足弱步难履，委中更有三阴交。

心神怔忡多健忘，顶心百会保安康。两丸牵痛阴痿缩，四满中封要忖量。四直脐心灸便沥，胞转葱吹溺出良。忽然梦魇归泉速，踇趾毛中最可详。

脑热脑寒并脑溜，囟会穴中宜著灸。鼻中息肉气难通，灸取上星辨香臭。天突结喉两旁间，能愈痰涎并咳嗽。忽然痫发身旋倒，九椎筋缩无差谬。

痈疽杂病能为先，蒜艾当头急用捻。犬咬蛇伤灸痕迹，牙痛叉手及肩尖。噎塞乳根一寸穴，四杈骨下正无偏。大便失血阳虚脱，脐心对脊效天然。

又歌曰：

心疼巨阙穴中求，肩井曲池躯背痛。眼胸肝俞及命门，足躄悬钟环跳中。阴跷阳维治胎停，照海能于喉闭用。大钟一穴疗心痴，太冲腹痛须勤诵。

脾胃疼痛泻公孙，胸腹痛满内关分。劳嗽应须泻魄户，筋挛骨痛销魂门。眼痛睛明及鱼尾，阴郄盗汗却堪闻。若也中风在环跳，小儿骨蒸偏历尊。

行步艰难太冲取，虚损天枢实为主。要知脊痛治人中，痴呆只向神门许。风伤项急风府寻，头眩风池吾语汝。耳闭听会眼合谷，承浆偏疗项难举。

胸结身黄在涌泉，脑昏目赤攒竹穿。两肘拘挛曲池取，转筋却向承山先。宣导气冲与太白，开通水道阴陵边。脚腕痛时昆仑取，股膝疼痛阴市便。

癫痫后溪疟间使，心痛劳苦实堪治。胸满胁胀取期门，大敦七疝兼偏坠。怯黄偏在腕骨中，五劳羸瘦求三里。膝肿目疾行间求，肘痛筋挛尺泽试。

若也鼻塞取迎香，两股酸疼肩井良。偏头风痛泻攒竹，咳唾寒痰列缺强。迎风流泪在临泣，委中肾俞治腰行。三阴交中死胎下，心胸如病大陵将。

肩背患时手三里，两足冷痹肾俞拟。胁下筋边取阳陵，脊心如痛针中渚。头强项硬刺后溪，欲知秘诀谁堪侣。此法传从窦太师，后人行之踏规矩。

## 四、长桑君天星秘诀歌

据《针灸大成》记载，本歌诀出自《乾坤生意》（明代朱权撰，成书于明朝洪武24年）。惜该书现存之残卷中，仅能从目录中得知有针灸方面的记载，却已无具体内容可考。歌诀名称中之“长桑君”，据《史记·扁鹊仓公列传》中记载，传说乃名医扁鹊之师，但歌赋体裁的针灸作品是自金元时期才逐渐兴盛起来的，故本篇歌诀当是后人托长桑君之名所作。明代《针灸大全》、《针灸大成》均转载了此歌诀。今以《针灸大全》为底本，将其辑录如下。

天星秘诀少人知，此法专分前后施。若是胃中停宿食，后寻三里起璇玑。脾病血气先合谷，后刺三阴交莫迟。如中鬼邪先间使，手臂挛痹取肩髃。脚若转筋并眼花，先针承山次内踝。脚气酸疼肩井先，次寻三里阳陵泉。如是小肠连脐痛，先刺阴陵后涌泉。耳鸣腰痛先五会，次针耳门三里内。小肠气痛先长强，后刺大敦不要忙。足缓难行先绝骨，次寻条口及冲阳。牙疼头痛兼喉痹，先刺二间后三里。胸膈痞满先阴交，针到承山饮食喜。肚腹浮肿胀膨膨，先针水分泻建里。伤寒过经不出汗，期门通里先后看。寒疟面肿及肠鸣，先取合谷后内庭。冷风湿痹针何处，先取环跳次阳陵。指痛挛急少商好，依法施之无不灵。此是桑君真口诀，时医莫作等闲轻。

## 五、灵光赋

《灵光赋》首载于明代针灸家徐凤《针灸大全》，是整理和归纳针灸学术思想和临床经验的歌赋之一，言简义博，便于学习和应用，后世针灸专著亦多有转载。今以《针灸大全》为底本，参考诸书，将其辑录如下。

黄帝岐伯针灸诀，依他经里分明说。三阴三阳十二经，更有两经分八脉。灵光典注极幽深，偏正头疼泻列缺。睛明治眼胬肉攀，耳聋气痞听会间。两鼻鼽衄针禾髎，鼻窒不闻迎香间。治气上壅足三里，天突宛中治喘痰。心疼手颤针少海，少泽应除心下寒。两足拘挛觅阴市，五般腰痛委中安。脾枢不动泻丘墟，复溜治肿如神医。犊鼻治疗风邪疼，住喘却痛昆仑愈。后跟痛在仆参求，承山筋转并久痔。足掌下去寻涌泉，此法千金莫妄传。此穴多治妇人疾，男蛊女孕两病痊。百会鸠尾治痢疾，大小肠俞大小便。气海血海疗五淋，中脘下脘治腹坚。伤寒过经期门愈，气刺两乳求太渊。大敦二穴主偏坠，水沟、间使治邪癫。吐血定喘补尺泽，地仓能止两流涎。劳宫医得神劳倦，水肿水分灸即安。五指不伸中渚取，颊车可针牙齿愈。阴跷阳跷两踝边，脚气四穴先寻取。阴阳陵泉亦主之，阴跷阳跷与三里。诸穴一般治脚气，在腰玄机宜正取。膏肓岂止治百病，灸得玄切病须愈。针灸一穴数病除，学者尤宜加仔细。悟得明师流注法，头目有病针四肢。针有补泻明呼吸，穴应五行顺四时。悟得人身终造化，此歌依旧是筌蹄。

## 六、席弘赋

《席弘赋》首载于《针灸大全》。关于本赋作者，《针灸聚英》在转载此赋时于赋后注明："右席弘赋，自《针灸大全》中表录于此。按席弘江西人，家世以针灸相传者。"据此，本赋似依据南宋的针灸名家席弘的临床经验所作。赋中总结了许多针灸治疗经验，很有临床参考价值。兹据《针灸大全》及其他诸书，辑录赋文如下。

凡欲行针须审穴，要明补泻迎随诀。胸背左右不相同，呼吸阴阳男女别。气刺两乳求太渊，未应之时泻列缺。列缺头疼及偏正，重泻太渊无不应。耳聋气痞听会针，迎香穴泻功如神。谁知天突治喉风，虚喘须寻三里中。手连肩脊痛难忍，合谷针时要太冲。曲池两手不如意，合谷下针宜仔细。心疼手颤少海间，若要根除觅阴市。但患伤寒两耳聋，金门听会疾如风。五般肘痛寻尺泽，太渊针后却收功。手足上下针三里，食癖气块凭此取。鸠尾能治五般痫，若下涌泉人不死。胃中有积刺璇玑，三里功多人不知。阴陵泉治心胸满，针到承山饮食思。大杼若连长强寻，小肠气痛即行针。委中专治腰间痛，脚膝肿时寻至阴。气滞腰疼不能立，横骨大都宜救急。气海专能治五淋，更针三里随呼吸。期门穴主伤寒患，六日过经犹未汗。但向乳根二肋间，又治妇人生产难。耳内蝉鸣腰欲折，膝下明存三里穴。若能补泻五会间，且莫逢人容易说。睛明治眼未效时，合谷光明安可缺。人中治痫功最高，十三鬼穴不须饶。水肿水分兼气海，皮内随针气自消。冷嗽先宜补合谷，却须针泻三阴交。牙齿肿痛并咽痹，二间阳溪疾怎逃。更有三间肾俞妙，善除肩背消风劳。若针肩井须三里，不刺之时气未调。最是阳陵泉一穴，膝间疼痛用针烧。委中腰痛脚挛急，取得其经血自调。脚痛膝肿针三里，悬钟二陵三阴交。更向太冲须引气，指头麻木自轻飘。转筋目眩针鱼腹，承山昆仑立便消。肚疼须是公孙妙，内关相应必然瘳。冷风冷痹疾难愈，环跳腰间针与烧。风府风池寻得到，伤寒百病一时消。阳明二日寻风府，呕吐还须上脘疗。妇人心痛心俞穴，男子痃癖三里高。小便不禁关元好，大便闭涩大敦烧。髋骨腿疼三里泻，复溜气滞便离腰。从来风府最难针，却用工夫度浅深。倘若膀胱气未散，更宜三里穴中寻。若是七疝小腹痛，照海阴交曲泉针。又不应时求气海，关元同泻效如神。小肠气撮痛连脐，速泻阴交莫待迟。良久涌泉针取气，此中玄妙少人知。小儿脱肛患多时，先灸百会次鸠尾。久患伤寒肩背痛，但针中渚得其宜。肩上痛连脐不休，手中三里便须求。下针刺麻醉重即须泻，得气之时不用留。腰连膝肿急必大，便于三里攻其隘。下针一泻三补之，气上攻噎只管在。噎不住时气海灸，定泻一时立便瘥。补自卯南转针高，泻从卯北莫辞劳。逼针泻气便须吸，若补随呼气自调。左右捻针寻子午，抽针泻气自迢迢。用针补泻分明说，更用搜穷本与标。咽喉最急先百会，太冲照海及阴交。学者潜心宜熟读，席弘治病最名高。

## 七、治病十一证歌

《治病十一证歌》首见于《针灸大全》卷一，《针灸聚英》、《针灸大成》均以《杂病十一穴歌》之名予以转载，但歌诀的作者及撰写时间均未见记述。歌诀介绍了30个腧穴（主要是肘膝以下穴位）用于治疗常见病证的经验，简明扼要，切于实用。今依《针灸大全》，辑录赋文如下。

攒竹丝竹主头疼，偏正皆宜向此中。更去大都徐泻动，风池又刺三分深。曲池合谷先针泻，永与除疴病不侵，依此下针无不应，管教随手便安宁。

头风头痛与牙疼，合谷三间两穴寻，更向大都针眼痛，太渊穴内用针行。牙疼三分针吕细，齿疼依前指上明，更推大都左之右，交互相迎仔细寻。

听会兼之与听宫，七分针泻耳中聋，耳门又泻三分许，更加七壮灸听宫。大肠经内将针泻，曲池合谷七分中，医者若能明此理，针下之时便见功。

肩背并和肩膊疼，曲池合谷七分深，未愈尺泽加一寸，更于三间次第行。各入七分于穴内，少风二府刺心经，穴内浅深依法用，当时蠲疾两之经。

咽喉以下至于脐，胃脘之中百病危，心气痛时胸结硬，伤寒呕哕闷涎随。列缺下针三分许，三分针泻到风池。二指三间并三里，中冲还刺五分依。

汗出难来刺腕骨，五分针泻要君知，鱼际经渠并通里，一分针泻汗淋漓。二指三间及三里，大指各刺五分宜，汗至如若通遍体，有人明此是良医。

四肢无力中邪风，眼涩难开百病攻。精神昏倦多不语，风池合谷用针通。两手三间随后泻，三里兼之与太冲，各入五分于穴内，迎随得法有神功。

风池手足指诸间，右痪偏风左曰瘫，各刺五分随后泻，更灸七壮便身安。三里阴交行气泻，一寸三分量病看，每穴又加三七壮，自然瘫痪即时安。

肘痛将针刺曲池，经渠合谷共相宜，五分针刺于二穴，疟病缠身方得离。未愈更加三间刺，五分深刺莫忧疑，又兼气痛憎寒热，间使行针莫用迟。

腿膝腰疼痞气攻，髋骨穴内七分穷，更针风市兼三里，一寸三分补泻同。又去阴交泻一寸，行间仍刺五分中，刚柔进退随呼吸，去疾除疴捻指功。

肘膝疼时刺曲池，进针一寸是便宜。左病针右右针左，依此三分泻气奇。膝痛三寸针犊鼻，三里阴交要七次，但能仔细寻其理，劫病之功在片时。

## 八、孙思邈先生针十三鬼穴歌

本歌诀出自《针灸大全》卷一，其内容与《备急千金要方》（唐·孙思邈撰）卷十四的有关记载略有出入，《针灸聚英》转载此歌时题为《孙真人十三鬼穴歌》；《针灸大成》转载时题为《孙真人针十三鬼穴歌》，诸书文字略有出入。各歌中之各“鬼穴”，乃治疗神志病的经验穴，为现代研究针灸治疗此类疾病，提供了选穴参考。今以《针灸大全》为主，参考诸书，辑录全文如下。

百邪癫狂所为病，针有十三穴须认。

凡针之体先鬼宫，次针鬼信无不应。一一从头逐一求，男从左起女从右。一针人中鬼宫停，左边下针右出针。第二手大指甲下，名鬼信刺三分深。三针足大指甲下，名曰鬼垒入二分。四针掌后大陵穴，入寸五分为鬼心。五针申脉名鬼路，火针三下七锃锃。第六却寻大杼上，入发一寸名鬼枕。七刺耳垂下五分，名曰鬼床针要温。八针承浆名鬼市，从左出右君须记。九针间使鬼市上，十针上星名鬼堂。十一阴下缝三壮，女玉门头为鬼藏。十二曲池名鬼臣，火针仍要七锃锃。十三舌头当舌中，此穴须名是鬼封。手足两边相对刺，若逢孤穴只单通。此是先师真妙诀，狂猖恶鬼走无踪。

## 九、徐秋夫鬼病十三穴歌

本歌诀出自明代针灸家高武《针灸聚英》卷四上。歌诀所标之徐秋夫，乃南北朝时刘宋朝的医家。据《南史·张融传》，传说徐秋夫疗鬼腰痛，本歌标徐秋夫之名，显系从这个故事推演而来。所言“鬼病”，以今天眼光看，主要指神志病，故歌中之腧穴，亦属治疗神志病的经验穴。今从上海科学技术出版社1961年版之《针灸聚英》一书，辑录其全文如下。

人中神庭风府始，舌缝承浆颊车次，少商大陵间使连，乳中阳陵泉有据，隐白行间不可差，十三穴是秋夫置。

## 十、玉龙赋

本赋见于《针灸聚英》卷四上，是作者在《玉龙歌》的基础上缩写而成的，概括了百余腧穴对常见病症的治疗作用。因该书对本赋作者情况未作记载，故作者姓氏、写作具体时间等无从查考。本赋内容精练，颇具临床参考价值。故据《针灸聚英》，辑录其全文如下。

夫参博以为要，辑简而舍烦，总玉龙以成赋，信金针以获安，原夫卒暴中风，顶门百会；脚气连延，里绝三交；头风鼻渊，上星可用；耳聋腮肿，听会偏高。攒竹头维，治目疼头痛；乳根俞府，疗气嗽痰哮。风市阴市，驱腿脚之乏力；阴陵阳陵，除膝肿之难熬。二白医痔漏，间使剿疟疾；大敦去疝气，膏肓补虚劳。天井治瘰疬瘾疹，神门治呆痴笑咷。咳嗽风痰，太渊列缺宜刺；尪羸喘促，璇玑气海当知。期门大敦，能治坚痃疝气；劳宫大陵，可疗心闷疮痍。心悸虚烦刺三里；时疫痎疟寻后溪。绝骨三里阴交，脚气宜此；睛明太阳鱼尾，目证凭兹。老者便多，命门兼肾俞而着艾；妇人乳肿，少泽与太阳之可推。身柱蠲嗽，能除膂痛；至阳却疸，善治神疲。长强承山，灸痔最妙；丰隆肺俞，痰嗽称奇。风门主伤冒寒邪之嗽，天枢理感患脾泄之危。风池绝骨，而疗乎伛偻；人中曲池，可治其痿伛。期门刺伤寒未解，经不再传；鸠尾针癫痫已发，慎其妄施。阴交水分三里，蛊胀宜刺；商丘解溪丘墟，脚痛堪追。尺泽理筋急之不用，腕骨疗手腕之难移。肩脊痛兮，五枢兼于背缝；肘挛疼兮，尺泽合于曲池。风湿搏于两肩，肩髃可疗；壅热盛乎三焦，关冲最宜。手臂红肿，中渚液门要辨；脾虚黄疸，腕骨中脘何疑。伤寒无汗，攻复溜宜泻；伤寒有汗，取合谷当随。欲调饱满之气逆，三里可胜；要起六脉之沉匿，复溜称神。照海支沟，通大便之秘；内庭临泣，理小腹之䐜。天突膻中医喘嗽，地仓颊车疗口祸。迎香攻鼻窒为最，肩井除臂痛如拏。二间治牙疼，中魁理反胃而即瘥；百劳止虚汗，通里疗心惊而即瘥。大小骨空，治眼烂能止冷泪；左右太阳，医目疼善除血翳。心俞肾俞，治腰肾虚乏之梦遗；人中委中，除腰脊痛闪之难制。太溪昆仑申脉，最疗足肿之迍；涌泉关元丰隆，为治尸劳之例。印堂治其惊搐，神庭理乎头风。大陵人中频泻，口气全除，带脉关元多灸，肾败堪攻。腿脚重疼，针髋骨膝关膝眼；行步艰楚，刺三里中封太冲。取内关于照海，医腹疾之块；搐迎香于鼻内，消眼热之红。肚痛秘结，大陵合外关于支沟；腿风湿痛，居髎兼环跳于委中。上脘中脘，治九种之心痛；赤带白带，求中极之异同。又苦心虚热壅，少冲明于济夺；目昏血溢，肝俞辨其实虚。当心传之玄要，究手法之疾徐。或值挫闪疼痛之不定，此为难拟定穴之可祛。

辑管见以便诵读，幸高明而无哂诸。

## 十一、拦江赋

《拦江赋》见于《针灸聚英》卷四上。关于作者，高武在赋后注云："拦江赋不知谁氏所作，今自凌氏所编集写本针书表录于此。"凌氏当为明初的著名针灸家凌云。赋中介绍了以八脉交会穴为主，用担截之法治疗全身病证的经验，并总结了一些针法应用的基本原则。今据《针灸聚英》，辑录其全文如下。

担截之中法何数，有担有截起沉疴。我今作此《拦江赋》，何用三车五辐歌。先将八法为定例，流注之中分次第。心胸之病内关担，脐下公孙用法拦。头部须还寻列缺，痰涎壅塞及咽干。噤口喉风针照海，三棱出血刻时安。伤寒在表并头痛，外关泻动自然安。眼目之症诸疾苦，更用临泣使针担。后溪专治督脉病，癫狂此穴治还轻。申脉能除寒与热，头风偏正及心惊。耳鸣鼻衄胸中满，好用金针此穴寻；但遇痒麻虚即补，如逢疼痛泻而迎。更有伤寒真妙诀，三阴须要刺阳经；无汗更将合谷补，复溜穴泻好用针。倘若汗多流不绝，合谷补收效如神。四日太阴宜细辨，公孙照海一般行；再用内关施截法，七日期门可用针。但治伤寒皆用泻，要知《素问》坦然明。流注之中分造化，常将木火土金平。水数亏兮宜补肺，水之泛滥土能平。春夏井荥宜刺浅，秋冬经合更宜深。天地四时同此数，三才常用记心胸；天地人部次第入，仍调各部一般匀。夫弱妇强亦有克，妇弱夫强亦有刑，皆在本经担与截，泻南补北亦须明。经络明时知造化，不得师传枉用心；不遇至人应不授，天实岂可付非人。按定气血病人呼，重搓数十把针扶。战提摇起向上使，气自流行病自无。

## 十二、肘后歌

《肘后歌》见于《针灸聚英》卷四上。本赋题名“肘后”，乃因古人常将随身携带的物品放在袍袖以内，悬于肘后，取用便利，所以“肘后”二字，与现代所说的“袖珍”同义，不过是强调本歌诀内容便于应用而已。本歌诀的作者及创作时间原书均未提及。歌中内容侧重于介绍远道取穴方法，尤详于对急性热病中的伤寒、疟病、痹证等的阐述。据《针灸聚英》所载，辑录其全文如下。

头面之疾针至阴，腿脚有疾风府寻，心胸有病少府泻，脐腹有病曲泉针。肩背诸疾中渚下，腰膝强痛交信凭，胁肋腿痛后溪妙，股膝肿起泻太冲。阴核发来如升大，百会妙穴真可骇。顶心头痛眼不开，涌泉下针定安泰。鹤膝肿劳难移步，尺泽能舒筋骨疼，更有一穴曲池妙，根寻源流可调停，其患若要便安愈，加以风府可用针。更有手臂拘挛急，尺泽刺深去不仁，腰背若患挛急风，曲池一寸五分攻，五痔原因热血作，承山须下病无踪，哮喘发来寝不得，丰隆刺入三分（一作三寸）深。狂言盗汗如见鬼，惺惺间使便下针。骨寒髓冷火来烧，灵道妙穴分明记，疟疾寒热真可畏，须知虚实可用意。间使宜透支沟中，大椎七壮合圣治。连日频频发不休，金门刺深七分是，疟疾三日得一发，先寒后热无他语。寒多热少取复溜，热多寒少用间使，或患伤寒热未休，牙关风壅药难投，项强反张目直视，金针用意列缺求，伤寒四肢厥逆冷，脉气无时仔细看。神奇妙穴真有二，复溜半寸顺骨行。四肢回还脉气浮，须晓阴阳倒换求，寒则须补绝骨是，热则绝骨泻无忧。脉若浮洪当泻解，沉细之时补便瘳。百合伤寒最难医，妙法神针用意推，口噤眼合药不下，合谷一针效甚奇。狐惑伤寒满口疮，须下黄连犀角汤，虫在脏腑食肌肉，须要神针刺地仓。伤寒腹痛虫寻食，吐蛔乌梅可难攻，十日九日必定死，中脘回还胃气通。伤寒痞气结胸中，两目昏黄汗不通，涌泉妙穴三分许，速使周身汗自通。伤寒痞结胁积痛，宜用期门见深功，当汗不汗合谷泻，自汗发黄复溜凭。飞虎一穴通痞气，祛风引气使安宁。刚柔二痉最乖张，口噤眼合面红妆，热血流入心肺腑，须要金针刺少商。中满如何去得根，阴包如刺效如神，不论老幼依法用，须教患者便抬身。打扑伤损破伤风，先于痛处下针攻，后向承山立作效，甄权留下意无穷。腰腿疼痛十年春，应针不了便惺惺，大都引气探根本，服药寻方枉费金。脚膝经年痛不休，内外踝边用意求，穴号昆仑并吕细，应时消散即时瘳。风痹痿厥如何治，大杼曲泉真是妙。两足两胁满难伸，飞虎神针七分到。腰软如何去得根，神妙委中立见效。

## 十三、百症赋

《百症赋》首载于明代高武《针灸聚英》。关于本赋的作者，高氏在本赋之后写道：“不知谁氏所作，辞颇不及于《指微》、《标幽》。曰‘百证’者，宜其曲尽百般病证针刺也。”赋中论述了多种病症的针灸治疗方法，是一篇总结针灸临床经验，且便于参考应用的文献。据《针灸聚英》所载，辑录其全文如下。

百症俞穴，再三用心。囟会连于玉枕，头风疗以金针。悬颅颔厌之中，偏头痛止；强间丰隆之际，头痛难禁。原夫面肿虚浮，须仗水沟前顶；耳聋气闭，全凭听会翳风。面上虫行有验，迎香可取；耳中蝉噪有声，听会堪攻。目眩兮，支正飞扬；目黄兮，阳纲胆俞。攀睛攻少泽肝俞之所；泪出刺临泣头维之处。目中漠漠，即寻攒竹三间；目觉䀮䀮，急取养老天柱。观其雀目肝气，睛明行间而细推；审他项强伤寒，温溜期门而主之。廉泉中冲，舌下肿疼堪取；天府合谷，鼻中衄血宜追。耳门丝竹空，住牙疼于顷刻；颊车地仓穴，正口祸于片时。喉痛兮，液门鱼际云疗；转筋兮，金门丘墟来医。阳谷侠溪，颔肿口噤并治；少商曲泽，血虚口渴同施。通天去鼻内无闻之苦，复溜祛舌干口燥之悲。哑门关冲，舌缓不语而要紧；天鼎间使，失音嗫嚅而休迟。太冲泻唇祸以速愈，承浆泻牙疼而即移。项强多恶风，束骨相连于天柱；热病汗不出，大都更接于经渠。且如两臂顽麻，少海就傍于三里；半身不遂，阳陵远达于曲池。建里内关，扫尽胸中之苦闷；听宫脾俞，祛残心下之悲凄。久知胁肋疼痛，气户华盖有灵；腹内肠鸣，下脘陷谷能平。胸胁支满何疗，章门不容细寻；膈疼饮蓄难禁，膻中巨阙便针。胸满更加噎塞，中府意舍所行；胸膈停留瘀血，肾俞巨髎宜征。胸满项强，神藏璇玑已试；背连腰痛，白环委中曾经。脊强兮，水道筋缩，目眴兮，颧髎大迎。痓病非颅息而不愈，脐风须然谷而易醒。委阳天池，腋肿针而速散；后溪环跳，腿疼刺而即轻。梦魇不宁，厉兑相谐于隐白；发狂奔走，上脘同起于神门。惊悸怔忡，取阳交解溪勿误；反张悲哭，仗天冲大横须精。癫疾必身柱本神之令，发热仗少冲曲池之津。岁热时行，陶道复求肺俞理；风痫常发，神道还须心俞宁。湿寒湿热下髎定，厥寒厥热涌泉清。寒栗恶寒，二间疏通阴郄暗；烦心呕吐，幽门闭彻玉堂明。行间涌泉，主消渴之肾竭；阴陵水分，去水肿之脐盈。痨瘵传尸，趋魄户膏肓之路；中邪霍乱，寻阴谷三里之程。治疸消黄，谐后溪劳宫而看，倦言嗜卧，往通里大钟而明。咳嗽连声，肺俞须迎天突穴；小便赤涩，兑端独泻太阳经。刺长强于承山，善主肠风新下血；针三阴于气海，专司白浊久遗精。且如肓俞横骨，泻五淋之久积；阴郄后溪，治盗汗之多出。脾虚谷以不消，脾俞膀胱俞觅；胃冷食而难化，魂门胃俞堪责。鼻痔必取龈交，瘿气须求浮白。大敦照海，患寒疝而善蠲；五里臂臑，生疬疮而能治。至阴屏翳，疗痒疾之疼多；肩髃阳溪，消瘾风之热极。抑又论妇人经事改常，自有地机血海；女子少气漏血，不无交信合阳。带下产崩，冲门气冲宜审；月潮违限，天枢水泉细详。肩井乳痈而极效，商丘痔瘤而最良。脱肛趋百会尾翠之所，无子搜阴交石关之乡。中脘主乎积痢，外丘搜乎大肠。寒疟兮商阳太溪验，痃癖兮冲门血海强。

夫医乃人之司命，非志士而莫为；针乃理之渊微，须至人之指教。先究其病源，后攻其穴道，随手见功，应针取效。方知玄里之玄，始达妙中之妙。此篇不尽，略举其要。

## 十四、行针指要歌

本歌诀首载于《针灸聚英》，原书对歌诀问世时间及作者未作介绍。歌诀介绍了部分常见病症的取穴用穴经验，文简意明。据《针灸聚英》载，辑录其全文如下。

或针风，先向风门气海中；或针水，水分夹脐脐边取；或针结，针著大肠泻水穴；或针劳，须向风门及膏肓；或针虚，气海丹田委中奇；或针气，膻中一穴分明记；或针嗽，肺俞风门须用灸；或针痰，先针中脘三里间；或针吐，中脘气海膻中补，反胃吐食一般针，针中有妙少人知。

## 十五、回阳九针歌

本歌诀首载于《针灸聚英》，原书对歌诀问世时间及作者未作介绍。歌诀中所述9个腧穴，是用于危笃病症的常用经验穴。据《针灸聚英》载，辑录其全文如下。

哑门劳宫三阴交，涌泉太溪中脘接；环跳三里合谷并，此是回阳九针穴。

## 十六、杂病穴法歌

本歌诀首载于明代李梴《医学入门》（成于1575年）。歌中归纳了多种常见杂症的针灸治疗经验。明代针灸家杨继洲将此歌诀收入其《针灸大成》一书中。据《针灸大成》载，辑录其全文如下。

杂病随症选杂穴，仍兼原合与八法，经络原会别论详，脏腑俞募当谨始，根结标本理玄微，四关三部识其处。伤寒一日刺风府，阴阳分经次第取。汗吐下法非有他，合谷内关阴交杵。一切风寒暑湿邪，头疼发热外关起。头面耳目口鼻病，曲池合谷为之主，偏正头疼左右针，列缺太渊不用补，头风目眩项捩强，申脉金门手三里。赤眼迎香出血奇，临泣太冲合谷侣，耳聋临泣与金门，合谷针后听人语。鼻塞鼻痔及鼻渊，合谷太冲随手取。口噤㖞斜流涎多，地仓颊车仍可举。口舌生疮舌下窍，三棱刺血非粗卤。舌裂出血寻内关，太冲阴交走上部，舌上生苔合谷当，手三里治舌风舞。牙风面肿颊车神，合谷临泣泻不数。二陵二跷与二交，头项手足互相与。两井两商二三间，手上诸风得其所，手指连肩相引疼，合谷太冲能救苦。手三里治肩连脐，脊间心后称中渚。冷嗽只宜补合谷，三阴交泻即时住。霍乱中脘可入深，三里内庭泻几许。心痛反胃刺劳宫，寒者少泽细手指。心痛手战少海求，若要除根阴市睹。太渊列缺穴相连，能祛气痛刺两乳。胁痛只须阳陵泉，腹痛公孙内关尔。疟疾《素问》

分各经，危氏刺指舌红紫。痢疾合谷三里宜，甚者必须兼中膂。心胸痞满阴陵泉，针到承山饮食美。泄泻肚腹诸般疾，三里内庭功无比。水肿水分与复溜，胀满中脘三里揣。腰痛环跳委中神，若连背痛昆仑武。腰连腿疼腕骨升，三里降下随拜跪。腰连脚痛怎生医？环跳行间与风市。脚膝诸痛羡行间，三里申脉金门侈，脚若转筋眼发花，然谷承山法自古。两足难移先悬钟，条口后针能步履。两足酸麻补太溪，仆参内庭盘跟楚。脚连胁腋痛难当，环跳阳陵泉内杵。冷风湿痹针环跳，阳陵三里烧针尾。七疝大敦与太冲，五淋血海通男妇。大便虚秘补支沟，泻足三里效可拟。热秘气秘先长强，大敦阳陵堪调护。小便不通阴陵泉，三里泻下溺如注。内伤食积针三里，璇玑相应块亦消，脾病气血先合谷，后刺三阴针用烧。一切内伤内关穴，痰火积块退烦潮。吐血尺泽功无比，衄血上星与禾髎。喘急列缺足三里，呕噎阴交不可饶，劳宫能治五般痫，更刺涌泉疾若挑。神门专治心痴呆，人中间使祛癫妖。尸厥百会一穴美，更针隐白效昭昭。妇人通经泻合谷，三里至阴催孕妊，死胎阴交不可缓，胞衣照海内关寻。小儿惊风少商穴，人中涌泉泻莫深。痈疽初起审其穴，只刺阳经不刺阴。伤寒流注分手足，太冲内庭可浮沉，熟此筌蹄手要活，得后方可度金针，又有一言真秘诀，上补下泻值千金。

## 十七、胜玉歌

《胜玉歌》首载于明代针灸家杨继洲《针灸大成》（成于1601年）一书中，列于《玉龙歌》之后，乃杨氏家传针灸经验的总结。歌诀名称“胜玉”中之“玉”，是指《玉龙歌》，究其义，似指本歌诀之内容胜过《玉龙歌》。本歌诀中强调“六十六穴”的功效，并比较突出灸法在治疗中的应用。据《针灸大成》载，辑录其全文如下。

胜玉歌兮不虚言，此是杨家真秘传，或针或灸依法语，补泻迎随随手捻。头痛眩晕百会好，心疼脾痛上脘先，后溪鸠尾及神门，治疗五痫立便痊。髀疼要针肩井穴，耳闭听会莫迟延。胃冷下脘却为良，眼痛须觅清泠渊。霍乱心疼吐痰涎，巨阙着艾便安然。脾疼背痛中渚泻，头风眼痛上星专。头项强急承浆保，牙腮疼紧大迎全，行间可治膝肿病，尺泽能医筋拘挛。若人行步苦艰难，中封太冲针便痊，脚背痛时商丘刺，瘰疬少海天井边。筋疼闭结支沟穴，颔肿喉闭少商前，脾心痛急寻公孙，委中驱疗脚风缠。泻却人中及颊车，治疗中风口吐沫，五疟寒多热更多，间使大杼真妙穴；经年或变劳怯者，痞满脐旁章门决。噎气吞酸食不投，膻中七壮除膈热，目内红肿苦皱眉，丝竹攒竹亦堪医。若是痰涎并咳嗽，治却须当灸肺俞。更有天突与筋缩，小儿吼闭自然疏。两手酸疼难执物，曲池、合谷共肩髃，臂疼背痛针三里，头风头痛灸风池，肠鸣大便时泄泻，脐旁两寸灸天枢。诸般气症从何治，气海针之灸亦宜，小肠气痛归来治，腰痛中空穴最奇。腿股转酸难移步，妙穴说与后人知，环跳风市及阴市，泻却金针病自除。热疮臁内年年发，血海寻来可治之，两膝无端肿如斗，膝眼三里艾当施。两股转筋承山刺，脚气复溜不须疑，踝跟骨痛灸昆仑，更有绝骨共丘墟，灸罢大敦除疝气，阴交针入下胎衣。遗精白浊心俞治，心热口臭大陵驱，腹胀水分多得力，黄疸至阳便能离。肝血盛兮肝俞泻，痔疾肠风长强欺，肾败腰疼小便频，督脉两旁肾俞除，六十六穴施应验，故成歌诀显针奇。

# 第十七章　针灸现代研究进展

## 第一节　经络研究进展

### 一、循经感传现象的研究

所谓循经感传现象，是指经穴在受到针刺或其他某种刺激后，所产生的酸、麻、胀、热等感觉沿着经络循行路线传导的一种现象。20 世纪 70 年代以来，大量资料证明了循经感传现象的普遍性、潜在性、趋病性、效应性、可激性、可控性、循经性、变异性等客观规律。近年来，国内外学者对循经感传现象进行了深入研究，对循经感传现象的出现规律及产生机制等有了进一步的深入了解。

1. 循经感传的激发与诱发方法　早期多采用针刺、艾灸或掐按经穴等方法，以激发循经感传现象。20 世纪 70 年代，多采用低频电脉冲刺激井穴或反复轻捻转并小幅度快速提插针刺、电鍉针反复多次短程接力刺激、电鍉针刺激并循经加热等激发方法，还有人采取气功入静后按压经穴的方法加以诱发，从而提高了循经感传的出现率。张缙等[1]认为将各种手法与电刺激参数等有机地结合起来，可以提高其“气至病所”的出现率。胡翔龙等[2]认为，以恒压输出的脉冲电流作为测试电源，可以保证整个测试过程中测试电频压力和通电时间的恒定。于书庄等[3]通过 3 000 多例针刺手法（传统的针刺捻转、震颤、循捏法等）的激发试验表明，隐性感传可以转化为显性感传，针刺手法是促使其转化的重要外界条件。何庆年等发现，无论是气功锻炼本身，还是由气功师发功时所产生的信息，以及模拟这种信息的生物场治疗仪，都能激发循经感传。

2. 循经感传的物质基础　许多研究者针对经络的物质基础进行了大量的研究工作，并已取得了一定的进展。由于研究的角度、方法和层次不同，其结果也不尽相同。1977 年，宋继美[4]首次提出了肥大细胞与经络现象相关的假说：针刺使组织中较敏感的肥大细胞受到刺激或损伤，释放出活性物质。这些物质具有改变毛细血管通透性、改变细胞膜电位、使小血管扩张、平滑肌收缩等作用，从而激发了局部的经络感传现象。

有研究显示，神经递质在腧穴及经络沿线存在聚集现象，并在循经感传与机体功能的调节中起着重要的作用。史文春等[5]研究发现，微量 P 物质或组胺注入大鼠背部足太阳膀胱经“肝俞”至“胆俞”一段的皮下部位，可引起外周感觉神经末梢传入放电增多，说明 P 物质或组胺可能是经脉线上传递信息的化学物质。

郭义等[6]采用钙离子选择性针型电极，观察了针刺“内关”对实验性心律失常家兔心包经上钙离子浓度的动态变化的影响。在心律失常过程中，心包经上钙离子浓度发生特异性变化，针刺治疗可调节钙离子浓度变化；同时对健康人体经穴处钙离子浓度进行了在体探测，发现人体经穴处可能存在钙离子浓度的富集。

蒋大宗[7]教授提出“经络实质是存在于中枢神经系统，经络线实际上是在大脑皮质或白质中的强联系网络在躯体上的映像”的假说，认为躯体上的所谓经络线并没有物理上的存在，而经络的现象乃是躯体上的刺激和引起的各种反应，这种现象是通过上行和下行的神经系统在大脑内特殊网络上活动的反映。

3. 循经感传的作用机制研究　循经感传研究的深入，不仅对经络学说的科学价值作出了正确的评价，而且对阐明经络的实质奠定了可靠的基础。感传发生时，其感觉是主观的，但感传发生的原因必定是客观的。

贾军等[8]探讨了外周感觉神经末梢间是否存在跨节段的远距离信息传递及此信息传递的特点，发现外周末梢间的信息传递具有传导速度较慢，传递线路相对稳定，且具有不受中枢调控和双向性的特点，可能是形成循经感传的生理学基础。谢益宽等[9]通过对大鼠背最长肌反射性肌电活动的循经感传特性研究，发现经络活动和循经感传很可能是脊髓中特定的运动神经元群及其固有的功能联系活动的生理现象。张保真[10]教授认为外周感觉神经纤维在受到刺激时不仅具有产生传入冲动的功能，而且经轴突反射通过末梢向外周释放多种神经递质，增强局部调节作用和保护作用，并诱发邻近的肥大细胞释放组胺，兴奋下一节段的神经轴突末梢，从而形成末梢间的外周效应（外周感觉神经末梢间的信息传递机制）。刘里远[11]教授提出，循经感传是皮肤神经末梢网络横向传导作用、中枢交感反射作用和局部体液接力作用的综合机制，这三种机制之间是相互联系、共同作用的。

陈道亮等[12]认为循经感传现象的出现存在着细胞间连接通讯机制，即实体组织内相邻的细胞质之间可以通过细胞间隙连接中贯穿两个细胞膜的平行的管道群，进行小分子的物质及其所携带的信息、能量的直接传递。王迎新等[13]用大鼠模拟循经感传研究循经感传对大脑皮质功能的影响，得出模拟循经感传可导致大脑皮质细胞的兴奋性降低、感觉传导过程易化。纳洛酮的翻转效应揭示模拟循经感传可能导致内源性阿片类物质产生或释放增多。

4. 循经感传与疗效的关系　循经感传与针灸疗效关系十分密切，历代医家把提高和控制感传，以达“气至病所”作为提高针灸疗效的重要手段。

程连瑚等人对950例急慢性支气管炎、支气管哮喘、风湿性关节炎患者的针刺临床疗效进行分析发现，无循经感传者的疗效为57.62%，而有循经感传者的疗效可达到97.92%。当循经感传到达某器官时，也出现相应的针刺效应。李永光等[14]通过2 861例患者的循经感传资料进行分析，发现循经感传与疾病有三层关系，即患者多见、病经多见和病所多见，称之为趋病性。张仁等[15]通过对112例心血管病患者的观察发现，在“气至病所”的34例患者中，针灸近期总有效率达95%，与无“气至病所”者相比有显著性差异。冈部素道报道了65例胃炎患者，其中32例在针刺胃经梁丘穴时，针感从针刺局部向上一直传至胃部，症状随即改善。

循经感传与针灸效应的相关性研究对指导临床、提高针灸疗效、扩大治疗范围有着重要意义，而在经络的物质基础和作用机制的问题上，目前尚存在着极大的争议。这些重要问题应该通过严格的实验和临床探索、验证，从科学理论上给予系统的阐明，从而使这一宝贵遗产与现代科学接轨、融合，确立其应有的学术地位，积极促进中医针灸学的发展。

## 二、经穴电现象的研究

循经电学特性主要表现为经穴的低电阻、高电位和经穴的伏安特性。20世纪50年代，日本学者中谷义雄[16]根据经穴容易通过电流的说法，用直流电阻测定仪测量到某肾病患者沿肾经有皮肤导电量较高的点分布，随后在其他患者身上也发现了类似的现象。日本学者笹川将这种皮肤导电量较高的点命名为“良导点”，由“良导点”连成的线称之为“良导络”。经检测，人体体表共有26条低电阻点的连线，即良导络，这些连线大多与古典经脉循行线相似。

1. 测试方法　我国学者自制了多种测量体表阻抗的仪器，系统地对人体经脉循行线进行了检测。杨国平[17]、程绍鲁[18]、王学民[19]等人通过各种方法采集信号，都印证了经络腧穴的低电阻高电容特性。如王学民基于生物电放大器进行的经络阻抗研究，将低频方波脉冲注入人体手掌的腧穴，利用生物电放大器采集前臂一些部位的脉冲信号，根据经络的低阻抗特性，响应信号的大小与阻抗成反比，用傅里叶变换和小波分析方法对采集到的实验数据进行分析处理，确定前臂响应信号的最大点，即阻抗最小点，连接阻抗最小点，在前臂皮肤上可以形成一条线，得到的连线与传统中医对经络位置的描述一致。刘堂义等[20]设计了“腧穴电特性传感针”，它能在体、连续、实时、动态地检测经络和腧穴在不同健康状态下的电特性变化，不仅避免了传统检测方法的影响因素，而且检测结果相对较为稳定，可重复性好。国外的诸多学者也通过研究证明了经络的低阻抗特性，如韩国的 Johug Hyun Min，日本的 T. Fukumoto，美国的 H. M. Sathyendra、T. Thong，德国的 A. Mayer - Gindner 等。近年来，魏建子等[21]研究的经络腧穴的伏安特性反映了人体生理病理变化方面的特异性，也可作为经穴电学特性的一个观察指标。

2. 研究进展　在动物实验研究中，郑利岩等[22]将皮肤导电量测定及声测经络输声技术作为客观有效的方法，检测确定出家兔“十四经”常用“经穴”。此后，对家兔“脾经胃经”、“肝经胆经”、“肾经膀胱经”、“肺经大肠经”、“心经小肠经”、“任脉督脉”的常用“经穴”进行测量，系列报道了经穴 - 脏腑效应实验。指出经穴能够产生脏腑效应，家兔有类似人体的“经穴”，其“经穴”与人体经穴具有相同的生物物理学特性，并有相应的生理功能。接着，运用相同方法检测了家兔“心小肠经”、“脾胃经”、“肝胆经”、“肾膀胱经”的体表经脉循行线。在人体实验研究中，徐瑞民等[23]应用隐性循经感传、低阻抗和高振动声三种生物物理学方法，测定手三阴经皮部经脉线的生物物理学全息特征，结果 20 例受试者均能测出与经典手三阴经相符合的实验经脉线。R. Fraser 等应用隐性循经感传、低阻抗和高振动声三种方法，采取体表厘定标准点、标准线，对 30 例不同国家、不同肤色的受试者手少阳三焦经体表循行进行精确定位。结果表明，三种方法所测三种实验经脉线相互重合，其主线与古典经脉线相吻合。

3. 表现特征　①皮肤低电阻点的分布基本是循经的，但排列并不相连。②腧穴低电阻点的阻抗一般较其周围非穴点的阻抗值低。③低电阻点的连线绝大多数分布在经脉线上，或在其两侧 0.5 cm 的范围之内，在测试经脉与其两侧相邻经脉之间的对照区内很少有低电阻点的出现。

4. 机制分析　李忠仁[24]在其主编的《实验针灸学》中认为经脉线角质层薄是其阻抗较非经脉线低的根本原因。杨威生等[25]通过低电阻经络研究，对导致经络低电阻的原因及组织学本质进行推断，认为间液的相对含量较高是经络低电阻特性的根源，其组织学基础主要有：间液压强为负值；在由同一种细胞组成的组织里不可能有间液含量较丰富的带区；疏松结缔组织不是由同一种细胞构成的，其含有的间液的相对体积是可变的。

## 三、证明经络存在的其他生物物理学指标的研究

为探索针灸疗效的科学基础，大批学者掀起了对经络和腧穴的生物物理学特性的研究热潮。证明经络存在的依据，除了循经电学特征外，其他生物物理学特征还包括声学特性、热学特性、光学特性、磁学特性、核素循经迁移现象及肌电反应等。

1. 热学特性　任何温度大于绝对零度的物体都具有向它周围放射红外线的功能，动物和人体都是热辐射体，通过接收红外热辐射能可以测量其皮肤温度的变化。经大量实验证实，人体经络腧穴的温度要比附近非经穴的温度普遍高出 0.5 ~1 ℃。

（1）实验研究：胡翔龙等[2]利用红外辐射成像技术对十四正经的热学特性进行观察，发现体表存在基本符合十四经循行轨迹的等强度红外辐射分布图像，大多为高温带，但也可能为低温带。之后许金森等[26]进行了冷负荷对人体体表循经红外辐射轨迹影响的初步观察，发现当人体皮肤经冷负荷处理后，经络带的皮肤温度上升较非经络带迅速，说明人体生理状态发生变化时，循经络的皮肤温度变化更为灵敏。张栋等[27]的实验则显示，家兔胆囊炎后可出现循胆经的皮肤高温线，表明体内脏器的病变可以引起体表经络、腧穴的温度改变。王淑友等[28]用红外热像图方法和体表电阻测量法对家兔“特定穴”和非穴进行体表温度和电阻的测定，证明了腧穴的高温和低电阻特性，并得出体表温度和电阻之间具有高度相关的结论。

（2）表现特征：①受试者主观感觉的热感（或冷感）与探测仪所显示的红外线图像亮带辉度的变化基本一致，辉度改变的部位也与经脉的循行路线基本符合，但与神经、血管和淋巴管的走向不

同。如果感传的性质为酸、胀、麻，而无冷、热的感觉，则热像图上也记录不到温度变化的图像。②针灸刺激后经脉线出现高温带，温度与针刺前对照升高 1 ℃左右，其热像图中高温带的出现与发展都稍迟于感传出现的时间。高温带与针感的强度有明显关系，针感强者，高温带也比较明显。

（3）机制分析：一般认为皮肤温度的变化是局部血液循环和代谢状态的反映，与自主神经密切相关，可能是接受刺激出现循经感传时，感传信号或物质刺激毛细血管收缩或扩张，使血流量发生变化而引起冷感、热感出现，同时呈现热像图的改变。

2. 声学特性　在人体经穴输入低频声波，用声电传感器在腧穴所在经其他穴处可以记录到较经外较强的声信号，这一方法被称为“声测经络”。

（1）实验研究：祝总骧[29]用敲击锤的方法，发现大肠经等 6 条经脉循行线上全程都有能发出高振动声的特性。孙平生等[30]应用经络输声技术，发现了低频声具有循经传导的特性，测出了大肠、小肠、胃、胆、膀胱经的体表路线，声的传导轨迹与古籍记载的体表经脉循行线路十分一致。魏育林等[31]的实验则是利用水下发射宫调体感音乐声波检测下肢三阴经、三阳经的传导差异，结果显示，宫调体感音乐声波在足阳明胃经的传导优于其余下肢经络。林立全等[32]在声测胃经体表循行线的研究中证实，每一个检测点上均测到了与输入声波频率、波形一致的波，说明检测波均由输入波传导而来，经络循行线上测得的声波波幅值明显大于两侧对照点，其传导轨迹与古文献描述的胃经体表循行路线基本一致，并得出胃经各穴的最佳输声频率均在 39. 8 ~50. 2 Hz。

（2）表现特征：①输入经穴的低频声波在体内具有循经传导的特点。②声波循经传导的速度约为10 m/s，声波在传导中有衰减。③若受试者有病痛，其声波传导受阻，病愈后，经络导声状态恢复。动物实验显示，切断皮肤、皮下浅筋膜对声信号的传导均无明显影响，而切断深筋膜组织后循经声波消失。人体实验显示，循经声波在人体体表及内脏均在筋膜类组织上传导。

（3）机制分析：声波是通过介质进行传导的，声波在组织中借助筋膜组织循经传导，这一现象说明经脉线可能附着于此组织上。筋膜组织质地越致密，传声状态越好。筋膜组织在机体多数成片状分布，但循经声波是呈线状传导，说明经脉线附着的筋膜组织可能相对更致密，或更有序，或者是于经穴输入声波，使筋膜组织线状地分泌特定的神经肽，辅助声波的传导。此机制有待于进一步研究。

3. 光学特性　有学者发现，人体经穴上能发出较强的“冷光”，且可沿传统的经脉循行路线传输。

（1）实验研究：高频高压发生器可产生一个高频电场，当被测物体置于此场中时，周围就会出现可见光。王瑜华等[33]设计了光波沿人体经脉循行线传输特性的无损测量方案，以健康志愿者“手厥阴心包经”为具体研究对象，完成了 53 例的实验测量，计算和比较了光波沿心包经脉线和旁开对照的非经脉线的传输特性，结果表明，光波沿经脉方向的衰减小于非经脉方向，且经脉线上的吸收系数和约化散射系数均小于非经脉线上的吸收系数和约化散射系数。此外，还表明经脉线与非经脉线在红光波段具有不同的光谱学特性。

（2）表现特征：①人体腧穴的发光强度高于周围非腧穴的发光强度，在某一固定部位，发光强度相对恒定，且左右体表发光强度对称。②体表发光强度受外界因素影响很大，几个相邻部位发光强度的差异在短时期内相对稳定，但在一个较长时期内可有变化。③失血和死亡可使经穴的发光强度明显下降，针刺得气可增加发光强度，有循经感传者经穴发光强度上升更明显。

（3）机制分析：研究者认为发光强度一定程度上反映机体生命活动能力的强弱。

4. 磁学特性　我国学者从 1990 年以后，进行了一系列关于经脉腧穴磁特性的观察，表明经络具有一定的磁特性。

（1）实验研究：朱兵等[34]运用生物磁测量方法，对十二经脉和奇经八脉的循行路线进行了探测，发现各经脉循行线都伴随有磁振动线出现，腧穴有接受电磁的作用。

（2）表现特征：①自然状态下经穴上磁信号的低频成分较多，经穴外的相对高频成分较多。②针刺后，经穴上磁场的频谱表现为低频成分进一步增加，高频成分进一步降低，而经穴外结果正相反。

5. 核素的循经迁移特性　20 世纪 60 年代初，我国学者开始应用放射性同位素检测经脉的循行路线，研究者将过锝酸钠洗脱液注入人体的腧穴，以大视野γ闪烁照相机自动扫描，记录放射性核素的迁移过程。

（1）实验研究：陈英茂等[35]利用单电子发射计算机断层成像（SPECT）显示核素（$^{99}Tc^{m}$）循经迁移线与经络体表投影核素标记线的关系，发现与十二经脉的吻合率在60%～80%。何义杰等[36]用正电子发射断层扫描（PET）检测所得的腧穴深度数值与经典腧穴深度基本相符，示踪剂（$^{18}F$－FDG）沿经络走行是一条连续的图像。

（2）表现特征：①核素沿十二经脉迁移的距离平均为（57.36±16.65）cm。②手足三阴经的示踪轨迹在四肢可以走完经脉全程，进入胸腹腔器官即逐渐散开，与《灵枢·经脉》所记述的循行路线基本一致，手足三阳经的示踪轨迹在肱骨、股骨中段的相应腧穴则向内侧（阴经）偏移。③正常人十二经脉放射性同位素迁移的平均潜伏期为（37.28±15.63）s。④外加100 mmHg的压力，可将核素的循经迁移阻断，解除压迫，核素立即恢复其正常的迁移。⑤在腧穴的不同深度注射核素，其迁移轨迹与经脉线符合率也不尽相同，其中在腧穴深部肌肉处找到针感以后，再注入放射性核素，其移行轨迹与古典经脉线的吻合率最高。

（3）机制分析：北欧学者Aucland证实人体内组织间隙存在非均质空间，由胶体和自由液体两种成分组成，在毛细血管和淋巴管之间有快速的组织液运输渠道，放射性核素可能是通过这种通道循经运行。

6. 生物化学特性　随着近几年分子生物学、生物化学研究的突飞猛进，许多相关学科的学者也将其引入经络的研究探讨中，从生物化学的角度来研究经络取得了一定的成就，归纳为经脉线上的化学物质与经络活动密切相关。

（1）离子：郭义等[6]利用自行研制的离子选择性电极研究腧穴离子特性，在体探测$Ca^{2+}$、$K^{+}$、$Na^{+}$、$H^{+}$等离子的动态变化，发现家兔及健康人腧穴部位的$Ca^{2+}$浓度明显高于非经非穴部位。

（2）氧分压：针型化学传感器具有传感化学信息和针灸针的双重作用，针尖反映的是化学物质的变化，针柄可行使针灸针的部分功能，如提插、捻转等。有研究发现：腧穴部位的氧分压明显高于非腧穴郭位；电针腧穴可使本经循行线上的组织氧分压显著降低，而两侧旁开的非经穴对照点的组织氧分压无明显变化。张维波等[37]研究发现，针刺时经脉和非经脉线上耗氧量增加，起针后均有不同程度的回降，而经脉线上的回降更为显著。

（3）神经递质：Y. OMURA[38]研究发现，在大多数经络和腧穴的中心处都有高度集中的神经递质和激素，包括乙酰胆碱、β－内啡肽、促肾上腺皮质激素、去甲肾上腺素、血管活性肠肽（VIP）等，而这些神经递质和激素在经线和腧穴外的周围区域不是很明显。潘朝宠[39]观察到人和大鼠经线组织中有P物质、神经肽Y及VIP三种神经递质分布。

## 四、循经皮肤病的研究

循经皮肤病是由于某些遗传因素，或内外环境的刺激，沿着经脉体表循行路线分布的呈带状的皮肤病。

20世纪70年代初，我国学者在经络研究中收集了这方面的资料。循经皮肤病的种类有：①先天性循经皮肤病，包括各种痣、汗孔角化症、鳞状毛囊角化、单纯性血管瘤等10余种。②后天性循经皮肤病，包括神经性皮炎、扁平苔藓、湿疹、过敏性紫癜、硬皮病、银屑病、线状色素沉着、带状疱疹、皮下脂肪萎缩等近20种。这些皮肤病不仅循经性强，有的甚至布满经脉全程。李定忠等[40]在《中医经络探秘——经络传导与内病外治机理的研究与应用》一书中就记录了其在临床中发现的循经皮肤病现象，如沿左心包经炎症性线状表皮痣，从中府到鱼际的肺经疣状痣，从水泉至会阴穴的先天性肾经贫血痣，由承扶上5 cm至昆仑穴沿右膀胱经的带状神经性皮炎，从神门经小海至肩背中的小肠经扁平苔藓等。对于这些循经皮肤病，既有病理组织提示与证实，也有针对性的临床处治。

这些皮肤病损出现于肾经者最多见，其次为大肠经、肺经、心经、小肠经、心包经和膀胱经，其他经较少见。

1. 表现特征

（1）基本循经：即皮肤病损有一定规律地按经脉体表循行线分布，其中上肢各经皮损分布于经脉全程者较多，下肢各经的皮肤病损一般都分布于股部或者臀部以下，少数可上达腹部，通达经脉全程者仅属个例。

（2）多经并发：皮肤病损部分常以单经出现，也可见多经并发，其中多数为2~3条经并发，少数多达5~7条经并发，多经并发者皮肤病损互相融合、相互通连。后天性皮肤病损者多呈对称分布。

（3）皮损宽度：皮肤病损的宽窄不一，细者如线，宽者可达2~3 cm，形如带状，但大部分病损的宽度在1 cm以下，呈窄带状。多数皮肤病损间断分布，并不连续，但沿经排列成行。

（4）伴发症状：循经皮肤病与相应的脏腑之间有着密切的联系，例如，皮损发生在肾经者，伴有肾脏及神经、精神方面为主的症状；皮损发生在脾经者，伴有消化不良为主的一些症状；皮损发生在大肠经者，伴有胃肠及咽部病变；皮损发生在心经者，伴有心脏病的一些症状。

2. 机制分析　研究者认为，循经皮肤病的形成一方面与自主神经和大脑皮质的控制有关，另一方面与神经体液和微循环的变化有关。还有人认为，先天性循经皮肤病主要是由于外胚层细胞发育异常而造成的，中胚层的血管变化异常也可能是产生机制之一。后天性循经皮肤病可能是由于经脉线组织处于致敏的病理状态下，某些原因刺激局部释放的生物活性物质诱发了变态反应所致。

总之，循经皮肤病既是可见的经络现象，又是经络功能活动在病理状态下的反映。

## 五、有关经络实质问题的探讨

经络现象是指机体由于某种原因引起的沿古典经络循行路线出现的各种生理、病理现象。这一现象是我国两千多年前医学研究者的一个重要发现。目前，人们通过临床实践及实验研究，科学、客观地描述了多种经络现象，包括循经感传、循经皮肤病、循经感觉障碍，以及经物理、化学、组织学技术检测出的循经现象等。现象是本质的显现，上述诸多经络现象均不同程度地反映了经络实质，分析经络现象可以认识其本质。关于经络实质的假说大体观点有三种：①经络是以神经系统为主要基础，包括血管、淋巴系统等已知结构的人体功能调节系统。②经络是独立于神经、血管、淋巴系统等已知结构之外（但又与之密切相关）的另一个功能调节系统。③经络可能是既包括已知结构，也包括未知结构的综合功能调节系统。

国内学者对经络实质作了各种诠释，提出了许多假说（表17-1）。

**表17-1　经络实质假说**

| 时间 | 假说内容或主要观点 | 假说提出者 |
|---|---|---|
| 1959 | 中枢兴奋扩散说 | 上海第一医学院周佳音 |
| 1961 | 经络的电通路假说 | 福建省经络针灸协作研究委员会 |
| 1963 | 经络本质生物电说 | 刘绍虎 |
| 1963 | 外周动因激动说 | 陆瘦燕 |
| 1977 | 二重反射假说 | 汪桐 |
| 1979 | 经络与血管、淋巴管相关说 | 龚启华 |
| 1980 | 经络本质的低频机械波波导线路说 | 王德舫 |
| 1980 | 经络链 | 陈同丰 |
| 1980 | 沿隐形感传线下的多层次立体空间结构 | 祝总骧 |
| 1981 | 经穴-脏腑相关学说 | 季钟朴 |

续表

| 时间 | 假说内容或主要观点 | 假说提出者 |
|---|---|---|
| 1983 | 第三平衡系统学说 | 孟昭威 |
| 1983 | 经络－内脏－皮层相关说 | 张锡均 |
| 1985 | 轴索反射接力联动假说 | 张保真 |
| 1986 | 经络与结缔组织相关说 | 蔚迟静 |
| 1988 | 经络波导假说 | 张秉武 |
| 1988 | 经络的组织间隙结构说 | 谢浩然 |
| 1990 | 经络实质的熔致液晶学说 | 张绍光 |
| 1991 | 经络的线粒体三磷腺苷说 | 高震 |
| 1993 | 经络与血管神经密不可分论 | 文琛 |
| 1994 | 经络的原始子午干神经系统说 | 刘燕明 |
| 1994 | 经络本质的生物信息网络学说 | 李子才 |
| 1995 | 经络本质的蛋白质压电传感效应假说 | 胡云章 |
| 1997 | 经络的体液通道假说 | 张维波 |
| 1998 | 循经传感的脊髓脑干神经网络假说 | 林文注 |
| 1998 | 经络的骨骼肌链假说 | 朱兵 |
| 1998 | “腧穴结缔组织连带血管、神经丛和淋巴管结构”学说 | 费伦 |
| 2001 | “人体组织液定向流动”的经络实质学说 | 丁光宏 |
| 2003 | “经络蛋白偶联带”假说 | 周立华 |
| 2003 | 经络是由细胞间以缝隙连接方式组成 | 邓亲恺 |
| 2004 | 筋膜学说 | 原林 |
| 2005 | 经络是电磁振荡和电化学振荡的循行流 | 李定忠 |

在众多的假说中，具有代表性的主要有以下几种。

1. 二重反射假说　20 世纪 70 年代，汪桐[41]提出了经络实质的二重反射假说。该假说认为，针刺腧穴一方面可以通过中枢神经系统引起通常的反射效应（长反射），另一方面局部组织损伤而产生的一些酶化学物质作用于游离神经末梢，可引起一系列的局部短反射，从而引起循经出现的各种经络现象。

二重反射假说的基本观点是：①经络循行线上的组织存在着相对丰富的血管和淋巴管，其分布可能有特殊的构型。②经络循行线上的皮肤、皮下组织和血管周围有相对丰富的神经丝（网），主要由交感肾上腺能、胆碱能纤维和传入神经所组成，这些游离的神经末梢可以相互发生影响。③针刺时，由于局部组织损伤而产生的一些酶化学物质作用于游离神经末梢，即可成为引起另一个短反射的动因，如此相继触发，向一定方向推进，从而引起循经出现的各种经络现象。④在一系列局部短反射相继激发的过程中，每一个反射环节所引起的兴奋，通过传入神经进入中枢，升级为意识，这些局部短反射的代表区在大脑皮质上相互接通，就形成了经络在大脑皮质上的投影图。⑤在经络循行路线上，以神经和血管为基础的局部短反射效应可以认为是一种比较古老、比较低级的外周整合系统，是进化过程中比较原始的功能。

2. 轴索反射接力联动假说　20 世纪 80 年代，张保真[42]提出了轴索反射接力联动假说，希望从组织生理学的角度对循经皮肤反应等经络现象的产生机制和经络的组织结构基础作出合理解释。轴索反射接力联动假说认为，腧穴中的感觉神经末梢受到各种形式的刺激发生兴奋后，神经冲动即向中传导至该轴索分支的分岔处，然后反转逆向，沿其另一分支传向皮肤，在此分支终末处释放出扩血管的或其他的效应物质，使皮肤的小动脉扩张，微血管的通透性提高，并使接近此分支终末的肥大细胞进入活跃状态。小动脉扩张形成潮红，微血管通透性升高形成风团，由腧穴直接刺激引起的和由轴索反射引起的肥大细胞活动改变了中间物质的成分和含量，这些中间物质能将信息从一个神经元的轴索终末传递至下一个神经元的轴索终末。中间物质包括从上一轴索终末释放出的物质，以及存在于微环境中的各种生物活性物质或电解质，也包括构成荷电基质的大分子物质。中间物质导电能力增强，激动皮肤中按经络路线特定排列、与上一神经元末梢重叠分布的下一个神经元轴索终末产生兴奋，促使下一个神经元进行轴索反射。反射的结果同样形成相应区域的潮红或风团，同样增强中间物质的导电能力。如此一个接一个地传下去，潮红或风团就从局部延伸成为跨过若干个皮节的红线或（和）皮丘带。

3. 循经传感的脊髓脑干神经网络假说　20世纪90年代，林文注等[43]根据现代神经解剖学和神经生理学研究资料，在腧穴针感、循经感传、针刺镇痛等研究成果的基础上，提出了循经感传的脊髓脑干神经网络假说。该假说认为：①脊髓后角胶状质区和低位脑干存在与体表经络相对应的、多突触的、高度并联及互联的神经网络链。②在下行抑制减弱或下行易化增强、神经网络链兴奋性提高和适当的腧穴刺激或腧穴传入纤维敏感性提高的条件下，脊髓脑干神经网络链内可产生具有循经感传基本特征的兴奋扩布。③这种兴奋扩布，一方面通过相应节段胶状质区的突触三联体等接替给相应节段的脊髓束神经元，传向丘脑和大脑皮质感觉区，产生循经感传的感觉；另一方面接替给相应节段的脊髓前角或侧角的有关神经元产生循经肌电反应、循经神经血管反应和改变相应脏腑功能活动的反应。

4. “经络蛋白偶联带”假说　近年，周立华等[44]根据“人体中细胞是生命活动的基本单位，蛋白质是生命活动的物质基础”，大胆提出镶嵌在经络腧穴部位细胞膜上的某些蛋白分子，有可能是经络的物质基础，是经络实质的关键部分，并提出“经络是以经络蛋白为主要成分而形成的能带结构”的假说。该假说推测了经络蛋白能带结构可能的特性：①作为多因素参与、多层次作用、多功能联系的动态立体调节系统，各要素的参与缺一不可，其中经络蛋白分子的偶联、络合是其关键部分，细胞膜的参与辅助作用，相关细胞为之提供支持和依托，并直接参与整个过程，相应部位微循环随细胞代谢变化而调整状态，神经、体液、离子、递质等因素为其提供介导、辅助等作用。经络系统与体内各调节系统既是并列关系又有交叉联系。②遵循各组成要素自身的一般生物规律，并且有其自身的特性，如生物大分子络合、声波频率振动、液晶态排列变构、细胞代谢的状态变化，组织的低阻抗、良导络、高电位、较强的红外辐射、较高的含氧量和耗氧量、电磁场的变化、光子发射、信息传播、能量传递等。③接受各种机械的、物理的、化学的刺激而引起自身结构与运动状态的变化，这种变化可引起所在组织细胞和相应脏腑的改变；脏腑器官的状态可通过此途径反映出来。④不仅能传递信息、能量，也可能存在类似“缝隙连接通道”结构，继信息能量传递过程之后传递物质，甚或可能三位一体。⑤经络蛋白分子在古典经络循行部位的细胞膜上排列密度大，在非经穴部位细胞膜上也有分布，其接受、传导、发射信号的特性类似于微波接力站。经穴部位信号强，非经穴部位信号弱。⑥其信息、能量、物质的传递过程随细胞代谢的涨落变化而呈波动性。⑦受昼夜时间变化中某种因素的影响而遵循经络的子午流注规律。⑧各条经中蛋白分子的结构不同，振动频率、电磁场强度、频率、红外辐射波谱等其他各项参数不同；生理状态与病理状态时其参数也不同。

## 六、关于经络研究的展望

新中国成立以来，经络研究经历了艰难的历程。回顾半个多世纪的经络研究，主要是在三个方面取得了巨大成就：①循经感传、循经皮肤病、经脉循行路线的客观检测等研究结果证明，经络是客观存在的生命现象。②把经络看做传输能量信息的量子化通道，可以解释各种经络现象，经络量子化通道的载体可能是结缔组织与组织液中的微观粒子。③在针灸经络基础上形成的生物能信息医学是经络诊疗现代化的成功事例，生物能信息医学与中医学相结合是迈向中医现代化的可行之路。

经络学说是我国历代医家在长期医疗实践中对人体生理现象、病理反应及其特殊联系规律的总结。经过几千年的反复实践，其已成为指导中医临床实践不可缺少的理论体系。经络的实质是什么，一直是国内外学者研究的焦点。经络实质研究是我国医学科学研究中争论最为激烈，而且又最受重视的一个课题。在对经络实质研究的同时，我们要进行一定的反思：①经络实质研究的目的是什么？我们有必要考虑，我们是应该把古人所有的认识和总结都奉为经典和圣旨，丝毫不能变动，试图找出一个与古人描述一致或者非常吻合的实体，还是要揭示经络学说的核心问题，即人体特定部位之间的联系问题。②仅用实验研究的方法研究经络是否恰当？对于一个人文科学与自然科学高度融合的体系，仅仅用实验研究的方法进行研究可能就不够全面。③以十四经脉，尤其是十二经脉的腧穴连线研究经络是否全面？十二经脉虽然是经络系统的主干部分，但毕竟不是经络系统的全部。仅仅从十二经脉的循行路线尤其是体表的循行路线去探讨经络的实质可能就不够全面。在经络研究中，如果只以十二经脉的循行为主要研究对象，往往会出现试图寻找某种特殊结构或功能的趋向。④动物经络问题。在经络研究中，动物实验研究是其中很重要的组成部分，动物是否和人体一样有经络系统的存在？如果有，那么动物的经络系统是否和人一样，也是由十二正经、奇经八脉及十五络脉等部分组成？如果没有，刺激动物的某些部位（与人相似的），却能达到与人体类似的效应，又是为什么？

展望未来的研究工作，任重而道远，需进一步明确研究目标，寻找新的切入点，有计划、全方位地进行研究。多数学者认为经络研究的目标是要阐明经络实质，应确立分级，逐步深入。①一级目标：即从器官、组织水平认识经络实质。在经络系统的客观检测中，十二经别、十五络脉及奇经八脉中的冲脉、带脉、阴维、阳维、阴跷、阳跷的循行路线还没有得到科学证实。②二级目标：从细胞分子水平认识经络实质。目前诸多学者发现了 P 物质、29 kD 蛋白、线粒体腺苷三磷酸，并从不同角度设想了循经感传的机制。对于经络组织结构，多数学者倾向于认为其与组织间隙、结缔组织、筋膜组织关系密切。这些组织中形成经脉线的机制还不甚清楚，在外周有哪些组织细胞、哪些神经肽参与，在中枢怎样形成感知区，大脑皮质是否有独特神经元，诸多问题还需进一步探讨。③三级目标：从神经生物学、基因水平认识经络实质。经络的组织结构、作用通路、效应表现均与神经系统密切相关，它包括分子神经生物学方面、细胞神经生物学方面、系统神经生物学方面、发育神经生物学方面、行为神经生物学方面等研究分支。

对于进一步的经络研究，我们需要立足整体观，坚持多学科融合；立足临床，坚持理论与实践研究相结合；立足功能，以经络整体调控作用为切入点。只有这样，才能有所突破和发展。

## 第二节　腧穴的研究进展

### 一、腧穴的形态结构研究

腧穴是针灸治疗的刺激部位，是人体经络脏腑之气输注、聚集在体表的地方。研究腧穴的形态结构是阐明腧穴与经络功能的重要基础。现代的一些解剖学研究通过对部分腧穴层次解剖和断面解剖的观察发现，腧穴的结构以皮肤、皮下组织、神经、血管、淋巴、筋膜、肌肉、肌腱等多种已知的结构为主。腧穴是由这些正常组织共同组成的一个多层次的空间立体结构，其功能是这些组织的共同作用结果。由于这些结构在不同的腧穴中所起的作用各有所侧重，腧穴与非腧穴的差别在于已知正常组织的不同配布。

1. 腧穴与神经　对于腧穴组织形态学的研究已有几十年，其中研究最多的是腧穴与神经的关系。有研究表明，大多数腧穴位于神经分支周围，在以针感点为中心 1.5 mm 半径范围内存在粗细不等的有髓与无髓小神经束、游离神经末梢、神经干。有人用分层大体解剖的方法对成人尸体及 49 条游离上肢和24条游离下肢进行了仔细观察，发现十二经脉和任脉的324个腧穴中有323个在针周范围内有脊神经或脑神经支配，说明腧穴与周围神经有密切的联系，且腧穴处的神经分布和相应脏器的神经分布属相同脊髓节段。运用现代技术对动物及人体腧穴和非腧穴皮肤组织中神经纤维量进行光学显微镜、电子显微镜观察，以及计算机处理，发现两者神经纤维密度差别非常明显。

2. 腧穴与血管　有研究显示，通过荧光组织化学法看到人和动物的很多器官结缔组织中，细小阻力血管的周围都有肾上腺素能和胆碱能神经终末的双重神经分布，而这些神经绝大部分属于交感神经节后纤维。研究者认为，古人描述的经络很大一部分是动脉、静脉和毛细血管，并认为这种交感神经节后纤维和阻力血管密不可分的现象与古人从临床实践提出的气血和经脉的观点是一致的。

腧穴形态研究表明，腧穴周围微血管丰富，互相连成网状。显微血管观察表明腧穴周围的血管襻分布及毛细血管球的数量同非腧穴处有着显著性差异。腧穴与非腧穴的毛细血管分布不尽相同，数量也明显存在差异，有人通过对神门穴的研究，提出血管形态不同（毛细血管束或血管襻的不同）是腧穴功能不同的结构基础。腧穴区ABS血管铸型观察表明，足三里穴区粗细不均的微血管互相交叉，构成了多边套状毛细血管网。有人用激光多普勒血流仪检测了生理状态下小型猪腧穴处的微循环状况，发现腧穴处微循环血流量显著高于非腧穴处。微循环及组织学的研究已表明，微血管可产生有别于心率的节律性舒缩活动。穆祥[45]提出“经络实质是有序态微血管网络”的假说，认为腧穴的实质是具有特异性舒缩频率的微动脉及其所属的微循环单元。

3. 腧穴与结缔组织　腧穴的“立体构筑”理论认为，腧穴是由多种组织构成的，从而共同形成传导作用。有研究者观察了腧穴与结缔组织结构的形态学关系，发现腧穴的血管襻分支及毛细血管球、神经细小分支的数量同非腧穴处有显著性差异，淋巴管襻数量同非腧穴处比较也有显著性差异，认为腧穴的针刺感受组织是神经、血管及淋巴管的复合结构，即腧穴的“主体构筑”。结缔组织可能具有传输能量和信息的功能，在经络传导过程中起重要作用。LANGEVIN等[46]认为，结缔组织是遍布周身的一个网络体系，而腧穴大多分布于肌肉之间或肌肉的骨骼之间的结缔组织层。针刺腧穴时，结缔组织的扭曲可引起相应的细胞和神经末梢的反应。费伦等[47]根据研究结果系统地提出，经络腧穴的物质基础是在以结缔组织为基础，连带其中的血管、神经丛和淋巴管等交织而成的复杂体系之中，这个体系称为结缔组织结构，它不仅是各种器官、组织和细胞的载体，并且与细胞进行物质、信息和能量的传输和调节，构成了一个对生物机体内外环境作出反应的动态平衡体系。

余安胜等[48]观察到，足三里穴的淋巴管分支丰富集中，与对照组相比发现有明显不同。经络敏感是淋巴系统的改变，在四肢、躯干及胸腹部的腧穴是微淋巴束聚集的地方，针刺对淋巴液的流速和免疫功能有相当大的影响。三田铿照等在综合探讨了循经感传现象与淋巴系统之间的关系后认为，在经穴给予针刺刺激时，引起含P物质的神经末梢分泌P物质，通过毛细淋巴管吸收进入淋巴管，引起淋巴管平滑肌的节律性收缩运动，这种运动的信息传至大脑皮质产生感传现象，与此同时，P物质经淋巴管进入淋巴结后激活全身免疫系统，产生一系列免疫活动。

4. 腧穴与肥大细胞　祝总骧[29]用甲苯胺蓝染色初步观察了大鼠循经低阻线下肥大细胞具有的形态学特征，结果表明，低阻线全程皮肤各层中的肥大细胞数明显多于对照区。有人发现截肢标本各穴区的真皮内有大量的肥大细胞存在，呈弥散或成群分布，在小血管、小神经束或神经末梢较多，肥大细胞数量明显高于相应的非穴区。杨友泌等[49]发现针刺大白鼠“足三里”5 min后，皮下组织内小血管周围，肌纤维间结缔组织内，有肥大细胞颗粒释放，散在组织间，而小血管、神经末梢处较多。

张保真[42]发现人和小白鼠经线上皮肤内存在神经肥大细胞连接。林继海[50]发现腧穴深层的肥大细胞数密集成群，而浅层单个存在，细胞cAMP和cGMP定性、定位和半定量观察，腧穴同非腧穴有显著差异。当针刺腧穴时，肥大细胞受到刺激或损伤，释放活性物质，改变血管通透性，出现经络皮丘带等现象。



5. 腧穴的其他方面研究　随着现代科学技术的发展，经穴的研究又趋向高潮，注重于经穴组织化学、免疫学和细胞形态水平的研究，其中包括腧穴与线粒体及腧穴与溶酶体相关性的研究。采用还原论和整体论相结合的研究方法，从新的角度、量子的层次对大量关于腧穴的实验结果进行多学科的综合分析研究得出，腧穴是线粒体相对集中部位，也是过渡性金属离子空间几何分布密度较大的部位。

姜泽芝[51]对针刺猪“大椎”、“百会”后的局部组织结构变化进行了电子显微镜观察，结果发现针刺后的腧穴局部肌细胞胞质内溶酶体数量显著增多，而溶酶体数量的增多，表明机体抗病能力增加。他们认为这一变化是针刺防治疾病的重要物质基础。

以上研究均取得了一定的进展，为进一步阐明腧穴的实质提供了科学依据。

## 二、腧穴生物物理特性的研究

国内外对经络和腧穴生物物理学特性的研究始于20世纪30年代初，日本人清水芳太郎用测定皮肤电阻的方法发现了腧穴具有低电阻与高电位的特性。20世纪50年代至今的大量实验，已经从电、声、光、磁、热及核素等不同角度证明了经络和腧穴的客观存在性。

1. 腧穴的电学特性　由于腧穴组成的复杂性，腧穴电阻具有不同于线性电阻的典型特征，如组成腧穴的介质在空间分布上是不均匀和各向异性的，腧穴组织对外界输入还存在主动响应等，这些特性导致腧穴电阻具有明显的非线性特征。魏建子等[52]的研究发现，正常人献血后冲阳穴伏安特性会发生明显改变。王淑友等[28]用红外热像图方法和体表电阻测量法对家兔“内关”、“心俞”和各穴旁开1 cm处的皮肤温度和电阻进行检测，结果表明，经穴区具有高温和低电阻特性。徐冬梅[53]等研究发现，健康人胃经五输穴的体表阻抗在春、夏、秋、冬，按足三里、解溪、陷谷、内庭、厉兑顺序规律降低。沈雪勇等[54]研究发现，腧穴与对照点伏安特性的差异与对照点相比，所观测的多数腧穴伏安面积不存在显著差异，而大部分腧穴的惯性面积则有显著差异，即腧穴惯性面积明显低于对照点。李万瑶等[55]观察了耳部手术和甲状腺手术中麻醉患者的太冲穴与涌泉穴皮肤电流的变化，结果显示，麻醉后两个腧穴的皮肤电流均有明显下降。黄碧玉等[56]检测了34例健康人在巳时脾经五输穴皮肤电阻，表现为低电阻、高电位特性。刘豫淑等[57]研究了10例健康受试者十二经五输穴皮肤电阻在十二时辰中的变化，发现绝大多数经络五输穴电阻值在十二时辰中均是巳、酉两个时辰最低，丑、寅两个时辰最高。郑建[58]发现在月经周期中关元、命门穴呈规律性电学变化，但二者表现出不同的电学变化特征，提示任督脉在月经周期中不同的功能特性，由此也提示了经穴电位改变与经脉气血功能的相关性。

2. 腧穴的热学特性　任何温度大于绝对零度的物体都具有向它周围放射红外线的功能，人体同样也是红外源，它发射1～30 μm的连续红外光谱。人体机体中包含着千万种生化反应，这些生化反应不断透过人体表面向外界发射红外光子，并存在受激辐射的条件。实验研究表明，经络、腧穴的功能与体内红外传输有密切关系，因此人体表面局部区域（腧穴区与非腧穴区）红外辐射的光谱特性，含有人体重要的生理、病理信息。丁光宏等[59]的实验表明，人体红外辐射存在较大的个体差异，但所有光谱的峰值都在7.5 μm附近，主要辐射光谱的峰值范围在5～12 μm，占总辐射强度的90%以上，实验同时检测了内关穴、劳宫穴、合谷穴35 ℃黑体辐射的光谱，结果发现，在2～2.5 μm和15 μm两个波段上人体有比黑体辐射强得多的辐射存在。

3. 腧穴的声学特性　中国科学院生物物理所经络研究组以声学的相关方法研究了经络的声学特性，发现经络具有发声和传声的特性。其发声特性指当一定机械力作用于隐性循经感传线上的某一点，则通过该点发出的声音与非经络线的皮肤发出的声音有显著的差别，表现为音量加大，声调变高。经络的导声性，是指当压迫经络上某一腧穴后，该点可以发出一种特殊的声音，循经向两个方向传导。声波在人体内的传播路径、频率、速度，都具有一定的特异性。林立全等[32]在声测胃经体表循行线的研究中证实，每一个检测点上均测到了与输入声波频率、波形一致的波，说明检测波均由输入波传导而来，经络循行线上测得的声波波幅值明显大于两侧对照点，其传导轨迹与古文献描述的胃经体表循行路线基本一致，并得出胃经各穴的最佳传声频率在39.8～50.2 Hz。

4. 腧穴的电磁学特性　经络及腧穴的电磁学特性大多还处于假说阶段。李定忠等[40]认为，经络的实质是电磁振荡和电化学振荡的循行流，载体为人体物质系统，经络的物理特性具有类似于“量子”特性的波粒二重性及海森伯原理的不确定性。朱兵[34]的实验运用生物磁测量方法，对中医十二经脉和奇经八脉的循行路线进行了一系列的探讨，发现各经脉伴随有磁振动线出现，其循行线与经脉大致相同。关于经络及腧穴的电磁学特性，张海晨等[60]认为经络是由环绕神经纤维、血管、肌肉纤维和筋膜、内脏等无限大空间而形成的容积导体电磁场系统，而腧穴有接受电磁的作用。

5. 核素的循经移动特性　核医学示踪剂具有核素循经迁移的客观性、可视性和可重复性。利用核素示踪法检测经络循行线的研究始于20世纪50年代。何义杰等[36]利用PET多功能图像处理软件，显示$^{18}$F脱氧葡萄糖腧穴注射后经络走行的空间定位，结果显示，检测所得的腧穴深度数值与经典腧穴深度基本相符，示踪剂沿经络的走行呈一条连续的图像。陈英茂等[35]在腧穴附近注入微量$^{99}$Tc示踪剂，SPECT显示核素循经迁移线与经络体表投影核素标记线的关系，发现手足三阳经吻合率为71.3%，手三阴经吻合率为73.6%～80.0%，足三阴经吻合率为79.6%～85.0%，躯干部吻合率则在60.0%以下。

6. 腧穴的光学特性　杨跃平等[61]认为，就同一人而言，腧穴处的发光强度高于周围非腧穴处的发光强度。健康人体左右体表发光强度对称，而患者则可在左右体表测到一个或几个不对称的发光信息点，并在针刺治疗后向对称明显转化。吕越[62]也发现，正常人体背部腧穴发光点对称，而发作期支气管哮喘和慢性胃炎患者则呈非对称分布。

腧穴的生物物理学特性研究是一个相对陌生的领域，尚有许多不同观点的假说有待于进一步的证实，其研究进展相对不平衡。电学方面对经络及腧穴的研究已经较为成熟和全面，而光学、电磁学等其他方面的报道则相对较少且分散，今后仍需有更好的方法来研究腧穴的生物物理特性，以此来证实其客观存在性。

## 三、腧穴与脏腑相关及腧穴在临床诊断上的研究

腧穴与脏腑相关可归纳为三个方面：①经脉与相关脏腑在生理功能上有密切关系；②脏腑病理变化在腧穴上有反映，可以通过这种反映推断出内脏疾病；③经脉上的理化刺激对相应脏腑功能有调节作用，这是针灸治疗疾病的核心。现代研究表明，腧穴是通过躯体神经联系体表，通过自主神经联系内脏，在体液因素的参与下，起到联系脏腑、五官、九窍等组织器官的作用。近年来，对腧穴的相对特异性，内脏疾患在体表的反应点，以及针刺腧穴对脏腑功能的影响等做了广泛的探讨。随着研究的进一步深入，腧穴－脏腑相关理论已成为经络研究的重点和核心。

1. 腧穴与脏腑的相对特异性

（1）腧穴与脏腑的特异性：研究表明，腧穴与非腧穴之间在功能上存在差异。曹锐等[63]应用皮肤导电量测定及声测经络技术，对家兔的“肺经”、“大肠经”、“心包经”、“三焦经”、“脾经”、“胃经”、“心经”、“小肠经”、“肝经”、“胆经”等数条经脉的腧穴进行检测，发现家兔腧穴处皮肤导电量较腧穴旁对照点大，声波波幅值较腧穴旁对照点高；与非腧穴相比，腧穴能够对相应脏腑产生效应。王景杰等[64]发现电针刺激大鼠“足三里”，原癌基因c－fos在中枢延髓的孤束核及迷走神经背运动核中表达腧穴组高于非腧穴组。

不同经脉的腧穴在功能上存在差异，本经腧穴对所属脏腑器官的影响比异经腧穴明显。内关和足三里对呕吐、呃逆、胃运动障碍等胃肠疾病都有治疗作用，但足三里作用较好。此外，内关能暂时性改善左心室功能。足三里还具有抑制炎症、调节免疫活度的作用，并且对多脏腑疾病都有治疗作用。王超等[65]发现内关升高心肌氧化亚氮及氧化亚氮合酶作用强于列缺、合谷。周美启等[66]通过比较针刺急性心肌缺血大鼠“心经”和“肺经”腧穴后心脏基因表达谱的变化发现，电针“心经”后大鼠心脏多个基因的表达变化显著，而电针“肺经”腧穴后没有变化，由此表明与肺经相比，心经对急性心肌缺血的改善作用具有特异性。

同一经脉的不同腧穴主治功能也有差异。李江山等[67]发现胃经不同腧穴对胃运动的影响作用大小依次为四白>足三里>梁门。周美启等[68]研究发现手少阴心经不同经段腧穴均能有效调节心功能，且作用大小呈现腕段>肩段>肘段的规律排列。

（2）腧穴与脏腑的相对性：腧穴通过经络系统与脏器联系，但这些联系的密切程度是不同的，因此，腧穴对脏腑的功能效应也有相对性。

一条经脉上的腧穴可以调控与此经相联系的多个脏（腑）的生理功能，治疗多个脏（腑）的病证。方志斌等[69]发现电针心肌缺血家兔“心经”“神门”、“灵道”等，对心功能、小肠及脑电活动均有影响，提示手少阴心经腧穴可调控心脏、小肠、脑的功能。黄晓卿等[70]观察到针刺胃经的足三里、梁丘、天枢和心包经的内关、郄门、天泉等腧穴，对胃电节律和心率偏离都有调节作用且无明显差异，提示不仅胃腧穴对胃和心脏功能有影响，而且心包腧穴也有调整胃和心脏功能的作用。

多经腧穴可以调控与其相联系的同一脏（腑）的生理功能，治疗同一脏（腑）的病证，并且不同腧穴对同一脏腑的作用有差异。足阳明胃经、足太阴脾经、手太阴肺经、手太阳小肠经和足厥阴肝经的循行直接过胃腑。另外，足少阳胆经和手阳明大肠经也与胃有联系。阳仁达等[71]通过比较针刺胃溃疡家兔“足阳明经”、“足太阴经”、“足厥阴经”、“足少阳经”腧穴对胃黏膜损伤保护作用的强度，发现四经都能在不同层面（不同指标）上不同程度地发挥胃黏膜保护作用，且其效应有胃经>脾经>胆经>肝经的规律。黎喜平等发现胃腧穴与胃的联系强于胆经。金淑英等[72]电针大鼠“肝、胆、心、胃经”的有关腧穴，观察对其胆汁流量及其 $Na^+$、$K^+$、$Cl^-$ 含量变化的影响，发现对胆的调节作用曲泉>太冲>日月，但仅能降低胆汁流量，足三里、少海对胆汁流量及 $Na^+$、$K^+$、$Cl^-$ 含量变化均无影响。

2. 腧穴病理反应与脏腑经络相关基本规律

（1）部位的相对特异性：腧穴病理反应在各个部位表现不同。感觉异常是腧穴病理反应的重要表现之一。赵贤忠发现当阑尾有病变时阑尾穴可出现压痛。一些研究表明，耳穴也能反映疾病的部位特异性。董蕴等[73]对26例胃及十二指肠球部溃疡患者用压痛阈测量仪进行检测发现，患者组相关耳穴压痛阈值均低于对照组。有些腧穴的病理反应常常表现为腧穴区皮肤形态的异常。肾经出现皮疹者常常有泌尿系统、神经系统方面的变化；脾经出现皮损者多有消化系统疾病。

此外，大量的临床资料表明，当机体的脏腑发生疾病时往往引起有关腧穴的电特性（皮肤阻抗、电压、电流）发生变异。生理情况下，腧穴具有特异的电学特性，腧穴有低电阻和高电位特性，腧穴的电容量高于非腧穴；而当机体患病时，有关经络腧穴的电阻会发生变化，可使导电量增高。近年来，人们开始引用信息论的理论对经络诊断进行研究，以便于对机体中各系统状态作出客观的描述。

（2）时间的相对规律性：腧穴病理反应的时间特异性主要体现在病理反应随着病情的变化而发生相应的变化，随着病情的好转或恶化，病理反应亦相应减弱或增强，机体康复时病理反应消失。有人根据多年研究认为，腧穴导电量的改变可以反映相应内脏疾病发生、发展过程各个不同阶段的病理变化，因而根据测值的大小及其变动情况，可以精确鉴别出急性、亚急性、慢性炎症过程和衰退初期、进行期、终末期，以及衰退过程中同时发生的炎性反应。

3. 腧穴与脏腑相关在临床诊断中的应用　腧穴是与脏腑经络之气相通并随之活动变化的反应点，脏腑器官疾病可以通过经络在体表某些腧穴出现各种异常变化，这种腧穴病理反应对疾病的诊断有着十分重要的意义。郄穴是急性病变反应最明显的地方，探查郄穴可察知病势的缓急。薛有平等[74]认为经外奇穴胰腺穴是治疗急性胰腺炎的一个特效穴。

某种疾病可伴有相关腧穴的物理特性（如电特性）的改变，因此可将腧穴诊断与现代的科技相结合，以定性、定量地诊断疾病。张颖[75]用一组电子探头测定双经同名穴的温差以诊断肿瘤，诊断符合率达80%。应荐等[76]发现膻中穴红外辐射强度明显低于非腧穴对照点。

耳诊是指通过耳郭（或耳穴）辅助诊断疾病。近半个世纪来，国内外在通过耳郭（或耳穴）辅助诊断疾病方面进行了大量的实践和研究。目前已有的耳诊方法包括：①望诊法（含染色法）。②触诊法（含测温法）。③压痛法（含压痕法）。④电探测法。⑤刺激耳穴辅助诊断法。其中刺激耳穴辅助诊断法在配合 X 线造影中，以及在胎心监护和胎儿生物物理象监护中等都有应用。

## 第三节　针法操作的相关研究进展

### 一、针刺手法的研究

针刺手法是中医针刺治疗体系的重要一环，其与针刺的临床疗效有着密不可分的关系，故而对手法的研究也就成为了现代针刺研究的一个重要方面。

1. 手法效应差异的研究

（1）临床研究：研究表明捻转补泻操作对健康人体皮肤温度的影响存在着效应上的差异，补法以升温为主，泻法则降温或无明显作用。针刺后腧穴皮肤温度的变化不仅具有循经性，而且具有全身性的变化。针刺的补泻效应同时也反映在穴周氧分压、脉象图、体感诱发电位、胃电图的变化上。喻凤兰等[77]采用提插捻转补法针刺合谷穴，可见曲池穴氧化压明显上升，提示补法能使机体调整机能，增加氧气储备，提高机体抗病能力。同时也显示对合谷穴采用提插捻转泻法后，曲池穴的氧分压明显下降，提示泻法能促使机体代谢增强，氧耗增加。捻转补法、捻转泻法影响的脉象图、体感诱发电均存在显著差异；提插手法使胃电图振幅和频率明显升高，而捻转手法使胃电图频率减慢，但对振幅无明显影响。李万瑶等[78]观察提插补法、提插泻法、留针对照三种方法针刺足三里穴对胃、十二指肠疾病患者（脾虚肝郁型）胃电频谱的影响，发现留针组、泻法组使胃电的频率略为升高或变化不大，但幅值明显升高，提示胃运动明显增强；补法使胃电频率、幅值明显降低，提示胃运动被明显抑制。杨东红等[79]采用提插补泻手法与留针不做手法对照，观察足三里穴对胃电振幅及频率的变化，发现针刺提插补泻对胃功能有双向调整作用，针前胃电图振幅、频率较正常值低者，针刺行提插补泻手法后可使之提高；相反，针前胃电图振幅、频率较正常值高者，针刺行提插补泻手法后可使之降低。陈健[80]用捻转提插补泻手法、电针法对照针刺治疗胃脘痛 200 例，发现两组治疗均有效且手法组优于电针组。

顾旭东[81]用迎随捻转补泻法、平补平泻法治疗中风恢复期患者 41 例，发现迎随捻转组总有效率为 91.46%，平补平泻组总有效率为 75.0%，提示迎随捻转补泻法比临床常用的平补平泻法有较好的活血化瘀、疏经通络作用。孙华等[82]观察手法对恶性肿瘤患者外周血 NK、LAK 细胞活性及 T 细胞亚群的影响，结果提示补法与泻法均能有改善 T 细胞亚群比例失衡状态、增强肿瘤患者免疫监视功能及细胞免疫作用，其中在 NK 细胞活性调节及升 Th、Ti 数量方面补法优于泻法。

（2）基础研究：邹移海等[83]对健康雄性大鼠右侧“足三里”行捻转补泻手法和电针，观察小肠系膜透明窗肥大细胞脱颗粒率的变化，发现捆绑大鼠导致肥大细胞数目减少，捻转补法与捻转泻法均可使其回升，且泻法优于补法，而电针使之进一步下降。何慕伦[84]用三才提插补法和泻法针刺“足三里”，结果表明补法和泻法均能提高健康兔及类脾虚模型兔的血清胃动素和胃泌素的含量，且两种手法间无差异。张宏[85]研究发现提插手法针刺“足三里”对新西兰兔胃电活动、血浆胃泌素、cAMP 的作用比捻转手法强。刘智斌等[86]采用补法针刺“足三里”可显著提高 SD 大鼠 T 细胞内 $Jak_1$ 激酶的表达水平。李万瑶等[87]在观察针刺“足三里”对大剂量激素所引起的体重异常反应的影响，其中单纯激素组的体重上升明显，激素加泻法组的体重下降明显，而激素加补法组控制了体重变化的不良反应，两种手法对血浆皮质醇及睾酮的下降均未起到调节作用，对血管容积脉搏波也无差异影响。

郭永明等[88,89]研究显示，捻转补法与郑氏热补针法均可显著升高血清胃泌素水平，降低溃疡指数，改变胃窦黏液细胞的超微结构，对慢性胃溃疡有较好的治疗作用，其中热补针法疗效优于捻转补法。刘轲[90]在观察“烧山火”、提插补法及捻转补法三种热感手法针刺“关元”对阳虚大鼠血浆睾酮（T）的影响中发现，“烧山火”补法可以拮抗血浆睾酮（T）的含量降低趋势，且效果优于其他两种补法。董善京等[91]在不同凉泻针刺手法对致热大鼠血浆内毒素水平影响的实验研究中发现，用“透天凉”泻法针刺“曲池”可有效地抑制内毒素血症的病理发展，并使内毒素含量降低，增强网状内皮系统（RES）吞噬活性，加速内毒素及其诱生毒性产物的清除而呈现抗内毒素效果，其效果优于单纯捻转或提插泻法。

2. 手法量化及其效应差异的研究

（1）临床研究：李平等[92,93]采用红外热像仪，观察不同手法对志愿者体温的影响，按石氏捻转补法（得气后，均匀用力捻转，频率200次/min，幅度90°）、石氏捻转泻法（得气后，均匀用力捻转，频率60次/min，幅度360°）、小刺激量补法（得气后，均匀用力捻转，频率60次/min，幅度90°）、大刺激量泻法（得气后，均匀用力捻转，频率200次/min，幅度360°）、传统捻转补法（得气后，拇指作用力向前用力捻转360°，然后自动退回，频率100次/min）、传统捻转泻法（得气后，拇指作用力向后用力捻转360°，然后自动退向前，频率100次/min）、平补平泻法（得气后，均匀用力捻转，频率100次/min，幅度180°）、无手法（针刺得气后，不施行手法）分成八个手法组，全部采用自身对照，分别针刺合谷及足三里，每人分别接受上述八种手法各一次。为消除前一种手法遗留针感的影响，每种手法的实施要间隔1周。结果表明，三种泻法实施后，所有时相都表现为观测部位降温效应，其中传统泻法降温效应最明显；三种补法实施后，观测部位都出现了升温趋势，其中石氏捻转补法的升温效应最明显。杨丽华[94]观察不同频率、角度的捻转补泻法对健康人皮肤温度的影响，补法组（频率90～100次/min，幅度为90°～180°）针后皮温较针前明显升高，尤以10 min、15 min最为显著；泻法组（频率150～160次/min，角度≥360°）针后皮温略呈升高趋势，但较针前未见明显差异。韩友栋等[95]观察不同频率、相同幅度的（180°～270°）三种手法即徐疾补法（频率40～60次/min）、徐疾泻法（频率120～140次/min）和平补平泻法（频率80～100次/min）对胸痹心肾阴虚型或气阴两虚型患者心功能的影响，结果显示三种手法均能改善心脏功能，但其中以徐疾补法为著，平补平泻次之，徐疾泻法居后。王樟连[96]用强（捻转幅度＞360°，频率120～180次/min）、中（捻转幅度180°～360°，频率60～120次/min）、弱（捻转幅度45°～180°，频率＜60次/min）三种不同的刺激量针刺双侧内关、足三里，观察左心搏血量的变化。三种手法均能增加心气虚患者左心搏血量，其中中等刺激最明显。王有贵[97]研究发现，强刺激胆石症患者引起胆总管扩张的幅度大于弱刺激，其中胆总管扩张的例数也多于弱刺激。李万瑶等[98]观察强弱不同的针刺刺激对下肢痹症患者肢体血流图波幅的影响。结果显示强刺激（频率＞150次/min，捻转幅度3×180°）使血管收缩、血流供应减少；弱刺激（频率约60次/min，捻转幅度180°）使血管扩张、血流供应增加。杜宇征等[99]用强刺激手法（以患侧上肢抽动1～2次为标志）针刺颈夹脊穴治疗颈椎病，发现强刺激组疼痛的即时止痛效应及长时止痛效应均优于常规针刺组，并且刺激组血清中吗啡样物质含量有显著增加。姚凤祯等[100]观察了78例急性脑梗死患者头穴透刺时不同刺激量的即刻效应和远期效应，结果显示，捻转3 min组运动指数提高的程度明显高于捻转0.5 min组。

（2）基础研究：于致顺等[101]用不同刺激量的捻转手法针刺家兔“足三里”，发现重捻转（150～200次/min，4～6转/次）组引起小肠运动减弱；轻捻转（30～40次/min，＜2转/次）组引起小肠运动增强。刘志敏等[102]用不同手法针刺家兔“足三里”，分留针组、提插组、慢捻转组（12次/min）和快捻转组（180次/min），观察到四组手法对胃运动的影响主要表现为抑制效应，其中慢捻转手法对胃运动的抑制效应最为明显。睢明河等[103]采用不同捻转参数（捻转幅度、频率和时间）的补泻手法针刺血虚证大鼠的“足三里”，发现不同手法对红细胞计数可产生不同的影响，证明以刺激量大小决定的捻转补泻法是客观存在的，并存在一个临界点，当刺激量小于这个临界点时产生补的效应，大于这个临界点时则产生泻的效应。张为等[104]用强、中、弱三个不同的刺激量针刺实验性高血压家兔“足三里”，观察其对心率及血压的影响，发现轻度刺激并不出现重度刺激所具有的较大、较快的降压效应，但持续时间较重度刺激略长。F. Abad－Alegría等[105]通过研究发现，针灸的刺激效应与所施加的刺激强度之间存在着密切的相关性。

3. 手法仪器的研究　针刺手法很大程度上是一种技艺，过去历代师徒相授，只能意会，难以言传。为了继承名老中医针刺手法绝技，使更多的医生能掌握针刺手法，提高针灸治疗水平，同时为了针灸治疗术式能够严格重复以研究针灸治病机制，运用现代科技手段研究针刺手法参数，并形成一个规范标准已经刻不容缓。

20 世纪 90 年代初，杨华元等[106]研制的针刺手法参数测定仪，能在人体上进行各种手法操作，通过换能器把提插、捻转、摇摆的手法动作转换成电讯号，并记录下有关针刺参数，进行相关分析研究，从而实现了应用测定的参数来研究针刺手法的方法，并对针刺手法的受力分析作了初步尝试。刘堂义等[107]应用电阻传感器技术研制了 ATP－Ⅰ型针刺手法参数测定仪来采集针刺手法的各种参数信号，并应用计算机软件对所收集的信息智能化处理，从而全面、客观地分析针刺手法的有效参数，对手法进行量化评估，为针刺手法的教学、量化研究、专家手法储存提供了一种科学手段。

顾星等[108,109]采用微电机传感技术，研制了手法教学测试仪。它能客观地反映针刺中的提插、捻转手法，有利于直观定量地掌握运针力度和深度。

洪文学等[110]利用单片机实现仿传统中医针刺补泻手法，并采用模糊划分与混沌处理结合的方法，解决人体刺激的适应性。仪器具有可选择多种针法、输出定时、自动报警等优点，可用于临床腧穴针法刺激和经皮腧穴神经电刺激。

4. 问题与展望　补泻是手法的重要组成部分，现代研究中越来越多的学者认为，补泻已不是单纯依靠术者的手法操作来完成，更多的情况要结合患者自身的感觉及疾病和所取腧穴的性质而定。补与泻是相对的而不是绝对的，所以补泻与刺激量的关系也发生了根本的变化，故不能单纯以事先拟定的刺激强度来定义补泻手法。有人认为补法与泻法各有其轻（小）、重（大）之差，补泻与轻重刺激有一定联系，但并不等同。也有人认为针刺手法补泻的量化规范是难以实现的，甚至是不可行的。但是对针刺手法量学的研究仍然是非常关键的，尤其是相关测定仪器的研究，这有利于客观地了解有丰富临床经验的医生治疗不同疾病时所采用的刺激量，从而更好地学习和运用针刺手法，形成与国际学术交流的“共同语言”并得到国际的认可，进一步促进中医针灸在世界范围内的推广应用。

## 二、关于“得气”的研究

所谓得气，是指毫针进针后施以一定的行针手法，使针刺腧穴部位产生针刺的感应，这种针刺的感应就是得气。得气又称气至，现代又称之为针感。得气在针刺临床操作过程中具有十分重要的地位，是施行针刺产生治疗作用的关键，是判断患者经气盛衰、取穴准确度及疾病预后、针治疗效的依据，也是针刺过程中进一步施行手法的基础。

1. 针刺得气的指征　得气即为“针刺感应”，是医者和患者同时对针刺作出的有效反应，故其体现在两个方面，即患者对得气的感应及医者对得气的感应。

（1）患者对得气的感应（自觉反应）：所谓自觉反应，是指患者在针刺过程中所出现的主观感觉和反应，主要表现有酸、麻、胀、沉重、凉、热、触电感、蚁走感、气流感、水波感、跳跃感、痒、舒松感，以及不自主的肢体活动和特殊情况下的疼痛感觉等，有时某种感觉可沿着一定的部位向一定的方向扩散或传导。有学者将得气感分为酸胀感、麻与触电感、热感、凉感、抽搐感、痛感六类。张吉玲[111]提出酸、麻、重、胀、痛、凉、热、窜、动、抽等十种针感，并且认为不论哪种针感的出现，都是得气的表现，其中凉感产生清泻作用，热感产生温补作用，窜感产生行散作用，抽感有紧缩作用，从而丰富了针感的内涵。国外有学者将患者的自我感觉总结为痛、酸、深度压迫感、重、胀、麻痛、麻木、刺痛、钝痛 、温热、冷、抽动和其他感觉等十三种。MAO 等[112]研究者对最常见的得气感觉进行了临床调查，发现出现胀感的个体占 94%、酸感占 81%、放电样感觉占 81%、麻感占 78%。

得气感的性质与针刺部位、病症类型及个人体质有一定的相关性，如四肢末端、头部多为痛感，腹部多为沉重感，腰背部多为酸胀感，四肢等肌肉丰富处多为酸、麻、胀、重感，且容易出现触电感，上下传导或向远端放散。气至某些脏腑器官时可出现脏腑功能的改变，如气至肠胃可出现肠鸣或饥饿感。寒证、虚证为阴，得气后多为酸、麻、痒；热证、实证为阳，得气后多为胀及触电样感觉。

（2）医者对得气的感应（他觉感应）：所谓他觉反应，是指施针者感到和观察到的现象。古代医家对医者得气的论述非常具体。《针经标幽赋》作出了细致的描述，“轻滑慢而未来，沉涩紧而已至”、“气之至也，如鱼吞钩饵之浮沉；气未至也，如闲处幽堂之深邃”。针刺得气后，针下可由原来的轻松虚滑慢慢地变为沉紧，或观察到局部或经脉循行部位的肌肉震颤、收缩、跳动（“如动脉状”），或针柄跳动及皮肤色泽改变，或循经汗毛竖起、起鸡皮疙瘩、出汗，或患者表情改变等。在某些敏感的患者，医者针刺时除刺手指下沉紧、涩、滞外，还可出现指下内吸感、指下顶针感、指下蠕动感等感应，均为得气的良好征象。王培清[113]将医者得气的感觉总结为10个字，即“轻松虚滑变为沉紧重满”。高铁等[114]认为针下突然滞涩是得气的关键。针刺时医者手下正确的得气感主要有重、沉、下吸、敛、针体水平波动或转动等；医者手下出现空虚、滞涩、如阻硬物、针体上下跳动等情况，则为不正确的得气感觉。

有研究者把得气分成了显性得气和隐性得气，前者为受试者达到局部酸、麻、胀、重感中的一种或一种以上感觉，同时操作者感觉到手下有沉重或坚实感；后者是受试者局部无酸、麻、胀、重感，操作者感觉手下沉重或坚实感。

2. 得气状态与临床疗效相关性的研究　古今针灸医家对得气均非常重视，《灵枢·九针十二原》说：“刺之要，气至而有效。”明代杨继洲在《针灸大成》中说：“针若得气速，则病易愈而效亦速也。若气来迟，则病难愈而有不治之忧。”传统针灸理论认为，毫针的治疗需要建立在得气的基础上，调整经气是毫针治疗的主要目的，是毫针取效的基础。临床实践证明，针刺得气与否，直接影响着治疗效果，同时还以得气的快慢衡量治疗效果、疾病的转归与预后等情况。黄晓卿[115]以胃电变化为针效指标，对针刺足三里后不同得气状态与针效的关系进行了比较，发现显性得气与隐性得气的针效均优于无得气组，显性得气与隐性得气之间的针效无明显差异。在治疗中风患者时，针刺后得气可唤起或激活病变周围脑细胞的复苏，帮助恢复和重建正常的反射弧，从而加强了皮质功能区之间的协调作用。如果针刺后不能产生得气，就不能有效地兴奋“缺血半暗带内存在的大量处于休眠状态或半休眠状态的脑细胞”，也不可能有很好的疗效。在针刺环跳治疗坐骨神经痛的临床研究中，以触电样感传至小腿、足趾为得气标准，若得气快，则镇痛作用好；若不得气，则镇痛作用差。CHIANG等[116]研究了针刺得气与镇痛效应的相关性，在针刺合谷和手三里出现酸、麻、胀的得气感觉时，有明显的临床镇痛效果，但肌内注射盐酸普鲁卡因注射液使得气受阻后，则镇痛作用消失。

但也有一些针灸临床的报道显示，针感的强弱与所有疾病的疗效并不都是呈正相关。一般来说，痿证、痹证、偏瘫和急性疼痛等疾病得气强则效果好，失眠、面肌痉挛等疾病得气弱反而效果显著。在治疗一些痉挛性的疾病时，采用埋针疗法，针感较弱，无较强的酸、麻、胀、重感觉，更无向远端放射感，对痉挛性患者有较好的临床疗效。还有一些微针疗法如耳针，头皮针，腕踝针及皮下埋针等，都不特别强调针感。气血虚弱、久病年迈之人，得气宜弱；气血旺盛、体壮年轻之人，得气宜强。还有些特殊的人群，如婴儿及一些感觉障碍者并不一定都要有针感。因此，得气的强弱，应以患者舒适、临床疗效显著为目标。

3. 针刺得气的作用机制研究　对于针刺得气作用机制的研究，不同学者采用了不同的研究方法。针刺捻转时，对结缔组织的刺激较大，因结缔组织中含大量胶原纤维，组织致密，针下易产生滞重感。针尖或针体牵引、震动含有神经和血管的结缔组织膜，就会有酸、胀、重感觉产生。在另一项研究中，研究人员发现麻感的产生与Aβ/γ纤维的传导有关联，胀重感与Aδ纤维相关，酸痛感的产生则与C纤维有关。刘红菊[117]从神经生理学角度探讨了得气与针刺效应的关系，认为腧穴下躯体神经与血管周围或血管壁自主神经丛相联系的吻合支或汇合区，很可能是沟通躯体神经与自主神经之间功能联系和相互影响的枢纽与通路，是得气感与针刺效应伴发的原因之一。曾晓聆等[118]认为得气的出现，是传入神经与传出神经之间不断反馈、交互兴奋扩散的结果，且可因“气至病所”，使病变部位周围的神经、血管、淋巴管等活跃，从而改善局部的血液供应。赖新生等[119]从神经科学的角度认为，刺激作用与脑功能密切相关，有多层次神经核团参与，提出特异性的脑功能活动是研究得气的关键。

缪兴中等[120]认为针刺得气是一种具有物质形态的电磁波的发生、传播和吸收现象，人体组织可视为由无数微观的分子水平上的准电偶极子组成，在针刺的激发下，准电偶极子将形成开放的振荡系统，发射电磁波，从而产生“得气”。刘志朋等[121]选取针刺下腧穴局部肌电变化和同侧指尖容积脉搏波信号作为评价得气状态的客观参数，试图构建一种两参数的能客观反映针刺得气的评价方法。研究发现腧穴肌电发放的强度、次数与得气程度呈平行关系。针刺腧穴无得气时没有腧穴肌电发放；得气时，有腧穴肌电发放。得气感觉强时腧穴肌电信号的强度增强，并且次数增多。针刺腧穴未得气时，容积脉搏波幅值、脉率基本无变化，而得气时，如果用补法针刺腧穴，容积脉搏波表现为幅值变小、脉率减小，用泻法针刺腧穴时则相反，容积脉搏波表现为幅值变大、脉率加快。丁光宏等[122]采用实时定量检测手段和频谱分析方法研究了6种临床常用针刺手法的运针主频率，发现主频率平均值1.20 Hz是一个有规律的得气指标和参数。

美国的一些研究人员在用功能性核磁共振技术研究针刺对正常人大脑内激活区域的影响时发现，不同种类的针感在大脑内的反应是不同的。当受刺者感觉酸、麻、胀等时大脑相关区域的血氧水平依赖（BOLD）信号处于抑制状态，而受试者本人的感觉是轻松舒适；当受刺者出现刺痛感时，则正好相反。森和等[123]研究了得气对脑功能的影响，发现得气在脑内认知处理过程中作为特别的感觉被认知，一过性地激活了旧皮质及新皮质，消除了新旧皮质之间的差异。

4. 得气研究存在的问题与展望　针刺效果很大程度上取决于得气情况。然而，临床上得气与否主要靠患者主观体验到的针感和医生手下的感觉来判断。在患者主要表现为酸、麻、重、胀等感觉；在医生主要是针刺操作时手下沉紧或松空的感觉。但是体现患者的感觉和医者针下的沉紧感觉的客观指标是什么？这种感觉和真正的得气之间有什么必然联系？如果没有这些感觉，是不是就不能称之为得气？在这些问题上，相关研究均存在较大的主观性，这严重阻碍了针刺得气的进一步深入研究。

如何以一种客观量化的标准来衡量受刺者机体的得气状态，成为目前针刺得气研究中的关键问题。国外有学者根据患者得气性质的不同，设计了针刺主观感觉量表（SASS）、马萨诸塞州医院修订版针刺感觉量表（MASS）等不同量表，测量患者针刺得气时的各种感觉，对针刺得气的量化研究进行了有益的尝试。近年来出现了多种研究活体脑功能的功能性神经影像技术，如正电子发射断层扫描（PET）、功能性磁共振成像（fMRI）、单光子发射计算机断层成像（SPECT）、脑电图（EEG）、经颅多普勒（TCD）、脑磁图（MEG）等，这些脑功能成像技术被大量应用于针灸研究中，其中SPECT着重检测局部脑血状态，fMRI着重检测脑功能区的活动，PET着重检测脑局部代谢。近年来的研究虽然取得了一些成果，但有关针刺得气的客观化指标及其作用机制的研究尚未获得突破性进展。脑功能成像技术能够在无创状态下，动态地在活体和整体水平上来研究脑，有助于我们从系统、组织、细胞、分子等各个水平上揭示针刺的中枢机制，这可能成为得气客观化研究中新的技术手段。我们相信，作为针刺研究的重大基本问题，得气研究的突破将利于对针刺得气的重新认识和定位，使针灸研究更加科学化、规范化，对于探索针灸经络的机制具有深远的指导意义。

## 三、关于留针的研究

在针刺得气并施以补泻手法后，将针留置穴，内称为留针。留针可候气，留针可调气，留针可逐邪扶正，留针也可协助补泻。可见，留针是针刺治疗过程中一个重要环节，它直接影响临床疗效。但是大多数针灸医生对于确定留针时间具有盲目性和随意性，不仅达不到预期的临床疗效，有时甚至会加重病情。《灵枢·九针十二原》曰“刺之害中而不去，则精泄，害中而去，则致气。精泄则病益甚而恇，致气则生为痈疡”，堪为后世临床留针之诫。因此，探讨留针时间对于提高临床疗效具有非常重要的指导意义。

1. 古代文献记载　留针与否及留针久暂，古代医家认为是由多方面的因素决定的，如得气与否、针刺的季节、患者的体质、针刺的部位、疾病的性质等。

（1）得气与否定留针：《灵枢·九针十二原》曰“刺之要，气至而有效”，“刺之而气不至，无问其数，刺之而气至乃去之，勿复针”。说明针刺得气是取得疗效的关键，也是留针的目的所在。

（2）留针须应天时季节：《灵枢·四时气》云：“冬取井荥，必深而留之。”《灵枢·本输》云：“冬取诸井诸腧之分，欲深而留之。”冬天发病，强调深刺和留针。冬季，阴气日盛，气候寒凉，人身的阳气趋向于筋骨深层，针刺时宜深刺久留，以激发经气。

（3）留针应考虑患者体质：《灵枢·终始》云：“凡刺之法，必察其形气。”指出针刺时，应观察患者体质强弱及正气盛衰情况，而留针与否及时间长短亦应视体质而定。《灵枢·逆顺肥瘦》指出个体体质不同，留针时间不同。胖人、常人、壮年、气血充盈者宜久留针；瘦人、常水沟肤色浅白、幼儿气血不足者宜不留针或短暂留针。《灵枢·根结》云：“刺布衣者深以留之，刺大人者微以徐之，此皆因气剽悍滑利也。”王公大人气滑血清，身体柔脆，宜浅刺短暂留针；布衣气涩血浊，形质粗壮，宜深刺久留针。此外，人的体质有偏阴、偏阳的不同，偏阳盛的针感出现快，留针时间宜短，因阳主动，阳气滑利易行；偏阴盛的人其针感出现较慢，留针时间亦相应延长，因阴主静，其气滞而难行。

（4）留针因经络和腧穴而异：手足三阴三阳经，经脉长短有殊，循行深浅不同，气血多少有异，所以各经为病，针刺留针的取舍、留针时间的长短亦不同。《灵枢·经水》指出了各经留针时间长短，即阳经、足经比阴经、手经留针时间长。《针灸甲乙经》在所录的349个穴中，指出可以留针的有154个，并且所刺腧穴不同，留针的久暂也不同。因此，留针与所选用的腧穴有关。

（5）留针因疾病性质的不同而不同：对病位而言，《灵枢·阴阳清浊》云：“故刺阴者，深而留之；刺阳者，浅而疾之。”指出针刺属阴的脏病宜深刺而久留针，针刺属阳的腑病宜浅刺而疾出针。对脉象而言，《灵枢·邪气脏腑病形》认为：“刺急者，深内而久留之……刺涩者，必中其脉，随其逆顺而久留之。”对于病性，《黄帝内经》指出留针应以治疗目的为依据，以达到治疗的针感为度，但是并没有言其长短。例如，《灵枢·经脉》指出：“热则疾之，寒则留之。”又如，《灵枢·九针十二原》云：“言虚与实，若有若无。察其先后，若存若亡。”针下有气的为实，针下无气的为虚。审察疾病的缓急，决定治疗的先后次序，根据气之虚实，决定是否留针及留针的久暂。《素问·针解》云：“刺实须其虚者，留针，阴气隆至，乃去针也。刺虚须其实者，阳气隆至，针下热乃去针也”。针刺实证要泄邪，下针后应留针，待针下出现明显的寒凉感时，即可出针；针刺虚证要补气，待针下出现明显的温热感时，即可出针。对于久病，《黄帝内经》认为，因其邪气入深而且病久，应深刺而久留针。

（6）有关留针时间的记载：《黄帝内经》所载留针内容除多处用“久”字之外，留针最长的是足阳明胃经，留十呼。《针灸甲乙经》所载留针的154个腧穴中，留十呼以上（含十呼）者15个，最长留二十呼者，有公孙、内庭、环跳三个。留针还与不同针灸流派有关，如《武威汉代医简》中的留针时间有“留针如炊一升米顷出针”，有“留针百二十息乃出针者”。唐代孙思邈《备急千金要方》亦有“针间使百息”的记载。关于“呼”、“息”所指的时间还有待于考证。杨运宽等[124]认为一呼应理解为一行针的间隔时间。总之，“刺之要，气至而有效”，可见留针时间是以针刺疗效为指征的。

综上所述，是否留针及留针时间长短，是由多方面因素决定的。古人对留针的认识是从临床经验中得来的，并且所述的留针时间不明确，在临床治疗中不具有普遍意义。因此，在继承古人经验的基础上，应采用现代的科技去探求合理的留针时间，使其现代化、具体化，以更客观地指导临床实践。

2. 现代研究

（1）病程不同定留针：研究表明，久留针对病程长的疾病疗效较好。包飞等[125]发现治疗顽固性呃逆体留针1 h、头皮针留针6 h，比体留针30 min、头皮针留针30 min疗效好。许云祥等[126]观察留针5 min、20 min、30 min、40 min和60 min对踝关节软组织损伤的疗效，发现留针30 min对急性损伤疗效最佳，留针 60 min 对慢性损伤疗效最佳。

（2）病种不同：研究表明，不同系统疾病的留针时间各异。一般情况下，针刺治疗痛症需久留针。基础研究显示，针刺留针 20 min 以上，才能充分发挥止痛效果，这为临床治疗疼痛性疾病提供了参考依据。林文坚[127]比较留针 2～3 h 和留针 20～30 min 治疗三叉神经痛的疗效，发现长时间留针组疗效明显优于一般留针组。黄虹[128]也观察到在三叉神经痛的治疗中留针 1.5～3 h 的疗效比留针 30 min疗效显著。蔡朗[129]观察留针 1～1.5 h 与留针 30 min 对顽固性面痛疗效的影响，发现久留针组疗效较好。

有关研究表明，针灸作用的时效性因不同器官系统对针灸刺激的反应速度不同而不同。汪立新[130]观察了 289 例急慢性软组织损伤患者不同的留针时间与临床疗效的关系，发现静留针15 min和 30 min 组疗效优于不留针和静留针 45 min 组；在 15～30 min 的留针期内起针不会影响针刺疗效。李沛等[131]在对雌猕猴实施针刺刺激期间，雌猕猴血浆中雌二醇的含量有明显变化，而停止针刺后这种效应消失。张栋等[132]观察到留针 20 min 升温作用及维持时间均优于 10 min 和 30 min 组，这为临床治疗寒性疾病的最佳留针时间提供了科学依据。张压西等[133]研究针刺改善肺功能的时效关系，发现留针时间 20 min、40 min 和 60 min 对肺功能各项指标的改善效应以 40 min 组最为显著。俞剑虹[134]将 60 例单纯性面神经麻痹患者随机分为留针 10 min 组和 40 min 组，治疗 30 d 后发现，10 min组疗效优于 40 min 组。陈友梅等[135]研究针刺改善糖尿病患者心脏自主神经功能的时效关系，发现留针 40 min 组对于多项指标的改善作用优于留针 20 min 组和留针 60 min 组。何扬子[136、137]观察留针 20 min、40 min 和 60 min 对缺血性中风疗效的影响，发现针刺治疗缺血性中风留针时间与疗效存在一定时效关系，其中 60 min 组肌力和血流动力学指标的改善最为明显。郝慧琴等[138]采用不同针刺留针时间干预运动大鼠，在 4 d 的针刺中，留针时间从 20 min 递增到 50 min 组比留针 20 min 组改善疲劳的效果好，认为留针时间递增变化是改善疲劳的一种有效留针方式。黄鼎坚等[139]研究针灸治疗脑梗死的优选方案，发现留针时间对神经功能缺损和胰岛素抵抗的改变有明显的影响，以留针 60 min 最佳。林树芬等[140]观察到应用针刺治疗腓肠肌痉挛时，速刺疗效优于留针治疗。魏晓日[141]发现多穴不留针对发热患者的及时退热效果较好。

（3）病情不同：对于一些危重患者，需要久留针。例如，20 世纪 70 年代广州、长沙等地治疗各种中毒性休克，采用久留针的方法，观察到多数患者在施针之后 0.5 h 左右血压开始上升，少数患者经数小时的留针和运针才出现血压回升。另外，治疗流行性脑脊髓膜炎，留针长于 10 h 才能退热。治疗溃疡病急性穿孔和急性阑尾炎需留针 1 h 以上。

（4）针刺部位不同：一般情况下，头皮针需要长留针才能达到好的临床疗效。袁青等[142、143]采用靳氏头针四项为主穴治疗脑性瘫痪，发现留针至 1 h 对脑瘫患儿治疗效果明显，在一定的范围内，头皮针的留针时间与刺激量成正相关。包烨华等[144]研究头穴久留针治疗血管性痴呆，发现头穴留针 10 h与电针治疗 30 min 均可促进患者智能、社会活动功能的康复。牛文民等[145]发现头皮针留针 6 h 对于血管性痴呆患者具有确切疗效。房丽等[146]发现留针 12 h 对急性脑梗死患者瘫肢肌力恢复的促进作用明显优于不留针组。

3. 留针研究中存在的问题与展望　留针作为针灸临床非常重要的一个环节，被历代医家所重视。因此，如何确定各种疾病的最佳留针时间，是针灸临床中亟待解决的问题。不同疾病的留针时间与多方面的因素有关。一般情况下，慢性疾病，危重疾病及痛症留针时间较长。近年来通过临床和实验研究在一定程度上证实并发展了古人对留针的认识，但符合循证医学要求的多中心、大样本、高水平的随机对照试验（Randomized Controlled Trials，RCT）较少，而且有些研究完全舍弃了中医的思维方法，用研究西医的方法来研究留针，大大降低了临床应用价值。今后研究中，应采用科学严谨的设计方法，并且结合中医特有的“因人治宜、辨证施治”特点，设计出符合中医特色的临床研究方案，确定针对各种疾病的最佳留针时间，以利于建立规范化、系统化的针刺治疗临床指导模式。

# 第四节　针灸作用原理研究进展

## 一、针刺作用机制的研究进展

针刺作用是针刺刺激在机体产生的生物反应，也是一种生命活动现象，对这一生物反应的启动、过程、结果进行的研究称为针刺作用原理研究。针刺作用原理研究是针灸学与现代科学的观念与技术相结合的产物，其目标是要明确针刺作用的生物现象和生物效应，研究针刺作用的生物过程，寻求针刺作用的规律及其代表的生物过程相应机制。

1. 针刺镇痛的机制　疼痛是一种与组织损伤或潜在的损伤相关的不愉快的主观感觉和情感体验，它包含痛感觉与痛反应，是临床最常见的症状之一。针刺镇痛是指用针刺的方法防止和治疗疼痛的一种方法。它是在传统中医针刺治疗疼痛的基础上，结合现代针刺麻醉临床实践发展起来的一种有效的临床治疗技术。大量的神经生物学研究证实，针刺镇痛是来自针刺腧穴和痛源部位的传入信号在中枢神经系统相互整合的结果。

（1）脊髓的针刺镇痛机制：脊髓是针刺信号和伤害信号的初级整合中枢。针刺信号沿着外周传入神经进入脊髓，与来自疼痛部位的伤害性信号发生相互作用。如果针刺信号和伤害性信号到达相同或相近的脊髓节段，则针刺的抑制作用就较明显；如果二者分别到达相距较远的脊髓节段，则针刺的抑制作用就相对较弱。临床上用颧髎穴针刺麻醉做额部手术，用扶突穴针刺麻醉做甲状腺手术，由于腧穴与手术部位处于相同或相近节段，因而都取得了较好的镇痛效果。这种发生在相同或相近节段的整合作用，可能是邻近疼痛部位局部取穴的生理基础。

（2）脑干的针刺镇痛机制：脑干网状结构汇集了不同来源、不同性质的各种感觉和运动的信息，各种不同的纤维可以终止在同一个网状结构细胞上。针刺信号和伤害性信号在脊髓发生相互作用后，二者均可经前连合交叉至对侧，然后沿脊髓上行传导束传向丘脑。其中旧脊丘束的脑干部分，脊网束和脊髓顶盖束的大部分纤维终止于脑干网状结构和中脑顶盖，各种不同性质的信号在这里汇集并相互作用。因此，脑干网状结构在针刺镇痛过程中起到一定作用。此外，延髓巨细胞核接受针刺的传入冲动，可投射在同一区域，甚至同一细胞上，并使伤害性信号受到抑制，针刺引起延髓网状巨细胞核神经元的活动，还可向上、向下传导。向下传至脊髓前角，抑制痛反射；向上经中央被盖束，进入丘脑中央中核，激发中央中核抑制伤害性信号。

（3）丘脑的针刺镇痛调控机制：用微电极在丘脑内侧核群，特别是束旁核、中央外侧核一带，记录到一种由伤害性刺激引起的特殊形式放电反应，电针足三里等可以抑制这种痛敏细胞放电。其抑制过程发生缓慢，停止电针后抑制的后效应也较长，这种抑制作用可能经过丘脑中央中核，因为每秒4～8次的电脉冲刺激中央中核，可明显地抑制束旁核细胞的痛敏细胞放电，有时抑制时程可长达5 min之久。

（4）大脑皮质对针刺镇痛的调制：痛觉和针感都是进入意识领域的感觉，必然会投射到大脑皮质，并在那里进行相互作用和整合。另外，大脑皮质的下行调制作用在针刺镇痛中也有重要的作用。一是对痛觉的调控，如刺激感觉运动Ⅰ区，其下行纤维通过释放乙酰胆碱对丘脑束旁核的伤害感受功能产生抑制作用；另一方面，对针刺镇痛效应的下行调节，如电刺激感觉运动Ⅱ区，可通过伏隔核和缰核兴奋中缝大核产生镇痛作用，破坏该区，则电针对中缝大核的抑制作用减弱。大脑皮质对痛和镇痛的影响是一个复杂的调整作用，对这一作用的阐明有待脑功能研究的进一步发展；同时，针刺镇痛的大脑皮质和边缘系统机制的研究也必将促进脑功能研究的深入。

2. 针刺对神经系统作用的机制　针刺作为一种非特异性刺激，可直接作用于神经系统，调节神经系统的功能活动。针刺作用的诸多特点与神经系统是分不开的，针刺治疗作用也是与针刺的神经调节作用分不开。外周神经是针刺信息的传入途径（afferent course）。实验证明，针刺足三里穴可兴奋该穴区的感受器和传入神经而产生针刺感应。实验中若切断或用局麻药物阻断坐骨神经，或于第3腰髓至第3骶髓节段切断背根，均可减弱针刺足三里产生的针刺效应。关于针刺对受损周围神经功能的影响机制，目前已从电生理、形态学及分子生物学等方面开展了实验研究，取得了一定的进展。电生理研究表明，针刺能明显促进坐骨神经损伤后肢体功能活动的恢复，改善诱发电位波幅电压的降低程度，促进组织的兴奋性和波幅电压的恢复。形态学研究发现，电针可以促进与神经再生相关的S-100蛋白的表达，加速局部变性坏死崩解产物的消除，促进损伤神经的修复和再生，从而有利于神经支配的功能恢复。分子生物学的研究发现，针刺可使周围神经中神经膜细胞神经生长因子（BDNF）表达提高，同时其受体数量增多，从而促进周围神经再生。有研究表明，针刺可能通过交感神经兴奋脑内动脉的β受体，使脑血管扩张，从而改善了脑组织的血氧供应。

3. 针刺对消化系统作用的机制　神经系统在消化系统的调节中起着重要作用，针刺对机体的刺激信息通过周围神经传入中枢神经系统，经过中枢神经系统再将信息经传出神经传至消化系统的不同器官，达到对消化系统的调节作用。研究证明，针刺对胃肠的作用主要是通过神经和体液通路介导的。

研究表明，针刺“手三里”对家兔结肠运动有抑制作用。麻醉腧穴局部神经末梢感受器或切断臂丛神经，破坏躯体神经与中枢的联系后，针刺抑制效应大为减弱甚至消失，提示针刺手三里穴区对结肠运动影响的传入途径很可能是以臂丛神经为主。分别用酚苄明、普萘洛尔、纳洛酮阻断肾上腺素能α、β受体及阿片受体，针刺抑制效应均被部分阻断，提示针刺对家兔结肠运动的抑制效应与肾上腺素能神经纤维有关，有α、β受体参与，同时也提示这一抑制效应还有脑啡肽能神经和阿片受体参与。在针刺腹部腧穴引起的胃抑制性的反应中，传入支是腹部皮肤和肌肉混合的传入神经，传出支是胃交感神经，反射中枢在脊髓，这些反射包含了不同的神经通路。研究证实，胃和足三里穴的传入神经元节段在第10～14胸髓（$T_{10}$～$T_{14}$）节段相互重叠，针刺足三里与胃的病理信息可在$T_{10}$～$T_{14}$背角发生会聚性反应，从而调节胃肠疾病。

针刺研究中发现，有躯体传入神经传入的针刺信号在延髓水平就可同支配胃运动的神经核团发生联系和整合。形态学研究证实，家兔“足三里”的躯体传入神经末梢和胃内脏传入神经在延髓孤束核的中下部、迷走神经连合核、网状结构的中央背侧核及三叉神经脊束核均有双重投射，而且有少量的纤维投射到对侧同名核团。当电刺激家兔“足三里”时，扩张胃所引起的单个神经元放电受到抑制，说明来自内脏的迷走神经投射与来自体壁的投射可汇集到同一神经元。这种形态结构上密切联系的纤维汇集及其相互作用，说明了针刺足三里等穴对胃运动的影响，其中枢的整合作用在延髓水平就可完成。电针或刺激腓总神经与刺激延脑中缝大核对猫胃电的影响均以抑制效应为主，在毁坏中缝大核后，电针对胃电的抑制作用明显减弱，这说明中枢的下行性抑制可能参与了电针对胃电的抑制作用。

此外，实验证明针刺对胃肠道影响的传出途径与迷走神经和交感神经及一些体液因素有密切关系。针刺对胃运动和胃电产生影响的一条重要传出途径是迷走神经。研究发现，在阻断胆碱能M受体后，电针增加食管下括约肌压力（LESP）的作用被明显减弱，这表明迷走神经中的胆碱能神经是电针调节食管动力作用的主要途径。但是胆碱能M受体阻断仅部分减弱电针的作用，电针仍可使胆碱能神经阻断使大鼠降低的LESP恢复至正常水平，这说明电针兴奋LES的效应除迷走神经中的胆碱能神经这一主要途径外，还有其他的机制。有研究去除家兔支配胆管的迷走神经后，发现电针家兔耳、体腧穴对其胆管的调节作用显著降低，说明迷走神经是针刺调节胆管功能的主要途径。研究者进一步将有电针效应的大鼠的十二指肠提取液注射于另一大鼠体内，可产生与电针组大鼠同样的增加胆汁流量效应，且特别类似于电针的后效应，说明电针促进胆汁分泌效应中亦有体液因素参与。针刺也可通过对交感神经活动的影响调节胃运动。

与胃肠相关的体液通路包括促胃液素（GAS）、P物质（SP）、胃动素（MTL）、血管活性肠肽

(VIP)、脑肠肽（ENR)、β-内啡肽、生长抑素（SS）和5-HT等。研究表明，针刺对胃肠活动影响与这类物质有一定关系，如GAS参与了针刺对胃运动影响；针刺足三里对人血浆GAS、胰多肽、SS、VIP等均有一定作用。针刺大鼠“足三里”使胃肠β-内啡肽免疫活性显著增高。针刺不仅可以减少十二指肠溃疡患者异常的高G细胞数量，而且可以增加慢性萎缩性胃炎患者异常的低G细胞数量。针刺天枢和足三里两穴可激活SP能神经元，促进胃窦SP合成和释放，使被抑制的胃运动得以恢复。以健康人为对象，系统动态观察了针刺大小肠募穴、合穴前后的血浆胃动素的变化情况，发现针刺后胃动素值增高，且至少维持到针后60 min。研究表明，100 Hz的电针刺激可使大鼠脑、脊髓释放缩胆囊肽（CCK)，并与存在于中枢的CCK-A受体结合引起结肠的长爆发棘波（LSB）增加反应。LSB在结肠收缩前出现，LSB出现频率越高，结肠运动越亢进。除CCK外，内源性阿片样肽等体液因子可能也参与了电针刺激引起结肠运动亢进。已有研究证实针刺可使中枢内的5-HT含量增高，直接兴奋了交感神经节前神经元，进而影响到胃运动和胃电的活动，这可能是针刺引起胃运动和胃电抑制的下行传出途径之一。当向中缝大核内注入微量的$5-HT_2$受体阻断剂赛庚啶后，针刺对胃运动和胃电的抑制作用减弱，表明在中缝大核内$5-HT_2$受体参与了此抑制作用。

4. 针刺对泌尿系统作用的机制　针灸对肾的泌尿功能具有明显的双向调节作用。其机制可能与肾的血流量增加、神经内分泌免疫调节等有关。有人通过动物实验，观察了电针家兔双侧“三阴交”、“照海”、“肾俞”等对肾血流量、输尿管运动和肾神经的自发放电的影响，结果表明，针刺引起的利尿很可能是由于肾血流量增加及通过肾交感神经、体液等多种因素而产生的。临床研究表明，电针治疗泌尿系统结石有较好的疗效。其获效的作用机制可能是包括两方面：其一，电针通过扩张肾盂，使输尿管蠕动增强，促使结石排出；其二，电针刺激经穴作用于机体的神经、内分泌系统，影响到钙、磷代谢，阻断结石的形成，促进结石的溶解排除。针刺调节膀胱运动功能主要是通过调节盆神经、腹下神经、阴部神经及三者的协调配合而起作用。

5. 针刺对免疫系统作用的机制　大量临床观察和实验研究证实，针刺具有调节机体免疫功能的作用，对免疫相关性疾病有治疗作用。针刺的促防卫与调节免疫作用是针刺治疗作用发挥的重要途径之一，其机制可能是通过神经-内分泌-免疫网络实现的。

针刺可调节巨噬细胞的数量和功能。研究表明，当机体吞噬功能低下时，针刺可提高巨噬细胞的数量和功能。一方面可控制炎症的发生，另一方面对机体的特异性免疫应答可进行负反馈调节。无论对正常机体或异常机体而言，针刺一方面可使其血清补体含量增多，另一方面可使补体效应普遍提高。临床研究表明，针刺可使放疗、化疗患者的血清补体升高。壮医药线点灸可使哮喘患者总补体$C_3$升高。另外，刺络放血疗法可使家兔溶菌酶含量升高，针刺也可使备解素、调理素、溶菌素、凝集素和杀菌素明显升高。

6. 针刺对内分泌系统作用的机制　针刺对胰腺的作用主要是通过针刺对糖尿病的治疗机制体现的。针刺可以兴奋迷走神经，从而影响胰岛B细胞的分泌功能，最终促进胰岛素的分泌，还可以使胰岛B细胞受体对葡萄糖的敏感性增强，胰岛素的分泌增加，加快了血糖的利用和转化，并且能调节中枢神经系统对该部位的重新控制作用。针刺可改善糖尿病大鼠周围神经损害的病理变化，其机制是降低了血中高糖基化血红蛋白的含量，改善了血液流变性，阻断了糖尿病周围神经病变发生、发展的生化基础，从而防止或延缓了周围神经结构和功能的进一步损害。

针刺可通过下丘脑-垂体-甲状腺轴调节甲状腺功能，而对性腺功能所产生的作用是以下丘脑-垂体-性腺轴功能变化作为基础的。研究表明，针刺可通过下丘脑-垂体系统，在某些神经递质的参与下，通过调节促性腺激素释放激素而对性腺产生作用，以调节性腺激素分泌。针刺雌性恒河猴的“石门”、“三阴交”，发现针刺在垂体和卵巢水平上，同时对雌性恒河猴的生殖内分泌产生抑制性的调节。

## 二、灸法作用机制的研究进展



灸法是中医针灸学的重要组成部分，具有温散寒邪、温通经络、活血逐痹、回阳固脱、消瘀散结及防病保健的功效。《灵枢·官能》指出“针所不为，灸之所宜”，宋代窦材在《扁鹊心书》中有“保命之法，灼艾第一，丹药第二，附子第三”之说，《医学入门》有“凡病药之不及，针之不到，必须灸之”的论述。近年来，传统灸法的临床应用范围不断扩大，国内外学者也借助现代方法和技术手段对传统灸法进行了许多探讨和研究。

1. 灸法对免疫系统的影响　古人早已发现足三里化脓灸能够提高机体的抗病能力。大量现代研究也证明，艾灸可改善机体的免疫功能，起到预防疾病的作用。袁民等[147]观察艾灸对荷瘤小鼠免疫功能的影响，测定小鼠T淋巴细胞、自然杀伤细胞（NK）及进行淋巴因子激活的杀伤细胞（LAK）杀伤功能检测，证实艾灸能提高小鼠的免疫力。张丽束等[148]发现短期艾灸可提升气虚血瘀型慢性粒细胞白血病患者的免疫力及改善临床症状。田华张等[149]研究发现慢性疲劳综合征（CFS）患者NK细胞活性、IL-2含量较低，艾灸气海、关元、足三里和肾俞、命门、足三里等穴后，NK细胞活性、IL-2含量显著升高，证实艾灸强壮穴能有效提高CFS患者免疫功能。胡国胜[150]用艾灸治疗桥本甲状腺炎的免疫学观察中发现，艾灸后患者外周血淋巴细胞 $OKT_4^+/OKT_3^+$ 细胞比值和淋巴细胞分泌甲状腺抗体的水平均明显下降，两者的变化具有显著的相关性，提示艾灸通过调整T淋巴细胞亚群的比例关系来抑制B淋巴细胞产生甲状腺抗体的水平，从而治疗桥本甲状腺炎。由此证实，艾灸能够通过调整机体的免疫功能来治疗桥本甲状腺炎。杨顺益[151]采用温针灸下合穴、募穴为主治疗溃疡性结肠炎62例，总有效率为91.94%，治疗后T细胞亚群也接近正常水平，提示灸法有促进人体免疫系统内环境趋于平衡的作用。

2. 灸法对血液循环系统的影响　艾灸的热疗效应和艾叶焦油的化学成分等对经穴的刺激作用，能激活血管的自律运动，改善局部微循环，可能是艾灸活血化瘀作用的途径之一。任秦有等[152]研究发现艾灸百会穴可使大脑后动脉血流速度明显加快，血管阻力降低，脑血流量增加。李爱华等[153]运用艾灸百会穴治疗中风偏瘫，发现灸后患者的微循环障碍均得到改善，最明显的是血流速度加快，血流形态变为粒线状、线粒状，视野清晰度也有所改善。郭瑞林等[154]研究发现，艾灸八邪及三阴交穴后可明显改善红细胞聚集程度，降低血液黏度，加快血流速度，降低外周血管阻力。邓倩萍等[155]证实，艾灸足三里、关元穴可有效改善血液流变学。张栋等[156]应用激光多普勒血流成像系统，发现艾灸可引起手部微循环血流量的增加。蒋桂素[157]研究发现，艾灸后可明显降低血清中的三酰甘油及胆固醇水平。吴中朝等[158]以老年前期（45~59岁）及老年期者（60岁以上）为观察对象，研究了温和灸神阙、足三里对其血流动力学七项指标的影响，发现艾灸可以改善几乎所有指标（除老年前期血细胞比容均数稍升高外），同时还观察艾灸前后的血浆总胆固醇（TC）、甘油三酯（TG），结果显示艾灸后TC、TG含量均明显改善，表明艾灸对于改善老年及老年前期者的血流动力性质具有良好的效应。赵粹英等[159]隔药灸肾俞、脾俞、大椎、关元、足三里等，观察对老年人心血管功能的影响，结果心每搏输出量、心输出量、心搏指数等明显增高而外周阻力降低，血液黏稠度下降，而且艾灸具有双向良性调整作用。

3. 灸法抗感染作用的研究　王振琴等[160]用艾灸治疗压疮42例，治愈率为96%，说明艾灸有活血散瘀、疏通经络、拔毒引郁的功效，通过细菌培养发现，艾熏30 min可杀灭金黄色葡萄球菌，白色链球菌需40 min可杀灭，铜绿假单胞菌需60 min可抑制，这为治疗所需最佳时间提供了依据。研究表明，温和灸治疗疖肿临床疗效肯定，临床运用并不限于疖肿初期，可适用于疖肿各期，特别对于单纯性疖肿，艾灸效果要优于抗生素的运用，因单纯性疖肿是一种局部感染，抗生素须经过机体吸收，达到一定的血药浓度再作用于局部，而艾灸则是直接作用于患部，可以很快达到治疗目的，缩短病程。

4. 灸法抗癌作用的研究　艾灸可提高癌症患者的淋巴细胞转化率，虽对癌症患者的 $CD_3^+$、$CD_4^+$、$CD_8^+$ 细胞绝对值无明显影响，但可显著提高 $CD_4^+/CD_8^+$ 值，提高癌症患者的免疫功能及抗病能力。翟道荡等[161]艾灸“关元”抗小鼠肿瘤的实验研究中表明，艾灸“关元”能显著地延长接种小鼠腹水型肝癌瘤细胞后小鼠的存活期，证实艾灸有一定的抗肿瘤作用，同时还观察到荷瘤对照组小鼠免疫功能普遍低下，而艾灸治疗组能保持在较高或正常水平。裴建等[162]研究发现艾灸对荷瘤小鼠免疫功能低下或受抑状态，可起到正向免疫调节作用，艾灸治疗组小鼠T淋巴细胞转化率较荷瘤对照组明显增高。刘宏伟等[163]对荷瘤小鼠的研究显示，针灸可提高巨噬细胞吞噬率、提高胸腺重量和淋巴细胞转化率，有效地阻止环磷酰胺对荷瘤动物白细胞、淋巴细胞转化率的抑制作用。刘丽军等[164]发现针灸可使乳腺癌小鼠T淋巴细胞转化率、淋巴细胞百分率均明显增高，腺样结构、淋巴细胞浸润程度与对照组比较差异显著。袁红香[165]对艾灸66例宫颈癌放疗患者进行观察，发现艾灸可升高血红蛋白浓度，提高、调节患者血清免疫蛋白水平，减轻放疗对白细胞的损害。

5. 灸法抗衰老作用的研究　王凤玲等[166]以更年期前后的93例中老年人为研究对象，观察艾灸神阙穴对其免疫功能及全身状态的影响，结果灸疗后观察组临床症状明显改善，且明显提高部分老年人偏低的IgG、IgA。熊学琼[167]的研究表明，老年肾虚者外周血 $OKT_3^+$、$OKT_4^+$ 细胞及 $OKT_4^+/OKT_8^+$ 值明显降低，$OKT_8^+$ 细胞显著升高，而艾灸双侧足三里、关元、肾俞、脾俞等穴可使上述指标明显改善。居贤水等[168]对30例老年男性施隔药饼灸，取穴分为6组，依次为大椎和命门、膻中和中脘、神阙和关元、脾俞、肾俞、足三里，每次按顺序灸1组。灸后发现，血中抗体与补体含量明显上升。丁菊英等[169]观察了隔药饼灸对老年人红细胞免疫功能及自由基代谢的影响，发现隔药饼灸可提高老年人低下的红细胞（$C_3b$）受体活性，从而增强红细胞清除免疫复合物的能力，红细胞黏附促进因子（RFER）在灸后升高，而且和 $C_3b$ 受体活性呈正相关。陈友强等[170]通过对46例老年冠心病患者的观察，发现艾灸可通过清除自由基、调节性激素水平及微量元素等方面的机制缓解衰老症状。詹臻等采用 $^{125}I$ 标记放射免疫法，检测40例老年人保健灸前后空腹血清中上皮生长因子（EGF）的含量，结果灸后EGF含量明显增高，表明保健灸能够调节机体EGF的合成与释放，促进组织细胞生长增殖，延缓细胞衰老的进程。

## 第五节　针灸临床研究进展

### 一、腧穴作用特异性的研究

腧穴作用的特异性是指腧穴与非腧穴、腧穴与腧穴之间在对组织器官的功能作用和强度上存在程度差异。由于每个腧穴都有其相对敏感的“靶”器官系统，刺激某一腧穴通常只对它的“靶”器官系统发生较明显影响，故表现出腧穴作用的相对特异性，包括腧穴与非腧穴、不同腧穴的针灸效应差异，以及不同腧穴之间的协同和拮抗作用。

1. 腧穴与非腧穴效应特异性的研究　Berman等将570例骨关节炎门诊患者随机分为针刺治疗组、假针刺组和空白对照组（患者接受自我康复管理课程指导）。结果表明：在第8周时，针刺组骨关节炎指数评分（WOMAC）中功能评分的改善优于假针刺组，但是在WOMAC疼痛评分和患者整体评价方面的差异无显著性意义；在第26周时，针刺组在WOMAC功能和疼痛评分、患者整体评价方面优于假针刺组。该研究肯定了针刺的临床疗效，也证明了腧穴的特异性。

Cho等利用功能磁共振成像观察针刺至阴、通谷等与用8 Hz闪烁光直接刺激眼部对枕叶视皮质区的激活作用，发现二者极为相关，而针刺相应腧穴旁2～5 cm的刺激点，则无此效应。Farber等电刺激阳溪穴可提高痛阈77%，离开腧穴15 mm只提高6%～9%；电刺激曲池穴痛阈提高70%，离开腧穴15 mm只提高6%～7%。虽然痛阈都有提高，但腧穴镇痛效果更突出。常小荣等[171]采用细胞外记录方法，比较足阳明经中远近腧穴及手太阳小肠经腧穴和非经非穴点的传入信息在孤束核（NTS）之间的差异，结果表明足阳明经穴与NTS的关系更为密切，足阳明经中远近腧穴的信息传入在NTS亦存在着一定的差异，提示经穴存在一定的特异性。

有研究发现，针刺大鼠“足三里”与针刺旁开的假腧穴相比，其镇痛效应有显著差异。同时，进行组织切片后观察腧穴与非腧穴肥大细胞的密度，腧穴处肥大细胞密度比非穴处高。有人探讨针刺肺俞穴与非经非穴点对肺功能的影响发现，肺俞穴能提高各项肺功能指标而非经非穴点无此作用。从基因转录水平分析针刺腧穴与非腧穴的差异发现，针刺腧穴可引起某些基因表达的增强，非穴则没有明显的变化，而是引起一定的应激反应。

2. 不同经脉腧穴效应特异性的研究　传统经络理论认为，不同经脉由于其循行路线不同，所联系的脏腑组织器官不同，故不同经脉的腧穴其功效亦不同。有人证明刺激不同腧穴对中枢神经系统存在不同的影响，腧穴在中枢神经系统的效应存在特异性。有研究者用电针针刺新西兰白兔“足三里”5 min后，可见海马的激活，而电针“阳陵泉”则引起下丘脑、岛叶、运动皮质的激活，表明不同腧穴有其各自相应的脑联系。比较针刺手阳明大肠经穴合谷与足厥阴肝经穴太冲的功能磁共振成像发现，针刺合谷可以诱导额叶和枕叶脑组织血流量和血流容积的增加；针刺太冲可以诱导颞叶脑组织血流量和血流容积的增加，表明针刺不同经脉腧穴引起脑区功能变化有一定的特异性。有研究观察电针不同经脉腧穴，“三阴交”、“内关”、“合谷”、“三阴交”配“合谷”，对怀孕大鼠子宫肌电异常改变的影响，以分析腧穴效应的特异性。结果表明，电针不同腧穴对于异常的子宫肌电具有不同的调节作用。这一结果与传统针灸临床所认为的三阴交、合谷配合能特异性地干预子宫活动相一致。艾灸健康人不同腧穴后发现，肺俞可提高用力肺活量，而百会及神阙则无此作用，提示肺俞可能对治疗呼吸系统疾病具有特异效应。对照观察内关与足三里心血管系统的效应，发现内关对心血管系统有特异的生理效应及治疗作用。以上研究均证实了腧穴效应的特异性。有研究者将3种荧光素分别注入心经、肺经腧穴和心脏，观察第6颈髓至第5胸髓节段脊神经节中标记细胞的分布，结果显示左右两侧标记心经腧穴与心脏的双标细胞平均数均高于标记肺经腧穴与心脏的双标细胞，这一结果说明了经脉与相关脏的神经形态学基础，也为不同经脉腧穴的效应特异性提供了部分理论依据。刘瑞庭等[172]发现针刺合谷后，可引起受试者上肢红外热像图出现高、中温区扩延现象，而针刺内关或大陵则未见此反应，并进一步考察了内关或大陵与合谷对面部红外热像图的影响，结果表明，与针刺合谷出现10个测温区的变化相比，针刺内关引起的面部皮温变化的范围要小得多，在17个测温区内只有4个区域的皮温有变化。

3. 同经上不同腧穴效应特异性的研究　传统针灸理论认为，同一经脉上的腧穴亦存在效应的特异性。有实验研究表明，电针足三里、上巨虚和非穴对胃电有不同的影响。对胃经上不同腧穴对胃运动的影响研究也发现，同经不同穴有效应上的特异性。张栋等[173]采用红外热像方法观察发现，面瘫患者针刺后的面部均出现升温反应，合谷的升温值高于足三里穴。

目前关于腧穴功能特异性的研究仍主要停留在现象或效应观察水平，较少总结其规律，而对其机制的探讨则刚刚起步，尚须进一步深入研究。

## 二、针灸治疗各系统疾病的研究

随着现代人类疾病谱的变化，针灸临床治疗病种不断增加。1987年世界卫生组织向全世界推荐了43种针灸治疗的适应证，有力地推动了针灸走向世界。根据对1978年以来的文献研究，针灸治疗的病种多达460余种，包括西医病338种，西医症状73种，中医病症50种，说明了针灸疗法适应证很广泛。

1. 神经及精神系统疾病　在针灸治疗的众多疾病中，神经、精神系统疾病所占的比例最大，这与针灸本身的作用性质是相关的。在世界卫生组织推荐的43种疾病中有头痛、偏头痛、三叉神经痛、面神经麻痹、中风后的轻度瘫痪、周围神经疾患、小儿脊髓灰质炎后遗症、梅尼埃病、神经性膀胱功能失调、肋间神经痛、坐骨神经痛等。其中以头痛、偏头痛、面神经麻痹和脑血管病及其后遗症的临床研究较为深入。

张颖新[174]采用中医辨证和经络辨证相结合取穴的方法将80例血管神经性头痛患者随机分组，治疗组采用针刺治疗，对照组用尼莫地平治疗，结果治疗组效果优于对照组。近年来德国进行了针刺治疗偏头痛的随机对照大型临床试验，试验纳入偏头痛患者300人，随机分为治疗组、对照组和等待治疗组，治疗组取胆经和肝经的腧穴，对照组取非穴，结果表明针刺治疗偏头痛的效果肯定，但穴组与非穴组的疗效无统计学差异。出现这种结果的原因仍值得我们探讨，有研究者认为可能是在腧穴的选择及针刺的深度、手法、时间等方面与国内的研究存在差异。

针灸对脑血管病有很好的疗效，尤其是对脑血管病后遗症的治疗有其独特之处。针灸通过调节神经-内分泌-免疫网络，干预了脑血管疾病发病的主要病理环节，从多方面发挥治疗作用。有人研究针刺治疗缺血性中风后遗症期患者178例，分别采用醒脑开窍针刺法和传统针刺法治疗，均取得明显的临床疗效，其中醒脑开窍针刺组疗效优于传统针刺对照组。张登部等[175]治疗中风病恢复期患者，采用灸法与体针组和头针组比较，发现三组的总有效率虽无显著性差异，但就基本治愈率和显效率而言，灸法组均优于其他两组。

2. 消化系统疾病　涉及针灸治疗的消化系统疾病多达50余种，主要有膈肌痉挛、颞颌关节紊乱症、便秘、功能性消化不良、急性（单纯性）胃肠痉挛、手术后肠麻痹、术后胃肠功能紊乱、小儿厌食症、肠易激综合征、牙痛、腹泻、胃下垂等。针灸治疗该系统诸多疾病由于疗效好、操作简便、无不良反应而被临床广泛应用。在世界卫生组织推荐针灸治疗的43个病种中有12种是消化系统的疾病。

3. 呼吸系统疾病　针灸可治疗呼吸系统疾病30余种，其中以支气管哮喘的报道最多。针灸疗法对于支气管哮喘，具有见效快、疗效佳、疗程短等诸多优点，患者也较易接受。蔡志红等[176]将200例支气管哮喘急性发作期患者随机分为两组，各100例，试验组针刺清喘穴，对照组针刺定喘穴，结果试验组总有效率92%，疗效优于对照组，针刺后即刻止喘起效时间在42～60 s，与对照组比较，差异极其显著，说明针刺能够显著改善支气管哮喘患者的喘息症状，具有良好的止喘效果。张智龙等[177]取支沟、内关、太冲、肺俞、丰隆、阴陵泉治疗支气管哮喘急性发作期患者，每次留针30 min，每日2次，共治疗10 d，结果肺通气功能明显改善，哮喘发作次数减少。刘明清等[178]将94例支气管哮喘患者随机分为化脓灸组、隔姜灸组及针刺组，治疗后化脓灸组在降低血清IgE含量、增高第1秒用力呼气量与用力肺活量比值上，与隔姜灸组、针刺组相比有极显著的差异，表明化脓灸具有增强体质、抗过敏作用，同时能够改善肺通气功能，明显缓解支气管哮喘的症状。国外有学者观察针刺对支气管哮喘患者的肺活量、第一秒用力呼气量及二者比值的影响，发现针刺治疗有效者在治疗期间呼吸功能不断改善，治疗结束后症状明显好转。有研究发现，针刺患者定喘穴后，呼吸阻力明显降低，肺泡通气量增加。

4. 循环系统疾病　近年来大量的临床和实验证实了针灸可提高心肌对缺血损伤的防御能力，减轻心肌损伤程度，促进缺血心肌功能和形态的恢复，对缺血心肌有明显的保护作用。

临床观察发现，针刺窦性心动过速患者双侧内关，其心率常于针后3～5 min由150～200次/min降至70～80次/min；窦性心动过缓患者针刺双侧内关后，其心率由针刺前40～60次/min升至70～80次/min；而对正常人在不同生理状态下的心率也有调节作用，可使较快的心率（75次/min以上）减慢、过慢的心率（51次/min以下）加快，心率在51～75次/min时，针刺的调节作用多不明显。有学者用互动式针法针刺内关配合呼吸治疗心绞痛，能使心率下降，心脏舒张期延长，冠状动脉供血改善。

国内黄凡等运用针刺治疗高血压，结果治疗组血压明显下降，$C_2$反应蛋白（CRP）、总胆固醇（TC）、三酰甘油（TG）、高密度脂蛋白（HDL）、低密度脂蛋白（LDL）含量亦明显降低，临床证候积分及单项症状明显改善。国外针灸治疗循环系统疾病，以高血压、心律失常、冠状动脉供血不足和心绞痛报道较多。其中对高血压的治疗以原发性为主，一般认为针灸对早期高血压患者效果较好，疗效持续时间也较长，对收缩压的降压作用比对舒张压明显。

5. 泌尿生殖系统疾病　针灸能够治疗或辅助治疗急慢性肾炎、肾盂肾炎、泌尿系结石，以及各种原因引起的尿潴留、尿失禁、遗尿等膀胱功能紊乱性疾病，并对男性的阳痿、早泄、不射精、多种原因所致的不育症，女性的痛经、功能性子宫出血、胎位不正、流产综合征及多种原因引起的不孕症等均有较好的临床疗效。

针灸对肾的泌尿功能具有明显的双向调节作用。临床观察表明，针刺肾俞、气海、关元、足三里、三阴交、照海、列缺、太溪等穴治疗慢性肾小球肾炎，可使肾泌尿功能增强，与常规西药治疗组相比，针刺组酚红排出量增多，尿蛋白减少，内生肌酐清除率升高，水肿、乏力等相关临床症状有不同程度减轻。艾灸至阴矫正胎位，古代针灸文献中早有记载，在临床上运用也较广泛，并取得了很好效果。有人用艾灸至阴治疗2 069例胎位不正孕妇，有效率高达90.3%。毕焕洲等[179]对手术或骨折后神经受损的神经性阳痿患者采用骶神经电针刺疗法，可明显修复损伤的骶神经，治疗后阴茎海绵体充血的潜伏时间及躯体诱发电位反应的出现时间均明显缩短，对阳痿患者有较好的治疗效果。

6. 内分泌系统疾病　现代研究表明，针灸对内分泌系统中各内分泌腺、内分泌细胞均有不同的调节作用。临床研究多集中在针刺治疗糖尿病、肥胖症、甲状腺疾病等内分泌功能失调或障碍性疾病。

有人对120例2型糖尿病患者进行了研究，结果显示单纯采用针刺治疗组优于口服格列本脲组。韩海荣等[180]观察针刺治疗肥胖症的临床疗效及对血清瘦素、抵抗素和脂联素等的影响，将单纯性肥胖患者80例患者随机分为针刺组和药物组，治疗前后观察总疗效体重指数、瘦素、抵抗素和脂联素、三酰甘油、胆固醇、腰臀比的变化，结果显示针刺组效果明显优于药物组。

7. 针灸戒毒　1972年香港医生温氏发现针刺可控制吸毒者戒断综合征的症状，且无不良反应。这一发现引起国际针灸界的广泛兴趣。随后美国、瑞典、德国、巴基斯坦、印度、法国等国家也相继开展了该项研究。还有报道认为，针灸可以减轻吸毒者的吸毒欲及其戒断症状，如焦虑、失眠、疼痛等，还能使肌肉痉挛得到控制。还有报道认为，针灸可以减轻戒断症状，可减少吸毒者复吸可能性。温屯清[181]治200例海洛因成瘾者，取合谷、足三里、内关、外关为主，治疗1个疗程后，118例显效，63例有效，19例无效，总有效率为90.5%。通过对2 500多例吸毒者使用针刺戒毒的临床研究的19篇报道进行统计，平均即时戒断率为46%左右，随访1年时的戒断率为10%左右。报道还指出，针刺加劝诫适用于吸毒者的早期阶段，作为一种廉价而有效的疗法已受到了门诊戒毒者的欢迎。

## 本章参考文献

[1] 张缙，李永光，张文娟，等．循经感传的规律性研究［J］．针灸学报，1991，7（1）：7－18.
[2] 胡翔龙，汪培清，许金森，等．人体体表循经红外辐射轨迹的主要特征和显现规律研究［J］．红外与毫米波学报，2001，20（5）：325－328.
[3] 于书庄．于书庄针灸医集［M］．北京：北京出版社，1992：38－139.
[4] 宋继美．肥大细胞与经络现象［J］．辽宁中医杂志，1977，4（2）：59－61.
[5] 史文春．P物质和组织胺在经络信息传递中的作用［J］．中国针灸，1995，15（4）：33.
[6] 郭义，张艳军，苗文方，等．钙离子是经络活动的关键因素之一［J］．中国中医基础医学杂志，1998，4（7）：49－51.
[7] 蒋大宗．对经络实质的一种猜想及开展研究的建议［J］．中国医疗器械杂志，2002，26（4）：235－236.
[8] 贾军，赵晏，王会生，等．循经感传现象产生机理的探讨［J］．中国针灸，2002，22（6）：391－394.
[9] 谢益宽，李惠清，肖文华．经络和循经感传的神经生物学性质研究［J］．中国科学B辑，1995，25（7）：721－731.
[10] 张保真．经脉线的构造和机能［M］．西安：陕西科学技术出版社，1992：51－57.

[11] 刘里远．经络的现代科学概念［J］．中国针灸，1999，19（10）：603－607.
[12] 陈道亮，万隆，吴宝华，等．小鼠表皮细胞间连接通讯特征及其与经络的可能关系的实验研究［J］．中国中医药科技，1998，5（6）：371－372.
[13] 王迎新，刘澄中．大鼠模拟循经感传的体感诱发电位观察及纳洛酮的翻转作用［J］．大连医科大学学报，2006，28（1）：17－19.
[14] 李永光，张孟香，姜淑明．循经感传与疾病关系的初步探讨［J］．黑龙江中医药，1981，（2）：34－36.
[15] 张仁，赵和熙．针刺内关穴"气至病所"对异常心电图的影响［J］．新疆中医药．1986，6（3）：35－39.
[16] 中谷义雄，叶少麟．良导络的原理及临床概要［J］．浙江医学院学报，1958，1（2）：191－197.
[17] 杨国平，贾晓航．皮肤阻抗等效电路及经络低阻抗原因探讨［J］．中国医学物理学杂志，1998，15（1）：31－32.
[18] 程绍鲁，郑毓新，余迺登，等．443例人体经穴皮肤电阻抗振荡波的现象观察［J］．针刺研究，2000，25（2）：109－111.
[19] 王学民，常晓剑，曹玉珍．基于生物电放大器的经络阻抗研究［J］．北京生物医学工程，2007，26（4）：365－368.
[20] 刘堂义，杨华元，蒯乐，等．穴位电特性传感针的设计［J］．中国针灸，2007，27（9）：703－706.
[21] 魏建子，沈雪勇，周钰，等．穴位伏安特性的昼夜变化［J］．辽宁中医杂志，2002，29（8）：493－494.
[22] 郑利岩，甄希成，徐朝霞，等．家兔"脾经胃经"常用经穴测定及脏腑效应验证［J］．辽宁中医杂志，2003，30（1）：60－62.
[23] 徐瑞民，祝总骧，郝金凯，等．手三阴经皮部经脉线的生物物理学全息测定［J］．中国中医基础医学杂志，1998，4（12）：43－45.
[24] 李忠仁．实验针灸学［M］．北京：中国中医药出版社，2003.
[25] 杨威生．低阻经络研究Ⅲ．对经络组织学本质的推断［J］．北京大学学报：自然科学版，2008，44（2）：277－280.
[26] 许金森，汪培清，胡翔龙，等．冷负荷对人体体表循经红外辐射轨迹影响的初步观察［J］．中国临床康复，2002，3（7）：967－968.
[27] 张栋，付卫星，叶燕燕，等．实验性胆囊炎家兔体表循经高温线显示［J］．上海针灸杂志，2001，20（1），42－43.
[28] 王淑友，张栋，朱元根，等．穴位温度与电阻相关关系的研究［J］．辽宁中医杂志，2007，34（1）：5－6.
[29] 祝总骧．针灸经络生物物理学［M］．北京，北京出版社，1989：218.
[30] 孙平生，张江艳，张柯欣，等．用声轨迹标定大肠经体表线路研究的新进展［J］．辽宁中医杂志，1997，24（5）：195－198.
[31] 魏育林，屠亦文，梁甜甜，等．宫调体感音乐声波在健康人体内传导的研究［J］．中国针灸，2005，25（2），111－114.
[32] 林立全，金红姝，孙平生，等．足阳明胃经体表循行路线的声测实验研究［J］．辽宁中医杂志，1997，24（10），467－469.
[33] 王瑜华．人体经脉光传输特性的实验研究［D］．福州：福建师范大学，2007.
[34] 朱兵．经络磁特性的实验证明（续五）［J］．国外医学：中医中药分册，1994，16（5）：20－23.

[35] 陈英茂，田嘉禾，何义杰，等．体内$^{18}$F－FDG 循经迁移线的三维断层及透视观察［J］．中国针灸，2002，22（9）：603－605.

[36] 何义杰，田嘉禾，陈英茂，等．应用 PET 研究示踪剂穴位注射后的经络走行空间定位［J］．中华核医学杂志，2002，22（3）：145－146.

[37] 张维波，李宏，徐瑞民．针刺对经脉线皮肤二氧化碳呼出量影响的观察［J］．中国针灸，1996，16（1）：39－42.

[38] OMURA Y. Connection found between each meridian & organ representation area of corresponding internal organs in each side the cerebral cortex ［J］. Acupunct Electrother Res，1989，14（2）：155－186.

[39] 潘朝宠，沈德凯．神经肽与循经感传及可见经络现象相关研究［J］．中国针灸，1992，12（3），35－38.

[40] 李定忠，李秀章．中医经络探秘——经络传导与内病外治机理的研究与应用［M］．北京：解放军出版社，2003.

[41] 汪桐．经络实质的二重反射学说［J］．皖南医院，1978，3（8）：11.

[42] 张保真，王俊明．人皮肤内神经肥大细胞联接在经络线上的发现——Ⅰ．传出性神经肥大细胞联接［J］．神经解剖学杂志，1985，1（1）：47－52.

[43] 林文注，朱忠春，张伟江，等．循经感传的脊髓脑干神经网络机制［J］．上海针灸杂志，1998，17（4）：37－39.

[44] 周立华，卢依平．"经络蛋白能带结构"假说［J］．河南中医学院学报，2003，18（5）：13－15.

[45] 穆祥．经络实质探讨——有序态毛细血管网络假说［J］．北京农学院学报，1990，5（1）：79－84.

[46] LANGEVIN H M，CHURCHILL D L，CIPOLLA M J. Mechanical signaling through connective tissue：a mechanism for the therapeutic effect of acupuncture ［J］. The FASEB Journal，2001，15：2275－2282.

[47] 费伦，承焕生，蔡德亨，等．经络物质基础及其功能性特征的实验探索和研究展望［J］．科学通报，1998，43（6）：658－672.

[48] 余安胜，赵英侠，严振国．足三里穴的显微结构［J］．中国针灸，1999，19（1）：27－28.

[49] 杨友泌，王萍萍．针刺对"足三里"穴肥大细胞影响的形态学观察［J］．针刺研究，1986，（4）：298－302.

[50] 林继海，任知春，阎爱华，等．人体皮肤经穴处结缔组织中肥大细胞的形态学和免疫组化的观察［J］．河南中医，1989，（1）：2－6.

[51] 姜泽芝，李玉德，杨宏道，等．针刺穴位局部组织超微结构变化的电镜观察［J］．中兽医学杂志，1983，（1）：24－25.

[52] 魏建子，周钰，沈雪勇，等．伏安特性与穴位功能特异性［J］．上海针灸杂志，2003，22（9）：18－20.

[53] 徐冬梅，谢玉华，余乃登，等．健康人胃经五输穴体表阻抗的规律性研究［J］．贵阳医学院学报，2005，30（6）：523－524.

[54] 沈雪勇，王彩虹，张一和，等．胃炎患者穴位伏安曲线的定性定量分析［J］．上海针灸杂志，1998，17（4）：3－5.

[55] 李万瑶，朱莉莉．针刺强度对痹证患者肢体血流图的影响［J］．陕西中医，1986，7（9）：419－420.

[56] 黄碧玉，傅晓晴．巳时脾经五输穴皮肤电阻的初步研究［J］．福建中医学院学报，1995，5

(2)：19－21.
[57] 刘豫淑，陈友梅，刘又香，等．五腧穴电阻值在十二时辰中变化的研究［J］．中国针灸，1997，17（7）：401－402.
[58] 郑建．妇女月经周期中任、督脉经穴的电学特性［J］．中国针灸，1998，18（7）：401－402.
[59] 丁光宏，杨静，陈尔瑜，等．人体组织液定向流动与经络［J］．自然科学进展，2001，11（8）：811－818.
[60] 张海晨，李摄宇．关于经络实质的探讨［J］．辽宁中医杂志，1993，(8)：37－41.
[61] 杨跃平，李启林．物理学在针灸经穴研究中运用［J］．针灸临床杂志，1995，11（10）：47－49.
[62] 吕越．部分疾病与背部经穴超微弱发光的强度的实验研究［J］．陕西中医学院学报，1997，20(3)：42－43.
[63] 曹锐，吴成举，张柯欣，等．家兔“肺经大肠经”常用经穴测定及脏腑效应验证［J］．辽宁中医杂志，2003，30（4）：305－306.
[64] 王景杰，黄裕新，王键，等．c－fos 在电针调控大鼠胃运动中的表达及其意义［J］．针刺研究，2001，26（4）：274－278.
[65] 王超，田岳凤，周丹，等．电针“内关”穴对心肌缺血再灌注大鼠心肌组织一氧化氮、一氧化氮合酶和细胞内钙的影响［J］．针刺研究，2010，35（2）：113－117.
[66] 周美启，周逸平，汪克明，等．针刺心经干预急性心肌缺血大鼠心脏基因表达谱研究［J］．中国针灸，2006，26（8）：587－594.
[67] 李江山，严洁，常小荣．电针足阳明经穴对家兔胃运动功能影响的腧穴特异性研究［J］．湖南中医学院学报，2004，24（3）：43－45.
[68] 周美启，周逸平，汪克明，等．电针心经不同经脉段对急性心肌缺血家兔心功能的影响［J］．针刺研究，2004，29（3）：179－182.
[69] 方志斌，王月兰，周逸平．心经经脉与相应脏腑相关的研究——电针心经对家兔心功能、小肠及脑电活动的影响［J］．针刺研究，2003，28（1）：48－54.
[70] 黄晓卿．“得气”现象与针效关系的初步观察［J］．中国针灸，1999，19（1）：19－21.
[71] 阳仁达，严洁，易受乡，等．电针不同经穴对家兔胃粘膜损伤修复作用的比较研究［J］．中医研究，2006，19（6）：9－12.
[72] 金淑英，孙世晓，桑希生．从大鼠胆汁流量及其 $Na^+$、$K^+$、$Cl^-$ 含量看经穴脏腑相关性［J］．中国针灸，2001，21（8）：490－492.
[73] 董蕴，刘广林，赵淑敏．胃及十二指肠球部溃疡患者耳穴压痛阈的变化［J］．中国针灸，1995，15（S2）：191－192.
[74] 薛有平，高天虹，赵耀东．“胰腺穴”对慢性胰腺炎临床诊断与治疗分析［J］．辽宁中医杂志，2009，36（1）：110－112.
[75] 张颖，杨颖．穴位反应在癌症普查及癌症诊断中的意义［J］．针灸临床杂志，1996，12（11）：52－53.
[76] 应荐，沈雪勇，丁光宏，等．乳腺增生患者膻中穴体表红外辐射光谱探讨［J］．中国针灸，2008，28（7）：499－502.
[77] 喻凤兰，孔鄂生，刘汉安，等．不同针刺手法对健康人经穴氧分压的影响［J］．中国针灸．1996，16（10）：15－16.
[78] 李万瑶，梁楚京，林锦泉，等．针刺提插补泻手法的胃电信息检测观察［J］．中国针灸．1993，13（3）：141.
[79] 杨东红，朱力．提插补泻手法对胃脘痛患者胃电图的影响［J］．长春中医学院学报．1995，11(2)：31.

[80] 陈健. 针刺补泻手法与电针治疗胃脘痛 200 例疗效分析 [J]. 针灸临床杂志, 1996, 12 (11): 16 - 17.

[81] 顾旭东. 中风恢复期运用迎随捻转补泻针法的临床观察 [J]. 浙江中医杂志, 1992, 27 (4): 176 - 177.

[82] 孙华, 于耀才, 何维, 等. 针刺补泻手法对恶性肿瘤患者外周血 NK、LAK 细胞活动性及 T 细胞亚群的影响 [J]. 中国针灸, 1992, 12 (2): 95.

[83] 邹移海, 何智明, 汤建华, 等. 捻转补泻手法对大鼠小肠系膜透明窗肥大细胞的影响 [J]. 广东解剖学通报, 1993, 15 (2): 107 - 111.

[84] 何慕伦, 杨文辉, 庄礼兴, 等. 不同针刺手法对脾虚模型兔血清胃动素和胃泌素含量的影响 [J]. 广州中医学院学报, 1991, 8 (1): 36 - 38.

[85] 张宏, 唐纯志, 陈永萍, 等. 提插捻转法针刺足三里对新西兰兔胃电和血浆胃泌素 cAMP、cGMP 的影响 [J]. 广州中医药大学学报, 2002, 19 (2): 112 - 114.

[86] 刘智斌, 刘娜, 陈军, 等. 补法针刺足三里穴位对 SD 大鼠 T 细胞内 $Jak_1$ 激酶表达水平的影响 [J]. 陕西中医学院学报, 2005, 28 (3): 45 - 46.

[87] 李万瑶, 梁楚京, 梁志伟, 等. 针刺提插补泻手法的动物实验研究 [J]. 针刺研究, 1993, 18 (4): 285 - 289.

[88] 郭永明, 梁宪如, 邱桐, 等. 不同针刺手法对醋酸型胃溃疡大鼠溃疡指数及血清胃泌素水平的影响. 天津中医学院学报, 2001, 20 (4): 27 - 28.

[89] 郭永明, 梁宪如, 吴学飞, 等. 热补针法对溃疡大鼠胃窦粘液细胞超微结构的影响 [J]. 中国针灸, 2002, 22 (11): 753 - 756.

[90] 刘轲. 三种热感手法对阳虚大鼠血浆睾酮 (T) 的影响 [J]. 国医论坛, 2000, 15 (3): 47 - 48.

[91] 董善京, 孟丹, 周柏仁. 不同凉泻针刺手法对致热大鼠血浆内毒素水平影响的实验研究 [J]. 河南中医药学刊, 2001, 16 (6): 20 - 21.

[92] 李平, 关卫, 王芳, 等. 捻转补泻手法针刺合谷穴对其局部皮肤温度的影响 [J]. 天津中医学院学报. 2002. 21 (3): 31 - 33.

[93] 李平, 关卫, 王芳, 等. 捻转补泻手法针刺足三里穴对脘腹部皮肤温度的影响 [J]. 天津中医, 2002, 19 (4): 51 - 54.

[94] 杨丽华. 捻转补泻手法对健康人皮肤温度影响的观察 [J]. 中国针灸, 1992, 12 (5): 35 - 38.

[95] 韩友栋, 张晓莲, 王秀英. 试论针刺有效刺激量 [J]. 山东中医学院学报, 1996, 20 (4): 238 - 239.

[96] 王樟连, 高镇王, 虞孝贞. 不同针刺手法及留针时间对心气虚搏血量的影响 [J]. 上海针灸杂志, 1983, 2 (4): 10 - 11.

[97] 王有贵. 两种针刺强度对胆囊、胆总管运动功能的影响 [J]. 中国针灸, 1991, 11 (6): 37 - 39.

[98] 李万瑶, 朱莉莉. 针刺强度对痹证患者肢体血流图的影响 [J]. 陕西中医, 1986, 7 (9): 419 - 420.

[99] 杜宇征, 李大军. 不同刺法针刺颈夹脊穴治疗颈椎病疗效观察 [J]. 中医杂志, 2001, 42 (9): 534 - 535.

[100] 姚凤祯, 郭加利, 潘洋, 等. 头穴透刺不同量与时间对急性脑梗塞疗效影响 [J]. 中医药信息, 1997, 14 (2): 18 - 19.

[101] 于致顺, 于跃才, 孙申田, 等. 针刺家兔"足三里"捻转强度对小肠运动的影响 [J]. 针刺研究, 1985, 10 (3): 220.

[102] 刘志敏, 姜松林. 不同手法针刺家兔"足三里"对胃运动及胃电的影响 [J]. 中国针灸, 1986, 6 (4): 25.

[103] 睢明河，周宇姝，马文珠，等．大小刺激量捻转补泻法对血虚证大鼠红细胞计数的影响［J］．针刺研究，2004，24（3）：213－216.
[104] 张为，俞芳．针刺和电针家兔“足三里”对实验性高血压的影响［J］．河北中医学院学报，1995，10（4）：27－32.
[105] ABAD－ALEGRÍA F，POMARÓN C. About the neurobiological foundations of the De－Qi stimulus response relation［J］. Am J Chin Med，2004，32（5）：807－814.
[106] 杨华元，夏锦杉，顾训杰．针刺手法参数测定仪研制及手法受力分析［J］．陕西中医学院学报，1994，17（2）：37－38.
[107] 刘堂义，杨华元，顾训杰，等．ATP－Ⅰ型针刺手法参数测定仪的研制［J］．中国针灸，2003，23（11）：668－670.
[108] 顾星．中医针刺手法教学测试仪的研制［J］．中国针灸，2001，21（4）：229－230.
[109] 顾星，袁宜勤，王泽涛．针刺手法测试仪在《刺法灸法学》课程教学中的应用［J］．湖南中医学院学报，1999，19（S1）：56－57.
[110] 洪文学，陈亮，景军．一种具有传统中医针刺补泻手法的新型智能电针仪设计［J］．北京生物医学工程，2006，25（6）：586－589，665.
[111] 张吉玲，武连仲．武连仲教授治疗脑病经验［J］．中国针灸，2000，20（1）：55－57.
[112] MAO J J，FARRAR J T，ARMSTRONG K，et al. De qi：Chinese acupuncture patients' experiences and beliefs regarding acupuncture needling sensation—an exploratory survey［J］. Acupuncture In Medicine，2007，25（4）：158－165.
[113] 王培清．得气、得气的应用与操作［J］．中国针灸，2007，27（5）：349－351.
[114] 高铁，阎丽娟，温景荣，等．谈医者得气［J］．中国针灸，2006，26（12）：905.
[115] 黄晓卿．“得气”现象与针效关系的初步观察［J］．中国针灸，1999，（1）：19－21.
[116] CHIANG C Y，CHANG C T，CHU H L，et al. Peripheral afferent pathway for acupuncture analgesia［J］. Science in China（Ser. A），1973，（2）：210－217.
[117] 刘红菊．针感与针刺效应机理探讨［J］．中国针灸，2002，22（1）：28－31.
[118] 曾晓聆，周然宓．气至而有效的现代医学机理分析［J］．光明中医，2008，23（10）：1554－1555.
[119] 赖新生，童钟．针刺“得气”分类与捕获的研究设想［J］．中医杂志，2008，49（5）：392－394.
[120] 缪兴中，缪金．气电波和针刺得气及经络的微空间模型［J］．中国临床康复，2006，10（15）：17－18.
[121] 刘志朋，殷涛，关晓光，等．针刺得气与手法的客观评价参数和方法初步研究［J］．中国临床康复，2005，9（29）：119－121.
[122] 丁光宏，沈雪勇，戴建华，等．针刺提插和捻转手法运针频率在得气与非得气状态的差异［J］．中国针灸，2002，22（10）679－681.
[123] 森和，佐佐木和郎，王晓明，等．针灸临床科学的探讨：关于得气的客观化的研究［J］．世界中西医结合杂志，2008，3（6）：361－363.
[124] 杨运宽，余仲权．针刺留针琐谈［J］．中国针灸，1984，4（3）：25－27.
[125] 包飞，梁中，王凤琴．针刺不同留针时间治疗顽固性呃逆临床观察［J］．中国针灸，2003，23（1）：21－22.
[126] 许云详，陈贵珍．不同留针时间对踝关节软组织损伤的疗效观察［J］．中国针灸，2001，21（10）：607－608.
[127] 林文坚．长时间留针法治疗三叉神经痛62例疗效观察［J］．针灸临床杂志，2002，18（12）：

36－37.
[128] 黄虹．久留针强针感治疗三叉神经痛疗效观察［J］．上海针灸杂志，1999，18（6）：10－11.
[129] 蔡朗．毫针长时留置法治疗顽固性面痛疗效观察［J］．中国针灸，1996，16（4）：17－18.
[130] 汪立新．针刺治疗急慢性软组织损伤时毫针留针时间与疗效关系的探讨［J］．针灸临床杂志，1996，12（5）：40－41.
[131] 李沛，黄攸玉．从针刺对雌猕猴生殖内分泌的影响中探讨针刺的时效性［J］．中国针灸，1997，17（2）：103－104.
[132] 张栋，高惠合，魏正岫，等．针刺留针时间长短与针刺升温作用关系的热像图观察［J］．针刺研究，1991，16（1）：73－75.
[133] 张压西，陈友梅，余红缨．针刺肺俞穴改善肺功能时效关系研究［J］．中国针灸，1997，17（10）：581－582.
[134] 俞剑虹．针刺留针时间与疗效关系的观察［J］．中国针灸，2004，24（8）：551－552.
[135] 陈友梅，司惠，张压西，等．针刺改善Ⅱ型糖尿病患者心脏植物神经功能时效关系研究［J］．上海针灸杂志，1998，17（3）：10－11.
[136] 何扬子，韩冰，胡静，等．不同留针时间对针刺治疗缺血性中风疗效的影响［J］．新中医，2005，37（1）：58－60.
[137] 何扬子，韩冰，郑仕富，等．不同留针时间针刺对缺血性中风患者血液流变学的影响［J］．针刺研究，2007，32（5）：338－341.
[138] 郝慧琴，王蕴红，姚鸿恩．不同留针时间电针对血清自由基及骨骼 JNK 蛋白表达的影响［J］．沈阳体育学院学报，2008，27（3）：46－48.
[139] 黄鼎坚，刘彪，陈尚杰，等．脑梗死针灸治疗方案的优选及对 IR 的影响［J］．中国针灸，2005，25（2）：79－81.
[140] 林树芬，马培锋，万红晨，等．强刺激速刺疗法治疗腓肠肌痉挛 38 例［J］．中国针灸，2008，28（3）：176.
[141] 魏晓日．多穴不留针对发热患者即时退热效果观察［J］．上海针灸杂志，1999，18（6）：20.
[142] 袁青，王琴玉，靳瑞，等．针刺干预脑性瘫痪不同留针时间与疗效的关系［J］．中国临床康复，2005，9（23）：33－38.
[143] 袁青，王琴玉，靳瑞．头穴不同留针时间治疗小儿脑性瘫痪对照观察［J］．中国针灸，2006，26（3）：209－211.
[144] 包烨华，冯伟民，朱国祥，等．头穴久留针治疗血管性痴呆的随机对照研究［J］．中国针灸，2004，24（2）：81－84.
[145] 牛文民，刘海洋．头针治疗血管性痴呆的临床研究［J］．上海针灸杂志，2007，26（10）：4－5.
[146] 房丽，于致顺．头穴针刺的不同刺激量对急性脑梗塞的肌力恢复的影响［J］．针灸临床杂志，1995，11（5）：37－38.
[147] 袁民，傅莉萍，陈雪华，等．艾灸对荷瘤小鼠免疫功能的影响［J］．针刺研究，2003，28（2）：115－118.
[148] 张丽束．艾灸对气虚血瘀型慢性粒细胞白血病骨髓白细胞染色体和细胞免疫调节的影响［D］．南京：南京中医药大学，2004.
[149] 田华张，陈俊玲．艾灸强壮穴对慢性疲劳综合征患者免疫功能的影响［J］．深圳中西医结合杂志，2006.16（4）：226－227.
[150] 胡国胜，陈汉平，侯永健，等．艾灸治疗桥本氏甲状腺炎的免疫学观察［J］．上海针灸杂志，1990，9（4）：4－7.

[151] 杨顺益. 针灸治疗溃疡性结肠炎的临床观察 [J]. 上海针灸杂志, 2001, 20 (1): 17-18.
[152] 任秦有, 赵宁侠, 郭瑞林, 等. 艾灸百会穴对大脑后动脉血流速度的影响 [J]. 浙江中医学院学报, 2004, 28 (3): 48-49.
[153] 李爱华, 万志杰. 艾灸百会穴对中风偏瘫病人甲皱微循环的影响 [J]. 中医药学报, 2003, 31 (2): 27.
[154] 郭瑞林, 赵宁侠, 任秦有, 等. 艾灸对30例健康人甲皱微循环及血液流变学的影响[J]. 第四军医大学学报, 2002, 23 (12): 1112-1114.
[155] 邓倩萍, 姜小英. 艾灸对老年心脑血管患者血液流变学的影响 [J]. 针灸临床杂志, 2005, 21 (4): 43-44.
[156] 张栋, 王淑友, 马惠敏, 等. 激光多普勒血流成像技术对针灸效果的观察 [J]. 上海针灸杂志, 2004, 23 (5): 37-40.
[157] 蒋桂素. 艾灸对血清三酸甘油酯及胆固醇的降脂作用观察 [J]. 上海针灸杂志, 1987, 6 (3): 11-12.
[158] 吴中朝, 王玲玲, 刘跃光, 等. 艾灸降血脂作用研究 [J]. 南京中医药大学学报, 1996, 12 (5): 41-42.
[159] 赵粹英, 居贤水, 吴恒举, 等. 艾灸对老年人心血管功能的影响 [J]. 上海针灸杂志, 1994, 13 (2): 51-52.
[160] 王振琴, 徐兆芳, 滕桂兰. 艾熏灸治疗褥疮42例 [J]. 上海针灸杂志, 1991, 10 (3): 22.
[161] 翟道荡, 李鼎, 桂金水, 等. 艾灸"关元"穴抗小鼠肿瘤的实验研究 [J]. 上海针灸杂志, 1990, 9 (2): 32-34.
[162] 裴建, 陈汉平, 赵粹英, 等. 艾灸对荷瘤小鼠免疫功能的增强作用 [J]. 上海免疫学杂志, 1997, 17 (5): 297-298.
[163] 刘宏伟, 冯晓东, 庞波, 等. 针灸对小白鼠移植瘤活血化瘀作用实验研究 [J]. 中国针灸, 1997, 17 (11): 659-662, 704.
[164] 刘丽军, 郭诚杰, 焦新民, 等. 针灸对移植性乳腺癌小鼠免疫功能及病理组织学的影响 [J]. 中国中西医结合杂志, 1995, 15 (10): 615-617.
[165] 袁红香, 喻志冲, 成慧贞, 等. 艾灸对宫颈癌放疗患者血红蛋白的影响 [J]. 上海针灸杂志, 2003, 22 (7): 33-34.
[166] 王凤玲, 李蕙, 魏正岫, 等. 灸神阙穴对中老年人免疫功能及其全身状态的影响 [J]. 中国针灸, 1996, 16 (7): 39-40.
[167] 熊学琼, 黄迪君, 骆永珍. 艾灸对老年肾虚患者T细胞亚群的影响 [J]. 中医研究, 1992, 5 (4): 33-35.
[168] 居贤水, 丁菊英, 蒋和鑫, 等. 隔药饼灸延缓衰老的临床观察及机理初探 [J]. 上海中医药杂志, 1992, (8): 29-31.
[169] 丁菊英, 赵粹英, 吴恒举, 等. 艾灸对老年人红细胞免疫及自由基的影响 [J]. 上海针灸杂志, 1995, 14 (1): 4-5.
[170] 陈友强, 唐立明. 天癸灸抗衰老作用的临床观察 [J]. 实用老年医学, 1994, 8 (3): 115-117.
[171] 常小荣, 严洁, 何军锋, 等. 针刺大鼠"四白"传入信息对孤束核神经元放电的影响 [J]. 针刺研究, 2005, 30 (4): 234-237.
[172] 刘瑞庭, 庄鼎, 杨秀珍, 等. 循经感传现象客观显示的研究——上肢经脉循行部位红外热像图的变化 [J]. 针刺研究, 1990, 15 (3): 239-244.
[173] 张栋, 温宝珠, 魏正岫, 等. 针刺手足阳明经穴对面瘫患者面部温度影响比较的热像图观察

[J]. 针刺研究, 1990, 15 (3): 191-193.
[174] 张颖新. 针刺治疗血管神经性头痛临床研究 [J]. 中华中医药学刊, 2007, 25 (7): 1513-1514.
[175] 张登部, 殷镜海, 侯凤琴, 等. 灸法治疗中风病恢复期 91 例 [J]. 山东中医药大学学报, 1999, 23 (5): 342-343.
[176] 蔡志红, 董宇翔, 刘放, 等. 针刺"清喘穴"即刻止喘多中心对照研究 [J]. 中国针灸, 2005, 25 (6): 383-386.
[177] 张智龙, 吉学群, 薛莉, 等. 针刺治疗支气管哮喘急性发作期临床观察 [J]. 中国针灸, 2005, 25 (3): 158-160.
[178] 刘明清, 黄启嵩, 尤斌. 化脓灸治疗支气管哮喘的临床疗效观察 [J]. 中国针灸, 2002, 22 (8): 537-539.
[179] 毕焕洲, 战慧娟, 孙忠人, 等. 电针治疗神经性阳萎 [J]. 针灸临床杂志, 1995, 11 (10): 14-15.
[180] 韩海荣, 宋观礼, 张惠平, 等. 针刺治疗单纯性肥胖患者的临床对比研究 [J]. 中国康复医学杂志, 2008, 23 (5): 442-443.
[181] 温屯清. 针刺治疗海洛因成瘾 200 例 [J]. 浙江中医杂志, 1997 (9): 416-417.

# 参考文献


[1] 秦越人（扁鹊）. 黄帝八十一难经［M］. 北京：学苑出版社，2007.

[2] 佚名. 孟子［M］. 杨伯峻，杨逢彬，注译. 长沙：岳麓书社，2000.

[3] 佚名. 黄帝内经素问［M］. 北京：人民卫生出版社，1979.

[4] 佚名. 灵枢经［M］. 影印本. 北京：人民卫生出版社，1956.

[5] 佚名. 黄帝虾蟆经［M］. 影印本. 北京：中医古籍出版社，1984.

[6] 马王堆汉墓帛书整理小组. 五十二病方［M］. 北京：文物出版社，1979.

[7] 许慎. 说文解字［M］. 南京：江苏古籍出版社，2001.

[8] 张仲景. 伤寒论［M］. 王叔和，撰次. 钱超尘，郝万山，整理. 北京：人民卫生出版社，2005.

[9] 皇甫谧. 针灸甲乙经［M］. 影印本. 北京：人民卫生出版社，1956.

[10] 王叔和. 脉经［M］. 新校版. 张帆，点校. 北京：人民军医出版社，2005.

[11] 葛洪. 肘后备急方［M］. 影印本. 北京：人民卫生出版社，1956.

[12] 刘昫，等. 旧唐书［M］. 长春：吉林人民出版社，1995.

[13] 姚僧垣. 集验方［M］. 高文铸，辑校. 天津：天津科学技术出版社，1986.

[14] 陈延之. 小品方［M］. 高文铸，辑校注释. 北京：中国中医药出版社，1995.

[15] 巢元方. 巢氏诸病源候总论［M］. 上海：大东书局，1936（民国二十五年）.

[16] 孙思邈. 千金翼方［M］. 影印本. 北京：人民卫生出版社，1955.

[17] 杨上善. 黄帝内经明堂类成［M］. 日本东洋医学研究会，编. 大阪：オリエソト出版社，1981.

[18] 王焘. 外台秘要［M］. 影印本. 北京：人民卫生出版社，1955.

[19] 佚名. 黄帝内经素问［M］. 王冰，注. 林亿，等，校正. 孙兆，改误. 北京：北京图书馆出版社，2004.

[20] 孙思邈. 重刊孙真人备急千金要方［M］. 北京：北京图书馆出版社，2004.

[21] 高文柱. 药王千金方［M］. 北京：华夏出版社，2004.

[22] 李景荣. 千金翼方校释［M］. 北京：人民卫生出版社，1998.

[23] 王惟一. 铜人腧穴针灸图经［M］. 影印本. 北京：中国书店，1987.

[24] 王惟一. 新刊补注铜人腧穴针灸图经［M］. 北京：人民卫生出版社，1955.

[25] 王执中. 针灸资生经.［M］. 刻本. 建阳：叶日增广勤堂，1330（元天历三年）.

[26] 闻人耆年. 备急灸法［M］. 影印本. 北京：人民卫生出版社，1955.

[27] 许叔微. 普济本事方［M］. 上海：上海科学技术出版社，1959.

[28] 窦汉卿. 窦太师外科全书［M］. 上海：会文堂，1916.

[29] 浙江省中医研究所文献组，湖州中医院. 重订严氏济生方［M］. 北京：人民卫生出版社，1980.

[30] 王执中，杜思敬. 针灸资生经 针经摘英集［M］. 北京：人民卫生出版社，2007.

[31] 王怀隐，等. 太平圣惠方［M］. 北京：人民卫生出版社，1958.

[32] 赵信．圣济总录［M］．北京：人民卫生出版社，1962.
[33] 张子和．儒门事亲［M］．上海：上海卫生出版社，1958.
[34] 窦桂芳．黄帝明堂灸经　灸膏肓腧穴法　子午流注针经　针经指南［M］．北京：人民卫生出版社，1983.
[35] 陈会，王国瑞．神应经　扁鹊神应针灸玉龙经［M］．北京：中医古籍出版社，2000.
[36] 滑寿．十四经发挥［M］．上海：上海古籍出版社，1995.
[37] 朱震亨．丹溪心法［M］．上海：上海科学技术出版社，1959.
[38] 齐德之．外科精义［M］．影印本．北京：人民卫生出版社，1956.
[39] 徐凤．针灸大全［M］．北京：人民卫生出版，1987.
[40] 杨继洲．针灸大成［M］．北京：人民卫生出版社，1973.
[41] 李梴．医学入门［M］．南昌：江西科学技术出版社，1988.
[42] 李梴．医学入门［M］．北京：中国中医药出版社，1995.
[43] 李时珍．本草纲目［M］．金陵版排印本．2 版．王育杰，整理．北京：人民卫生出版社，2005.
[44] 张介宾．类经图翼［M］．影印本．北京：人民卫生出版社，1958.
[45] 薛已．薛氏医案选［M］．北京：人民卫生出版社，1983.
[46] 徐用诚．玉机微义［M］．刘纯，续增．上海：上海古籍出版社，1991.
[47] 龚廷贤．寿世保元［M］．上海：上海科学技术出版社，1959.
[48] 方广编．丹溪心法附余［M］．台北：新文丰出版公司，1982.
[49] 朱棣，等．普济方［M］．北京：人民卫生出版社，1958.
[50] 龚信．古今医鉴［M］．龚廷贤，续编．王肯堂，订补．上海：商务印书馆，1958.
[51] 朱权．延寿神方［M］．北京：中医古籍出版社，2007.
[52] 高武．针灸聚英［M］．上海：上海科学技术出版社，1961.
[53] 陈实功．外科正宗［M］．影印本．北京：人民卫生出版社，1956.
[54] 汪机．针灸问对［M］．上海：上海科学技术出版社，1959.
[55] 申斗垣．外科启玄［M］．北京：人民卫生出版社，1955.
[56] 王肯堂．证治准绳［M］．上海：上海科学技术出版社，1959.
[57] 虞抟．医学正传［M］．北京：人民卫生出版社，1965.
[58] 楼英．医学纲目［M］．高登瀛，鲁兆麟，点校．北京：人民卫生出版社，1987.
[59] 董宿．奇效良方［M］．方贤，续补．北京：中国中医药出版社，1995.
[60] 李时珍．濒湖脉学　奇经八脉考［M］．北京：中国中医药出版社，2007.
[61] 吴谦，等．医宗金鉴：刺灸心法要诀［M］．北京：人民卫生出版社，1973.
[62] 程莘农．中国针灸学［M］．4 版．北京：人民卫生出版社，2005.
[63] 吴仪洛．本草从新［M］．上海：上海科学技术出版社，1958.
[64] 吴尚先．理瀹骈文［M］．北京：中国医药科技出版社，2011.
[65] 李守先．针灸易学［M］．董晋宝，点校．北京：人民卫生出版社，1990.
[66] 赵学敏．串雅外编［M］．北京：人民卫生出版社，1960.
[67] 赵学敏．串雅内编［M］．北京：人民卫生出版社，1956.
[68] 廖润鸿．针灸集成［M］．北京：人民卫生出版社，1956.
[69] 顾世澄．疡医大全［M］．北京：人民卫生出版社，1987.
[70] 吴亦鼎．神灸经纶［M］．北京：中医古籍出版社，1983.
[71] 韩贻丰．太乙神针心法［M］．上海：上海古籍出版社，1996.
[72] 尤昭玲．中西医结合妇科学［M］．北京：中国中医药出版社，2006.

[73] 张璐．张氏医通 [M]．上海：上海科学技术出版社，1995.
[74] 叶天士．种福堂公选良方 [M]．华岫云，编．北京：人民卫生出版社，1960.
[75] 赵学敏．本草纲目拾遗 [M]．北京：人民卫生出版社，1957.
[76] 陈复正．幼幼集成 [M]．上海：上海科学技术出版社，1962.
[77] 张振鋆．厘正按摩要术 [M]．北京：人民卫生出版社，1955.
[78] 张淳．妇人针灸古法秘要 [M]．北京：中医古籍出版社，1991.
[79] 叶茶山．采艾编翼 [M]．北京：中医古籍出版社，1985.
[80] 高秉钧．疡科心得集 [M]．徐福松，点注．南京：江苏科学技术出版社，1983.
[81] 罗国纲．罗氏会约医镜 [M]．北京：人民卫生出版社，1965.
[82] 祁坤．外科大成 [M]．上海：上海卫生出版社，1957.
[83] 高士宗．黄帝素问直解 [M]．3 版．于天星，按．北京：科学技术文献出版社，1998.
[84] 吴谦．医宗金鉴 [M]．北京：人民卫生出版社，1973.
[85] 李学川．针灸逢源 [M]．上海：上海科学技术出版社，1987.
[86] 林佩琴．类证治裁 [M]．上海：上海科学技术出版社，1963.
[87] 罗天益．卫生宝鉴 [M]．北京：人民卫生出版社，1963.
[88] 承淡安．中国针灸学 [M]．北京：人民卫生出版社，1955.
[89] 张锡纯．医学衷中参西录 [M]．石家庄：河北人民出版社，1957.
[90] 黄竹斋．针灸经穴图考 [M]．北京：人民卫生出版社，1957.
[91] 佚名．循经考穴编 [M]．上海：上海科学技术出版社，1959.
[92] 山东中医学院．灵枢经语释 [M]．济南：山东人民出版社，1962.
[93] 福建省医药研究所《〈串雅外编〉选注》编写小组．《串雅外编》选注 [M]．北京：人民卫生出版社，1977.
[94] 崔芮，盛丽．贺氏针灸三通法 [M]．北京：中国医药科技出版社，1995.
[95] 孙学全．针灸临证集验 [M]．济南：山东科学技术出版社，1980.
[96] 杨兆钢．芒针疗法 [M]．天律：天津科学技术出版社，1980.
[97] 长春中医学院《〈串雅内编〉选注》编写组．《串雅内编》选注 [M]．北京：人民卫生出版社，1980.
[98] 徐中舒．说文解字段注 [M]．影印本．成都：成都古籍书店，1981.
[99] 赵振国．指针疗法 [M]．哈尔滨：黑龙江人民出版社，1981.
[100] 许浚，等．东医宝鉴 [M]．北京：人民卫生出版社，1982.
[101] 中医研究院广安门医院针灸科梅花针室．梅花针疗法 [M]．北京：人民卫生出版社，1983.
[102] 梁庆临，黎文献．针挑疗法 [M]．广州：广东科技出版社，1984.
[103] 杨甲三．腧穴学 [M]．上海：上海科学技术出版社，1984.
[104] 刘少林．中国民间刺血术 [M]．重庆：科学技术文献出版社重庆分社，1984.
[105] 曹欣荣，詹永康．古典时间治疗学——子午流注与灵龟八法 [M]．长沙：湖南科学技术出版社，1984.
[106] 郑魁山．子午流注与灵龟八法 [M]．兰州：甘肃人民出版社，1983.
[107] 翁恩琪，顾培堃．针刺麻醉 [M]．修订版．上海：上海科学技术出版社，1984.
[108] 郭霭春，郭洪图．八十一难经集解 [M]．天津：天津科学技术出版社，1984.
[109] 赵尔康．中华针灸学 [M]．北京：中国书店，1987.
[110] 田从豁，臧俊岐．中国灸法集粹 [M]．沈阳：辽宁科学技术出版社，1987.
[111] 黄龙祥．黄帝明堂经辑校 [M]．北京：中国医药科技出版社，1988.

[112] 邱茂良. 中国针灸治疗学 [M]. 南京：江苏科学技术出版社，1988.
[113] 王雪苔. 中国医学百科全书：针灸学 [M]. 上海：上海科学技术出版社，1989.
[114] 殷克敬. 急症针灸治疗学 [M]. 西安：天则出版社，1989.
[115] 张登部. 针灸疑难奇症医案荟萃 [M]. 济南：山东科学技术出版社，1989.
[116] 王维德. 外科证治全生 [M]. 北京：人民卫生出版社，1989.
[117] 刘冠军. 急证针灸备要 [M]. 长春：吉林科学技术出版社，1989.
[118] 郭世余. 中国针灸史 [M]. 天津：天津科学技术出版社，1989.
[119] 朱振华. 手针新疗法 [M]. 北京：人民军医出版社，1990.
[120] 张心曙. 腕踝针疗法 [M]. 北京：人民军医出版社，1990.
[121] 陈佑邦，邓良月，石学敏，等. 中国针灸治疗学 [M]. 北京：中国科学技术出版社，1990.
[122] 王其祥. 百病耳压诊治秘诀 [M]. 北京：中国中医药出版社，1991.
[123] 潘楫. 医灯续焰 [M]. 北京：中国中医药出版社，1997.
[124] 刘金荣. 口针疗法 [M]. 郑州：中原农民出版社，1991.
[125] 彭静山. 眼针疗法 [M]. 沈阳：辽宁科学技术出版社，1990.
[126] 朱汉章. 小针刀疗法 [M]. 北京：中国中医药出版社，1992.
[127] 马继兴. 马王堆古医书考释 [M]. 长沙：湖南科学技术出版社，1992.
[128] 高大伦. 张家山汉简《脉书》校释. 成都：成都出版社，1992.
[129] 朱明清，孔尧其，彭芝芸，等. 中国头皮针 [M]. 广州：广东科技出版社，1993.
[130] 陆寿康，孔尧其. 实用头针大全 [M]. 上海：上海科学技术出版社，1993.
[131] 国家中医药管理局. 中医病症诊断疗效标准 [M]. 南京：南京大学出版社，1994.
[132] 管遵信. 中国耳针学 [M]. 上海：上海科学技术出版社，1995.
[133] 任健. 中国历代名医名方全书 [M]. 北京：学苑出版社，1996.
[134] 吴汉卿. 大成水针刀疗法 [M]. 北京：中国医药科技出版社，1998.
[135] 田从豁. 古代针灸医案释按 [M]. 上海：上海中医药大学出版社，1997.
[136] 肖少卿. 中国针灸学史 [M]. 银川：宁夏人民出版社，1997.
[137] 庞春生. 中医常见病证诊疗常规 [M]. 郑州：河南医科大学出版社，1998.
[138] 方云鹏，方本正. 方氏微型针灸 [M]. 西安：陕西科学技术出版社，1998.
[139] 薄智云. 腹针疗法 [M]. 北京：中国科学技术出版社，1999.
[140] 朱晓光. 岭南本草古籍三种 [M]. 北京：中国医药科技出版社，1999.
[141] 尹远平，郝学君. 中国特种针法临症全书 [M]. 沈阳：辽宁科学技术出版社，2000.
[142] 孙国杰. 针灸学 [M]. 北京：人民卫生出版社，2000.
[143] 李经纬，林昭庚. 中国医学通史：古代卷 [M]. 北京：人民卫生出版社，2000.
[144] 吴汉卿. 大成水针刀疗法 [M]. 北京：中国医药科技出版社，1998.
[145] 王民集. 中西医药临床便览：针灸、针刀与推拿分册 [M]. 北京：中医古籍出版社，2001.
[146] 何清湖，宋爱莉. 外科诊治要诀 [M]. 太原：山西科学技术出版社，2001.
[147] 赵尚华. 中医皮肤病学 [M]. 北京：科学出版社，2001.
[148] 薛博瑜. 中西医结合内科学 [M]. 北京：中国中医药出版社，2006.
[149] 石学敏. 针灸学 [M]. 2 版. 北京：中国中医药出版社，2007.
[150] 沈雪勇. 经络腧穴学 [M]. 2 版. 北京：中国中医药出版社，2007.
[151] 陆寿康. 刺法灸法学 [M]. 北京：中国中医药出版社，2003.
[152] 王启才. 针灸治疗学 [M]. 北京：中国中医药出版社，2003.

[153] 臧郁文．中国针灸临床治疗学［M］．青岛：青岛出版社，2003.
[154] 王雪苔．中华针灸图鉴［M］．北京：人民军医出版社，2004.
[155] 黄霏莉，佘靖．中医美容学［M］．2版．北京：人民卫生出版社，2003.
[156] 李瑞．经外奇穴彩色图谱［M］．北京：北京科学技术出版社，2005.
[157] 陈灏珠．实用内科学［M］．12版．北京：人民卫生出版社，2005.
[158] 高希言．针灸学临床［M］．北京：人民军医出版社，2006.
[159] 梁繁荣．针灸学［M］．上海：上海科学技术出版社，2006.
[160] 裴海成，刘志民，邱明才，等．实用肥胖病治疗学［M］．北京：人民军医出版社，2006.
[161] 承淡安．中国针灸治疗学［M］．福州：福建科技出版社，2006.
[162] 吴绪平，张淑蓉，金来星．现代针灸治疗大成［M］．北京：中国医药科技出版社，2006.
[163] 吴汉卿．脊柱相关病水针刀微创针法［M］．北京：人民军医出版社，2008.
[164] 郭长青．中国微针疗法［M］．北京：学苑出版社，2007.
[165] 廖二元，莫朝晖．内分泌学［M］．2版．北京：人民卫生出版社，2007.
[166] 赵建新，佘延芬，黄茂．针灸名家医案精选导读［M］．北京：人民军医出版社，2007.
[167] 中华人民共和国国家质量监督检验检疫总局，中国国家标准化管理委员会．GB/T 13734—2008 耳穴名称与定位［S］．北京：中国标准出版社，2008.
[168] 周仲瑛，蔡淦．中医内科学［M］．2版．北京：人民卫生出版社，2008.
[169] 卜炎青，姜文．妇科疾病针灸治疗学［M］．天津：天津科技翻译出版公司，2008.
[170] 黑龙江省祖国医药研究所．针灸大成校释［M］．北京：人民卫生出版社，1984.
[171] 本庄俊笃．眼科锦囊［M］．上海：世界书局，1936.
[172] 丹波康赖．医心方［M］．北京：人民卫生出版社，1955.
[173] 丹波元坚．杂病广要［M］．北京：人民卫生出版社，1965.
[174] 余绍源，刘茂才，罗云坚．中西医结合内科学［M］．北京：科学出版社，2003.
[175] 冯维斌，刘伟胜．呼吸科专病中医临床诊治［M］．2版．北京：人民卫生出版社，2005.
[176] 宫晓燕．呼吸病临床诊治［M］．北京：科学技术文献出版社，2006.
[177] 韩国栋，等．中西医结合实用内科门诊手册［M］．天津：天津科技翻译出版公司，1990.
[178] 邓伟吾．实用临床呼吸病学［M］．北京：中国协和医科大学出版社，2004.
[179] 单兆伟，刘沈林，黄峻．内科多发病中西医综合治疗［M］．北京：人民卫生出版社，2003.
[180] 周幸来，周举．呼吸科疑难病症特色疗法［M］．北京：人民军医出版社，2005.
[181] 吴绪平，张淑蓉．内科疾病针灸推拿治疗学［M］．北京：中国医药科技出版社，2003.
[182] 王永炎，张天，李迪臣，等．临床中医内科学［M］．北京：北京出版社，1994.
[183] 冀爱英，何英，岳建华，等．常见急危重症的中西医诊治［M］．北京：中国医药科技出版社，1998.
[184] 裴正学．中西医结合实用内科学［M］．兰州：甘肃科学技术出版社，1997.
[185] 王佩燕．急诊医学［M］．北京：人民卫生出版社，2002.
[186] 赵忠印．临床急症诊断治疗学［M］．北京：中国医药科技出版社，1996.
[187] 陈镜合，岑烈芳，梅广源．现代中医急诊内科学［M］．广州：广东科技出版社，1996.
[188] 裘沛然，陈汉平．新编中国针灸学［M］．上海：上海科学技术出版社，1992.
[189] 管遵信，李惠芳，管钟洁，等．常见病耳针疗法［M］．北京：金盾出版社，1994.
[190] 夏治平．实用针灸推拿治疗学［M］．上海：上海中医学院出版社，1990.
[191] 蔡一龙．耳鼻咽喉科学［M］．北京：人民军医出版社，1999.
[192] 王陈应．中医耳鼻喉科学［M］．北京：科学出版社，1993.

[193] 况光仪，徐怀诚．耳鼻喉科分册［M］．北京：科学技术文献出版社，1995
[194] 孙申田，高维滨．针灸临床学［M］．北京：中国医药科技出版社，1996.
[195] 温木生，麦燕琼．125 种常见病穴位疗法秘验［M］．北京：中国中医药出版社，1996.
[196] 王广尧，许广里，周莅莅，等．实用针灸治病法精华［M］．北京：科学出版社，2000.
[197] 王吉耀．内科学［M］．北京：人民卫生出版社，2005.
[198] 孙国杰，梁繁荣．针灸学［M］．北京：中国中医药出版社，1999.
[199] 赵忠印，孙颖立．内科诊断治疗学［M］．北京：中国医药科技出版社，2000.
[200] 周志杰，殷克敬．中国针灸急症验案［M］．西安：陕西科学技术出版社，1990.
[201] 王永炎．中医内科学［M］．上海：上海科学技术出版社，1997.
[202] 徐克信．全科针灸效方集［M］．北京：人民卫生出版社，2002.
[203] 石学敏．常见病实用针灸配方［M］．北京：人民卫生出版社，2003.
[204] 罗元恺．中医妇科学［M］．上海：上海科学技术出版社，1986.
[205] 杨长森．针灸治疗学［M］．上海：上海科学技术出版社，1985.
[206] 邵经明．针灸锦囊［M］．郑州：河南科学技术出版社，1990.
[207] 中华人民共和国国家质量监督检验检疫总局，中国国家标准化管理委员会．GB/T 12346—2006　腧穴名称与定位［S］．北京：中国标准出版社，2006.

# 腧穴索引

## B



## C



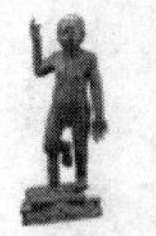

## D



## E



## F

## G



## H

## K



## L



## M



## N

## P



## Q

## T

## W

# X



# Y

## Z

# 手太阴肺经图

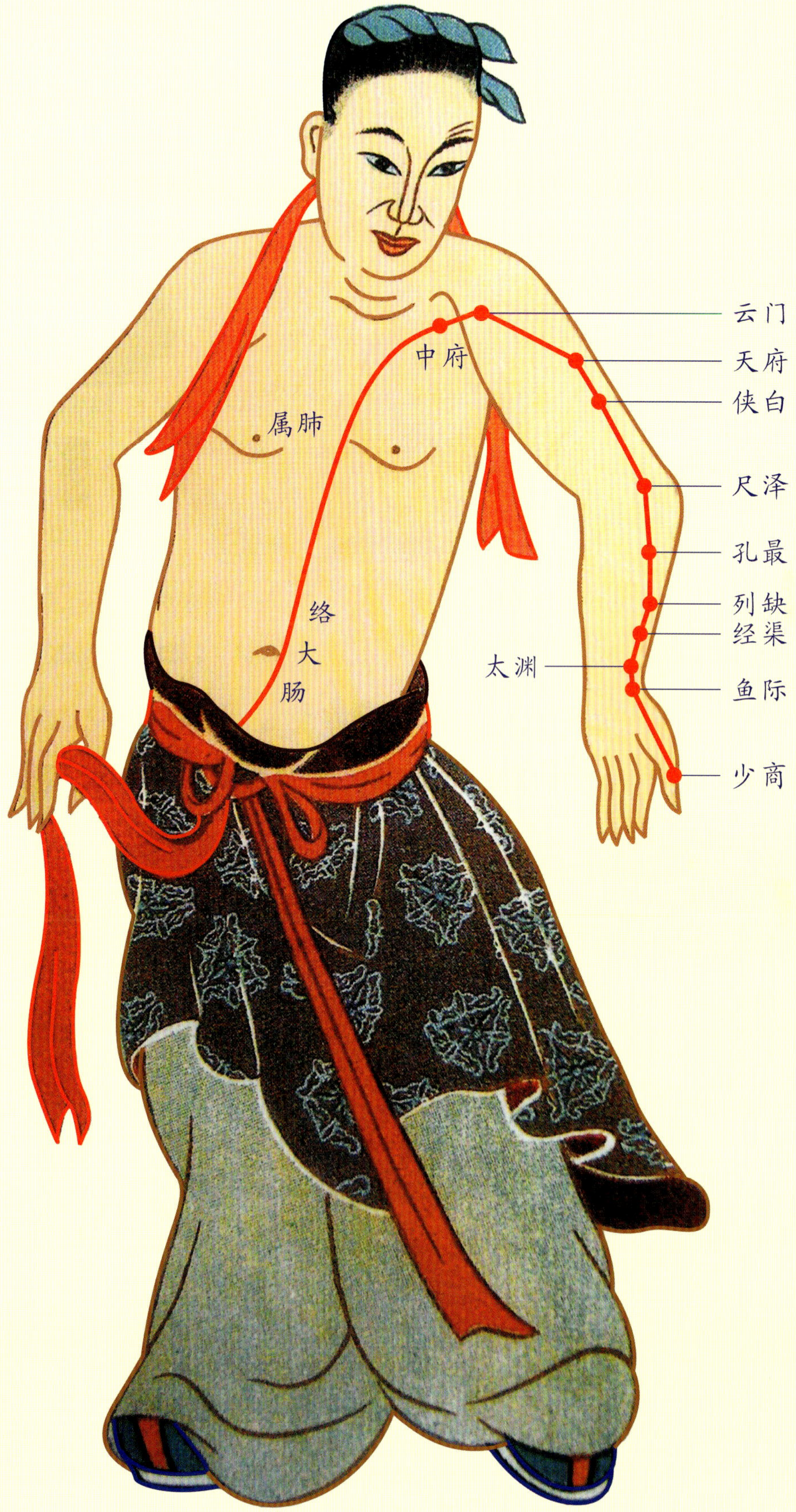

# 手阳明大肠经图

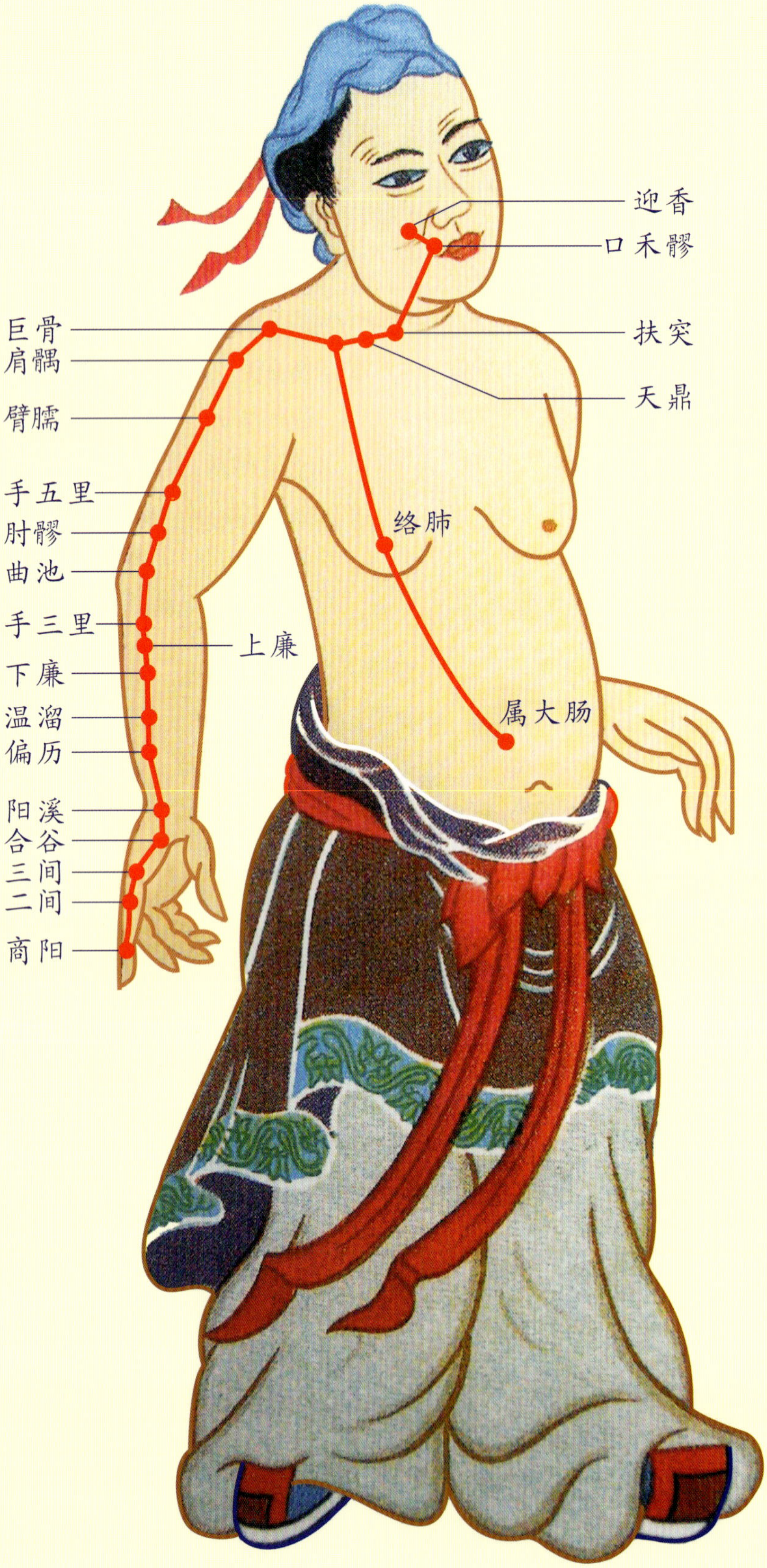

# 足阳明胃经图

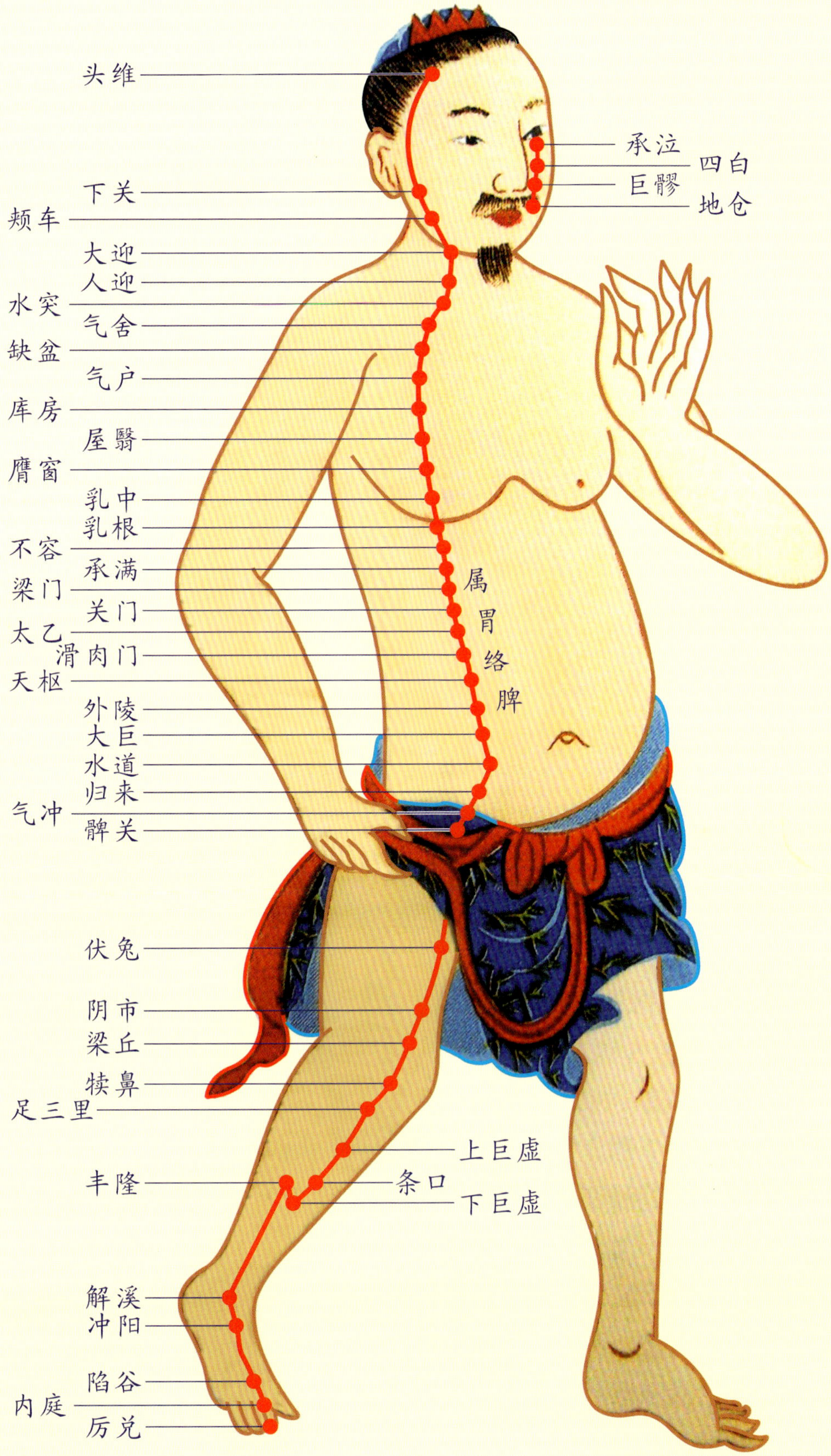
头维
承泣
四白
巨髎
地仓
下关
颊车
大迎
人迎
水突
气舍
缺盆
气户
库房
屋翳
膺窗
乳中
乳根
不容
承满
梁门
关门
太乙
滑肉门
天枢
属胃络脾
外陵
大巨
水道
归来
气冲
髀关
伏兔
阴市
梁丘
犊鼻
足三里
上巨虚
丰隆
条口
下巨虚
解溪
冲阳
陷谷
内庭
厉兑

# 足太阴脾经图

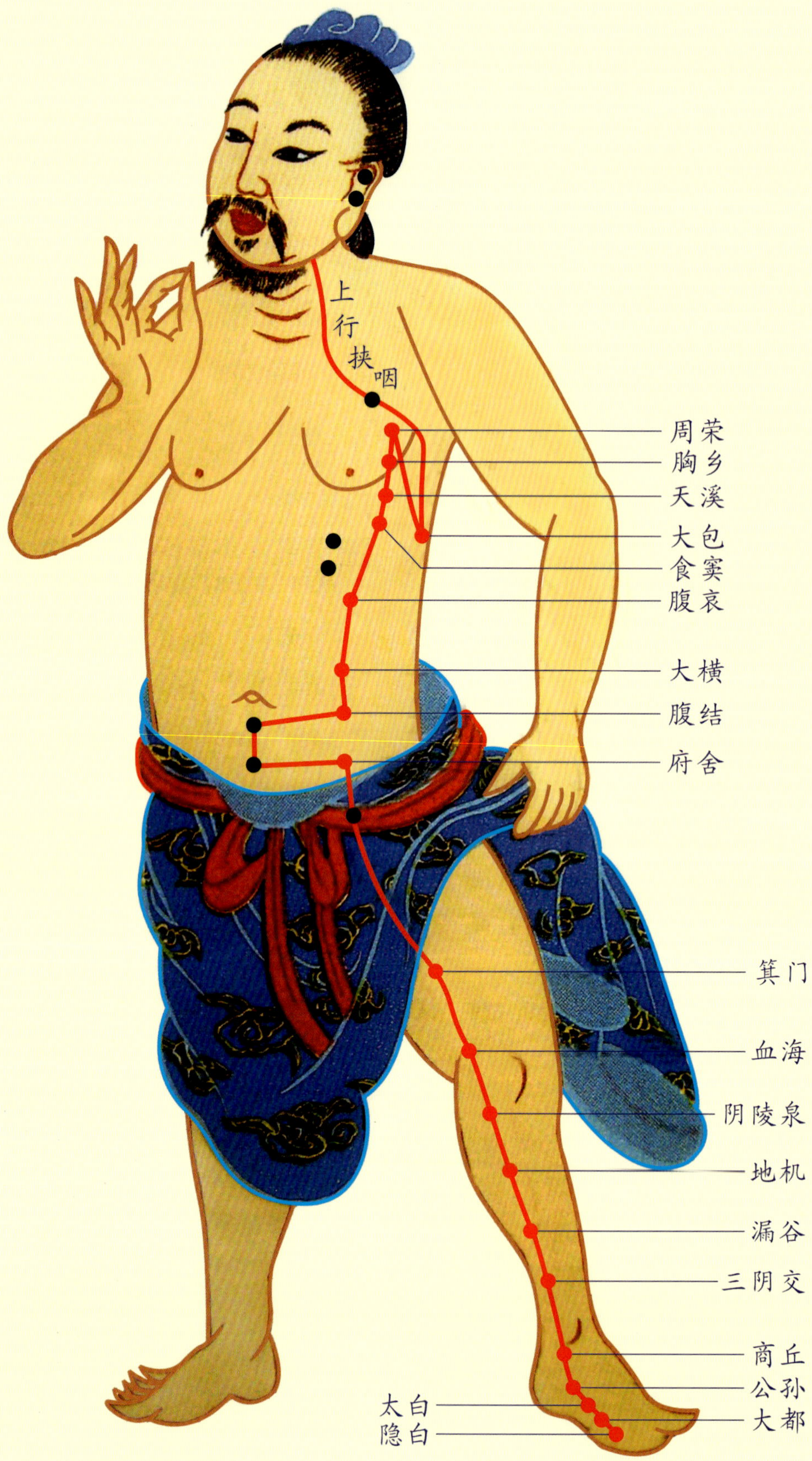

# 手少阴心经图

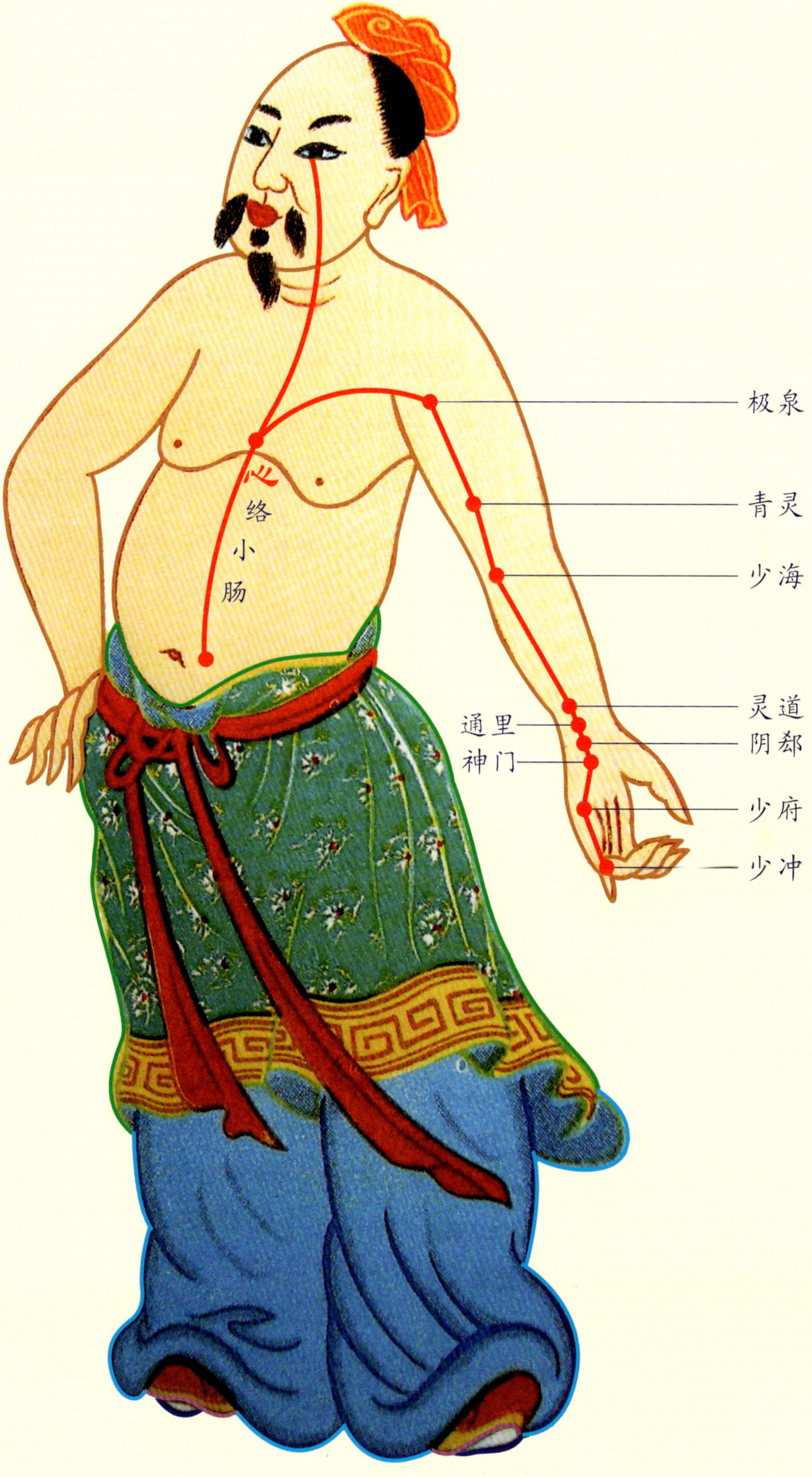

# 手太阳小肠经图

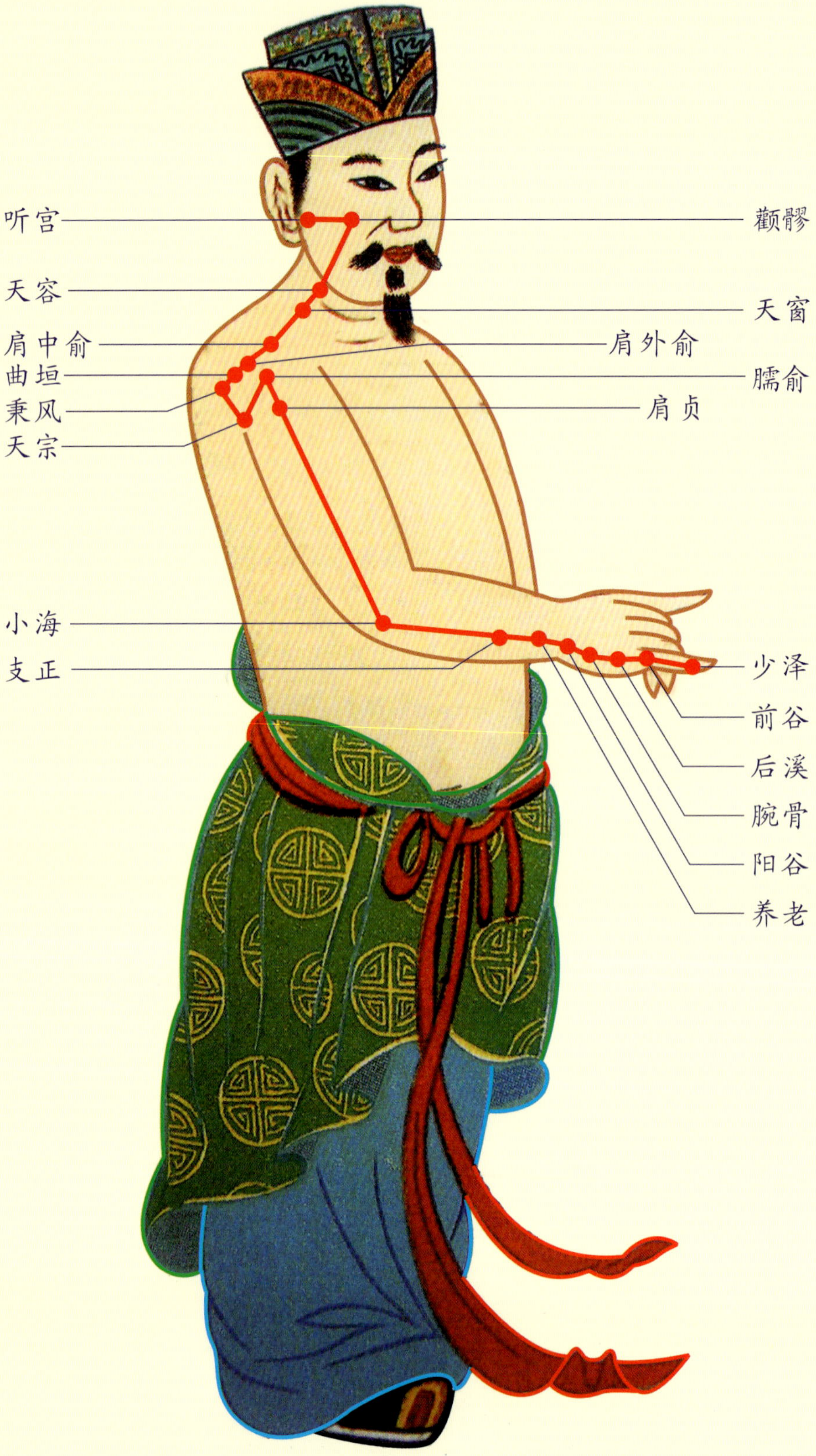

# 足太阳膀胱经图

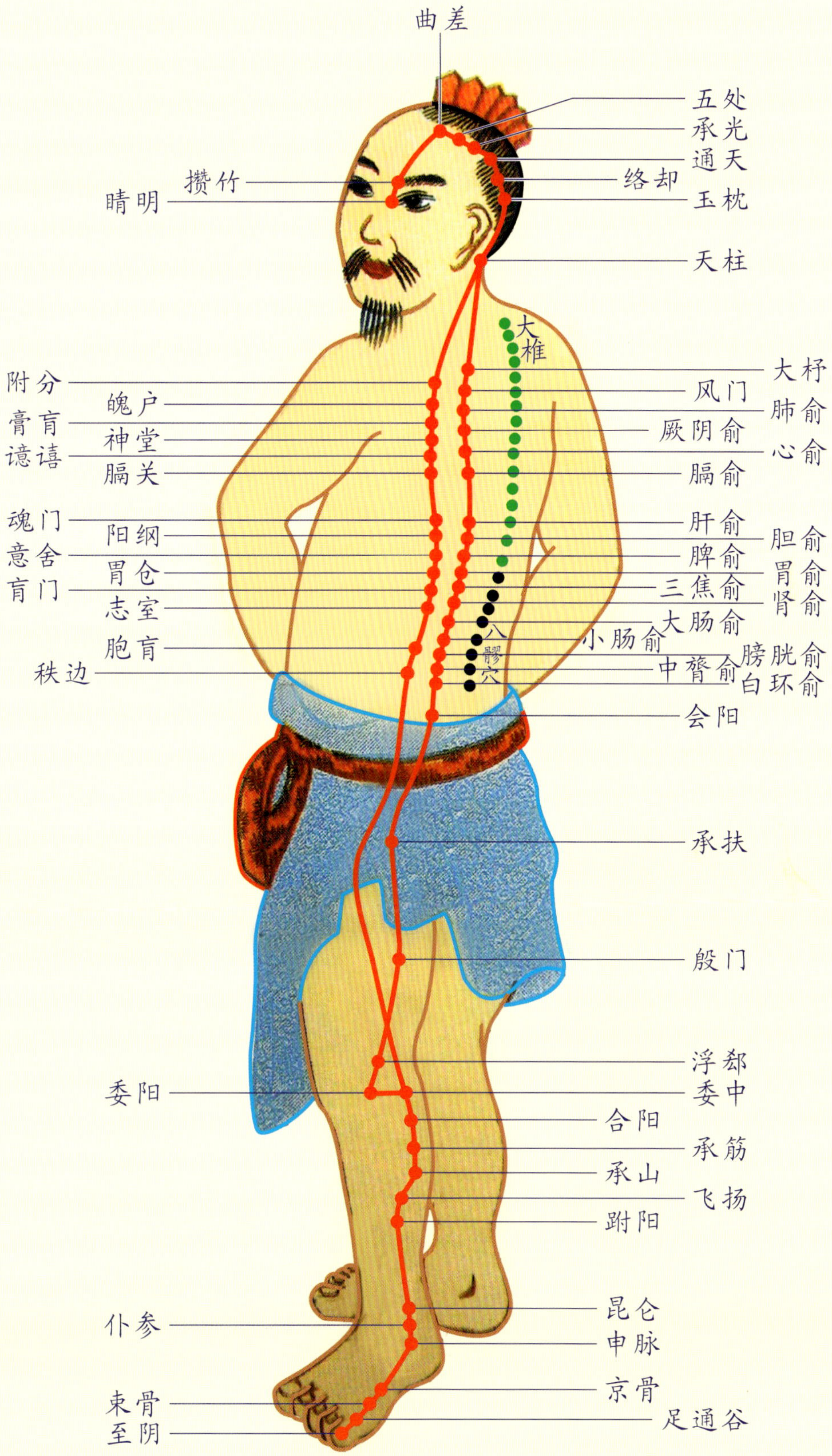
曲差
五处
承光
通天
络却
玉枕
攒竹
睛明
天柱
大椎
附分
大杼
魄户
风门
膏肓
肺俞
神堂
厥阴俞
譩譆
心俞
膈关
膈俞
魂门
肝俞
阳纲
胆俞
意舍
脾俞
胃仓
胃俞
肓门
三焦俞
志室
肾俞
大肠俞
小肠俞
八髎穴
胞肓
膀胱俞
秩边
中膂俞
白环俞
会阳
承扶
殷门
浮郄
委阳
委中
合阳
承筋
承山
飞扬
跗阳
昆仑
仆参
申脉
京骨
束骨
足通谷
至阴

# 足少阴肾经图

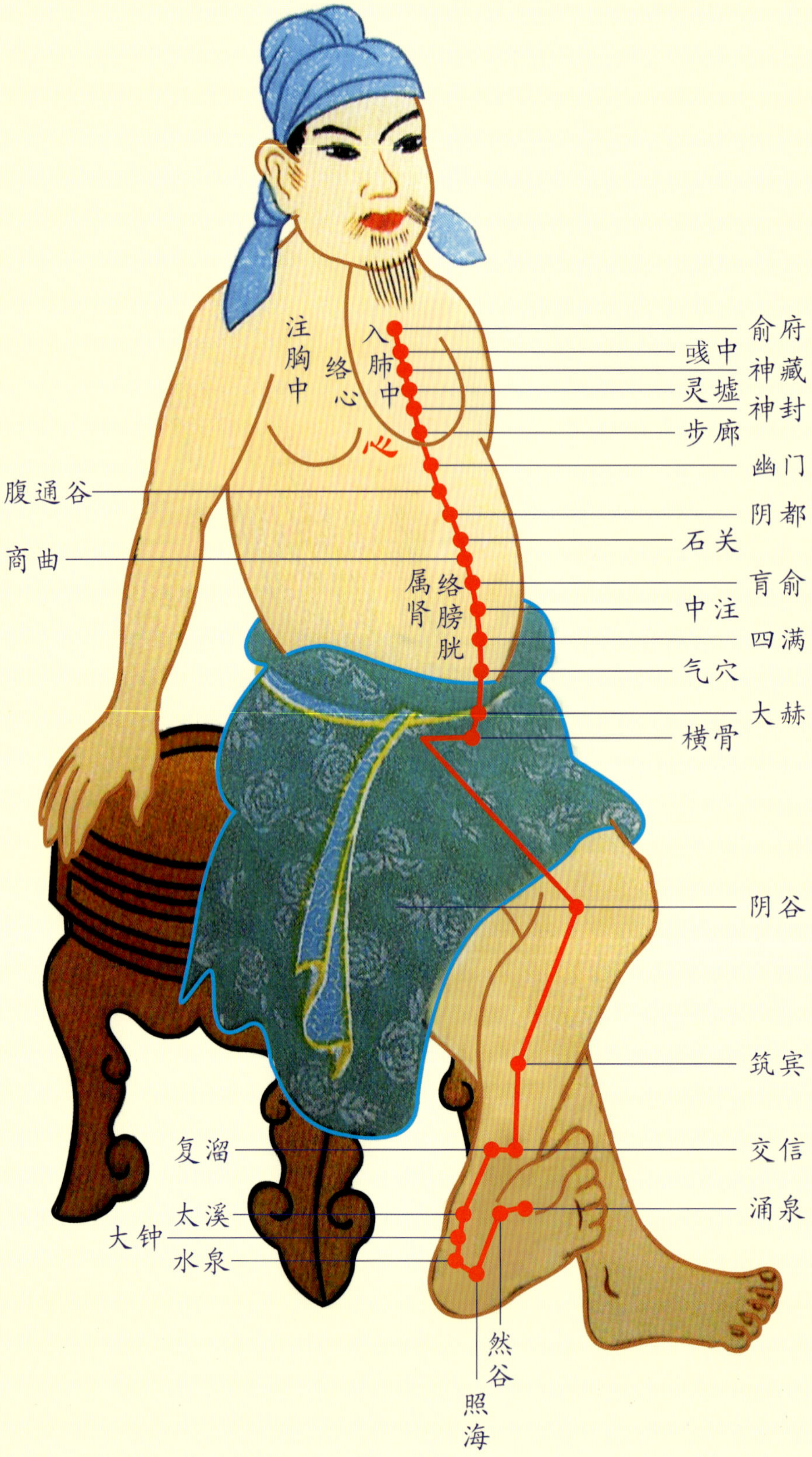

注胸中
络心
入肺中
心
俞府
彧中
神藏
灵墟
神封
步廊
幽门
腹通谷
阴都
石关
商曲
肓俞
属肾
络膀胱
中注
四满
气穴
大赫
横骨
阴谷
筑宾
复溜
交信
涌泉
太溪
大钟
水泉
然谷
照海

# 手厥阴心包经图

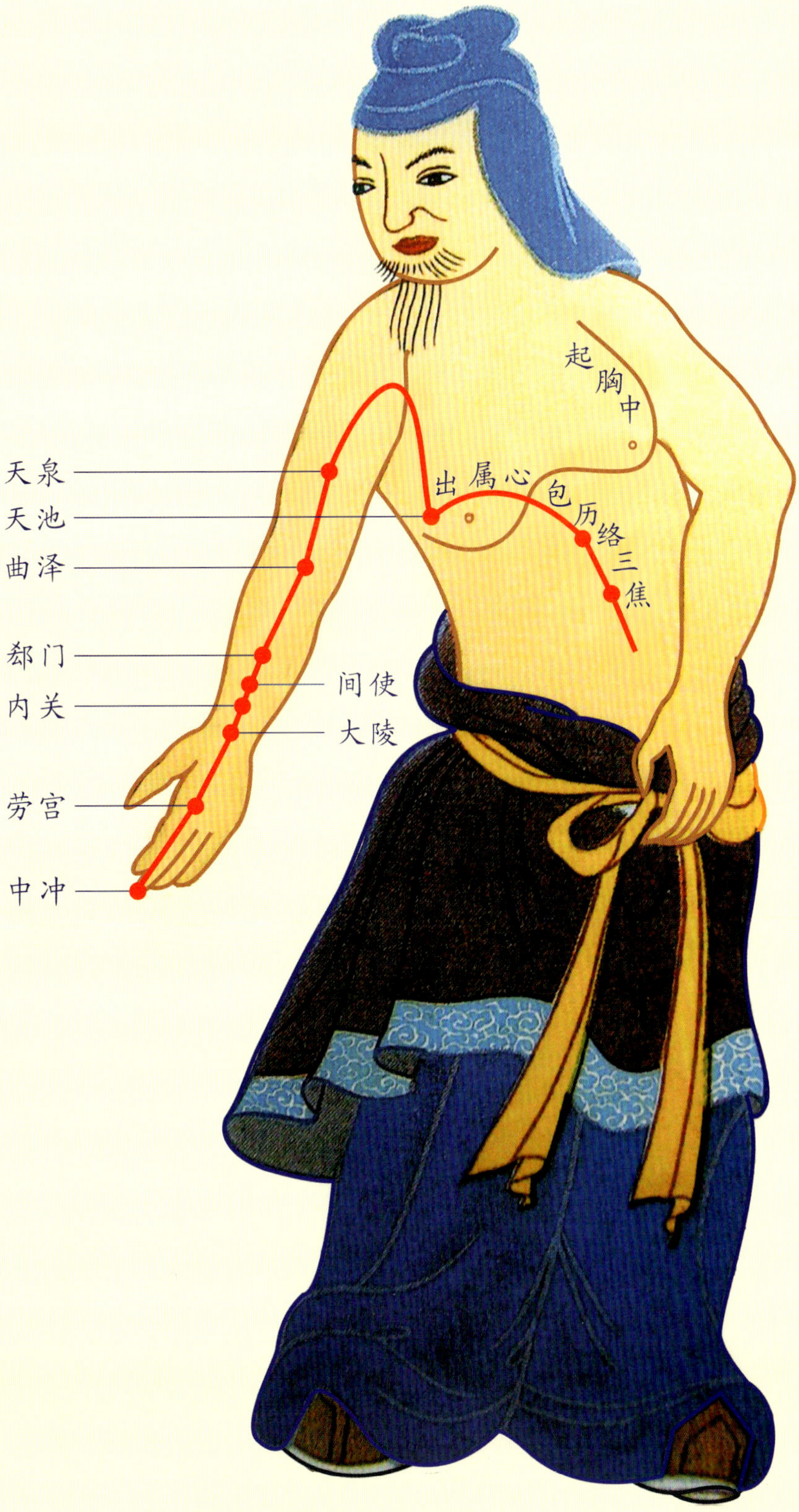

# 手少阳三焦经图

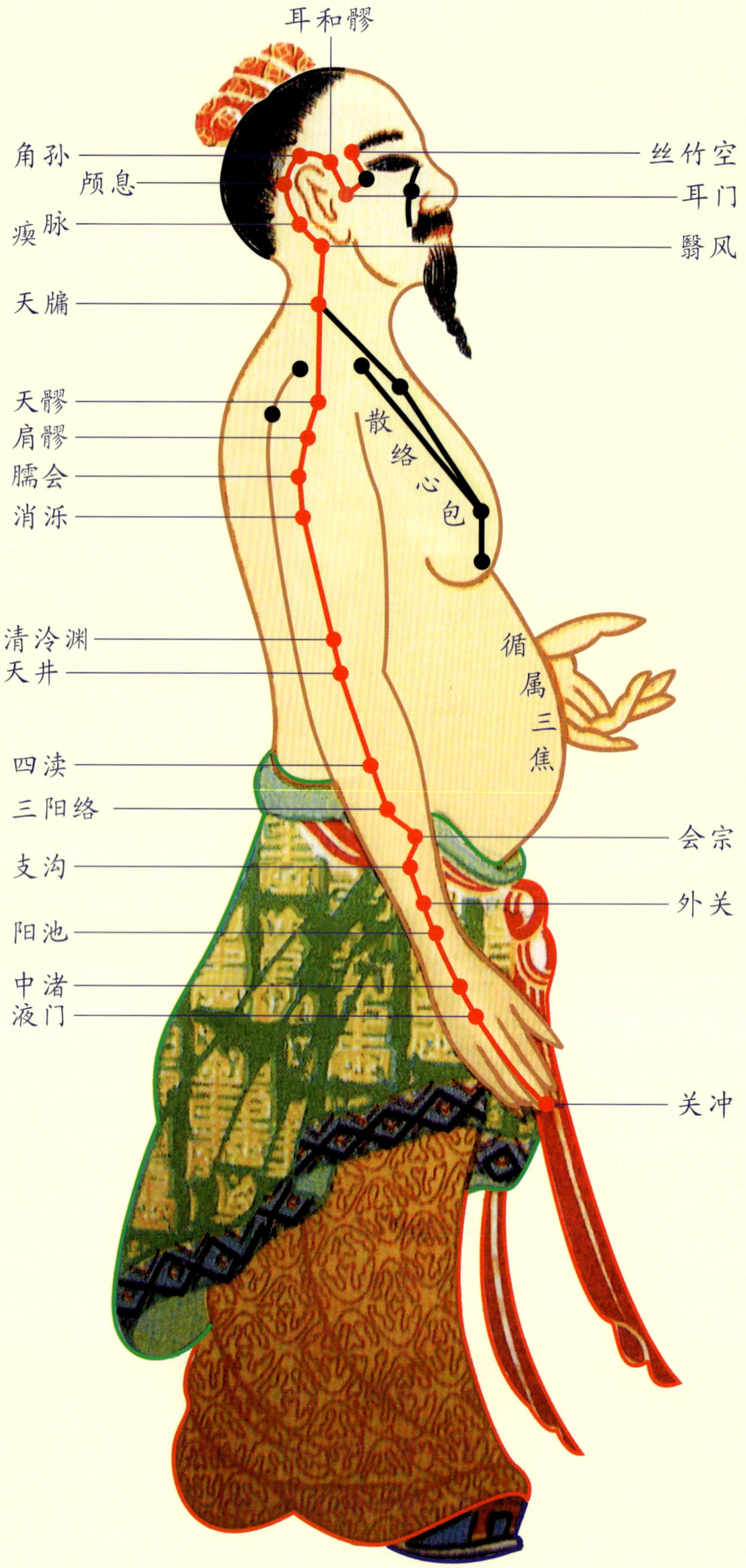
耳和髎
角孙
颅息
瘈脉
天牖
天髎
肩髎
臑会
消泺
清冷渊
天井
四渎
三阳络
支沟
阳池
中渚
液门
丝竹空
耳门
翳风
散络心包
循属三焦
会宗
外关
关冲

# 足少阳胆经图

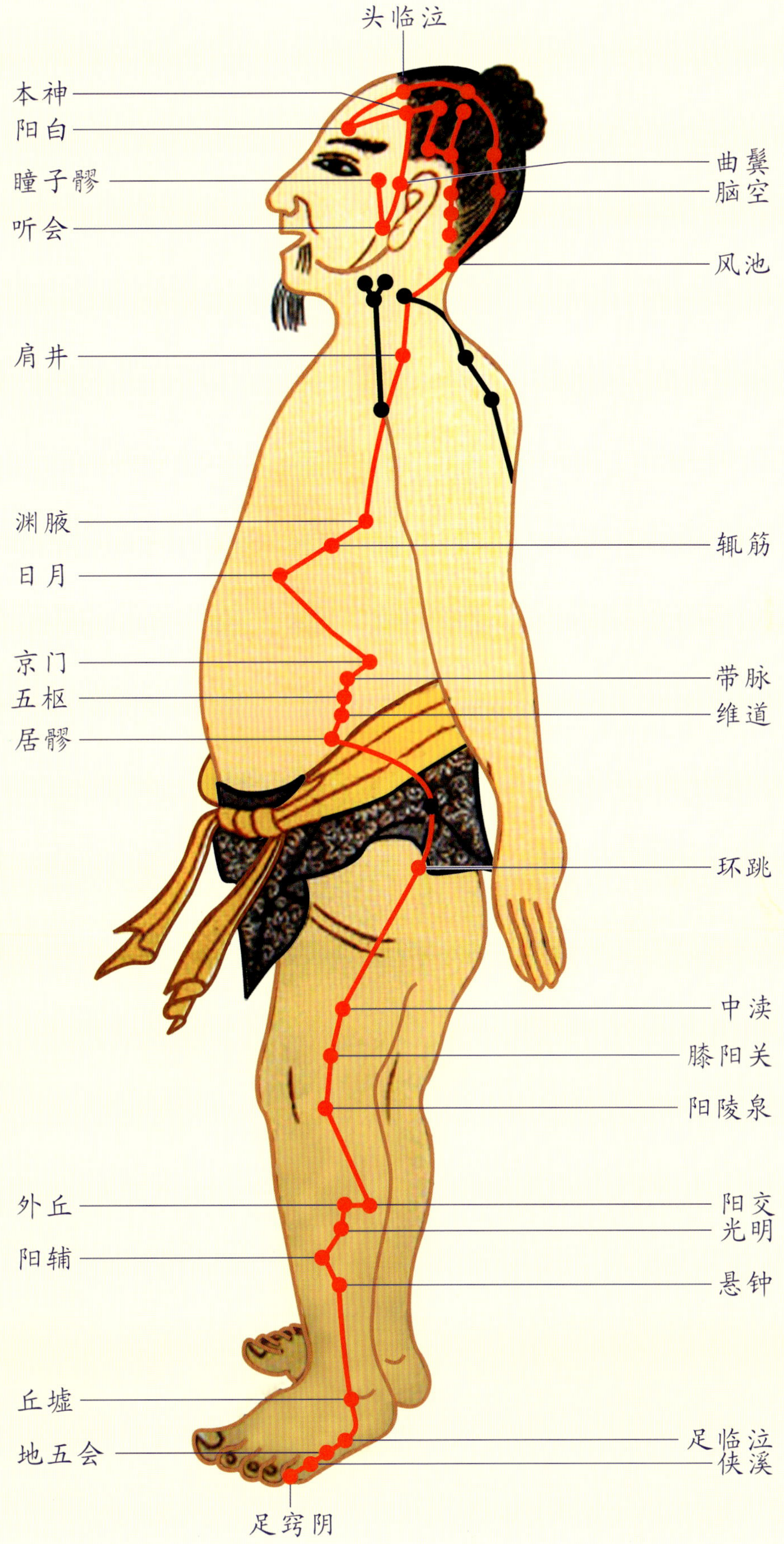

头临泣
本神
阳白
曲鬓
瞳子髎
脑空
听会
风池
肩井
渊腋
辄筋
日月
京门
带脉
五枢
维道
居髎
环跳
中渎
膝阳关
阳陵泉
外丘
阳交
光明
阳辅
悬钟
丘墟
足临泣
地五会
侠溪
足窍阴

# 足厥阴肝经图

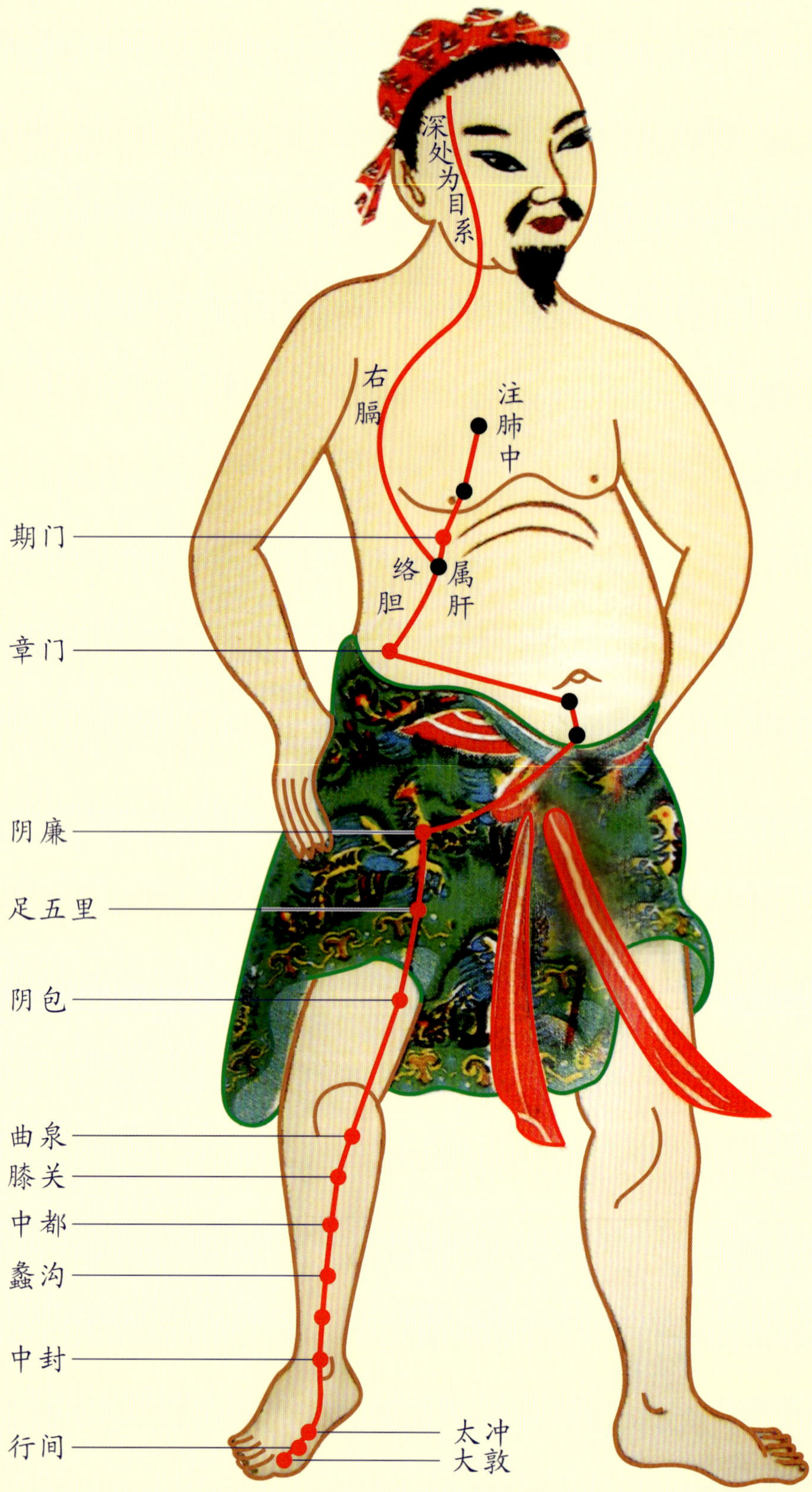

# 督脉图

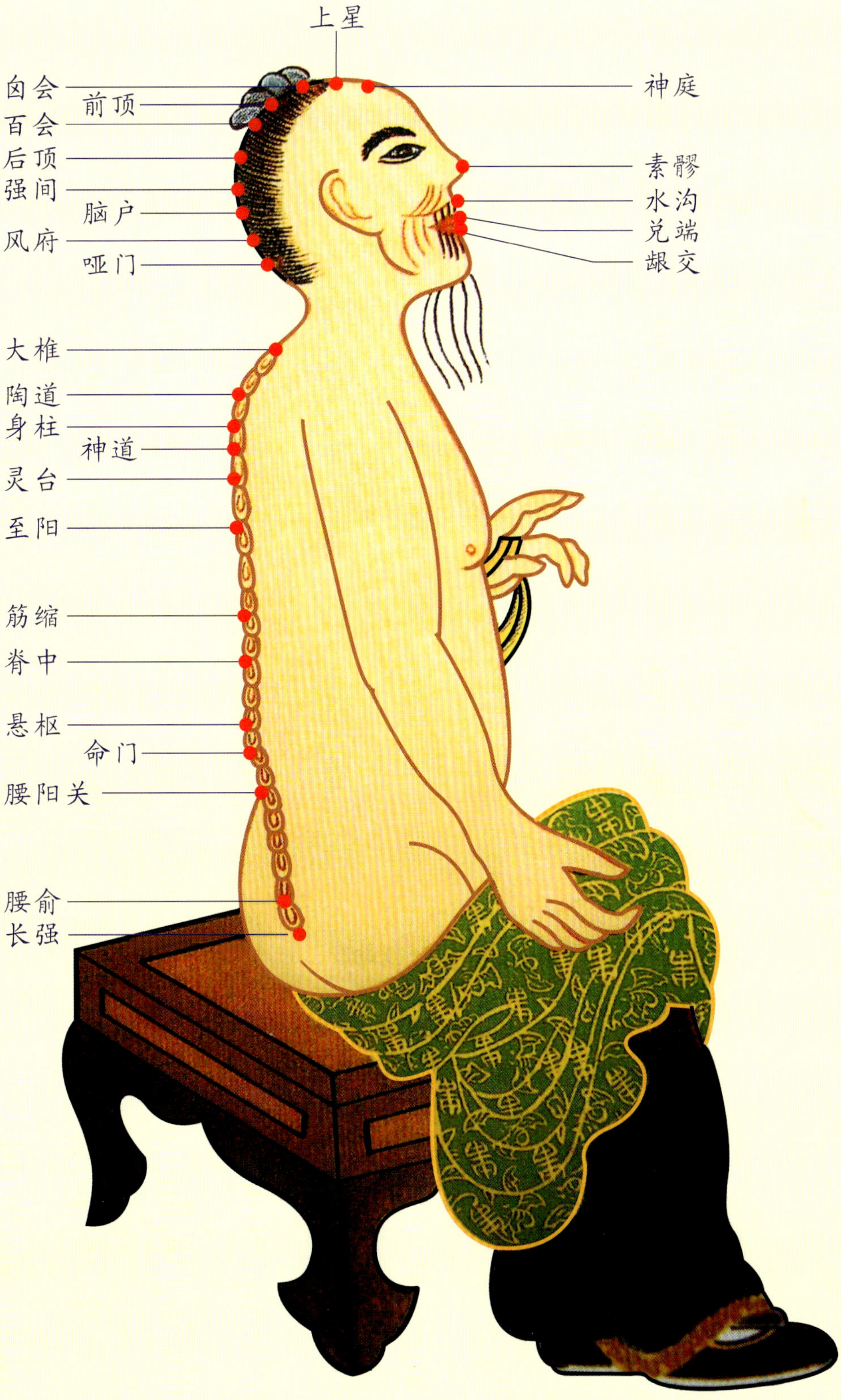
上星
囟会
前顶
百会
后顶
强间
脑户
风府
哑门
神庭
素髎
水沟
兑端
龈交
大椎
陶道
身柱
神道
灵台
至阳
筋缩
脊中
悬枢
命门
腰阳关
腰俞
长强

# 任脉图

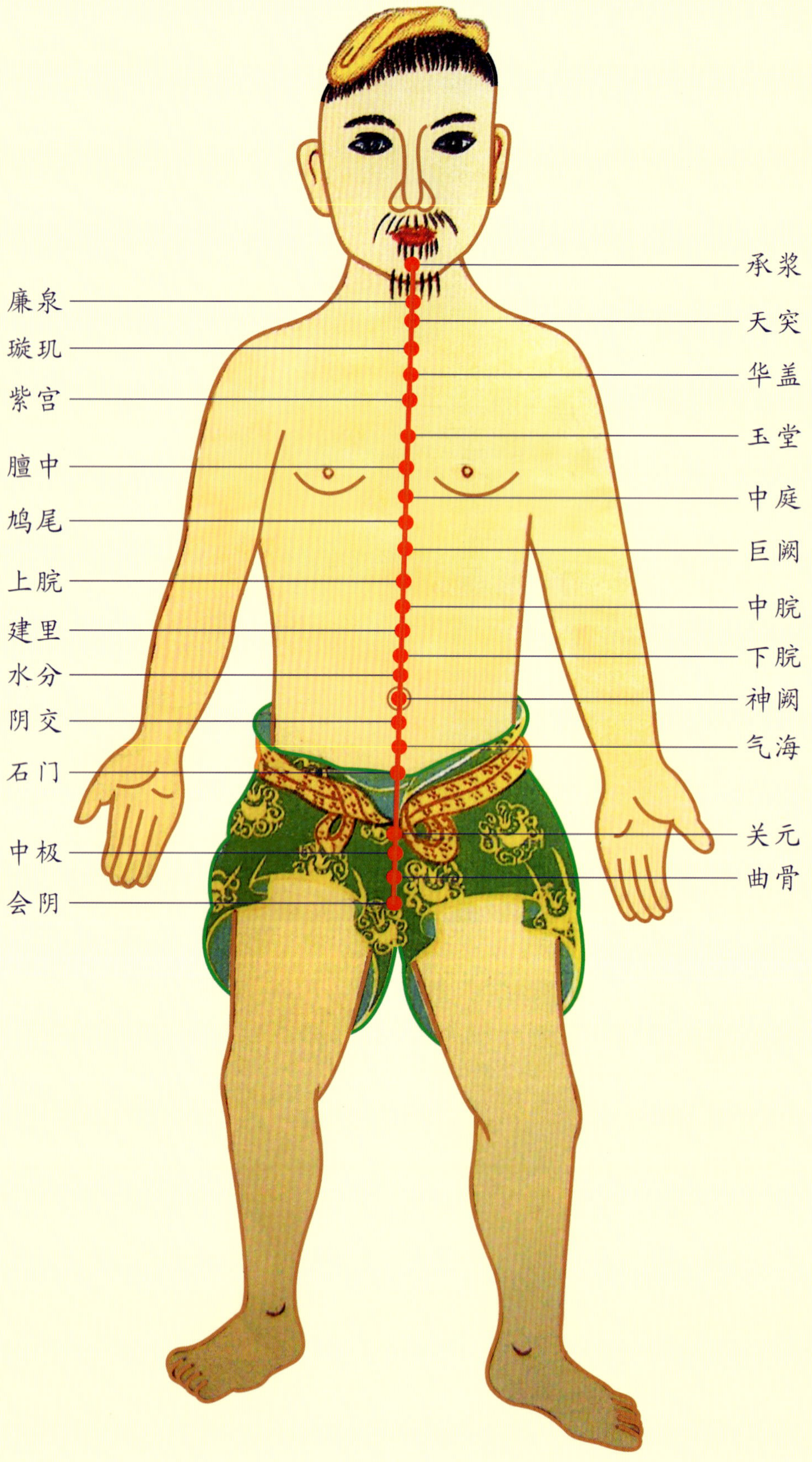

# 耳穴图

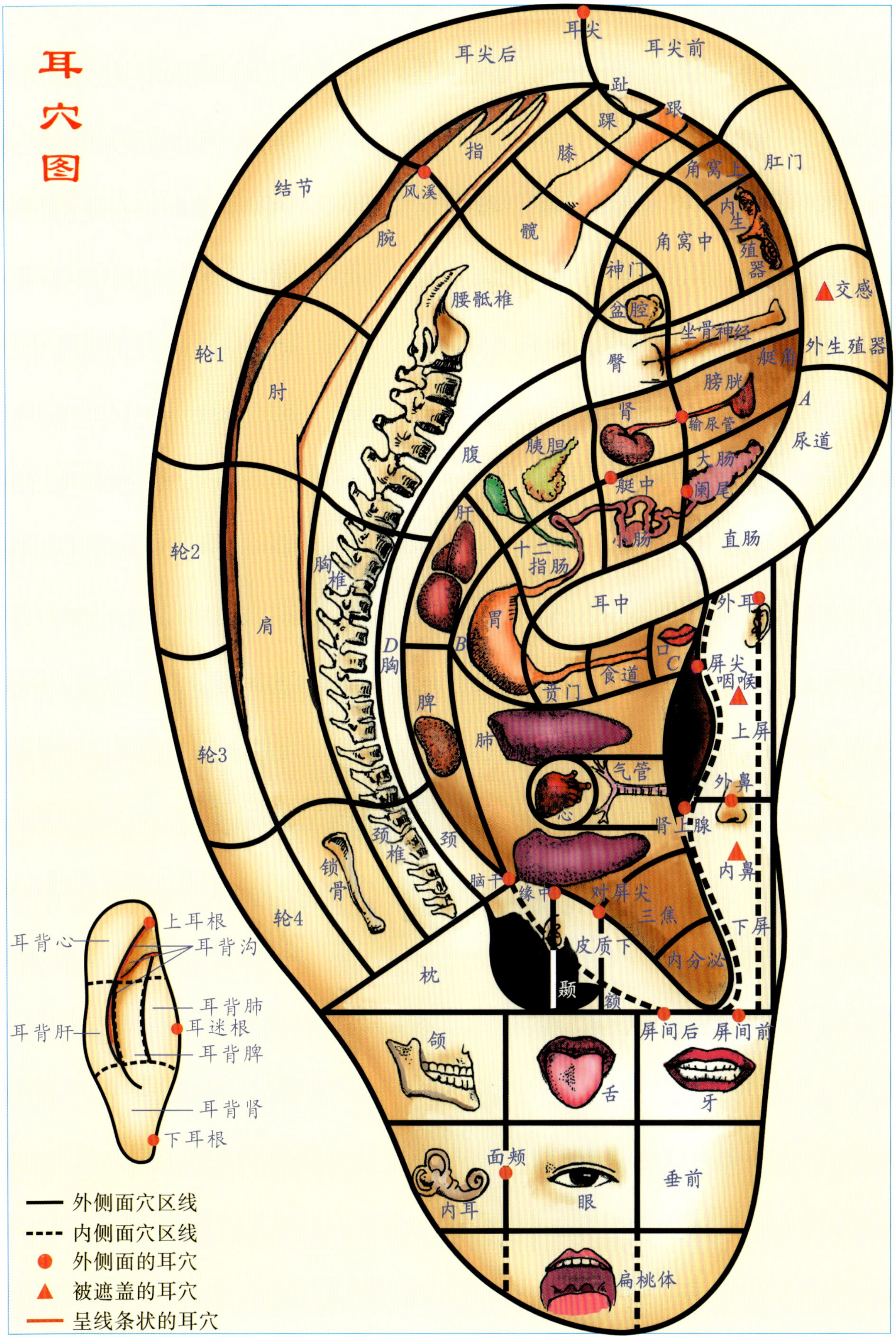

耳尖
耳尖后
耳尖前
趾
跟
踝
膝
指
风溪
结节
腕
髋
角窝上
肛门
内生殖器
角窝中
神门
盆腔
交感
腰骶椎
坐骨神经
外生殖器
艇角
轮1
肘
臀
膀胱
A
肾
输尿管
尿道
腹
胰胆
大肠
艇中
阑尾
肝
小肠
直肠
轮2
十二指肠
胸椎
外耳
耳中
胃
口
D
胸
B
C
肩
屏尖
咽喉
贲门
食道
脾
上屏
肺
轮3
气管
外鼻
心
肾上腺
内鼻
颈椎
颈
锁骨
脑干
缘中
对屏尖
三焦
轮4
皮质下
下屏
内分泌
枕
颞
额
屏间后
屏间前
颌
舌
牙
面颊
眼
垂前
内耳
扁桃体
上耳根
耳背心
耳背沟
耳背肺
耳背肝
耳迷根
耳背脾
耳背肾
下耳根
外侧面穴区线
内侧面穴区线
外侧面的耳穴
被遮盖的耳穴
呈线条状的耳穴

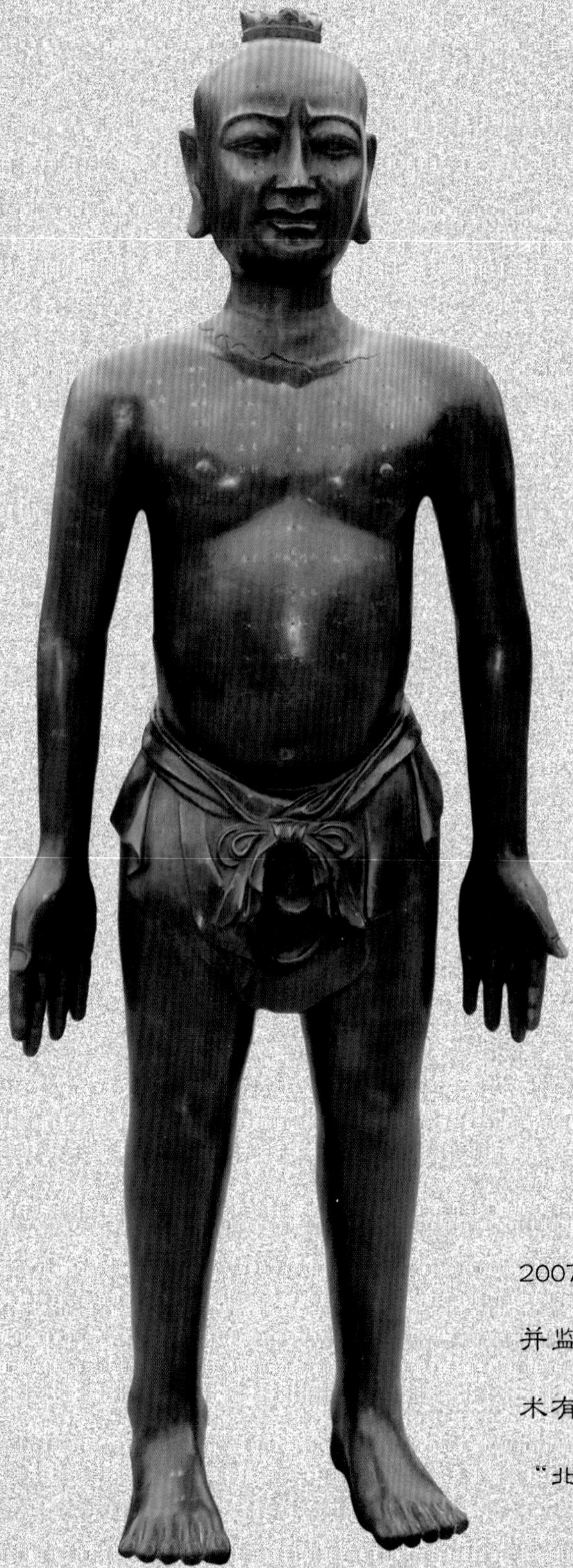

2007 年 6 月，王民集教授主持并监制，由河南大元青铜雕塑艺术有限公司为新疆中医院仿制的“北宋国宝天圣针灸铜人”。